T0222944

# ENZYKLOPAEDIE
# DER KLINISCHEN MEDIZIN

HERAUSGEGEBEN VON

**L. LANGSTEIN**
BERLIN

**C. von NOORDEN**
FRANKFURT A. M.

**C. PIRQUET**
WIEN

**A. SCHITTENHELM**
KIEL

SPEZIELLER TEIL

## AVITAMINOSEN
### UND VERWANDTE KRANKHEITSZUSTÄNDE

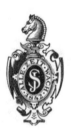

Springer-Verlag Berlin Heidelberg GmbH
1927

# AVITAMINOSEN
## UND
# VERWANDTE KRANKHEITSZUSTÄNDE

BEARBEITET VON

**W. FISCHER**-ROSTOCK · **P. GYÖRGY**-HEIDELBERG · **B. KIHN**-ERLANGEN
**C. H. LAVINDER**-NEW YORK · **B. NOCHT**-HAMBURG · **V. SALLE**-BERLIN
**A. SCHITTENHELM**-KIEL · **J. SHIMAZONO**-TOKYO · **W. STEPP**-BRESLAU

HERAUSGEGEBEN VON

## W. STEPP   UND   P. GYÖRGY

MIT 194 ZUM TEIL
FARBIGEN ABBILDUNGEN

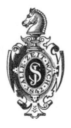

Springer-Verlag Berlin Heidelberg GmbH
1927

ISBN 978-3-662-27837-6          ISBN 978-3-662-29337-9 (eBook)
DOI 10.1007/978-3-662-29337-9

# Vorwort.

In verhältnismäßig kurzer Zeit hat sich die Vitaminlehre zu einem beachtenswerten Forschungsgebiet entwickelt, das in gleicher Weise das Interesse des Theoretikers wie des Klinikers gefunden hat. Das ist gewiß kein Zufall. Die wichtige Aufgabe, die den Vitaminen für das Leben von Pflanze und Tier zukommt, tritt allenthalben zutage; ganz besonders aber beim wachsenden Organismus. So hat die Vitaminforschung in der klinischen Medizin den weitestgehenden Einfluß auf das Studium der Pathologie des Kindesalters genommen.

Was an zusammenfassenden Darstellungen auf diesem Gebiete bisher vorliegt, beschäftigt sich vorwiegend mit den Ergebnissen von Laboratoriumsversuchen und entstammt ausschließlich der Feder experimenteller Forscher.

Der Kliniker sieht die Dinge meist etwas anders als der nur im Laboratorium arbeitende Physiologe oder Chemiker und deshalb vermag er wohl den Gegenstand mehr seinen besonderen Bedürfnissen entsprechend zu schildern als der Theoretiker.

Für unseren Entschluß, unter diesem Gesichtspunkte eine Übersicht über die Avitaminosen beim Menschen zu geben, war die Tatsache ausschlaggebend, daß eine moderne umfassende Darstellung derjenigen Krankheitszustände, die auf dem Mangel an Vitaminen beruhen (und daher als echte Avitaminosen zu bezeichnen sind) oder bei denen ungenügende Vitaminzufuhr eine wichtige Rolle spielt, von klinischer Seite überhaupt nicht existiert.

Daß sie sich nur auf einer Schilderung des experimentellen, physiologisch-chemischen Tatsachenmaterials aufbauen konnte, war selbstverständlich, ebenso selbstverständlich war es freilich auch, daß dabei nur das für das klinische Bedürfnis wirklich Notwendige gebracht werden konnte, und vieles an sich Interessante und allgemein biologisch Wichtige außer Betracht bleiben mußte. Die in Tierversuchen gewonnenen Ergebnisse wurden von den beim Menschen erhobenen einschlägigen Befunden nach Möglichkeit getrennt behandelt, um auch auf diese Weise dem Standpunkte des Klinikers besser und abgeschlossener zum Ausdruck zu verhelfen. In einer möglichst eingehenden Behandlung der rein klinischen Verhältnisse, so auch in der ausführlichen Beschreibung der Krankheitsbilder, in der besonderen Berücksichtigung des krankhaft veränderten intermediären Stoffwechsels mit seinen verschiedenen Teilkomponenten, erblickten wir eben aus diesem Grunde eine unserer Hauptaufgaben.

Gegenstand besonderer Sorge war uns die pathologische Anatomie der experimentellen Avitaminosen. Soviel auch an Einzeluntersuchungen und Beobachtungen auf diesem Gebiete vorliegt, handelt es sich doch immer nur um Arbeiten, die sich ganz speziell mit einer einzigen Avitaminose beschäftigen. Das bedingt ohne Zweifel eine gewisse Einseitigkeit, und es fehlt der verbindende Gedanke und die vergleichende Betrachtung. In Deutschland verfügt eigentlich nur unser Mitarbeiter Kihn, der an der Seite Franz Hofmeisters im Pathologischen Institut der Würzburger Universität unter

M. B. Schmidts Leitung sich eingehend mit dem Studium der B-Avitaminose beschäftigt und in den folgenden Jahren ganz systematisch die Anatomie auch der anderen Avitaminosen studiert hatte, über eigene Erfahrungen. Wir verkennen nicht, daß jede Darstellung, die sich vorwiegend auf eigene Untersuchungen stützt, ihre Nachteile hat, aber ebenso unbestreitbar sind die Vorzüge, die dadurch gegeben sind, daß ein und dieselbe Person die durch den Mangel verschiedener Vitamine erzeugten Veränderungen studiert und würdigt.

Was die Nomenklatur anlangt, so sind wir hier ganz den Amerikanern gefolgt und haben das antirachitische Vitamin als Vitamin D bezeichnet, dem das Fortpflanzungsvitamin als Vitamin E zu folgen hat. Bekanntlich hat Casimir Funk die gleiche Bezeichnung: Vitamin D für sein Wachstumsvitamin gewählt. Es ist im Interesse der Forschung sehr zu bedauern, daß damit Mißverständnissen und Irrtümern Tür und Tor geöffnet ist, und wir möchten an dieser Stelle den Wunsch aussprechen, daß eine internationale Kommission sich dieser Frage annehmen sollte.

Übrigens scheint es uns nicht zulässig, die selbständige Existenz eines Wachstumsvitamins anzunehmen. Ganz abgesehen davon, daß die Wachstumsförderung eine Funktion aller Nahrungsstoffe ist, die besonders dann hervortritt, wenn die in der Nahrung vorher vorhandene Menge sich unterhalb des Minimums bewegt hat, und abgesehen davon, daß gerade die Spezifität der Wirkung für die Vitamine in so hohem Maße charakteristisch ist, konnte unseres Erachtens ein wirklich zwingender Beweis für die Existenz eines besonderen Wachstumsvitamins bisher nicht erbracht werden.

Neben den als Avitaminosen allgemein anerkannten Störungen hielten wir es für angezeigt, auch die ihnen verwandten Krankheitszustände zu schildern, so die Pellagra, die Spru, die Ödemkrankheit und die alimentäre Anämie. Wenn auch bei diesen Krankheiten Mangel an irgendeinem oder mehreren Vitaminen noch nicht mit Sicherheit als ihre Ursache erkannt worden ist, so spricht doch vieles dafür, daß irgendwelche Beziehungen zu den Vitaminen bestehen.

Angesichts der Seltenheit gewisser Avitaminosen und verwandter Zustände — wie der Segelschiffberiberi, der Pellagra usw. — glaubten wir ohne die Mitarbeit von Forschern, die auf diesem Gebiete über besondere Erfahrungen verfügen, nicht auskommen zu können, und so haben wir die verschiedenen Kapitel in die Hand besonders berufener Autoren gelegt. Daß die Teilnahme einer größeren Zahl von Mitarbeitern an einem Werke eine gewisse Uneinheitlichkeit des Ganzen zur Folge hat, ist unvermeidbar. Andererseits bringt aber die Arbeitsteilung auch gewisse, sogar recht erhebliche Vorteile mit sich. Unstimmigkeiten in den Auffassungen unserer Mitarbeiter haben wir tunlichst auszugleichen versucht.

Wir betonen ausdrücklich, daß wir, wenn wir den Umfang des Werkes einigermaßen in Grenzen halten wollten, auf ein ausführliches Literaturverzeichnis verzichten mußten. Wie gewaltig die Vitaminliteratur in den letzten Jahren angewachsen ist, zeigt das Literaturverzeichnis eines eben in Neuauflage erschienenen größeren Werkes, das über 3400 Literaturangaben bringt. Trotz aller Mängel, die wir selbst empfinden, hoffen wir, daß das neue Buch dem klinisch arbeitenden Arzte von Nutzen sein möge.

Breslau und Heidelberg, Februar 1927.

**Stepp. György.**

# Inhaltsverzeichnis.

## Die experimentellen Grundlagen der Vitaminlehre.

### Von Professor Dr. W. Stepp-Breslau.

#### Mit 6 Abbildungen.

## Zur pathologischen Anatomie der experimentellen Avitaminosen.

### Von Dr. Berthold Kihn - Erlangen.

#### Mit 25 Abbildungen.

## Xerophthalmie und Keratomalacie.

### Von Privatdozent Dr. P. György - Heidelberg.

#### Mit 6 Abbildungen.

## Rachitis.

### Von Privatdozent Dr. P. György - Heidelberg.

#### Mit 30 Abbildungen.

## Die Tetanie der Kinder.

### Von Privatdozent Dr. P. György - Heidelberg.

#### Mit 21 Abbildungen.

## Osteomalacie und die „idiopathische" Tetanie der Erwachsenen.

### Von Privatdozent Dr. P. György - Heidelberg.

#### Mit 8 Abbildungen.

## Der Skorbut im Säuglings- und Kindesalter.

### Von Privatdozent Dr. P. György - Heidelberg.

#### Mit 24 Abbildungen.

## Skorbut der Erwachsenen.

### Von Dr. V. Salle - Berlin.

#### Mit 6 Abbildungen.

## Alimentäre Anämie im Säuglings- und Kleinkindesalter.

### Von Privatdozent Dr. P. György - Heidelberg.

#### Mit 3 Abbildungen.

## Die Beziehungen des Wachstums und der Resistenz zu den Vitaminen.

### Von Privatdozent Dr. P. György - Heidelberg.

#### Mit 11 Abbildungen.

## Beriberi.

### Von Professor Dr. J. Shimazono - Tokyo.

#### Mit 35 Abbildungen.

## Über Segelschiffberiberi.

Von Obermedizinalrat Professor Dr. B. Nocht - Hamburg.

## Pellagra.

Von Dr. C. H. Lavinder - New York.

### Mit 15 Abbildungen.

## Ödemkrankheit.
### Von Professor Dr. A. Schittenhelm - Kiel.
#### Mit 4 Abbildungen.

## Spru.
### Von Professor Dr. Walther Fischer - Rostock.

## Nachtrag
zu dem Abschnitt „Die experimentellen Grundlagen der Vitaminlehre."
### Von Professor Dr. W. Stepp - Breslau

# Die experimentellen Grundlagen der Vitaminlehre.

Von

**W. Stepp**-Breslau.

Mit 6 Abbildungen.

## Allgemeiner Teil.

### A. Allgemeines über Ernährung.

Der Ernährungsvorgang ist eine der auffallendsten Erscheinungen, denen wir in der lebenden Natur begegnen. Er stellt denjenigen Teil des zwischen belebter und unbelebter Natur bestehenden beständigen oder zeitweiligen Stoffaustausches dar, der dem Ersatz verloren gegangenen oder dem Aufbau neuen Körpermaterials dient.

Die Erfahrung, daß der menschliche ebenso wie der tierische Organismus ohne Zufuhr von Nahrung an Körpersubstanz verliert und schließlich zugrunde geht, ist sicherlich so alt wie die Menschheit selbst. Auch die Beobachtung, daß der ausgewachsene Mensch tagaus, tagein, jahraus, jahrein erhebliche Mengen von Nahrung genießt, ohne daß dabei sein Gewicht sich erheblich zu vermehren braucht, geht zweifellos in die früheste Zeit der Menschen zurück.

Über diese naiven Erfahrungen war man bis zu den Zeiten Lavoisiers und Liebigs kaum hinausgekommen. Von einer wissenschaftlichen Erforschung des Stoffwechsels konnte erst die Rede sein, als die Chemie uns die Mittel dazu gab. Nun erst war es möglich, den Stoffaustausch exakt zu studieren, die von den lebenden Organismen aufgenommenen und wieder abgegebenen Stoffe in ihrem chemischen Bau zu erkennen und ihrer Menge nach zu bestimmen. Schritt für Schritt gelang es so, die Gesetzmäßigkeiten klar zu erkennen, nach denen der Ernährungsvorgang sich vollzieht. Ja, es ist wohl nicht zu viel gesagt, wenn man behauptet, daß die Geschichte der Physiologie des Stoffwechsels und der Ernährung ein getreues Spiegelbild der beispiellosen Entwicklung ist, die die Chemie seit Justus von Liebig genommen hat.

Die chemische Analyse der tierischen und pflanzlichen Gewebe gab zunächst ein Bild vom chemischen Bau der lebendigen Organismen. Ein Vergleich mit der chemischen Zusammensetzung derjenigen Stoffe, die diesen als Nahrung dienen, bei der die Organismen heranwachsen und ihre Masse um ein Vielfaches vermehren, gab wichtige Aufschlüsse hinsichtlich der chemischen Umformungen, denen die Nahrung nach ihrer Aufnahme in den Körper unterworfen ist.

Seit den ersten Schritten auf diesem Wege ist die Forschung ihrem Ziele um ein gewaltiges Stück näher gekommen. In großen Umrissen sind die wichtigsten Grundzüge, nach denen der Stoffaustausch sich vollzieht, durch die grundlegenden Untersuchungen von C. von Voit, Max Rubner und deren Schülern klargelegt worden.

Aufgabe der Ernährungslehre war es dann weiter, im einzelnen zu untersuchen, in welcher Weise die während des Lebens dauernd vorhandenen Verluste
an Stoffen, aus denen der Körper zusammengesetzt ist, ersetzt oder verhütet
werden. Besondere Anforderungen werden an die Ernährung während der
Wachstumsperiode gestellt. Zu dieser Zeit wird neue Körpersubstanz in größtem
Umfange hergestellt. Das Material hierzu kann nur der Nahrung entnommen
werden. Neben dem Anbau von neuem Gewebe gehen die mit dem Leben un-
trennbar verbundenen Verluste und ihr Ersatz ruhig weiter. Es bestehen hier
also Wachstums- und Erhaltungsstoffwechsel nebeneinander.

Diejenigen Stoffe, die für Wachstum und Erhaltung unentbehrlich sind,
werden als Nahrungsstoffe bezeichnet. Nach C. v. Voit sind — wissenschaftlich definiert — Nahrungsstoffe alle diejenigen Substanzen, die einen
für die Zusammensetzung des Körpers notwendigen Stoff zum Ansatz bringen oder dessen Abgabe verhüten oder vermindern. Diese
Definition wird dem heutigen Stande unseres Wissens nicht vollauf gerecht.
So faßt Aron als Nährstoffe alle diejenigen Stoffe zusammen, deren Zufuhr
in der Nahrung erforderlich ist, damit sich der Organismus entwickeln, funktionsfähig erhalten und fortpflanzen kann. Noch allgemeiner gehalten ist die Definition von C. Oppenheimer, nach der alle Stoffe
als Nährstoffe zu betrachten sind, die in irgendeiner Weise von der Zelle
zur Ausgleichung der Schwankungen in der Zusammensetzung
benutzt werden können.

Bei all der ungeheueren Mannigfaltigkeit der Formen und der Lebensvorgänge,
denen wir in der Natur begegnen, verlaufen doch die Ernährungsvorgänge nach
gewissen einheitlichen Linien. Immer wieder begegnen wir drei bestimmten
organischen Stoffgruppen durch das ganze Tier- und Pflanzenreich, den Eiweißkörpern, den Fetten und den Kohlenhydraten. Die Aufnahme dieser Stoffe
mit der Nahrung führt den Organismen die für die Erhaltung des Lebens notwendigen Energiemengen zu und ermöglicht den Ersatz der Stoffverluste und
den Aufbau neuen Gewebes beim Wachstum.

Die Größe des Stoffverbrauchs, die man durch die Untersuchung des
Gaswechsels, des Sauerstoffverbrauchs und der Kohlensäurebildung, bestimmen
kann, und die anfangs ganz abhängig zu sein schien von den morphologischen
Verschiedenheiten der Tiere, folgt, wie Rubner zeigen konnte, einem durch die
ganze Warmblütlerreihe hindurchgehenden Gesetz: Sie wird bestimmt nicht
durch die Masse, sondern durch die Oberfläche.

Da der Nahrungsbedarf in strenger Abhängigkeit von dem Stoffverbrauch
steht, so sind auch enge Beziehungen zwischen Nahrungsbedarf und Körperoberfläche gegeben. Die damit gewonnene einheitliche Betrachtung und die
Aufstellung einer Stoffbilanz in Wärmeeinheiten ermöglichten es, ein in Zahlen
ausdrückbares Bild des Energiewechsels zu geben, bei dem die Frage nach der
Art und Umformung der Nahrungsstoffe zunächst ganz zurücktreten konnte.
Diese selbst mußte Gegenstand besonderer Studien sein.

Von den Nahrungsstoffen wurden bereits die drei organischen Stoffgruppen,
die dem Körper Energie zuführen, die Eiweißkörper, Fette und Kohlenhydrate genannt. Neben diesen, unter denen das Eiweiß wegen seines Stickstoff-
gehalts eine besondere Stellung einnimmt, wurden von C. von Voit als wesentlich
und unentbehrlich noch die anorganischen Salze und das Wasser betrachtet.

In den Nahrungsmitteln, wie sie uns die Natur zur Verfügung stellt,
finden sich fast regelmäßig Mischungen der genannten Stoffe, bei denen bald die
eine, bald die andere Stoffgruppe überwiegt.

Die Aufnahme reiner Nahrungsstoffe hat für die tierische Ernährung
praktisch niemals eine erhebliche Rolle gespielt, lediglich der Rohrzucker wäre

hier zu nennen, der als technisches Produkt in verhältnismäßig großer Reinheit erhalten wird. Für die so wichtige Frage nach der Bedeutung der einzelnen Nahrungsstoffe war dagegen das Arbeiten mit chemisch reinen Nahrungsstoffen eine Notwendigkeit. Indes hat man sich in der ersten Zeit der exakten Ernährungsforschung damit begnügt, Kostformen in der Weise zusammenzustellen, daß jeweils ein Nahrungsstoff in der Hauptsache ausgeschaltet war, und hat nun die Wirkung solcher Nahrungsgemische studiert. Es ist kein Zweifel, daß dieses Vorgehen berechtigt war, da es in erster Linie darauf ankam, die großen Grundzüge ausfindig zu machen, nach denen der Ernährungsvorgang verläuft. Und in der Tat gelang es auf diese Weise in verhältnismäßig kurzer Zeit, die besondere Bedeutung jedes einzelnen Nahrungsstoffes festzulegen. Es wurde erkannt, daß die drei den Energiebedarf deckenden Hauptnährstoffe einander nach isodynamen Verhältnissen, d. h. nach gleicher Verbrennungswärme vertreten können (Rubner).

Dieser Satz gilt allerdings nur mit der Einschränkung, daß das Eiweiß niemals vollkommen durch Kohlenhydrate oder Fette vertreten werden kann, mit anderen Worten: eine Ernährung ohne Eiweiß ist nicht möglich. Die Grenze, bis zu der das Eiweiß durch die anderen Hauptnährstoffe ersetzbar ist, hat man in zahllosen Experimenten festgelegt. Man findet sie, wenn man die Ernährung mehrere Tage hindurch ganz oder nahezu mit Kohlenhydraten und Fetten durchführt. Der dann noch vorhandene Eiweißumsatz, die sog. Abnützungsquote, liegt nach Rubner bei etwa $4\%$ Eiweißkalorien. Es wird also nur ein sehr kleiner Teil des Gesamtstoffwechsels für den Ersatz des spezifischen Baumaterials benötigt. Etwa die Hälfte davon trifft auf die Erneuerung des Blutes, die sich in etwa 90 Tagen vollzieht, der Rest betrifft Haare, äußere Haut, Schleimhäute, Drüsen, besonders Verdauungsdrüsen usw.

Eine andere Feststellung von erheblicher Bedeutung war dann die sog. spezifisch - dynamische Wirkung der Nahrungsstoffe. Hierunter versteht man die besondere Beeinflussung der Größe des Stoffumsatzes durch die Nahrungsstoffe. Dem Eiweiß kommt die mächtigste Wirkung zu. Wird es allein zur Deckung des Kalorienbedarfs verwendet, so kann die Wärmebildung um $40\%$ in die Höhe getrieben werden. Eine geringere Wirkung haben die Fette, die kleinste die Kohlenhydrate.

Die Experimente, aus denen diese Erkenntnisse gewonnen wurden, waren durchweg mit den in der Natur vorkommenden Produkten ausgeführt worden; als Versuchstier diente meist der Hund. Die Eiweißzufuhr wurde vorwiegend bestritten mit Fleisch, als Kohlenhydrate fanden Stärkemehle, Zucker usw., und als Fette Butter oder andere tierische Fette (zuweilen auch Pflanzenfette) Verwendung. Daß diese Art des Experimentierens, wobei man ein Gewebe wie Fleisch schlechthin als Eiweiß betrachtete und auf die Anwesenheit von anderen bekannten und unbekannten Stoffen keine Rücksicht nahm, keine exakte Antwort auf die Frage geben konnte, ob neben den bekannten Hauptnährstoffen noch andere Substanzen für das Leben unentbehrlich seien, hat schon C. von Voit erkannt. In Hermanns Handbuch der Physiologie des Stoffwechsels und der Ernährung sagt er: „Zu dem Zwecke wäre es unstreitig am besten, könnte man nur reine chemische Verbindungen (die reinen Nahrungsstoffe), z. B. reines Eiweiß, Fett, Zucker, Stärkemehl, Aschebestandteile oder Gemische derselben geben. Da aber die Menschen und auch die Tiere nur selten solche geschmacklosen Gemenge auf die Dauer aufzunehmen oder zu ertragen vermögen, so bleibt in den meisten Fällen nichts anderes übrig, als schon durch die Natur zusammengesetzte Mischungen (die Nahrungsmittel) zu wählen. Jedoch wäre es wohl möglich und ganz verdienstvoll, die Grundversuche, nachdem vorher der Weg mit Hilfe der letzteren

Mischungen gefunden worden ist, mit reinen Stoffen zu wiederholen, obwohl sich dabei sicherlich im wesentlichen keine anderen Resultate ergeben werden."

Es bedurfte jahrzehntelanger mühevoller Arbeit, bis man sah, daß die Ernährung ein sehr viel verwickelterer Vorgang ist, als man früher gedacht hatte. Die Bedürfnisse der höheren Tiere und des Menschen sind viel mannigfaltiger und vor allem auch verschiedenartiger.  Das gilt nicht nur für die altbekannten Hauptnährstoffe, vor allem die Mineralstoffe, sondern auch für die neu entdeckten akzessorischen Nährstoffe oder Vitamine.

Zwischen den verschiedenen Tiergattungen können hier tiefgreifende Unterschiede bestehen, was darauf hindeutet, daß der intermediäre Stoffwechsel in Einzelheiten wesentlich abweichen kann.  Es ist daher auch nicht verwunderlich, wenn unter pathologischen Verhältnissen die Reaktion des Organismus gegenüber den Nährstoffen sich ganz wesentlich verändert.  Die Wechselwirkungen zwischen Körper und Nahrung können plötzlich sehr stark hervortreten und zwar so, daß die Nahrung an Stelle der mehr oder minder passiven Rolle, die ihr beim Gesunden im allgemeinen zugemessen wird, eine ausgesprochen aktive zu spielen scheint.

Man hat in der letzten Zeit — besonders unter dem Einflusse der neuen Erfahrungen auf dem Vitamingebiete — die Bedeutung der Ernährung unter neuen und weiteren Gesichtspunkten studiert.

Hat man sich früher damit begnügt, in kurzfristigen, meistens nur über mehrere Tage sich erstreckenden Versuchen den Einfluß der einzelnen Nahrungsstoffe zu studieren, so hat man später eine bestimmte Ernährung über lange Zeitperioden ausgedehnt, ja in einigen Fällen Tiere während ihres ganzen Lebens bei ein und derselben Nahrung gehalten und deren Einfluß auf körperliche Gesundheit, Leistungsfähigkeit, Fortpflanzungsfähigkeit usw. studiert.  Man hat weiterhin versucht, mehrere Generationen einer Tierart bei gleicher Kost großzuziehen und festzustellen, wie die Nachkommenschaft sich dabei verhält.

Daß alle diese Fragen nicht nur von hoher wissenschaftlicher, sondern auch von praktischer Bedeutung sind, liegt auf der Hand.  Sie aufgeworfen und ihr Studium in die Wege geleitet zu haben, ist das Verdienst der modernen Ernährungsforschung.

Sie hat nicht nur die Lehre von den Vitaminen begründet und ihre große Bedeutung für die Pathologie erwiesen, sondern auch die verschiedene biologische Wertigkeit der Eiweißkörper nach ihrem Gehalt an den einzelnen Aminosäuren klargelegt, sie hat ferner die große Rolle, die die Mineralstoffe im besonderen während des Wachstums spielen, erkannt und schließlich gezeigt, daß der Wert einer bestimmten Nahrung sich nur in langfristigen, am besten an mehreren aufeinanderfolgenden Generationen durchgeführten Fütterungsversuchen beurteilen läßt.

## B. Entwicklung der Lehre von der qualitativ unzureichenden Ernährung.

Die Erkenntnis, daß eine Nahrung, trotzdem sie genügend Eiweiß enthält, die erforderlichen Kalorien liefert und den Mineralstoffbedarf deckt, auf die Dauer unzureichend sein kann, geht, wie wir hörten, im wesentlichen auf die letzten Jahrzehnte zurück.  Und doch waren schon im Jahre 1881 im Laboratorium von G. Bunge in Basel von Lunin Versuche ausgeführt worden, die ihn zu dem Schlusse führten, „daß in der Milch außer Casein, Fett, Milchzucker und den Salzen noch andere Stoffe vorhanden sein müssen, welche für die

Ernährung unentbehrlich sind". Diese wichtige Arbeit Lunins fand leider keine Beachtung. Sie war ursprünglich zu dem Zwecke ausgeführt worden, die Schluß- folgerungen, zu denen Forster in seinen bekannten Experimenten mit aus- gezogenen Fleischrückständen gekommen war, zu widerlegen. Forster hatte Hunde mit extrahierten Fleischrückständen und Tauben mit einem salzfreien Gemenge von Casein und Stärke ernährt. Das Eingehen der Tiere bei dieser Kost war nach Forster durch den Mangel an Salzen zu erklären, während Bunge den Mangel an Basen in der Nahrung als das Entscheidende betrachtete, denen die Aufgabe zufalle, die bei der Verbrennung des Eiweiß entstehenden Säuren (Schwefel- und Phosphorsäure) zu neutralisieren. Auf Bunges Veranlassung bereitete Lunin daher aus Casein, Fett und Rohrzucker ein Nahrungsgemisch, dem so viel Natriumcarbonat zugesetzt wurde, als zur Neutralisation der aus dem Schwefel des Caseins entstehenden Schwefelsäure notwendig war, und verfütterte es an Mäuse. Der Zusatz von Natriumcarbonat hatte in der Tat einen gewissen Erfolg insofern, als die Lebensdauer dieser Tiere wesentlich länger war als die der Kontrolltiere, aber nach spätestens 31 Tagen gingen sie doch zugrunde. Andere Versuche mit einem Futter, bei dem das Salzgemisch eine der Milchasche entsprechende Zusammensetzung hatte, fielen nicht besser aus, während frische eingedampfte Milch ein vorzügliches Ergebnis hatte.

Diese Versuche Lunins, die als ein Vorläufer der Vitaminforschung zu betrachten sind, fanden, wie erwähnt, in jenen Jahren kaum Beachtung und auch späterhin, als man versuchte, Tiere mit Gemischen reinster Nahrungs- stoffe zu ernähren, wurde ihnen nicht die entsprechende Würdigung zuteil. Es ist das in gewissem Sinne verständlich, da sie alle negativ ausfielen. Bei der mangelhaften Technik, mit der damals gearbeitet wurde, und auf deren ständige Verbesserung, wie man später sah, es in so hohem Maße ankam, war ihre exakte Deutung nicht möglich, ja man stand den Ergebnissen ziemlich hilflos gegen- über. Die zahlreichen Arbeiten jener Zeit, denen vielfach die Frage nach dem Aufbau organischer Phosphorverbindungen zugrunde lag, und die sich an die Namen Hall, Steinitz, Leipziger, Zadik und Ehrlich u. a. knüpfen, haben heute ausschließlich historisches Interesse.

Einen entscheidenden Fortschritt in der Frage, ob die sog. Hauptnährstoffe allen Bedürfnissen des tierischen Organismus genügen, brachten Versuche über Fütterung mit lipoidfreier Nahrung an Mäusen von W. Stepp aus dem Jahre 1909. Stepp unterwarf eine für die Dauerernährung von weißen Mäusen gut geeignete Nahrung (mit Milch gebackenes Weizenbrot) einer erschöpfenden Extraktion mit Alkohol und Äther und zeigte, daß die Versuchstiere bei dieser Nahrung ausnahmslos nach spätestens $3^1/_2-4$ Wochen zugrunde gingen. Da Zulage von alkoholischen Extrakten aus Milchbrot den künstlich gesetzten Mangel auszugleichen vermochte, zog Stepp aus seinen Versuchen den Schluß, daß zur Aufrechterhaltung des Lebens außer den bekannten Hauptnährstoffen noch andere Substanzen, die wegen ihrer Löslichkeit in Lipoidlösungsmitteln in erster Linie an Lipoide denken lassen mußten, unentbehrlich seien; ob und inwiefern hierbei auch echte Fette eine Rolle spielten, das zu entscheiden erforderte weitere Versuche. Wie Stepp in einer späteren umfassenden Arbeit, die im Jahre 1911 erschien, zeigen konnte, ist es nicht der bei der Extraktion eintretende Verlust an Fetten, der die Nahrung unzureichend macht; denn Ersatz der extrahierten Substanzen durch reine Neutralfette ist ohne jede Wirkung. Anderseits vermag tagelange Extraktion eines Futters mit Äther im Soxhletschen Apparat, wobei alle freien Neutralfette in Lösung gehen, seine Nährleistung nicht im geringsten zu schädigen, was in dem gleichen Sinne spricht. Von Wichtigkeit war ferner die Feststellung, daß es sich bei den fraglichen lebenswichtigen Stoffen nicht etwa um Mineralstoffe handelt

(die durch den Alkohol in Lösung gebracht wurden) und daß sie durch langdauerndes Erhitzen zerstört werden.

Diese in den wichtigsten Grundzügen hier mitgeteilten Experimente Stepps,
die sich auf eine große Zahl von Einzelversuchen und zahlreiche Kontrollen
stützten, lieferten den ersten exakt durchgeführten Beweis, daß außer den bis
dahin bekannten sog. Hauptnährstoffen noch andere Stoffe, die sich durch Löslichkeit in Alkohol und Äther auszeichnen, unentbehrlich sind.

Im Jahre 1912 erschien eine umfassende Studie von G. F. Hopkins, die,
obwohl mit anderer Methodik arbeitend, die Versuche Stepps voll und ganz
bestätigen konnte. Junge, wachsende Ratten, die bei Fütterung mit einem aus
reinsten Nahrungsstoffen zusammengestellten Gemisch nach kurzer Zeit ihr
Wachstum einstellten und nicht mehr an Gewicht zunahmen, konnten durch
eine kleine Menge frischer Milch (2 ccm pro Tag) sehr rasch wieder zu normaler
Entwicklung gebracht werden. Die gleiche Wirkung wie die Milch selbst hatte
ein alkoholisches Milchextrakt. Diese Versuche ließen keine andere Deutung zu,
als daß die Milch neben den bekannten Nährstoffen noch andere
bisher unbekannte Stoffe (— accessory food factors —) enthält, die
für normales Wachstum und Gedeihen unentbehrlich sind.

Hopkins weist in seiner Arbeit darauf hin, daß er schon im Jahre 1906 den
Gedanken ausgesprochen habe, daß für die Bedürfnisse des tierischen Organismus
ein Gemenge der bekannten Nährstoffe nicht ausreichend sei; eine experimentelle
Begründung konnte Hopkins damals noch nicht beibringen. Seine Worte, die
damals wenig Beachtung fanden, weil sie in einer wenig gelesenen Zeitschrift
erschienen und sich auf keinerlei experimentelle Daten stützen konnten, kamen
später vollauf zu ihrem Recht. Sie lauten:

„But further, no animal can live upon a mixture of pure protein, fat and carbohydrate,
and even when the necessary inorganic material is carefully supplied, the animal still cannot
flourish. The animal body is adjusted to live either upon plant tissue or other animals and
these contain countless substances other than the proteins, carbohydrates and fats. Physio-
logical evolution, I believe, has made some of these well nigh as essential as are the basal
constituents of diet; lecithin for instance has been repeatedly shown to have a marked
influence upon nutrition, and this just happens to be something already familiar, and
a substance that happens to have been tried. The field is almost unexplored, only it is
certain that there are many minor factors in all diets, of which the body takes account. In
diseases, such as rickets, and particularly scurvy, we had for long years knowledge of a dietetic
factor, but though we know how to benefit these conditions empirically, the real errors in
the diet are to this day quite obscure. They are however, certainly of the kind, which
comprises these minimal quantitative factors that I am considering. Scurvy and rickets
are conditions so severe that they force themselves upon our attention, but many other
nutritive errors affect the health of individuals to a degree most important to themselves
and some of them depend upon unsuspected dietetic factors."

In diesen wahrhaft prophetischen Worten ist die spätere Entwicklung der
Ernährungslehre vorausgesagt.

Zu der Zeit, als die Arbeiten Stepps und Hopkins' erschienen, wurde von
anderen, das Problem „der künstlichen Ernährung" bearbeitenden Forschern
die Existenz neuer, bisher unbekannter Nährstoffe aufs schärfste verneint.
Hier wären vor allem zu nennen Röhmann und von den Amerikanern Th. O.
Osborne und L. B. Mendel. Diese Autoren glaubten den Beweis erbracht zu
haben, daß es möglich sei, Ratten — Röhmann arbeitete mit Mäusen — mit einem
Futtergemisch, das aus sorgfältig gereinigten Nahrungsstoffen zusammengestellt
ist, dauernd am Leben zu erhalten. Da machte Hopkins, der die Experimente
von Osborne und Mendel nachprüfte, auf dem internationalen medizinischen
Kongreß in London im Jahre 1913 die Mitteilung, daß er die Schlußfolgerungen
der Amerikaner nicht bestätigen könne. Osborne und Mendel mußten bei einer
Wiederholung ihrer Versuche sich sehr bald davon überzeugen, daß auch sie
andere Resultate bekamen, wenn sie ihre Nahrungsstoffe noch schärfer reinigten.

Damit war der Bann gebrochen und die weitere Forschung könnte nun rasch vorwärts schreiten; man sah jetzt klar, daß man es hier mit merkwürdigen, schon in kleinster Menge wirksamen, den Hauptnährstoffen — quasi als Verunreinigung — erstaunlich fest anhaftenden Substanzen zu tun hatte.

Zu erwähnen sind in diesem Zusammenhang außerdem experimentelle Untersuchungen von Moro aus dem Jahr 1907. Dabei ergab sich, daß Meerschweinchen, die von den ersten Lebenstagen an ausschließlich mit Kuhmilch ernährt wurden, binnen wenigen Tagen unter toxischen Symptomen zugrunde gingen; daß es aber so gut wie regelmäßig gelang, die bedrohlichen Erscheinungen in kurzer Zeit wieder zum Schwinden zu bringen, wenn man den Tieren ausschließlich Vegetabilien (dünn geschnittene Karottenscheiben) als Nahrung verabreichte. Diese Beobachtung führte Moro seinerzeit zur Herstellung seiner Karottensuppe für ernährungsgestörte Säuglinge. Es ist heute sehr wahrscheinlich, daß auch dieses Versuchsergebnis im wesentlichen als Vitaminwirkung aufzufassen ist.

Etwa in die gleiche Zeit, zu welcher die Ernährungsphysiologie diese wichtigen Fortschritte gemacht hatte, fallen bedeutungsvolle Ergebnisse auf dem Gebiete der Beriberi- und Skorbutforschung, die geeignet waren, die neuen Ideen zu stützen und zu fördern. Schon Ende der 70er und Anfang der 80er Jahre wurde von Tropenärzten zum ersten Male der Gedanke ausgesprochen, daß die Beriberikrankheit auf einseitige Ernährung mit Reis zurückzuführen, mit anderen Worten, daß sie als Ernährungskrankheit zu betrachten sei. Freilich, eine klare Vorstellung über ihr Zustandekommen bestand damals noch nicht; die verschiedensten Theorien wurden aufgestellt, ohne daß eine von ihnen befriedigen konnte.

Da brachte die Entdeckung der Polyneuritis gallinarum durch den holländischen Arzt Eijkman im Jahre 1897 mit einem Schlage Licht in das Dunkel. Seine eigenen, sowie die auf seine Anregung ausgeführten umfassenden Untersuchungen zahlreicher anderer Tropenärzte und Forscher wie Grijns, Axel Holst, Nocht, Schaumann, Fletscher, Vordermann, Fraser und Ellis, Strong und Crowell, um nur einige der bekanntesten Namen zu nennen, wiesen darauf hin, daß die Beriberi durch den Mangel eines spezifischen Stoffs in der Nahrung verursacht wird. Die Beriberi galt seitdem als Insuffizienzkrankheit ("deficiency disease" der Angelsachsen). Während Eijkman, der verdienstvolle Entdecker der experimentellen Beriberi, noch zu einer Zeit, wo die moderne Vitaminforschung schon rasch vorwärtsschritt, den „Nahrungsdefekt" in den Mineralstoffen suchte, haben vor allem H. Schaumann und Casimir Funk das Verdienst, den Anstoß zur Suche nach der wirksamen Substanz gegeben und die ersten wichtigen Forschungen auf diesem Gebiete ausgeführt zu haben. Im Jahre 1912 prägte Funk für die neu entdeckten Stoffe den Namen Vitamine und für die durch spezifischen Mangel an Vitaminen hervorgerufenen Krankheiten den Namen Avitaminosen.

Die Vitaminlehre, deren weiterer Ausbau nun besonders in den Händen amerikanischer und englischer Forscher lag, von denen nur Hopkins, McCollum und seine Schüler, dann Osborne und Mendel, Holst, Sherman, Drummond, A. F. Heß, Mellanby genannt seien, entwickelte sich nun rasch zu einem sowohl in der experimentellen Ernährungsphysiologie wie in der klinischen Medizin fest verankerten Wissensgebiet, das in kürzester Zeit mit fast allen Zweigen der Medizin in Verbindung trat und die größte praktische Bedeutung gewann. Entscheidenden Anteil an dem raschen Aufschwung der Vitaminforschung hatte vor allem die Entdeckung des experimentellen Skorbuts durch Axel Holst. Ein deutscher Forscher, der allzu früh verstorbene Pädiater E. Freise, erkannte die Barlowsche Krankheit als kindlichen Skorbut; in

Gemeinschaft mit Goldschmidt und Frank studierte und beschrieb er die bei
Mangel eines bestimmten Vitamins hervorgerufene Augenerkrankung als typische
Keratomalacie. In den letzten Jahren wurde dann das Problem der experimentellen Rachitis von Mellanby in Angriff genommen und in wirkungs-
voller Zusammenarbeit von Mc Collum und Simmonds mit den Pädiatern
Shipley und Park, sowie von Sherman und Pappenheimer, A. F. Heß
u. a. weitgehend gefördert; vor allem wurde gezeigt, daß bei der Entstehung
der Rachitis eine ganze Reihe von Faktoren mitwirkt.

Als Mischform verschiedener Avitaminosen gilt heute die sog. Segelschiffberiberi. Noch nicht geklärt in ihrer Stellung zum System der Avitaminosen
sind die Pellagra und die verschiedenen Nährschäden im Säuglingsalter.

## C. Definition der Vitamine und Namengebung.

Für die neu entdeckten Nährstoffe, deren chemische Konstitution noch unbekannt ist, hat sich vorerst der Name Vitamine, der von Funk vorgeschlagen
wurde, eingebürgert. Nach der Definition von F. Hofmeister versteht man
unter Vitaminen vorläufig eine Gruppe von organischen Nahrungsbestandteilen,
die, im Pflanzen- und Tierreich in weiter Verbreitung vorkommend, weder den
Eiweißkörpern, noch den Kohlenhydraten, noch den Fetten streng zugerechnet
werden können und trotz der kleinen Menge, in der sie in der Nahrung auftreten, für Wachstum und Erhaltung der tierischen Organismen unentbehrlich
sind. So weit man bis jetzt sagen kann, sind die einzelnen Vitamine
chemisch höchst wahrscheinlich grundverschieden. Physiologisch dagegen
zeigen sie in ihrer Wirkung vielfach ein sehr ähnliches Verhalten. Bei Tieren,
die ihr Wachstum infolge Mangels an einem Vitamin eingestellt haben, kann das
Wachstum durch Zufuhr des fehlenden Stoffes sehr bald wieder in Gang gebracht
werden. Doch verhalten sich in dieser Beziehung die Vitamine nicht anders als
Aminosäuren oder Mineralstoffe, die in einer Nahrung fehlen und deren Mangel
nur durch Zufuhr eben des fehlenden Stoffes ausgeglichen werden kann. Man
hat infolgedessen wiederholt darauf hingewiesen, daß eine unentbehrliche
Aminosäure den Charakter eines Vitamins haben kann. Gegenüber einer solchen
Auffassung könnte allerdings geltend gemacht werden, daß die Aminosäuren
Substanzen von bekannter chemischer Konstitution sind, ebenso wie die
Mineralstoffe, und wenn wir heute die Eiweißkörper nach ihrer biologischen
Wertigkeit unterscheiden, so ist dadurch auf die Bedeutung der die einzelnen
Proteine aufbauenden Aminosäuren hingewiesen. Sobald man den neuen
Forschungen auf diesem Gebiet Rechnung trägt und insbesondere den Eiweiß-
bedarf von dem Gesichtspunkte der Unentbehrlichkeit bestimmter Aminosäuren
aus betrachtet, besteht keine Veranlassung, den Sonderfall des Mangels an
bestimmten Aminosäuren getrennt von der Frage des Eiweißes zu behandeln,
wobei hier schon zu bemerken wäre, daß beim wachsenden Organismus
besondere Bedürfnisse vorliegen (Lysin). Und das gleiche gilt von den Mineralstoffen, für die das Gesetz des Minimums in neuerer Zeit gleichfalls eine große
Bedeutung gewonnen hat, in besonderen Fällen sogar auch von den Kohlenhydraten, die zumindest beim wachsenden Organismus oft schon in geringen
Mengen wachstumsfördernd wirken.

Was den Vitaminen mit gewissen Aminosäuren und Mineralstoffen noch weiter
gemeinsam ist, das ist die Tatsache, daß alle die genannten Substanzen, vom
kalorischen Standpunkte aus betrachtet, wohl keine besondere Rolle spielen, wenn
man dabei die indirekten Wirkungen, die ihnen zukommen, außer Betracht läßt.

Es erhebt sich nun die Frage, ob man an dem Begriff der Vitamine auch
dann noch festhalten wird, wenn ihr chemischer Charakter aufgeklärt sein

wird. Im Sinne der Hofmeisterschen Definition erscheint dies zweifelhaft; vielmehr müßte man die bisher als Vitamine bezeichneten Nahrungsbestandteile, je nach ihren chemischen Eigenschaften, zu den Fetten, zu den Eiweißkörpern, zu den Kohlenhydraten, vielleicht sogar zu den Mineralstoffen rechnen. Die unspezifische Wachstumsförderung wäre in dieser Hinsicht auch noch keiner zwingender Anlaß, den Vitaminbegriff weiter aufrecht zu erhalten, da sie fast sämtlichen Nahrungsbestandteilen eigen ist. Die Existenz eines „wachstumsfördernden" Vitamins lehnen wir auch schon aus diesem Grunde ab. Demgegenüber möchten wir die spezifisch-biologische Wirkung der Vitamine, wie z. B. den antineuritischen Effekt des B-Vitamins, die Förderung des Knochenwachstums durch den Rachitisschutzstoff usw. besonders betonen, die uns trotz vorhandener chemischer Unterschiede eine zusammenfassende und gesonderte Betrachtung notwendig zu machen scheint. Von diesem Gesichtspunkte aus stellt dann der Vitaminbegriff keine vorübergehende, sondern eine dauernde Bereicherung der Ernährungslehre dar. Wir verstehen demnach unter Vitaminen spezifisch-biologisch wirksame organische Nahrungsbestandteile, fast von hormonartigem Charakter. So ließen sich auch gewisse Aminosäuren von spezifisch-biologischer Wirksamkeit — d. h. abgesehen von ihrem unspezifischen, wachstumsfördernden Einfluß — mit Recht zu den Nahrungsbestandteilen von Vitamineigenschaften rechnen. Die Mineralstoffe sollten jedoch, wie bisher, gesondert betrachtet werden.

Während Funk die Bezeichnung „Vitamine" ursprünglich mit Rücksicht auf die von ihm studierten basischen Eigenschaften des Beriberischutzstoffes gewählt hatte, hat man sich später, nachdem der Name „Vitamin" rasch populär geworden war, dazu entschlossen, die ganze Gruppe von neu entdeckten Stoffen Vitamine zu nennen ohne Rücksicht darauf, ob sie chemisch etwas miteinander zu tun haben oder nicht.

Für die angelsächsische Welt hat Drummond im Jahre 1920 vorgeschlagen, die bisherige Schreibweise „vitamine" abzuändern in „vitamin", da die Endung „ine" im Englischen für chemisch gut charakterisierte Stoffe verwandt wird, während in der neuen Schreibweise der zur Zeit unbekannte chemische Charakter der neuen Nährstoffe zum Ausdruck kommt. Dieser Vorschlag hat allgemeinen Beifall gefunden und wurde auch von dem um die Vitaminforschung so hochverdienten Forscher E. V. Mc Collum angenommen.

Von anderen Bezeichnungen hat am meisten Anklang gefunden die von F. G. Hopkins gewählte: akzessorische Faktoren der Kost (accessory food factors). Im Anschluß an Hopkins sprach F. Hofmeister von akzessorischen Nährstoffen, H. Schaumann von Ergänzungsstoffen, Boruttau von Ergänzungsstoffen, H. Aron von Extraktstoffen und R. Berg von Komplettinen.

# D. Die verschiedenen Formen von qualitativer Insuffizienz der Nahrung[1]).

## 1. Allgemeines über den Nachweis der Unentbehrlichkeit einzelner Nährstoffe.

Wenn wir eine Tierart bei einer bestimmten Ernährungsform sich normal entwickeln und zu voller Entfaltung kommen sehen, wenn die Tiere in voller Gesundheit ihre normale Lebensdauer erreichen, wenn weiter ihre Nachkommenschaft bei derselben Kost in derselben vorzüglichen Weise gedeiht, so ist sicherlich die Annahme berechtigt, daß in der betreffenden Nahrung alle organischen

---

[1]) Vgl. hierzu die grundlegenden Ausführungen F. Hofmeisters [Ergebn. d. Physiol., XVI. Jahrg. (1918)], auf die in den folgenden Ausführungen immer wieder Bezug genommen wird.

und anorganischen Nährstoffe, die diese Tierart unter den gegebenen Bedingungen benötigt, vorhanden sind. Ob in der Nahrung neben den unentbehrlichen Nährstoffen auch vielleicht entbehrliche vorhanden sind, darüber läßt sich zunächst nichts aussagen.

Die Frage nach den unentbehrlichen Nahrungsstoffen hat, wie bereits ausgeführt wurde, die Physiologen schon seit der frühesten Zeit der Ernährungsforschung beschäftigt. Die Untersuchungen, die sich mit ihrer Beantwortung befaßten, mußten freilich von vornherein mit erheblichen Schwierigkeiten rechnen. Einfache und übersichtliche Versuche verlangten als Voraussetzung, daß alle Stoffe, die in einer für das Leben ausreichenden Kost vorhanden sein müssen, bekannt sind. Denn nur auf diese Weise ist es in einer Serie von aufeinanderfolgenden Versuchen, in denen jeweils ein Stoff nach dem anderen ausgeschaltet wird, möglich, ein klares Bild zu bekommen. Dieser Weg war nun nicht gangbar, da wir weit davon entfernt sind, alle in einer vollwertigen Kost vorhandenen Stoffe ausreichend zu kennen.

Wie Hofmeister treffend ausführt, scheint zwar grundsätzlich die Unentbehrlichkeit eines einzelnen Nährstoffes leicht zu erweisen zu sein, indem man etwa in zwei Versuchsreihen eine Kostform mit und eine andere ohne den bestimmten Stoff prüft. Fällt der Versuch so aus, daß das eine Mal die Versuchstiere am Leben bleiben, das andere Mal zugrunde gehen, so ist eine eindeutige Antwort gegeben, ohne daß es dabei notwendig war, die Zusammensetzung der Kost sonst im einzelnen genau zu kennen.

Praktisch ist indes eine Versuchsanordnung dieser Art nicht so leicht durchzuführen, da die Ausschaltung eines Nahrungsstoffes, ohne daß damit gleichzeitig eine Veränderung der Nahrung sonst gegeben wäre, meist nicht möglich ist. Der einfachste und exakteste Weg, nämlich die Zusammenstellung einer Kost aus chemisch reinen Nahrungsstoffen mit Ausschaltung der einzelnen Komponenten, worauf wir schon hinwiesen, hat sich nur in sehr beschränktem Maße und nur zur Beantwortung gewisser Teilfragen als gangbar erwiesen. Geht man umgekehrt von einer Nahrung aus, deren Nährleistung als vollkommen ausreichend bekannt ist, und versucht, aus diesem Gemenge der verschiedensten Nährstoffe einen einzelnen herauszunehmen, so steht man vor neuen Schwierigkeiten. So gehen beispielsweise bei Anwendung chemischer Methoden (wie etwa bei Extraktion einer Nahrung mit einem bestimmten Lösungsmittel) neben dem Stoff, den man entfernen will, meist gleichzeitig andere Substanzen zu Verlust. Wirkliche Beweiskraft haben daher solche Ernährungsversuche nur, wenn neben dem Hauptversuch stets Kontrollversuche herlaufen, in denen durch Beifügung des ausgeschalteten Nahrungsstoffes der künstlich gesetzte Defekt der Nahrung mit Erfolg ausgeglichen wird; doch ist natürlich auch hierbei Voraussetzung, daß der ausgeschaltete Nahrungsbestandteil bekannt ist.

Diesen Schwierigkeiten gegenüber kann man in anderen Fällen die Frage nach der Unentbehrlichkeit eines Nahrungsbestandteiles verhältnismäßig einfach beantworten, wenn es möglich ist, eine Kost ausfindig zu machen, die von vornherein arm an dem betreffenden Stoffe ist. Dies gilt z. B. für gewisse anorganische Nahrungsstoffe wie Calcium, Eisen usw., wobei man durch die chemische Untersuchung vollkommen sichere Aufschlüsse erhält.

## 2. Allgemeines über krankhafte Störungen als Folge mangelhafter oder fehlender Zufuhr von unentbehrlichen Nährstoffen.

Wenn von der Unentbehrlichkeit von Nährstoffen gesprochen wird, so soll damit zum Ausdruck gebracht werden, daß fehlende oder ungenügende Zufuhr dieser Stoffe in der Nahrung auf die Dauer mit der Erhaltung der Gesundheit und des Lebens nicht vereinbar ist. Wie lange ein derartiger Mangel vertragen wird und in welchem Umfange krankhafte Störungen sich geltend machen, hängt von verschiedenen Umständen ab, einmal von dem Vorhandensein oder Fehlen eines Vorrats an dem betreffenden Stoff im Organismus, dann von dem Minimalbedarf und schließlich von seiner Bedeutung für besonders wichtige Organfunktionen. Es ergibt sich hieraus, daß die möglichen Formen von qualitativer Insuffizienz der Nahrung ganz verschiedene Krankheitsbilder im Gefolge haben können, verschieden nicht nur in bezug auf das zeitliche Auftreten, sondern auch in bezug auf die Art und Schwere der Symptome.

Das Minimum für die einzelnen unentbehrlichen Nährstoffe ist nicht nur für jeden einzelnen lebensnotwendigen Nährstoff, sondern auch für jede Tierart durchaus verschieden, wie wir denn überhaupt über die Unentbehrlichkeit der einzelnen Nährstoffe nur bei einigen wenigen Tierarten näheres wissen. Es ist keinesfalls gestattet, die für eine Tierart gefundenen Tatsachen ohne weiteres auf andere zu übertragen; verläuft doch der intermediäre Stoffwechsel bei den einzelnen Tierarten vielfach ganz verschieden. Aber auch bei ein und derselben Tierart ist der Bedarf an lebenswichtigen Nährstoffen zu verschiedenen Zeiten und unter verschiedenen Bedingungen des Lebens verschieden, mit anderen Worten, das Minimum ist keine unter allen Umständen gegebene Größe. Die Ansprüche des wachsenden Organismus sind ganz andere wie die des ausgewachsenen, wieder besondere Bedürfnisse hat der Zustand der Gravidität, ja sogar die verschiedenen Bedingungen, unter denen der normale, gesunde Organismus lebt, können, wie besonders neuere Forschungen auf dem Gebiete der Vitaminlehre gezeigt haben, das Minimum entscheidend beeinflussen.

Daß bei Tieren mit regem Stoffwechsel, wie z. B. kleinen Warmblütlern (mit großer Körperoberfläche) sich Störungen besonders rasch geltend machen, ist leicht begreiflich. Man hat daher auch derartige Tiere ganz besonders für solche Versuche bevorzugt.

Die Insuffizienzerscheinungen können je nach der Organfunktion, die durch das Fehlen bestimmter Stoffe in der Nahrung geschädigt wird, wie schon bemerkt, nicht nur sehr wechselnd früh auftreten, sondern sich auch in sehr verschiedener Weise geltend machen. Es ist leicht begreiflich, daß bei Fehlen eines bestimmten Stoffes in der Nahrung diejenige Organfunktion am ehesten Störungen aufweisen wird, für deren Zustandekommen eben jener Stoff von besonderer Bedeutung ist. So wird bei Chlormangel in erster Linie die Salzsäuresekretion des Magens leiden, bei Eisenmangel die Blutbildung, bei Calcium- und Phosphatmangel die Knochenbildung usw.

Im Gegensatz zu diesen charakteristischen und verhältnismäßig leicht erkennbaren Störungen wird Mangel an einem Nährstoff, der für eine ganze Reihe von Organfunktionen von ungefähr gleicher Wichtigkeit ist, ein nur wenig scharf umrissenes Krankheitsbild zur Folge haben. Im Vordergrunde stehen dann mehr allgemeine Erscheinungen, wie Appetitlosigkeit, Schwäche, Abmagerung, Apathie, Erlöschen der Geschlechtsfunktionen; bei wachsenden Tieren ist der Stillstand im Wachstum ein Symptom, das sich bei den verschiedensten Formen der Nahrungsinsuffizienz fast immer einstellt.

Übrigens weisen die Bilder, die man bei Ausschaltung der verschiedensten Nährstoffe sich entwickeln sieht, fast alle neben bestimmten charakteristischen Zügen gewisse allgemeine Störungen auf, denen wir ebenso wie der Wachstumsstörung, immer wieder begegnen; ein Beweis dafür, daß es kaum ein Organ gibt, für dessen normale Funktion einer der lebenswichtigen Nährstoffe ganz entbehrlich wäre.

## 3. Überblick über die verschiedenen Formen von qualitativer Insuffizienz der Nahrung durch Mangel an den sog. Hauptnährstoffen.

### a) Eiweiß und Aminosäuren.

In dem allgemeinen Kapitel über Ernährung wurde ausgeführt, daß die drei Hauptnährstoffe Eiweiß, Fett und Kohlenhydrate, wie Rubner gezeigt hat, einander nach isodynamen Verhältnissen, d. h. nach gleicher Verbrennungswärme vertreten können. Dieser Satz mußte mit der Einschränkung versehen werden, daß das Eiweiß niemals vollkommen ersetzt werden kann. Ein der Abnützungsquote entsprechender Betrag muß stets zugeführt werden, wenn nicht Körpereiweiß verloren gehen soll. Die Größe dieses Eiweißminimums ist seit vielen Jahrzehnten aufs sorgfältigste studiert worden.

In neuerer Zeit haben die Forschungen über die biologische Wertigkeit des Eiweiß die Frage des Eiweißminimums in ein ganz neues Licht gerückt.

Bei den Untersuchungen über den Eiweißstoffwechsel hat fast stets das Fleisch als Eiweißträger Verwendung gefunden, da man vorwiegend mit dem Hund als Versuchstier arbeitete und hierbei das Fleisch sich als Eiweißquelle als besonders geeignet erwies. Man hat dabei häufig fälschlicherweise Fleischeiweiß und Eiweiß schlechthin einander gleichgesetzt. Dieser Übelstand wurde indes schon lange erkannt und das Bedürfnis nach Klarheit über die physiologische Wertigkeit der verschiedenen Eiweißkörper für die Ernährung machte sich sehr stark geltend. Immerhin dauerte es lange, bis sich eine einigermaßen zufriedenstellende Versuchsanordnung ergeben hatte. Die Schwierigkeiten lagen vor allem darin, daß man in dem Augenblick, in dem man vollkommen reine Eiweißkörper als Stickstoffquelle verwenden wollte, notgedrungen auch die anderen Nährstoffe in reinem Zustand nehmen mußte, da fast alle der Ernährung dienenden Produkte des Tier- und Pflanzenreichs stickstoffhaltig sind. Die Aufgabe war also eigentlich keine andere als die, eine Nahrung aus reinsten Nahrungsstoffen künstlich zusammenzustellen. Nun war es aber niemals gelungen, Tiere mit einem solchen Gemenge länger als eine verhältnismäßig begrenzte Zeit am Leben zu erhalten; man war vielmehr zunächst darauf angewiesen, aus der längeren oder kürzeren Lebensdauer der Tiere, die sich bei Durchprüfung der einzelnen Eiweißkörper ergab, auf ihre verschiedene biologische Wertigkeit zu schließen.

Ein entscheidender Fortschritt in dieser Frage wurde erst erzielt, als Th. B. Osborne und L. B. Mendel fanden, daß ein Gemenge aus reinsten Nahrungsstoffen, das für die Dauerernährung ihrer Versuchstiere unzureichend ist, durch Beigabe von „eiweißfreier Milch" vollwertig wird.

Die Beigabe „eiweißfreier Milch" ging von der Erwägung aus, daß in der Milch unbekannte, für das Leben notwendige Substanzen vorhanden sein müßten. Die eiweißfreie Milch wurde folgendermaßen hergestellt: Magermilch wurde durch Säurezusatz gefällt, das Casein abfiltriert, das Filtrat neutralisiert, gekocht und wieder filtriert. Das nunmehrige Filtrat wurde bei 70° zum Trocknen gebracht und gepulvert. Dieses Pulver enthielt also den ganzen Milchzucker, die Salze (nebst der zur Fällung des Caseins verbrauchten Salzsäure), außerdem eine kleine Menge stickstoffhaltiger Substanz.

Durch Einführung der eiweißfreien Milch in künstliche Nährstoffgemische war es nun möglich, die verschiedenen Proteine auf ihre biologische Wertigkeit zu untersuchen. Bei den mit großen Mitteln an einem ungeheuren Tiermaterial unternommenen Versuchen stellte sich heraus, daß der Nährwert der einzelnen Eiweißkörper trotz guter Resorbierbarkeit und Ausnutzbarkeit ein sehr verschiedener ist.

Wenn wir mit Hofmeister zwischen vollwertigen und unterwertigen Eiweißkörpern unterscheiden, so wären zu den vollwertigen (die übrigens untereinander nicht als gleichwertig zu betrachten sind) zu rechnen: Casein, Lactalbumin, Ovalbumin, Ovovitellin, Edestin (Hanfsamen); zu den unterwertigen dagegen: Glutin, Zein, Gliadin und Hordein. Bei einer von Osborne und Mendel aufgestellten Reihe, in der die Eiweißkörper ihrer Wertigkeit nach geordnet sind, marschieren an der Spitze die aus dem Tierreich stammenden Produkte, denen wohl auch die Proteine des Fleisches und des Blutes zugezählt werden dürfen, den Schluß bilden die pflanzlichen Eiweißstoffe. Übrigens sind, wie wir sahen, nur eine kleine Zahl der bekannten Eiweißkörper als unterwertig zu bezeichnen.

Gegen die von Osborne und Mendel angewandte Methode zur Prüfung der biologischen Wertigkeit der Eiweißkörper und gegen die damit gewonnenen Ergebnisse sind nun kürzlich ernsthafte Einwände erhoben worden. So hat Sure geltend gemacht, daß Osborne und Mendel den Stickstoffgehalt der eiweißfreien Milch zu Unrecht vernachlässigten, da sie $0,2\%$ Schwefel (organischer Natur) und daneben Tyrosin enthalte; das führe zu unkontrollierbaren Fehlern. Das Lactalbumin ist nach Sures, mit exakter Methodik durchgeführten Untersuchungen, entgegen Osborne und Mendel, kein Eiweiß von hohem biologischen Wert.

Nach Sure prüft man ein Protein auf „Unvollständigkeit" am besten in der Weise, daß man es im Fütterungsversuch mit einem ebenfalls nicht vollwertigen Eiweißkörper kombiniert, wobei man allerdings darauf zu achten hat, daß der zweite Eiweißkörper die Aminosäure, deren Fehlen im Versuch festgestellt werden soll, gleichfalls nicht enthält, wohl aber sonst alle im ersten Eiweißkörper fehlenden oder ungenügend vorhandenen Aminosäuren. Zu diesem Gemenge wird nun die Aminosäure, deren Fehlen nachgewiesen werden soll, zugegeben.

Auf diese Weise konnte eine ganze Reihe von wichtigen Einzeltatsachen festgestellt werden, z. B. daß Zein die Eiweißstoffe von Hafer gut ergänzt, nicht dagegen von Mais, weiter, daß Gelatine den Mangel der Eiweißstoffe von Weizen und Hafer vortrefflich ausgleicht usw. Für praktische Gesichtspunkte ist es von großer Bedeutung, daß zwei (einzeln genommen) unvollständige Eiweißkörper einander unter Umständen sehr gut zu ergänzen vermögen; doch muß das selbstverständlich erst in jedem einzelnen Falle untersucht werden.

Daß die verschiedene biologische Wertigkeit der Eiweißkörper mit ihrer Aminosäurenstruktur zusammenhängen würde, war ohne weiteres anzunehmen. Durch die, auf den Untersuchungen von Emil Fischer sich aufbauende, Esterspaltung der einzelnen Eiweißkörper, um die sich besonders E. Abderhalden und Th. B. Osborne verdient gemacht haben, sind wir heute weitgehend darüber unterrichtet, welche Aminosäuren an dem Aufbau der einzelnen Proteine beteiligt sind. Bei erheblichen quantitativen Abweichungen haben sich in den verschiedensten Eiweißkörpern fast stets die gleichen Aminosäuren wieder gefunden: Glycin, Alanin, Valin, Leucin, Asparaginsäure, Glutaminsäure, Cystin, Serin, Ornithin, Lysin, Phenylalanin, Tyrosin, Tryptophan, Prolin und Histidin. Nur in einzelnen Eiweißkörpern fehlen einige der Aminosäuren ganz, so im Leim und im Glutin das Cystin, das Tyrosin und das Tryptophan, während im Zein neben dem Tryptophan auch das Lysin vermißt wird. Die Richtigkeit der naheliegenden Vermutung, daß die Unterwertigkeit eines Eiweißkörpers auf den Mangel an einzelnen Aminosäuregruppen zurückzuführen ist, hat sich nun in mehreren Fällen überzeugend beweisen lassen dadurch, daß es in Fütterungsversuchen gelang, durch Beifügung der fehlenden Komplexe das Nahrungseiweiß vollwertig zu machen.

Die Feststellung einer verschiedenen physiologischen Wertigkeit der einzelnen Eiweißkörper besagt, daß der tierische Organismus (oder, richtiger gesagt, die zur Prüfung der Frage verwandte Tierart) auf die Zufuhr ganz bestimmter Aminosäuregruppen mit der Nahrung eingestellt ist. Bleibt diese Zufuhr aus, so sind Störungen — Insuffizienzerscheinungen — die Folge ,wobei bemerkt werden muß, daß sich die einzelnen Tierklassen hier ganz verschieden verhalten können. Die diesen Beobachtungen gegebene Deutung, daß die genannten Aminosäuren deswegen unentbehrlich sind, weil sie im Tierkörper nicht selbst gebildet werden können, ist wohl die nächstliegende. Jedenfalls steht sie mit keiner der bekannten Tatsachen im Widerspruch.

Von den Aminosäuren dieser Art, zu deren Bildung der Tierkörper anscheinend nicht befähigt ist, sind zunächst die Träger der aromatischen Gruppe, das Tyrosin[1]) und das Tryptophan, sowie das Histidin zu nennen. W. A. Osborne hat daher den Tierkörper als „azyklopoietisch" bezeichnet. Übrigens soll nicht verhehlt werden, daß die Behauptung, dem Tierkörper gehe diese Fähigkeit ab, wiederum bestritten worden ist, ohne daß freilich diese Anschauung Beifall fand. Die Frage nach dem Bedarf des tierischen Organismus an den einzelnen Aminosäuren wurde jüngst in sehr bemerkenswerten Untersuchungen von O. v. Fürth in Gemeinschaft mit Lieben, sowie von Nobel und Ide in Angriff genommen. Sie fanden für den erwachsenen Menschen einen Bedarf an Tryptophan von etwa 2,5—3 g pro Tag, bei der Ratte entsprechend der relativ großen Körperoberfläche für die Gewichtseinheit einen 3—6 mal so großen Wert.

Eine andere, anscheinend ebenso unentbehrliche Aminosäure ist der Träger des nichtoxydierten Schwefels, das Cystin. Das Bedürfnis des Organismus nach Zufuhr dieser Gruppe ist leicht verständlich, wissen wir doch, daß im Stoffwechsel dauernd Schwefelsäure entsteht, während auf der anderen Seite die etwa mit der Nahrung aufgenommenen Sulfate der Reduktion nicht zugänglich sind; so kann zu Verlust gegangener Schwefel nur durch Zufuhr nichtoxydierten Schwefels ersetzt werden.

Als weitere, wenigstens für den wachsenden Organismus unentbehrliche Aminosäure wäre das Lysin zu nennen; indes ist seine Rolle noch ganz dunkel.

Die Tatsache, daß das Lysin gerade vom wachsenden, nicht aber vom ausgewachsenen Organismus benötigt wird, hat dazu geführt, diese Aminosäure als besonderen Wachstumsstoff zu betrachten. Diese Vorstellung ist aber wohl kaum mehr zu halten, nachdem wir heute wissen, daß jeder Nahrungsdefekt, so verschiedener Art er auch ist, gleichgültig, ob er organische oder anorganische Nährstoffe betrifft, sehr bald Einstellung des Wachstums herbeiführt. In dieser Beziehung hat Mangel an unentbehrlichen Aminosäuren die gleiche Bedeutung wie Mangel an Calcium oder Eisen cder aber Mangel an Vitaminen, wie später zu zeigen sein wird.

Auf einem etwas anderen Wege, als dem des direkten Versuchs hat K. Thomas ein Urteil über die biologische Wertigkeit des in der Nahrung enthaltenen stickstoffhaltigen Materials zu gewinnen gesucht, indem er feststellte, wie viel von dem zur Ausscheidung gelangten Stickstoff bei Zufuhr von reichlich stickstofffreier Substanz durch den Stickstoff der zugeführten Nahrungsmittel gerade ersetzt wird. Die Methcde eignet sich durchaus zur Prüfung bestimmter Fragen am Menschen, dagegen vermag sie uns keinen direkten Einblick in den Bedarf des Körpers an Aminosäuren zu geben.

Es braucht wohl kaum hervorgehoben zu werden, daß es allein aus volkswirtschaftlichen Gesichtspunkten von größter Bedeutung wäre, Genaueres über

---

[1]) Ob Tyrosin durch Phenylalanin ersetzt werden kann, ist noch nicht sicher entschieden.

die physiologische Wertigkeit der Eiweißkörper zu wissen, die sich in dem der Ernährung dienenden tierischen und pflanzlichen Material finden. Leider gestatten die zur Zeit vorliegenden Versuche noch nicht, sich hierüber ein vollkommen klares Bild zu machen. Nicht wenige Versuche stehen in ausgesprochenem Widerspruch zueinander. Die Erklärung hierfür liegt wohl darin, daß die Ergebnisse von Experimenten, die nicht unter völlig gleichartigen Bedingungen ausgeführt sind, nicht ohne weiteres miteinander verglichen werden können. Es wurde schon mehrfach angedeutet, wie zahlreich die Faktoren sind, die bei der Beurteilung der Nährleistung eines Futters berücksichtigt werden müssen. So ist es beispielsweise nicht unwichtig, wie groß der Eiweißgehalt der Nahrung gewählt wird, d. h. wieviel Prozent des gesamten Kalorienbedarfs durch Eiweiß gedeckt werden. Von erheblicher Bedeutung ist ferner die eingehende Prüfung des Mineralstoffgehalts der Nahrung. Es ist beispielsweise denkbar, daß zur Erklärung eines unbefriedigenden Versuchsergebnisses eine Unterwertigkeit des geprüften Proteins angenommen wird, während in Wirklichkeit Mangel an bestimmten Mineralstoffen die Ursache ist.

So macht Mc Collum darauf aufmerksam, daß der Gehalt des Weizens an Salzen keine konstante Größe ist, sondern von der Bodenbeschaffenheit ab-

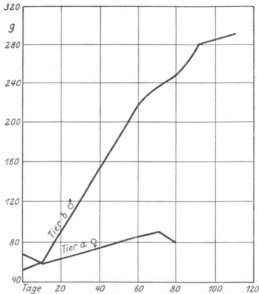

Abb. 1. Wachstumskurve bei a cystinfreier Kost,
b cystinhaltiger Kost.

hängt. In der Tat weichen verschiedene Getreidesorten sehr erheblich in ihrem Mineralstoffgehalt voneinander ab.

Trotz mancher noch nicht geklärten Unstimmigkeiten weisen die neuen Forschungen über den Zusammenhang zwischen biologischer Wertigkeit und Aminosäurenstruktur der Eiweißkörper darauf hin, daß die Frage des Eiweißminimums heute eine Frage des Minimums an lebenswichtigen Aminosäuren ist.

Wegen der großen Bedeutung, die das Verhalten der Wachstumskurven bei den Studien über Vitamine gewonnen hatte, möge hier an Hand zweier Versuche gezeigt werden, wie wichtig es ist, genau über den Gehalt der verfütterten Eiweißkörper an den lebenswichtigen Aminosäuren unterrichtet zu sein, wenn man nicht schweren Irrtümern begegnen will.

### Fütterungsversuch, der die Wichtigkeit des Cystins für das Wachstum zeigt [1].

Eine junge Ratte wird mit einer Kost ernährt, die arm an Cystin ist; in einem Kontrollversuch erhält eine andere Ratte die gleiche Kost mit Zusatz von Cystin.

---

[1] Nach Hawk, Philip B., Practic. physiol. Chemist., P. Blakistons Son & Co., Philadelphia. 8. Aufl. S. 604—605.

|                                | Hauptversuch | Kontrollversuch |
|--------------------------------|:------------:|:---------------:|
| Gekochtes Bohnenmehl . . . . . . . . . | 72,00        | 71,64           |
| Cystin. . . . . . . . . . . . . . . . | 0,00         | 0,36            |
| Salzgemisch . . . . . . . . . . . . . | 4,00         | 4,00            |
| Butterfett . . . . . . . . . . . . . | 15,00        | 15,00           |
| Schweineschmalz . . . . . . . . . . . | 9,00         | 9,00            |

Die steil ansteigende Wachstumskurve des mit Cystinzulage ernährten Tieres gegenüber der anderen bedarf keiner weiteren Erläuterung.

### Fütterungsversuch, der die Wichtigkeit des Lysins für das Wachstum zeigt [1]).

Zwei Futtergemische werden im Fütterungsversuch geprüft. In beiden besteht die Grundnahrung aus Haferflocken, Stärke (oder Dextrin), Butterfett und einem Salzgemisch; das eine Mal wird das Gemisch ohne, das andere Mal mit Gelatinezusatz verfüttert; wie Mc Collum zeigen konnte, sind Haferflocken ausgesprochen arm an Lysin, während die Gelatine reich daran ist.

|                                | Hauptversuch | Kontrollversuch |
|--------------------------------|:------------:|:---------------:|
| Haferflocken . . . . . . . . . . . . . | 60,00        | 60,00           |
| Gelatine . . . . . . . . . . . . . . | 0,00         | 10,00           |
| Dextrin und Stärke. . . . . . . . . . | 30,30        | 20,30           |
| Salzgemisch . . . . . . . . . . . . . | 4,70         | 4,70            |
| Butterfett . . . . . . . . . . . . . | 5,00         | 5,00            |

Der Verlauf der Wachstumskurve ist in diesem Versuch ganz ähnlich wie in dem vorausgegangenen. Während das Tier mit dem Gelatinezusatz tadellos gedeiht und die Gewichtskurve steil ansteigt, sieht das Tier ohne Gelatine nach einiger Zeit ausgesprochen krank aus und die Gewichtskurve zeigt einen nur geringen Anstieg.

### b) Kohlenhydrate und Fette.

Die bekannten Versuche Pflügers, in denen es gelang, einen Hund bei reiner Fleischkost (fettfreies Pferdefleisch) wochenlang im Stickstoffgleichgewicht zu erhalten, galten und gelten vielfach noch heute als Beweis dafür, daß — wenigstens beim Hund — eine Ernährung mit Eiweiß allein ohne Kohlenhydrate und Fette möglich ist.

Ob angesichts der Erfahrungen, die die moderne Ernährungsphysiologie in den letzten Jahren gesammelt hat, dieser Satz noch aufrecht erhalten werden kann, erscheint sehr zweifelhaft. Wissen wir doch heute, daß selbst bei kleinen Tieren, die eine ungleich größere Oberfläche und deshalb einen regeren Stoffwechsel haben als Hunde, eine qualitativ unzureichende Nahrung erst nach vielen Wochen sich geltend machen kann. In wie viel höherem Maße gilt das vom Hund! Nun sind leider bei kleinen Tieren, wie Ratten und Mäusen, analoge Versuche, die einen Vergleich ermöglichen würden, unseres Wissens bisher nicht ausgeführt worden. In den Versuchen von Watson wurde teils sehr fettes Ochsenfleisch (mit $46^0/_0$ Fett) oder nicht entfettetes Pferdefleisch (mit $14^0/_0$ Fett) verfüttert. Die Frage ist also noch nicht endgültig entschieden. Übrigens wäre, selbst wenn, wie wir einmal annehmen wollen, der Versuch gelänge, noch

---

[1]) Hawk, l. c., S. 605 u. 606.

zu bedenken, daß der Versuch mit Fleisch nicht völlig überzeugend sein könnte, da das Fleisch niemals ganz glykogen- und fettfrei zu bekommen ist. Die Möglichkeit, daß zu einer vollkommenen Ernährung doch kleinste Mengen von Kohlenhydraten und Fetten unentbehrlich sind, wäre auch mit diesen Versuchen nicht ausgeschaltet.

Völlige Ausschaltung der Kohlenhydrate scheint übrigens von der weißen Ratte ohne Schaden vertragen zu werden, wie Osborne und Mendel zeigen konnten. Das von ihnen verwandte Futter bestand aus [1]):

<pre>
Casein . . . . . . . 55,0
Butterfett . . . . . . 30,0
Schweineschmalz . . . 15,0
Getrocknete Hefe . . . 0,5, diese letztere täglich
                            gesondert gefüttert
</pre>

Ratten mit diesem an Fett ($45\,^0/_0$) so überaus reichem Futter ernährt, gediehen ebenso gut wie Kontrolltiere bei folgender Nahrung:

<pre>
Casein . . . . . . . . . . . . . . 20,0
Butterfett . . . . . . . . . . . . . 15,0
Schweineschmalz . . . . . . . . . . 10,0
Stärke (oder Dextrin) . . . . . . . 55,0
(Hefe . . . . . . . . . . . . . . 0,5 täglich als Sonderzulage)
</pre>

Die in der Hefe vielleicht in minimalen Spuren anwesenden Kohlenhydrate dürfen wohl praktisch vernachlässigt werden [2]).

Beim erwachsenen Menschen wird eine nahezu kohlenhydratfreie Kost jedenfalls lange Zeit ohne ernstere Störungen vertragen. Doch tritt regelmäßig, wenn nicht sehr große Mengen von Eiweiß zur Deckung des Calorienbedarfs verwandt werden, eine Acidosis auf, die allerdings nur selten bedrohliche Grade erreicht.

Die folgende Tabelle nach v. Noorden zeigt den Einfluß der Kohlenhydrateausschaltung auf die Bildung der Acetonkörper.

| Tag | Nahrung | Acetonkörper als $\beta$-Oxybuttersäure (g) berechnet |
|---|---|---|
| 1 | Eiweiß, Fett und Kohlenhydrate . . | 0 |
| 2 | Eiweiß und Fett . . . . . . . . . | 0,8 |
| 3 | ,,      ,,      ,,      . . . . . . . . | 1,9 |
| 4 | ,,      ,,      ,,      . . . . . . . . | 8,7 |
| 5 | ,,      ,,      ,,      . . . . . . . . | 20,0 |
| 6 | Eiweiß, Fett und Kohlenhydrate . . | 2,2 |

Die Tatsache, daß bei reichlicherem Eiweißangebot die Acidosis ausbleibt, ist wohl damit zu erklären, daß die Kohlenhydratgruppen des Eiweiß an die Stelle der Kohlenhydrate treten.

Was hier gesagt wurde, gilt indes nur für den erwachsenen Menschen. Für das Kind und besonders das erste Kindesalter ist das Bedürfnis nach Kohlenhydraten unverkennbar. Die Kohlenhydrate sind hier durch andere Nährstoffe nicht zu ersetzen.

Die Frage nach der Möglichkeit einer Ernährung unter Ausschluß der Fette ist noch nicht nach allen Richtungen hin befriedigend geklärt. Zwar machen die Versuche von W. Stepp [3]) und neuerdings von I. C. Drummond [4]) es in

---

[1]) Zitiert nach Hawk, l. c., S. 607. In den beiden Futtermischungen ist die Menge des benutzten Salzgemisches nicht angegeben.
[2]) Soc. exp. biol. and med. 18 (1921), p. 136.
[3]) Zeitschr. f. Biol. 54 (1911), S. 135.
[4]) Biochem. Journ. 13 (1919), S. 81.

hohem Maße wahrscheinlich, daß der tierische Organismus die Zufuhr von Neutralfetten entbehren kann, eine endgültige Klärung ist indes erst zu erwarten, wenn die Darstellung des fettlöslichen Vitamins in reinem Zustande gelungen ist; hierauf wird weiter unten einzugehen sein.

Die Versuche über fettfreie Ernährung beim Menschen, wie sie von v. Groër unternommen worden sind, erlauben keine sicheren Schlußfolgerungen.

### c) Mineralstoffe.

Da der Organismus in seinen Ausscheidungen dauernd Mineralstoffe verliert, die er zur Aufrechterhaltung der Zusammensetzung der Gewebe und Gewebsflüssigkeiten benötigt, so muß ständig entsprechender Ersatz mit der Nahrung zugeführt werden, wenn nicht der Körper an anorganischem Material verarmen soll. Freilich, welcher Art die Störungen sind, die dann auftreten, hängt davon ab, ob die verminderte Zufuhr alle Mineralstoffe oder nur einen bestimmten betrifft; im letzteren Falle kommt es darauf an, wie groß der Vorrat des betreffenden Stoffes im Körper, wie stark sein Verbrauch ist und schließlich darauf, welche Bedeutung ihm für bestimmte Organfunktionen zukommt. So liegt das Minimum für die einzelnen anorganischen Stoffe bei ganz verschiedenen Werten, über die bis jetzt nur sehr wenig bekannt ist. Bei einzelnen, wie beim Kalk, bei der Phosphorsäure, bei der Schwefelsäure, geht die Ausscheidung auch bei völlig ungenügender Aufnahme ziemlich unverändert weiter.

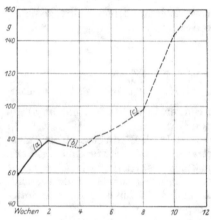

Abb. 2. Wachstumskurve bei einer Kost, in der a Calcium und Phosphorsäure fehlt, b nur Calcium fehlt, c in der sowohl Calcium wie Phosphorsäure vorhanden ist. (Nach Hawk)[1].

Bei anderen wieder, wie beim Eisen und beim Chlor, sinkt bei ungenügendem Angebot die Ausfuhr auf minimale Spuren oder sie erlischt ganz.

Es ist leicht begreiflich, daß bei Elementen, die in großen Vorräten im Körper angehäuft sind, wie das Calcium und die Phosphorsäure, ungenügende Zufuhr erst nach sehr langer Zeit Störungen im Gefolge hat. Ja, es kann sogar — und das gilt z. B. für das Eisen, wie M. B. Schmidt gezeigt hat — der spezifische Mangel sich erst in den folgenden Generationen geltend machen.

Doch hat dies wiederum nur für den ausgewachsenen Organismus Geltung. Beim wachsenden Tier liegen die Verhältnisse ganz anders. Der ständige Aufbau neuer Gewebssubstanz bedingt einen starken Bedarf an Mineralstoffen. Jede Störung der Zufuhr macht sich hier sehr rasch geltend. Das geht überzeugend aus Versuchen von Osborne und Mendel hervor[2]. Junge Ratten stellen bei Entziehung von Calcium und Phosphorsäure[3] aus der Nahrung sehr rasch ihr Wachstum ein, während das Angebot an Natrium, Kalium, Magnesium und Chlor ohne Schaden auf ein Minimum reduziert werden kann. (Vgl. Abb. 2.) Wie verschieden die einzelnen Tierarten gegen Mangel an

---

[1]) Literaturangabe S. 19, Fußnote 1.
[2]) Journ. of biol. chem. **34** (1918), S. 131.
[3]) Die Entziehung von Phosphorsäure hat natürlich nur dann Erfolg, wenn auch organische Phosphorverbindungen, aus denen durch Verbrennung Phosphorsäure entsteht, in der Nahrung abwesend sind.

Mineralstoffen reagieren, zeigt die Tatsache, daß, im Gegensatz zur Ratte, Chlorhunger beim Hund sehr bald ernste Störungen hervorruft: Ablehnung jeder Nahrung, Erbrechen des mit der Schlundsonde eingegebenen Futters, nervöse Erscheinungen, wie Gleichgültigkeit gegen die Umgebung, auffallende Schreckhaftigkeit usw.

Mineralstoffmangel in der Nahrung kann sich also in der verschiedenartigsten Weise äußern. Das eine Mal macht sich der spezifische Mangel schon sehr frühzeitig in auffälligen Störungen geltend, das andere Mal sind uncharakteristische Allgemeinstörungen die Folge. Sicher ist, daß Entziehung derjenigen Mineralstoffe, deren Ausscheidung unabhängig von der Zufuhr weitergeht, solange überhaupt das Leben besteht (in erster Linie also Calcium, Phosphorsäure und Schwefel), beim wachsenden Organismus sehr frühzeitig schwerwiegende Störungen auslöst. Schließlich — und hierauf wurde bereits hingewiesen — gibt es Mineralstoffe, deren Ausschaltung aus der Nahrung erst in der folgenden Generation sich geltend macht.

Es ist wichtig, die in so verschiedenen Formen und zu so verschiedener Zeit sich geltend machenden Folgen eines Mangels an Mineralien zu berücksichtigen (wobei die einzelnen Tierarten sich wesentlich unterscheiden), wenn es sich darum handelt, die Ursache der Insuffizienz einer Kostform zu ermitteln.

Zur Erläuterung des Gesagten diene ein Versuch mit kalkarmer Kost an Albinoratten von Bergeim, Smith und Hawk[1]). Diese Autoren verwandten die folgenden von Mc Collum, Simmonds, Parsons, Shipley und Park benutzten Kostformen:

| | Kostform I | Kostform II |
|---|---|---|
| Rindsleber gedämpft und getrocknet . . . . . . . . | 20,0 | 20,0 |
| Casein . . . . . . . . . . . . . . . . . . . . | 10,0 | 10,0 |
| NaCl . . . . . . . . . . . . . . . . . . . . . | 1,0 | 1,0 |
| KCl . . . . . . . . . . . . . . . . . . . . . | 1,0 | 1,0 |
| CaCO₃ . . . . . . . . . . . . . . . . . . . . | 0,0 | 1,5 |
| Dextrin oder Stärke . . . . . . . . . . . . . | 65,0 | 63,5 |
| Butterfett . . . . . . . . . . . . . . . . . . | 3,0 | 3,5 |

Die mit der Kostform I, die ausgesprochen kalkarm ist, ernährten Tiere a und b zeigen eine schlechte Wachstumskurve, während das Kontrolltier c mit der Kostform II, die 1,5% CaCO₃ enthält, sich vollkommen normal entwickelt und an Gewicht zunimmt.

## 4. Insuffizienz der Nahrung durch Mangel an Vitaminen.

In den vorangehenden Kapiteln wurde die Frage behandelt, inwieweit die sog. Hauptnährstoffe als für den Organismus unentbehrlich zu betrachten sind. Mit Sicherheit steht fest, daß der Tierkörper, und zwar besonders der im Wachstum begriffene, auf die Zufuhr bestimmter Aminosäuren angewiesen ist. Eiweißkörper, die die erforderlichen Aminosäuren enthalten, werden als physiologisch vollwertig bezeichnet. Unterwertiges Eiweiß genügt, auch in großen Mengen, den Bedürfnissen des Lebens nicht. Ob Kohlenhydrate und Fette für den ausgewachsenen Organismus als unentbehrlich zu gelten haben, ist nicht ganz sicher, unzweifelhaft aber sind es die Kohlenhydrate in der Wachstumszeit und zwar besonders in deren frühesten Perioden. Als unentbehrlich sind weiter die Mineralstoffe zu bezeichnen, und auch für sie gilt die besondere Empfindlichkeit des wachsenden Tierkörpers.

---

[1]) Hawk, Practical physiolog. Chemistry. l. c., p. 609—610.

Wäre mit den genannten Nährstoffen die Zahl der entbehrlichen erschöpft, so könnte es bei Einhaltung aller der im Laufe jahrzehntelanger Forscherarbeit als wichtig erkannten Versuchsbedingungen keinerlei Schwierigkeiten machen, aus den genannten Hauptnährstoffen Futtermischungen herzustellen, mit denen nicht nur die verschiedensten Versuchstiere am Leben erhalten, sondern auch junge Tiere aufgezogen werden können, ja es müßte sogar möglich sein, mehrere Generationen bei diesem Futter zu züchten.

Alle Versuche dieser Art, die von den verschiedensten Autoren, zum Teil im allergrößten Maßstabe, ausgeführt wurden, haben mit einem Fehlschlage geendigt. Bemerkenswert ist, daß die Zeitspanne, innerhalb welcher die Tiere zugrunde gingen, um so kürzer wurde, je schärfer gereinigt die Nahrungsstoffe waren, die zu der Futtermischung verwendet wurden.

Diese Beobachtungen drängten mehr und mehr zu der Annahme, daß außer den sog. Hauptnährstoffen noch andere, bisher nicht beachtete Substanzen zur Aufrechterhaltung der Gesundheit und des Wachstums unentbehrlich seien. Zur Gewißheit wurde diese Annahme, als sich nachweisen ließ, daß der Mangel einer aus reinsten Nahrungsstoffen zusammengesetzten Futtermischung durch Beigabe einer kleinen Menge Milch ausgeglichen werden konnte. In der Milch müssen also neben den bekannten Nährstoffen noch andere lebenswichtige Stoffe, die jenen an Bedeutung nicht nachstehen, enthalten sein. Das Verdienst, zuerst solche Versuche mit Gemischen reinster Nährstoffe einwandfrei durchgeführt und ihre große Bedeutung weitschauend erkannt zu haben, gebührt dem englischen Physiologen F. G. Hopkins. Wir haben die im Jahre 1912 erschienene Arbeit, in der Hopkins die schon in den Jahren 1909 und 1911 veröffentlichten Versuche Stepps über lipoidfreie Ernährung bestätigen konnte, bereits eingehend erwähnt [1]).

## 5. Allgemeine Methodik zur Untersuchung der Nährleistung verschiedener Nahrungsmittel.

Die verschiedenen Nahrungsmittel, die uns die Natur zur Verfügung stellt, enthalten nur in den seltensten Fällen die notwendigen Nährstoffe in den richtigen Mengenverhältnissen, so daß es möglich wäre, Tiere damit ausreichend zu ernähren. In der Regel ist eine ausreichende Ernährung nur dann gewährleistet, wenn gleichzeitig mehrere verschiedene Nahrungsmittel verzehrt werden; die einzelnen Produkte des Tier- und Pflanzenreichs vermögen einander häufig in der glücklichsten Weise zu ergänzen.

Wie Hofmeister treffend ausführt, beruht bei den Kulturvölkern, die Durchschnittskost auf einer Anzahl von Natur- und Industrieprodukten, die dem Körper, wenngleich nicht bei jeder einzelnen Nahrungsaufnahme, so doch in einer Reihe von Mahlzeiten, alle benötigten Nährstoffe in einer genügenden Menge zuführt". Und Hofmeister fährt fort: „Daß diese überlieferte Auswahl ungeachtet aller durch Klima und Lebensweise bedingten Verschiedenheiten und trotz des Fehlens einer wissenschaftlichen Einsicht im ganzen das Richtige getroffen hat, beweist, daß Geschmacksempfindung, Sättigungsgefühl und Urteil über die eigene Leistungsfähigkeit zu einer annähernd richtigen Abschätzung des Wertes einer Kost zu führen pflegt. Das Vorkommen von Insuffizienzkrankheiten bei freigewählter Kost lehrt ebenso wie der Alkoholmißbrauch, daß diese instinktive Regelung nicht ausreicht, wenn sich die Unzweckmäßig-

---

[1]) Siehe Seite 5—6.

keit einer Kost erst nach längerer Zeit zeigen kann. Die bei oder bald nach Nahrungsaufnahme auftretenden Empfindungen (Wohlgeschmack, Sättigungsgefühl, Nervenwirkung) erweisen sich in der Regel als maßgebender [1])".

Es ist daher nicht nur vom Standpunkt des Physiologen, sondern auch vom Standpunkte des Arztes, des Hygienikers und Volkswirtschaftlers erwünscht, zu wissen, wie die einzelnen Nahrungsprodukte in bezug auf die in ihnen enthaltenen Eiweißkörper, auf den Gehalt an Mineralstoffen, Vitaminen usw. zu bewerten sind.

Man hat schon in früherer Zeit Ernährungsversuche mit einzelnen Nahrungsmitteln durchgeführt. Ihr — meist negatives — Ergebnis besagt lediglich, daß sie nicht eine „komplette Ernährung" zu unterhalten vermögen, weil sie nicht alle unentbehrlichen Nahrungsstoffe in der nötigen Menge in sich vereinigen; in vielen Fällen ist nicht einmal dieser Schluß erlaubt, wenn nämlich schon kurze Zeit nach Beginn der Versuche das Futter wegen unbesiegbarer Abneigung zurückgewiesen wird.

Ein sehr gutes und verhältnismäßig einfaches Verfahren zur biologischen Prüfung von Nahrungsmitteln wurde von Mc Collum und Davis ausgearbeitet und seine Brauchbarkeit an der Untersuchung des Weizens (Ganzkorn) dargetan [2]).

| Verfüttert | Ergebnis |
|---|---|
| 1. Weizen allein | Kein Wachstum, kurze Lebensdauer |
| 2. Weizen und gereinigtes Eiweiß | Kein Wachstum, kurze Lebensdauer |
| 3. Weizen und Salzmischung (so daß die Nahrung nun den Mineralstoffgehalt der Milch hatte) | Sehr geringes Wachstum |
| 4. Weizen und Butterfett | Kein Wachstum |
| 5. Weizen und Eiweiß und Salzmischung | Gutes Wachstum für einige Zeit, wenig oder keine Jungen; kurze Lebensdauer |
| 6. Weizen und Eiweiß und Butterfett | Kein Wachstum, kurze Lebensdauer |
| 7. Weizen und Salzmischung und Butterfett | Leidlich gutes Wachstum für einige Zeit, wenig oder gar keine Jungen, kurze Lebensdauer |
| 8. Weizen und Eiweiß und Salzmischung und Butterfett | Gutes Wachstum, normale Zahl von Jungen, gute Säugefähigkeit, etwa normale Lebensdauer |

Die Ergebnisse dieser Versuche gestatten einen überraschenden Einblick in die Nährleistung des Weizens und zeigen, daß das Weizenkorn für die Ratte in dreifacher Hinsicht unzureichend ist, wenn wir die Bedürfnisse nicht nur für den wachsenden Organismus, sondern auch für die Generationsfähigkeit und die Aufzucht der Jungen ins Auge fassen.

Erstlich enthält das Weizenkorn nicht genügend Mineralsubstanzen, obwohl alle anorganischen Elemente zu finden sind. Wie später von Mc Collum und Simmonds im einzelnen gezeigt werden konnte, besteht ein Mangel an Calcium, Phosphor, Natrium und Chlor.

Zweitens sind in den Eiweißkörpern des Weizens nicht alle lebensnotwendigen Aminosäuren im Minimum vorhanden.

Drittens enthält das ganze Weizenkorn nur ungenügende Mengen eines „akzessorischen Nährstoffs", nämlich des sog. fettlöslichen Vitamins A, das in so reichlicher Menge im Butterfett vorkommt.

---

[1]) „An den Genuß von geschliffenem Reis gewöhnte Ostasiaten verschmähen trotz aller Erfahrungen den nicht polierten Reis."

[2]) Wir folgen in unserer Darstellung ganz Mc Collum.

## 6. Über die Nährleistung einzelner Nahrungsmittel[1]).

### a) Pflanzliche Nahrungsmittel.

Die von Mc Collum angegebene Methode zur Feststellung der Nährleistung einzelner Nahrungsmittel[2]) — hinsichtlich ihres Gehaltes an den notwendigen Aminosäuren, Mineralstoffen und Vitaminen — hat es ermöglicht, sich ein klares Bild von dem biologischen Wert wichtiger, zur menschlichen Ernährung benützter Produkte des Tier- und Pflanzenreichs zu machen.

Am Beispiel des Weizenkorns (als ganzes) konnte im vorigen Abschnitt gezeigt werden, wie ein solches Naturprodukt in mehrfacher Hinsicht unzureichend ist.

Da die chemische Zusammensetzung der einzelnen Teile eines pflanzlichen Organismus durchaus verschieden ist, so ist es selbstverständlich nicht möglich, aus der biologischen Analyse eines Naturproduktes, das als ganzes verfüttert wird, Schlüsse zu ziehen auf die Nährleistung seiner einzelnen Bestandteile, also im Falle des Weizens etwa der aus ihm dargestellten Mehlsorten, der Kleie, des Embryos usw. Hier kann nur die systematische Durchprüfung der einzelnen Teilprodukte Aufschluß geben.

So ist feinstes Weizenmehl praktisch als völlig vitaminfrei zu betrachten, während das ganze Weizenkorn in der Kleie erhebliche Mengen von Vitamin B und im Embryo auch etwas Vitamin A enthält. Was seine Eiweißkörper anlangt, so sind nur zwei Eiweißkörper in ihm zu finden, das Gliadin und das Glutenin, die nicht nur an sich als unterwertige Eiweißkörper zu betrachten sind, sondern auch einander nicht zu ergänzen vermögen.

Von anderen für die menschliche Ernährung bedeutungsvollen Nahrungsprodukten seien noch die folgenden genannt:

Der Hafer ist in mehrfacher Beziehung dem Weizen ähnlich.

Polierter Reis ist in mehr als einer Hinsicht unzureichend: Sein Eiweiß ist unterwertig, er ist arm an den wichtigsten Mineralstoffen und praktisch frei von Vitaminen.

Roggen und Gerste haben im wesentlichen die gleichen diätetischen Eigenschaften, wie die genannten Getreidefrüchte, nur scheint das Vitamin B im Roggen über das ganze Korn verteilt zu sein und nicht in dem Maße den äußeren Schichten des Kornes anzuhängen wie sonst (Hindhede).

Bohnen, Erbsen, Linsen und Sojabohnen, die sog. Leguminosen, haben als Nahrungsmittel wegen ihres hohen Eiweißgehaltes von jeher eine Sonderstellung eingenommen. Während der Eiweißgehalt von Weizen, Hafer und Reis 11, bzw. 15 und 9% beträgt, enthalten Erbsen und Bohnen etwa 23%. Nach dem Ergebnis der chemischen Analyse der in ihnen enthaltenen Eiweißkörper glaubte man diese als hochwertig ansprechen zu müssen. Die biologische Untersuchung hat indes ein entgegengesetztes Ergebnis geliefert, so daß man zu der Annahme gezwungen ist, daß in dem Molekül dieser Eiweißkörper etwas fehlt, was vom tierischen Organismus nicht aufgebaut werden kann; welcher Art diese Gruppe ist, ist zur Zeit noch gänzlich unbekannt. Die Bedeutung der Leguminosen als eiweißreiche Nahrungsmittel wird hierdurch natürlich erheblich eingeschränkt. Im übrigen weisen die Leguminosen einen Mangel an Kalium, Calcium und Vitamin A auf.

---

[1]) Vgl. hierzu das Werk von E. V. Mc Collum and N. Simmonds, The newer knowledge of nutrition, third edition, 1925, New York, The Macmillan Company.
[2]) Wir folgen in unserer Darstellung auch hier ganz Mc Collum.

Wir haben bisher ausschließlich einige pflanzliche Samen hinsichtlich ihrer Nährqualität kurz besprochen. Es ist nun nicht nur theoretisch, sondern auch praktisch von erheblicher Bedeutung, daß die aus diesen Samen sich entwickelnden Gebilde, insbesondere ihre grünen, blättrigen Teile sich in vielfacher Hinsicht anders verhalten als die Samen.

Die ersten Hinweise darauf, daß Omnivoren bei Ernährung mit einem Gemisch von grünen Pflanzenteilen und Getreidesamen viel besser gedeihen, als mit Gemischen von Pflanzensamen allein, verdanken wir den Forschungen von Mc Collum, Simmonds und Pitz.

Ihre Beobachtungen gaben Veranlassung zu vergleichender chemischer Untersuchung der Blatteile der Pflanzen, deren biologische Nährleistung bei den verschiedenen Pflanzen eine weitgehende Übereinstimmung zeigt. Dabei ergab sich, daß die Blätter gerade diejenigen Stoffe und Verbindungen in reichlicher Menge enthalten, an denen die Samen arm sind. Getrocknete Blatteile enthalten 2—5 mal soviel Mineralstoffe, wie die Samen, und zwar besonders reichlich Calcium, Phosphor, Natrium und Chlor. Weiter findet sich in ihnen wesentlich mehr Vitamin A als in irgend einer Samenart. Der Eiweißgehalt beträgt von $8^0/_0$ (in den fleischigen Blättern der Kohlarten) bis zu $30^0/_0$ (in den Blättern der Steckrübe). auf die getrockneten Blätter gerechnet. Bezeichnend ist, daß sich in den Aminosäuren der pflanzlichen Eiweißkörper der Blätter vielfach Komplexe finden, die in denen der Samen fehlen, so daß also ganz allgemein die Blatteile der Pflanzen vom diätetischen Standpunkte aus als Ergänzung der Samen angesprochen werden dürfen.

Der Sinn dieser verschiedenen Verteilung wichtiger Nährstoffe im Samenkorn und den Blatteilen wird verständlich, wenn man ihre verschiedene biologische Aufgabe betrachtet (Mc Collum). So werden die Blätter selbstverständlich diejenigen Stoffe in besonders großer Menge enthalten, die für die umfangreichen Lebensprozesse, die sich in den Blättern abspielen, von hervorragender Bedeutung sind. Fleischige Blätter, in denen Reservestoffe und Stützsubstanz in größerer Menge enthalten sind, weisen einen geringen Vorrat an jenen genannten Stoffen auf.

Eine besondere Wichtigkeit für die menschliche Ernährung haben die Knollengewächse, vor allem die Kartoffel. Diese ist der Prototyp einer Pflanze mit Anhäufung reichlicher Reservestoffe zum Zwecke der Reproduktion. Die „Augen" der Kartoffeln entsprechen mit ihren Zellen biologisch dem Keimling der Getreidesamen. Im ganzen kann die Kartoffel im Stadium der „Ruhe", d. h. wenn sie nicht treibt, den ruhenden Samen an die Seite gestellt werden. Gewebe mit lebhaftem Stoffwechsel — und daher mit Anhäufung besonderer Stoffe — sind die Triebe von Kartoffeln (und ähnlichen Knollengewächsen) und, wie schon betont, die Blatteile der Pflanzen. Bemerkenswert an der Kartoffel ist die Hochwertigkeit ihrer Eiweißkörper, die — beim Erwachsenen wenigstens — den Stickstoffverlust des Erhaltungsstoffwechsels zu ersetzen vermögen.

Die Wurzel- und Knollengewächse, die sonst der menschlichen Ernährung dienen, verhalten sich bezüglich ihrer Nährleistung ähnlich wie die Kartoffel.

Früchte sind in diätetischer Hinsicht den Gemüsen, und zwar besonders den Knollen- und Wurzelgemüsen an die Seite zu stellen. Im Gegensatz zu den meisten Getreidefrüchten, die eine saure Asche liefern, überwiegt in ihrer Asche ein Überschuß an Basen. Insofern entspricht die Heranziehung von Gemüsen und Früchten zur Ernährung dem Bedürfnis nach

Aufrechterhaltung des Säure-Basengleichgewichts im Organismus. Bemerkenswert ist der geringe Kalkgehalt der Früchte; auch hierin gleichen diese den Knollen- und Wurzelgemüsen.

### b) Tierische Nahrungsmittel.

Die tierischen Gewebe verdienen eine gesonderte Betrachtung, je nachdem es sich um drüsige Organe, wie Leber und Nieren, handelt oder um Muskel- und Bindegewebe. Auch hier ließ sich, wie Mc Collum ausführt, zeigen, daß diejenigen Organe, die als Stoffumsatzorgane Sitz einer besonderen Aktivität sind oder eine wichtige Rolle als Ausscheidungsorgane spielen, in viel höherem Maße die Eigenschaft einer „vollständigen" (kompletten) Nahrung besitzen, als „contractile" und Stützgewebe. Die drüsigen Organe wären also hinsichtlich ihrer Nährleistung mehr in Analogie zu den Blatteilen der Pflanzen zu setzen, als zu den Getreidefrüchten und den Wurzel- und Knollengewächsen.

Die Asche des Muskelfleisches ist sauer, auffallend ist sein verhältnismäßig geringer Gehalt an Magnesium (im Vergleich zu pflanzlichem Material); dagegen findet sich in ihm reichlich Phosphor und Eisen.

Sowohl Muskelfleisch wie drüsige Organe sind arm an Calcium, dagegen ist ihr Eiweiß von hochwertiger Qualität.

Eine ganz besondere Stellung kommt der Milch verschiedener Tiere zu. Die Milch stellt einen vorzüglichen Ergänzungsstoff dar für viele wichtige Nahrungsmittel, wie Getreidefrüchte, Knollen- und Wurzelgewächse. Sie ist neben den Blattgemüsen das einzige Nahrungsmittel, das Calcium und Phosphor in reichlicher Menge enthält. Des weiteren macht die Hochwertigkeit ihrer Eiweißkörper, ihr Gehalt an Vitaminen die Milch zu einem idealen Ergänzungsstoff für die meisten Nährprodukte.

Eier sind als ein hochwertiges Nahrungsmittel zu bezeichnen, da sie nicht nur Salze in reichlicher Menge [mit Ausnahme des Calciums[1])], sondern auch hochwertiges Eiweiß und Vitamine enthalten. Doch sind ihrer Verwendung als Nahrungsmittel in quantitativer Hinsicht Grenzen gezogen infolge des Fehlens der Kohlenhydrate, die von erheblicher Bedeutung sind für einen normalen Ablauf der Verdauungsvorgänge. Für die Ergänzung anderer Nahrungsmittel sind die Eier von großem Wert.

Von den Nahrungsprodukten, die die See liefert, nehmen Austern, Muscheln, Krebse usw. insofern eine besondere Stellung ein, als hier das ganze Tier verzehrt wird mit Ausnahme der Schale. Dadurch wird die Zufuhr der Mehrzahl der lebenswichtigen Stoffe garantiert.

## 7. Spezielle Methodik des Nachweises der Vitamine und nähere Beweisführung für ihre Existenz.

Im allgemeinen entspricht die Methodik zum Nachweis der Vitamine ganz den Richtlinien, die in dem Kapitel: „Allgemeines über den Nachweis der Unentbehrlichkeit einzelner Nährstoffe" gegeben wurden. Für den besonderen Fall des Vitaminnachweises hat sich die Benützung einer Grundnahrung, die aus einem Gemenge reinster Nährstoffe zusammengestellt wird, am besten bewährt. Die erfolgreiche Durchführung solcher Versuche hat allerdings die

---

[1]) Bei der Entwicklung des jungen Hühnchens im Ei werden erhebliche Mengen von Kalk der Schale entnommen. Das Ei im ganzen enthält reichlich Kalk, doch der zum Genuß verwandte innere Teil ist kalkarm.

genaueste Berücksichtigung all der zahlreichen, von den Ernährungsphysiologen in den letzten beiden Jahrzehnten gewonnenen Erfahrungen zur Voraussetzung.

Als Nahrungseiweiß darf nur ein physiologisch vollwertiges Protein verwandt werden, d. h. ein Protein, unter dessen Aminosäurenbausteinen keine als unentbehrlich erkannte Aminosäure fehlen darf. Dieses Protein soll etwa 15—20% des gesamten Calorienbedarfs decken. Daß die Calorienmenge an sich ausreichend sein muß, ist ebenso selbstverständlich wie die Forderung, daß diese den Versuchstieren nicht nur zur Verfügung stehen, sondern auch von ihnen aufgenommen werden muß. Vor allem gilt das für die erste Zeit eines Fütterungsversuchs. Wenn, wovon weiter unten noch ausführlich die Rede sein soll, im weiteren Verlauf nach anfänglich guter Freßlust Nahrungsverweigerung eintritt, so ist dies in der Regel bereits als Krankheitserscheinung zu deuten. Zu beachten ist, daß nicht selten eine Nahrung deshalb verweigert wird, weil ihre physikalische Beschaffenheit unzweckmäßig ist. Ein Futtergemisch beispielsweise, das durch Trocknen eine glasharte Beschaffenheit angenommen hat, wird unter Umständen genau so verweigert oder doch nur ungenügend verzehrt wie eine breiige Masse. Es empfiehlt sich bezüglich der Form, die man der Versuchskost gibt, die Gewohnheiten der Tiere sorgfältig zu berücksichtigen.

Neben der Nahrung selbst spielt bei Fütterungsversuchen die Haltung der Tiere eine sehr viel bedeutsamere Rolle, als vielfach angenommen wird. Vor allem müssen die Tiere in gleichmäßig durchwärmten Räumen gehalten werden, da sie — das gilt besonders für Ratten und Mäuse — gegen Temperaturschwankungen außerordentlich empfindlich sind. Diese machen sich ganz besonders im Winter und in den Übergangszeiten oft unangenehm geltend; ich habe es jedenfalls wiederholt erlebt, daß infolge der Abstellung der Zentralheizung über Nacht ganze Versuchsreihen von Mäusen vernichtet wurden. Daß für entsprechende Sauberkeit und Trockenheit der Käfige gesorgt werden muß, ebenso wie für entsprechende Lüftung der Räume, ist selbstverständlich, möge indes hier noch ganz besonders betont werden.

Von Käfigkonstruktionen für Versuche an Ratten ist im Laufe der Jahre eine ganze Reihe entstanden. Welche Art man bevorzugen will, ist Geschmackssache. Wichtig ist nur, daß die Luft von allen Seiten Zutritt hat und daß der Boden, der am besten aus einer Schale von Zinkblech besteht, leicht herauszunehmen und zu reinigen ist. Zur Bedeckung des Bodens diene eine Lage von geraspeltem Holz, außerdem gebe man etwas Holzwolle in den Käfig, damit die Ratten sich ein Nest bereiten können. Um das Futter vor Verunreinigungen zu schützen, füllt man es am besten in ein an Drähten an der Decke des Käfigs aufgehängtes Blechgefäß, das die Tiere leicht erreichen können. Der Zugang zum Futter ist nur möglich durch ein enges Loch, in das die Tiere ihren Kopf stecken müssen. Die Konstruktion des Wasserbehälters, wie er beispielsweise im Mc Collumschen Institut benützt wird, und sich hier so bewährt hat, erinnert an ein Gärungsröhrchen. Eine Verunreinigung ist unmöglich.

Die meisten Versuchstiere bedürfen, um gut zu gedeihen, auch des Lichts, nur Albinoratten und Mäuse vertragen sehr helle Räume und besonders direkte Besonnung schlecht. Für größere Tiere, wie z. B. Hunde, ist es bei lange dauernden Versuchen durchaus nicht gleichgültig, ob sie die Möglichkeit haben, sich in einem großen Käfig (oder außerhalb des Käfigs kurze Zeit täglich) Bewegung zu machen oder ob ihnen auch die geringste Bewegungsmöglichkeit in einem sehr engen Käfig genommen ist. Über den Einfluß solcher Faktoren (wie Luft, Licht, Körperbewegung) auf das Ergebnis eines Ernährungsversuchs ist man erst jüngst durch die Studien E. Mellanbys, sowie

Noël, Patons und Findlays zur Rachitisfrage unterrichtet worden. Auch die Erfahrungen Mc Collums und seiner Mitarbeiter, sowie von Alfred F. Heß u. a. bei der Rattenrachitis zeigen einwandfrei, daß eine rachitiserzeugende Kost die krankhaften Erscheinungen viel schneller zum Vorschein bringt, wenn die Tiere in einem dunklen oder halbdunklen Raume gehalten werden, als wenn direktes Sonnenlicht Zutritt hat.

Ein weiterer Punkt, der bisher nur wenig Beachtung gefunden hat, ist die Art der Ernährung vor dem Versuche selbst, d. h. die Grundnahrung, bei der die Versuchstiere gezogen werden. Ernährt man beispielsweise einen Stamm von Tieren, der zur Zucht Verwendung findet, besonders hochwertig, indem man etwa die Nahrung mit einem Zusatz von Lebertran versieht, so kann die Nachwirkung des Lebertranzusatzes sich noch während des darauffolgenden Fütterungsversuches geltend machen. Im Mc Collumschen Institut wurde, um ein Beispiel hierfür anzuführen, beobachtet, daß die bekannte Rachitisdiät 3143, die in der Regel im Verlauf von 6—8 Wochen zur Entwicklung typischer Knochenveränderung führt, bei Tieren „versagt", die in der Vorperiode Lebertran erhalten hatten[1]. Es ist wichtig, sich solche Erfahrungen vor Augen zu halten, wenn es gilt, die Ergebnisse von Experimenten,

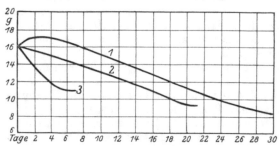

Abb. 3. Gewichtskurven. 1. Bei qualitativer Insuffizienz der Nahrung, 2. bei quantitativer Insuffizienz der Nahrung, 3. bei absoluter Inanition.

die von verschiedenen Autoren unter verschiedenen Bedingungen ausgeführt wurden, miteinander zu vergleichen und Unstimmigkeiten aufzuklären.

Wir sind auf diese Frage so ausführlich eingegangen, da für den Nachweis der Vitamine vorläufig nur der Fütterungsversuch zur Verfügung steht und die Bedingungen, unter denen ein solcher ausgeführt wird, nicht scharf genug sein können. Es sei hier ferner noch besonders betont, was schon kurz angedeutet wurde, daß die verschiedensten Formen von Insuffizienz ganz gleichartige Störungen hervorrufen können. Bei wachsenden Tieren kann Wachstumsstillstand ebenso die Folge eines Mangels gewisser Aminosäuren (z. B. des Tryptophans, des Tyrosins, des Lysins usw.), wie des Mangels an Calcium, Phosphaten oder an Vitamin sein. Es ist daher von größter Bedeutung, daß die bereits erwähnte Forderung der Anwesenheit eines hochwertigen Eiweißkörpers und entsprechender Mineralstoffe erfüllt ist, wenn man Ausfallserscheinungen auf Vitaminmangel beziehen will. Beweisend ist freilich auch hier erst der Gegenversuch mit Zusatz geringer Mengen wirksamer Substanz.

Was die Insuffizienzsymptome selbst anlangt, auf denen sich der Vitaminnachweis aufbaut, so sollen an dieser Stelle vorwiegend die bei allen Formen von Vitaminmangel sich geltend machenden Allgemeinerscheinungen besprochen werden.

Bei den kleinen Tieren mit regem Stoffwechsel, die sich zu derartigen Fütterungsversuchen besonders gut eignen, hat sich die Beobachtung von Lebensdauer und Körpergewicht als besonders wichtig erwiesen, zumal man hier in der Lage ist, etwaige Veränderungen bei einer größeren Zahl von Tieren gleichzeitig festzustellen. Es hat sich gezeigt, daß bei qualitativer

---

[1] Persönliche Mitteilung von Miss Simmonds.

Insuffizienz der Nahrung sich der Gewichtsausfall erst nach einiger Zeit geltend macht (oft sogar erst nach vorübergehendem Anstieg), während bei quantitativer Insuffizienz die Kurve sich sofort gleichmäßig nach abwärts senkt. Es sei auf die beifolgenden Kurven von F. Hofmeister[1]) verwiesen (Abb. 3).

In den Fällen, in denen bei qualitativ unzureichender Ernährung bald eine Gewichtsabnahme sich einstellt, was durchaus nicht immer der Fall zu sein braucht, beobachtet man ganz regelmäßig eine Verminderung der Freßlust. Zu der Frage, wie diese Erscheinung zu erklären sei, hat sich Hofmeister ausführlich geäußert. Wir lassen ihn am besten selbst zu Worte kommen [2]): „In jedem Falle, wo sich infolge einseitiger oder einförmiger Ernährung Nahrungsverweigerung einstellt, liegt eine Störung der das Hungergefühl vermittelnden Funktionen vor, und da diese Störung ebensogut durch ein Zuviel wie durch ein Zuwenig an einem bestimmten Nährstoff zustande kommt, erscheint sie einmal als Folge einer Intoxikation, das andere Mal einer Insuffizienz. Daß es sich im Falle der Insuffizienz nicht etwa um eine durch einseitige Inanspruchnahme erzeugte Übermüdung der Geschmacksorgane handelt (worauf man vielleicht das Abgegessensein beziehen könnte), läßt sich in bestimmten Fällen leicht nachweisen. So werden Tauben, die nach etwa 20 Tagen den vorgesetzten geschliffenen Reis verschmähen, durch intramuskuläre Injektion einer verschwindend geringen Menge Reiskleie- oder Hefeextrakt rasch dazu gebracht, das vorher abgelehnte Futter tagelang wieder mit größtem Appetit zu verzehren.“

Gegenüber der Gewichtskurve wird man der Lebensdauer der Versuchstiere nur eine geringere Bedeutung beimessen dürfen, es sei denn, daß man über ein sehr großes Versuchsmaterial verfügt, bei dem Zufälligkeiten eine geringe Rolle spielen.

Neben dem bei Vitaminmangel so häufig beobachteten Nachlassen der Freßlust und der damit verbundenen verringerten Nahrungsaufnahme, als deren Folge Gewichtsverlust auftritt, läßt sich bei den meisten Tieren noch eine ganze Reihe von anderen Erscheinungen feststellen. Es sind vorwiegend Symptome von seiten des Nervensystems, die in die Augen fallen. Bald beobachtet man Apathie, allgemeine Schwäche, Schlafsucht, Muskelzittern, bald das Gegenteil: fortwährende Unruhe, gesteigerte Erregbarkeit, woran sich dann ausgesprochene Nervensymptome wie Lähmung, Krämpfe usw. schließen können.

Eine besonders charakteristische Prägung erfahren die Ausfallserscheinungen beim noch wachsenden Organismus. Das ist leicht begreiflich, denn Wachstumsstoffwechsel und Erhaltungsstoffwechsel sind verschiedene Dinge, oder anders gesagt, der Stoffwechsel des wachsenden Tieres besteht aus zwei Größen, nämlich erstens dem Stoffwechsel, der der Erhaltung des in einem gegebenen Moment vorhandenen Materials dient und zweitens dem eigentlichen Wachstumsstoffwechsel, der durch die Bildung neuen Körpergewebes bestimmt ist. Der Bedarf an Nahrungsstoffen ist daher zu den verschiedenen Zeiten der Wachstumsperiode davon abhängig, welche Organe gerade im Vordergrunde der Entwicklung stehen. Besonders in die Augen fallend sind die Verhältnisse beim Calcium und der Phosphorsäure, die mit Rücksicht auf den Aufbau des Skeletts vom wachsenden Tier in besonders großer Menge benötigt werden. Aber auch für alle anderen unentbehrlichen Nahrungsstoffe gilt das gleiche und so erklärt es sich, daß Insuffizienzerscheinungen beim wachsenden Organismus sich viel rascher und charakteristischer geltend machen als beim ausgewachsenen.

Zum biologischen Nachweis „qualitativer Nahrungsdefekte“ eignen sich daher wachsende Tiere ganz besonders gut. Schon allein der bei Nährstoffmangel

---

[1]) Ergebn. d. Physiol. XVI. Jahrg. (1918), S. 524.
[2]) Ergebn. d. Physiol. XVI. Jahrg. (1918), S. 14.

fast regelmäßig beobachtete Wachstumsstillstand ist ein Symptom, das für praktische Zwecke bei kritischer Bewertung anderer Erscheinungen sehr wertvoll sein kann.

Und doch sind Ergebnisse von Ernährungsversuchen nur dann als beweisend anzusehen, wenn der Gegenversuch mit Erfolg durchgeführt ist, d. h. wenn gezeigt ist, daß Ersatz des fehlenden Stoffes die auf seinen Mangel bezogenen Störungen auszugleichen vermag, wobei natürlich zu beachten ist, daß diese nicht zu weit gediehen, nicht „irreparabel" geworden sein dürfen. Handelt es sich um bekannte Stoffe, wie Mineralstoffe (Chlor, Eisen, Calcium, Phosphat usw.) oder gewisse Aminosäuren, so ist die Durchführung des Gegenversuchs nicht nur leicht, sondern vor allem auch einwandfrei möglich. Sehr viel schwieriger liegen dagegen die Verhältnisse bei den Vitaminen. Da ihre Isolierung bisher noch nicht geglückt ist, so besteht hier nicht, wie im Falle der bekannten Nährstoffe die Möglichkeit, den Beweis, daß ein Futter infolge Mangels an einem bestimmten Vitamin insuffizient ist, dadurch zu führen, daß man den Mangel der Nahrung durch Zufuhr des betreffenden Stoffes ausgleicht. Man muß sich damit abfinden, daß für den Gegenversuch an Stelle von reinen einheitlichen Körpern bestimmte Produkte der Pflanzen- und Tierwelt, evtl. auch Extrakte aus diesen zur Verfügung stehen, die allerdings in der Regel schon in sehr kleinen Mengen wirksam sind. Diese Eigentümlichkeit der Vitamine oder, richtiger gesagt, bestimmter Produkte des Tier- und Pflanzenreichs, in kleinsten Mengen gewisse durch besondere Nahrung hervorgerufene Störungen zu beseitigen oder ihr Auftreten zu verhüten, während die Vertreter der bekannten Nährstoffe unwirksam sind, ist zur Zeit eigentlich das Entscheidende.

Am übersichtlichsten und überzeugendsten läßt sich der Beweis, daß es verschiedene Vitamine gibt, im Fütterungsversuch mit einem aus reinsten Nährstoffen zusammengestellten Gemisch zeigen. Verwendet man es ohne irgendwelche Beigaben, so nehmen die Versuchstiere sehr bald an Gewicht ab oder es tritt, wenn es sich um noch junge wachsende Tiere handelt, Stillstand des Gewichts und des Wachstums ein. Daneben machen sich die beschriebenen allgemeinen Erscheinungen und, je nach der Tierart, spezifische Störungen in verschieden starker Ausbildung geltend. Verabfolgt man nun an die Versuchstiere bestimmte Stoffe, wie z. B. Hefe oder Kleie (oder alkoholische Extrakte aus diesen Substanzen), entweder, indem man sie dem Futter beimengt oder indem man sie gesondert von der Hauptnahrung den Tieren reicht (wobei man sich natürlich davon überzeugen muß, daß sie auch wirklich gefressen werden), so beobachtet man sehr bald eine auffällige Wirkung der Zusätze. Soweit die Tiere mit der Nahrungsaufnahme nachgelassen hatten, zeigt sich erneute Freßlust, die abwärts gerichtete Gewichtskurve strebt wieder nach oben, bei wachsenden Tieren setzt wieder Wachstum und Gewichtszunahme ein. Auch im Aussehen und Verhalten der Tiere zeigt sich eine Veränderung in der Richtung nach der Norm. Erfolgt nun weiter normale Entwicklung, sind keinerlei auffällige Störungen vorhanden, zeigt auch die weitere Beobachtung an den Tieren keinerlei krankhafte Erscheinungen, so darf man annehmen, daß das Nahrungsgemisch durch den Zusatz ausreichend oder, wie man auch sagt, suffizient geworden ist. Ist jedoch die auf den ersten Zusatz erfolgte Besserung nur vorübergehend, kommt es sehr bald wiederum zu Gewichtsabnahme bzw. Gewichtsstillstand, so ist das Futter noch immer als „insuffizient" zu betrachten. Wenn jetzt das Futtergemisch außer dem ersten Zusatz noch einen zweiten Zusatz aus anderem Material erhält, mit dem Erfolg, daß jetzt die Versuchstiere normales Gedeihen zeigen, dann darf mit größter Wahrscheinlichkeit angenommen werden, daß die zu dem Experiment verwandte Tierart zwei verschiedene Vitamine benötigt, und die Wahrscheinlichkeit wird zur Gewißheit, wenn die Vitaminzusätze auch in der umgekehrten Reihenfolge zu dem gleichen Ergebnis führen. Besonders durchsichtig und überzeugend wird die Beweisführung, wenn die auf spezifischen Mangel zu beziehenden Störungen in reiner Form zur Entwicklung kommen und durch die spezifische Wirkung der Zusätze zum Verschwinden gebracht werden. Die Frage, ob die Zusätze nur jeweils einen wirksamen Stoff oder einen Komplex von Stoffen enthalten, die immer zusammen vorkommen, ist zunächst verhältnismäßig belanglos; entscheidend jedoch ist die Tatsache, daß die Wirkung des einen Zusatzes durch die des anderen nicht ersetzbar ist.

In dieser Weise kann für verschiedene Tierklassen und Tierarten der Bedarf an Vitaminen ermittelt werden. Trotzdem bisher nur eine verhältnismäßig kleine Anzahl von Tieren in dieser Weise untersucht worden ist, steht schon fest, daß hier große Verschiedenheiten bestehen. Bei der ganz verschiedenen Art, in der sich intermediäre Stoffwechsel in der aufsteigenden Tierreihe vollzieht, ist das nicht weiter verwunderlich.

## 8. Zur Frage der Bildung der Vitamine im Tierkörper.

Wenn die Frage, ob die ihrer chemischen Natur nach noch ganz unbekannten Vitamine im Tierkörper gebildet werden können, hier überhaupt aufgeworfen wird, obwohl sie zur Zeit nicht beantwortet werden kann, so geschieht das, um die hierfür grundsätzlich wichtigen Überlegungen zur Sprache zu bringen.

Von den chemischen Umsetzungen, die sich im Tierkörper während des Lebens abspielen, haben die Abbauprozesse, d. h. die mit stark positiver Wärmetönung verlaufenden Oxydationsprozesse in erster Linie das Interesse der Physiologen gefesselt, da gerade hierin ein entscheidendes Merkmal des tierischen Lebens gegenüber dem pflanzlichen Leben gesehen wurde.

Aber schon der naiven Betrachtung mußte sich der Gedanke aufdrängen, daß neben dem Zerfall hochmolekularer Substanzen im tierischen Organismus ein Umbau und Aufbau im größten Ausmaße statthaben muß, wenn man die chemische Zusammensetzung eines Tieres vergleicht mit dem chemischen Bau der Nahrung, von der das Tier lebt.

Abgesehen von einigen besonderen Fällen werden die aufgenommenen Nahrungsstoffe niemals in unveränderter Form in die Gewebe übernommen, sie müssen vielmehr erst entsprechend, zum großen Teile „artspezifisch‟, umgebaut werden. Unter allen Umständen hat also der tierische Organismus außer der Zersetzung des Betriebsmaterials, die ihm die nötigen Calorien liefert, für Erhaltung der Organgewebe dauernd wichtige Arbeit zu leisten. Für diesen Zweck bedarf er der Zufuhr bestimmter chemischer Verbindungen, die er entweder direkt oder nach entsprechender Spaltung zum Aufbau verwenden kann.

In dem Kapitel über unentbehrliche Nährstoffe wurde ausführlich besprochen, welcher Weg für ihre Erforschung zur Verfügung steht. Man darf indessen nicht verkennen, daß die Feststellung der Tatsache, daß ein Nahrungsstoff unentbehrlich ist, noch nicht zu dem Schlusse berechtigt, daß der Organismus ihn nicht etwa zu bilden vermöchte. So kann beispielsweise Traubenzucker mit Leichtigkeit im Tierkörper gebildet werden, und doch führt völlige Ausschaltung der Kohlenhydrate beim Menschen zu Störungen. Für den Hund ist die Bildung von Aminosäuren aus Ammoniak und Fettsäuren grundsätzlich erwiesen und doch ist eine Ernährung ohne Eiweiß (oder Aminosäuren) auf die Dauer unmöglich. Die bloße Möglichkeit einer Synthese besagt noch lange nicht, daß sie auch in dem nötigen Umfange geleistet werden kann. Aber noch aus einem anderen Grunde kann ein Nährstoff, obwohl er im Körper gebildet werden kann, als unentbehrlich zu gelten haben. Es ist denkbar, daß ihm eine wichtige Aufgabe bei der Verdauung und Resorption zukommt, in der er von keinem anderen Stoff ersetzt werden kann. In diesem Falle würde auch die Bildung der betreffenden Substanz in den Geweben selbst nichts nützen, solange damit die Folgen seines Fehlens im Magendarmkanal nicht beseitigt sind. Wie steht es nun mit den Vitaminen? Sind sie unentbehrlich, weil sie vom Tierkörper nicht gebildet werden können, oder sind sie es nur deswegen, weil ohne ihre Anwesenheit das verwickelte Spiel der Verdauung und des Aufsaugungsvorganges schwer gestört wird? Diese Überlegung gilt natürlich für alle anderen unentbehrlichen Nährstoffe genau so wie für die Vitamine.

Eine befriedigende Beantwortung dieser Frage im einzelnen ist bisher noch nicht möglich gewesen. Nur eine verhältnismäßig kleine Anzahl von organischen Verbindungen kann mit mehr oder minder großer Sicherheit zu den streng exogenen Körperbestandteilen gezählt werden, worunter wir diejenigen chemischen Verbindungen verstehen, die nicht durch Umbau oder Aufbau aus anderen mit der Nahrung aufgenommenen Substanzen von Tierkörper gebildet werden können; daß sämtliche anorganischen Substanzen, die zu den regelmäßigen Bestandteilen der tierischen Gewebe gehören (mit Ausnahme derjenigen, die als Endprodukte kohlenstoffhaltiger Verbindungen entstehen), als streng exogen anzusehen sind, bedarf keiner weiteren Begründung.

Nach Hofmeister gehören weiter hierher die bereits genannten Aminosäuren mit der carbozyklischen Gruppe, das Phenylalanin, das Tyrosin (das allerdings vermutlich durch das Phenylalanin vertreten werden kann), das Tryptophan und die Cystein-Gruppe, der Träger des nicht oxydierten Schwefels im Eiweiß, ferner wahrscheinlich das Cholesterin, das mehrere hydrierte Benzolringe enthält und die Gruppe der Lipochrome (das Carotin, das Lutein u. a.).

Mit der Aufzählung dieser kleinen Zahl von Stoffen ist sicherlich die Liste der streng exogenen Körperbestandteile bei weitem nicht erschöpft. So erlaubt z. B. der gegenwärtige Stand unserer Kenntnis vom intermediären Stoffwechsel keine bestimmten Aussagen, in welchem Umfange die Neubildung von Aminosäuren, deren grundsätzliche Möglichkeit erwiesen ist (Knoop, Embden), tatsächlich statthat.

Bis vor kurzem hat das Cholesterin als Typus eines streng exogenen Nahrungsstoffes gegolten. Nun haben in letzter Zeit H. Beumer und Fr. Lehmann [1]) Versuche beigebracht, aus denen hervorzugehen scheint, daß das Cholesterin im Körper des Hundes gebildet werden kann. Nach Thannhauser und Schaber [2]) steigt bei der Bebrütung des Hühnereis der Cholesteringehalt an, was im gleichen Sinne spricht; die Ausschläge in diesen Versuchen sind allerdings nicht groß.

Von den bisher genannten Stoffen interessierte bisher schon wegen möglicher Beziehungen zu den Vitaminen das Cholesterin (oder seine Vorstufe), das regelmäßig in allen Stoffen und Extrakten mit einem Gehalt an fettlöslichem Vitamin vorzukommen scheint. Inzwischen ist von A. F. Heß, Steenbock, Rosenheim u. a. die Umwandlung von Cholesterin, bzw. von mit dem Cholesterin stets Mischkrystalle bildendem, diesem auch chemisch nahestehendem Ergosterin (Windaus u. Mitarb.) in antirachitisches Vitamin durch ultraviolettes Licht gezeigt worden. Auch für das antixerophthalmische Vitamin ist eine Verwandtschaft mit dem Cholesterin durch Takahashi wahrscheinlich gemacht worden.

In allerletzter Zeit wurde dann von Stepp und Woenckhaus [3]) das Cerebron [4]) (oder ein Cerebrosid) als antirachitisch wirksam erkannt. Wie dieser

[1]) Zeitschr. f. d. ges. exp. Med. **37** (1923), S. 274.
[2]) Zeitschr. f. physiol. Chem. **127** (1923), S. 278.
[3]) Arch. f. exp. Pathol. u. Pharmakol. **111** (1926), S. 149.
[4]) Anm. während der Korrektur: Reines Cerebron erwies sich in neuesten Versuchen als unwirksam.

Befund angesichts der Entdeckung von Heß aufzufassen ist, ist vorläufig nicht zu übersehen, ebenso wie über die exogene Natur der Cerebroside nichts Sicheres bekannt ist[1]).

Andere exogene Körperbestandteile, von denen man Beziehungen zu den Vitaminen annehmen könnte, kennen wir nicht. Höchst wahrscheinlich aber sind die Vitamine selbst den streng exogenen Nährstoffen zuzuzählen, da sie bei bestimmten Tierarten nicht oder doch nicht in genügender Menge im intermediären Stoffwechsel entstehen. Sie gehören dazu „ebenso, wie die in kleiner Menge zugeführten, aber durchaus unentbehrlichen Eiweißbausteine, Cystin und Tryptophan" (Hofmeister).

Was über die Unmöglichkeit der Vitaminsynthese im Tierkörper gesagt wurde, hat, wie aus neueren Untersuchungen hervorgeht, nur beschränkt Geltung. Die Tatsache, daß das Vitamin C nach den derzeitigen Anschauungen vom Organismus der Ratte in einem irgendwie nennenswerten Umfange nicht benötigt wird, spricht an sich weder für noch gegen die Möglichkeit einer Synthese. Nun konnte jüngst gezeigt werden, daß frische Leber von Ratten, deren Nahrung frei von Vitamin C war, ausgesprochen antiskorbutisch wirksam ist. Dieser Befund scheint freilich ganz in dem Sinne zu sprechen, daß die antiskorbutische Substanz von der Ratte in der Tat gebildet werden kann. Das Vitamin D kann mit Hilfe kurzwelliger Lichtstrahlen sogar im Reagensglas künstlich erzeugt werden (vgl. hierüber weiter unten).

## 9. Krankhafte Störungen als Folge von Vitaminmangel in der Nahrung.

In einem früheren Kapitel über Methodik des Vitaminnachweises wurden bereits einige der wichtigsten Allgemeinerscheinungen, wie sie bei Mangel an Vitaminen in der Nahrung regelmäßig zur Beobachtung kommen, erwähnt.

Diese Insuffizienzsymptome, wie Nachlassen des Appetits, Körpergewichtsabnahme (bei wachsenden Tieren zunächst nur Gewichtsstillstand), Veränderungen von seiten des Nervensystems usw. sind nun — darauf muß nochmals ausdrücklich hingewiesen werden — durchaus nicht streng charakteristisch für Vitaminmangel in der Nahrung, sondern kommen bei den verschiedensten Formen von Mangel an lebenswichtigen Nährstoffen zur Beobachtung. Wie schon erwähnt, sehen wir sie in Fällen, wo das Nahrungseiweiß biologisch unterwertig ist (wenn also ein Mangel an unentbehrlichen Aminosäuren, Tyrosin, Tryptophan, Cystin usw. besteht), dann in Fällen, wo gewisse Mineralstoffe, wie Chlor, Calcium, Phosphorsäure in ungenügender Menge zur Verfügung stehen. Es ist das Bild allgemeiner Inanition mit frühzeitigem Tod der Tiere, das solange schon bekannt ist, als man sich mit der Frage nach den unentbehrlichen Nährstoffen im Tierexperiment beschäftigt. Die Gleichmäßigkeit, mit der bei diesem Bilde der Nahrungsinsuffizienz die allerverschiedensten Organfunktionen beeinträchtigt sind, läßt darauf schließen, daß der fehlende Nährstoff nach den verschiedensten Richtungen hin unentbehrlich ist. Nicht selten tritt unter den beschriebenen allgemeinen Erscheinungen der Tod ein, noch bevor es zur Entwicklung charakteristischer Störungen gekommen ist. Hier verhalten sich die einzelnen Tierarten sehr verschieden, auch ist es von Bedeutung, ob es sich um einen absoluten Mangel an dem fraglichen Stoffe handelt oder ob er überhaupt noch, wenn auch nur in kleinen Spuren, zugeführt wird.

---

[1]) Anmerkung während der Korrektur: Möglicherweise ist in den Versuchen von Stepp und Woenckhaus das nicht ganz reine Cerebron, das vielleicht Spuren der Vorstufe des antirachitischen Vitamins enthielt, unbeabsichtigt der Sonne ausgesetzt worden und so die Bildung von antirachitischem Vitamin bewirkt worden. (Vgl. weiter unten.)

Die am frühesten erkannten und am genauesten studierten Insuffizienz-symptome sind die der Beriberi und des Skorbuts. Klinische Erfahrungen am Menschen und das Studium des Tierexperiments gingen hier Hand in Hand und gaben der Lehre von den Insuffizienzkrankheiten eine feste Grundlage.

Obwohl der spezifische Mangel an einem Vitamin bei verschiedenen Tier-klassen ganz verschiedene Krankheitsbilder hervorrufen kann, finden sich doch bestimmte Symptomgruppen in großer Regelmäßigkeit immer wieder.

Da im speziellen Teile die spezifischen, jeweils charakteristischen Insuffizienz-symptome eingehend behandelt werden sollen, mag hier eine kurze vergleichende Zusammenstellung genügen.

Während man bis vor kurzem bei der Beriberigruppe die Erscheinungen von seiten des Nervensystems in den Vordergrund gestellt hat, muß man nach den Forschungen von Mc Carrison, Kellaway und Korenchevsky an-nehmen, daß das Krankheitsbild mit Symptomen von seiten des Magendarm-kanals einsetzt, dann entwickelt sich ein Zustand von Schwäche mit Neigung zu Zirkulationsstörungen und Ödemen, Anämie, Temperaturer-niedrigung und erst zum Schluß, wie gewissermaßen um das Krankheitsbild zu vervollständigen, machen sich die „nervösen" Erscheinungen bemerkbar: Ataxie, Zwangsbewegungen, Lähmungen, Sensibilitätsstörungen usw., die, solange nicht spezifische Nervenelemente endgültig zerstört sind, durch Zufuhr des mangelnden Stoffes wieder ausgeglichen werden können.

Das Skorbutbild, das durch die Erscheinungen der hämorrhagischen Diathese und Knochenveränderungen gekennzeichnet ist, kommt merkwürdiger-weise nur beim Menschen und bei bestimmten Tieren zur Beobachtung, von denen besonders das Meerschweinchen empfänglich ist; andere Tiere wie Ratten, oder soweit man weiß, die ganze Klasse der Vögel, sind gegen den Mangel dieses spezifischen Stoffes völlig unempfindlich, eine Tatsache, die auf erhebliche Verschiedenheiten im intermediären Stoffwechsel deutet. Daß die Barlowsche Krankheit als infantiler Skorbut hierher gehört, sei nur nebenbei erwähnt.

Neben diesen beiden zuerst eingehend studierten Bildern von Insuffizienz-erscheinungen hat man späterhin noch gewisse Augenveränderungen (die Xerophthalmie und Keratomalacie) mit Sicherheit auf Vitaminmangel zurückführen und auch Beziehungen der Rachitis zu einem Vitamin nach-weisen können; allerdings liegen bei letzterer Erkrankung die Verhältnisse insofern verwickelter, als für ihre Entstehung eine ganze Reihe von Bedingungen maßgebend ist.

Daß die verschiedenen Insuffizienzerscheinungen in den verschiedensten Mischformen nebeneinander auftreten können, ist leicht begreiflich. Höchst wahrscheinlich ist die Reihe der auf Vitaminmangel in der Nahrung zu beziehenden Störungen mit den bis jetzt bekannten nicht erschöpft. Vermutlich steht auch die Pellagra in irgendeiner Beziehung zu den Vitaminen.

## 10. Allgemeines über die Wirkungsweise der Vitamine.

Um die Frage nach der Wirkungsweise der Vitamine unbefangen prüfen zu können, empfiehlt es sich, von den Ernährungsbedingungen, von denen die Entstehung der Beriberi und des Skorbuts beim Menschen abhängt, aus-zugehen.

Die Beriberi kommt bekanntlich fast ausschließlich in Ländern, in denen bei der Beköstigung Reis die Hauptrolle spielt, in größerem Umfange zur Be-obachtung. Durch sorgfältige Untersuchungen ist nachgewiesen, daß es vor-wiegend der geschälte Reis ist, dessen Genuß die Krankheit herbeiführt, sobald ihm die Hauptaufgabe bei der Ernährung zufällt. Beim Schälen und Polieren des Reis geht neben der holzigen Fruchthülle das sog. Silberhäutchen und die ihm anhängende Aleuronzellenschicht zu Verlust. In dieser letzteren ist offenbar der lebenswichtige Stoff enthalten; denn, wenn — wie beim Dämpfen des Reis — die Aleuronzellenschicht durch eine Verkleisterung der obersten Stärkeschichten an das Reiskorn fixiert ist, verträgt der Reis die Schälprozedur ohne Schädigung, d. h. eine so behandelte Reissorte hat keinerlei krankmachende Wirkung.

Ebenso wie hier auf mechanischem, Wege kann in anderen Fällen durch besondere Eingriffe (Einwirkung von Wärme oder von chemischen Mitteln) eine Nahrung des lebenswichtigen Stoffes beraubt werden.

Während das Vitamin, auf dessen Fehlen in der Nahrung die Beriberi beruht, in weitester Verbreitung in der Natur vorkommt, so daß bei Verwendung natürlicher, nicht besonders vorbehandelter Nahrungsmittel niemals ausgesprochener Vitaminmangel zu befürchten ist, liegen die Verhältnisse für die Entstehung des Skorbuts ganz anders. Der antiskorbutische Stoff findet sich nur in frischen Geweben, und zwar besonders in grünen Pflanzen. Eine Nahrung, bei der frische tierische und pflanzliche Produkte fehlen, führt also die Gefahr des Skorbuts herbei.

Diese Tatsache müssen wir uns stets vor Augen halten, wenn wir einen Einblick in die Wirkungsweise der Vitamine gewinnen wollen.

In den Betrachtungen der vorausgegangenen Kapitel war die Anschauung vertreten worden, daß der Mangel von Vitaminen in der Nahrung deswegen zu krankhaften Störungen führt, weil die Vitamine für eine normale Funktion der verschiedensten Organe nicht entbehrt werden können, ihre synthetische Bildung im Körper selbst aber in der Regel nicht möglich ist. Diese Vorstellung, die den Grundgedanken der sog. Ergänzungstheorie bildet, ist in ihren wesentlichen Zügen schon von Eijkman, dem Entdecker der experimentellen Polyneuritis gallinarum, und von Grijns ausgesprochen worden. Fügt man geschältem Reis, dessen Genuß Beriberi im Gefolge hat, wieder Reiskleie bei, so verschwinden die entstandenen Störungen in kürzester Zeit oder ihr Auftreten wird verhindert. Es handelt sich hier offenbar um eine Schutzwirkung, welche ganz analog derjenigen ist, welche von den in einem unterwertigen Proteid fehlenden Aminosäuren ausgeübt wird. Der einzige Unterschied ist der, daß im Fall des geschälten Reis der Stoff, der diesen zu ergänzen vermag, ein chemisch einstweilen nicht genau definierbares Vitamin ist (Hofmeister). Während indes den Versuchen mit unterwertigen Proteiden, deren Insuffizienz durch Zugabe der fehlenden Aminosäuren ausgeglichen wird, nur eine Deutung gegeben werden kann, nämlich die, daß die Insuffizienzerscheinungen auf das Fehlen dieser Substanzen zurückzuführen sind, käme zur Erklärung der Insuffizienzerscheinungen nach Genuß von geschältem Reis noch etwas anderes in Frage: Das seiner Aleuronzellenschicht beraubte Reiskorn könnte entweder selbst giftig wirken oder zur Bildung toxischer Produkte Veranlassung geben. Das spezifische Vitamin würde dann die Rolle des Gegengiftes spielen oder die Bildung toxischer Substanzen verhindern. Diese „Gift"- bzw. „Entgiftungstheorie" hat in der Tat eine Reihe eifriger Anhänger gefunden.

Beide Theorien, die Ergänzungs- wie die Entgiftungstheorie, können ohne die Annahme nicht auskommen, daß der ergänzend oder antitoxisch wirkende Stoff im Tierkörper nicht gebildet werden kann, sondern von außen mit der Nahrung zugeführt werden muß. Es macht aber einen erheblichen Unterschied aus, ob man ihn — wie nach der Ergänzungstheorie — als einen unentbehrlichen Nahrungsstoff in dem gewöhnlichen Sinne oder als ein auf einen bestimmten Giftstoff eingestelltes Gegengift betrachtet; in letzterem Falle ist die Bedeutung des Vitamins eine beschränkte, d. h. es ist nur insoferne als unentbehrlich anzusehen, als eine toxisch wirkende Nahrung vorliegt.

Die Gifttheorie, die in der ersten Zeit der experimentellen Beriberiforschung eine Reihe von namhaften Autoren zu Verfechtern hatte, ist durch
die neueren experimentellen Forschungen über künstliche Ernährung in den Hintergrund gedrängt worden.

Von Anfang an standen ihr, wie Hofmeister treffend ausführt, Erfahrungen
des täglichen Lebens entgegen. Wie sollte man annehmen können, daß allgemein verbreitete Nahrungsmittel, die bei unserer Ernährung eine wichtige
Rolle spielen, giftig wirken? Bildet ja doch gerade der hochpolierte weiße Reis
in Europa ein wichtiges Volksnahrungsmittel!

Man darf vielmehr verlangen, daß diejenigen, die von einer Giftigkeit des
Reis sprechen, in der sonst üblichen Weise den Beweis hierfür erbringen. Das
ist aber bisher nicht geschehen. Es ist weder gelungen, den Giftstoff in konzentrierter Form darzustellen, noch gelungen, durch Verabreichung noch so
großer Mengen von Reis akute Vergiftungserscheinungen hervorzurufen. In
jedem Falle erforderte vielmehr das Auftreten der krankhaften Erscheinungen
den vorherigen wochenlangen Genuß des geschälten Reis. Hier fehlt also jegliche
Analogie zu den Erfahrungen der Toxikologie.

Aber auch die andere Form der Gifttheorie stößt auf schwerwiegende Bedenken.
Wenn, was zuzugeben ist, der Reis sehr leicht in Gärung gerät, so ist doch nicht
zu verstehen, daß nur der geschälte Reis giftig sein soll, der ebenso leicht vergär-
bare ungeschälte Reis dagegen nicht. Auch die Wirkung des Vitamins ist auf diese
Weise einer Erklärung nicht zugänglich, da eine antiseptische keinesfalls in
Frage kommt. Das Entscheidende indessen, was zu einer Ablehnung der
Gifttheorie ohne weiteres zwingt, ist die Unmöglichkeit, die Heilwirkung
einer intramuskulären Vitamineinverleibung auf genannte Weise
zu erklären.

Noch viel größeren Schwierigkeiten begegnet die Gifttheorie beim
Skorbut. Man mußte hier schon annehmen, daß bei allen skorbutempfind-
lichen Tieren und beim Menschen nicht nur alle Cerealien, sondern überhaupt
alle nicht aus frischen tierischen, pflanzlichen Geweben stammenden Nahrungsmittel toxisch wirken! Eine durch nichts begründete Annahme!

In der Tat sind in den letzten Jahren, besonders unter dem Eindruck der
neueren Forschungen, die Stimmen, die für Gifttheorie der Avitaminosen eingetreten waren, verstummt. Von besonderer Bedeutung sind hier die Untersuchungen mit künstlich zusammengesetzten Nährstoffgemischen geworden.
In den zahllosen Versuchen dieser Art, die mit den verschiedensten Kombinationen mit reinsten Nährstoffen durchgeführt wurden, kann immer wieder
die verhängnisvolle Wirkung des Fehlens gewisser Stoffe gezeigt werden. Die
Unmöglichkeit der Annahme, daß die verschiedensten Nährstoffe — gleichgültig
woher sie stammen — sofort giftige Eigenschaften annehmen, sobald man sie
reinigt, wird durch alle diese Forschungen so recht ins Licht gerückt.

## Besonderer Teil:

# Die bekannten Vitamine und die experimentellen Avitaminosen.

Die Tatsache, daß die chemische Isolierung der einzelnen Vitamine bisher
noch nicht gelang, ja, daß ihre chemische Natur vielfach noch ganz in Dunkel
gehüllt ist, macht sich bei der Aufgabe, diese Nährstoffe gesondert abzuhandeln,
sie in ihren Wirkungen gegeneinander abzugrenzen, ganz besonders störend
bemerkbar.

So wenig heute noch von irgend jemand bezweifelt wird, daß es mehrere Vitamine gibt, von denen jedes seine besondere Aufgabe zu erfüllen hat, so groß sind andererseits die Schwierigkeiten, in einem gegebenen Falle mit Sicherheit zu behaupten, daß man es hier nur mit der Wirkung eines einzigen Vitamins zu tun hat. Denn im allgemeinen ist man auf das Arbeiten mit gewissen Naturprodukten als Quelle der Vitamine angewiesen und kann sich nur in besonderen Fällen bestimmter Extrakte bedienen. Aus den Ausfallserscheinungen, die sich einstellen, wenn gewisse Erzeugnisse des Tier- oder Pflanzenreichs in der Nahrung fehlen, und die verschwinden, sobald man kleinste Mengen der vorher fehlenden Stoffe als Beinahrung reicht, ziehen wir unsere bestimmten Schlüsse. In sehr zahlreichen Versuchen an den verschiedensten Laboratoriumstieren hat sich in Übereinstimmung mit den Erfahrungen unserer menschlichen Pathologie zeigen lassen, daß es Stoffe gibt, die nur für ganz bestimmte Ausfallserscheinungen das heilende Prinzip enthalten und daß es nicht möglich ist, durch Zufuhr auch noch so großer Mengen eines anderen auf eine weitere Ausfallserscheinung eingestellten Heilfaktors eine Wirkung zu erzielen.

Man darf aus diesen Erfahrungen also den wichtigen Schluß ziehen, daß es vitaminhaltige Stoffe (oder Fraktionen) gibt, die die Träger nur einer einzigen Vitaminwirkung sind. Aber es ist noch keineswegs der überzeugende Beweis erbracht (und er kann auch gar nicht erwartet werden, solange wir nicht mit reinen Stoffen arbeiten können), daß eine Vitaminfraktion, die eine bestimmte Heilwirkung zeigt und der wir deshalb ein bestimmtes Vitamin zuschreiben, nicht vielleicht auch noch von einem anderen Vitamin allerkleinste Mengen enthält.

Solange wir bei der Erforschung der einzelnen Vitamine und ihrer Wirkungen auf das Arbeiten mit unreinen Stoffen angewiesen sind, müssen wir uns stets vor Augen halten, daß die Deutung der beim Arbeiten mit ihnen erhaltenen Ergebnisse nur mit größter Vorsicht geschehen darf. Eine endgültige Klärung der Vitaminfrage wird erst in dem Augenblick möglich werden, in dem man in der Lage ist, mit vollkommen reinen Substanzen zu arbeiten.

Die Forschung kann indessen nicht warten, bis dieses Ziel erreicht ist, sondern muß versuchen, auf andere Weise zu einer Klärung der Frage zu kommen, inwieweit es möglich ist, die Existenz verschiedener Vitamine zu beweisen und deren Aufgaben im Tierkörper gegeneinander abzugrenzen. Ohne besondere Schwierigkeiten läßt sich eine Unterscheidung da treffen, wo die charakteristischen Ausfallserscheinungen an das Fehlen bestimmter Gruppen von Nahrungsmitteln oder Fraktionen aus diesen geknüpft sind, wie z. B. die Lähmungen der Beriberi an fehlende oder ungenügende Zufuhr von Stoffen, die sich in den Samen der verschiedenen Getreidearten finden, oder die Erscheinungen der hämorrhagischen Diathese beim Skorbut an das Fehlen frischer Gemüse oder Früchte in der Nahrung usw. Hingegen kann man die Frage heute noch nicht befriedigend beantworten, ob auch die gegenüber den Hauptausfallserscheinungen mehr zurücktretenden Störungen auf Mangel an eben denselben Stoffen zurückzuführen sind oder ob man nicht an eine ganze Reihe von verschiedenen Stoffen zu denken hat, die in der Natur zusammengehen. Nach dem derzeitigen Stand der Forschung werden zur Zeit fünf verschiedene Vitamine unterschieden.

1. und 2. Die beiden fettlöslichen Vitamine oder die Vitamine A und D (das antixerophthalmische und das antirachitische Vitamin).

3. Das wasserlösliche Vitamin B oder antineuritische Vitamin.

4. Das wasserlösliche Vitamin C oder antiskorbutische Vitamin.

5. Das Fortpflanzungsvitamin E [1]).

---

[1]) Die Existenz eines selbständigen Fortpflanzungsvitamins hat freilich noch nicht die allgemeine Anerkennung gefunden.

Neben diesen allgemein anerkannten Vitaminen (oder Gruppen von Vitaminen) verfechten Funk und Aron mit allem Nachdruck die Existenz eines wachstumsfördernden oder ansatzfördernden Vitamins. Diese Anschauung hat bisher sehr geteilte Aufnahme gefunden; wir werden darauf noch zurückkommen.

# A. Die beiden fettlöslichen Vitamine:
## Das antixerophthalmische Vitamin A[1]) und das antirachitische Vitamin D[2]).

Obwohl nach Untersuchungen aus neuester Zeit in dem Komplex des fettlöslichen Vitamins neben der antixerophthalmischen Substanz noch ein zweiter Stoff mit antirachitischer Wirkung als selbständiger Körper abgetrennt werden kann, erscheint es zweckmäßig, die beiden Vitamine im engen Zusammenhange zu besprechen. Fast durchweg kommen sie in der Natur nebeneinander vor, auch wenn ihre Konzentration meist verschieden ist, und nur selten begegnet man einem der beiden allein. Entscheidend für Trennung der beiden Stoffe wurde in erster Linie ihr sehr verschiedenes Verhalten gegenüber chemischen Eingriffen.

## I. Das antixerophthalmische Vitamin.
### 1. Die ersten Tierexperimente, die zur Entdeckung eines fettlöslichen und eines wasserlöslichen Vitamins führten.

Die Entdeckung des Vitamins A ist aufs innigste verknüpft mit den Experimenten, in denen zum ersten Male der Nachweis geführt wurde, daß die bis dahin bekannten Hauptnährstoffe zur Aufrechterhaltung des Lebens nicht ausreichen. Es sind dies vor allem die Experimente von W. Stepp, F. G. Hopkins, E. V. Mc Collum, Thomas B. Osborne und Lafayette B. Mendel.

Der Gedanke, daß zur Aufrechterhaltung des Lebens neben den Hauptnährstoffen noch gewisse fettähnliche Stoffe unentbehrlich seien, ist zum ersten Male von W. Stepp auf Grund der in der historischen Einleitung bereits genannten Experimente im Jahre 1909 ausgesprochen worden. Freilich, einen entscheidenden Beweis für die Lebensnotwendigkeit eines fettlöslichen Stoffes bedeuteten, wie man später sah, diese Experimente ebensowenig, wie die umfassenderen im Jahre 1911 mitgeteilten Versuche Stepps und die 1912 publizierten Untersuchungen von Hopkins; denn weder die von Stepp noch die von Hopkins verwandte Methodik erlaubte die Unterscheidung zwischen fettlöslichem und wasserlöslichem Vitamin, da in den Versuchen Stepps letzteres (wegen seiner Löslichkeit in Alkohol) gleichzeitig mit den fettlöslichen Stoffen der ursprünglichen Stammnahrung entzogen und in den Substitutionsversuchen zugeführt wurde.

Doch wird dadurch die Bedeutung der genannten Versuche nicht geschmälert, da sie, wie schon bemerkt, als die ersten zu betrachten sind, in denen bewußt von ernährungsphysiologischen Gesichtspunkten aus die Frage aufgerollt wurde, ob außer den Hauptnährstoffen noch andere Bestandteile der Nahrung als unentbehrlich anzusehen seien. Konnte durch sie die Grundidee als im bejahenden

---

[1]) Seltener gebrauchte Bezeichnungen sind: fettlöslicher Faktor A, lipoider Faktor A und andere mehr.

[2]) Funk versteht unter Vitamin D einen zuerst von ihm untersuchten, das Hefewachstum beförderndnen Stoff, dessen Existenz jedoch von vielen Autoren als nicht erwiesen betrachtet wird; wir bezeichnen hier, Mc Collum folgend, den antirachitischen Stoff als Vitamin D.

Sinne beantwortet gelten, so war zunächst nicht zu ersehen, ob es sich hier um mehrere Stoffe bzw. um eine Reihe verschiedener Stoffgruppen handelte. Die Entscheidung hierüber war der weiteren Forschung vorbehalten.

Die Ergebnisse der Forschungen von Stepp und Hopkins konnten bald von den bereits genannten amerikanischen Forschern Mc Collum und seinen Mitarbeitern, sowie von Osborne und Mendel bestätigt werden, allerdings erst nach mannigfachen Um- und Irrwegen. Mc Collum sowohl wie Osborne und Mendel hatten in zahlreichen Versuchen, meist an Ratten, die Frage geprüft, ob ein aus reinen Nahrungsstoffen zusammengesetztes Futtergemisch zur Aufrechterhalteng des Wachstums und der Gesundheit ausreichend sei. Die von Osborne und Mendel aus ihren Experimenten anfänglich gewonnene Überzeugung, daß die gewöhnlichen Hauptnährstoffe alles in sich schlössen, was zur Befriedigung der Bedürfnisse des Tierkörpers notwendig war, mußte später, als langfristige Versuche ausgeführt wurden, wieder aufgegeben werden. Um die gleiche Zeit hatte Mc Collum ähnliche Ernährungsversuche, allerdings mit etwas abweichender Futterzusammensetzung erfolgreich durchgeführt, d. h. seine Tiere gediehen vorzüglich. Wie war nun dieser Widerstreit der Versuchsergebnisse zu erklären? Mc Collum legte sich bei der Nachprüfung der Versuche von Osborne und Mendel die Frage vor, ob vielleicht dem in seinen Versuchen verwandten Butterfett eine besondere Bedeutung zukomme und es gelang ihm gemeinschaftlich mit Miß Davis zu zeigen, daß Butter- und Eigelbfett von ausgesprochen günstigem Einfluß auf das Wachstum ihrer Versuchstiere war, während Olivenöl und Schweineschmalz sich als gänzlich unwirksam erwiesen.

Ähnliche Beobachtungen, wie die von Mc Collum und Davis wurden kurze Zeit darauf von Osborne und Mendel mitgeteilt. Die Angaben Stepps und Hopkins' waren damit in vollem Umfange bestätigt.

Bei der Fortsetzung dieser Arbeiten, wobei die verschiedenartigsten Nahrungsgemische Verwendung fanden, stellte sich nun heraus, daß für ein normales Wachstum nicht nur die Anwesenheit solcher Fette, wie Butter-, Eigelbfett usw. erforderlich war, sondern die Anwesenheit noch einer anderen bisher unbekannten wasserlöslichen Nährstoffgruppe, die sich anfangs nur deshalb dem Nachweis entzogen hatte, weil sie als „Verunreinigung" eines Hauptnährstoffes (in den Versuchen von Mc Collum des Milchzuckers) nicht beachtet worden war.

So wurden also die Arbeiten, die die besondere Wirkung bestimmter Fette zeigten, gleichzeitig Anlaß zur Entdeckung — richtiger gesagt nochmaligen Entdeckung — des wasserlöslichen Vitamins B; denn es besteht heute wohl kein Zweifel, daß der „wachstumsfördernde, wasserlösliche Faktor B" nichts anderes ist als der Beriberischutzstoff der Tropenärzte. Die Untersuchungen der Amerikaner bildeten, gerade weil sie von gänzlich anderen Gesichtspunkten ausgegangen waren, eine besonders bedeutungsvolle Bestätigung der im Anschluß an die Entdeckung Eijkmans durchgeführten zahlreichen experimentellen Arbeiten.

## 2. Die Entwicklung der weiteren Erforschung des fettlöslichen Vitamins und der durch sein Fehlen hervorgerufenen Ausfallerscheinungen.

Einen entscheidenden Schritt vorwärts machte die Erforschung des Vitamins A erst, als man das Vorkommen des B-Stoffes genauer studiert hatte und in der Lage war, Fraktionen darzustellen, die vorwiegend nur ein Vitamin und von anderen höchstens Spuren enthielten.

Schon die ersten Arbeiten, die sich an die Versuche über die verschiedene Wirkung der einzelnen Fette anschlossen, förderten wichtige Ergebnisse zutage. Es zeigte sich, daß neben Butter- und Eigelbfett eine ganze Reihe von anderen tierischen Fetten gleichfalls wachstumsfördernd wirkt, so das Fett drüsiger Organe, wie Leber und Niere, ferner der Lebertran; als gänzlich unwirksam erwiesen sich Schweineschmalz, Oliven- und Mandelöl. Weiter konnte festgestellt werden, daß der „wachstumsfördernde" Faktor an die Ölfraktion gebunden sei: absoluter Alkohol wurde bei 40⁰ mit Butterfett gesättigt und in eine Kältemischung von −15⁰ C gebracht; dabei krystallisierten die höher schmelzenden Fette aus, während die flüssigen Anteile als „Butteröl" abgetrennt wurden. Dieses Butteröl erwies sich als wachs- tumsfördernd, während die krystallisierte Substanz keine Wirkung zeigte.

Übrigens wurden zwischen den einzelnen Fetten schon damals beachtens- werte Unterschiede gefunden. Ätherextrakte aus Kabeljauhoden, aus Schweinenieren und aus Rinderfett waren dem Butterfett an Wirkung überlegen.

Die Forschungen der Amerikaner fanden sehr bald durch Arbeiten deutscher Autoren (Aron, Langstein und Edelstein) Bestätigung.

Einen wichtigen Fortschritt für das Studium der Vitamine A und B bedeutet dann die Feststellung, daß man in der Bierhefe (getrocknete Bierhefe, Preßhefe) einen Stoff zur Verfügung hat, der das wasserlösliche Vitamin B in reichlicher Menge enthält und als praktisch frei von fettlöslichem (und, wie wir weiter unten sehen werden, auch frei von dem antiskorbutischen) Vitamin betrachtet werden darf. Da es möglich ist, aus allerreinsten Nahrungsstoffen ein Futter zusammenzustellen, das praktisch als vitaminfrei ange- sprochen werden kann, so hat man es völlig in der Hand, dieses vita- minfreie Futter durch Zugabe von bestimmten, an Vitaminen besonders reichen Stoffen so zu ergänzen, daß nur ein Vitamin fehlt; die infolge dieses Mangels sich zeigenden Ausfallserschei- nungen sind dann eindeutig.

## 3. Die für den Mangel an A-Vitamin spezifischen Insuffizienzsymptome.

Im Verlaufe der zahlreichen Ernährungsversuche mit Ausschaltung des Vitamins A hat man als wichtigste charakteristische Ausfallserscheinungen kennen gelernt: a) Wachstumsstillstand und Körpergewichtsabnahme („nutritive collapse" der Amerikaner), b) Xerophthalmie und Keratomalacie.

### a) Wachstumsstillstand und Körpergewichtsabnahme.

Die beim jungen wachsenden Tier sehr bald sich geltend machenden Folgen der Ausschaltung des Vitamins A aus der Nahrung, Stillstand des Wachstums und Körpergewichtsverfall, waren die ersten Symptome, die in die Augen fielen.

Ein geeignetes, von Vitamin A freies Futtergemisch läßt sich auf die ver- schiedenste Weise zusammenstellen, entweder indem man eine Kombination reinster Nährstoffe verwendet und zu diesem Vitamin B in Form von Hefe hinzufügt oder indem man vitaminfreie bzw. vitaminarme Nahrungsmittel in zweckmäßigen Mengenverhältnissen zusammenstellt.

Als Beispiel für ein diesem Zwecke gut entsprechendes Nährstoffgemisch sei hier ein von Osborne und Mendel benutztes Rezept angeführt: 18⁰/₀ Casein [1]), 76⁰/₀ Stärke [1]), 4⁰/₀ Salzgemisch und 2⁰/₀ Hefe. Dieses Gemisch

---

[1]) Scharf gereinigt.

ist nicht nur frei von Vitamin A, sondern von Fett überhaupt. Ausreichende Mengen von wasserlöslichem Vitamin B sind in Form von Hefe zugegen, während auf eine besondere Zugabe von antiskorbutischem Vitamin verzichtet werden kann, wenn man als Versuchstiere Ratten wählt, da diese, soweit bekannt ist, die Zufuhr dieses Vitamins überhaupt nicht zu benötigen scheinen.

Im folgenden sei ein Versuch von Osborne und Mendel angeführt, den sie an jungen wachsenden Ratten mit einem solchen Nahrungsgemisch ausführten.

In der Kurve gibt die ausgezogene Linie (———) das Wachstum bei völlig fettfreier Diät an, die gestrichelte Linie (– – – –) bei Butterzulage und die Punkt-Strichlinie (–·–·–·–) bei Schweineschmalzzulage.

Wir sehen, daß bei der völlig fettfreien Ernährung die Tiere stets nur ein ganz langsames Wachstum aufweisen; in dem Augenblick, in dem Butterfett zugegeben wird, erfolgt ein steiler Anstieg der Gewichtskurve, der sofort wieder nachläßt, bzw. in Abwärtsneigung umschlägt, sobald die Butterzulage wieder wegbleibt. Nun wird die Butter durch Schweine-schmalz ersetzt mit dem Erfolg, daß nach einem kurzen Anstieg die Linie sich abwärts neigt. Das Tier 4649 geht zugrunde, während bei den beiden anderen Ersatz des Schweinefettes durch Butter die Kurve sofort wieder steil in die Höhe treibt.

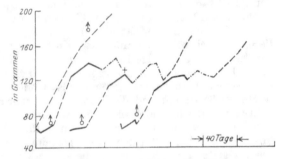

Abb. 4. Wachstumskurven bei Mangel an Fett und an fettlöslichem Vitamin.

Die Versuche zeigen die ausgesprochene Wirkung des Butterfettes, das der Gewichtskurve die normale Form gibt. Das Schweine-fett dagegen läßt keinerlei Einfluß erkennen; ja, man darf wohl sagen, es ist vollkommen gleichgültig, ob die Tiere dieses Fett bekommen oder überhaupt keines. Es ist außer-ordentlich lehrreich, wie grundverschieden die Wirkung der calorisch fast gleich zu wertenden Fette ist.

Ist eine Nahrung nicht völlig frei von Vitamin A, so kann für längere Zeit anscheinend völlig normales Wachstum erfolgen und auch die Gewichtskurve normale Form zeigen. Schließlich stellen sich aber auch hier die charakteristi-schen Erscheinungen ein: Das Wachstum hört auf und die Gewichtskurve neigt sich plötzlich nach abwärts.

Es liegen sehr zahlreiche derartige Versuche vor, die alle auf die Notwendig-keit einer genügend langen Versuchsdauer hinweisen.

In allen Experimenten geht, wie schon erwähnt, mit der Abnahme des Körpergewichts ein Stillstand des Wachstums Hand in Hand. Übrigens macht sich auch bei Verfütterung vollkommen gereinigter Nahrungs-stoffe, d. h. bei einer Kost, die völlig frei von Vitamin A ist, der Gewichtssturz häufig erst nach einiger Zeit bemerkbar. Man wird wohl nicht fehlgehen mit der Annahme, daß zunächst die im Körper vorhandenen Depots mobilisiert werden und der Bedarf daraus so lange gedeckt wird, bis diese geleert sind.

Nach Untersuchungen von W. Cramer [1]) aus den letzten Jahren soll das Vitamin A in gewissen Fettdepots des Körpers, den sog. „Fettdrüsen", als welche er das subpleurale Fett, das Nacken- und Interscapularfett, das Fett der Achselhöhlen und das Nierenfett bezeichnet, aufgespeichert sein; wir kommen hierauf noch zurück.

---

[1]) Brit. journ. of exp. pathol. I (1920), p. 184.

Es ist wichtig, sich klar zu machen, daß der Körpergewichtsverfall bei Mangel an Vitamin A — die Amerikaner sprechen von „nutritive collapse" — sich einstellt trotz reichlicher Zufuhr von antineuritischem Vitamin B, das, wie später auszuführen sein wird, gleichfalls zur Erzielung einer normalen Wachstumskurve unentbehrlich ist.

Osborne und Mendel führten, um jede Täuschung auszuschließen, Ver - suche[1]) aus, in denen sie ihre Tiere das Vitamin B in Form von Hefe getrennt von der übrigen Nahrung aufnehmen ließen. Auf diese Weise wurde vermieden, daß die auf den Mangel an Vitamin A zurück - zuführende Verschlechterung der Nahrungszufuhr nicht gleich - zeitig zu ungenügender Aufnahme von Vitamin B führte, was schließlich die wirkliche Ursache des „nutritive collapse" hätte sein können.

Sehr klar geht auch die Unabhängigkeit der Wirkung des Vitamins A von der des Vitamins B aus Versuchen von Stepp[2]) an ausgewachsenen Hunden hervor, deren Nahrung anfangs völlig vitaminfrei, später nur frei von Vitamin A war. Die Nahrungsaufnahme der — übrigens ausgewachsenen — Versuchs- tiere, die bei völlig vitaminfreier Kost ungenügend war und daher starken Gewichtssturz zur Folge hatte, ging auf Zufuhr von Vitamin B zwar gewaltig in die Höhe, jedoch das Körpergewicht hob sich kaum, nach einiger Zeit kam es zu einem erneuten Nachlassen der Nahrungsaufnahme, die Gewichtsabnahme setzte wiederum ein und die Tiere gingen zugrunde.

Diese Versuche beweisen übrigens überzeugend, daß das Vitamin A nicht nur für den wachsenden, sondern auch für den ausgewachsenen Organismus unentbehrlich ist, wenn auch die Erscheinungen sich während des Wachstums rascher geltend machen und schneller verlaufen, als bei abgeschlossener Ent- wicklung.

Bisher war nur von Versuchen an Säugetieren die Rede, und in der Tat sind, soweit wir sehen, nahezu alle Versuche über die Bedeutung des fettlöslichen Vitamins an Säugern, und zwar vor allem an Ratten ausgeführt worden.

Der Organismus des Vogels ist zu Versuchen mit A-vitaminfreier Kost zuerst von Stepp[3]) herangezogen worden. Nachdem festgestellt war, daß Hundekuchen für Tauben — wenigstens für eine gewisse Zeit — ein ebenso gutes Nahrungsmittel darstellt, wie für Hunde, Ratten und Mäuse, wurde zu Experimenten geschritten, in denen ein mit Alkohol und Äther erschöpfend extrahierter Hundekuchen verfüttert wurde. Die extrahierte Nahrung war vollkommen frei von Fett und fettlöslichem Vitamin A und arm an anti- neuritischem Vitamin B, da dieses zu einem Teil während der Extraktion mit 96%igem Alkohol verloren gegangen war. Drei Tauben, die mit diesem Futter ernährt wurden, gingen innerhalb von 35—43 Tagen zugrunde, einige von ihnen unter dem Bild ausgesprochener Lähmung. Es war also kein Zweifel, daß das Futter durchaus ungenügende Mengen des antineuritischen Vitamins enthielt. Zur Entscheidung der Frage, ob auch der Organismus des Vogels das A-Vitamin benötigt, wurde nun in einem weiteren Versuche das gleiche Futter mit einem Zusatz von Vitamin B verabreicht. Während in dem ersten Versuche die Lebensdauer im höchsten Falle nur 43 Tage betrug, war in diesem Versuche das Versuchstier noch nach 91 Tagen vollkommen munter. Eine leichte Unsicherheit im Fliegen erklärt sich wohl daraus, daß das Vitamin in Form eines künstlich hergestellten Präparates („Orypan" der Gesellschaft für chemische Industrie in Basel) gereicht wurde, das, wie die meisten der künst- lichen Präparate, den natürlichen Vitaminquellen an Wirksamkeit nachstehen

[1]) Journ. of biol. chem. **45** (1921) p. 277.
[2]) Zeitschr. f. Biol. **69** (1919), S. 495.
[3]) Zeitschr. f. Biol. **66** (1916), S. 350.

mußte. Ein in gleicher Weise präpariertes Futter vermochte Mäuse nicht länger als 35 Tage am Leben zu erhalten. Aus diesen Versuchen scheint ein grundsätzlich verschiedenes Verhalten zwischen dem Organismus des Vogels und dem des Säugers hervorzugehen, d. h. der Vogelkörper scheint auf lange Zeit — ob auf die Dauer, müßte erst noch entschieden werden — die Zufuhr von fettlöslichem Vitamin entbehren zu können. Diese Schlußfolgerung steht in guter Übereinstimmung mit den Versuchen von Fingerling, in denen gezeigt wurde, daß Enten bei einer Nahrung, die einen nur geringen Gehalt an organischen Phosphorverbindungen besitzen, Eier legen, deren Gehalt an Phosphatiden um ein Vielfaches den Gehalt der Nahrung an organischen Phosphorverbindungen übersteigt. Sollten sich die Untersuchungen Stepps bei Wiederholung in größerem Maßstabe bestätigen, so wäre damit der Beweis erbracht, daß das Cholesterin bzw. die Sterine, die für den Säugetierorganismus bis vor kurzem als streng exogene Stoffe aufgefaßt wurden, von dem mit viel höher entwickelten synthetischen Fähigkeiten ausgestatteten Vogelkörper aufgebaut werden können.

Die in der Literatur vorliegenden Angaben zur Frage der Unentbehrlichkeit des A-Vitamins für die Klasse der Vögel sind übrigens nicht einheitlich. Nach E. B. Hart, H. Steenbock und S. Lepkovsky [1] tritt zwar keine Xerophthalmie bei A-Mangel auf, dagegen eine gewisse Schwäche der Beine („legweakness") und zu ähnlichen Schlüssen gelangte Madison [2] im Gegensatz zu Suguira und Benedict. Nach J. Hoet scheint es für die Taube sicher zu stehen, daß sie auf Mangel an A-Vitamin stark reagiert. Im übrigen sind alle diese Fragen noch im Flusse und vorläufig noch nicht sicher zu beantworten, weil auch das antirachitische Vitamin hier berücksichtigt werden muß.

## b) Xerophthalmie und Keratomalacie.

Während, wie schon im allgemeinen Teile betont wurde, Stillstand des Wachstums ebenso die Folge ungenügender Zufuhr eines Mineralstoffes (Eisen, Calcium, Phosphorsäure) oder einer Aminosäure (Lysin, Tyrosin, Tryptophan, Cystin), wie die eines Mangels an Vitaminen sein kann, ist die Xerophthalmie und Keratomalacie als streng spezifisch für Mangel an Vitamin A gefunden worden.

Daß bei Tieren, die mit künstlichen Nahrungsgemischen gefüttert werden, zuweilen Augenerscheinungen auftraten, war schon längere Zeit bekannt. Falta und Noeggerath, sowie der Augenarzt Knapp haben zuerst darauf hingewiesen. Man dachte schon damals an das Fehlen gewisser Stoffe in der Nahrung, ohne sich aber bestimmte Vorstellungen machen zu können. Klar äußerten sich als erste Mendel und Osborne im Jahre 1913 auf Grund ihrer Beobachtungen an Ratten: „Another type of nutritive deficiency exemplified in a form of infectious eye disease prevalent in animals inappropriately fed is speedily alleviated by the introduction of butterfat into the experimental rations." Kurze Zeit später wurde von den gleichen Autoren festgestellt, daß Schweineschmalz die Augenerkrankung nicht zu verhindern vermag, während Butterfett oder Lebertran diese Eigenschaft in hohem Maße haben und darüber hinaus eine unzweifelhafte Heilwirkung bei bereits bestehender Erkrankung zeigen. Im Jahre 1915 konnten dann Freise, Goldschmidt und Frank die bei Mangel an Vitamin A auftretenden Augenerkrankungen der Ratten als typische Keratomalacie erkennen. Sie stellten fest, daß ungefähr drei Wochen nach Beginn des Fütterungsversuchs die Wimpern auszufallen begannen; gleichzeitig trat eine

---

[1] Americ. Journ. of physiol. **59** (1922), p. 335.
[2] Journ. of biol. Chem. **60** (1924), p. 341.

gewisse Lichtscheu auf. In der 5. bis 6. Woche zeigte die Sclera eine auffallende Trockenheit, die Cornea wurde trüb und es stellten sich Geschwüre ein ohne auffallende entzündliche Reaktion. Die histologische Untersuchung der Hornhaut bot das typische Bild der Keratomalacie, wie es aus der menschlichen Säuglingspathologie bekannt ist. Steht die Krankheit noch im Beginn, so kann man durch Zufuhr von Vitamin A (in Form von Butterfett, Lebertran usw.) die Erscheinungen sehr rasch zum Verschwinden bringen.

Mori [1]), der in den letzten Jahren neue sorgfältige Studien über die Entstehung der Xerophthalmie der Ratten am Mc Collümschen Institut unternahm, legt großes Gewicht auf das Versiegen der Tränensekretion. Dadurch käme die physiologische Auswaschung des Conjunctivalsackes in Wegfall und die Ansiedlung von Bakterien werde begünstigt. Wir kommen auf das Versiegen der Tränensekretion noch zurück. Interessant ist eine neue Beobachtung von A. M. Yudkin [2]), der zufolge die Einschmelzung der Hornhaut besonders rasch, und zwar eiterig sich vollzieht, wenn in der Nahrung neben dem A-Vitamin auch noch die Phosphate fehlen.

Je jünger das Versuchstier ist, um so schneller kommt das Krankheitsbild zur Entwicklung. A. Jeß, Stepp und E. Woenckhaus [3]) sahen bei Tieren im Gewicht von 40—60 g am 21. Tage des Versuchs die ersten Erscheinungen auftreten; die Nahrung war allerdings vollkommen frei von Vitamin A. Die weitere Entwicklung ging so stürmisch vor sich, daß schon nach 26—28 Tagen die ersten Erscheinungen von allgemeiner Panophthalmie sich zeigten. Bei erwachsenen Tieren sollten nach Goldschmidt, Freise und Frank die Erscheinungen ganz ausbleiben. Indessen sahen sowohl Osborne und Mendel, wie Stepp und Woenckhaus auch bei ausgewachsenen Tieren das Krankheitsbild sich entwickeln.

Die heute wohl nirgends mehr bestrittene Anschauung, daß die Keratomalacie der Typus einer Insuffizienzkrankheit ist, wird noch sehr wirksam gestützt durch statistische Erhebungen von Osborne und Mendel. Die beiden Forscher haben von ihrem gewaltigen Tiermaterial 1000 Ratten, die mit den verschiedensten Nahrungsgemischen gefüttert wurden, ganz besonders auf das Vorkommen der Augenerkrankung untersucht. Die folgende Tabelle ergibt eine Übersicht über die dabei gewonnenen Ergebnisse.

Vorkommen von Augenstörungen bei den Ratten 5000—5999.

| | Gesamtzahl | Zahl der Tiere mit Augenerscheinungen |
|---|---|---|
| 1. Bei Mangel der Nahrung an Vitamin A . . . . . | 136 | 69 |
| 2. Bei Mangel der Nahrung an Vitamin B . . . . . | 225 | — |
| 3. Anderweitig insuffiziente Nahrung . . . . . . . | 90 | — |
| 4. Futtermischungen, die als vollwertig gelten . . . . | 201 | — |
| 5. Gemischte Nahrung für Zuchttiere . . . . . . . . | 348 | — |
| | 1000 | 69 |

Die Untersuchung erstreckt sich auf 5 verschieden gefütterte Gruppen: 1. Mangel an A-Vitamin, 2. Mangel an B-Vitamin, 3. anderweitiger Mangel, 4. verschiedene Futtermischungen, vermutlich vollwertig, 5. gemischte Nahrung (Stammtiere). Von diesen verschiedenen Gruppen wies nur die mit A-Mangel augenkranke Tiere auf.

---

[1]) Journ. of the Americ. med. assoc. **79** (1922), p. 197.
[2]) Arch. of ophth. **53** (1924), Nr. 5, p. 416.
[3]) Unveröffentlichte Versuche.

*Über eine Form der Ophthalmie, die nicht durch Mangel an A-Vitamin, sondern durch Störung im Minneralstoffgehalt der Nahrung bedingt ist.*

Von E. V. Mc Collum, N. Simmonds und J. E. Becker [1]) wurden vor kurzem Beobachtungen mitgeteilt, nach denen man annehmen muß, daß außer dem Mangel an A-Vitamin auch eine unzweckmäßige Mischung der Mineralstoffe schwere Augenveränderungen hervorrufen kann, und zwar betrafen sie gerade Tiere, die sehr reichlich A-Vitamin erhalten hatten.

Daß es sich hier nicht einfach um die Wirkung einer schlechthin „fehlerhaft" zusammengesetzten Nahrung an sich handelte, darf daraus geschlossen werden, daß bei anderen Versuchstieren mit den verschiedensten Formen eines „Nahrungsdefektes" die Erkrankung nicht beobachtet wurde.

Es ist bisher noch nicht gelungen, im einzelnen die Natur des Mineralstofffehlers aufzuklären; die Vermutung, daß ein abnorm hoher Gehalt an Kalium und Chlor eine Rolle spiele, mußte auf Grund neuerer Versuche [2]) fallen gelassen werden. Es konnte dabei die vorläufig noch gänzlich unerklärbare Beobachtung gemacht werden, daß es nicht gleichgültig ist, ob als Quelle des B-Vitamins Weizenkeimlinge oder Hefe verweudet werden. Im ersteren Falle sind die Augenerscheinungen viel weniger heftig, als wenn der B-Stoff in Form von Hefe angeboten wird.

Diese neuesten Versuche von Mc Collum und seinen Mitarbeiterinnen sollen hier nur kurz Erwähnung finden, um zu zeigen, wie unsicher der Boden noch vielfach ist, auf dem die Vitaminforschung steht.

Die Lehre von der Keratomalacie infolge Mangels an Vitamin A wird durch diese neuen Feststellungen natürlich in keiner Weise erschüttert; immerhin ist ihre Kenntnis wichtig, da in den letzten Jahren wiederholt Beobachtungen aus der Säuglingspathologie mitgeteilt wurden, bei denen Keratomalacie trotz reichlicher Zufuhr von Vitamin A entstanden war.

### Veränderungen in anderen Organen bei der Xerophthalmie.

Erst in allerneuester Zeit hat man bei der durch Mangel an Vitamin A erzeugten Augenerkrankung auch sonst im Körper Veränderungen nachweisen können. Nach Powers und Park [3]) muß man eine den ganzen Stoffwechsel betreffende Störung annehmen. Es kommt zu einem Versiegen der Sekretion der Tränen-, Lid- und Speicheldrüsen. Möglicherweise steht die Augenerkrankung im Zusammenhang mit dem Funktionsausfall der Augendrüsen. Daß Mori die ungenügende Reinigung des Conjunctivalsacks infolge des Versiegens der Tränenproduktion für ausschlaggebend hält, wurde bereits betont. Weiter soll nach W. Cramer eine Atrophie der Dünndarmzotten bei der Ratte mit Nekrose ihrer freien Enden und eine Anhäufung von großen Massen von Bakterien im Lumen der Darmschleimdrüsen zur Beobachtung kommen, welch letzteres eine Erklärung der häufig auftretenden Infektionen geben würde. Auch an der Leber sind Veränderungen gefunden worden; Axel Holst [4]) berichtet über Degeneration der Leberzellen als Folge des A-Mangels.

Weiter wird angegeben, daß das Knochenwachstum bei Tieren, die ungenügend Vitamin A erhalten, aufhört. Inwieweit es sich hierbei

---

[1]) Journ. of biol. chem. **53** (1922), p. 313.
[2]) Journ. of biol. chem. **64** (1925), p. 161.
[3]) Journ. of biol. chem. **55** (1923), p. 591.
[4]) Ref. Zentralbl. f. inn. Med. **38** (1925), S. 452.

in der Tat um eine Folge des Mangels an Vitamin A handelt oder um Mangel an Vitamin D, ist zur Zeit wohl nicht mit Sicherheit zu entscheiden.

Dagegen scheint die Blutbildung bei A-Mangel Not zu leiden [Findlay und Mackenzie [1])] und es entwickelt sich allmählich eine ausgesprochene Anämie [Stepp und Woenckhaus [2])]. Nach Cramer, Drew und Mottram [3]) ist die Entwicklung eines Blutplättchenschwunds eine für A-Mangel charakteristische Erscheinung, die sehr frühzeitig einsetzt, und zwar nicht selten zu einer Zeit, wo andere Erscheinungen noch ganz fehlen.

Daß der Mangel an Vitamin A noch tiefer greifende Wirkungen setzt, als wir bisher ahnen, geht aus neueren Versuchen von David J. Macht und W. Stepp [4]) hervor. Macht hatte bei seinen Studien über den Einfluß des polarisierten Lichts auf den Tierkörper zeigen können, daß Ratten, die eine untertödliche Dosis eines Krampfgiftes erhalten haben, sehr bald schwere Krämpfe bekommen und an den Krämpfen zugrunde gehen, wenn sie längere Zeit polarisiertem Licht ausgesetzt werden. Kontrolltiere, die gleiche oder noch größere Dosen der gleichen Gifte erhalten hatten, zeigten nur ganz leichte und rasch vorübergehende Krampferscheinungen, wenn sie bei gewöhnlichem Tageslicht oder im Licht elektrischer Glühbirnen von gleicher Intensität gehalten wurden. Macht und Stepp untersuchten nun den Einfluß polarisierten Lichtes auf junge Tiere, die einige Wochen mit einer von Vitamin A freien Nahrung gelebt hatten und dabei die typischen Ausfallserscheinungen (wie Gewichtsverfall, schwere Augenveränderungen) aufwiesen. Es zeigte sich, daß die kranken Tiere auf Bestrahlung mit polarisiertem Licht mit Krämpfen reagierten, die mehrfach den Tod der Tiere zur Folge hatten. Kontrolltiere, die in dem gleichen Stadium der Erkrankung einer ebenso starken Lichtquelle (Licht der gewöhnlichen Glühbirnen) ausgesetzt waren, zeigten keine besonderen Erscheinungen. Diese Versuche, die in größerem Umfange fortgesetzt werden sollen, lassen auf schwere Veränderungen im Stoffwechsel der unter Vitaminmangel erkrankten Tiere schließen.

Bemerkenswert ist die Feststellung von L. S. Fridericia und E. Holm [5]), daß bei A-Mangel in der Nahrung die Regeneration des Sehpurpurs Not leidet. Weiter konnte von den gleichen Forschern gezeigt werden, daß eine sehr frühzeitig auftretende Folge des A-Mangels Nachtblindheit (Hemeralopie) ist.

## 4. Einige allgemeine Bemerkungen zur Physiologie des Vitamins A.

So wichtig die durch Ausschaltung des Vitamins A hervorgerufenen spezifischen Augenerscheinungen sind, so ist doch die Tatsache, daß der tierische Organismus — richtiger zunächst, der Säugetierorganismus — bei dauerndem A-Mangel schließlich zugrunde geht, von noch wesentlich größerer Bedeutung. Wie wir sehen, zeigt gerade der wachsende Körper eine besondere Empfindlichkeit. Es kommt sehr schnell zur Einstellung des Wachstums und dann zur Einschmelzung von Körpergewebe. Beide Erscheinungen sind ohne weiteres aus der Tatsache verständlich, daß beim Wachsenden Erhaltungs- und Wachstumsstoffwechsel nebeneinander bestehen. Der Bedarf an Vitamin A ist infolgedessen groß, während die Speicherungsmöglichkeit begrenzt ist.

---

[1]) Journ. pathol. et bacteriol. **25** (1922), p. 402.
[2]) Noch nicht veröffentlichte Untersuchungen.
[3]) Brit. journ. of exp. pathol. 4 (1923), p. 37.
[4]) Arch. f. exp. Pathol. u. Pharmakol. **112** (1926), S. 242.
[5]) Americ. journ. of physiol. **73**, Nr. 1 (1925), p. 63 a. 79.

Beim ausgewachsenen Organismus ist das ganz anders. Hier kann Vitamin A in erheblichem Maße gespeichert werden und zwar nach der, vor allem von Cramer vertretenen Anschauung, in den sog. „Fettdrüsen". Sehr überzeugend ergibt sich die Tatsache der Vitaminspeicherung aus jüngst unternommenen Versuchen Stepps[1]), in denen u. a. eine Mutterratte mit 7 Jungen vom 4. Tage nach dem Wurfe mit einem Nahrungsgemisch gefüttert wurde, das praktisch als frei von Vitamin A zu betrachten war. Bei den 7 Jungen konnte während der ersten Wochen noch ein ganz erhebliches Wachstum festgestellt werden: das Gesamtgewicht der sieben Tiere stieg von 106 g am 15. Lebenstage auf 181 g am 42. Lebenstage. Daß wenige Tage später alle Tiere die Erscheinungen der Keratomalacie zeigten und bald darauf eingingen, sei nur nebenbei erwähnt. Diese Beobachtung läßt darauf schließen, daß das Muttertier einen ansehnlichen Vorrat von Vitamin A in seinem Körper gespeichert haben mußte, um den von ihm gesäugten Jungen diese beträchtliche Entwicklung zu ermöglichen. Bemerkt sei nur noch, daß nach Goldblatt und Soames die Leber das Organ ist, in dem die Vitaminspeicherung hauptsächlich erfolgt. Die Leber enthält etwa 200—400 mal, Lungen und Nieren nur etwa 40 mal so viel als Muskulatur (Sherman und Boynton[2]).

Ob das Vitamin A, abgesehen von seinen Beziehungen zu gewissen Fettdepots, in den Fettstoffwechsel selbst eingreift, ist vorläufig ganz unsicher; jedenfalls haben sich Zeichen eines gestörten Fettstoffwechsels bei A-Mangel nicht auffinden lassen, wenn man von einer Angabe von Takahashi, wonach der Bedarf an A-Vitamin bestimmt würde durch die Menge und die chemische Konstitution des Nahrungsfettes, absieht.

An eine engere Beziehung des A-Vitamins zum gesamten Stoffwechsel lassen die folgenden Beobachtungen von Mc Collum und Miß Simmonds[3]) denken. Für die Entwicklung der experimentellen Keratomalacie ist es nicht gleichgültig, wie hoch der Eiweißgehalt des Futtergemisches ist. Ist er gering, etwa 5—7 %, so kommt es sehr viel rascher zur Entwicklung der Augenerscheinungen als bei eiweißreicher Nahrung mit etwa 18 % Eiweiß. Merkwürdigerweise ist, daß diese erst nach längerer Zeit in die Erscheinung tretende Form der Augenerkrankung der Heilung sehr viel weniger zugänglich als die durch eiweißarme Nahrung erzeugte. Ein klarer Einblick in die anscheinend sehr verwickelten Verhältnisse ist zur Zeit nicht möglich.

Von anderen Beobachtungen, die auf innige Beziehungen des A-Vitamins zum gesamten Stoffwechsel hinweisen, sei noch die Einwirkung von Luft, Licht, Sonne usw. auf die Entwicklung der spezifischen Avitaminose erwähnt. Alle die Faktoren, die der Entwicklung einer Rachitis entgegenwirken bzw. ihre Entstehung verhindern — wovon weiter unten noch ausführlich die Rede sein wird — zeigen eine gewisse geringe Heilwirkung auch bei der Keratomalacie. Die Erkrankung tritt später auf und verläuft milder bei Ratten, die reichlich der Luft und der Sonne ausgesetzt werden als bei solchen, die unter den üblichen Käfigbedingungen gehalten werden [Powers, Park und Simmonds[4])].

Weiterhin haben sich dann in neuerer Zeit gewisse Beziehungen zwischen den Vitaminen und den innersekretorischen Drüsen auffinden lassen. So hat R. Wagner[5]) zeigen können, daß sich das Auftreten der Keratomalacie bei der Ratte beschleunigen läßt durch Zufuhr von

---

[1]) Nicht veröffentlichte Versuche. Vgl. auch Aron - Gralka: Klin. Wochenschr. (1925), S. 820.

[2]) Journ. of the Americ. chem. soc. 47, Nr. 6 (1925), p. 1646.

[3]) Persönliche Mitteilung.

[4]) Journ. of biol. chem. 55 (1923), p. 575.

[5]) Arch. f. exp. Pathol. u. Pharmakol. 97 (1923), S. 441.

Schilddrüsensubstanz. Die dadurch gesetzte Steigerung des Stoffwechsels führt zu einem beschleunigten Verbrauch des im Körper vorhandenen Betrags an Vitamin.

Es scheint nach diesen Befunden, daß die mit dem wirksamen Schilddrüsenstoff herbeigeführte Stoffwechselbeschleunigung anderer Art ist, als der in gleicher Richtung wirkende Einfluß des Lichts, der Luft, von Körperbewegung usw.; denn diese Momente wirken ja eher in günstigem Sinne auf die Augenerkrankung.

Wie die von Stepp bei A-vitaminfrei ernährten Hunden festgestellte Verminderung des Cholesteringehalts in der Galle zu erklären ist, steht noch dahin. Stepp nahm zunächst an, daß bei mangelnder Cholesterinzufuhr — und jede A-vitaminfreie Kost ist in der Regel auch praktisch cholesterinfrei — der Organismus den kostbaren Stoff zurückhält.

### 5. Über Heilung der durch Mangel an Vitamin A erzeugten Insuffizienzerscheinungen.

Die Heilung einer frisch entstandenen Keratomalacie durch Zufuhr des spezifischen Stoffes ist äußerst eindrucksvoll. Häufig genügt es die Schnauze des kranken Tieres einmal täglich mit etwas frischer Butter zu beschmieren. Nicht selten schon nach 1—2 Tagen, sicher aber am 3. oder 4. Tage ändert sich das Krankheitsbild. Am auffallendsten ist das Nachlassen der erst so stark ausgesprochenen Lichtscheu. Die Augen, die vorher fest geschlossen waren und die krankhaften Erscheinungen verbargen, sind jetzt geöffnet und lassen die Veränderungen vielfach ohne weiteres erkennen. Die entzündlichen Erscheinungen gehen zurück, insbesondere schwellen die Lider ab und die Sekretion läßt nach. In manchen Fällen sind innerhalb von 8 Tagen die letzten frischen Krankheitserscheinungen verschwunden und, was an irreparablen Veränderungen zurückgeblieben ist, läßt sich vielfach nur durch eingehende Untersuchung feststellen.

Merkwürdigerweise hatte man bis vor kurzem nur die perorale Zufuhr des A-Vitamins gekannt. Stepp [1]) zeigte nun kürzlich, daß auch durch parenterale Einverleibung von Butterfett experimentell erzeugte Keratomalacie geheilt werden kann. Gleichzeitig konnte er den Nachweis erbringen, daß man A-vitaminfrei ernährte Ratten durch intraperitoneale Butterfetteinspritzungen vor dem Ausbruch der Keratomalacie schützen kann.

Daß die Heilung der spezifischen Augenerscheinungen auch stets gefolgt ist von einem Wiederansteigen des Körpergewichts, Zunahme der Freßlust und Besserung des allgemeinen Aussehens, braucht hier kaum nochmals betont zu werden.

## II. Das antirachitische Vitamin.

Während die Pathogenese der Keratomalacie schon seit dem Jahre 1915 vollkommen geklärt war, dauerte es noch eine Reihe von Jahren, bis man auf gewisse Beziehungen zwischen einem fettlöslichen und der Knochenbildung aufmerksam wurde. Das ist begreiflich angesichts der Tatsache, daß das Fehlen von fettlöslichen Stoffen in der Nahrung nicht ohne weiteres zu Rachitis zu führen braucht. Die zum Studium des Vitamins A meist benützten Tiere (Ratten) haben jedenfalls in den Versuchen mit Ausschaltung des A-Vitamins keine schwereren Knochenveränderungen erkennen lassen. Es ist daher um so auf-

---

[1]) Zeitschr. f. Biol. 83 (1925), S. 102.

fallender, daß mit der Entdeckung eines Zusammenhanges zwischen dem fettlöslichen Vitamin und der Knochenentwicklung diese Beziehungen so ganz in
den Vordergrund geschoben wurden. Ja, die englischen Gelehrten, die sich mit
der Vitaminforschung beschäftigten, haben das fettlösliche Vitamin kurzweg
als antirachitisches Prinzip bezeichnet. Damit sollte die nach ihrer Meinung
überragende Bedeutung dieses Stoffes für die normale Skelettentwicklung gekennzeichnet werden.

Mittlerweile gelang es, den überzeugenden Nachweis zu liefern, daß
der antirachitische Stoff von dem antixerophthalmischen Vitamin
verschieden ist. Die Bezeichnung Vitamin A bleibt mit Recht für
den antixerophthalmischen Stoff, während der antirachitische
Stoff nach Mc Collum zweckmäßig als Vitamin D bezeichnet wird.

Das Verdienst, die experimentelle Rachitisforschung begründet und in Fluß
gebracht zu haben, gebührt dem Engländer Edward Mellanby. Zwar waren
schon in früherer Zeit, so z. B. von Aron, Dibbelt, Stoeltzner Versuche
mit kalkarmer Kost unternommen worden mit dem Ziel, Rachitis zu erzeugen,
doch scheiterten sie alle an dem Mangel eingehender Kenntnisse über die Erfordernisse einer rationellen Ernährung. Mellanby verwandte zu seinen, im
größten Maßstabe durchgeführten Versuchen junge Hunde in den ersten Lebensmonaten, die mit den verschiedenartigsten Nahrungsgemischen, die alle arm an
fettlöslichem Vitamin waren, gefüttert wurden. Bei diesen Tieren — es handelte
sich um etwa 400 Stück — konnte Mellanby an Hand von Röntgenbildern
und histologischen Präparaten zeigen, daß die Knochenbildung nicht normal
erfolgt, sondern sich in einer Weise vollzieht, die an die menschliche Rachitis
erinnert. Zulage von Stoffen, die reichlich fettlösliches Vitamin enthielten, wie
Butter oder Lebertran, zu der rachitiserzeugenden Diät vermochten das Auftreten der Knochenstörungen zu verhindern.

Doch ist, wie Mellanby entgegen den anfangs geäußerten Anschauungen
später selbst betonte, das fettlösliche Vitamin nicht die einzige Größe,
durch die die Knochenentwicklung bestimmt wird, vielmehr haben
noch zahlreiche andere Faktoren einen mitbestimmenden Einfluß.
So gibt es Momente, die die Entwicklung der Knochenveränderungen
begünstigen. Dahin gehören z. B. ungünstige äußere Lebensbedingungen. Schon von Findlay war gezeigt worden, daß junge Hunde, die in
Käfigen gehalten werden, sehr leicht Rachitis bekommen, während Kontrolltiere
bei gleicher Diät, aber mit der Möglichkeit, sich Bewegung zu machen, davon
frei bleiben. Ein anderes in dem gleichen Sinne wirkendes Moment ist diätetischer Natur. Eine sehr starke Beteiligung der Kohlenhydrate an der
Gesamtcalorienzufuhr unter gleichzeitiger Verringerung des Fleischanteils
wirkt rachitisbegünstigend.

Sehr ausgeprägte Knochenveränderungen lassen sich rasch bei der folgenden
Kost erzeugen, die Mellanby bei seinen Hundeversuchen ausprobierte:

| | | |
|---|---|---|
| Brot nach Belieben | | |
| Magermilch . . . . . täglich | 175—250 | ccm |
| Hefe . . . . . . . . „ | 5— 10 | g |
| Apfelsinensaft . . . . „ | 5 | ccm |
| NaCl . . . . . . . . „ | 1— 2 | g |
| Leinsamenöl . . . . . „ | 10 | ccm |

Mellanby benützte nun diese Grundnahrung, um zu entscheiden, ob, entsprechend den Befunden der amerikanischen Forscher, die als reich an Vitamin A
erkannten Fette eine antirachitische Wirkung entfalteten, wenn das Leinsamenöl
durch sie ersetzt wurde. In der Tat stellte sich heraus, daß Lebertran eine

hervorragende, Butter eine geringere Wirkung zeigten, während Pflanzenfette nahezu oder gänzlich unwirksam waren.

Daß es neben dem spezifischen Vitamin noch andere Momente gibt, die der Entstehung rachitischer Knochenveränderungen entgegenwirken, wurde zum Teil bereits erwähnt. Körperliche Bewegung, frische Luft, Licht, ein reichlicher Fleischgehalt der Nahrung wären hier zu nennen.

Welch weiteren Faktoren bei der Ausbildung der Skelettstörungen eine Rolle spielen können, zeigen die Beobachtungen Mellanbys über die Wirkung einer sehr reichlichen Caseinzufuhr: hierbei kommt es zur Entwicklung besonders starker Knochenveränderungen. Die bei der Verbrennung des Caseins gebildete Phosphorsäure bindet offenbar reichlich Calcium und entzieht dies dem Bedarf des wachsenden Knochens. In der Milch ist das Verhältnis der Phosphorsäure zum Calcium äußerst fein eingestellt, und man wird es nicht ohne Schaden stören können.

Erhebliches Interesse fand dann weiter die Angabe Mellanbys, daß ein Zusammengehen von hohem Kalkgehalt und hohem Gehalt an fettlöslichem Vitamin in den Nahrungsmitteln bestehe, während umgekehrt Nahrungsmittel mit geringem Kalkgehalt auch wenig Vitamin enthielten. Teleologisch gedacht muß es nach Mellanby als eine höchst weise Einrichtung der Natur bezeichnet werden, daß jede Aufnahme größerer Kalkmengen begleitet ist von reichlicher Vitaminzufuhr. Freilich, die Bedeutung dieser Tatsache wurde in ihrem ganzen Umfange erst später durch die weiteren Forschungen Mc Collums und seiner Mitarbeiter auf diesem Gebiete klar.

Als Nahrungsmittel solcher Art (mit hohem Gehalt an Calcium und fettlöslichem Vitamin) bezeichnete Mellanby Milch, Eigelb, Kohl und andere grüne Gemüse, während Weißbrot, Margarine, Kartoffel, Reis kalkarm und dementsprechend auch arm an Vitamin seien.

Unabhängig von Mellanby haben dann die amerikanischen Forscher Mc Collum, Simmonds, Shipley und Park, ferner Sherman und Pappenheimer die Frage der experimentellen Rachitis bei der Ratte in umfassenden Arbeiten gefördert. Im Verlaufe ihrer Ernährungsstudien hatten Mc Collum und Simmonds bei Verwendung von Nährstoffgemischen, die in der einen oder anderen Hinsicht unzureichend waren, wiederholt bei ihren Versuchstieren Knochenveränderungen beobachtet, die vielfach an Rachitis erinnerten. Da alle Versuchstiere unter den gleichen äußeren Bedingungen (Licht, Temperatur, Luft, körperliche Bewegung) gehalten wurden, war die Beschaffenheit der Nahrung die einzige variable Größe, die entscheidend sein mußte. In Gemeinschaft mit den Kinderärzten Shipley und Park stellten deshalb Mc Collum und Simmonds systematische Fütterungsversuche an, bei denen die einzelnen Nahrungsbestandteile in den verschiedensten Richtungen variiert wurden. Sie sahen sehr bald, daß außer dem fettlöslichen Vitamin und dem Kalk noch einem dritten für Knochenbildung wichtigem Faktor Aufmerksamkeit zu schenken sei, nämlich der Phosphorsäure. Es gelang ihnen, den exakten Nachweis zu führen, daß innerhalb gewisser Grenzen das Verhältnis des Calciums zur Phosphorsäure für die Knochenbildung von größerer Wichtigkeit ist als ihre absoluten Mengen. Ist das Verhältnis von Calcium zu Phosphorsäure ideal, d. h. ist weder ein relativer Überschuß an Calcium noch ein solcher an Phosphorsäure vorhanden, so genügt eine verhältnismäßig kleine Menge von fettlöslichem Vitamin für einen normalen Ablauf der Skelettentwicklung. Besteht jedoch ein relativer Überschuß an Calcium gegenüber der Phosphorsäure oder umgekehrt ein solcher der Phosphorsäure gegenüber dem Calcium, so kommt es bei geringem oder mäßigem Angebot von Vitamin zur Entwicklung schwerer Knochenveränderungen. Verhindern lassen sich diese bei einem Mißverhältnis zwischen

Calcium und Phosphorsäure nur dadurch, daß man den relativen Mangel an Calcium oder Phosphorsäure ausgleicht oder Vitamin in sehr reichlicher Menge zuführt.

Die Natur der Knochenveränderungen ist nun, wie die amerikanischen Forscher an der Hand histologischer Untersuchungen zeigten, durchaus keine einheitliche; wobei bemerkt werden möge, daß nur die histologische Untersuchung der Knochen sichere Aufschlüsse gibt, niemals aber das Röntgenbild allein.

Das Bild der echten Rachitis entwickelt sich in seiner reinsten Gestalt bei Ernährung mit einem Futtergemisch, das arm an Phosphaten und dem antirachitischen Faktor ist. Auch bei einer Störung des Quotienten Calcium : Phosphorsäure im umgekehrten Sinne neben Mangel an dem spezifischen organischen Faktor kann das Bild der Rachitis entstehen, wenn auch vielleicht nicht so typisch wie bei phosphatarmer Nahrung.

Kalkmangel allein, ebenso wie Vitaminmangel allein rufen dagegen mehr das Bild der echten Osteoporose hervor. Nicht vollkommen geklärt, aber doch an dieser Stelle der Erwähnung wert ist die Beobachtung von Eugen Fischer [1]), daß Tiere, die ungenügend fettlösliches Vitamin erhalten (in jener Arbeit wurde nicht streng zwischen den beiden fettlöslichen Vitaminen unterschieden), eine Veränderung der Schädelform aufweisen. Der Längen-Breitenindex betrug bei 25 vitaminfrei ernährten Ratten 38,8—46,7, bei den Kontrolltieren 32,9—38,0. Fischer schließt daraus, daß der Einfluß der Nahrung sich geltend machen könne in einer Veränderung der Form.

Die oben erwähnten Versuche zeigen also, daß die Knochenentwicklung selbst bei geringem Angebot von fettlöslichem Vitamin sich normal vollzieht, wenn Calcium und Phosphorsäure in der Nahrung in optimalem Verhältnis anwesend sind. Ist das nicht der Fall, so entstehen Knochenstörungen. Ein Ausgleich ist nur auf zweierlei Weise möglich: entweder man führt so viel von dem anorganischen Stoff, der sich unterhalb des Optimums befindet, zu, daß der ideale Gleichgewichtszustand erreicht ist oder man erhöht die Menge des fettlöslichen Vitamins. Das Vitamin vermag also bis zu einem gewissen Grade den in einem fehlerhaften Verhältnis der beiden Mineralstoffe bestehenden Mangel der Nahrung auszugleichen.

Nach Klarlegung dieser höchst wichtigen Beziehungen lag es nahe, den Gehalt des Blutes an Calcium und Phosphorsäure vergleichend bei der Rachitis und unter normalen Verhältnissen zu untersuchen. Für den anorganischen Phosphor fanden sich im Serum der normalen Ratte Werte zwischen 7 und 8,5 mg %, bei der Rachitis wesentlich verminderte Zahlen bis herunter zu 2,8 mg%. Wenig ausgeprägte Veränderungen ergab die Untersuchung des Serumkalkspiegels. Bei calciumarm ernährten Tieren fanden Kramer und Howland stark erniedrigte Werte. Bei der echten Rachitis ist der Quotient Calcium:Phosphorsäure im Serum, der nach György normalerweise 2 beträgt, im Sinne einer Zunahme, d. h. eines relativen Überwiegens des Calciums gestört; er kann bis zu 3,5 ansteigen.

Die Wirkung des Lebertrans auf den Phosphatgehalt des Blutes bei der Rachitis ist schlagend. In kürzester Zeit steigen die Werte auf normale Höhe oder darüber hinaus. Es liegt nahe, anzunehmen, daß die Erhöhung des Blutphosphatspiegels die Ursache der nunmehr erfolgenden Ablagerung des Calciumphosphats in den Knochen ist.

Auf die sehr verwickelten Verhältnisse des Phosphat- und Calciumstoffwechsels kann hier nicht eingegangen werden. Erwähnt sei in diesem Zusammenhange nur, daß nach Freise-Rupprecht, sowie Hamburger-Stransky auch Vegetabilien die Kalkretention begünstigen.

---

[1]) Münch. med. Wochenschr. Jg. 70 (1923), Nr. 50, S. 1475.

Entscheidend für Erkennung des antirachitischen Vitamins als einer selbständigen und von dem antixerophthalmischen Faktor verschiedenen Substanz war zunächst die schon von Mellanby gemachte Feststellung, daß der Lebertran der Butter in bezug auf antirachitische Wirkung weit überlegen ist. Mc Collum und seine Mitarbeiter konnten diese Beobachtung in ihren Versuchen an Ratten in weitestem Umfange bestätigen. Besonders ausgesprochen ist der Unterschied zwischen Lebertran und Butter, wenn der Fehler der Kost in einer sehr starken Verminderung des Phosphat- oder des Calciumanteils besteht. Hier versagt die Butterzulage, selbst wenn sie bis zu 50% der gesamten Futtermenge bemessen wird, während der Lebertran schon in einer Menge von 2% zu Ablagerung von Calciumphosphat im Knochen führt.

Mc Collum kam auf Grund dieser und anderer Beobachtungen dazu, in dem Komplex des fettlöslichen Vitamins zwei getrennte Substanzen anzunehmen, nämlich erstens die Substanz, die das Auftreten der Keratomalacie verhindert bzw. sie heilt, und zweitens die antirachitische Substanz. Beide Stoffe sind im Lebertran vorhanden, in der Butter dagegen im wesentlichen nur der die Augenerkrankung verhütende Faktor, dieser allerdings in reichlicher Menge, während das antirachitische Prinzip hier ganz oder doch fast ganz fehlt. Als entscheidenden Beweis für die Richtigkeit dieser Anschauung haben Mc Collum und seine Mitarbeiter jüngst die folgenden Beobachtungen mitgeteilt. Wenn man durch Lebertran während 12—20 Stunden einen Luftstrom bei 100° C durchleitet, so wird dadurch seine Fähigkeit, Keratomalacie zu verhüten bzw. zu heilen vernichtet, während er seine antirachitische Wirksamkeit unverändert beibehält.

Wie hier schon bemerkt sein möge, ist von den Pflanzenfetten das Cocosnußöl dasjenige, das kleine Mengen der antirachitischen, dagegen keine Spur der gegen Keratomalacie wirksamen Substanz enthält[1]. Baumwollsamen-, Mais-, Sesam- und Olivenöle enthalten weder den einen noch den anderen Faktor.

### 1. Das Bild der experimentell erzeugten echten Rachitis.

Wie wir sahen, ist bei Ratten ein mit der menschlichen Rachitis in allen Einzelheiten vollkommen identisches Krankheitsbild zu erzeugen durch eine Kost, die arm an Phosphaten und an fettlöslichem Vitamin ist. Ein solches von Mc Collum, Simmonds, Shipley und Park angegebenes Futtergemisch besteht aus:

[Kost 3127 (nach Mc Collum)]

| | |
|---|---:|
| Haferflocken . . . . . . . . . . . | 40,0 |
| Gelatine . . . . . . . . . . . . . | 10,0 |
| Weizengluten . . . . . . . . . | 7,0 |
| NaCl . . . . . . . . . . . . . . | 1,0 |
| KCl . . . . . . . . . . . . . . . | 1,0 |
| CaCO₃ . . . . . . . . . . . . . | 2,0 |
| Dextrin . . . . . . . . . . . . . | 39,0 |

Dieses Futter enthält ungenügende Mengen von Phosphorsäure und ist praktisch frei von den fettlöslichen Vitaminen, das Eiweiß ist vollwertig und

---

[1] Auch die Gegenwart des Rachitisschutzstoffes ist kein konstanter Befund. Nach neueren Untersuchungen Steenbocks wäre mit der Möglichkeit zu rechnen, daß das Cocosnußöl nur dann das antirachitische Vitamin enthält, wenn es im Laufe der Herstellung den Sonnenstrahlen direkt ausgesetzt war (s. S. 69 u. folg.).

der Calciumgehalt liegt nahe dem Optimum. Junge damit ernährte Ratten wachsen bei diesem Futter nur kurze Zeit; sie bekommen schwere Ophthalmie und Rachitis.

Eine kleine Änderung in dem Futtergemisch genügt, um die Wachstumskurve zu verbessern und den Eintritt der Augenerkrankung hinauszuschieben: man fügt 0,5 Butterfett zu, während man gleichzeitig den Dextrinanteil von 39,0 auf 38,5 verringert (Kost 3133). Die geringe Menge Butterfett hat keinerlei antirachitischen Einfluß, im Gegenteil, mit dem stärkeren Wachstum, das es ermöglicht, werden die rachitischen Erscheinungen deutlicher.

Ein besonders schweres Bild der Rattenrachitis erhält man durch einen starken Calciumüberschuß in der Nahrung. Sorgt man gleichzeitig dafür, daß der Gehalt an dem antixerophthalmischen Vitamin groß genug ist, um das Auftreten von Xerophthalmie zu verhüten und für längere Zeit Wachstum zu bekommen, so ist das dabei entstehende Bild der Rachitis zum Studium ganz besonders geeignet.

Am meisten bewährt hat sich das von Mc Collum, Simmonds, Shipley und Park angegebene Futtergemisch, das die Nummer 3143 trägt.

Ganze Weizenkörner. . . . . . . . . 33,0
Ganze Maiskörner . . . . . . . . . 33,0
Gelatine . . . . . . . . . . . . . 15,0
Weizengluten . . . . . . . . . . . 15,0
Kochsalz . . . . . . . . . . . . . 1,0
Calciumcarbonat . . . . . . . . . 3,0

Diese Nahrung enthält alle lebenswichtigen Aminosäuren, der Eiweißgehalt ist sehr hoch ($33\%$ der Gesamtnahrung). Der Gehalt an Phosphorsäure ist entschieden unterhalb des Optimums für wachsende Ratten: 100 g des Futtergemisches enthalten nur 0,3019 g Phosphor, während das Optimum oberhalb des Wertes 0,4146 g liegt. Der Calciumgehalt des Futters ist etwa $1,221\%$, das ist etwa das Doppelte des Optimums. Das Verhältnis von Calcium zu Phosphorsäure ist wie 1:0,2472. Der Gehalt an dem antixerophthalmischen Faktor ist unterhalb des Optimums, aber ausreichend, um die Entwicklung von Xerophthalmie zu verhüten, der antirachitische Faktor fehlt ganz.

Füttert man junge wachsende Ratten mit dieser Kost, so zeigen sie nach etwa 30—40 Tagen bestimmte Veränderungen in ihren Bewegungen. Der Gang ist nicht mehr ausgesprochen gerade, sondern wird etwas wackelig. Beim Aufspringen schonen sie häufig das eine Bein. Nicht selten zeigt sich eine ausgesprochene Schwäche der Hinterextremitäten, die schließlich einer deutlichen Lähmung Platz macht. Besonders stark ausgeprägt sieht man die rachitischen Erscheinungen, wenn man 6—7 Wochen alte Tiere benützt; vor allem hat Eckstein[1]) hierauf hingewiesen. Auf Grund zahlreicher eigener Versuche muß ich jedoch sagen, daß Tiere, die unmittelbar nach der Lactationszeit die Rachitiskost bekommen, nicht weniger stark erkranken.

Von anderen Kostformen, die experimentell Rachitis zu erzeugen erlauben, sei hier noch die Kost Nr. 84 von Sherman und Pappenheimer genannt. Sie besteht aus:

feinstem Weizenmehl . . . . . . . 95,0
Calc. lact. . . . . . . . . . . . 2,9
NaCl . . . . . . . . . . . . . . 2,0
Ferr. citr. . . . . . . . . . . . 0,1.

Sehr brauchbar ist eine Modifikation der Mc Collumschen Kostform, die Steenbock angegeben hat; sie trägt die Nr. 2965.

---

[1]) Klin. Wochenschr. Jg. 3 (1924), Nr. 3, S. 104.

$$\begin{array}{ll}
\text{Maiskörner} \dots\dots\dots & 76{,}0 \\
\text{Weizenkleber} \dots\dots\dots & 20{,}0 \\
\text{CaCO}_3 \dots\dots\dots\dots & 3{,}0 \\
\text{NaCl} \dots\dots\dots\dots\dots & 1{,}0
\end{array}$$

Sobald die Veränderungen des Ganges sichtbar geworden sind, darf man, wie die Erfahrungen der amerikanischen Forscher zeigen, damit rechnen, daß die charakteristischen Knochenveränderungen voll ausgebildet sind.

Zur Orientierung untersuchen die amerikanischen Forscher in der Regel das distale Ende des Femurs und das proximale Ende der Tibia. Während bei normalen Knochen die Epiphyse von der Diaphyse durch eine gerade scharfe Linie getrennt ist, ist bei der Rachitis die Grenze unregelmäßig und es fehlt die Verkalkung. Mc Collum, Simmonds, Shipley und Park legen auf das Verhalten dieser „Linie" besonders Gewicht und bezeichnen diese Untersuchung als Linienprobe („line-test").

## 2. Methodik der Prüfung von Nahrungsmitteln auf Anwesenheit des antirachitischen Stoffes.

Will man einen Stoff auf Anwesenheit des antirachitischen Vitamins untersuchen, so muß man hierzu den Fütterungsversuch verwenden. Man nimmt eine Anzahl Ratten von gleichem Gewicht (etwa 40—50 g) und füttert sie mit dem Futtergemisch 3143 unter Beifügung des zu prüfenden Stoffes; die gleiche Anzahl von Kontrolltieren hält man bei der gleichen Nahrung ohne Zusatz. Stellen sich bei den letzteren nach etwa 5—6 Wochen die charakteristischen Gangstörungen ein, so stellt man bei ihnen die sog. Linienprobe an, die in der Regel dann das für Rachitis typische Verhalten zeigt. Gleichzeitig untersucht man die Tiere des Hauptversuches und findet, falls der zu prüfende Stoff das antirachitische Vitamin enthält, eine positive Linienprobe, d. h. ausgesprochene Ablagerung von Kalksalzen in der Epiphyse und Diaphyse. Vom Lebertran genügt zur Erzielung von Kalkablagerung beispielsweise schon eine Menge, die etwa 2%, der gesamten Futtermenge entspricht. Wichtig ist, daß selbst bei Tieren mit bereits ausgeprägter Rachitis Zufuhr des antirachitischen Vitamins innerhalb weniger Tage (8—10) eine Ablagerung von Kalksalzen — das Zeichen beginnender Heilung — zur Folge hat, wie die Linienprobe zeigt. Damit wird der Wert dieser biologischen Methode noch bedeutend erhöht. Um vor Täuschungen bewahrt zu bleiben, ist es freilich nötig, daß durch den Zusatz der Gehalt der Nahrung an anorganischen Salzen nicht geändert wird. Weiter ist es wichtig, zu wissen, daß auch im Hungerzustande Ablagerung von Kalksalzen, d. h. Heilung der Rachitis einsetzen kann; die Beobachtung der Freßlust der Versuchstiere und die Untersuchung des Magen-Darmkanals auf Speisereste bei der Sektion geben Aufschluß darüber, ob eine solche Selbstheilung in Frage kommt. Man darf wohl annehmen, daß die bei Abbau von Organgewebe frei werdenden anorganischen Salze für die Knochenentwicklung vorzüglich verwendet werden können. Schließlich soll während der Gravidität eine Ablagerung von Kalksalzen auch bei strenger Rachitisdiät erfolgen [1].

## 3. Das durch Mangel an Calcium und antirachitischem Vitamin erzeugte rachitisähnliche Bild.

Wie bereits ausführlich betont wurde, ist für eine normale Skelettentwicklung ein richtiges Verhältnis von Calcium zu Phosphorsäure von größerer Wichtig-

---

[1] Persönliche Mitteilung von Miß Simmonds.

keit als ihre absoluten Mengen. Nachdem im voraufgehenden Kapitel das durch phosphat- und vitaminarme Nahrung erzeugte Bild der echten Rachitis besprochen wurde, hätten wir uns nun kurz mit dem Krankheitsbild zu befassen, dessen Ursache Mangel an Calcium und Vitamin in der Nahrung ist. Ein zu seiner Erzeugung geeignetes Futtergemisch, das von Mc Collum und seinen Mitarbeitern benutzt wurde, enthält folgende Bestandteile:

| | |
|---|---:|
| Ganzes Weizenkorn | 25,0 |
| Ganzes Maiskorn | 19,5 |
| Polierter Reis | 9,5 |
| Haferflocken | 9,5 |
| Erbsen | 9,5 |
| Bohnen | 9,5 |
| Vollmilchpulver | 5,0 |
| Casein | 10,0 |
| NaCl | 1,0 |
| Dextrin | 1,5 |

Diese Nahrung enthält etwa das Optimum des Phosphors, wie es für Ratten gefunden wurde, während ihr Calciumgehalt so gering ist, daß junge Tiere das Wachstum einstellen; die Menge des antixerophthalmischen Faktors war gerade ausreichend, um die Entstehung der spezifischen Augenerkrankung zu verhindern.

Bei diesem Futtergemisch, das zur Erzielung eines befriedigenden Wachstums ungeeignet ist, zeigt ein Teil der Versuchstiere rachitisähnliche Veränderungen, bei einem anderen Teile fehlen diese, indes das Knochenbild ist auch nicht normal. Zulage von Calcium zu diesem Nahrungsgemisch wirkt den Knochenveränderungen entgegen, ohne sie jedoch ganz zu verhüten. Lebertran als Zulage war auch hier wieder dem Butterfett und den pflanzlichen Fetten und Ölen weit überlegen.

### 4. Über die Wirkung organisch gebundenen Phosphors bei der phosphatarmen Rachitis.

Wie wir sahen, ist bei der Ratte das Bild der echten Rachitis zu erzeugen durch eine Nahrung, die arm an Phosphaten und antirachitischem Vitamin ist (Sherman und Pappenheimer, Mc Collum, Simmonds, Shipley und Park). Aus dieser Feststellung ergab sich nun ohne weiteres die Frage, ob die Rolle des anorganischen Phosphats auch von organischen Phosphorverbindungen, die zu Phosphorsäure verbrannt werden, übernommen werden kann. Pappenheimer, Mc Cann und Zucker unternahmen daher entsprechende Versuche mit Zulage von Casein, Lecithin, Hefe und Fleisch. Sie stellten dabei fest, daß der Caseinphosphor den anorganischen Phosphor nicht zu ersetzen vermag, was mit den Erfahrungen Mellanbys über die ungünstige Einwirkung von Caseinzulage auf Knochenentwicklung übereinstimmt, wohl aber der Phosphor von Lecithin, Hefe und Fleisch.

Wir haben bereits darauf hingewiesen, daß Hunger und Unterernährung eine rasche Änderung der pathologischen Knochenprozesse in der Richtung der Norm herbeizuführen vermögen. Anscheinend werden die beim Abbau von Organgewebe frei werdenden anorganischen Salze für die Knochenentwicklung ohne weiteres verwendet. Damit steht in bester Übereinstimmung, daß man im Tierexperiment durch knappe Ernährung der Entwicklung rachitischer Veränderungen entgegenwirkt, während sehr reichliche Calorienzufuhr ihr Vorschub leistet. Diese Beobachtungen entsprechen übrigens ganz den Erfahrungen bei der Rachitis des Kindes.

## 5. Über die Bedeutung anderer Faktoren für die Entstehung der experimentellen Rachitis.

Ausgedehnte Studien über die Bedeutung, die dem Lebensalter der Versuchstiere bei der Entstehung der Rachitis zukommt, wurden von Korenchevsky sowie von Eckstein unternommen. Diese Forscher berichten, daß Vitaminmangel allein bei im übrigen sonst vollkommen richtig zusammengesetzter Nahrung Rachitis hervorrufe, wenn die Tiere bei Beginn des Versuchs nicht älter als 3—6 Wochen waren. Auch Goldblatt berichtet über ähnliche Erfahrungen, doch sah er neben den typisch rachitischen auch osteoporotische Knochenveränderungen, die, wie in einem früheren Kapitel berichtet wurde, sowohl bei isoliertem Calcium- wie bei isoliertem Vitaminmangel der Nahrung beobachtet wurden.

Weiter hat man dann den Einfluß physikalischer Faktoren, deren Heilwirkung bei der menschlichen Rachitis erkannt worden war, auch im Tierexperiment studiert.

Im Jahre 1919 hatte K. Huldschinsky[1]) ausgesprochene Fälle von kindlicher Rachitis durch Bestrahlung mit ultraviolettem Licht, als dessen Quelle eine Quarzquecksilberlampe (künstliche Höhensonne) diente, zur Heilung bringen können. Die Besserung der Knochenveränderungen wurde fortlaufend durch Röntgenuntersuchungen kontrolliert. Die Befunde Huldschinskys konnten von allen Nachuntersuchern bestätigt werden.

Mc Collum mit seinen Mitarbeitern Park, Powers, Shipley und Simmonds und unabhängig von ihnen A. F. Heß, Unger und Pappenheimer fanden die gleiche günstige Wirkung bei ihren künstlich rachitisch gemachten Ratten durch Bestrahlung mit natürlichem Sonnenlicht oder dem Licht der künstlichen Höhensonne. Bezeichnend ist, daß schwarze Ratten weit größere Lichtdosen benötigen als Albinotiere, die schon auf kleinste Dosen reagieren.

Als bemerkenswertes Ergebnis neuester Forschungen (A. F. Heß) sei nur noch erwähnt, daß aus dem ultravioletten Spektrum nur ein Ausschnitt ganz bestimmter Wellenlänge (290—300 m$\mu$) wirksam ist. Strahlen von noch wesentlich geringerer Wellenlänge müssen demnach gänzlich unwirksam sein und in der Tat war eine Beeinflussung der rachitischen Knochenveränderungen durch Röntgenstrahlen auch in großen Dosen nicht möglich. Wie mit diesen Erfahrungen von A. F. Heß ein gegensätzlicher Befund von Huldschinsky zu vereinbaren ist, bedarf noch der Nachuntersuchung.

Diese Heilwirkung des ultravioletten Lichts, die auf anatomischem Wege überzeugend nachgewiesen werden konnte, entspricht im wesentlichen der, die sich mit dem antirachitischen Vitamin herbeiführen läßt. Wie aus den Arbeiten von Heß und György-Popoviciu, sowie C. Falkenheim hervorgeht, wird unter dem Einflusse des ultravioletten Lichts in der Haut antirachitisches Vitamin gebildet. Dieses bewirkt ebenso wie nach der Zufuhr des Vitamins im Lebertran ein Aufsteigen des Phosphatspiegels im Blutserum zu normaler Höhe und Apposition des Kalks. Tiefere Einblicke in den Mechanismus dieser Wirkung haben wir bis jetzt nicht. Als eine weitere chemische Beeinflussung des Blutes bei Quarzlampenbestrahlung des Körpers haben György und Essinger eine Vermehrung des Lecithins und Cholesterins festgestellt.

Die Entdeckung, daß das ultraviolette Licht den rachitischen Knochenveränderungen gegenüber die gleiche Wirksamkeit entfaltet, wie der antirachitische Faktor, ergab übrigens die Möglichkeit, von einer neuen Seite die patho-

---

[1]) Deutsche med. Wochenschr. 1919, S. 712.

genetische Verschiedenheit der durch Mangel an den beiden fettlöslichen Vitaminen hervorgerufenen Störungen zu untersuchen. Ratten wurden auf eine von fettlöslichem Vitamin freie Kost gesetzt und bestrahlt. Das Ergebnis war, daß das ultraviolette Licht zwar die Knochenprozesse beeinflußte, dagegen keine Wachstumsförderung zeigte und den Ausbruch der Xerophthalmie nicht völlig zu verhindern vermochte (Sheets und Funk, sowie Powers, Park und Simmonds), wenngleich der Verlauf sich etwas milder gestaltete. Also auch diese Versuche, die schon kurz erwähnt wurden, lassen die rachitischen Knochenveränderungen als eine ganz selbständige, mit der Xerophthalmie und dem Wachstumsstillstand in keinerlei engerem Zusammenhang stehende Störung erscheinen.

Einige Bemerkungen über die Bedeutung des Strontiums für die Knochenbildung sind hier vielleicht noch angezeigt. Von Stoeltzner und Lehnerdt war die starke Wirkung von Strontiumsalzen auf die Bildung von osteoidem Gewebe schon vor vielen Jahren beobachtet worden. Shipley und Mitarbeiter konnten diese Angaben bestätigen, fanden indes, daß das Strontium das Calcium in der Knochenbildung nicht zu ersetzen vermag. In Fütterungsversuchen an Ratten, wobei das Calcium fast vollständig durch Strontium ersetzt war, war der rachitische Knochenprozeß durch Lebertran nicht im geringsten zu beeinflussen — nach Mc Collum der einzige Fall, in dem der Lebertran den Fehler einer zu Knochenstörung führenden Diät nicht auszugleichen vermochte [1].

## 6. Neueste Untersuchungen zur experimentellen Rachitis der Ratten.

Die umfassenden Untersuchungen zur experimentellen Rachitis der Ratten, die durch die glückliche Zusammenarbeit von Mc Collum und Simmonds mit den Kinderärzten Shipley und Park unsere Vorstellungen über die Bedingungen des Knochenwachstums auf eine ganz neue Grundlage stellten, wurden von zahlreichen Forschern, von denen hier nur Sherman und Pappenheimer, Heß und Unger, Howland und Kramer und Korenchevsky genannt seien, im wesentlichen bestätigt.

Von deutscher Seite hat E. Lobeck [2] sich sehr eingehend mit der Frage der experimentellen Rattenrachitis beschäftigt. Seine Versuche, die auf breiter Grundlage aufgebaut wurden, haben Anspruch auf besondere Berücksichtigung. Lobeck kommt nun, obwohl auch er Rachitis bei seinen Versuchen erzeugen konnte, in wesentlichen Punkten zu anderen Anschauungen wie die amerikanischen Forscher. Die Differenz zwischen den Ergebnissen Lobecks und denen Mc Collums und seiner Schule erklären sich, wie ich glaube, zum großen Teile durch Verschiedenheiten in den Versuchsbedingungen [3]. Es kann an dieser Stelle natürlich nur einiges hervorgehoben werden. Von großer Bedeutung scheint mir zu sein, daß bei den Tieren Lobecks Infektionen sehr häufig vorkommen, was vielleicht auf die Art, wie das Futter den Tieren gereicht wird, zurückzuführen ist.

Im Laboratorium von Mc Collum, dessen Methodik in Amerika von den Laboratorien immer mehr übernommen wird, wird das Futter stets nur in absolut trockenem, fein pulverisiertem Zustande gereicht, das Trinkwasser ist vor Verunreinigungen vollkommen geschützt. Diese Fütterungs- und übrigen

---

[1] Auf die neuerdings von Buschke-Peiser, sowie von Eckstein beschriebene „Thalliumrachitis" bleibt Zufuhr von Lebertran oder direkte Bestrahlung ebenfalls ohne Heilwirkung.

[2] Frankf. Zeitschr. f. Pathol. Bd. 30 (1924), S. 402.

[3] Durch mehrmonatliche Arbeiten im Laboratorium von Mc Collum habe ich die Methodik der dort ausgeführten Arbeiten sehr genau kennen gelernt.

Haltungsbedingungen spielen sicherlich eine viel größere Rolle, als gemeinhin angenommen wird.

Weiter ist die Fütterung der Tiere in der Zeit vor Beginn der Versuche durchaus nicht gleichgültig. Lobeck verwandte hierbei Küchenabfälle, während Mc Collum eine ganz bestimmte Standardkost gibt. Schließlich sei nur noch bemerkt, daß in dem bekannten Futtergemisch 3143 Lobeck Weizenmehl statt Weizengluten verwendet. Dadurch wird die Zusammensetzung des Futters von Grund auf geändert. Nach den Erfahrungen Mc Collums und seiner Mitarbeiter, sowie nach meinen eigenen, leben junge Ratten mit der Nahrung 3143 erstaunlich lange, im Durchschnitt 6—8 Wochen und darüber.

Es scheint daher sehr fraglich, ob man die Ergebnisse, zu denen Lobeck bei seinen Versuchen gelangte, überhaupt mit denen Mc Collums, die unter so vielfach ganz anderen Bedingungen erhalten wurden, vergleichen kann.

Zu der Anschauung Mc Collums, daß eine Störung in der Relation Ca : P bei ungenügender Zufuhr des antirachitischen Stoffes zu Rachitis führt (und zwar besonders auch bei starker Vermehrung des Calciumanteiles), was Lobeck ablehnt, hat Stepp jüngst einen Beitrag liefern können [1]. Wenn man in dem zur Erzeugung von Xerophthalmie im Laboratorium von Mc Collum verwendeten Futtergemisch, dessen Zusammensetzung unten folgt, die Menge des Calciumcarbonats auf das Doppelte erhöht, so tritt schwerste Rachitis neben der Xerophthalmie auf, während das ursprüngliche Gemenge nur die spezifische Augenerkrankung ohne Knochenveränderungen hervorruft.

|  | nur Xero-phthalmie | Xerophthalmie und Rachitis |
|---|---|---|
| Haferflocken . . . . . . . . . | 40,0 | 40,0 |
| Casein (gereinigt) . . . . . . . | 5,0 | 5,0 |
| NaCl . . . . . . . . . . . . . | 1,0 | 1,0 |
| CaCO$_3$ . . . . . . . . . . . . | **1,5** | **3,0** |
| Dextrin . . . . . . . . . . . . | 52,5 | 51,0 |

Es genügt hier also dieser kleine Eingriff: Erhöhung des Calcium-carbonatanteils von 1,5 auf 3,0% — die entsprechende Verminderung des Dextrinanteiles von 52,5 auf 51,0 spielt bestimmt keine Rolle —, um dem Futtergemisch vollkommen neue Eigenschaften zu geben, nämlich die Fähigkeit, Rachitis hervorzurufen.

Diese in den Versuchsbedingungen sehr klaren Experimente sprechen zweifellos ganz im Sinne der Mc Collumschen Anschauung.

## Anhang.

### Phosphatsteine im Harntractus bei Mangel an fettlöslichem Vitamin in der Kost.

Osborne und Mendel berichteten vor längerer Zeit, daß nach ihrer Erfahrung das Vorkommen von Harnsteinen ein häufiges Ereignis bei Mangel an fettlöslichem Vitamin in der Nahrung sei. Bei 857 Autopsien wurde der Befund 91 mal erhoben. Freilich, ein überzeugender Beweis für die Abhängigkeit des Befundes von der Nahrung ist bisher noch nicht erbracht worden. Mc Collum macht gegen die Anschauungen von Osborne und Mendel geltend, daß 57% der mit Steinen behafteten Tiere Vitamin A in durchaus reichlicher Menge erhalten hätten und betont, daß bei seinen eigenen Versuchstieren, die eine mit Vitamin ausreichend versehene, dagegen in anderer Hinsicht fehlerhafte Kost

---

[1] Ergebn. d. Physiol. **24** (Asher-Festband). 1925, S. 67.

erhalten hätten, sehr häufig Calciumphosphatsteine in den Harnwegen angetroffen worden seien. Infolgedessen lehnt er den spezifischen Vitaminmangel
als Ursache der Störung ab.

**Zur Frage der Abhängigkeit experimentell erzeugten Schichtstares
von Mangel an A-Vitamin bei neugeborenen jungen Ratten.**

Vor kurzem haben A. v. Szily und A. Eckstein[1]) mitgeteilt, daß es ihnen
mit einer Nahrung, die arm an Vitamin A und Phosphaten ist, gelungen sei,
bei jungen Ratten in den ersten Lebenswochen Schichtstar hervorzurufen,
wenn die Mutterratte vom Tage der Geburt der Jungen an mit der spezifischen
Kost ernährt wird. Die von ihnen verwendete Nahrung war in Anlehnung an
die McCollumsche Kost 3143 in der folgenden Weise zusammengesetzt:

| | |
|---|---:|
| Weizenmehl | 33,0 |
| Maismehl | 33,0 |
| Weizenkleie | 15,0 |
| Gelatine | 15,0 |
| NaCl | 1,0 |
| CaCl$_2$ | 3,0 |

Bei dieser Nahrung der Mutter wuchsen die Jungen schlecht, nach etwa
3 Wochen war die Starentwicklung in unverkennbar typischer Form nachweisbar. v. Szily und Eckstein erklärten die Entstehung des Stares durch Mangel
an Vitamin A und zogen gleichzeitig eine Störung des Kalkstoffwechsels in Betracht. Neuerdings[2]) suchen sie die Ursache dieser Störung, nachdem von
W. Stepp und J. S. Friedenwald[3]) gezeigt worden war, daß das McCollumsche
Futter 3143, unter analogen Bedingungen verabreicht, keinen Star und auch
Mangel an A-Vitamin niemals diese Veränderung hervorruft, in dem Mangel
an einem hypothetischen Vitamin Z, dessen Vorhandensein in dem Gluten des
McCollumschen Futtergemisches 3143 bei den Versuchen Stepps die Ent-
stehung des Stars verhindert haben soll.

Wie Stepp betonte, ist das von v. Szily und Eckstein „modifizierte"
Futter 3143 im Vergleich zu der Originalkost ausgesprochen eiweißarm, was
zu berücksichtigen sei; für die Annahme eines neuen Vitamins fehlt bis jetzt
jeder sichere Anhaltspunkt. Die Frage der experimentellen Starerzeugung ist
dann neuerdings auch von anderer Seite geprüft worden. L. Schreiber[4])
fütterte 7 Würfe Albinoratten mit dem Nahrungsgemisch von v. Szily und
Eckstein, insoferne jedoch von dem Vorgehen dieser Autoren abweichend,
als die Tiere das Futter „abseits von der Mutter und jenseits der Säugeperiode"
erhielten. Nach etwa 8 Wochen zeigten von den 7 Versuchsreihen zwei dichte
Starbildungen, und zwar waren es die im Alter jüngsten. Schreiber zweifelt
nicht an der Starentstehung durch Nährschaden, läßt aber die Frage, ob ein
Vitaminmangel das Entscheidende ist, offen.

## III. Über die Verbreitung der fettlöslichen Vitamine in der Natur.

Zur Prüfung der tierischen und pflanzlichen Nahrungsprodukte auf ihren
Gehalt an fettlöslichem Vitamin ist fast ausschließlich ihr Verhalten gegenüber
der Xerophthalmie der Ratten (ihr verhütender oder heilender Einfluß) und
ihr Einfluß auf die Wachstumskurve studiert worden. Es ist nun, wie aus den

---

[1]) Klin. Monatsbl. f. Augenheilk. 71 (1923), 545; Klin. Wochenschr. 3 (1924), Nr. 1.
[2]) Klin. Wochenschr. 4 (1925), Nr. 19.
[3]) Klin. Wochenschr. 3 (1924), Nr. 51.
[4]) Bericht über die XLV. Versamml. d. Ophthalm. Ges. Heidelberg 1925, S. 272.

vorigen Kapiteln hervorgeht, durchaus nicht gesagt, daß jeder Stoff mit
antixerophthalmischer Wirkung auch antirachitische Eigenschaften entfaltet.
Die Gegenwart des antirachitischen Vitamins kann ausschließlich in besonderen
Versuchen mit rachitiserzeugender Kost erschlossen werden. Umfassendere
systematische Untersuchungen dieser Art liegen bisher nur spärlich vor.
Diese sollen besonders behandelt werden; zunächst sei das Vorkommen des
antixerophthalmischen Vitamins in der Natur besprochen.

### 1. Das Vitamin A oder antixerophthalmische Vitamin.

#### Tierische Gewebe.

Das Vitamin A wurde (wie bei Besprechung der Versuche, die zu seinem
Nachweis führten, bereits dargelegt worden ist) zuerst in den verschiedensten
tierischen Fetten festgestellt.

Eine der für die menschliche Ernährung wichtigsten Quellen des Vitamins A
ist die Milch und ihre Produkte, also vor allem das Milchfett, so daß also
Sahne und Butter besonders reich daran sind. An etwa gleicher Stelle wäre
zu nennen das Eigelbfett, dann das Rinderfett, das Fett der Schweinenieren, der Leber, des Kabeljauhodens usw. Selbstverständlich findet
sich der A-Stoff auch in anderen Organen, die mit Fett durchwachsen sind,
so z. B. im Muskelfleisch der Tiere. Besonders reich soll nach Scheunert
das Pferdefleisch sein. Unter allen Naturerzeugnissen hat der Dorsch-
lebertran den höchsten Gehalt. Schon wenige Milligramme (1,7—5)
im Tage genügen als Träger des Vitamins A, um Wachstum bei
der jungen Ratte hervorzurufen, während von Butter hierfür
200—400 mg benötigt werden. Wie der Lebertran vom Dorsch, so sind auch
die Lebertrane von einer ganzen Reihe von anderen Fischen, die in
letzter Zeit untersucht wurden, höchst wirksam. Wichtig, auch in praktischer
Hinsicht, ist die Tatsache, daß der Vitamingehalt des Lebertrans bei längerer
Aufbewahrung sinkt. So hat Poulsson festgestellt, daß eine etwa 30 Jahre
lang aufbewahrte Lebertranprobe erheblich an Wirksamkeit eingebüßt hatte [1]).

Die Lebertrane des Handels (Medizinallebertrane) sind in ihrem Vitamingehalt übrigens sehr verschieden. A. D. Holmes [2]) untersuchte zehn verschiedene Handelsproben auf ihren Gehalt an A-Vitamin und fand Schwankungen der Heildosis (bei der Rattenxerophthalmie) zwischen 0,72 und
7,9 mg pro die; das sind außerordentlich große Schwankungen und sie
erklären uns, warum immer wieder an dem Heilwert des Lebertrans
gezweifelt wird. Da einwandfreie chemische Differenzen an den verschiedenen
Tranen sich vorläufig nicht finden lassen, bleibt nur die biologische Prüfung.

Außerordentlich arm an Vitamin A dagegen ist das Schweinefett, besonders in der Form des Schweineschmalzes.

Diese nach Entdeckung des Vitamins A verhältnismäßig rasch gefundenen
Tatsachen wurden in ein ganz neues Licht gerückt, als es im Verlaufe weiterer
Forschungen gelang, den Nachweis zu erbringen, daß alles in tierischen
Organen gefundene Vitamin A letzten Endes der Pflanze entstammt.

Diese Erkenntnis gewann insofern auch praktische Bedeutung, als man in
Übereinstimmung damit sah, daß der Gehalt tierischer Organe an dem
fettlöslichen Vitamin keine für alle Fälle gegebene Größe ist, sondern
durch die Zufuhr in der Nahrung bestimmt wird.

Mc Collum und Simmonds konnten überzeugend beweisen, daß der
Gehalt der Milch an dem A-Stoff abhängt von dem Gehalt der Nahrung an dem

---

[1]) Biochem. Journ. 18, Nr. 5 (1924), S. 919.
[2]) Zit. nach Ber. über die ges. Physiol. 22 (1925), S. 544.

Vitamin, die der Milchspender genießt. Freilich ist selbst bei fehlender Zufuhr des fettlöslichen Faktors niemals die Milch gänzlich frei davon, da das Vitamin A in diesem Falle anscheinend den im Körper vorhandenen Vorräten entnommen wird; daß nach den von Cramer jüngst vertretenen Anschauungen diese in den sog. Fettdrüsen sich finden, wurde bereits erwähnt.

Das spärliche Vorkommen des Vitamins A im Schweinefett erklärt sich zwanglos aus der mangelhaften Zufuhr des spezifischen Faktors in dem Futter, mit dem die Schweine in der Regel aufgezogen werden. Es besteht meist aus Kleie und Magermilch; Grünfutter dagegen, das, wie wir später sehen werden, viel Vitamin A enthält, pflegen diese Tiere nur wenig zu erhalten.

Wenn nun das an sich vitaminarme Schweinefett bei der handelsmäßigen Verarbeitung zu Schweineschmalz (durch Erhitzen auf $130^0$ und Rühren an der Luft) in seinem kärglichen Gehalt an Vitamin A noch weiter geschädigt wird, so ist es leicht zu verstehen, daß das fertige Schweineschmalz so gut wie frei davon ist.

Daß diese Auffassung nun auch wirklich den tatsächlichen Verhältnissen entspricht, geht aus Beobachtungen mit Schweinefett hervor, das von Tieren stammt, die reichlich mit Grünfutter ernährt wurden; der Speck dieser Tiere enthält reichlich Vitamin A.

Diese Tatsachen sind in zweifacher Hinsicht von Wichtigkeit. Erstens zeigen sie, daß man niemals mit einer bestimmten Menge von Vitamin A in gewissen tierischen Organen und Sekreten rechnen kann, man muß sich vielmehr erst durch den biologischen Versuch darüber unterrichten; es ist wohl kein Zweifel, daß viele Unstimmigkeiten in den Literaturangaben auf ein Außerachtlassen dieser Forderung zurückzuführen sind. Zweitens ist man durch die Kenntnis dieser Verhältnisse in die Lage versetzt, durch eine zweckentsprechende Fütterung nicht nur Tiere, die der menschlichen Ernährung dienen, an dem Faktor A anzureichern, sondern auch die von ihnen gelieferte Milch gehaltreicher zu machen. So hat man beobachtet, daß die Milch von Kühen, die sich auf Weide befinden, reicher an Vitamin A ist als die von Tieren, die im Stalle gefüttert werden. Weiter ist die Sommermilch gehaltvoller als die Wintermilch.

Die Nutzanwendung dieser Erkenntnisse für die Diätetik stillender Mütter liegt nahe.

Auf Grund des jetzt vorliegenden reichen Materials darf mit größter Wahrscheinlichkeit gefolgert werden, daß das Vitamin A vom tierischen Organismus — vielleicht vorläufig richtiger vom Organismus des Säugers — nicht gebildet werden kann; es muß wie alle streng exogenen Stoffe direkt oder indirekt vom Pflanzenreich bezogen werden.

Ganz in diesem Sinne sprechen auch die neuesten Studien über die Herkunft des Vitamins A im Lebertran. Es konnte festgestellt werden, daß der aus der Leber des männlichen Dorsch gewonnene Tran sehr viel reicher an Vitamin ist als der vom weiblichen Tier stammende. Norwegische und englische Forscher, die dieser Tatsache nachgingen, fanden nun, daß der männliche Dorsch sich während des größten Teils des Jahres in anderen Meeresteilen aufhält, wie der weibliche und als Nahrung eine gewisse Planktonart, die sehr viel Vitamin A enthält, verzehrt; besonders ein kleiner Krebs ist hierdurch ausgezeichnet. Dieser aber, ebenso wie die übrigen Planktontiere, leben von einer Kieselalge (Nitzschia closterium), die sehr reichlich Vitamin A bildet.

Das Vitamin A des Lebertrans stammt also letzten Endes aus dieser Kieselalge. Im übrigen ließ sich der Beweis der Bildung des A-Vitamins durch die Kieselalge im Versuch mit Reinkulturen einwandfrei führen (Jameson,

Drummond und Coward). Eine merkwürdige Beobachtung hat vor kurzem
A. D. Holmes[1]) mitgeteilt. Er fand, daß der Vitamingehalt frisch ent-
nommener und auf Eis aufbewahrter Leber mit der Zeit eher eine
Vermehrung als eine Verminderung erfährt[1]).

### Pflanzliche Gewebe.

Die Auffindung des Vitamins A in tierischen Fetten und die Feststellung seines
Fehlens in einigen pflanzlichen Fetten und Ölen führte dazu, daß man die
systematische Untersuchung pflanzlicher Nahrungsmittel erst später durchführte.

Mc Collum und Davis beobachteten zuerst, daß in Weizenkeimen
Stoffe enthalten sind, die ähnliche Wirkungen entfalten wie Butterfett.
Auch bei den anderen Getreidefrüchten wurde hauptsächlich im Embryo das
A-Vitamin nachgewiesen, während die übrigen Teile der Körner kaum nennenswerte Mengen enthielten. Genannt seien hier neben dem Weizen der Roggen,
der Hafer, die Gerste, der Reis und der Mais; von letzterem ist die gelbe
Sorte wesentlich reicher als die weiße. Auch andere Pflanzensamen enthalten,
wenn auch spärlich, Vitamin A: Baumwollsamen, Sonnenblumensamen,
ferner die Samen von Flachs, Hanf, Hirse sowie die Sojabohne.

Merkwürdigerweise sind die aus den genannten Samen gewonnenen Fette
und Öle ausgesprochen arm an dem fettlöslichen Faktor, offenbar deshalb, weil
dieser hier nicht in freiem Zustande, sondern gebunden an andere Substanzen
vorkommt und daher bei der Gewinnung der Pflanzenöle und -fette im Ausgangsmaterial zurückbleibt. Durch primäre Alkoholbehandlung und nach-
folgende Ätherextraktion läßt sich dagegen das Vitamin gewinnen. Die aus
Pflanzenfetten und -ölen dargestellten Margarinepräparate enthalten
nur sehr wenig von dem A-Faktor, am meisten noch die Oleomargarine
(„Oleo-oil-margarine" der Amerikaner); praktisch als fast völlig frei von
Vitamin A sind zu betrachten das Mandel-, das Olivenöl, das Cocosnußöl,
das Raps-, das Baumwollensaat-, Palmkern- und Babassuöl.

Die wichtigste Quelle des Vitamins A im Pflanzenreich sind die
grünen Teile der Pflanzen. Sie interessieren uns nicht nur insoweit, als sie
der menschlichen Ernährung dienen, sondern auch als wichtigster Bestandteil
des Futters derjenigen Tiere, deren Milch und Fleisch wir genießen. Vor allem
ist der Spinat durch seinen großen Reichtum an dem A-Stoff ausgezeichnet,
dann die grünen Salate, viele Kleearten, die verschiedenen Kohlgemüse,
ferner Lattich, viele Rübensorten, Timothee und Alfalfa (eine Art von
Sichelklee). Aus Spinat, Kohl und Alfalfa konnten Mc Collum und seine
Mitarbeiter eine an Vitamin A sehr reiche Fraktion erhalten, die etwa $3\%$ der
getrockneten Blätter an Menge ausmachte. Die getrockneten Blätter der genannten Pflanzen erwiesen sich als wirksamer als Butter.

Sehr viel geringer ist der Gehalt an Vitamin A bei den meisten
Wurzel- und Knollenpflanzen, in denen größere Mengen von Reserve-
stoffen aufgespeichert sind („functionally storage tissues", wie sie von den
Amerikanern bezeichnet werden). Hierher gehören die roten Rüben, die
Runkelrüben, die Zuckerrüben, der Mangold, die Pastinakwurzel
usw. Eine Ausnahme machen die Karotten und die gelben süßen
Kartoffeln, die reichlich A-Stoff beherbergen; die weißen Kartoffeln
enthalten nur Spuren.

Von den Früchten ist die Tomate als reich an Vitamin A zu bezeichnen,
in den übrigen finden sich kaum nennenswerte Mengen, so z. B. in der Traube
und in der Citrone.

---

[1]) Biochem. Journ. 18 (1924), Nr. 6.

Die Frage, ob bei der Keimung der Pflanzen Vitamin A gebildet wird, ist neuerdings von verschiedenen Seiten [Coward und Drummond, Wilson, Stepp[1])] bearbeitet worden. Während Coward und Drummond nur in solchen Samen eine Synthese stattfinden lassen wollen, die am Lichte keimen, fanden Wilson und Stepp auch in nicht belichteten Samen Vitaminbildung, wennschon diese nach den Befunden Stepps nur bescheiden ist.

## 2. Das Vitamin D oder antirachitische Vitamin.

Das antirachitische Vitamin ist, wie in den vorausgehenden Kapiteln mehrfach erwähnt wurde, in höchster Konzentration im Lebertran enthalten, und zwar nicht nur in dem vom Dorsch gewonnenen Tran, sondern auch im Lebertran der verschiedensten anderen Fische. Sehr reichlich findet es sich ferner im Eigelb. Butter enthält Vitamin D nur in sehr geringen Mengen, so daß man zur Erzielung einer antirachitischen Wirkung von der Butter einen sehr hohen Prozentsatz (bis 50% der Gesamtnahrung) nehmen müßte.

Von den Pflanzenfetten und -ölen, wie sie vor allem zur Margarinefabrikation benützt werden, ist das Cocosnußöl das einzige, das kleine Mengen davon enthält.

Im Gegensatz zu den Pflanzengeweben, die als Reserve- und Aufspeicherungsorgane dienen, und aus denen die Pflanzenöle und -fette gewonnen werden, zeichnen sich die grünen Blätter als aktiv tätige Gewebe durch einen hohen Gehalt an Vitamin D aus. Der wirksame Stoff läßt sich frischen Blättern durch Alkohol, Äther und Aceton leicht entziehen. Wenn man auf 1000 g Futter die Extraktmenge nimmt, die 250 g Blättern entspricht (Alfalfa), so kann man damit schwere Rattenrachitis in 4—5 Wochen vollkommen zur Heilung bringen; bemerkenswert ist, daß solche mit Äther hergestellte Extrakte frei von Calcium sind und höchstens Spuren von Phosphat enthalten, so daß bei Zusatz der Extrakte eine Veränderung des Calcium- oder Phosphatgehalts der Nahrung nicht eintritt. Von Hart und Steenbock, ebenso von Shipley, Kinney und Mc Collum wurde kürzlich die merkwürdige Beobachtung mitgeteilt, daß getrocknete Blätter keine antirachitische Wirkung enthalten, während die frischen Blätter unzweifelhaft stark wirksam sind. Diese Beobachtung erklärt sich vielleicht aus den neuen Forschungen über die Bildung des D-Vitamins unter dem Einflusse des Lichtes (vgl. die Ausführungen weiter unten).

Unsere Kenntnisse über das Vitamin D sind bis jetzt noch sehr wenig zahlreich und was bisher an Beobachtungen vorliegt, bedarf noch dringend der Nachprüfung. Es sei deswegen auch mit aller Reserve ein Versuchsergebnis mitgeteilt, das von Shipley, Kinney und Mc Collum[2]) vor kurzem veröffentlicht wurde, daß weder im Spinat, noch im Kohl, noch in der Tomate nachweisbare Mengen von Vitamin D vorhanden seien. Auch dieser Befund bedarf noch weiterer Klärung.

Die Tatsache, daß die verschiedenen Getreidesamen ganz frei von Vitamin D sind, während manche grünen Pflanzen reichlich davon enthalten, ließ daran denken, daß möglicherweise schon während des Keimens der spezifische Stoff gebildet würde.

W. Stepp hat zur Entscheidung dieser Frage Fütterungsversuche an Ratten mit der Mc Collumschen Kost 3143 ausgeführt, in der der Weizen- und Maisanteil durch gekeimten (und nachher getrockneten) Weizen und Mais ersetzt war. Alle Tiere bekamen schwere Rachitis, so daß man annehmen muß, daß

---

[1]) Stepp, W., Zeitschr. f. Biol. 83 (1925), S. 94.
[2]) Journ. of biol. chem. 59 (1924), p. 166 u. 177.

beim Keimungsprozeß Vitamin D nicht gebildet wird; bei dieser
Schlußfolgerung wurde allerdings die Annahme gemacht, daß beim Trocknen
Vitamin D nicht zerstört wird. Nachdem wir aber jetzt wissen, welch wichtige
Rolle die Belichtung bei der D-Vitaminbildung spielt, erklärt sich der negative
Befund Stepps, bei dessen Keimversuchen Zutritt des Lichtes verhindert war,
ohne weiteres.

## IV. Allgemeines zur chemischen Natur der fettlöslichen Vitamine.

Über die chemische Natur der fettlöslichen Vitamine kann zur Zeit noch nichts
Abschließendes gesagt werden. Stepp hatte bei seinen Ernährungsversuchen
mit „lipoidfreier" Kost im Hinblick darauf, daß das hierbei benutzte Ex-
traktionsverfahren diejenige Methode ist, die man zur Gewinnung der „Lipoide"
benutzt, in erster Linie an Substanzen von Lipoidcharakter bzw. deren Bausteine
gedacht, d. h. an Stoffe vom Charakter der Phosphatide, der Cholesterine (bzw.
Phytosterine) und der Cerebroside; letztere, die als phosphorfreie Glucoside
anzusprechen sind, zeigen sonst eine gewisse Verwandtschaft mit den gleichfalls
zuckerhaltigen Pflanzenphosphatiden. Die Lipoide finden sich in der Natur
ungemein weit verbreitet; sie sind bisher als regelmäßige Bestandteile aller
tierischen und pflanzlichen Zellen aufgefunden und deshalb auch als primäre
Zellbestandteile angesprochen worden. Bezeichnend ist, daß gerade die Zellen,
denen besondere Leistungen zufallen, wie die Geschlechtszellen, besonders
reich an Lipoiden und an den fettlöslichen Vitaminen sind.

Die Frage, ob der tierische Organismus zur Bildung solcher Stoffe befähigt
sei, wie sie unter dem Namen Lipoide zusammengefaßt werden, war der Ausgangspunkt der ersten Untersuchungen Stepps auf diesem Gebiet, und so ist es
begreiflich, daß die Gedanken über die chemische Natur jener Stoffe immer
wieder zu jenen Lipoiden zurückwanderten, zumal unter ihnen oder ihren
Bruchstücken einige sich befanden, die den exogenen Substanzen
zugerechnet wurden. Wie im allgemeinen Teil des näheren ausgeführt
wurde, findet sich in der Reihe der von Hofmeister als streng exogen bezeichneten Stoffe das Cholesterin; möglicherweise gehören auch die Cerebronsäure
und das Sphingosin hierher. Man wird also bis zum Beweis des Gegenteiles die
Cerebroside, die Cerebronsäure und das Sphingosin bei der Frage, welche
chemischen Gruppen im fettlöslichen Vitamin eine Rolle spielen, im Auge
behalten müssen; inwieweit die neuen Forschungen von Beumer und Lehmann, sowie Thannhauser über das Cholesterin dessen exogene Natur in
Frage stellen, wurde bereits erörtert (vgl. S. 30).

Groß angelegte Fütterungsversuche, in denen alle die genannten Substanzen
in möglichst reiner Form in den verschiedensten Kombinationen daraufhin
geprüft wurden, ob sie imstande sind, die bekannten Träger des fettlöslichen
Vitamins zu ersetzen, stehen noch aus. In solchen Versuchen müßte selbstverständlich die Heil- bzw. vorbeugende Wirkung sowohl gegenüber der
spezifischen Augenerkrankung wie den rachitischen Knochenveränderungen
beachtet werden.

Ansätze in dieser Richtung sind schon vor längeren Jahren von Stepp
unternommen worden, konnten jedoch aus äußeren Gründen nicht in der ge-
planten Weise weitergeführt werden. Stepp benutzte als Versuchstiere weiße
Mäuse und als Grundfutter Hundekuchen, der mit Alkohol und Äther erschöpfend
extrahiert und (abgesehen von kleinen noch zurückgebliebenen Resten von
Vitamin B) völlig vitaminfrei, d. h. völlig frei von Vitamin A war. Diesem
Grundfutter wurde ein Gemenge von Vertretern der verschiedensten Lipoidgruppen (1,25% Ovolecithin, 0,5% Cephalin, 0,5% Cerebron und 0,6%

Cholesterin), sowie Vitamin B (in Gestalt von „Orypan" reinst) beigemischt. Von 5 Tieren konnten 2 bis zum Schluß des Versuches, der 60 Tage dauerte, völlig gesund und munter erhalten werden, wenngleich sie an Gewicht abgenommen hatten. So sehr man diesen Versuchen entgegenhalten kann, daß sie zu wenig zahlreich seien, um sichere Schlußfolgerungen zu gestatten, so muß auf der anderen Seite betont werden, daß in den 600—700 Versuchen, über die Stepp seinerzeit verfügte, nicht ein einziges Mal die Beobachtung gemacht werden konnte, daß ein Tier mit der extrahierten Grundnahrung länger als allerhöchstens 35 Tage am Leben erhalten werden konnte; die Durchschnittslebensdauer betrug 3—4 Wochen.

Es ist dies der erste Fall, in dem es gelungen ist, das fettlösliche Vitamin durch eine Kombination verhältnismäßig reiner Vertreter von Lipoiden zu ersetzen. Die Versuchsdauer betrug ein Vielfaches der Zeit, während welcher Tiere gleichen Stammes ohne fettlösliches Vitamin am Leben erhalten werden konnten. Von besonderer Wichtigkeit ist, daß in den Versuchsprotokollen bemerkt ist, daß die Tiere vollkommen munter waren. Die Augenerkrankung, die nach den Erfahrungen Stepps auch bei ausgewachsenen Mäusen bei Mangel an dem A-Faktor sehr häufig auftreten, hat hier gefehlt. Wenn Stepp angesichts dieser Ergebnisse mit seinen Schlußfolgerungen über die chemische Natur des fettlöslichen Vitamins A zurückhielt, so geschah es im Hinblick darauf, daß weitere Erfahrungen an einem größeren Tiermaterial mit den verschiedensten Kombinationen der betreffenden Substanzen erwünscht schienen, bevor eine so entscheidende Frage als beantwortet angesehen werden durfte.

In neueren Versuchen konnte W. Stepp im Verein mit A. Jeß und E. Woenckhaus [1]) analoge Versuche an Albinoratten durchführen. Verwendet wurden ganz junge Tiere im Gewicht von 40—60 g und mit dem Hopkinsschen Nahrungsgemisch (das aus reinstem Casein, reinster Stärke, Schweineschmalz und einem Salzgemenge besteht und völlig vitaminfrei ist) gefüttert. Als Vitamin B wurde den Tieren Hefe gereicht und nun die obengenannte Lipoidmischung auf ihre Fähigkeit geprüft, den A-Faktor zu ersetzen. Es zeigte sich, daß alle Tiere, die die Hopkins-Nahrung mit Hefe ohne den Lipoidzusatz erhielten, nach spätestens 28 Tagen schwerste Keratomalacie mit rasch einsetzender Panophthalmie bekamen, die Tiere mit Lipoidzusatz dagegen bis zum 60. Tage frei von Augenerscheinungen blieben. Die Erkrankung wurde also durch den Zusatz um das Doppelte bis Dreifache der Zeit, innerhalb welcher die Tiere sonst die spezifischen Symptome bekamen, hinausgeschoben. Die Versuche konnten leider aus äußeren Gründen nicht fortgesetzt werden.

Man kann gegen die Beweiskraft solcher Versuche einwenden, daß es sich bei der Wirkung des Lipoidzusatzes nicht sowohl um die Lipoide selbst, als vielmehr um „Verunreinigungen" handelt, die bei der Darstellung der einzelnen Lipoidsubstanzen diesen noch anhaften. Dieser Einwand kann selbstverständlich nicht ohne weiteres entkräftet werden, da die Lipoide nur mit den größten Schwierigkeiten rein zu erhalten sind und da es überdies von anderen Nährstoffen bekannt ist, daß sie durch Vitamine „verunreinigt" sein können. So kann z. B. das Vitamin B der Milch sehr hartnäckig dem Milchzucker anhaften und es kann sich ereignen, daß bei der Verwendung von nicht weitgehend gereinigtem Milchzucker in einem Fütterungsversuche der Faktor B das Ergebnis beeinflußt, ohne daß der Experimentator von seiner Anwesenheit in der Nahrung etwas weiß; solche Fälle sind in der Geschichte der Vitamine wohlbekannt (McCollum, Osborne und Mendel).

Indessen ist es auffallend, daß in den Kontrollversuchen Stepps eine

---

[1]) Nicht veröffentlichte Versuche.

Kombination von Lecithin und Cholesterin, die doch sicherlich auch „Verunreinigungen" enthielt, als Ersatz des A-Vitamins versagte. Wenn man also die Wirkung der Lipoide auf etwaige, diesen anhaftende „Verunreinigungen" beziehen will, so muß man noch eine weitere Hilfshypothese aufstellen, nämlich die, daß ebensoviel spezifische „Verunreinigungen" zugegen sind als zugesetzte Lipoide.

Doch alle diese Überlegungen, die hier nur angestellt sind, um die Problemstellung klar hervortreten zu lassen, bedeuten nichts gegenüber dem Experiment. Dieses allein kann unter immer schärferer Umgrenzung der Bedingungen die Lösung der Frage bringen.

Daß den Lipoiden übrigens besondere Wirkungen zukommen, geht auch aus Versuchen anderer Forscher hervor. Oseki verwendete (unter Hofmeisters Leitung) Weizenmehl als Futter für Mäuse und überzeugte sich davon, daß damit Mäuse nicht am Leben erhalten werden können. Zusatz von alkoholischen Extrakten aus Eigelb hatten einen ausgesprochen günstigen Einfluß. Ersatz des Eigelbs durch einzelne Lipoide hatte ein negatives Ergebnis, nur das Cephalin zeigte eine lebensverlängernde Wirkung. Nach unseren heutigen Kenntnissen ist Weizenmehl nicht nur frei von A-, sondern auch von B-Vitamin, so daß ein völliger Ausgleich nur durch Zugabe von B- und A-Vitamin zu erreichen gewesen wäre. Vielleicht ist die Wirkung des Cephalins in der Richtung zu suchen, daß es ein an dem Komplex Vitamin A beteiligter Körper ist.

Auch in letzter Zeit hat man wiederum auf gewisse Beziehungen von Lipoiden zu den durch Mangel an fettlöslichen Vitaminen hervorgerufenen Störungen hingewiesen. Nach Noël Paton soll es sich sowohl bei der Rachitis wie bei der Tetanie um eine Störung des Lecithinstoffwechsels handeln. Die Phosphorsäure des Lecithins bildet eine wichtige Quelle der Serumphosphate. Bei ungenügendem Angebot von Phosphatiden kommt diese zum Teil in Wegfall, was zu einem Sinken des Phosphatspiegels im Blute führt. Übrigens wurde von Sharpe bei rachitischen Hunden eine Verminderung des Lipoidphosphors nicht nur im Blute, sondern auch in den Organen festgestellt.

Während man nach diesen Untersuchungen das Wirksame des antirachitischen Faktors vielleicht bei den Phosphatiden suchen möchte, wurde von Zucker, Pappenheimer und Barnett aus Lebertran nach Kochen mit Alkali ein Extrakt dargestellt, der eine 100 mal so starke Wirkung entfaltete, wie das Ausgangsmaterial. Im Hinblick auf gewisse Eigenschaften vermuteten die genannten Forscher, daß der wirksame Stoff dem Cholesterin nahe steht. Diese Vermutung ist übrigens schon früher von Wacker ausgesprochen worden.

Bei dieser Gelegenheit sei an die schon erwähnten Versuche Stepps an Hunden erinnert, in denen gezeigt werden konnte, daß bei Ernährung mit einer Kost, die frei von fettlöslichem Vitamin ist, die Galle in auffälliger Weise an Cholesterin verarmt [1]), ein Befund, der zunächst vielleicht so erklärt werden kann, daß bei dem Fehlen von Cholesterin in der Nahrung der Körper mit den ihm zu Gebote stehenden Mengen nach Möglichkeit haushälterisch umgeht und daher in der Galle nur Spuren ausscheidet. Der Befund spricht jedenfalls nicht in dem Sinne, daß eine Cholesterinsynthese im Organismus des Hundes in größerem Umfange in Frage kommt.

---

[1]) Bei den verschiedenen Versuchstieren lagen die Cholesterinwerte für die Blasengalle zwischen 0,03 und 0,076% (gegenüber den Normalwerten zwischen 0,31 und 0,62%); angesichts der Tatsache, daß die Gallen höchst konzentriert waren, eine schwarzgrüne Farbe und eine dicke fadenziehende Beschaffenheit aufwiesen, fallen die niedrigen Cholesterinwerte ganz besonders auf.

Wie der Name „fettlösliches Vitamin" schon besagt, haben die beiden Stoffe in bezug auf ihre Löslichkeitsverhältnisse eine gewisse Ähnlichkeit mit den Neutralfetten. So können sie beispielsweise aus wässerigen Lösungen durch Fett ausgeschüttelt werden, sie sind ferner löslich in Alkohol und Äther oder richtiger gesagt: die fettlöslichen Vitamine verhalten sich ganz ähnlich wie die Phosphatide, die auch eine verschiedene Löslichkeit zeigen, je nach der Reihenfolge, in der die Lösungsmittel nacheinander einwirken. Es ist eine längst bekannte Tatsache, daß es nicht möglich ist, aus trockenem Material alles Fett ohne vorherige Alkoholbehandlung zu gewinnen. Die Alkoholbehandlung macht vielfach erst das Material der Äthereinwirkung zugänglich. Und ganz besonders gilt das auch für die Lipoide und die fettlöslichen Vitamine. Sehr überzeugend geht das aus Versuchen Stepps an weißen Mäusen hervor. Ein zur Ernährung von Mäusen ausreichendes Futter wurde 9 Tage lang im Soxhletschen Apparat mit Äther extrahiert; mit dem extrahierten Futter wurden 10 Tiere gefüttert. Nach Abschluß des Versuchs, der 50 Tage dauerte, waren alle Mäuse gesund und in vorzüglicher Verfassung. Sie hatten fast durchweg erheblich an Gewicht zugenommen. Der Äther hatte in diesem Falle offenbar keine nennenswerten Mengen der fettlöslichen Vitamine entfernt. Wurde nun das Futter im Anschluß an die Ätherextraktion noch 6 Tage mit $96^0/_0$igem Alkohol extrahiert und nun ein Fütterungsversuch angestellt, so setzte sehr bald eine starke Gewichtsabnahme ein und nach etwas mehr als 3 Wochen waren sämtliche Tiere verendet. Ein Kontrollversuch, in dem die Tiere ein mit primärer Alkoholextraktion vorbehandeltes Futter erhielten, zeigte, daß in der Tat die Alkoholbehandlung das Entscheidende war; denn die Tiere gingen in der gleichen Zeit nach Verabreichung des mit Alkohol behandelten Futters zugrunde, wie im Hauptversuch. Daß nicht Mangel an B-Vitamin eine Rolle spielte, zeigte das negative Ergebnis eines weiteren Experimentes, in dem dieses Vitamin verabreicht wurde.

Während aus diesen Versuchen hervorgeht, daß primäre Ätherbehandlung eine ausreichende Grundnahrung nicht von den fettlöslichen Vitaminen zu befreien vermag, ist es anderseits sehr leicht möglich, aus stark vitaminhaltigem Material wirksame Extrakte zu gewinnen. So kann man beispielsweise mit Äther aus feuchtem oder trockenem Eigelb reichlich A-Vitamin herauslösen, und das gleiche gilt von Petroläther (Stepp, Mc Collum und Davis).

Es sei in diesem Zusammenhange noch einmal an die schon früher erwähnte Tatsache erinnert, daß das A-Vitamin bei allen Fetten, die sich als wirksam erweisen, an die Ölfraktion gebunden ist. Wenn man die höher schmelzenden Anteile von den niedriger schmelzenden trennt, indem man das Fett in warmen absoluten Alkohol von $40^0$ C einträgt und die Lösung dann bis zu $-15^0$ abkühlt. wobei die höher schmelzenden Fette auskrystallisieren, so kann man die flüssigbleibende Ölfraktion, die das Vitamin enthält, leicht von den Krystallmassen abtrennen.

## 1. Neuere Untersuchungen über die Chemie des A-Vitamins.

Über die Empfindlichkeit des Vitamins A gegen verschiedene chemische und physikalische Eingriffe waren die Meinungen bis vor kurzem noch vielfach geteilt.

Auf Grund einwandfreier Beobachtungen wissen wir jetzt, daß der antixerophthalmische Faktor gegen äußere Eingriffe nicht so empfindlich ist, wie man früher geglaubt hat, und zwar scheint seine Empfindlichkeit größer zu sein, wenn er in der Ölfraktion von den übrigen Begleitstoffen getrennt ist; letztere üben wohl eine Art von Schutzwirkung aus. So verträgt Butterfett $2^1/_2$stündiges Durchleiten von Dampf ohne Schaden, während die

Wirksamkeit von Butteröl durch den Eingriff vernichtet wird. Die mannigfachen hier bestehenden Unklarheiten wurden beseitigt, als Hopkins zeigte, daß man zwar Butter ohne Verlust ihrer spezifischen Wirkung 4 Stunden auf 120° erhitzen kann, daß dagegen der antixerophthalmische Faktor zerstört wird, wenn man während des Erhitzens einen Luftstrom durch das geschmolzene Fett hindurch leitet. Es ist also nicht die Temperatur, sondern die Oxydation, die das Vitamin vernichtet. Die Angaben von Hopkins wurden von Drummond und Coward bestätigt. Besonders rasch wird das A-Vitamin durch Ozon zerstört (Zilva).

Diese Feststellungen weisen ganz unzweideutig auf die Anwesenheit von leicht oxydablen Gruppen im Vitamin A hin, an deren Unversehrtheit seine Wirkung geknüpft ist. Bemerkenswert ist, daß der antixerophthalmische Stoff widerstandsfähig ist gegen Verseifung, wenn diese nicht in wässeriger Lösung erfolgt und der Zutritt von Sauerstoff verhindert wird. Schon im Jahre 1914 hatten Mc Collum und Davis Butterfett bei Zimmertemperatur einer milden Verseifung unterworfen und danach das Vitamin A durch Schütteln der Seifenlösung gegen Öl in größtenteils unversehrtem Zustande in dieses überführen können. Steenbock, Sell und Buell konnten in Bestätigung dieses Befunds zeigen, daß sowohl Butterfett wie Lebertran mit 20%iger alkoholischer Kalilauge verseift werden können, ohne wesentlich in ihrem Vitamingehalt geschädigt zu werden; die Verseifung in der Kälte wurde auf 4 Stunden, die in der Siedehitze auf $1/_2$ Stunde bemessen und das Vitamin A durch Ausschütteln mit Äther gewonnen.

Von größter Bedeutung für alle weiteren Versuche, in die Natur der fettlöslichen Vitamine weiter einzudringen, war die Tatsache, daß das A-Vitamin im unverseifbaren Rückstand zurückbleibt, wenn die Verseifung in Abwesenheit von Luft vor sich gegangen ist. Zucker, Pappenheimer und Barnett erhielten aus solchem Material nach Entfernung des Cholesterins ein hochwirksames Präparat, das sowohl Rachitis, wie Xerophthalmie in kleinsten Dosen heilte. Anderseits konnte Zucker aus einem Lebertranextrakt, der mit 95%igem Alkohol gewonnen war, ein Präparat herstellen, das eine 1000 mal stärkere antirachitische Wirkung entfaltete als das ursprüngliche Öl, dagegen ohne Einfluß auf die Xerophthalmie war.

Bemerkenswert ist die Feststellung von S. S. Zilva, daß Lebertran vorsichtiges Härten bei strengstem Ausschluß von Sauerstoff verträgt, ohne in seiner antixerophthalmischen Wirksamkeit beeinträchtigt zu werden [1].

Drummond und Watson beobachteten im Jahre 1922, daß alle vitamin-A-haltigen Substanzen, in erster Linie die aus der Leber von Fischen, Säugetieren und Vögeln gewonnenen Öle, dann Körperfette von anderen Tieren, Butter usw. eine purpurrote Färbung ergeben, wenn man sie in einem organischen Lösungsmittel mit einem Tropfen Schwefelsäure versetzt. Die beiden Autoren verfolgten nun die Reaktion bei vitaminhaltigem Material, durch das bei 100° längere Zeit Luft hindurchgeleitet war, weiter prüften sie den Einfluß längerdauernder Hitzeeinwirkung, der Verseifung usw., und fanden, daß die Reaktion mit dem Vitamingehalt parallel ging. Umgekehrt fehlte die Reaktion in dem Fett von Tieren, die vitaminfrei ernährt waren. Gegen den naheliegenden Gedanken, daß das Vitamin A selbst die Ursache der Reaktion sei, sprach nun freilich die Tatsache, daß die Meeresalge Nitzschia closterium, die durch ihren Vitaminreichtum bekannt ist, diese Reaktion nicht gab. Drummond und Watson nahmen an, daß die Reaktion auf eine dem Cholesterin nahestehende Verbindung mit einem Aldehyd zurückzuführen ist.

---

[1] Biochem. Journ. 18, Nr. 5 (1924), S. 881.

Ganz neuerdings berichtet nun J. C. Drummond in Gemeinschaft mit O. Rosenheim [1]) über eine neue Reaktion des A-Vitamins, die entweder mit der zu prüfenden Substanz (Öl) selbst oder ihrer Lösung in Petroläther angestellt wird: Ein Tropfen des vitaminhaltigen Öls wird mit 1 ccm Arsentrichlorid geschüttelt, wobei eine tiefblaue Farbe entsteht, die nach wenigen Sekunden in Purpur umschlägt und nach etwa 5 Minuten verblaßt. Die Reaktion, die sehr empfindlich ist — noch 0,05 mg Lebertran geben sie — kann zur colorimetrischen Bestimmung des A-Vitaminegehaltes benutzt werden; freilich Nachprüfungen stehen noch aus.

Neben diesen Reaktionen ist auch von Bezssonoff [2]) vor kurzem eine Probe auf die Vitamine A und D angegeben worden, zu der das von ihm zum Nachweis des Vitamins C gebrauchte Reagens verwendet werden kann. Dieses Reagens [3]) ist in Anlehnung an die Folinsche Vorschrift zum Nachweis von Phenolen erstanden, d. h. es ist im wesentlichen eine Phosphor-Molybdän-Wolframsäure mit einem geringeren Molybdängehalt.

Die Probe wird so angestellt, daß man die zu prüfende Substanz in Benzol löst und 3 ccm der Lösung mit 12 Tropfen des Reagens schüttelt. Färbt sich die wässerige Phase schön blau, so gilt die Probe als positiv.

Aus den Verseifungsversuchen wurde von Steenbock, Sell und Buell geschlossen, daß das Vitamin weder ein Fett noch ein Ester sei und daß es gegen hohe Alkalikonzentration in der Hitze beständig sei. Demgegenüber ist darauf hinzuweisen, daß die genannten Beobachtungen keinesfalls zu so weitgehenden Schlußfolgerungen berechtigten [4]).

In neuester Zeit ist man in der Reinigung des Vitamins A einen großen Schritt vorwärtsgekommen. Das reinste und höchstwertige Präparat das bisher erhalten wurde, ist das von Takahashi [5]) aus Lebertran dargestellte, das den Namen Biosterin bekam; es hat die Formel $C_{22}H_{44}O_2$.

Die zum Wachstum von Ratten nötige Menge liegt bei etwa 0,1 mg pro 100 g Nahrung.

Das Biosterin enthält zwei Alkoholgruppen, von denen die eine tertiär, die andere primär oder sekundär ist. Es wird angenommen, daß es ein dem Cholesterin nahestehender Alkohol ist; die Formel des Cholesterins ist bekanntlich $C_{27}H_{46}O$. Takahashi hat verschiedene Verbindungen des Biosterins dargestellt, so das Benzoat, das Acetat u. a. Sein Molekulargewicht beträgt 340, das des Cholesterins ist 386,37. Die Angaben Takahashis über photoaktive Wirkungen seiner Substanz verdienen sicherlich das gleiche Mißtrauen wie ähnliche Angaben, die in letzter Zeit von einer Photoaktivität frischer Pflanzen berichtet haben. Bisher sind alle derartige Beobachtungen, so auch die von Kugelmaß - Mc Quarrie über die Photoaktivität des Leber trans, als grobe Irrtümer erwiesen worden, die bei Prüfung mit einwandfreier Versuchsanordnung vermeidbar gewesen wären.

Noch eine weitere wichtige Beobachtung, die freilich jetzt mehr historisches Interesse hat, möge hier erwähnt werden, weil man eine Zeitlang glaubte, aus

---

[1]) Biochem. Journ. 19, Nr. 5 (1925), S. 753.
[2]) Cpt. rend. hebdom. des séances de l'acad. des sciences, 179 (1924), Nr. 12, p. 572—574.
[3]) Vgl. beim Artikel Vitamin C die näheren Angaben!
[4]) Schon seit Thudichum weiß man, daß es Phosphatide gibt, die gegen Verseifung sehr viel widerstandsfähiger sind als Lecithin. Cephalin beispielsweise spaltet sich bei der Verseifung nicht ohne weiteres bis zur Glycerinphosphorsäure auf, sondern nur bis zu einer komplexen Fettsäure-Glycerinphosphorsäure, die als Cephalophosphorsäure bezeichnet wurde. Parnas konnte nach zwölfstündigem Erhitzen von Cephalin mit Baryt bei 120° das Salz einer vierbasischen phosphorhaltigen Säure $C_{21}H_{53}O_{10}PBa_2$ in einer Ausbeute von 50% erhalten; und eine ähnliche Säure gewinnt man durch Verseifen aus einem anderen Phosphatid, dem Cu⟨rin.
[5]) Nach einer mündlichen Mitteilung von Miß Simmonds.

ihr einen Hinweis auf die chemische Natur des A-Vitamins zu erhalten. Im Jahre 1919 wies J. C. Drummond auf den merkwürdigen Parallelismus zwischen dem Gehalt an Gelbpigment und an Vitamin A hin, dem man bei manchen Pflanzen begegnet, und sprach die Vermutung aus, daß das Vitamin identisch sei mit den beiden Farbstoffen, die die Ursache der gelben Farben vieler Pflanzen sind, dem Carotin und dem Xanthophyll. Steenbock kam unabhängig von Drummond zu der gleichen Anschauung, mußte jedoch sich später davon überzeugen, daß bei einer Trennung des Carotins von dem Xanthophyll das Vitamin mit dem Carotin zusammenging, während die Xanthophyllfraktion fast vitaminfrei war.

In einer großen Zahl von Einzeluntersuchungen wurde nun die Frage nach der Identität des Vitamins mit dem gelben Pigment weiter untersucht, wobei besonders die Arbeiten von L. S. Palmer und C. Kennedy genannt seien. Zunächst wurde gezeigt, daß es gelingt, junge Albinoratten mit einer völlig carotinfreien Nahrung normal aufzuziehen. Als Quelle des fettlöslichen Vitamins diente Milchfett vom Schaf, das völlig ungefärbt war. In einem anderen Versuche wurde statt des Schafmilchfettes farbloser Eidotter benutzt, der den Eiern von Hühnern entstammte, die gleichfalls carotinfrei ernährt worden waren. Daß eine strenge Trennung zwischen Vitamin A und den gelben Farbstoffen möglich ist, war dadurch bewiesen.

Immerhin bleibt die Tatsache als solche unberührt, daß bei gewissen Pflanzen und Fetten der Gehalt an fettlöslichem Vitamin in festen Beziehungen steht zu ihrem Gehalt an Carotin. Karotten und Tomaten erwiesen sich um so vitaminreicher, je größer ihr Farbstoffgehalt war. Der Farbstoffgehalt ist sicherlich ein guter Indicator für die Menge des A-Faktors. Gelbe Milch und gelbe Butter sind im allgemeinen vitaminreicher als weiße Milch und weiße Butter.

## 2. Neuere Untersuchungen zur Natur des D-Vitamins.

Die Frage nach der chemischen Natur des antirachitischen Vitamins wurde in allerletzter Zeit von W. Stepp und E. Woenckhaus[1]) in der folgenden Weise in Angriff genommen. Die bekannte Rachitiskost Nr. 3143 von Mc Collum wurde in verschiedenen Versuchsserien wechselweise mit Zusätzen von Vertretern der bekannten Lipoidgruppen versehen. Lecithin (Merck), Cephalin, Cerebron und Cholesterin wurden (in einer Menge von 1% für jedes Lipoid) der Nahrung zugesetzt. Es zeigte sich, daß in den Versuchen mit allen vier Zusätzen die Versuchstiere (Ratten) keine Rachitis bekamen. Nun wurde wechselweise je eine der vier Substanzen ausgeschaltet, wobei sich herausstellte[1]), daß offenbar dem Cerebron die Hauptwirkung zukommt. Während Ausschaltung des Lecithins und des Cephalins den Erfolg des Zusatzes nicht beeinträchtigte, wurde in den Versuchsreihen ohne Cerebron in allen Fällen das Auftreten der typischen Rachitis beobachtet. Es scheint also, daß in der Cerebronfraktion die wirksame chemische Gruppierung, d. h. das antirachitische Prinzip enthalten ist. Daß hier nicht eine „banale" Verunreinigung das Entscheidende ist, darf wohl aus der Tatsache geschlossen werden, daß weder das Lecithin, noch das Cephalin, die beide sicher zahlreiche Verunreinigungen enthielten, eine antirachitische Wirkung entfalteten. Auch kann nicht geltend gemacht werden, daß durch den Zusatz der Lipoide das Verhältnis Ca : P in der Nahrung geändert würde; denn gerade die Zulage von Lecithin und Cephalin, der Phosphatide, war ja ohne Erfolg, während das phosphorfreie Cerebron die entscheidende Rolle spielte.

Inwiefern diese neuen Forschungsergebnisse in Einklang zu bringen sind mit

---

[1]) Arch. f. exp. Pathol. u. Pharmakol. **111** (1926), S. 149.

der Vitaminentstehung durch ultraviolette Strahlen, von dem im nächsten Abschnitt die Rede sein wird, muß die Zukunft lehren. Es sei nur darauf hingewiesen, daß eines der Spaltungsprodukte des Cerebrons, die Cerebronsäure, die Formel $C_{25}H_{50}O_3$ hat, während die Lignocerinsäure, die durch Spaltung aus dem Cerasin entsteht, die Formel $C_{24}H_{48}O_2$ gibt; durch Abbau dieser letzteren gelangt man zu einer Säure $C_{22}H_{44}O_2$ [1]). Diese hat die gleiche Formel wie das Biosterin Takahashis, das bisher reinste Vitamin A-Präparat. Da die Lignocerinsäure nach Meyer, Brod und Soyka eine verzweigte Kohlenstoffkette hat, ist nach Ansicht Thierfelders [2]) das gleiche auch für die Cerebronsäure wahrscheinlich [3]).

Wir haben hier auf die auffälligen Beziehungen zwischen den Formeln einiger Spaltungsprodukte der Cerebroside, die antirachitisch wirksam sind, und der Formel eines sehr reinen Vitamin-A-Präparats nur hinweisen wollen, wenngleich bekanntlich das durch eine Formel ausgedrückte Atomverhältnis der Elemente in einer Verbindung nichts über deren Konstitution aussagt.

Zucker, Pappenheimer und Barnett nehmen an, daß das Vitamin D ein dem Cholesterin nahestehendes Sterin ist. Wie bereits bemerkt wurde, denkt ja auch Takahashi bei seinem Biosterin an eine enge Verwandtschaft mit dem Cholesterin. Danach müßte man also annehmen, daß die beiden Vitamine A und D Substanzen sind, die einen ähnlichen chemischen Bau wie das Cholesterin haben. Inwieweit mit dieser Annahme die Befunde von Stepp und Woenckhaus in Einklang zu bringen sind, ist vorläufig noch ganz unklar [4]).

## 3. Über die Entstehung des antirachitischen Vitamins unter dem Einflusse ultravioletten Lichts und über seinen chemischen Bau.

Einen neuen Anstoß haben die Forschungen über die chemische Natur des antirachitischen Faktors erhalten durch Beobachtungen von Alfred F. Heß-New York und seinen Mitarbeitern sowie von Steenbock und Black aus allerneuester Zeit [5]).

Ausgehend von der Wirkung der ultravioletten Strahlen auf die Rachitis im Tierexperiment und beim Kinde legte sich Heß die Frage vor, ob die ultravioletten Strahlen vielleicht imstande seien, in Material, das frei von antirachitischem Vitamin ist, die Bildung des spezifischen Stoffes anzuregen. Er ging so vor, daß er bestimmte Ölarten, die frei von Vitamin D waren, einer Bestrahlung mit ultraviolettem Licht aussetzte, und nun die Wirksamkeit der bestrahlten Öle im Versuch am experimentell rachitischen Tier prüfte. Die Versuche ergaben einen vollen Erfolg. Es gelang, einwandfrei zu zeigen, daß eine kurzfristige Bestrahlung aller möglichen pflanzlichen Ölsorten mit der Quecksilberquarzlampe ihnen ausgesprochene antirachitische Wirksamkeit verlieh.

Die Bestrahlungsversuche wurden nun ausgedehnt auf keimenden Weizen und Salat. Nachdem Heß in Gemeinschaft mit M. Weinstock festgestellt hatte, daß Weizen, der im Dunkeln zum Keimen gebracht worden war, keinerlei antirachitische Wirkungen hat, verglich er damit Weizenkeimlinge, die mit ultravioletten Strahlen behandelt waren. Auch hier ließ sich die Bildung

---

[1]) Meyer, Brod und Soyka, Monatsh. f. Chem. 34 (1913), S. 1113.

[2]) Abderhaldens Handb. d. biolog. Arbeitsmethoden. Die Cerebroside.

[3]) Anmerkung während der Korrektur: Versuche, die inzwischen mit Dr. de Veer mit reinstem Cerebron (ohne Zulage anderer Lipoide) ausgeführt worden sind, haben keinerlei antirachitische Wirkung dieser Substanz ergeben.

[4]) Anmerkung während der Korrektur: Die Ausführungen dieses Abschnittes sind durch die neuesten Forschungen von Windaus, die während des Druckes in Abschnitt 3 aufgenommen wurden, längst überholt.

[5]) S. Anmerkung 1 und 2 auf S. 70.

von Vitamin D unter dem Einfluß der Bestrahlung nachweisen. Es scheint, daß die wirksame Substanz in der unverseiflichen Fraktion des ätherlöslichen Extrakts entsteht. Heß und Weinstock gingen nun in Gemeinschaft mit F. D. Helman noch einen Schritt weiter und wiesen nach, daß Phytosterin (erhalten aus Pflanzenölen) und ebenso gereinigtes, mehrfach umkrystallisiertes Cholesterin antirachitisch aktiv werden, sobald sie einige Zeit mit ultraviolettem Licht behandelt sind[1]).

Es sei hier schon erwähnt, daß P. György die Versuche von Heß und seinen Mitarbeitern in vollem Umfange bestätigen konnte. Als Testobjekt dienten rachitische Kinder. György konnte dann weiter zeigen, daß auch Milch bei Bestrahlung mit der Quecksilberquarzlampe ausgesprochene, antirachitische Eigenschaften bekommt.

Praktisch bedeutungsvoll ist die Tatsache, daß auch Trockenmilch durch Bestrahlung ,,aktiviert'' werden kann, wie György, A. F. Heß, Mackay zeigten. Einem Vorschlage Moros folgend spricht György von Jekorisation.

Unabhängig von Heß und seinen Mitarbeitern und um die gleiche Zeit haben H. Steenbock und A. Black[2]) ähnliche Beobachtungen machen können. Ausgehend von der Feststellung von Goldblatt und Soames, daß bei Ratten während der Bestrahlung mit ultraviolettem Licht der Gehalt der Leber an D-Vitamin zunimmt, haben die beiden Autoren die ihnen zur Erzeugung von Rattenrachitis dienende Kost (aus Hirse und Luzerne bestehend) vor der Verfütterung (je 50 g Kost in einer dünnen Schicht ausgebreitet) 10—20 Minuten der Quecksilberquarzlampe ausgesetzt und dann im Fütterungsversuch geprüft: Das Ergebnis war in jedem Falle ausgesprochen günstig, d. h. die so behandelte Kost erzeugte keine Rachitis. Ebenso gelang es durch Bestrahlung tierischer Organe (Leber, Lungen, Muskulatur) die Bildung von D-Vitamin außerhalb des Körpers hervorzurufen.

Kurz vor Heß hatten E. M. Hume und H. H. Smith[3]) die merkwürdige Mitteilung gemacht, daß Bestrahlung von Käfigen mit ultraviolettem Licht die darin gehaltenen Ratten vor Rachitis bewahre, selbst wenn die Nahrung rachitiserzeugend war; es braucht nicht betont zu werden, daß die Tiere natürlich nicht mitbestrahlt wurden. Bei einer Nachprüfung dieser Versuche konnten E. M. Nelson und H. Steenbock[4]) zeigen, daß die Versuche nur dann gelingen, wenn die Exkremente in den Käfigen mitbestrahlt werden. Man muß sich also vorstellen, daß eine in den Exkrementen enthaltene Vorstufe (Cholesterin oder Koprosterin) durch die ultravioletten Strahlen in antirachitisches Vitamin übergeführt und beim Verzehren der Exkremente aufgenommen wird.

Die Dosis von bestrahltem Cholesterin, die gegen Rachitis schützt, beträgt nach A. F. Heß, M. Weinstock und E. Sherman[5]) etwa 1 mg; sie kann auch subcutan beigebracht werden. Die Aktivierung des festen Cholesterins hält nur etwa 28 Tage an, während aktiviertes Leinöl oder in Öl gelöstes bestrahltes Cholesterin noch nach Jahren wirksam sind. Bemerkenswert ist die große Schnelligkeit, mit der die Aktivierung erfolgt; sie ist schon nach einer Bestrahlung von 2 Minuten nachweisbar, wenn das Cholesterin in Lösung verwandt wird, bei festem Cholesterin dauert es etwa 15 Minuten.

[1]) Heß, Alfred F., The antirachitic activation of foods and of cholesterol by ultraviolet irradiation. Read before the Section on Pathology and Physiology at the 17the annual session of the Americ. med. assoc., Atlantic City, N.Y., May 1925. Vgl. ferner die zahlreichen Arbeiten zu dieser Frage im Journ. of biol. Chem. (Jg. 1924 u. folgende).
[2]) Steenbock, H. and A. Black, Fat-soluble vitamins. XVII. The induction of growth promoting and calcfying properties in a ration by exposure to ultra-violet light. Journ. of biol. chem. 61 (1924), p. 405.
[3]) Biochem. Journ. 18, Nr. 6 (1924), S. 1334.
[4]) Journ. of biol. chem. 62, Nr. 3 (1925), p. 575.
[5]) Journ. of biol. chem. 66, Nr. 1 (1925), p. 145.

Die Aktivierung des Cholesterins gelingt nur bei Gegenwart der dem Chole-
sterinmolekül eigenen Doppelbindung (A. F. Heß, P. György - M. Jenke,
Webster - Rosenheim, v. Euler): hydrierte, bromierte, oxydierte Cholesterin-
derivate lassen sich durch Bestrahlung nicht mehr aktivieren. Oxydationsprozesse
kommen bei der Aktivierung überhaupt nicht in Betracht (A. F. Heß, P. György-
M. Jenke, Rosenheim - Webster, Windaus); sie erfolgt auch in reiner N- oder
$CO_2$-Atmosphäre. Bei Bestrahlung an der Luft finden nebenher auch oxydative
Vorgänge statt. Wenn die ultravioletten Strahlen bei Sauerstoffzutritt längere
Zeit auf die aktivierten Substanzen, sei es auf Cholesterin oder auf obige
Produkte usw., oder auch auf den bereits im nativen Zustande aktiven Lebertran
einwirken, so geht die antirachitische Eigenschaft dieser Stoffe allmählich,
infolge oxydativer Veränderungen (Ozoneffekt!) verloren. Bei Sauerstoffabschluß
zerstört auch längere Bestrahlung das „antirachitische Vitamin" nicht.

Auf Grund der obigen Versuchsergebnisse muß die Vorstellung von F. Kohl, H. Geff-
ken und H. Richter, daß bei der Quecksilberquarzlampenbestrahlung das dabei entstandene Ozon zu einer antirachitisch wirksamen Verbindung von Ozon mit Cholesterin
führe — einem Ozocholesterin —, abgelehnt werden.

Rosenheim und Webster gelang es aus einem in N-Atmosphäre bestrahlten
aktivierten Cholesterinpräparat nach Digitoninfällung geringe Mengen einer
Restsubstanz zu isolieren, die sich in Rattenversuchen noch in Mengen von
$1/100$ mg pro die als antirachitisch wirksam erwies.

Die Frage nach der Vorstufe des antirachitischen Vitamins ist nun in neuerer
Zeit durch umfassende Arbeiten von Windaus, die er zum Teil in enger Zusammenarbeit mit dem Physiker Pohl, dem Amerikaner Heß und den Engländern Rosenheim und Webster unternahm, entscheidend gefördert worden.
Pohl, der auf Veranlassung von Windaus die Absorptionsspektren von Lösungen
wiederholt (bis zu 6 mal) umkristallisierten Cholesterins untersuchte, sah den
Absorptionskoeffizienten bei 280 m$\mu$ während der Bestrahlung auf mehr als
die Hälfte zurückgehen. Dabei zeigt aber, wie Windaus feststellen konnte,
das Cholesterin keine chemisch erkennbaren Veränderungen. Windaus fand
mindestens 99,5 % des ursprünglichen Cholesterins nach der Bestrahlung unverändert wieder. So mußte man also annehmen, daß die beobachtete Abnahme
des Absorptionskoeffizienten nicht das Cholesterin selbst betrifft, sondern
vielmehr eine Beimengung. Und tatsächlich gelang es Pohl und Windaus,
zu zeigen, daß Cholesterinpräparate, die durch Bromierung gereinigt waren,
die Banden $\alpha$, $\beta$, $\gamma$ (der in gewöhnlicher Weise gereinigten Cholesterinpräparate)
nicht mehr erkennen ließen (Nachrichten d. Ges. d. Wissensch. Göttingen,
Math.-physikal. Klasse 1926). Auch das biologische Verhalten der durch Bromierung gereinigten Cholesterinpräparate war ein ganz anderes: ultraviolette
Bestrahlung vermochte sie nicht antirachitisch wirksam zu machen.

Die dem Cholesterin so fest anhaftende Begleitsubstanz, die sich nur durch
ihr spektroskopisches Verhalten nachweisen läßt, die dem Cholesterin in einer
Menge von $1/20$--$1/50$ % anhaftet und durch Bestrahlung antirachitisch wirksam
wird, hat Windaus als Provitamin bezeichnet; sie ist nach ihm höchstwahrscheinlich identisch mit dem von Tanret aus dem Mutterkorn zuerst dargestellten Ergosterin, das Windaus und Großkopf auch aus der Hefe isoliert
haben. Das Ergosterin hat die Formel $C_{27}H_{42}O$. Es unterscheidet sich vom Cholesterin dadurch, daß es nicht eine, sondern 3 Doppelbindungen hat. Das dem
Ergosterin zukommende charakteristische Absorptionsspektrum ist etwa 4000 mal
so stark als das der üblichen Cholesterinpräparate. In Versuchen an rachitischen
Ratten genügte ein tausendstel Milligramm bestrahlten Ergosterins als Tages-
gabe, um in etwa 3 Wochen Heilung herbeizuführen. Das Provitamin unterscheidet sich — soweit man bisher sagen kann — in nichts von dem Ergosterin.

So kann das charakteristische spektroskopische Verhalten des Provitamins zu seinem Nachweis benutzt werden, wenngleich man bei allen wichtigen Entscheidungen die Prüfung im Tierexperiment nicht missen möchte (Windaus). Durch Umkrystallisieren des gewöhnlichen Cholesterins aus Essigester oder durch Destillation im Hochvakuum kann das Provitamin auf das 20fache angereichert werden. Es wird an Blutkohle sehr leicht adsorbiert, so daß man es auf diese Weise unschwer vom Cholesterin trennen kann.

Die Art der Umwandlung, die sich an dem Provitamin beim Übergang in antirachitisches Vitamin vollzieht, ist noch nicht näher erforscht. Sicher ist, daß das ultraviolette Spektrum dabei eine charakteristische Veränderung erfährt, und daß der aktive Stoff im Gegensatz zum Cholesterin und zum Provitamin durch Digitonin nicht mehr fällbar ist. Windaus denkt an eine Isomerisierung oder Polymerisierung.

In der Weiterführung der Experimente über die analoge Wirkung der Bestrahlung mit ultraviolettem Licht und der Zufuhr des antirachitischen Vitamins ist man jüngst zu sehr bemerkenswerten Ergebnissen gekommen. Hart, Steenbock, Lepkovsky, Kletzien, Halpin und Johnson[1]) haben die Legefähigkeit der Hühner durch Lebertranzufuhr und ebenso durch Ultraviolettbestrahlung stark steigern können. Aber auch eine Steigerung der Bebrütbarkeit war nachzuweisen und — was vielleicht praktisch von Bedeutung ist — die antirachitische Wirksamkeit des Eigelbs in den Eiern wurde durch Bestrahlung der Legehennen auf das Zehnfache der Norm gesteigert.

# B. Das antineuritische Vitamin oder Vitamin B.

### (Wasserlösliches Vitamin B, wasserlöslicher Faktor B, Antineuritin, antineuritisches Prinzip, Beriberischutzstoff.)

### 1. Die Entdeckung der experimentellen Beriberi.

In einem früheren Kapitel, in dem die ersten Tierexperimente geschildert wurden[2]), die zur Entdeckung des fettlöslichen Vitamins führten, wurde des näheren ausgeführt, wie in diesen Versuchen sich der Mangel noch eines weiteren und zwar wasserlöslichen Nährfaktors geltend machte. Daß dieser letztere längere Zeit übersehen worden war, lag daran, daß er unerkannt als „Verunreinigung" des Milchzuckers in das Nährstoffgemisch Eingang gefunden hatte.

Die Forschungen der Ernährungsphysiologen trafen hier zusammen mit der von der Beriberiforschung ausgehenden Arbeitsrichtung, die auf der Entdeckung der Polyneuritis gallinarum durch Eijkman im Jahre 1897 basierte.

Daß die Eijkmansche Entdeckung nicht sofort den weitreichenden Einfluß auf die Ernährungsphysiologie ausübte, d. h. daß sie nicht der direkte Ausgangspunkt für die moderne Vitaminlehre wurde, hängt wohl mit einigen äußeren Umständen zusammen. Zunächst blieb die Beobachtung vielen Physiologen unbekannt und Eijkman selbst suchte die neugefundenen Tatsachen in erster Linie der Klärung und der Therapie der Beriberi dienstbar zu machen. Hierzu kam, daß Eijkman anfangs nicht an das Fehlen unbekannter Nährfaktoren dachte. Erst später wurden von Grijns, Vorderman u. a. derartige Gedanken ausgesprochen, ohne jedoch, da die entsprechenden Arbeiten in der Beriberiliteratur erschienen, weiteren Kreisen bekannt zu werden.

Rein geschichtlich wäre zur Entdeckung der Polyneuritis gallinarum nur das folgende zu bemerken. Eijkman, der als Arzt in einem Gefängnis in Java

---

[1]) Journ. of biol. Chem. 65, Nr. 3 (1925), p. 579.    [2]) S. 36.

tätig war, beobachtete bei den Hühnern des Spitals das Auftreten einer mit Lähmung der Extremitäten einhergehenden Erkrankung, die eine vollkommene Analogie zu der Beriberi seiner Patienten bot. Ein zufälliger Umstand erlaubte ihm festzustellen, daß die Hühner seit einiger Zeit ausnahmsweise mit gekochtem, geschältem Reis, den Resten der Spitalsküche, anstatt mit rohem, ungeschältem Reis gefüttert worden waren. Des weiteren konnte er bemerkenswerte zeitliche Beziehungen zwischen der Verabreichung dieser Nahrung und der Dauer der Erkrankung feststellen. Am 10. Juni hatten die Hühner zum ersten Male den geschälten Reis bekommen, am 10. Juli zeigte sich zum ersten Male die Erkrankung. Vom 20. November wurden die Tiere wieder wie früher ernährt und kurze Zeit später war die Krankheit erloschen. Es waren also ganz enge Beziehungen zwischen der Nahrung und der merkwürdigen Polyneuritis festgestellt.

In rascher Folge gelang es Eijkman nun, noch eine Reihe weiterer wichtiger Feststellungen zu machen. Es zeigte sich, daß dem Fruchthäutchen des Reis, das gewöhnlich beim Polieren als Abfallstoff entfernt wird, eine besondere Rolle zukommt. Die Reiskleie, die aus den äußeren holzigen Fruchthüllen, den Spelzen, ferner dem sog. Silberhäutchen (Fruchthäutchen) und der ihm anhängenden Aleuronzellenschicht besteht, vermag nämlich, wenn sie in nicht zu geringer Menge neben dem polierten Reis gereicht wird, das Auftreten der Erkrankung zu verhindern, ja sie vermag sogar die schon ausgebrochene Krankheit zu heilen. Und zwar ist es die Aleuronzellenschicht, auf die es ankommt. Weder die Entfernung der Spelzen, noch die Entfernung des aus einer dünnen Cellulosemembran bestehenden Silberhäutchens verändert den Reis in der Weise, daß er krankmachend wirkt, vielmehr ist es der beim Polieren in der Regel eintretende Verlust der Aleuronzellenschicht. Dadurch erklärt es sich auch, warum beim Genuß von „gedämpftem" Reis Beriberi nicht zu beobachten war. Beim Dämpfen des Reis wird der ganze Reis in den Spelzen erst kurze Zeit gekocht oder dem strömenden Dampf ausgesetzt und erst dann gemahlen. Dabei kommt es zu einer Verkleisterung der obersten Stärkeschichten und die Aleuronschicht wird gewissermaßen an das Reiskorn fixiert. Wird nun der Reis gemahlen, so bleibt sie zum größten Teile erhalten.

Erst sehr viel später wurde durch Mc Collum und Davis gezeigt, daß der Keimling derjenige Teil des Reiskornes ist, der den wirksamen Stoff in größter Menge enthält.

Eine klare Deutung der Eijkmanschen Entdeckung war erst einer späteren Zeit vorbehalten. Grijns war, wie es scheint, der erste, der klar den Gedanken aussprach, daß die Krankheit dann entstehe, wenn in der Nahrung Stoffe fehlen, die für den Stoffwechsel des peripherischen Nervensystems von Bedeutung sind. Schaumann suchte diese Stoffe unter den organischen Phosphorverbindungen. Da machten im Jahre 1911 Teruuchi und Funk die wichtige Mitteilung, daß es ihnen gelungen sei, aus Reiskleie einen von Phosphor fast völlig freien Extrakt darzustellen, der in erstaunlich kleinen Dosen, subcutan injiziert, die Lähmungen beriberikranker Tauben zu beseitigen vermochte. Die Funksche Entdeckung und die im Anschluß daran von ihm aufgestellte Vitamintheorie hat der Forschung einen mächtigen Anstoß gegeben. Freilich die Frage, ob die den nervösen Erscheinungen der experimentellen Beriberi gegenüber sich wirksam erweisende Substanz der einzige Körper ist, dessen Mangel die Ursache der Erkrankung bildet, schien zunächst ganz ungeklärt. Heute wissen wir, daß beim Polieren des Reis neben dem Vitamin B noch andere wichtige Stoffe verloren gehen, nämlich Eiweiß, Mineralstoffe und Vitamin A.

Weitaus die größte Anzahl der Versuche, auf die sich unsere Kenntnisse vom antineuritischen Vitamin und von der spezifischen Avitaminose — der experimentellen Polyneuritis oder Beriberi — gründen, wurden an Tauben ausgeführt, da diese Tiere sich zur experimentellen Erzeugung der Krankheit ganz besonders gut eignen. Später hat man vereinzelt auch mit anderen Tieren experimentiert, bis dann — besonders von seiten der amerikanischen Forscher bei den schon oben erwähnten Experimenten über künstliche Ernährung — fast ausschließlich die Ratte als Versuchstier Verwendung fand; freilich wurde hierbei weniger Gewicht auf ein eingehendes Studium der klinischen Erscheinungen als auf die Wachstumskurve gelegt. In der amerikanischen Literatur nannte man das antineuritische Vitamin kurzweg „water-soluble B", in der englischen vielfach „growth-promoting water soluble B-factor".

Daß das B-Vitamin ganz unabhängig von den Forschungen über experimentelle Beriberi entdeckt wurde, geht vor allem auch daraus hervor, daß man längere Zeit hindurch das antineuritische Vitamin und den wasserlöslichen Faktor B für verschiedene Substanzen hielt.

## 2. Das Studium der Insuffizienzerscheinungen bei Mangel an B-Vitamin in der Nahrung.

Ein eingehendes Studium der Insuffizienzerscheinungen bei B-Vitaminmangel in der Nahrung war erst gegeben, als man durch systematische Fütterungsversuche mit reinsten Nährstoffen die Bedürfnisse des tierischen Organismus näher kennen gelernt hatte. Von besonderer Bedeutung waren vor allem die Versuche, die zur Auffindung des A-Vitamins geführt und einen Einblick in die Verteilung dieses Körpers in der Natur ergeben hatten. Man war nun in der Lage, durch getrennte Zulagen von Vitamin A und Vitamin B zu einer vitaminfreien Grundkost die verschiedene Wirkung der beiden Vitamine in ein und demselben Versuche darzutun. Besonders gut geeignet ist die Ratte als Versuchstier, da sie das antiskorbutische Vitamin nicht zu benötigen scheint.

Bevor man klar zwischen drei verschiedenen Vitaminen unterschied, benützte man, um das Krankheitsbild der experimentellen Polyneuritis zu erzielen, als Futter hauptsächlich polierten Reis. Sehr bald fand man jedoch, daß sich ein analoges Krankheitsbild durch Verfütterung einer ganzen Reihe von anderen entsprechend vorbereiteten Körnersorten erzielen läßt. In jedem Falle ist das Entscheidende die Entfernung derjenigen Teile, in denen sich das Vitamin B findet; das ist ebenso wie beim Reis der unter dem Cellulosehäutchen gelegene Teil des Kornes, sowie der Embryo. Beriberierzeugend wirken also geschälte Gerste, geschälter Weizen, dann alle aus reinstem Gersten- oder Weizenmehl bereiteten Brote, Graupen, Tapioka, dann die verschiedenen Sorten von Stärke, schließlich, wie wir noch hören werden, jede an sich ausreichende Nahrung, bei der durch besondere Eingriffe (Erhitzen bei alkalischer Reaktion, langes Lagern usw.) das Vitamin B zerstört ist.

Wenn wir von den auf diese letztere Weise B-vitaminfrei gemachten Nahrungsmitteln absehen, so handelt es sich bei den Nährprodukten, die als beriberierzeugend gelten, vorwiegend um Erzeugnisse aus Getreidekörnern, bei denen durch besondere technische Maßnahmen wichtige Teile des ganzen Kornes entfernt sind, nämlich außer der holzigen Hülle das Fruchthäutchen nebst den unmittelbar darunter liegenden Schichten und der Embryo. Es ist nun zu bedenken, daß in diesen Teilen außer dem Vitamin B noch andere wichtige Stoffe enthalten sind, an denen das Müllereiprodukt gleichfalls ärmer wird. Es wurde das bereits kurz angedeutet. Abgesehen von wichtigen Salzen sind beispielsweise im Keimling, wie das bei der biologischen Bedeutung dieses Gebildes leicht begreiflich ist, hochwertige Eiweißstoffe und alkohol-ätherlösliche Substanzen enthalten; diese letzteren betragen beim Weizenkeimling nicht weniger als $10^0/_0$, und es finden sich in ihm ganz erhebliche Mengen von A-Vitamin.

Bei der technischen Verarbeitung von Getreidefrüchten zu Nahrungsmitteln für den Gebrauch beim Menschen tritt also ein Verlust nicht nur an Vitamin B, sondern noch an anderen lebenswichtigen Stoffen auf. Die bei einseitiger Ernährung mit einem solchen Nahrungsprodukt auftretenden Insuffizienzerscheinungen sind also nicht als reine Avitaminosesymptome zu werten, vielmehr als Mischform mit den auf anderweitigen Mangel zu beziehenden Symptomen aufzufassen. Will man die Ausfallserscheinungen, die durch das Fehlen eines Vitamins in der Nahrung hervorgerufen werden, in vollkommen reiner und eindeutiger Weise demonstrieren, so ist zweifellos der Weg des Fütterungsversuches mit einem aus reinsten Nahrungsstoffen zusammengesetzten Gemenge unter Zugabe von Vitaminen mit Ausnahme des gerade zu prüfenden der bessere. Die Art der Versuchsanordnung ist bekanntlich durch die amerikanischen Forscher bis in alle Feinheiten ausgebaut worden.

## a) Die Insuffizienzerscheinungen bei Ausschaltung des B-Vitamins im Tierexperiment.

### Die Erscheinungen bei Tauben und Hühnern.

Die überwältigende Mehrzahl der an Vögeln ausgeführten Studien über die Folgen der B-Vitaminausschaltung sind mit poliertem Reis ausgeführt worden, der, wie im vorigen Kapitel gezeigt wurde, nicht nur frei von dem B-Faktor, sondern gleichzeitig arm an anderen höchst wertvollen Nährstoffen ist. Dabei sei noch einmal ausdrücklich betont, daß vor allem auch das Vitamin A vollkommen fehlt. Nach den Untersuchungen Stepps sowie Funks scheint allerdings bei ausgewachsenen Vögeln ein nennenswerter Bedarf an dem A-Faktor nicht zu bestehen; immerhin ist diese Frage noch nicht endgültig beantwortet.

Die beste Beschreibung der Taubenberiberi verdanken wir C. Funk. Die Tauben pflegen in der ersten Woche des Versuchs den dargebotenen Reis gewöhnlich noch mit großer Gier zu fressen. Dann läßt der Appetit allmählich nach und wird schließlich so gering, daß die Tiere, sich selbst überlassen, kaum mehr Nahrung aufnehmen. Werden die Tiere zu dieser Zeit zwangsweise gefüttert, so zeigen sie nach etwa 10—20 Tagen charakteristische Krankheitserscheinungen. Bei einem Teil der Tiere entwickelt sich eine Erschwerung der Gehfähigkeit, dann treten plötzlich schwere spastische Erscheinungen auf, der Kopf wird durch einen Krampf der Halsmuskeln gegen den Rücken gezogen und die Beine an den Bauch gepreßt. Nicht selten gelingt es, diese letztere Erscheinung hervorzurufen dadurch, daß man das Tier einige Male an den Beinen in der Luft herumschwingt. Nach Auftreten der spastischen Erscheinungen gehen die Tiere meist rasch unter schweren Atemstörungen zugrunde. Bei einem anderen Teile der Tiere entwickeln sich ganz allmählich schwere Lähmungen, so daß schließlich völlige Unbeweglichkeit eintritt; sie verenden dann, ohne besonders charakteristische Erscheinungen gezeigt zu haben. Zwischen diesen beiden Krankheitstypen können alle möglichen Übergänge beobachtet werden, unter denen die zwangsweise ernährten Tiere eingehen.

Von den Tauben, die bei fortschreitender Nahrungsverweigerung sich selbst überlassen bleiben, zeigen etwa 30% die gleichen Erscheinungen, wie die zwangsweise gefütterten. Die übrigen gehen ganz allmählich unter den Erscheinungen einer langsam zunehmenden Schwäche zugrunde.

Das am frühesten auftretende Symptom des B-Vitaminmangels, die Appetitstörung, ist ganz regelmäßig begleitet von gleichmäßig fortschreitender Körpergewichtsabnahme. Die Gewichtskurve geht nach abwärts, auch wenn, wie das nicht selten beobachtet wird, nach einer längeren Pause absoluter Nahrungsverweigerung plötzlich für einige Zeit wieder ganz erkleckliche Futtermengen aufgenommen werden. Die Körpergewichtsabnahme erreicht bis zum Tode den Betrag von etwa $40\%$ des Körpergewichts (Schaumann).

Bei den Hühnern verläuft die experimentelle Beriberi unter ganz ähnlichen Erscheinungen wie bei den Tauben, weshalb hier auf eine gesonderte Darstellung verzichtet werden kann.

Noch einige wichtige Störungen mögen erwähnt werden, die am Verdauungskanal bei der Vogelberiberi zur Beobachtung kommen. Sowohl Tauben wie Hühner bekommen sehr häufig Durchfall. Statt des festen weißen Kotes wird eine schleimige, stark wasserhaltige, manchmal schwach gelblich gefärbte Flüssigkeit entleert. Der Kropf ist häufig abnorm prall mit Speise gefüllt, so daß man den Eindruck hat, daß seine sekretorisch-motorische Tätigkeit schwer beeinträchtigt ist.

### Die Erscheinungen bei der Ratte.

Im Verlauf der zahlreichen, besonders in den angelsächsischen Ländern ausgeführten Versuche, in denen künstliche Nährstoffgemische mit oder ohne Zusatz von A-Vitamin an Ratten verfüttert wurden, hatte man hauptsächlich der Beeinflussung des Stoffwechsels, dem Verhalten der Nahrungsaufnahme und der Körpergewichtskurve seine Aufmerksamkeit geschenkt, dagegen das Endstadium der Krankheit, in dem die Lähmungen in die Erscheinung treten, weniger studiert.

Da Ratten ein sehr ausgesprochenes Bedürfnis nach dem A-Faktor haben, so muß bei der Erzeugung eines lediglich auf Mangel an Vitamin B zu beziehenden Krankheitsbildes dafür gesorgt werden, daß das Futter ausreichende Mengen des A-Stoffes enthält.

Eine zur Erzeugung von Beriberi bei Ratten gut geeignete, aus reinsten Nahrungsstoffen zusammengesetzte Kost ist die folgende im Institut von McCollum viel verwendete Mischung:

$$
\begin{array}{lr}
\text{Casein (gereinigt)} & 18{,}0 \\
\text{Salzgemisch (Nr. 185) [1])} & 3{,}7 \\
\text{Agar-Agar} & 2{,}0 \\
\text{Dextrin} & 71{,}3 \\
\text{Butterfett} & 5{,}0 \\
\end{array}
$$

Es soll zunächst die Einwirkung des B-Mangels auf das Wachstum junger Ratten besprochen werden. Wenn die beiden Vitamine (A und B) in der Nahrung vollkommen fehlen — Vitamin C benötigt die Ratte in nennenswerten Mengen sicherlich nicht —, so hört das Wachstum vollkommen auf. Mangel an A-Vitamin wird dagegen auf beschränkte Zeit vertragen und es kann sogar in gewissem Umgange Wachstum dabei erfolgen, während B-Mangel sofort mit Wachstumsstillstand beantwortet wird. Das B-Vitamin wird also im Gegensatz zum A-Faktor im Organismus überhaupt nicht gespeichert.

Die folgenden Kurven, die dem Report des englischen Medical Research Council [2] entnommen sind, veranschaulichen diese Verhältnisse sehr gut [3].

---

[1]) Das Salzgemisch Nr. 185 von McCollum besteht aus:

$$
\begin{array}{lr}
\text{NaCl} & 0{,}173 \\
\text{MgSO}_4 \text{ (anhydr.)} & 0{,}266 \\
\text{NaH}_2\text{PO}_4 + \text{H}_2\text{O} & 0{,}347 \\
\text{K}_2\text{HPO}_4 & 0{,}954 \\
\text{CaH}_4(\text{PO}_4)_2\text{H}_2\text{O} & 0{,}540 \\
\text{Fe-citrat} & 0{,}118 \\
\text{Ca-lactat } [\text{Ca(C}_3\text{H}_5\text{O}_3)+5\,\text{H}_2\text{O}] & 1{,}300 \\
\end{array}
$$

[2]) Report on the present state of knowledge of accessory food factors (spec. report series) Nr. 38 [revised], p. 17. London 1924.

[3]) Abb. 5 und 6 auf S. 77.

Versuche an Ratten, in denen die „Polyneuritis"-Symptome sorgfältig beobachtet wurden, lagen bis vor kurzem nur spärlich vor, so von H. Schaumann und J. C. Drummond. In letzter Zeit wurden von F. Hofmeister [1]) und B. Kihn [2]) eingehende Beobachtungen mitgeteilt, die eine Reihe neuer Befunde brachten. Die Nahrung der Versuchstiere bestand aus Casein, Stärke, Fett, Lebertran und den nötigen anorganischen Salzen [3]). Von Vitaminen waren also nur die beiden fettlöslichen Vitamine zugegen, es fehlten das antineuritische Vitamin B und das antiskorbutische Vitamin C. Da, wie allgemein angenommen

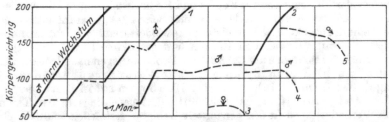

Abb. 5. Kurven, die den Einfluß des B-Vitamins auf das Wachstum erläutern [4]). Die ausgezogene Linie bedeutet: vollwertige Kost; die gestrichelte Linie bedeutet: Nahrung frei von Vitamin B.

wird, ein Bedarf an diesem letzteren Vitamin bei der Ratte nicht besteht, so hat man bei den Ernährungsversuchen diesem Nahrungsfaktor niemals besondere Beachtung geschenkt. Im Verlauf seiner Untersuchungen machte Hofmeister die Beobachtung, daß man ein sehr viel charakteristischeres Krankheitsbild statt durch plötzliche, durch allmähliche Ausschaltung des B-Vitamins aus der Nahrung bekommt. Die Erscheinungen entwickeln sich dann wesentlich langsamer und bilden sich deutlicher aus, als wenn die Nahrung von Anfang des Versuches an völlig

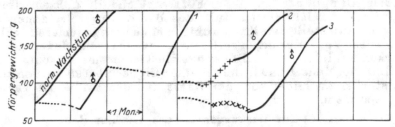

Abb. 6. Kurven, die den Einfluß der beiden Vitamine A und B auf das Wachstum erläutern [5]). Ausgezogene Linie (———) vollwertige Kost; gestrichelte Linie ( ·———) Mangel an B-Vitamin; Kreuzlinie (××××) Mangel an A-Vitamin; punktierte Linie (·········) Mangel an A- und B-Vitamin.

frei von Vitamin B ist. Zuerst zeigt sich auch hier wiederum die bei allen Avitaminosen beobachtete Abnahme des Appetits; daneben treten eine sich allmählich verstärkende Trägheit und Teilnahmslosigkeit in die Erscheinung. Es kommt sehr bald zu erheblicher Abmagerung und fortschreitender Schwäche, unter der die Tiere, ohne daß sonstige Erscheinungen sich geltend machen, zugrundegehen; die Todesursache ist in diesen Fällen von „stummer" Beriberiform häufig eine Bronchopneumonie oder eine schwere nekrotisierende Enteritis. Wesentlich häufiger als diese ist die spastisch-ataktische Form, wenngleich auch hierbei die Erscheinungen nicht immer voll entwickelt sind. Man kann

---

[1]) Biochem. Zeitschr. 128 (1922), S. 540; 129 (1922), S. 477.
[2]) Sonderband zum Zentralbl. f. allg. Pathol. u. pathol. Anat. 33 (1923), S. 21.
[3]) Näheres über die Zusammensetzung des Futters, besonders auch über Beseitigung der „Koprostase" durch Zugabe von extrah. Filtrierpapier, vgl. in der Arbeit von Kihn.
[4]) Vgl. S. 17 des in Fußnote 2, S. 76 zitierten englischen Reports.
[5]) S. 18 des in Fußnote 2, S. 76 zitierten englischen Berichts.

indessen durch gewisse Maßnahmen die Symptome zu voller Entwicklung bringen, und zwar unter Umständen auch bei der stummen Form, wenn man das Versuchstier mit der Pinzette am Schwanze langsam hin und herschwingt. Nach anfänglichen, meist vergeblichen Versuchen, am eigenen Schwanz und an der Pinzette emporzuklettern, fängt das hängende Tier zu rotieren an, wobei der Schweifansatz gegen Rumpf und Kopf einen stumpfen Winkel bildet (Kihn). Wird das Tier nun hingelegt, so tritt der eigentliche Beriberianfall auf: „Kontinuierliche Drehungen im Kreise nach einer Seite, Reitbahnbewegungen, begleitet von bohrenden Bewegungen des Kopfes und Rückwärtslaufen. Vielfach sieht man auch Tiere, die sich wie eine Rolle nach einer Seite 20—25 mal fortwälzen, bis das akute Stadium ausgeklungen ist und die Tiere wieder zu laufen vermögen, humpelnd und unsicher mit gekrümmtem Rücken und gesenktem Kopf" (Kihn). Hofmeister und Kihn haben auf Grund ihrer Beobachtungen nachdrücklich betont, daß die geschilderten Symptome auf Veränderungen in gewissen Hirngebieten, im Kleinhirn, in der Haube, im roten Kern, evtl. auch in dem Labyrinth deuten. Und Kihn hat neuerdings in der Tat anatomische Veränderungen in den genannten Gebieten feststellen können. So sehr man also geneigt sein könnte, die klinischen Erscheinungen als die Folge dieser Veränderungen aufzufassen, so ist andererseits zu bedenken, daß sowohl die spastischen wie die ataktischen Erscheinungen innerhalb 24 Stunden durch Anwendung eines Antineuritinpräparates zum Verschwinden gebracht werden können; diese Beobachtung spricht dafür, daß die klinischen Symptome zunächst nur durch eine Veränderung der Leistungsfähigkeit der nervösen Apparate zu erklären sind.

Hofmeister [1]) faßt seine Vorstellung über die Genese des Krankheitsbildes in die folgenden Worte: „Die funktionierenden Elemente des Nervensystems, Ganglienzellen, deren Fortsätze und die Achsenzylinder, bedürfen der reichlichen Zufuhr des B-Vitamins. Bei dauerndem Mangel daran stellen sie ihre Funktion ein und degenerieren schließlich. Diese Veränderungen vollziehen sich in verschiedenen Nervenbezirken ungleich rasch. Dabei hat die Tierspezies entscheidenden Einfluß. Bei Mensch und Huhn scheinen die peripheren Nerven zuerst und stärker zu leiden, bei der Ratte und der Taube das zentrale Nervensystem."

## b) Zur Wirkungsweise des Vitamins B.

Das Vitamin B ist dasjenige Vitamin, bei dem es zum ersten Male gelang, mit weitgehend gereinigten Extrakten ausgesprochene Wirkungen zu erzielen. Die von Funk im Jahre 1911 aus Reiskleie dargestellte Substanz, die den Namen Vitamin erhielt, war durch Fällung mit Phosphorwolframsäure aus hydrolysiertem alkoholischem Reiskleieextrakt erhalten worden. Nach weiterer Reinigung konnte Funk mit dieser Substanz, die in einer Dosis von 0,05 g intramuskulär eingespritzt wurde, die schweren nervösen Erscheinungen bei der experimentellen Polyneuritis in wenigen Stunden beseitigen. Die Heilversuche gelangen am besten bei den spastischen und ataktischen Erscheinungen, viel unsicherer war die Beeinflussung der Lähmungen. Im Vergleich zu den bei geeigneten Fällen geradezu zauberhaften Wirkungen im Bereiche des Nervensystems, die übrigen in der Regel nur kurze Zeit anhalten, findet man freilich sonst kaum Erscheinungen, die als Heilreaktionen aufgefaßt werden können. Wohl kommt es vorübergehend zu einer — unter Umständen recht ausgesprochenen — Steigerung der Freßlust, aber nach einigen Tagen verschwindet auch diese und die Tiere gehen trotz nochmaliger Einspritzung des Präparates zugrunde.

---

[1]) Biochem. Zeitschr. 128 (1922), S. 540.

Bemerkenswert ist die Tatsache, daß die Antineuritinpräparate im allgemeinen mit fortschreitender Reinigung immer unwirksamer werden, und daß die Heilwirkung weitgehend gereinigter Präparate nur auf einen ganz bestimmten Funktionsausfall sich beschränkt, während dem Ausgangsmaterial die umfassende Wirkung zukommt.

Man hat aus Beobachtungen dieser Art bis vor kurzem vielfach den Schluß ziehen zu dürfen geglaubt, daß das Vitamin B aus einem Komplex verschiedener Substanzen besteht, deren Gesamtheit zu einer vollen Wirkung notwendig ist. Ob diese Anschauung den tatsächlichen Verhältnissen entspricht, erscheint zweifelhaft, seitdem man sich klar gemacht hat, daß Zugabe von vitaminhaltigem Material vielfach auch eine Anreicherung der Nahrung an anderen Stoffen bedeutet, an der die Grundnahrung vielleicht gerade arm ist. Es wurde bereits an anderen Stellen mehrfach betont, daß gerade die Versuche mit poliertem Reis keine klaren Ergebnisse liefern, da der Reis nicht nur in bezug auf das Vitamin B, sondern auch in anderer Hinsicht insuffizient ist. Es ist daher in Versuchen mit poliertem Reis kaum möglich, etwas Sicheres über die Wirkung eines vitaminhaltigen Extraktes auszusagen.

Sehr eingehend wurde die bei Entziehung des B-Vitamins zuerst in die Augen fallende Erscheinung, der Appetitverlust, bei der Ratte studiert. Junge Tiere fressen in der ersten Woche die B-vitaminfreie Kost häufig gierig und nehmen sogar etwas an Gewicht zu. In anderen Fällen ist die Nahrungsaufnahme sehr unregelmäßig und das Gewicht daher erheblichen Schwankungen unterworfen. Im weiteren Verlauf läßt die Freßlust immer mehr nach und die Zufuhr von Nahrung hört schließlich fast ganz auf. Das Körpergewicht sinkt entsprechend ab. Wenn nach Zufuhr einer geringen Menge von Antineuritin — auch auf subcutanem Wege — die Tiere wieder reichlich Nahrung zu sich nehmen, so geht das Körpergewicht sofort wieder in die Höhe; die Wirkung subcutaner Zufuhr von B-Vitamin beweist übrigens schlagend (wie schon im allgemeinen Teile dargelegt wurde), daß die vitaminfreie Kost nicht wegen ihrer Geschmacklosigkeit verweigert wird.

Nach Thomas B. Osborne ist die verminderte Nahrungsaufnahme, wenigstens zu einem Teile, Folge einer allgemeinen Herabsetzung der Stoffwechselprozesse, die durch den Mangel an B-Vitamin verursacht ist. Aber sicherlich ist dies nicht das einzige entscheidende Moment und hat keinesfalls Geltung für die Zustände allerschwerster Nahrungsverweigerung. Auf Grund älterer und vor allem auch neuerer Untersuchungen wird man die Erklärung vielleicht in Sekretionsstörungen im Magendarmkanal zu suchen haben, die sich einige Zeit nach der Ausschaltung des Vitamins B aus der Nahrung einstellen. Längst bekannt ist die schon erwähnte Störung der sekretorischen wie der motorischen Tätigkeit des Kropfes bei Tauben, die mit geschliffenem Reis gefüttert wurden. Neuerdings konnte nun Bickel bei einem Hunde mit einem Pawlowschen Magenblindsack die wichtige Beobachtung machen, daß bei Fehlen von B-Vitamin in der Nahrung die Salzsäuresekretion aufhört. Ob auch andere Drüsen, etwa die Speicheldrüsen, ihre Tätigkeit einstellen, ist unseres Wissens in ähnlicher Weise noch nicht untersucht, aber wohl höchstwahrscheinlich. Nach den vor einigen Jahren von Uhlmann ausgeführten Untersuchungen über die Wirkung des B-Vitamins auf die verschiedenen Körperorgane muß man annehmen, daß ihm eine ähnliche pharmakologische Wirkung zukommt wie dem Pilocarpin, dem Neurin, dem Muscarin, dem Cholin und anderen ähnlichen Substanzen. Ist eine Nahrung frei von Vitamin B, so fallen diese Einflüsse auf die Verdauungsdrüsen fort. Die Bickelschen Experimente stehen mit den Vorstellungen, die uns die Befunde Uhlmanns über die Aufgabe des B-Faktors gegeben haben, im besten Einklang. Man wird wohl kaum fehlgehen, wenn man annimmt, daß die Sekretionsstörungen von seiten der Verdauungsdrüsen eine bedeutsame Rolle bei der schweren Appetitlosigkeit spielen, deren Folge das völlige Versagen der Nahrungsaufnahme ist. Freilich, alle die genannten Untersuchungen verlieren an Bedeutung, wenn man die Tatsache berücksichtigt, daß dabei recht unreine Präparate verwendet wurden, die vielleicht Histamin und andere Amine enthalten haben; man ist also nicht sicher, ob die beobachteten Erscheinungen wirklich als Vitaminwirkungen zu betrachten sind.

### c) Über den Einfluß des B-Vitamins auf den Stoffwechsel.

Die in manchen Fällen von experimenteller Beriberi sich einstellende völlige Nahrungsverweigerung hat wiederholt zu der Vermutung Anlaß gegeben, daß das Krankheitsbild lediglich Ausdruck der allgemeinen Inanition sei. Daß diese Auffassung unzutreffend ist, steht heute wohl außer Zweifel; besonders beweisend sind Beobachtungen bei Tieren, bei denen eine Zwangsernährung durchgeführt werden konnte. So können Tauben und Hühner in vorzüglichem Ernährungszustand an Beriberi erkranken. Eine Scheidung der Inanitions- und Insuffizienzsymptome läßt sich auch dadurch herbeiführen, daß man die Entziehung des B-Vitamins nicht plötzlich, sondern ganz allmählich durchführt. Die Lebensdauer der Tiere wird dann wesentlich verlängert und die Krankheitserscheinungen kommen zum Ausbruch, ohne daß der allgemeine Zustand stärker beeinträchtigt ist.

Anderseits sind im reinen Hungerzustand niemals sichere Beriberierscheinungen beobachtet worden. Vereinzelte entgegenstehende Angaben erscheinen nicht einwandfrei.

Daß unter gewissen Umständen auch bei Fehlen von B-Vitamin eine Kost in sehr großen Mengen verzehrt werden kann, zeigt ein sehr anschaulicher Versuch von Osborne und Mendel [1]).

Eine Ratte wird 5 Tage hungern gelassen, dann erhält sie B-vitaminfreies Futter. Das Tier, das in den Hungertagen 25% seines Gewichtes eingebüßt hatte, frißt am 1. Tage 50% mehr, als ein Tier seines Alters und Gewichts von normalem Futter aufnimmt. An den folgenden Tagen wird noch immer mehr Nahrung gefressen als unter normalen Verhältnissen, und am Ende der ersten Woche ist der Körpergewichtsverlust wieder ausgeglichen. Jetzt erst macht sich der B-Vitaminmangel geltend: in der zweiten Woche sinkt die Futterzufuhr auf zwei, in der dritten Woche auf ein Drittel der Norm. Als 4 Wochen nach Beginn des Versuches das Tier täglich 15 mg einer an B-Vitamin reichen Fraktion aus Hefe erhält — und zwar getrennt vom übrigen Futter, wie eine Medizin — tritt eine mächtige Steigerung der Freßlust ein, so daß ungefähr so viel Nahrung aufgenommen wird, wie am 1. Tage nach der Hungerperiode. Das Körpergewicht geht gleichzeitig in die Höhe, das Wachstum wird wieder aufgenommen, so daß nach weiteren 4 Wochen das Tier die gleiche Größe und das gleiche Gewicht hat wie ein gesundes normales Tier seines Alters, d. h. von den schweren Gewichtsstürzen, die es durchgemacht hat, ist ihm nichts anzumerken.

In diesem Versuche ist das Verhalten des Körpergewichts streng bestimmt von der Nahrungsaufnahme. Diese aber steht durchaus nicht etwa in einer bestimmten Abhängigkeit von der Zufuhr von Vitamin B, sondern kann auch bei völliger Vitaminentziehung sehr erheblich sein. Wodurch wird nun die Nahrungsaufnahme bestimmt? Osborne und Mendel meinen, daß sie in erster Linie vom Stoffumsatz abhängig sei; sinkt dieser, so geht auch die Nahrungszufuhr zurück, steigt er, so geht sie wieder in die Höhe. Beim gesunden, normal ernährten Tier hat der Stoffumsatz eine bestimmte Höhe. Wird nun der Nahrung das Vitamin B entzogen, so geht die Stoffzersetzung anfangs weiter wie vorher und die Nahrungsaufnahme bleibt gleich. Erst allmählich beginnt der Stoffwechsel auf ein niedrigeres Niveau herabzusinken und Hand in Hand damit geht die Nahrungszufuhr zurück. Mit der Ausschaltung des B-Vitamins

---

[1]) Th. B. Osborne, New-York State Journ. of Med. 20, Nr. 7, S. 209—225 (1920).

fällt nach Osborne und Mendel ein wichtiges Stimulans des Stoffwechsels fort, das für den normalen Ablauf der Verbrennungsprozesse unentbehrlich ist.

Die hier entwickelten Vorstellungen haben viel Bestechendes für sich. Das ganze Verhalten der Tiere nach Entziehung von B-Vitamin zeigt eine Verminderung aller Lebensäußerungen, und zwar scheint das für alle Tiere gleichmäßig zu gelten, für den Organismus des Vogels ebenso wie für den des Säugetieres; wir erinnern hier nur an die bereits beschriebenen klinischen Erscheinungen. Hofmeister sagt von seinen Tieren: „Sie zeigen nach den ersten 8 bis 14 Tagen zunehmende Trägheit und Teilnahmslosigkeit, schlafen anhaltend außer der Freßzeit und reagieren auf Geräusche und beim Anfassen schwächer als normal."

Von entscheidenderer Bedeutung als diese immerhin vieldeutigen Veränderungen in dem allgemeinen Verhalten der Versuchstiere sind für die Beurteilung des Stoffwechsels Untersuchungen über den Gaswechsel an Tauben bei spezifischem B-Vitaminmangel, mit denen sich in der letzten Zeit Abderhalden sehr eingehend beschäftigt hat. Es ergab sich dabei, daß der gesamte Gaswechsel immer mehr zurückgeht, sowohl der Sauerstoffverbrauch wie die Kohlensäurebildung sinken herab. Zufuhr von Hefe- oder Kleiepräparaten treiben den Sauerstoffverbrauch und die Kohlensäurebildung sofort in die Höhe. Parallel mit den Veränderungen des Gaswechsels geht das Verhalten der Temperatur: Sinken der Temperatur bei sinkendem Umsatz, Steigen der Temperatur bei steigendem Umsatz. Weitere direkte Versuche, die Abderhalden an isolierten Geweben vornahm, zeigten dann, daß alle Gewebe solcher an B-Vitaminmangel leidender Tiere eine herabgesetzte Gewebsatmung aufweisen. Die verminderten Oxydationsprozesse können auch hier sehr energisch durch Hefe- oder Kleieextrakte angefacht werden. Über ähnliche Versuche berichteten gleichzeitig und unabhängig von Abderhalden auch Freudenberg und György, indem sie den Gaswechsel von Darmzellen studierten. Auf anderem Wege, wie die genannten Forscher, ist W. R. Heß zu denselben Anschauungen gelangt. Er konnte zeigen, daß Gewebe von „Avitaminosetauben" (mit experimenteller Beriberi) in vitro eine starke Herabsetzung der Atmung zeigen, und zwar bediente er sich hierbei des von Lipschitz eingeführten Prinzips der m-Dinitrobenzolreduktion.

In einem gewissen Gegensatz zu diesen Befunden stehen Angaben von H. J. Denel jr. und R. Weiss [1]), die auf der Höhe der Erkrankung eine Steigerung des Grundumsatzes fanden. Diese freilich erklären sie durch die Erhöhung des Tonus in der Muskulatur und fassen sie nicht als eine direkte Wirkung des Vitaminmangels auf. Der Stickstoffumsatz ist deutlich gesteigert.

Nach all den zu dieser Frage vorliegenden Untersuchungen darf man in der Tat annehmen, daß bei der Avitaminose infolge ungenügender Zufuhr des B-Faktors es zu einer schweren Schädigung der Oxydationsprozesse in den Zellen kommt. Freilich, an welchem Glied dieser ganzen Kette von Teilprozessen die Störung ansetzt, ist zur Zeit noch ganz unklar.

Im besten Einklang mit den Befunden von Heß steht übrigens die Beobachtung von Abderhalden, daß die Cysteinreaktion in avitaminotischen Geweben auffallend schwach ist, was darauf deutet, daß diejenige Gruppe, der nach Heffter und Hopkins die Rolle eines Koferments der Atmung zufällt, stark vermindert ist.

Vielleicht kommt man in dieser Frage durch ein eingehendes Studium der Stoffwechselvorgänge im einzelnen weiter. So hat man schon vor langer

---

[1]) Proc. of the soc. f. exp. biol. a. med. **21** (1924), Nr. 8, p. 456.

Zeit dem Einfluß der Nahrungszusammensetzung auf den Vitaminbedarf seine Aufmerksamkeit geschenkt, weil man annahm, daß die Verdauungs-
und Assimilationsprozesse nur in Gegenwart von Vitamin B sich regelrecht voll-
zögen. Funk und andere glaubten feststellen zu können, daß der Kohlenhydratstoffwechsel eine besondere Beziehung zum B-Faktor habe.
So sollten bei übermäßiger Kohlenhydratzufuhr die Beriberierscheinungen viel
früher und stärker auftreten, als bei normaler Kohlenhydrataufnahme. Diese
von Funk zuerst ausgesprochene Anschauung, die zunächst auf mannigfachen
Widerspruch gestoßen war, fand neuerdings durch umfassende Arbeiten J. A.
Collazos unter Bickels Leitung Bestätigung. Darüber hinaus stellte Collazo
fest, daß bei der Avitaminose Aufnahme größerer Zuckermengen (peroral
und intravenös) von starker Hyperglykämie gefolgt ist; unter Umständen,
besonders im fortgeschrittenen Stadium der Erkrankung, kommt es dabei zu
schweren Krankheitserscheinungen, wie Erbrechen, Atemstörungen, Muskelschwäche, Zwangsbewegungen, die den Tod zur Folge haben können. Gesunde
Kontrolltiere zeigten unter den gleichen Bedingungen niemals derartige Symptome.

Wir dürfen aus diesen Versuchen in der Tat schließen, daß bei B-Mangel
in der Nahrung eine schwere Schädigung des Kohlenhydratstoffwechsels eintritt; die Leber avitaminöser Tiere ist, wie schon Abderhalden fand, dauernd frei von Glykogen. Von Bedeutung ist die Beobachtung von Bickel und Collazo, daß das Insulin die Kohlenhydrat-
Stoffwechselstörung günstig beeinflußt und Glykogenablagerung in Leber und
Muskulatur herbeiführt. Nach H. F. Fischer[1]), der mit Tauben arbeitete,
ist ein Heilerfolg bei der B-Avitaminose durch Insulin nicht zu erzielen, so daß
die blutzuckersenkende Wirkung des B-Vitamins nur als Heilungssymptom
gewertet werden darf.

Sehr beachtenswert ist die Feststellung von L. Randoin und H. Simmonet,
daß der Bedarf an B-Vitamin wächst mit dem Kohlenhydratgehalt der Nahrung.
Aber auch das Umgekehrte ließ sich zeigen. Mangel an B-Vitamin wird ohne
Störung vertragen, wenn die Kohlenhydrate aus der Nahrung ausgeschaltet
werden. Es gelang, ausgewachsene Tauben auf diese Weise $3\frac{1}{2}$ Monate frei
von B-Vitamin zu ernähren, ohne daß sie an Gewicht verloren und Krankheitserscheinungen zeigten.

Aber auch der Fettstoffwechsel wird durch B-Mangel beeinträchtigt.
Nach Untersuchungen von K. Asada kommt es zu einer starken Verminderung des Depotfettes, die angesichts der meistens vorhandenen
Inanition begreiflich ist. Dagegen wird nach den Untersuchungen von Embden
und Lawaczek eine starke Vermehrung des Cholesterins in den
Organen gefunden; besonders gilt das für die Muskulatur, trifft aber auch
für die übrigen Organe zu (Hotta). Kontrollversuche an reinen Hungertieren
zeigten, daß hier ganz ähnliche Verhältnisse vorliegen, nur ist das Blut-
cholesterin beim Hungertier im Gegensatz zum Avitaminosetier nicht vermehrt.

Neuerdings sind von Bickel[2]) weitere Untersuchungen mit völlig vitaminfreier Nahrung unternommen worden, die ihn zu der folgenden Auffassung
über das Wesen der Avitaminose geführt haben. Die Avitaminose ist nach
ihm ein Krankheitszustand, bei dem trotz reicher, ja, wie Bickel sich aus-
drückt, sogar „überreicher Ernährung" und trotzdem die gemischte Nahrung
vollkommen resorbiert wird, eine fortschreitende Abmagerung besteht. Dem
sich dauernd steigernden Umsatz steht eine Verminderung des Sauerstoffverbrauchs gegenüber. Die Oxydationsvorgänge im Bereiche des intermediären
Kohlenhydratstoffwechsels gehen nur zu einem Teil bis zur Kohlensäure, im

---

[1]) Dissert. Amsterdam 1925, zit. Ber. d. ges. Phys. **35** (1926), H. 3/4.
[2]) Med. Klinik, Jahrgang 1925, Nr. 29.

übrigen finden sie auf einer früheren Oxydationsstufe ihr Ende. Dementsprechend verläßt ein Teil des Kohlenstoffs den Körper statt als $CO_2$ als „desoxydabler" C durch den Harn. Inwieweit diese Auffassung Bickels, die sich wohl im wesentlichen auf die B-Avitaminose bezieht, zu Recht besteht, läßt sich zur Zeit nicht beurteilen, da zahlenmäßige Unterlagen bisher nicht veröffentlicht wurden.

### 3. Zur chemischen Natur des Vitamins B.

Die ersten Schritte zur Erforschung der chemischen Natur des B-Vitamins gehen bis auf Eijkman zurück. Dieser Forscher versuchte aus wirksamem Ausgangsmaterial (ungeschältem Reis, Reiskleie usw.) auf schonendem Wege Extrakte und Fraktionen darzustellen, die dann auf ihre Heilwirkung an Beriberitieren geprüft wurden. In der gleichen Richtung arbeiteten dann H. Schaumann, C. Funk, ferner Suzuki, Shimamura und Odake, um nur einige der bekanntesten Namen zu nennen.

Die Schwierigkeiten, mit denen die Isolierungsversuche zu kämpfen haben, sind oft sehr erheblich; denn einmal sind die unumgänglich notwendigen Tierversuche vielfach unzuverlässig, insoferne das Krankheitsbild recht wechselvoll und unkontrollierbaren Schwankungen, auch beim Fehlen jeder äußeren Einwirkung, unterworfen ist, anderseits der wirksame Stoff bei Fällungen, die in seinen wässerigen Lösungen erzeugt werden, an den Niederschlag absorbiert werden kann.

Nach den zur Zeit vorliegenden Angaben ist das antineuritische Vitamin B löslich in Wasser und wasserhaltigem Alkohol, in Olivenöl, Ölsäure und Eisessig, unlöslich in absolutem Alkohol, Äther, Chloroform, Essigäther und Benzol. Gegen schwache Säuren (nach Funk sogar gegen $20\%$ige Schwefelsäure) ist es beständig, dagegen wird es in Gegenwart von Alkali leicht zerstört und zwar besonders bei hoher Temperatur, während es bei Zimmertemperatur und schwach alkalischer Reaktion viele Stunden unverändert bleiben kann. Das Vitamin B ist gut dialysabel, wird jedoch von einer Reihe von Stoffen stark absorbiert, so von Tierkohle, von kolloidalen Metallsulfiden, kolloidalem Eisenhydroxyd, von Lloyds Reagens (wasserhaltigem Aluminiumsilicat, Fullers Erde) u. a. Gefällt wird es durch Phosphorwolframsäure, Phosphormolybdänsäure, Gerbsäure, Sublimat, Merkuriacetat, Pikrinsäure und Jodwismutkalium; seinem Verhalten nach wäre es also den Alkaloiden zuzurechnen.

Die Aufklärung der chemischen Natur der antineuritischen Substanz schien in allernächster Nähe gerückt, als es Funk und, unabhängig von ihm, den Japanern Suzuki, Shimamura und Odake gelang, durch Verarbeitung der mit Phosphorwolframsäure und Gerbsäure in Reiskleieextrakten erzeugten Niederschläge Präparate zu erhalten, die schon in allerkleinsten Dosen die nervösen Erscheinungen der experimentellen Beriberi zu beseitigen vermochten. Bei weiterer Reinigung der krystallinischen Produkte, unter denen Nicotinsäure $C_6H_5NO_2$ festgestellt werden konnte, ging indes die antineuritische Wirkung verloren. Edie, Evans, Moore, Simpson und Webster isolierten aus Hefe ein schon in wenigen Milligrammen wirksames Produkt — Torulin — von der Zusammensetzung $C_7H_{17}N_2O_5$. Hofmeister und Tanaka gelangten durch Fällung mit Jodwismutkalium zu einer der Pyridinreihe angehörenden Base, dem Oridin, dessen Wirkung bei weiterer Reinigung jedoch gleichfalls verschwand. In den letzten Jahren haben dann Abderhalden und Schaumann zahlreiche Isolierungsversuche unternommen; doch auch ihnen war ein Erfolg nicht beschieden.

Bei allen diesen bisher negativ verlaufenen Versuchen stieß man immer wieder auf **organische Basen**. Vielfach wurden auch **Purin-** und **Pyrimidinbasen** isoliert. Es lag nahe, eine größere Zahl von synthetisch hergestellten Abkömmlingen und Verwandten dieser chemischen Gruppen zu „Heilversuchen" bei der experimentellen Beriberi zu benutzen. Es sei hier aber gleich bemerkt, daß mit keinem der zahllosen auf diese Weise geprüften Stoffe mehr als ein augenblicklicher Erfolg erzielt werden konnte. Mit Recht hat **Hofmeister** hervorgehoben, daß **durch jede vorübergehende Steigerung des Stoffwechsels** — und eine solche kann durch Einverleibung der verschiedensten Stoffe erzielt werden — **vorübergehend antineuritische Substanz aus noch vorhandenen Beständen des Körpers mobilisiert und so eine „Heilwirkung" vorgetäuscht werden kann.**

So konnten auch die aufsehenerregenden Angaben von **Williams** über Erfolge mit **Oxypyridinen** und mit **Adenin**, das der Einwirkung von Eisessig ausgesetzt war, nicht bestätigt werden. Ebenso negativ war das Ergebnis einer Prüfung der Thymonucleinsäure, von der eine Zeitlang behauptet worden war, daß sie spastische Lähmungen zu beseitigen vermöchte (Mc Collum und Simmonds).

Ein für praktische Zwecke gut brauchbares, hochwertiges Vitamin-B-Präparat liefert eine von **Osborne** und **Wakeman** im Jahre 1919 ausgearbeitete Methode. Als Ausgangsmaterial dient Hefe, die unter Vermeidung der Autolyse des Zellinhaltes verarbeitet wird.

Noch wirksamere Fraktionen haben, wie es scheint, P. A. **Levene** und B. J. C. **van der Hoeven**[1]) dargestellt; sie waren etwa 200—400mal so aktiv wie das Ausgangsmaterial (Trockenhefe).

## 4. Bemerkungen zum Nachweis des Vitamins B.

Zum Nachweis des Vitamins B haben die meisten Forscher seine antineuritische Wirksamkeit bei der experimentellen Beriberi verwendet; es ergab sich von selbst, daß man im Laufe der Zeit die verschiedenen Produkte des Tier- und Pflanzenreichs auf vorhandene oder fehlende „Heilwirkung" mit dieser Methode untersuchte. Wie schon im vorigen Kapitel auseinandergesetzt wurde, kann diese Art der Prüfung zu Irrtümern führen, und sie hat in der Tat sehr häufig zu Fehlschlüssen Veranlassung gegeben. Mc Collum und Simmonds haben das als erste klar und deutlich ausgesprochen, indem sie einerseits auf die Beobachtungen Uhlmanns verwiesen, nach denen eine ganze Reihe von Stoffen, wie Pilocarpin, Cholin usw. ähnliche Wirkungen wie das Antineuritin ausüben und anderseits geltend machen, daß nach Mc Carrison Läsionen des Nervensystems bei der experimentellen Beriberi nur ein und noch nicht einmal der wesentlichste Teil der pathologischen Veränderungen sind.

Auf Grund ihrer besonders großen Erfahrungen empfehlen sie als die **beste Methode zum Nachweis des B-Vitamins die folgende**: junge, wachsende Ratten werden mit einer Grundnahrung, bestehend aus gereinigtem Eiweiß, Dextrin, einem Salzgemisch und einem A-vitaminhaltigen Fett (Butter od. dgl.) ernährt. Mit einer solchen Nahrung vermögen die Tiere nicht zu wachsen. Nach 2 oder 3 Wochen wird die auf B-Vitamin zu prüfende Substanz zugegeben. Tritt Wachstum ein, so ist die Probe positiv, das heißt die Gegenwart von Vitamin B erwiesen. Im umgekehrten Falle muß man annehmen, daß es nicht zugegen ist. Hofmeister hat, offenbar ohne Kenntnis der Stellungnahme der amerikanischen Forscher diesen Weg gleichfalls als gangbar bezeichnet, allerdings mit der Einschränkung, daß zur Zeit

---

[1]) Journ. of biol. chem. **61** (1924), Nr. 2, p. 429.

die Existenz eines neben dem Antineuritin vorhandenen und von ihm unabhängig wirkenden „Stoffwechselagens" nicht ganz sicher ausgeschlossen werden könne, wenngleich manches gegen eine solche Auffassung spräche.

Eine weitere Methode, die in kürzester Zeit unter Verzicht auf das Tierexperiment den Nachweis des Vitamins B erbringen sollte, und die deshalb mit großem Interesse aufgenommen wurde, empfahl R. J. Williams. Williams behauptete, daß das Wachstum der Hefe nur in Gegenwart von Antineuritin erfolge und daß strenge Proportionalität zwischen der Wachstumsgeschwindigkeit und dem Gehalt der Nährflüssigkeit an dem Vitamin bestünde. Schon ein Jahr vorher hatten Abderhalden und Schaumann den günstigen Einfluß von Vitamin B auf das Hefewachstum gezeigt. Neben Williams haben noch andere Autoren wie Bachmann, Funk und Dubin, Siegmund Fränkel u. a. die Hefemethode zum Nachweis des Antineuritins empfohlen.

Neuere Forschungen von Mc Collum und seinen Mitarbeitern Souza und Mc Donald und unabhängig davon Untersuchungen von Fulmer, Nelson und Sherwood haben nun freilich gezeigt, daß die Grundlagen der Methode bei weitem nicht so gesichert sind, wie man annehmen sollte. Denn einerseits vermag die Hefe in einem von B-Vitamin völlig freien Medium zu wachsen, wenn auch langsamer, anderseits sind Extrakte aus natürlichen Nahrungsmitteln, deren B-Vitamin zerstört ist, genau so wirksam wie andere, mit vollem Gehalt an dem spezifischen Stoff.

Die Beeinflussung des Hefewachstums kann demnach unmöglich als ein einwandfreies Verfahren zum Nachweis des Vitamins B bezeichnet werden.

Im Zusammenhang damit möge nur bemerkt werden, daß über das Verhältnis des B-Faktors zum Wildiersschen Bios, des Wachstumsstoffes der Hefe, zahlreiche Untersuchungen vorliegen, die zeigen, daß von einer Identität der beiden Stoffe nicht gesprochen werden kann.

Infolge der Umständlichkeit des biologischen Vitaminnachweises hat man seit Jahren nach einer charakteristischen chemischen Reaktion gesucht, zunächst ohne Erfolg. Nun hat in den letzten Jahren A. Jendrassik[1]) eine Methode zum Nachweis des B-Vitamins angegeben, die Beachtung verdient. Die möglichst konzentrierte wässerige Lösung der zu prüfenden Substanz wird mit Essigsäure (bis zu einer Konzentration von $3^0/_0$) angesäuert, sodann mit einem frisch bereiteten Gemisch gleicher Volumina von $m/_{10}$ Lösungen von Kaliumferricyanid und Ferrichlorid langsam tropfenweise versetzt, bis die entstandene Blaufärbung an Intensität nicht mehr zunimmt. Das Reagensglas wird in verschlossenem Zustande 10 Minuten stehen gelassen, dann wird 5—10-fach mit Wasser verdünnt. Die Gegenwart von Vitamin B gilt als erwiesen, wenn deutliche Blaufärbung oder ein deutlicher blauer Niederschlag auftritt. Nachprüfungen der Methode liegen in größerem Umfange noch nicht vor.

## 5. Über die Verbreitung des Vitamins B in der Natur.

Das an Vitamin B reichste Produkt ist die Bierhefe. Mit Rücksicht hierauf, ferner angesichts der Tatsache, daß die Hefe als praktisch frei von den anderen Vitaminen, den beiden fettlöslichen und dem antiskorbutischen Vitamin C betrachtet werden darf, hat sie als Träger des B-Stoffes in der experimentellen Vitaminforschung umfassende Verwendung gefunden und findet sie auch heute noch. Die Bäckerhefe steht der Bierhefe an Gehalt weit nach.

---

[1]) Journ. of biol. chem. **57** (1923), Nr. 1, p. 129.

## Produkte des Pflanzenreiches.

Wie bereits ausführlich dargelegt wurde, findet sich das B-Vitamin beim Reis in der unmittelbar unter dem Silberhäutchen gelegenen Aleuronzellenschicht, vor allem aber im Keimling, die beide bei der Bearbeitung des Reis mit der Kleie verloren gehen; die Reiskleie ist, wie durch zahlreiche Versuche bekannt ist, sehr reich an Vitamin B.

Ebenso wie im Reis findet sich der B-Faktor, soweit bekannt ist, in allen Körnerfrüchten in ansehnlichen Mengen, und zwar sehen wir auch hier in Analogie zum Reis den Hauptsitz des Vitamins in den äußeren Schichten des Korns und im Keimling. Es seien hier nur genannt der Weizen, der Hafer, die Gerste, der Mais und der Roggen; letzterem kommt insoferne eine Sonderstellung zu, als bei ihm das Vitamin über das ganze Korn verteilt zu sein scheint. So ist es verständlich, daß alle unsere weitgehend gereinigten Körnerfrüchte und die daraus dargestellten Mehle für die Ernährung als bedenklich angesprochen werden müssen, sobald ihnen hierbei ein besonders großer Anteil eingeräumt wird. Insonderheit sind die sog. Blütenmehle 00 als völlig vitaminfrei zu betrachten; nur das Roggenmehl scheint B-Vitamin in ausreichendem Maße zu enthalten.

Von anderen Samen, die wohl vorwiegend für die tierische Ernährung verwendet werden, seien genannt der Baumwollsamen, der Samen von Hirse, Hanf und Flachs.

In weiter Verbreitung findet sich der B-Faktor dann in allen grünen Pflanzen, von denen hier nur die folgenden genannt seien: Spinat, die verschiedenen Kohlarten, die Salate, Alfalfa, Luzerne, Klee, dann von Rüben die Steckrüben, weißen Rüben, Runkelrüben und mit geringstem Gehalt die roten Rüben; im Gegensatz hierzu sind die Karotten durch einen großen Reichtum an dem B-Faktor ausgezeichnet.

Eine besondere Stellung kommt unter den Knollengewächsen der Kartoffel zu wegen ihrer großen Bedeutung für die Volksernährung. Ihr Gehalt an B-Vitamin ist zwar nicht sehr bedeutend, aber immerhin ausreichend genug, um bei Aufnahme größerer Mengen den Bedarf zu decken.

Von ganz besonderem Wert als Träger des B-Vitamins sind die Hülsenfrüchte, die Bohnen, Erbsen und Linsen.

Schließlich wären die Früchte zu nennen. Unter ihnen steht an erster Stelle wegen ihres hohen Vitamingehaltes die Tomate, dann folgen die Orange, die Citrone und die Traube. Der Saft der letzteren enthält ungefähr die gleichen Mengen wie frische Kuhmilch. Nicht besonders reich an dem B-Stoff sind die Äpfel und Birnen. Als gehaltvoller wurden jüngst die Pflaumen erkannt.

Nach Untersuchungen von Scheunert und Schieblich[1]) scheint das B-Vitamin übrigens auch von Bakterien gebildet werden zu können. Es gelang den beiden Forschern durch Darreichung von 2—3 g trockener Bakterienmasse — Bac. vulgatus (Flügge) Migula — bei beriberikranken Tauben starken Gewichtsanstieg und Besserung der Krankheitserscheinungen hervorzurufen.

## Produkte des Tierreiches.

Unter den Erzeugnissen des Tierreiches ist zuvörderst die Kuhmilch als dasjenige Nahrungsmittel zu nennen, in dem zuerst das wasserlösliche Vitamin gefunden wurde. Osborne und Mendel kamen, als sie bei ihren Versuchen mit „künstlicher Nahrung" die eiweißfreie Milch durch ein künstliches Gemenge ersetzten, zu der Annahme, daß neben dem fettlöslichen noch ein wasserlöslicher Faktor in der Milch vorhanden sei, ohne den normales Wachstum

---

[1]) Biochem. Zeitschr. **139** (1923), S. 57.

nicht erfolgen könne. Späterhin hat man die verschiedensten tierischen Gewebe untersucht und gefunden, daß der gleiche Stoff fast in allen Organen,
wenn auch in recht verschiedenen Mengen, zu finden ist. Neben der Milch
sind die Eier besonders gehaltreich, es folgen dann Stierhoden, Leber,
Nieren, Hirn, Bauchspeicheldrüse, Herz, während die Skelett-
muskulatur — also das gewöhnliche Fleisch — sehr viel weniger enthält.
Das letztere gilt auch für Fischfleisch.

Mc Collum betrachtet diese verschiedene Verteilung des B-Vitamins in
den einzelnen Organen von allgemein biologischen Gesichtspunkten aus und
vertritt die Anschauung, daß alle Organe, denen besondere Aufgaben
im gesamten Stoffwechsel zufallen und die als sezernierende
Drüsen bestimmte Leistungen zu vollbringen haben, besonders
reich an Vitamin B sind. Ebenso ist es bezeichnend, daß die Geschlechtszellen mit ihren besonderen Aufgaben infolge ihres hohen Gehaltes an dem
B-Faktor mit an vorderster Stelle stehen.

Von Cooper wurden vergleichende Untersuchungen an Vögeln über den
Wert verschiedener tierischer Gewebe als Träger des B-Vitamins ausgeführt.
Die folgende Tabelle gibt eine kurze Übersicht der Ergebnisse, wobei der Gehalt
jedes Gewebes (roh) an dem B-Faktor in Grammen angegeben ist, die als tägliche
Zulage zu dem Grundfutter die Entwicklung der Beriberi zu verhindern ver-
mögen.

| | | |
|---|---|---|
| Muskelfleisch vom Ochsen | . . . . . . . | 20 |
| Herzmuskel „ „ | . . . . . . . | 5 |
| Gehirn „ „ | . . . . . . . | 6 |
| Kleinhirn „ „ | . . . . . . . | 12 |
| Leber „ „ | . . . . . . . | 3 |
| Gehirn vom Schaf | . . . . . . | 8—15 |
| Fischfleisch | . . . . . . . . . | über 10 |
| Eigelb | . . . . . . . . . . . . . | 3 |
| Kuhmilch | . . . . . . . . . . | über 35 |
| Käse | . . . . . . . . . . . . . . . | 8 |

## C. Das antiskorbutische Vitamin oder Vitamin C.
### (Wasserlöslicher Faktor C, Antiskorbutin.)

Die Entdeckung des antiskorbutischen Vitamins ist aufs innigste mit der
experimentellen Beriberiforschung verknüpft. Als Axel Holst im Verlaufe von
Studien über die experimentelle Polyneuritis als Versuchstier auch das Meerschweinchen heranzog, bemerkte er das Auftreten einer Erkrankung von ganz
anderem Charakter als bei den übrigen Tieren. Sie bot ein dem menschlichen
Skorbut in allen Erscheinungen gleichendes Bild, unter dem die Tiere innerhalb
30—40 Tagen zugrunde gingen; und zwar war es, wie sich später herausstellte,
ganz gleichgültig, ob die Tiere Reis, Hafer, Gerste, Weizen oder Roggen bekamen,
ob die Körner in rohem oder geschältem Zustande gereicht wurden, oder ob
sie zu bestimmten Produkten (Mehl oder Brot) verarbeitet waren. Immer
war das Krankheitsbild das des Skorbuts, Erscheinungen von Polyneuritis
wurden in Versuchen an 65 Tieren nur dreimal gefunden. Es war nur selbstverständlich, daß Holst und Frölich, die diese Studien weiterhin gemeinsam
unternahmen, sofort auf die Analogie mit dem menschlichen Skorbut hinwiesen
und die Frage aufwarfen, ob dieser ebenso wie der Skorbut des Meerschweinchens
auf einseitige Ernährung mit Cerealien zurückzuführen sei.

Die Frage fand sehr bald Beantwortung. Schon aus der Geschichte des
menschlichen Skorbuts war es bekannt, daß die Erkrankung besonders dann
zur Beobachtung kam, wenn frische Produkte des Tier- und Pflanzenreichs in
der Nahrung fehlten. Die wirksame Substanz, deren Gegenwart das Auftreten

des Skorbuts beim Menschen wie bei den Tieren verhindert, findet sich in erster
Linie im Pflanzenreich.  Dort spielt sie offenbar nicht nur bei den Wachstums-
vorgängen, sondern auch bei den Lebensvorgängen ganz allgemein eine große
Rolle. Der skorbutverhütende Stoff ist ein regelmäßiger Bestandteil
nicht nur aller grünen Pflanzen, sondern auch der keimenden Samen,
während die ruhenden Samen völlig frei davon sind.

Über die Verbreitung in der lebenden Welt wird weiter unten noch Genaueres
zu berichten sein.

## 1. Die Entwicklung der Insuffizienzerscheinungen beim Meerschweinchen.

Setzt man Meerschweinchen auf Körnerkost und gibt ihnen daneben nach
Belieben Wasser zu trinken, so nehmen diese Tiere, die auf Grünfutter eingestellt sind, diese Kost nur ungern und in ungenügender Menge auf.  Es kommt
infolgedessen denn auch sehr schnell zu erheblichen Gewichtsverlusten, eine
Erscheinung, der wir, ebenso wie der Appetitstörung, bei allen Avitaminosen
bisher regelmäßig begegnet sind.  Die Körpergewichtsabnahme beträgt bei den
Versuchstieren bis zum Tode im Mittel $30-40\%$, hält sich also etwas unter dem
bei der Polyneuritis festgestelltem mittleren Gewichtsverlust.  Gelingt es,
die Tiere 3 Wochen am Leben zu erhalten, so entwickelt sich bei ihnen das von
Holst und Frölich zuerst beschriebene typische Krankheitsbild.  Seine Kenntnis wurde wesentlich erweitert, als es durch Verbesserungen in der Methodik,
die wir vor allem den Engländern Chick und Hume verdanken, gelang, den
experimentellen Skorbut mit größerer Sicherheit zu erzeugen.  Bei reiner Haferkost gehen die Meerschweinchen häufig an Inanition zugrunde, bevor sich die
charakteristischen Erscheinungen entwickelt haben.  Hafer ist nach Mc Collum
in mehrfacher Hinsicht insuffizient, nämlich sowohl in bezug auf die in ihm
enthaltenen Eiweißkörper, wie in bezug auf Vitamin A und anorganische Salze.
Chick und Hume empfahlen einen Zusatz von sterilisierter Milch; dadurch
wird die Entwicklung der Skorbutsymptome kaum verzögert, aber der Allgemeinzustand der Tiere wesentlich gebessert.

Ganz besonders bewährt hat sich die folgende Modifikation der ursprünglich
von Holst und Frölich angegebenen Methode, wie sie viel im Lister-
institut in London angewendet wurde. Es werden Meerschweinchen von einem
Durchschnittsgewicht von etwa 350 g ausgewählt.  Sie erhalten ein Futter
bestehend aus Hafer, Kleie und täglich 60 ccm Milch, die während einer Stunde
im Autoklaven auf $120^0$ erhitzt ist.  Der Ausbruch der Krankheit erfolgt
dabei nach ca. 30 Tagen.

Bei reiner Körnerkost entwickelt sich das Krankheitsbild in der folgenden Weise.  Etwa $10-14$ Tage nach Beginn des Versuchs setzen anscheinend
Gelenkschmerzen ein, die Tiere bewegen sich wenig.  Sehr rasch entwickelt
sich dann eine Schwellung der Gelenke, die so stark sein kann, daß ihr Umfang
sich auf das $2-3$fache des normalen vergrößert.  In diesem Stadium kommt
es häufig zu Spontanfrakturen.  Die Tiere liegen auf der Seite oder auf dem
Rücken und strecken die schmerzenden Glieder, um sie zu schonen, von sich:
Skorbutstellung.  Zuweilen beobachtet man Tiere, die mit dem Kopfe auf
dem Boden des Käfigs aufliegen — „scurvy face-ache position" der Engländer.  Diese Stellung soll durch Schmerzen im Kiefer und im Zahnfleisch
bedingt sein.  Das Zahnfleisch ist regelmäßig stark hyperämisch und mit Blutungen durchsetzt, während richtige Geschwürsprozesse selten zu finden sind.
Die Mahlzähne werden häufig lose.  Sobald dies eintritt, verweigern die Tiere
die Nahrung und gehen nun rasch in wenigen Tagen zugrunde.

Die klarsten Krankheitsbilder bekommt man nach Cohen und Mendel, wenn man als Grundnahrung gekochtes Sojabohnenmehl mit $3\%$ Kochsalz und milchsaurem Kalk neben getrockneter Bierhefe und so viel kondensierter Milch verwendet, daß die Nahrung $5\%$ Butterfett enthält. Ein solches Futter ist vollkommen suffizient, nur fehlt das C-Vitamin. Meerschweinchen, damit gefüttert, nehmen zunächst stark an Gewicht zu und lassen in ihrem Verhalten und Aussehen nichts Krankhaftes erkennen. Erst etwa am 10. Tage setzen die Gelenkschmerzen ein, und es entwickelt sich nunmehr das oben beschriebene Krankheitsbild, das besonders charakteristisch bei Tieren mit einem Gewicht zwischen 150 g und 250 g auftritt. In manchen Fällen gelingt es, die Tiere bis zu 46 Tagen am Leben zu erhalten.

Bei Tieren, die, wie bemerkt, häufig schon nach 1—2 Wochen zugrunde gehen, fehlen die charakteristischen Erscheinungen. Bei ihnen handelt es sich, wie Holst und Frölich einwandfrei zeigen konnten, um ausgesprochene Inanitionszustände, auch das Knochenmark hatte die gelatinöse Beschaffenheit des „Hungermarks".

Daß die typischen Skorbutsymptome mit Inanition nichts zu tun haben, geht weiter daraus hervor, daß nach den Beobachtungen von Cohen und Mendel Schwellung und Schmerzhaftigkeit der Gelenke gerade die Tiere besonders befällt, die stark wachsen und sich eines guten Appetits erfreuen.

## 2. Die Wirkung antiskorbutischer Substanzen.

Holst und Frölich hatten ihre Entdeckung des experimentellen Meerschweinchenskorbuts sofort durch Anstellung des wichtigen Gegenversuchs gesichert, in welchem sie ausgehend von der Erfahrung, daß beim menschlichen Skorbut frische Gemüsekost so überaus günstig wirkt, zu der skorbuterzeugenden Körnernahrung frische Vegetabilien zulegten. Sämtliche Tiere mit einer solchen Zulage blieben von skorbutischen Symptomen frei und konnten viele Monate am Leben erhalten werden. Eine ähnliche Wirkung wie die Gemüse entfaltete dann eine große Reihe von Früchten. Damit war der Beweis erbracht, daß der Organismus des Meerschweinchens zur Erhaltung seiner Gesundheit bestimmter Stoffe bedarf, die in Cerealien fehlen, dagegen reichlich in frischen Vegetabilien vorhanden sind. Diese Stoffe — ob es sich um eine oder mehrere Substanzen handelt, ist noch nicht festgestellt — hat man später auf den Vorschlag Funks und Drummonds hin als Vitamin C bezeichnet.

Das Vitamin C hat nun nicht nur „vorbeugende" Wirkung, indem seine Anwesenheit in der Nahrung die Entstehung der Krankheit zu verhindern vermag, sondern auch eine Heilwirkung bei schon ausgesprochener Erkrankung.

Werden frische Vegetabilien oder Früchte oder Preßsäfte aus diesen einem skorbutkranken Tier gereicht, so ist die Wirkung verschieden, je nach dem Stadium der Krankheit. Bei frischen, nur wenige Tage alten Fällen tritt in kurzer Zeit völlige Heilung ein. Die stark vergrößerten und sehr empfindlichen Gelenke schwellen ab und haben bald wieder ihren normalen Umfang erreicht. Anders ist es bei alten Fällen. Hier verschwinden die Auftreibungen der Gelenke nicht, sie wandeln sich vielmehr in Exostosen um.

Aufs genaueste sind wir beim menschlichen Skorbut über die vielfach geradezu erstaunlich rasche Wirkung bei der Zufuhr antiskorbutischer Substanzen unterrichtet. Von großem, nicht nur praktischem, sondern auch theoretischem Interesse ist die Feststellung von A. F. Heß, daß das Vitamin C auch auf parenteralem Wege wirksam ist.

Nach Lesné, Christon und Vaglianos ist die Zufuhr des Vitamins C

ausschließlich auf parenteralem Wege (subcutan und intraperitoneal) bei C-freier
Ernährung auf die Dauer nicht ausreichend, um die Bedürfnisse des Organismus zu decken.

## 3. Der Nachweis des Vitamins C.

Der Nachweis des Vitamins C ist ebenso wie der der anderen beiden Vitamine
nur mittels des Tierversuchs zu führen. Als Träger sowohl der fettlöslichen Vitamine wie des B-Stoffes stehen uns bekanntlich Naturprodukte zur Verfügung,
die die Wirkung jeweils der spezifischen Substanz verkörpern. Es sind das
der Lebertran als Quelle der Vitamine A und D und die Hefe als Quelle des
Vitamins B; der erstere kann niemals die Wirkung der Hefe, die Hefe niemals
die des Lebertrans ersetzen. Beide zeigen nicht die geringste Wirkung beim
experimentellen Meerschweinchenskorbut.

Dem Skorbut gegenüber entfalten andere ganz bestimmte Produkte, vorwiegend des Pflanzenreichs, eine spezifische Heilkraft, die weder dem A-, noch
dem B-Faktor zukommt.

Freilich kennen wir kein Naturerzeugnis, das neben dem antiskorbutischen Stoff nicht gleichzeitig auch noch das B-Vitamin
enthält. Diese Erkenntnis ergab sich beim Experimentieren mit der Ratte.
Dieses Versuchstier scheint nach den bisherigen Erfahrungen das C-Vitamin
nicht in nennenswerten Mengen zu benötigen, da es bisher noch nicht überzeugend gelungen ist, Rattenskorbut hervorzurufen. So ist es also möglich,
im Fütterungsversuch an der Ratte Apfelsinen und Citronen als Quellen des A- und
B-Faktors zu untersuchen. Dabei zeigt sich, daß von dem B-Vitamin in diesen
Früchten ganz ansehnliche Mengen und von dem A-Stoff jedenfalls Spuren
vorhanden sind. Man ist also nicht in der Lage, das C-Vitamin in
seiner Wirkung isoliert zu studieren. Zu einem Urteile darüber, inwieweit ein Einfluß des C-Faktors bei einem bestimmten Versuche in Frage
kommt, kann man nur auf einem Umwege in der Weise kommen, daß man den
allenfalls vorhandenen Einfluß des B-Vitamins künstlich verstärkt durch Zulage
von Hefe und feststellt, was die Folge der Zulage ist. Bis jetzt hat sich auf
diese Weise kein Anhaltspunkt dafür ergeben, daß bei der Wirkung der antiskorbutischen Substanzen etwa der A- oder B-Faktor Anteil hätte.

Im übrigen kann man jetzt, wie Harden und Zilva neuerdings zeigten,
aus einer Lösung, die den B- und C-Faktor enthält, den B-Stoff durch
Lloyd-Reagens (Fullers Erde, wasserhaltiges Aluminiumsilicat)
ausfällen. Im Filtrat der Fällung hat man dann das C-Vitamin
frei von dem B-Stoff.

Zum Nachweis des Vitamins C in Erzeugnissen, die der menschlichen
und tierischen Ernährung dienen, kommt praktisch wohl ausschließlich
das Meerschweinchenexperiment in Betracht, da kein anderes Tier sich
hierfür gleich gut eignet. Als Grundnahrung empfiehlt sich Hafer mit sterilisierter Milch in der Weise, wie das oben ausgeführt wurde, oder nach Heß
und Unger Hafer, Heu und Wasser (evtl. daneben noch etwas Lebertran).

Man kann nun zwei verschiedene Wege einschlagen. Entweder man
verfüttert die auf C-Vitamin zu untersuchende Substanz gleichzeitig mit dem
Grundfutter (preventive type of experiment) oder man läßt die Tiere bei
der Skorbutdiät erkranken und prüft nun die Heilwirkung der verschiedenen
Stoffe (curative type).

Unter allen Umständen ist die erstere Methode vorzuziehen, da der
heilende Einfluß von C-vitaminhaltigen Stoffen nur dann richtig zur Geltung
kommt, wenn ihr Gehalt hoch ist; ein geringer Gehalt an dem C-Faktor würde
dem Nachweis leicht entgehen.

## 4. Experimenteller Skorbut bei anderen Tieren.

Es ist bisher nur eine kleine Anzahl von Tieren auf ihr Verhalten gegenüber einer skorbuterzeugenden Diät untersucht worden. Bei keinem anderen Tier ist Skorbut so leicht zu erzeugen wie beim Meerschweinchen, das Meerschweinchen ist das klassische Skorbuttier.

An jungen Affen (Cebus capucinus, Macacus rhesus und M. cynomolgus) konnte Hart durch ausschließliche Ernährung mit kondensierter Milch das typische Bild der Möller-Barlowschen Erkrankung, bei einem alten Affen schweren Skorbut mit ulceröser Stomatitis hervorrufen.

Bei Hunden, die mehrere Wochen lang mit Pferdefleisch ernährt worden waren, das durch mehrstündiges Erhitzen im Autoklaven (auf Temperaturen bis 130⁰ bei alkalischer Reaktion) „denaturiert" war, sah Schaumann Skorbuterscheinungen sich entwickeln: Ulcerationen an der Zunge und am Gaumen, Schwellung und Rötung des Zahnfleisches mit Neigung zu Blutungen und Ekchymosen am Gaumen. Später gesellten sich hierzu noch neuritische Erscheinungen (Lähmungen, in einem Falle Krämpfe), unter denen die Tiere zugrunde gingen. Es handelt sich hier also um eine Mischform zwischen Skorbut und Beriberi, ein Krankheitsbild, das man nach den an der Nahrung gewaltsam erzeugten Veränderungen (Zerstörung der Vitamine B und C) erwarten durfte.

Ein ähnliches Krankheitsbild beobachteten Holst und Frölich in Fütterungsversuchen an Schweinen, die teils mit Roggenbrot, teils mit Reisgraupen unter Zulage von stark gekochtem Fleisch (das zum Teil im Dampfkochtopf bei mehreren Atmosphären Druck erhitzt war) oder von getrocknetem Fisch und kleinen Mengen Kartoffeln ernährt wurden. Die Tiere gingen in 4 bis 6 Monaten unter Lähmungen zugrunde. Es fanden sich Lockerung der Vorderzähne, Blutungen in den Weichteilen, bisweilen auch in der Haut, daneben regelmäßig Knochenveränderungen.

Daß die Ratte, das zu Vitaminstudien so besonders viel benutzte Tier, das antiskorbutische Vitamin nicht zu benötigen scheint, wurde bereits mehrfach erwähnt. Man hatte das schon aus der Tatsache geschlossen, daß in all den zahllosen Fütterungsversuchen mit Gemischen reinster Nahrungsstoffe niemals skorbutische Symptome beobachtet werden konnten. In letzter Zeit ist nun allerdings von namhaften Forschern wie A. Harden und S. S. Zilva, sowie J. C. Drummond behauptet worden — und auch B. Kihn hatte den gleichen Gedanken schon vor einiger Zeit geäußert —, daß auch diese Tierspezies das antiskorbutische Vitamin nicht völlig entbehren könne, auch wenn sie gegen den spezifischen Mangel verhältnismäßig wenig empfindlich sei. Gegen diese Anschauungen haben Osborne und Mendel geltend gemacht, daß die Verbesserung der Nährleistung eines für das Wachstum junger Ratten ausreichenden Nährstoffgemisches durch Beigabe von Citronen- oder Apfelsinensaft nichts Sicheres beweise. Denn die Nahrung erfahre durch den Zusatz gleichzeitig eine Anreicherung an Vitamin B und die beobachtete Wirkung sei hierauf und nicht auf das antiskorbutische Vitamin zu beziehen. Daß diese Deutung richtig war, konnten Osborne und Mendel dadurch beweisen, daß in Versuchen, in denen an Stelle von Citronen- oder Apfelsinensaft Hefe (also ein für gewöhnlich als frei von Vitamin C angesehener Stoff) verwendet wurde, die Entwicklung in der gleich günstigen Weise zu beeinflussen war.

Zu ähnlichen Ergebnissen gelangten H. T. Parsons und M. K. Hutton in McCollums Laboratorium. Ratten waren bei einem künstlich zusammengestellten Futter, das alle lebenswichtigen Nährstoffe mit Ausnahme von Vitamin C enthielt, bis zu einem Alter von 15 Monaten in voller Gesundheit aufgezogen worden. Meerschweinchen hatten bei der gleichen Nahrung in 10 bis 25 Tagen schweren Skorbut bekommen. Es gelang nun zu zeigen, daß die Lebern der C-frei ernährten Ratten bei Verfütterung an die skorbutkranken Meerschweinchen den Skorbut zu heilen vermochten. Man kann diese Versuchsergebnisse nicht anders erklären, als durch die Annahme, daß die Ratte das Vitamin C zu synthetisieren vermag.

Nach Mc Collum ist der Präriehund gegen den Skorbut ebenso gefeit wie die Ratte.

Mit größter Wahrscheinlichkeit dürfen wir nach den zur Zeit vorliegenden Erfahrungen den Organismus des Vogels als weitgehend unabhängig von der Zufuhr des antiskorbutischen Vitamins betrachten. Möglicherweise kommen Skorbuterscheinungen bei wachsenden Vögeln vor, dagegen wurde Skorbut bei ausgewachsenen Vögeln noch niemals beobachtet. Diese Tiere vertragen eine reine Körnerkost über lange Zeitperioden vorzüglich, sofern sie nur die ganzen Körner und damit den in ihnen vorhandenen Betrag an Vitamin B unverkürzt erhalten. Vor kurzem ist es C. W. Carrick und S. M. Hauge gelungen, durch Verfütterung der Lebern und Nieren von jungen Hähnen, die über 3 Monate kein C-Vitamin in ihrer Nahrung erhalten hatten, Meerschweinchenskorbut zu heilen. Das C-Vitamin muß also im Vogelkörper aus einer vom Meerschweinchen nicht verwertbaren Vorstufe aufgebaut worden sein. Diese Versuche sind völlig analog den bereits erwähnten von Parsons und Hutton an Ratten.

## 5. Stoffwechselveränderungen bei Skorbut.

An einwandfreien Untersuchungen über den Stoffwechsel beim Skorbut liegen nur einige wenige vor, bezüglich deren auf die Ausführungen über menschlichen Skorbut verwiesen sei.

Nach den Angaben von A. F. Heß, L. J. Unger und G. C. Supplee ist bei ungenügender Zufuhr von C-Vitamin in der Nahrung von Milchspendern die Milch abnorm arm an Calcium und Phosphorsäure. Man wird abzuwarten haben, inwieweit dieser Befund geeignet ist, bestimmte Beziehungen zwischen dem Vitamin C und dem Mineralstoffwechsel aufzudecken.

Von sonstigen Beziehungen des Mangels an Vitamin C zum Stoffwechsel sei hier nur kurz die Beschleunigung der Skorbutentstehung durch Schilddrüsenfütterung erwähnt [E. Nobel und R. Wagner[1])], eine Tatsache, die ohne Schwierigkeiten ihre Erklärung dadurch findet, daß bei der starken Stoffwechselbeschleunigung durch Schilddrüsensubstanz die vorhandenen Vorräte an C-Vitamin vorschnell verbraucht werden.

Eine andere wichtige Beobachtung ist die, daß der Zustand der Gravidität beim Meerschweinchen den Ausbruch der Skorbuterscheinungen verhindert, auch wenn das trächtige Tier an der Skorbutdiät zugrunde geht [E. Nobel[2])], eine Beobachtung, die auch von anderer Seite bestätigt werden konnte [H. J. Gerstenberger, W. M. Champion und D. N. Smith[3])].

Bei Kaninchen wurde festgestellt, daß Skorbutkost die Zeugungsfähigkeit nicht aufhebt und daß Muttertiere ihre Jungen normal zu säugen vermögen (J. Lopez-Lomba).

Von anderen in das Gebiet des Stoffwechsels gehörenden Beobachtungen beim experimentellem Skorbut sei noch erwähnt eine Zunahme des Muskelkreatins und eine Veränderung des Blutzuckerspiegels, der anfangs erhöht, später vermindert ist.

---

[1]) Zeitschr. f. d. ges. exp. Med. **38** (1923), S. 181.
[2]) Zeitschr. f. d. ges. exp. Med. **38** (1923), S. 528.
[3]) Americ. journ. of dis. of childr. **28** (1924), Nr. 2, p. 173.

## 6. Über die Verbreitung des Vitamins C in der Natur.

### a) Pflanzenreich.

Das antiskorbutische Vitamin ist, ebenso wie die Vitamine A und B, ein vor allem im Pflanzenreich vorkommender Stoff. Die von Theobald Fürst aufgefundene Tatsache, daß es in den ruhenden Pflanzensamen fehlt, im Augenblick der Keimung dagegen in großen Mengen gebildet wird, weist auf seine große Bedeutung für die Lebensvorgänge in der Pflanze hin. Nähere Kenntnisse über die Entstehung des C-Stoffes im keimenden Samen verdanken wir E. M. Honeywell und H. Steenbock[1]). Er entsteht erst im Augenblick der Keimung, nicht aber schon während der Quellung und benötigt die Gegenwart von Sauerstoff. Unter anaeroben Bedingungen wird C-Vitamin nicht gebildet.

Daß die gegen Skorbut schützenden Stoffe vor allem in frischen Gemüsen und Früchten sich finden, wurde schon vor fast 200 Jahren von Kramer betont, während Berichte über die günstige Wirkung von Citronen und Apfelsinen schon im 16. Jahrhundert bekannt geworden waren. Seit der Entdeckung des experimentellen Skorbuts hat man eine große Zahl von verschiedenen Erzeugnissen des Pflanzen- und Tierreiches auf ihren Gehalt an antiskorbutischem Vitamin C untersucht. Im folgenden sei eine kurze Übersicht gegeben.

Von frischen Vegetabilien, die reichlich Vitamin C enthalten, seien zunächst der Weißkohl und andere Kohlarten genannt, dann der Löwenzahn, die Wasserkresse, der Sauerampfer, die grünen Salate, überhaupt alle grünen Gemüse, die verschiedenen Rübenarten, ferner Zwiebeln und Radieschen. Vor allem aber ist die Kartoffel zu nennen, der deswegen eine besondere Bedeutung zukommt, weil sie in Mitteleuropa während des ganzen Jahres und auch in Zeiten, wo frische Gemüse kaum zu haben sind, genossen wird, hier also ein wichtiges antiskorbutisches Nahrungsmittel darstellt. Am gehaltvollsten ist die frische Kartoffel, die „vorjährige" enthält wesentlich weniger Vitamin. Und was hier von den Kartoffeln gesagt wurde, gilt für alle die genannten Produkte des Pflanzenreiches auch.

Angesichts der Tatsache, daß der Weißkohl sich durch einen hohen Gehalt an Vitamin C auszeichnet, verdient die Feststellung von Salle und Rosenberg eine besondere Beachtung, daß das aus dem Weißkohl hergestellte Sauerkraut keinerlei Heilwirkung bei Skorbut aufweist; anscheinend geht das Vitamin bei den Gärungsvorgängen, denen das Kraut bei der Zubereitung unterliegt, verloren.

Verhältnismäßig wenig antiskorbutisches Vitamin findet sich im Mangold und in den Karotten; die letzteren erweisen sich am reichsten in dem Augenblick, in dem sie aus der Erde kommen. Bei längerer Lagerung nimmt der Gehalt ab. Von großer Bedeutung als Antiskorbutica sind dann viele Früchte. Am bekanntesten von ihnen ist als Skorbutheilmittel seit langer Zeit die Citrone, in der das antiskorbutische Vitamin eine große Stabilität aufweist.

Doch fehlte es in den letzten 70 Jahren nicht an Stimmen, die auf Grund von Berichten über mangelnde Schutzwirkungen des Citronensafts den weitverbreiteten Glauben an seine Heilkraft erschütterten. Besonders bekannt geworden sind die schlechten Erfahrungen des Kapitäns Scott mit dem Safte westindischer Limonen auf seiner antarktischen Expedition im Jahre 1902. Nach Alice Henderson Smith klären sich diese Unstimmigkeiten dahin auf, daß vor allem der Saft aus Citrus lemona aus den Mittelmeergegenden gegen Skorbut wirksam ist, sehr viel weniger dagegen der Saft der

[1]) Americ. journ. of physiol. **70** (1924), Nr. 2, p. 322.

westindischen Citronen (Citrus acida); nach McCollum soll in den letzteren der Gehalt an Vitamin C nur ein Viertel von dem der Citrus lemona betragen. In der angelsächsischen Literatur wird heute streng unterschieden zwischen dem „lemon-juice", der sehr stark wirksam ist, und dem „lime-juice", der nur wenig wirksam ist. Der „lime-juice" der Amerikaner findet viel Verwendung zur Bereitung von Fruchtsäften, Limonaden u. dgl., während man ihn in Deutschland kaum kennt. Die Frucht, die wir als Citrone kennen und benützen, ist jedenfalls reich an Vitamin C.

Von erheblicher praktischer Bedeutung ist übrigens die Tatsache, daß der konservierte Saft von Citrus lemona sehr haltbar ist, der von Citrus acida dagegen nach ganz kurzer Zeit seine Wirksamkeit völlig einbüßt.

Der Citrone (Citrus lemona) an Wirksamkeit gleichwertig sind die Apfelsinen oder Orangen[1]), die in letzter Zeit zur Bekämpfung des kindlichen Skorbuts viel verwendet wurden. Von anderen Früchten, die das Vitamin C in mehr oder weniger großen Mengen enthalten, seien die Tomaten, die Himbeeren, Erdbeeren, Äpfel, Birnen usw. genannt.

### b) Tierreich.

Von tierischen Nahrungsmitteln ist in erster Linie die Milch zu nennen, obwohl ihr Gehalt an Vitamin C als nicht sehr bedeutend zu bezeichnen ist. Ähnlich wie beim Vitamin A hat sich auch hier eine Abhängigkeit des C-Gehalts der Milch von der Zufuhr in der Nahrung des Milchspenders nachweisen lassen. Die Milch von Kühen, die auf der Weide sich ihr Futter suchen, ist nach den Untersuchungen von E. B. Hart, H. Steenbock und N. R. Ellis wesentlich vitaminreicher als die von stallgefütterten. Diese Tatsache gibt bedeutungsvolle Winke für die praktische Ernährungs- lehre. Man hat es zweifellos in der Hand, den Gehalt der Milch an Vitamin C durch entsprechende Ernährung zu beeinflussen. Umgekehrt muß man sich klar machen, daß die Milch bezüglich ihres Gehalts an Vitamin C — und das gleiche gilt ebenso für die übrigen Vitamine — eine variable Größe darstellt. Es gibt Milch- sorten, die reich an dem C-Faktor, und solche, die arm daran sind.

Aus diesen Feststellungen geht hervor, daß das antiskorbutische Vitamin vor allem in der Pflanze, anscheinend dagegen nur in ganz untergeordnetem Maße vom Körper des Säugetieres gebildet wird.

In frischen tierischen Geweben hat man das Vitamin C weit verbreitet gefunden, so im Muskelfleisch, in den Nieren, in der Leber usw., wenn- gleich nur in verhältnismäßig geringen Mengen.

Im Hühnerei finden sich nach A. F. Heß, wenn überhaupt, so nur ganz geringe Mengen.

Inwieweit besonders behandelte Produkte des Tierreiches (getrocknetes Fleisch, Fleischkonserven usw.) Vitamin C noch enthalten, wird im nächsten Abschnitt zur Erörterung kommen.

## 7. Zur Frage der chemischen Natur des antiskorbutischen Vitamins und über seine Empfindlichkeit gegenüber chemischen und physikalischen Einwirkungen.

Über die chemische Natur des Vitamins C ist so gut wie nichts bekannt. Die von C. Funk angestellten Untersuchungen haben zu keinem greifbaren Ergebnis geführt.

---

[1]) Der Saft der Apfelsine ist so reich an Vitamin C, wie die Frucht selbst, während bei der Citrone nur ein Teil des Vitamins im Saft enthalten ist. Schon aus diesem Grunde ist der Apfelsinensaft reicher an dem C-Faktor als der Citronensaft.

Der antiskorbutische Faktor ist vor allem löslich in Wasser, er ist ferner löslich in Alkohol, der mit $1/2\%$ Citronensäure versetzt ist, dagegen ist er nicht löslich in absolutem Alkohol.

Im Gegensatz zum Vitamin B wird der C-Stoff nicht an Fullers Erde (wasserhaltiges Aluminiumsilicat) absorbiert, ebensowenig an kolloidale Eisenlösungen. Durch Berkefeldfilter geht er ohne merkliche Verluste hindurch. Nach Versuchen von Harden, Zilva und Robinson ist das C-Vitamin nicht flüchtig; man kann Apfelsinen- wie Citronensaft unter bestimmten Vorsichtsmaßregeln zum Trocknen verdampfen und findet die wirksame Substanz im Rückstande.

Neuerdings hat man wiederum einen Versuch unternommen, der chemischen Natur des C-Vitamins näher zu kommen. S. Zilva [1]) vergor den zum größten Teil aus Invertzucker bestehenden Rückstand des neutralisierten Citronensaftes nach Zusatz von Bierhefe und Bernsteinsäure und filtrierte das Ganze durch ein Berkefeldfilter. Die Hauptmenge der in dem antiskorbutisch vollwirksamen Filtrat vorhandenen Stoffe war stickstoffhaltig. Folgende Reaktionen wurden angestellt: Biuret-, Schwefel- und Tryptophanreaktion negativ, sehr schwache Murexidreaktion, mit $HgSO_4$ und Pb-acetat Niederschlag, mit Phosphorwolframsäure manchmal schwache Fällung, mit Millons Reagens eine im Überschuß des Reagens lösliche Fällung; ammoniakalische Silberlösung wird reduziert. Aminostickstoff ist nicht nachweisbar.

Die Isolierung einer wirksamen Substanz ist auch bei diesen Versuchen nicht gelungen.

Eine Reaktion, die für antiskorbutische Substanzen charakteristisch sein soll, wurde von Bezssonoff [2]) angegeben. Phosphorwolframsäure der Formel $17\ WO_3(MoO_3)(P_2O_5)\ 25\ H_2O$ gibt mit antiskorbutisch wirksamen Säften und einer Reihe von Phenolen Blaufärbung. Die bisherigen Nachprüfungen lauten teils zustimmend, teils ablehnend; insbesondere wurde geltend gemacht, daß nicht alle antiskorbutisch wirksamen Säfte die Reaktion geben, während man sie zuweilen auch bei unwirksamen Extrakten positiv findet. S. J. B. Connel und S. S. Zilva [3]) sind auf Grund von Dialyseversuchen zu der Anschauung gelangt, daß das C-Vitamin im Citronensaft nichts mit dessen stickstoffhaltigen Stoffen zu tun hat. Ihrer Meinung nach dürfte seine Molekülgröße etwa der der Hexosen entsprechen. Soweit antiskorbutische Extrakte reduzieren, handelt es sich dabei nicht um das C-Vitamin selbst.

Die Empfindlichkeit des C-Faktors gegen verschiedene chemische und physikalische Eingriffe ist sehr groß, größer als bei einem der anderen Vitamine.

Zunächst muß einer Eigenschaft gedacht werden, die an das Verhalten des B-Vitamins erinnert. Ebenso, wie dessen Empfindlichkeit sehr viel größer ist, sobald es in Form von Extrakten aus seinem natürlichen Verband in den Nahrungsmitteln herausgelöst ist, werden auch die Preßsäfte aus antiskorbutischen Pflanzen viel leichter unwirksam als das Ausgangsmaterial selbst. Eine Ausnahme von dieser Regel machen bestimmte Fruchtsäfte wie der Citronen- und der Himbeersaft. Das Vitamin C ist hier anscheinend geschützt durch die saure Reaktion jener Säfte, wofür auch die Tatsache spricht, daß andere Pflanzensäfte, die bei der ihnen eigenen alkalischen Reaktion sehr leicht ihre Wirksamkeit verlieren, bei künstlich hergestellter saurer Reaktion haltbar werden. Saure Reaktion übt also auf das Vitamin C eine unzweifelhafte Schutzwirkung

[1]) Biochem. Journ. **18** (1924), S. 182.
[2]) Biochem. Journ. **17** (1923), S. 420—421.
[3]) Ebenda **18** (1924), Nr. 3/4, S. 641.

aus, alkalische Reaktion zerstört es. Auch hier besteht demnach eine ausgesprochene Analogie mit dem Vitamin B.

Länger dauerndes Kochen wirkt auf die einzelnen Antiskorbutica in ganz verschiedener Weise schädigend ein. Der Weißkohl beispielsweise wird durch einstündiges Kochen kaum nennenswert verändert, während die Karotten ihre antiskorbutische Eigenschaft fast ganz verlieren; ähnlich wie die Karotten verhalten sich der Blumenkohl und der Löwenzahn, während die weißen Rüben und die Kohlrabi keine Verminderung ihrer antiskorbutischen Wirksamkeit erfahren. Nach diesen Erfahrungen, die wir den sorgfältigen Untersuchungen von Holst und Frölich verdanken, ist das Verhalten der einzelnen Gemüsearten gegenüber den für die tischfertige Zubereitung notwendigen Maßnahmen je nach den einzelnen Sorten sehr verschieden.

Neuere Untersuchungen von Miß Delf über das Verhalten des C-Vitamins im Weißkohl gegenüber verschiedenen Temperaturgraden bei verschieden langer Einwirkungsdauer haben zu etwas anderen Ergebnissen geführt als die von Holst und Frölich. Delf fand die Stabilität wesentlich geringer. Von Wichtigkeit ist vor allem die Feststellung, daß schon Erwärmung auf 30—40⁰ während längerer Zeit zu bedeutenden Vitaminverlusten führt; ja, kurzes Aufkochen ist weniger bedenklich, als länger dauerndes Erhitzen bei mäßiger Temperatur.

Auch diese Beobachtungen sind praktisch von größter Wichtigkeit. In der Kriegs- sowie Nachkriegszeit ist für die Zubereitung der Mahlzeiten die Benutzung von Kochkisten aus Sparsamkeitsgründen sehr stark aufgekommen. Dabei werden die Speisen über Nacht hohen Temperaturen ausgesetzt, vielfach auch noch über den Tag hin, so daß die Hitzeeinwirkung oft 16—18 Stunden andauert. Daß dabei der Gehalt an antiskorbutischen Stoffen in der Nahrung völlig vernichtet wird, ist ohne weiteres klar. Übrigens sind in England Skorbutepidemien beobachtet worden, für die das Kochen der Speisen in der Kochkiste verantwortlich gemacht werden konnte. Die Benutzung der Kochkiste ist daher für den allgemeinen Gebrauch als höchst bedenklich dringend zu widerraten.

Was nun die übliche Zubereitung der Gemüse in der Küche anlangt, so ist die Gefahr, daß der Körper in den Zustand des Vitaminhungers gerät, glücklicherweise nicht sehr groß. Denn die Mengen von Vitamin C, die bei reichlicher Gemüsekost aufgenommen werden, sind verhältnismäßig groß im Vergleich zu dem Bedarf. Ja, man darf wohl sagen, das Meerschweinchenexperiment ist zur Entscheidung über den Gehalt der Nahrungsmittel an Vitamin C ein fast zu feines Reagens, da die Empfindlichkeit des Menschen gegen C-Mangel bei weitem nicht so groß ist, wie bei diesem Tier. Immerhin ist zu beachten, daß bei der haushaltmäßigen Zubereitung des Spinats (15 Minuten langes Kochen) der Gehalt an C-Vitamin auf $\frac{1}{40}$ des ursprünglich vorhandenen Betrags sinkt (W. H. Eddy, E. F. Kohmann und V. Carlsson). Von besonders schädigendem Einfluß auf den Gehalt an Vitamin C ist, wie schon Holst und Frölich erkannten, das Erhitzen unter Druck, wobei Temperaturen von 110—120⁰ und darüber erreicht werden. Nach Miß Delf wird der Vitamingehalt des Weißkohls bei einstündigem Erhitzen auf Temperaturen bis 130⁰ stark herabgesetzt, wenn auch nicht bis zur völligen Zerstörung, wie Holst und Frölich gefunden zu haben glaubten. Nach Versuchen von E. C. van Leersum[1]) scheint dem Sauerstoff der Luft eine besondere Bedeutung bei der Zerstörung des C-Vitamins zuzukommen.

Die genannten Tatsachen sind von allergrößter praktischer Bedeutung in allen Fällen, wo Konserven in weitem Ausmaße zur menschlichen Nahrung

---

[1]) Zit. nach Ber. über d. ges. Physiol. **35**, Heft 5/6 (1926).

herangezogen werden. Denn in den Konservenfabriken werden die Gemüse-konserven mit Fleisch zuerst während einer Stunde auf 100⁰, dann während einer weiteren Stunde auf 120⁰ erhitzt. Wir dürfen also im allgemeinen Kon-serven als praktisch frei von antiskorbutischem Vitamin betrachten.

Eine Ausnahme scheint die Tomate zu bilden. Die beim „Einmachen" an ihr vorgenommenen Eingriffe (Erhitzen, Eindicken usw.) beeinträchtigen ihren Gehalt an C-Vitamin in kaum merkbarer Weise; und dieser scheint sich auch nicht bei längerem Aufbewahren zu verändern.

Wegen der großen Bedeutung, die der Milch als Volksnahrungsmittel, besonders in der Kindererährung zukommt, sind noch einige Bemerkungen darüber nötig, wie sich das in ihr enthaltene Vitamin C gegenüber den Maßnahmen, denen die Milch vielfach unterworfen wird, verhält. Schon das einfache Kochen der Milch, besonders bei längerer Dauer, vermindert ihren Gehalt an dem C-Stoff. Das „Pasteurisieren" bei 63⁰ während einer halben Stunde (bei Sauerstoffzutritt) vernichtet ihn meist vollkommen. Trockenmilch, die nach dem Sprayverfahren hergestellt ist, weist einen ver-minderten Vitamin-C-Gehalt auf; dagegen scheint das Trocknen nach der Just-Hatmakerschen Methode den Vitamingehalt der Milch nicht oder nur in geringem Grade zu schädigen. Die kondensierte Milch, die erst bei 80—90⁰ pasteurisiert und darauf 2—3 Stunden konzentriert wird, enthält in der Regel keine Spuren von Vitamin C mehr.

Wie wichtig diese Feststellung für die Kindererährung ist, bedarf keiner weiteren Erläuterung.

Ein ähnlicher für das Vitamin C verhängnisvoller Eingriff, wie das Erhitzen auf höhere Temperaturen während längerer Zeit ist das Trocknen.

Daß getrocknetes Gemüse gegen Skorbut völlig unwirksam ist, hatte man schon in der ersten Hälfte des vorigen Jahrhunderts gelegentlich einer Skorbutepidemie in Ungarn festgestellt. Die Frage wurde im Verlauf der von Holst und Frölich ausgeführten Untersuchungen systematisch geklärt. Geprüft wurde insbesondere das Verhalten von Kartoffeln, Karotten, Löwenzahn und Weißkohl. Dabei zeigten sich erhebliche Unterschiede. Der Löwenzahn wird beim Trocknen völlig unwirksam, während Karotten und Weiß-kohl bei kurzem Trocknen nichts von ihrer antiskorbutischen Kraft einbüßen. Kartoffeln, und zwar besonders gekochte, erfahren bedeutende Verluste an wirksamer Substanz beim Trocknen, und Kartoffelmehl darf als völlig C-vitaminfrei betrachtet werden.

Nach neueren Untersuchungen von A. Holst und W. Fleischer[1] scheint das C-Vitamin bei längerem Lagern durch ein Enzym zerstört zu werden; die Versuche wurden mit Kohl angestellt.

Die Angaben über den ungünstigen Einfluß von Trockenprozeduren auf den Gehalt an Vitamin C in Nahrungsmitteln bedürfen indessen nach neueren Untersuchungen der Einschränkung. Alles hängt offenbar davon ab, daß das Trocknen schnellstens und bei niedriger Temperatur erfolgt. Es wurde bereits erwähnt, daß auf zweckmäßige Art (nach dem Just-Hat-maker-Verfahren) getrocknete Milch und Fruchtsäfte keine Einbuße an anti-skorbutischem Vitamin erleiden, ja A. F. Heß konnte mit getrockneter, an Vitamin C reicher Milch sogar skorbutische Kinder heilen. In Österreich teilten Nobel und Wagner ähnliche Erfahrungen mit. Vor kurzem haben A. Holst und W. Fleischer[1] mitgeteilt, daß das antiskorbutische Vitamin im Weißkohl beim Trocknen über Phosphorpentoxyd nahezu unverändert bleibt; auch durch Formalindämpfe ist eine Konservierung möglich, doch hat die Methode gewisse Nachteile.

[1] Arch. f. Schiffs- u. Tropenhyg. **29**, Beih. 1, S. 163 (1925).

Avitaminosen.

Eine erhebliche Verminderung ihres Vitamingehaltes erfahren Nahrungsmittel bei längerem Aufbewahren; man spricht dann vom „Altern" der Nahrungsmittel. Nach Angaben amerikanischer Autoren sollen mechanische Einwirkungen, wie starkes Schütteln, gleichfalls den Gehalt an C-Vitamin herabsetzen.

Nach A. F. Heß vernichtet die Gegenwart kleinster Kupfermengen das Vitamin C in den Nahrungsmitteln sehr rasch. Diese Feststellung verdient insofern Beachtung, als manchen Konservengemüsen zur Verbesserung der Farbe kleine, für die Gesundheit unschädliche Kupfermengen zugesetzt werden. Was bei solchen Konserven an Vitamin C nicht schon durch die Sterilisation zerstört ist, wird sicherlich durch die Kupferwirkung vernichtet werden.

Von erheblicher praktischer Bedeutung sind neue Arbeiten über den Einfluß des Lagerns auf den Gehalt an C-Vitamin in Früchten und Gemüsesäften, die wir E. M. Delf [1]) verdanken. Danach behalten Früchte, die im Kühlraum bei 2,5—5,4° unverdorben aufbewahrt werden, ihren vollen Vitamingehalt, ebenso Fruchtsäfte, die in gefrorenem Zustande luftdicht bei — 11 bis — 14° gehalten werden. In bezug auf die Methodik der Konservenbereitung fand Miß Delf, daß Erhitzen des in Büchsen verpackten Materials von 20° auf 100° (und Verweilen bei dieser Temperatur während 5 Minuten) keinen Verlust an C-Vitamin bedingt. Citronensaft, der mit 0,06% saurem Kaliumsulfat konserviert war, hatte noch nach $4\frac{1}{2}$ Jahren eine erhebliche antiskorbutische Wirkung.

# D. Zur Frage der Existenz eines besonderen wachstumsfördernden (ansatzfördernden) Vitamins.

In neuerer Zeit ist in Deutschland von Aron, in den angelsächsischen Ländern von Funk und Dubin, von Mitchell, Emmet und Luros, sowie anderen Autoren die Existenz eines weiteren Vitamins behauptet worden, dem besondere Aufgaben für das Wachstum zufallen sollen, und das man daher als wachstumförderndes oder ansatzförderndes Vitamin bezeichnet hat.

Es sei hier nur bemerkt, daß trotz eingehender Bearbeitung der Frage wirklich überzeugende Beweise für die Richtigkeit dieser Anschauung nicht beigebracht werden konnten. Wie in den früheren Kapiteln gezeigt wurde, ist ein normales Wachstum nur möglich, wenn alle unentbehrlichen Nährstoffe in entsprechenden Mengen vorhanden sind. Es sei nur an die Abhängigkeit des Wachstums von den Eiweißkörpern in der Nahrung erinnert. Die physiologische Wertigkeit des Eiweiß als Stickstoffträger ist, wie dargelegt wurde, bestimmt durch ihren Gehalt an den unentbehrlichen Aminosäuren. Ist eine davon, wie z. B. das Tryptophan oder Cystin, in zu geringer Menge vorhanden, so kann die Nahrung im übrigen noch so ideal zusammengesetzt sein, und doch wird ein Wachstum nicht stattfinden können. Gibt man nun die fehlende oder in zu geringer Menge vorhandene Aminosäure der Nahrung zu, so setzt sofort kräftiges Wachstum ein; in diesem Falle hat also eine Aminosäure den Charakter einer „Wachstumssubstanz".

Ganz das gleiche gilt für die Mineralstoffe, vor allem für das Calcium und die Phosphorsäure; wir erinnern nur an früher Gesagtes.

Und schließlich sind ja auch die Vitamine A und B in den Tierexperimenten mit künstlich zusammengestellten Nährstoffgemischen zuerst an ihrer wachstumsfördernden Eigenschaft erkannt worden. So hatten Osborne und Mendel sowie McCollum bei ihrer Entdeckung des wachstumsfördernden Einflusses

[1]) Biochem. Journ. **19** (1925), Nr. 1, S. 141.

gewisser Fette das A-Vitamin kurzweg als Wachstumssubstanz bezeichnet, während umgekehrt Funk dem gleichfalls zum Wachstum notwendigen wasserlöslichen B-Faktor eine spezifische Wachstumswirkung zuschrieb. Es sind also die beiden Vitamine A und B gleichfalls Wachstumsstoffe, aber doch nur in dem Sinne, daß ohne sie ein normaler Anwuchs nicht erfolgen kann.

Diesem Gedanken ist nun entgegengehalten worden, daß die Tatsache der wachstumsfördernden Wirkung der Vitamine A und B auf die Beimengung besonderer Wachstumsvitamine zurückzuführen sei. Zugegeben, daß das vielleicht für das B-Vitamin gilt — es soll gelungen sein, das B-Vitamin von der Wachstumssubstanz getrennt zu erhalten —, so müßte nunmehr der Nachweis erbracht werden, daß das gleiche für das fettlösliche Vitamin zutrifft. Da nun die Vitamine A und B in der Natur ganz getrennt vorkommen können — ich erinnere an den Lebertran und die Hefe — so müßte man die weitere Annahme machen, daß das mit dem B-Stoff zusammengehende Wachstumsvitamin von dem mit dem A-Stoff zusammen vorkommenden verschieden sei. Solange nicht diese Vorfragen erledigt sind, muß die ganze Frage als vorläufig noch nicht spruchreif betrachtet werden. Ganz abgesehen davon, daß ihre fruchtbringende Bearbeitung unmöglich erscheint, solange die chemische Konstitution der Vitamine nicht aufgeklärt ist. Man sage nicht, daß man mit dem gleichen Rechte die weitere Beschäftigung mit den Vitaminen A, B usw. ablehnen könne. Denn hier handelt es sich doch um Naturprodukte oder Fraktionen, die sich durch eine spezifische, nur ihnen allein zukommende Wirkung auszeichnen, wodurch ihre sichere Unterscheidung möglich ist.

Vor kurzem sind H. Aron und R. Gralka[1]) erneut für die Existenz besonderer, ansatzfördernder Vitamine eingetreten und haben geltend gemacht, daß diese Stoffe in ihrer Wirkung nicht in eine Reihe mit anderen für das Wachstum unentbehrlichen Substanzen, wie die mehrfach genannten Aminosäuren (Tryptophan, Cystin usw.) und gewisse Mineralstoffe (Calcium, Phosphorsäure usw.), gestellt werden dürften, d. h. sie machen einen grundsätzlichen Unterschied zwischen Stoffen dieser Art und den Vitaminen. Begründet wird diese Anschauung mit dem Hinweis, daß Mangel an irgend einer Aminosäure oder einem Mineralstoff zwar beantwortet würde mit Wachstumsstillstand oder mangelhafter Ergänzung des abgenutzten Körpermaterials, daß indes die Verwertung der übrigen Nährstoffe „praktisch unbeeinflußt" bleibe. Hiergegen ist geltend zu machen, daß Mangel an irgend einem unentbehrlichen Nährstoff, (gleichgültig, ob es sich um eine Aminosäure, einen Mineralstoff oder um ein Vitamin handelt) letzten Endes immer zu einem völligen Zusammenbruch der Ernährung führt. Darauf hat, wie im allgemeinen Teil ausgeführt wurde, schon F. Hofmeister hingewiesen. Übrigens sind wirklich überzeugende Versuche, in denen es gelungen wäre, nur das Wachstum aufzuhalten, im übrigen aber die Versuchstiere dauernd am Leben und in sonst tadelloser Verfassung zu erhalten, nicht bekannt geworden. Es gibt keinen grundsätzlichen Unterschied zwischen einer Nahrungsinsuffizienz durch Mangel an Vitaminen und einer solchen durch Mangel an anderen unentbehrlichen Nährstoffen.

Übrigens haben auch Mc Collum und seine Mitarbeiter die Annahme eines besonderen, wachstumsfördernden Vitamins abgelehnt.

Es möge weiter noch bemerkt werden, daß Funk selbst ausdrücklich betont, daß es nicht erwiesen sei, daß das von ihm aus Hefe dargestellte Wachstumsvitamin in der Ernährung von Ratten eine Rolle spielt. Damit ist die zur Zeit noch bestehende Unsicherheit in der ganzen Frage genügend gekennzeichnet.

---

[1]) Oppenheimers Handb. d. Biochem. 2. Aufl., Bd. 6. 1924.

# E. Zur Frage der Existenz eines besonderen, für die ungestörte Funktion der Zeugungsorgane unentbehrlichen Vitamins.

Wie im allgemeinen Teil ausgeführt wurde, kann eine Nahrung für eine Tiergattung nur dann als völlig ausreichend betrachtet werden, wenn es möglich ist, mit ihr mehrere Generationen aufzuziehen, ohne daß sich hinsichtlich der Zahl und Vitalität der Nachkommenschaft irgend eine Abweichung von der Norm feststellen läßt. Im Verlauf der zahlreichen Vitaminstudien an Ratten in der letzten Zeit wurde nun wiederholt beobachtet, daß Tiere bei einer Nahrung, die nach unseren derzeitigen Anschauungen als „vollkommen" betrachtet werden mußte, sich nicht fortpflanzten; insbesondere bei vorwiegender Milchernährung wurde Mangel an Nachkommenschaft beobachtet. Zulage von Hefe und Lebertran erwies sich als wirkungslos, während frische Salatblätter, trockenes Alfalfagras, Weizenembryo, Butter in größeren Mengen und Eigelb die Störung rasch beseitigten.

K. S. Bishop und H. M. Evans [1]) nehmen an, daß es sich hier um die Wirkung eines neuen Vitamins handelt, das sie anfangs als Vitamin X, jetzt als fettlösliches Fortpflanzungsvitamin E bezeichneten. Der fragliche Stoff findet sich in den durch Extraktion mit Äther und ähnlichen Stoffen erhaltenen Fraktionen aus Getreidesamen (wo er besonders im Embryo vorkommt) und grünen Pflanzen, während er seltsamerweise in den an dem antixerophthalmischen und antirachitischen Vitamin so reichen Lebertranen fehlt. Der Mangel an dem E-Vitamin äußert sich beim Männchen und Weibchen verschieden. Während bei dem ersteren eine Zerstörung der Keimdrüsen erfolgt, kommt es beim Weibchen zu einer Unterbrechung der Schwangerschaft, nachdem das Ei sich bereits implantiert hat. Insoferne unterscheidet sich diese Art der Sterilität grundsätzlich von der durch Aufhebung der Libido, der Ovulation usw. bedingten, wie wir ihr bei andersweitigem Nahrungsdefekt begegnen. Nach Evans und P. O. Burr [2]) ist das E-Vitamin nahezu unlöslich in Wasser, löslich in Äther, Alkohol, Aceton, Essigäther, Schwefelkohlenstoff. Es ist ausgesprochen beständig gegen Licht und Erhitzen, sowie gegen den Sauerstoff der Luft, auch von saurer und alkalischer Reaktion wird es kaum angegriffen. Destillation im Vakuum bei einer Temperatur von $233^0$ verträgt es ohne bemerkbare Schädigung. Von dem bisher dargestellten reinsten Präparat vermögen 5 mg, zu Beginn der Gravidität gegeben, deren normalen Ablauf und die Geburt gesunder Jungen zu garantieren. Es enthält weder Schwefel noch Phosphor und ist ein schwerflüssiges, gelbes Öl.

# F. Vitaminhunger und Resistenz gegen Infektionen.

Wie bei Besprechung der einzelnen Vitamine und der durch spezifischen Mangel erzeugten Insuffizienzerscheinungen betont wurde, ist ein allen Avitaminosen gemeinsames Symptom eine zunehmende allgemeine Hilflosigkeit und fortschreitende Schwäche. Je nach der Art des spezifischen Mangels und der Tierspezies treten diese Symptome verschieden früh und mit verschieden großer Stärke hervor. Mangel an Vitamin B scheint sich im allgemeinen rascher und stärker geltend zu machen, als Mangel an Vitamin A. Besonders erwachsene Tiere scheinen den Mangel an Vitamin A längere Zeit ohne erkennbare Folgen vertragen zu können.

[1]) Americ. journ. of physiol. **63** (1922—1923), p. 396.
[2]) Proc. of the acad. of natural sciences (U.S.A.), **11**, Nr. 6 (1925), p. 334; zit. nach Ber. f. d. ges. Physiol. **33** (1926), S. 90.

Indes ist allen mit Vitaminstudien beschäftigten Forschern immer wieder die abnorme Anfälligkeit ihrer Versuchstiere gegenüber Infektionen aufgefallen, und zwar gilt das für alle Formen von Vitaminmangel. Die Frage ist nur die, ob die verminderte Widerstandsfähigkeit bei Vitaminmangel eine spezifische Erscheinung ist oder nur Ausdruck der allgemeinen Ernährungs- und Stoffwechselstörung. Wie wir sahen, kommt es bei den verschiedenen Formen des Vitaminhungers zu mehr oder minder schwerer Appetitstörung mit nachfolgender Unterernährung. Daß in einem unterernährten Organismus mit Darniederliegen aller Funktionen auch die der Abwehr von Infektionen dienenden Einrichtungen gestört sein können, liegt auf der Hand. Ist es doch selbst dem Laien geläufig und verständlich, daß ein unterernährter Körper einer Infektion leichter erliegt als ein in befriedigendem Ernährungszustande befindlicher.

Es könnte nun aber auch sein, daß den Vitaminen spezielle Aufgaben im Kampfe gegen Infektionen zufallen, so beispielsweise die Bildung von Antikörpern usw. Ein tieferer Einblick in diese Dinge fehlt uns noch vorläufig. Nach Untersuchungen an Ratten und Meerschweinchen von Hektoen und Zilva geht bei vitaminarmer Nahrung die Bildung der Antikörper anscheinend normal vor sich, während nach Kleinschmidt die Hämolysinbildung hinter den Normalwerten zurückbleibt.

Wie A. F. Heß zeigen konnte, erfolgt die Bildung von Diphtherieantitoxin bei Skorbut vollkommen ungestört. Im Gegensatz hierzu stellte Hilgers bei Meerschweinchen eine Erniedrigung des Komplementgehaltes des Serums fest, Harper und Welker eine solche der Agglutinine.

Diesen widersprechenden Resultaten gegenüber steht fest, daß für die verschiedensten Tiere bei Vitaminmangel in der Nahrung eine Herabsetzung der Resistenz gegen alle möglichen Infektionen nachgewiesen wurde, und zwar gilt das in ziemlich gleicher Weise für die Vitamine A, B, C und D. So hat Aron bei fettfrei ernährten Ratten Pneumonien als interkurrente Krankheiten sehr viel häufiger auftreten sehen, als bei Kontrolltieren, die in der Nahrung einen Zusatz von 2,5 % Butter bekamen. Weigert fand, daß von „tuberkuloseinfizierten" Ferkeln, die teils fettreich, teils fettarm ernährt wurden, die „Kohlenhydrattiere" sehr viel schwerer erkrankten, als die „Fettiere".

Mit diesen Beobachtungen stimmen die Erfahrungen an Menschen, und zwar besonders an Säuglingen sehr gut überein.

Neueren Forschungen von M. Findlay zufolge ist bei Meerschweinchen, die C-Vitamin in ungenügender Menge erhalten, die Resistenz gegen Pneumo-, Staphylo-, Streptokokken sowie Bacterium coli und, wie Leichtentritt zeigen konnte, auch gegen Tuberkulose herabgesetzt. Auch hierfür bestehen in der menschlichen Pathologie zahlreiche Analogien [1].

Wenn hier schlechtweg von einer Herabsetzung der Resistenz gesprochen wurde, so ist damit in erster Linie ein Nachlassen der Abwehrkräfte des Organismus gemeint. Nicht selten geht damit Hand in Hand eine Virulenzsteigerung der Infektionserreger. Zu dieser Frage hat nun A. Ascoli [2] bemerkenswerte Beiträge liefern können, indem er zeigte, daß Mikroben in einem an Vitaminen verarmten Organismus ebenso wie in vitaminfreien Nährböden eine Virulenzsteigerung erfahren.

Bemerkenswert ist dann die Beobachtung, daß sensibilisierte Meerschweinchen, deren Nahrung ungenügende Mengen von C-Vitamin enthält,

---

[1] Anmerkung während der Korrektur: Vgl. zu der Frage auch die Arbeit von Bieling: Dtsch. med. Wochenschr. 53. Jg. (1927), Nr. 5.

[2] Über die Rolle der Vitamine und Avitaminosen in der Mikrobiologie. Avitaminose und Virulenzsteigerung. Zeitschr. f. physiol. Chem. 130 (1923), S. 259.

zur Erzeugung des anaphylaktischen Choks viel größere Mengen Eiweiß bei der Reinjektion benötigen, als normal ernährte (Zolog) [1]).

# G. Zur Frage eines Synergismus der Vitamine.

Es ist begreiflich, daß die Vitaminforschung ihre nächste Aufgabe darin sah, möglichst umfassende Kenntnisse von der Natur und der Bedeutung der einzelnen Vitamine zu sammeln. Die überwiegende Mehrzahl der auf dem Gebiete vorliegenden Arbeiten hat dieses Ziel verfolgt. Dagegen ist der Gedanke, ob und inwieweit die Aufnahme und regelrechte Verwertung der Hauptnährstoffe an das Vorhandensein eines oder mehrerer Vitamine geknüpft ist, weiter die Frage, ob zwischen den einzelnen Vitaminen Zusammenhänge bestehen, zunächst nur verhältnismäßig selten experimentell in Angriff genommen worden. Das Wenige, was über die Beziehungen der Vitamine zu den Hauptnährstoffen bekannt ist, wurde bereits erörtert.

Zu der Frage, ob ein bestimmtes Mengenverhältnis der Vitamine untereinander von Wichtigkeit ist, liegen nun einige wertvolle Beobachtungen aus neuerer Zeit von A. Frank [2]) vor. Frank studierte bei jungen Ratten den Einfluß einer übermäßigen Zufuhr von Vitamin A und fand, daß dabei [3]) zwar eine erhebliche Körpergewichtszunahme eintritt, daß anderseits aber sehr bald krankhafte Veränderungen an der Haut auftreten: Das Fell wird struppig, die Haut des Bauches ist dauernd feucht, und am Rücken und an den Ohren erscheint ein borkiger Ausschlag. Beifütterung von B-Vitamin in Gestalt von alkoholischem Hefeextrakt hatte auf diese Veränderungen einen deutlich günstigen, eine solche von Vitamin C in Form von Kartoffelpreßsaft kaum einen Einfluß, während Vitamin B und C zusammen gegeben überraschend schnell Heilung herbeiführten.

Die Versuche scheinen auf einen gewissen Zusammenhang zwischen den Wirkungen der einzelnen Vitamine zu deuten, derart, daß einseitige Mehrzufuhr eines Vitamins zu Störungen führt, die nur durch Steigerung der Aufnahme auch der anderen Vitamine ausgeglichen werden kann; im einzelnen freilich muß die ganze Frage erst noch geklärt werden.

Neuere Beobachtungen, die ganz zu diesen Versuchsergebnissen passen, wurden dann von G. F. Hopkins [4]) und von H. v. Euler und H. Widell [5]) mitgeteilt. Nach Hopkins wirken große Gaben von B-Vitamin nur dann günstig, wenn auch A-Vitamin in großen Mengen aufgenommen wird; ist das A-Angebot unter den gleichen Bedingungen klein, so leidet Wachstum und Gedeihen der Tiere Not.

Zu ähnlichen Anschauungen gelangte neuerdings St. Ederer auf Grund von Untersuchungen an Ratten, die vergleichend teils A-, teils B-frei gefüttert wurden [6]).

Wie eng die Beziehungen der Vitamine zum Mineralstoffwechsel sind, wurde im Kapitel der experimentellen Rachitis ausführlich besprochen; weniger klar sind sie für das Vitamin C, obschon auch hier manche wichtige Befunde vorliegen.

Wir sehen also die Vitamine weitgehend in das Getriebe des organischen und anorganischen Stoffwechsels eingreifen, und es darf mit aller Sicherheit erwartet werden, daß die weitere Erforschung dieses wichtigen Gebiets die Bedeutung der Vitamine immer mehr hervortreten lassen wird.

---

[1]) Cpt. rend. des séances de la soc. de biol. **91**, Nr. 22 (1924), p. 215.
[2]) Monatsschr. f. Kinderheilk. 25 (1923), S. 147.
[3]) Die Nahrung bestand aus gleichen Teilen von Butter, Sahne und Quark und enthielt, auf Trockensubstanz berechnet, etwa 15% Eiweiß, 80% Fett, 2,7% Milchzucker und 1,2% Asche.
[4]) Brit. med. journ. 1923, 2. p. 691.
[5]) Zeitschr. f. physiol. Chem. **144** (1925), S. 132.
[6]) Biochem. Zeitschr. **158** (1925), S. 197.

# H. Verteilung der Vitamine in den wichtigsten Erzeugnissen des Tier- und Pflanzenreiches [1]).

Die hier folgenden Angaben entsprechen den neuesten Forschungsergebnissen und dürfen als durchaus maßgebend gelten:

+         zeigt bloßes Vorhandensein an.

++      $50\%$ des Produkts sind nötig, um ein Nahrungsgemisch vollwertig zu machen.

+++     $20\%$ des Produkts genügen zur vollwertigen Nahrung.

++++    $5\%$ des Produkts (oder noch weniger) sind ausreichend.

+++++ Produkt von höchster Wirksamkeit.

—         bedeutet, daß das Vitamin fehlt oder von einem in Betracht kommenden Vitamingehalt nichts bekannt ist.

Kein Zeichen bedeutet: nicht untersucht.

> Vitamin A = antixerophthalmisches Vitamin.
> Vitamin B = antineuritisches Vitamin.
> Vitamin C = antiskorbutisches Vitamin.
> Vitamin D = antirachitisches Vitamin.

## I.
### Fette und Öle.

| Produkt | Beschreibung | Vit. A | Vit. B | Vit. C | Vit. D |
|---|---|---|---|---|---|
| Dorschlebertran | | +++++ | — | — | +++++ |
| Butter . . . . | frische Sommer- (Gras-) butter | ++++ | — | — | |
| Butter . . . . | von Kühen bei Trockenfütterg. (Winternahrung) | + | — | — | |
| Lebertran . . . | (Hai, Thunfisch u. a.) | ++++ | — | — | +++++ |
| Walfischtran . . | teilw. gereinigt | ++++ | — | — | +++++ |
| Fischtran . . . | (verschiedene Fische) aus Fischen mit und ohne Leber gewonnen | +++ | — | — | +++++ |
| Rahm . . . . | von Weidefutterkühen | +++ | + | + | |
| Rinderfett . . . | | +++ | — | — | |
| Hundefett . . . | | +++ | — | — | |
| Pferdefett . . . | | +++ | — | — | |
| Schweinefett . . | von mit hoher „A"-Nahrung gefütterten Schweinen | ++ | — | — | |
| Hammelfett . . | | ++ | — | — | |
| Oleo-Öl . . . . | von stark gefärbtem Fett | ++ | — | — | |
| Sojabohnenöl . | roh, kalt gepreßt | ++ | — | — | |
| Erdnußöl . . . | roh, kalt gepreßt | + | — | — | |
| Leinsamenöl . . | | + | — | — | |

[1]) Vorwiegend zusammengestellt nach: William D. Richardson: The Distribution of Vitamines in Nature (Issued by the Institute of Margarin Manufactures 1212 Munsly Building, Washington, D. C.), ergänzt aus: Report on the Present state of Knowledge of Accessory Food Factors (Vitamins). (London 1924, His Mayestys Stationery Office); Casimir Funk: Die Vitamine. (J. F. Bergmanns Verlag. München 1924.) und Ragnar Berg: Die Vitamine (S. Hirzels Verlag. Leipzig 1922).

| Produkt | Beschreibung | Vit. A | Vit. B | Vit. C | Vit. D |
|---|---|---|---|---|---|
| Baumwollsamenöl | ungereinigt | + | — | — | |
| Baumwollsamenöl | gereinigt | — | — | — | |
| Rapssamenöl . . | ungereinigt | + | — | — | |
| Olivenöl . . . . | ungereinigt | — bis + | — | — | |
| Schmalz . . . | bei niedr. Temp. gewonnen | — bis + (wechselnd) | — | — | |
| Kokosnußöl . . | | — bis + | — | — | + + |
| Öl . . . . . . | von wasserstoff- haltigem Fett | — | — | — | |
| Kokosbutter . . | | — | — | — | |
| Schmalz . . . | mit Dampf ge- wonnen | — | — | — | |
| Oleomargarine . | aus Oleo- Öl hergestellt | + + | — | — | |
| Margarine . . . | aus pflanzlichen Ölen hergestellt | — | — | — | |

**II.**
**Eier, Milch und Molkereiprodukte.**

| Produkt | Beschreibung | Vit. A | Vit. B | Vit. C | Vit. D |
|---|---|---|---|---|---|
| Ei . . . . . . | das ganze Ei | + + + | + + + | — | + + + |
| Ei . . . . . . | Dotter | + + + + | + + + | — | + + + + |
| Ei . . . . . . | Eiweiß | + + | — | — | |
| Ei . . . . . . | getrocknet | + + + | + | — | + + + |
| Milch . . . . . | | + + | + | + | (+) |
| Milch . . . . . | Junifütterung | + + + | + + | + + | |
| Milch . . . . . | Winterfütterung | + | + | — | |
| Milch . . . . . | kondensiert | + + | + | + | |
| Milch . . . . . | Trockenmilch | + + | + | + | |
| Milch . . . . . | Sauermilch, durch Milchsäure- bacillen (Käse- lab) gesäuert | + | + | + + + | |
| Milch . . . . . | Colostrum | + + + | + + + | + + | |
| Milch . . . . . | Frauenmilch | + + | + | + | |
| Milch . . . . . | Magermilch | + | + + | + | |
| Milch . . . . . | Buttermilch | + | + | + | |
| Käse . . . . . | Vollmilchkäse | + + | + | — | |
| Käse . . . . . | Magermilch | + + | + | — | |
| Butter . . . . | frische Sommer- (Gras-)butter | + + + + | — | — | (+) |
| Butter . . . . | Winterbutter | + | — | — | |

**III.**
**Früchte und Nüsse.**

| Produkt | Beschreibung | Vit. A | Vit. B | Vit. C | Vit. D |
|---|---|---|---|---|---|
| Apfelsine . . . | | + | + + | + + + + + | |
| Citrone (Citrus lemona) . . . | unsere gewöhn- liche Citrone | + | + + | + + + + | |
| Citrone (Citrus acida) . . . . | in Deutschland selten | + | + | + + + | |

| Produkt | Beschreibung | Vit. A | Vit. B | Vit. C | Vit. D |
|---|---|---|---|---|---|
| Rhabarber | | + | + | +++ | |
| Banane | | + | — | ++ | |
| Apfel | | — | ++ | ++ | |
| Grapefrucht[1] | | + | ++ | +++ | |
| Pflaume | | — | + | + | |
| Trauben | | — | + | + | |
| Birne | | + | + | + | |
| Zwetschge | | — | + | + | |
| Erdbeeren | | — | — | ++ | |
| Apfelgelee | | — | — | ++ | |
| Tamarinde | | — | — | + | |
| Kokos | | — | — | + | |
| Mango | | — | — | + | |
| Himbeeren | | — | — | ++ | |
| Maulbeeren | | — | — | + | |
| Erdnuß | | + | ++ | + | |
| Paranuß | | + | + | — | |
| Walnuß | | + | + | — | |
| Mandel | | + | + | — | |
| Kastanie | | — | ++ | — | |
| Hickorynuß | | — | ++ | — | |
| Haselnuß | | — | + | — | |
| Amerik. Walnuß | | — | + | — | |
| Tannenzapfen | | — | + | — | |

## IV.
## Pflanzen, Gemüse und Gräser.

| Produkt | Beschreibung | Vit. A | Vit. B | Vit. C | Vit. D[2] |
|---|---|---|---|---|---|
| Tomate | frisch | ++++ | +++ | ++++ | |
| Tomate | erhitzt | ++ | +++ | ++++ | |
| Tomate | aus Büchsen | ++ | +++ | +++ | |
| Tomate | getrocknet | ++ | +++ | ++ | |
| Tomate | in der Sonne getrocknet | — | +++ | ++ | |
| Alfalfa | unreif geschnitten | ++++ | +++ | [3] | |
| Spinat | | ++++ | +++ | [3] | |
| Klee | | ++++ | ++++ | [3] | |
| Timotheegras | | ++++ | ++ | [3] | |
| Karotten (gelbe Rüben) | roh und jung | +++ | +++ | ++ | |
| Karotten (Mohrrüben) | roh und alt | | | + | |
| Karotten | jung getrocknet | + | ++ | + | |
| Karotten | jung, gekocht | ++ | ++ | + | |
| Karotten | alt, gekocht | | | + | |
| Rübensaft | | | | + | |
| Rübensaft | ätherextrahiert | ++ | | | |
| Kohl(Weiß-,Rot- kohl, Wirsing) | roh | ++ | +++ | +++ | |
| Kohl | gekocht | ++ | ++ | + (kaum) | |
| Kohl | aus Büchsen | | | ++ | |

[1] Pampelmosen.
[2] Soweit die betreffenden Pflanzen, Gemüse und Gräser den Sonnenstrahlen ausgesetzt gewesen: meist ++.
[3] Grüne Blätter: Die grünen Blätter enthalten alle Vitamin C, und zwar entspricht der Gehalt im großen und ganzen der Menge des grünen Farbstoffs.

| Produkt | Beschreibung | Vit. A | Vit. B | Vit. C | Vit. D |
|---|---|---|---|---|---|
| Kohl . . . . . | frische grüne Blätter oder deren Saft | + + | + + | + + + | |
| Kohl . . . . . | frische weiße Blätter oder deren Saft | − | | + + + | |
| Blumenkohl . . | gekocht | | | + | |
| Artischocken . . | (Artischocken-böden) | | + | | |
| Artischocken . . | roh | + + | + + | 1) | |
| Spargeln. . . . | | | + + + | | |
| Lattich (Salat) . | roh | + + | + + | 1) | |
| Kürbis  . . . | | + + | + | + + | |
| Zwiebel . . . . | | + ? | + + | + + | |
| Runkelrüben-knollen . . . | (Zucker- und rote Rüben) | + + | + | + | |
| Runkelrüben  . | Blätter | + | + | 1) | |
| Pastinakwurzeln | | + + | + + | + | |
| Kartoffeln . . . | roh | + + | + + + | + + | |
| Kartoffeln . . . | gekocht, 15 Min. | − | + | + + | |
| Kartoffeln . . . | gekocht, 1 Std. | − | + | + | |
| Kartoffeln . . . | gebacken | − | + | + + | |
| Mangold  . . . | | + + | + + | + + + | |
| Kohlrabi . . . | Knollen | + | + + | + | |
| Gurke . . . . | | − | + + | − | |
| Kohlrüben . . | sog. schwedische | − | + + + | + + + + | |
| Eierpflanze . . | | + | + | + | |
| Sellerie . . . . | | − | + + | 1) | |
| Sauerampfer . . | Blätter | + | + | 1) | |
| Löwenzahn . . | | + | + | 1) | |
| Endivien . . . | | + | + | 1) | |
| Radieschen . . | | − | + + | − | |
| Rhabarber . . | | − | + | + + + | |
| Grüne Bohnen . | | + + | + | 1) | |
| Grüne Erbsen . | | | + + | + | |
| Linsen . . . . | | + + | + | 1) | |
| Erbsenbrei . . | | − | + + | − | |

## V.
## Samen und Getreide.

| Produkt | Beschreibung | Vit. A | Vit. B | Vit. C | Vit. D |
|---|---|---|---|---|---|
| Flachssamen . . | | + + + | + + + | 2) | |
| Hirse . . . . . | | + + + | + + + | 2) | |
| Sojabohnen . . | | + + | + + | 2) | |
| Erdnuß . . . . | | + + | + + + | + | |
| Hanf . . . . . | | + + | − | 2) | |
| Sonnenblume . | kultivierte Art | + + | − | 2) | |
| Baumwollsamen | ganzer Samen | + | + + + | 2) | |
| Baumwollsamen | gepreßt. Kuchen | + + | − | − | |
| Leinölkuchen. . | kalt gepreßter Kuchen | + + | − | − | |
| Mais . . . . . | gelb | + + | + + | 2) | |
| Bohnen . . . . | | + + | + + + | 2) | |

1) Grüne Blätter: Die grünen Blätter enthalten alle Vitamin C, und zwar entspricht der Gehalt im großen und ganzen der Menge des grünen Farbstoffs.
2) Vitamin C: Im ungekeimten Zustand keine Spur von Vitamin C.

| Produkt | Beschreibung | Vit. A | Vit. B | Vit. C | Vit. D |
|---|---|---|---|---|---|
| Erbsen . . . . | | + + | + + + | [1] | |
| Linsen . . . . | | + + | + | [1] | |
| Weizen . . . . | ganzes Korn | + | + + + | [1] | |
| Weizen . . . . | Keimling | + + | + + + + | — | |
| Weizen . . . . | Kleie (Handels-) | + | + + + | — | |
| Gerste. . . . . | | + | + + + | [1] | |
| Roggen . . . . | | + | + + + | [1] | |
| Hafer . . . . . | | + | + + | [1] | |
| Kokosnuß . . . | gepreßt. Kuchen | + | + + | — | |
| Samtbohnen . | (enthülst) | + + + | + | — | |
| Tomatensamen . | gepreßt. Kuchen | + + | + + | [1] | |
| Reis . . . . | ganzes Korn | — | + + | [1] | |
| Reis . . . . | poliert | — | + + + | — | |
| Reis . . . . | gedämpft | — | + + | — | |
| Gekeimte [1] | | | | | |
| Samen . . . | alle Samen, soweit sie untersucht sind | + + + + | + + + | + + + + | |

## VI.
### Fleisch und Fisch.

| Produkt | Beschreibung | Vit. A | Vit. B | Vit. C | Vit. D |
|---|---|---|---|---|---|
| Niere . . . . . | roh | + + + + | + + + | + + + | |
| Leber . . . . . | roh | + + + + | + + + | + + + | |
| Milz. . . . . . | | + | + | + | |
| Hoden . . . . | | + | + + | — | |
| | | — | + | — | |
| Schilddrüse . . | | — | — | — | |
| | | — | — | — | |
| Herz . . . . . | getrocknet | + + | + | — | |
| Kalbsmilch (Brieschen). . | | + + | + | — | |
| Gefrierfleisch . | | — bis + | + | — bis + | |
| Büchsenfleisch . | | — | + | — | |
| Fleisch, mager . | Muskelfaser | + | + | + | |
| Fisch, mager . | | + + | — | — | |
| Rogen . . . . | Steinbutt | — | + | — | |
| Hering . . . . | | + + | — bis + | — | |
| Schweinefleisch. | gesalzen | — | — | — | |
| Fisch . . . . . | gesalzen | — | — | — | |
| Fleisch . . . . | gedörrt in üblicher Weise | + | + | — | |
| Hirn . . . . . | | + + + | + + + | — | |
| Blut . . . . . | | — | + | — | |
| Lungen . . . . | | — | + | — | |
| Pankreas . . . | | — | + + | — | |

## VII.
### Verschiedenes.

| Produkt | Beschreibung | Vit. A | Vit. B | Vit. C | Vit. D |
|---|---|---|---|---|---|
| Hefe . . . . . | Bierhefe | | + + + + + | | |
| Hefe . . . . . | Bäckerhefe | | + + | | |
| Fleischextrakt . | | — | — | | |

[1] Vitamin C: Im ungekeimten Zustand keine Spur von Vitamin C.

| Produkt | Beschreibung | Vit. A | Vit. B | Vit. C | Vit. D |
|---|---|---|---|---|---|
| Bier . . . . . | | — | + | — | |
| Pollenkörner . . | | — | ++ | — | |
| Pilze . . . . | | — | + | — | |
| Sauerkraut . . | | — | — | | |
| Champignons . . | auf dem Feld wachsend | + | ++ | — | |
| Malz . . . . | grüner Malz und Extrakt | — | — | + | |
| Algen . . . . . | Ulva und Cladophora | + | + | + | |
| Bambusrohr-schößling . . | | + | + | 1) | |
| Roggenbrot . . | | — | ++ | | |
| Kommißbrot . | | — | ++ | — | |
| Weizenbrot . . | Vollkorn mit Milch | + | — bis + | — | |
| Weizenvollmehl | | — bis + | ++ | — bis + | |
| Hafermehl . . . | | — | + | — | |
| Maismehl . . . | | — | + | — | |
| Malzsuppe . . . | | — | — | + | |
| Kaffeebohnen . | geröstet | — | + | — | |
| Zucker . . . . | raffiniert | — | — | — | |
| Stärke . . . . | | — | — | — | |
| Honig . . . . | | — | + | — | |
| Kunsthonig . . | | — | — | — | |

# Literatur.

## Zusammenfassende Darstellungen.

Abderhalden, Emil und Heinrich Schaumann: Beitrag zur Kenntnis von den organ. Nährstoffen mit spez. Wirkung. Pflügers Arch. f. d. ges. Physiol Bd. 172 (1918), 1. — Aron, Hans: Nährstoffmangel und Nährschäden. Ergebn. d. ges. Med. Bd. 3, S. 125. — Aron, Hans und Richard Gralka: Vitamine oder akzessorische Nährstoffe. Oppenheimers Handb. d. Biochem. 2. Aufl. Bd. 6. 1924. — Berg, Ragnar: Die Vitamine. Leipzig: S. Hirzel 1922. — Eddy, Walter H.: The Vitamine Manual. Baltimore: Williams & Wilkins Comp. 1921. — Funk, Casimir: Die Vitamine. Ihre Bedeutung für die Physiologie und Pathologie. 3. Aufl. München: J. F. Bergmann 1924. — Heß, Alfred F.: Scurvy past and present. Philadelphia and London: J. B. Lippincolt Co. — Hofmeister, Franz: Über qualitativ unzureichende Ernährung. Ergebn. d. Physiol. XVI. Jahrg. 1918. I. Teil, S. 1—39. II. Teil, S. 510—589. — McCollum, E. V. and Nina Simmonds: The Newer Knowledge of Nutrition. Third edition. New York: The Macmillan Company 1925. — Mellanby, Edward: Experimental rickets. Medic. Research Council. London: Published by His Majestys Stationery Office 1921. — Plimmer, Violet G. and R. H. Plimmer: Vitamins and the Choice of Food. London: Longmans, Green & Co. 1922. — Report on the present state of Knowledge of accessory food factors. Medical Research Council. Second edit. London: Published by His Majestys Stationery Office 1924. — Richardson, William D.: The Distribution of Vitamines in Nature Bulletin Nr. 5. Issued by the Institute of Margarin Manufacturers, 1212 Munsey Building, Washington, D. C. — Schaumann, Heinrich: Die Ätiologie der Beriberi unter Berücksichtigung des gesamten Phosphorstoffwechsels. Beihefte z. Arch. f. Schiffs- u. Tropenhyg. Bd. 14 (1910), Beiheft 8. — Derselbe: Die Ätiologie der Beriberi. Bd. 18 (1914), Beiheft 6. — Sherman, H. C. and S. L. Smith: The Vitamins. Americ. Chem. Society, Monograph Series. New York: The chemic. Catalog Comp., Inc. 1922. — Stepp, Wilhelm: Über Vitamine und Avitaminosen. Ergebn. d. inn. Med. u. Kinderheilk. Bd. 23, S. 66. Berlin: Verlag von Julius Springer 1923.

1) Siehe Tabelle IV am Ende: „Grüne Blätter usw.".

# Zur pathologischen Anatomie der experimentellen Avitaminosen.

Von

## Berthold Kihn - Erlangen.

Mit 25 Abbildungen.

## A. Einleitung.

Die pathologische Anatomie hat bei der Erforschung der experimentellen Avitaminosen bis in die jüngste Zeit hinein eine verhältnismäßig untergeordnete Rolle gespielt. So kann es nicht wundernehmen, wenn anatomische Fragen in den bekanntesten Sammelwerken über Vitamine nur kursorisch behandelt werden. Die Gründe für diesen Mangel sind ziemlich offensichtlich und dürfen nicht etwa nur auf den Umstand zurückgeführt werden, daß sich der Physiologe auf dem Gebiete der pathologischen Anatomie zu wenig kompetent fühlt. Es sind vielmehr der Schwierigkeiten mannigfache, die sich bei näherem Zusehen aufdecken lassen. Zunächst ist die Fragestellung des physiologischen Chemikers gewöhnlich nicht die des Anatomen. Als Folge ergibt sich, daß der Physiologe in einschlägigen anatomischen Publikationen häufig das nicht findet, was er sucht. Ist dann noch die Versuchsanordnung für den Chemiker irgendwie zu bemängeln oder finden sich nur terminale Stadien der Vitamininsuffizienz untersucht, ohne Rücksicht auf Alter, Tierart und äußere Lebensbedingungen, dann ist vollends das Interesse verloren. Für den Anatomen sind die Bedenken wieder in anderer Richtung gelegen. Noch vor nicht allzu langer Zeit hatte die Anatomie der experimentellen Avitaminosen gegenüber anderen Fragen bescheiden in den Hintergrund zu treten und es schien, als wende man eine relativ kostspielige Apparatur und eine zeitraubende Versuchsanordnung für relativ belanglose Dinge auf, wenn man sich vom anatomischen Standpunkt aus mit den experimentellen Avitaminosen beschäftigte.

Die folgenden Ausführungen beabsichtigen keine erschöpfende Darstellung der pathologischen Anatomie experimenteller Nahrungsinsuffizienz, nicht einmal in Form des Referates. Denn ein großer Teil der ausländischen Literatur ist mir aus äußeren Gründen nicht zugängig. Sodann mußte darauf verzichtet werden, die Anatomie größerer Tiere wie Hunde, Wiederkäuer, Schweine usw. abzuhandeln. Was ich bis jetzt anatomisch von Insuffizienzbildern solcher Tierarten sah, schien sich übrigens keineswegs irgendwie prinzipiell von dem zu unterscheiden, was man bei Nagern findet.

Als einen weiteren Mangel dieser Arbeit empfinde ich es, daß sie sich auf typische Avitaminosen beschränkt. Es kann keinem Zweifel unterliegen, daß die gesamte Anatomie der experimentellen Nährschäden einer Revision bedürfte auf Grund der Tatsachen, die von der Vitaminforschung zutage gefördert wurden. Dies gilt sowohl für den Salzmangel, für Eiweiß-, Kohlenhydrat- und Fetthunger ebenso, wie für das verschiedene biologische Verhalten einzelner Tierarten und ihrer Altersstufen in diesen Zuständen. Die Schwierigkeit eines solchen Versuches ist kaum zu überblicken. Handelt es sich doch letzten Endes darum, das ganze Gemenge von anatomischen Vorgängen so weit zu zerlegen, daß es, reinlich geschieden, die einfache Basis abgibt, aus der durch bloße Kombination der primären Prozesse all das verstanden werden kann, was eine fehlerhafte Nahrung im Experiment an anatomisch-histologisch nachweisbaren Veränderungen des tierischen Organismus setzt. Wie weit hier das Ideal hinter der Wirklichkeit zurückbleibt, braucht wohl nicht eigens dargetan zu werden.

Daß im folgenden ganz bestimmte Organe, wie Nervensystem, Knochen, Blutdrüsen, eine bevorzugte Darstellung finden, liegt in der Natur des Stoffes; kommt doch all diesen Dingen im Komplex der erörterten Fragen eine erhöhte Bedeutung zu. Wo meine eigene Kenntnis unzureichend erschien, wurde spezialistischer Rat eingeholt, ein Kompromiß, der bei der Verschiedenartigkeit der Materie begreiflich ist.

Befremdend mag noch erscheinen, daß den Stadien der Wiederherstellung ein verhältnismäßig geringer Raum gewidmet ist. Damit scheint ein gewisser Gegensatz geschaffen zu dem Interesse, das der physiologische Chemiker an der Klärung solcher Probleme hat. Hopkins, Stepp u. a. haben vor nicht allzu langer Zeit darauf hingewiesen, daß ein deutliches und bedauerliches Mißverhältnis bestehe zwischen den anatomischen Arbeiten, die dem Vitaminhunger gelten und solchen, die sich mit den Reparationserscheinungen befassen. Indessen, ich glaube, es hat dieses Mißverhältnis seinen guten Grund. Es ist nämlich das, was der Physiologe als Vitaminheilung bezeichnet, keineswegs immer identisch mit der anatomischen Regeneration. Zwar folgt die anatomische Regeneration der physiologischen stets, aber die beiden Vorgänge sind nicht bedingungslos aneinander gekettet. Vielleicht wird diese Behauptung am ehesten an einem Beispiel verständlich.

Eine Insuffizienz des wasserlöslichen Faktors B erzeugt bei bestimmten Tieren segmentäre Faserveränderungen im peripherischen Nerven, die man als Polyneuritis bezeichnet hat. Neuere Untersucher haben noch eine gleichzeitige Beteiligung der zentralen Nervenfaser und des übrigen nervösen Parenchyms nachgewiesen. Man stellt sich nun vor, daß diese degenerativen Veränderungen an der Nervensubstanz das anatomische Substrat für die nervösen Erscheinungen abgäben, unter denen die Tiere erkranken. Logischerweise müßte dann aber mit der Rückbildung der Symptome auch der anatomische Prozeß zum Stillstand gekommen sein. Dies ist aber keineswegs der Fall. Zunächst läßt sich zeigen, daß Ansätze zu einer Regeneration der nervösen Substanz allenthalben schon dann einsetzen, wenn das Tier das Höchstmaß von Störungen bei weitem noch nicht entwickelt hat, wenn also das Krankheitsbild symptomatologisch noch im Fortschreiten begriffen ist, ohne daß es zu einer neuerlichen Zugabe von heilenden Stoffen in der Nahrung gekommen wäre. Und nicht genug daran. Der Abbau der zerfallenen Nervensubstanz ist erst viele Wochen nach klinisch erfolgter Heilung beendet; die Tiere sind in ihren Bewegungen völlig unbehindert zu einer Zeit, wo man anatomisch das Gesamtbild des Nervensystems als schwer geschädigt und demgegenüber die regenerativen Erscheinungen als ganz zurücktretend bezeichnen muß.

So wäre denn in der Tat die Frage berechtigt, ob überhaupt ein engerer Zusammenhang zwischen Symptomatologie und anatomischen Befunden bei den experimentellen Avitaminosen besteht, wenn nicht die Kongruenz dieser beiden Faktoren an anderen Organen eine so eklatante wäre. Bei der Keratomalacie der Ratten, an rachitischen Nagerknochen kann von einer Parallelität der Symptome und der anatomischen Erhebungen sehr wohl gesprochen werden und demgemäß identifiziert sich hier die physiologische Wiederherstellung und die anatomische Regeneration viel mehr als bei anderen Vitamingruppen. Es wird eben ganz und gar davon abhängen, welche Organveränderungen man mit Symptomen vergleicht, um daraus Nutzen ziehen zu können.

Mit diesen Erörterungen nähert man sich unmerklich einer Frage, um die es sich nicht nur im vorliegenden Falle handelt, deren Erörterung vielmehr von prinzipieller Wichtigkeit zu sein scheint. Sie besteht darin, zu entscheiden, inwieweit und in welcher Weise von anatomischer Seite in den ganzen Arbeitsplan eingegriffen werden darf, wie er der physiologischen Chemie in den experimentellen Avitaminosen gegeben ist. Eine Stellungnahme bestimmt ohne weiteres auch das Ziel der vorstehenden Untersuchungen. Zunächst möchte es scheinen, als handle es sich für den Anatomen in erster Linie um Angabe des Sitzes und des Umfanges von Veränderungen und um die Feststellung, in welcher Reihenfolge die einzelnen Organe erkranken. Indessen, es ist beinahe kein Organ, das beim experimentellen Vitaminentzug praktisch von Veränderungen frei bleibt, wenn auch ihre Ausdehnung, vor allem aber die Einzelmerkmale verschieden sind. Es würde sonach eher darauf ankommen, zu zeigen, in welcher Reihenfolge der Prozeß in den Organen einsetzt und tatsächlich hat C. Funk dies als die nächstliegende Aufgabe des Anatomen bezeichnet.

Von einigen Autoren sind diesbezügliche Untersuchungen bereits in Angriff genommen worden. So haben Funk und Douglas sowie Mc Carrison nachgewiesen, daß bei der Polyneuritis gallinarum die inneren Organe einem sukzessiven Schwund verfallen, der sich in der Reihenfolge vollziehen soll: Thymus—Testes—Milz—Ovarien—Pankreas—Herz —Leber usw. Ähnliche Beobachtungen machten Bierry, Portier und Randion.

Verfasser möchte all diesen Feststellungen mit großer Skepsis gegenüberstehen; einerseits auf Grund eigener Erfahrung über diesen Gegenstand, anderseits aus prinzipiellen Bedenken. Ist es schon schwierig genug, im Einzeltalle zu entscheiden, ob in solchem Zusammenhang ein Organ sicher pathologisch verändert ist und in welchem Umfange, so sieht man sich einer glatten Unmöglichkeit gegenübergestellt, wenn man auch noch das genaue Alter dieser Veränderungen bestimmen und die Reihenfolge angeben soll, in der die einzelnen Prozesse auftreten.

Man überlege sich doch einmal, was eine Feststellung bedeutet, die behauptet, daß bei experimenteller B-Insuffizienz in konstanter, kontinuierlicher Folge die verschiedensten Körperorgane einer Atrophie verfallen! Handelt es sich bei einem solchen Vergleich von Organveränderungen nicht um inkommensurable Größen? Und dann: Ist unsere Methodik in der Tat so fein, daß sie solche Schlüsse hinreichend rechtfertigte? Entweder, wir beschränken uns auf bloße äußerliche Inspektion ohne histologische Untersuchung, dann ist die Gefahr eines Trugschlusses besonders naheliegend; oder man stellt mit der Wage einen Gewichtsverlust von Organen fest, dann bedarf es aber des Hinweises, daß Gewichtsunterschiede noch keine Atrophie bedeuten. Und wenn die erwähnten kontinuierlichen Organatrophien histologisch feststellbar sind, dann fragt es sich noch immer, ob sie es auch hinreichend sicher sind und was damit für die Physiologie gewonnen ist, wenn der Schwund des Hodenparenchyms vor der Atrophie der Leberbälkchen und diese wiederum vor chronischen Ganglienzellveränderungen rangieren. Es scheinen derlei Erkenntnisse übrigens noch mehr auf Grund gewisser physiologischer Erfahrungen gewonnen zu sein; durch die Anatomie können sie zunächst noch nicht als hinreichend gestützt gelten.

Indessen, ich nehme einen Teil des weiter unten zu erörternden Stoffes vorweg. Wozu Stellung genommen werden sollte, war lediglich die Frage, ob es erstrebenswert sei, daß die Anatomie bei den experimentellen Avitaminosen allzuweit in physiologische Erörterungen eingreifen solle und ihre erste Aufgabe darin zu suchen habe, daß sie Dinge beweist, die zwar für den Chemiker auf Grund experimenteller Erfahrung naheliegen, die aber durch andere Methoden nicht mit gleicher Wahrscheinlichkeit entschieden werden können.

Um nun nicht bei negativen Thesen stehen zu bleiben, sei auch der positive Teil der Sache entwickelt. Hier ist zu sagen, in erster Linie bleibt für die Anatomie bei den experimentellen Nährschäden eine Wiedergabe der bloßen morphologischen Tatsachen, also eine genaue Analyse der Prozesse und der Versuch ihrer Trennung. Ob sich dabei jene Symptomengruppen aufrecht erhalten lassen, welche die Physiologie unter den Faktoren A, B, C, D usw. versteht und wie sie anatomisch voneinander unterschieden werden können, dies ist wieder eine andere Frage. Es wird im folgenden eine Erklärung nur da versucht, wo diese auf morphologische Tatsachen fußen kann.

Eine anatomische Gliederung der bei experimentellen Avitaminosen nachweisbaren Veränderungen begegnet erheblichen Schwierigkeiten. Zunächst scheint es, als sei eine natürliche Einteilung in der Übernahme der physiologischen Gruppierung gegeben. Doch führt dies zu zahlreichen Wiederholungen und der weitere Augenschein lehrt, daß zwischen einzelnen Nahrungsfaktoren in ihrer anatomischen Symptomatologie weitgehende Verwandtschaft und fließende Übergänge bestehen. Dies wird um so mehr der Fall, je mehr sich die Untersuchung auf ein einzelnes Organ beschränkt. Vielfach ist es nur bei Berücksichtigung aller Veränderungen möglich, überhaupt durchgreifende Unterschiede festzustellen. So bleibt nichts anderes übrig, als nach bestimmten Gruppenreaktionen einzuteilen, wie sie sich an den einzelnen Organen vorfinden.

## B. Spezielle Anatomie der experimentellen Avitaminosen.

Die nun folgende Besprechung der speziellen Anatomie der experimentellen Avitaminosen sei mit der Erörterung von Fragen begonnen, deren Beantwortung für die Bewertung der Befunde nicht ohne Interesse ist: Gibt es bei einzelnen Insuffizienzbildern spezifische Veränderungen? Inwieweit geht diese Spezifität? Gelingt es, die anatomischen Prozesse so scharf gegeneinander abzugrenzen, daß der Chemiker hieraus Nutzen ziehen könnte? Die letzte Frage muß glatt verneint werden. Alles, was sich zur Zeit ermöglichen läßt, ist die Hervorhebung gewisser Reaktionsgruppen, die dann mit den physiologischen Insuffizienzbildern annähernd kongruieren, wenn man die Veränderungen aller Organe in Betracht zieht. Ein einzelnes Organ besagt gewöhnlich wenig.

Dieser Mangel wird verständlich, wenn wir näher betrachten, wie der physiologische Chemiker bei der Abgrenzung seiner Insuffizienzbilder verfährt. Auf Grund gewisser theoretischer Vorstellungen erhält er zunächst an einer einzelnen Tierspezies einen engbegrenzten Symptomenkomplex. Diesen setzt er auf Grund grober anatomischer Kennzeichen zu jenen Erscheinungen in Beziehung, die durch andersgeartete theoretische Überlegungen an einer verwandten oder der gleichen Tierart erhalten wurden. Durch möglichst vereinfachte Nahrung und Kombination der damit erhaltenen Einzelergebnisse wird dann der Komplex von Erscheinungen immer mehr eingeengt, bis die primäre Störung klar liegt. Bis zur Erreichung dieses, scheinbar noch ferne gelegenen Zieles leiten den Chemiker bei Abgrenzung seiner experimentellen Nahrungsschäden teils rein chemische Gesichtspunkte und eine vieldeutige Symptomatologie oder aber grob anatomische Veränderungen an einzelnen Organen. Verfeinerung der chemischen Methodik lassen im weiteren Verlauf der Untersuchung nicht selten eine Aufteilung des ursprünglichen Krankheitstypes notwendig erscheinen, ohne daß zunächst die Gewähr besteht, daß nicht auch dieser ersten Unterteilung das gleiche Los beschert wird, wie der folgenden. Bis zur Reindarstellung der in Frage kommenden Substanzen kann es nicht weiter wunder nehmen, wenn auch der Anatom den Weg gehen muß, den ihm der Chemiker vorschreibt: die Prozesse können anatomisch zunächst soweit zerlegt werden, als es durch den Chemiker geschehen kann. Versucht man weiter vorzudringen, so bleiben einstweilen nur lose Tatsachen, in deren Deutung man, wie ich glaube, nicht vorsichtig genug sein kann. Alles in allem geht also die Spezifität der anatomischen Veränderungen bei experimentellem Vitaminmangel nicht über jene Differenzschärfe einzelner Gruppen hinaus, die auch chemischerseits geläufig ist.

Berücksichtigt man diese Einschränkung, dann darf man wohl berechtigterweise von einer gewissen anatomischen Spezifität sprechen. Freilich, noch eine weitere Einschränkung muß man machen. Sie wurde weiter oben bereits angedeutet. Die anatomischen Vorgänge befinden sich in einer mehr oder minder großen Fluktuation, und zwar in der Weise, daß man mühelos Übergänge von der C-Insuffizienz zur Beriberi und zum A- resp. D-Mangel findet. Dies kommt nicht etwa nur daher, daß die Grunddiät noch nicht hinreichend einfach zusammengesetzt war. Es scheint vielmehr auch die biologische Eigenart der einzelnen Tierspezies verantwortlich zu sein, die auf den gleichen Kostentzug ganz verschiedenartig reagiert und so auch anatomisch die verschiedensten Mischbilder erzeugt.

Zunächst möchte ich versuchen, die wichtigsten anatomischen Reaktionsformen einzelner Körperorgane zu schildern, ohne Rücksicht darauf, wie sie zu anderen Organbefunden stehen. Eine Synthese der Einzelerscheinungen soll im nächsten Abschnitt versucht werden, soweit sich dies nicht aus dem Folgenden ergibt.

## 1. Das Nervensystem.

Alle anatomischen Veränderungen der untersuchten Nährschäden stimmen darin überein, daß sie am gesamten Nervensystem und mehr oder minder ubiquitär auftreten. Sie sind durchwegs ernster Natur, bisweilen irreparabel, laufen aber nur sehr bedingt mit der äußeren Symptomatologie parallel. Es läßt sich zeigen, daß bei einzelnen Krankheitszuständen bestimmte Teile des Nervensystems vorzugsweise betroffen werden, ohne indessen auch in den Initialstadien als elektive zu imponieren. Alle Prozesse sind entweder primär degenerativer Natur, oder die Degeneration und der Parenchymzerfall nimmt seinen Weg über primäre Stasenerscheinungen. Auf alle Fälle habe ich niemals Veränderungen vorgefunden, die mit Recht als entzündliche anzusprechen gewesen wären. Wo solche da sind, erwecken sie immer den Verdacht des Zufälligen resp. sie weisen auf irgendeine andere exogene Schädigung hin, wie Infektionen und Parasiten.

Ob man die segmentären Veränderungen des peripherischen Nerven, die Neuritis, als rein degenerativen Prozeß ansehen soll, ist nicht so ganz leicht entschieden, zumal wenn man die komplizierten Zellformen hinreichend berücksichtigt, wie sie im Verlauf des Leidens im Nervenbindegewebe auftreten. Doinikow (C. c. 5) hält die neuritischen Veränderungen des peripherischen Nerven teils für entzündlich, teils für degenerativ. Und zwar betrachtet er den Parenchymzerfall als einen degenerativen Vorgang, der durch echt entzündliche Prozesse des Nervenbindegewebes beeinflußt wird, so daß bald diese, bald jene Seite des komplexen Vorganges mehr in den Vordergrund tritt. Doinikow weist zugleich auf die sehr beachtenswerte Tatsache hin, daß bei der Hühnerpolyneuritis ein erheblicher Unterschied in der Reaktionsweise des peripherischen Nervensystems besteht, je nachdem man es mit akuten oder mit chronischen Stadien der Krankheit zu tun hat. Dieser Unterschied läßt sich durchwegs am Nervensystem vitaminarm ernährter Tiere beobachten und scheint mit dem Umstand in Zusammenhang zu stehen, daß die Vollentwicklung der anatomischen Erscheinungen eine gewisse Zeit benötigt, während die Symptomatologie bei akuten Zuständen diesen sich schleichend entwickelnden anatomischen Veränderungen vorauseilt.

Wenn man versucht, die anatomischen Prozesse im Zentralnervensystem vitamin insuffizienter Tiere insgesamt zu klassifizieren, so findet man vorzugsweise drei Haupttypen.

Der erste setzt mit einer ubiquitären schweren Zellschädigung ein, es kommt zu stabil-gliösem Abtransport der Zerfallsprodukte unter den entsprechenden gliösen Reaktiverscheinungen. Später setzen auch Faserschädigungen ein, die Abbaustoffe werden in der üblichen Weise dem Mesenchym zugeführt, dessen Elemente nur schwache Beteiligung an den Vorgängen nehmen. Die Blutzirkulation ist zunächst frei. Die Faser- und Zellveränderungen im Rückenmark sind mittelschwer, die des peripherischen Nerven nicht erheblich; sie fehlen jedoch nicht völlig. Der Hauptrepräsentant dieser Gruppe ist die sog. Rattenrachitis und die Keratomalacie. Vor allem die xerophthalmiekranken Tiere zeigen in den Veränderungen des Nervensystems fließende Übergänge zu Gruppe 2 und 3, während die nervösen Prozesse von Rachitisratten mehr den extremsten Standpunkt einzunehmen scheinen. Diese Prozesse seien als Gruppe der reinen Parenchymschädigung bezeichnet, obwohl der Ausdruck nicht völlig den Tatsachen entspricht, besonders dann, wenn die Krankheitsbilder chronische gewesen waren.

Der zweite Typus kennzeichnet sich durch das Auftreten schwerer Zirkulationsstörungen neben dem parenchymatösen Zerfall. Es kommt zu thrombotischen Erscheinungen, zu Diapedese und anschließenden Zuständen im Gewebe. Die pathologische Reaktionsweise der Glia ist vielgestaltiger, das Mesenchym ist in deutlicher Bewegung. In welchem Verhältnis die

Zirkulationsstörungen zur Degeneration der nervösen Elemente stehen, ist nicht leicht zu sagen. Jedenfalls treten beide Vorgänge sehr früh auf und scheinen zunächst parallel nebeneinander herzugehen, obschon bei vollentwickelten Zuständen ganz gewiß ein großer Teil der Faser- und Zellveränderungen auf Rechnung der Kreislaufstörung gesetzt werden muß. Das Wechselspiel zwischen den beiden Prozessen ist ein außerordentlich vielseitiges, je nach Tierart und Symptomatologie, je nach Alter des Tieres und Sitz des Herdes. Wie im Gehirn, so sind auch im Rückenmark die Befunde an der grauen wie an der weißen Substanz von erheblichem Umfang und bewegen sich in der gleichen Richtung. Speziell zeigt die weiße Substanz alle Stadien der Wallerschen Degeneration. Der periphere Nerv bietet bei dieser Gruppe die intensivsten Schädigungen im Sinne einer Neuritis und anschließender sekundärer Degeneration resp. retrograder Erscheinungen. Hinsichtlich der Größe der peripherischen Degeneration besteht je nach Tierart, Alter und Krankheitsverlauf eine gewisse Gesetzmäßigkeit. Im allgemeinen läßt sich sagen, daß die Neuritis bei chronischen, protrahierten Krankheitsbildern am vollständigsten in Erscheinung tritt. Bei der Hühnerberiberi, weniger bei Tauben, erscheint der Zerfall der peripherischen Nerven am deutlichsten. Ratten, Mäuse, Kaninchen entwickeln am frühesten und schwersten zentrale Affektionen der Nervenfaser. Auf diese eigenartige Erscheinung hat bereits F. Hofmeister bei Besprechung der von Verfasser bei Beriberiratten erhobenen Kleinhirnveränderungen hingewiesen. Ebenso kann man mutatis mutandis beobachten, daß junge Tiere nicht nur eine zentrale Symptomatologie bevorzugen, sondern auch wesentlich deutlicher von vornherein zentral gelegene anatomische Affektionen liefern.

Es ist dies eine Beobachtung, die ja auch in der menschlichen Pathologie keineswegs fremd ist. Sie hat gewisse Beziehungen zu den Gedankengängen, die O. Vogt vor nicht allzu langer Zeit in der Aufstellung des Pathoklisebegriffes ausgesprochen hat.

Zur zweiten Gruppe nervöser Reaktionstypen bei Vitaminhunger zählen im wesentlichen alle Beriberi und B-Insuffizienzen, ferner chronische Fälle von Rattenkeratomalacie. Ganz vereinzelt sah ich ähnlich geartete Veränderungen auch bei Rattenrachitis mit Mc Collums Kost 3143. Das Verhältnis der Stasenerscheinungen und ihrer Folgen zu den bloßen degenerativen Schädigungen des nervösen Gewebes ist kein absolut konstantes. Hier kommt vor allen Dingen Alter, Versuchsdauer und Tierart als modifizierender Faktor in Betracht. Wir haben gewöhnlich äußerst schwere Zirkulationsstörungen bei jungen, chronisch insuffizienten Beriberiratten, viel weniger dagegen ist dies bei älteren Beriberihühnern der Fall. Die Veränderungen der zweiten Gruppe seien als die der Degenerationen mit stasischen Beimengungen bezeichnet.

Der dritte Typus fällt zusammen mit den anatomischen Manifestationen des Skorbuts am Nervensystem, hat aber sehr enge Beziehungen zu den B-Insuffizienzen chronischer Verlaufsart. Als wichtigstes Merkmal fällt die erhöhte Durchlässigkeit des gesamten Gefäßsystems auf, vor allem im venösen Abschnitt. So kommt es zu verständlichen Folgeerscheinungen: Hämorrhagien verschiedener Größe, Morphologie und wechselnden Alters. Obwohl sie gewöhnlich von Zirkulationsstörungen begleitet sind, scheinen sie doch nicht eine bloße Folge der Blutstauung zu sein [1]). Thrombosen fehlen nicht ganz. Der Parenchymzerfall ist hochgradig und scheint in größerer Abhängigkeit von den Vorgängen am Gefäßapparat zu stehen, als dies bei der zweiten Gruppe der Fall ist. Die Art der degenerativen Prozesse ist durchaus unspezifisch, doch

---

[1]) Auch Höjer (Acta paediatr. Bd. 3, Suppl. 1924) scheint an eine primäre Erkrankung der Blutgefäßwand bei im Skorbut zu glauben, wo er eine erhebliche degenerative Veränderung im Bindegewebe nachweisen konnte.

kann man von einer sehr lebhaften Tätigkeit der Glia in vielgestaltigen Formen und von erhöhter Bewegung im Mesenchymnetz sprechen. Entzündliche Erscheinungen fehlen bei unkompliziertem Verlauf der Krankheit. Praktisch sind sie hier und da vorhanden, weil die verminderte Widerstandsfähigkeit des Organismus Sekundärinfektionen hochkommen läßt. Bakterielle und parasitäre Invasionen spielen dabei die Hauptrolle. Das Rückenmark ist in seiner ganzen Ausdehnung ziemlich gleichmäßig betroffen. Die anatomischen Veränderungen unterscheiden sich nicht wesentlich von jener der zentralen Nervensubstanz, wenn man die strukturelle und morphologische Eigenart hinreichend in Betracht zieht. Auch hier spielt das Extravasat eine große Rolle, wobei die graue Substanz deutlich bevorzugt ist, wohl infolge der andersartigen Gefäßversorgung. Die peripherischen Nerven sind neuritisch und sekundär degenerativ verändert, doch ist der Umfang der Störung in mäßigen Grenzen und fehlt zuweilen völlig. Immerhin ist der segmentäre Faserzerfall wesentlich häufiger, als man gewöhnlich annimmt. Hämorrhagien in die Nervenscheiden geben dem Bilde noch eine gewisse besondere Note. Diese eben gekennzeichnete dritte Gruppe von Veränderungen seien mit Typus der hämorrhagisch-degenerativen Erscheinungen bezeichnet. Es ergibt sich also folgendes Gesamtbild:

| Typus I. Gruppe der reinen Parenchymschäden | Typus II. Gruppe der degenerativen Veränderungen mit Stasenbeimengungen | Typus III. Gruppe der hämorrhagisch-degenerativen Veränderungen |
|---|---|---|
| Gesamtbild: Weit verbreitete schwere Zellschädigung, stabiler Abbau. Ubiquitärer Faserzerfall. In chronischen Fällen Übergang zu Typus II und III. | Gesamtbild: Schwerer Parenchymzerfall unter Folgeerscheinungen von Stase und Thrombose. Mesenchym lebhafter beteiligt. | Gesamtbild: Primäre hämorrhagische Diathese, Zerfall des nervösen Gewebes, mesenchymale und gliöse Reizung. Stase. |
| Rückenmark: In akuten Fällen wie Gehirn. Faserzerfall. | Rückenmark: Neuritis, sekundäre Degeneration, Parenchymschädigung der grauen Substanz. | Rückenmark: Wie bei II, Hämorrhagien der grauen Substanz. |
| Peripherischer Nerv: Nur in chronischen Fällen beteiligt. | Peripherischer Nerv: Fast regelmäßig beteiligt. | Peripherischer Nerv: Häufig beteiligt Hämorrhagien. |

Verteilung der Krankheitsbilder auf diese Typen.

Rattenkeratomalacie akut        akute Hühnerberiberi    ← Meerschweinchenskorbut

Rattenrachitis akut                        Taubenberiberi →

                ← chronische Rattenrachitis →        ← Rattenskorbut →

        ← chronische Rattenkeratomalacie →        ← Kaninchenberiberi →

                                akute Mäuseberiberi →

                                        ← akute Rattenberiberi →

                                ← chronische Hühnerberiberi →

                        ← chronische Ratten- und Mäuseberiberi →

                ← Sehr chronische Fälle von Rattenkeratomalacie →

Es mag sein, daß der vorstehende Versuch einer allgemeineren anatomischen Gliederung von histologischen Prozessen im Nervensystem bei den experimentellen Avitaminosen etwas schematisch erscheint und manchen Tatsachen wenig gerecht wird. Gewiß, die spezielle Morphologie lehrt vieles, was auch eine andere Deutung zuläßt. Indessen, es sollten zunächst nur einige Grundlinien gezeigt werden, die dem Nichtanatomen den Überblick über die äußerst verwickelten Verhältnisse ermöglichen, selbst auf die Gefahr hin, daß die Dinge einfacher geschildert werden, als sie es tatsächlich sind. Wie ist nun die feinere anatomische Struktur der oben skizzierten Prozesse?

### Die Gruppe der reinen Parenchymschäden.

Betrachten wir etwa das Gehirn einer keratomalaciekranken Ratte nach Ernährung der Tieres mit der Hopkinsschen Grundkost, so fällt makroskopisch an dem Nervensystem wenig auf: weder Atrophien, noch Hypertrophien sind zu erkennen, höchstens eine gewisse pralle Füllung der Blutleiter im Gehirn und der Gefäße auf der Konvexität.

Auf Schnitten durch die Hirnsubstanz, die in Alkohol fixiert und mit basischen Anilinfarben gefärbt werden, erkennt man einen weitausgedehnten Zellzerfall als hervorstechendsten Befund. Wir haben die verschiedensten Arten von Ganglienzellerkrankungen vor uns: die akute Schwellung, die chronische Schrumpfung, die wabige und lipoide Degeneration, die sog. schwere Ganglienzellerkrankung Nißls. Unter diesen Erkrankungsformen herrscht die schwere Zellerkrankung vor. Sie findet sich bei vorgeschrittenen Fällen beinahe über die gesamte Hirnrinde verbreitet, tritt ebenso in den subcorticalen Regionen auf, wobei die Kernareale des Kleinhirnmarks, des Thalamus und die Oblongatakerne bevorzugt sind. Vielfach hart daneben finden sich chronisch-geschrumpfte und akut geschwollene Exemplare, so daß man von einer regionären Beschränkung der einzelnen Erkrankungsformen nicht sprechen kann. Dies gilt übrigens auch für die Initialstadien der Nahrungsinsuffizienz. Hinsichtlich der feineren Morphologie der Zellschädigung muß man sehr bald darauf verzichten, spezifische Veränderungen feststellen zu wollen. Es zeigt sich auch bei den experimentellen Avitaminosen die Tatsache, daß es spezifische Zellerkrankungen nicht gibt, eine Erfahrung, die man ja auch in der menschlichen Histopathologie mit gewissen Einschränkungen gemacht hat.

Bei den keratomalaciekranken oder rachitischen Ratten sieht man den Vorgang der Verflüssigung der Zellen beinahe immer auf die gleiche Weise beginnen. Auch im weiteren Verlauf des Prozesses bleibt ganz die typische Morphologie bewahrt, wie sie Spielmeyer so ausgezeichnet geschildert hat. Auf Wunsch der Herausgeber dieses Bandes übergehe ich Einzelheiten.

Gegenüber der Zellverflüssigung tritt die chronische Zellschrumpfung numerisch zurück. Ich fand sie häufig im Stratum pyramidale des Ammonshorns, wo man bisweilen auch celluläre Lichtungen größeren Umfanges antrifft. Die Zellen haben im einzelnen das typische Gepräge.

Die akute Schwellung der nervösen Elemente ist kein so häufiges Vorkommnis unter den Zellbildern der ersten Gruppe. Man findet sie nicht selten in recht vorgeschrittenen Stadien und ich muß gestehen, daß dann unter Umständen ihre Abgrenzung gegenüber anderen Prozessen recht schwierig werden kann. Diese Behauptung klingt etwas befremdlich, zumal man die akute Schwellung zu den best charakterisierten Erkrankungsformen der Zelle rechnet. Wo sie sich findet, ist sie fast durchgehends ubiquitär, wie dies die Regel ist, doch ließe sich mit einem gewissen Recht herdförmiges Befallensein einzelner Rindenbezirke behaupten. Von besonderem Interesse sind die lipoide Degeneration und die wabige Veränderung, weil ihnen eine gewisse spezifische Bedeutung zufällt. Wir sehen wabige Degenerationsformen bei den in die erste anatomische Gruppe fallenden Erkrankungen mäßig oft, aber auch bei ganz akuten Zuständen.

Keratomalacieratten zeigen oft ausgedehnte Zellveränderungen an dem Streifenhügel, die den wabigen und lipoiden Zerfallstypen angehören. Man beobachtet die geringe Reaktion der Capillarzellen und der umgebenden Glia. Ganz ähnliche Bilder bekommt man unter Umständen von Zellen in fettigem Zerfall, wenn man sie im Zellbild untersucht, also dann, wenn die alkohol- und xylollöslichen Abbauprodukte partiell ausgelaugt sind. Da ist in den Anfangsstadien von den lipoiden Substanzen zumeist nichts als ein Wabengerüst übrig, das sich mit Vorliebe einpolig in der Zelle lagert, oder es wird die nächste Nachbarschaft des Kernes halbkreis- oder kreisförmig austapeziert. Es handelt sich fast durchwegs um sudan- resp. scharlachfärbbare Produkte, die im Fettpräparat als feinste Tröpfchen imponieren, später aber auch zu größeren Herden konfluieren können. Um die feinere Deutung dieser lipoiden Körper ist es eigenartig bestellt. Bei näherem Zusehen trifft man nicht gar selten bei recht jugendlichen, normalen Ratten schon physiologischerweise eine gewisse Menge sudanfärbbarer Substanzen in den Zellen, und man geht wohl nicht fehl in der Annahme, daß ein guter Teil der Sudantröpfchen im nervösen Parenchym nichts anderes darstellt, als den morphologischen Ausdruck einer erhöhten physiologischen Zelltätigkeit, wie dies jeder jugendlichen Zelle zukommt. Wie verhält sich das gliöse Gewebe all diesen Schädlichkeiten gegenüber, wie sie an den Nervenzellen festgestellt wurden? Zunächst finden wir erhebliche Reaktionserscheinungen an der Trabantglia im Sinne progressiver Erscheinungen. Die schmalen Plasmafortsätze verbreitern sich, der Kern wird breiter und heller, die Chromatinfäden lockern sich etwas, das Kerninnere ist reich an feinen und mittelkalibrigen dunkelblauen Pünktchen, die sich auch mit der Nuclealreaktion sehr intensiv anfärben. Das gliöse Plasma schmiegt sich eng an das geschädigte Ektoplasma der Ganglienzelle an, die Kernwand wird hyperchromatisch und trägt perlschnurartig aufgereihte, feine blaue Kügelchen. Da und dort sieht man die typischen Brombeerformen des Gliakerns, wie sie Alzheimer beschrieben hat. Auch an anderen Kennzeichen der Kariorhexis fehlt es nicht. Man sieht allenthalben Gliakerne in Totalhyperchromatose mit der derben, basophilen Punktierung. Es kommt zu Berstung der Kerne und Austritt von körnigem Detritus ins Gewebe. Sehr instruktive Befunde gibt auch hier die Nuclealfärbung Feulgens. Solche Präparate lehren, daß es sich bei den hyperchromatischen und pyknotischen Kernprodukten um thymonucleinsaure Substanzen handelt, welche positive Aldehydreaktion geben. Mitosen an der Trabantglia fand ich relativ spärlich. Dafür ist das übrige gliöse Syncytium in lebhafter Bewegung. Über weite Strecken hin sieht man die Maschen der protoplasmatischen Glia deutlich intensiver als sonst angefärbt. Die Verbindungsbrücken sind breiter, buchtiger, schärfer hervortretend. Man sieht, wie die Gliazellen sich zu engeren Verbänden ordnen. So entstehen vielkernige Symplasmen mit großen, hellen Kernen, feinem, gut erkennbarem Liningerüst und dicht sitzenden Chromatinstäubchen. Die eigentlichen typischen Gliarasen bekommt man nicht allzuoft zu Gesicht. Wo sie auftreten, haben sie die übliche Gestaltung mit der angedeuteten zweigartigen Stippchenbildung. Im allgemeinen ist die Tendenz des Gewebes zur Fibrillisation nur gering. Viel mehr herrschen plasmatisch-gliöse Wucherungen vor mit Neigung zur Speicherung lipoider Stoffe resp. mit sekundärer regressiver Involution. Von dem Transport lipoider Abbausubstanzen sieht man im Nißlpräparat verhältnismäßig wenig, doch findet man im Sudanresp. Scharlachpräparat die Glia angefüllt mit einer Unzahl feinster Fetttröpfchen, die eine starke Tendenz zum Konfluieren haben. Mit dieser Infiltration der progressiv veränderten Glia durch fettige Substanzen hält die Ausbildung gliogener Körnchenzellen nicht gleichen Schritt. Man sieht nur wenige Gitterzellen, teils frei im Gewebe, teils an kleinen Gefäßen, und es mag bei letzteren die Herkunft überhaupt fraglich erscheinen. Jedenfalls herrscht der Eindruck vor, als handelt es sich bei dem Abbau der zerfallenen Parenchymbestandteile vorwiegend um stabil-gliöse Weitergabe an die Gefäße. In dieser Meinung wird man bestärkt durch die Beobachtung, daß das Mesenchym relativ wenig Anteil an den Vorgängen hat, daß es also zu sonderlich ausgedehnten mesenchymalen Reaktionserscheinungen nicht kommt. Doch ist auch dies wohl nur cum grano salis zu verstehen, denn es wäre zu viel gesagt, wenn man das Auftreten mesodermaler Körnchenzellen im vorliegenden Falle gänzlich in Abrede stellen wollte. Der biologische Wert der in der Glia nachweisbaren Fettsubstanzen dürfte wohl bei jungen Tieren ein recht verschiedenartiger sein. Der Lipoidumsatz im Gewebe ist beim nicht ausgereiften Gehirn, auch beim jungen Tiere, ein größer, und man muß eigentlich von Fall zu Fall entscheiden, ob es sich um pathologische Lipoidsubstanzen handelt oder um physiologische Vorgänge. Am wahrscheinlichsten ist ein physiologischer Hintergrund für jene Vorgänge gegeben, wo man Neutralfette in den gliösen Randzonen der Rinde vorfindet. Derartige Bilder liegen auch in der menschlichen Pathologie durchaus im Bereiche des Normalen, worauf Spielmeyer eindringlichst hinweist. Anderseits erscheint es nicht angängig, auch jene Prozesse für belanglos anzusehen, wo weitere Strecken gliösen Gewebes mit wechselnder Intensität von feinen Fetttröpfchen infiltriert sind. Man muß dabei doch in Rechnung ziehen, daß der Parenchymzerfall ein recht erheblicher ist, daß auch die sonstigen gliösen Reaktiverscheinungen tiefere Zerfallsprozesse vermuten lassen und daß deutliche Beziehungen zum Gefäßsystem gegeben sind. An den stärker progressiv veränderten Gliazellen finden sich übrigens hier und da sehr schöne Beweise ihrer Kurzlebigkeit. Es kommen große gemästete Formen vor mit breitem zerfließlichem Plasma und hellem chromatinreichem Kerne. Die Färbbarkeit des plasmatischen Anteils hat schon erheblich gelitten. Daneben sieht man weiter entwickelte Exemplare in vorgeschrittenem Zerfall, deren Kerne zwar noch leidlich erhalten sind, bei denen aber das Plasma in seiner ganzen Breite zu einer hellen, vakuoligen und schaumig-schleimigen Masse zerflossen ist. 5—7 kleine gliöse Elemente haben sich in halbkreisförmiger Anordnung dieser zerfallenden Gliazelle angelagert. Die Kerne der jüngeren gliösen Generation sind erheblich kleiner als die der untergehenden, doch zeigen auch sie bereits an ihrem Plasmasaum und der Struktur des Kernes deutliche progressive Tendenz. Es kann sich hier wohl um nichts anderes handeln, als um einen Vorgang, den Spielmeyer mit ,,Gliophagie" bezeichnet. Hierbei ist bemerkenswert, daß auch an den zerfallenen Ganglienzellen die Symptome gliöser Umklammerung nicht fehlen. Besonders zeigt sich dies in der Brücke, in der Vierhügelgegend und in der Oblongata.

Wie verhält sich bei diesen gliösen Veränderungen das zentrale Faserwerk? Im Markscheidenpräparat fallen vor allen Dingen mäßig starke Kaliberschwankungen der einzelnen Fasern auf. Doch überschreiten diese Differenzen kaum das Maß dessen, was noch innerhalb des Normalen gefunden wird. Faserlichtungen fehlen. Wichtiger sind schon gewisse Befunde, die sich an Marchipräparaten erheben lassen. Man sieht im Markweiß eine recht beträchtliche Vermehrung schwarzer Schollen, die reihenförmig aneinandergereiht liegen und in ihrer Größe merklichen Schwankungen unterworfen sind. Es handelt sich dabei wohl um Anteile der Markscheide, die als Elzholzsche Körperchen beschrieben worden sind. Elzholz versteht hierunter größtenteils osmiumpositive Körperchen, die entweder im peripherischen Nerven in den Schwannschen Zellen oder zwischen diesen und der Markscheide, manchmal auch in ihr selbst gelegen sind. Sie variieren in ihrem chemischen Verhalten nach Doinikow außerordentlich und sollen mit den von Reich beschriebenen $\mu$-Granula identisch sein. Sie haben da, wo ihre Zahl keine erhebliche ist, die Bedeutung eines bloßen Stoffwechselprodukts, erhalten aber unter pathologischen Verhältnissen bei zahlenmäßiger Vermehrung eine erhöhte Bedeutung. In der Tat findet man denn auch deutliche Faserschädigungen in Gehirn und Oblongata A-insuffizienter Tiere. Im Alzheimer-Mannpräparat treten Verklumpungen der Markscheide mit Markballenbildung auf, der Achsenzylinder ist vakuolisiert, metachromatisch gefärbte Abbaustoffe lassen sich nachweisen. Das Scharlachrotstadium wird jedoch von der zerfallenen Faser relativ selten erreicht und es bleibt gewöhnlich bei initialen Schädigungen. Immerhin findet man das Plasma der anliegenden, progressiv veränderten Gliazellen schon deutlich vakuolisiert und mit Abbauprodukten angefüllt. Ich werde ausführlichere Schilderungen vorgeschrittener Zerfallserscheinungen an der zentralen Nervenfaser weiter unten geben. Es ist hervorzuheben, daß auch das Rückenmark und sogar der periphere Nerv an diesen Zerfallserscheinungen Anteil hat. Doch ist hier die Intensität der Progresse großen Schwankungen unterworfen und für den peripherischen Nerven kaum von nennenswerter Bedeutung. Die Achsenzylinder der weißen Substanz des Rückenmarks zeigen mitunter eigenartige helle, spindelförmige Auftreibungen, Einlagerung von eosinophilen Partikeln, während die Markscheide bröckelig wird und fragmentiert. An manchen Stellen findet man den Achsenzylinder mitsamt der Markscheide in Segmente zerfallen. Die anliegende Glia ist in Progression: die Kerne der kleinen dunklen Gliazellen hellen sich auf, erweitern sich, das Plasma wird recht intensiv färbbar und rundet sich nach Art einer zerfließlichen Masse an den Rändern ab. Weniger beteiligt scheinen die größeren gliösen Elemente an den Vorgängen. In Sudanpräparaten findet man hier und da das gliöse Plasma mit feinen Fetttröpfchen durchsetzt, weniger oft sah ich Neutralfettreaktionen an den zerfallenen Fasern selbst. Von Körnchenzellen und mobilen gliösen Formationen ist wenig zu finden.

Ein Wort sei noch den cytoarchitektonischen Veränderungen bei experimenteller A-Insuffizienz gewidmet. Um es kurz zu sagen: Es fehlen, soweit ich bis jetzt feststellen konnte, alle laminären Degenerationen in der Rinde und auch in gut erkennbaren Arealen ist von circumscripten Läsionen nicht die Rede. Die auffallende Bevorzugung großer Zelltypen bei den Degenerationen der Hirnrinde will zunächst wenig besagen, da sie im wahrsten Sinne des Wortes zu einer optischen Täuschung Veranlassung geben kann. Denn es erfordert sorgfältige mikrophotographische Vergleichung, damit Schädigungen kleiner Zelltypen im Entstehen als laminäre Degeneration erkannt werden, vor allen Dingen bei Nagergehirnen. Ziemlich deutlich traten fleckige Zellausfälle in der V. Brodmannschen Schicht mehrmals bei einem Rindentyp auf, der auf der vorderen medial gelegenen Hemisphärenhälfte des Rattenhirnes zu lokalisieren ist. Er entspricht nach dem Schema Roses etwa dessen Feld 5+7 oder Isenschmids dorsomedialem Feld. Man findet dieses Areal normaliter gut charakterisiert durch deutliche, girlandenförmige oder häufenartige Anordnung der IV, durch eine breite V, in der große, dünn gelegene, relativ helle Elemente auftreten, und durch eine gute Ausprägung des sechsschichtigen Grundtypus, wobei die Grenze gegen das Mark keine sehr scharfe ist. Die laminären Degenerationsbezirke im Ammonshorn wurden bereits kurz erwähnt. Es kommt ihnen eine besondere pathogenetische

Bedeutung in keiner Weise zu. Höchstens wird durch sie von neuem illustriert, daß das Ammonshorn auch bei Tieren zu den anatomisch höher verletzlichen Hirnteilen gehört. Damit ist man jedoch nicht berechtigt, etwas für den Krankheitsprozeß Spezifisches abzuleiten. Das gleiche läßt sich für das bevorzugte Befallensein des Striatums behaupten. Es wurde bereits bemerkt, daß man Zellveränderungen von besonderer Schwere in bestimmten Teilen des Striatums findet. Und zwar sind es Zellen des Neostriatums, die stark affiziert sind. Es beschränkt sich die Erkrankung aber keineswegs auf bestimmte Zelltypen, zumal die Grenze dieses Hirnteiles gegen Thalamus und andere Gebiete bei Nagern recht schwer zu stecken ist und auch die Größe der Striatumzellen bei ihnen erheblichen Schwankungen unterworfen ist, je nach Lage der Zellterritorien und unbeschadet der Feststellung gewisser cellulärer Einzeltypen.

### Die Gruppe der degenerativen Veränderungen mit Stasenbeimengungen.

Die flüchtige Erwähnung der Vorgänge am Gefäßsystem bei den histologischen Veränderungen der ersten Gruppe legt den Schluß nahe, daß die Gefäße kein wesentliches Interesse zu erheischen scheinen. In der Tat ist das Mesenchym bei den eben erwähnten Abbauprozessen recht passiv. Man findet hier und da Endothelschädigungen an kleinen Gefäßen und Capillaren mit Lockerung der Gefäßverbindungen, die Gefäßlumina sind weit und blutreich, die adventitiellen Elemente sind im Fettpräparat nicht selten mit feinsten Fetttröpfchen durchsetzt. Doch eröffnet die nähere Deutung all dieser Befunde die mannigfachsten Möglichkeiten. Etwas klarer wird der Zusammenhang, wenn wir daneben die Vorgänge am Gefäßsystem betrachten, wie sie sich bei unserer zweiten anatomischen Gruppe verfolgen lassen. Lassen wir die hochgradigen und interessanten Parenchymläsionen aus dem Spiel, so ergibt sich als imponierendste Erscheinung am Mesenchym eine weitverbreitete Zirkulationsstörung. Die Gefäße sind bis hinab zu den capillären Aufsplitterungen prall mit Blut gefüllt, die venösen Teile erheblich erweitert, während die Arterienwände gut kontrahiert sind. Es ist dies ein Symptomenkomplex, der schon in den Frühstadien dieser Formen des Vitaminentzugs zum Vorschein kommt. Die Kreislaufstörung beschränkt sich keineswegs nur auf das Nervensystem und seine Anhänge, sondern kommt beinahe in allen Organen vor [1]. In weiter vorgeschrittenen Phasen der Stase sehen wir eine Tendenz zur Bildung kleiner hyaliner Thromben in den Gefäßen. Allerorts sind bei Innehaltung gewisser Versuchsbedingungen die Präcapillaren mit eigenartig homogenen Massen gefüllt, was sich an Längsschnitten besonders schön verfolgen läßt. Die größeren Gefäße und die Blutleiter bleiben frei von diesen Veränderungen; eine Prädilektionsstelle ist die Rinde und der Hirnstamm. Ausgesprochen tritt die Thrombenbildung an Gefäßzügen zutage, die vom Kleinhirn über die Bindearme gegen den IV. Ventrikel ziehen oder vom Paläostriatum nach tiefer gelegenen Bezirken streben. Schon bei diesem Vorgang ist eine gewisse Symmetrie auf beiden Hemisphären unverkennbar. Die Gefäßwand ist wechselnd stark geschädigt. Wir finden erhebliche Schwellung der Endothelzellen, die so hochgradig werden kann, daß der Capillarlumen völlig verlegt wird. Aber die geschwellten Endothelkerne haben keineswegs immer die bekannte eigenartig helle Farbe, das feine Chromatin, das weite, lockere Liningerüst. Man sieht an Alzheimer-Mannpräparaten auch stark hypochromatische Formen mit recht derbem, gut erhaltenem und verhältnismäßig engem Lininnetz. Diese Symptome der Endothelschwellung werden da und dort abgelöst von Schrumpfungsvorgängen. Wo die Thrombose und Stase weit entwickelt ist, tritt eine partielle Endothelnekrose ein. Damit leidet dann auch die Capillarwand. Ihre Kontinuität ist gesprengt, an ihrem Rande sieht man pinselförmige Aufsplitterungen oder fadenähnliche Zuspitzung der elastischen Lage. Seltener sind hyaline Degenerationen der Gefäßwand. Mit der Silbertanninmethode Klarfelds läßt sich ein breites Mesenchymnetz darstellen. Er reicht in seinen feinsten Ausläufern weiter ins Gewebe hinein. Die Adventitialzellen tragen helle Kerne mit dünner Membran und blassem, wenig chromatinreichem Inhalt, das Plasma ist breit, bisweilen auffallend rund und enthält in Fettpräparaten Abbauprodukte vom Charakter neutralfettartiger Substanzen in mittelgroßen und feinsten Tröpfchen. Wenn zu all diesen Vorgängen nicht noch diapedetische Störungen hinzukommen, hat der Prozeß am Mesenchym im allgemeinen damit sein Genüge. Steigert er sich weiter, dann finden sich zahlreiche Herde, wo in unmittelbarer Nachbarschaft des Gefäßes das

---

[1] Die Ursache dieser Stase ist mir bis heute nicht klar geworden. Jedenfalls handelt es sich um eine echte Stase, was schon grob anatomisch auf der Hand liegt. Ich dachte bisweilen an Schädigungen der Gefäßwand resp. an vegetative Störungen. Es ist aber auch möglich, daß feine Unregelmäßigkeiten im Gleichgewicht der Blut- und Gewebssäfte den ersten Anstoß zu einer Zirkulationsbehinderung abgeben. Da ich über das vegetative Nervensystem bei Avitaminosen keine große Erfahrung habe, sei diese Frage zur Entscheidung zurückgestellt.

nervöse Gewebe eigentümlich gequollen und ödematös erscheint. Auf den ersten Blick vermeint man „Lückenfelder" vor sich zu haben. Doch ist die Substanz wesentlich mehr gequollen, es fehlen eigentliche Vakuolenbildungen und das Parenchym imponiert wie Glas. Die Färbung nach der Weigertschen Fibrinmethode ergibt zumeist negatives Resultat; da wo die Glia am Rand der Herdchen irritiert ist, wo einzelne Körnchenzellen liegen, läßt sich ein dünnes strahliges Fibrinnetz feststellen, das sich innerhalb eines fast kernlosen Gebietes ausdehnt. Bei genauem Zusehen fand ich durchwegs einzelne Blutzellen in die Masse eingestreut. Es handelt sich sowohl um weiße, wie um rote Blutkörperchen. Die eben beschriebenen Herdchen dehnen sich gewöhnlich zu beiden Seiten des Gefäßes aus, liegen aber auch einseitig und können bei größerer Ausbreitung mehrere Gefäße kleinen Kalibers einbeziehen. Sie stellen kleine nekrotische Gewebsbezirke von kurzem Alter dar, die deutliche Beziehungen zu thrombosierten Capillaren und Präcapillaren haben. Nun sehen wir aber die vorhandenen Stasenerscheinungen noch nach anderer Richtung hin

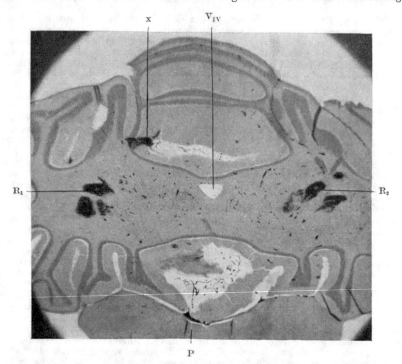

Abb. 1. Ratte E VIII. Schnitt durch Kleinhirn und Pons bei schwacher Vergrößerung. Unten Pons. In der Mitte das Lumen des 4. Ventrikels. Beiderseits im Kleinhirn je zwei dunkle symmetrische Blutungen, welche schon bei dieser Vergrößerung als Ringblutungen auftreten. Über den Herden mehrfache Verunreinigungen, welche ihrer Form nach leicht als solche zu erkennen sind. $R_1$ und $R_2$ symmetrische Ringblutungsherde des Kleinhirns im Mark; $V_{IV}$ 4. Ventrikel; P Pons; x Verunreinigung. (Nach Kihn.)

weiterentwickelt. Bei Beriberitauben, vor allem bei B-insuffizienten Ratten kommt es zu einer Diapedese roter Blutkörperchen und zu kleinen Stasenblutungen. Sie finden sich gerne längs der Rinde, größere sitzen im Pons, in der Medulla oblongata, auch in den Häuten. Ihr histologisches Bild ist monoton. Es handelt sich meist um ziemlich frische, flächenhafte Hämorrhagien von schwankender Größe. Nur in den Häuten sieht man da und dort bereits Körnchenzellen, die mit Blutpigment beladen sind, sowie herdweise Pigmentierung des Gewebes. Im wesentlichen sind es also Vorgänge, die in den letzten Lebenstagen bei chronischen B-Insuffizienzen zur Entwicklung kommen. Auch bei diesen Stasenblutungen um die Capillaren und Präcapillaren fehlen die kleinen hyalinen Thromben im Gefäßlumen nicht, obwohl es mehr wie fraglich erscheint, ob sie eine conditio sine qua non darstellen. Übrigens kommen die Kugelblutungen da und dort gemeinsam mit feinen pericapillären Nekrosen vor, wie sie bereits beschrieben wurden. Und noch ein weiteres. Verfasser beobachtete vor etlichen Jahren das Auftreten von Ringblutungen bei Beriberiratten[1]), später auch bei Mäusen. Sie finden sich gewöhnlich im Kleinhirnmark in symmetrischer Anordnung (Abb. 1) oder in den Kleinhirnbindearmen resp. im Pons. Ihr Nachweis gelingt nicht konstant, doch scheint die symptomatologische Vollentwicklung des Krankheitsbildes eine gewisse Abhängigkeit von ihrem Vorhandensein zu haben. Junge Tiere in chronischen Zuständen haben gewöhnlich die ausgeprägtesten Befunde. Soweit sich bis jetzt feststellen ließ, fehlen die Ringblutungen bei Hühnern und Tauben. Hier finden sich scheinbar nur die flächenhaften, einfachen Diapedeseblutungen, wie sie Schaumann, Shimazono u. a. gesehen haben. Die feinere Morphologie der symmetrischen Ringblutungen ist eine außerordentlich charakteristische (Abb. 2). Um eine Capillare oder Präcapillare liegt, der Gefäßwand zunächst, ein Ring von Fibrinfäden, die seinerseits umschlossen wird von einer ringförmigen Zone roter Blutkörperchen. Vollentwickelte Exemplare haben außerdem an der Grenze von Fibrinzone und Blutungszone eine einschichtige,

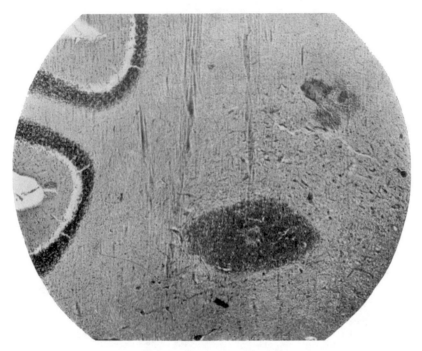

Abb. 2. Rattenberiberi. Kleinhirnmark. Ringblutung.

halbkreis- oder kreisförmige Lage großer spindeliger Zellformen. Es sind dies die epitheloiden Zellen M. B. Schmidts, d. h. örtliche, in Progression befindliche Gliazellen. Der peripherische Rand der hämorrhagischen Zone trägt bei älteren Herdchen außerdem noch ein breites Band gewucherter Glia- und Körnchenzellen. Ganz allmählich tritt das normale Gewebe heraus. Eine ältere Ringblutung mit ausgebildeter gliöser Randzone ist in Abb. 3 dargestellt. Die der Gefäßwand anliegende Fibrinzone braucht nicht voll ausgeprägt zu sein. Nicht selten ist statt dessen ein hyaliner, kernarmer Ring von Grundgewebe anzutreffen, in Nekrose befindliches nervöses Parenchym. Ganglienzellen fehlen hier ganz, auch die Glia zerfließt. Das Markscheidenpräparat zeigt eine deutliche Lichtung, die noch vorhandenen Fasern sind gequollen, blaß angefärbt, unter Umständen fragmentiert. Die

---

[1]) C. Funk zitiert in der 3. Auflage seines Lehrbuches diese Beobachtungen unter dem Namen F. Hofmeisters, obwohl Hofmeister in seinen Veröffentlichungen auf die Untersuchungen des Verfassers hinwies. Ich beabsichtige mit dieser Feststellung nicht etwa einen der vielen zwecklosen Prioritätsstreite, zumal mir Hofmeisters Person viel zu hoch steht, als daß ich sie in ein Gezänke hineinziehen möchte. Da aber Funk meine Befunde am Rattenkleinhirn zusammen mit anderen Feststellungen nennt, für deren Richtigkeit ich nicht einstehen kann und die mir persönlich irrig erscheinen, sehe ich mich zu dieser klärenden Bemerkung veranlaßt.

Achsenzylinder sind in der nekrotischen Zone noch etwas besser erhalten, wie dies Wohlwill hervorhebt. Doch gilt dies nur relativ. Ebensooft ist auch der Achsenzylinder zertrümmert und in längere oder kürzere Klumpen verfallen. Wo der Zusammenhang noch gewahrt ist, sieht man spindelige, helle Auftreibungen oder feine fadenförmige Verschmälerungen. Je mehr man sich gegen die eigentliche Blutungszone wendet, desto häufiger werden die gut erhaltenen, aber progressiv umgewandelten Gliazellen. Das Fettpräparat zeigt ihr Protoplasma von feinsten Scharlachtröpfchen durchsetzt, die übrigens auch innerhalb der durchbluteten Stelle in den wenigen Gliazellen auffallen. Das zentrale Gefäß ist prall mit Blut gefüllt, das Endothel nekrotisch, manchmal greift die Nekrose auf die Gefäßwand in ihrer ganzen Dicke über. Dann läßt sich auf Serienschnitten verfolgen, wie die Gefäßwand an einer Seite durchbrochen ist und der Gefäßinhalt streifenförmig mit schmaler

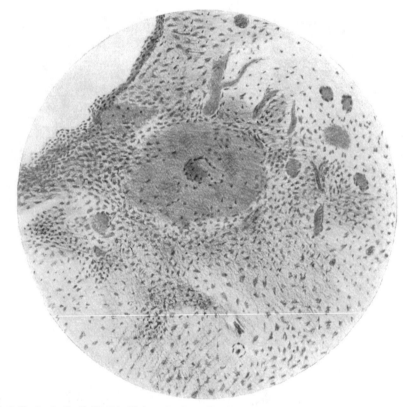

Abb. 3. Beriberiratte F. V. Ringblutungsherd am Rande des 4. Ventrikels mit reaktivem Verhalten der Glia um den Herd. Links das Lumen des Ventrikels. (Nach Kihn.)

Brücke ins Gewebe tritt, um dann rasch in die breite Blutung überzugehen. Doch kommt eigenartigerweise der partielle Gefäßwanddefekt an jener Stelle, wo von einer Ringblutung nicht mehr die Rede ist, wo vielmehr nur ein einseitig vom Gefäß gelegenes Extravasat unmittelbar an das Lumen anschließt. Ob diese Verhältnisse stromaufwärts oder abwärts von der eigentlichen Ringblutung in Erscheinung treten, vermochte ich nicht ganz sicher zu entscheiden. Wahrscheinlich ist mir, daß die Zertrümmerung der Gefäßwand noch vor dem Thrombus resp. der Ringblutung, also auf der proximalen Seite des Stromkreises erfolgt.

Fragt man sich, welche weitere Bedeutung den Ringblutungen sowie den stasischen und thrombotischen Erscheinungen zukommt, so sind zwei Möglichkeiten gegeben. Entweder man sucht Beziehungen zu einer Gruppe von anatomischen Prozessen, wie sie bei Blei-, Arsen-, Phosphor- und anderen Vergiftungen bekannt sind. Oder aber man faßt die hämorrhagische Diathese als Komplikation auf und gibt damit zu, daß sie von den skorbutischen Manifestationen nur dem Grade nach verschieden ist. Während Verfasser in einer früheren Arbeit der ersteren Ansicht nahe stand, möchte er heute sich mehr der letzteren Anschauung zuwenden. Den Anlaß dazu gibt vor allem die Beobachtung, daß es gelingt, schwerere anatomisch faßbare Zirkulationsstörungen und ihre Folgen bei solchen Tieren ziemlich konstant hintanzuhalten, die in vollentwickelter B-Insuffizienz vor Skorbut sicher bewahrt werden können. Noch wichtiger ist aber die Feststellung, daß das Nervensystem B-insuffizienter Tiere nicht das einzige Organ ist, das jene Erscheinungen an sich trägt, die man bisher für die C-Insuffizienzen, den Skorbut reservierte. Von Wichtigkeit ist hier die Beobachtung Mc Collums, der bei sog. unkomplizierter Rattenberiberi anatomische Befunde am Knochen erheben konnte, die weitgehend mit den Skorbutknochen der Meerschweinchen übereinstimmen.

Wenn sonach Lobeck diese von Mc Collum am Knochen und vom Verfasser am Nervensystem beschriebenen Veränderungen zur Diagnose einer Beriberi bei Rattenrachitis anwendet, so ist dieses Verfahren meiner Meinung nach nicht hinreichend verlässig. Denn es werden ja Dinge diagnostisch verwertet, die gar nicht spezifisch für die betreffende Krankheitsgruppe sind, wennschon sie mit einiger Regelmäßigkeit bei ihr vorkommen. Die Spezifität der Ringblutungen resp. der von Mc Collum demonstrierten Knochenbefunde für die Rattenberiberi ist eben eine solche, daß sie nur per exclusionem einen gewissen Wert erhält. Dies heißt: erst wenn der Nachweis erbracht ist, daß es sich nicht um komplizierende, skorbutische Mischbilder handelt, ist man berechtigt, für die Gruppierung des Krankheitsbildes unter die B-Insuffizienten einzutreten.

Nun zu den übrigen anatomischen Manifestationen am Mesenchym bei der oben beschriebenen Gruppe 2. Wir sehen außer den Stasenerscheinungen auch gewisse reaktive Vorgänge. Die Zahl der Mitosen an den adventitiellen und endothelialen Elementen ist eine relativ hohe.

Es erklärt sich aus ihnen ein weiterer Vorgang, dem man zuweilen begegnet. Dies ist die Bildung von capillären Sprossen an kleinen Gefäßen. Man muß solche Vorgänge sehr suchen, wenn man sie finden will. Doch sind sie in schweren Fällen beinahe stets da und bedeuten in ihrem ganzen Milieu kein zufälliges Ergebnis. Bei den capillären Sprossen handelt es sich teils um kanalisierte Verzweigungen. Im letzteren Fall tritt an einer Capillare seitlich ein dornförmiger, blind endender Sproß hervor. Die Endothelien am Muttergefäß sind geschwollen, die adventitiellen Elemente befinden sich in Reizung, ebenso die anliegende Glia. Hier und da sitzt an der Gefäßgabel eine Mitose. Es zeigt sich ferner, daß sich adventitielle Zellen ablösen und zu Abraumzellen werden. Sie machen dann die ganze Metamorphose der mesenchymalen Körnchenzelle durch, die sich gruppenweise unter allmählicher Abrundung des Plasmas und Speicherung lipoider Zerfallstoffe vollzieht. Eine Abgrenzung gegenüber der gliogenen Körnchenzelle ist auch hier unmöglich, soferne nicht die anatomische Situation einen Wahrscheinlichkeitsschluß über die Herkunft zuläßt.

Alles in allem fehlt am Mesenchym jegliche Infiltration und wenn man die Ausdehnung der mesenchymalen Erscheinungen mit der Schwere der Parenchymerkrankung vergleicht, dann hat die letztere durchschnittlich ganz erheblich das Übergewicht. Die Schädigung der nervösen Substanz ist in ihrer Artung der bei Gruppe 1 beschriebenen nahe verwandt. Zunächst fällt auch hier wieder eine diffuse Zellerkrankung auf. Es sind mit Vorliebe schwere, irreparable Verflüssigungen und wabige oder lipoide Entartungen, denen man begegnet. Weniger häufig sind die akuten Schwellungen und chronischen Schrumpfungen der Ganglienzellen. Fleckenförmige Schichtenausfälle in der Rinde, im Striatum, im Ammonshorn resultieren, alles Dinge, wie wir sie auch bei den Bildern der reinen Parenchymschädigung in der ersten Gruppe kennen gelernt haben. Auffallend ist, daß der fettige Zerfall manchmal ein recht erheblicher sein kann. An gut gelungenen Sudan- resp. Scharlachpräparaten findet man größere Bezirke, die positive Sudanreaktion und im Sinne von Kawamura positive Neutralfettreaktion geben. Hier sind die Ganglienzellen in vollem Zerfall. Die basophile Substanz ist zerflossen, der Kern karyorhektisch oder lateral verlagert, es treten Verfärbungen im Protoplasma der Ganglienzellen auf. Vor allem sind die Zellen dicht mit leuchtenden Fetttröpfchen bedeckt, die sich schon nach ihrer Farbe von den feinkörnigen artefiziellen Scharlachniederschlägen im Gewebe unterscheiden. Das Fett liegt entweder über die ganze Zelle gleichmäßig ausgesät, wobei der Kern ausgespart werden kann, oder es sind nur einzelne Abschnitte der Zelle erkrankt. Gleichzeitig speichert die Trabantglia reichlich Fett. Große, gewucherte, gliöse Zellen mit abgerundetem verfärbtem Plasma tauchen auf, selbst im freien Gewebe kann man Fettstäubchen finden. Die Menge der zerfallenen Substanz bringt es mit sich, daß auch Körnchenzellen zu ihrer Beseitigung benötigt werden. Man findet sie hier und dort, entweder in Gruppen zu zweien und dreien, in Nachbarschaft der Gefäße oder einzeln im Gewebe, jedesmal in typischer Gestalt und reichlich mit Fett beladen. Je nach dem Alter der abgebauten Substanz sind auch die Elemente der Gefäßwände an der Wegschaffung beteiligt, d. h. sie bergen ebenfalls Fett. Es handelt sich bei diesen Erscheinungen, wie ich glaube, um Befunde, die mit der physiologischen Fettspeicherung nichts zu tun haben und sonach als pathologische gelten können. Hierfür spricht vor allem die Wahrnehmung, daß keine deutlichen Parallelen zwischen Alter des Versuchstiers und Schwere des fettigen Zerfalls der Ganglienzellen bestehen, ferner aber die Tatsache, daß die ganze Erscheinung sich auf einem Boden entwickelt, der auch mit anderen Methoden stark verändert befunden wird. Besondere Beachtung verdienen noch die Ganglienzellen der grauen Substanz des Rückenmarks, weil sich die ganze Schwere der Veränderungen an ihnen schon allein infolge ihrer Größe besonders schön studieren läßt. Es kommt bei diesen Elementen gerne zu schwerer wabiger und vakuolärer Degeneration.

Was die Faserveränderungen im Gehirn anlangt, so sind sie durchwegs vom gleichen Schema. Schon recht frühzeitig kann es zu einem diskontinuierlichen Zerfall der Markscheide kommen, deren Zerfallsprodukte sich zu konzentrisch geschichteten Kugeln ordnen. Es folgt gleichzeitig oder unmittelbar hinterher ein Zerfall des Achsenzylinders. Wir sehen denselben feingranuliert und ziemlich rasch in Fragmente sich auflösen, die teils in Markscheidenreste eingeschlossen und mit diesen abgebaut werden, oder aber, der weitere Zersetzungsprozeß der Bruchstücke geschieht nur partiell an Ort und Stelle. Beim Abtransport wirken in erster Linie gewucherte Gliazellen mit, die sich aus dem Verbande ablösen und phagocytäre Eigenschaften erhalten können, in zweiter Linie — dies recht selten — Mesenchymabkömmlinge. All das ist aber weit davon entfernt, gesetzmäßig zu sein. Man findet neben diesem Faserzerfall auch gewisse andere Schädlichkeiten an diesen Teilen, die in recht bunter Reihe nebeneinanderstehen und deren Endausgänge nicht immer so klar sind. Da sieht man den Kaliberschwankungen im Achsenzylinder, spindelförmige Verbreiterungen, Achsenzylinderspindeln vom Typus der Cajalschen pinselförmigen Aufsplitterung, Vakuolenbildung und wabige Entartung, kurz und gut Dinge, die man nicht so recht zusammenreimen kann. Shimazono beschreibt außerdem in seinen Untersuchungen über Reisneuritis bei anatomisch ähnlichen Erkrankungen einen Prozeß an der zentralen Nervenfaser, den er „neurolytische Schwellung" nennt. Bezüglich seiner histologischen Einzelheiten muß ich ganz und gar auf die Originalabhandlung verweisen.

So einleuchtend Verfasser Einzelheiten dieses ganzen Vorganges erscheinen, so wenig sicher waren ihm die Tatsachen in ihrer Gesamtheit erwiesen und praktisch bestätigt, wenigstens soweit die Faserveränderungen bei den Avitaminosen anlangen. Hier sehen wir an den markhaltigen Faserfortsätzen immer wiederkehrende Erscheinungen. Die Markscheide ballt sich zu runden konzentrischen Klumpen, durchläuft das „Marchistadium" und „Scharlachrotstadium" rasch und wird von mobilen Gliazellen, Körnchenzellen und Gefäßelementen abgebaut. Der Achsenzylinder folgt gewöhnlich etwas später unter umschriebener Körnelung des Axoplasmas, es teilen sich nach intensiver Verfärbung einzelne Fragmente ab, die als solche oder nach chemischer Umsetzung weggeschafft werden. Auch andere Bilder sieht man. Innerhalb des Axoplasmas zeigen sich verschieden große Hohlräume in welchselnden Abständen voneinander. Der Rest des Achsenzylinders hat sich teilweise hypochromatisch verfärbt, trägt eosinophile und fuchsinophile Abbauprodukte in sich, die hier und da auch in den Vakuolen als leuchtende Pünktchen vorgefunden werden. Die Glia ist progressiv. Ihre Fortsätze runden sich ab, der Kern wird dunkel und klein, verliert alle Details. An anderen Stellen sieht man starke Verbreiterung des Achsenzylinders, teils in Bandform, teils in Spindelform. Im ersteren Falle resultieren Befunde, die in gewissem Sinne denen ähneln, die Schob bei multipler Sklerose erheben konnte. Man trifft solche Verhältnisse vor allem bei Beriberiratten an, wenn man die Faserung des Pons und der Pyramiden aufmerksam durchmustert. Im Fibrillenpräparat erscheinen starke Schwankungen der Fibrillendicke. Einzelne Bündel verbacken und bilden knorrige argentophile Bänder, deren Innenraum von helleren Stellen unterbrochen wird. An diese Bänder legen sich feine Fäserchen allenthalben an, schlängeln sich auch korkzieherartig um sie herum, nach Art des Spiralapparats von Peroncito. Die Ganglienzellen tragen die üblichen Erscheinungen des Zerfalls. Bei den Achsenzylinderspindeln tritt primär eine helle Verfärbung im Innern auf und es hat, glaube ich, der Vorgang keine direkten Beziehungen mit den sonstigen Kaliberschwankungen des Axoplasmas unter Hypochromatose.

Besonders instruktive Verhältnisse bieten die Faserveränderungen der weißen Substanz im Rückenmark. Hier trifft man zunächst auf die verschiedensten Stadien sekundärer und retrograder Degeneration, ferner auf eine Unzahl einzelner Bilder des Faserzerfalls, die sich organisch nicht aneinandergliedern lassen. Es würde zu weit führen, wollte man auf alle histologischen Details bei sekundärer Degeneration eingehen. Sie sind zum großen Teil durch die Arbeiten von Stroebe, Jakob, Doinikow, Spatz u. a. bekannt. Ich kann mich im wesentlichen darauf beschränken, das zu schildern, das zu schildern, was als gesichert gelten kann, resp. was bei experimentellen Avitaminosen an sinnfälligen Erscheinungen auftritt. Wie zumeist bei Degeneration der zentralen Faser, findet man auch bei experimenteller Nahrungsinsuffizienz zuerst die auffallendsten Veränderungen am Achsenzylinder. Er zeigt verschiedenes Kaliber bei verschiedenartiger Färbbarkeit, da und dort stellen sich Aufhellungen im Axoplasma ein, die deutlich von jenen Dickenunterschieden des Achsenzylinders gesondert werden können, wie sie bei längsverlaufender Faser infolge von Tangential-schnitten erhalten werden. Der Achsenzylinder kann sich acidophil im Alzheimer-Mann-präparat verfärben und feine Eosingranula in seinem Innern bergen. An umschriebener Stelle bricht die Substanz entzwei, die aus ihrer Kontinuität gerissenen Fragmente defor-mieren sich, rollen sich auf und es kann zu förmlichen Knäuelbildungen kommen. Diese Zerfallsprodukte liegen als Brocken in dem entleerten Rohr der Markscheide, sie sind aber auch ebenso häufig in die Markballen eingeschlossen, die aus dem Zerfall der Markscheiden-massen sich zusammenfügen. Die Markscheide selbst erkrankt in der Art und Weise, wie es schon am Gehirn erläutert wurde. Die Maschen zwischen den feinen Gliafäden werden weiter und lichter, im Markscheidenpräparat lassen sich durch die üblichen Hämatoxylinlack-methoden einzelne, verschieden große Ballen darstellen, die im weiteren Verlauf des Abbaus ihr chemisches Verhalten gesetzmäßig in der Weise ändern, daß gegen Ende der dritten Woche die Färbbarkeit mit Hämatoxylin verloren gegangen ist und dafür eine Darstellung nach der Methode mit Chrom-Osmiumgemischen möglich ist. Nach diesem Verfahren sieht man die Markballen, noch am Platze der früheren Faser, in Gestalt perlschnurartig auf-gereihter Kugeln, die sich mit Osmium intensiv schwärzen. Annähernd nach Beendigung dieser Etappe des Abbaues pflegt sich die fernere Resorption der Markmassen im Innern gewisser Zellformen abzuspielen, und zwar etwa von der vierten Woche ab dergestalt, daß allenthalben feinste mit Sudan und Scharlach darstellbare Tröpfchen auftauchen, die immer mehr ihre vorherige positive Osmiumreaktion verlieren. In Form der sudan-positiven Abbauprodukte erfolgt ihre Weitergabe an das Mesoderm, das übrigens nicht aktiv in den Prozeß eingreift. Dies bleibt vielmehr gänzlich der Glia und ihren Abkömmlingen überlassen. Zu Beginn der Erkrankung sehen wir ganz allgemein eine gliöse Zellform in Aktion treten, die Jakob als „Myeloclasten" bezeichnet. Nach erfolgtem Untergang dieser ersten Abbauzellen werden andere gliöse Zellformen mobil. Meist sind es etwas größere Zellen, mit hellerem Kern und deutlichen Plasmaborden, wenigstens hatte ich den Eindruck, als handele es sich zunächst um Gliazellen, deren Kaliber etwas größer ist, als das der Mutterzellen von Myeloclasten. Das Plasma der ersterwähnten Gliazellen rundet sich ab, wird wabig und gewinnt langsam unter Ablösung vom gliösen Verbande die bekannte Gestalt der Körnchenzellen. Sie sind schon in Stadium der Markballenbildung vorhanden und nehmen zahlenmäßig im folgenden Marchi- und Scharlachrotstadium zu. Von ihnen wird der Abtransport der Zerfallsprodukte aus Markscheide und Achsenzylinder bis zu den Gefäßen gewährleistet. Es scheint übrigens, daß auch mesodermalen Zellen gegen Ende des Abbaus die Fähigkeit der Metamorphose zu Körnchenzellen zukommt, doch sei nochmals hervorgehoben, daß bei der sekundären Degeneration die Vorgänge am Mesenchym passiver Natur sind. Mit der Mobilisierung von Phagocyten ist nun die Fähigkeit der Glia beim Zer-fall des nervösen Parenchyms noch keineswegs erschöpft. Es fällt ihr auch die Rolle zu, den entstandenen Defekt zu decken. Zu diesem Zweck werden von großen, gliösen Zell-formen unter progressiver Umwandlung ihres Protoplasmas reichlich Fasern gebildet, welche die frühere Lücke unter Reduktion des früheren Volums ausfüllen. Damit ist im wesentlichen der Endzustand erreicht. Es ist in neuerer Zeit gezeigt worden, daß, im Gegensatz zu früheren Annahmen, auch der proximal von der primären Faserläsion gelegene Abschnitt an den Veränderungen teil hat, wenn auch im wesentlich schwächeren Maße, als der distale Stumpf. Vorgänge dieser Art sind die sog. retrograden Faserveränderungen. Sie äußern sich in eigenartigen, spindelförmigen Auftreibungen der Achsenzylindersubstanz, in der die Fibrillen von einer wasserreichen, gequollenen Masse zur Seite gedrängt werden. Es kommt dann je nach der Schwere der einwirkenden Schädigung zu einer Rückbildung dieser Anschwellungen oder sog. „Retraktionskugeln". Die Markscheide zeigt eine erhöhte Neigung zur Verklumpung und Markballenbildung, wobei man, wie bei der sekundären Degeneration, die verschiedenartige chemische Umsetzung der lipoiden Substanzen mittels der Markscheiden-, Marchi- und Sudanmethode bis zu den Neutralfetten verfolgen kann. Doch hat der Vorgang der retrograden oder primären Faserveränderung keineswegs einen zwingenden Verlauf. In der Mehrzahl der Fälle mag vielmehr eine Restitution unter Er-scheinungen mäßiger Faseratrophie eintreten. Wie die Nervenfaser des proximalen Stumpfes, fällt auch die zugehörige Ganglienzelle einer Veränderung anheim, die prinzipiell von gleicher Natur ist. Man kennt sie unter der Bezeichnung der „primären Reizung", oder der „retrograden Zellveränderung". Die Ganglienzelle büßt schon bald nach Durchtrennung der Faserzentrale im Plasma, also um den Kern herum, ihre basophile Substanz ein, während sie an der Peripherie erhalten bleibt. Später treten unter Verdrängung des Kerns an die Peripherie im Zellinnern mehrkammerige Vakuolen auf, die lange erhalten bleiben können. Doch ist auch die primäre Reizung der Zelle jederzeit einer Wiederherstellung fähig.

Wenn man Rückenmark und peripherische Nervensubstanz B-insuffizienter Tiere nach sekundär degenerativen und retrograden Veränderungen absucht, so findet man häufig Situationen, deren zweifelsfreie Einreihung in diese Kategorie von Erscheinungen großen Schwierigkeiten begegnen kann. Man muß ja bedenken, daß es sich nicht um einfache mechanische Durchtrennung der Faser handelt, sondern daß eine Reihe von einfachen degenerativen Prozessen vorhergeht, ehe die Kontinuität unterbrochen ist. Die retrograde und sekundäre Degeneration spielt also die Rolle einer Komplikation von bloßen degenerativen Schädigungen des Faserparenchyms. Und wenn man nun die ursprünglichen Vorgänge und die komplizierenden auseinanderzuhalten versucht, dann wird dies, wie gesagt, zur Unmöglichkeit. Die durch die Ernährung verursachten anatomischen Veränderungen sehen nämlich den sekundär-degenerativen recht ähnlich. Was man von sekundärer und retrograder Degeneration antrifft, sind alles Einzelheiten. Man beobachtet vor allem in der grauen Rückenmarksubstanz häufig das Bild der „primären Zellreizung". Die Achsenzylinder der weißen Substanz haben die eigenartigen kolbigen Auftreibungen. Auch feine Kugeln sind keine Seltenheiten, vor allen Dingen bei den chronischen Formen der Ratten- und Taubenberiberi. Im übrigen fallen schwere Faserveränderungen aller Stadien auf, deren nähere Genese außerhalb der Erörterung bleiben soll. Die Achsenzylinder sind da

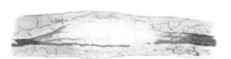

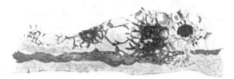

| Abb. 4. | Abb. 5. |
| Achsenzylinder-Spindel, Rückenmark, Taube, B-Insuffizienz. | Gliazell-Veränderungen, weiße Substanz, Rückenmark, B-Insuffizienz. |

und dort leicht verdickt, die verdickten Stellen deutlich dunkler oder in einem anderen Farbtone dargestellt. Die anliegende Glia ist gereizt. Es fallen einerseits helle Elemente auf mit recht breitem, succulentem Kerne, der ein gelockertes Netz von Linin enthält. Das Plasma ist gebuchtet, hat aber spitze Enden und mittelstarke Färbbarkeit. Anderseits sieht man sehr dunkle Zellen mit zahlreichen Ausläufern und einem dichten Kammerwerk. Sein Inneres birgt Abbauprodukte in verschiedenen Tönungen, der Kern ist groß, dunkel, häufig karyorhektisch und trennt sich optisch schlecht von dem anliegenden hypochromatischen Plasma. Die letzten Ausläufer solcher plasmatischer Strukturen reichen gerne weit in das geschädigte Axoplasma hinein und suchen Verbindung zu den gewucherten Gliazellen der Fasergegenseite (Abb. 5). Bei B-insuffizienten Tauben sehen wir allenthalben

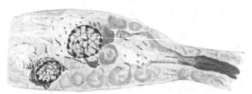

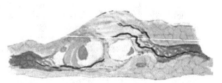

| Abb. 6. | Abb. 7. |
| Achsenzylinder-Schädigung, Gliawucherung, B-Insuffizienz, Rückenmark. | Achsenzylinder-Zerfall, Rückenmark, B-Insuffizienz. |

in der weißen Substanz noch andere spindelförmige Auftreibungen des Achsenzylinders. wie sie die Abb. 4 darstellt. Der Achsenzylinder ist an der erkrankten Stelle hell, blaß, manchmal dringen bis in die Mitte der Spindel Reste derber Neurofibrillen vor, die plötzlich, wie abgebrochen enden. Im Fibrillenpräparat sehen wir die Neurofibrillen innerhalb der Spindel fast völlig zugrunde gegangen. Es handelt sich also hier nicht um eine bloße Achsenzylinderkugel, wie sie bei retrograder Degeneration auftritt. Denn da sind in solchen Stadien die Fibrillen ja noch erhalten, nur mechanisch gelockert und zur Seite gedrängt. Abb. 7 zeigt einen dem eben beschriebenen verwandten Vorgang. Hier fällt die wesentlich stärkere Beteiligung der Markscheide auf. Der Achsenzylinder ist zu einer hellen Masse an umschriebener Stelle zerflossen, Reste von Fibrillen ragen als blaue, spitze Fädchen in den kranken Herd herein. Und nun läßt sich beobachten, daß das Axoplasma mit der Markscheide ohne scharfe Grenzen zerfließt. Es werden dabei eigenartige weite Kammern gebildet, die Abfallstoffe enthalten können. Die Tendenz der Markballenbildung kommt in der Umgebung des Herdes zum Vorschein, wo man konzentrisch geschichtete Markklumpen sieht, die weder Marchi- noch Sudanreaktion geben. Endlich gibt die Abb. 6 einen schwer erkrankten Achsenzylinder wieder, dem hochgradig gewucherte freie Gliazellen unmittelbar aufliegen. Ihr zerfließliches Plasma geht ohne Grenze in die Umgebung über, der Kern ist stark vergrößert, hell, das Plasma rund, mäßig dunkel und ohne festen Zusammenhalt, ganz das Bild von kurzlebigen gliösen Zellformen, wie sie zur Beseitigung zerfallener Fasermassen benötigt werden. Das Marchipräparat läßt einzelne Faserzüge in vollem Untergang erkennen. Es liegen die runden Osmiumkugeln perlschnurartig aufgereiht. Im Fuchsin-Lichtgrünpräparat ist der Achsenzylinder tief grün violett verfärbt, von größeren fuchsinophilen Brocken durchsetzt. Er kann recht erhebliche Dimensionen einnehmen. Auch da, wo seine Kaliberschwankung noch nicht so sehr ins Auge fällt, ist er durchsetzt von feinsten Fuchsinstäubchen, die sich herdweise verdichten können. Um diesen Achsenzylinder herum sehen wir reihenförmig gelagerte Elzholzsche Körperchen verschiedener Stärke. Querschnittspräparate des Rückenmarks zeigen die gleichen Verhältnisse. Zahlreiche Gliazellen können in die Nervenfaser eingetreten sein. Sie liegen innerhalb des Achsenzylinders an seinem Rande, oder im Interstitium. Oft umschließen sie den zerfallenden Inhalt ringförmig, runde Osmimumschollen treten dazwischen. Das Sudanpräparat stellt eine Reihe gliogener Körnchenzellen im Faserhohlraum dar, dicht mit Fett gefüllt; daneben liegen freie Sudantröpfchen verschiedener Stärke. Die Myeloclasten sind selten, fehlen aber nicht ganz. Auch innerhalb der progressiv gliösen Elemente hat sich viel Fett angesammelt. Die adventitialen Zellen mit ihren runden hellen Kernen enthalten meist weniger davon. Wo man abgebaute Lipoide in dieser Zellart findet, da liegen sie dicht am Kern, auf einer Seite oder sie bilden eine Verlängerung der schmalen Kernwalze an den Endothelzellen, indem sie ihren beiden spitzen Polseiten aufsitzen. Kurz und gut, es mag aus diesen skizzenhaften Ausführungen ersehen werden, daß der Formenreichtum der Faserveränderungen ein äußerst bunter ist.

Nun ist aber die Gruppe 2 der nervösen Veränderungen bei vitaminhungernden Tieren vor allen Dingen durch den Zerfall der peripherischen Nervenfaser gekennzeichnet. Denn es handelt sich ja unter anderem um Krankheitsbilder, die ursprünglich den Namen „Polyneuritis gallinarum" erhielten. Die Feststellung ist alt, daß diese Veränderungen am peripherischen Nerven weder die einzigen, noch die schwersten sind, die am Nervensystem überhaupt vorkommen. Die Neuritis stellt, wie z. T. gezeigt wurde, nur einen Bruchteil der gesamten Parenchymschädigung überhaupt dar und hat mit der Symptomatologie eigentlich wenig Übereinstimmung. Man müßte darauf verzichten, aus der Polyneuritis irgendeine Bewegungsstörung vitaminkranker Tiere überhaupt erklären zu wollen, hinderte nicht an diesem Skeptizismus der Umstand, daß bei B-insuffizienten Hühnern anatomischer Befund und Symptomatologie auffallend gut zusammenpaßt. Hier treten nämlich schlaffe Paresen der Extremitäten auf, denen anatomisch ein Faserzerfall entspricht, wie er sonst in dieser Ausdehnung und Schwere kaum bei einer zweiten Tierart gefunden wird. Anderseits zeigt eine Untersuchung des peripherischen Nerven, die sich des ganzen histologischen Rüstzeuges bedient, daß kaum ein Zustand von experimentellem Vitaminhunger existiert, bei dem nicht schwache Veränderungen des peripherischen Nervensystems nachweisbar wären. Entsprechend dem Alter der über die Polyneuritis gallinarum vorliegenden ersten Beobachtungen ist die Zahl der Untersucher eine recht große geworden.

Ich nenne hier Eykman, Grijns, Fraser und Stanton, Schaumann, Shimazono, Doinikow, Kimura, Murata u. a. Eine klassische Schilderung der Neuritis bei B-Insuffizienz verdanken wir Doinikow, der die ganze Frage der Neuritis auf eine gesicherte Basis brachte. Seine Untersuchungen können noch heute als mustergültig gelten und ich halte es um so mehr für meine Pflicht, auf sie hinzuweisen, als die Vitaminforschung bis jetzt von ihren Ergebnissen wenig Notiz genommen hat, obwohl sie seit 14 Jahren vorliegen und sonst der pathologischen Anatomie nicht fremd sind.

Der anatomische Prozeß der Neuritis ist seit den Untersuchungen von Gombault bekannt, der unter dem Namen „névrite segmentaire péri-axile" eine Faserveränderung des peripherischen Nerven beschrieb, die sich dadurch von der Wallerschen Degeneration unterscheide, daß sie an umschriebener Stelle am Nerven auftrete und zunächst nur ein oder mehrere Fasersegmente befalle. Die plasmatische Wucherung und die Vermehrung gewisser Zellelemente solle viel mehr hervortreten, wie bei der sekundären Degeneration, und Gombault folgerte aus dieser Tatsache entsprechend dem Stande der Entzündungsfrage am Nervensystem um jene Zeit, daß es sich um eine entzündliche Veränderung handeln müsse. Nach Gombault verläuft die Neuritis derart, daß an umschriebener Stelle ein

Zerfall des Markes einsetzt, es wird körnig, Tröpfchen scheiden sich aus, die zwischen zelligen Elementen und gewuchertem Plasma liegen. Die Befunde Gombaults wurden in der Folgezeit oft überprüft und bestätigt, so von Stransky, P. Meyer, Korsakoff und Serbsky, Dürck, Pitres und Vaillard, Doinikow, Kimura u. a. Das Wesentliche am neuritischen Prozeß scheint zunächst dies zu sein, daß es sehr frühzeitig zu einer Schwellung der plasmatischen Strukturen der Schwannschen Zelle kommt. Es ballt sich das Mark an umschriebenen Stellen zu Kugeln, die positive Reaktion mit Hämatoxylinlack und Osmium geben, ohne ursprünglich mit Sudan darstellbar zu sein. Die Alteration des Achsenzylinders setzt erst später ein. Der Vorgang ist in diesem Stadium ohne weiteres regenerationsfähig. Kommt es auch zu Läsionen des Achsenzylinders, was keineswegs in Frühstadien so selten der Fall zu sein scheint, als man dies ursprünglich anzunehmen geneigt war, so manifestiert sich dieser Zerfall in eigenartigen Einkerbungen des Axoplasmas, aus denen mit der Zeit ein Achsenzylinderfragment wird. Ist es nun zu einer Lösung des Faserzusammenhanges gekommen, so verfällt der distale Faserstumpf ohne weiteres der Wallerschen Degeneration. Die anatomisch differenten Prozesse der Neuritis und der sekundären lösen sich also ab, und zwar in der Weise, daß die Wallersche Degeneration den Endzustand der Neuritis bildet, wenn nicht die Regeneration vor Durchtrennung der Faser einsetzt. Praktisch ist eine Differentialdiagnose der beiden Prozesse vor allem durch Doinikows Beobachtungen gegeben, der hervorhebt, daß die Wucherungserscheinungen an den Schwannschen Zellen bei der Neuritis sehr verschieden sind von denen bei Wallerscher Degeneration. Hier stürmische und rasch fortschreitende Schwellungserscheinungen an den Kernen, lebhafte Mitosen, plasmatische Schwellung nur in Kernnähe, dort bei der Neuritis ein viel langsamer verlaufender Wucherungsprozeß mit geringer Kernschwellung, jedoch ausgedehnten Progressionssymptomen am Plasma durch das gesamte Markbereich innerhalb eines Segmentes. Die vorläufige Beschränkung auf ein resp. mehrere Marksegmente ist ein weiteres wesentliches Kriterium der Neuritis. Außerdem finden wir noch neben progressiven Erscheinungen an den Gefäßen des Nervenbindegewebes auch Zellformen, die den Charakter der Infiltratzellen haben, die also hämatogener Natur sind resp. den Polyblasten Maximows und Marchands „lymphocytoiden" Zellen angehören. Hierdurch sind die Beziehungen zur Entzündung gegeben, die bei der Wallerschen Degeneration fehlen. Der fernere Verlauf der Neuritis ist nun dergestalt, daß nach reichlicher Markballenbildung das Markrohr zerfällt, zunächst an einzelnen Stellen. Es kommt zu einer Wucherung und Vermehrung der Schwannschen Zellen, bis zu dem sog. Kernstrangfaserstadium Dürcks. Das abgebaute Mark wird in Form länglicher Tröpfchen im Plasma der Schwannschen Zellen eingeschlossen, erleidet die üblichen chemischen Umsetzungen und wird schließlich an das Nervenbindegewebe resp. die Gefäße weitergegeben. Es werden im Verlaufe dieser Vorgänge auch Zellformen mobil. Man findet Gitterzellen mit der Wegschaffung der Zerfallstoffe beschäftigt. Sie sind teils Abkömmlinge des Nervenbindegewebes oder des Mesoderms, teils entstammen sie abgelösten Schwannschen Zellen.

Versucht man zu ermitteln, wie die geschilderten Vorgänge im einzelnen am peripherischen Nerven vitaminhungernder Tiere sich abspielen, so ergibt sich als erste eine Feststellung, die schon Doinikow machte und die mehr oder minder alle Prozesse am Nervensystem bei experimenteller Nahrungsinsuffizienz angeht: es ist ein wesentlicher Unterschied zwischen akuten und chronischen Krankheitszuständen. Im allgemeinen kann man sagen, daß um so schwerere anatomische Läsionen zu erwarten sind, je mehr sich der Tod des Tieres verzögerte, je chronischer also der ganze Zustand verlief. Es berührt sehr eigenartig, daß Tiere, die in einer plötzlich einsetzenden akuten Phase unter schweren Paresen verendeten, ziemlich intakte peripherische Nerven haben. So bekannt diese Tatsache als solche ist und so oft man sie zu deuten versuchte, ebenso unbefriedigend sind bis jetzt alle Erklärungen geblieben. Man wies vor allen Dingen darauf hin, daß die distalen Nervenstücke zuerst erkranken und daß hieraus auf eine primäre Schädigung der Nervenendstücke im Muskel geschlossen werden könne. Ich muß gestehen, daß die Praxis bis heute mir von alldem noch wenig zeigte und es mag mit Recht in Zweifel gezogen werden, ob sich auch in ferneren Untersuchungen eine Stütze für diese Theorie wird finden lassen. Die Fähigkeit der einzelnen Tierart, neuritische Störungen zu entwickeln, ist eine verschiedene, soweit sich dies bei der Verschiedenartigkeit der Kost überhaupt sagen läßt. Die Reihe beginnt mit den B-insuffizienten Hühnern als der schwerstgeschädigten Gattung, dann folgen Tauben, in weiterem

Abstand Ratten und Mäuse, Kaninchen, zuletzt Meerschweinchen. Die Initialstadien bekommt man relativ selten zu Gesicht.

Das vollentwickelte Bild des erkrankten peripherischen Nerven stellt sich folgendermaßen dar:

Die Schwannschen Zellen sind lebhaft gewuchert. Der Kern hebt sich in Alzheimer-Mannpräparaten als tiefblaues Längsoval ab, ist vergrößert, das Plasma der Schwannschen Zellen ist intensiv gefärbt, bis zum Ende des Segmentes. Es zerfällt in verschiedene Kammern wechselnden Kalibers, in welche Markballen eingeschlossen sind. Da und dort sieht man Mitosen in den Schwannschen Zellen. Der Achsenzylinder imponiert zunächst als blasser, von Markballen dislozierter oder durch sie verdeckter Strang. An anderen Fasern ist er körnig zerfallen unter allerlei Metachromasieerscheinungen. Je mehr man am Nerven gegen die Peripherie vordringt, desto häufiger begegnet man dem Bild der Kontinuitätslösung an der Nervenfaser und der Wallerschen Degeneration. An Fettpräparaten sieht man innerhalb der Schwannschen Zellen eine Unzahl großer und kleinster Fetttröpfchen, die sich verschieden über die ganze Ausdehnung des Plasmas verteilen. Da, wo die Fettspeicherung eine große ist, scheint auch die Wucherung der Schwannschen Zellen eine

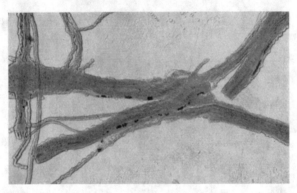

Abb. 8. Polyneuritis. Marchistadium.

besonders ausgedehnte zu sein. Sie füllen dann oft mit ihren Rändern die ganze Breite des Faserhohlraumes aus, deformieren ihre Kerne und ihre plasmatischen Ränder. An anderen Fasern sind die Zerfallserscheinungen des Marks noch nicht so vorgeschritten. Hier sehen wir im Marchipräparat die Kontinuität der Faser zwar noch erhalten, es liegen aber schwarze, längliche, osmierte Markschollen allenthalben im Faserlängsschnitt (Abb. 8). An Bielschowsky-Zupfpräparaten treten die vermehrten Schwannschen Zellen bei schwacher Vergrößerung als dunkle Ovale hervor. Zwischen ihnen eingestreut liegt eine Unzahl dunkler argentophiler Brocken, Markballen und arrodierte Achsenzylinder. An Scharlachpräparaten reihen sich in den Verlauf der Faser längliche oder drehrunde, scharlachpositive Substanzen, Teile der zerfallenen Markscheide. Einzelne Körnchenzellen sind bereits vorhanden. Vor allen Dingen ist das Plasma der gewucherten Schwannschen Zellen und das noch im Zusammenhang stehende Mark überschüttet mit feinsten Fetttröpfchen, die auch selbständig im hohlen Markraum liegen können, wenn der größte Teil des Marks bereits abgebaut wurde (Abb. 9). An manchen Stellen bestehen deutlichste Anzeichen sekundärer Degeneration. Das Mark zerfällt in seiner ganzen Länge mit den Achsenzylindern, gibt Neutralfettreaktion, während die Schwellung des Plasmas der Schwannschen Zellen noch keine sonderlich starke ist. Das Nervenbindegewebe ist schwer verändert. Ganz allgemein fällt der Kernreichtum auf. Dabei handelt es sich um Elemente vom morphologischen Charakter der Lymphocyten, andere haben eine deutliche Nierenform des Kerns mit breitem, rundem, leicht granuliertem Plasma, dritte Formen treten besonders durch dunklen hyperchromatischen Kern und breites, schwach granuliertes Plasma hervor. Es handelt sich ganz zweifellos um Zellarten, die Maximow als Polyblasten bezeichnet. Sie liegen in allen Schichten des Nervenbindegewebes, mit Vorliebe in der Nähe von Capillaren und sind gerne mit Fett in Form feiner Sudankügelchen bedeckt. Auch die fixen Bindegewebezellen, die vermehrt sind, enthalten Fett. Ob die schön granulierten, metachromatisch gefärbten Mastzellen vermehrt sind, konnte ich nicht recht entscheiden. Körnchenzellen im Mesenchymnetz, die neben Neutralfetten auch dunkle bis blaugrüne Brocken enthielten, sind nicht allzu selten. Sie fehlen auch im Bindegewebe nicht ganz und ich halte es für möglich, daß diese

Körnchenzellexemplare aus Bindegewebszellen des Endo-Perineuriums hervorgegangen sind, wie dies Bielschowsky für ähnliche Bilder bei vereisten degenerierenden Nerven behauptet. Doch verändert der größte Teil der Gitterzellen deutlich seine Provenienz aus Schwannschen Zellen und dem Mesenchym.

### Die Regeneration.

Es wurde eingangs schon darauf hingewiesen, daß das anatomische Bild des Nervensystems nicht zu erklären vermag, warum bei vitaminhungernden Tieren nach Einverleibung der fehlenden Substanzen der ganze Komplex schwerster nervöser Erscheinungen so rasch verschwindet. Die wenigen Stunden, die ein Tier benötigt, um mitten aus langdauernden Krämpfen, schlaffen oder

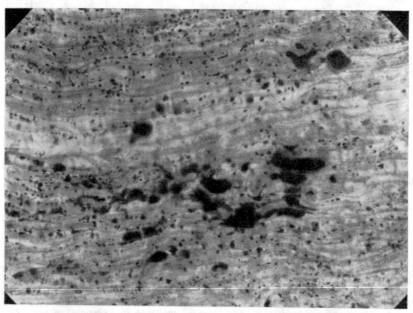

Abb. 9. Experimentelle Polyneuritis.  Sudanpräparat ohne Nachfärbung.

spastischen Paresen und Zwangsbewegungen sich zu erholen, sind begreiflicherweise nicht hinreichend für eine Regeneration im anatomischen Sinne. Es wurde daher von vorneherein davon abgesehen, symptomatologische Erholung und anatomische Regeneration in engere Parallele zu setzen oder gar beide Momente zu identifizieren. Schließlich erscheint es zweckdienlicher, sich offen einzugestehen, daß wir anatomisch nur vage Vorstellungen und Erklärungsversuche für die Schnelligkeit der physiologischen Wiederherstellung haben, als sich mit Verlegenheitshypothesen über das Peinliche der Situation hinwegzuretten. Zweifellos trifft auf diesen Fragenkomplex die Ansicht Bielschowskys zu: das Hineintragen physiologischer Vorstellungen in die anatomische Betrachtung hat hier nicht den geringsten Wert.  Man verstehe mich nicht falsch: es hat, um ein Beispiel zu gebrauchen, die Regeneration am peripherischen Nerven ganz zweifellos etwas damit zu tun, daß sich das kranke Tier erholt und ebenso steht es fest, daß die Degeneration des Nerven in der Tat eine Degeneration ist, daß sie dann kommt, wenn das Versuchsobjekt erkrankt. Aber dies soll vermieden werden, daß man sich aus den anatomischen Befunden am Nervensystem irgendeine physiologische Feinheit erklärt. Dafür sind die Zusammenhänge doch zu lockere. So bleibt denn keine andere Möglichkeit, als eine Schilderung jener anatomischen Vorgänge, die wir am Nervensystem genesender Tiere zu sehen pflegen. Es liegt nahe, die ersten Regenerationserscheinungen an den Gefäßen und in ihrer Nähe zu suchen. Diese Vermutung bestätigt sich insoferne praktisch, als die Stasenerscheinungen sich überraschend schnell beheben. Der Kontraktionszustand der Gefäße wird ein anderer, eine erhöhte arterielle Hyperämie scheint einzusetzen. Auch die Schwellung der Endothelien und die Pyknose ihrer Kerne bildet sich im allgemeinen bald zurück. Wesentlich mehr Zeit benötigt das Ektoderm. Ganglienzellenveränderungen, gleichviel ob akute Schwellung, chronische Schrumpfung, Verflüssigung oder lipoide Degeneration, bestehen recht lange. In den ersten 48 Stunden nach Vitaminzugabe war kaum ein Unterschied gegen früher festzustellen. Dann erfolgt die Wiederherstellung innerhalb von einigen Wochen. Die Tendenz zur gliös-faserigen Vernarbung ist gering. Nur da, wo es zur Thrombenbildung und Nekrose des Grundgewebes kam, wo Blutungen im Parenchym liegen, setzt eine später faserige Ersatzwucherung vom Typus der anisomorphen Gliose ein. Fettige Zerfallsprodukte sind noch lange in den Endothel- und Adventitialzellen nachweisbar, wie man denn auch vereinzelte Körnchenzellen noch nach Wochen im Gewebe, vor allem im wuchernden bindegewebigen Mesenchymnetz antreffen kann. Im allgemeinen ist da, wo eine Ersatzwucherung und Narbenbildung feststeht, das Verhältnis zwischen bindegewebigem und gliösem Anteil dieser Narbe auch in frischen Fällen kein konstantes. Nun zur Regeneration der Nervenfaser! Es darf wohl als bekannt gelten, daß der zentralen Nervenfaser eine Zeitlang jegliches Regenerationsvermögen abgesprochen wurde. Diese Lehre hat sich durch die Untersuchungen von Cajal, Borst, Bielschowsky, Pfeiffer[1] u. a. als unrichtig erwiesen. Gewiß, praktisch haben diese Regenerationsansätze wenig Wert, da sie sehr bald sistieren. Aber daß sie bestehen, darüber kann kein Zweifel sein und es ist für die anatomische Betrachtung schließlich gleichgültig, welches physiologische Endresultat erzielt wird (Bielschowsky). Die Regeneration der zentralen Nervenfaser ergibt Bilder, die denen des peripherischen Nerven im wesentlichen gleichgeartet sind.

Dabei soll es sich um Produktion markloser Nervenfäserchen an der Peripherie von Erweichungsherden und Geschwülsten handeln. Das irreguläre Wachstum innerhalb einer bindegewebigen oder gliösen Matrix falle an diesen jugendlichen Formen der Nervenfaser besonders auf. Die Wachstumstendenz hingegen scheint sich frühzeitig zu erschöpfen. Des weiteren läßt sich mit Vorliebe in Nachbarschaft kleiner Gefäße beobachten, wie alte Fasersysteme Seitensprossen entwickeln, die mit der Stammfaser annähernd gleiche Verlaufsrichtung haben, die aber wesentlich feinkalibriger und schärfer konturiert sind. Die jugendlichen Seitensprossen umziehen die Stammfaser da und dort in einzelnen Spiraltouren und können unter Bildung eines Knopfes oder einer Öse endigen, den bekannten Endkolben. Auch in der Mitte der Faserkontinuität kommen kleine, spindelige Knöpfe vor, die hinsichtlich ihrer Größe den Endkolben etwas nachstehen. Bielschowsky faßt beide Bildungen als Erscheinungen einer Wachstumverzögerung auf. Schließlich ist bemerkenswert das Auftreten von Spiralapparaten, wie sie Perroncito beschrieben hat. Es sind dies spiralige Umwindungen alter Fasern mit feinsten marklosen Nervenfäserchen. Die Zahl der jugendlichen Elemente unterliegt keinem konstanten Verhältnis; sie schwankt vielmehr zwischen einfachen Gebilden und dichten Gewirren, die sich sekundär noch mit Mark umkleiden können. Bei alledem kann man von einer erfolgreichen Regeneration an der zentralen Faser nicht sprechen und es ist kaum verwunderlich, daß auch bei experimentellen Avitaminosen im Zentralnervensystem nicht viel von einer Faserregeneration zum Vorschein kommt. Am häufigsten begegnet man am Rande alter Blutungen und Nekrosen marklosen Fäserchen, die kreuz und quer ziehen oder nach dem Zentrum des Zerfallsherdes vordringen. Ihre Feinheit, die Schärfe der Konturen und ihr isoliertes Auftreten unter alten Faserresten beweist ihre biologische Artung am besten. Auch Sproßbildung an den alten Axonen der Brücke und des verlängerten Marks sind nicht eben selten. Es ist bemerkenswert, daß diese Regenerationserscheinungen schon sehr bald

---

[1] Siehe auch die Arbeiten von Fickler.

einsetzen, nämlich dann, wenn die nervösen Störungen noch kaum vollentwickelt sind, also im letzten Drittel der Insuffizienzzeit. Man könnte aus dieser Tatsache die hohe Regenerationstendenz des Nervensystems auf Vitamingaben schließen, doch fehlt jeder sichere Beweis. In der Nähe von Capillaren treten sowohl im Rückenmark wie im Gehirn endständige „Wachstumskolben" an den neugebildeten Collateralen auf. Ihre Zahl ist wechselnd, je nachdem es sich um akute oder chronische Zustände handelt. Bei protrahierter Rattenberiberi fand ich sie ziemlich oft, ohne sicher sagen zu können, daß es sich in jedem Falle um progressive Erscheinungen handelt. Erst neuerdings hat Spielmeyer wieder auf die Schwierigkeiten einer Sonderung von Degeneration und Regeneration am Zentralnervensystem hingewiesen. Einfacher und übersichtlicher liegen die Dinge am peripherischen Nerven. Hier läßt sich wenigstens der Charakter einer Erscheinung nach der progressiven oder regressiven Seite mit annähernder Sicherheit bestimmen. Daß Degeneration und Regeneration am peripherischen Nerven gerade bei Avitaminosen nebeneinander verlaufen, ist für die Vitaminlehre belangloser, als es scheinen möchte. Denn es wird letzten Endes damit nur gezeigt, daß dem Organismus im Erkrankungsfalle auch für einfach gebaute nervöse Organteile gewisse Regulationsmechanismen zur Verfügung stehen, von denen er so frühzeitig Gebrauch macht, als er dies in anderen Fällen mit gleichem Erfolg tut.

Es wurde oben gezeigt, daß bei Neuritis und Wallerscher Degeneration Markscheide und Achsenzylinder auf eine verschiedene Weise erkrankt und abgebaut wird. Dabei wuchern die Schwannschen Zellen zu langen Bandfasern auf dem Wege der direkten oder indirekten Kernteilung. Die gewucherten Zellmassen sind von solchem Umfang, daß das leere Faserrohr ganz von ihnen ausgefüllt werden kann. Mit diesem Vorgang ist bereits der erste Ansatz zu einer Regeneration der Faser gemacht. Denn beinahe gleichzeitig treten zwischen den dichtgedrängten Elementen der Schwannschen Zellen feine marklose Nervenfäserchen auf und man sieht allenthalben aus den zentralen Achsenzylinderstümpfen feine, scharf konturierte Verzweigungen ausmünden, die Beziehungen zu distal gelegenen Fasern oder den noch erhaltenen Teilen des alten Achsenzylinders suchen. Es kommt so zu einer mehrfachen Anastomose zwischen den beiden Stümpfen, die den Grund abgibt für die spätere dauernde Verbindung. Die hauptsächlichsten und lebhaftesten Regenerationsphänomene fand ich stets da, wo zu den neuritischen Erscheinungen noch sekundäre absteigende Faserdegenerationen hinzukamen. Die Sproßbildung aus dem alten Achsenzylinderstumpf schien in solchen Fällen bei weitem das häufigste Phänomen zu sein. Von folgenden feineren Fäserchen werden mit Vorliebe Spiralapparate primitiver Bauart gebildet, die bei Hühnerpolyneuritis und Meerschweinchenskorbut vorzugsweise in den distalen dünnen Teilen des Nerven gelegen sind. Die Entwicklung der Markscheide an den neugebildeten Fasern erfolgt in ihrer ganzen Ausdehnung ziemlich spät. Die ersten Anzeichen des sekundären Nervenmarks machen sich gerne in der Nähe der Ranvierschen Schnürringe bemerkbar, worauf schon Bielschowsky hingewiesen hat. Feinere neugebildete Fäserchen, mögen sie nun durch Sprossung oder scheinbar frei innerhalb des Plasmas der Schwannschen Zellen entstanden sein, tragen an ihren Enden, wie die zentrale regenerierte Faser, kleine, runde Knöpfe, die Wachstumskeulen. Sie haben mit den „Retraktionskugeln" der sekundären Degeneration und ihren Achsenzylinderspindeln im proximalen Faserteil nichts zu tun.

Zusammenfassend kann man sagen, daß die Regeneration des peripherischen Nerven bei den Avitaminosen sich sehr rasch vollzieht. Es wird ja der Zellverband der Schwannschen Elemente nicht gesprengt, der sonst, bei mechanisch durchtrennter Faser, nach der bindegewebigen Vereinigung den provisorischen Kontakt der beiden Faserenden besorgt. Wir finden also in unserem Falle noch vor vollendetem Abbau des zerfallenen Markes die ersten Regenerationserscheinungen. Sie bestehen in einer intensiven Wucherung der Schwannschen Zellen, in Sproßbildung markloser Fäserchen aus den proximalen Achsenzylinderstümpfen und in der Entwicklung freier Nervenfasern im Plasma des Schwannschen Zellsyncytiums. Alle von mir beobachteten Erscheinungen sprechen weder bedingungslos zugunsten der zentrogenetischen Theorie, die als wesentlichstes Moment ein Hervorsprossen der neuen Faser aus der alten behauptet, noch auch ohne Einschränkung für die Lehre von der Plurigenese der regenerierten Faser, wonach das Hauptgewicht auf die funktionelle und biologische Unabhängigkeit der Schwannschen Zelle gelegt wird. Am nächsten liegt mir der Standpunkt Spielmeyers, der einerseits die pluricelluläre Entstehung der Faser berücksichtigt, anderseits aber dem zentralen Wachstumsreiz doch eine gewisse Bedeutung zuerkennt.

### Die Gruppe der hämorrhagisch-degenerativen Veränderungen.

Mit dieser dritten Gruppe von Veränderungen wird ein Komplex von Vorgängen bezeichnet, der bei flüchtiger Betrachtung mit dem Typus 2 so enge Berührungspunkte zu haben scheint, daß eine Abtrennung von ihm gezwungen anmutet. Hier wie dort starker Parenchymzerfall, dabei eine gewisse Beteiligung des Mesenchyms an den Abbauvorgängen, Hämorrhagien, hier wie dort degenerative Veränderungen gleicher Artung im Rückenmark und peripherischen Nerven. Es sind indessen zwei Momente, die eine begriffliche Trennung aus der Gruppe der Parenchymschäden mit Stasenfolgen zweckmäßig erscheinen lassen. Erstens, es sind die Stasenerscheinungen und die hämorrhagische „Diathese" viel aufdringlicher vor den Parenchymveränderungen. Zweitens ist es nicht sicher erweisbar und nicht wahrscheinlich, daß die erhöhte Durchlässigkeit der Gefäßwände bei den Veränderungen der Gruppe 3 reine Stasenfolgen sind. Es sind Fälle in meinem Untersuchungsmaterial, an denen sich zeigen läßt, daß sehr frühzeitig Blut ins freie Gewebe austrat, ohne daß doch der Kontraktionszustand der Gefäße im allgemeinen jenen Grad von Zirkulationsbehinderung vermuten ließe, wie er von der zweiten Gruppe im Falle einer gleich starken Extravasatbildung bekannt ist. Anderseits ist kein Zweifel darüber, daß ein großer Teil der Blutungen doch auf Rechnung einer voraufgehenden Stase gesetzt werden muß. Also: es läßt sich zunächst nicht sicher entscheiden, ob die Neigung zu Blutaustritten ins Gewebe eine primäre, aus anatomisch nicht faßbaren Ursachen heraus entstehende ist oder ob nicht eine primäre Strömungsbehinderung des Blutes den eigentlichen Anlaß dazu abgibt. Da mit großer Wahrscheinlichkeit beide Momente mitbestimmend wirken, schien eine gesonderte Besprechung dieser Veränderungen von Gruppe 2 erforderlich. Es kommt noch ein letztes hinzu. Der Reichtum pathologischer Zellformen der Glia und des Mesenchyms ist ein so großer, ein gegenüber der Gruppe 2 doch so weitgehend differenter, daß mit hinreichender Berechtigung eine gewisse Autonomie dieser Prozesse angenommen werden darf, zumal sich Beziehungen zur Entzündung ergeben. Praktisch sind der Schwierigkeiten aber noch gerade genug. Beschränkt man sich auf ein kleines Untersuchungsmaterial und betrachtet etwa das Nervensystem eines Skorbutmeerschweinchens, ohne die übrigen Organe zum Vergleich heranzuziehen, so wird die Differentialdiagnose gegenüber der Rattenberiberi nicht gerade leicht werden. Es müßte denn sein, daß man vollentwickelte Skorbutbilder vor sich hat. Denn dann sind die Erscheinungen am Parenchym soweit entwickelt, daß eine Unterscheidung möglich ist, und zwar auf Grund einer gewissen Vielgestaltigkeit des degenerativen Prozesses.

Die Untersuchungen über den Zustand des Nervensystems bei experimentellem Skorbut sind dürftig und beschränken sich zum größten Teil auf den peripherischen Nerven. Über polyneuritische Veränderungen berichten Schaumann, Holst und Froelich, Heß und die bekannten Vitaminmonographien. Trotz eifrigen Suchens sind mir anatomische Arbeiten über das Zentralnervensystem beim Meerschweinchenskorbut nicht bekannt geworden, obwohl doch eigentlich die ganze Symptomatologie der erkrankten Tiere auf schwere zentralnervöse Schädigungen hinweist. So sind Meerschweinchen im Stadium der „faceache-position" gewöhnlich tief somnolent, reagieren kaum auf irgendwelche Reize, häufig treten Paresen auf, die viel mehr spastischen Charakter haben als peripherischen. Von einer erhöhten Schmerzempfindung der Tiere im akuten Skorbut ist nicht die Rede. Schon aus diesem Grunde erscheint es kaum wahrscheinlich, daß die Seiten- und Backenlage der erkrankten Meerschweinchen eine Schmerzabwehrstellung darstellt; die Tiere empfinden in diesem Zustand wenig oder nichts mehr.

Wie ist nun die anatomische Symptomatologie bei der hämorrhagisch-degenerativen Gruppe? Zunächst fällt makroskopisch nach Eröffnung des Schädeldachs immer die hochgradige Blutfülle des Gehirns und seiner Häute auf. Die Sinus treten stark hervor, die Gefäßzeichnung an der Oberfläche ist sehr deutlich. Bei vorsichtiger Präparation sieht man manchmal schon mit bloßem Auge gelbliche Verfärbungen in den Häuten, die sich bei mikroskopischer Untersuchung als Reste von älteren Blutungen herausstellen. Sie sitzen mit Vorliebe an der Basis in der Gegend der Felsenbeine oder vorne am Bulbus olfactorius, auch in den Scheiden der Optici. Mikroskopisch zeigt sich folgendes: Das Bindegewebe der Häute ist diffus von Lymphe durchtränkt, die Fibrillenzüge sind gequollen, die Kerne groß, blaß, schwach angefärbt. Überall findet man Spuren frischer und alter Blutungen. Teils sind die Erythrocyten noch gut erhalten, teils sind sie zerfallen. In den Adventitialzellen, in den fixen bindegewebigen Zellen und in Elementen, die den indifferenten Wanderzellen Marchands angehören, liegen Brocken von Blutpigment. Mastzellen mit metachromatischer Granulierung sind selten, dafür sieht man in akuten Stadien der Krankheit Zellgebilde mit dem dunklen kleinen Kern der Lymphocytenreihe und breitem, spitz gezogenem, gestipptem Protoplasma. Sie liegen in Gefäßnähe oder frei im Gewebe. Dort, wo Blutungen älteren Datums beobachtet werden, sind aus dem Mesenchym reichlich Gitterzellen in Abwanderung. In ihrem Innern findet man Pigment, lipoide Körnchen und dunkle, mit basischen Anilinfarben tiefblau darstellbare Produkte von runder Gestalt. Besonders bei Lymphocyten sind sie verhältnismäßig zahlreich, haben aber keine deutlichen Beziehungen zu den Gefäßen, sondern kommen meist in Bindegewebsmaschen vor. Am Rande von hämorrhagischen Herden liegen in Häufchen zu zweien und dreien Zellen mit großem, rundem Protoplasma, das deutlich in ein helles Endoplasma und dunkles Ektoplasma gesondert ist. Der Kern ist verhältnismäßig klein, dunkel, ohne spezifische Form und mit großen dunklen Chromatinbrocken durchsetzt. Es handelt sich hier zweifellos um Makrophagen. Sie haben übrigens geringe Neigung zur Phagocytose, der größere Teil der Zellen liegt noch untätig im Bereiche der Herde. Über die Bedeutung dieser Zellelemente in der Pathogenese des Skorbuts lassen sich nur Vermutungen anstellen. Die Beziehungen zu entzündlichen Vorgängen sind augenfällig und doch ist es fraglich, inwieweit so etwas zum Bild des experimentellen Skorbuts gehört. Man könnte an infektiöse Prozesse denken, doch will auch dies nicht viel besagen, da über die Rolle der Bakterienflora des Darms beim Skorbut noch nicht das letzte Wort gesprochen zu sein scheint und mit dem frühzeitigen Beitritt von Sekundärinfektionen gerechnet werden muß. Aschoff und Koch betonen ähnliches für menschliche Verhältnisse.

Die Gefäße der Hirnbasis tragen nicht selten feinste Fetttröpfchen in ihrer Muskellage. Diese ist deutlich atrophisch, hyalin entartet, die Gefäßwand hat häufig Zeichen partieller Nekrose. Jackson und Moore haben eine generalisierte Atrophie des Gefäßsystems bei experimentellem Skorbut beschrieben und sie führen auf diesen Umstand die Möglichkeit des leichten Blutdurchtritts zurück. Indessen, wenn dem so wäre, müßte bei allen möglichen Zuständen von Kachexie und Atrophie viel mehr von einer allgemeinen Durchlässigkeit der Gefäßwand zu sehen sein.

In der Hirnrinde sieht man überall die Ganglienzellen schwer verändert. Es herrscht bei diesen Fällen die akute Schwellung und die Verflüssigung vor. In sehr vorgeschrittenen Zuständen sind die Schichten erheblich gelichtet. Es handelt sich auch hier viel weniger um einen arealen oder laminären Schwund, wie um mehr oder minder große fleckige Ausfälle, die zumeist in der V. oder III., seltener in der IV. liegen. Das Striatum ist besonders stark geschädigt. Hier sind die Zellen weiter Bezirke zu bloßen zerfließlichen Massen umgeändert, die gerade eben noch die früheren Umrisse erkennen lassen. Die Veränderungen sind ausgedehnter bei skorbutischen Meerschweinchen wie bei Ratten. Dagegen war das Ammonshorn nicht in dem Umfange befallen, wie wir dies bei Tieren der Gruppe 1 kennen gelernt haben. In den Kernarealen des Kleinhirns, des Pons und der Oblongata ist kaum ein einziger Bezirk ungeschädigt. In auffallendem Maße treten die Ausfälle an den phylogenetisch alten Kernteilen des Kleinhirnmarks zutage (Nucleus dentatus, emboliformis usw.). Ebenso ist es mit den Purkinjezellen bestellt, an denen Verflüssigungsprozesse vorherrschen. Kurz und gut: wir haben auch bei dieser anatomischen Gruppe von experimentellem Vitaminmangel schwere Parenchymschädigungen der Ganglienzelle. Die Glia ist lebhaft progressiv. Überall an den Trabantzellen der Pyramiden in der Rinde deutliche Bewegung: große, helle, saftreiche Kerne mit weitem Netz, breites, tief färbbares Protoplasma, Kernteilungsfiguren, Karyorhexis und Pyknose des Kerninhalts, Maulbeer- und Stecknadelkissenformen. An den großen Elementen des Kleinhirnmarks und des Pons Zeichen von Umklammerung. Bisweilen sind sämtliche Fortsätze der Dendriten von kleinen progressiven syncytialen Gliaverbänden austapeziert. Im schmalen Hemisphärenmark, sowie im Subkortex ist es außerdem noch zu einer anderen Erscheinung gekommen: man findet häufig die Entwicklung breiter, gliöser Rasen mit feinster, dichtester Stippchenbildung. Weniger häufig ist die Ausbildung kleiner, rein gliöser Knötchen in Rosettenform, der man vorzugsweise im Striatum und im Thalamus begegnet. Die Gliasterne haben nicht immer deutliche Beziehungen zu Gefäßen, lassen in anderen Fällen solche doch sehr ausgesprochen erkennen. Spielmeyer hält dabei Bildungen für gliöse Proliferationen von mehr oder minder vorübergehendem Charakter. Sie sollen akut entstehen und Merkmale noch frischer degenerativer Vorgänge im Nervensystem sein. Die regressiven Prozesse an der Glia verschwinden demgegenüber gänzlich. Dafür tritt eine pathologische Gliazellform in Erscheinung, die ich bis jetzt nur bei der Gruppe 3 und da nur in schweren Fällen beobachten konnte. Es ist dies die Entwicklung von amöboider Glia. Sie setzt da ein, wo die lebhaftesten Mobilisationsphänomene der übrigen Glia bereits im Abklingen sind, wie ja auch Alzheimer betont, daß mit dem Auftreten der amöboiden Glia ein mehr oder minder umfangreicher „Untergang alter Gliaelemente Hand in Hand zu gehen" scheint. In der Tat sieht man da und dort große, zerfließliche, gliöse Elemente, die von Tochterzellen umlagert werden, oder aber es treten gliöse Zellformen mit allen Anzeichen einer regressiven Entwicklung auf: Pyknose, Karyorhexis, Karyolyse. Die amöboiden Gliazellen haben nur im Markweiß an der Markscheide das typische Aussehen mit den buchtenreichen, schmalen Protoplasmabrücken, dem kleinen, dunklen Kern und den fuchsinophilen Granulationen. Sonst handelt es sich zumeist um weniger charakteristische Zellformen. Direkte Beziehungen zu den Gefäßen fehlen, doch lassen sich in den perivasculären Lymphspalten hier und da fuchsinophile Granulationen auf feinen plasmatischen Fäden erkennen. Die Entwicklung von Gitterzellen ist in anderen Präparaten stellenweise nicht unerheblich. Sie liegen an zerfallenden Fasersträngen oder in Nähe der Gefäße und tragen eine Menge neutralfettartiger Abbauprodukte in ihrem Innern. Es bleibt auch bei dieser Gruppe von Veränderungen jede schwere gliös-faserige Reaktion aus. Dagegen ist das Mesenchym an den Zerfallsvorgängen lebhaft beteiligt. Vor allem fällt die starke Hyperämie und venöse Stase auf. Alle Gefäßröhren sind bis in die Capillaren prall mit Blut gefüllt. Längs der ganzen Rindenoberfläche kann man feinen kugelförmigen Blutungen begegnen, Mark und Subcortex ist meist frei. Dagegen ist Kleinhirn, Pons und Oblongata Lieblingssitz von verschieden gestalteten Hämorrhagien. Sie haben meist die Gestalt flächenhafter Extravasate, bei einigen Tieren lagen im Kleinhirnmark, im Pons und in den Oblongata-fasern zahlreiche Ringblutungen von verschiedenem Alter und Aussehen. Erwähnenswert ist, daß es da und dort bereits zur Resorption des Erythrocytenringes gekommen ist. Statt dessen hat sich ein dichter, ringförmiger Gliawall herangebildet, dessen Elemente deutliche Tendenz zur Faserproduktion zeigen. Sie tragen noch Reste von Blutpigment und sind von einzelnen Körnchenzellen durchsetzt. Das Gefäßbindegewebe ist in der Nähe von Blutungsherden deutlich gewuchert. Aus Capillaren treten Seitensprossen mit großen, hellen Intimakernen hervor, es kann eine starke Production von zarten Silberfibrillen in diesen Bezirken einsetzen, zwischen denen Körnchenzellen liegen. An anderen Stellen kann man die Entwicklung von mesenchymalen Gitterzellen aus den Fibroblasten des adventitiellen Maschenwerks gut verfolgen. Die Gefäßwand selber trägt alle Zeichen eines chronischen Verfalls. An mittelgroßen Arterien treten unvollständige Nekrosen der muskulären Lagen auf, die Elastica ist aufgesplittert, hyalin und blaß gefärbt, die Endothelialien sind teils progressiv, teils regressiv verändert. Häufig sitzen an den capillären Endothelien Mitosen. Es kommt auch zu Lockerung des gesamten Endothelgefüges und fettiger Entartung der Gefäßwand in Ringform. In den adventitiellen Maschen sind die fixen Zellen und Polyblasten vermehrt. Letztere liegen manchmal in Gruppen zu 4—6 Exemplaren an einer Stelle des Gefäßrandes beisammen. Perivasculäre Infiltrate fehlen bei unkomplizierten Krankheitsfällen. Im übrigen sehen wir einen weitverbreiteten Faserzerfall, der in seinen morphologischen Einzelheiten ganz den weiter oben beschriebenen gleicht. Das Markscheidenbild zeigt eine Lichtung der Radiär- und Tangentialfaserung. Mit Osmium treten häufig im Markweiß reihenförmige Elzholzsche Körperchen zutage. Besonders bei Sudanfärbung findet sich ein diffuser fettiger Zerfall an Ganglien- und Gliazellen. Die letzteren sind herdweise mit Tröpfchen beladen. Wo sich ein breiter Faserzerfall ausgebildet hat, sind auch die Gitterzellen, die sich in dessen Nähe ansammeln, reichlich mit lipoiden Produkten beladen. Nirgends trifft man aber auf derart massive Fettansammlungen, wie sie in frischen Zerfallsherden etwa der multiplen Sklerose oder einer funikulären Spinalerkrankung vorkommen. Die Fettkörnchen sind gewöhnlich in unserem Falle feintropfig und haben wenig Neigung zusammenzufließen. Die Fasern im Pons und verlängertem Mark sind von kleinen Vakuolen durchsetzt, tragen oft die verschiedensten metachromatischen Abbauprodukte in ihrem Innern und lagern diese auch im Plasma von Gliazellen ab, die an diesen Zerfallsprozessen irgendwie aktiven Anteil nehmen. Recht instruktiven Verhältnissen begegnen wir an den Fasern der weißen Substanz im Rückenmark. Es bestehen alle Anzeichen sekundärer und retrograder Degeneration, auf der anderen Seite ergeben sich auch sonst die verschiedensten Bilder des Faserzerfalls. Immer fallen eigenartige, spindelig deformierte Achsenzylinder auf, in deren Peripherie eosinophile oder metachromatische Abbauprodukte in Form feinster Granulationen liegen. Selten ist dort die Kontinuität nicht mehr erhalten. Es ist dies dort der Fall, wo man retrograde Faserläsionen annehmen muß und dann kommt es auch zur Bildung von Myeloclasten aus kleinen gliösen Zellarten und zu gehäuftem Auftreten von Körnchenzellen. Für gewöhnlich ist die Glia aber nach zwei Richtungen hin progressiv verändert. Entweder es werden aus großen Elementen mit breitem Plasma Zellformen von sehr weitem Kerndurchmesser und schwachem, lockerem Liningerüst gebildet. Der Kerninhalt mutet als Ganzes hell an. Das Plasma behält die Größe von früher, wird dunkel und sendet feine, spitze Enden aus. Oder aber es bilden sich aus mittelgroßen Zellformen amöboide Elemente mit dunklem, lymphocytenartigem Kerne, relativ hellem Protoplasma, ohne viele Methylblaugranulationen und runden, zerfließlichen Enden. Diese beiden Zellformen sieht man vielfach nebeneinander liegen, in nächster Nähe von Faserzerfallsherden. Dies zeigt Abb. 10. Man sieht hier einen Längsschnitt aus der weißen Rückenmarksubstanz eines Skorbutmeerschweinchens. In der Mitte liegt ein Herd, in dem Mark und Achsenzylinder eingeschmolzen scheinen. Das Kaliber von Markscheide und Achsenzylinder schwankt, in beiden finden sich Metachromasien, sowie Abbauprodukte verschiedenster Tönung. Vor allem fallen aber die Gliazellen auf, die diese Fasererscheinung begleiten. Sie haben annähernd eine Gestalt, wie ich sie eben

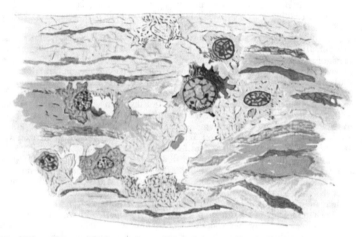

Abb. 10.  C-Insuffizienz, Rückenmark, weiße Substanz, Gliazell- und Faserveränderungen.

geschildert habe: amöboide Zellen mit kleinem, dunklem Kern, hellem Plasma, zerfließlichen Rändern, oder aber große Elemente mit sehr breitem, hellem Kern und dunklem, spitzem Plasma. So ließe sich noch eine Reihe von Einzelheiten an diesen Faserveränderungen schildern. Doch erscheint dies für die Charakteristik des histo-pathologischen Gesamtbildes zunächst von untergeordneter Bedeutung. Das eine steht fest: Wir haben in der weißen Substanz im wesentlichen sekundär-degenerative Veränderungen neben scheinbar mehr segmentären Prozessen, die durch ihre Morphologie gewisse qualitative Unterschiede gegenüber den früher beschriebenen abgeben, ohne etwas wesentlich Neues darzustellen.

Die graue Rückenmarksubstanz zeigt als imponierensten Befund schwere Zellenveränderungen akuter Art an allen Zellgruppen der Vorder-, Hinter- und Seitenhörner, wobei sich aber die Glia nur mäßig lebhaft beteiligt zeigt. Kleinere Blutungen flächenhaften Charakters und relativ frischen Datums trifft man zuweilen an. Irgendeine Bevorzugung bestimmter Rückenmarksabschnitte war nicht erweisbar.

Was die Veränderungen des peripherischen Nerven anlangt, so sind diese von denen der Gruppe 2 rein quantitativ verschieden. Es handelt sich also um segmentär-neuritische und sekundär-degenerative Vorgänge. Sie sind nicht so konstant in ihrem Auftreten wie bei der Gruppe 2, waren aber in $^2/_3$ aller Fälle, die ich untersuchte, deutlich vorhanden. Intensität und Umfang ist geringer, wie bei den mit Neuritis einhergehenden Avitaminosen. Aber, dies muß nachdrücklich betont werden: es bildet auch der experimentelle Skorbut peripherische Veränderungen an den Nerven wie die Beriberi. Und diese Prozesse am peripherischen Nerven unterscheiden sich nur quantitativ, nicht qualitativ voneinander. Wenn also nur geringfügige neuritische Veränderungen bei experimentellem Skorbut gefunden werden, so ist man keineswegs berechtigt, mit Holst und Frölich zu sagen, so etwas komme auch bei gesunden Tieren vor. Es wird vielmehr durch solche Feststellungen bewiesen, daß das Nervensystem uns bei den hauptsächlichsten Insuffizienzbildern von Tieren nur anatomische Gruppenreaktionen liefert, deren Einzelsymptome bald auf dieser, bald mehr auf jener Seite liegen, je nach den Einzelheiten der Versuchsanordnung. Es ergibt sich dann ganz logisch das Bedürfnis, diese Gruppenreaktionen durch experimentelle Modifikationen weiter zu zerlegen und man entgeht der Gefahr, in bedingt spezifischen Erscheinungen eine diagnostische Stütze zu suchen, die auch für den Physiologen brauchbar wäre. Ich besitze Fettpräparate von Skorbutnerven, aus denen sich ersehen läßt, daß unter Umständen die Zerfallserscheinungen an der peripherischen Faser auch hier recht erhebliche werden können. Die geballte Markscheide gibt in einzelnen Klumpen deutliche positive Neutralfettreaktion, man erkennt tropfenartigen Zerfall, Einschluß in Körnchenzellen und Abbau in massiven Ballen. Doch wird bei den skorbutischen Insuffizienzkrankheiten nur ausnahmsweise das „Neutralfettstadium" erreicht. Die Methode der Wahl ist die Fuchsin-Lichtgrün-Methode, das Markscheidenbild und die Marchireaktion. Sekundäre Degenerationen sind naturgemäß bei der Geringfügigkeit der neuritischen Veränderungen seltener als bei der Beriberi. Das Nervenbindegewebe zeigt eine erhebliche Vermehrung seines Kerngehaltes. Es sind sowohl die fixen Elemente, wie vor allem klasmatocytenartige Zellen vermehrt. Die Gefäße des Peri- und Epineuriums tragen die gleichen Erscheinungen von Progression oder partieller Nekrose an sich, wie sie am Gehirn beschrieben wurden. Auch im Nervenbindegewebe kommt es zu kleinen Blutextravasaten.

## 2. Das Knochensystem.

Im vorstehenden wurden mehrere anatomische Reaktionsgruppen des Nervensystems gekennzeichnet, wie sie sich bei experimentellem Vitaminmangel ganz allgemein vorzufinden scheinen. Eine Wiederholung dieses Versuches für das Knochensystem stößt auf gewisse Einwände. Die hauptsächlichste Schwierigkeit liegt wohl im folgenden. Nach all dem, was heute über die experimentelle Seite der Rachitisfrage vorliegt, darf die Zugehörigkeit dieser Krankheit zu den Avitaminosen nur mit gewissen Einschränkungen ausgesprochen werden. Es wird also zunächst ein logischer Fehler begangen, wenn die anatomisch-nervösen Veränderungen der Rachitis ohne Lücke in die Besprechung der echten experimentellen Avitaminosen mit einbezogen werden. Diese Ungenauigkeit bleibt solange ohne schlimmere Folgen, als nicht spezifisch geartete Veränderungen des Nervensystems bei Rachitis aufgedeckt werden, bzw. solche Prozesse, die sich in wesentlichen Punkten von den rein avitaminotischen Störungen unterscheiden. Der Nachweis solcher Veränderungen ist für das Nervensystem bis jetzt nicht geglückt. Was ich bis jetzt an zentralnervösen Prozessen bei der Rattenrachitis sah, könnte ebensogut gewissen Formen der Rattenkeratomalacie zugehören. Anders liegen die Dinge beim Knochen. Hier zeigt es sich, daß die Knorpelstörung und der Osteoidprozeß weder bei der Gruppe der B-Insuffizienz, noch bei C-Mangel in gleicher Art nachweisbar ist und daß auch zunächst fließende Übergänge zur Rachitis recht schwer gefunden werden, es müßte denn sein, daß die Osteoporose dabei eine vermittelnde Rolle spielt.

Seit den Untersuchungen von Mc Collum ist bekannt, daß die Knochenveränderungen eines Teils der B-Insuffizienz nicht wesentlich von denen der skorbutischen Gruppe verschieden sind. Anderseits ist sicher, daß es bei Beriberitauben, Hühnern, auch bei Mäusen rein osteoporotische Störungen gibt, ohne die Markveränderungen des experimentellen Skorbuts. Nach Mc Collum tritt die gleiche Veränderung des Knochens bei ausschließlichem Mangel an fettlöslichem A unter Wahrung des richtigen Verhältnisses Ca: P auf. Man hätte demnach zu unterscheiden zwischen reinen Osteoporosen und solchen mit Gerüstmarkbildung und Hämorrhagien des Markes.

M. B. Schmidt und dessen Schüler Lobeck, deren Ergebnisse auch ich bis auf einige unwesentliche Punkte bestätigen kann, führten nun den Nachweis, daß die anatomischen Veränderungen der Rattenrachitis sich weiter zerlegen lassen, und zwar in folgende Teilerscheinungen: 1. in die osteoiden Störungen, 2. in die sog. „Knorpelstörungen" mit Totalporose der Corticalis und der Knochenbälkchen.

Tabelle 2.

## a) Anatomische Gruppenreaktionen.

| | Nicht rein avitaminotische Knochenveränderungen | | | Rein avitaminotische Knochenprozesse | |
|---|---|---|---|---|---|
| | Rachitis im engeren Sinne | Rachitisähnliche Erkrankungen | | Reine Osteoporose | Osteoporose mit Markveränderungen |
| | | Osteoidstörung + Teilporose | Knorpelstörung + Totalporose | | |
| | Vollentwickeltes Osteoid; Rachitische Periostitis; Knorpelmetaplasie; Perichondrale Vaskularisation; Breite, unverkalkte Knorpelwucherungszone bzw. Knorpelgrundsubstanzkern; Fibröses Mark | Keine Knorpelveränderungen, Porose auf die Corticalis beschränkt, breites Osteoid mit gutverkalktem Knochen bzw. Knorpelgrundsubstanzkern | Veränderung des Epiphysenknorpels und Störung der Kalkablagerung wie bei Rachitis, kein Osteoid. Mäßige allgemeine Porose, Mark o. B. | Diffuse Osteoporose evtl. mit Osteoid, intaktes Mark oder geringe Markveränderungen wie beim Skorbut | Diffuse Osteoporose mit Bildung von Gerüstmark, Hämorrhagie und Hyperämie |

## b) Verteilung der äußeren Symptomatologie auf diese anatomischen Typen des Knochens.

| Rachitis im engeren Sinne | Osteoidstörung + Teilporose | Knorpelstörung + Totalporose | Reine Osteoporose | Osteoporose mit Markveränderungen |
|---|---|---|---|---|
| Rattenrachitis mit Kost A (2638) + vollständiger Lichtabschluß (Lobeck, Verf.) | Rattenrachitis mit Kost 3120 bei Lichtzufuhr (McCollum) | Rattenrachitis bei Kost 3120 = B (Lobeck) und Kost 2908 = E (Lobeck) | → Mäuseberiberi | |
| Rattenrachitis mit Kost N (normal) + vollständiger Lichtabschluß (Lobeck) | Rattenrachitis mit Kost 2638 = J (Lobeck) bei unvollständigem Lichtabschluß | | → Hühnerberiberi Taubenberiberi | |
| Rachitisratten bei Kost A (2638) und unvollständiger Lichtabschluß (Lobeck) | Kost 3 von Korenchevsky (Verfasser) | Rattenrachitis bei 3143 und unvollständiger Lichtabschluß(Lobeck) | → Kaninchenberiberi | |
| Rattenrachitis bei Kost 3143 und unvollständiger Lichtabschluß (Verfasser) | | Rattenrachitis bei Kost 3236 (Lobeck) | → | |
| Rattenrachitis bei Kost 2638 und Rattenrachitis bei Kost 2809 und Rattenrachitis bei Kost 3143 ohne Lichtabschluß (McCollum, Eckstein, Heß) | Lichtzufuhr (McCollum) | | → Rattenberiberi (McCollum) Rattenskorbut | |
| Rattenrachitis bei Kost 3236 (McCollum) | Lichtzufuhr (McCollum) | Rattenrachitis bei Kost 2818 (Lobeck, Verfasser) | → | Meerschweinchenskorbut |

Anmerkung. Die Pfeile deuten die Veränderungstendenz des Prozesses an und seine Richtung.

Versucht man, all diese Unterscheidungen tabellarisch anzuordnen, so ergäbe sich etwa ein Schema der anatomischen Knochenprozesse, wie es in Tabelle 2 dargestellt ist und das die folgenden Deduktionen etwas erleichtern möge. In der Abteilung (a) werden die anatomischen Gruppenreaktionen nach ihren Teilerscheinungen spezifiziert; im Abschnitt (b) dagegen wird erläutert, wie sich die äußere Symptomatologie auf die in Abschnitt (a) geschilderten Typen verteilt. Was zunächst die rein avitaminotischen Störungen am Knochen anbelangt (rechte Seite der Tabelle), so ist ersichtlich, daß auf sie alle untersuchten Insuffizienzkrankheiten fallen außer jenen, die zur Rattenrachitis gehören. Dabei neigt die Mehrzahl dieser Avitaminosen zu rein osteoporotischen Prozessen und das Mark bleibt von ganz groben Schädigungen frei. Der kleinere Teil, vor allen Dingen die Rattenberiberi, gehört mit dem Meerschweinchenskorbut zur Kategorie der Osteoporosen mit Markveränderungen. Von Delf und Tozer, Heß u. a. wurde darauf hingewiesen, daß in der anatomischen Struktur akuter und chronischer Krankheitsbilder des B- und C-Mangels ein erheblicher Unterschied besteht. Soviel ich hierüber zu sagen vermag, äußert sich dieser Unterschied vor allen Dingen in der Weise, daß bei protrahierten Zuständen mit der Zeit die ursprünglich reine Osteoporose späterhin auch von Knochenmarkveränderungen kompliziert wird, die alle Übergänge zum Skorbutknochen aufweisen. Übrigens ist die den rein avitaminotischen Knochenprozessen zukommende Markveränderung keineswegs spezifisch; man findet sie ebenso bei rachitisähnlichen Erkrankungen, überhaupt bei schweren experimentellen Ernährungsstörungen, so daß es mir selbst zur Zeit fraglich erscheint, ob mit der Unterscheidung der reinen Osteoporose von denen mit Markveränderung ein durchgreifender Unterschied festgestellt ist. Auf der linken Seite der Tabelle sind solche Knochenveränderungen aufgeführt, die man bei Anwendung der üblichen Diäten für die Rattenrachitis erhält. Ich habe mir dabei die Unterscheidung Lobecks zu eigen gemacht, der rachitisähnliche Strukturen von der eigentlichen Rattenrachitis trennt (siehe oben). Selbstredend soll die Bezeichnung „Rachitis" noch nichts Bindendes aussagen über die Stellung dieser Knochenveränderungen bei Ratten zu denen bei menschlicher Rachitis. Vielmehr soll damit nur ein Komplex von bestimmten Einzelerscheinungen bezeichnet werden, dessen anatomische Merkmale weiter unten nähere Schilderung finden. Die Abtrennung rachitisähnlicher Knochenerkrankungen von der „Rachitis im engeren Sinne" hat nicht nur didaktischen Wert. Daß die rachitisähnlichen Veränderungen bei Verabreichung von Diäten erhalten werden, mit denen andere Autoren nach geringfügigen Modifikationen vollentwickelte Rachitis sahen, beweist scheinbar nur, daß der Versuch nicht immer gelingt. Es könnte aber auch sein, daß in den Unterscheidungen Lobecks — Osteoidstörung + Teilporose, Knorpelstörung + Totalporose — Teilerscheinungen der eigentlichen Rattenrachitis vorliegen, deren nähere experimentelle Entstehung noch unbekannt ist. In diesem Falle würde die „Rattenrachitis im engeren Sinne" eine zusammengesetzte Knochenstörung sein, die durch Variation der Versuchsbedingungen in „rachitisähnliche" Teilprozesse zerfällt.

In dem Abschnitt (b) der linken Tabellenseite ist der Versuch gemacht, darzustellen, welchen Effekt die Verabreichung einiger bekannter Rachitisdiäten auf das Knochensystem von Ratten hat. Um das Bild nicht unnötig zu komplizieren, habe ich nur die Ergebnisse weniger Autoren angeführt und bemerke, daß die Bezeichnung „Rattenrachitis" in Spalte 2 und 3 nur im Hinblick auf die äußere Symptomatologie gilt; es soll eben damit zum Ausdruck gebracht werden, daß die Tiere äußerlich all jene Erscheinungen hatten, die man auch sonst bei der Rattenrachitis sieht. Die Ergebnisse der Versuche sind bei den einzelnen Autoren noch recht widerspruchsvoll.

Um nur einige Beispiele herauszugreifen: Mit der bekannten Rachitiskost 3143 erhielten Mc Collum, Eckstein u. a. unter den gewöhnlichen Laboratoriumsbedingungen typische Rachitis; Lobeck sah nur rachitisähnliche Veränderungen im Sinne der „Knorpelstörung + Totalporose" bei gleicher Kost und unvollkommenen Lichtabschluß [1]), ich selbst erhielt rachitische Veränderungen mit 3143 nur in zwei Fällen bei völliger Verdunklung des Käfigs. Mit Kost 2809 erhielt Lobeck „Knorpelstörung + Totalporose", Mc Collum komplizierte Veränderungen, die zwischen echten Rattenrachitis und osteoporotischen Störungen schwanken ungefähr im Sinne der „Osteoidstörung + Teilporose". Was die Ursache dieser Widersprüche anbelangt, so kann man hierüber wohl schwer etwas Sicheres sagen. Vielleicht spielen Infektionen, klimatische Einflüsse usw. eine Rolle; es sind eben bei all diesen Versuchen der Fehlerquellen so viele, daß man nur selten die Sicherheit hat, sie alle eliminiert zu haben. Schon hieraus läßt sich folgern, daß die rachitische Knochenveränderung, aber auch rachitisähnliche Störungen ganz bestimmter anatomischer Artung durch eine Reihe von ursächlichen Faktoren hervorgerufen wird, die man nicht so leicht auf eine kurze Formel bringen kann, selbst wenn man von dem Schlagwort „ausschließlicher Mangel des fettlöslichen Faktors D" absieht.

Natürlich sieht man bei rachitisähnlichen Erkrankungen mancherlei Übergänge zu den rein avitaminotischen Knochenprozessen [2]), also den bei B- und C-Mangel auftretenden. Sogar die eigentliche Rachitis ist nicht frei von diesen Berührungspunkten, die in der Art der Markveränderungen und in osteoporotischen Komponenten bestehen.

## Die Rattenrachitis im engeren Sinne.

Die makroskopischen Erscheinungen der Rattenrachitis sind ziemlich einförmige und unspezifische. Die Tiere sind in ihrer körperlichen Entwicklung deutlich gegenüber den Schwestertieren zurückgeblieben, der ganze Habitus ist der eines kümmerlich entwickelten Wesens. Doch ist die Längendifferenz und die Wachstumsstörung bei vollentwickelter Rachitis nach meinen Erfahrungen nie eine sonderlich große. Ich glaube sogar, man kann die Differenzen im Wachstum des normalen und des kranken Tieres bis zu einem gewissen Grad als Indikator für die Stärke der rachitischen Knochenerkrankungen benützen. Da, wo die Größenunterschiede besonders in die Augen fallen, herrschen gewöhnlich die osteoporotischen Störungen vor. Es ist dies wohl verständlich, wenn man bedenkt, daß ja zur Entwicklung eines rachitischen Knochenprozesses der Fortgang des Wachstums, wenn auch in geringerem Maße, erforderlich ist.

Das Haarkleid der Tiere ist struppiger wie sonst, zeigt leichte Verfärbungen, die Ratten sind für Infektionen aller Art viel empfänglicher wie gesunde. Die Organe sind blutreich. Der Schädelknochen ist dünn, ohne auffallend leicht zu splittern. Die Schneidezähne verfärben gelblich, sind nicht sonderlich weich und tragen, mit der Lupe besehen, hier und da kleine Fissuren. Der Thorax ist charakteristisch deformiert.

Die Einzelheiten illustriert Abb. 11a. Während der Brustkorb der gesunden Ratte sich eigenartig trichterförmig nach oben verjüngt, zeigt beim erkrankten Tiere die regelmäßig kranialwärts konvergierende Thoraxlinie mehrere winkelige Absätze. Rippenknorpel und Rippenknochen sind etwas dünner als normal, verlaufen nicht regelmäßig parallel zueinander, sondern haben die verschiedensten Verbiegungen, so daß die Intercosталräume verschieden breit erscheinen. Die Knorpel-Knochengrenze an der Innenseite des Brustkorbs zeigt mehr oder minder starke spindel- und knopfförmige Auftreibungen. Dadurch springt der an der Costochondralverbindung gelegene Teil der Rippe leicht bogenförmig in den Brustraum vor und teilt diesen in zwei nach außen konvexe Buchten. Bei vorsichtiger Durchmusterung der Rippen findet man hier und da kleine spindelförmige Auftreibungen, Reste geheilter Spontanfrakturen. Auch die Extremitätenknochen können deutlich verbogen sein; besonders fällt in dieser Hinsicht die Tibia auf. Die Knochenmasse als Ganzes ist dünner wie sonst, unterscheidet sich hinsichtlich ihrer Konsistenz aber sehr von den

---

[1]) Allerdings modifizierte Lobeck die Originalvorschrift Mc Collums. Wenn man zwar diese Tatsache nicht übersehen darf, so scheint mir doch kein Grund vorzuliegen, sie in ihrer Tragweite zu überschätzen.

[2]) Im Sinne meiner Einteilung.

osteoporotischen Knochen. Wenn man beispielsweise Rachitisknochen und Skorbutknochen kurz hintereinander histologisch behandelt, dann tritt dieser Unterschied deutlich zutage, selbst wenn man die Verschiedenartigkeit des Materials berücksichtigt, wie es durch die Tierspezies bedingt ist. Auf dem Längsdurchschnitt des Knochens imponiert das Mark als hellgelbe Masse, die Epiphysengrenzen sind unregelmäßig und zackig. Man muß sich

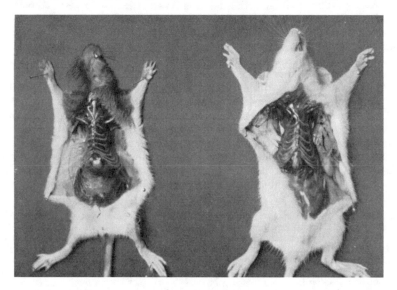

Abb. 11a. Rattenrachitis. Daneben gleichaltes, gesundes Tier (rechts im Bilde).

hüten, die scharfe Konturierung der Compacta in Analogie zu Befunden beim Menschen zu setzen, wie man sie an kalkarmen Knochen sieht. Denn auch bei gesunden Tieren ist die Kontur des Knochens eine außerordentlich scharfe. Erwähnenswert ist noch das häufige Vorkommen einer Kyphose, auf die neuerdings Borst bei seinen Untersuchungen an fettarm ernährten Tieren hinweist. Er erörtert die Frage, ob es sich dabei um Kyphose

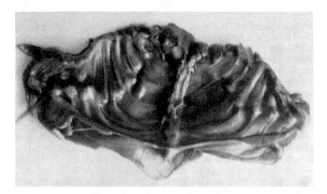

Abb. 11b. Thoraxinnenseite einer Rachitisratte, frisches Präparat.

infolge von Osteoporose und Atrophie handeln könne, kommt dann jedoch zum Ergebnis, daß wahrscheinlich eine bloße „Haltungskyphose" vorliege. Ich möchte mich dieser Ansicht anschließen. Die Kyphose der Rachitisratten ist, wie bei fast allen Nährschäden, durch die physiologische Todeshaltung des Tieres bedingt, das gewöhnlich in „Buckelstellung" (Hofmeister) mit kontrahierten Extremitäten zum Exitus kommt. Die übrigen

Organe sind atrophisch. Das Fettgewebe ist vermindert oder fehlt völlig, die inneren Drüsen, auch die großen Parenchyme sind kleiner als normal. Besonders fällt am Thymus und Schilddrüse ein deutlicher Substanzverlust auf. In chronischen Fällen kann eine Hornhautveränderung des Auges mit Geschwürsbildung hinzu kommen.

Mikroskopischer Befund: Hier ist das Wesentlichste in den Arbeiten von Erdheim, Stoeltzner, Dibbelt, Götting, McCollum, Heß, Koren-chevsky, Lobeck u. a. niedergelegt, doch sind die von diesen Autoren beschriebenen Zustände keineswegs identisch. Zunächst sind die Befunde Stoeltz-ners auszuscheiden, der Hunde mit kalkarmem Pferdefleisch und destilliertem Wasser aufzog. Es handelte sich hier um eine sog. „pseudorachitische Osteoporose", gekennzeichnet durch Verbreiterung und Unregelmäßigkeiten im Wucherknorpel, Osteoporose des Schaftes mit schmalen Osteoidbändern an den Trabekeln und hinreichender Kalkablagerung in der provisorischen Verkalkungszone. Was seine Befunde von der echten Rachitis anatomisch trennt, ist im wesentlichen die Ausbildung einer gut erhaltenen provisorischen Verkalkung, die geringe Entwicklung von nur schmalen Osteoidsäumen, die hochgradige Osteoporose, das Fehlen von osteophytären Bildungen am Periost. Etwas näher stehen schon die Befunde von Dibbelt und von Götting der menschlichen Rachitis [1]).

Es fand sich eine stark verbreiterte Wucherungszone des Knorpels, die vorläufige Knorpelverkalkung fehlte fast ganz, es ließen sich geringe periostale Auflagerungen nachweisen, das Osteoid war zwar mit seinem Saum breiter als normal, jedoch noch relativ schmal gegenüber menschlichen Formen der Rachitis. Auch hier waren die osteoporotischen bzw. Resorptionserscheinungen schwere. Die Autoren erblicken den Hauptunterschied ihrer Befunde gegenüber menschlicher Rachitis in der vorzugsweisen Bildung von resorptivem Osteoid. Es komme, wie Götting bemerkt, „zu einer enorm gesteigerten Resorption der verkalkten Knochen, während bei echter Rachitis die Kalkarmut der Substanz auf einer mangelhaften Ablagerung der Kalksalze in das neugebildete Knochengewebe beruht." Schmorl schließt sich dieser Meinung an und deutet die kalklosen Säume mit ihren dichten Osteoblastenlagern als etwas Akzidentelles. Es komme zu einer überstürzten Apposition von Knochensubstanz, wobei erfahrungsgemäß häufig Osteoid entstehe. Im wesentlichen sieht er aber in dem Osteoid dieser Tiere Resorptionserscheinungen und er lehnt eine Identifizierung mit menschlichen Rachitisbefunden ab. Etwas umstrittener ist wohl die Frage der Rattenrachitis, beginnend mit Erdheims Untersuchungen. Wenngleich man einstweilen nur sagen kann, daß das anatomische Bild mit bestimmten Formen menschlicher Rachitis nahe verwandt ist, so läßt sich doch anderseits an weiteren Fällen zeigen,

---

[1]) Ich möchte an dieser Stelle auf die ausgezeichneten Untersuchungen von Christeller (Ergebn. d. allg. Pathol. u. pathol. Anat. 1923. 20) zurückkommen. Sie sind mir leider zu einer Zeit zu Gesicht gekommen, als die vorliegenden Untersuchungen schon im wesentlichen abgeschlossen waren. Sonst hätte ich mich vielleicht veranlaßt gesehen, ausgedehntere eigene Erfahrungen über die Avitaminosen der Wiederkäuer, Hunde, Affen usw. zu sammeln. Den Wert der Arbeit Christellers erblicke ich darin, daß energisch gegen eine zu weite Fassung des Rachitisbegriffs Stellung genommen wird, wie dies in der Tierpathologie vielfach unterlassen wurde. Es werden eine Reihe von Knochenprozessen der Ostitis fibrosa zugewiesen, die bisher mit mehr oder minder großem Recht zu der Rachitis und verwandten Erkrankungen gerechnet wurden. So zählt Christeller die Befunde Goettings und Dibbelts an Hunden unter die juvenilen hyperostotisch-porotischen Formen der Ostitis fibrosa. Der überstürzte Umbau des Knochens, die starke lakunäre Resorption, das Auftreten von Fasermark macht dies in der Tat wahrscheinlich. Anderseits sind mir die Beziehungen der Befunde Goettings zu gewissen Zuständen des Nagerskeletts aufgefallen, die ich der echten Rachitis doch nahestehend halte. Das eine wird man wohl sagen können: die Rattenrachitis in engerem Sinne hat nur lockere Beziehungen zur Ostitis fibrosa. Die bei B-Mangel vorkommenden Knochenprozesse rechne ich zu Christellers „progressive Knochenatrophie" (idiopathische Osteoporose). Näher stehen der Ostitis fibrosa einzelne — nicht alle — Erkrankungen, die ich in der Gruppe „rachitisähnliche Erkrankungen" aufgeführt habe. Es finden sich hier ebenso Beziehungen zur reinen (progressiven) Knochenatrophie wie zur Nagerrachitis. Das letztere muß man, auch wenn morphologisch ein verhältnismäßig weiter Abstand besteht, schon daraus folgern, daß der pathophysiologische Mechanismus (Störungen des Salzstoffwechsels, Vitaminhunger) für beide Gruppen ein ganz ähnlicher zu sein scheint.

daß man auch andersgeartete Initialstadien vorfindet, wie sie beim Menschen gesehen werden. Es ist also die Variationsbreite der Befunde an Ratten eine recht große.

Es möge hier die Schilderung der Einzelheiten eigener Untersuchungen über diesen Gegenstand folgen, wobei ich, um Wiederholungen zu vermeiden, die Ergebnisse früherer Autoren einbeziehe. Vor allem wird auf die Resultate von McCollum, Pappenheimer, Korenchevsky zurückgegriffen werden. Zur Untersuchung besonders geeignet sind Tibia, Femur, die Unterarmknochen und Rippen. Ein Schnitt durch die Länge der Extremitätenknochen zeigt bei jugendlichen Tieren eine Störung im Epiphysenwachstum. Die Zellen des undifferenzierten Knorpels bestehen aus nur wenigen Elementen. Der Säulenknorpel ist anfangs noch gut geordnet, die einzelnen Knorpelzellen erscheinen gegen das Gelenk zu etwas platt, wie zusammengedrückt, so daß die Matrix breiter als bei gesunden Tieren anmutet. Distalwärts, gegen das Mark, sind die Knorpelzellen dagegen gequollen, auch dort, wo der Wucherknorpel noch nicht erreicht ist und die Intercellularsubstanz scheint geringer zu werden. Die Färbbarkeit mit basischen Farbstoffen und Hämotoxylin ist schlechter als normal, besonders da, wo die Zellen gegen Kalkbreschen zu gelegen sind. Anfänglich übersteigt die Zellzahl des Wucherknorpels selten 5—8 Exemplare. Nur an einzelnen Stellen ist eine deutliche Vermehrung auf 15, 20, ja 30 Zellen eingetreten. Es finden sich häufig allerlei degenerative Erscheinungen in den Knorpelzellen. Die Zone der provisorischen Verkalkung ist unregelmäßig. In den ersten Wochen des Versuchs sind noch breite Gebiete gut verkalkt, aber es zeigen sich bereits da und dort kalkfreie Lücken. Oft kommen mehrere Knorpelsäulen von einem einzigen Gefäßkonvolut zur Auflösung. Vom Mark her sprossen überall dichte baumartige Gefäßbündel vor, die weit in den Knorpel hineinreichen. Die Zone des wuchernden Knorpels ist im ganzen viel breiter, als dies normalerweise der Fall ist.

Schon frühzeitig kann man Erscheinungen finden, die im Sinne einer „heilenden Rachitis" zu deuten sind; es sind dann nämlich die gewucherten Knorpelzellen gegen das Mark zu wieder von einer verkalkten Zwischensubstanz umgeben, in deren unmittelbarer Nähe Osteoid liegt. Die Bedeutung der perichondralen Vascularisation scheint bei der Rattenrachitis nicht eine so große zu sein, wie man dies beim Menschen antrifft. Doch hebt Lobeck hervor, daß die Knorpelmarkkanäle auch bei der Rattenrachitis nicht gänzlich fehlen.

Es handelt sich bei diesen Knorpelmarkkanälen um etagenförmig übereinandergeschichtete Gänge innerhalb des Epiphysenknorpels, die in Verbindung mit dem Perichondrium stehen und bei dem Längenwachstum des Knochens eine besondere Bedeutung haben. Daß diesen Knorpelmarkkanälen bei der feineren Deutung der rachitischen Störung des Knochenwachstums ein erhöhter Wert zukommt, ergibt sich vor allen Dingen aus den Darlegungen von M. B. Schmidt und Schmorl. Aus ihnen geht hervor, daß dort, wo eine Behinderung des Knorpelabbaus in der Epiphyse bei fortbestehender Knorpelwucherung erfolgt, die Knorpelmarkkanäle in einer Anordnung erhalten bleiben, wie sie dem physiologischen Wachstum entspricht" (Schmorl). Aus diesem Umstand wird der etagenförmige Aufbau mancher Rachitisknochen erklärlich.

In der Tat findet man bei der Rattenrachitis an günstig geführten Schnitten sehr schöne Bilder geschichteter Knorpelmarkkanäle innerhalb der Epiphysen, und es läßt sich dann demonstrieren, wie allenthalben die Knochenmarkgefäße Beziehungen zu den querverlaufenden Röhren suchen. In der Metaphyse treten Anzeichen einer Metaplasie des Knorpels in Osteoid zutage. Das Osteoid kommt hier teils als breites, völlig unverkalktes Band vor, das von Markgefäßen umsäumt und von dichten Osteoblastenzügen eingescheidet ist. Das Zentrum des Osteoidbälkchens ist in solchen Fällen gewöhnlich unverkalkt. Oder aber das Bälkchen trägt einen intensiv gefärbten, scharf geschnittenen Knochenkern, der von zellarmem, teils faserig gebautem, teils homogenem Osteoid in ziemlicher

Breite umsäumt wird (Abb. 12). In beiden Fällen sind die Resorptions-erscheinungen der Knochensubstanz geringe, die Zahl der Osteoclasten ist nicht vermehrt, sie fehlen aber nicht ganz. Man kann alle Übergänge von Knorpel-zellen in Osteoid verfolgen; die noch differenzierbaren Knorpelzellen sind gebläht und häufig vielkernig. Manchmal ist ihre Intercellularsubstanz noch einiger-maßen verkalkt. Zur Ausbildung einer breiten rachitischen Metaphyse kommt es in den Anfangsstadien der Erkrankung nicht.

Der Knochenschaft zeigt bei rein rachitischen Zuständen keine, oder nur andeutungsweise Zeichen einer erhöhten Knochenresorption. Die Trabekel sind an Zahl nicht vermindert, bleiben als Ganzes relativ plump und sind um-säumt von breiten Osteoidborden. Der Kern ist gut verkalkt. Das Periost ist

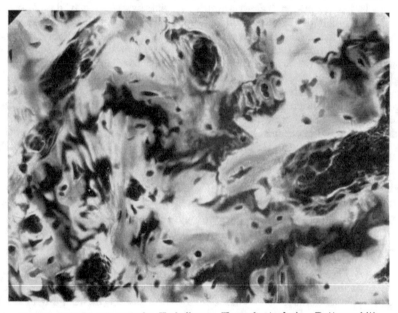

Abb. 12. Osteoid mit zentraler Verkalkung. Knorpelmetaplasie. Rattenrachitis.

durch breite Massen von Osteoidgewebe von der Corticalis getrennt, wobei das Osteoid auf der periostalen Seite der Corticalis von zahlreichen Blutgefäßen durchzogen wird. Das Mark ist gewöhnlich lymphoid und sehr blutreich. An einigen Stellen hat sich fibröses, zellarmes Mark gebildet.

Hat die Krankheit längere Zeit bestanden, dann sind naturgemäß auch die anatomischen Läsionen viel schwerere. Es ist in solchen Fällen ein gewisser Unterschied in der Stärke der Veränderungen an den distalen und proximalen Enden der langen Röhrenknochen; der proximale Teil des Knochenendes ist wesentlich stärker befallen, was aus der Wachstumsweise des Knochensystems ohne weiteres verständlich ist. Bei chronischem, protrahiertem Krankheits-verlauf sind auch dem Rachitisbilde beinahe regelmäßige deutliche osteoporo-tische Erscheinungen beigemengt. Es läßt eben dann die Nahrungsaufnahme und das Wachstum des Tieres viel zu wünschen übrig und dies wirkt sich mit Vorliebe am Skelet aus. Damit ist aber noch lange nicht gesagt, daß die Osteoporose von Anfang an dagewesen sein muß. Sonst könnte mit Recht an der engeren Verwandtschaft des ganzen Prozesses mit der menschlichen Rachitis gezweifelt werden, wennschon bestimmte Formen von letzterer regelmäßig mit Osteoporose vergesellschaftet zu sein pflegen. Es sei hier nur an die schweren malacisch-porotischen Knochenerkrankungen der Kriegszeit erinnert, mit denen die jetzt zu schildernden Bilder in vieler Hinsicht Berührungspunkte haben.

Kommt der Knochenprozeß bei der Rattenrachitis zur vollen Entwicklung, so findet man die Zellen des Wucherknorpels erheblich vermehrt. Es können 50 und mehr Elemente in einer Reihe liegen. Sie sind gegen das Mark zu schlecht färbbar, gebläht, platt, manchmal teilt sich eine Zellsäule in zwei Untergruppen. Der Säulenknorpel ist aus seiner Richtung gebracht. Die Zellsäulen laufen in den verschiedensten Ebenen auseinander und stellen sich sehr dunkel mit Hämatoxylin dar. Bei schwacher Vergrößerung mutet das sonst gleichmäßige Band des Knorpels äußerst unregelmäßig an und allenthalben treten auch bei annähernd gleicher Knorpelbreite feine Zapfen von Wucherknorpel tief in das darunter liegende Osteoid. In besonders schweren Fällen ist das Band des Epiphysenknorpels von stark vascularisiertem Osteoid völlig durchbrochen und eine osteoide Brücke hergestellt zum enchondralen Knochenkern der Epiphyse bzw. seinem Osteoid. Die provisorische Knorpelverkalkung fehlt völlig. Dafür findet sich eine unregelmäßige, breite osteoide Zone, aus der allenthalben plumpe Gefäßgabelungen gegen den Knorpel vorsprossen. In seiner Nähe ist das Osteoid

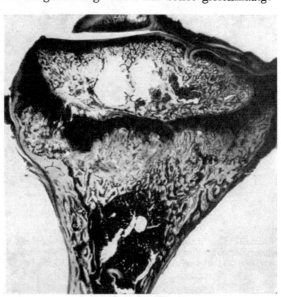

Abb. 13. Rattenrachitis. Schwerer Prozeß, akut.

noch sehr kernreich, gegen das Mark zu wird es etwas zellärmer. Es hat sich eine tiefe rachitische Metaphyse gebildet. Am Periost können an den Stellen stärkeren Zuges und bevorzugter Belastung osteogene Wucherungen auftreten. Plumpe, kompliziert gebaute Bälkchen schichten sich aufeinander, zunächst ohne lamellären Bau und sehr faserreich, später mit hinzugebauten Lamellen, von den eingeschlossenen Markräumen aus entstehend. Die Bälkchen bleiben fast stets kalklos, nur in den tieferen Schichten trifft man kleinere Stückchen verkalkter Osteoidachsen an. Die gegen den Markraum zu gelegenen Trabekel und der Knochen des Schaftes lassen verhältnismäßig wenig Resorptionserscheinungen erkennen. Die Bälkchen sind in ihrem gut verkalkten Kerne schmal, dafür sind überall breite Osteoidräume angelagert. Das Mark ist lymphoid, häufig auch Fettmark oder zellarmfibrös. Die Blutfülle ist ausgeprägt (Abb. 13).

Bei älteren Tieren ist die Knorpelwucherung meist nicht erheblich. Auch in solchen Fällen schließt sich ihr eine unregelmäßige kalklose Metaphyse an. Die sekundäre Spongiosa ist gut verkalkt, die Zahl und Breite der Bälkchen bewegt sich aber unter dem Durchschnitt. Sie sind zum Teil von Osteoid eingefaßt und von zahlreichen Osteoblasten besetzt. Besonderes Augenmerk verdient Abb. 14, von den Epiphysen jugendlicher Rachitisratten stammend. Man sieht auf ihnen die Unregelmäßigkeit des Säulenknorpels, die

Verbreiterung der Knorpelwucherung, das Osteoid ist zum Teil zellreich, dicht von Gefäßen durchsetzt. In das Osteoid eingesprengt finden sich auf Abb. 14 Knorpelsäulen und verbogene Fetzen des Wucherknorpels. Auch an den Rippen liegen die Verhältnisse

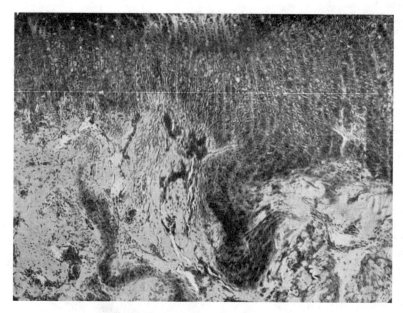

Abb. 14. Rattenracjhitis, Epiphyse, Tibia.

ähnlich. Der knöcherne Teil der Rippe ist vielfach verbogen, zeigt spindelförmige oder mehr hügelige Auftreibungen, der Wucherknorpel ist an der Knorpelknochengrenze stark verbreitert; in ihm liegen häufig unregelmäßige, spindelige oder runde Gefäßlücken. Die

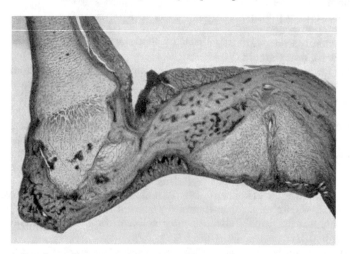

Abb. 15. Rattenrachitis, Rippe, Infraktion mit Knorpel-Callus.

vorläufige Verkalkungszone enthält nur nahe dem Perichondrium Kalk. Die Costo-Chondral-verbindung ist abgeknickt. Allenthalben wachsen derbe Markgefäßzüge in den Knorpel ein. Der Rippenschaft ist relativ gut verkalkt, die Spongiosa ist besonders am Rippenwinkel reichlich von Osteoid umgeben. Manchmal sieht man Zeichen von Spontanfrakturen oder Infraktionen, wie dies in Abb. 15 dargestellt ist. Es handelt sich um einen entkalkten Schnitt einer rachitischen Rippe. Über die Stelle der früheren Infraktion hat sich ein keilförmiger Callus gesetzt, der zum großen Teil aus Knorpel, teilweise auch aus Bindegewebe besteht. Letzteres ragt zapfenförmig in die Mitte des Knorpelkeils hinein. Die Rippe ist bei der Knorpelknochengrenze winkelig abgeknickt.

Die Vorgänge bei der Heilung: Werden rachitische Ratten nach Ablauf von Wochen dem Sonnenlicht ausgesetzt und zugleich entsprechende Mengen von Lebertran der Kost zugegeben, so setzt schon nach 4 Tagen eine deutliche Heilung der Knochenveränderungen ein. Aber es ist keineswegs so, daß man Heilungsvorgänge nicht auch einmal bei fortschreitendem Krankheitsverlauf

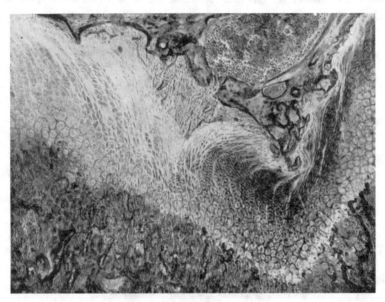

Abb. 16a. Heilende Rachitis. Tibia.

andeutungsweise fände. Es sind dies Heilungsversuche, die für den Organismus mit keinem Erfolg verbunden sind und die frühzeitig stecken bleiben müssen, weil die sonstigen Voraussetzungen für eine Besserung des Zustandes mangeln. Anders ist es bei Einwirkung von Sonnenlicht und Verfütterung von Lebertran [1]). Da sieht man nach etwa 5 Tagen einzelne feingranulierte blaue Streifen in der

---

[1]) Die Tatsache, daß bei kalkfreier Epiphysenzone der Kalk im Stadium der Heilung in makroskopisch erkennbarer feiner Linie abgelagert wird, hat Mc Collum und seine Mitarbeiter zu einem lehrreichen Versuch benutzt. Es ist dies der sog. „line test“, welche zum Nachweis solcher Substanzen dienen soll, die eine Kalkablagerung in der Knochenepiphyse befördern. Es werden zur Durchführung der Prüfung zwei Gruppen gleichjunger Ratten auf die bekannte Rachitiskost 3143 gesetzt und bleiben 35—45 Tage bei dieser Nahrung. Dann wird der einen Hälfte der Tiere zu der bisherigen Kost noch die zu untersuchende Substanz im Futter beigegeben, während die andere Hälfte der Tiere nur die Kost 3143 erhält. Einige Zeit nachdem die Zufütterung der Beigabe erfolgt ist, werden die Tiere getötet. Zur Untersuchung kommt das längsgespaltene proximale Tibiaende der Tiere. Die eine Knochenhälfte wird frisch nach von Kossa mit Silbernitrat behandelt und makroskopisch auf den Kalkgehalt der Epiphysenlinie geprüft, während die andere Hälfte zur mikroskopischen Untersuchung verwendet wird. Selbstredend ist es zur Ausführung des Versuchs nicht erforderlich, daß eine anatomisch unzweifelhafte Rachitis vorliegt. Es genügt vielmehr eine bloße Epiphysenstörung im Sinne grober Verkalkungsdefekte.

provisorischen Knorpelverkalkungszone langer Röhrenknochen, zunächst ohne
Zusammenhang miteinander. Später, nach einer Woche, läuft ein schmaler,
blauer Saum quer durch die Epiphyse mitten im Osteoid. Die nähere Untersuchung zeigt, daß es sich um frisch gebildete Kalkniederschläge zwischen dem
persistierenden Wucherknorpel handelt, die mit Hämatoxylin als feine, blaue
Körnelungen erscheinen. Dann beschlägt sich auch die Metaphyse und die
Spongiosa mit Kalkbrocken. Die ganze Konsistenz des Knochens wird fester und
die Schneidbarkeit eine geringere. Einzelheiten ergeben sich aus Abb. 16a und b.

Betrachten wir etwa das distale Ende einer Tibia bei heilender Rattenrachitis. Der
Wucherknorpel ist auf der einen Seite des Schnittes noch breit, doch sind die Spongiosabälkchen schon allenthalben mit Kalk versehen, der in die dunklen Knorpelmassen ohne

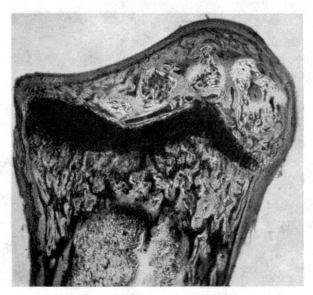

Abb. 16b. Heilende Rachitis.

Absatz übergeht. Nur an einzelnen Stellen sind noch Verkalkungslücken und breites Osteoid
nachzuweisen. Abb. 16a zeigt die heilenden Epiphysenveränderungen bei Rattenrachitis.
Der Säulenknorpel ist noch sehr unregelmäßig gestellt, zieht nach den verschiedensten
Richtungen, die Knorpelwucherungszone ist sehr breit. Aber sie besitzt eine gewisse Regelmäßigkeit und hat sich auf der einen Seite bereits verkalkt. Die Knorpelzellen sind von
dunkel erscheinender Zwischensubstanz umgeben, während die andere Seite noch hell und
fast kalklos ist. Dafür hat sich die darunterliegende Spongiosa völlig mit feingranuliertem
Kalk beschlagen, so daß die Osteoidsäume kaum mehr zu erkennen sind.

### Die rachitisähnlichen Erkrankungen.

Unter diesem Namen wird eine Gruppe von Knochenveränderungen zusammengefaßt, die das vollentwickelte anatomische Bild der Rattenrachitis
nicht bieten, weil das eine oder andere Hauptkriterium für die Diagnose dieser
Erkrankung fehlt. Auch die rachitisähnlichen Veränderungen entstehen bei
Verabreichung einer Kostform, mit der andere Autoren rachitische Störungen
erzielten. Diese Feststellung erheischt deshalb besonderes Interesse, weil sie,
wie oben bereits erwähnt, nicht etwa nur das Mißlingen eines Versuches beweist,
sondern weil damit die Annahme an Wahrscheinlichkeit gewinnt, daß die
rachitischen Störungen durch geringe Variationen der Versuchsanlage in Teil-

erscheinungen zerlegbar sind. Was die rachitisähnlichen Veränderungen von der Rattenrachitis trennt, sind folgende Punkte:

1. Die relativ starke Osteoporose, die ihnen beigegeben ist.
2. Das Fehlen einer typischen Knorpelstörung bei vorhandenem Osteoid.
3. Das Fehlen der Osteoidbildung bei vorhandener Knorpelerkrankung.

ad 1. So häufig auch bei echter Rattenrachitis osteoporotische Beigaben sind, so notwendig erscheint es doch, alle die Fälle von der Rachitis im engeren Sinne auszuschließen, die diese Störung in erheblichem Maße haben. Denn die Osteoporose pflegt meist dann aufdringlicher in Erscheinung zu treten, wenn das Wachstum des Tieres sistiert oder Hunger- und Milieuwirkungen unerwünschter Art wirksam werden. Wenn aber das Wachstum des Tieres zum Stillstand kommt, dann kann begreiflicherweise die rachitische Epiphysenveränderung und die Bildung von rachitischem Osteoid nur beschränkt nachgewiesen werden, weil beides ein gewisses Knochenwachstum voraussetzt. Von diesem Gesichtspunkt aus betrachtet ist es auch keineswegs gleichgültig, an welchem Teil des Knochens die Osteoporose hauptsächlich zur Entwicklung kommt, ob sie den Knochen von vornherein in seiner Gesamtheit befällt oder ob sie nur über die Corticalis verbreitet ist.

ad 2. Wenn nach Verabfolgung von rachitiserzeugenden Diätformen Knochenveränderungen bei dieser Gruppe entstehen, dann handelt es sich wohl durchwegs um Prozesse, wie sie Lobeck mit „Osteoidstörung" bezeichnet. Sie stehen den anatomischen Veränderungen nahe, die McCollum in der sechsten Mitteilung seiner Rachitisstudien beschreibt. Die säulenförmige Anordnung der Knorpelzellen ist dabei erhalten; die Grundsubstanz und die provisorische Verkalkungszone enthält hinreichend Kalk; die Knorpelwucherungszone entspricht in ihrer Breite annähernd der Norm und ist verhältnismäßig gradlinig. Die Bälkchen der primären und sekundären Spongiosa sind gut verkalkt, die der sekundären Spongiosa sind plump und tragen einen gut verkalkten Kern, an dem sich ein breiter Osteoidsaum anschließt. Häufig sieht man die Bälkchen umgeben von dichten Osteoblastenzügen. Die Bälkchen der primären Spongiosa sind etwas schmäler, ohne jedoch atrophisch anzumuten. Das Mark ist sehr hyperämisch und hat lymphoiden oder fibrösen Charakter. Die osteoporotischen Erscheinungen beschränken sich auf die Rinde. Sie wird durch zahlreiche osteoklastentragende Markbuchten in einzelne Stücke zerlegt. Die Corticalis ist gut verkalkt, nur gegen die Epiphysen hin zeigt sie osteoiden Bau. „Findet sich dort noch etwas Kalk, so tritt er an der Außenseite auf. Markwärts zeigt sich ein schmaler osteoide Streifen von derselben Beschaffenheit wie an den Bälkchen" (Lobeck). Periostitis rachitica ist vorhanden.

ad 3. Bei den sog. Knorpelveränderungen handelt es sich um einen Vorgang, der sozusagen das Negativbild der Osteoidstörung darstellt. Der Säulenknorpel ist unregelmäßig gestellt, die Knorpelwucherungszone breiter als normal, in der provisorischen Verkalkungszone finden sich Breschen kalklosen Gewebes oder die Zone ist vollkommen mit unverkalkten Knorpelzellen besetzt. Die primäre Spongiosa ist gut verkalkt, nirgends findet sich Osteoid. Die Bälkchen der sekundären Spongiosa sind schmal, relativ gering an Zahl, aber kalkhaltig. Das Knochenmark ist funktionstüchtig.

## Die reine Osteoporose.

Zu dieser Gruppe von Knochenveränderungen gehört, wie eingangs bemerkt wurde, der größere Teil der B- und A-Insuffizienzen, die letzteren Zustände nur insoweit, als sie nicht durch Rachitisdiät hervorgerufen wurden. Auch durch fettarme Kost, Inanition und ähnliches können die hier zu beschreibenden Bilder experimentell erzeugt werden. Sie haben gewisse Beziehungen zu den „rachitisähnlichen" Erkrankungen des Knochens. Ob es sich in allen Fällen um Halisterese und Resorption des Knochens handelt und nicht auch um osteomalacieähnliche Zustände, mag gänzlich dahingestellt bleiben. Jedenfalls liegen den Erkrankungen eine Störung des Lipoid- sowie des Basen- und Säurestoffwechsels zugrunde und die ganze Genese der Veränderungen hat eine viel breitere Basis, als die seither beschriebenen. Die Einzelheiten sind ziemlich einförmig. Die Knochen sind makroskopisch dünn, hart, splittern leicht; Rinde wie Spongiosa zeigen schwere Resorptionserscheinungen. Der Säulen- und Wucherknorpel in den Epiphysen ist vermindert; die provisorische Verkalkungszone lückenlos erhalten und gut verkalkt. Die Knochenbälkchen sind allenthalben an Zahl vermindert, die noch vorhandenen Bälkchen äußerst schmal. Die Corticalis ist erheblich verdünnt, Osteoblasten fehlen, doch ist die Knochensubstanz von normalem Kalkgehalt. Entsprechend der geringen Anzahl der Knochenbälkchen sind die Marksäume weit. Ihr Blutreichtum fällt auf; da und dort ist es zu kleinen Blutungen in das Markgewebe gekommen. Die Markzellen selbst sind an Zahl erheblich vermindert, doch muß ihre Art gegenüber gesunden Tieren nicht unbedingt differieren. Hier und da sieht man in den langen Knochen zellarmes Gallertmark, sonst enthält das Mark gewöhnlich Leukocyten und deren Stammformen. Wo Gerüstmark gebildet wird, findet man dünne Trabekel, die von dichten Osteoblastenlagen umsäumt werden und in ihren Zwischenräumen ein feines bindegewebiges Netzwerk tragen. Einzelne runde oder längliche Zellelemente sind eingestreut und allenthalben sieht man strotzend gefüllte Capillarästchen. Das Osteoid fehlt fast immer. Hier und da sind dennoch schmale Osteoidsäume vorhanden mit einzelnen Osteoclasten und lacunären Buchten. Das Mark ist in einer großen Zahl von Fällen überhaupt frei von schweren Schädigungen. Jedenfalls unterscheidet sich die Art des Knochenprozesses von der skorbutischen nur quantitativ.

### Die Osteoporose mit Markveränderungen.

Auf diese Kategorie entfallen die eigentlichen skorbutischen Knochenveränderungen. Um nicht die Meinung aufkommen zu lassen, als stellten sie etwas für den Skorbut Spezifisches dar, wurde die obige Bezeichnung gewählt. Freilich kann man auch gegen diese einige Bedenken haben, denn es ist keineswegs so, daß die nichtskorbutischen schweren Osteoporosen ohne Markveränderungen blieben. Aber, dies ist wohl der springende Punkt: das Mark muß nicht geschädigt sein.

Außer den älteren Untersuchungen von Holst und Froelich, Fürst u. a. ist neuerdings die Knochenanatomie des experimentellen Skorbut durch die ausgezeichneten Untersuchungen von Tozer weitgehend geklärt worden. Er unterscheidet folgende Formen: 1. beginnenden Skorbut (incipient Scurvy), 2. vollentwickelten Skorbut (definite S.), 3. akuten Skorbut (acute S.) und 4. chronischen Skorbut (chronic S.). Diese einzelnen Typen sehen auf den ersten Blick äußerst verschiedenartig aus; bei näherem Zusehen ergibt sich indessen, daß die Veränderungen in allen wesentlichen Punkten doch gleichsinnig sind.

Der beginnende Skorbut des Meerschweinchenknochens soll dadurch ausgezeichnet sein, daß in der Epiphyse die gleichmäßige Anordnung des Säulenknorpels gestört ist bei guter Knorpelverkalkung. Ferner sind die Reihen des Knorpels in ihrer Tiefe reduziert und die Trabekel an Zahl vermindert. Bei dem vollentwickelten Skorbut dagegen sollen die Reihen der Knorpelzellen fast normal sein können, öfter jedoch sind sie verkürzt und ungeordnet. Die Zahl der Trabekel ist weiter gemindert. Bei der dritten Form, dem akuten Skorbut, kommt es ebenfalls zu einer Veränderung des Säulen- und Wucherknorpels sowohl in seiner Lage wie in seiner Tiefe, außerdem besteht hier eine besondere Neigung zu Spontanfrakturen. Bei den chronischen Formen des Skorbuts endlich ist das Knorpelband äußerst schmal und unregelmäßig, von der primären und sekundären Spongiosa sind nur noch ganz schmale, verkalkte Bänder vorhanden. Der ganze Knochen kann an seinen Epiphysen erheblich aufgetrieben sein. So wertvoll die Feststellungen von Tozer theoretisch sind, so schwer gelingt es, seine Typen praktisch auseinander zu halten. Ob man sie beibehalten will oder nicht, ist schließlich, glaube ich, Geschmacksache [1]).

---

[1]) Auch Höjer vermißt an der Einteilung Tozers scharfe Unterscheidungsmerkmale, die anatomisch zu einer brauchbaren Gruppierung verhelfen könnten. Höjer, auf dessen sorgfältige Knochenuntersuchungen bei Skorbut ich ganz besonders verweisen möchte, sieht das Wesen der skorbutischen Knochenveränderung in folgenden Punkten: 1. Die Osteoblasten nehmen mehr und mehr die Gestalt von langgestreckten Bindegewebszellen an. 2. Die gewöhnliche Gestalt des normalen Knochens und seine allgemeine Organisation fehlt. 3. Die typische Knochenstruktur wird zunehmend undeutlich. An die Stelle von Knochenkörperchen und Knochenkanälen tritt eine allgemeine Homogenisation. 4. Zwischen

Die hauptsächlichsten Veränderungen des experimentellen Skorbuts am Knochensystem zeigt die Abb. 17. Abb. 17 zeigt einen Schnitt durch die Epiphyse eines skorbutischen Meerschweinchens. Man sieht, daß das Band des Knorpels erheblich verschmälert ist, es fällt von vorneherein die intensiv dunkle Färbung auf. Die Zone der provisorischen Verkalkung ist gut erhalten, ohne jeden Defekt; die Trabekel sind erheblich vermindert; wo sie vorhanden sind, bleiben sie schmal, aber kalkhaltig. Die Corticalis ist dünn, der Markraum weit und hell. In der Mitte des Markraums, der durch seine Blutfülle auffällt, ist eine breitere hämorrhagische Fläche zu sehen. Makroskopisch fällt die Marksubstanz durch ihre eigenartige hellgelbe, glasig-gallertige Farbe auf; mikroskopisch findet man die Markcapillaren strotzend mit Blut gefüllt, da und dort treten Hämorrhagien auf. Die leukocytoiden Zellen sind an Zahl ganz wesentlich vermindert. Dafür hat sich eine gallertige, farblose und zellarme Zwischensubstanz herangebildet, die hier und da feinfaserige, bindegewebige Bezirke trägt.

## 3. Labyrinth und Zähne.

Schon von Hofmeister wurde die Vermutung ausgesprochen, daß ein Teil der nervösen Symptome von B-insuffizienten Tieren möglicherweise ihren Grund in labyrinthären Störungen haben könnte und es wurden, soviel mir bekannt ist, noch zu seinen Lebzeiten Untersuchungen des Labyrinths angestellt, die indessen ergebnislos verlaufen zu sein scheinen. Ich selbst habe gelegentlich die Labyrinthe bei den verschiedensten Avitaminosen durchgesehen, ohne positive Resultate zu erhalten.

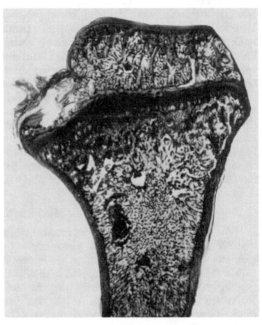

Abb. 17. Experimenteller Skorbut des Meerschweinchens. Femur.

Auch E. Petri berichtet über negative Resultate nach dieser Richtung hin. Neuerdings berichten Kauffmann, Creekmur und Schultz über experimentelle Otosklerose bei rachitiskranken Ratten. Da ich mit der Arbeit zu spät bekannt wurde und sie mir augenblicklich nicht zur Verfügung steht, vermag ich weiteres über die Richtigkeit der Behauptungen nicht zu sagen.

Was die Veränderungen an den Zähnen anlangt, so sieht man bei allen hier aufgeführten experimentellen Avitaminosen teilweise Verkrümmungen der

Knochen und Knorpel finden sich an der enchondralen Ossificationszone eigenartige homogene Felder, in denen eigentliche kollagene Fasern fehlen. Die Substanz färbt sich nach Hansen gelb und wird mit dem Präkollagen verglichen, wie man es am embryonalen Knochen findet. Sie wird von Höjer für eine Art Knochen angesehen bzw. als Sekretionsprodukt biologisch entarteter Osteoblasten betrachtet. Der Beweis wird aus einer Reihe von histologischen Einzelheiten geführt, deren Wiedergabe hier nicht erfolgen kann. 5. Im übrigen beobachtete Höjer ja schon schwere Störungen in der vorläufigen Verkalkung, wie sie seit Schoedel und Nauwerk (Untersuchungen über die Möller-Barlowsche Krankheit. Jena 1910), Hart und Lessing (Skorbut der kleinen Kinder. Stuttgart 1913) u. a. unter dem Namen der Trümmerfeldzone bekannt geworden sind. Ich selbst habe beim Meerschweinchenskorbut derartige Veränderungen in ausgedehntem Maße nur verhältnismäßig selten gesehen. Ob dies mit dem Alter der Versuchstiere, der Möglichkeit zu spontanen Bewegungen oder anderem zusammenhängt, weiß ich nicht. Am häufigsten sind noch die Rippen befallen. Die Neigung der langen Röhrenknochen zu Frakturen ist geringer.

Zähne, was vor allen Dingen natürlich bei jungen Tieren in Erscheinung tritt. Dann zeigt sich häufig die Emaille defekt; es kommt zu längsgestellten Fissuren, was wiederum bei der erhöhten Hinfälligkeit des Organismus und der gesteigerten Virulenz der Bakterienflora in der Mundhöhle zu cariösen Defekten führen kann. Soweit meine Erfahrungen hierüber ausreichen, entbehren alle diese Veränderungen irgendeiner spezifischen Note und ich glaube auch, daß ihre Genese eine viel breitere Grundlage hat, als daß man sie aus dem Vitaminmangel allein erklären könnte. Auch der Kalkgehalt der Zähne ist deutlich geringer als normal, besonders dann, wenn das Calciumangebot in der Nahrung vermindert war. Mellanby beschreibt an rachitischen Hunden ein verspätetes Auftreten der Zahnpermutation, mangelhafte Entwicklung und schlechtes Wachstum der Zähne, reduzierten Kalkgehalt und Fissurencaries. Auch McCollum machte bei Rachitisratten ähnliche, der Tierart entsprechende Beobachtungen. Nach Grieves steigt bei Rachitisratten die Prozentzahl der carieskranken Tiere mit der Höhe des Kalkmangels in der Nahrung, wobei durch gleichzeitigen Vitaminentzug die Erkrankungsziffer sich um $11\%$ erhöht. Wells beschreibt eine bindegewebige Entartung der Zahnpulpa bei experimentellem Meerschweinchen- und Affenskorbut. Wohl die ausführlichste Studie über diesen Gegenstand liegt von P. R. Howe vor. Dieser Autor stellte gleichzeitig genaue chemische Analysen der erkrankten Zähne an; es ergab sich ein geringer Wert für CaO, dagegen erhöhte Werte für MgO [1]).

## 4. Muskulatur.

Was die Muskulatur aller avitaminotischer Tiere charakterisiert, ist eine schwere Atrophie. Sie befällt glatte und quergestreifte Muskeln in ziemlich gleichem Maße und hat nur ausnahmsweise fettige Zerfallsprozesse im Gefolge. Gewiß sehen wir im Sudanpräparat hier und da eine leichte Rottönung einzelner Schläuche. Aber größere fettig degenerierte Bezirke fehlen ganz und gar. Dafür sind zwei Momente von erhöhtem Interesse: es ist dies ein Zerfall der Muskelfaser im Sinne einer wachsartigen Degeneration und das Vorkommen von Muskelparasiten bei erkrankten Tieren. Die wachsartige Degeneration ist sehr ausgedehnt und hat ganz jene typische Struktur, wie sie seinerzeit von Zenker, Rokitansky, Virchow u. a. beschrieben wurde. Über ihre Ätiologie lassen sich für den vorliegenden Fall nur Vermutungen anstellen. Am nächsten liegt noch die Annahme ihrer Entstehung aus mehreren Ursachen. Es mag sein, daß die nicht seltene parasitäre Durchseuchung des Körpers teilweise angeschuldigt werden kann.

So ist seit Zenker bekannt, daß im Anschluß an Trichineninvasion eine wachsartige Degeneration des Muskels vorkommen kann. Doch sind bei den tierischen Avitaminosen die Muskelparasiten verhältnismäßig spärlich, so daß diese Ätiologie nur als mitbestimmend in Frage kommen kann. Eine weitere Möglichkeit ergibt sich aus einer Beobachtung beim Menschen, derzufolge bei akuten Infektionskrankheiten wie Grippe, Pneumonie, Ruhr, Myelitis usw. wachsartige Degeneration beschrieben wurde (Schmorl, Schminke, Oberndorfer). Ähnliche Agenzien kommen wohl auch bei Avitaminosen in Betracht, Zustände,

---

[1]) Auch über die Anatomie der Zähne beim Skorbut hat neuerdings Höjer wertvolle Beiträge geliefert. Danach besteht der anatomische Prozeß in folgendem: 1. Verkürzung und Abrundung der Odontoblasten, Verlust des syncytialen Charakters der Odontoblasten, Umwandlung in Osteoblasten; 2. Amorphe Verkalkung des Prädentins; 3. Erweiterung der Tomesschen Kanäle; 4. Neubildung von Knochen an Stelle des Dentins; 5. Erweiterung der Blutgefäße und Hyperämie, Blutungen in die Pulpa; 6. Atrophie und Resorption von Pulpagewebe; 7. im Stadium der Heilung: Reorganisation der Pulpa in unregelmäßig gebautes Dentin, Osteodentin mit Knochen- und Dentinkanälchen; 8. bei latentem Skorbut ist der Verlauf ein ähnlicher, nur ist er nicht so ausgesprochen und nähert sich mehr normalen Verhältnissen.

die mit erheblicher Virulenzsteigerung der Bakterienflora verbunden sind, folglich von den verschiedensten infektiösen Organkomplikationen begleitet zu sein pflegen. Es braucht hier nur an die leicht nachweisende komplizierende Bronchopneumonie, an Hämaturie, an die schweren gastrointestinalen Störungen mancher Avitaminosen erinnert zu werden. Dazu kommt noch die Möglichkeit traumatischer Genese oder abnorm forcierter Kontraktionen. M. B. Schmidt sah bei Starkstromverletzungen und Blitzschlag wachsartigen Zerfall der Körpermuskulatur, von Frankenthal u. a. ist die gleiche Veränderung bei Verschüttung beschrieben. Ähnliche Umstände mögen zum Teil auch bei den Avitaminosen im Spiele sein. Kurzum, es sind wohl eine Reihe von Einzelursachen, die hier angeschuldigt werden müssen.

Es liegen bereits mehrere Beobachtungen in der Literatur vor, die das regelmäßige Auftreten einer wachsartigen Degeneration der Muskeln bei tierischen Nährschäden verzeichnen. Murata beschreibt sie bei Kaninchenberiberi, Borst bei fettarmer Diät, E. Petri an meinen B-insuffizienten Versuchstieren.

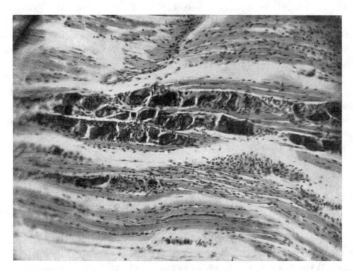

Abb. 18. Wachsartige Degeneration der Muskulatur bei fettarmer Diät. (Nach M. Borst.)

Ich selber fand die Veränderungen bei Keratomalacie und Rachitis der Ratten, bei allen beriberiähnlichen Zuständen, sogar bei denen der Tauben und Hühner, zuletzt auch beim Meerschweinchenskorbut [1]).

Das anatomische Bild der wachsartigen Degeneration ist bei allen untersuchten Tierarten ein durchwegs einförmiges. Man sieht, wie ein großer Teil der Muskelfasern seine Querstreifung verloren hat; die Fibrillenbündel erscheinen homogen, gequollen, an vielen Stellen ist es zu Zerreißungen gekommen. Die zerborstenen Enden haben sich abgerundet und einwärts geschlagen. Wieder an anderen Stellen ist die Querstreifung noch teilweise erhalten, doch tritt schon eine ausgesprochene Längsstreifung mit Ausfaserung hervor; die Übergänge sind völlig strukturlos. Wo der Prozeß ein älterer ist, findet man breite, intensiv gefärbte, unregelmäßige Schollen, die sich sekundär mit Kalksalzen imprägniert haben. Im Muskelbindegewebe treten kleine Rundzellenhäufungen auf, die größtenteils aus Lymphocyten und Bindegewebsabkömmlingen bestehen. Ein Bild dieser Veränderungen gibt Abb. 18 aus der Muskulatur einer fettarm ernährten Ratte.

Die Pathogenese solcher Störungen ist, soweit sie die experimentellen Avitaminosen anlangt, noch unklar. Nachdem die wachsartige Degeneration auch sonst wahrscheinlich, als durch vasomotorische Einflüsse entstanden gilt [2]), liegt der Gedanke nahe, solche Veränderungen seien im vorliegenden Falle vor

---

[1]) Siehe auch neuerdings Höjer.
[2]) In dieser Frage siehe z. B. Borst: Pathologische Histologie. Leipzig 1922. S. 241ff.

allen Dingen auf Rechnung von Zirkulationsstörungen zu setzen. Wie bereits vorher gezeigt wurde, verursacht die gleiche Störungsbehinderung ja auch an anderen Organen, z. B. am Gehirn, kleine ischämische Nekrosen mit entsprechenden Folgezuständen. Auf die gleiche Weise kämen also möglicherweise auch am Muskelplasma die kleinen Koagulationsnekrosen einzelner Muskelschläuche zustande.

Es wurde bereits bemerkt, daß der fettige Zerfall der Muskelfaser bei den experimentellen Avitaminosen ein geringer ist, doch fehlt er nicht gänzlich. Hier und da ist das Sarkoplasma von feinsten sudanpositiven Stäubchen durchsetzt. Sonst läßt sich im allgemeinen bei größeren Zerfallsherden nur in einem kleineren Teil der entarteten Massen eine leichte Rötung erzielen. Nach E. Petri ist die Reaktion nach Ciaccio schwach positiv, und zwar in ganz umschriebenen, dem scholligen Zerfall entsprechenden Gebieten, die offenbar noch kernhaltig sind. An den Stellen zugrundegehender Muskelsubstanz tritt manchmal eine nicht unerhebliche Fettgewebsdurchwachsung in Erscheinung. Auch findet man Ansätze zu atypischen Kernwucherungsprozessen innerhalb erkrankter Muskelschläuche.

Eine besondere Beachtung verdienen noch die bereits erwähnten Muskelparasiten, auf deren Vorkommen neuerdings Borst aufmerksam macht.

Hervorgehoben möge noch werden, daß bei den skorbutischen Erkrankungen diffuse Muskelblutungen anzutreffen sind, die beinahe durchgängig neueren Datums zu sein scheinen. Irgendeine Beziehung zwischen der Stärke dieser Blutungen und der Häufigkeit der wachsartigen Degeneration ließ sich nicht ermitteln.

## 5. Die Drüsen mit innerer Sekretion.

Zu dem Komplex anatomischer Fragen, die mit den experimentellen Avitaminosen verbunden sind, haben die Veränderungen der Blutdrüsen schon frühzeitig eine bevorzugte Stellung eingenommen. Daß dies mit einem gewissen Recht geschieht, darüber können Zweifel nicht bestehen, wenn man den hochgradigen Parenchymschwund dieser Organe im Vitaminhunger sieht.

Funk und Douglas beschrieben als erste eine totale Atrophie der Thymus, ein Befund, der von Williams und Crowell bestätigt wurde. Douglas beobachtete eine Atrophie der Schilddrüse mit diffusem Kolloidschwund. Mc Carrison berichtet über chronisch-atrophische Prozesse am gesamten innersekretorischen Apparat [1]. Als auffallendste Tatsache wird hervorgehoben, daß im Gegensatz zu der Atrophie aller übrigen Blutdrüsen eine umschriebene Hypertrophie der Nebenniere angetroffen wird. Mc Carrison vertrat ursprünglich die Auffassung, daß diese Hypertrophie der Nebenniere, vor allem ihres Marks, eine vermehrte Ausscheidung von Adrenalin im Gefolge habe. Dadurch würden sekundär die Gefäße geschädigt. Es wurde indessen, soviel mir bekannt ist, dieser Teil der Mc Carrisonschen Theorie später zurückgezogen. Doch wurde die behauptete Hypertrophie des adrenalen Systems nach wie vor vertreten und auch andere Autoren beschrieben sie bei den verschiedensten experimentellen Avitaminosen. Über den Sitz und die Bedeutung der Hypertrophie ist man sich indessen noch in keiner Weise einig. Murata fand bei Kaninchenberiberi die Rindensubstanz vergrößert, was zu den Angaben von Mc Carrison in Widerspruch steht, der ausschließlich das Mark der Nebenniere vergrößert sah. Auch

---

[1]) Über diesen Punkt hat neuerdings Glanzmann (Monatsschr. f. Kinderheilk., Orig. Bd. 25. 1923) bemerkenswerte Feststellungen gemacht. Er fand eine Glykogenarmung der Leber, Verkleinerung der Zellkerne an den verschiedensten Organen, Pyknose, hochgradigen Wasserverlust des Zellplasmas. Am meisten sollen die lymphoiden Organe leiden, besonders Thymus und Knochenmark. Dagegen konnte ich seine Angaben, daß das Blut vitaminhungernder Tiere verhältnismäßig reicher an Hämoglobin sei, als das der Kontrolltiere, bis jetzt nicht bestätigen. Glanzmann erklärt diese relative Hämoglobinanreicherung durch die Annahme, der Körper verliere im Vitaminhunger einen Teil seines Blutplasmas, das Blut werde also gleichsam eingedickt und verhalte sich sonach ähnlich wie die Körperzellen, die während der Insuffizienzzeit schrumpfen, d. h. einen Teil des Quellungswassers abgeben.

Nagayo behauptet eine ausschließliche Rindenvergrößerung. Die Markhypertrophie wird abgelehnt. Eine Reihe deutscher Autoren kam zu völlig negativen Ergebnissen, so Hintzelmann, Verfasser, E. Petri. Neuerdings sprechen sich Verzár und Péter zugunsten McCarrisons aus.

Auch bei nicht-B-insuffizienten Tieren wurden Hypertrophien der Nebennieren festgestellt, die im Gegensatz zu den übrigen Organatrophien standen. Dies fanden z. B. Rondoni und Montagni bei Meerschweinchenskorbut, McCarrison selber beschreibt nur diffuse Blutungen und Atrophie von Rinde und Mark bei dieser Krankheit. Über Rachitis und Keratomalacie scheinen bis jetzt Untersuchungen nicht vorzuliegen. Bei allen anderen Organen mit innerer Sekretion herrscht hinsichtlich ihres morphologischen Verhaltens Übereinstimmung unter den Autoren, wenigstens in allen wesentlichen Punkten. Nach Funk und Douglas ergibt sich hinsichtlich der Reihenfolge, in der die Organe, besonders die inneren Drüsen einer sukzessiven Atrophie verfallen, eine gewisse Gesetzmäßigkeit. Diese kontinuierliche Reihe von Organatrophien stellt sich folgendermaßen dar: Thymus—Hoden—Milz—Ovarien—Pankreas—Herz—Leber—Nieren—Magen—Schilddrüse — Gehirn. Von Abderhalden, Souba, Portier, Novaro wird über das Aussehen der Blutdrüsen übereinstimmend berichtet und der Schwund funktionstragenden Parenchyms festgestellt.

Eine sorgfältige Studie über die Beschaffenheit des innersekretorischen Apparates bei fettarmer Diät, wohl mit komplizierender B-Insuffizienz, stammt von Hintzelmann aus dem Münchener pathologischen Institut. Nach dessen Beobachtungen tritt an der Schilddrüse eine Atrophie der Follikelepithelien und der Follikel selber auf, die sich bis zu völligem Schwund fortsetzen kann. Dabei wird auch das Drüsenepithel reduziert. Am Rand geschrumpfter Herde sind kompensatorisch hypertrophierte Follikel vorhanden. An der Thymus war die Grenze zwischen Rinde und Mark verwischt. Die Rinde zeigte sich deutlich zellarmer als das Mark. Bei einigen Tieren kam es zur völligen Involution der Drüse. Die Nebenniere erwies sich besonders im Mark verändert, in welchem eine schwere Atrophie bestand. Die Rinde blieb verhältnismäßig frei, war hier und da leicht verfettet. Im Hoden sistierte die Spermiogenese, das Samenepithel stieß sich ab. Die Eierstöcke zeigten atrophische Follikel, Eierzerfall und Herabsetzung bis Fehlen der Ovulation. In der Milz blieben die Pulpazellen in der Minderheit. Die Follikelzentren waren aufgelockert, serös durchtränkt, es fand sich eine starke Hämosiderose in den Reticulumzellen, das Organ als Ganzes war verkleinert.

Wenn ich gegen die im vorliegenden angeführten Literaturangaben meine eigenen Befunde vergleiche, so ergibt sich in allen wesentlichen Punkten Übereinstimmung. Nur von einer Hypertrophie der Nebenniere bei experimentellem Vitaminentzug sah ich niemals und bei keiner der untersuchten Tierarten etwas. McCarrison erwähnt, daß vor allen Dingen bei Hühnern und Tauben die Nebenniere sich vergrößere. Es liegen aber auch positive Befunde der gleichen Art bei Beriberiratten, Beriberikaninchen sowie beim Skorbut vor. All das muß nach meinen seitherigen Untersuchungsergebnissen in Zweifel gezogen werden. Ja ich möchte sogar das Gegenteil folgern: die Nebennieren atrophieren beim Vitaminhunger genau so, wie die übrigen endokrinen Organe auch. Es mangelt mir jede Kenntnis der Methodik, mit der McCarrison zur Feststellung der erwähnten Organveränderungen kam. Denn ich kenne leider seine einschlägigen Arbeiten nur aus Referaten, möchte mir daher zunächst keine Kritik an der Stichhaltigkeit seiner Beweisführung erlauben. Anderseits muß festgestellt werden, daß eine Reihe anderer Autoren die Nebennierenbefunde McCarrisons mit durchaus unzureichenden Mitteln und nicht sachgemäßer Methodik zu bestätigen versuchten. So wurde auf eine Hypertrophie des adrenalen Systems aus Gewichtsunterschieden des Organs gegenüber der Norm geschlossen. Daß dieses Verfahren unstatthaft ist, wurde bereits andeutungsweise erwähnt. Ebenso verhält es sich mit der Konstatierung makroskopischer Größenunterschiede. Unter Hypertrophie ist ausschließlich ein über die Norm hinausgehendes Wachstum von Organen oder Organteilen zu verstehen, das durch Vermehrung der spezifischen Organelemente bedingt ist. Diese sind dabei im einzelnen vergrößert (Hypertrophie im engeren Sinne) oder hinsichtlich ihrer Zellzahl vermehrt (Hyperplasie). Von alldem findet man an der Nebenniere vitaminkranker Tiere nichts. Objektiv zeigt sich durchgängig eine leichte makroskopische Vergrößerung des Organs und eine geringe

Gewichtszunahme. Es sei gestattet, in Kürze über meine hierhergehörigen Feststellungen wenigstens bei Beriberiratten zu berichten.

Die Nebenniere gesunder Ratten wiegt im Durchschnitt nach Abzug des anhaftenden Kapselfettes in frischem Zustand:

bei   50 g schweren Tieren = 0,174 g   (Mittel aus 3 Tieren 1 ♂, 2 ♀),
bei   70 g Körpergewicht   = 0,190 g   (Mittel aus 2 Tieren 1 ♀, 1 ♂),
bei 120 g Körpergewicht   = 0,245 g   (Mittel aus 2 Tieren 1 ♀, 1 ♂).

Dagegen ist das Gewicht der Nebennieren B-insuffizienten Ratten unter völlig gleichen Lebensbedingungen:

bei   50 g Körpergewicht = 0,183 g   (Mittel aus 10 Tieren 4 ♀, 6 ♂),
bei   70 g Körpergewicht = 0,197 g   (Mittel aus 12 Tieren 5 ♂, 7 ♀),
bei 120 g Körpergewicht = 0,247 g   (Mittel aus   4 Tieren 1 ♀, 3 ♂).

Ganz ähnlich verhält es sich mit der Tauben- und Hühnerberiberi: Hier war der Quotient: $\dfrac{\text{Normalgewicht}}{\text{Pathologisches Gewicht}}$ etwas größer wie bei Ratten, ungefähr 1 : 2,2. Beim Meerschweinchenskorbut ermittelte ich folgende Zahlen:

| Körpergewicht des Tieres | der normalen Nebenniere | der kranken Nebenniere |
|---|---|---|
| 120 g | 0,41 g | 0,51 g |
| 150 g | 0,43 g | 0,57 g |

Auch eine gewisse Größenzunahme des Organs schien makroskopisch zu bestehen. Da die Möglichkeit störender Tangentialschnitte auch bei sorgfältiger Einbettung und Weiterbehandlung des Objekts gegeben ist, sehe ich davon ab, die Werte genauer mikrometrischer Messungen hier aufzuführen. Eingehende äußere Inspektion und die histologische Unter-

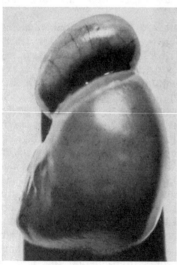

suchung zeigte durchgängig, daß die Gewichts- und Größenzunahme des Organs nicht durch Hypertrophie, sondern durch vermehrten Flüssigkeitsgehalt bedingt war. Schon mit bloßem Auge waren die Nebennieren kranker Tiere blutreicher und wasserreicher wie sonst. Die prall gefüllten Gefäßästchen der Oberfläche traten deutlich hervor, das Organ sah wie gebläht aus. Dann zeigte es sich, daß das Kapselfett der Niere völlig fehlte.

Normalerweise findet man bei Ratten rings um den Nierenhilus und von hier in schmalem Bande aufwärts gegen den oberen Nierenpol steigend gut abziehbares, dünnes Fettgewebe. Es reicht noch aufwärts bis zum Ansatz der Nebenniere an der Niere und umhüllt die erstere ringförmig derart, daß nur die oberste Polspitze von Fett unbedeckt bleibt. Die Niere selbst ist, abgesehen von diesem einen Zug Fettgewebes völlig frei von Kapselfett. Die Kapsel selbst besteht aus ganz dünnem, durchsichtigen Bindegewebe, dessen Transparenz alle Einzelheiten der Nierenoberfläche deutlich erkennen läßt. Der eben erwähnte, einseitig gelagerte Zug des Nierenkapselfetts fehlt nun bei den Avitaminosen gänzlich.

Abb. 19. Niere und Nebenniere. Frisches Präparat, experimenteller Skorbut.

Es wäre dies eine recht belanglose Tatsache, wenn aus ihr nicht gewisse Trugschlüsse verständlich wären, die bei der Beurteilung normaler Größenverhältnisse an der avitaminotischen Nebenniere leicht begangen wären. Nachdem nämlich das Fettgewebe bei gesunden Tieren die Nebenniere ringförmig umgreift, so daß nur ein kleiner Teil ihrer Oberfläche frei zutage liegt, ist man anfänglich geneigt, die wirkliche Größe des gesunden Organs zu unterschätzen. Ist das Fettgewebe im Vitaminhunger eingeschmolzen und liegt die Nebenniere in ihrer Gesamtheit frei, dann werden die Dimensionen dieser Organe gewöhnlich für sehr viel größer gehalten, als sie es tatsächlich sind. Nun kommt noch die Hyperämie und der vermehrte Wassergehalt der beiden Drüsen hinzu, wie dies bei allen mir bekannten Avitaminosen durchgängig der Fall ist: dann ist das Schätzungsvermögen hinsichtlich einer Feststellung von Größenunterschieden am gesunden und am kranken Organ sofort einseitig festgelegt.

Ein ungefähres Bild von den eben besprochenen Verhältnissen gibt Abb. 19. Sie zeigt am unfixierten Präparat Niere und Nebenniere eines skorbutkranken Meerschweinchens in mittlerem Alter. Auf dem oberen Pol der Niere sitzt die pilzförmig gewölbte Nebenniere, auf deren Oberfläche die hyperämischen Gefäßäste schon makroskopisch zu erkennen sind. Alles Fettgewebe fehlt und die Drüse mutet vergrößert an. Wie liegen die Dinge nun im mikroskopischen Präparat? Hier ist zunächst hinsichtlich des histologischen Baues der Drüse bei den verschiedenen Tierarten zu bemerken, daß bei Vögeln von einer scharf-umschriebenen Rindenmarkgrenze nicht gesprochen werden kann. So schreibt z. B. Schaffer im Hinblick auf die Architektonik der Nebenniere bei den einzelnen Tieren folgendes: von den Amphibien an aufwärts mischen sich der endokrinen, epithelischen Drüse Elemente des sympathischen Nervensystems, besonders chromaffine Zellen bei. Diese können sich entweder auflagern (Schlangen, Echsen), oder den epithelialen Teil völlig durchwachsen (Vögel), wodurch Haupt- und chromaffine Intermediärstränge entstehen. Bei den Säugetieren umwächst der epitheliale Anteil den sympathischen vollkommen, so, daß ersterer als Rindensubstanz letzteren als eine Art von Marksubstanz zu umgeben scheint. Um nun keines logischen Fehlers bezichtet zu werden, wähle ich ein Säugetier, die Ratte. Bei ihr ist der histologische Bau der Nebenniere im gesunden Zustand folgender: die Kapsel besteht aus einer dünnen, leicht gewellten Lage von wenig vascularisiertem Bindegewebe. Darauf folgt, gegen das Innere des Organs zu, die sehr schmale und schlecht abgrenzbare Zona glomerulosa und dann die breite, radiär gestellte Zona fascicularis. Eine reticuläre Zone mit netzartig verbundenen Strängen, wie sie beim Menschen vorkommt, konnte ich nicht finden. Die fasciculäre Zone ist bei der Ratte außerordentlich zellreich; die bindegewebigen Septen sind dürftig, größere Blutgefäßstränge fehlen. Die strahlenförmige Anordnung der Zellzüge ist deutlich zu erkennen (Abb. 20). Die chromaffinen Zellen des Marks sind im gut konservierten Zustande polyedrisch, sie schrumpfen leicht und haben dann die bekannte zackige, sternförmige Gestalt. Bei der Ratte liegen sie deutlich zu größeren und kleineren Ballen angeordnet, die von elastischem Gewebe umsäumt werden und derbe Gefäßbündel einschließen [1]).

Vergleicht man gegen dieses Bild die histologische Struktur der Nebenniere einer Beriberi-ratte bei der gleichen Vergrößerung, dann zeigt sich, daß von einer Hypertrophie des Organs nicht die Rede ist, gleichgültig in welchem Teil der Drüse man sie sucht (Abb. 21). Die Zellverbände der fasciculären Zone sind dichter aneinander gerückt, muten bei schwacher Vergrößerung wabig an; die bindegewebigen Septen sind serös durchtränkt; die Blutfülle bis in die feinsten Capillaren ist erhöht. Der Rindenquerschnitt als Ganzes mutet eher kleiner an als vergrößert. Im Mark sind die chromaffinen Zellballen auseinandergerissen, so daß nur einzelne, schmale, dunkel färbbare Zellhäufchen sichtbar bleiben. Die Zellen werden von allen Seiten durch die prall gefüllten Gefäße und infolge seröser Durchtränkung zusammengeschoben, sie sind weder an Zahl noch an Umfang vermehrt. Die Grenze zwischen Mark und Rinde, die normalerweise schön ausgeprägt ist, wird unter pathologischen

---

[1]) Bei Tauben ist der Bau der Nebennieren ein gänzlich anderer. Sie liegen als paarige, ovale, platte Körper nahe bei der Aorta zwischen den Geschlechtsdrüsen auf der ventralen Oberfläche der dorsalen Nierenlappen. Sie sind umhüllt von einer dünnen, bindegewebigen Kapsel und zeigen einen eigenartig strangförmigen Bau ihrer funktionstragenden Substanz. Es ist nämlich das Nebennierenparenchym in dunkle und helle Zellbalken geschieden, von denen die dunkelfärbbaren Bänder die interrenale Substanz, die hellgefärbten die adrenale Substanz ausmachen. Es kommt bei den Vögeln nicht zu einer Sonderung in Rinde und Mark wie bei den Säugetieren, sondern zu einer innigen Durchflechtung beider Substanzen. Die hellen Adrenalstränge geben die bekannte Chromreaktion analog dem Nebennierenmark bei den Säugern und tragen ein reichgewundenes Capillarnetz. Bei Vitamin-entzug legen sich stark gedehnte, hyperämische Gefäßknäuel von beiden Seiten an die Adrenalzellen, so daß vielleicht dadurch eine Hypertrophie vorgetäuscht wird. Auf alle Fälle erscheint es mir unangebracht — schon allein auf Grund des anatomischen Baus — bei der Vogelnebenniere von Rinde und Mark zu sprechen. Und wenn in der Literatur vom hypertrophischen Nebennierenmark bei Tauben die Rede ist, so darf man wohl die Frage stellen, was denn eigentlich darunter verstanden wird. Denn wenn man vom Nebennierenmark spricht, denkt man unwillkürlich an Verhältnisse, wie sie nur bei Säugern vorliegen. Es wäre sehr zu wünschen, wenn bei der Tragweite dieses Kapitels allenthalben präzise Angaben gemacht würden.

Bedingungen mehr oder minder verwischt. Es kommt dies daher, daß die Kompressions-
erscheinungen durch Blut und Lymphe gerade an dieser Stelle besonders hochgradige sind,
so daß der innere Rindenanteil wie zerfetzt und von Motten zerfressen anmutet.

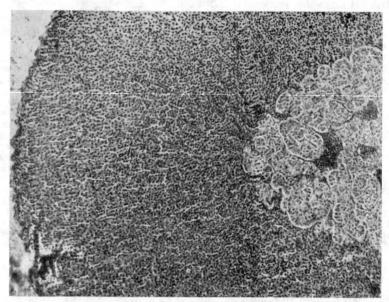

Abb. 20. Nebenniere. Normale Ratte.

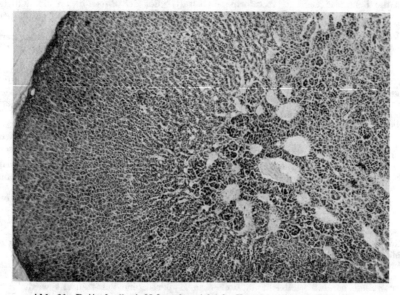

Abb. 21. Rattenberiberi, Nebenniere (gleiche Vergrößerung wie Abb. 20).

Irgendwelche spezifischen Veränderungen der Nebenniere bei den einzelnen Avitaminosen
fehlen ebenso wie bei anderen Drüsen des endokrinen Systems.

Schilddrüse. Die normale Schilddrüse der Nager hat deutlich lobulären
Bau. Jedoch sind die bindegewebigen Züge schmal und ziemlich vereinzelt.

Das Follikelepithel ist breit, der Kolloidgehalt bei jungen Tieren sehr reichlich. Bei Ratten ist die Größe des einzelnen Follikellumens an günstig geführten Schnitten annähernd gleich. Es fällt die äußerst gute Blutversorgung des

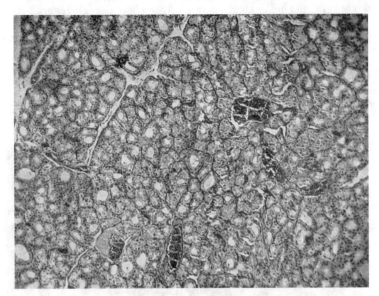

Abb. 22. Schilddrüse der normalen Ratte.

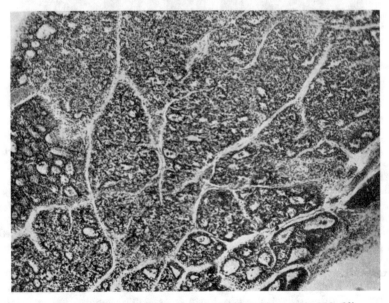

Abb. 23. Schilddrüse bei B-Mangel (gleiche Vergrößerung wie Abb. 22).

Organs auf. Dieses Bild ändert sich bei avitaminotischen Erkrankungen in der Weise, daß es zu einer schleichenden Zerstörung des Drüsenparenchyms mit bindegewebiger Verödung kommt. Das Organ als ganzes nimmt an Umfang erheblich ab. Ein großer Teil der Follikel ist untergegangen und wird ersetzt durch ein zellreiches, junges Bindegewebe. Breite, derbfaserige Bindegewebssepten teilen dieses Ersatzgewebe nach allen Richtungen einzeln auf. Wo noch Follikel vorhanden sind, haben sie alle Anzeichen der Degeneration an sich. Das Epithel ist gelockert, teilweise abgelöst und vakuolisiert. Das Kolloid fehlt. An den Rändern größerer Verödungsbezirke sieht man auffallend große, wohlgebaute, kompensatorisch-hypertrophische Follikel mit gutem Kolloidgehalt (Abb. 22 und 23). Beim Meerschweinchenskorbut können zahlreiche flächenhafte Blutungen frischen Datums im Innern des Organs liegen, meist in den Bindegewebssepten.

Hypophyse. Bei den Nagern ist der Mittellappen der Hypophyse noch verhältnismäßig gut entwickelt. Man findet eine Hypophysenhöhle, der Vorder-

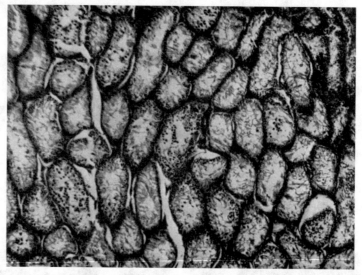

Abb. 24. Fettarm ernährte Ratte. Hoden. (Nach M. Borst.)

lappen mit seinem epithelialen Anteil ist in zahlreiche feinste bindegewebige Septen geschieden, der Hinterlappen enthält kleine, runde, intensiv färbbare, gliöse Elemente neben Nervenfasern. Die Drüse in ihrer Gesamtheit wird bei experimentellem Vitaminhunger gleichmäßig von pathologischen Veränderungen befallen. Es scheint, daß eine vorzugsweise Erkrankung eines Lappens hier nicht die Regel ist. Zunächst verödet ganz allgemein das Epithel des Vorderlappens, es ist wie ausgelaugt und verliert an Färbbarkeit. Bei sehr vorgeschrittenen Fällen kann ein teilweise bindegewebiger Ersatz erfolgen. Über die Veränderungen des nervösen Anteils ist wenig zu sagen. Ich gewann den Eindruck, als könnten die dort vorhandenen gliösen Elemente eine teilweise progressive Umwandlung erfahren, wobei sich die Fortsätze zu langen dünnen Fäden ausziehen. Neutralfettartige Substanzen sind überall vorhanden, und zwar innerhalb des Gliaplasmas in Form feinster Tröpfchen. Es wird indessen sich hier um ein physiologisches Phänomen handeln. In einem Fall von Meerschweinchenskorbut sah ich ein Extravasat, das im Mittellappen gegen die Neurohypophyse zu gelegen war.

Thymus. In leichteren Fällen atrophieren Rinde und Mark; die Rindenzellen nehmen erheblich an Zahl ab. Das Reticulum tritt deutlich hervor, namentlich an den Rändern der Rinde. Die Hyperämie ist beträchtlich, trotz der bestehenden Atrophie des Organs. Nach Hintzelmann soll die Atrophie der Rinde die des Marks gewöhnlich übertreffen. Bei vollentwickelten Krankheitsbildern schwindet die Thymus vollständig und wird bindegewebig substituiert. Hier und da ist eine geringe Hämosiderose nachweisbar.

Pankreas. Am Pankreas treten innerhalb der Parenchymzellen große Vakuolen auf, die indessen kein Fett enthalten. Nirgends ist eine stärkere Bindegewebsvermehrung nachzuweisen, was auch E. Petri feststellen konnte. Eine Hypertrophie der Langerhansschen Inseln, wie sie Rondoni und Montagni bei Meerschweinchenskorbut behaupten, fehlte in meinen Versuchen.

Hoden. Hier war ganz allgemein ein ausgedehnter Untergang des samenbildenden Epithels zu beobachten. Die Spermiogenese sistierte ganz oder

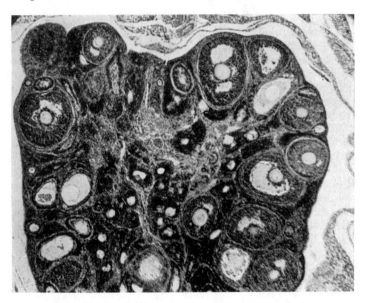

Abb. 25. Fettarm ernährte Ratte. Ovarium. (Nach M. Borst.)

teilweise, die Spermatocyten und Spermatozoen zeigten allerlei Degenerationserscheinungen. In einzelnen Kanälchen war das Samenepithel vollständig abgestoßen und lag zersplittert frei im Lumen. Eine Wucherung des Interstitiums fehlt gewöhnlich, kann jedoch auch vorhanden sein, wie E. Petri es bei Rattenberiberi beschreibt (Abb. 24).

Ovar. Die Eireifung stockt schon in frühen Stadien des Vitaminentzugs. Die Eier in den Primärfollikeln gehen zugrunde, gleichzeitig mit denen in den reifenden Follikeln. Die Corpora lutea sind spärlich. Wenn das Organ hochgradig erkrankt, sind die meisten Follikel verödet, eine kleinzellige Wucherung setzt ein und das Organ schrumpft zu einem zellreichen bindegewebigen Knäuel zusammen, der in seinem Innern kaum mehr etwas von einer Follikelzeichnung erkennen läßt (Abb. 25).

Lymphdrüsen. Die Veränderungen des Drüsengewebes sind bei allen untersuchten Avitaminosen durchaus gleichartige. Das adenoide Gewebe atrophiert. Die Follikel sind klein. Die Hämosiderose kann alle Grade erreichen; bald fehlt Hämosiderin völlig, dann wieder ist die Ablagerung von Pigment eine außerordentlich intensive. Die Sinus sind erweitert, hier und da sieht man Hämolymphdrüsen mit weitmaschigem, netzförmigem Reticulum, das zahlreiche Erythrocyten einschließt. (Auch bei gesunden Tieren nachgewiesen!)

Harnblase. Osborne und Mendel beschrieben schon vor längerer Zeit bei einer großen Anzahl A-arm ernährter Ratten die Bildung von kleinen Phosphatsteinen in der Blase. Mc Carrison stellte bei skorbutischen Meerschweinchen eine Atrophie der Blasenmuskulatur, Infiltration und Hämorrhagien fest. In den meisten Fällen von A-Insuffizienz fand ich nach sorgfältiger Präparation im Innern der Blase kleine, halbstecknadelkopfgroße, harte Wärzchen, deren Natur ich nicht weiter zu eruieren suchte. Sonst ist die Muskulatur und die Schleimhaut atrophiert, Blutungen und geringe Rundzelleninfiltrate sind nicht nur beim experimentellen Skorbut, sondern auch bei anderen Avitaminosen vorhanden.

### 6. Der Magendarmkanal.

Das gesamte gastro-intestinale System zeigt im Prinzip durchwegs die gleichen Veränderungen: schwerste Atrophie mit Neigung zu Schleimhautnekrosen. Ob alles, was an auffallenden Befunden im Magendarmkanal erhoben werden kann, nur auf Rechnung des Vitaminentzugs gesetzt werden muß, scheint nicht recht wahrscheinlich. Ein Teil mag durch proportional ungeeignete Nahrung oder sonstwie durch fehlerhafte Beschaffenheit der Grunddiät bedingt sein. So ist es eine bekannte Tatsache, daß Zusatz von Dextrin, Cellulose oder Filtrierpapier zur Kost jene Symptome völlig beseitigt, die als Konstipation bezeichnet werden. Es ist dabei die Darmtätigkeit sehr verlangsamt, der Kot wird zurückgehalten, dickt ein und ist steinhart. Oder die Tiere neigen zu schleimig-wäßrigen Durchfällen, der Darm ist entzündet, hochgradig aufgetrieben, die Schleimhaut geht in großen Fetzen ab. Offenbar sind starke subjektive Beschwerden mit diesem Zustand verbunden. Bei Vogelberiberi scheint ein mangelnder oder fehlerhafter Proteingehalt der Grundkost die Schwere der anatomischen Veränderungen im Darm noch zu steigern. Man muß also hier bei der Deutung der Befunde besondere Vorsicht walten lassen. Ich glaube nicht, daß man die schwere nekrotisierende Enteritis, wie sie Mc Carrison bei Tauben beschreibt und Funk abbildet, ohne weiteres als Folge des Vitaminentzuges auffassen darf. Zu einem solchen Schluß reicht doch wohl die theoretische Begründung der verwendeten Grunddiäten noch nicht hinreichend aus, vor allen Dingen was deren mechanische Folgen im Verdauungstractus anlangt. Im besten Falle bleibt noch die Möglichkeit, daß eine durch die veränderte unzureichende Ernährung pathogen gewordene Darmflora auf der Schleimhaut Verwüstungen anrichtet, die, wie jede Sekundärinfektion, dem Vitaminmangel erst sekundär zur Last fallen. Bis jetzt ist eigentlich nur beim Meerschweinchenskorbut das regelmäßige Auftreten von Schleimhautnekrosen und Geschwürbildungen mit der Krankheit näher in Zusammenhang zu bringen und ein einigermaßen gesetzmäßiges Vorkommen dabei erweislich. Ob bestimmte Darmabschnitte besonders gerne verändert werden, kann man nicht sicher sagen. Funk führt an, daß die oberen Darmsegmente schwerere Schädigungen zeigen, als die unteren. E. Petri behauptet für Rattenberiberi das Gegenteil. Jedenfalls handelt es sich bei all dem um bloße Schätzungen und solche behalten meist subjektiven Charakter.

Bei allen experimentellen Avitaminosen ist der Magendarmkanal hochgradig atrophisch. Es ist bekannt, daß z. B. bei Hühner- und Taubenberiberi der Magen papierdünn und durchscheinend werden kann. Jegliche Spezifität der Veränderungen fehlt. Im Magen ist Mucosa wie Muskulatur gleich atrophisch. Die Architektonik der Schleimhaut ist zwar erhalten, doch fällt auf, daß das ganze Drüsengewebe wie ausgetrocknet erscheint. Selbst bei Entnahme des

Untersuchungsmaterials vom lebenswarmen Organ und kurzer Alkoholbehandlung ändert sich diese Erscheinung nicht. Haupt- und Belegzellen degenerieren, die Muscularis ist dünn, blaß und homogen. Der Füllungsgrad der Gefäße ist hoch, Blutungen fehlen, ebenso Schleimdefekte und Erosionen. Die Fettreaktion mit Sudan ist negativ. Wo sie positiv ausfällt, muß man an kadaveröse Prozesse und andere akzidentelle Momente denken. Weniger konstant werden in Mucosa und Submucosa eosinophile histiocytäre und auch lymphoide Zellen angetroffen. Sie verteilen sich dann in kleinen Herden über die ganze Schleimhaut. Bei Meerschweinchenskorbut kommen kleinere submukös gelegene Blutungen vor.

Im Darm findet man bei allen B-Insuffizienzen Atrophie der Schleimhaut und der Lymphknötchen. Die Muskulatur kann äußerst dünn werden. Die Drüsenschläuche sind schmal, die Zellen hohl, deformiert, ohne fettige Substanzen. Hämosiderin fehlt. Wo enteritische Prozesse statthaben, sieht man eine mehr oder minder starke Schwellung der Follikel, das Zotteninterstitium ist zellreich, enthält Lymphocyten, Histiocyten und eosinophile Leukocyten. Die Zotten können mehr oder weniger nekrotisieren und unter Verlust ihrer Färbbarkeit ins Lumen abgestoßen werden. Eine häufige Erscheinung ist dies beim Meerschweinchenskorbut und bei skorbutähnlichen Zuständen der Ratte.

Schon Holst und Froelich sowie Heß erwähnen beim experimentellen Skorbut Geschwürbildungen im Darm. Sie sollen vorzugsweise in den oberen Abschnitten des Duodenums und in der Nähe der Papilla Vateri gelegen sein. Die Geschwüre haben alle Grade der Entwicklung: von oberflächlichen Schleimhautdefekten bis zu tief in die Submucosa reichenden stark infiltrierten Kratern mit mächtiger Vascularisierung und beginnender bindegewebiger Verhärtung ihrer Ränder. Die Oberfläche wird von blutigschleimigen Massen überzogen, die zelligen Detritus enthalten. Mit Vorliebe treten stärkere Zellanhäufungen in oder an den Follikeln auf. Die Ulcerationen reichen bis tief hinab in den Dickdarm, verschwinden dann nach und nach in seinen unteren Abschnitten. Sonst hat der Dickdarm wenig Charakteristisches: die Schleimhaut ist abgeplattet, die Zotten schwinden bald einzeln, bald in der ganzen Länge des Darmes, das Interstitium ist zellreicher als gewöhnlich, doch mag dies mit dem momentanen Füllungsgrad des Darms zusammenhängen. Die Hämosiderin- und Neutralfettreaktion ist negativ.

## 7. Die großen Parenchyme.

Lunge. Dieses Organ gehört zu den wenigen, die bei Vitaminentzug verhältnismäßig geringen Schaden erleiden. Doch gilt dies nur insoferne, als man von allen Komplikationen absieht. Denn praktisch genommen ist die Lunge häufig ein Sitz von pathologischen Veränderungen.

Schon frühzeitig läßt sich eine erhöhte Anfälligkeit der Tiere für Infektionen der Luftwege beobachten. Es kommt zu katarrhalischen Bronchitiden und Verdichtungen des Lungengewebes, woraus häufig konfluierende Bronchopneumonien entstehen. Die mangelhafte Durchlüftung der Lungen und die Kreislaufstörungen leisten der Herausbildung solcher Affektionen, wie begreiflich, besonderen Vorschub. Eigenartigerweise ergeben sich aus der steten Überlastung des Lungenkreislaufs so gut wie niemals jene anatomischen Folgeerscheinungen, wie sie sonst bei gestauten Lungen die Regel sind. Es ist weder eine nennenswerte Hämosiderose vorhanden, noch kommt es zunächst zu einer Mobilisierung von Wanderzellen mit sideroser Eigenschaft. Zu Beginn der Erkrankung ist das Capillarnetz stark erweitert und geschlängelt, die Blutfülle ist im venösen Teil viel stärker als im arteriellen. Die Alveolen sind eng, enthalten mit den kleineren Bronchialästchen viel Schleim und abgestoßene Alveolarepithelien. Später sind zahlreiche Alveolen mit einem zelligen Exsudat angefüllt, das herdförmig zunächst die unteren Lungenabschnitte befällt und teils aus großen epithelartigen Zellen, teils aus Lymphocyten besteht. Auch polynucleäre Leukocyten kommen vor. Die kleinen, schon mit bloßem Auge im Schnitt gut sichtbaren Herdchen rücken immer dichter auf und greifen in raschem Tempo auch auf die oberen Lungenlappen über.

Beim Skorbut findet man häufig im interstitiellen Bindegewebe kleine Blutungen und lymphocytäre Infiltrate.

Herz. Von einzelnen Autoren ist eine Dilatation und Hypertrophie des rechten Ventrikels bei B-Insuffizienz beschrieben worden. Man suchte damit gewisse Analogien zur menschlichen Beriberi zu finden, bei der solche Ver-änderungen häufig vorkommen. Im Gegensatz hierzu haben andere Autoren eine Atrophie des Herzens festgestellt, z. B. Mc Carrison, Murata, Ogata. Murata hat den Veränderungen des Herzens bei Kaninchenberiberi eingehende Untersuchungen gewidmet und kommt zu dem Schluß, daß das Herz der Beriberi-kaninchen zwar eine Gewichtszunahme gegenüber der Norm zeigt, daß jedoch diese Gewichtsdifferenz ausschließlich durch vermehrten Blutgehalt des er-krankten Organs bedingt sei. Es konnte weiter ermittelt werden, daß das absolute Herzgewicht deutlich geringere Werte bei den Beriberitieren aufwies, was unbedingt für eine Atrophie des Herzmuskels spricht. Ebensowenig war das Gewicht der rechten Herzkammer bei den Beriberitieren erhöht. Verhältnis-mäßig häufig wird bei experimentellen Avitaminosen ein Hydroperikard fest-gestellt. Schon Murata hebt für die Kaninchenberiberi bezüglich dieses Befundes hervor, daß man ihn nicht ohne weiteres mit dem Hydroperikard der mensch-lichen Beriberi identifizieren dürfe; denn es handle sich nur um einen Hydrops ex vacuo bei deutlich atrophischem Herzen.

Holst und Froelich erwähnen eine fettige Degeneration des Herzmuskels, Hart und Lessing beschreiben bei Affen im skorbutischen Herzmuskel eigen-artige Granula, die sich mit Hämatoxylin tiefblau darstellen und die auf Säure-zusatz verschwinden sollen. Heß hält sie für Kalksubstanzen und ist der Meinung, daß sie ihre Entstehung der Einschmelzung von Knochenkalk durch den Körper verdanken.

Was ich selbst an Veränderungen des Herzens bei den verschiedenen Avitaminosen sah, war nicht viel. Die Muskulatur war mäßig atrophisch, die Querstreifung und Fibrillenzeichnung war undeutlich. Da und dort waren einzelne Muskelfaserzüge von feinsten Fetttröpfchen besetzt; zumeist fehlte aber das Fett vollständig. Sogar aus dem Interstitium waren alle fettigen Substanzen entfernt.

Leber. Die Veränderungen dieses Organs sind gänzlich unspezifisch. Man findet, wenn man alle Avitaminosen zusammenfaßt, dreierlei Prozesse, die in wechselseitige Beziehung zueinander vorkommen; es sind dies: 1. Atrophie der Leberzellbälkchen und Stauung, 2. Verarmung des Lebergewebes an Glykogen, 3. Hämosiderose der Leber. Bei den von Borst an seinen Versuchs-tieren beschriebenen Nekrosen und entzündlichen Herden im Bereich des Leber-parenchyms sowie der Glissonschen Kapsel handelt es sich um Folgeerschei-nungen einer Parasiteninvasion. Das Hämosiderin findet sich diffus über das ganze Organ zerstreut, mit Vorliebe jedoch in den Sternzellen. Das Fett tritt in Form der großtropfigen Fettinfiltration auf, mit Verdrängung des Kerns nach der Peripherie. Nur ausnahmsweise kommt feintropfige, zentrale Ver-fettung vor.

Murata beschreibt außerdem bei seinen Tieren schon makroskopisch sichtbare Leber-cirrhosen mit feinhöckriger Granulierung der Oberfläche unter Verkleinerung des Organs. Er führt diesen Befund auf die langdauernde Reisfütterung zurück und sucht Beziehungen zu den von Umehara nachgewiesenen Befunden gleichen Charakters, die dieser Autor in ähnlichem Sinne deutet. Jedenfalls dürfte es sich um eine Komplikation handeln, deren Ursache sich nicht ohne weiteres ermitteln läßt.

Milz. Sie ist bei Vitaminentzug jeder Art durch zwei hervorstechende Veränderungen ausgezeichnet: Atrophie der Follikel und diffuse Hämosiderin-ablagerung. Das Hämosiderin findet sich vor allen Dingen in der Milzpulpa, und zwar in den Reticuloendothelien. Als Ursache der Hämosiderose dürfte wohl der gesteigerte Blutzerfall anzuschuldigen sein, wie er sich bei Mangelkrankheiten aller Art findet. E. Petri meint, daß der Hämosideringehalt aller Organe abhängig sei von dem jeweiligen Stadium resorptiver Zellfunktion und folglich jede Steigerung dieser Tätigkeit zu einer Eisenspeicherung der tätigen Zelle führe. Es würde sich aus dieser Ansicht ergeben, daß es sich im vorliegenden Falle um eine in das Bereich des Physiologischen fallende Erscheinung handelt. Die Atrophie der Milz befällt vor allen Dingen die Follikel, in schwächerem Grade die Pulpa. Das Organ ist sehr blutreich, bei Skorbuttieren finden sich Hämorrhagien verschiedenen Alters.

Niere. Von allen Autoren wird übereinstimmend festgestellt, daß entzündliche Prozesse an diesem Organ fehlen. Ebenso gelingt der Nachweis von fettigen Substanzen nur ausnahmsweise. Konstant sind die Epithelien der gewundenen Harnkanälchen verändert, sie sind atrophisch und vakuolisiert. Nekrosen fehlen, ebenso haben die Glomeruli durchwegs ihre normale Struktur. Auch die Epithelien der Haupt- und Schaltstücke fallen der Degeneration anheim. In den gewundenen Kanälchen, Schleifen und Hauptstücken sieht man reichlich hyaline Zylinder, was bei dem Eiweißgehalt des Harns verständlich ist. Woenckhaus beobachtete bei seinen A-frei ernährten Ratten ein Persistieren der metanephrogenen Zone unter der Nierenkapsel. Er deutet dies als eine Entwicklungshemmung der Niere.

## Das Blut.

Über die Beschaffenheit des Blutes bei experimentellen Avitaminosen liegen bis jetzt nur einzelne Arbeiten vor. So studierte Brinchmann bei Meerschweinchen die Blutbeschaffenheit nach einer skorbuterzeugenden Diät. Er fand eine hochgradige Anämie, die durch Zugabe von Eisen heilbar war. Happ bestreitet das Vorkommen von Anämien bei ausschließlicher A- und B-Insuffizienz. Ich selbst sah bei allen Avitaminosen, die ich untersuchte, im wesentlichen folgendes bezüglich der Blutbeschaffenheit. Das Blut verarmt ganz erheblich an Hämoglobin, bei Ratten war auch die Zahl der roten Blutkörperchen deutlich vermindert (B-Mangel)[1]. Es kommt zur Ausschwemmung kernhaltiger roter Blutkörperchen in das strömende Blut; auch basophile Punktierung der Erythrocyten ist vorhanden. Bei Vitaminzusatz scheint sich der Schaden äußerst rasch zu beheben. Ich beobachtete dabei eine vorübergehende Leukocytose bei Säugetieren, allerdings nicht konstant.

## 8. Das Auge.

An diesem Organ sind bis jetzt, soviel mir bekannt ist, zwei Veränderungen beschrieben worden, die mit experimentellem Vitaminmangel in Zusammenhang gebracht werden: es sind dies ulceröse Prozesse an der Hornhaut, die Osborne und Mendel, Falta und Noeggerath, Knapp, Goldschmidt u. a. beobachteten. Die Veränderung wird zur menschlichen Keratomalacie in Beziehung gesetzt. Zweitens machen Eckstein und v. Szily auf das Vorkommen von Schichtstar bei Verabreichung von der modifizierten

---

[1] Es decken sich diese Feststellungen ganz und gar mit den von Jonas (Monatsschr. f. Kinderheilk., Orig. Bd. 26. 1923) erhobenen Befunden. Er fand bei Skorbutmeerschwein chen ein rasches Absinken der Erythrocytenwerte und des Hämoglobins. Ebenso stellten Downs und Eddy (Americ. journ. of physiol. Vol. 58, p. 2. 1921) bei einem beriberiähnlichen Krankheitsbild des Kaninchens eine Erythrocytenverarmung des Blutes fest. Bei der Taubenpolyneuritis wies Abderhalden (Pflügers Arch. f. d. ges. Physiol. Bd. 192, S. 163) ein Sinken der Erythrocytenwerte und eine Verminderung des Hämoglobins um die Hälfte nach. Weitbrecht (Arch. f. Kinderheilk. Bd. 71. 1922) fand bei B-insuffizienten Ratten eine Anämie vom Typus der Chlorose. Es scheint sonach, als haben wir im Blut bei Avitaminosen annähernd gleiche oder wenigstens nahe verwandte Prozesse.

Mc Collum schen Kost 3143 aufmerksam. Es wurde diese Diät an die Mutter-
tiere während der Lactationsperiode verfüttert. Die Keratomalacie wurde vor allen Dingen bei A-freier Grundkost gesehen.
Ihre Histologie ist bekannt. Da ich der Schilderung von Goldschmidt über
diesen Punkt wesentlich neues nicht hinzufügen kann, möchte ich auf sie verweisen. Er beschreibt die Xerophthalmie wie folgt:

„Bei der beginnenden Hornhautaffektion besteht Verhornung und teilweise Abhebung
der obersten Epithelschichten. Die Kerne der mittleren Epithellagen sind gequollen, hell
und schlecht färbbar. Die Zylinderzellenlage ist gelockert, zellig infiltriert. Das Hornhautstroma zeigt an Stellen, die makroskopisch nicht infiltriert zu sein scheinen, geringe Infiltration. In den oberen und mittleren Schichten sieht man neugebildete Gefäße, vom Limbus
her bis in das Zentrum der Hornhaut reichend. Die makroskopisch bereits infiltrierten
Stellen zeigen Auflockerung und ödematöse Durchtränkung des Hornhautstromas mit
Aufhebung der regelmäßigen Anordnung der Hornhautfasern. Reichliche zellige Infiltration,
besonders in den oberen und mittleren Stromaschichten. Descemet und Endothel intakt.
Keine Bakterien. In schweren Fällen fanden sich alle histologischen Zeichen des perforierten
Ulcus. Ausgedehnte Nekrosen der Hornhaut. Hochgradige leukocytäre Infiltration. Längs
des Limbus erstrecken sich vom Epithel ausgehende zapfenartige Wucherungen tief in das
episklerale Bindegewebe hinein."

Die bei Ratten beschriebenen histologischen Befunde sollen mit denen
von Dötsch bei menschlicher Keratomalacie erhobenen identisch sein. Selbstredend kann es zu allen möglichen Augenkomplikationen im Verlauf der
Xerophthalmie kommen. Häufig wird ein Irisprolaps mit Synechienbildung
beobachtet. Die Tränendrüsen sind frühzeitig degeneriert, das Epithel erscheint
wabig, hell und schlecht färbbar. Von einigen Autoren wurden auch Degenerationen an der Retina gesehen.

Besonderes Interesse erheischen die von Eckstein und v. Szily geschilderten
Affektionen der Linse, obgleich die Befunde zur Zeit noch umstritten sind.
So haben vor kurzem Stepp und Friedenwald die Linse von Ratten, die
mit Kost 3143 gefüttert wurden und typische Knochenaffektionen entwickelt
hatten, völlig intakt befunden.

Nach Eckstein und v. Szily treten die Katarakte in zwei Formen auf: einem Schichtstar und einem Totalstar. Der Schichtstar soll mit einer Entquellung der Linse unter gleichzeitiger Kalkaufnahme beginnen. Die Kern-Rindengrenze wird schärfer als normal, der
Linsenkern wird dichter und gewinnt ein homogenes Aussehen, wobei die faserige Kontur
verloren geht und die Färbbarkeit fast völlig verschwindet. Die Grenze zwischen homogenem
Linsenkern und Rinde ist statt dessen stärker färbbar. Nun tritt ein den menschlichen
Schichtstarerkrankungen analoger zonularisartiger Ring innerhalb des Kerns auf, der
aus feinsten Pünktchen, Flecken und Strichen besteht. Es kann zu Zerfallserscheinungen
an der Linsensubstanz kommen unter Ausbildung unregelmäßiger Kluften, die an der
Kern-Rindengrenze konzentrisch gelagert sind oder die Linse quer durchziehen.

Eine zweite Form stellen die mit Quellungserscheinungen einhergehenden Stare dar.
Sie sollen späteren Stadien angehören und möglicherweise dadurch zustande kommen,
daß die Kalkeinlagerungen ein gewisses Maß überschreiten, wodurch teilweise eine erhöhte
Wasseraufnahme des Organs bedingt sei. Mikroskopisch sieht man stärkeres Hervortreten
der homogenen Zonen zu beiden Seiten der vorderen und hinteren Linsenspalte, der Linsenkern wird kleinflockig, an der Kern-Rindengrenze treten leicht gebogene Streifen auf,
welche sich mit Anilinfarben intensiv darstellen und weniger dicht als die Umgebung
erscheinen. Ihr Inhalt ist homogen, ohne jede Zeichnung. Bei weiterentwickelten Stadien
werden die Dichtigkeitsunterschiede immer größer, vor allem bilden sich nun typische
ringförmige Zonen von stärkerer und geringerer Dichtigkeit. Zuletzt entwickeln sich im
Bereich der Quellung mit homogener Flüssigkeit gefüllte Spalten aus, wobei der Kern
zerklüftet und von der Rinde völlig losgelöst werden kann

## Die Haut.

Niemes und Wacker beobachteten bei fettarm ernährten Ratten eine
eigenartige Verfärbung des Haarkleides, das von Grauschwarz nach Braun
umschlug. Bei einsetzender Heilung ging die Verfärbung wieder langsam zurück.
Diese Veränderung hat selbstredend nichts mit der eigenartigen gelben Farbe

zu tun, wie sie an den Haaren von Albinoratten entsteht, wenn sie Formoldämpfen ausgesetzt werden. Sonst zeigt die Haut avitaminotischer Tiere mikroskopisch stets die gleichen Veränderungen: eine diffuse schwere Atrophie. Das elastische Netz bleibt intakt, das Bindegewebe ist ödematös durchtränkt. Die glatten Muskelfasern sind homogen, glasig, schlecht färbbar, die Gefäße blutreich; es tritt an ihnen eine venöse Stauung mit Neigung zu Thrombosen zutage. Die Papillarkörper sind schmal und flach, die Drüsen zeigen die schon weiter oben beschriebenen Veränderungen am Epithel. Die Epidermis mitsamt der Muskulatur verfällt einer diffusen Atrophie. Beim Skorbut treten manchmal weite flächenhafte Blutungen hinzu. Entzündliche Vorgänge fehlen gänzlich.

## C. Versuch einer synthetischen Morphologie der experimentellen Avitaminosen.

Es erübrigt sich nach dieser analytischen Betrachtung der Versuch einer synthetischen Morphologie im Hinblick auf chemische Begriffsbestimmungen und auf die menschliche Pathologie. Es ließ sich zeigen, daß die anatomischen Prozesse bei der Mehrzahl experimenteller Avitaminosen häufig genug nicht an jene Unterscheidungen gebunden sind, wie sie von physiologisch-chemischer Seite getroffen werden. Die Mehrzahl der Veränderungen sind vielmehr bloße **anatomische Gruppenreaktionen.** Teils fassen sie chemisch Differentes zusammen, teils können sie noch dort eine Unterscheidung treffen, wo dem Chemiker bis heute eine sichere Handhabe hierfür fehlt. Beispielsweise ist aus der Anatomie des Nervensystems zu ersehen, daß sog. Keratomalaciekost und Rachitiskost relativ gleichgeartete Hirnveränderungen verursachen. Die Anatomie der Knochen beweist ferner, daß häufig genug B- und C-Mangel nicht zu trennen sind. Die Befunde am endokrinen System oder am Muskel entbehren vollends jeder spezifischen Note. Alles, was sich anatomisch ermitteln läßt, scheint erst im Zusammenhang mit anderen Organbefunden seine eigentliche Bedeutung zu gewinnen. Erst dann, bei morphologischer Vergleichung, wird das Unbekannte mit dem entscheidenden Vorzeichen versehen. Da eine solche Feststellung durchaus mit dem übereinstimmt, was in der pathologischen Anatomie zumeist stillschweigende Voraussetzung ist, wäre nichts als eine Binsenwahrheit ausgesprochen. Aber es ließ sich auch das Gegenteil zeigen. Es wurde nämlich am Knochen dargetan, daß der anatomische Komplex der Rattenrachitis einer gewissen Aufteilung fähig ist, deren Einzelbestandteile zusammengesetzt wieder ihr Gesamtbild ergeben. Dieser Vorgang vollzieht sich scheinbar, was wichtig ist, an einem einzigen Organkomplex und in einer Situation, in der man vom chemischen Standpunkt aus noch nicht ohne weiteres alle Folgerungen mitzumachen gewillt ist. Anders ausgedrückt: man kann gegen Lobeck und M. B. Schmidts Unterscheidung: Knorpelstörung + Totalporose — Osteoid + Teilporose von der reinen rachitischen Störung einwenden, daß Versuchsfehler vorlägen u. a. m. Dies ist, so widersinnig es erscheinen mag, vorläufig gleichgültig. Denn es handelt sich ja um eine rein morphologische Feststellung und der springende Punkt ist der, daß Lobecks und M. B. Schmidts „Rachitiskomponenten" durch Variation der Versuchsbedingungen das Bild der Rattenrachitis wieder als Ganzes ergeben. Wie viele und welche Varianten hierzu erforderlich sind, ist eine Frage, die nicht unmittelbar den Anatomen angeht. Man kann auch der Anschauung sein, als handele es sich bei diesen „Rachitiskomponenten" um virtuelle Typen, die praktisch nicht rein und zu selten sichtbar werden. Ich möchte dies auf Grund eigener Anschauung von Lobecks Präparaten bestreiten. Aber selbst wenn seinen Annahmen gewisse praktische Bedenken gegenüberstünden, wäre doch ein brauchbarer

Weg gezeigt, der anatomischerseits bei der Klärung der Vitaminfrage beschritten werden könnte. Denn es drängt letzten Endes die ganze Sachlage den Anatomen zu einem solchen Schritt. Erst dann, wenn es gelingt, weiter zu zerlegen und gewisse primitive anatomische Reaktionsgruppen einzelner Gewebe im Vitaminmangel aufzufinden, wird physiologischerseits ein eigentlicher Nutzen aus der Morphologie gezogen werden können. Damit ist, glaube ich, das eigentliche Problem berührt, um das es sich hier dreht. Es fragt sich, ob wir imstande sind, jenen physiologischen Unterscheidungen des experimentellen Vitaminmangels geschlossene anatomische Typen gegenüberzustellen. Dies muß auf Grund der vorliegenden Ergebnisse verneint werden. Wir können heute nur schätzungsweise sagen, eine Avitaminose gehöre etwa zum Skorbut oder zur B-Insuffizienz oder zu etwas anderem. Selbstredend verwischen sich die Grenzen nicht in allen Fällen gleich stark. Dies ändert aber nichts an der mißlichen Tatsache, daß unter allen Umständen der anatomischen Auffassung noch Subjektives genug verbleibt. Je größer die Zahl der untersuchten Tiere ist, je verschiedener die angewendeten Kostformen sind, desto unspezifischer werden auch zumeist die anatomischen Befunde und desto vielfältiger die Übergänge von einem Typus in den anderen. Es wäre indessen verkehrt und keineswegs berechtigt, wenn diese Feststellung ein Schlußurteil bildete und eine gewisse Resignation veranlaßte. Im Gegenteil erleichtert die Tatsache, daß der Anatomie der Avitaminosen nur eine bedingte Spezifität zukommt, die Bildung weitgefaßter Typen. Ihre Zerlegung in feinere und einfacher geartete ergibt sich dann von selbst. Mit Rücksicht auf dieses Ziel wurde deshalb im vorstehenden davon Abstand genommen, eine stoffliche Gliederung nach physiologischen Gesichtspunkten zu versuchen. Denn so, wie die Dinge anatomisch liegen, fragen die meisten Organe doch noch recht wenig nach diesen physiologischen Unterscheidungen, sondern bilden, um dieses Wort immer wieder zu gebrauchen, bald da, bald dort eine anatomische Gruppenreaktion. Hieraus ergibt sich praktisch zunächst folgendes: wenn von physiologischer Seite dem Anatomen etwa ein unter bestimmten Erscheinungen verendetes Tier vorgelegt wird mit dem Ansuchen, dessen nosologische Zugehörigkeit im System der Avitaminosen zu bestimmen, dann wird man, soweit alle Organsveränderungen in Betracht kommen, häufig genug die präzise Antwort schuldig bleiben und zu einer Wahrscheinlichkeitsdiagnose seine Zuflucht nehmen. Wird ein einzelnes Organ oder Organsystem zur Untersuchung gebracht, dann kann man zumeist überhaupt nicht entscheiden, wenigstens nicht so, daß der Physiologe viel mit dieser Auskunft anfangen kann. Die rachitischen Veränderungen mögen dabei am besten zunächst ganz aus dem Spiele bleiben, da doch so vieles dafür spricht, daß diese Erkrankung durch eine Reihe von ätiologischen Momenten veranlaßt wird. Und welche Rolle dabei dem Vitaminmangel zukommt, das bleibt wohl bislang eine offene Frage.

Inwieweit die anatomischen Prozesse mit den physiologischen Unterscheidungen kongruieren, ergibt sich aus den Tabellen des dritten Abschnittes, so daß ein nochmaliges ausführliches Eingehen auf diesen Punkt hier unterbleiben kann. Was die Stellung der experimentellen Avitaminosen zu den entsprechenden menschlichen Erkrankungen betrifft, so wird dieses Thema wohl von anderer Seite eingehender erörtert werden. Es mögen nur einige anatomische Bemerkungen erlaubt sein. Daß Verhältnisse, wie man sie beim Tier antrifft und im Laboratorium schafft, nur mit größter Vorsicht eine praktische Verallgemeinerung vertragen, ist selbstverständlich, und es hat den Anschein, als würde in dieser Beziehung bei den Vitaminen von einzelnen Autoren des Guten gar zuviel getan. Es muß vor allen Dingen die anatomische Kritik bezüglich der Identitätserklärung menschlicher und tierischer Nährschäden eine äußerst subtile sein. Anderseits kann nicht erwartet werden, daß dieser Kritik zuliebe eine mit der menschlichen Erkrankung tatsächlich identische Tierkrankheit jenes Maß von anatomischer Selbständigkeit aufgibt, das in der Größe des Artunterschiedes vollauf erklärt ist. Es widerstreiten sich eben hier zwei unvereinbare Faktoren: einerseits verlangt man, daß das Tierexperiment genau die gleichen Verhältnisse zeigen soll, wie sie beim Menschen vorkommen, anderseits kennt man die Größe des Artunterschiedes viel zu gut, um nicht gewisse anatomische Differenzen als verständlich hinzunehmen. So wird man denn von vorn herein darauf verzichten, jeder Ansicht gerecht zu werden, die sich über das Verhältnis der tierischen Avitaminosen zu den menschlichen Mangelkrankheiten verbreitet hat. Eine Stellungsnahme ist auch deshalb erschwert, weil die anatomischen Untersuchungen bei den Avitaminosen des Menschen bis heute viel weniger Zusammenhang miteinander fanden, als dies bei denen des Tieres der Fall ist. Am einfachsten scheinen die Dinge beim Skorbut und der Keratomalacie zu liegen. Hier kann man in der Tat von einer weitgehenden Kongruenz des Tierexperiments mit den Erfahrungen der menschlichen Pathologie sprechen. Recht schwierig wird die Situation aber schon bei der Beriberi. Die „Beriberi der Tiere" hat, vorsichtig gesagt, mit gewissen klinischen Formen menschlicher Beriberi wohl nichts als den Namen gemeinsam. Und zwar gilt dies nicht nur für die Symptomatologie, sondern auch für die Anatomie. Es gibt eine Reihe von Autoren, die engere Zusammenhänge überhaupt ablehnen. Ich vermag, wenn ich die Literatur betrachte, den so überaus optimistischen Standpunkt Funks nicht zu teilen, der von der Beriberi katexochen als reiner Avitaminose spricht und die B-Insuffizienz der Tiere weitgehend mit ihr identifiziert. Zu diesem Schluß dürfte doch noch so manches fehlen und es scheint mir eher eine Komplikation, als einen Gewinn zu bedeuten, wenn Funk seine subjektive Ansicht zum allgemeinen objektiven Urteil erhebt.

Was die Rachitis anlangt, so sind, kurz umschrieben, die Beziehungen der Veränderungen am Tier zu denen des menschlichen Knochens wohl diese: Die rein morphologische Verwandtschaft ist eine weitgehende, sicherlich eine so weite, daß man an festere allgemeine Beziehungen zwischen den beiden Krankheitsbildern glauben kann. Eine Identität kann aber dennoch nicht mit Sicherheit erwiesen werden, schon deshalb nicht, weil es sich bei der Rachitisfrage nicht nur um ein anatomisches Problem handelt. Immerhin ist wohl nicht zu viel gesagt, wenn man offen ausspricht: es ist ein Jagen nach einem Phantom, wenn von vielen Seiten eine bedingungslose morphologische Gleichheit von experimenteller und menschlicher Rachitis verlangt und stets von neuem gesucht wird. Es sind nicht nur die Artverschiedenheiten viel zu große. Störend kommt noch individuelle Disposition und Rasseneigenart hinzu. Die Besonderheiten der Rasse kann man z. B. bei Ratten gar nicht hoch genug einschätzen. Ich führe hierauf einen großen Teil der Widersprüche zwischen deutschen und amerikanischen Autoren in der Genese der Rattenrachitis zurück. Es machen sich ja ähnliche Momente auch bei anderen Teildisziplinen, etwa der experimentellen Geschwulstforschung, unlieb bemerkbar und werden dort ohne weiteres in Rechnung gezogen. Unterschiede werden also immer vorhanden sein und es ist wohlfeil, wenn man diese so verständliche und physiologisch gut bekannte Tatsache der experimentellen Forschung zur Last legt, ihre Methodik bemängelt und ihren Ergebnissen ablehnend gegenübersteht.

Anmerkung bei der Korrektur: Nachdem durch die Forschungen der letzten zwei Jahre die Lichtwirkung bei der Rachitis als Vitamineffekt gedeutet werden konnte, ist in der Tabelle auf Seite 138 die Gruppe der rein avitaminotischen Störungen sinngemäß zu erweitern. Dies gilt naturgemäß auch für die einzelnen Stellen des Textes, welche diese Auffassung noch nicht angenommen haben. Arbeiten ausländischer Autoren, die nach Abschluß dieser Arbeit (Februar 1925) auf meine Veröffentlichungen Bezug nahmen, konnten leider nicht mehr berücksichtigt werden.

# Literatur.

(Es ist nur die hier zitierte Literatur angeführt.)

Abderhalden: Pflügers Arch. f. d. ges. Physiol. Bd. 193, S. 355. 1922. — Alzheimer, A.: Nißl u. Alzheimers histopathol. Arb. Bd. 3. 1910. — Aschoff und Koch: Der Skorbut. Jena: G. Fischer 1919. — Berg, R.: Die Vitamine. Leipzig: S. Hirzel 1922. — Bielschowsky, M.: Zentralbl. f. d. ges. Neurol. u. Psych. Bd. 39, H. 5—6, S. 195. 1925. Journ. f. Psychol. u. Neurol. Bd. 14. 1909. — Derselbe und Valentin: Journ. f. Psychiatr. u. Neurol. Bd. 29, H. 1—3. 1922. — Bierry, H., P. Portier, L. Randoin: Ber. f. d. ges. Physiol. u. Pharmakol. Bd. 4, S. 232. 1920, ferner Zentralbl. Bd. 91, S. 934. 1920. — Borst: Beitr. z. pathol. Anat. u. z. allg. Pathol. 1904. — Brinchmann, A.: Zeitschr. f. Kinderheilk. Bd. 30, S. 158. 1921. — Chick, H. und E. M. Hume: Transact. of the soc. of trop. med. a. hyg. Vol. 10, p. 152. 1917. — Delf and Tozer: Biochem. journ. Vol. 12, p. 416. 1918. — Dibbelt: Verhandl. d. dtsch. pathol. Ges. 1909. Mitt. a. d. pathol. Inst. Tübingen 1908/09. — Dötsch: Gräfes Arch. f. Ophth. Bd. 49, S. 405. 1900. — Douglas: Journ. of pathol. a. bacteriol. Vol. 19, p. 341. 1915. — Dürck: Beitr. z. pathol. Anat. u. z. allg. Pathol. Bd. 8, Suppl. 1908. — Eckstein und v. Szily: Klin. Monatsbl. f. Augenheilk. Bd. 71, S. 545. 1923. Klin. Wochenschr. 1924. — Eijkman: Virchows Arch. f. pathol. Anat. u. Physiol. 1897. — Elzholz, K.: Jahrb. d. Psychiatrie u. Neurol. Bd. 17. 1898 und Bd. 19. 1900. Monatsschr. f. Psychiatrie u. Neurol. 1899. — Erdheim: Denkschr. d. math.-naturw. Klasse d. k. Akad. d. Wissensch. Wien 1909. — Falta und Noeggerath: Hofmeisters Beitr. Bd. 7, S. 313. 1905. — Feulgen, R. und K. Voit: Hoppe-Seylers Zeitschr. f. physiol. Chem. 1924. S. 137. — Feulgen, R. und H. Rossenbeck: Ebenda 1924. S. 135. — Frankenthal: Virchows Arch. f. pathol. Anat. u. Physiol. Bd. 222. 1916. — Fraser and Stanton: Lancet 1910. Nr. 4515. — Funk, C.: Die Vitamine. 2. Aufl. München 1922. — Derselbe and M. Douglas: Journ. of physiol. Vol. 47, p. 475. 1914. — Goldschmidt: v. Graefes Arch. f. Ophth. 1918. — Gombault: Arch. internat. de neurol. Tom. 1. 1880/81. — Götting: Virchows Arch. f. pathol. Anat. u. Physiol. Bd. 197. — Grieves: Journ. of the Americ. med. assoc. Vol. 79, p. 1567. 1922. — Grijns: Arch. f. Hyg. Bd. 62. 1907. — Happ, W. M.: Johns Hopkins hosp. reports Vol. 33, p. 163. 1922. — Hart, C. und O. Lessing: Der Skorbut der kleinen Kinder. Stuttgart: Enke 1913. — Heß, A.: Scurvy, past and present. Philadelphia and London 1920. — Derselbe, Pappenheimer u. a.: Proc. of the soc. f. exp. biol. a. med. Vol. 18. 1921, sowie Pappenheimer u. a.: Journ. of exp. med. Vol. 35, p. 4; Vol. 36, p. 3. — Hofmeister, F.: Biochem. Zeitschr. 1922. Klin. Wochenschr. Jg. 1. März 1922. Biochem. Zeitschr. Bd. 128, S. 540. 1922. — Holst, A. und Froelich: Zeitschr. f. Hyg. u. Infektionskrankh. Bd. 72, S. 1. 1912. — Howe, P. R.: Dent. cosmos Vol. 62, p. 586. 1920 and Vol. 62, p. 921. 1920. — Isenschmid: Abh. d. preuß. Akad. d. Wiss. 1903. Berlin: Kommissionsverlag Reimer. — Jackson and Moore: Journ. of infect. dis. Vol. 19, p. 478. 1916. — Jakob: Nißl-Alzheimers histol. Arb. Bd. 5. 1913. — Kauffmann, Creekmur and Schultz: Journ. of the Americ. med. assoc. Vol. 80, p. 681. 1923. — Kawamura, R.: Die Cholesterinesterverfettung. Jena: G. Fischer 1911. — Kihn, B.: Zeitschr. f. d. ges. Neurol. u. Psychiatrie Bd. 75. 1922. Zentralbl. f. allg. Pathol. u. pathol. Anat. Bd. 33. Festschr. M. B. Schmidt. Vortrag ärztl. Verein München, Mai 1923. Sitzungsber. Münch. med. Wochenschr. 1923. Nr. 25. — Kimura: Mitt. a. d. pathol. Inst. d. Kais. Univ. Sendai. — Knapp: Zeitschr. f. exp. Pathol. u. Therap. Bd. 5, S. 147. 1909. — Korenchevsky, V.: The etiolog. and pathology of rickets etc. Med. res. comm. London 1922. — Korsakoff und Serbsky: Arch. f. Psychiatrie u. Nervenkrankh. Bd. 23. — Lobeck, E.: Frankfurt. Zeitschr. f. Pathol. Bd. 30, S. 402. 1924. — McCarrison: Indian journ. of med. research Vol. 6, p. 275, 557. 1919 and Vol. 7, p. 279, 296. 1919. Brit. med. journ. Vol. 200. August 1919. — McCollum, Shipley, Park and Simmonds: Dental cosmos March 22. p. 8. Journ. of biol. chem. Vol. 51, p. 1. March 22. — McCollum und Mitarbeiter: Journ. of biol. chem. Vol. 47, Nr. 3, Anz. 21; Vol. 49, Nr. 2. December 1921; Vol. 51, p. 1. March 1922; Vol. 53, p. 2. August 1922. Americ. journ. of hyg. Vol. 1, p. 4. 1921; Vol. 2, p. 2. 1922; Vol. 2, Nr. 2. March 1922. — Marchand: Verhandl. d. dtsch. pathol. Ges. Düsseldorf 1898; 1901, Nr. 4, S. 124; 1913. — Maximow: Beitr. z. pathol. Anat. u. z. allg. Pathol. 5. Suppl. 1902; Bd. 35. 1904. Zentralbl. f. allg. Pathol. u. pathol. Anat. Bd. 14. 1903. — Mayer, S.: Sitzungsber. d. k. Akad. d. Wiss. zu Wien Bd. 77, Abt. 3. 1878. Zeitschr. f. Heilk. Bd. 2. 1881. — Meyer, P.: Virchows Arch. f. pathol. Anat. u. Physiol. Bd. 85. — Mellanby, E.: Lancet Vol. 2, p. 767. 1918. — Murata: Virchows Arch. f. pathol. Anat. u. Physiol. Bd. 245. 1923. — Nagayo: Journ. of the Americ. med. assoc. Vol. 81, Nr. 17. 1923. — Niemes, Th.:

Untersuchungen über den Einfluß fett- und cholesterinarmer Nahrung. Inaug.-Diss. München 1921. — Novaro: Gaz. degli. osped. Vol. 41, p. 424. 1920. — Ogata: Verhandl. d. japan.-pathol. Ges. Bd. 10. 1920. — Osborne and Mendel: Journ. of the Americ. med. assoc. Vol. 69, p. 32. 1917; Vol. 76, p. 905. 1921. — Perroncito: Beitr. z. pathol. Anat. u. z. allg. Pathol. Bd. 42. 1907. — Petri, E.: Virchows Arch. f. pathol. Anat. u. Physiol. Bd. 253, H. 1—2. 1924. — Pfeiffer: Journ. f. Psychol. u. Neurol. Bd. 12. 1908. — Pitres et Vaillard: Arch. internat. de neurol. Tom. 5. 1883; Tom. 11. 1886. — Portier: Cpt. rend. des séances de la soc. de biol. Tom. 170, p. 755. 1920. — Portier, P. et L. Randoin: Cpt. rend. des séances de la soc. de biol. Tom. 170, p. 478. 1920. — Ramon y Cajal: Trabajos del Laborat. etc. Madrid 1906. — Reich, W.: Arch. f. Anat. u. Psych., phys. Abt. 1903 und Journ. f. Psychol. u. Neurol. Bd. 8. 1907. — Rose, M.: Histologische Lokalisation usw. Journ. f. Psychol. u. Neurol. Beiheft 1921. — Roetzer, F.: Beiträge zur Kenntnis der fettlösl. Erg.-Nährst. Inaug.-Diss. München 1922. — Rokitansky: Handb. d. pathol. Anat. Bd. 2, S. 351. 1844, ferner Lehrb. d. pathol. Anat. Bd. 2, S. 220. 1856. — Schaffer, J.: Lehrb. d. Histologie u. Histogenese. 2. Aufl. Leipzig 1922. — Schaumann: Arch. f. Schiffs- u. Tropenhyg. Bd. 14, Beih. 8. 1910 und Bd. 18, Beih. 6. 1914 und Beih. 8. 1911 u. 1914. — Schmidt, M. B.: Verhandl. d. dtsch. pathol. Ges. 14. Tagung 1910. S. 218. Beitr. z. pathol. Anat. u. z. allg. Pathol. Suppl. 7 (Festschrift Arnold). Ergebn. d. allg. Pathol. u. pathol. Anat. Bd. 4. Verhandl. d. dtsch. pathol. Ges. 1905 und 1909. — Schmorl, G.: Ergebn. d. inn. Med. u. Kinderheilk. Bd. 4. 1909. — Schob: Nissls Beiträge zur Frage usw. 1921. H. 4. — Shimazono, J.: Arch. f. Psych. u. Nervenkrankh. Bd. 53. 1914. — Souba: Americ. journ. of physiol. Bd. 64, S. 181. 1923. — Spatz: Nissl-Alzheimers histol. Arb. Erg.-Bd. 1921. — Stepp, W.: Klin. Wochenschr. 1922. Nr. 1. — Stepp und Friedenwald: Klin. Wochenschr. 1924. Nr. 51. — Stöltzner und Miwa: Beitr. z. allg. Pathol. u. z. pathol. Anat. Bd. 24. — Stransky: Journ. f. Psychol. u. Neurol. Bd. 1. 1903. — Stroebe: Beitr. z. pathol. Anat. u. z. allg. Pathol. Bd. 15. 1894. — Tozer, F. M.: Biochem. Journ. Bd. 12, S. 445. 1918. — Umehara: Verhandl. d. jap.- pathol. Ges. Bd. 7. 1917. — Verzár und Péter: Pflügers Arch. f. d. ges. Physiol. Bd. 206, H. 6. 1925. — Virchow, R.: Verhandl. d. phys.-med. Ges. Würzburg Bd. 7, S. 213. 1857. — Vogt, C. und O.: Die Erkrankungen der Großhirnrinde usw. Beiheft zum Journ. f. Psychol. u. Neurol. 1923. — Wacker, L. und Th. Niemes: Arch. f. exp. Pathol. u. Pharmak. Bd. 93, H. 3/4. 1922. — Wells: Provid. royal soc. Vol. 90, B. 505. 1919 and Brit. journ. dent. science Vol. 64, p. 135. 1921. — Williams and Crowell: Philippine journ. of science Vol. 10, p. 121. 1915. — Wohlwill: Dtsch. Zeitschr. f. Nervenheilk. Bd. 68/69. 1921. — Woenckhaus, Ernst: Zeitschr. f. d. ges. exp. Med. Bd. 29, S. 288. 1922. — Zenker: Über die Veränderungen der willkürlichen Muskeln usw. Leipzig: F. C. W. Vogel 1864.

# Xerophthalmie und Keratomalacie.

Von

**P. György**-Heidelberg.

Mit 6 Abbildungen.

## Begriffsbestimmung.

Unter Xerophthalmie und Keratomalacie versteht man spezifische Augenveränderungen, die sich an der Conjunctiva bzw. in der Hornhaut befinden, und die nicht nur als Zeichen einer lokalen Erkrankung, sondern als die äußeren klinischen Merkmale einer tiefer liegenden Stoffwechselstörung aufgefaßt werden müssen. Diese allgemeine Erkrankung beruht in der Regel auf einem spezifischen Nährschaden, auf einer länger durchgeführten einseitigen Ernährungsweise. Die Xerophthalmie und die Keratomalacie stellen dann nur die verschiedenen Stufen einer ätiologisch einheitlichen Stoffwechselstörung dar. Mit einem weiteren dritten, ebenfalls das Auge, richtiger gesagt den Gesichtssinn betreffenden Symptom, mit der „Nachtblindheit" — Hemeralopie —, die naturgemäß nur bei älteren Kindern und bei Erwachsenen geprüft und nachgewiesen werden kann, bilden sie eine besondere **Trias,** die allerdings beim gleichen Individuum nicht immer gleichzeitig, sondern meist in einer bestimmten zeitlichen Reihenfolge: Hemeralopie — Xerophthalmie — Keratomalacie, angetroffen wird.

## Symptomatologie und Klinik.

Die ersten äußeren und somit auch klinisch nachweisbaren lokalen Veränderungen treten bei der Xerophthalmie meist auf dem äußeren und dem nasalen Teil der Conjunctiva bulbi in Form kleiner, weißlicher, trockener, rundlicher oder dreieckiger Stellen auf. Diese sog. Bitôtschen Flecken erinnern an eingetrockneten, feinen Schaum; das Tränensekret fließt über sie hinweg, ohne zu haften. In diesem Stadium kann die Hornhaut noch vollkommen intakt sein, ebenso fehlt eine auffallende Hyperämie der conjunctivalen oder der tieferen Gefäße. Lichtscheu und Lidkrampf sind gleichfalls nur wenig ausgeprägt oder mangeln ganz. Bei weiter fortschreitendem Prozeß — fast ausschließlich nur bei Säuglingen — wird dann allmählich auch die Hornhaut in die Xerosis einbezogen. Zuweilen bleiben sogar die conjunctivalen Symptome von Anfang an völlig aus. Die Krankheit beginnt dann mit den spezifischen Hornhautveränderungen in Form einer leichten, meist zentralen, oberflächlichen, d. h. epithelialen Trübung. Die Cornea verliert hier ihren spiegelnden Glanz und, ebenso wie die befallenen Conjunctiva-Stellen, auch ihre Benetzbarkeit mit der Tränenflüssigkeit. Dies wird dadurch bewirkt, daß die xerotischen Bezirke mit einem von den Meibomschen Drüsen gelieferten talgartigen Sekret überzogen werden.

Das Auge ist jetzt auch noch zunächst blaß, erst später stellt sich eine starke Hyperämie rings um die Hornhaut ein. Lichtscheu und Lidkrampf treten nun häufig ebenfalls in Erscheinung, sie erreichen jedoch nicht immer starke Grade. Die Tränensekretion bleibt eher vermindert, dafür besteht oft eine starke eitrige Sekretion. In diesem Stadium sind nicht nur die oberflächlichen epithelialen, sondern auch die tieferen Hornhautschichten mitbefallen. In der Mitte der Hornhaut bildet sich ein graues Infiltrat, das allmählich, zuweilen aber schon in kurzer Zeit eine eitergelbe Farbe annimmt und zum Zerfall der Hornhaut führt. Hiermit wird die nächste und wohl die letzte Stufe der lokalen Augenerkrankung: die Keratomalacie erreicht. Parallel zur tiefen eitrigen Infiltration der Hornhaut kommt es gelegentlich zu Hypopyon, auch zu Hornhautgeschwüren, und später, bei der Perforation zu den üblichen Folgen, in erster Linie zu einem Irisprolaps, gar nicht so selten auch zu Panophthalmie, mit völliger Zerstörung des Augapfels. Die Geschwindigkeit dieser Prozesse ist jeweils vollkommen verschieden. Die Veränderungen können sich so überstürzen, daß sie schon nach Stunden, oder nach wenigen Tagen den irreparablen Verlust des Auges herbeiführen, ohne daß man Gelegenheit oder Zeit hätte, therapeutisch wirksam eingreifen zu können. Sowohl die Xerophthalmie, wie die Keratomalacie entstehen in der Regel doppelseitig und verlaufen auch meist vollkommen symmetrisch. Allein die Ausheilung kann in ihrem Endeffekt ungleichmäßig, asymmetrisch erfolgen.

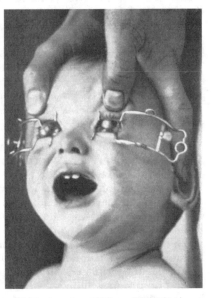

Abb. 1. Frischer Fall von Keratomalacia duplex. (C. Bloch, Kopenhagen.)

Bei schweren Graden von Xerophthalmie bleibt die Xerosis nicht nur auf die Bitôtschen Flecke beschränkt, sondern befällt diffus weite Gebiete der Conjunctiva bulbi, die dann häufig noch kleine, verdickte, steife, trockene Fältchen aufweist (Mori).

Die essentielle oder idiopathische Hemeralopie (Nachtblindheit, Nachtnebel usw.) stellt einen weiteren, allerdings inkonstanten, und nur bei älteren Kindern und Erwachsenen prüfbaren frühen Begleitsymptomenkomplex der xerophthalmisch-keratomalacischen Augenerkrankung dar. Ihr führendes Merkmal zeigt sich in einem „disproportionalen Sinken der Sehschärfe" (Krienes) bei herabgesetzter Beleuchtung (Verdunkelung des Zimmers, in der Dämmerung). Die Pupillen sind im Dunkeln, vermutlich aus Kompensationsgründen, maximal erweitert; bei hohen Helligkeitsgraden kommt es häufig zu mäßiger Lichtscheu. Die Schwelle des Lichtreizes ist deutlich erhöht (Uhthoff), nicht nur in der Dunkelheit, sondern z. T., freilich in relativ viel geringerem Maße, auch schon bei Tageslicht. Mit der Heilung geht diese Verminderung der Sehschärfe rapid zurück. Auch der quantitative Farbensinn ist bei der Hemeralopie, z. T. wiederum auch schon bei Tagesbeleuchtung, stark erniedrigt, für blau deutlicher als für rot. Gleichzeitig besteht auch eine „Abnahme der Unterschiedsempfindlichkeit" (Förster). Blau und Rot werden durchweg erst bei einem größeren Gesichtswinkel erkannt, als in der Norm oder nach der Heilung. Für Rot, Grün, besonders aber für Blau ist das Gesichtsfeld schon bei Tageslicht stark eingeschränkt. Bei Verdunkelung engt sich der Kreis noch weiter ein, bis dann beim schwersten Grade der Hemeralopie Blau aus dem Gesichtsfeld völlig verschwindet. Im Hinblick auf die in der Dunkelheit vorherrschenden graublauen Farbentönungen dürfte eine Erhöhung der Reizschwelle für Blau die Orientierung bei herabgesetzter Belichtung nur noch erschweren.

Die besprochenen Augenveränderungen sind nur die spezifischen, äußeren, auffälligsten Zeichen einer besonderen allgemeinen Stoffwechselstörung. Wir begegnen ihnen vornehmlich im Säuglingsalter, meist im 6. Lebensmonat (Bloch) und daran anschließend im 2. Lebenshalbjahr, aber auch später im Kleinkindesalter (bei 1—5 Jahre alten Kindern). Indessen gehören Fälle vor der Halbjahrswende auch keineswegs zu den Seltenheiten. In der einschlägigen Literatur finden sich zahlreiche Angaben über solche frühzeitige Xerophthalmie-Keratomalacie-Erkrankungen, nicht nur aus dem 4.—5. Lebensmonat, sondern auch schon aus dem ersten Trimenon, selbst bei 3—6 Wochen alten Säuglingen (Czerny-Keller, Gralka, Jendralski, Roß, Schiff, Stransky, Wagner, eigene Beobachtungen). In einzelnen kleinen Statistiken stellt das erste Trimenon, der 3. Lebensmonat (Gralka) sogar das Hauptkontingent der Erkrankungen. Sichere Fälle von Xerophthalmie und Keratomalacie bei Neugeborenen sind hingegen noch nicht bekannt geworden.

Auch bei Erwachsenen in verschiedenen Alterslagen begegnet man der Xerophthalmie. Allerdings bleibt hier die Störung häufig nur auf das einleitende Symptom der Hemeralopie beschränkt.

Mit den spezifischen Augenveränderungen ist das Krankheitsbild der Xerophthalmie und der Keratomalacie meist wohl eindeutig bestimmt, aber noch nicht restlos erschöpft. Die allgemeine Stoffwechselstörung, die auch den Augensymptomen zugrunde liegt, äußert sich meist noch in weiteren, freilich völlig unspezifischen und inkonstanten klinischen Merkmalen, denen jedoch in dieser Kombination eine gewisse Bedeutung zugesprochen werden kann. Wenn sie auch die Diagnose nicht bestimmen, so ermöglichen sie zumindest sie zu unterstützen. Dies um so mehr, da uns der zugehörige ophthalmologische Befund in dieser Hinsicht gelegentlich doch im unklaren lassen kann.

Im Säuglingsalter tritt die xerophthalmisch-keratomalacische Augenstörung meist nur im Anschluß an eine schwere chronische, seltener auch an akute Ernährungsstörungen und dementsprechend mit wenigen Ausnahmen, bei mehr oder minder ausgesprochener Dystrophie, häufig auch bei richtiger Atrophie auf. Die Dystrophie dokumentiert sich nicht nur in einem Gewichts- und Wachstumsstillstand, sowie in einer konsekutiven Abmagerung, sondern oft in einer bestimmten abwegigen Körper-, richtiger Gewebsbeschaffenheit, so z. B. in einem erhöhten Muskeltonus, in latenten oder manifesten Ödemen mit einem entsprechend veränderten Hautturgor, in einer leichten, oft fortschreitenden Blutarmut. Hierzu gesellen sich dann noch Zeichen einer allgemeinen nervösen Labilität, wie Appetitlosigkeit, schlechte Laune, oft, aber — hauptsächlich bei älteren Kindern — auch eine deutliche psychische Hyperirritabilität [1]). Nur selten zeigen an Xerophthalmie und Keratomalacie erkrankte Säuglinge — und dann auch meist nur auf den ersten Blick — ein normales Aussehen. Ebenso gehört ein ungestörtes Gedeihen, mit regelmäßigen Gewichts- und Längenzunahmen, vor dem Ausbruch der Augenerkrankung zu den Ausnahmen (Genck). In diesen Fällen werden die Xerophthalmie und Keratomalacie meist durch schwere, akute Erkrankungen plötzlich ausgelöst.

Verminderte Abwehrkräfte, eine allgemeine Resistenzschwäche, gehören überhaupt zu den regelmäßigen Begleiterscheinungen der „xerophthalmisch-keratomalacischen" Stoffwechselstörung. Dementsprechend kommt es

---

[1]) Eine besondere Gruppe dieser somatischen Symptome kennzeichnet übrigens auch den sog. Mehlnährschaden (Czerny-Keller, vgl. noch S. 534).

dann im Laufe der schon manifesten Erkrankung, d. h. gleichzeitig mit den voll entwickelten fortschreitenden Augensymptomen, aber oft auch schon lange früher in einem gewissermaßen noch latenten Stadium zu wiederholten, parenteralen und enteralen Infektionen, die dann allerdings die Manifestierung der Augenveränderungen stets beschleunigen. Beim dystrophischen, in seinem Ernährungszustand meist schon von vornherein schwer geschädigten Säugling nehmen selbst geringfügige Infektionen zuweilen einen schweren Charakter an. In erster Linie sind hier die Lungenkomplikationen, Bronchopneumonien zu befürchten, denen der geschwächte Säuglingsorganismus nur allzu häufig zu erliegen pflegt. Als weitere gelegentlich ebenfalls lebensbedrohliche Begleitinfektionen erwähnen wir noch schwere Cystopyelitiden, ausgedehnte Pyodermien (Furunculose), hartnäckige, kaum beeinflußbare, akute oder chronische Diarrhöen.

Das Zusammentreffen solcher Infektionen mit xerophthalmischen und keratomalacischen Augenveränderungen deutet nicht allein auf eine tiefer liegende allgemeine Stoffwechselstörung und eine spezifische Resistenzschwäche (Dysergie — Abels) hin, sondern es dürfte gleichzeitig, eben aus dem letzterwähnten Grunde, als ein „Signum mali ominis" gelten. Die Prognose der Xerophthalmie und Keratomalacie hängt quoad vitam von der Möglichkeit der Fernhaltung solcher sekundären Infektionen ab.

Außer den Infektionen können auch andere Erkrankungen die Entstehung der Xerophthalmie und der Keratomalacie weitgehend begünstigen. Hierher gehören in erster Linie eine Leberschädigung, wie Ikterus (Bloch, Wagner), dann auch die mehr alimentär, weniger infektiös bedingten Durchfälle, die Erythrodermia desquamativa (Krämer, Schiff) usw.

All diese letzt besprochenen klinischen Erfahrungstatsachen gelten zunächst nur für das Säuglingsalter. Sie lassen sich aber im Prinzip auch auf das Kindes und sogar das Erwachsenenalter übertragen. Die spezifischen Augenveränderungen gehen auch hier oft, allerdings bei Erwachsenen weniger konstant und dann oft nicht in dem Maße wie bei Säuglingen, mit einem allgemein reduzierten Ernährungszustand (gelegentlich mit Kachexie) und mit einer allgemeinen Resistenzschwäche einher. Infektionen oder bestimmte andere Erkrankungen, meist Leberschädigungen, wie Ikterus — bei Erwachsenen auch Lebercarcinom (Elschnig), Lebercirrhose (Cornillon, Parinaud, Rampoldi, Litten), sowie Alkoholismus (Uhthoff) auch ohne klinische Zeichen einer Leberstörung — erleichtern nicht nur bei Säuglingen, sondern auch im späteren Alter das Auftreten der Xerophthalmie (oder zumindest der Hemeralopie).

Von besonderem Interesse ist in diesem Zusammenhang eine eigenartige „Hikan" genannte Krankheit, die in manchen Gegenden Japans in den Sommermonaten (Juli—September) oft epidemieartig auftritt und als Komplikation in einem gewissen Prozentsatz Xerophthalmie und auch Keratomalacie aufweist. Sie befällt fast ausschließlich nur Kinder, meist im Alter von 2—5 Jahren; bei Erwachsenen, besonders aber bei Säuglingen gehört sie zu den Seltenheiten. Für ihre weite Verbreitung sprechen allein schon die folgenden Daten: In $3^{1}/_{2}$ Jahren sah Mori unter 45 162 Patienten 1511 (3,3%) Hikanfälle (862 ♂, 649 ♀), hiervon 7,7% (insgesamt 116 Fälle, 59 ♂, 57 ♀) Xerophthalmie und in nur 0,26% Keratomalacie. Die Erkrankung wird meist mit hartnäckigen, schweren Diarrhöen, mit starkem Meteorismus eingeleitet. Trotz der zunächst genügenden Nahrungsaufnahme, wobei gesalzene Speisen (bisweilen sogar Sand) besonders begehrt werden, magern die Kinder rapid ab, die Haut und die Haare werden trocken, die letzteren verlieren ihren Glanz, allmählich stellen sich dann auch die spezifischen Augensymptome, zunächst die Hemeralopie, dann die Xerophthalmie, und — wie gesagt — nur selten die Keratomalacie ein.

Mit Ausnahme des „Hikans", bei dem aller Wahrscheinlichkeit nach besondere Verhältnisse (Sommerdiarrhöen!) obwalten dürften, treten xerophthalmisch-keratomalacische Veränderungen in den Frühlingsmonaten (Februar—Mai) gehäuft auf. Bei einer kurvenmäßigen Darstellung der registrierten Fälle kommt

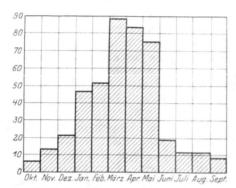

Abb. 2. Die Verteilung der in der großen dänischen Statistik (Dr. Blegvad) registrierten 434 Xerophthalmie-(Keratomalacie-)Fälle auf die Monate des Jahres. (Zit. nach C. Bloch.)

in der Regel ein deutlicher Frühlingsgipfel (Bloch) zum Vorschein: So in der großen dänischen Statistik, die 434 Xerophthalmie- und Keratomalaciefälle umfaßt (Blegvad, Abbildung 2) und ebenso im kleinen Krankenmaterial von Gralka. Auch die Hemeralopie weist eine entsprechende jahreszeitliche Verteilung auf. Nach v. Pirquet zeigt die Kurve der in der österreich-ungarischen Armee zwischen den Jahren 1894—1907 ermittelten Hemeralopiefälle ein Maximum im Mai. In den Kriegsjahren, besonders unter den Gefangenen (so in Rußland, Hift), stellten sich gewissermaßen Hemeralopieepidemien meist auch nur in den Frühjahrsmonaten ein. Die starke Häufung von Hemeralopie (und Xerophthalmie) in Rußland zur Fastenzeit (Thalberg) verdient in diesem Zusammenhang gleichfalls erwähnt zu werden.

Der klinische Verlauf der Xerophthalmie und der Keratomalacie hängt einerseits von der Intensität der Stoffwechselstörung und den lokalen Augen-

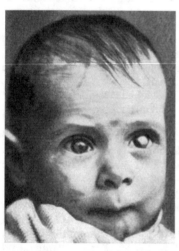

Abb. 3. Ausgeheilte Keratomalacie mit Erblindung des linken Auges. (C. Bloch, Kopenhagen.)

veränderungen, anderseits aber auch von der richtigen Erkennung des Leidens, bzw. von der frühzeitigen Einleitung zweckmäßiger therapeutischer Maßnahmen ab. Bei Säuglingen und Kleinkindern ist die Prognose infolge der begleitenden sekundären Infektionen und des allgemein schlechten Ernährungszustandes meist sehr ernst, bei Erwachsenen eher auf günstig zu stellen. Im erwähnten großen dänischen Krankenmaterial erreicht die Sterblichkeit 21,5%. Auch beim Hikan soll die Mortalität, besonders in früheren Zeiten, eine sehr hohe gewesen sein (Mori). Bleiben die Kranken am Leben, so gehört bei vorangegangenen schweren Hornhautveränderungen eine dauernde Schädigung des Sehvermögens fast zur Regel. Dies wird dann durch ein- oder doppelseitige, mehr oder weniger ausgedehnte Hornhauttrübungen, Staphylome, Schrumpfungen bewirkt. Bei Panophthalmie muß das Auge oft operativ entfernt werden (Exenteratio). Unter den Überlebenden der großen dänischen Statistik waren 27% erblindet, 24% erlitten eine beträchtliche Verschlechterung ihres Sehvermögens, bei 35% ist nur noch ein Auge vollwertig erhalten worden und nur 14% heilten ohne Schädigung am Augenlicht. Bleibt die Hornhaut während des manifesten Stadiums der Krankheit intakt

— und dies ist zumindest bei Erwachsenen fast stets der Fall —, so werden solche traurigen Restzustände, die bis zur völligen Erblindung führen können, nicht zu befürchten sein.

## Pathologische Anatomie.

Die erste anatomisch-histologisch faßbare Veränderung der xerophthalmischen Störung stellen oberflächlich verhornte epitheliale Bezirke an der Conjunctiva bulbi (die Bitôtschen Flecke) oder auch an der Hornhaut dar. Die tieferen Zellschichten enthalten reichlich Keratohyalin. Für die Hemeralopie besitzen wir kein histologisches Korrelat; dies wäre allenthalben in der Netzhaut zu vermuten.

Den xerotischen, verhornten, meist mit einem talgähnlichen Sekret überzogenen Stellen der Binde- und Hornhaut haften in großer Menge zarte, diphtheriebacillenähnliche Stäbchen, die sog. Xerosisbacillen an. Diesen zuerst von Reymond - Colomiatti und kurz danach von Kuschbert - Neißer beschriebenen Mikroorganismus trifft man indessen auch unter normalen Verhältnissen häufig im Bindehautsack an.

Bei fortschreitender Schädigung der Hornhaut, d. h. bei der Keratomalacie kommt es außer der Verhornung auch schon zu einer teilweisen Abhebung der obersten Epithelschicht. Die Kerne der mittleren Epithellagen sind gequollen, schlecht färbbar. Bald danach stellen sich in der Tiefe des Hornhautstromas Infiltrate mit mehr oder weniger starker ödematöser Durchtränkung, mit Gefäßbildung, später auch Zelleinwanderung ein. Eiterung, sekundäre bakterielle Invasion bewirken dann den Zerfall, die wirkliche Keratomalacie, mit all ihren möglichen Folgezuständen.

Beachtenswerterweise hat die genaue histologische Untersuchung nicht nur in der Binde- und Hornhaut, sondern ebenso in einer Reihe innerer Organe auffällige, epitheliale Veränderungen mit Verhornung ergeben, so daß wir in dieser Hinsicht die Xerophthalmie nur als ein Teilsymptom in der Gesamtstörung der Schleimhautepithelien überhaupt auffassen müßten. Diese zunächst in Tierexperimenten (Lambert-Yudkin, Mori) erhaltenen Befunde konnten neuerdings Wilson - Dubois durch die Autopsie eines 5 Monate alten, im Anschluß an eine schwere Keratomalacie verstorbenen Säuglings im Prinzip vollkommen bestätigen. Diese Übereinstimmung — vorbehaltlich ihrer Bestätigung durch weitere Fälle — beweist wohl am besten, daß die einschlägigen Veränderungen in der Tat spezifische Vorgänge verkörpern. Aus den histologischen Einzelheiten wären nun folgende Daten hervorzuheben: Entzündliche Veränderungen in den Tränen- und Speicheldrüsen (klinisch allmähliches Versiegen der Tränensekretion!), eigentümliche Zellveränderungen, Einschlußkörper und Keratinisation in den Epithelüberzügen der Ausführungsgänge der Submaxillardrüse, der Parotis, ebenso auch im Pankreas. Auch das Alveolar- und Bronchialepithel zeigt eine Tendenz zur Verhornung; vermutlich infolge Okklusion der Bronchiolen kommt es zu einer auffallenden Peribronchitis, zu kleinen bronchiektatischen Kavernen und zu interstitiellem Emphysem. Von besonderem Interesse erscheint die Umwandlung des Cylinderepithels zu einem geschichteten verhornten Typus in den Bronchien, in den Pankreasgängen, in der Uterusschleimhaut, zum Teil auch in der Trachea und den Submaxillargängen. Xerotische, oder zumindest ähnliche Veränderungen hat früher schon Leber im Nierenbecken gefunden.

Die unspezifischen Begleiterscheinungen wie Dystrophie oder die sekundären Infektionen usw. weisen keine anatomisch - histologischen Besonderheiten auf.

### Pathologische Chemie.

Über den Chemismus der Xerophthalmie-Keratomalacie und der ihnen zugrunde liegenden Stoffwechselstörung sind wir vollkommen ununterrichtet. Dem Nachweis einer verminderten trypanociden Kraft des Serums (Grünmandel - Leichtentritt) bei der Xerophthalmie der Kinder kommt keine spezifische Bedeutung zu. Der gleiche Befund wird auch beim infantilen Skorbut, bei alimentären Ödemen, bei Anämien usw. erhoben, und dürfte auf einer Störung des intermediären Lipoidstoffwechsels beruhen.

### Ätiologie und Pathogenese.

Für die richtige Erfassung der ätiologischen und pathogenetischen Faktoren, die an der Hervorbringung der xerophthalmisch-keratomalacischen Stoffwechselstörung primär beteiligt sind, vermag uns allein schon die Geschichte des Leidens den richtigen Weg anzugeben.

Geschichte. Sporadische Fälle von Hemeralopie und von Bindehautxerose sind schon im Altertum vorgekommen. Man hat sie, besonders die xerotischen Veränderungen, mit chronischen Leberleiden in Beziehung gebracht. Für ihre Bekämpfung wurde ebenfalls von altersher die Darreichung von Hammelleber (!) empfohlen (vgl. Peters). Diese, wie wir noch sehen werden, außerordentlich treffenden Beobachtungen fanden indessen lange Zeit keine entsprechende Berücksichtigung, um so weniger, weil inzwischen die Krankheit selbst mehr oder minder in Vergessenheit geraten war. Sie wurde erst Mitte des vorigen Jahrhunderts gewissermaßen von neuem entdeckt. Hierdurch gewannen dann auch die ätiologischen und pathogenetischen Faktoren allmählich wieder an Interesse.

Das Verdienst, als erster auf das häufige Zusammentreffen von schweren Ernährungsstörungen, atrophischen Zuständen und von Keratomalacie im Säuglingsalter hingewiesen zu haben, gebührt wohl Mackensie (1857). Kurz danach (1866) hatte auch Graefe Fälle von „Hornhautverschwärung bei Pädatrophie" mitgeteilt und somit diese auffallende Syntropie bestätigt. Inzwischen haben die Beobachtungen von Gama Lobo (1860) auch in ätiologischer und therapeutischer Hinsicht wertvolle Beiträge geliefert. Sie beziehen sich auf das epidemieartige Auftreten von echter Xerophthalmie und Keratomalacie bei den Sklavenkindern in Brasilien, deren Ernährung vorwiegend aus Suppe von Bohnenmehl, wöchentlich $1/4$ Pfund Speck und etwas getrocknetem Fleisch bestand. Durch Zufuhr von Lebertran (!) und durch reichliche gemischte Kost konnte in den frühzeitig erkannten Fällen meist eine prompte und oft restlose Heilung erzielt werden. Über gleiche Erfahrungen, ebenfalls aus Brasilien, hat später noch Gouvea berichtet. Seither wurde die Krankheit gelegentlich auch Ophthalmia brasiliana genannt.

Die Angaben über sporadische Fälle von Keratomalacie bei schwer kranken, meist atrophischen Säuglingen haben sich in den 80—90er Jahren auch in Europa stark gehäuft (Hirschberg, Foerster, Horner, Leber, Feuer, Berger, Uhthoff, Fuchs u. a.). Sämtliche Beobachter waren darin einig, daß das Auftreten der fortschreitenden Hornhauteinschmelzung als ein prognostisch außerordentlich ungünstiges Symptom, und als Zeichen einer allgemeinen Resistenzschwäche (Mackensie, Spicer, Fuchs), einer Stoffwechselkatastrophe — nach Foerster als ein Decubitalgeschwür der Cornea — zu werten sei. Leber hat dann auch auf die prinzipiellen klinisch-symptomatischen Unterschiede, die zwischen der echten essentiellen Keratomalacie und den Hornhautveränderungen im Anschluß an einen Lagophthalmus, oder nach sehr starken Wasserverlusten, wie z. B. im Stadium algidum der Cholera, mit Nachdruck hingewiesen. Daß solche schwer kranke, meist kachektische

Säuglinge mit Keratomalacie (in diesem Zusammenhang auch kachektische Keratitis [Koun] genannt) sehr häufig an Bronchopneumonie zu erkranken, meist sogar an dieser Komplikation zu sterben pflegen, war auch schon den ersten Beobachtern der Krankheit bekannt. Die Bronchopneumonie, ebenso wie die Keratomalacie selbst galten nur als unspezifische Reaktionsvorgänge im resistenzlos gewordenen Säuglingsorganismus. Dementsprechend wurde eine spezifische mikrobielle Ätiologie der Xerophthalmie und der Keratomalacie von der Mehrzahl der Autoren abgelehnt. Sowohl dem an den xerotischen Stellen in großen Mengen haftenden Xerosisbacillus, wie auch den bei der Hornhauteinschmelzung usw. im Infiltrat und im Eiter nachweisbaren Eiterbacillen kommt bei der Entstehung den betreffenden Veränderungen nur eine sekundäre Rolle zu. Die primäre Bedingung sollte die allgemeine Resistenzverminderung des Gesamtorganismus, und im besonderen die der Binde- und Hornhaut bleiben. Erst jetzt sind dann die auch im gesunden Bindehautsack oft reichlich vorhandenen Xerosisbacillen und die verschiedenen Eitererreger in der Lage, an der Conjunctiva bzw. im Hornhautstroma die besprochenen Veränderungen zu erzeugen. Zunächst hatte man auch diese Resistenzverminderung ganz allgemein durch die Kachexie zu erklären versucht. Nachdem nun aber bei Säuglingen, sowie bei Kindern Xerophthalmie und Keratomalacie, bei Erwachsenen Hemeralopie und Xerophthalmie auch ohne schwere allgemeine Kachexie vorkommen, konnte dieser Erklärungsmodus nicht mehr vollauf befriedigen.

Kuschbert-Neißer (1881) haben über eine große Xerophthalmie-Epidemie bei den in ihrem Ernährungszustand meist nur wenig reduzierten, keineswegs kachektischen Kindern des Breslauer Waisenhauses berichtet. Gehäufte Fälle von Hemeralopie in Arbeits- und Waisenhäusern haben auch Graefe, Weiß, Bitôt beobachtet. Von besonderem Interesse sind in diesem Zusammenhang die Mitteilungen russischer Autoren aus den 80—90er Jahren (Thalberg, Roussanow, Kubli, Ssaweljew, Toperow u. a.). In manchen Gegenden Rußlands gehörten damals „Frühjahrsepidemien" von Hemeralopie und Xerophthalmie bei Erwachsenen und von Xerophthalmie und Keratomalacie bei Säuglingen fast zur Regel. Das plötzliche Auftreten einschlägiger Fälle hing jedes Jahr einwandfrei mit der Fastenzeit, im speziellen mit den mehr als 6 Wochen dauernden Osterfasten zusammen, die von der dortigen Bevölkerung stets streng eingehalten wurden. Die Fastenkost des Großstadtproletariats und auch der armen Landbewohner war sehr eintönig. Getreidegrütze, Brot, Kartoffeln, Kohl, rote Rüben, Zwiebeln und meist nur wenig pflanzliches Öl, wie Sonnenblumen-, Mohn-, Leinöl (Thalberg). Fleisch, Eier, Milch, Butter fehlten. Allein Fisch war erlaubt, allerdings meist sehr teuer und somit für die arme Bevölkerung unerschwinglich. Die ausschließlich vegetarische Kost erzeugte bei einer großen Anzahl der Erwachsenen nach kurzer Zeit, zuweilen schon in der vierten Fastenwoche Hemeralopie und gelegentlich auch Xerophthalmie. Der allgemeine Ernährungszustand blieb dabei in der Regel nur wenig verändert; Zeichen einer starken Abmagerung, geschweige denn einer Kachexie waren in der Regel nicht vorhanden. Die Verbreitung des Leidens nahm allmählich gegen Ende der Fastenzeit progressiv zu, und zeigte des öfteren einen beinahe epidemieartigen Charakter. Daß für die Entstehung dieser Augensymptome in der Tat nur die einseitige Ernährungsweise die Schuld trug, beweist wohl am besten der Umstand, daß die sozial besser gestellten Gesellschaftsschichten, selbst bei rigoroser Einhaltung der Fastenregeln, gesund blieben, da sie eben ihre Diät mittels Fischspeisen abwechslungsvoller gestalten konnten. In den reicheren Gegenden Rußlands, so auf dem Ural, wo die Landbevölkerung die Fastenzeit sehr streng einhält, aber wiederum eine genügende Auswahl guter Fische haben kann, gehört die Xerophthalmie ganz allgemein zu den größten Ausnahmen (Thalberg).

Worauf beruht nun aber der günstige Einfluß solcher Fischbeilagen? Auf diese Frage gaben bereits die Beobachtungen Ssaweljews (1892) anläßlich einer großen Hemeralopie-(Xerophthalmie-)Epidemie unter den Bauern des Kreises Zemljanski (etwa 1200 Patienten) eine beachtenswerte Antwort. Auch hier begann die Epidemie in der vierten Woche der großen Osterfasten. Daß sie 1892, im Gegensatz zu den früheren Jahren, eine so ungewöhnlich starke Verbreitung fand, hing wohl in erster Linie mit der Mißernte zusammen. Es mangelte hauptsächlich an Roggen, Kartoffeln, besonders aber an Hanföl, das in der Fastenzeit das Speisefett ersetzte. Während von den Bauern, die in ihrer Ernährung nur Kartoffeln oder Roggen vermissen mußten, etwa $30\%$ erkrankten, führte das völlige Fehlen von Hanföl fast generell (in $92,2\%$!) zu Hemeralopie (evtl. auch zu Xerophthalmie). Auf Fett-Lebertranzufuhr erfolgte stets eine rasche Heilung. Angesichts dieser so eindeutigen Befunde scheute sich Ssaweljew nicht, die ,,Nachtblindheit als Folge von Fetthunger" zu bezeichnen. Schon früher hatten auch Thalberg (1883), Roussanow (1885), auch Toporow auf die besondere Heilkraft des Lebertrans bei der hemeralopischen und xerophthalmischen Augenstörung hingewiesen, und somit die ähnlich lautenden Schlußfolgerungen der bereits erwähnten brasilianischen Forscher (Gama Lobo, Gouvea) — allerdings unabhängig von den letzteren — vollauf bestätigt. In Analogie zum Lebertran dürfte die günstige Heilwirkung von Fischspeisen aller Wahrscheinlichkeit nach gleichfalls durch die dadurch erhöhte Fett-(Tran-)zufuhr bedingt sein.

Für die überragende Bedeutung exogener alimentärer Faktoren in der Ätiologie der Hemeralopie und Xerophthalmie spricht übrigens auch das häufige Zusammentreffen dieser Augensymptome mit Skorbut beim gleichen Individuum (Nettleship, 1887, Ewniew, Michel, vgl. auch die neuen Kriegserfahrungen — Hift u. a.). Schwarz rechnet die Hemeralopie und Skorbut gerade in dieser Kombination zu den speziellen Seemannskrankheiten und führt sie beide auf alimentäre Ursachen zurück. Beachtenswerterweise blieben auf Schiffen die Offiziere häufig auch dann noch symptomenfrei, wenn schon ein großer Prozentsatz der Matrosen an Hemeralopie und Xerophthalmie erkrankt war. Diese früher wiederholt beobachtete Erfahrungstatsache wurde im allgemeinen mit den reichlicheren und länger anhaltenden Fleischrationen der Offiziere in Beziehung gebracht.

In Rußland, Österreich-Ungarn trat die Hemeralopie in den Frühjahrsmonaten auch beim Militär gehäuft auf (Thalberg, Krienes).

Der Einwand, daß es sich in all diesen Fällen nur um Hemeralopie und Xerophthalmie bei Erwachsenen handelt und somit die daran geknüpften Überlegungen wohl für dieses Alter, aber nicht unbedingt für die Säuglinge und Kleinkinder Geltung haben könnten, verliert seine Berechtigung nicht allein mit Rücksicht auf die prinzipiell gleichen älteren brasilianischen Erfahrungen bei Kindern, sondern auch schon aus dem Grunde, weil z. B. die großen russischen Frühjahrsepidemien außer Erwachsenen auch Kinder und selbst Säuglinge oft reichlich zu befallen pflegten. Besonders wertvoll sind in dieser Hinsicht die Beobachtungen Thalbergs (1883) über das gehäufte Auftreten von Xerophthalmie und Keratomalacie bei Brustkindern am Ende der Fastenzeit. Die künstlich ernährten Säuglinge blieben von der Krankheit verschont. Bei der weiteren Untersuchung stellte sich nun heraus, daß die erkrankten Brustkinder in ihrem Ernährungszustand meist stark reduziert waren, und die stillenden Mütter in der Regel Zeichen einer mehr oder minder ausgesprochenen Blutarmut und Abmagerung, sowie gleichzeitig sehr häufig auch hemeralopisch-xerophthalmische Störungen aufwiesen. Setzen wir die auslösende alimentäre Bedingung der einschlägigen Augenveränderungen auf Grund der bei den russischen Epidemien gesammelten Erfahrungen mit dem Mangel eines spezifischen fettartigen Nährstoffes in der Diät der Erwachsenen gleich, so können die Erkrankungen der Brustkinder nur in der Weise zu deuten sein, daß diese spezifische Substanz innerhalb des mütterlichen Organismus synthetisch nicht aufgebaut wird, und bei eingeschränkter exogener Zufuhr auch in der Milch fehlen muß.

Mit diesen an Brustkindern nur mittelbar gewonnenen Schlußfolgerungen stimmen auch die direkten Beobachtungen an künstlich ernährten Säuglingen gut überein. So hat Spicer schon 1892 aus England über eine Häufung von Xerophthalmie und Keratomalacie bei jungen Flaschenkindern berichtet, die hauptsächlich N-arm, mit nur wenig Milch, sondern einseitig mit Kohlenhydraten, Mehlen ernährt wurden. Auch bei diesen Fällen stellte sich nach Zufuhr von Fleisch, Milch und Lebertran eine rasche Besserung ein.

Den gleichen ätiologischen Ernährungsfaktoren begegnen wir auch bei der Ernährung der älteren Kinder. Uhthoff berichtet über einen 18jährigen Gymnasiasten, der bei starken körperlichen Übungen als fanatischer Vegetarier nur von Obst und Gemüse gelebt hat, und der in der Folge an Hemeralopie und Xerophthalmie erkrankte. Die Entstehungsbedingungen der in manchen ärmeren Landbezirken Japans so weit verbreiteten „Hikan"-Erkrankung, die — wie schon erwähnt — sehr häufig mit Xerophthalmie, Keratomalacie und zumindest mit Hemeralopie vergesellschaftet zu sein pflegt, deuten ebenfalls auf die einseitige Ernährungsweise der dortigen Bevölkerungsschichten hin. Die Nahrung der erkrankten Kinder bestand nach Mori (1896, 1904) aus Reis, Gerste, Mehlspeisen, Bohnen und anderen Gemüsen; Milch, Eier, Fleisch fehlten in der Regel vollkommen. In den gleichen Gegenden traf man die Hemeralopie und die Xerophthalmie auch bei Erwachsenen an, wofür Mori wiederum in erster Linie das mangelhafte Fettangebot in der Nahrung beschuldigt (vgl. später auch Ishihara). In Analogie zu den ähnlichen Verhältnissen in Rußland gehörten hier die Xerophthalmie und die Keratomalacie, selbst bei natürlich ernährten Säuglingen, freilich dann nur bei Kindern von bereits an solchen spezifischen Augenstörungen erkrankten Müttern, keineswegs zu den Seltenheiten. In einem Falle Moris „enthielt die Milch der Mutter eine so spärliche Menge von Milchkügelchen, daß sie sich ohne Mühe zählen ließen". Der Fettgehalt derselben betrug praktisch gleich Null. Reichliche Zufuhr von Lebertran bewirkte in all diesen Fällen stets eine prompte Heilung, nicht nur bei peroraler, sondern auch bei parenteraler (intramuskulärer!) Applikation (Mori). Im Gegensatz zur Landbevölkerung blieben die Küstenbewohner in ganz Japan stets frei von Hemeralopie oder Keratomalacie [1]), vermutlich nur deswegen, weil sie in ihrer Nahrung reichlich Fischspeisen, Fischtran verwendet hatten.

Interessant ist auch der Hinweis Falks auf den Parallelismus zwischen Verbreitung der Hemeralopie und dem nationalen Wohlstand des betreffenden Landes: In England ist die Hemeralopie selten, in Irland, besonders aber in Indien, China, Rußland sehr häufig.

Außer den exogen-alimentären ätiologischen Faktoren wurde bereits in diesen älteren geschichtlichen Angaben auch gewissen endogenen pathogenetischen Bedingungen erhöhte Aufmerksamkeit geschenkt. So hat man von mehreren Seiten auf die Häufung von Hemeralopie und Xerophthalmie bei Leberschädigungen (Ikterus, Lebercirrhose, Lebercarcinom, Alkoholismus usw. vgl. oben), bei Infektionen, bei allgemein kachektischen Zuständen hingewiesen, lauter Momente, die die Entstehung der spezifischen Augenveränderungen elektiv zu begünstigen schienen.

Über den Charakter des übergeordneten alimentären Fehlers war man indessen bis weit in das 20. Jahrhundert hinein noch vollkommen im unklaren, soweit man ihn eben nicht mit einem allgemeinen Fetthunger identifiziert hatte.

---

[1]) Hier war auch der Hikan eine unbekannte Krankheit.

Mit der Einführung des Vitaminbegriffes (Funk) dürfte diese ältere Epoche, gewissermaßen die Vorgeschichte der Xerophthalmie und der verwandten Augenstörungen als abgeschlossen gelten.

Der rasche Ausbau der neuen Xerophthalmielehre, bei voller Berücksichtigung des Vitaminbegriffes, wurde ermöglicht a) indirekt, durch Studien über experimentelle Erzeugung der betreffenden Augenstörungen an .Tieren (hauptsächlich an Ratten) und b) direkt durch richtig gedeutete Befunde anläßlich der großen dänischen Xerophthalmie-Keratomalacie-Epidemien in den Kriegsjahren. Während die Tierexperimente (Frank-Freise-Goldschmidt, Edelstein-Langstein und die amerikanischen Autoren Mc Collum-Davis, Osborne-Mendel u. a., als deren Vorläufer die schon länger zurückliegenden Versuche von Magendie und Falta-Noeggerath bezeichnet werden müssen) auch bei Einhaltung sämtlicher notwendiger Kautelen, den einwandfreien Beweis geliefert hatten, daß die xerophthalmisch-keratomalacischen Augenveränderungen weniger auf einer allgemein erniedrigten Fettquote in der Nahrung, als vielmehr auf dem verminderten Angebot eines bestimmten, freilich chemisch nicht näher definierbaren Vitamins, des Faktors A beruhen dürften [1]), gelang es dem dänischen Pädiater Bloch, zunächst sogar unabhängig von diesen Untersuchungen, die Übertragbarkeit tierexperimenteller Befunde für die menschliche Pathologie außer Zweifel zu stellen.

In Dänemark ist die Xerophthalmie bei künstlich ernährten Säuglingen auch schon vor dem Weltkrieg verhältnismäßig häufig gewesen. Ein großer und anscheinend in progressiver Zunahme begriffener Prozentsatz der Insassen in dänischen Blindenanstalten dürfte nach Bloch eher das Opfer solcher alimentär, als infektiös (Ophthalmoblennorrhöe) bedingter Hornhautzerstörungen sein. Indessen fiel es Bloch auf, daß sich Fälle von mehr oder minder schwerer Keratomalacie seit Beginn des Krieges in auffallender und bedrohlicher Weise vermehrt hatten. Ende 1916, und das ganze nächste Jahr 1917 hindurch, nahm die Krankheit, besonders in ländlichen Bezirken, einen fast epidemieartigen Charakter an. Dies geht allein schon aus den Aufzeichnungen Blochs, ebenso aber aus der späteren, im Auftrage der dänischen ophthalmologischen Gesellschaft von Blegvad zusammengestellten Gesamtstatistik (434 Fälle) eindeutig hervor (Abb. 4).

Die Blochschen Fälle zeigten folgende Verteilung:

| | Ins-gesamt | Vom Lande | Von Kopen-hagen | Vom Lande | | | Von Kopenhagen | | |
|---|---|---|---|---|---|---|---|---|---|
| | | | | 2—6 Monate | 6—12 Monate | 1 Jahr | 2—6 Monate | 6—12 Monate | 1 Jahr |
| 1912 | 4 | 2 | 2 | — | 1 | 1 | 1 | 1 | — |
| 1913 | 9 | 8 | 1 | 4 | 3 | 1 | 1 | — | — |
| 1914 | 8 | 6 | 2 | 2 | 1 | 3 | 2 | — | — |
| 1915 | 11 | 8 | 3 | 1 | 7 | — | 1 | 2 | — |
| 1916 | 17 | 14 | 3 | 1 | 5 | 8 | 2 | — | 1 |
| 1917 | 23 | 14 | 9 | 2 | 7 | 5 | 1 | — | 8 |
| 1918—1919 | 3 (!) | | | | | | | | |

Auffallend ist in den Zusammenstellungen das plötzliche Sistieren der Epidemien in den Jahren 1918—1919 und dann der erneute Anstieg 1920. All die Besonderheiten dieser statistischen Angaben werden nun aber im Hin-

---

[1]) Über weitere Einzelheiten siehe Stepp, S. 36 ff.

blick auf die eigenartigen Kriegs- und Nachkriegsverhältnisse in der Butter-
industrie und in der Fettversorgung der dänischen Bevölkerung ohne weiteres
verständlich. Die Zunahme und die epidemieartige Verbreitung der Xerophthalmie und der Keratomalacie in den ersten Kriegsjahren bis Ende 1917 hatte
schon Bloch mit der verstärkten Butterausfuhr in Zusammenhang gebracht.
Die Auslandslieferungen nahmen so überhand, daß für den Inlandskonsum
weder Butter, noch fettreiche (d. h. nicht entrahmte) Milch in genügenden
Mengen übrig blieb. Die Preise der Molkereiprodukte wurden allmählich für
weite Bevölkerungsschichten schier unerschwinglich. Überdies hatten die
Bauern aus rein ökonomischen Gründen auf den Genuß von Butter und Fett-
milch lieber verzichtet und die Milch zu den stark gestiegenen Preisen in den
Molkereien verarbeiten lassen. Kein Wunder, daß in diesen Jahren auch die
Säuglinge und Kleinkinder, für die die Kuhmilch — von den Brustkindern
abgesehen — meist die einzige Nahrung
bedeutete, fettarm, entweder mit entrahmter Milch, auch mit sehr fettarmer
Buttermilch, oder aber einseitig mit Mehl-
produkten ernährt wurden. In großen
Städten, so in Kopenhagen, half die zen-
tralisierte Milchwirtschaft mit den Säug-
lingsmilchküchen zum Teil über diese Miß-
stände hinweg. Die Butter- und Milch-
(Fettmilch-)Not nahm im Laufe des Jahres
1917 beinahe katastrophale Dimensionen
an; dementsprechend erhöhte sich auch
die Zahl der Xerophthalmie- und Keratomalaciefälle in erschreckender Weise
weiter. Dezember 1917 wurde dann die
Butter von Amts wegen rationiert, wie
auch im Preis stark herabgesetzt, so daß
von diesem Zeitpunkt an jeder Einwohner

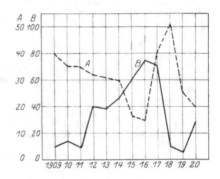

Abb. 4. Die Beziehungen der Xerophthalmie-
Morbidität zum Milchfettverbrauch
in Dänemark. (Nach Widmark.)
A Täglicher Milchfettverbrauch in Gramm.
B Anzahl der Xerophthalmiefälle pro Jahr.

zu seiner Butter kam. Schlagartig ging nun schon in den nächsten Monaten
auch die Xerophthalmie- und Keratomalaciefrequenz zurück. Dieser fast vollkommene Stillstand — Bloch hatte in den Jahren 1918—1919 insgesamt
drei frische Fälle beobachtet — dauerte volle zwei Jahre; 1920 begann sich
die Morbiditätskurve von neuem zu heben. Die Beziehungen des Butter-
konsums zur Verbreitung der xerophthalmisch keratomalacischen Augenstörungen
dürften allein schon auf Grund dieser statistischen Erhebungen wohl als
unanfechtbar gelten. Die Kurve des Butterverbrauchs und die der Xeroph-
thalmiemorbidität zeigen dementsprechend eine vollkommene Reziprozität
(Widmark, Abb. 4).

Bis zu diesem Punkte stimmten die dänischen Erfahrungen mit den älteren,
von uns bereits ausführlich besprochenen Angaben aus Rußland, Japan usw.
gut überein; sie schienen zunächst nicht prinzipiell Neues enthalten zu haben.
Das Verdienst Blochs lag jedoch eben darin, daß es über den schon längst
bekannten Faktor des quantitativen Fetthungers hinaus, die Bedeutung
des qualitativen Fettmangels in den Vordergrund der Diskussion gestellt
und erst dadurch die Verbindung mit den ähnlich lautenden tierexperimentellen
Ergebnissen ermöglicht hatte. Hierzu verhalf ihm zunächst eine zufällige Beobachtung, ein gewissermaßen unfreiwilliger, unbeabsichtigter Ernährungsversuch in einem ihm unterstellten Kinderheim, im Jahre 1917.

Die 86 Kinder der Anstalt verteilten sich auf zwei Abteilungen (A und B), bzw. auf
vier gleich große Unterabteilungen (A 1, A 2, B 1, B 2). In der Abteilung A waren alle

Neugeborenen, und soweit möglich auch alle schwächlichen und kranken Kinder untergebracht. Sie wurden hier zum großen Teile mit Vollmilch und den entsprechenden Milchmischungen (außer der üblichen Beikost) ernährt; ein Milchmangel bestand jedenfalls nicht. Die gesunden und größeren Kinder, die über 1 Jahr alt waren, befanden sich in der anderen Abteilung B. In der Unterabteilung B 1 mit 16 Kindern erkrankten nun im Frühjahre 1917 kurz nacheinander 8 Kinder an Xerophthalmie, während die zweite Unterabteilung B 2, ebenfalls mit 16 Insassen und gleich so die ganze Abteilung A von der Krankheit verschont blieben. In bezug auf das Alter und den Gesundheitszustand der Kinder, sowie betreffs der allgemeinen hygienischen Verhältnisse konnten Unterschiede zwischen B 1 und B 2 nicht festgestellt werden. Erst die Berücksichtigung und die nähere Analyse der vorangegangenen Ernährungsweise hatten dann noch beachtenswerte Ungleichheiten zutage gefördert. Bloch berichtet darüber folgendes: ,,Auf Abteilung B bekamen die Kinder morgens entweder Haferschleim mit Zwieback oder Biersuppe mit etwas Vollmilch. Das Mittagessen bestand meist aus Brei, manchmal aus Buttermilchsuppe, Haferschleim. Fruchtsuppe und ab und zu aus Fleischsuppe mit Gerstengraupen. Die Nachspeise aus gekochtem Fisch, Fleischfarce, Haschee und außerdem reichlich Kartoffelbrei. Nachmittag gab es Kakao und Brot mit Margarine, abends Brei und reichlich Margarinebrot. Die Margarine war Pflanzenmargarine und alle Speisen wurden mit derselben zubereitet. Die Kinder bekamen niemals Butter oder Ei, auch wurde niemals Sahne oder Vollmilch zur Zubereitung der Speisen verwendet. Die Milch, die die Kinder zu trinken bekamen und mit der der Brei und Kakao gekocht wurde, war immer halbentfettete Milch'' (0,75%/₀ Fett). Die einzige Gelegenheit, bei der die Kinder Vollmilch bekamen, war morgens mit der Biersuppe. ,,In dem einen Punkte hatte jedoch ein Unterschied bei den beiden Unterabteilungen von B bestanden, daß die Pflegerin der zweiten Abteilung ihren Kindern vorzugsweise Biersuppe und Vollmilch verabreichte, während an der ersten Unterabteilung die Kinder fast immer Haferschleim und Zwieback als erste Mahlzeit bekamen.'' Diese Kinder sind somit monatelang so gut wie ausschließlich ohne Vollmilch ernährt worden. Schon im Winter 1916/17 fiel in der Abteilung B eine Verflachung der Gewichtskurven auf, unter den 32 Kindern zeigten in den Frühjahrsmonaten 5 von B 2 und 10 von B 1 sogar mehr oder minder starke Gewichtsabnahmen. Unter diesen letzteren 10 befanden sich auch die 8 Xerosefälle. Die Kinder der Unterabteilung B 2 blieben indessen vollkommen beschwerde- und symptomenfrei.

Aus diesem unbeabsichtigten Ernährungsversuch geht wohl unzweideutig — auch in bezug auf die menschliche Pathologie — die prinzipiell vollkommen neue Tatsache hervor, daß im Milchfett eine spezifische Substanz enthalten sein muß, der eine antixerophthalmische Wirkung zukommt, und die in der Pflanzenmargarine fehlt. Oder mit anderen Worten: nicht der allgemeine Fetthunger verursacht die Xerophthalmie und die weiteren zugehörigen Augenstörungen, sondern der Mangel an einem besonderen Nährstoff, den die Vitaminlehre inzwischen auf Grund ausgedehnter experimenteller Studien als den fettlöslichen Faktor A, den Xerophthalmieschutzstoff bezeichnet hat. Die Xerophthalmie, sowie die essentielle Hemeralopie und die Keratomalacie wären demnach nur eine besondere Avitaminoseart, ähnlich dem Skorbut, der Beriberi usw.

Die vitamin-A-arme Margarine vermag die Entstehung der Xerophthalmie nicht zu verhindern. So wird es uns verständlich, daß in Dänemark, wo in den Jahren 1916—1917 bei verschärfter Butterknappheit der Margarineverbrauch beträchtlich zunahm, die Morbiditätskurve der Xerophthalmie trotzdem stark in die Höhe schnellte. Anderseits dürften an der plötzlichen Unterdrückung der Epidemie in 1918—1919 nicht allein die neu eingeführte Planwirtschaft für Molkereiprodukte (Butter), sondern auch die infolge der Seeblockade verminderte Einfuhr von Rohmaterialien (Ölkuchen) für die Margarineproduktion, bzw. die dadurch erzwungene Verminderung des Margarinekonsums in erheblichem Maße mitgewirkt haben. Die erneute Zunahme der Xerophthalmiefälle in 1920 steht dann wohl zum Teil mit der wieder möglich gewordenen Margarineherstellung in kausalem Zusammenhang (Bloch, Blegvad).

Bloch unterscheidet bei Säuglingen drei ätiologisch, sowie klinisch verschiedene Typen, die mit Xerophthalmie und Keratomalacie einhergehen können. Die zwei ersten Typen decken sich a) mit der atrophisch-hypertonischen bzw. b) mit der hydropischen Form

(Abb. 11, S. 535) des Mehlnährschadens [Czerny-Keller¹)]. Sie entstehen bei ausschließlicher Mehl-(Kohlenhydrat)-ernährung, bei gleichzeitig mangelhaftem Eiweiß- und Fettangebot, wobei die verschiedenen Vitamine und Salze zunächst gar nicht berücksichtigt werden. Im Hinblick auf die xerophthalmische Störung bedeutet indessen allein schon die vollkommen unterdrückte Fettzufuhr beinahe zwangsläufig auch einen entsprechenden Mangel am fettlöslichen A-Vitamin, am spezifischen Xerophthalmieschutzstoff. In der klinischen Erscheinungsform dieser zwei Typen kommt den Augenstörungen, und somit als ätiologischem Moment auch dem Vitamin-A-Mangel eine relativ nur geringe Bedeutung zu; die herrschenden Symptome (Atrophie, Hypertonie, Ödeme) stehen vielmehr mit anderen Ernährungsfehlern (Eiweißdefizit, Überangebot an Kohlenhydraten usw.) in Beziehung. Demgegenüber verdankt der dritte Typ Blochs seine Entstehung allein einem A-Vitaminmangel, bei sonst häufig kompletter Ernährung. Für diese Möglichkeit liefert das im vorhergehenden ausführlich erläuterte Beispiel den besten Beweis. Für diesen dritten Typ, der in der Regel wohl auch mit einer mehr oder weniger stark ausgeprägten Dystrophie vergesellschaftet zu sein pflegt, brachte Bloch, zunächst in einem gewissen Gegensatz zu den zwei ersten Typen, die Bezeichnung Dystrophia alipogenetica in Vorschlag. Da nun aber die Xerophthalmie stets auch bei einem komplizierenden Mehlnährschaden als Zeichen eines A-Vitaminmangels aufzufassen ist, so halten wir diese Trennung nicht mehr für berechtigt. Entweder bezeichnet man die xerophthalmische Störung ganz allgemein als „Dystrophia alipogenetica", oder aber, wie es Blegvad tut, als „Dystrophia xerophthalmica".

Der menschliche Organismus vermag das Vitamin A synthetisch nicht aufzubauen; um den eigenen Bedarf zu decken, ist er somit auf die exogene Zufuhr einer entsprechenden Menge angewiesen. Bleibt das Angebot unterhalb des erforderlichen Quantums, so kommt es zu einer negativen Vitamin-A-Bilanz, auch die aufgespeicherten Vitamin-A-Vorräte (Steenbock-Sell-Nelson, Aron-Gralka) werden allmählich verbraucht, und in weiterer Folge entsteht dann die Xerophthalmie. Indessen hängt die Vitamin-A-Verarmung des Organismus nicht allein von der Zufuhr, sondern auch von der Größe des inneren Verbrauchs ab;

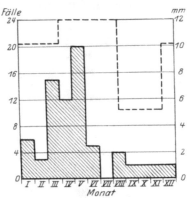

Abb. 5. Die jahreszeitliche Schwankung der Xerophthalmie - Morbidität in Beziehung zu der des Wachstums. (Nach C. Bloch).
Die nicht ausgezogene Linie entspricht dem durchschnittlichen Längenwachstum in Millimeter; die schraffierten Säulen geben die Anzahl der von C. Bloch beobachteten Xerophthalmie-(Keratomalacie-)Fälle an.

erst die Resultante dieser beiden Komponenten bestimmt die endgültige Bilanz. Bei verstärktem innerem Verbrauch wird dann oft selbst ein relativ hohes Vitamin-A-Angebot nicht mehr den Forderungen entsprechen können; hiermit ist aber auch die übergeordnete ätiologisch-pathogenetische Bedingung der Xerophthalmie erfüllt. Stellt man den erhöhten Bedarf in Rechnung, so wird es uns verständlich, daß chronisch zehrende Krankheiten, Kachexie, ebenso auch akute, fieberhafte Infektionen die Entstehung des xerophthalmischen Symptomenkomplexes begünstigen. Dies wurde, wie bereits erwähnt, schon von älteren Autoren, neuerdings dann mit besonderem Nachdruck von Bloch, Stolte, Gralka u. a. hervorgehoben. Auch den Frühlingsgipfel versuchte Bloch mit einem endogenen Faktor, mit der allgemeinen Wachstumsbeschleunigung in diesen Frühjahrsmonaten (Abb. 5) in Beziehung zu bringen. Verstärktes Wachstum bedeutet erhöhten Stoffwechsel und dementsprechend auch vermehrten Bedarf an A-Vitamin. Bei Erwachsenen mit schon abgeschlossenem Wachstum tritt dieser Faktor nicht

¹) Auf das häufige Zusammentreffen von Mehlnährschaden und Keratomalacie hat schon früher Keller hingewiesen. Allerdings wurde diese Annahme später von Czerny-Keller (Des Kindes Ernährung. 1. Aufl., Bd. 2, S. 730) stark eingeschränkt.

mehr in Geltung und dementsprechend wird dann auch die Xerophthalmie mit fortschreitendem Alter seltener. Freilich ließe sich diesem Deutungsversuch — zum großen Teile sogar mit Recht — auch noch ein prinzipiell anderer gegenüberstellen (Wagner, Gralka u. a.). Wir brauchen nur an die jahreszeitlichen Schwankungen im Vitamin-A-Gehalt der Nährstoffe zu erinnern, deren Kurve im Spätwinter und Frühling ein Minimum, im Sommer und Herbst ein Maximum aufweist und demnach völlig reziprok zur Morbiditätskurve der Xerophthalmie verläuft. An der Frühjahrshäufung der Xerophthalmie wird außer den besprochenen endogenen Momenten, auch diese jahreszeitlich bedingte Vitamin-A-Armut wohl in erheblichem Maße mitwirken.

Wenn bei den dänischen Xerophthalmieepidemien die Erwachsenen im allgemeinen verschont geblieben sind, so braucht dies auch nicht unbedingt für den Blochschen Erklärungsmodus zu sprechen. Durch reichliche Zufuhr von Fleisch, Fisch und vitamin-A-haltigen Gemüsen dürfte bei Erwachsenen, im Gegensatz zu den einseitig mit fettarmer

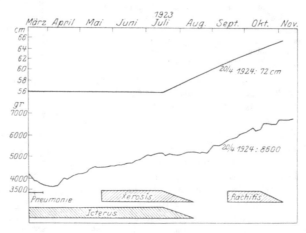

Abb. 6. Xerophthalmie bei chronischem Ikterus. (C. Bloch, Kopenhagen.)

Milch, fleisch- und gemüsearm ernährten Säuglingen und Kleinkindern der Vitaminbedarf in der Regel wohl immer reichlich gedeckt gewesen sein. Trotz dieser berechtigten Einwände möchten wir die Bedeutung der Wachstumsvorgänge für die Regulierung des Vitamin-A-Bedarfs dennoch nicht völlig leugnen.

Die längst bekannte, auffallende Tatsache, daß unter gleichen äußeren Bedingungen immer nur ein Teil der Kinder und der Erwachsenen an Xerophthalmie zu erkranken pflegt, rückt uns im Hinblick auf den individuell verschiedenen Bedarf an A-Vitamin dem Verständnis ebenfalls näher. Außer den schon erwähnten rein dispositionellen, zufälligen Momenten, wie chronische Krankheiten, Kachexie, akute fieberhafte Infektionen usw. muß dabei auch an bestimmte, oft keimbedingte, gelegentlich familiäre, konstitutionelle Faktoren, mit anderen Worten an eine vorgebildete, unabhängige Steuerung des intermediären Vitamin-A-Stoffwechsels gedacht werden. So erkranken Frühgeburten, Zwillingskinder, allgemein konstitutionell minderwertige Kinder leicht an Xerophthalmie (Leber, Jakusiel, Hirschberg); v. Hippel sah in einer Familie mehrere Fälle von Xerophthalmie.

Ein erhöhter innerer Bedarf an A-Vitamin kann überdies auch durch eine mangelhafte Resorption aus dem Darm vorgetäuscht werden. Als Beispiel für diesen Mechanismus dürfte nach Bloch und Wagner die xerophthalmiebegünstigende Wirkung gewisser mit Ikterus verbundener Lebererkrankungen

(Stauungsikterus, Cirrhose, Carcinom) gelten. In diesen Fällen ist die Fettverdauung, im besonderen aber auch die des fettlösenden A-Faktors so weit gestört (Fehlen von Galle!), daß wohl recht große Mengen der Resorption entgehen, und der Bedarf an Xerophthalmieschutzstoff trotz exogener Zufuhr ungedeckt bleibt (Abb. 6). Durch parenterale Zufuhr eines gereinigten, hochkonzentrierten Lebertranpräparats (Poulsson) gelang es Blegvad in einem auf diese Weise entstandenen Falle von Xerosis conjunctivae (Erwachsener mit Lebercarcinom) die Augenstörung zur raschen Heilung zu bringen.

Bei schweren Durchfallstörungen, z. B. beim japanischen Hikan dürfte die Annahme einer verminderten Vitamin-A-Resorption ebenfalls berechtigt sein.

Die neue Lehre von der Xerophthalmie als Avitaminose steht nicht nur mit den zuerst in Dänemark gesammelten ausgedehnten klinischen Erfahrungen und den zahlreichen tierexperimentellen Befunden, sondern ebenso mit den älteren geschichtlichen Überlieferungen und im großen ganzen auch mit den neuesten Literaturangaben in gutem Einklang. So berichten Stolte, Gralka (1922) über gehäufte Keratomalaciefälle bei Säuglingen mit Mehlnährschaden, Roß über 3 Fälle bei Ernährung mit kondensierter Milch, Guiral aus Cuba über 60 Fälle bei Säuglingen, die nur entrahmte Milch bekommen haben, Gralka und Jendralski über mehrere keratomalaciekranke Brustkinder bei vitamin-A-armer Ernährung der Mütter, Wagner über Auftreten von Xerophthalmie bei Leberschädigungen. Eine gewisse indirekte Beweiskraft kommt auch den zahlreichen Hemeralopie- und Xerophthalmieerkrankungen bei Erwachsenen (in erster Linie bei Gefangenen) in Deutschland, Rußland usw. während der Kriegsjahre zu (Kriegstagung der Deutschen Ophthalmologischen Gesellschaft, 1916, Heidelberg). Die Tatsache, daß sie seither vollkommen verschwunden sind, spricht unseres Erachtens zwangsläufig im Sinne einer alimentären Ätiologie (vgl. Hift), und zwar der angenommenen Art. In Labrador, Neu-Fundland, Indien (bei Calcutta), Japan ist Hemeralopie-Xerophthalmie auch heute noch eine weit verbreitete Krankheit, hierfür sind auch die besprochenen alimentären Bedingungen überall gegeben (Mc Collum). Die Ernährungstherapie (Volksmedizin!) ist ebenfalls überall die gleiche (Vollmilch, Leber, Lebertran).

Trotz dieser übereinstimmenden Berichte erscheint es uns einstweilen noch ungerechtfertigt, die „xerophthalmische Störung" ausnahmslos auf die vereinfachte Formel eines Vitamin-A-Mangels zurückführen zu wollen. Für die überwiegende Mehrzahl der Fälle, so auch für die im vorherstehenden referierten, mag diese Annahme wohl stimmen. Vereinzelte Ausnahmefälle, sowohl aus Tierexperimenten, als aus der Klinik, mahnen indessen zur Einschränkung und Vorsicht. So haben Mc Collum und seine Mitarbeiter auch bei vitamin-A-reich ernährten Ratten unter bestimmten, in ihrem Wesen jedoch noch unklaren Bedingungen [Salzeffekt, Fehlen eines unbekannten, dem B-Faktor nahestehenden, weiteren Vitamins? [1])] das Auftreten einer Keratomalazie beobachtet. Fuchs (zitiert nach Stransky) berichtet über einen Fall von schwerer Keratomalacie bei einem zwei Jahre alten, durchaus zweckmäßig ernährten (lange Zeit Lebertran!) Kinde, ohne Zeichen einer Leberschädigung oder einer Darmstörung, bei dem der Hornhautprozeß auch durch Zufuhr von Butter und Lebertran nicht gebessert wurde. Freudenberg sah in zwei Fällen, bei vitamin-C-armer Ernährung und bei darauffolgendem Skorbut Hornhautveränderungen auftreten, die allerdings von einer echten Keratomalacie zum Teil schon symptomatologisch-klinisch zu unterscheiden waren. Dementsprechend erwiesen sie sich Lebertranzufuhr gegenüber als völlig

---

[1]) Vgl. Stepp, S. 43.

refraktär, reagierten dagegen prompt auf Vitamin-C-Angebot [1]). Das Auftreten von Xerophthalmie bei ganz jungen Säuglingen, so schon bei einigen Wochen alten Brustkindern, ohne entsprechende Ernährungsanamnese der Mutter (eigene Beobachtungen) gibt ebenfalls zu Bedenken Anlaß. Hierüber hilft auch die hypothetische Annahme eines erhöhten inneren Vitamin-A-Verbrauchs nicht restlos hinweg.

Wir müssen uns vielmehr angesichts dieser, wenn auch nur sehr seltenen Ausnahmefälle zu der Ansicht bekennen, daß die in der Conjunctiva und der Hornhaut lokalisierte, und hier als Xerosis bzw. Keratomalacie auch klinisch sichtbar gewordene Ernährungsstörung nicht immer eine allgemeine Vitamin-A-Verarmung des Gesamtkörpers anzeigt, sondern auch auf andere „unspezifische" Weise entstehen kann (vgl. auch Schiff, Stransky). Für die essentielle Hemeralopie, die eine ähnliche Ernährungsstörung der Netzhaut, im einzelnen eine Störung des Gleichgewichts zwischen Verbrauch und Ersatz der Sehstoffe (Krienes) darstellt, bedeutet z. B. ein physikalischer Faktor: die Blendung — neben oder außer dem allgemeinen Vitamin-A-Mangel — ebenfalls ein wichtiges ursächliches Moment. Allerdings dürfte in der Norm die verminderte A-Vitaminzufuhr, evtl. in Verbindung mit einem erhöhten Bedarf, die Entstehung des xerophthalmischen Symptomenkomplexes zur Genüge erklären.

Der Weg, der von der Vitamin-A-Verarmung des Organismus bis zu den lokalisierten Augenveränderungen führt, ist in seinen Einzelheiten noch völlig unerforscht. Für die Annahme einer allgemeinen „xerophthalmischen" Stoffwechselstörung besitzen wir nur uncharakteristische klinische, jedoch keine spezifischen, physiologisch-chemischen Stützen. Als solche indirekte klinische Beweismomente gelten insonderheit für das Säuglingsalter die häufige Dystrophie und die allgemeine Resistenzschwäche („Dysergie"), die die Augensymptome fast regelmäßig einzuleiten pflegen und die auf Vitamin-A-Zufuhr in genau so spezifischer Weise reagieren wie die Augenveränderungen selbst [2]).

Zwischen der Dysergie und der Vitamin-A-Verarmung des Organismus scheint nach klinischen Erfahrungen ein gewisser Circulus vitiosus zu bestehen. Mangel an A-Vitamin bewirkt zunächst eine Abschwächung der allgemeinen

---

[1]) Über therapeutische Versuche bei Keratomalacie mit hohen Citronen-Orangensaftgaben, die man dann als Vitamin-C-Effekt deuten könnte, hat auch Guiral schon berichtet (vgl. R f. Zentralbl. f. Kinderheilk. Bd. 18. 1925). Da aber die von ihm beobachteten Fälle bei einer völlig fett-vitamin-A-armen Ernährung (mit entrahmter Milch) entstanden sind (vgl. auch S. 187), so dürfte für sie die Annahme eines spezifischen Vitamin-A-Mangels wohl doch näher liegen. Mit dieser Schlußfolgerung würde dann auch die Beweisführung ex iuvantibus kaum im Gegensatz stehen, um so weniger, weil die Obstsäfte außer dem Skorbutschutzstoff auch noch den Faktor A (und B) stets, häufig sogar reichlich enthalten.

[2]) Besonders eindrucksvoll wird dieser Entwicklungsgang, der uns sonst meist nur aus Tierexperimenten bekannt ist, in den Versuchen v. Gröers demonstriert. Zwei Säuglinge (Frühgeburten) sind von der Geburt an fettfrei mit völlig abgerahmter Milch ernährt worden. Mit dem Milchfett wurde auch der größte Teil des A-Vitamins mitentfernt. Nach anfänglichem guten Gedeihen zeigte die Gewichtskurve allmählich ein Abflachen, später einen deutlichen Abfall, wohl als Zeichen der negativen Vitamin-A-Bilanz (1. Stadium: Dystrophie); gleichzeitig traten auch Infektionen auf, so daß der Versuch abgebrochen werden mußte (2. Stadium: Dysergie) noch vor der Ausbildung der lokalen Augensymptome. Die Übereinstimmung mit den einschlägigen Rattenversuchen ist eine vollkommene (Aron). Die Entbehrlichkeit des A-Vitamins für den kindlichen Organismus glaubten Heß und Unger in Ernährungsversuchen bewiesen zu haben, bei denen die Kinder ebenfalls entrahmte Milch (Milchpulver), weiterhin aber auch Zucker, Mehl, Hefe, Orangensaft, sowie als angeblich A-vitaminfreies Fett Baumwollsamenöl erhalten, und dabei ein ungestörtes Gedeihen gezeigt haben. Mit dem erst später erbrachten Nachweis (Mellanby u. a.), daß die Voraussetzung von der Vitamin-A-Freiheit des Baumwollsamenöls (auch der Orange) nicht vollkommen zutrifft, verliert indessen diese Schlußfolgerung ihre Berechtigung.

Abwehrkräfte, und in der Folge eine Häufung von fieberhaften Infekten; anderseits führen Infekte zu einem weiter erhöhten Verbrauch des A-Faktors und beschleunigen hierdurch die Manifestierung der Augensymptome (Bloch, Stolte). Ähnliche Verhältnisse trifft man auch beim Skorbut an [1]). Der fettlösliche A-Faktor ist vom gleichfalls fettlöslichen Rachitisschutzstoff streng zu unterscheiden. So wird es auch verständlich, daß Xerophthalmie auch bei rachitisfreien Säuglingen vorkommen kann. Der „xerophthalmische" Wachstumsstillstand scheint sogar die Entstehung der Rachitis zu hemmen (Bloch). In diesen Fällen treten dann häufig erst mit beginnender Heilung bzw. parallel zur jetzt einsetzenden starken Wachstumsbeschleunigung rachitische und tetanische Symptome auf (Bloch, Stolte, Gralka, siehe Abb. 6). Bestrahlung mit ultravioletten Strahlen läßt die xerophthalmische Störung unbeeinflußt (Powers-Park-Simmonds, Funk).

## Diagnose.

Im latenten uncharakteristischen Stadium der Dystrophie und der Dysergie ist die xerophthalmische Stoffwechselstörung nur im Besitze zuverlässiger anamnestischer Daten als solche sicher zu erkennen. Eine gewisse indirekte Beweiskraft dürfte allerdings auch einem gelungenen therapeutischen Versuch („a posteriori") zukommen, so nach Lebertran-, Butterzufuhr u. a., wie z. B. bei einer hartnäckigen Furunculose, Pyurie, bei Häufung von pulmonalen Komplikationen (meist im Rahmen eines Mehlnährschadens).

Die manifesten Symptome der einschlägigen Augenveränderungen bereiten in der Regel keine besonderen diagnostischen Schwierigkeiten. Eine Verwechslung mit symptomatisch ähnlichen Augenerkrankungen ist bei genauer Kenntnis der zugehörigen Merkmale kaum möglich.

Als solche verwandten Störungen kennen wir in bezug auf die Xerophthalmie die xerotische narbige Degeneration im Anschluß an tiefgreifende conjunctivale Prozesse (Trachom), sowie die Austrocknungserscheinungen bei Lagophthalmus. In beiden Fällen schützen uns die Lokalisation, im ersteren auch die Narben vor Verwechslung mit der allgemein bedingten Xerophthalmie. Bezüglich der Hornhautveränderungen weisen wiederum die Keratitis e lagophthalmo, weiterhin die Keratitis neuroparalytica (bei einer Trigeminuslähmung) gewisse symptomatologische Ähnlichkeiten mit der allgemein bedingten Keratomalacie auf; bei Berücksichtigung der weiteren begleitenden Merkmale (Lagophthalmus, Trigeminuslähmung, häufig Asymmetrie) dürften sie trotzdem in der Regel unschwer auseinander zu halten sein.

Außer der essentiellen, idiopathischen Hemeralopie, diesem ersten manifesten Zeichen der „xerophthalmischen" Stoffwechselstörung, gibt es auch eine symptomatische Hemeralopieform, so bei Krankheiten des lichtempfindenden Apparates, bei Retinitis pigmentosa und bei (meist peripherischen) Glaskörper-Linsentrübungen. Der Nachweis solcher anatomischer Veränderungen gilt gleichzeitig als ein sicheres differential-diagnostisches Merkmal: denn der essentiellen Hemeralopie liegt keine sichtbare Gewebsstörung zugrunde.

## Prophylaxe und Therapie.

Die Ernährungsprophylaxe und Therapie der xerophthalmischen Stoffwechselstörung besteht in der genügenden Zufuhr von A-vitaminhaltigen Nährstoffen, in erster Linie von Milch (so bei Säuglingen), dann von Butter, Ei, Fleisch, Fisch usw. Im manifesten Stadium muß das Angebot besonders

---

[1]) Siehe S. 449.

reichlich bemessen werden. Hierfür kommt dann hauptsächlich der Lebertran, dieses an A-Vitamin reichste Naturprodukt, in Betracht. In Fällen mit gestörter Darmfunktion (Ikterus, schwere Durchfälle) kann der Lebertran, oder noch besser ein gereinigtes, konzentriertes Tranpräparat (Poulsson), auch parenteral (intramuskulär) verabreicht werden.

Neben dieser allgemeinen Behandlung spielt die therapeutische Beeinflussung der lokalen Augenveränderungen eine nur sekundäre Rolle. Hierfür dürften sich folgende Maßnahmen empfehlen (Bloch): a) Häufige Spülungen mit sterilem Wasser; b) Verwendung von steriler Vaseline gegen die Xerose; c) bei drohender, schon eingetretener Ulceration Atropin; d) bei Panophthalmie Exenteratio bulbi.

## Literatur.

Zusammenfassende Übersichten: Bloch: Jahrb. f. Kinderheilk. Bd. 89. 1919. Journ. of hyg. Vol. 19. 1921. — Collum, Mc: The newer knowledge of nutrition. 2. Aufl. New York 1923. — Czerny - Keller: Des Kindes Ernährung. 2. Aufl. Bd. 2. Wien: Deuticke 1925. — Fuchs: Lehrb. d. Augenheilk. Leipzig 1910. — Funk: Die Vitamine. Wiesbaden 1922. — Koun: Thèse de Bordeaux 1903. — Krienes: Über Hemeralopie. Wiesbaden 1896. — Stepp: Ergebn. d. inn. Med. u. Kinderheilk. Bd. 23. 1923.

Einzelarbeiten: Blegvad: Cpt. rend. des séances de la soc. de biol. Tom. 89. 1923. — Bloch: Monatsschr. f. Kinderheilk., Orig. Bd. 25. 1923. Americ. journ. of dis. of childr. Vol. 27. 1924. — Falta - Noeggerath: Hofmeisters Beitr. Bd. 7. 1906. — Freise - Goldschmidt - Frank: Monatsschr. f. Kinderheilk., Orig. Bd. 12. 1913 und Bd. 13. 1915. — Genck: Monatsschr. f. Kinderheilk., Orig. Bd. 24. 1923. — Goldschmidt: Arch. f. vergl. Ophthalm. Bd. 90. 1915. — De Gouvea: Arch. f. vergl. Ophth. Bd. 29. 1893. — Graefe: Ebenda 1866. — Gralka: Monatsschr. f. Kinderheilk., Orig. Bd. 26. 1923. — Gröer, v.: Biochem. Zeitschr. Bd. 97. 1919. — Grünmandel - Leichtentritt: Jahrb. f. Kinderheilk. Bd. 106. 1924. — Guiral: Ref. Zentralbl. f. Kinderheilk. Bd. 18. 1925. — Hamburger: Dtsch. med. Wochenschr. 1923. — Heß - Unger: Proc. of the soc. f. exp. biol. a. med. Vol. 17. 1919. Journ. of the Americ. med. assoc. 1920. — Hift: Wien. klin. Wochenschr. 1918. — Jendralski: Klin. Monatsbl. f. Augenheilk. Bd. 71. 1923. — Langstein - Edelstein: Zeitschr. f. Kinderheilk. Bd. 16. 1917. — Leber: Arch. f. vergl. Ophth. Bd. 29. 1883. — Mori: Jahrb. f. Kinderheilk. Bd. 59. 1904. — Neumann: Diss. Marburg 1923. — Peters: Münch. med. Wochenschr. 1924. — Poulsson: Dtsch. med. Wochenschr. 1926. — Powers - Park: Journ. of biol. chem. Vol. 55. 1923. — Roß: Americ. journ. of dis. of childr. Vol. 22. 1921. — Schiff: Dtsch. med. Wochenschr. 1922. — Stolte: Klin. Monatsbl. f. Augenheilk. Bd. 68. 1922. — Stransky: Jahrb. f. Kinderheilk. Bd. 104. — Thalberg: Arch. f. Augenheilk. Bd. 12. 1883. — Wagner: Monatsschr. f. Kinderheilk., Orig. Bd. 29. 1923. Arch. f. exp. Pathol. u. Pharmakol. Bd. 97. 1923. Wien. med. Wochenschrift 1924. — Widmark: Lancet. June 1924. — Wilson - Du Bois: Americ. journ. of dis. of childr. Vol. 26. 1923. — Yudkin-Lambert: Journ. of exp. med. Vol. 38. 1923.

# Rachitis.

Von

**P. György** - Heidelberg.

Mit 30 Abbildungen.

## Begriffsbestimmung.

Rachitis — Früh- und Spätform —, Osteomalacie (Hungerosteopathien) bilden eine nosologische Einheit, die sich als eine allgemeine Stoffwechselstörung mit besonderem Hervortreten pathologischer Knochenveränderungen charakterisieren läßt. Die Ossifikationsstörung führt letzten Endes zu einer Kalkverarmung des Skeletts (in seiner Gesamtheit oder auch nur in seinen einzelnen Teilen), die sich dann in Erweichungsprozessen (Malacie), Deformitäten, Infraktionen, Frakturen, oft auch in kompensatorischen Wucherungen äußert. Diese Knochensymptome beherrschen völlig das Krankheitsbild, die übrigen pathologischen Erscheinungen, die auf eine allgemeine Stoffwechselstörung hindeuten, treten demgegenüber mehr oder weniger in den Hintergrund. In ihrer Erscheinungsform zeigen aber auch die Knochensymptome keine uniformierte Eintönigkeit. Sie lassen zunächst eine gewisse Altersdisposition erkennen, derart, daß in den verschiedenen Altersperioden besondere Ossifikationsstörungen vorherrschen. Die gleiche Osteopathie tritt im Kindesalter als Rachitis, später im Alter von 25—45 Jahren und mit Bevorzugung des weiblichen Geschlechtes als Osteomalacie, im Greisenalter zuletzt als Osteoporose auf. Dieses Schema soll aber durchaus nicht als ein starres, unabänderliches Gesetz, sondern eher als eine erlaubte Vereinfachung der tatsächlichen komplexen Verhältnisse aufgefaßt werden. Überschreitungen der Altersgrenzen kommen vor, in der Weise, daß sogar im Säuglingsalter die typische malacische Form (Osteomalacie) auftreten kann. Die früher streng durchgeführte Trennung zwischen Rachitis und Osteomalacie (wie auch besonderen Formen der Osteoporose) fällt heute weg; der alte, noch von Virchow stark verfochtene dualistische Standpunkt weicht dem auch schon durch Trousseau verteidigten Unitarismus, der in der Rachitis-Osteomalacie eine Einheit erblickt. Der entscheidende Schritt in der Richtung dieser Synthese wurde uns durch die Kriegserfahrungen erleichtert. Das gleichzeitig gehäufte Auftreten von schwerer infantiler Rachitis, wie auch ihrer Spätform (Rachitis tarda), dann auch von reiner Osteomalacie und schließlich von der porotischen Hungerosteopathie ließen auf eine gemeinsame Ätiologie, und somit auf eine engere Zusammengehörigkeit schließen. Gewisse symptomatische, pathologisch-anatomische (Virchow, v. Recklinghausen), vielleicht auch stoffwechselchemische Unterschiede bleiben freilich bestehen. Das einigende Band der gemeinsamen Ätiologie muß aber stets das übergeordnete Prinzip bleiben.

Die Rachitis, mit der wir uns im folgenden ausführlich befassen wollen, gehört ihrer Altersdisposition gemäß in die Pathologie des Kindesalters. Sie tritt meist im Säuglingsalter auf und heilt dann in den ersten Jahren aus (infantile Form). Sie kann später im Pubertätsalter wieder aufflammen, aber auch neu entstehen (Rachitis tarda). Kommt es bei der infantilen Form in den ersten 2—3 Lebensjahren nicht zur Heilung, und dauert der Krankheitsprozeß über diese Jahre hinaus, vielleicht sogar in die Pubertät, weiter an, so spricht man von einer Rachitis inveterata (Schmorl).

## Klinik. Symptomatologie.

**Infantile Rachitis.** Im Symptomenbild der rachitischen Ossifikationsstörung kehrt die allgemeine Altersdisposition gewissermaßen im kleinen wieder. Beim jungen Säugling überwiegen die Skeletsymptome von seiten des Schädels, später auch des Rumpfes (Brustkorb), beim Kleinkind dagegen treten die Verkrümmungen usw. der Extremitäten in den Vordergrund.

Das zeitlich zuerst auftretende Symptom ist die Schädelerweichung (Kraniotabes — Elsässer 1843). Beim normal entwickelten Säugling ist der Schädel schon bei der Geburt gleichmäßig verknöchert, mit Ausnahme der physiologisch offenen Nähte und Fontanellen. Auch die Nahtränder, die als Wachstumszone der platten Schädelknochen mit dem Epiphysenknorpel der Röhrenknochen gleichzustellen sind, fühlen sich hart, unnachgiebig an. Der junge rachitische Säugling weist dagegen sehr häufig weiche, eindrückbare, nicht verknöcherte Stellen am Hinterhaupt, meist in der Umgebung der Lambdanaht oder der kleinen Fontanelle, auf. Auch die Nahtränder werden weich und oft gleichzeitig leicht verdickt. Die Ausdehnung dieser weichen, kraniomalacischen Stellen kann einen jeweils verschiedenen Grad annehmen: von leichten Spuren, über unzusammenhängende, verschieden große weiche Stellen bis zur völligen Erweichung zuerst des ganzen Hinterhauptes, später auch fast des gesamten Schädels (Pergamentschädel).

Diese rachitische Kraniotabes tritt meist im 3.—4. Lebensmonat — nur selten früher — auf und dürfte dem klinischen Untersucher Anlaß geben, sie als ein Frühsymptom der beginnenden Stoffwechselstörung zu werten. Besonders frühzeitig tritt die Kraniotabes bei Frühgeburten, Zwillingskindern in Erscheinung; sie erreicht hier auch meist die stärksten Grade.

Schon Elsässer, der erste Beschreiber der Kraniotabes, brachte die besondere Topographie der malacischen Stellen mit der ruhig gestellten, passiven, horizontalen Lage des jungen Säuglings in Beziehung. Der Druck des Gehirns einerseits, der der Kopfunterlage andererseits führen dann mit Unterstützung der krankhaften intermediären Stoffwechselvorgänge zu einer Usurierung der Hinterhauptknochenteile. Dieser auch von Virchow übernommenen Anschauung glaubten Ritter, Pommer, Schmorl u. a. hauptsächlich auf Grund pathologisch-anatomischer Studien in einem uns unwichtig erscheinenden Punkt widersprechen zu müssen. Die Erweichung soll nicht auf einer beschleunigten Kalkresorption, sondern auf einer normalen Resorption mit mangelhafter Neu-Apposition kalklosen fibrösen Gewebes beruhen. Auch das Druckmoment dürfe nach Ansicht dieser und auch weiterer Forscher nicht überwertet werden, denn z. B. Schütz habe bei jungen rachitischen Hunden ebenfalls kraniotabische Schädellücken beobachtet. Diese Skepsis wird aber schlagend widerlegt durch Versuche von Schloß u. a., die eine Wanderung der kraniotabischen Stellen entsprechend der aufgezwungenen Lage des Säuglings ergaben. Die bei der Rückenlage in den hinteren Mittelpartien gelegene Kraniotabes wandert auf die rechte Schädelhälfte über, sobald der Säugling in der rechten Seitenlage gehalten wird. Wir glauben also doch der ersten Elsässerschen Anschauung beistimmen und dem mechanischen Druck als auslösendem Moment der rachitischen Kraniotabes eine bevorzugte Stellung einräumen zu müssen. Dieser

Druck äußert sich nicht nur in der Erweichung, sondern oft auch in der Abplattung des Hinterhauptes [rachitische Brachycephalie[1])].

Beruht nun aber jede Kraniotabes auf einer spezifisch-rachitischen Genese? In seltenen Fällen trifft man schon bei Neugeborenen an Stelle des normalen, völlig konsolidierten Schädels kleinere oder größere Knochenlücken meist im Bereich der Parietalknochen, in der Nähe der Sagittalnaht an, die bindegewebig überbrückt und leicht eindrückbar sind und mithin klinisch als eine Kraniotabes imponieren. Ist nun die übliche, erst im extrauterinen Leben, frühestens im 2. Monat, meist aber später auftretende Kraniotabes der Hinterhauptgegend mit dieser Erweichung der die Schädelkuppe bildenden Parietalknochen (daher Kuppenerweichung, Kuppendefekt) gleichzusetzen? Im bejahenden Fall wäre die alte, heiß umstrittene Frage nach der Existenz einer angeborenen Rachitis im positiven Sinne entschieden. In der Tat glaubte Kassowitz im Anschluß an frühere Forscher (Boerhave, Stork, Rehn u. a.) an die Möglichkeit eines intrauterinen Beginnes der rachitischen Stoffwechselstörung und erblickte die Hauptstütze dieser Lehre in der Kuppenerweichung der Neugeborenen. Ähnlich der später entstandenen Kraniotabes soll nach dem gleichen Autor auch beim angeborenen Weichschädel ein progressiver Verlauf mit stetiger Ausbreitung und mit späterem Auftreten weiterer rachitischer Merkmale die Norm bilden.

Dieser von Kassowitz leidenschaftlich verteidigten These vom rachitischen Charakter der angeborenen Weichschädel trat dann Wieland auf Grund eines umfangreichen klinischen und pathologisch-anatomischen Materials mit Schärfe entgegen. Er erkennt den Weichschädel keineswegs als ein rachitisches Symptom an und stützt sich dabei hauptsächlich auf folgende Beweisgründe: 1. Verteilung: Die rachitische Kraniotabes bevorzugt regelmäßig die Hinterhauptgegend, die Kuppenerweichung dagegen die Parietalknochen in der Nähe der Sagittalnaht. 2. Konsistenz: Die rachitische Kraniotabes fühlt sich „teigig-elastisch", die Lücken des Weichschädels mehr „knitternd" an. 3. Der Weichschädel bildet sich bald nach der Geburt meist in kurzer Zeit und restlos zurück. Ein Übergang in die rachitische Kraniotabes ist selten. Die letztere tritt auch nach dem Krankenmaterial von Schloß viel später nach der Konsolidierung der angeborenen Schädelweichheit auf, als daß man ein Wandern des Erweichungsprozesses im Sinne Kassowitz' annehmen könnte. 4. Die Kuppendefekte bringt Kassowitz mit der häufigen intrauterinen Schädellage in Beziehung. Den Druck, den bei der rachitischen Kraniotabes die Unterlage auf die Hinterhauptsgegend ausübt, übernimmt beim Weichschädel intrauterin der knöcherne Beckeneingang. Demgegenüber konnte aber Wieland Weichschädel auch bei Neugeborenen, die in Steißlage usw. geboren sind, im gleichen Prozentsatz wie bei der Schädellage beobachten. 5. Das Festwerden des Weichschädels weist keine jahreszeitliche Abhängigkeit auf (Wieland, auch Schloß), wie das von Kassowitz in Analogie zur rachitischen Kraniotabes angegeben wurde. 6. Auch in pathologisch-histologischer Hinsicht bestehen deutliche Differenzen zwischen der angeborenen Kuppenerweichung und der rachitischen Kraniotabes (Wieland, auch von Recklinghausen). 7. Bei voll ausgebildeter rachitischer Schädelweichheit sind auch andere Skeletteile, wenn oft auch nur in histologisch erkennbarer Weise mitbefallen (Schmorl), was aber beim angeborenen Weichschädel nicht der Fall ist.

Bei der erdrückenden Fülle der Wielandschen Gegenbeweise, die — wie

---

[1]) Nach neueren Untersuchungen E. Fischers besteht auch bei der experimentellen Rattenrachitis eine Brachycephalie. Hier fehlt aber der „mechanische Druck" als auslösende Ursache.

wir noch sehen werden — mit neueren stoffwechselchemischen Befunden auf
das glücklichste ergänzt und bestätigt werden konnten, lehnt heute mit wenig
Ausnahmen (so noch Hochsinger) die gesamte Pädiatrie die alte Kasso-
witzsche These vom rachitischen Ursprung des angeborenen Weichschädels ab.
Dieser dürfte viel eher auf einer Inkongruenz zwischen Schädel- und Gehirn-
wachstum beruhen. Die Verknöcherung des Schädels kann mit dem Gehirn-
wachstum in diesen seltenen Fällen keinen Schritt halten. Der größte Innen-
druck lastet an der Stelle der stärksten Wölbung, an der Parietalgegend.
Die funktionelle Bedeutung der Kuppenerweichung dürfte „in ihrer Eigenschaft als überzählige Wachstumsventile für das Gehirn erblickt werden"
(Wieland).

Einen interessanten Beitrag zur Frage der Kuppenerweichung liefern die
Verhältnisse bei Frühgeburten. Der Schädel der neugeborenen Frühgeburten
zeichnet sich durch Kleinheit der Fontanellen, Enge der Nähte und Seltenheit der Kuppenerweichung aus (Wieland, Rosenstern). Erst im extrauterinen
Leben kommt es dann zur Kuppenerweichung[1]), später zur rachitischen Malacie.
Die Erklärung für das extrauterine Entstehen des Weichschädels liegt im periodischen Wachstum des Schädels, bzw. des Gehirns (Schäffer 1893), das im
9. Fetalmonat eine besonders starke Zunahme aufweist. Bei Frühgeburten
fällt der 9. Monat schon ins extrauterine Leben, daher die verzögerte Entwicklung des Weichschädels, die sich dann mit der bei Frühgeburten besonders früh auftretenden Rachitis kombinieren kann (vgl. Tabelle 1). Eine weitere
objektivere Klärung dieser Fragen werden uns die erst später zu besprechenden
chemischen Daten der rachitischen Stoffwechselstörung liefern.

Tabelle 1. Die Häufigkeit und die Topographie der Schädelerweichung bei
Frühgeburten (nach Rosenstern).

| Alter | Zahl der Fälle | Schädel fest | Schädel nicht fest | Nur Kuppen-erweichung | Nur Supra-occipital-erweichung | Kuppen- und Supra-occipital-erweichung |
|---|---|---|---|---|---|---|
| Geburt . . . . | 60 | 93% | 7% | 7 | — | — |
| 2 Monate . . . | 53 | 38% | 62% | 42 | 13 | 7 |
| 4 „ . . . | 39 | 26% | 74% | 8 | 41 | 25 |
| 6 „ . . . | 24 | 29% | 71% | — | 42 | 29 |

Mit der Kraniotabes ist das Symptomenbild der Schädelrachitis noch durchaus nicht erschöpft. Durch verstärkte Osteophytenbildung kommt es zu periostalen, zunächst vornehmlich bindegewebigen, erst bei der Heilung verkalkenden
Auflagerungen im Bereiche der Tubera parietalia und frontalia. Ist bei starker
Vortreibung der Tubera frontalia gleichzeitig der Hinterkopf abgeplattet (Brachycephalie), so ergibt sich eine annähernde Würfelform des Schädels: Caput
quadratum. Ein Vorspringen der gesamten Stirngegend führt zur olym-
pischen Stirne. Bei Rachitis sind entweder (und meist) die Stirn- oder nur
die Parietalhöcker, bei der Lues dagegen oft beide stark ausgeprägt. So entsteht
bei der Rachitis die erwähnte Quadratform, bei der Lues infolge einer starken
Rinnenbildung zwischen dem rechts- und linksseitigen Parietalhöcker eine
Gesäßform, Caput natiforme. Ein sicheres differentialdiagnostisches Kriterium

---

[1]) Bei Frühgeburten nimmt diese nichtrachitische Kraniomalacie zuweilen auch die
Hinterhauptsknochen, nicht nur die Schläfenkuppe ein. (Eigene, auch blutchemisch kon-
trollierte Erfahrungen.) Hierfür müßten dann aber doch hauptsächlich mechanische
Momente (Druck), ebenso wie bei der echten rachitischen Kraniotabes maßgebend sein.

ist jedoch in der Schädelform infolge häufiger fließender Übergänge nicht gegeben[1]).

Auch die Gesichtsknochen erleiden bei der Rachitis eine Wachstumshemmung mit besonderen Deformitäten. Diese treten aber erst im späteren Laufe der aktiven floriden Rachitis, oder sogar als Residualzustände nach vollendeter Heilung in Erscheinung. In gut ausgeprägten Fällen findet man an den Oberkiefern eine Einknickung entsprechend der Insertion des Jochbogens. Die Längsachse beider Oberkiefer ist verlängert; der Zahnbogen bildet keine Ellipse, sondern eine geschwungene Linie (Lyraform, v. Pfaundler). Die Frontzähne werden somit vorgeschoben. Im Bereiche der Backenzähne ist der Alveolarfortsatz trotz der erwähnten Einknickung und dadurch bedingten Verengung der Kiefer noch buccalwärts geneigt. Die oberen Backenzähne kommen mit ihren inneren Kanten auf die Mitte oder sogar auf die äußere Kante der unteren Backenzähne zu stehen. Im Unterkiefer weist der Zahnbogen statt einer Parabel eine polygonale Form auf (Trapezform, v. Pfaundler), die ihren Ursprung einer winkligen Abknickung der Seitenpartien von der Vorderpartie verdankt. Der Winkel entspricht der Stelle der Eckzähne im Alveolarfortsatz. Auch die Vorderpartie verliert ihren bogenförmigen Verlauf und bildet statt dessen eine gerade Linie mit einer mehr oder weniger starken Drehung um ihre horizontale Achse zungenwärts. Eine normale Okklusion kommt bei diesen starken diskongruenten Deformitäten der oberen und unteren Alveolarfortsätze nicht zustande. Häufig werden auch Stellungsanomalien der Zähne, besonders im zweiten Gebiß, beobachtet. Die starke Prognathie des Oberkiefers führt zu einer kompensatorischen Verkürzung des Querdurchmessers und zu einer hohen Wölbung des harten Gaumens. Diese bedingt ihrerseits eine Verkrümmung der Nasenscheidewand, die in ihrem Tiefenwachstum auf den hochgestellten harten Gaumen als Hindernis stößt, und somit nur seitlich ausweichen kann. Die so überaus häufigen Septumdeviationen sollen nach Dick u. a. letzten Endes das äußere Symptom dieser auf rachitischer Grundlage beruhenden Wachstumshemmung darstellen. Daß hier tatsächlich kausale Beziehungen vorherrschen, glaubt Dick aus vergleichend anthropologischen Messungen schließen zu müssen. In rachitisfreien Gegenden sowohl der Neuzeit, wie auch vergangener Zeiten (Skelettbefunde) fehlen ähnliche Deformitäten an den Gesichtsknochen, wie wir sie eben beschrieben haben. In England traten diese Prognathie, der hohe Gaumen usw. erst im 17. Jahrhundert auf, scheinen seither an Intensität stets weiter zuzunehmen und sich gewissermaßen zu einem Rassemerkmal auszubilden. Es ist kein Zufall, daß die erste klassische Beschreibung der Rachitis (der englischen Krankheit) von Glisson ebenfalls aus England und aus dem 17. Jahrhundert (1650) hervorging.

Anomalien der Zahnentwicklung im Laufe der Rachitis wurde schon seit langem allgemein eine besondere Beachtung geschenkt. So wurde ein verspäteter Durchbruch der ersten Zähne als durch die rachitische Stoffwechselstörung bedingt angesehen. Die hierzu erforderliche treibende Kraft soll infolge der verlängerten oder zeitweilig gänzlich unterbrochenen Apposition normal verkalkter Teile an der Zahnwurzel nicht im nötigen Ausmaße zustande kommen. Man mußte aber bald zugeben, — dazu zwang schon die tägliche klinische Erfahrung —, daß eine Vollgültigkeit dieser Regel vom verspäteten Zahndurchbruch als rachitischem Symptom nicht zugesprochen werden kann. Einerseits sehen wir häufig bei rachitischen Säuglingen ein normal zeitliches Auftreten

---

[1]) Eine starke sattelförmige Einkerbung zwischen den osteophytär verdickten Frontal- oder Parietalhöckern trifft man häufig auch bei anämischen Zuständen an. Vgl. Anämieabschnitt S. 492.

der Zähne, andererseits kann der Zahndurchbruch auch bei sicher nicht rachitischen Kindern weit hinausgeschoben sein. Das verspätete Erscheinen der ersten Zähne sollte nur als ein Verdachtsmoment aufgefaßt werden, das an Rachitis denken läßt. Viel charakteristischer für die Floridität der rachitischen Stoffwechselstörung halten Heubner, Stoeltzner u. a. das Eintreten einer Zahnungspause zwischen dem einen oder dem anderen Zahne eines normalerweise in kurzen Zwischenräumen durchbrechenden Paares. Diese Pause äußert sich dann im längeren Vorhandensein von 3, 5 und 7 Zähnen.

Ein weiteres rachitisches (tetanisches) Merkmal erblickt man in den sog. Schmelzdefekten, Schmelzhypoplasien der bleibenden Zähne (franz. erosions, engl. atrophies). Die Verkalkung der Schmelzprismen im zweiten Gebiß fällt zeitlich mit dem Auftreten der floriden Rachitis im Säuglingsalter zusammen. Wie am ganzen Skeletsystem, so dürfte auch an den Zähnen die Kalkeinlagerung ausbleiben, was sich nach dem späteren Durchbruch dieser Zähne in Form der Schmelzhypoplasien äußert. Der häufigste Sitz der Hypoplasie ist an den Kauflächen oder in deren Nähe, meist in gürtelförmiger Anordnung. Nur in seltenen Fällen verschiebt sie sich gegen den Zahnhals zu. Die leichteste Form stellen diskontinuierliche, seichte, grübchenförmige Vertiefungen dar, während die schwereren Fälle durch stärkere stufenförmige Einsenkungen, oft mit freiliegendem Dentin, gekennzeichnet sind. Der früher allgemein herrschenden Annahme einer ausschließlich rachitisch-tetanischen Genese dieser Schmelzdefekte sind Fleischmann, Fischer, Klotz und neuerdings K. Kassowitz mit guten Gründen entgegengetreten. Man begegnet häufig Schmelzdefekten in verschiedenster Ausbildung bei Kindern, die weder Rachitis noch Tetanie durchgemacht haben. Jede auch nur vorübergehende Stoffwechselstörung, wie

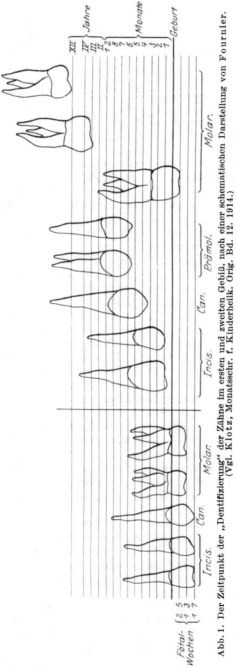

Abb. 1. Der Zeitpunkt der „Dentifizierung" der Zähne im ersten und zweiten Gebiß, nach einer schematischen Darstellung von Fournier. (Vgl. Klotz, Monatsschr. f. Kinderheilk. Orig. Bd. 12. 1914.)

z. B. Infektionskrankheiten, können Anlaß zu einer rasch ausgeglichenen Ossificationsstörung geben, die dann bei den Zähnen in Form der Schmelz-hypoplasien in Erscheinung tritt. Da man die zeitliche Folge der Kalkeinlagerung bei den verschiedenen Zähnen des 2. Gebisses gut kennt, so läßt sich aus den Erosionen die zu dieser Störung führende Ursache genau zurückdatieren (K. Kassowitz u. a.).

Bei schwerer Rachitis zeigen gelegentlich die Eckzähne des Milchgebisses eine abnorme Länge, bei gleichzeitig auffallend konvexer Biegung und Prominenz der Spitze. Sie ragen über die Zahnreihen mindestens 2 mm oder mehr hinaus („Eberzahn" — Hochsinger), was dem Gesicht einen eigentümlichen tierähnlichen Ausdruck verleiht (Kassowitz).

Ist die Kraniotabes in der Regel das früheste Symptom einer einsetzenden Rachitis, so gesellt sich als 2. Symptom dazu, eine kurz darauf folgende Schwellung sämtlicher Rippenknorpelknochenenden, die man in ihrer Gesamtheit

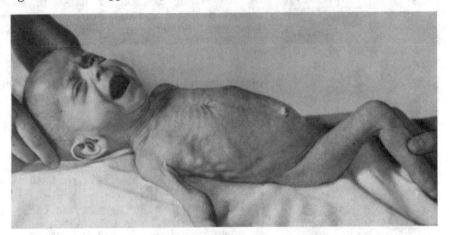

Abb. 2. Rosenkranz bei schwerer Rachitis. G. G., 11 Monate. (Ibrahim.)

als den rachitischen Rosenkranz bezeichnet. Bei mageren, aber gesunden Säuglingen, so oft auch schon bei Neugeborenen können die Rippenknorpel-knochenenden in Form einer geringen kantigen Erhebung hervortreten, die sich aber leicht vom rachitischen knopfartigen oft weit sichtbaren Rosenkranz unterscheiden läßt. Es ist interessant, daß Rosenkranz bei sämtlichen Avita-minosen auftreten kann, so beim Skorbut, bei der kindlichen Beri-Beri (Andrews) und auch bei der kindlichen Pellagra (Weston, Agostini). In unserem Kranken-material kommt differentialdiagnostisch allein der Skorbutrosenkranz in Betracht, der sich nach der allgemeinen Lehrmeinung, der wir aber nach eigenen Beob-achtungen keine Allgemeingültigkeit zusprechen können, durch eine bajonett-förmige, scharfe Abknickung gegen den Knorpel zu vom rachitischen Rosen-kranz unterscheiden lassen soll. Bei schwerer Rachitis wächst das knöcherne Rippenende am Knorpel nach innen vorbei, wobei es auch eine scharfe Abknickung aufweist (Knickungswinkel, Kassowitz). Es entsteht ein innerer Rosenkranz, der sich freilich allein bei der Sektion erkennen läßt.

Die mangelhafte Kalkinkrustation der Rippen bedingt ihre leichte Nach-giebigkeit gegenüber mechanisch-dynamischen Einflüssen, die dann in der Folge zu Deformitäten führen kann. Eine gewisse Rippenweichheit, die man in der üblichen Weise so prüft, daß man einen leichten Druck mit dem Daumen auf das Manubrium ausübt (Kassowitz, Siegert u. a.) ist aber kein untrügliches rachitisches Symptom (A. F. Heß). Sie kann auch ohne Rachitis vorkommen, hauptsächlich bei schlechternährten Säuglingen, wie auch bei Neugeborenen und insbesonders bei Frühgeburten. Nach jahrelangen Beobachtungen von A. F. Heß bleibt die Heilung der Rachitis ohne Einfluß auf dieses Symptom, das übrigens im Gegensatz zu der echt rachitischen Rippenweichheit auch ohne Thoraxdeformation verläuft.

Der Brustkorb weist bei Neugeborenen in der Höhe der 5.—6. Rippe einen kreisrunden Querschnitt auf. Gegen Ende des 1. Jahres wird bei gesunden Säuglingen der transversale Durchmesser relativ etwas größer. Das Segment in der gleichen Rippenhöhe ähnelt einer Ellipse.

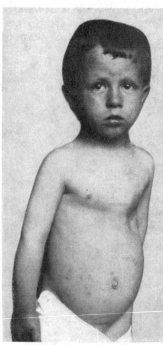

Gegen das 5. Jahr entwickelt sich dann das permanente Verhältnis zwischen dem transversalen und sagittalen Durchmesser, wie 7:5. Die Abplattung des Thorax hängt in erster Linie mit der Aufrechtstellung des Rumpfes zusammen, die der gesunde Säugling meist im 2. Lebensjahr — oder auch schon früher — erlernt (Hofbauer). Das Sichaufsetzen führt zu einer Neigung der oberen Brustapertur nach vorn-unten, diese bedingt dann wiederum aus kompensatorisch-mechanischen Gründen die relative Zunahme des transversalen Durchmessers. Beim rachitischen Säugling, der in seiner Statik stark zurückbleibt, kommt es nicht zur Senkung der oberen Brustapertur, und der kreisrunde Thoraxquerschnitt bleibt zunächst bestehen. Der Ansatzwinkel der Rippen an der Wirbelsäule wird nicht spitz, sondern bleibt fast 90°, genau wie bei Neugeborenen. Bei stärkeren Deformitätsgraden ist die Rückfläche abnorm abgeplattet. Die Rippen biegen in einem nahezu spitzen Winkel von der Rückfläche in die Seitenvorderfläche über. Der Thoraxquerschnitt nimmt so eine Dreiecksform an, die noch durch eine seitliche Abplattung

Abb. 3.
Hühnerbrust, Caput quadratum
nach abgelaufener Rachitis.
(Moro.)

der oberen Rippen (4.—7.) besonders scharf in Erscheinung tritt. Diese muldenförmige Aushöhlung ist nach hinten durch die hintere Achsellinie, nach oben durch die Achselhöhle, nach vorne durch den Pectoralis major und die Rippenwülste der 6., 7., 8. Rippe, nach unten durch die 9. Rippe begrenzt. Die infolge dieser seitlichen Aushöhlung entstandene Raumbeengung hat dann eine Vorlagerung des gesamten Sternums oder seiner einzelnen Teile zur Folge (Hühnerbrust, Pectus carinatum, Kielbrust). An dieser schweren Thoraxdeformität sind, außer der rachitischen Rippenweichheit noch mehrere mechanische und dynamische Bedingungen beteiligt: a) Der Druck von seiten der Unterlage beim ständigen Liegen, b) der Druck der oberen Extremitäten auf die Seitenfläche, c) die Atmung.

Unter normalen Verhältnissen erfolgt die Atmung im Säuglingsalter durch das Zwerchfell mit passiver Unterstützung der Bauchwand. Beim Inspirium heben sich die Rippen, erweitert sich der gesamte Thorax, beim Exspirium erfolgt eine Verengung des gesamten Thoraxvolumens mit Senkung der Rippen. Im Gegensatz hierzu können bei florider Rachitis die mehr oder minder erweichten Rippen dem inspiratorischen negativen Thoraxinnendruck (im Pleuraraum) nicht widerstehen; so kommt es dann zu einem Ansaugen der nachgiebigen oberen Rippen, hauptsächlich ihrer Seitenpartien, entsprechend der schon beschriebenen, wahrscheinlich in ihrer Entstehung dadurch geförderten seitlichen Mulde. Das Zentrum tendineum bleibt der fixe Punkt, voll zugkräftig sind aber nur die, an der Wirbelsäule inserierenden Zwerchfellteile. Das gespannte Zwerchfell drückt nun beim Tieftreten (Inspirium) auf die untere Apertur, die extrapleural, d. h. unterhalb des costalen Zwerchfellansatzes gelegenen Rippen und Rippenteile werden dann durch den Zwerchfelldruck sowie durch die innerten abdominalen Organe bei herabgesetzter Bauchdeckenspannung nach außen gekrämpt. Auf diese Weise entstehen dann die inspiratorischen Einziehungen, Einknickungen der unteren Rippen, die sich in der sog. Harrisonschen Furche kundgeben (Flankeneinziehung). Die Harrisonsche Furche mit den nach außen abstehenden unteren Rippen und den ebenfalls nach außen gedrängten hinteren und vorderen oberen Thoraxpartien (besonders das Sternum) verleiht dem Gesamtbrustkorb eine „Miedergestalt" (Kassowitz). Das Verhältnis des sagittalen zum transversalen Durchmesser zeigt eine Umkehr; der erstere ist relativ größer als der letztere. Diese sog. Hühnerbrust entsteht aber nur bei stark angestrengter Atmungstätigkeit, die die zu ihrer Modellierung nötigen dynamischen Momente entsprechend zu verstärken vermag; so bei Pneumonie (Czerny-Keller).

Da der inspiratorische negative Druck im Pleuraraum — nach dem Gesagten — durch ein leichtes Ansaugen der oberen seitlichen Rippenpartien zum Teil ausgeglichen wird, so können sich die Lungen nicht in der normalen Weise entfalten; die Lungenventilation bleibt ungenügend. Das bei der Rückenlage hochgedrängte Zwerchfell (Hofbauer) ist in dem gleichen Sinne wirksam (Verkürzung des Höhendurchmessers im Thorax, Rehn). Die Atmung wird verstärkt und beschleunigt (Polypnoë), aber auch oberflächlich, die Residualluft nimmt zu. Auch der Rhythmus ist geändert: Unter normalen Verhältnissen besteht die Reihe aus einem langen Inspirium, einem kurzen Exspirium und dann aus einer Pause. Bei schwer rachitischen Säuglingen erfolgt das kurze Exspirium spastisch und ruckweise („l'enfant crache son exspiration" — Barthez-Rilliet), dem schließt sich dann ein Inspirium und jetzt die Pause an.

Bei der oberflächlichen Atmung kommt es leicht zu atelektatischen Pneumonien, die hauptsächlich paravertebral liegen (Gregor, Bartenstein-Tada). Engel spricht von „paravertebral-dystelektatischen" Herden, die er rechts oben bzw. links in der Mitte des Unterlappens lokalisiert.

Das Schlüsselbein zeigt bei schwerer Rachitis eine starke, nach vorn konvexe Krümmung seiner medianen Hälfte.

Es ist auffallend, daß trotz Brustdeformitäten solche der Wirbelsäule bei der Frührachitis nur selten zur Beobachtung kommen. Die im Sitzen stark ausgeprägte Kyphose der unteren Dorsal- und der Lendenwirbel beruht weniger auf Knochendeformitäten, als auf der Schwäche der Rückenmuskulatur. Vielleicht spricht dabei auch die verstärkte Atmung, die zwangsläufig zu einer Kyphose führen soll (Hofbauer), oder aber die Gewohnheit der Kinder mit gekreuzten Beinen zu sitzen, mit. Sie bildet sich rasch zurück, wenn die Kinder stehen und gehen lernen.

Die im Adoleszenzalter so häufigen Verkrümmungen der Wirbelsäule sollen später im Zusammenhang mit der Rachitis tarda erörtert werden.

Rachitische Beckenveränderungen sind schon im Säuglingsalter kein ungewöhnlicher Befund. Sie lassen sich durch Palpation auch in vivo feststellen. In leichteren Fällen kommt es zu einer sagittalen Abplattung mit Verkürzung der Conjugata vera und mit einer sekundär erhöhten Querspannung (das platte Becken). Das Becken wird dadurch klein und eng, dies um so mehr, weil das Promontorium durch ein Hineinsinken des Kreuzbeines und eine Drehung um seine Querachse stark in den Beckenraum vorspringt. Dies äußert sich in einer scharfen winkeligen Abknickung des ersten Kreuzwirbels gegen die Lendenwirbelsäule. Als weitere rachitische Symptome von seiten des Beckens könnten noch erwähnt werden: eine stärkere Neigung nach vorn-unten mit einem Winkel, dessen Spitze in der Gegend des Steißbeines liegt, eine Abflachung der Konkavität der Kreuzbeinwirbel, eine starke Krümmung des Steißbeines, ein Klaffen der Darmbeinschaufeln nach vorn, eine Nischenbildung beiderseits vom Kreuzbein, die dem Beckeneingang die sog. Kartenherzform verleiht. Wenn diese fehlt, dann kommt zunächst eine Dreiecksform zustande. In schweren

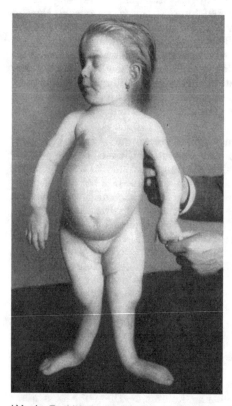

Abb. 4. Rachitische Epiphysenschwellung an den oberen und Verkrümmung der unteren Extremitäten. (Moro.)

Fällen sind die Sitzbeinhöcker aneinandergerückt, die Acetabula gegen das Beckeninnere nach innen-oben und rückwärts, die Symphyse nach vorne schnabelförmig vorgewölbt (das pseudo-osteomalacische Becken). Diese rachitischen Deformitäten sind oft völlig restitutionsfähig, schwerere Veränderungen können aber auch später unausgeglichen weiter fortbestehen, und treten dann bei Frauen als die bekannten Geburtshindernisse in Erscheinung. Ein gewisser, zunächst zahlenmäßig noch nicht fixierbarer Prozentsatz dieser rachitischen engen Becken dürfte aber erst im Laufe einer Rachitis tarda, im Pubertätsalter und nicht unbedingt in der ersten Kindheit entstehen.

Außer der Kraniotabes, dem Rosenkranz, stützt sich die rein-klinische Diagnose der Rachitis hauptsächlich noch auf die Symptome der Extremitätenknochen. Wir sehen zunächst die charakteristischen Epiphysenanschwellungen, insbesondere am distalen Ende beider Unterarme und auch Unterschenkel. Diese sind ihrem Wesen nach mit dem Rosenkranz gleichzustellen, und hauptsächlich auf Quellung der endochrondralen Knorpelwucherungszone zu beziehen, wie wir das noch weiter unten näher ausführen werden. Leichtere Grade solcher Epiphysenverdickungen sind klinisch oft nur schwer mit Sicherheit in die Gruppe der rachitischen Symptome einzureihen. Bei stärkeren Anschwellungen ist die Diagnose naturgemäß viel leichter; hier besteht nur eine gewisse Schwierigkeit allein in der Beurteilung der Floridität des Prozesses. Solche Epiphysenverdickungen bilden sich nämlich oft erst längere Zeit nach völliger Abheilung der rachitischen Stoffwechselstörung zurück, so daß es unerlaubt ist, aus diesen mit Sicherheit auf eine aktive Rachitis zu schließen. Dieselbe Einschränkung gilt auch für die rachitischen Extremitäten-Deformitäten, wie wir sie an schweren Fällen oft beobachten können. Die letzte Ursache dieser Arm- und Beinverkrümmungen beruht ebenso wie bei den Brustkorb- und Schädeldeformitäten, auf der rachitischen Ossifikationsstörung und der damit verbundenen mangelhaften Knochenverkalkung. Statischen Momenten der Belastung und vielleicht noch mehr einem gewissen Muskelzug, der von verschieden innervierten und auch in ihrem Tonus wechselnden Muskelgruppen ausgeht, können dann diese weichen, in ihrer Festigkeit stark herabgesetzten Knochen leicht nachgeben. Die gleiche Richtung der auslösenden Kräfte auch bei verschiedenen Individuen äußert sich in einer steten Wiederholung, Gleichheit, Eintönigkeit dieser Deformitäten; bloß im Grade der Ausprägung bestehen noch Unterschiede. Es wäre aber verfehlt die Stärke der Extremitätenverkrümmungen mit der Schwere der rachitischen Ossifikationsstörungen in direkte Parallele zu setzen. Dies ist keineswegs unbedingt erforderlich. Auch bei einer leichteren Nachgiebigkeit der Knochen können stärkere statische Momente (Belastung durch einen schweren Körper, Stehen, Laufen) oder aber ein stärkerer Muskelzug, bei vielleicht auch pathologisch geänderten Innervationsverhältnissen im Endeffekt die gleichen Veränderungen hervorrufen, wie schwächere auslösende Reize bei in ihrem Kalkgehalt stärker verminderten Knochen (Czerny).

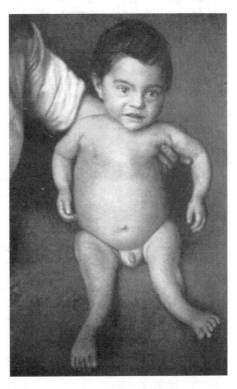

Abb. 5. Schwere rachitische Beinverkrümmungen. G. L., 2¹/₂ Jahre. (Ibrahim.)

Die Deformitäten der oberen Extremitäten sind meist nur leichten Grades. Der Humerus zeigt eine mäßige konvexe Krümmung nach vorn-außen, ebenso auch die Vorderarmknochen, diese noch etwas deutlicher. Die stärkste Konvexität sitzt am Humerus in der Mitte, an den Vorderarmknochen mehr im distalen Drittel. Bei Kindern, die die Gewohnheit haben, sich beim Aufrichten und Aufsetzen auf die Arme zu stützen, wirkt dieses Belastungsmoment verstärkend auf die Deformitäten (besonders der Vorderarmknochen) ein. Nicht selten findet man eine spiralige Krümmung des Radius um die Ulna, mit Pronationsstellung der Hände. Die Phalangen der Hand sind meist klein und plump, mit einer leichten Verdickung der Diaphysen und einer entsprechenden Verjüngung der beiden Epiphysen. So entstehen dann die bekannten Perlschnurfinger.

Die Deformitäten der unteren Extremitäten treten meist bedeutend stärker in den Vordergrund als die der oberen Extremitäten, so daß sie oft, hauptsächlich bei etwas älteren Kindern, völlig das klinische Bild beherrschen. Zu den schon erwähnten Epiphysenanschwellungen gesellen sich zunächst Verkrümmungen der Diaphysen sowohl am Femur, wie auch an der Tibia und Fibula. An den letzteren meist wiederum stärker, als am Oberschenkel. Die Konvexität blickt sowohl am Ober- wie am Unterschenkel nach vorn; am Unterschenkel aber außerdem auch nach außen. An den distalen Diaphysenenden der Tibia und der Fibula kann diese Krümmung sogar die Form einer scharfen Knickung

mit der Wölbung nach außen, annehmen. In diesem Zusammenhang ist es
von differentialdiagnostischer Bedeutung, daß bei der Tibialues (Säbelscheiden-
form) die Krümmung nur nach vorn, bei der Rachitis dagegen nach außen
und vorn gerichtet ist. Die Knochenoberfläche ist bei der Lues konvex, oft
rauh; bei der Rachitis flach konkav.

Charakteristischer als diese Verkrümmungen der einzelnen Knochen ist für
die Rachitis die pathologische Richtungsänderung im Verlauf der Knochenachsen
zueinander. Schon unter normalen Verhältnissen sind leichte Knickbeine
physiologisch, denn die Achsen der Oberschenkel konvergieren etwas nach unten
und bilden mit der Tibia einen Winkel von 165°. Diese physiologischen Knickbeine nehmen aber nie stärkere Grade an und bilden sich im Laufe der ersten
2 Jahre langsam zurück. Bei schwerer Rachitis treffen wir aber oft nicht nur
solche leichte, fast physiologische Knickbeine, sondern voll ausgebildete X-Beine
— Genua valga — an. Auch die O-Beine — Genua vara — mit einer nach
innen offenen Winkelstellung der Ober- und Unterschenkel sind bei der
Rachitis sehr häufig. Auch für diese gilt aber die Einschränkung, daß
leichtere Formen nicht unbedingt als ein rachitisches Symptom zu werten
sind. Eine geringgradige Verkrümmung der Tibia nach außen und vorn
ist bei jungen Säuglingen — vielleicht als Folge der intrauterinen Bein-
kreuzung — durchaus als physiologisch zu bezeichnen, die sich nur langsam
im Laufe der weiteren normalen Entwicklung verliert. Erst bei intensiverer
Ausbildung nicht nur dieser Krümmung selbst, sondern auch anderweitiger,
rachitischer Symptome (Epiphysenverdickung usw.) ist eine „klinische" Rachitisdiagnose zulässig. Weder die X- noch die O-Beine lassen aber die Frage
nach der Florididät des rachitischen Prozesses eindeutig beantworten. Sie
können auch nach Abklingen des akuten Stadiums noch lange bestehen bleiben.
Hier bedarf es anderer Hilfsmittel um die Floriditätsfrage zu entscheiden.
Neben den Genua vara und valga kann auch ein Genu recurvatum vorkommen.

Für die Entstehung dieser Stellungsdeformitäten der Ober- und Unterschenkel zueinander kommen außer der rachitischen Nachgiebigkeit der Knochen
mechanische Belastungsmomente, dann eine gewisse Schwäche der Muskeln,
der Gelenkkapseln und Bänder, sowie auch pathologische Innervationsverhältnisse in Betracht. Die Bedingungen sind wohl fallweise verschieden. Einige
kehren aber sicherlich häufig wieder. Als solche kennen wir z. B. den „Türkensitz"
rachitischer Kinder: eine Hockerstellung, mit untergeschlagenen, in der Hüfte
und im Kniegelenk gebeugten, im Unterschenkel gekreuzten Beinen (Abb. 18).
In dieser Stellung kommt es zu einer verstärkten Spannung der lateralen
Bänder im Kniegelenk, und zu einem Aufeinanderpressen der inneren Gelenk-
flächen, während die lateralen Kondylen sich voneinander mehr entfernen.
So kommt es langsam zu einer O-Beinstellung. Andererseits könnte man aber
auch eine weitere Möglichkeit berücksichtigen. So wissen wir, daß rachitische
Kinder oft eine leichte Abduktion der unteren Extremitäten aufweisen. Diese
ist die gewöhnliche Lage bei Muskelschwäche, wie man sie meist auch bei
Rachitis vorfindet. Unter diesen Umständen fällt bei aufrechter Stellung
die lotrechte Resultantenlinie der Belastung merklich auf die Innenseite
des Kniegelenkes; der innere Condylus erfährt einen relativen Überdruck,
der dann in der Folge die Ausbildung der Genua vara begünstigt. Bei fehlender
Abduktion (die inneren Fußränder stehen dann parallel zueinander) fällt das
Schwergewicht des Körpers auf den äußeren Condylus, und es entstehen X-Beine
(Genua valga). Wir möchten aber ausdrücklich betonen, daß die Entstehungsbedingungen dieser Beinverkrümmungen mit den besprochenen Einzelmomenten
noch weitaus nicht als erschöpft zu betrachten sind.

Beim Bäckerbein steht die eine Extremität in Valgusstellung, die andere bleibt dagegen annähernd unverkrümmt.

Während die Neigung des Oberschenkelhalses zur Diaphyse im Säuglings- und Kindesalter in einem Winkel von nur wenig unter 180° erfolgt, kommt es bei rachitischen Kindern infolge der Rumpfbelastung und der Knochenerweichung des öfteren zu einem Tieferrücken des Femurkopfes, das sich dann in der Verminderung des Neigungswinkels (bis auf 90° und noch weniger) und in sekundärer Hochstellung der Trochanteren kundgibt (Coxa vara). Der Gang wird watschelnd, manchmal schräg seitlich vorwärtsschiebend.

Coxa vara, Genu recurvatum und varum können oft überraschende Spontanheilung zeigen, die wir bei einem Genu valgum nur viel seltener beobachten. Die Grundbedingung einer Spontanheilung bleibt freilich stets die Konsolidierung der Knochen, d. h. die Behebung des rachitischen Grundleidens.

Starke Krümmung der Röhrenknochen verursacht eine Dehnung der den konkaven Bogenteil bildenden Corticalis. Diese wird stark rarefiziert, kann dann infolge herabgesetzter Festigkeit dem Druck nicht mehr standhalten und bricht ein. So entstehen die bei schwerer Rachitis so häufigen Infraktionen, fast stets an der konkaven Seite stark gekrümmter Röhrenknochen (Schlüsselbein, Ulna, Radius, Rippen, untere Extremitäten usw.). Oft brechen diese Infraktionen den ganzen Markraum, bis zur gegenüberliegenden Knochenwand durch.

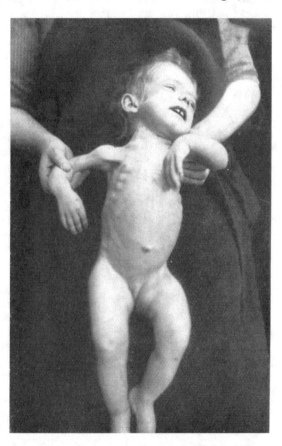

Abb. 6. Schwere Rachitis. Rosenkranz. Multiple Frakturen. (Kein Skorbut!) (Moro.)

Wirkliche Kontinuitätstrennungen, d. h. Frakturen mit beweglichen Knochenenden sind viel seltener als Infraktionen, können aber dann gehäuft und gewissermaßen habituell auftreten[1]). Auf der Höhe einer besonders intensiven Erkrankung findet bei Frakturen oder Infraktionen keine oder eine nur unvollkommene Verkalkung des gebildeten Callus statt. Dieser lagert sich in unverkalktem Zustand an der konkaven Seite der Infraktionen in so mächtigen Schichten an, daß der Knickungswinkel dadurch vollständig ausgeglichen und oft sogar auch noch der Markraum ausgefüllt wird. Beim Heilungsprozeß wandelt sich dieser mächtige Callus in ein dichtes Knochengewebe um, wir

---

[1]) Wegen der differential-diagnostischen Schwierigkeiten zwischen der sog. Osteopsathyrosis idiopathica und der Rachitis vgl. weiter unten.

sprechen von einer Eburnation, Sklerosierung dieser Knochenstellen. Die Entstehung dieser Infraktionen und Frakturen setzt außer den mechanischen auslösenden Reizen, wie Belastung, eine gewisse Sprödigkeit, die erwähnte Rarefizierung, Verdünnung der Corticalis, d. h. eine Osteoporose voraus. Bei stärkerer Osteoidbildung beobachtet man eher malacische Veränderungen, oft freilich kombiniert noch mit Infraktionen und Frakturen. Solche schwere malacische Formen hat man früher (z. B. Rehn) als infantile Osteomalacie bezeichnet und von der Gruppe der „Rachitis im engeren Sinne" abtrennen zu müssen geglaubt. Bei der heutigen unitaristischen Betrachtungsweise wird auch diese seltene frühinfantile malacische Osteopathie völlig in das große Krankheitsbild der Rachitis eingeordnet.

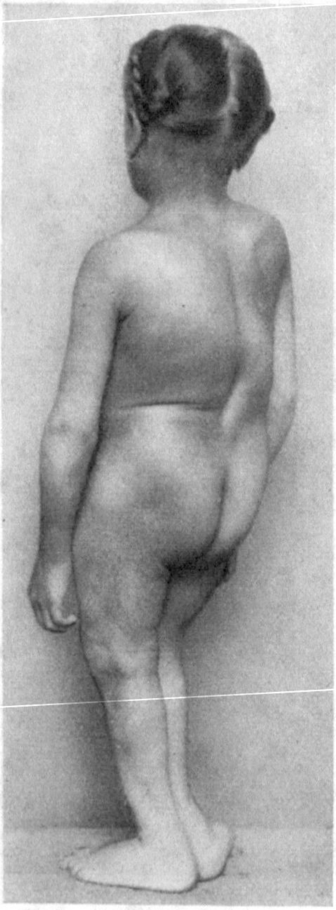

Abb. 7. Restzustand nach abgelaufener Frührachitis mit multiplen Deformitäten. (v. Pfaundler.)

Da die rachitische Verkalkungsstörung in erster Linie die endochondrale Ossifikation in Mitleidenschaft zieht, und andererseits das Wachstum der Röhrenknochen eben durch die unbehinderte endochondrale Knochenapposition an den beiden Epi-Metaphysenenden gewährleistet wird, so muß die Rachitis letzten Endes zu einer mehr oder minder ausgeprägten Wachstumshemmung dieser Röhrenknochen führen. An den bindegewebig wachsenden Schädelknochen tritt dagegen diese Wachstumsverzögerung nicht zutage, um so weniger, weil sie durch das Gehirn sogar noch passiv gedehnt und gewissermaßen zum Wachstum gezwungen werden. Zwischen dem Schädel- und dem Brustumfang entsteht somit bald eine Diskongruenz zugunsten des Schädels, während der Brustkorb (Rippen) im Wachstum zurückbleibt (Liharzik 1818). Auch die Extremitätenknochen werden relativ klein, man dürfte von einer rachitischen Mikromelie sprechen, die aber freilich von der chondrodystrophischen Mikromelie scharf zu unterscheiden ist. Im Gesamtergebnis kann es bei schweren Formen der Rachitis mit einem mehrjährigen Verlauf (Rachitis inveterata) zu einem regelrechten „rachitischen Zwergwuchs" kommen. Während leichtere Wachstumsverzögerungen später leicht und oft in kurzer Zeit ausgeglichen werden können, bleibt der rachitische Zwergwuchs ohne Restitution dauernd bestehen (Abb. 8). Dieser wird außer der „Mikromelie", rachitischem Becken und sonstigen Knochenverkrümmungen durch das Fehlen rein chondrodystrophischer Merkmale charakterisiert. Gleich dem chondrodystrophischen ist auch der rachitische Zwergwuchs disproportioniert, die Verkürzung der Gliedmaßen überwiegt weitaus die des Rumpfes. Bei den leichteren Wachstumshemmungen der Röhrenknochen ist dieser Stillstand an das floride Stadium der Rachitis gebunden. Bei der Heilung tritt das Wachstum schlagartig und sogar überstürzt wieder in Erscheinung (Stettner, Wimberger). Diese Wachstumsänderungen lassen sich besonders instruktiv und exakt mit Hilfe röntgenometrischer Daten zur Darstellung bringen, indem man in gewissen Zeitintervallen die Diaphysenlänge von Röhrenknochen an der Hand der Röntgenbilder mißt

und in ein entsprechendes Koordinatensystem einträgt. Die Verbindungs-
linie dieser Punkte gibt die Wachstumskurve wieder (Wimberger, Abb. 19,
S. 356).

Für die Diagnose, so auch für die Beantwortung der Frage nach der Floridität
eines rachitischen Prozesses leistet die Röntgenoskopie wertvolle, oft sogar
(gemeinsam mit den blutchemischen Daten) entscheidende Dienste. Sie liefert
uns Knochenbilder, die sowohl die makro- wie auch die mikroskopischen Knochenveränderungen zur Darstellung bringen. In diesem Sinne sind sie gewissermaßen
auch als histologische und histo-chemische Präparate zu betrachten. Sie verdanken ihre Entstehung der Undurchlässigkeit der Kalksalze und somit auch
der verkalkten Knochenteile für Röntgen-
strahlen. Da das anatomisch histologische
Korrelat der rachitischen Stoffwechselstörung hauptsächlich in einer mangelhaften Knochenapposition besteht, die
bei der endochondralen Ossifikation —
wie schon erwähnt — besonders stark in
Erscheinung tritt, so dürften auch die
Röntgenbilder an den Epi-, Dia- (richtiger
gesagt Meta-)physenenden die stärksten
und charakteristischen Veränderungen
aufweisen. Unter normalen Verhältnissen
ist das Röntgenphotogramm der Epi-
Metaphysenenden durch eine haarscharf
abschließende, homogene, kalkdichte
Linie abgegrenzt, die im histologischen
Präparat der sog. provisorischen Verkalkungszone entspricht. Diaphysenwärts folgt eine hellere, ganz schmale
Querzone (der primordiale Markraum)
mit einer undeutlichen Strukturierung,
aus der das feingegitterte Balkenwerk
der fertigen Spongiosa hervorgeht. Die
Diaphysen sind gleichmäßig kalkhaltig,
ihre Corticalis schließt gegen die Weichteile mit einer scharfen Kontur ab.
Die rachitische Osteopathie beginnt im
Röntgenbild zunächst mit einer Verminderung des Kalkgehaltes in den
Knochen. Auch die scharfe Abschlußlinie

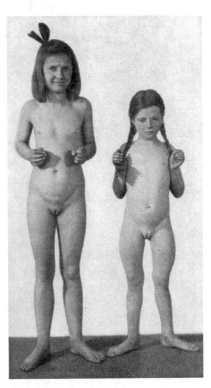

Abb. 8. Rachitische Wachstumsstörung.
(L. F. Meyer.)

der provisorischen Verkalkungszone er-
fährt größere und kleinere Defekte. Sie erscheint im Röntgenbild unscharf, oft
wie durchsiebt, kann sogar in späteren Stadien völlig verschwinden. Die an-
grenzende Spongiosa verliert allmählich ihre feine regelmäßige Struktur. Infolge
Osteoidwucherung nimmt die Entfernung zwischen der Gelenkspalte (dem
Epiphysenende) und dem freien, unscharf begrenzten Metaphysenende stetig
zu. Im weiteren Verlauf tritt dann die Vergröberung und die Kalkverarmung
der Spongiosa und der Corticalis immer stärker in Erscheinung; die kalkarme
oft gespaltene Corticalis hebt sich nicht mehr so scharf von den umgebenden
Weichteilen ab, wie in der Norm. Zum Bilde der schweren Rachitis gehört
auch ein freier, mehr oder weniger breiter Schattensaum auf der Corticalis
einzelner Diaphysen. Dieser wird aber in der Regel erst bei beginnender Heilung,
infolge frischer Einlagerung von Kalksalzen sichtbar (Osteophyt). In seltenen

Fällen trifft man solche osteophytäre, kalkhaltige, periostale Auflagerungen auch im floriden Stadium an, im besonderen an verkrümmten, geknickten, deformierten und mechanisch stark beanspruchten Röhrenknochen, so z. B. an der Fibula oder an den Vorderarmknochen. Bei rezidivierender Rachitis sind am gleichen Knochen oft mehrere Osteophytschichten im Röntgenbild sichtbar.

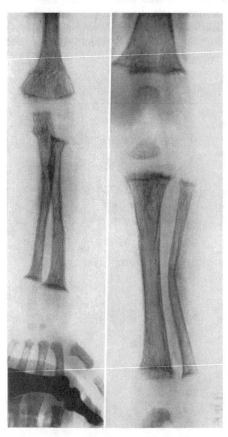

Abb. 9. (Fall 1.) Schwere floride Rachitis.
H. K., 11 Monate. 20. März 1922.
(H. Wimberger.)

Schwer florid-rachitisches Skelet mit hochgradiger Kalkarmut und Knickungen einzelner Schäfte. Die Spongiosa ist sehr grob strukturiert, die Corticalis ist wie in Lamellen zerlegt. Die Metaphysenenden zeigen statt des normalen linearen Querschattens der präparatorischen Verkalkungszone eine Auffaserung, über der keine Spur einer Reparation zu sehen ist. Einzelnen Schäften sind zarte Osteophytsäume angelagert, am breitesten an den Einknickungen (Humerus distal, Ulnamitte, Fibulamitte lateral).

Die provisorische Verkalkungslinie oder das freie Metaphysenende können auch bei schwerster Rachitis ihre ursprüngliche Form behalten (plan, konvex, konkav usw.), so besonders bei Kindern, die sich körperlich wenig bewegen („passive Form" — Wimberger). In einer weiteren, großen Anzahl der Fälle, und zwar bei körperlich und geistig regen Rachitikern („aktive Form" — Wimberger) kommt es im Verlaufe des fortschreitenden rachitischen Prozesses zu starken Ausfransungen der Verkalkungslinie (des Metaphysenendes) in ihren zentralen Partien und gleichzeitig zu einer Kalkapposition in den peripherischen Teilen. Die lateralen Spongiosabalken ragen weit in die Knorpelfuge vor. So entsteht dann die bekannte Becherform der Epi-Metaphysengrenze als ein sekundäres Knochensymptom (Fränkel, Reyher, Wimberger). Auffallend ist es nur, daß die Ausbildung dieser pathognomonischen (wenn auch nicht gesetzmäßigen) Formveränderung trotz Floridität der rachitischen Stoffwechselstörung mit einer Kalkeinlagerung einhergeht. Der spärliche Kalk, der den rachitischen Knochen zur Verfügung steht, wandert an die peripherischen Teile der Schaftenden, d. h. an die mechanisch meist beanspruchten Stellen (calcioprotektives Gesetz Erdheims), was wohl als eine gewisse zweckentsprechende Auswahl aufgefaßt werden dürfte. Die gleiche Schlußfolgerung gilt auch für die schon erwähnte Verkalkung osteophytärer Säume im florid rachitischen Stadium. Die Ausbildung der Becherform hängt außer den mechanischen Momenten, der Agilität, Beweglichkeit des Kindes, auch noch vom Alter und Grade der rachitischen Störung, sowie vom Charakter des betreffenden Metaphysenendes ab. So lassen manche Knochen, wie z. B. das distale Femur und das proximale Tibiaende diese Konkavität der Verkalkungslinie stets vermissen, während sie bei der distalen Ulnametaphyse oft schon in einem frischen Stadium der Erkrankung beobachtet wird.

Dies ist das Bild der floriden Rachitis im Röntgenogramm (Abb. 9 u. 13). Auch Verkrümmungen, Infraktionen und Frakturen gelangen dabei in gegebenen Fällen zur Darstellung. Bei der Heilung tritt zunächst eine neue präparatorische Verkalkungszone in der gewucherten kalkarmen Epiphyse, und zwar in einem gewissen Abstand vom Diaphysenende auf (Abb. 10—12 u. 14—16). Zwischen dieser neuen Verkalkungslinie und der verkalkt gebliebenen Dia-

physe liegt ein kalkfreier osteoider Saum, der um so breiter ist, je stärker und älter der rachitische Prozeß war. Die fortschreitende Verkalkung führt dann bald zu einer Verschmelzung der neuen Verkalkungslinie mit der Spongiosa der Diaphysen. Die frühere Becherform verschwindet, die neue Verkalkungszone ist jetzt gegen die Epiphyse zu wiederum haarscharf abgegrenzt. Die osteophytären Säume werden jetzt ganz allgemein sichtbar. Mit der Restitution der Epi-Diaphysengrenze geht eine verstärkte Kalkeinlagerung auch in die Diaphysen, in die Corticalis parallel. Die Epi-Diaphysenenden zeigen aber zunächst eine viel dichtere kompaktere Struktur, sind viel kalkreicher als normale Knochen oder die übrige Diaphyse. Eine abgelaufene Rachitis ist aus diesem Symptom im Röntgenbild bisweilen über Jahre hinaus noch zu erkennen.

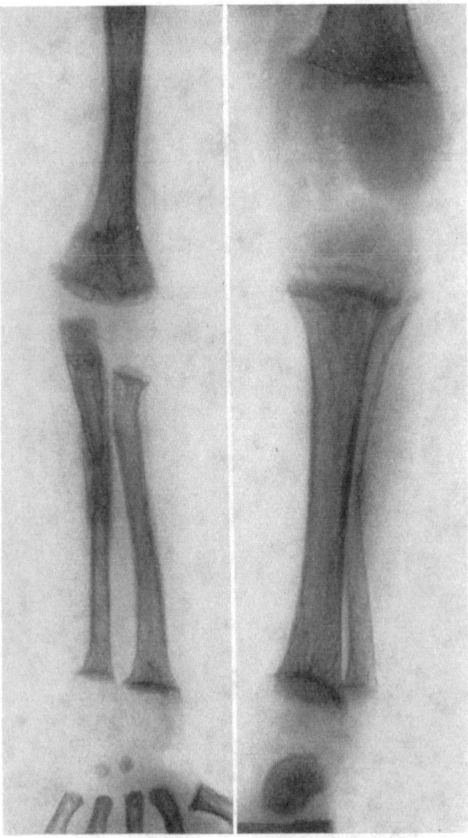

Die Röntgenoskopie kann auch zum Studium der Knochenkerne wertvolle Aufschlüsse liefern. So bleibt leichte Rachitis auf die Entwicklung und das Auftreten der Knochenkerne ohne Einfluß. Bei mittelschwerem Prozeß kann die Kalkablagerung verzögert sein, so daß bei der röntgenologischen Untersuchung die Knochenkerne, obgleich histologisch völlig vorgebildet, trotzdem unsichtbar bleiben. Nach Beginn des Heilungsvorganges erscheinen sie plötzlich in ihrer ganzen Größe. Nur bei schwerster Rachitis, in Gegen-

Abb. 10. (Fall 1.) Beginnende Heilung unter Lebertran. 28. März 1922. (H. Wimberger.)
Über allen Metaphysen werden in mehr-minder großer Distanz als Ausdruck der beginnenden Heilung zarte Quersäume sichtbar (neue präparatorische Verkalkungszone). Auch das reichliche Osteophyt erscheint nun deutlicher an den Diaphysen.

wart anderweitiger Knochensymptome, kann eine Entkalkung vorher im Röntgenbilde sichtbarer Kerne oder aber eine wirkliche Verzögerung in der Entwicklung der Knochenkerne beobachtet werden (Plaut).

Die Rachitis befällt das Skeletsystem nicht gleichzeitig in allen seinen Teilen. Es besteht eine bestimmte Reihenfolge im zeitlichen Auftreten der einzelnen Knochensymptome. So äußert sich die Rachitis bei jungen Säuglingen — wie schon besprochen — zunächst in der Kraniotabes, erst später (vom 2. Halbjahr an) treten die Epiphysenschwellungen auf. An Hand der röntgenologisch-feststellbaren Veränderungen der Epi-Metaphysengrenze ergibt sich hierfür die folgende Reihenfolge (Wimberger): 1. die sternalen Rippenenden der oberen

Brustwirbel (Rosenkranz), 2. Femur, Ulna distal, 3. Radius distal, Fibula proximal und distal, Tibia proximal, Humerus distal und 4. Ulna, sowie Radius proximal. Diese Reihenfolge, wie überhaupt das zeitlich ungleichmäßige Befallensein der verschiedenen Knochenpartien hängt wohl in erster Linie mit der Wachstumsgeschwindigkeit dieser Skeletteile zusammen. Die schneller wachsenden Knochen (Knochenenden) erkranken früher und werden von der Rachitis schwerer in Mitleidenschaft gezogen[1]).

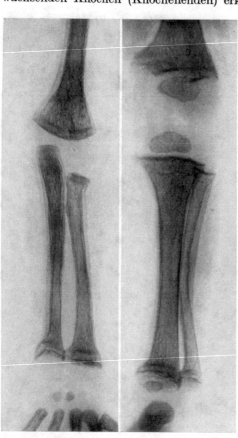

Abb. 11. (Fall 1). Fortschreitende Heilung. 11. April 1922. (H. Wimberger.)

Durch Kalkeinlagerung in die während des floriden Stadiums zugewachsene rachitische Wucherungszone zwischen altem Schaftende und der neuen präparatorischen Verkalkungslinie werden erst die klinisch als „Epiphysenauftreibungen“ imponierenden verdickten Metaphysen röntgendarstellbar. Das kräftige Osteophyt überbrückt alle Unregelmäßigkeiten (Schaftenden) und Knickungen (Fibula). Zunahme des Kalkgehaltes besonders in den Knochenkernen erkennbar.

Die im vorhergehenden besprochenen Knochensymptome gehören zu den konstantesten und zu den allein spezifischen Merkmalen der rachitischen Stoffwechselstörung. Eine klinische Rachitisdiagnose ist ohne solche Knochenveränderungen, wobei freilich oft nur ein Symptom aus der ganzen großen Gruppe vorhanden zu sein braucht, nicht zulässig. Andererseits müssen wir aber stets an unserer Definition festhalten, daß die Rachitis eine allgemeine Stoffwechselerkrankung ist, die nicht nur das Knochensystem, sondern den gesamten Körper mit allen seinen Organen und Geweben in Mitleidenschaft zu ziehen pflegt. Dies muß auch im klinischen Gesamtbild der Rachitis zum Ausdruck kommen. Die führende Rolle bleibt aber stets den Knochensymptomen vorbehalten, die gewissermaßen das ganze Krankheitsbild beherrschen.

Die sog. rachitische Myopathie ist weder ein pathognomonisches noch ein spezifisch-rachitisches Merkmal. Denn sie äußert sich nur in einer inkonstanten, mehr oder minder ausgeprägten allgemeinen Schlaffheit, in einer Hypotonie. Recht häufig begegnet man einer starken Herabsetzung der Bauchdeckenspannung, dem sog. rachitischen Froschbauch. Aber auch dieser ist kein typisch rachitisches Zeichen, worauf schon Czerny hinwies, denn einen meteoristisch aufgetriebenen Leib sehen wir bei den verschiedensten Nährschäden der Säuglinge, auch ohne begleitende Rachitis. Da bei der Rückenlage die Tätigkeit der Bauchdeckenmuskulatur schon aus

[1]) „Im allgemeinen schlägt sie (die Rachitis) in denjenigen Partien vorzugsweise ihren Sitz auf, wo Vegetation und Funktion gerade in rascher vorherrschender Entwicklung und Energie begriffen sind“ (Elsässer 1843).

physiologischen Gründen nahezu völlig ausgeschaltet ist (Hofbauer), so dürfte dieses Moment bei der Erklärung der Bauchdeckenatonie rachitischer und ernährungsgestörter Säuglinge mit in Betracht gezogen werden. Der rachitische Froschbauch zeichnet sich noch durch das schon erwähnte „Nachaußenkrämpen" der unteren, rachitisch nachgiebigen Rippen aus. In diesem Punkte besteht also doch ein gewisser spezifischer Zug. Die rachitische Hypotonie tritt auch an anderen Muskelgruppen, nicht nur an den Bauchdeckenmuskeln, in Erscheinung. So an den Extremitäten. Dies äußert sich meist in einer gewissen Überbewegbarkeit. „Solche Kinder liegen stundenlang, wie ein zugeklapptes Taschenmesser, indem der Oberkörper vornüber nach den unteren Extremitäten zu flektiert ist und das Gesicht auf den Knien oder Unterschenkeln aufliegt" (Hagenbach-Burckhardt). Oft lassen sich die Füße im Nacken kreuzen. Bei Kindern, die sich schon aufrichten, vielleicht sich auf die Füße stellen können, kommt es oft zu einer Abplattung der normalen Fußwölbung, zu einem Pes planus (Plattfuß), mit leichter Pronationsstellung, infolge Versagens der entsprechenden Muskelgruppen. Bei dieser Überbewegbarkeit könnte außer der nötigen Muskelhypotonie auch eine gewisse Schlaffheit der Gelenke bzw. der Gelenkbänder mit im Spiele sein. Nach Moore läßt sich diese Nachgiebigkeit der Gelenksbänder besonders instruktiv, und mit Hilfe einer besonderen Apparatur sogar zahlenmäßig, am Kniegelenk rachitischer Kinder feststellen (in erster Linie am lateralen Gelenksband). Hagenbach-Burckhardt, Bing glauben dagegen die beschriebene Überbewegbarkeit allein schon aus der Muskelhypotonie ableiten zu können. So erinnern sie an die Schlangenmenschen, die ihre besondere Kunst

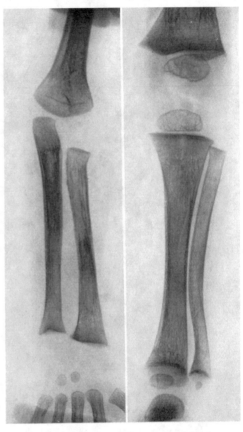

Abb. 12. (Fall 1.) Weiteres Reparationsstadium. 10. Juni 1922. (H. Wimberger.)
Die Reparation ist nahezu vollendet. Die Zonen der endochondralen Ossification schließen etwas ungleichmäßig, aber glatt gegen die Epiphyse ab. Die Schäfte haben durch reichlichen Umbau wieder fast normale Formen angenommen, das Osteophyt ist meist in der Corticalis aufgegangen. Kalkgehalt normal. Außer der Biegung der Fibula läßt aber die grobe Struktur der alten vorrachitisch angewachsenen Schaftteile noch eindeutig die überstandene Rachitis erkennen.

nicht einer übermäßigen Schlaffheit ihrer Gelenke, sondern ihrer durch Übung angeeigneten Fähigkeit verdanken, die Innervation der Antagonisten — die sonst jede „Überbewegbarkeit" reflektorisch verhindern — willkürlich steuern zu können (H. Virchow). In diesem Sinne müßte aber dann die rachitische Myopathie mindestens zu einem gewissen Teil, auf einer Innervationsstörung beruhen, und dementsprechend als ein nervöses Symptom gedeutet werden. Den gleichen, in diesem Zusammenhange aber anfechtbaren Schluß zieht auch

Krasnogorski auf Grund seiner Studien über die Form der Zuckungskurve, die er bei der Reizung rachitischer Muskeln erhalten hat.

Er hält folgende Merkmale der Kontraktionskurve als für die Rachitis charakteristisch: verkürzte Latenzzeit, verlangsamtes Erreichen des Zuckungsmaximums und geringe Verzögerung der gesamten Kontraktionsdauer. Dieselben, jedoch stärker ausgeprägten Veränderungen sollen auch bei Hypertonie (!) und Tetanie (hier besonders eine verlängerte Zuckungsdauer) vorhanden sein. Krasnogorski bezieht diese Eigentümlichkeiten der

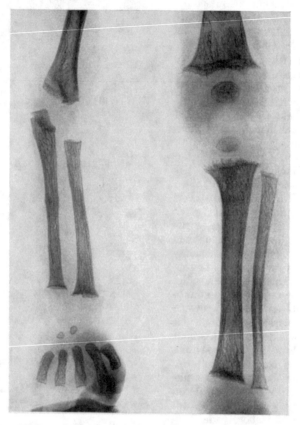

Abb. 13. (Fall 2.) Schwere floride Rachitis. R. P., 13 Monate. 4. März 1922. (H. Wimberger.)

Hochgradige Kalkarmut des Extremitätenskeletes, besonders deutlich an den Epiphysenkernen ausgeprägt. Die Fibula ist leicht tibiawärts verbogen, in der Ulnamitte besteht eine typische rachitische Skeletläsion in Form einer wieder ausgerichteten Knickung (Infraktion, die "green stick fracture" der anglo-amerikanischen Literatur), die durch Aufstauchung der eingeknickten Knochenbalken zu der vorliegenden Verdickung des Schaftes geführt hat. Die Diaphysenstruktur ist ganz ungleichmäßig vergröbert und weist stellenweise Lücken auf. Die Corticalis hat den kompakten Charakter verloren und ist wie in einzelne Lamellen aufgelöst. Die Schaftenden zeigen nur mehr Reste einer deutlichen epiphysären Begrenzung und laufen in längsaxiale grobe Fasern aus. Die Metaphysenveränderung ist am distalen Femurende am hochgradigsten, am proximalen Ende von Radius und Ulna am geringsten entwickelt (rasches und langsames Längenwachstum).

Zuckungskurve bei Rachitis, Hypertonie und Tetanie auf eine „paradoxe) Irradiation der Reizung" resp. auf das „verlangsamte Vergehen der irradiierten Reizung", alles infolge einer „dystrophischen Störung des Nervensystems".

Auch abgesehen von dieser zunächst etwas hypothetischen Erklärung Krasnogorskis steht die Mitbeteiligung nervöser Momente an der Entstehung der rachitischen Myopathie ohne Zweifel. Sie kann uns aber die schwere Hypotonie, Schwäche, Unterentwicklung doch nicht restlos erklären. Dafür müßten rein regressive Prozesse des Muskelparenchyms, d. h. entweder eine sekundäre Inaktivitätsatrophie, oder aber eine spezifisch-rachitische Muskelerkrankung (Bing, Banu) postuliert werden. Die Frage, welche von diesen Annahmen den tatsächlichen Verhältnissen am nächsten kommt, dürfte aber auch heute noch als unentschieden bezeichnet werden.

Wie steht es nun mit den nervösen Symptomen der Rachitis? Als eine solche nervöse Störung haben wir soeben den gestörten Synergismus von

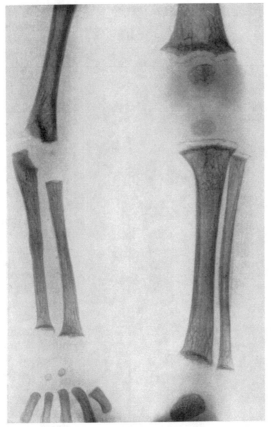

Abb. 14. (Fall 2.) Beginn der Heilung (nach Quarzlampenbestrahlung). 29. März 1922. (H. Wimberger.)

Die Kalkarmut der Extremitätenknochen ist unverändert, ebenso Form und Struktur. Über den meisten Diaphysenenden, besonders markant an der gut zu projizierenden proximalen Tibia, werden in einem Abstande von etwa 3—5 mm isolierte, mehr-minder distinkte Schattenlinien sichtbar, die als neue präparatorische Verkalkungszonen den Beginn der Reparation anzeigen. Der helle Bereich zwischen aufgefranstem Schaftende und neuer Verkalkungslinie stellt die noch unverkalkte rachitische Wucherungszone dar, entspricht also der während des floriden Stadiums zugewachsenen Schaftlänge. Über einzelnen Diaphysen werden feine Osteophyträume infolge der beginnenden Verkalkung sichtbar, und zwar besonders distinkt um die beschriebene Knickung an der Ulna und in der Konkavität der Fibula.

Muskelgruppen kennen gelernt. Diesem Moment kommt in der Tat eine erhebliche Bedeutung für die klinische Rachitis zu (Czerny), nicht nur in der Erklärung der „rachitischen" Überbewegbarkeit als einer Antagonistenerschlaffung, sondern auch im Zustandekommen sowie in der Formbestimmung der Knochendeformitäten und in der gestörten Statik und Motorik rachitischer Kinder. Stets müssen wir aber dabei unserer Definition eingedenk bleiben, daß ohne begleitende

14*

Knochenveränderungen auch solchen nervösen Symptomen kein pathognomonischer Wert beizumessen ist.

Der gestörte Synergismus bestimmter Muskelgruppen beruht letzten Endes auf einer Entwicklungshemmung. Der intrauterin ausgebildete erhöhte Tonus der Beuger ist unter normalen Verhältnissen nur für ganz junge Säuglinge, im ersten Trimenon, charakteristisch. Bei einsetzender Rachitis bleibt aber die Spannungsverminderung der Beuger auch später aus, und ihr Überwiegen bedingt einen pathologisch entarteten Synergismus. So spricht schon die bekannte Zwangsstellung rachitischer Kinder, wenn man sie am Brustkorb anfaßt und hochhebt (Beine in Hüfte und Kniegelenk gebeugt, an den Leib angezogen) für diese relative Hypertonie der Beuger. Das bekannte Brudzinskische Phänomen (bei Meningitis), das nach Freudenberg auch für Rachitis erheblichen Grades charakteristisch ist, deutet ebenfalls auf den erhöhten Tonus der Flexoren hin: symmetrische Beugung im Knie und in der Hüfte, Supinationsbewegung der Füße bei plantarflektierten Zehen. Man könnte es eine Beinverkürzung oder schlechthin einen Verkürzungsreflex nennen, der auf verschiedene Weise ausgelöst werden kann: so vom Nacken aus (Brudzinski) oder durch kräftiges Zugreifen beim Umfassen des Oberschenkels oberhalb des Knies (Freudenberg). Die maximale Supinationsstellung des Fußes, die nach starker Durchstreckung im Kniegelenk bei ganz jungen oder auch älteren rachitischen Kindern beobachtet

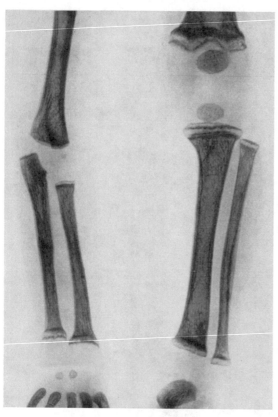

Abb. 15. (Fall 2.) Reparation an allen Metaphysen. 19. April 1922. (H. Wimberger.)
Das Reparationsbild der Metaphysen wird an allen Röhrenknochen sichtbar und zeigt nun klar die verschiedene Wachstumsintensität der endochondralen Ossificationszonen untereinander: Nach der Distanz der angelegten Verkalkungszone vom rachitischen Schaftende ist der Femur distal, z. B. viel rascher gewachsen als etwa Ulna und Radius proximal. Die beiden Unterarmknochen wachsen distal, die Tibia an beiden Enden mit einer mittleren Wachstumsgeschwindigkeit.

werden kann (Salomon), gehört ebenfalls hierher. Der bekannte Türkensitz, sowie die schon besprochenen Verkrümmungen, besonders an den Röhrenknochen stehen in gleicher Weise mit dem Überwiegen der Beuger in kausaler Beziehung. Zu beachten wäre noch der erhöhte Tonus des M. psoas, wovon man sich bei der Palpation des Beckeninneren auch bei jungen rachitischen Säuglingen leicht überzeugen kann (Hoffa).

Schon aus den beiläufig erwähnten entwicklungsgeschichtlichen Gründen dürfte diese soeben besprochene Störung in der Innervation von Muskelgruppen

als ein cerebrales Symptom der Rachitis zu werten sein [1]). Es ist
Czerny durchaus beizupflichten, wenn er das späte Stehen- und Gehen-
lernen rachitischer Kinder, d. h. die verzögerte Statik und Motorik weniger
von den reinen Knochensymptomen, die aber — wenn auch in verschieden
starker Ausbildung — immer vorhanden sein müssen, als vielmehr von
der Myopathie und in weiterer
Folge von den gestörten Innervationsverhältnissen, d. h. letzten
Endes von den cerebralen Komponenten des rachitischen Grundleidens ableiten möchte. Allzu
häufig sieht man in der Tat
Kinder mit geringer Knochen-
rachitis unbeweglich sitzen und
andere mit grob auffallenden
Skeletbefunden herumlaufen. So
erwähnt auch Findlay, daß durch
sachgemäße Massage, Muskel-
übungen, die vielleicht auch den
gestörten Synergismus auszugleichen vermögen, rachitische
Kinder oft schon in einer Zeit
stehen, laufen usw. gelernt haben,
wo man im Röntgenbild noch
keine Zeichen einer beginnenden
Heilung (Kalkeinlagerung) hat
wahrnehmen können. Andererseits
muß aber auch daran erinnert
werden, daß die äußerlich sichtbaren Knochendeformitäten über
das floride Stadium hinaus noch
sehr lange stehen bleiben können,
so, daß sie allein keineswegs ausreichen um die Diagnose auf
einen aktiv rachitischen Prozeß
zu stellen.

Die Besprechung des tetanisch-
nervösen Symptomenkomplexes soll in
einem gesonderten Abschnitt erfolgen.

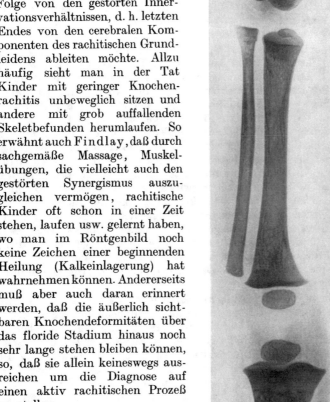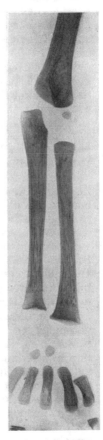

Abb. 16. (Fall 2.) Geheilte Rachitis. 8. September 1922.
(H. Wimberger.)

Der Kalkgehalt ist normal. Das Bild der groben
Spongiosa in den alten Schaftteilen und der Corticalis
ist unverändert, um so deutlicher ist der Kontrast zu
dem feinen dichten Gefüge der seit der Reparation
zugewachsenen Metaphysenteile. Die verkalkten osteoiden Säume verschmelzen allmählich mit der Corticalis
und gleichen die Knickung der Fibula und die Defor-
mation der verbreiterten Metaphysen (Ulna und Tibia
distal) langsam vollständig aus. Die Reparation steht
nahe ihrem Abschluß. Gutes Wachstum seit Beginn
der Reparation. Rückstand der Epiphysenkernanlage.

Nicht allein die Muskelinner-
vation sondern auch die der
Drüsen kann bei der Rachitis
Abweichungen von der Norm auf-
weisen. So gehört eine verstärkte
Schweißsekretion, insbesondere
am Kopf, zu den bekannten
Frühsymptomen der Rachitis. Das Schwitzen erfolgt bei blasser, kühler
Haut, was nach Karger im Sinne einer zentralen Genese gedeutet werden

---

[1]) Wir halten es für unzulässig von einer „cerebralen Rachitis" zu sprechen. Es gibt
nur eine rachitische Stoffwechselstörung mit verschiedenen Symptomen und Komponenten,
unter denen wir aber stets den Knochensymptomen die führende Stellung einräumen möchten
(Heubner u. a.). Hiermit soll aber die eminente klinische Bedeutung anderer, so auch
cerebraler Symptome keineswegs geschmälert werden.

muß [1]). Ein peripherisch bedingtes Schwitzen ist demgegenüber nur bei hochroter Hautfarbe und hoher Temperatur möglich. Die Hyperhydrosis geht mit einem oft sehr starken Juckreiz einher, der sich dann bei den jungen rachitischen Säuglingen im Wetzen des Hinterhauptes äußert. Infolge dieses ständigen „Scheuerns" — von Moro im Gegensatz zu der lustbetonten, selbständig psychogenen Jactatio als Tritatio capitis bezeichnet — fallen oft die Haare am Hinterhaupt aus. Die Gegenwart dieser kahlen Stelle rückt den Verdacht auf beginnende Rachitis nahe. Meist werden sich gleichzeitig kraniotabische Lücken in der Nähe der Lambdanaht nachweisen lassen.

Der früher zur Rachitis gerechnete Spasmus nutans wird heute allgemein als ein selbständiges Krankheitsbild aufgefaßt. Wir verstehen darunter das sog. „Dunkelzittern" (Ohm): horizontaler, seltener rotatorischer Nystagmus, gepaart mit Dreh-, Schüttel- und Nickbewegungen des Kopfes. Die Krankheit tritt nur in den Winter- und Frühjahrsmonaten bei Säuglingen jenseits des 4. Lebensmonates auf. Ausnahmen von dieser Regel sind nur selten. Als ätiologische Grundbedingung gilt der ständige Aufenthalt in dunklen Zimmern. Das Wesen dieser eigenartigen Störung wird neuerdings in einer „Beschäftigungsneurose" im Sinne der bekannten „Bergmannskrankheit" erblickt (Raudnitz, Zappert, Asal-Moro u. a.) und mit dem Labyrinthsystem in Beziehung gebracht. Da aber eine Reihe von dabei mitwirkenden ätiologischen Momenten (Altersdisposition, Lichtmangel, der Charakter einer Saisonkrankheit) — wie wir es noch sehen werden — auch bei der Ätiologie der Rachitis wiederkehrt, so möchten wir es doch nicht für ausgeschlossen halten, daß die rachitische Stoffwechselstörung für den Spasmus nutans mindestens zur Grundlage dient. Hier dürfte uns erst die breitere Anwendung der neueren diagnostischen Hilfsmittel (Röntgenoskopie, blutchemische Daten) bei Fällen von Spasmus nutans die nötige Klarheit verschaffen.

Neben diesen rein nervösen Störungen treffen wir bei Rachitikern auch auf pathologische Abweichungen der psychischen Entwicklung. „Sie fangen später an zu lachen, mit Augen und Ohren aufzumerken, mit anderen zu scherzen, ihre Hände zum Greifen und Halten zu gebrauchen, allein zu sitzen, selbständig zu spielen" (Elsässer, 1843). Die reizbare Stimmung, das abweisende Benehmen mürrischer, schlecht gelaunter Rachitiker, wie auch seltener die Euphorie der zweiten, „freundlichen" Gruppe weisen ebenfalls auf eine besondere, wenn auch durchaus nicht spezifische, psychische Konstitution hin. Das „Symptom der Katalepsie" (Epstein, Czerny, Marfan): stumpfsinniges Festhalten an einer passiv herbeigeführten Körperstellung gehören ebenfalls hierher [2]). Die gesamte psychische Entwicklung, so auch das Sinnesleben sind gehemmt. Reize, nicht nur aus der erwähnten optischen — und akustischen Sphäre — werden allgemein mit einer verminderten Reaktionsfähigkeit beantwortet. So zeigen Rachitiker oft eine auffallend starke Geschmacksaberration; Chinin, Lebertran werden dann ohne Widerwillen genommen (Lichtenstein, 1893). Doch soll wiederum betont werden (schon Büssem, 1895, Neumann, 1895), daß weder diese Geschmacksstörung noch irgend eine andere

---

[1]) Im Hinblick auf die von Feer beschriebene „vegetative Neurose" im frühen Kindesalter (auch Akrodynie genannt), bei der das Schwitzen sogar das führende Merkmal darstellt, liegt der Schluß nahe, die Innervationsbahnen der verstärkten Schweißabsonderung auch bei der Rachitis im autonomen Nervensystem (in seinem sympathischen Anteil?) zu vermuten.

[2]) Die Neigung zu Bewegungsstereotypien, der man bei älteren rachitischen Kindern häufig begegnet, dürfte vielleicht mit der Käfigkrankheit der Raubtiere wesensverwandt sein. Als das tertium comparationis gilt wohl die aphysiologische Bewegungshemmung, die dann sekundär zu einer „motorischen Entladung", bei den Kindern eben zu den besagten Stereotypien führt (Freudenberg).

Abweichung im Sinnesleben der Säuglinge ein streng für Rachitis charakteristisches Merkmal abgeben. Selbst bei rachitisfreien Säuglingen können ähnliche Anzeichen einer Hemmung der psychischen Entwicklung beobachtet werden. Bei Rachitikern sind sie aber jedenfalls zum größten Teile vom Grundleiden abhängig: mit Heilung der Rachitis geht eine auffallende Besserung der psychischen Funktionen parallel (Looft). Nach neueren eingehenden Untersuchungen Huldschinskys dürfte eine früher häufig angenommene, wenn auch oft nur in Spuren nachweisbare Persistenz der rachitischen bzw. „metarachitischen" Debilität unwahrscheinlich sein. Nach Heilung der Rachitis wird die psychische, durch den rachitischen Prozeß bedingte Entwicklungshemmung in kurzer oder längerer Zeit wieder ausgeglichen.

Die Schmerzäußerungen rachitischer Kinder oft beim leichtesten Anrühren, wie auch ihre Abwehr gegen jedwede aktive oder passive Bewegung, hat man früher allgemein auf die lokalen Knochenveränderungen bezogen. Gegenüber dieser Annahme hat neuerdings Czerny eine Reihe von Einwänden erhoben. So betont er zunächst die Tatsache, daß zwischen der Stärke der Knochendeformitäten und den Schmerzäußerungen kaum ein gesetzmäßiger Parallelismus bestehen dürfte. Denn man sieht häufig Kinder mit starken Skeletsymptomen „frei und fröhlich" herumlaufen. Dieses Gegenargument können wir jedoch einstweilen nicht als stichhaltig anerkennen, zumindest so lange nicht, bis mit Hilfe der neueren exakten diagnostischen Verfahren (Röntgenoskopie, Blutchemismus) tatsächlich der Beweis geliefert wird, daß es sich bei den in ihrer Motorik nicht beschränkten Kindern mit schweren rachitischen Knochendeformitäten wirklich um einen floriden Prozeß und nicht nur um die Residuen einer schon ausgeheilten Rachitis gehandelt hat. Andererseits müssen wir aber Czerny beipflichten, wenn er weiterhin betont, daß sich die Schmerzäußerungen rachitischer Kinder in der Regel schon rein erzieherisch behandeln lassen, und daß die Knochen dann in der Mehrzahl der Fälle keine Druckempfindlichkeit zeigen. Hiervon kann man sich in den ersten Tagen des Klinikaufenthaltes solcher Kinder leicht überzeugen. Freilich sprechen auch diese Einwände nicht mit Sicherheit gegen Schmerzen überhaupt, sondern nur dafür, daß diese fast völlig psychisch beeinflußbar sind, und daß sie nicht direkt vom krankhaft veränderten Knochen, vielmehr vom Bandapparat und vom Periost ausgehen müssen. Wenn wir in diesem Zusammenhang vorgreifend, vom beinahe pathognomonischen, konstanten „Schmerzsymptom" der Spätrachitis, der Osteomalacie Erwähnung tun, so liegt es durchaus nahe, das gleiche Symptom auch bei der frühinfantilen Rachitis nicht völlig in Abrede zu stellen. Sein öfteres Fehlen könnte auch im Sinne der für anderweitige Reize schon besprochenen, verminderten Reaktionsfähigkeit rachitischer Kinder aufgefaßt werden.

Ein Überwiegen des Schädelumfanges über dem des Thorax findet sich oft bei Rachitis. In der Regel ist es nur die Folge eines normalen, nicht eines überstürzten Schädel-, und eines verlangsamten, weil durch die Gesetze der enchondralen Ossification regulierten Brustkorbwachstums (vgl. auch Feer). Die Frage, wie weit außerdem in besonderen Fällen ein leichter Hydrocephalus (Ritter, Heubner, Kassowitz, Hochsinger, Finkelstein, Ibrahim, Koeppe), oder aber eine Hypertrophie des Gehirns, insbesondere seines Stützgewebes (Stoeltzner, Feer) an der Entstehung des übermäßig großen Schädels bei Rachitis mitbeteiligt sind, läßt sich mangels exakter, direkter Grundlagen zur Zeit noch nicht beantworten. Tatsache ist nur, daß ein echter Hydrocephalus am Seziertisch auch bei einem ausgeprägten rachitischen Megacephalus äußerst selten beobachtet wird (Rehn, Henoch, Stoeltzner), und daß für die postulierte Hirnhypertrophie der sichere pathologisch anatomische Beweis auch heute noch aussteht. Andererseits besteht nach neueren Messungen Huldschinskys bei schwerer Rachitis häufig, aber keineswegs gesetzmäßig ein Mißverhältnis zwischen Schädeldach und Schädelbasis zugunsten des ersteren. Dieser Befund spricht tatsächlich, wenn auch nur indirekt, für eine absolute Vergrößerung des Gehirns, läßt aber die Frage, ob es sich dabei um einen Hydrocephalus oder um eine Volumzunahme des Gehirns handelt, einstweilen noch unentschieden. Jedenfalls müßten für die nervös-psychisch bedingten Merkmale der Rachitis andere, nicht solche naiv-mechanisierte Erklärungsmöglichkeiten wie der Hydrocephalus oder die Hirnhypertrophie gesucht werden.

Symptome der gestörten Hämatopoese lassen sich häufig in Kombination mit der Rachitis erheben. Sie sind aber allem Anschein nach weder konstant

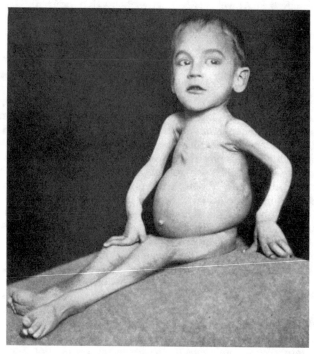

Abb. 17. Schwere floride Rachitis mit allgemeiner Dystrophie. Multiple Deformitäten. Typische Haltung. (Moro.)

noch in irgendwelcher Weise spezifisch. So finden wir bei Rachitis recht häufig erniedrigte Hämoglobin- und Erythrocytenwerte, oft aber auch normale, sogar übernormale Zahlen. Ein Parallelismus mit der Stärke der sonstigen rachitischen Veränderungen besteht nicht. Bei anämischem Befund ist der Färbeindex meist $< 1$ (Oligocythämie, aber noch stärkere Oligochromämie usw.). Oft treten unreife Erythrocytenformen (Megaloblasten usw.) auf. Auch das weiße Blutbild kann eine mehr oder minder starke Abweichung von der Norm erleiden. Die Zahl der weißen Blutzellen ist meist erhöht, oft aber auch normal. Fast ohne Ausnahme besteht dabei eine relative Lymphocytose, die übrigens für das Säuglingsalter physiologisch ist. Bei der Rachitis bleibt sie nur länger bestehen oder nimmt stärkere Grade an als in der Norm (Esser, Mennacher, Benjamin usw.).

Milz-Lebertumor gehören nicht zum Bilde der unkomplizierten Rachitis. Finden wir solche in Syntropie mit einer starken Anämie vor, so sind wir berechtigt von einem selbständigen Krankheitsbild, von der Jaksch-Hayemschen oder vielleicht eher von einer alimentär-infektiösen Anämie zu sprechen. Ihre Beziehungen zur Rachitis sollen erst in einem weiteren Abschnitt zur Erörterung gestellt werden[1]).

Lymphdrüsenschwellungen (auch die Tonsillenhypertrophie), die von englischer (Dick), französischer (Marfan) Seite oft als rachitische Symptome gewertet werden, sind unseres Erachtens ebenfalls nur unspezifische Begleiterscheinungen.

Das Knochenmark weist bei der Rachitis ähnliche Verhältnisse auf wie das Blut. In einem mit Hilfe von Tibiapunktion in vivo gewonnenen Knochen-

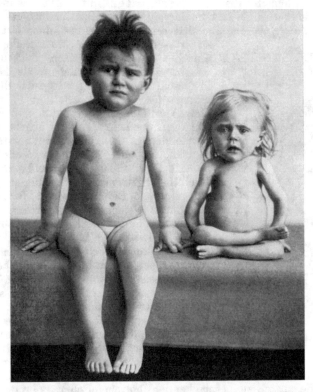

Abb. 18. Schwere floride Rachitis bei einem $2^1/_2$ Jahre alten Kind.
Vgl. mit fast gleichalterigem (2 Jahre 7 Monate) gesundem Kinde. (L. F. Meyer.)

markspräparat lassen sich bei Rachitikern zahlreiche unreife Formen von Leukocyten, Erythrocyten, und ein starkes Hervortreten einkerniger lymphoider Elemente nachweisen (de Villa-Carra, Kramár, 1925). Eine spezifisch-pathognomonische Bedeutung dürfte aber auch diesem Befund kaum zuerkannt werden. So hat schon Oehme (1909) außer bei Rachitikern auch bei seinen rachitisfreien Kontrollfällen im Knochenmark herdförmige Ansammlungen von lymphoiden Elementen gefunden.

Bei schwerer Rachitis zeichnet sich die Haut oft durch eine besonders dünne, durchsichtige Beschaffenheit aus. Die Gefäße, so insbesondere die Kopf-(Schläfen-) Venen schimmern dann stark durch.

---

[1]) Siehe S. 515.

Der allgemeine Ernährungszustand rachitischer Kinder ist im Beginn meist zufriedenstellend. Im Säuglingsalter fallen gut, sogar überstark ernährte, häufig etwas pastöse (überernährte) Kinder leichter der Rachitis anheim, als schwächliche, ernährungsgestörte, dystrophische Kinder. Bei schweren Graden von Rachitis kann es aber dann im Laufe der Erkrankung zu einer starken Abmagerung, zu einer richtigen Dystrophie kommen, mit übermäßig starken rachitischen Veränderungen (Abb. 17). In diesem späteren Stadium können wir also zwei Gruppen von Rachitikern unterscheiden: a) gut ernährte, meist sogar pastöse; b) magere Typen. Die zweite Gruppe umfaßt in der Regel schon etwas ältere Kinder (über das erste Lebensjahr hinaus).

Wann tritt nun aber die Rachitis frühestens auf? Gibt es eine angeborene Rachitis oder wird sie erst im intrauterinen Leben erworben? Man glaubte zunächst eine angeborene Rachitis schon aus theoretischen Gründen fordern zu müssen. „Auch im Mutterleibe wachsen die Knochen, und zwar nach denselben Gesetzen wie im extrauterinen Leben, sie könnten daher in diesem Wachstum gewiß auch dieselben Hemmungen der Verkalkung erfahren" (Virchow, 1853). Um so auffälliger ist es nun, daß sich sogar die Anhänger der Lehre von der angeborenen Rachitis — nachdem gewisse, intrauterin entstandene Osteopathien, wie die Chondrodystrophie, Osteogenesis imperfecta, übrigens auch das Myxödem, von der Rachitis abgetrennt werden konnten — sich nur auf minimale Befunde, wie z. B. auf den schon erwähnten Weichschädel, oder auf die verzögerte Entwicklung von Knochenkernen, aber nie auf voll ausgebildete schwere rachitische Bilder stützen und berufen können. Selbst Kinder von osteomalacischen Frauen weisen bei der Geburt keine typischen rachitischen Symptome auf, wenn auch in diesem Punkte unsere statistischen Kenntnisse noch durchaus erweiterungsbedürftig sind. Der früheste, auch röntgenologisch und blutchemisch festgestellte Fall betrifft eine 34 Tage alte Frühgeburt (Dunham). Hier ist beachtenswert, daß die Mutter während der Gravidität an Osteomalacie erkrankt war!

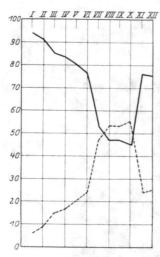

Abb. 19. Die Beziehung der Rachitishäufigkeit zur Jahreszeit, auf Grund von anatomisch-histologischen Untersuchungen an 286 sezierten Kindern. (Nach Schmorl.)

Vom Weichschädel haben wir schon im vorhergehenden den Nachweis liefern können (die später zu besprechenden blutchemischen Befunde gelten hierzu als Ergänzung), daß dieser von der Rachitis streng zu unterscheiden ist. Auch dem neuerdings von Ylppö in die Diskussion geworfenen Befund eines verzögerten Erscheinens des Knochenkerns in der unteren Femurepiphyse bei Frühgeburten als eines angeborenen, frührachitischen Zeichens kann bei der Unregelmäßigkeit in der Entwicklung der Knochenkerne nicht nur bei Frühgeborenen, sondern überhaupt bei Neugeborenen (A. F. Heß), keine Beweiskraft zugesprochen werden (Wimberger). Der viele Jahrzehnte während Streit über die Existenz einer angeborenen Rachitis scheint demnach — mit der Hilfe verfeinerter, exakter diagnostischer Hilfsmittel — wohl einwandfrei zugunsten der Gegner dieser Lehre entschieden zu sein. Die Rachitis entsteht im extrauterinen Leben.

Die ersten Symptome in Form einer Kraniotabes treten schon im ersten Halbjahr, meist zwischen dem 4.—6. Lebensmonat, bei Frühgeburten, Zwillingskindern, oder unter besonderen Bedingungen schon früher im 2.—4. Monat auf. Zur Kraniotabes gesellen sich später die weiteren Knochensymptome: Rosenkranz, Epiphysenverdickung, Deformitäten usw. hinzu. Die Symptome von seiten der übrigen Organsysteme ergänzen dann noch in bunter, uncharakteristischer Mannigfaltigkeit das klinische Bild.

Die Rachitis ist eine typische Saisonkrankheit. Sie tritt spontan im Spätherbst, Winter auf, nimmt an Intensität bis zum Frühjahr zu und zeigt dann oft ohne besondere therapeutische Maßnahmen eine Spontanheilung. Nur selten bleibt der Prozeß auch im Sommer aktiv, eine neuerliche Verschlimmerung im nächsten Winter ist meist eher durch ein Neu-Aufflammen bedingt. Diese jahreszeitliche Schwankung läßt sich sowohl klinisch wie auch anatomisch exakt nachweisen, wie das auch aus dem beigefügten Diagramm, das wir nach dem Sektionsmaterial Schmorls gezeichnet haben, klar hervorgeht (Abb. 19). Auch mit Hilfe der schon erwähnten röntgenometrischen Messungen (Wimberger) läßt sich die gleiche Schlußfolgerung ziehen. Schon im Spätherbst bleibt das Wachstum solcher rachitisch gewordener Knochen zurück. Im Frühjahr, besonders im Beginn des Sommers, zeigen aber auch die rachitischen Knochen einen sogar noch stärkeren Wachstumsimpuls als die normalen Kontrollen. Gleichzeitig erfolgt dann eine Kalkeinlagerung in der schon besprochenen Weise. Die Wachstumshemmung während der „rachitischen Periode" wird in kurzer Zeit, meist schon in einem Sommer wettgemacht.

Im 2.—3. Lebensjahr heilt die Rachitis in der Regel endgültig aus (oft schon früher). Nur selten bleibt die Störung weiter bestehen (Rachitis inveterata). Erst in diesen Fällen begegnet man einer endgültigen Wachstumshemmung, auch dem „rachitischen Zwergwuchs".

Rachitis tarda. Unter dem Namen der Spätrachitis fassen wir die rachitischen Veränderungen des Pubertäts-

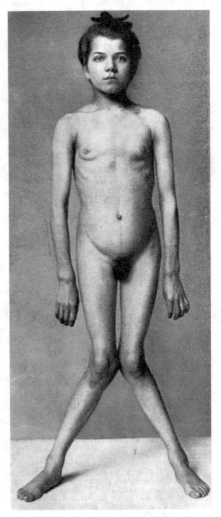

Abb. 20. Spätrachitis. (L. Tobler.)

(Adoleszenten-) Alters zusammen (12—18 Jahre). Hier, vielleicht noch stärker als bei der frühinfantilen Form beherrschen objektiv die Knochensymptome das Bild. Subjektiv stehen aber zweifellos Schmerzen, Beschwerden beim Gehen und Stehen, rasche Ermüdung im Vordergrund. Die Schmerzen werden zumeist in den Unterschenkeln, Knien, bisweilen in den Knöcheln oder im ganzen Bein lokalisiert. Bei unklaren rheumatischen Schmerzäußerungen muß in diesem Alter stets an Spätrachitis gedacht werden. Sie können oft schon lange vorhanden sein, ehe die Knochensymptome klinisch nachweisbar werden.

Entsprechend dem Sitz der spätrachitischen Schmerzen weisen die unteren Extremitäten auch die stärksten Knochenveränderungen auf. Diese äußern sich in Epiphysenverdickungen und noch mehr in Deformitäten: besonders im X-, seltener im O-Bein (Abb. 20). Die Spätrachitis kann aber auch andere Körperteile befallen, so auch den Brustkorb (Rosenkranz, Verkrümmungen

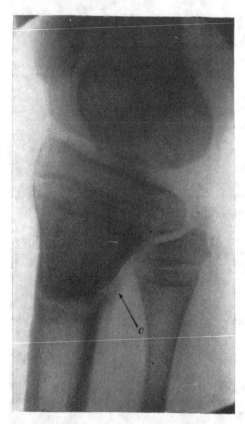

der Rippen, der Wirbelsäule, des Schlüsselbeins). Nur der Schädel bleibt in der Regel frei von Symptomen. Auch Infraktionen sowie Frakturen sind eine häufige Komplikation. Bei der Kriegsosteopathie der Adoleszenten, die man füglich mit der Spätrachitis identifizieren darf, war eine Spontanfraktur der Tibia, dicht unterhalb des Epiphysenknorpels ein brauchbares, gewissermaßen pathognomonisches Zeichen (Haß, Wenckebach). Eine regionäre Porosität und eine relative der Belastung dürfen wohl als die dynamische Insuffizienz gegenüber Hauptbedingungen für die Entstehung dieser Fraktur beschuldigt werden.

Zuweilen kommt es weder zu richtigen Frakturen noch zu Infraktionen als solchen, sondern nur zu einem besonders gearteten Umbau, oder besser gesagt zu Umbauzonen (Looser, Simon), an mechanisch stark beanspruchten Knochenpartien, wie an der unteren Femurmetaphyse und an der Tibia, einige Zentimeter unterhalb der oberen Epiphyse (Fromme, Abb. 21). Es handelt sich in diesen Fällen nach Looser um eine pathologische Callusbildung an mechanisch irritierten Stellen, an fortschreitenden Verbiegungen und schubweise sich bildenden Sprüngen und Infraktionen des Knochens. Die histologische Untersuchung ergibt einen deutlichen Umbau ohne Unterbrechung der Kontinuität des

Abb. 21. 16 Jahre alter Spätrachitiker. Kniegelenk. An den Wachstumszonen alle Zeichen der rezidivierenden Spätrachitis. Durch die Tibia zieht zweifingerbreit unterhalb der Wachstumszone unregelmäßig eine Aufhellungslinie (Umbauzone), in deren Umgebung als Zeichen beginnender Heilung vermehrt Kalk eingelagert ist. Auf der konkaven Seite ist periostaler Callus zu sehen (c). (Aus Fromme: Ergebn. d. Chirurg. u. Orthop. Bd. 15. 1922. Abb. 42; nach Alwens in v. Bergmann-Staehelin: Handb. d. inn. Med. 2. Aufl. Bd. IV, 1. S. 607.)

Knochens: „der alte lamellöse Knochen geht durch lacunäre Resorption zugrunde; an seiner Stelle entsteht geflechtartiger, zunächst kalkloser Knochen" (Looser). Im Röntgenbild treten die Umbauzonen entweder als eine schmale lokale Aufhellung, meist an der konvexen Seite verbogener Knochen auf, oder aber als schmale, durchsichtige, oft zackig begrenzte Fissuren, die quer die ganze Knochenmetadiaphyse durchsetzen. Klinisch und selbst röntgenoskopisch ist die Differentialdiagnose zwischen Frakturen sowie Infraktionen einerseits und solcher Umbauzonen andererseits oft nur schwer zu treffen, um so mehr, weil häufig auch Umbauzonen mit einer deutlich sichtbaren Callusbildung einhergehen können.

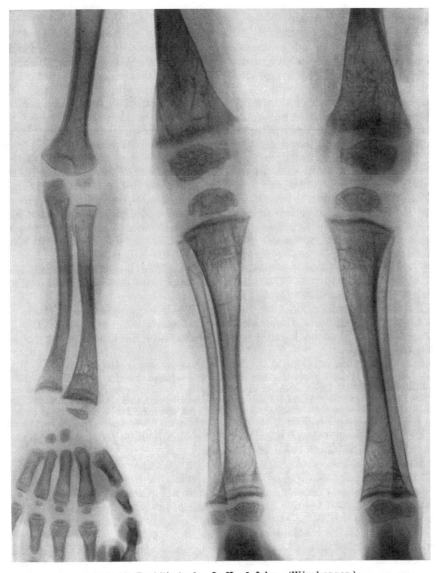

Abb. 22. Rachitis tarda. L. K., 5 Jahre. (Wimberger.)
Deformiertes Skelet mit hochgradiger Osteoporose. Die Schaftenden sind plump und breit und von mehreren queren Schattenstreifen durchzogen, die Heilungszonen zwischen früheren Remissionen darstellen. Typisch ist die feine Auffransung der Metaphysenstruktur an den abnorm breiten Epiphysenfugen. Schwere Rachitis tarda nach wiederholtem Reparationsbeginn, derzeit wieder in floridem Stadium.

Zu den konstanten Merkmalen der Spätrachitis gehören im Röntgenogramm die Kalkverarmung, die Atrophie und die Rarefizierung der Knochen, die hier viel stärker ausgebildet sind als die Veränderungen an der Epi-Diaphysengrenze, die wiederum für die frühinfantile Form so charakteristisch waren. Aber sie werden auch bei der Spätrachitis nicht vermißt: eine breite Osteoidschicht und die becherförmige Auffransung der provisorischen Verkalkungszone in den dafür in Betracht kommenden Epiphysenenden gehören durchaus zum normalen Bild der Erkrankung. Nur als führendes Symptom kommen sie nicht mehr in Betracht (Abb. 22). So bildet die Spätrachitis einen Übergang zur Osteomalacie oder auch zur senilen Osteoporose, bei denen von seiten der endochondralen Ossification keine Symptome mehr zu erheben sind. Die Erklärung hierfür liefert uns die Physiologie des Wachstums. Das Längenwachstum erfolgt — wie bereits schon besprochen — mit Hilfe der enchondralen Ossification. Mit vollendeter Pubertät erfolgt aber kein Wachstum mehr, d. h. der enchondrale Mechanismus schwindet, und so können wir bei der Osteomalacie und der senilen Osteoporose, die erst später in Erscheinung treten, an den gleichen Stellen keinen pathologischen Prozeß mehr erwarten. Bei der Spätrachitis ist die endochondrale Knochenapposition noch mitbefallen und so muß daraus eine Wachstumshemmung resultieren. In der Tat bleibt das Längenwachstum bei der Spätrachitis deutlich hinter der Norm zurück. Auch in der Differenzierung tritt eine Verzögerung ein: infantiler Habitus und Gesichtsausdruck, Hemmung oder Sistierung der sexuellen Entwicklung (Tobler). Auch die geistige Entwicklung befriedigt nicht immer. Hier bestehen Anklänge zu den psychischen Komponenten der Frührachitis. Sehr häufig läuft aber die Spätrachitis allein als eine reine, schmerzhafte Skeleterkrankung ab, ohne weitere komplizierende Symptome. Die Muskulatur bleibt oft kräftig, manchmal ist sie wiederum ausgesprochen schlaff. Eine Anämie besteht nicht oder jedenfalls nicht in stärkerem, charakteristischem Grade (Tobler).

Bei fortschreitender Erkrankung kann die Bewegungsfähigkeit stark eingeschränkt werden. Der Gang ist dann verändert, oft watschelnd. Die Beschwerden können so hochgradig sein, daß darunter dann auch die berufliche Tätigkeit leidet.

In gewissen Fällen von Zwergwuchs, die mit einer dauernden Albuminurie, Cylindrurie, d. h. mit einem typisch nephrotischen Befund einhergehen (renaler Zwergwuchs, Niereninfantilismus) tritt im Pubertätsalter eine meist stark ausgeprägte Spätrachitis (besonders Genua valga) — gewissermaßen sekundär — in Erscheinung (Lukas, 1883). Bei der spätrachitischen Wachstumshemmung muß also auch an diese Kombination gedacht werden, was schon prognostisch äußerst wichtig ist. (Der renale Zwergwuchs endigt in Urämie.)

Der Ernährungszustand braucht bei der Spätrachitis (auch in den Kriegsjahren) nicht unbedingt reduziert zu sein.

Die Spätrachitis — obgleich auch eine allgemeine Stoffwechselstörung — tritt oft monosymptomatisch, d. h. in lokalisierter Form auf. Sie zeigt dann keinen progredienten Verlauf, und bleibt nur auf einen oder wenige Knochen beschränkt. So auch bei der Kriegsosteopathie der Adoleszenten (Spätrachitis) die schon erwähnte Tibiafraktur.

Gerade bei dieser lokalisierten Form (z. B. Genua valga, vara, Pes planus, und noch mehr bei den bekannten Haltungsanomalien, wie Skoliosen, Kyphoskoliosen usw.) wird aber die Frage akut, beruhen diese Symptome stets auf rachitischer Grundlage? Bei einem fortschreitenden Prozeß beweist schon der ganze Verlauf, daß es sich hier um eine ernste Krankheit handeln muß. Bei der lokalisierten Form könnte aber auch die Möglichkeit diskutiert werden, daß dabei in der Tat hauptsächlich rein mechanische Momente einer Belastung auslösend gewirkt haben. Es würde an dieser Stelle viel zu weit führen, auf diesen ganzen Fragekomplex näher einzugehen. Wir sind auch heute noch weit von einer Entscheidung. v. Mikulicz (1879), später dann Schmorl, Looser rechnen jede, auch monosymptomatische Knochendeformität auf Grund ihrer klinischen (v. Mikulicz, Looser) und anatomischen (Schmorl, Looser) Studien zur

Spätrachitis. Dafür dürfte nach Lange auch eben der Umstand, der freilich in diesem Zusammenhang nicht absolut feststeht, sprechen, daß in rachitisfreien Gegenden auch solche spätrachitischen, sogar monosymptomatischen Veränderungen vermißt werden. Der Krankheitsprozeß soll dabei völlig larviert verlaufen können und nur histologisch an den deformierten Knochen nachzuweisen sein. Im Gegensatz zu diesen Anschauungen halten andere Autoren, so auch die meisten Pädiater (Czerny, Klotz u. a.) die Bedeutung der Rachitis für die Entstehung der Deformitäten wie der Schulskoliose, -kyphose für überwertet. So denken Orthopäden wie Schultheß, Böhm u. a. an kongenitale besondere Anomalien, die dann die Grundlage für die im Schulalter infolge Belastung auftretende Wirbelsäulenverkrümmung bilden sollen (Keilwirbel, Defekte, Wirbel oder Rippenverschmelzungen, numerische Variationen). Maaß erblickt die Ursache der Wirbelsäulenverkrümmung nicht in diesen angeborenen Deformitäten, sondern glaubt, daß — umgekehrt — Haltungsanomalien, einseitige Belastung auch einen normalen Wirbel deformieren können. In diesem Sinne würde auch die auffallende Tatsache sprechen, daß bei der frühinfantilen Rachitis Wirbelsäulenverkrümmungen nur äußerst selten anzutreffen sind.

Andere Forscher nehmen „entzündliche oder konstitutionelle Knochenveränderungen unbekannter Ätiologie" (Hoffa) oder nur Spätfolgen einer frühinfantilen Rachitis an. Auch Muskelschwäche (Hagenbach-Burckhardt, Spitzy), weite Gelenkkapseln (so besonders für die X-Beine) wurden in Betracht gezogen.

Neuere histologische Untersuchungen von Knochen, die bei orthopädischen Deformitäten gewonnen werden, haben im Gegensatz zu den früheren Untersuchungen Schmorls, Loosers in der Regel keinen pathologischen Befund, speziell keinen malacischen oder echt rachitischen Prozeß ergeben (Frangenheim u. a.).

In Anbetracht dieses, wenn auch nur kursorisch vorgebrachten Materials, und noch mehr mangels entsprechender, den modernen Anforderungen genügender weiterer Untersuchungen erscheint uns eine klare Stellungnahme zum besprochenen Fragekomplex heute noch unzulässig. Gefühlsmäßig und auf Grund rein äußerer klinischer Beobachtungen möchten aber auch wir uns — wenn auch mit Vorbehalt — der herrschenden Ansicht der Pädiater anschließen, die die monosymptomatischen Belastungsdeformitäten der Schulkinder nur zu einem sehr geringen Anteil als ein spätrachitisches Symptom aufzufassen geneigt sind, und diese eher auf eine mechanische Genese zurückführen. In diesem Zusammenhang dürfen wir dann aber auf eine weitere Besprechung dieser rein orthopädischen Fragen verzichten.

## Pathologische Anatomie.

Auch in anatomisch-histologischer Hinsicht verleihen allein die Knochensymptome dem Krankheitsbild der Rachitis einen spezifisch-pathognomonischen Charakter. Sie sind durch eine besondere Kalkarmut ausgezeichnet, die man anatomisch auf Störungen im Eigenleben der Knochen beziehen dürfte. Schon der normale Stoffwechsel der Knochen besteht im Wechsel von An- und Abbau. Bei der Rachitis bewegt sich nun der Abbau meist innerhalb normaler Grenzen, während der Anbau durch eine fehlende Kalkeinlagerung ausgezeichnet ist. So verlieren dann die Knochen langsam an Festigkeit, was makroskopisch in den schon besprochenen Symptomen der Kraniotabes, Epiphysenschwellungen, Deformitäten, Infraktionen zutage tritt. Die rachitische Osteopathie dürfte demnach als ein malacischer Prozeß bei normalem Abbau bezeichnet werden. Mit der Osteomalacie zusammen bildet sie die Gruppe der „achalikotischen" ($\chi\acute{\alpha}\lambda\iota\xi$ = der Kalk) Malacien (Christeller).

Das Verständnis für die mikroskopischen Veränderungen erfordert zunächst ein näheres Eindringen in die Lehre von den Gesetzen der normalen

Ossification. Der Knochenbau, der bei der Rachitis die pathologische Abweichung zeigt, erfolgt mit Hilfe der periostalen und der endochondralen Ossification. Die erstere reguliert das Dickenwachstum der Röhrenknochen und neben der direkten bindegewebigen Knochenbildung auch das Wachstum sämtlicher platter Skeletteile (Schädelknochen), die letztere dagegen die Streckung, die Apposition an den Epi-Diaphysengrenzen der Röhrenknochen. Bei der Rachitis, die zeitlich ins Alter des stärksten Längenwachstums fällt, überwiegt nach dem Gesagten eben die Störung dieser endochondralen Ossification.

Die normale Histologie des endochondralen Wachstums läßt sich am besten in der Darstellung Heubners wiedergeben:

„Betrachten wir den wachsenden langen Knochen, so finden wir, daß an der Grenze der Diaphyse und Epiphyse die Knorpelzellen in Längsreihen sich richten und sich vergrößern und daß die am meisten diaphysenwärts gelegenen zu mächtigen Riesen anschwellen. Die aus zwei bis drei solchen Zellen bestehenden Reihen oder Säulen sind durch schmale Streifen oder richtiger zylindrische bienenwabenähnliche Mäntel von knorpliger Grundsubstanz voneinander getrennt. Sobald der Prozeß so weit fortgeschritten, erstarrt dieses Knorpelgerüst um die großen Zellen herum durch die sogenannte provisorische Verkalkung. Und nunmehr kann die definitive Aufmauerung des eigentlichen Knochengewebes von der Diaphyse her beginnen. — Gleich beim Anfang der Knochenbildung entwickelt sich ein stark vaskularisierter Kern innerhalb des wachsenden Knorpels und von diesem geht die immer fortschreitende Markraumbildung in der Weise aus, daß immer neue Capillaren aussprossen und mit Markzellen sich umgeben. Letztere nehmen in der Nähe des neu zu bildenden Knochens jene charakteristische Anordnung der Osteoblasten an. — Jetzt kehren wir zu unseren „Knorpelwaben" zurück. Je einer Knorpelzellsäule kommt (in der Norm) ein Markraum entgegen und nun entspinnt sich jenes Durcheinander von Einreißen und Neuschaffen. Die Knorpelzellriesen nämlich verschwinden in dem von der Diaphyse her vorwärtsschreitenden Markraum, der also nun an ihrer Stelle als Zapfen in der provisorisch verkalkten Knorpelwabe darinsitzt, und nunmehr beginnen die Osteoblasten den Hohlzylinder mit junger osteoider Substanz auszumauern, die alsbald verknöchert. Währenddessen wird das provisorische Verkalkungsgebiet (d. h. also die früheren Wände des vorwärtsdringenden Markraumes) auch größtenteils resorbiert, und aus dem wabenartigen Bau der ursprünglichen Knorpelknochengrenze entsteht das durchbrochene Gitterwerk der jungen Knochenspongiosa. Inzwischen haben sich von der Epiphyse her neue Zellriesen und verkalkte Intercellularsubstanz vorgeschoben und werden von wieder neu ausgesproßten Markräumen erobert, die wieder neue Knochenspangen fabrizieren, und so geht es bis zur Vollendung des Wachstums weiter. Übrigens steht auch dann der Prozeß nicht still, sondern geht, nur in unendlich verlangsamtem Tempo, bis ins späte Greisenalter fort."

Die provisorische, präparatorische Verkalkungszone verläuft in einer geraden Linie, wie sie auch an Röntgenbildern in Erscheinung tritt. Die darunter (diaphysenwärts) gelegene Osteoidschicht, bildet nur einen ganz schmalen Saum. Sie soll sich vor der Verkalkung acidophil färben, während die Knochengrundsubstanz, ebenso wie der präliminar verkalkte Knorpel basophil ist. Die Annahme Stoeltzners, daß dieser Wechsel im färberischen Verhalten — von ihm auch Metaplasie genannt — die Kalkeinlagerung gewissermaßen einleitet und somit als eine unerläßliche Vorbedingung jeder normalen Verknöcherung gelten soll, ist heute von histologischer Seite noch durchaus nicht einmütig anerkannt (vgl. auch Schmorl). Die Ausfällung der Kalksalze erfolgt nicht in die Fibrillen des Knochengewebes selbst (v. Ebner), sondern in die interfibrilläre Kittsubstanz hinein (Kölliker). Hervorzuheben wäre noch weiterhin das Fehlen von Mitosen, oder sonstigen Teilungserscheinungen in den großen, angeschwollenen, den Markräumen zunächst gelegenen, untersten Knorpelzellen (Kassowitz). Sie scheinen somit auf den „Höhepunkt" ihrer Entwicklung angelangt zu sein. In ihrer nächsten Umgebung erfolgt dann die Bildung der provisorischen Verkalkungszone.

Die rachitische Störung der enchondralen Ossification beginnt mit dem Ausbleiben dieser provisorischen Verkalkung. Zunächst nur an einigen wenigen Stellen herdförmig, nicht über die ganze Schicht hinweg. Die Knorpelzellen setzen ihre Teilung in diesen kalkfreien Lücken weiter fort; ihr Entwicklungsgang erreicht hier viel später ihren „Kulminationspunkt", als unter normalen Verhältnissen. Von einer besonderen Wucherung kann wohl aber keine Rede sein, sondern allein von einer fortdauernden, nicht gehemmten Proliferation. Da nun neben diesen kalkfreien Lücken, die präliminare Verkalkung an anderen Stellen völlig normal, unter Bildung von Markkanälen, von echten Spongiosabälkchen verläuft, so kommt es in der Folge zu den auch röntgenoskopisch feststellbaren Ausfransungen der sonst haarscharfen Verkalkungslinie. Die Fortsätze der Knorpelzellsäulen bilden dann versprengte, kalkfreie Inseln, zum Teil auch mit unverkalkt gebliebenem Osteoid vermengt, innerhalb eines regelrecht verkalkten Knochengewebes (Abb. 24). Während bei der normalen Ossification sowohl die Zellsäulen, wie die aus dem Markraum vordringenden Capillarsprossen streng parallel zueinander und in der Knochenachse verlaufen (Abbildung 23), finden wir bei der Rachitis eine Störung dieser Ordnung, z. B. schräg gerichtete Gefäße usw. Im weiteren Verlaufe der Rachitis entstehen dann große Mengen unverkalkten, zum Teil faserigen Osteoids zwischen der Diaphyse und dem früheren provisorischen Verkalkungsgebiet, das in diesem Stadium meist schon völlig verschwunden ist. Im Längsschnitt erscheint häufig die bekannte Becherform der Epi-Diaphysengrenze, indem aus mechanischen Gründen die seitlichen Corticalisteilchen spornartig weit in die Epiphyse ragen, die mittleren Teile dagegen eher ausgehöhlt sind [vgl. auch Röntgenogramm[1])].

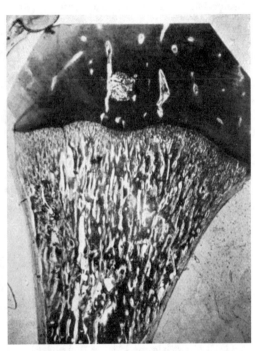

Abb. 23. Normale Epiphysengrenze. (Kihn.)

Die periostale Ossification geschieht normalerweise dadurch, daß sich zwischen den Blutgefäßen an der Innenfläche der periostalen Knochenauskleidung dichte vielfach durchkreuzte Faserbündel herausbilden, welche einen geflechtartigen „Wurzelstock" darstellen, der sich dann unter gleichzeitiger Aufnahme von Mineralsubstanzen in Knochengewebe umwandelt (Hochsinger). Bei der Rachitis kommt es zunächst zu einer zellreichen starken Wucherung des inneren Periosts, des Cambiums. In den tieferen Schichten geht dann daraus ein unverkalktes osteoides faseriges Gewebe hervor, das immer mehr und mehr Knochenbälkchen aufweist und allmählich in die Spongiosa bzw. Corticalis übergeht. Bei starker Osteoidbildung — so auch bei der Osteomalacie — werden die Knochen biegsam, weich. So bestehen die kraniotabischen Lücken allein aus solchem kalklosen faserigen Osteoid. Auch der rachitische Callus hat die größte Ähnlichkeit mit den jungen Periostwucherungen.

Sowohl bei der endochondralen, wie auch bei der periostalen Ossification

---

[1]) Auch in den Epiphysen wird das ursprüngliche knorpelige Gewebe allmählich durch Bindegewebe und durch Osteoid ersetzt.

kommt die Kalkverarmung der Knochen auf dem Wege eines kalkfreien Anbaues, bei zunächst normalem Abbau zustande. Ob nun infolge besonderer fermentativer Prozesse oder anderer unklarer Mechanismen der eingelagerte Kalk bei der Rachitis in verstärkterem Maße ausgelaugt, gelöst wird (Halisterese nach Reckling-hausen), ist bis heute noch eine spezielle pathologisch-anatomische Streitfrage geblieben. Die Mehrzahl der Forscher neigt zu der Ansicht, daß halisteretische Vorgänge stärkeren Grades bei der Rachitis weder nachweisbar, noch für das Verständnis der Vorgänge erforderlich sind. Andererseits ist es nicht unwahr-scheinlich, daß während des Bestehens der Rachitis die Ablagerung der Knochensalze nicht absolut gehemmt ist, sondern daß sie nur ungleichmäßig, mangelhaft und verlangsamt erfolgt (Schmorl).

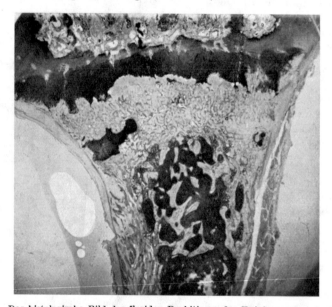

Abb. 24. Das histologische Bild der floriden Rachitis an der Epiphysengrenze. (Kihn.)

Daß ein stärkerer Um- und Abbau bei der Rachitis durchaus nicht zur Regel gehört, beweist die Tatsache, daß zumindest im Beginn der Störung keine oder nur unbedeutende Markveränderungen zu beobachten sind (Oehme, Schmorl, Christeller). Erst später, sekundär treten gewisse pathologische Abweichungen im Knochenmarksbild auf, wie lymphoide Ansammlungen, verstärkte Erythro-blastose, übermäßige Bildung eosinophiler Zellen, Markwucherung usw., später dann fibröse Umwandlungen (Fasermark). Im Gegensatz hierzu glaubten Marfan-Baudouin, auch Aschenheim-Benjamin in der Markalteration das Primäre des gesamten rachitischen Prozesses erblicken zu müssen. Die Mark-wucherung soll durch Verdrängung der Osteoblasten die Rarefizierung, die Osteoporose herbeiführen. Auch Ziegler nimmt eine primäre irritative Wuche-rung im Mark, aber nur bei den knochenbildenden Elementen (Endost, daher Endostitis bei der Rachitis) an. Dem hämatopoetischen System räumt er dagegen eine völlig unabhängige Stellung ein.

Da nun aber die besten Kenner der histologischen Veränderungen bei der Rachitis — wie schon gesagt — ausdrücklich betonen, daß der Knochenprozeß auch ohne Markalterationen verlaufen kann, und stets so beginnt, so müssen wir den Ort der primären Veränderungen — soweit sie mikroskopisch zur Darstellung gelangen — in das Knochengewebe als solches verlegen. Dies um so mehr, da z. B. Ansammlungen von lymphoidem Gewebe im Knochenmark auch in rachitisfreien Kontrollfällen gefunden wurden. Ob die Osteoblastentätigkeit bei der Rachitis funktionell vielleicht sogar primär erkrankt ist, soll damit freilich nicht geleugnet werden.

Gerade im Fehlen fibroplastischen Gewebes (in Gestalt des sogenannten Fasermarks) erblickt neuerdings auf Grund umfangreicher Studien Christeller den histologisch wichtigsten differential-diagnostischen Unterschied zwischen Rachitis (auch Osteomalacie) und Ostitis fibrosa. Bei der letzteren kommt es zu einer maßlosen Steigerung des Knochenabbaues, durch Osteoblasten und lacunäre Resorption, dies alles mit Hilfe des Fasermarks. „Der kalklose osteoide Anbau gehört nicht zu den unerläßlichen Bestandteilen des histologischen Bildes, wie bei der Rachitis, sondern ist nur Folge der Überstürzung der Apposition. Das makroskopische Resultat ist entsprechend dem totalen Knochenumbau ein viel wechselvolleres, als bei Rachitis und Osteomalacie." Ob nun diese scharfe von Christeller befürwortete Antithese zwischen den „achalikotischen Malacien" (Rachitis, Osteomalacie) einerseits und der Ostitis fibrosa andererseits, mit den pathologisch-anatomischen Befunden in restlos befriedigendem Einklang steht, erscheint uns schon aus dem Grunde zweifelhaft, weil wir auch bei Rachitis (Osteomalacie), wenn auch nicht primär, dann aber sekundär fibröse-metaplastische Veränderungen im Knochenmark nachweisen können. Es bestehen also jedenfalls fließende Übergänge zwischen diesen verschiedenen malacischen Knochenerkrankungsformen. Dieser Schluß ist um so wichtiger, weil bei Tieren hinter makroskopisch-rachitischen Veränderungen z. B. bei Hunden, Affen (Affenrachitis von Hansemann) mikroskopisch eine typische Ostitis fibrosa zum Vorschein kommen kann. Wobei noch hervorzuheben wäre, daß die gleichen ätiologischen Momente — wie wir das noch sehen werden — bei Tieren zur Ostitis fibrosa, beim Menschen zur Rachitis, Osteomalacie Veranlassung geben können. Auch von diesem übergeordneten ätiologischen Standpunkt aus dürfen wir also eine völlige Trennung zwischen Rachitis (Osteomalacie) und Ostitis fibrosa nicht gutheißen, selbst wenn sie vom pathologisch-anatomischen Standpunkte aus in den meisten Fällen tatsächlich zulässig wäre. Viel Zeit und Mühe wurde auf pathologisch-histologische Untersuchungen verwendet, die dem Zwecke dienen sollten, die echte tierische Rachitis von pseudorachitischen Zuständen, wie sie z. B. durch eine kalk- oder phosphorarme Ernährung der Versuchstiere erzielt werden können, zu unterscheiden. Man glaubte[1]) hier eine sichere Differentialdiagnose durchführen zu können. Die Besprechung der pathogenetischen und ätiologischen Momente wird uns noch den Nachweis erbringen, daß die reine pathologisch-anatomische Einstellung auch in diesem Punkte versagt hat. Nicht ohne Grund schrieb Schmorl schon 1909: „Fragen wir auf welchem Wege wir hoffen dürfen weitere Aufklärung über das Wesen und die Ursache der Rachitis zu erhalten, so glaube ich, daß uns hier morphologische Forschungen kaum weiterbringen werden. Fortschritte dürfen wir nur von chemischen und experimentellen Untersuchungen an Tieren erwarten."

Die Heilung der Rachitis dokumentiert sich im histologischen Bild durch die schlagartig einsetzende Einlagerung von Kalksalzen. Das bis jetzt kalkfrei gebliebene osteoide Gewebe verkalkt in kurzer Zeit. Dies erfolgt sowohl periostal, wie auch endochondral, hier aber zunächst mit Hilfe einer neuen provisorischen Verkalkungszone, die wir schon aus den Röntgenogrammen kennen gelernt haben. Sie liegt nicht direkt an der Knorpelknochengrenze, bzw. an der Grenze der rachitischen Knorpelzone und der Markhöhle, sondern ist epiphysenwärts verschoben, wo sie gelegen haben würde, wenn die Rachitis nicht zur Entwicklung gekommen wäre. Diese Stelle ist durch den Verlauf der ersten Knorpelmarkcapillare bestimmt, die senkrecht zur Knorpelknochengrenze verläuft. Durch Verkalkung der zwischen dieser präliminaren Verkalkungszone und der Markhöhle gelegenen Osteoidschicht erfolgt dann die völlige Reparation, die Herstellung normaler Bilder, vielleicht mit dem Unterschied, daß die Struktur dieser aus dem rachitischen Osteoid hervorgegangenen Spongiosabälkchen noch längere Zeit von der Norm abweicht. Dies läßt sich auch am Röntgenogramm deutlich demonstrieren.

Sowohl der erste Anfang wie auch die beginnende Heilung der rachitischen Osteopathie treten im mikroskopischen Präparat erwartungsgemäß viel früher in Erscheinung als wir sie mit Hilfe klinischer Methoden, so auch der Röntgenoskopie fassen könnten. So dürfte

---

[1]) Vgl. auch den Abschnitt Kihns.

auch den statistischen Erhebungen Schmorls an einem großen Leichenmaterial eine
besondere Bedeutung zukommen, wenn wir auch dessen bewußt sein müssen, daß die natürlichen Verhältnisse „in vivo" durch Untersuchungen an Leichen nie entsprechend wiedergegeben werden können. Insbesondere auch bei Kindern, wo eine unnatürliche Auslese
die Resultate stets zwangsläufig trüben muß. Die Widerstandsfähigeren, gesunden bleiben
am Leben, und finden dann bei den betreffenden Untersuchungen keine Berücksichtigung.
Die absoluten Zahlen Schmorls — mit einer Morbidität von $90\%$ in den ersten 2 Lebensjahren — dürften demnach wahrscheinlich zu hoch gegriffen sein (Abb. 19).

Über den Versuch außer den Knochensymptomen auch die Veränderungen
der Muskulatur auf eine spezifisch anatomische Grundlage zu stellen, sind
die Akten zur Zeit immer noch nicht geschlossen. Im Gegensatz zu der herrschenden Ansicht der Kliniker erblicken Bing (1908) und Banu (1920) in der
rachitischen Myopathie keine Sekundäratrophie (infolge Inaktivität oder der
beschriebenen nervösen Störungen), sondern eine charakteristische Wachstumsstörung, eine bestimmte Dystrophie, die den Rhabdomyomen ähnlich ist.
In leichteren Fällen besteht keine Veränderung, erst bei intensiveren Affektionen
treten morphologische Veränderungen auf mit dem Charakter des „Un-
fertigen", Undifferenzierten (Bing). Banu berichtet von einer Atrophie der
einzelnen Fibrillen, Schwund der Querstreifung, Vervielfältigung der Kerne,
Vermehrung des interstitiellen Bindegewebes. Es dürfte wohl noch weiteren
Untersuchungen vorbehalten bleiben, diese Frage einer endgültigen Klärung
zuzuführen.

Auch die nervösen Symptome lassen zur Zeit keine spezifisch-anatomischen
Charakterzüge erkennen. Die anatomische Diagnose der Rachitis kann nur
aus den Knochensymptomen erbracht werden, denen somit auch in dieser Hinsicht die Führung zufällt.

### Pathologische Chemie.

Die verminderte Festigkeit der rachitischen Knochen gibt sich auch in den
chemisch analytischen Daten kund.

Das Knochengewebe besteht aus Wasser, organischer Grundsubstanz (Ossein)
und aus Salzen. Je höher der Aschegehalt, desto härter, widerstandsfähiger
der Knochen. Bei der Rachitis dürften wir demnach mit einem verringerten
Bestand an diesen Knochensalzen rechnen. Dies ergibt sich nun in der Tat
aus der Gegenüberstellung der von Gaßmann erhobenen Mittelwerte für die
Aschezusammensetzung normaler und rachitischer Knochen.

| Bestandteile | Normal | | Rachitisch | |
|---|---|---|---|---|
| | I | II | I | II |
| Wasser . . . . . | 11,67 | 11,45 | 10,63 | 10,77 |
| Glühverlust . . . | 37,04 | 37,23 | 42,92 | 42,53 |
| Ca . . . . . . . | 24,48 | 24,31 | 21,34 | 21,61 |
| Mg . . . . . . . | 0,10 | 0,10 | 0,53 | 0,74 |
| $PO_4$ . . . . . . . | 33,79 | 33,33 | 30,22 | 30,54 |
| $CO_3$ . . . . . . . | 3,20 | 3,01 | 2,61 | 2,90 |
| Cl . . . . . . . | 0,39 | 0,46 | 0,45 | 0,45 |
| K . . . . . . . | 0,30 | 0,30 | 0,31 | 0,31 |
| Na . . . . . . | 0,60 | 0,68 | 0,73 | 0,73 |

Wenn wir von den in geringer Menge im Knochen enthaltenen Alkalien, dem
Magnesium, dem Cl absehen, bestehen die Mineralsubstanzen des Knochens
aus tertiärem Calciumphosphat und sekundärem Calciumcarbonat. Stets übersteigt die Menge der Phosphate die der Carbonate, so, daß das Gewichtsverhältnis
$CO_3 : PO_4$ etwa $1 : 7$ beträgt. Wenn auch die Zusammensetzung der verschiedenen
Knochen, selbst des gleichen Skelets, zum Teil sogar erhebliche Schwankungen
im absoluten Salzgehalt aufweist, so bleibt das relative Verhältnis zwischen
den drei Hauptbestandteilen, Ca, $PO_4$, $CO_3$ stets mit einer auffallenden Konstanz

bewahrt: $Ca: PO_4: CO_3$ wie $1:5, 74:0,82$. Dieses Verhältnis kehrt nun meist, nach den älteren Literaturangaben sogar gesetzmäßig, auch im rachitischen Knochen wieder: $Ca: PO_4: CO_3$ wie $1:5,8:0,88$. Gaßmann, und im Anschluß an ihn Röhmann, deuten diese Konstanz der Äquivalenzwerte im Sinne einer besonderen chemischen Verbindung, die sie als „Knochenapatit" bezeichnen, und die als solche bei der Ossification entsteht. Diese Annahme dürfte aber wohl schon aus dem Grunde nicht zutreffen, weil leichte Verschiebungen innerhalb der Verhältniszahlen $Ca: PO_4: CO_3$ unter gewissen Bedingungen doch beobachtet werden können, was sich dann auch in der „Apatitformel" wiederspiegeln müßte. So verarmt der Knochen mit fortschreitendem Alter allmählich an Phosphaten; nach neueren Untersuchungen gelegentlich auch bei der kindlichen Rachitis (Howland-Mariott, Mc Kim-Kramer, B.) und stets bei der Hungerosteopathie [Loll[1])]. Wir werden auf diesen Fragekomplex in einem anderen Zusammenhang noch ausführlich zurückkommen müssen. Hier begnügen wir uns zunächst mit der Feststellung, daß der normale Knochen an $Ca$, $PO_4$ und $CO_3$ insgesamt etwa $60^0/_0$, der rachitische dagegen nur $54,5^0/_0$, oft aber auch noch weniger enthält. Der prozentuale Salzgehalt der Knochen ist demnach bei der Rachitis deutlich erniedrigt. Diese Abnahme betrifft die wichtigsten Ionen ($Ca$, $PO_4$ und $CO_3$) meist gleichmäßig. Es ist dabei auffallend, daß der übrigens verschwindend geringe Magnesiumgehalt bei der Rachitis eine geringe Zunahme aufweist.

Vom gesamten Kalkgehalt des Körpers entfallen nur etwa $1-3^0/_0$ auf die Weichteile, $97-99^0/_0$ auf die Knochen und Zähne. Hierzu kommt noch, daß die Kalkverteilung innerhalb der parenchymatösen Organe eine ungleichmäßige ist, indem die zelligen Elemente fast völlig kalkfrei oder mindestens relativ kalkarm sind und der Kalk hauptsächlich intercellulär, so besonders in den Gewebssäften und im Blut anzutreffen ist. Es erhebt sich nun die Frage, läßt sich bei der Rachitis im Blut, Gewebssaft, oder auch vielleicht in den verschiedenen Organen, eine Kalkverminderung, ähnlich wie im Knochen, nachweisen? Durch den Ausbau klinisch brauchbarer Mikromethoden sind solche Untersuchungen freilich bis jetzt nur im Blute auch in vivo durchführbar geworden. Ein weiterer Vorteil dieser Mikroanalysen liegt darin, daß sie häufig wiederholt werden können, und wir somit in der Lage sind, den ganzen Verlauf einer Krankheit, in unserem Falle den der Rachitis, genau chemisch analytisch zu verfolgen und den jeweiligen Zustand stets mit reproduzierbaren Zahlen zu belegen.

Der normale Ca-Gehalt des Säuglingsserums wird in neueren Untersuchungen auf recht genau $10 \, mg^0/_0$ Ca angegeben. Die Schwankungsbreite liegt zwischen $9-11 \, mg^0/_0$. Diese Konstanz besteht aber nur bei Analysen im Serum (Plasma). Wegen der fast völligen Kalkfreiheit der Erythrocyten ist der Blutkalkwert eine von der Zahl der roten Blutkörperchen abhängige, und somit auch überaus schwankende Größe. Vergleichswerte kann uns demnach allein die Serum-(Plasma-)Analyse liefern. Bei der Rachitis bewegt sich nun der Serumkalkspiegel meist an der unteren Grenze des normalen Schwankungsbereiches. Sehr häufig begegnet man aber sowohl völlig normalen, wie auch pathologischen, wenn auch nur leicht gesenkten (bis $8 \, mg^0/_0$) Zahlen. Eine stärkere Erniedrigung deutet fast ohne Ausnahme auf eine Komplikation mit Tetanie hin. Erhöhungen kommen nie vor, gegenteilige Angaben der älteren Literatur können somit als widerlegt gelten. Eine diagnostische Bedeutung dürfte der Serumkalk-

---

[1]) Gegen die chemische Einheit, d. h. gegen die „Apatitnatur" dieser wichtigsten Knochensalze spricht übrigens auch die Tatsache, daß die Knochen im Erdboden (vgl. ältere Skeletfunde) rasch an Carbonat verarmen. So verschiebt sich dann das Gleichgewicht zwischen Phosphat und Carbonat stets noch weiter zugunsten des ersteren (Wibel, 1870).

bestimmung nach dem Gesagten — mit Ausnahme der mit Tetanie komplizierten Fälle — wohl kaum zukommen; die in vereinzelten Fällen feststellbare, leichte Erniedrigung der Kalkzahl ist zu gering um daraus sichere Schlüsse ziehen zu können. In den meisten Fällen wird sie sogar völlig vermißt. Auch bei einem schwersten, floriden Prozeß kann das Serum normale Kalkwerte zeigen. Die Kalkverarmung der Knochen greift also nicht auf das Blut über.

Ob nun der Kalkgehalt auch der übrigen Organe, wie z. B. der Muskeln durch den rachitischen Prozeß unbeeinflußt bleibt, ist schon aus methodischen Gründen schwer feststellbar. Nicht nur ist man auf postmortale Analysen angewiesen, sondern der Kalkgehalt dieser Organe ist auch unter normalen Verhältnissen so gering, daß hier die Fehlergrenzen der Methoden — insbesondere die der früheren makrochemischen Verfahren — oft überschritten werden können. Brubacher, Stoeltzner, Aron-Sebauer (die letzteren bei Hunden) fanden in den Muskeln jedenfalls normale Kalkwerte, während Aschenheim-Kaumheimer auch über Erniedrigungen berichten. Diesen letzteren Befunden möchten wir aus verschiedenen Gründen (übermäßige Streuung schon der Normalwerte, geringe Anzahl der Versuche, Fehlen sicherer Angaben über die Floridität usw.) jegliche Beweiskraft absprechen. So dürfte man trotz der erwähnten methodischen Schwierigkeiten aus den vorliegenden Versuchsresultaten den berechtigten Schluß ziehen, daß die Rachitis den Kalkgehalt der Muskeln unbeeinflußt läßt.

Im Gegensatz zum Kalk sind vom Gesamtphosphorgehalt des Körpers nur $65\%$ im Knochensystem in Form von Calciumphosphat enthalten. Wenn wir nun für den Kalk eine Verminderung allein in den Knochen haben nachweisen können, so erhebt sich nun die Frage, ob diese gleiche Beschränkung auch für den Phosphor gilt.

Hier müssen wir zunächst die Biochemie des Phosphors kurz berühren. Im Gegensatz zum Kalk überwiegt der Phosphor in den zelligen Elementen, aber auch der Gewebssaft, das Blutserum (Plasma) enthalten noch reichliche Mengen von phosphorhaltigen Verbindungen. Der Kalk kommt im Körper in freier, ionisierter, richtiger gesagt „aktiver", sowie in nichtionisierter (inaktiver), aber anorganischer, und nur zu einem geringen Anteil in Form von Eiweißverbindungen vor. Beim Phosphor überwiegen demgegenüber die organischen Verbindungen, wie z. B. Glycerophosphate (in den roten Blutkörperchen — Greenwald), das Lactacidogen (ein Fructosephosphat — Embden), dann Nucleinsäuren, Phosphatide (Lecithin, Cephalin usw.). In diesen Stoffen befindet sich der Phosphor meist als Phosphat, aber in inaktiver esterartiger Verbindung. Eine Reaktion mit phosphatfällenden Mitteln findet hier zunächst nicht statt, erst nach Auflösung der Esterbindung, meist mit Hilfe fermentativer Prozesse. Aus den Kalkeiweißverbindungen wird hingegen der Kalk mit Oxalat quantitativ gefällt. Neben diesen, für den Zellstoffwechsel so „lebenswichtigen" organischen Verbindungen kommt aber der Phosphor auch in primär-freier Phosphatform vor. Diesen durch phosphatfällende Mittel direkt erfaßbaren P-Anteil nennen wir den „anorganischen Phosphor". Die Menge dieser vorgebildeten Phosphate ist im Blutserum (Plasma) eine konstante Größe und beträgt im Säuglings-Kindesalter bis zur Vollendung der Pubertät etwa 5 mg$\%$. Nach abgeschlossenem Wachstum im Alter von 18—22 Jahren erfolgt plötzlich eine starke Senkung dieser Phosphatzahl auf 3 mg$\%$. Dieser Wert wird dann in der Folge konstant beibehalten und kennzeichnet gewissermaßen das „Erwachsenenalter". Die Kongruenz zwischen den altersbedingten Wachstums- und Serumphosphatkurven ist so auffallend, daß wir — besonders im Hinblick auf die ähnliche Rolle der Phosphate für die Pflanzenwelt — im Phosphat wohl mit Recht das „anorganische Wachstumshormon" vermuten dürfen (Verfasser).

Bei der Rachitis ergibt die Serumanalyse stark gesenkte Phosphatzahlen (Hypophosphatämie — Iversen-Lenstrup, Howland-Kramer). Allein bei einer mit Tetanie komplizierten Rachitis können normale, sogar erhöhte Phosphatwerte erhoben werden (Verf.). In diesen Fällen hilft uns außer den klinischen Symptomen die Hypocalcämie, die für die Tetanie ebenso charakteristisch ist, wie die Hypophosphatämie für die Rachitis, die richtige Diagnose zu sellen.

Die Phosphatbestimmung kann im Gegensatz zum Kalk auch im Gesamtblut erfolgen. Der anorganische Phosphor verteilt sich ziemlich gleichmäßig auf das Plasma und auf die Zellen; im menschlichen Blut scheinen aber die Formelemente doch etwas weniger Phosphate in präformiertem Zustande zu erhalten als die Blutflüssigkeit (Mittelwert im Gesamtblut 4,0—4,5 mg$\%$, im Serum 5,0 mg$\%$ P). Es dürfte mithin empfehlenswert sein, sich an die Serumzahlen zu halten, dies um so mehr, weil die in den Blutkörperchen befindlichen organischen P-Verbindungen extravasal rasch zerfallen, und durch die Neubildung von Phosphaten eine Erhöhung des anorganischen Phosphors vortäuschen können.

Die Menge des organisch gebundenen Phosphors weist auch im Blute rachitischer Kinder keine Abweichungen von der Norm auf (Zucker-Gutmann, Verfasser). Das Verhältnis des organischen P zum anorganischen P ist somit bei der Rachitis zuungunsten der vorgebildeten Phosphate verschoben, die auch absolut vermindert gefunden werden.

Ähnliche Analysen in anderen Organen auszuführen verbietet der autolytische Zerfall der organischen P-Verbindungen, die gerade in diesen zelligen Geweben die Menge der präformierten Phosphate mehrfach (10—20fach) übersteigen. Da diese Autolyse beim Tode oder auch bei der Excision von Organstücken sofort schlagartig einsetzt, so ist zunächst keine Möglichkeit gegeben, das gegenseitige Verhältnis des organischen und anorganischen Phosphors zueinander in Geweben mit genügender Sicherheit zu bestimmen. Im Blut findet eben dieser Zerfall zunächst nur sehr langsam und im abzentrifugierten flüssigen Anteil praktisch überhaupt nicht statt.

Der Hypophosphatämie fällt im Säuglingsalter eine erhebliche, oft ausschlaggebende diagnostische Bedeutung zu. In Abwesenheit von tetanischen Komplikationen entscheidet der Befund einer erniedrigten Phosphatzahl fast ausnahmslos für eine floride Rachitis. In über 1000 Untersuchungen haben wir nur ein einziges Mal in einem Falle von Poliomyelitis, eine wiederholt nachweisbare stärkere und sicher nichtrachitische Hypophosphatämie (3,0 mg$^0/_0$) beobachtet. Ihr nicht rachitischer Charakter geht allein schon aus der Tatsache hervor, daß sie sich in der Folge verschiedenen antirachitischen Behandlungsmethoden gegenüber (Zufuhr von bestrahlter Trockenmilch, direkte Bestrahlung mit 28 Einzelbestrahlungen) völlig refraktär verhielt, und daß rachitische Symptome beim 2 Jahre alten Kind weder klinisch noch röntgenoskopisch nachweisbar waren. Gewisse akute Zustände, wie z. B. Pneumonie (Gerstenberger), Narkose, die ebenfalls mit einer Hypophosphatämie einhergehen können, sind schon klinisch leicht auszuschließen, und bieten somit keine differential-diagnostischen Schwierigkeiten. Man muß sich heute auf den Standpunkt stellen, daß die Serumphosphatbestimmung ebenso den üblichen klinischen Laboratoriumsmethoden zuzurechnen ist, wie etwa die Blutzuckerbestimmung bei Diabetes, Reststickstoff bei Nephritis usw. Für die klinische Diagnose der floriden Rachitis bringen neben den in dieser Hinsicht oft weniger zuverlässigen äußeren Symptomen allein die blutchemischen Daten, sowie die Röntgenoskopie die letzte Entscheidung. Die Hypophosphatämie tritt meist sogar noch früher auf, als die röntgenoskopisch wahrnehmbaren Knochenveränderungen, so daß ihre Ermittlung auch die Frühdiagnose zu erleichtern vermag. Der Heilung geht eine Hebung des Serumphosphatspiegels gesetzmäßig voraus, so daß der Wert und die Wirkung eingeschlagener Heilmethoden schon aus Serienbestimmungen des anorganischen Serumphosphors zu beurteilen ist. Bei Verdacht auf Tetanie, die bekanntlich eine floride Rachitis oft begleitet, kann aber, nach dem Gesagten, auch die P-Zahl versagen. Hier bedürfen wir noch der Bestimmung des Kalkspiegels. Unter normalen Verhältnissen (Ca = 9—11 mg$^0/_0$, anorg. P = 4,5—5 mg$^0/_0$) würde das Produkt Ca × P > 40 betragen. Wird nun in der Tat ein höherer Wert als 40 gefunden, dann kann eine floride Rachitis mit Bestimmtheit abgelehnt werden; beträgt der Wert = 30—40, so wird die Annahme eines akut-rachitischen Prozesses immerhin schon wahrscheinlich, ein Produkt < 30 zeugt eindeutig für eine floride Rachitis (Howland-Kramer). Nach unseren eigenen Erfahrungen dürfte auch dieses Schema nur auf die unkomplizierte Rachitis Anwendung finden, bei einer Tetanie kann dieses „Gesetz" durchbrochen werden (z. B. Ca = 7 mg$^0/_0$, P = 6 mg$^0/_0$). Eine Allgemeingültigkeit kommt dieser Überlegung schon aus dem Grunde nicht zu, weil wir sonst bei Erwachsenen schon unter physiologischen Bedingungen eine Rachitis postulieren müßten. Die gleiche Einschränkung gilt auch für die Verwendbarkeit des Quotienten $\frac{Ca}{P}$ (aus den blutchemischen Daten) als differential-diagnostischen Hilfsmittels (Verfasser). Während bei normalen Säuglingen dieser Quotient im Serum etwa 2,0 beträgt, finden wir bei der floriden Rachitis einen Mittelwert von 3,5 und bei der Tetanie einen solchen von 1,2.

In bezug auf die Frage der angeborenen Rachitis ist es nun beachtenswert, daß nach den blutchemischen Daten die Frühkraniotabes der Säuglinge in drei Gruppen einzureihen ist: a) normale Blutzusammensetzung, b) normaler Phosphatgehalt, leichte Hypocalcämie (mit oder ohne (!) spasmophile Symptome, c) Hypophosphatämie. Erst diese letzte Gruppe dürfte mit der Rachitis im gewöhnlichen Sinne identifiziert werden. Bei der zweiten Gruppe ließe der leicht erniedrigte Serumkalkspiegel zunächst an eine Tetanie denken. Tatsächlich sehen wir aber bei diesen jungen Säuglingen (oft Frühgeburten) kein einziges klinisches Symptom, das selbst auf einen latent tetanischen Zustand deuten würde. Vielmehr finden wir außer einer Kraniotabes mit einem leicht gesenkten Serumkalkniveau keine weitere pathologische Abweichung von der Norm (Tisdall, auch eigene Beobachtungen). Die 1. Gruppe umfaßt die Fälle mit einer Kraniotabes, die wir schon in unseren klinischen Betrachtungen als „Weichschädel" (Wieland) von der echt-rachitischen Hinterhauptserweichung streng getrennt haben. Dabei braucht dieser „Weichschädel" nicht immer schon bei der Geburt nachweisbar zu sein. In einigen Fällen, so besonders bei Frühgeburten, debilen Säuglingen können unspezifische Kalkdefekte in den betreffenden Schädelknochen — wie schon erwähnt — auch im extrauterinen Leben, in den ersten Lebenswochen entstehen[1]. Wir sehen demnach, daß der von uns damals gezogene Schluß durch die exakten, objektiven blutchemischen Daten vollauf bestätigt werden konnte. Gerade bei der Kraniotabes dürfte also eine Entscheidung, ob diese als ein echt rachitisches Symptom zu werten sei, oft nur nach Heranziehung der Serumphosphat- und Kalkzahl zu fällen sein.

Für die Spätrachitis fehlen noch entsprechende blutchemische Untersuchungen. Die häufig zu beobachtende Muskelhypotonie älterer Kinder, die man auch mit den Haltungsanomalien und so auch mit der Spätrachitis schon in Beziehung bringen wollte (vgl. oben), verläuft ohne eine Hypophosphatämie (Wills). Ihr rachitischer Charakter ist demnach zumindest unwahrscheinlich.

Außer dem anorganischen Phosphor zeigt auch die Alkalireserve, d. h. der Bicarbonatgehalt des Blutes, eine deutliche Verminderung im florid rachitischen Stadium (Burgeß-Osman, Verfasser mit Kappes u. Kruse, Csapo, Blum und seine Mitarbeiter). Die schon physiologisch etwas gesenkte $CO_2$-Kapazität des Blutes im Säuglingsalter erfährt bei der Rachitis eine weitere Abnahme, die dann nach erfolgter Heilung wieder normalen Werten weicht (Verfasser mit Falkenheim, Kappes, Kruse).

Eine Senkung dieser Größen kann nur auf zweierlei Weise erfolgen: a) Infolge erhöhter Säurebildung im intermediären Stoffwechsel wird ein Teil der im Blut verfügbaren Alkalien durch diese sauren Stoffwechselprodukte mit Beschlag belegt, die Kohlensäure entweicht durch die Lungen (vgl. die Säureatmung), nachdem das Atemzentrum hämatogen zu erhöhter Tätigkeit gereizt worden ist. b) Bei erhöhter Erregbarkeit oder aber bei „zentrogener" Reizung des Atemzentrums kann es auch zu einer primären Überventilation kommen. Die Kohlensäure wird aus dem Blut gewissermaßen ausgewaschen, und die Alkalien werden entweder in die Gewebe verdrängt oder aber ausgeschieden. In beiden Fällen resultiert im Endeffekt die gleiche Abnahme der Alkalireserve, der $CO_2$-Kapazität usw. Und doch bestehen grundlegende Unterschiede zwischen den beiden Mechanismen. Im ersten Falle ist das Primäre die erhöhte Säurebildung, es besteht die Gefahr einer Acidose, die dann nur durch die erhöhte hämatogen bedingte Überventilation unterdrückt werden kann. Im zweiten Falle beherrscht dagegen die primär erhöhte Atmungstätigkeit den Vorgang. Das Blut verliert im Übermaß saure Valenzen (Kohlensäure) und die Gefahr einer Alkalose

[1] Vgl. S. 194.

kann dann nur durch kompensatorische Verdrängung von Alkalien oder aber durch Einsparung von Säuren gebannt werden. Der Befund einer erniedrigten Alkalireserve, $CO_2$-Kapazität usw. kann demnach sowohl als Symptom einer Acidose, als auch einer Alkalose gedeutet werden. Die Kenntnis der wahren Blutreaktion kann uns in manchen Fällen die Entscheidung bringen. Bei der Rachitis liegt aber der Wert der H-Ionenkonzentration im Blut innerhalb der normalen Grenzen, d. h. die Acidose- oder Alkalosegefahr konnte noch kompensiert werden (Verfasser-Kappes-Kruse). Bei dieser Sachlage vermag uns dann allein die Verfolgung der Säureausscheidungsverhältnisse im Urin die nötige Klarheit zu verschaffen (van Slyke, Freudenberg-Verfasser, Haldane usw.).

Die bei der Rachitis gefundene Verminderung der Alkalireserve als Acidose zu bezeichnen, ist nach dem Gesagten zunächst unerlaubt. Erst nachdem im Urin florid rachitischer Kinder eine gegen die Norm stark erhöhte Säureausscheidung gefunden wurde (Verfasser, Hodgson, Burgeß-Osman, Hottinger), ist die Annahme einer „acidotischen Stoffwechselrichtung" (Freudenberg-György) als gesichert zu betrachten. Bei der Rachitis besteht also eine erhöhte intermediäre Bildung von sauren Stoffwechselprodukten, die dann auch den bekannten Neutralisationsmechanismus mit Hilfe intermediärer Ammoniakbildung in Gang bringen. Die Ammoniakausscheidung kann im Urin oft so starke Grade annehmen, daß die Reaktion gegen die alkalische Seite verschoben wird (Hodgson, Verfasser). Würde man sich nur auf die Titrations- oder $p_H$-Werte im Urin stützen, so könnte leicht auch der Fehlschluß unterlaufen, die „acidotische Stoffwechselrichtung" völlig zu verkennen. Schon aus diesem Grunde darf man auf die Bestimmung des Urinammoniaks nicht verzichten. Bei alkalotischen Zuständen ist nicht nur die Titrationsacidität, sondern auch der $NH_3$-Wert stark erniedrigt. Und eben dies trifft auf die Verhältnisse bei der Rachitis nicht zu. Am besten gibt die Verhältnisse der „Gesamtsäurekoeffizient" (Verfasser) wieder, der aus der Titrationsacidität (A), aus der Ammoniakzahl ($NH_3$) und aus dem Gesamtstickstoffwert gebildet wird ($Q = \dfrac{A + NH_3}{N} \times 100$). Dieser bewegt sich bei einer reinen Milchdiät (im Säuglingsalter) um 10 herum. Die bei der floriden Rachitis gefundene Erhöhung dieses Quotienten nimmt im Laufe der Heilung allmählich wieder ab, und erreicht dann normale Werte, ebenso wie parallel damit, die ursprünglich erniedrigte Alkalireserve in die Höhe geht.

Bei einem 6 Monate alten Säugling fanden wir (Verfasser-Falkenheim-Kruse):

| | Alkalireserve (nach Greenwald-Lewman) | Ca | P |
|---|---|---|---|
| Vor der Behandlung . . . . . . | 38,3 | 9,0 mg% | 3,1 mg% |
| Nach der Behandlung . . . . . | 43,8 | 9,8 „ | 5,0 „ |

Ebenso bei einem $8^1/_2$ Monate alten Säugling (Verfasser):

| | Gesamtsäurekoeffizient | Ca | P |
|---|---|---|---|
| Vor der Behandlung . . . . . | 14 | 7,6 mg% | 3,0 mg% |
| Nach der Behandlung . . . . . | 11,5 | 10,8 „ | 4,8 „ |

Auch die Ausscheidung organischer Säuren (bestimmt im Urin nach Palmervan Slyke) ist bei florider Rachitis meist deutlich vermehrt (Hottinger, Brock) und dementsprechend auch der Quotient $\dfrac{C}{N}$ im Urin erhöht (Ederer).

Das verlangsamte Sedimentierungsvermögen der roten Blutkörperchen im florid rachitischen Stadium steht nach Stern ebenfalls mit der Acidose in Zusammenhang.

Einen für die Rachitis charakteristischen Befund sollen auch die erhöhten Diastasewerte im Urin darstellen (Mc Clure-Chancellor, Dodds, Adam, Hensch-Kramár, Waltner). Mit der Heilung geht eine Abnahme der Diastaseausscheidung parallel, aber viel langsamer als die Nivellierung des Blutphosphatspiegels. Für die Beurteilung des Heilungsvorganges dürfte die

Verfolgung der Urindiastasekurve kaum von entscheidendem Wert sein. Beim nichtrachitischen „Weichschädel" wird das „Diastasesymptom" erwartungsgemäß vermißt (Adam), bei Tetanie ist es in unveränderter Stärke vorhanden. Ein weiteres biochemisches Symptom der Rachitis fanden Freudenberg-Welker in der Blutglykolyse (in vitro). Diese ist bei florider Rachitis stark gehemmt, sehr oft total aufgehoben. Bei heilender Rachitis (nach Bestrahlungskuren) erhöht sich die Blutglykolyse. Bei dem Weichschädel der Frühgeburten ist sie im Sinne der obigen Ausführungen vorhanden. Bei Tetanie ist sie ebenfalls vorhanden, kann sogar verstärkt sein und erniedrigt sich dann mit dem Schwinden der Tetanie. In Übereinstimmung damit weist das Blut bei florider Rachitis in der Regel niedrige Milchsäurewerte auf. Bei Einsetzen der Heilung erfolgt dann meist eine Erhöhung des Milchsäurespiegels [Brehme-Verfasser[1])].

Die Verarmung des Skeletts an den Mineralbestandteilen muß auch in Stuhl- und Urinanalysen in Erscheinung treten. Wir haben bei rachitischen Kindern eine gegen die Norm gesteigerte Ca- und P-Ausscheidung zu gewärtigen. Der Hauptausscheidungsort für den Kalk ist bekanntlich schon unter physiologischen Verhältnissen in den Darm zu verlegen (Rüdel usw.), während in den Urin nur geringe Mengen aufgenommen werden. Dieses Verhältnis bleibt auch bei der Rachitis bewahrt, allein die absoluten Zahlen, insbesondere was den Faeceskalk anlangt, erfahren eine Erhöhung. Auch der P-Gehalt des Stuhles zeigt bei der Rachitis deutlich erhöhte Werte; aber hier nehmen die Nieren ebenfalls Teil an der Eliminierung der Phosphate. Der Ansicht Schabads, daß zwischen der Ca- und P-Ausscheidung ein gewisser Parallelismus besteht, und die Urin-P-Werte relativ genau so stark hinter den Stuhl-P-Werten zurückbleiben, wie wir es für den Kalk schon erwähnt haben, wurde von anderer Seite widersprochen. So hält Orgler die Normal-Urin-P-Zahlen Schabads für sehr hoch gegriffen; dann fanden Schloß, neuerdings Hensch-Kramár u. a. bei florider Rachitis häufig erhöhte Phosphatwerte im Urin. Schon Schabad mußte übrigens zugeben, daß wenigstens bei der Rachitis der Brustkinder in der Tat eine erhöhte P-Ausscheidung im Urin nachzuweisen ist. Allerdings scheint das Verhältnis des Stuhlphosphors zum Urinphosphor bei florider Rachitis auch nach den neueren eingehenden Stoffwechselbilanzuntersuchungen Telfers tatsächlich — im Sinne Schabads — zugunsten des ersteren verschoben zu sein; es besteht somit eine relative Hypophosphaturie bei stark gesteigerter Gesamtausscheidung. Die weitere Besprechung dieses Teilproblems, das auch die Frage der Ca- und P-Bilanz eng berührt, soll erst im Zusammenhang mit der Pathogenese der Rachitis erfolgen. Der Schluß steht wohl aber jetzt schon fest: im florid rachitischen Stadium ist die Ca- und P-Ausscheidung gegenüber der Norm erheblich gesteigert.

## Ätiologie.

Eine nähere Betrachtung der Geschichte sowie der geographischen Verbreitung der Rachitis liefert uns wichtige Anhaltspunkte für die Ätiologie dieser Krankheit.

Die Geschichte der Rachitis als einer weitverbreiteten „Volksseuche" beginnt erst zu Anfang der Neuzeit mit dem klassischen Werke Glissons „De rachitide", das er unter Mitarbeit von G. Bate und A. Regemorter im Auftrag der Londoner medizinischen Schule 1650 veröffentlicht hatte[2]). Wir finden darin die erste vollständige klinische

---

[1]) Unveröffentlichte Versuche.

[2]) „De Rachitide sive Morbo Puerili qui vulgo The Rickets dicitur, Tractatus; Opera primo ac potissimum Francisci Glissonii Doctoris, et publici Professoris Medicinae in alma Cantabrigiae Academia et Socii Collegii Medicorum Londinensum, conscriptus: Adscitis in operis societatem Georgio Bate et Ahasuero Regemortero Medicinae quoque Doctoribus. et pariter Sociis Collegii Medicorum, Londinensum, Little Britain 1650."

Beschreibung des Krankheitsbildes, mit besonderer Berücksichtigung der Knochensymptome wie Rosenkranz, Epiphysenschwellungen, Verkrümmungen, Deformitäten usw. Als Todesursache findet sich die Rachitis in der populären Bezeichnung „Rickets" (= Haufen, Höcker im mittelenglischen Dialekt, wahrscheinlich entsprechend den Epiphysenschwellungen), schon 1634 in den Londoner amtlichen statistischen Aufzeichnungen (Bills of Mortality, London). Es ist somit anzunehmen, daß die Krankheit schon lange vor Glisson bekannt war. Glisson verlegt ihr Auftreten in den Anfang des 17. Jahrhunderts. In der Tat finden wir in einigen medizinischen Veröffentlichungen dieser Jahre (Guillemeau in Frankreich 1609, de Boot 1649 u. a.) gewisse Bemerkungen, die die Kenntnis dieser rachitischen Osteopathie verraten lassen. Auch an den Bildern älterer niederländischer Maler, schon aus dem 14. und 15. Jahrhundert, entdeckt man häufig eine Wiedergabe von rachitischen Merkmalen. Eine in ihrem Naturalismus klassische Darstellung einer schweren Rachitis mit Rosenkranz, Thoraxdeformation und Epiphysenauftreibung finden wir beim Norditaliener Caravaggio (1569—1609) auf seinem Bilde „Der schlafende Amor" (Pitti, Florenz). Andererseits ist es aber auffallend, daß unter den Zwergen von Velasquez der rachitische Typ fehlt. Auch bei Murillo sowie bei den meisten Italienern (z. B. Leonardo de Vinci) vermissen wir das Bild der Rachitis. Trotzdem sichern aber die schon erwähnten Beispiele, wie auch die sonst bekannt gewordenen Überlieferungen die Richtigkeit der Schlußfolgerung, daß die Rachitis in Europa, so hauptsächlich in Frankreich, Holland, dann aber auch in Norditalien, in den Handelszentren Deutschlands (in den Hansastädten) schon vor Glisson heimisch gewesen sein muß. Es ist aber durchaus wahrscheinlich, daß zu Anfang des 17. Jahrhunderts diese früher vielleicht nur vereinzelt und in milder Form aufgetretene Krankheit plötzlich eine gewissermaßen „pandemische" Verbreitung, insbesondere in England, erfuhr, die sich sowohl in der damaligen amtlichen „Mortalitätsstatistik" (hier ist freilich die verfeinerte Diagnosenstellung mit zu berücksichtigen), wie auch im Werke Glissons widerspiegelt. Erst seit dieser Epoche wurde die „englische Krankheit" zu einer wirklichen Volksseuche, wie sie uns auch heute noch, wenn auch in gewisser geographischer Bedingtheit entgegentritt.

Wie weit läßt sich nun die Rachitis über das Zeitalter Glissons und über das Mittelalter hinaus rückwärts verfolgen? Eine weitverbreitete, allgemein bekannte Krankheit mochte sie im Altertum kaum dargestellt haben, denn die medizinischen Werke dieser Zeit enthalten nur vereinzelte, meist sogar überhaupt keine Angaben, die man in diesem Sinne auffassen müßte. Die von Hippokrates beschriebenen Knochenveränderungen gehören sicherlich zur Tuberkulose (Gibbus infolge Spondylitis), oder aber zu den Arthritiden, aber nicht zu den rachitischen-malacischen Erkrankungen. Daß ihm jedoch bei Kindern hierher gehörige Symptome nicht unbekannt geblieben sind, geht schon aus den entsprechenden Bemerkungen Galens (131—201 n. Chr.) hervor, der als erster auf die seltenen Beinverkrümmungen, auf die seitliche Abplattung des Brustkorbes, die wachsweiche Beschaffenheit des Schädels bei „überernährten" (!) Säuglingen hinweist, und sich dabei ausdrücklich auf Hippokrates bezieht[1]). Die laryngospastischen Anfälle, die Hippokrates bei jungen Kindern der städtischen Bevölkerung[2]) beschreibt, sprechen angesichts der so stark ausgeprägten, beinahe gesetzmäßigen Syntropie zwischen Tetanie und Rachitis ebenfalls, obgleich nur indirekt, für das Bestehen einer rachitischen Stoffwechselstörung. Aus der nachaugustinischen Zeit berichtet Soranus von Ephesus (98—138 n. Chr.) über Beinverkrümmungen, die er bei Stadtkindern (in Rom und Umgebung) häufig, bei Landkindern aber fast nie beobachten konnte. Als auslösende Ursache dieser vermutlich (Kassowitz, Findlay) echt rachitischen Deformitäten nimmt er mechanische Momente (die hart gepflasterten Straßen) an, und empfiehlt die Kinder nur nicht allzufrüh auf die Beine zu stellen, sondern lange eingewickelt zu halten und so in ihrer Bewegungsfreiheit nach Möglichkeit zu beschränken.

Diese vereinzelt gebliebenen, zum Teil auch unvollständigen Angaben lassen lediglich den einen Schluß zu, daß rachitische Knochenveränderungen bei jungen Kindern auch schon im Altertum, und zwar in den Städten Griechenlands, im späteren Rom aufgetreten sind, aber doch zu den Seltenheiten gehört, und wohl nie stärkere Grade angenommen haben mußten. Dies wird uns auch durch die Skeletbefunde aus Nubien, Babylonien, Ägypten, Griechenland usw. bestätigt, bei denen man bis jetzt keine sicheren rachitischen Zeichen zu entdecken vermochte[3]). So waren auch die Gebisse der alten Ägypter viel besser als die unsrigen.

Nicht allein in den alten Heimstätten der Kultur, wie Babylonien, Arabien, Ägypten, Griechenland, Rom, muß die Rachitis eine seltene meist sogar völlig unbekannte Krankheit gewesen sein, sondern ebenso in der Vor- und Frühgeschichte von Erdteilen, die heute

---

[1]) Zit. nach W. Ebstein: Virchows Arch. f. pathol. Anat. u. Physiol. Bd. 193. 1908.
[2]) Vgl. auch S. 361.
[3]) An der Mumie eines lange Zeit in einem Tempel eingeschlossen gehaltenen „heiligen" Affen (Ägypten etwa 2000 Jahre v. Chr.) fanden Lortet-Gaillard (La Faune momifiée de l'ancienne Egypte. Arch. d. Mus. d'hist. nat. de Lyon. Tome 9. 1907) rachitisähnliche Knochenveränderungen.

(und schon im Mittelalter) eine starke Rachitisfrequenz aufweisen. Auch hier fehlen zunächst entsprechende Überlieferungen. Skeletbefunde aus diesen vor- und frühgeschichtlichen Zeiten von Norddeutschland, England, Nordamerika usw. zeigen ebensowenig rachitische Veränderungen wie die erwähnten aus Ägypten, Nubien usw. Der englische Anthropologe A. Keith gab einen interessanten Vergleich zwischen der Kiefer- und Zahnbildung des modernen und des neolithischen Menschen. Erst seit Glissons Zeiten hat sich in England die besondere, oben ausführlich erläuterte Kieferbildung, wie auch die Verschlechterung des Gebisses allmählich entwickelt.

Untersuchen wir die geographische Verteilung der Rachitis in unseren Zeiten, so gelangt man zu sehr bemerkenswerten und vom Standpunkte der ätiologischen Betrachtung auch zu sehr aufschlußreichen Resultaten. Die stärkste Rachitismorbidität finden wir zwischen dem 40.—60. Breitengrad der nördlichen Erdhälfte, d. h. in den Erdteilen, die in die mäßige klimatische Zone fallen. In tropischen, sowie in arktischen Gebieten kommt Rachitis entweder überhaupt nicht oder aber nur selten, und in milder Form vor. Sowohl quantitativ wie auch qualitativ am stärksten befallen sind große Industriestädte in England (z. B. Glasgow), in Deutschland, in Amerika usw. So sehen wir in den Oststaaten Nordamerikas mit vorwiegender Industrietätigkeit viel mehr Rachitis als in den weniger besiedelten, mehr landwirtschaftlichen Bezirken der mittleren Staaten; im Westen blüht dann die Rachitis wieder auf. Es wäre aber durchaus verfehlt diese Vorkommnisse zu verallgemeinern, und daraus eine Rachitis-immunität der ackerbautreibenden Landbevölkerung postulieren zu wollen. In manchen Teilen Europas sieht man bei den Landkindern häufig sehr schwere rachitische Veränderungen. In Süditalien, in Spanien, in der Türkei, d. h. in Gebieten, die schon unterhalb des 40. nördlichen Breitengrades liegen, wird die Rachitis allein in den Städten (z. B. Neapel, Konstantinopel) beobachtet. Es ist nun von großem Interesse, daß die Gebiete der alten Kulturstaaten (Ägypten, Nubien, Babylonien, Südchina), d. h. die Gegend des Nildelta, des Ganges, Tigris, Euphrat und des Jangtsekiang, sowie Griechenland auch heute noch fast völlig rachitisfrei geblieben sind. In Japan soll früher die Rachitis ebenfalls zu den seltenen Erkrankungen gehört haben; heute findet man sie in bestimmten Gegenden (Ogata), meist in den großen Industriesiedlungen, wie sie erst in der Neuzeit entstanden sind, schon recht häufig. Ebenso in der Mandschurei (Suzuki) und in Nordchina (hier auch Osteomalacie). In Indien sind die Verhältnisse besonders lehrreich. Hier sind die Kinder der niederen Stände frei von Rachitis; in den höheren mohammedanischen Ständen hingegen tritt uns die rachitische (auch die osteomalacische) Osteopathie häufig in den schwersten Formen entgegen. Neuere eingehende Untersuchungen, die wir Hutchison aus dem Nasikbezirk verdanken, bringen diese auffallende Statistik mit den religiösen Gewohnheiten der dortigen, vornehmlich mohammedanischen Bevölkerung in Beziehung. In den höheren Ständen wird noch das dem Harem-system ähnliche, vielleicht aber noch strengere Purdahsystem gewissenhaft durchgeführt. Sowohl die Mütter, wie auch die Säuglinge halten sich in ver-dunkelten, meist auch ungelüfteten Zimmern auf. In der Schwangerschaft, wie auch noch später, während der ganzen Stillperiode, die sich oft jahrelang hinzieht, wird dieses Gelöbnis streng eingehalten. So kommen dann auch die Kinder in den ersten 2—3 Lebensjahren meist überhaupt nicht an die Sonne. Die niederen „dienenden" Stände können dieses religiöse Gesetz schon aus wirtschaftlichen Gründen nicht einhalten, die stillenden Mütter schleppen ihre Säuglinge mit sich; später spielen die Kinder den ganzen Tag draußen in Luft und Sonne.

In der südlichen Erdhälfte kommt der Rachitis keine besondere Bedeutung zu. Vielleicht liegt das auch daran, daß hier die bewohnten Gebiete noch in der Nähe der tropischen Zone liegen. In den großen Städten Australiens, wie auch Südamerikas ist aber Rachitis schon beobachtet worden.

Daß Neger in den Tropen und Süditaliener in ihrer Heimat frei von Rachitis bleiben, darf nicht als eine Rasseneigenschaft gewertet werden. So treten bei Kindern von italienischen Einwanderern schon in der Schweiz (Basel — Feer) und noch viel mehr in Nordamerika die schwersten rachitischen Veränderungen auf. Ebenso zeigen in den Vereinigten Staaten oft gerade die Negerkinder das klassischste Bild der Rachitis.

Allem Anschein nach übt auch die Meereshöhe einen gewissen Einfluß auf die Entstehung der Rachitis aus. Schon 1844 betont Maffei, daß in Höhen über 1000 m Rachitis nicht vorkommt. Auf den Schweizer Hochtälern (bei Arosa — Neumann, Engadin — Feer) begegnet man bei den Kindern der einheimischen Bevölkerung in der Tat auch heute noch keiner Rachitis.

Fassen wir nun unsere Betrachtungen über die geschichtliche Entwicklung und die jetzige geographische Verbreitung der Rachitis zusammen, so dürfen wir wohl mit folgenden gesicherten Tatsachen rechnen: 1. Die Rachitis trat als eine „Pandemie" in Europa erst im 16.—17. Jahrhundert auf. 2. Auch heute noch sind weite Erdflächen insbesondere in den tropischen, subtropischen, hier weniger dicht bevölkerten, wie auch in den arktischen Gebieten[1]) von der Rachitis — mit wenig Ausnahmen — völlig verschont geblieben. Können nun aus diesen Feststellungen weitgehende und verwertbare Schlüsse für die Ätiologie der Rachitis gezogen werden? Das dürfte wohl ohne besondere Einschränkung zulässig sein. Denn was bedeutet doch die besprochene geographische Bedingtheit der Rachitismorbidität? Sie beweist nur die überragende ätiologische Bedeutung klimatischer Faktoren. Als solche könnte zunächst die Wärme der tropischen Zonen in Betracht gezogen werden. Die Tatsache jedoch, daß mit steigender Meereshöhe, d. h. ohne eine gleichzeitige Wärmekomponente, die Rachitishäufigkeit stark sinkt, spricht nicht zugunsten dieser Annahme. So liegt es am nächsten in der Sonnenstrahlung den spezifisch-antirachitischen Klimafaktor zu erblicken. Diesen Schluß hat zuerst Palm 1890 gezogen; die gleichen Überlegungen finden wir später (1912) bei Peiper, v. Raczynski u. a. Das Schlußglied in der Kette der Beweise lieferten uns aber erst die therapeutischen Versuche Huldschinskys (1919—1920), dem es gelungen ist, mit Hilfe der Quecksilberquarzlampe die Rachitis in kurzer Zeit zur Heilung zu bringen. Zur Kontrolle der Heilung bediente er sich außer den genauen klinischen Beobachtungen auch des viel exakteren röntgenoskopischen Verfahrens. Zuerst mit Skepsis aufgenommen, konnten in der Folge die Huldschinskyschen Beobachtungen von sämtlichen Nachuntersuchern vollauf bestätigt werden. Mit Hilfe der neueren, auf den Blutchemismus aufgebauten diagnostischen Methode, ließ sich nun weiterhin der Nachweis erbringen, daß die rachitische „Hypophosphatämie" unter der Wirkung der Quarzquecksilberlampe (der „künstlichen Höhensonne") in kurzer Zeit — bei Säuglingen im ersten Lebensjahr schon nach 2—4 Wochen — völlig normalen Werten weicht, was wir nach dem Gesagten als sicheres Frühsymptom der Heilung verwerten dürfen. Gleichzeitig findet eine fortschreitende Neuverkalkung der rachitischen Knochen statt, die wir in der beschriebenen Weise röntgenoskopisch verfolgen können.

Zur Wahl der Quarzquecksilberlampe wurde Huldschinsky durch den Reichtum dieser „künstlichen Höhensonne" an ultravioletten Strahlen veranlaßt, denen bekanntlich eine starke, fast ausschließlich chemische Wirkung zukommt. Von der chemischen Beeinflussung der krankhaften Stoffwechselvorgänge bei der Rachitis erwartete Huldschinsky die Auslösung des Restitutionsprozesses. Außer der Quecksilberlampe erwiesen sich auch die freie Kohlenbogenlampe (bei der die ultravioletten Strahlen durch Glas nicht zurückgehalten werden —

---

[1]) Nach Untersuchungen Ylppös, wie auch nach Berichten der medizinischen Schule in Alaska (zit. nach Findlay) kommt neuerdings Rachitis in den Städten der Arktik vor. Sie stellt aber hier weder eine schwere noch eine häufige Erkrankung dar.

A. F. Heß) wie auch das natürliche Sonnenlicht (Wimberger, A. F. Heß, die Baltimorer Schule u. a.) antirachitisch-therapeutisch wirksam (klinisch, röntgenoskopisch und blutchemisch). Da der gleiche Lichteffekt auch bei der Therapie der experimentellen Rattenrachitis[1]) mit Erfolg verwendet werden kann (Shipley-Park-Mc Collum-Simmonds, Heß-Unger-Pappenheimer, Eckstein u. a.), so war

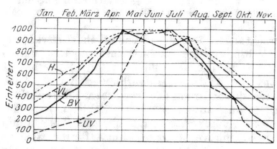

Abb. 25. Jahreszeitliche Schwankungen des Sonnenspektrums: H Wärme, VL sichtbares Licht, BV blauviolette, UV ultraviolette Strahlen. (Zit. nach A. F. Heß.)

damit die Möglichkeit gegeben eine nähere Analyse der wirksamen Lichtbestandteile unter exakten, stets reproduzierbaren Bedingungen, wie sie in solcher Reinheit bei Kindern nie erzielt werden können, an Tieren (Ratten) durchzuführen. So gelang es A. F. Heß durch ein genaues Filtrationsverfahren die ursprüngliche Annahme Huldschinskys, daß der Lichteffekt auf den chemisch wirksamen ultravioletten Strahlen beruhe, nicht nur experimentell zu bestätigen, sondern diese auch in einem wichtigen Punkt zu ergänzen. Die genaue Analyse führte nämlich zu dem beachtenswerten Schluß, daß die anti-

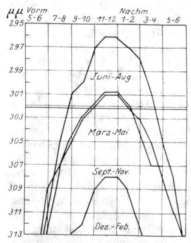

Abb. 26. Jahreszeitliche und tägliche Schwankungen im „antirachitischen Bezirk des Sonnenspektrums". (Nach A. F. Heß.)

rachitische Wirkung bloß einem ganz schmalen Abschnitt im Spektrum der ultravioletten Strahlen eigen ist. Dieser Abschnitt umfaßt die Wellenlänge 297—313 m$\mu$, während die Strahlen mit höherer Wellenlänge völlig oder fast völlig unwirksam sind. Damit stimmt auch die Angabe von Hausser-Vahle (1921) überein, die für den gleichen Bezirk eine starke Absorbierbarkeit durch tierische Gewebe (Haut) nachgewiesen haben. Das Sonnenspektrum schließt auf der ultravioletten Seite eben noch diese wirksam gefundenen Strahlen in sich ein, das Bandenspektrum der künstlichen Höhensonne (Quarzlicht) reicht bis zu einer Wellenlänge von 230 m$\mu$, mit einem besonders starken Strahlenbündel im wirksamen Abschnitt[2]).

Die ultravioletten Strahlen der natürlichen Sonne (1% der Gesamtsonnenstrahlen) zeigen in den erwähnten, rachitisfreien tropischen und subtropischen Gebieten nicht nur eine

---

[1]) Siehe bei Stepp, S. 54.

[2]) In logischer Folge der Heßschen Versuchsergebnisse dürften Röntgenstrahlen, die eine weit geringere Wellenlänge besitzen, keine antirachitischen Eigenschaften besitzen, was von Heß und seinen Mitarbeitern an den experimentellen Rattenrachitis auch bewiesen werden konnte. Huldschinsky berichtet dagegen von einem 3jährigen Kind mit schwerer Rachitis, bei dem er durch 18 Röntgenbestrahlungen in 2 Monaten vollständige Heilung erzielen konnte. Auch nach Winkler (schon 1919, vor Huldschinsky) kommt den Röntgenstrahlen bei der Rachitis ein erheblicher therapeutischer Effekt zu. Diese klinischen Beobachtungen stehen demnach in scharfem Gegensatz zu den Erfahrungen Heß' an Ratten. Eine klare Entscheidung können wir erst von weiteren ausgedehnten, klinisch-therapeutischen Versuchsreihen erwarten.

viel stärkere Intensität und ein breiteres Spektrum, das wohl auch die spezifisch wirksamen Wellenlängen mitenthält, sondern auch eine gleichmäßige Verteilung über die verschiedenen Jahreszeiten. Demgegenüber reicht in unserem gemäßigten Klima das Sonnenspektrum im Winter kaum bis zum fraglichen ultravioletten Bezirk, während dann im Sommer auch dieser Abschnitt reichlich vertreten ist (Dorno). Diese jahreszeitliche Schwankung tritt besonders scharf dann in Erscheinung, wenn wir die maximal wirksamen Strahlen mit den Wellenlängen 302—297 m$\mu$ gleichsetzen, wofür auch die schon erwähnten Untersuchungen Haussers und Vahles zu sprechen scheinen (vgl. Abb. 26). Nicht die Gesamtsonnenscheindauer, d. h. die Strahlungsquantität, sondern die Qualität, die Gegenwart ultravioletter Strahlen (mit der Wellenlänge um etwa 300 m$\mu$) bestimmt den Heileffekt der Sonne.

Dies ergibt sich höchst instruktiv aus einem Vergleich über die Gesamtsonnenscheindauer in von Rachitis heimgesuchten bzw. rachitisfreien Städten des gemäßigten bzw. des tropischen Klimas. A priori müßte man erwarten, daß in dieser Beziehung scharfe quantitative Unterschiede zwischen diesen beiden Gruppen bestehen. Wir sehen aber aus dem beigefügten Diagramm (Abb. 27), das wir einer Arbeit von A. F. Heß entnehmen, daß die Gesamtsonnenscheindauer in New York in den Wintermonaten sogar noch höher liegt als in rachitisfreien Städten Mittelamerikas und Westindiens. Der starke Wintergipfel der Rachitismorbidität in New York dürfte demnach nur auf qualitativen Momenten, auf der schon erwähnten jahreszeitlich bedingten Verarmung des Sonnenspektrums an ultravioletten Strahlen beruhen (A. F. Heß). Infolge der geringen Penetrationskraft, dieser bekannten physikalischen Eigenschaft der ultravioletten Strahlen, können diese auch durch Ruß, Rauch,

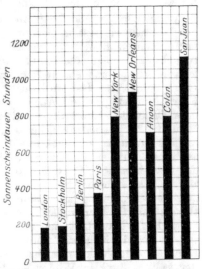

Abb. 27. Sonnenscheindauer während der 5 Wintermonate in europäischen und nordamerikanischen, sowie während der entsprechenden Jahreszeit in tropischen und westindischen Städten.
(Nach A. F. Heß.)

Nebel, lauter Momente, die man als spezifische hygienische Mängel der großen Industriestädte bezeichnen könnte (der Nebel in London ist eine vielleicht mehr klimatologische Besonderheit), zurückgehalten werden. Dies verstärkt dann nur den winterlichen Lichtmangel[1] in den Städten, im Gegensatz zu den Verhältnissen auf dem Lande.

Mit der „Lichttheorie" dürften auch die schon besprochenen, in Indien gesammelten Erfahrungen (Hutchison) über die ätiologische Bedeutung des „Purdahsystems" bei den höheren mohammedanischen Ständen gut in Einklang zu bringen sein[2]. Daß die Rachitis in unserem gemäßigten Klima beim Beginn des Sommers zur Spontanheilung neigt, wird uns nun ebenfalls verständlich, werden doch meist die Kinder im Sommer ins Freie und somit auch in die Sonne gebracht. Der Einfluß des Höhenklimas erfährt gleichfalls eine glatte Lösung, denn der Reichtum des Sonnenspektrums an ultravioletten Strahlen steht mit der Meereshöhe in fast direkter Proportion (Dorno).

---

[1] Unter „Licht" verstehen wir in diesem Zusammenhang sinngemäß allein die spezifischwirksamen ultravioletten Strahlen.

[2] Vgl. auch Krajewska, s. Osteomalacieabschnitt S. 395.

Heß-Unger-Pappenheimer sprechen dem Hautpigment eine gewisse Schutzwirkung gegen das Licht zu und leiten aus entsprechenden Versuchsresultaten, die sie bei der experimentellen Rattenrachitis gewonnen haben[1]), die große Empfänglichkeit der amerikanischen Negerkinder für Rachitis ab. Die starke Besonnung in den Tropen vermag den Stoffwechsel trotz der schwarzen Pigmentierung der Haut im gewünschten Sinne umzustimmen, oder vielmehr eine Störung überhaupt fernzuhalten. Bestrahlung mit künstlicher Höhensonne heilt die Rachitis auch bei Negerkindern (Kramer-Casparis-Howland). Die prophylaktische Lichtwirkung läßt sich besonders an Frühgeburten demonstrieren (Bahrdt, L. F. Meyer u. a.), die sonst bekanntlich fast ausnahmslos und sehr frühzeitig an schwerer Rachitis zu erkranken pflegen. Hier verhütet eine konsequent durchgeführte Bestrahlungskur (mit der Quarzquecksilberlampe) beinahe mit der Sicherheit eines Experiments den Ausbruch der Rachitis.

Wenn wir aber die Frage aufwerfen, ist nun die Ätiologie der Rachitis mit der Lichttheorie restlos erschöpft, so würde die Antwort trotz der Fülle der vorgebrachten Beweise in verneinendem Sinne ausfallen müssen. Es genügt zunächst auf einige besonders schwerwiegende Einwände hinzuweisen: 1. In den letzten Kriegs- und ersten Nachkriegsjahren trat Spätrachitis in Deutschland, Österreich, Polen fast endemisch auf, während sie früher zu den seltenen Erkrankungen gehörte. Auch die kindliche Rachitis nahm, hauptsächlich in ihrer Dauer und Intensität, zu gleicher Zeit stark zu (vgl. z. B. die Erhebungen Maurers in München). Dieses „endemische" Auftreten der Rachitis, Spätrachitis [auch der Osteomalacie[2])] zeigt nun einen auffallenden zeitlichen Parallelismus mit den überaus mangelhaften Ernährungsverhältnissen weiter Teile der Bevölkerung in Deutschland, Österreich (Wien!) und auch in gewissen Bezirken Polens (besonders im Krieg) und weist somit auf kausale Beziehungen zwischen Ernährung und rachitischer Stoffwechselstörung hin. Die „Lichttheorie" dürfte hier vollauf versagen. 2. Die geringe Rachitismorbidität der arktischen Völker läßt sich mit einer prophylaktischen Strahlenwirkung, wie sie aus der „Lichttheorie" gefordert werden müßte, keineswegs erklären. Lange Monate hindurch bleiben nicht nur die Kinder, sondern auch die Mütter während der kalten, dunklen Winterperiode in den schlecht belichteten Hütten usw. eingeschlossen. Auch für diese Verhältnisse liegt es am nächsten an besondere Ernährungsfaktoren zu denken. Als solche kämen in erster Linie die verschiedenen Fischspeisen, meist aus Dorscharten, wie auch der sozusagen an Stelle eines Speisefettes verwendete Lebertran in Betracht. 3. Diese Annahme gewinnt schon aus dem Grunde an Wahrscheinlichkeit, weil der Lebertran (gewonnen aus der Leber verschiedener Gadusarten) schon seit langem bei der Küstenbevölkerung Nordenglands, Norwegens, später auch in Deutschland, Frankreich, England als eine beliebte Volksmedizin und heute sogar auch vom Standpunkt der wissenschaftlichen Pharmakologie und der Klinik als ein Specificum gegen die rachitische Stoffwechselstörung angesehen wird. Selbst in Fällen, wo die Rachitis nachweislich auf Lichtmangel bezogen werden muß, gelingt es mit Lebertran die Störung zur Heilung zu bringen, mit anderen Worten das fehlende Licht zu ersetzen. Auch bei der experimentellen Tierrachitis erwies sich der Lebertran schon in minimalen Dosen von spezifischer Wirksamkeit. Der gleiche Effekt kommt anderen Fettarten, z. B. dem Schweineschmalz nicht zu, so daß wir schon aus diesem Grunde — und wegen der Anwendbarkeit minimaler Dosen — im Lebertran eine spezifische antirachitische Substanz von Vitamincharakter vermuten müssen. Die Lichttheorie bekommt eine Rivalin in

---

[1]) Siehe Stepp, S. 54.
[2]) Vgl. auch S. 392 ff.

der Vitamintheorie, die die Rachitis für einen Nährschaden, im besonderen für eine Avitaminose erklärt. In neueren ausgedehnten tierexperimentellen Studien[1]) gelang es Mc Collum und seinen Mitarbeitern, wie auch A. F. Heß, Zucker u. a. den sicheren Nachweis zu liefern, daß eine antirachitische Wirkung allein dem Vitamin D (Rachitisschutzstoff = kalkansatzfördernder Faktor Arons) eigen ist. Dieses in seiner chemischen und physikalischen Struktur zunächst noch nicht identifizierte Vitamin ist im Lebertran reichlich vertreten. Der Tran ist sogar das, nach den vorliegenden Daten an D-Vitamin reichste Naturprodukt.

Schon geringe Mengen (täglich 0,1—0,25 g) eines zuverlässigen Tranpräparates genügen die experimentelle Rattenrachitis zur Heilung zu bringen oder prophylaktisch zu verhüten. Einen Unterschied in der Intensität und der Sicherheit der Heilwirkung zwischen Lebertran einerseits und den ultravioletten Strahlen andererseits, lassen diese Rattenexperimente nicht erkennen. Demgegenüber wurde die spezifisch-therapeutische Lebertranwirkung bei der menschlichen Rachitis noch vor kurzem von einer ganzen Reihe Forscher und Kliniker (auch Heubner, Czerny u. a.) in Abrede gestellt. Nach den neuesten Erfahrungen, die sich außer der klinischen Beobachtung auch auf objektive Merkmale des Genesungsprozesses (Röntgenogramm, Blutchemismus) stützen können, dürfte solche Skepsis prinzipiell kaum mehr zulässig sein. Mit Hilfe einer planmäßig durchgeführten Lebertranmedikation (mit einem zuverlässigen Präparat) läßt sich diese spezifische therapeutische Wirkung gewissermaßen experimentell demonstrieren. So konnte Verfasser bei einem $4^{1}/_{2}$ Monate alten Säugling schon am 18. Tage der „Lebertranperiode" sowohl klinisch, wie auch röntgenologisch den Heilungsbeginn deutlich feststellen; gleichzeitig stieg der Serumkalkwert von 8,8 mg$^{0}/_{0}$ auf 10,5 mg$^{0}/_{0}$ und die Phosphatzahl von 2,9 mg$^{0}/_{0}$ (Hypophosphatämie) auf 5,4 mg$^{0}/_{0}$. Der normale Blutchemismus wurde demnach unter dem Einfluß des Lebertrans schon in so kurzer Zeit völlig hergestellt. Analoge Beispiele würden sich in großer Anzahl aus der neueren Literatur anführen lassen [Howland-Kramer, A. F. Heß, dann die röntgenologisch kontrollierten Fälle Wimbergers (vgl. Abb. 9—12) usw.]. Nach D. Galbraith (unter Findlay) brachte Lebertran 91$^{0}/_{0}$ der behandelten Fälle im Winter zur radiologisch festgestellten Besserung und Heilung. Dürfte demnach auch an der spezifischen Lebertranwirkung kein Zweifel mehr bestehen, so müssen wir andererseits zugeben, daß die Lebertranmedikation bei der menschlichen Rachitis nicht mit der Sicherheit und meist auch nicht in der Kürze den Erfolg zeitigt, wie wir es bei der Strahlenwirkung zu sehen gewohnt sind. Auch einige völlige Versager müssen zugegeben werden. Bei der Rattenrachitis tritt diese unterschiedliche Wirkung der beiden therapeutischen Faktoren — Licht und Vitamin — wie schon erwähnt — nicht zutage.

Auch in der prophylaktischen Bekämpfung der Rachitis hat sich der Lebertran nicht nur bei Tieren (Ratten), sondern auch bei Kindern gut bewährt. Als Vorbedingung müssen zunächst naturgemäß erfüllt sein: 1. die Zuverlässigkeit des Präparates; 2. die tatsächlich eingehaltene Verordnung (bei mangelhafter Aufsicht sind Zweifel in dieser Hinsicht besonders bei ambulanter Behandlung, aber auch in Kinderheimen äußerst berechtigt) und 3. ungestörte Verdauungs- und Resorptionsvorgänge im Darm. Ein Teil der sogar noch in der neueren Literatur mitgeteilten Mißerfolge mit Lebertranprophylaxe (Birk, Eckstein, Fischl, Klotz) dürfte möglicherweise auf der Unvollständigkeit dieser notwendigen Bedingungen beruhen. Denn bei exakter Durchführung scheint die Lebertranprophylaxe durch einen fast konstant einsetzenden Erfolg

---

[1]) Siehe bei Stepp, S. 46 ff.

begleitet zu sein. So konnte Findlay bei 85% seiner Versuchskinder einen prophylaktischen Rachitisschutz nach Lebertranverabreichung feststellen. A. F. Heß-Unger berichteten (1917) über ähnliche, an Negerkindern in New York, ausgeführte Versuche, mit folgender tabellarischer Zusammenstellung der erhaltenen Resultate.

| Gesamtzufuhr an Lebertran im Mittel | Dauer der Verabreichung in Monaten | Zahl der Kinder | Rachitis | keine Rachitis | % der Nicht-Rachitiker |
|---|---|---|---|---|---|
| 1550 g | 6 | 32 | 2 | 30 | 93 |
| 655 „ | 6 | 5 | 1 | 4 | 80 |
| 600 „ | 4 | 12 | 5 | 7 | 58 |
| — | — | 16 | 15 | 1 | 6 |

Ähnlich und zum Teil noch eindrucksvoller fielen die Versuche von H. Chick und ihren Mitarbeiterinnen an der Wiener Kinderklinik (1920) aus. 24 Kinder der Gruppe A wurden in der üblichen Weise, meist mit gewöhnlichen Milchmischungen ernährt, während 26 Kinder der Gruppe B außerdem noch täglich eine reichliche Lebertranzulage erhielten. Im Sommer blieben beide Gruppen — bei ständiger radiologischer Kontrolle (Wimberger) — rachitisfrei. Im Winter konnten bei 14 Kindern (meist bei Säuglingen im Alter von 4—6 Monaten) der Gruppe A (58%) deutliche rachitische Symptome nachgewiesen werden, während die Gruppe B völlig gesund blieb (0% Rachitis). — Gebhart führte (1924) mit Hilfe von geschulten Fürsorgeschwestern in einem italienischen Wohnungsbezirk New Yorks ebenfalls mit sichtbarem Erfolg die Rachitisprophylaxe durch Lebertran aus. 70% der Lebertrankinder blieben von der Rachitis verschont, während von den ungeschützten Kindern nur 30% frei von rachitischen Symptomen (röntgenologische Kontrolle!) befunden wurden. Gleich günstige Resultate teilt neuerdings Eliot aus New Haven mit. Die klinische und röntgenologische Kontrolle, die meist sofort nach der Geburt begann, erstreckte sich in dieser groß angelegten Versuchsreihe auf mehrere 100 Fälle. Die prophylaktisch erfolgreich geschützten Kinder erhielten im 1. Lebensmonat täglich $2 \times \frac{1}{2}$ Kaffeelöffel, im 2. Monat $2 \times 1$, und im 3. Lebensmonat $2 \times 1\frac{1}{2}$ Kaffeelöffel Lebertran. Gerstenberger erreichte bei älteren Säuglingen schon mit täglich 3,5 ccm Neufundlandtran eine zufriedenstellende vorbeugende Wirkung. Auch in Baltimore hat sich die Lebertranprophylaxe durchaus bewährt. Schwere rachitische Krankheitsbilder werden in der dortigen Kinderklinik seit Jahren kaum mehr beobachtet. Dies ist um so beachtenswerter, weil früher schwerste Formen von Rachitis in der gleichen Negerbevölkerung überaus häufig beobachtet werden konnten[1]). In Anbetracht der erdrückenden Fülle des Tatsachenmaterials dürften wir die prophylaktische Lebertranwirkung als gegeben betrachten, und mit ihr auch in unseren weiteren ätiologischen Betrachtungen als mit einem eindeutig bewiesenen Befund rechnen. Vereinzelte Ausnahmen (so nach A. F. Heß recht oft bei Frühgeburten) vermögen die Allgemeingültigkeit dieser Regel nicht einzuschränken.

Der auffällige Gegensatz, den man zwischen den günstigen Beobachtungen der Engländer und Amerikaner gegenüber der Skepsis in Deutschland betr. des Lebertrans beobachten kann, findet wahrscheinlich darin seine Erklärung, daß in Deutschland vielfach nur minderwertiger Tran im Handel ist.

Der Lebertran enthält außer dem „antirachitischen" Schutzstoff (D) noch große Mengen an A-Vitamin. Beide Faktoren repräsentieren die fettlöslichen Vitamine, die noch vor kurzem für identisch gehalten wurden (Mellanby). Diese Annahme erwies sich nun aber später, besonders in den tierexperimentellen Studien Mc Collums und seiner Mitarbeiter als ein Trugschluß, so daß man genötigt war, eine scharfe Trennung zwischen diesen beiden fettlöslichen Faktoren (A und D) vorzunehmen. Das A-Vitamin kann im Lebertran durch

---

[1]) Davison, mündliche Mitteilung.

Oxydation in der Hitze zerstört werden, während das D-Vitamin seine antirachitogene Wirksamkeit unvermindert beibehält. Diese im Tierversuch erhobenen Befunde konnten auch an Kindern bestätigt werden, wenigstens was die spezifisch therapeutische Wirkung des bei Sauerstoffzutritt gekochten Lebertrans betrifft (Wagner-Wimberger). Die röntgenologisch kontrollierte Heilungsgeschwindigkeit blieb nur wenig hinter der zurück, die man nach Verabreichung vom unvorbehandelten Lebertran beobachtet.

Nach neueren tierexperimentellen Untersuchungen von Zucker-Pappenheimer-Barnett haftet die antirachitische Schutzwirkung des Lebertrans dem unverseifbaren Rest und nicht den verseifbaren reinen Fetten an. Es gelang Zucker und unabhängig von ihm auch Poulsson, gereinigte Extrakte aus der unverseifbaren Lebertranfraktion darzustellen, die an Heilwirkung den nativen Lebertran um das Tausendfache und noch mehr übertrafen. Es dürfte von Interesse sein, worauf wir auch noch zurückkommen müssen, daß das aus dem Lebertran durch Digitonin gefällte Cholesterin, das den quantitativ wichtigsten Bestandteil des „Unverseifbaren" darstellt, und dem schon früher Wacker und Hueck antirachitogene Eigenschaften zugesprochen haben, im Tierversuch als Antirachiticum völlig versagte (Steenbock). Auch bei Kindern blieb eine Cholesterinmedikation ohne Erfolg (Rosenbaum). Wenn somit das gereinigte D-Vitamin mit dem Cholesterin auch nicht identifiziert werden kann, so dürfte es nach Zucker und Barnett, schon in Anbetracht seiner allgemeinen chemisch-physikalischen Eigenschaften, doch zu den Sterinen gerechnet, und mit dem Cholesterin zumindest als verwandt erklärt werden. Die unverseifbare Lebertranfraktion erwies sich nicht nur bei der experimentellen Rattenrachitis (Zucker-Barnett), sondern auch bei der kindlichen Rachitis (Behrendt) als ein zuverlässiges, rasch wirkendes Mittel.

Außer dem Lebertran enthält auch noch das Eigelb recht große Mengen an D-Vitamin. Der Nachweis dafür ließ sich sowohl in Tierexperimenten wie auch in therapeutischen Versuchen an Kindern (Casparis-Shipley-Kramer, A. F. Heß) eindeutig erbringen. Die röntgenologisch kontrollierte Kalkeinlagerung in die Diaphysengrenze sowie die Zunahme des anorganischen Serumphosphors konnten bereits in der 3. Woche der Eiermedikation (täglich 1 bis 2 Eier) einwandfrei festgestellt werden. In England stand das Eigelb schon Ende des 17. Jahrhunderts im Rufe eines guten Antirachiticums (vgl. Salmon: The Family Dictionary 1705, zit. nach Casparis-Shipley-Kramer). Diese rein empirisch ermittelte antirachitische Eigenschaft des Eigelbs geriet aber später völlig in Vergessenheit. In letzter Zeit scheint dann zuerst Hagenbach-Burckhardt auf die günstige Beeinflussung des rachitischen Krankheitsprozesses durch Eizulagen hingewiesen zu haben. Die bisher besonders in Deutschland vorherrschende Lehrmeinung, die auch in Laienkreise stark durchgesickert ist, von der schädlichen Wirkung der Eifütterung im Säuglingsalter (Verschlimmerung einer „exsudativen Diathese" oder einer Neuropathie usw.) ließ aber eine ausgedehnte Verwendung von Eiern in der Therapie der Rachitis zunächst nicht zu. Wissen wir doch, daß auch Ärzte im Banne dieser theoretischen Voraussetzungen Kindern in den ersten 2 Lebensjahren Eier auch heute noch ohne jegliche individualisierende Beweisführung vorzuenthalten pflegen. Daß bei manchen Kindern eine alimentäre Überempfindlichkeit gegen Eier besteht, soll keineswegs geleugnet werden, doch wäre es verfehlt diese seltenen Ausnahmen schematisch zur Regel stempeln zu wollen. Überzeugt man sich in einer „Vorprobe" vom Fehlen jeglicher anaphylaktischer Reaktionssymptome nach Eizufuhr, so halten wir es für überaus begrüßenswert, in den täglichen Speisezettel solcher Säuglinge vom 4.–5. Lebensmonat an, auch das Eigelb, hauptsächlich schon wegen seines Gehaltes an D-Vitamin aufzunehmen (Moro, Moll).

Die Milch, im besonderen das Milchfett (Butter) ist reich an A-Vitamin, enthält hingegen nur in geringen und dabei wechselnden Mengen das

**D-Vitamin.** So zeigt der Lebertran im Rattenexperiment eine 250 mal stärkere antirachitische Wirkung als die Butter (Mc Collum). Den geringen D-Vitamingehalt der Milch und der Milchprodukte vermag bei Kindern selbst eine Überfütterung nicht zu potenzieren. Im Gegenteil. Die überreichliche Milchernährung (auch Butter) stellt für die kindliche Rachitis nicht nur keine therapeutische Maßnahme, sondern vielmehr, wie wir es noch sehen werden, einen, die rachitische Stoffwechselstörung begünstigenden oder verschlimmernden Faktor dar. Wir müssen demnach annehmen, daß hier andere, „rachitogene" Einflüsse im intermediären Stoffwechsel mit im Spiele sind, die den Vitamineinfluß kompensieren. Bei fehlender Überfütterung wird die spezifisch-antirachitische Wirkung der Milch in gewissen Fällen möglicherweise doch noch — wenn auch nur mit minimaler Intensität — zur Entfaltung gelangen.

In der ersten von E. Mellanby herrührenden Fassung der Vitamintheorie der Rachitis war die Trennung des Rachitisschutzstoffes (Vitamin D) vom antixerophthalmischen Faktor A noch nicht vollzogen. In logischer Folge mußte sonach angenommen werden, daß entsprechend dem Vitamin A auch das D-Vitamin ein Pflanzenprodukt ist, daß nur auf exogenem Wege, durch Aufnahme von vitaminreichen Pflanzen in den tierischen Organismus, somit auch in die Milch gelangen kann. Aus der allgemein anerkannten Tatsache, daß frische Pflanzen viel mehr Vitamine enthalten, als getrocknete Futterprodukte, mußten Anhänger der Vitaminlehre weiterhin folgern, daß Kühe am Weidegang eine vitaminreichere Milch liefern, als Kühe, die bei Trockenfutter gehalten werden. In bezug auf die Rachitis konnte jedoch dieser Schluß in besonderen dieser Fragestellung gewidmeten Versuchen nicht verifiziert werden. So haben Heß und Unger zwei Gruppen von Säuglingen miteinander verglichen, von denen die eine mit gewöhnlicher Wintermilch von Stallkühen, die andere mit der noch im Sommer hergestellten Trockenmilch von Weidekühen gefüttert wurden. Unterschiede in der Rachitismorbidität dieser zwei Gruppen waren nicht nachweisbar. Gegen diese Versuchsreihen ließe sich freilich einwenden, daß: 1. blutchemische Kontrollen fehlen, und 2. daß das Vitamin im Trockenpräparat möglicherweise das Lagern (vom Sommer bis zum Winter) nicht vertragen hat. Ähnliche Versuche Jundells, mit einem ebenfalls negativem Ergebnis, leiden hauptsächlich an der Nichteinhaltung der für Rachitisversuche schwerwiegenden „jahreszeitlichen" Bedingungen. Im Sommer heilt die Rachitis — wie schon gesagt — spontan; da nun aber die Jundellschen Fälle ebenfalls in die Sommermonate fallen, so war es kaum zu erwarten, daß eine vitaminarme Milch im Ernährungsversuch Rachitis erzeugen könnte. Die fehlende Heilwirkung der bei vitaminreicher Ernährung der Kühe gewonnenen Milch bestätigt nur die schon bekannte Tatsache, daß der Vitamingehalt der Milch wahrscheinlich viel zu gering ist, um mit ihr allein eine erfolgreiche Rachitistherapie durchführen zu können.

Alle diese Erklärungen reichen aber trotzdem nicht aus, eine wichtige Lücke in der Vitamintheorie der Rachitis, die uns schon in diesem Zusammenhang deutlich erkennbar wird, zu überbrücken. Wäre die Rachitis eine reine D-Avitaminose — im landläufigen Sinne dieses Begriffs — d. h. ein „Nährschaden", so müßte die sommerliche Spontanheilung allein mit Hilfe der Milch oder der sonstigen Nahrungsbestandteile erfolgen. Von diesem Standpunkt aus haben wir den negativen Jundellschen Versuchen — zumindest was die Milch betrifft — doch eine gewisse Beweiskraft gegen die Vitaminätiologie der Rachitis zuzuerkennen. Freilich auch nur dann, wenn der Ausgangspunkt der Jundellschen Versuche von der Identät des antixerophthalmischen und des antirachitischen Vitamins über jeden Zweifel erhaben wäre. Denn nur in diesem Falle könnte man den Vitaminreichtum frischer Pflanzen, Gemüse usw. der experimentell zunächst allein für den Faktor A (und C) feststand, auch auf den Rachitisschutzstoff beziehen. Wie wir es aber schon am Beispiel des Lebertrans und der Milch gesehen haben, ist diese Verallgemeinerung keineswegs zulässig. Im Lebertran lassen sich die Vitamine A und D durch besondere chemische Eingriffe leicht voneinander trennen; die Faktor-A-reiche Milch ist von vornherein arm an D-Vitamin. So ist es durchaus möglich, daß der Gehalt der zum Futter dienenden Pflanzen an A-Vitamin mit dem D-Vitamin nicht parallel geht.

Hiermit berühren wir die Frage der antirachitischen Wirkung pflanzlicher Produkte. Heß und Unger sahen an Kindern Rachitis bei einer Diät auftreten, die täglich 30 g Spinat, dieses an A-Vitamin besonders reichen Gemüses enthielt. Auch die experimentelle Rattenrachitis ließ sich mit Spinatfütterung (Zucker) nicht verhüten. Nach neueren Untersuchungen von ShipleyKiney-Mc Collum müssen wir außer dem Spinat auch die Kohlarten, sowie die Tomate als Vitamin-D-arm oder sogar als D-frei bezeichnen, während ihnen allen eine starke antixerophthalmische Wirkung zukommt. Die heute noch allgemein herrschende Lehrmeinung von der spezifisch antirachitischen Wirksamkeit der verschiedenartigsten Gemüse scheint mit diesen unerwarteten und überraschenden Versuchsergebnissen kaum mehr in Einklang zu bringen zu sein. Zu einer gesicherten Schlußfolgerung, zu einer begründeten Umänderung unserer früheren Ansichten bedarf es noch weiterer, ausgedehnter Untersuchungen über diesen Gegenstand. Wir werden uns aber heute schon mit der Tatsache abfinden müssen — auch die klinischen Erfahrungen sprechen in diesem Sinne —, daß die Ätiologie der Rachitis vom Standpunkt der Vitaminlehre aus, mit den vegetabilen Bestandteilen der Nahrung selbst in nur sehr losen Beziehungen stehen dürfte.

Woher gewinnen nun aber der Lebertran, das Eigelb (oder die Milch, Butter) ihre antirachitische Wirksamkeit? Nach der früher allgemein herrschenden Lehrmeinung sind tierische Vitamine stets exogenen, pflanzlichen Ursprungs. Demnach müßten auch der Lebertran, das Eigelb, (die Milch), ihren Reichtum an D-Vitamin (ebenso wie an „A") dem Plankton bzw. dem Pflanzenfutter der Hühner (der Kühe) verdanken. Dieser Annahme widersprechen nun aber wiederum die besprochenen negativen therapeutischen Versuche mit verschiedenen Pflanzenarten. Will man nun trotzdem bei der Ausgangsthese von der exogenen Genese der Vitamine beharren, so sind theoretisch nur zwei Auswege möglich, die uns diesen letzterwähnten Gegensatz zu umgehen helfen. 1. Das D-Vitamin kommt nur in besonderen Pflanzen, so z. B. Seealgen vor. 2. Pflanzen, Gemüse sind nur in ganz frischem Zustande Vitamin-D-haltig und verlieren durch Lagern, Konservierungsmethoden usw. rasch ihre spezifischantirachitische Wirkung. Diesen Überlegungen tut aber zunächst schon ihr völlig hypothetischer Charakter Abbruch. So gelangen wir erneut an die noch nicht überbrückte Lücke in der Vitamintheorie der Rachitis: auf die Frage der sommerlichen Spontanheilung der Rachitis vermag uns die Vitaminlehre keine experimentell belegbare Antwort zu erteilen.

Fassen wir das bisher schon über die Ätiologie der Rachitis Gesagte noch einmal zusammen: Die geographische Bedingtheit der Erkrankung, sowie charakteristische Einzelbeispiele (z. B. die Auswirkung des Purdahsystems in Indien) und zuletzt auch die Erfolge der Strahlentherapie haben uns gelehrt im Lichtfaktor das übergeordnete Prinzip zu erblicken. Einer völligen Verallgemeinerung dieser Anschauung standen aber gewisse schwerwiegende Einwände im Wege. Die Kriegs- und Nachkriegsosteopathien in Mitteleuropa, weiterhin die Seltenheit der Rachitis bei der arktischen Bevölkerung u. a. m., verlangten gebieterisch die Berücksichtigung rein alimentärer

Einflüsse. Als wirksamen Ernährungsfaktor haben wir aus Tier-experimenten, wie auch aus exakt durchgeführten therapeutischen Versuchen bei Kindern das D-Vitamin kennen gelernt. Dieses anti-rachitische Vitamin kommt im Lebertran, und außerdem noch im Eigelb in konstant großen, wirksamen Mengen vor, vom anti-xerophthalmischen Faktor ist es scharf zu unterscheiden. Während Milch (Butter), verschiedene Gemüsearten reichlich den Faktor A enthalten, ergaben die bisher vorliegenden Untersuchungen über das Vorkommen des antirachitischen Faktors in den gleichen Nährsubstraten widerspruchsvolle, meist aber, besonders in den Gemüsen, deutlich negative Resultate.

Die nächste Aufgabe der Rachitisforschung bestand nun darin, womöglich eine Synthese zwischen diesen, auf den ersten Blick so heterogen erscheinenden, die Ätiologie der Rachitis in ihrer Kombination beherrschenden Faktoren, wie Licht und D-Vitamin, herbeizuführen. Schon früher (1920) glaubten Chick, Dalyell und ihre Mitarbeiterinnen über diese Schwierigkeit mit der rein hypo-thetischen Annahme einer photosynthetischen Bildung des antirachitischen Vitamins unter Lichteinfluß hinwegkommen zu können. Auf experimen-tellem Wege gelang es jedoch erst vor kurzem (1924) gleichzeitig und unab-hängig voneinander, den amerikanischen Forschern A. F. Heß und Steenbock (mit ihren Mitarbeitern) diese vorgezeichnete Brücke zwischen der Strahlen- und Vitaminwirkung einwandfrei herzustellen. Eine ganze Reihe von antirachitisch-inaktiven Nährgemischen erhielten durch Be-strahlung mit der Quarzquecksilberlampe antirachitogene Eigen-schaften, die in Rattenexperimenten objektiv feststellbar waren. Die Strahlenwirkung ließ sich hauptsächlich öligen Produkten (Baumwollsamen-, Olivenöl usw.), dann aber auch Weizenmehl, grünen Gemüsearten „induzieren". Reine Neutralfette blieben durch Bestrahlung meist völlig unbeeinflußt. Von den bisher allgemein als chemisch rein angesehenen Substanzen zeigten Lösungen von wiederholt umkrystallisiertem Cholesterin und Phytosterin, nachdem sie längere Zeit den ultravioletten Strahlen ausgesetzt waren, eine auffallend starke Wirkung. Nach den neuesten, gemeinsam mit Pohl, Rosenheim und A. F. Heß ausgeführten Untersuchungen von Windaus enthalten jedoch selbst das wiederholt umkrystallisierte Cholesterin und Phytosterin noch geringe Spuren einer Begleitsubstanz. Die Eigentümlichkeit der Aktivierbarkeit durch ultraviolette Strahlen kommt allein dieser „Fremdbeimengung" zu. Ein voll-kommen gereinigtes Cholesterin (Phytosterin) gewinnt durch Bestrahlung keine antirachitischen Fähigkeiten. Windaus nennt die Begleitsubstanz, die er auf Grund ihrer besonderen optischen Eigenschaften (Absorptionsspektrum), gewisser Farbenreaktion als eine mit dem Ergosterin, diesem im Mutterkorn, in der Hefe usw. vorkommenden, 3 Doppelbindungen enthaltenen Sterin identische oder zumindest sehr nahestehende Verbindung auffaßt, Provitamin, aus dem dann unter dem Einflusse ultravioletter Strahlen das aktive Vitamin entsteht[1]).

Diese zuerst in Tierversuchen gewonnenen Ergebnisse dürften nur dann ein allgemein medizinisches Interesse für sich in Anspruch nehmen, wenn es gelänge das gleiche Prinzip auch auf die menschliche Rachitis zu übertragen. Verfasser bestrahlte zu diesem Zwecke Milch und Milchgemische, die florid rachitischen Säuglingen zur Nahrung dienten. Die Bestrahlung erfolgte stets in der Gesamttagesmenge, die Expositionsdauer betrug eine Stunde, die Ent-fernung der Lichtquelle etwa 30—40 cm. Die Milch nahm einen schwer definier-baren, etwas ranzigen, muffigen Geruch und einen unangenehmen Geschmack an, wurde aber von den Kindern meist ohne den geringsten Widerwillen genommen und stets gut vertragen. Die bestrahlten Gemische, die auch noch nachträglich

---

[1]) Siehe über weitere Einzelheiten Stepp, S. 71.

aufgekocht werden durften, kamen in den nächsten 24 Stunden zur Verwendung. Bei 16 unter 18 florid rachitischen (zum Teil auch tetanischen) Säuglingen gelang es Verfasser in der Tat allein mit Hilfe der den ultravioletten Strahlen ausgesetzten Milch, in den Wintermonaten (Januar—März) bei völlig gleichgebliebener Ernährung (ohne sonstige Vitamine) die Rachitis zur Heilung zu bringen. Stets wurde der Genesungsprozeß außer der Verfolgung des klinischen Status durch Röntgenaufnahmen und insbesonders durch fortlaufende blutchemische Analysen kontrolliert. So z. B. bei einem $6^1/_2$ Monate alten Säugling P. H. betrug vor der Behandlung das Serum-Ca: 8,4 mg$^0/_0$, der anorg. Serum-P: 3,4 mg$^0/_0$, in der 4. Woche der „Milchtherapie" Ca: 9,1 mg$^0/_0$, P: 4,1 mg$^0/_0$ und nach 6 Wochen Ca: 10,3 mg$^0/_0$, P: 5,9 mg$^0/_0$. Die ausgesprochene rachitische Hypophosphatämie und die geringe Erniedrigung des Serumkalkspiegels wurden in diesem Falle unter dem Einfluß der bestrahlten Milch in 6 Wochen auf die normale Höhe gebracht; mit der Änderung des blutchemischen Status ging die Heilung auch in klinischer und röntgenologischer Hinsicht parallel. Die Milch nahm unter dem Einfluß der ultravioletten Strahlen die Eigenschaften des Lebertrans an, wir dürften von einer „jecorisierten" (aus Ol. jecoris Aselli) Milch, von einem „Jecorisationsprozeß" (Moro) sprechen. Unabhängig vom Verfasser gelangten Cowell in England, B. Kramer in Amerika und in weiteren Nachuntersuchungen Hottinger, Halac-Nassau u. a. zu gleich günstigen Resultaten mit bestrahlter Milch.

Nicht allein der nativen, flüssigen Milch und den mit ihr hergestellten Nahrungsgemischen läßt sich durch Belichtung die antirachitische, im besonderen auch bei der menschlichen Rachitis nachweisbare Strahlenwirkung induzieren, auch das Milchpulver (Trockenmilch) gewinnt unter dem Einfluß kurzwelliger ultravioletter Strahlen antirachitische Eigenschaften (György, A. F. Heß, Mackay). Der therapeutische Effekt der bestrahlten Trockenmilch liegt nach eigenen, ausgedehnten Erfahrungen des Verfassers (über 100 Fälle mit klinischer, röntgenologischer und blutchemischer Kontrolle) sogar noch höher als der der nativ „jecorisierten", flüssigen Milch, und erreicht bezüglich seiner Intensität und der Behandlungsdauer zumindest die Wirkung der Lebertranmedikation, vielleicht sogar auch die der direkten Bestrahlung (Wieland). Für die Praxis von großer, wohl ausschlaggebender Bedeutung ist weiterhin die Tatsache, daß das einmal bestrahlte Milchpulver die „induzierte Strahlenenergie" längere Zeit, wenigstens 4 Monate (Verfasser) in ungeschwächter Form beibehält. Eine zweckentsprechend durchgeführte Prophylaxe mit bestrahlten, auch für junge Säuglinge (sogar für Neugeborene) erfahrungsgemäß bekömmlichen Milchpulverpräparaten (gewöhnliche Trockenmilch, aber auch Trockenbuttermilch — Verfasser) würde sicherlich erfolgreich ausfallen. In diesem Sinne sprechen auch schon die Beobachtungen des Verfassers an einer großen Anzahl von Frühgeburten, Zwillingskindern, die mit bestrahltem Milchpulver ernährt, durchwegs rachitisfrei geblieben sind[1]).

Besonders instruktiv ist in diesem Zusammenhang der folgende Fall: P. P. und H. P., Zwillingskinder, Frühgeburten zeigten in ihrem 3. Lebensmonat einen ausgedehnten Weichschädel. Die Serumanalyse ergab bei P. P. am 20. 10. 1925: Ca = 9,6 mg$^0/_0$, P = 4,4 mg$^0/_0$ und bei H. P.: Ca = 9,8 mg$^0/_0$, P = 4,5 mg$^0/_0$, d. h. fast normale Verhältnisse, mit einer eben nur angedeuteten Hypophosphatämie. Beide Kinder erhielten bis zu diesem Zeitpunkt ausschließlich Frauenmilch; erst am Tage der Blutanalyse wurde mit der Zufütterung von Vollmilch + 17$^0/_0$ Rohrzucker („Dubo") begonnen. Die Bereitung der Mischung erfolgte bei H. P. aus unvorbehandeltem, bei P. P. dagegen aus bestrahltem Milchpulver. Am 3. 12. wies nun P. P. einen vollkommen verknöcherten, harten Schädel auf, während bei H. P. die Kraniomalacie noch viel stärker ausgeprägt war, als zu Beginn des Versuches. Diesem klinischen Status entsprachen auch die zugehörigen Serum-Ca- und P-Werte: bei

---

[1]) Die Lebertranprophylaxe pflegt unter gleichen Bedingungen häufig zu versagen (A. F. Heß). Vgl. auch oben.

P.P. Ca $= 11$ mg$^0/_0$, P $= 5,4$ mg$^0/_0$ (!) — völlig normale Zahlen —, bei H.P. Ca $= 9,5$ mg$^0/_0$, P $= 3,7$ mg$^0/_0$ — eine voll ausgebildete Rachitis! Angesichts der sonst gleichen normalen Entwicklung beider Kinder (keine interkurrenten Ernährungsstörungen, Infektionen) liegt es nahe, das Fehlen der Rachitis bei P.P. auf die Zufuhr der bestrahlten Milch zu beziehen.

Außer Milch (Milchpulver) vermag auch noch eine Reihe weiterer bestrahlter Nährmittel, wie Gemüse (A. F. Heß), Orangensaft (B. Kramer und Mitarbeiter), Trockeneigelb (Brehme) sowie auch das bestrahlte Cholesterin (A. F. Heß, Hottinger, Pearsons) und das bestrahlte Ergosterin (Verfasser) die kindliche Rachitis zur Heilung zu bringen.

Ist die Aktivierbarkeit einer Substanz nach dem Gesagten an die Gegenwart von Cholesterin, richtiger gesagt von mitgeführtem Ergosterin gebunden, so war es sinngemäß zu folgern, daß auch tierische Gewebe bei der gleichen Vorbehandlung sowohl in vitro, wie in vivo antirachitogene Eigenschaften gewinnen. Tatsächlich zeitigte die Ergänzung einer üblichen „rachitiserzeugenden Diät" mit „in vitro" bestrahlten, aber nicht mit unbestrahlten Organstücken, so mit Haut (A. F. Heß, Verfasser-Popoviciu), Muskel (Steenbock), in Rattenexperimenten einen vollen prophylaktischen Erfolg. Falkenheim fand sogar auch die in vivo bestrahlte Haut, und ebenso die nichtbestrahlten Hautteile einer bloß teilweise den ultravioletten Strahlen (lebend) ausgesetzten Ratte in Fütterungsversuchen deutlich antirachitisch wirksam. E. Luce, Boas-Chick und wohl noch eindrucksvoller Steenbock-Hart-Hoppert-Block, sowie unabhängig von den letzteren Autoren auch Völtz-Kirsch-Falkenheim gelang es sogar neuerdings den Beweis zu liefern, daß die Milch von stark belichteten Kühen, Ziegen bei Ratten die Rachitis zu verhüten vermag. Diesen wichtigen Befund könnten wir dann in dem Sinne deuten, daß wir einen Übergang von in der bestrahlten Haut gebildeter antirachitogener Substanz in die Milch postulieren! Daraus wäre aber noch der weitere wichtige Schluß zu ziehen, daß sowohl die Frauenmilch, wie die Milch von verschiedenen Tierarten im Sommer eine gewisse antirachitische Kraft besitzen muß, sobald man freilich eine Strahlenwirkung bei der Mutter bzw. bei den Tierarten voraussetzen darf. Für die Spontanheilung im Sommer wäre demnach auch noch dieser Umstand zu berücksichtigen. Die schon besprochenen Versuche von A. F. Heß-Unger und von Jundell, in denen auf den Belichtungsfaktor nicht genügend geachtet wurde, bedürfen gerade in dieser Hinsicht einer weitgehenden Ergänzung. Dabei bleiben aber die Fragen, ob der natürlichen Sonne ausgesetzte Pflanzen, Gemüse[1]) ebenso antirachitische Eigenschaften gewinnen können, und ob die Leber von Gadusarten[2]), das Eigelb[3]) (die Milch),

---

[1]) Sommergemüse aus Westindien (tropisches Klima) erwies sich in Rattenexperimenten als unwirksam (A. F. Heß). Dies könnte freilich auch damit zusammenhängen, daß die antirachitische Vitaminwirkung der Pflanzen möglicherweise schon nach kurzer Lagerung, nach leichter Konservierung, Trocknung verloren geht. So wäre es immerhin nicht ausgeschlossen, daß die aus Westindien bezogenen Gemüse in frischem Zustand doch vitaminhaltig waren. Andererseits verträgt künstlich bestrahltes Gemüse, z. B. Spinat — wiederum nach A. F. Heß — sowohl Lagerung, wie die üblichen kulinarischen Maßnahmen (Aufkochen, Abbrühen usw.) ohne Beeinträchtigung seiner antirachitogenen Eigenschaften. Steenbock-Hart und Mitarbeiter fanden übrigens in Rattenexperimenten auch der natürlichen Sonne ausgesetztes Heu, und Chick-Roscöe, sowie Boas, auch M. Mellanby Sommergemüse im Gegensatz zu Wintergemüse, antirachitisch wirksam.

[2]) Da Heß-Weinstock aus den Lebern von 3 Monate im Aquarium unter völligem Sonnenabschluß gehaltenen und mit Heringen ernährten „Kugelfischen" (Spheroides maculatus) ein stark antirachitisch wirksames Öl extrahieren konnten, nehmen sie an, daß für die Aufstapelung des D-Vitamins, zumindest bei diesen Fischarten, die Ernährung mit den sehr D-vitaminreichen Heringen wichtiger ist als der Lichtfaktor. Für die Gadusarten steht jedoch der gleiche Beweis noch aus.

[3]) Direkte Bestrahlung der Hennen führt zu einer erheblichen Erhöhung des Vitamin-D-Gehaltes (sowie der Bebrütbarkeit) der Eier (Hart-Steenbock und Mitarbeiter, Hughes-Payne-Titus-Moore).

ihren D-Vitaminreichtum nur der direkten Bestrahlung der betreffenden Tiere oder aber auch einer exogenen Vitaminzufuhr verdanken, mangels genügend eindeutiger experimenteller Unterlagen einstweilen noch offen.

Für die Prophylaxe und Therapie der kindlichen Rachitis mittels direkter Bestrahlung dürfte höchstwahrscheinlich der gleiche Mechanismus gelten, den wir schon für die erwähnten Tierexperimente in Anspruch genommen haben. So wäre dann die Lichtwirkung letzten Endes doch nur eine Vitaminwirkung, indem die chemisch wirksamen ultravioleten Strahlen in vivo, wie auch in vitro das D-Vitamin, den Rachitisschutzstoff, oder mindestens eine Substanz mit ähnlichen spezifischen Fähigkeiten synthetisch aufzubauen vermögen. Nach den neuesten, bereits besprochenen Untersuchungen von Windaus dürfte diese Substanz den Sterinen verwandt sein, und unter der Wirkung kurzwelliger ultravioletter Strahlen aus einer Vorstufe, dem „Provitamin" entstehen, das mit dem Ergosterin identisch ist oder diesem zumindest sehr nahe steht.

Der scharfe Widerspruch, den die Einreihung der Rachitis unter die Avitaminosen (Funk, Mellanby, Hopkins) fast einmütig bei den Pädiatern ausgelöst hat, wird sich nun in Anbetracht des vorliegenden neueren Tatsachenmaterials doch legen müssen.

Licht und Vitamin D ergänzen sich gegenseitig, der spezifische Rachitisschutzstoff kann als eine induzierte Strahlenenergie aufgefaßt werden. Von einem mehr chemischen Standpunkte aus geht die Lichttheorie letzten Endes in der umfassenderen Vitaminlehre auf. Das führende ätiologische Prinzip besteht bei der Rachitis in einer Avitaminose.

Die Verarmung des Organismus an D-Vitamin kann — soweit man nun die äußeren Verhältnisse und nicht auch den inneren Stoffwechsel in Betracht zieht — entweder infolge direkten Lichtmangels oder aber im Anschluß an fehlende Vitaminzufuhr zustande kommen. In den arktischen Gegenden, so auch im Winter bei uns, dürfte dem reinen Ernährungsfaktor eine erhöhte Bedeutung zukommen. Dies geht auch aus besonderen Untersuchungen Mellanbys, Noël Patons (und seiner Schüler), Fergusons (unter Findlay) in sehr instruktiver Weise hervor. Auf den Hebriden (nördlich von England gelegenen Inseln) bleiben z. B. die Kinder trotz schlechter Belichtungsverhältnisse vor Rachitis verschont, weil sie lange gestillt werden, und weil die Nahrung der Mütter, nach dem Abstillen auch die der Kinder reichlich den spezifischen Rachitisschutzstoff enthält (Mellanby). Die auf Anregung von Noël Paton angestellten vergleichenden Untersuchungen über die Zusammensetzung der Nahrung in den rachitisfreien Familien auf den Hebriden (Insel Lewis) und in den rachitisdurchseuchten Arbeiterkreisen, in den „Slums" von Glasgow ergaben folgende Mittelwerte:

| | Nahrung pro Person und pro die in | |
|---|---|---|
| | Lewis (Hebriden) | Glasgow |
| | 17 Familien | 47 Familien |
| Fisch . . . . . . . . | 350 | 26 |
| Fleisch . . . . . . . . | 31 | 91 |
| Milch . . . . . . . . | 857 | 282 |
| Eier . . . . . . . . . | 36 | 22 |
| Butter . . . . . . . . | 26 } 47 | } 35,5 |
| Margarine . . . . . . | 21 } | } |
| Hafermehl . . . . . . | 322 } 640 | 38 } 441 |
| Andere Cerealien . . . | 318 } | 403 } |
| Kartoffeln . . . . . . : | 600 | 264 |

(Die Stockfischleber (!) ist auf Lewis eine beliebte Speise.)

Der Vergleich zwischen diesen beiden Ernährungsarten (Lewis und Glasgow) fällt so eindeutig zugunsten der Bevölkerung auf Lewis aus (Fische, Eier), daß wir in ihm wohl eine Stütze unserer Anschauung erblicken und somit die Rachitisfreiheit der dortigen Kinder mindestens zum großen Teil auf diese zweckentsprechende Ernährung beziehen dürfen. Anderseits besteht aber die Bemerkung Noël Patons zu Recht, der die hygienischen Verhältnisse — einschließlich Belichtung — in den „Slums" von Glasgow noch für viel schlechter hält, als die auf den Hebriden. Sogar die in Glasgow angestellten, ähnlichen Erhebungen Fergusons, die (unter der Leitung Findlays) dem Nachweis dienen sollten, daß der Ernährungsfaktor, in der Ätiologie der Rachitis völlig vernachlässigt werden kann, lassen trotz dieser Einstellung die Überlegenheit der in rachitisfreien Familien üblichen Ernährung noch deutlich erkennen (McCollum). Die Untersuchung erstreckte sich auf 450 Familien mit 2470 Kindern.

|  | „Rachitische" Familien | Nichtrachitische Familien |
|---|---|---|
| Mehl | 387,9 | 376,2 |
| Kartoffeln | 291,0 | 236,8 |
| Milch | 256,0 | 309,0 |
| Fleisch | 89,1 | 92,6 |
| Zucker | 91,4 | 84,0 |
| Hafermehl | 40,4 | 36,0 |
| Andere Cerealien | 15,6 | 26,9 |
| Margarine oder Butter | 32,6 | 38,5 |
| Fisch | 15,7 | 35,9 |
| Ei | 15,1 | 30,4 (!) |
| Käse | 6,7 | 8,2 |

Die mangelhafte Kriegs- und Nachkriegsernährung in Mitteleuropa wird am besten durch das Fehlen von „Edelfetten", von Butter, Ei, Milch, Fleisch charakterisiert! So versiegte zunächst die Hauptquelle des exogen zugeführten präformierten D-Faktors; gleichzeitig blieb aber auch die Zufuhr von Cholesterin und ähnlichen chemisch-verwandten Stoffen, aus denen bei direkter Bestrahlung das antirachitische Vitamin photosynthetisch im Körper entsteht, weit unter der Norm. Der Organismus verarmte an diesen Muttersubstanzen des Rachitisschutzstoffes, worunter dann vermutlich auch die Lichtwirkung leiden mußte.

Es liegt uns freilich völlig fern, auch nur den Anschein zu erwecken, daß wir die Ernährung in ihrer ätiologischen Bedeutung für die Rachitis über den Lichtfaktor stellen wollten. Wir haben schon des öfteren betont, daß die neueren Untersuchungen diese Zweiteilung überhaupt nicht mehr zulassen, und wir mit dem einheitlichen Prinzip der „Avitaminose" als einer gegebenen Tatsache rechnen dürfen. Wenn nun aber Noël Paton, Findlay, Marfan gegenüber der Vitamintheorie den billigen Einspruch erheben, daß die Lebertranwirkung bei der Rachitis ebensowenig für das Vorhandensein eines antirachitischen Faktors zeugt, wie sie bei der Skrofulose keineswegs die Gegenwart eines antituberkulösen Vitamins erfordert, so scheitert dieser Vergleich schon daran, daß der Lebertran Skrofulose wohl bessern, aber nicht ausheilen, kausal bekämpfen kann, was aber für die Rachitis durchaus zutrifft. Die gleiche Überlegung gilt auch für die Lichtwirkung: Mangel an Licht kann Rachitis, aber nie Tuberkulose oder Skrofulose erzeugen. Allein in therapeutischer Hinsicht bestehen verwandtschaftliche Beziehungen. Wir können dem erwähnten Einwand nur insofern Rechnung tragen, als wir eine günstige Wirkung des D-Faktors auf die allgemeine Resistenz, so mittelbar auch auf die Tuberkulose anerkennen, während sie bei Rachitis als kausal aufzufassen ist.

Die Lehre von der Rachitis als Avitaminose steht mit der geographischen Verbreitung der rachitischen Osteopathien im besten Einklang. Es fragt sich nun, ob sie uns die geschichtliche Entwicklung der Erkrankung in gleichem Maße verständlich machen kann? Die Rachitisfreiheit der alten Kulturstaaten (Ägypten, Babylonien, Griechenland) wie auch der arktischen Gebiete erklärt sich aus den schon besprochenen, auch noch gültigen besonderen klimatischen bzw. alimentären Bedingungen. Wieso sind aber weite Gebiete unseres gemäßigten Klimas so lange von der Rachitis verschont geblieben, und warum tritt die Rachitis hier erst im Mittelalter manchenorts plötzlich in der Gestalt einer wahren Volksseuche auf? Änderungen der äußeren klimatischen Verhältnisse, so z. B. eine Verlängerung der Winterperiode kommt dafür nicht in Betracht. Es könnten demnach nur noch zwei weitere Möglichkeiten diskutiert werden: 1. Eine Verschlechterung der sozialen Hygiene, oder aber 2. der Ernährungslage. Schon Glisson entschied sich für die erste Möglichkeit. Die damals von der Rachitis befallenen Gegenden von Südwestengland waren der reichste, fruchtbarste, blühendste Teil Englands, die Ernährungsverhältnisse ließen nichts zu wünschen übrig. Hierzu kommt noch, daß im Gegensatz zu heute, die Rachitis in Glissons Zeiten eine Krankheit der Reichen, der höheren Gesellschaftsschichten war. In Auswirkung eines eifrigen, „wissenschaftlichen" Aufklärungsdienstes nahm in diesen Kreisen die Angst vor „miasmatischen Infekten", und als deren Träger, vor der frischen Luft so überhand, daß die Kinder aus den dunklen, nicht gelüfteten Zimmern oft jahrelang nicht ins Freie gebracht worden sind (vgl. das heutige Purdahsystem in Indien). Diese Beobachtung Glissons dürfte aber mehr von speziell-lokaler Bedeutung sein. Viel wichtiger erscheint uns das Zusammentreffen der Rachitishäufung mit dem ersten Beginn des Industrialismus und der damit eng zusammenhängenden Städtebildung. Die Folgen dieser neuen volkswirtschaftlichen Periode auf die allgemeine Hygiene und Lebenshaltung waren von schwerwiegendem Charakter. Das Leben in den Städten, in den kleinen dunklen Wohnungen ist gleichbedeutend mit einer starken Beschränkung des „Lebensraumes". Aus den $3^1/_2$ Millionen Einwohnern im 17. Jahrhundert sind heute in England 33 Millionen geworden, die jetzt überwiegend in Städten zusammengedrängt leben müssen. Auch die Kinderpflege muß unter diesen Verhältnissen stark leiden; entweder leistet die Mutter in Vertretung des Mannes Feldarbeit, oder auch sie ist in der Fabrik tätig. Für die Wartung der Kinder hat sie nur wenig Zeit übrig. Die Rauch-, Ruß-, Nebelbildung, die solche Industriestädte fast stets kennzeichnen, beraubt die Atmosphäre infolge Adsorption der wichtigsten, spezifisch antirachitisch wirkenden ultravioletten Strahlen. Aber auch die Ernährungsverhältnisse sind weitgehend von dem fortschreitenden Prozeß der Industrialisierung mitbeeinflußt worden. Die Versorgung einer Stadtbevölkerung mit Nahrungsmitteln setzt Lagerung, Konservierung, Denaturierung der Nährstoffe, sowie auch eine gewisse Eintönigkeit, Uniformierung in der Nahrungszusammensetzung voraus. Diese Momente sind wohl sicherlich auch vom Standpunkte der Vitaminlehre aus von besonderer Bedeutung. Das wichtigste, führende ätiologische Prinzip vom geschichtlichen Standpunkt aus möchten wir aber hauptsächlich doch in den geänderten, verschlechterten hygienischen Verhältnissen vermuten. Es ist in diesem Zusammenhang besonders hervorzuheben, daß die Rachitis in den letzten Jahrzehnten, seitdem der sozialen Fürsorge in den meisten Ländern (Deutschland, England usw.) mehr Beachtung geschenkt wurde, allem Anschein nach, wenigstens was den Intensitätsgrad der Krankheitsbilder anlangt, in Rückbildung begriffen ist. Kaum eine andere Krankheit (nur noch die Tuberkulose) weist stärkere Zusammenhänge mit der Volkswohlfahrt auf, als die Rachitis. Gute Wohnungshygiene, zweckentsprechende Säuglings-

pflege, adäquate Ernährung und die Rachitis würde völlig zu unterdrücken sein [1]).
Fällt auch dem D-Vitamin, bzw. dem Licht, die bestimmende übergeordnete Rolle für die Rachitisgenese zu, so dürfen auch weitere, mehr sekundäre, nur begünstigende, exogene und endogene Faktoren nicht außer acht gelassen werden. Solche exogene, ätiologisch wirksame Momente — die endogenen sollen erst später, gemeinsam mit den Vorgängen des intermediären Stoffwechsels besprochen werden — lassen sich wiederum a) in allgemein hygienische und b) in ernährungsphysiologische zergliedern.

Die allgemein-hygienischen Bedingungen faßte Kassowitz unter dem Sammelbegriff des „Stubenklimas" zusammen. Er dachte dabei hauptsächlich an die „Riech- und Ekelstoffe" an gewisse „respiratorische Noxen" in schlecht gelüfteten, ungepflegten Wohnungen des Proletariats („Geruch der armen Leute"), die durch die Säuglinge mit eingeatmet werden, und im Organismus infolge ihrer Toxizität die rachitischen Knochenveränderungen erzeugen. Noël Paton und Findlay heben mehr die Raumbeschränkung als solche, dann den Mangel an Muskelbewegung, die allgemein schlechten Pflegeverhältnisse hervor, die für die Ätiologie der Rachitis in hohem Maße mitberücksichtigt werden müssen. Die Auswirkung der sozialen hygienischen Verhältnisse ließ sich in den schon erwähnten statistischen Untersuchungen Fergusons (1918, unter Findlay) sozusagen zahlenmäßig fassen, wie das auch in der folgenden Zusammenstellung der entsprechenden Mittelwerte mit nicht zu verkennender Deutlichkeit in Erscheinung tritt.

|  | Nicht-rachitisch | Deutlich rachitisch |
|---|---|---|
| Gesundheit der Mutter . . . . . . . . | 80% | 51% |
| Mütterliche Pflege gut . . . . . . . . | 80% | 44% |
| Wohnung sauber, hell . . . . . . . . | 84% | 46% |
| Kommt ins Freie . . . . . . . . . . | 96% | 55% |
| Kopfzahl der Familie . . . . . . . . | 3,2 | 4,27 |
| Zimmerbewohnerzahl . . . . . . . . | 3 | 3,9% |
| Verfügbarer Luftraum pro Person (1910). | 625 | 422 |

Schon früher berichtete Gindes über zu ähnlichen Zwecken angestellte Erhebungen in Baku. Als Maß der Rachitis benutzte er die zeitliche Entwicklung der Motorik, im besonderen der Gehfähigkeit. In schlechtbelichteten Zimmern der Arbeiterkreise zeigten die Kinder mit $1-1\frac{1}{2}$ Jahren eine gut ausgebildete Motorik bei einer Zimmerbewohnerzahl

| von 1 Person . . . . . . . . . | in 100% |
|---|---|
| „ 3 Personen . . . . . . . . . | „ 83% |
| „ 4 „ . . . . . . . . . | „ 69% |
| „ 7 „ . . . . . . . . . | „ 43% |
| „ 9 „ . . . . . . . . . | „ 25% |

Die Bewegungsbeschränkung, die mangelhafte Muskeltätigkeit übten auch in Tierexperimenten (bei Hunden) nach Noël Paton, Findlay und Mitarbeiter einen entschieden rachitogenen Einfluß aus. Es fragt sich freilich, ob diese Versuchsresultate — wenigstens zu einem gewissen Teile — nicht dadurch nur vorgetäuscht wurden, daß man den Lichtfaktor nicht in gebührendem Maße beachtet hatte. Trotzdem möchten wir diesen Einwand nicht in der Weise ausgelegt wissen, daß wir nun die — wenn auch nur sekundäre — Bedeutung der Raumbeschränkung und der Muskeltätigkeit für die Ätiologie der Rachitis völlig in Abrede stellen würden. Im Gegenteil, wir halten es für durchaus möglich, daß die früher übliche Säuglingspflege, die die fest eingeschnürten, einge-

---

[1]) Von der Einführung der sog. Sommerzeit erwartet man in England eine Besserung der Rachitismorbidität (Dick).

wickelten Kinder in völliger Unbeweglichkeit hielt, von der schon Rousseau in seinem klassischen Werke von der Erziehung treffend gesagt hat: Die Kinder haben mit der Geburt an Bewegungsfreiheit nichts gewonnen, zur Entstehung der Rachitis erheblich beigetragen hat. Eine übergeordnete, primär-ätiologische Bedeutung möchten wir aber weder diesem Moment der Raumbeschränkung, der fehlenden Muskelübung, noch den übrigen, schon erwähnten hygienischen Faktoren — mit Ausnahme der Belichtung — zuerkennen. Was z. B. gerade die Muskeltätigkeit anlangt, so brauchen Lähmungszustände (Poliomyelitis, Myatonie) durchaus nicht zwangsläufig zur Rachitis führen; für die Myatonie ist es sogar charakteristisch, daß bei ihr rachitische Knochenveränderungen in der Regel nicht vorkommen [1]. Nicht allein in prophylaktischer, sondern auch in therapeutischer Hinsicht versagt die Muskelübung als ein die Rachitis bestimmender ätiologischer Faktor. So müssen selbst Findlay wie auch sein Schüler D. Galbraith zugeben, daß Massage wohl die statischen und motorischen Ausfallserscheinungen bei der Rachitis bis zu einem gewissen Grade zu bessern vermag, aber die besondere Ossificationsstörung, dieses führende Symptom, völlig unbeeinflußt läßt (vgl. auch Wimberger). Auch für die anderen erwähnten hygienisch-physikalischen Faktoren — von der Strahlenwirkung abgesehen — fehlt der Nachweis direkter kausaler Zusammenhänge mit der rachitischen Stoffwechselstörung. Sie begünstigen, aber bestimmen nicht die Entstehung der Rachitis.

Die gleiche Einschränkung gilt auch für gewisse Ernährungsfaktoren. Als ein solches, besonders wirksames Moment wurde schon von Glisson [2] die Überernährung erkannt. In letzter Zeit lenkten dann Esser, Czerny-Keller, und jüngst noch Jundell, von neuem die Aufmerksamkeit auf diese in Vergessenheit geratene Erfahrungstatsache. Überernährung, Mästung begünstigt den Ausbruch der Rachitis, während Unterernährung, oder eine eben ausreichende Erhaltungsdiät, der Erkrankung eher entgegen zu arbeiten pflegt. Czerny beschuldigt hauptsächlich die Fettkomponente der Nahrung, während Mellanby auf Grund seiner tierexperimentellen Studien mehr in den Kohlenhydraten den schädlichen Diätfaktor erblicken möchte. Die klinischen Erfahrungen sprechen aber wohl eindeutig zugunsten der Czernyschen Auffassung. So entsteht Rachitis sehr häufig bei überernährten Brustkindern, wie auch einseitig bei mit fettreichen Gemischen gemästeten (!) Flaschenkindern (Buttermehlvollmilch usw.). Anderseits ist in rachitisfreien Gegenden — so z. B. in Südafrika, China, Indien, Japan — die frühzeitige reichliche Zufütterung von Mehlbreien, oder anderen kohlenhydrathaltigen Nährstoffen ein weit verbreiteter Volksgebrauch. Sogar die Nahrung der Erwachsenen besteht in diesen Gegenden hauptsächlich aus Kohlenhydraten. Eine Rachitis begünstigende Wirkung kommt freilich allein den Neutralfetten zu; im Lebertran, im Eigelb wird dieser schädliche Einfluß durch das D-Vitamin reichlich überkompensiert. Die Ansicht Essers u. a. m., daß die jahreszeitliche Schwankung in der Rachitismorbidität ebenfalls als Symptom der Überernährung zu werten sei, da die Kinder im Winter der Mästung viel stärker ausgesetzt sein sollen (?), dürfte heute wohl kaum mehr auf Anhänger rechnen.

Außer der Überernährung, der Fett-Überfütterung, sind freilich auch noch weitere Ernährungsfaktoren aus der Gruppe der sekundären, nur allgemein begünstigenden, ätiologischen Bedingungen in Betracht zu ziehen. So erkranken

---

[1] Für die Hungerosteopathie wurde sogar von verschiedener Seite (Fromme, Schlee u. a.) ausdrücklich hervorgehoben, daß man die spätrachitische Form bei schwerer Muskelarbeit verrichtenden jugendlichen Arbeitern (Schlosser, Dreher u. a.) besonders häufig antraf.

[2] Sogar schon von Galen, vgl. S. 235.

**Brustkinder seltener und auch in leichterem Grade an Rachitis, als Flaschenkinder.** Die Rachitis der Brustkinder beschränkt sich häufig nur auf kraniotabische Veränderungen, für die in manchen Fällen, so z. B. bei Frühgeburten, ihre Zugehörigkeit zur echten Rachitis, auf Grund der schon besprochenen blutchemischen Daten, oft durchaus mit Recht in Abrede gestellt werden darf. Aber auch eine echte rachitische Erkrankung nimmt bei Brustkindern in der Regel nicht die schweren Formen an, die wir allein bei künstlich ernährten Kindern zu sehen gewohnt sind. Diese Bemerkung gilt aber nur für die jetzigen durchschnittlichen Verhältnisse. In früheren Zeiten bis zum 19. Jahrhundert wurden die Säuglinge stets mit Frauenmilch (von der Mutter oder von einer Amme) ernährt, die künstliche Ernährung war sozusagen noch völlig unbekannt, und trotzdem beobachtete man damals die schwersten rachitischen Veränderungen bei diesen Kindern. Auch heute noch können bei über mäßig lang natürlich ernährten (gestillten) Kindern ausnahmsweise auffallend starke rachitische Symptome beobachtet werden. Für die Annahme einer kausal schützenden Wirkung der Frauenmilch fehlt demnach jeglicher Anhaltspunkt; auch bei der therapeutischen Anwendung tritt ein solcher spezifischer Einfluß nicht in Erscheinung.

Die im vorhergehenden ausführlich besprochenen primären und sekundären ätiologischen Bedingungen der Rachitis, d. h. den Licht-, Vitaminmangel, wie auch die anderweitigen Milieuschäden (Bewegungsbeschränkung, Verminderung des Lebensraumes, einseitige Ernährung mit häufig denaturierten, konservierten, gelagerten Nährstoffen, oft auch Mästung) fassen wir nach von Hansemann (1906) unter dem heute schon allgemein verbreiteten Namen „Domestikation" zusammen. **Die Rachitis ist eine Domestikationserscheinung**[1]). Vom vergleichend-physiologischen Standpunkte aus ist es sicherlich von großem Interesse, daß unter den Bedingungen der „Domestikation" bei „gefangen gehaltenen Wildformen, wie auch gelegentlich bei Haustieren" — aber nur bei Mast und nicht im Hunger — „eine Zustandsänderung der Knochen auftritt, die man unmedizinisch, aber doch das Hauptsächliche des Erscheinungskomplexes charakterisierend, als **Knochenweichheit** bezeichnen könnte" (Weidenreich). Auch echt rachitische, oder vielmehr rachitisähnliche Symptome, Krankheitsbilder werden bei solchen domestizierten Tieren beobachtet. Schon die äußere Erscheinungsform und die gemeinsamen ätiologischen Bedingungen sprechen für eine nahe Verwandtschaft der gewöhnlichen menschlichen Rachitis mit dieser bei Tieren spontan auftretenden Osteopathie, die in neueren eingehenden histologischen Untersuchungen (so auch die Affenrachitis von Hansemanns) von Christeller zur Ostitis fibrosa gerechnet werden.

Es wurde weiterhin noch festgestellt, daß die für die Mastschweinform so charakteristische Profilverbiegung des Schädels (Aufrichtung und Verkürzung des Gesichtsschädels = Mopsköpfigkeit) wie auch ein im Verhältnis zur Länge breiter Thorax (Henseler) dem Hungertiere, d. h. dem unterernährten Kümmerling fehlt, das hierin den gestreckten Wildschweintyp zeigt[2]). „Die wesentlichste Veränderung des domestizierten Zustandes gegen-

---

[1]) Dem Vorschlag Weidenreichs, den Ausdruck „Domestikation" nur für die Tierwelt zu verwenden, und für die Menschen die Bezeichnung „Zivilisation" oder „Kultur" zu gebrauchen, können wir schon aus dem Grunde nicht beipflichten, weil dann sinngemäß Rachitisfreiheit und hohe Kultur, Zivilisation sich gegenseitig ausschließen müßten. Dies ist aber keineswegs der Fall, wir brauchen nur an die Kulturstätten des Altertums (Babylonien, Ägypten, Griechenland) zu erinnern.

[2]) Ceteris paribus könnte aus diesem Befund geschlossen werden, daß der asthenische Thoraxbau — auch beim Menschen nur als ein Folgezustand der exogen oder meist endogen bestimmten Unterernährung aufzufassen sei. Eine erfolgreich durchgeführte Mastkur, die allerdings in den endogen bedingten Fällen kaum zu erreichen sein wird, könnte auch den asthenischen Thorax — soweit dieser im anatomischen Sinn noch nicht stabilisiert ist — in die normale Form umwandeln helfen.

über der Wildform ist der Mangel an freier Bewegungsmöglichkeit und der Aufenthalt in engen, dunklen Räumen, die im Vergleich zu den natürlichen Lebensbedingungen der Tiere als „unhygienisch" bezeichnet werden könnten. Dazu kommt noch die regelmäßige (vielleicht auch sonst unzweckmäßige) und überreichliche Ernährung, die z. B. beim Schwein, jedoch auch sonst, den Charakter einer Mästung hat! Das ist aber der gleiche Schädigungskomplex, der beim Menschen und den Versuchstieren zu Störungen des Kalkstoffwechsels und damit zu Knochenerweichungen führt." (Weidenreich.)

Gewisse malazische „Veränderungen der Knochen" können sowohl beim Menschen, wie bei Tieren als eine Art Rasseneigentümlichkeit und zwar im Sinne einer Domestikationserscheinung auftreten, ohne als ausgesprochene Krankheit zu erscheinen[1]. Wenn Krankheit der Ausdruck des Unvermögens ist, sich einem von außen wirkenden Reiz anzupassen (Rößle 1911) und dieses Unvermögen sich in einer Reaktion äußert, die den gesamten Organismus mehr oder weniger in Mitleidenschaft ziehen kann, so ist es nicht allzu schwer, eine Brücke zu schlagen. Der Organismus hätte sich dann durch die langdauernde Domestikation auf den abnormen Reiz so einzustellen vermocht, daß dieser keine Allgemeinschädigung mehr auslöst, sondern im wesentlichen nur eine Änderung der Konstitution bedingt. Mit dieser Auffassung stimmt die Tatsache sehr gut überein, daß die Höchstgezüchteten äußeren Schädigungen gegenüber am wenigsten Widerstandsfähigkeit besitzen und sehr häufig ausgesprochene degenerative Erscheinungen zeigen (Weidenreich). Möglicherweise gehört auch die seit dem Mittelalter (seit der Häufung der Rachitis) allmählich entstandene besondere Kiefer- und Gaumenformung der Engländer (A. Keith) zu jenen Rassemerkmalen, die wir als Domestikationsprodukt auffassen dürfen.

Ein weiteres interessantes Beispiel entnehmen wir der Tierwelt. Dies betrifft eine hauptsächlich in England gezogene Zwergzuchtform des Huhnes („Krüperhuhn"), mit starker Verkürzung der Tarsen bei großem Körper. Werden nun die Kücken im Frühjahr oder Sommer ausgebrütet, entstehen hochbeinige, starkknochige Tiere. Allein bei den Winterkücken tritt diese „rassenbedingte" Kleinwüchsigkeit in Erscheinung. Daß der Herbstwurf von Katzen usw. meist verkümmert und schwach bleibt, ist vielleicht ebenso ein Domestikationssymptom, das wir im besonderen auf den Licht(Vitamin D)-Mangel beziehen müssen.

Daß auch unter natürlichen Verhältnissen Wildformen Typusänderungen erleiden können, die wiederum hauptsächlich das Knochensystem betreffen, beweisen die Forschungsergebnisse O. Abels und seiner Mitarbeiter[2] über den in der letzten Eiszeit (Plistocän) ausgestorbenen Höhlenbären. Die in der Drachenhöhle bei Mixnitz (Steiermark) aus den oberen Chiropterit-(Fledermausguano)Schichten neuerdings zutage geförderten Skeletteile dieser Tiere zeigten schwere pathologische Veränderungen. Bei einem Falle stellten Abel und Ehrenberg eine „Osteomalacitis des Schädels" fest. Es dürfte wohl erlaubt sein in diesen Knochensymptomen eine mindestens rachitisähnliche Osteopathie zu vermuten, um so mehr, weil bei den gleichen Höhlenbärfunden Abel auch noch weitere Degenerationserscheinungen (z. B. hohe „Säuglingsmorbidität", auch Beckenanomalien usw.) feststellen konnte. Vielleicht hat die damalige, verlängerte Winterperiode im Sinne einer Domestikationsschädigung auf den Höhlenbären eingewirkt, und somit eine beinahe experimentelle Rachitis (oder ähnliche Osteopathie) erzeugt.

Wir kommen nun auf die bisher absichtlich zurückgestellte Frage zu sprechen, wie weit die mit der Nahrung zugeführten Knochensalze — hauptsächlich Ca und P — in quantitativer Hinsicht, und im gegenseitigen Verhältnis zueinander $\left(\frac{Ca}{P}\right)$, an der Entstehung der Rachitis Anteil nehmen?

Es dürfte wohl am nächsten liegen, die Verarmung der Knochen an Calcium und Phosphor mit einem mangelhaften Ca- und (oder) P-Angebot in Beziehung zu bringen. In der Tat gelang es Aron, sowie auch Dibbelt bei kalkarm ernährten Hunden, rachitisähnliche Knochenstörungen zu erzeugen. Seitdem aber Stoeltzner (z. T. in Gemeinschaft mit Miwa) auf Grund umfangreicher anatomisch-histologischer Studien den Beweis liefern konnte, daß dieser rachitisähnliche Zustand von der echten Rachitis scharf zu trennen und als eine Osteoporose aufzufassen ist, drang die Auffassung durch[3],

---

[1] Vgl. E. Fischer, Die Rassenmerkmale des Menschen als Domestikationserscheinungen (1914).
[2] Zit. nach Weidenreich.
[3] Vgl. das zusammenfassende Referat Lehnerdts in den Ergebnissen der inneren Medizin und Kinderheilkunde. Bd. 6. 1910.

daß ein exogener Kalkmangel wohl zu einer Osteoporose, aber nie zu einer
Rachitis führen kann. Die gleiche Überlegung gilt auch für die experimentell
hervorgerufenen Knochenveränderungen, die W. Heubner und Lipschütz
bei phosphatarm ernährten Hunden beobachten konnten, und die von
Schmorl ebenfalls zur Osteoporose und nicht zur echten Rachitis gerechnet
wurden. Einen weiteren erheblichen Unterschied zwischen diesen osteoroti-
schen und den echten rachitischen Zuständen glaubte man auch aus ihrer
verschiedenartigen, therapeutischen Beeinflußbarkeit ableiten zu müssen:
Osteoporose heilt auf Zufuhr von Knochensalzen (Ca bei der kalkarmen,
P bei der P-armen Form) aus, während die echte Rachitis bei der gleichen
Medikation unbeeinflußt bleibt.

Dieses besondere Trennungsmerkmal gilt nach Lehnerdt auch für den rachitisähnlichen
Zustand, der nach großen Strontiumgaben erzielt werden kann. Hier ist sogar das neugebildete, zunächst unverkalkte Osteoid so stark kalkavid, daß es nach Kalkzufuhr zu einer
echten Sklerose, d. h. zu auffallend dichten Kalkeinlagerungen kommen kann.

Hauptsächlich unter dem autoritativen Einfluß der pathologisch-anatomischen Forschungsrichtung galt es somit gewissermaßen als Dogma, daß exogen
bedingter Mangel an Knochensalzen in der Ätiologie der Rachitis nie eine kausale
Bedeutung gewinnen kann. Dieser strenge Standpunkt wurde nun in den neueren
Beiträgen zur Frage der experimentellen Rachitis, wenn auch nicht völlig aufgegeben, aber zumindest erheblich gelockert. So wies zunächst Mellanby
auf die Tatsache hin, daß die an Rachitisschutzstoff reichen Stoffe auch an
Ca reich gefunden werden. Er mißt diesem Parallelismus sogar eine gewisse
teleologische Bedeutung zu. Durch die Vitaminzufuhr werden dann nicht nur
die Ossificationsvorgänge begünstigt, auch der erhöhte Kalkbedarf erfährt
eine weitgehende Deckung. Eine besonders klare Vorstellung über die Rolle
der Ca- und P-Salze für die Ätiologie der experimentellen Rachitis (bei Ratten)
finden wir aber erst in den neueren Arbeiten McCollums und seiner Mitarbeiter (Park, Shipley, Miß Simmonds) wie auch in denen von Sherman-
Pappenheimer. Die Erzeugung der experimentellen Rattenrachitis
geht letzten Endes auf eine Verschiebung im gegenseitigen Verhältnis der mit
der Nahrung zugeführten Ca- und P-Salze zueinander, auf eine Abweichung
des Quotienten $\frac{Ca}{P}$ von der Norm zurück. Bei einem bestimmten optimalen
Verhältnis der zugeführten Kalk- und Phosphormenge bleibt auch bei völligem
Vitaminmangel (Lebertran usw.) die Rachitis aus, während eine starke relative
Abnahme der Ca- und noch mehr eine entsprechende Abnahme der P-Zufuhr,
mit anderen Worten eine starke Zu- oder Abnahme des Quotienten $\frac{Ca}{P}$.
bei gleichzeitig mangelhaftem Vitaminangebot rachitische Ossificationsstörungen verursacht. So wies hauptsächlich die „P-arme" Diät $\Big($Zunahme
des Quotienten $\frac{Ca}{P}\Big)$ histologische Knochenveränderungen auf, die
mit der menschlichen Rachitis, auch nach dem Urteil von Pathologen
wie Aschoff, M. B. Schmidt, fast völlig gleichzusetzen sind. Die
„Ca-arme" Diät $\Big($Abnahme des Quotienten $\frac{Ca}{P}\Big)$ führt eher zu osteoporotischen
Bildern. Durch Ausgleichung des Quotienten $\frac{Ca}{P}$ (Zusatz von Phosphaten
oder von Kalksalzen) oder aber durch Zufuhr von D-Vitamin gelingt es ausnahmslos diesen Diätformen ihre rachitogene Eigenschaft zu nehmen. Ebenso
auch durch Bestrahlung der Versuchstiere, oder durch Zufuhr von bestrahlten
Nährgemischen.

Diese an Ratten gewonnenen Versuchsresultate stehen demnach mit den schon erwähnten, früheren, an Hunden erhobenen Befunden (Aron, Dibbelt, Stoeltzner, Heubner-Lipschütz, Schmorl) in deutlichem Gegensatz. Was bis vor kurzem noch allgemein scharf bekämpft wurde, daß nämlich quantitative Verhältnisse im Angebot der Knochensalze eine Bedeutung für die Entstehung der Rachitis besitzen könnten, trifft nun für die Experimente an Ratten, sogar vom Standpunkt der pathologischen Anatomie, vollkommen zu, Eine ungleiche Reaktionsfähigkeit der verschiedenen Tierarten (Hund und Ratte) auf eine gemeinsame Ursache dürfte uns diesen Wechsel in den Anschauungen noch am ehesten verständlich machen [1]).

Die Analogisierung der experimentellen Rattenrachitis mit der menschlichen Spontanrachitis läßt sich in vielen Einzelheiten durchführen, so hauptsächlich in bezug auf die therapeutischen Verfahren. Beide können durch D-Vitamin bzw. Licht bekämpft werden, ebenso erwies sich bei beiden eine knappe Ernährung von günstigem Einfluß. Es fragt sich nun aber, ob der wichtigste ausschlaggebende ätiologische Faktor für die Entstehung der Rattenrachitis: die pathologischen Werte für den Quotienten $\frac{Ca}{P}$ in der Nahrung, auch für die menschliche Spontanrachitis angewandt werden kann?

Die schon erwähnte klinische Erfahrungstatsache, daß die kindliche Rachitis weder durch Kalk- noch durch Phosphatzufuhr zur Heilung gebracht werden kann, spricht sowohl gegen einen rein absoluten, wie auch relativen Salzmangel als ätiologischen Faktor. Die spezifische Hypophosphatämie müßte — in Analogie zur experimentellen Rattenrachitis —, einer Verschiebung des Quotienten $\frac{Ca}{P}$ in der Nahrung zugunsten des Zählers ihre Ursache verdanken. Wir finden nun

$$\text{in der Frauenmilch } \frac{Ca}{P} = 1,31,$$

$$\text{in der Kuhmilch } \frac{Ca}{P} = 0,79 \text{ (Langstein-Meyer)},$$

d. h. wir müßten viel eher bei den Brust- als bei den Flaschenkindern mit dem Auftreten der rachitischen Hypophosphatämie rechnen, was aber durchaus nicht der Fall ist. Man könnte freilich auch noch die Möglichkeit berücksichtigen, daß diese Mittelzahlen, deren wir uns zur Berechnung des Quotienten $\frac{Ca}{P}$ bedient haben, in bestimmten Einzelfällen völlig versagen. Hier könnte dann auch ein entsprechender „rachitogener" Quotientwert zustande kommen. Solche Analysen sind in der letzten Zeit besonders in der Frauenmilch ausgeführt worden, in der überwiegenden Mehrzahl mit vollkommen negativen Ergebnissen. So fand v. Meysenbug die gleichen Phosphatwerte in der Milch bei Müttern rachitischer, wie nicht-rachitischer Kinder. Ebenso bewegen sich die Kalkwerte

---

[1]) In den früheren Versuchen an Hunden hat man mit einem absoluten Minderangebot an Kalk oder Phosphor gearbeitet. Trotzdem glauben wir nicht, daß die erst in der letzten Zeit erfolgte Einführung des Quotienten $\frac{Ca}{P}$, d. h. die Betrachtung des relativen Verhältnisses in der Salzzufuhr einen prinzipiellen Unterschied zu den älteren Versuchen auch was ihren Ausfall anlangt, bedeutet. Denn bei einer Ca- oder P-armen Ernährung bestand sicherlich schon in den früheren Versuchen eine, wenn auch zahlenmäßig nicht gefaßte Verschiebung des besagten Quotienten $\frac{Ca}{P}$ zugunsten des Nenners bzw. des Zählers. Bedauerlicherweise sind in diesen älteren Versuchsreihen spezifisch antirachitisch wirksame therapeutische Verfahren, wie Zufuhr von Lebertran, Bestrahlung, nicht zur Anwendung gekommen. Die Richtigkeit unserer obigen Überlegungen wäre aber letzten Endes nur durch diesen Beweis „ex iuvantibus" zu erbringen.

unter den gleichen Bedingungen innerhalb der normalen Grenzen (Pfeiffer, Suzuki, Telfer). Wenn nun aber schon für die Frauenmilch die aus der Lehre der experimentellen Rachitis postulierte Forderung einer entsprechenden, wenn auch vielleicht nur fallweise auftretenden Verschiebung (Erhöhung) der Werte des Quotienten $\frac{Ca}{P}$ nicht erbracht werden kann, so ist sie für die Kuhmilch mit dem schon ursprünglich fast um die Hälfte niedrigeren Quotienten $\left(\frac{Ca}{P}\right)$ kaum zu erwarten.

Mit dem Zwecke gewisse jahreszeitliche Schwankungen im Phosphatgehalt der Kuhmilch zu entdecken, die dann vielleicht mit der entsprechenden Morbiditätskurve der Rachitis in Beziehung gebracht werden könnten, führte Lenstrup durch $1\frac{1}{4}$ Jahre regelmäßige, wöchentliche Phosphorbestimmungen in der Milch des Kopenhagener Luisen-Kinderkrankenhauses aus. A priori hätte man erwarten können, daß die Wintermilch an Phosphaten viel ärmer ist, als die Sommermilch, denn so wäre eine Brücke zu der rachitischen Hypophosphatämie (im Winter) — wenigstens was diesen speziellen exogenen Ernährungsfaktor anlangt — zu schlagen gewesen. Demgegenüber fand nun aber Lenstrup die höchsten Phosphatwerte gerade in den Wintermonaten (September—Mai), während aus den Sommermonaten niedrigere Zahlen vorliegen. Das Verhältnis $\frac{\text{niedrigster Wert (Sommer)}}{\text{höchster Wert (Winter)}}$ betrug $\frac{1}{1,48}$. Auch aus dieser, wenn auch noch vereinzelten und unbestätigten Versuchsreihe lassen sich also keine Beweise für die Richtigkeit der These herauslesen, daß quantitative Momente bezüglich der exogen zugeführten Knochensalze in der Ätiologie der echten, menschlichen Rachitis — im Gegensatz zur experimentellen Rattenrachitis — stark in die Wagschale fallen würden.

In der Ablehnung dürfen wir aber wiederum nicht zu weit gehen! Wir haben schon bei der Besprechung der verschiedenen Kraniotabesformen erwähnt, daß nicht jede Schädelweichheit als eine echt rachitische aufzufassen sei: Nicht allein der angeborene Weichschädel, sondern ebenso extrauterin entstandene Schädellücken, so z. B. bei natürlich ernährten Frühgeburten, manchmal aber auch bei völlig ausgetragenen jungen Brustkindern (in den ersten 4 Lebensmonaten). Der Blutchemismus zeigt in diesen Fällen — worauf wir schon gleichfalls hingewiesen haben — entweder gar keine Veränderung, oder aber eine leichte Hypocalcämie mit normalen Phosphatwerten (Tisdall, Verfasser). Man könnte geneigt sein, den erniedrigten Kalkspiegel als Zeichen einer allgemeinen Kalkverarmung des Gesamtkörpers und die Kraniotabes folgerichtig als ein osteoporotisches Symptom aufzufassen. Schon das Fehlen der Hypophosphatämie schließt ihre Zugehörigkeit zur echten Rachitis aus. Da diese pseudo-rachitische Kraniotabes meist nur bei Brustkindern (oder bei längere Zeit natürlich ernährten Säuglingen) beobachtet werden kann, und die Frauenmilch im Verhältnis zur Kuhmilch in der Tat arm an Knochensalzen, so auch an Kalk ist, so liegt es durchaus im Bereich der Möglichkeiten, daß bei gewissen Brustkindern ein erhöhter Kalkbedarf, das schon physiologisch niedrige Angebot übertrifft und der Organismus allmählich an Kalk verarmt. Eingehende neuere Stoffwechseluntersuchungen B. Hamiltons belegen zahlenmäßig (wenn auch z. T. in etwas konstruierter Form), die Richtigkeit dieser Anschauung (vgl. auch Aron). Der gesamte Ca-Gehalt von reifen Neugeborenen beträgt nach den Literaturangaben im Mittel 10 g Ca pro Kilogramm Körpergewicht (Max. 13 und Min. 8 g). Andererseits berechnet Hamilton die tägliche CaO Retention aus der älteren Literatur und aus eigenen Versuchen im Mittel 15 mg pro Kilogramm. Bei normalem Wachstum muß dann — was sich einfach ermitteln läßt — der relative Ca-Gehalt des Körpers bis zum Ende des ersten Trimenons stetig abnehmen. Da das Wachstum die Knochen- und Weichteile gleichmäßig betrifft (v. Pfaundler), so dürfte nach der Ansicht von Hamilton der Schluß berechtigt sein, den Sitz der Ca-Verarmung im Ca-reichsten Gewebe, d. h. in den

Knochen zu suchen. Nach dem Ende des dritten Lebensmonates geht die Ca-Retention sprunghaft in die Höhe (tägl. 24—32 mg pro Kilogramm), womit auch der Ca-Verarmung des Körpers ein Ende gesetzt wird. Bei Frühgeborenen ist der Gesamt-Ca-Gehalt bei der Geburt besonders niedrig, das verhältnismäßig rasche Wachstum äußert sich dann in einem noch stärkeren, relativen Ca-Bedarf. Es ist außerdem zu beachten, daß 0,2 g Ca täglich im intermediären Stoffwechsel des Säuglings verwendet werden (Erhaltungsstoffwechsel) und nicht zum Aufbau der Körpergewebe dienen. All diesen Ansprüchen kann aber der geringe Ca-Gehalt der Frauenmilch nur kaum, bei Frühgeburten meist überhaupt nicht gerecht werden [1]. Durch erhöhte Ca-Zufuhr in der Nahrung kann der Verlust verhindert werden, in unkomplizierten Fällen schwinden dann auch die osteoporotischen Symptome. Der Ausbruch der echten Rachitis, zu der Frühgeburten bekanntlich sehr neigen, läßt sich jedoch so nicht verhüten. An unserer These, daß der Mangel an Knochensalzen mit der menschlichen Spontanrachitis in keiner kausalen Beziehung steht, können wir demnach auch weiterhin noch festhalten. Andererseits dürfen wir aber nicht verkennen, daß bei hohem Salzbedarf ein geringes Angebot (z. B. in der Frauenmilch) die Entstehung der Rachitis, vielleicht auch auf dem Umwege einer „Pseudo-Rachitis" = Osteoporose zu begünstigen vermag.

Zum Schlusse unserer Betrachtungen über die Ätiologie der Rachitis, sei kurz vermerkt, daß die schon früher geäußerten Vermutungen, die Rachitis auf eine bakterielle Infektion zurückzuführen, auch heute noch an Beweiskraft nichts gewonnen haben. Wenn Morpurgo und Koch bei experimentell mit Bakterien infizierten Ratten, bzw. Hunden rachitisähnliche Zustände auftreten sahen, so ist damit zunächst der kausale Zusammenhang zwischen dem Reiz und der darauf erfolgten Reaktion noch nicht über jeden Zweifel erhaben. Man könnte auch daran denken, daß die Infektion die allgemeine Resistenz des Organismus so weit beeinträchtigt hat, daß nun die spezifisch-ätiologischen Faktoren (Vitamin, Licht) bei einer niedrigeren Reizschwelle in Aktion treten [2]. In diesem Sinne könnten Infektionskrankheiten, oder besondere Toxämien, auch bei der menschlichen Spontanrachitis die Rolle eines mittelbar wirkenden, sekundären ätiologischen Faktors ausfüllen. Die Morpurgoschen und Kochschen Befunde konnten übrigens in Nachuntersuchungen von Pappenheimer, bei Anwendung einer leichten Modifikation auch von Findlay, nicht bestätigt werden.

## Pathogenese.

In diesem Abschnitt liegt uns die Aufgabe ob, den Weg, womöglich in allen seinen Einzelheiten, näher zu bezeichnen, den die exogenen Reize, die schon besprochenen ätiologischen Faktoren, bis zum Reaktionsprodukt, d. h. bis zum Auftreten der rachitischen Veränderungen im Organismus selbst durchlaufen müssen.

Die experimentelle Rattenrachitis bietet zunächst die übersichtlicheren Verhältnisse. Hier könnten wir in der Erklärung der pathogenetischen Vorgänge ein erhebliches Stück weiter kommen, wenn es uns nur gelänge, den Zusammenhang zwischen der relativen P-Armut der Nahrung und dem gestörten

---

[1] Nach neueren Untersuchungen von G. Mühl dürfte bei ungestörtem Ernährungszustand das Kalkangebot in der Frauenmilch auch für Frühgeburten den Bedarf noch vollkommen decken. Allerdings vermag die geringste Verdauungsstörung eine starke Ca-Unterbilanz zu erzeugen. Da nun aber solche bei Frühgeburten recht häufig vorkommen, so bestehen die von Hamilton gezogenen Schlußfolgerungen — besonders mit Rücksicht auf die niedrigen Ca-Depots frühgeborener Kinder bei der Geburt — doch wohl zu Recht.

[2] Vgl. auch den nächsten Abschnitt.

Blutchemismus, d. h. der rachitischen Hypophosphatämie plausibel zu machen. Bei einem absolut erniedrigten P-Angebot, wie z. B. in den früheren Versuchen von W. Heubner-Lipschütz wäre die Senkung des Serumphosphatspiegels der zwangsläufige, und somit auch völlig unauffällige Folgezustand einer allgemeinen P-Verarmung. Den Einfluß eines relativen P-Mangels — und um einen solchen handelt es sich bei der McCollumschen (auch Sherman-Pappenheimerschen) Rattenrachitis — können wir nur dann dem Verständnis näher bringen, wenn wir uns einige bekannte Daten bezüglich des normalen Ca- und P-Stoffwechsels in das Gedächtnis zurückrufen. So müssen wir daran erinnern, daß der im intermediären Stoffwechsel überflüssig gewordene Kalk in erster Linie durch den Dickdarm (Rüdel, Grosser) und nur in verschwindend geringem Anteil durch die Nieren den Organismus verläßt. Von besonderer Bedeutung ist es nun, daß der im Darm ausgeschiedene Kalk Phosphate mit sich reißt und dann in den Faeces meist als Tricalciumphosphat erscheint. Nach Darreichung von Kalksalzen müßte sich demnach die Menge der Phosphate im Urin vermindern, dafür aber im Stuhl zunehmen, was auch in der Tat nachgewiesen werden konnte (Riesel, Berg u. a.). Der im Überschuß zugeführte Kalk lenkt nämlich die Phosphate von den Nieren auf den Darm ab. Bei relativ sehr hohem Kalkangebot reicht dieser „Urinphosphor" oft gar nicht mehr aus, um die Eliminierung dieses überflüssigen Kalkes völlig durchzuführen. Hier müssen dann die Phosphatbestände des Organismus angegriffen werden. Die weitere Folge davon könnte dann eine Hypophosphatämie sein. Die gleiche Überlegung gilt auch für den reziproken Fall, d. h. für ein relativ hohes Phosphatangebot. „Bei übermäßig hohem Phosphorsäuregehalt der Nahrung im Verhältnis zu den Erdalkalien wird nicht nur der gleichzeitig aufgenommene Nahrungskalk, sondern z. T. auch der im fertigen Knochengewebe bereits abgelagerte Kalk zur Bindung der überschüssigen und daher wieder ausgeschiedenen Phosphorsäure herangezogen, so daß solche Tiere sogar mehr Kalk ausscheiden als ihnen mit der Nahrung dargeboten wird" (Hutyra-Marek). Das Resultat wäre dann eine Hypocalcämie, worauf wir im Tetaniekapitel noch ausführlich zu sprechen kommen werden. Allein bei einem ganz bestimmten, vielleicht der Formel des tertiären Kalkphosphatsalzes entsprechenden, oder von ihr mindestens nicht sehr stark abweichenden Verhältnis des Nahrungskalkes zum Phosphor bleiben die Kalk- oder Phosphordepots des Organismus und in Konsequenz auch der normale Blutchemismus unbeeinflußt (R. Berg). Die Hypophosphatämie der experimentellen „P-armen" Rattenrachitis, die auch der menschlichen Spontanrachitis am nächsten steht, verdankt ihren Ursprung demnach der „unteleologischen" Abwehrmaßnahme des Organismus, sich des durch die Nahrung zugeführten Kalküberschusses auf Konto seiner eigenen P-Bestände zu entledigen.

In unseren bisherigen Betrachtungen gingen wir von der Annahme aus, daß der Stuhlkalk und Phosphor nicht als der Resorption entgangene Nahrungsbestandteile, sondern als im Dickdarm zur Ausscheidung gelangte Produkte des intermediären Stoffwechsels aufzufassen sind, wenn sie auch freilich letzten Endes zum größten Teil aus der Nahrung stammen. Man könnte aber auch noch die andere Möglichkeit in Erwägung ziehen, daß der Kalk sich schon im Darm während der Verdauung mit dem Phosphat zum unlöslichen Tertiärsalz verbindet, und so tatsächlich der Resorption entgeht. Diese Vermutung wurde schon früher von v. Noorden, Strauß, Herxheimer und, mit besonderer Berücksichtigung der Rachitis, auch von Dibbelt geäußert, von R. Berg, Lehnerdt, Orgler u. a. bekämpft, neuerdings aber von englisch-amerikanischer Seite wiederum aufgegriffen und weitgehend experimentell zu belegen versucht (Findlay,

Howland und ihre Mitarbeiter u. a.). Wir wollen diese an Kindern angestellten Versuche bei der Besprechung der Verhältnisse der menschlichen Rachitis noch einer eingehenden Kritik unterziehen. Für die besonderen Verhältnisse der experimentellen Rattenrachitis möchten wir aber die überragende Bedeutung der Darmvorgänge jetzt schon in Abrede stellen. Wohl könnte man zunächst die Entstehung der „P-"(wie auch der „Ca-)armen" Rachitis mit dem Ausfallen von Kalkphosphat im Darm in Beziehung bringen. Der noch zurückgebliebene und dann isoliert resorbierte Ca- (bzw. P-) Rest würde nämlich allein nicht ausreichen, um den Ossificationsvorgang aufrecht zu erhalten. Bei einem normalen Quotientwert $\left(\frac{Ca}{P}\right)$ müßte aber sinngemäß auch noch dieser geringe Überschuß wegfallen: die Mengenverhältnisse des Ca und P würden gerade ausreichen, um sich im alkalischen Dünndarminhalt gegenseitig vollkommen abzusättigen. Wird nun aber nichts an Knochensalzen resorbiert, so müßte mindestens eine typische Osteoporose entstehen, was aber nicht der Fall ist. Über diese Schwierigkeiten helfen sich neuere Autoren mit einer zweiten Hilfshypothese hinweg, indem sie auch die Reaktionsverhältnisse im Darminhalt in Betracht zu ziehen wünschen (Zucker-Johnson-Barnett, Jones u. a.). Sie gehen aber sicherlich viel zu weit, wenn sie — ohne experimentelle Grundlagen — aus dem sauren oder basischen Charakter der Nahrung auf die Reaktion des Dünndarmchymus Rückschlüsse ziehen wollen. So soll nach ihnen das $CaCO_3$ als Kalkzusatz der „P-armen" Rattendiät sich deswegen besonders gut eignen, weil es im Dünndarm die alkalische Reaktion und somit auch die Bildung des unlöslichen tertiären Kalkphosphates begünstigt. Wir wissen demgegenüber aus neueren Versuchen (McClendon, Heller, Schiff-Gottstein), daß die Reaktion des Dünndarmchymus mit der der Nahrung durchaus nicht parallel zu gehen braucht. So ist z. B. bei der Zufuhr einer sauren Nahrung, wie sie die Buttermilch darstellt, der Dünndarminhalt nicht saurer als bei irgendeiner anderen Ernährungsweise! Es ist kaum anzunehmen — der experimentelle Beweis steht noch aus —, daß eine Alkalisierung vielleicht leichter gelingen könnte als die Säuerung. Was nun noch die Rattenexperimente anlangt, so hat Eckstein mit dem $CaCl_2$ sogar noch bessere Resultate erzielt als mit dem Kreidezusatz. In neueren Untersuchungen gelang es O. Bergeim die Annahme einer gehemmten Ca- oder P-Resorption bei der experimentellen Rachitis einwandfrei direkt zu widerlegen.

Wie haben wir uns nun die Entstehung der Hypophosphatämie bei der menschlichen Spontanrachitis vorzustellen? Der rein exogene Faktor eines gestörten Verhältnisses des Ca zu P in der Nahrung fällt hier nach dem Gesagten weg. Könnte vielleicht dieses ätiologische Moment dadurch in Erscheinung treten, daß sich der Quotient $\frac{Ca}{P}$ erst im Darm sekundär verschiebt? Das eine Knochensalz — in unserem Falle das Ca — müßte dann im Übermaß, das andere (P) wenig oder gar nicht zur Resorption gelangen. Einen solchen oder mindestens ähnlichen Mechanismus nehmen nun — worauf wir schon hingewiesen haben — im Anschluß an die früheren Vorstellungen Dibbelts, z. T. Schloß', auch jetzt noch besonders englisch-amerikanische Forscher an (Findlay, Howland und ihre Schüler). Den Ausgangspunkt dieser Anschauungen bilden die besonderen Verhältnisse der Ca- und P-Ausscheidung bei der menschlichen Spontanrachitis.

Im floriden Stadium der Rachitis besteht eine stark verschlechterte Ca- und P-Bilanz, die in seltenen Fällen sogar negativ werden kann. Mit der Heilung geht eine erhöhte Ca- und P-Retention parallel. Dies ließ sich sowohl für den Lebertran (Schabad, Schloß, Orgler, Birk u. a.) wie auch für die

Bestrahlung[1]) (Lasch-Wertheimer, Orr-Holt-Wilkins-Boone, vgl. auch Degkwitz) experimentell beweisen. Bestrahltes Olivenöl und bestrahlte Milch fanden Steenbock-Daniels, bzw. B. Kramer und Brahm-Mende ebenso wirksam. Als besonders charakteristische Beispiele bringen wir zwei Bilanzversuche mit allen ihren Einzeldaten.

1. Fall von Schabad.

### Vor der Lebertranbehandlung.

| | Einfuhr | Urin | Stuhl | Gesamtausfuhr | Retention | In % der Einfuhr | Ausscheidung im Urin mg% |
|---|---|---|---|---|---|---|---|
| Ca ... | 4,56 | 0,002 | 3,64 | 3,64 | 0,92 | 20 | 0,04 |
| P .... | 4,24 | 1,320 | 2,36 | 3,68 | 0,56 | 15 | 36 |

### Nach Lebertranbehandlung:

| | | | | | | | |
|---|---|---|---|---|---|---|---|
| Ca ... | 3,92 | 0,012 | 1,04 | 1,05 | 2,87 | 74 | 1,2 |
| P .... | 3,28 | 1,360 | 0,48 | 1,84 | 1,44 | 45 | 74 |

2. Fall von Orr-Holt-Wilkins-Boone.

### Vor der Behandlung (Serum Ca: 9,6 mg%; P: 2,3 mg%):

| | Einfuhr | Urin | Stuhl | Gesamtausfuhr | Retention | In % der Einfuhr | Ausscheidung im Urin mg% |
|---|---|---|---|---|---|---|---|
| Ca ... | 5,753 | 0,044 | 5,809 | 5,853 | — 0,100 | — | 0,7 |
| P .... | 4,236 | 1,185 | 3,057 | 4,242 | — 0,006 | — | 27,9 |

### Nach einer dreiwöchigen Strahlenbehandlung (Serum-Ca: 10,3; P: 5,1):

| | | | | | | | |
|---|---|---|---|---|---|---|---|
| Ca ... | 5,154 | 0,167 | 2,174 | 2,341 | 2,813 | 54,6 | 7,2 |
| P .... | 3,784 | 1,260 | 0,738 | 1,998 | 1,786 | 47,2 | 63,1 |

Aus diesen Stoffwechselversuchen ergibt sich zunächst die schon erwähnte Tatsache, daß der rachitische Organismus den meisten Kalk und Phosphor durch den Darm verliert. Der Urinkalkwert bewegt sich stets innerhalb normaler Grenzen, während die Phosphatausscheidung im Urin eher erhöht gefunden wird. Da aber der „Stuhlphosphor" die im Urin eliminierten P-Mengen trotzdem noch stark übersteigt, so könnte man — nach dem Vorschlag Schabads — immerhin noch von einer „relativen" Hypophosphaturie sprechen. Bei der Heilung wird hauptsächlich, ja fast ausschließlich, der Stuhlkalk und Phosphor eingespart. Der Urin-P kann in manchen Fällen, so auch in den mitgeteilten Beispielen, leicht zunehmen: ebenso auch der Urinkalk. Diese Zunahmen sind jedoch keineswegs so konstant, wie das neuerdings von Telfer, Findlay u. a. behauptet wird. Wir finden in der Rachitisliteratur zahlreiche und sicherlich zuverlässige Angaben (Orgler, Schloß, Hensch-Kramar, Rupprecht), die beim Heilungsprozeß nicht nur keine Zunahme der Urin-Phosphor- und Kalkwerte, sondern eher eine Abnahme erkennen lassen. Hiermit entfällt aber ein wichtiges Argument, dessen sich die Anhänger der Lehre von der verhinderten Ca- und (oder) P-Resorption bei der Rachitis mit Vorliebe zu bedienen pflegen. Nach der Deutung dieser Autoren läuft der Kalk- und P-Stoffwechsel bei der Rachitis in folgender Weise ab: aus unbekannten Gründen entgehen der Nahrungskalk und Phosphor im Darm der Resorption, sie werden im Stuhl als tertiäres Calciumphosphat ausgeschieden. Bei der Heilung können

---

[1]) An Hunden hatte Raczynski schon früher (1912), neuerdings auch Degkwitz die Kalk- und P-einsparende Wirkung der Lichtstrahlen zahlenmäßig belegen können. So fand Raczynski (zit. nach Klotz) beim Licht- und Dunkelhund folgende Retentionswerte:

| | Lichthund | Dunkelhund |
|---|---|---|
| CaO ........ | 1,58 | 0,98 |
| $P_2O_5$ ........ | 1,19 | 0,86 |
| Cl ........ | 0,19 | 0,35 |

nun Kalk und Phosphor die Darmwand wiederum normal passieren, werden dann als Knochenbausteine retiniert, erscheinen z. T. aber auch im Urin. Gerade diese Erhöhung der Urin-Kalk- und Phosphorwerte soll die Richtigkeit dieser Anschauungen beweisen. Demgegenüber dürften nicht allein die Inkonstanz dieser letzt erwähnten Befunde, oder die Schwierigkeiten, mit denen die Reproduzierbarkeit von Kalk- und Phosphatstoffwechseluntersuchungen im allgemeinen zu kämpfen hat, sondern auch gewisse experimentelle Daten, und vielleicht noch mehr rein theoretische Überlegungen die Gültigkeit der These von der Behinderung der Ca- und P-Resorption, als einem wichtigen genetischen Faktor der Rachitis, stark einschränken, vielleicht sogar völlig in Abrede stellen.

Wir müssen zunächst von der experimentell eindeutig bewiesenen Tatsache ausgehen, daß die Kalk- und Phosphatsalze — wie schon des öfteren betont — hauptsächlich im Dickdarm zur Ausscheidung gelangen und somit vom unresorbiert gebliebenen Ca- und P-Anteil überhaupt nicht getrennt werden können. Die Annahme Telfers, daß der durch den Stuhl ausgeschiedene Kalk direkt aus dem Nahrungskalk stammen würde, oder, daß die nach Kalkzulagen beobachtete Erhöhung des „Stuhlphosphors" durch Ausfällung von unlöslichem Calciumphosphat im alkalischen Darmchymus bedingt wäre (auch Haldane), dürfte demnach den tatsächlichen Verhältnissen kaum entsprechen. So fand Grosser bei Kindern auch nach Kalkinjektion erhöhte Ca- und P-Werte in den Faeces. Ähnliche in Tierexperimenten gewonnene Resultate teilte schon Rüdel, in der letzten Zeit auch Hetényi mit. Auch bei peroraler Kalkzufuhr werden nach Grosser und Hetényi zuerst erhebliche Kalkmengen, wahrscheinlich im Knochensystem (Heubner-Rona) retiniert, und erst später mit den Faeces ausgeschieden, was aber nicht möglich wäre, wenn der Nahrungskalk direkt in den Stuhl übergehen würde. Die in manchen, wenn auch seltenen Fällen zutage tretende negative Kalkbilanz setzt, — von den minimalen Kalkmengen im Urin berechtigterweise abgesehen — ebenfalls eine erhöhte Ca-Ausscheidung in den Darm voraus, denn reine Resorptionsstörung kann nur eine Bilanz $\pm$ 0 hervorrufen. Zur Erklärung der rachitischen Hypophosphatämie müßte man übrigens folgerichtig für den P eine relativ stärker behinderte Resorption postulieren, als für den Kalk. Hiermit stehen aber wiederum die tatsächlichen Befunde in auffälligem Gegensatz: man könnte eher für den Kalk, der im Urin fast völlig fehlt, mit der Annahme einer fehlenden Resorption auskommen, als für den P, der im Urin meist in die Norm übersteigenden Mengen zur Ausscheidung gelangt. In diesem letzteren Sinne würde auch der relative Phosphorreichtum der Kuhmilch $\left(\text{niedriger Quotientwert } \dfrac{\text{Ca}}{\text{P}}\right)$ sprechen. Wenn nun dann Findlay daraus tatsächlich die richtige Konsequenz zieht, und für den Kalk stärkere Resorptionsverluste als für den Phosphor in Rechnung zu stellen glaubt, so gibt er damit gleichzeitig die von seinem Standpunkt aus einzige Erklärungsmöglichkeit für die Hypophosphatämie auf. Andererseits stellt sich aber Howland, der, um die Hypophosphatämie erklären zu können, den Findlayschen Satz umkehrt und die relativ stärkere Resorptionsbehinderung für den Phosphor in Anspruch zu nehmen glaubt, mit den gegebenen experimentellen Daten in Widerspruch. Wir sehen zur Zeit keine Möglichkeit, um dieser Schwierigkeiten bei Beibehaltung der ursprünglichen These Herr zu werden. Es dürfte zweckmäßiger sein und — was uns naturgemäß noch viel wichtiger dünkt — auch die tatsächlichen Verhältnisse richtiger wiedergeben, wenn wir die Genese der Hypophosphatämie nicht in exogenen Faktoren, zu denen wir auch noch die behinderte Darmresorption rechnen möchten, sondern in Vorgängen des intermediären Stoffwechsels, des inneren Zellebens suchen würden. Dafür spricht auch die Unbeeinflußbarkeit der menschlichen Spontanrachitis mit exogen erhöhtem Kalk- oder Phosphatangebot, im Gegensatz zu der experimentellen Rattenrachitis. Selbst wenn die Hypophosphatämie erst infolge der verschlechterten Resorptionsverhältnisse im Darm entstanden sein würde, müßte eine erhöhte Phosphatzufuhr noch kompensierend wirken können; für eine völlige Resorptionssperre fehlt jeglicher Anhaltspunkt [1]).

In neuerer Zeit wurden — wie schon oben dargetan — auch die Reaktionsverhältnisse im Darm, hauptsächlich zur Erklärung von gewissen therapeutischen Maßnahmen, herangezogen. So erwähnte schon Schloß, daß bei rachitischen Kindern die Stuhlreaktion meist stark alkalisch ist, und beim Heilungsprozeß so auch insbesonders unter Lebertraneinfluß in saure Werte umschlägt. Nach Zucker soll diese Verschiebung gegen die saure Seite — wenigstens bei Ratten — auch im Laufe einer Strahlentherapie zu beobachten sein. Von beiden Autoren wird aber zugegeben, daß diese Veränderungen weitaus nicht als konstant anzusehen sind. So wissen wir, daß Rachitis auch bei Brustkindern auftreten kann, bei denen aber der saure Gärungsstuhl mit wenig Ausnahmen zur Regel gehört. Die Stuhlreaktion wird letzten Endes durch die Dickdarmflora bestimmt und hervorgerufen. Auf die Reaktionsverhältnisse im Dünndarm kann aus ihr keineswegs geschlossen werden. Es wäre demnach durchaus verfehlt, was aber von mancher Seite ausgesprochen wurde, die alkalische Stuhlreaktion dafür verantwortlich zu machen, daß die Kalksalze im Dünndarm (!) nicht resorbiert, bzw. eben in diesem alkalischen Milieu präzipitiert werden. Man wollte sogar den alkalischen Dünndarmchymus mit peroralen HCl-Gaben zu neutralisieren versuchen (Jones). Dies dürfte aber nach den vorliegenden und schon erwähnten experimentellen Ergebnissen von Schiff-Gottstein u. a. kaum gelingen. Allein bei einer mangelhaften Magensalzsäuresekretion, die aber bei einer unkomplizierten Rachitis keineswegs zur Regel gehört, könnten im Dünndarm erhöhte — und möglicherweise auch peroral beeinflußbare — alkalische Werte entstehen. Auch nach den neueren Untersuchungen von Wills-Sanderson-Paterson besteht zwischen „Magenacidität" und Ca-Resorption kein Parallelismus. Die Stuhlreaktion dürfte höchstens mit der Kalk- und Phosphorausscheidung in Beziehung stehen.

Auch für den Lebertran wurde zunächst der Hauptangriffspunkt im Darm selbst vermutet (Schabad, Birk, Schloß u. a.). Man glaubte einen Beweis dafür in der Tatsache erblicken zu können (Schloß), daß der Lebertran nur in den Fällen mit hohem Kalk- und Phosphorverlusten in den Faeces wirkt, während normale Kalk- und Phosphorwerte unbeeinflußt bleiben. Wir sind freilich nicht in der Lage allein aus diesem beachtenswerten Versuchsergebnis einen ähnlichen schwerwiegenden Schluß zu ziehen, denn uns wäre das gleiche Verhalten auch bei einem intermediär gelegenen Angriffsort des Lebertrans ebenso verständlich. Wenn wir sogar die Lebertran- und Lichtwirkung — im besprochenen Sinne — miteinander völlig gleichsetzen, so kann man sich kaum vorstellen, daß im Darmlumen gelegene Momente — man hat z. B. im Lebertran nur einen Vehikel für den Kalk vermutet usw. — für den Lebertraneffekt ernstlich in Betracht kämen. In neueren Versuchen (an Ratten) konnte A. F. Heß sogar den weiteren Nachweis liefern, daß das Eigelb, sowie verschiedene bestrahlte Produkte (auch das bestrahlte Cholesterin) selbst bei parenteraler Verabreichung den Ausbruch der Rachitis regelmäßig aufzuhalten vermögen. Dies dürfte auf Grund ausgedehnter Untersuchungen (an Ratten, aber auch an Säuglingen) von Stepp, Soames, bzw. von B. Kramer auch für den Lebertran stimmen.

Mag es nun auch nach dem Gesagten zutreffen, daß der Stuhlphosphor und Kalk weniger direkt aus der Nahrung als vielmehr aus dem intermediären Stoffwechsel herstammen, so sind wir doch noch die Antwort schuldig geblieben, wieso es denn bei Rachitis zu diesem besonderen Ausscheidungsmodus kommt. Mangels ausreichender Kenntnisse schon über die normalen Bedingungen der Kalk- und P-Ausscheidung und ihrer Verteilung auf die Nieren und auf den Dickdarm sind wir zur Zeit aber noch nicht in der Lage, die nähere Analyse dieses Fragekomplexes mit Aussicht auf Erfolg in Angriff zu nehmen. Einige

---

[1]) Der frühere Einwand, dessen sich auch Lehnerdt in seinem zusammenfassenden Referat (Ergebn. d. inn. Med. u. Kinderheilk. Bd. 6. 1910) bedient, daß in der Folge einer gehinderten Ca- oder P-Resorption im Grunde genommen ebenso nur eine Osteoporose, aber keine Rachitis entstehen könnte, wie bei einem rein exogen durch die Nahrung bedingten Ca- oder P-Mangel, verliert heute — in Anbetracht der ausführlich besprochenen Verhältnisse bei der experimentellen Rattenrachitis — erheblich an Geltung.

bekannte Daten aus dem normalen Kalk- und Phosphatstoffwechsel dürften aber in diesem Zusammenhang doch von Interesse sein.

Die Phosphataussscheidung im Urin hängt nach neueren Untersuchungen (Starling-Eichholtz, Verfasser) nicht — oder vielleicht nicht nur — vom Phosphatangebot, sondern wohl in erster Linie vom Eigenstoffwechsel der Nieren ab. Diese, ebenso wie sämtliche Körpergewebe, enthalten reichliche Mengen von organischen Phosphorverbindungen, aus denen unter dem Einfluß spezifischer Phosphatasefermente anorganische Phosphate in Freiheit gesetzt, und im Urin eliminiert werden. Infolge gestörter Fermenttätigkeit oder aber der Verarmung der Nierenzellen an solchen organischen Phosphorverbindungen kann dann die Ausscheidung der Phosphate Not leiden; sie werden dann wie bei der Rachitis in erhöhtem Maße auf den Darm abgeleitet. Mit dieser Annahme stimmt auch der bei der Rachitis häufig zu beobachtende Befund einer relativ sehr hohen Ammoniakausscheidung trotz alkalischer Urinreaktion gut überein[1]. Unter normalen Verhältnissen erfolgt die Säureausscheidung im Urin mit Hilfe 1. der Phosphate, und 2. der Ammoniakneutralisierung. Je höher der Ammoniakgehalt des Urins, desto stärker ist in der Regel auch der Aciditätsgrad, der hauptsächlich eben durch die Phosphate bestimmt wird. Fehlt es nun an Phosphaten, so wird ein relativ hoher Säureüberschuß durch das ebenfalls autochthon im den Nieren entstandene Ammoniak gebunden. Die Folge davon wäre eine neutrale oder vielleicht sogar alkalische Urinreaktion, mit einem gleichzeitigen sehr hohen Ammoniakkoeffizienten. Bei heilender Rachitis würde sich dann auch diese Eigenstörung der Nierentätigkeit allmählich bessern: daher die in manchen Fällen von Rachitis auch bei oder nach der Heilung beobachtete Hyperphosphaturie[2].

Die hohen Ca- und P-Verluste bei Rachitis dürften auch mit der „rachitischen" Acidose in Beziehung stehen. So ist es schon lange bekannt, daß „acidotische Zustände" mit einer verschlechterten Ca- und P-Bilanz einhergehen, während bei „alkalotischen Zuständen" die Ca- und P-Retention sich meist bessert (Dubois-Stolte, Bogert-Kirckpatrick). Unter normalen Verhältnissen besteht bei Acidose eine verstärkte Ca-Ausscheidung im Urin; bei Alkalose dagegen pflegt im Verhältnis des Urinkalkes zum Stuhlkalk eine Verschiebung zugunsten des letzteren in Erscheinung zu treten. Wenn dies für die Rachitis erfahrungsgemäß nicht stimmt, so dürfte dafür wiederum der gestörte „Phosphorstoffwechsel" der Nieren in Betracht zu ziehen sein: die auf den Darm abgeleiteten Phosphate reißen den Kalk mit sich.

Daß Fette die Ca-Bilanz ebenfalls verschlechtern (siehe bei Czerny-Keller), dürfte mindestens zum Teil mit ihrer acidotischen Wirkung zusammenhängen, der günstige Einfluß, den andererseits Kohlenhydrate auf den Kalkstoffwechsel ausüben (Dibbelt, Tada, Howland-Marriott u. a.) steht dann möglicherweise mit der alkalotischen Umstimmung des Stoffwechsels (Czerny, Freudenberg u. a.) in Beziehung. Für die Fette wurde weiterhin noch angenommen, daß die im Darm nicht resorbierten, verseiften Reste dem Organismus Kalk in Form von Kalkseifen entziehen, und dadurch den Kalkstoffwechsel belasten. Auch für diese besonderen Verhältnisse diskutiert Bahrdt die Möglichkeit, daß vielleicht die Kalkseifen in den Faeces nicht direkt aus der Nahrung stammen, sondern nach erfolgter Resorption von neuem in den Dickdarm sezerniert werden. Ebenso wie für die Kalkphosphate, auch für die Kalkseifen mangelt es noch bezüglich ihres Ursprungs an der letzten experimentellen Klärung. Für die Kohlenhydrate könnte noch geltend gemacht werden, daß sie nach den neuesten Untersuchungen Phosphate im intermediären Stoffwechsel zu binden vermögen (Harrop, Benedikt und ihre Mitarbeiter, sowie Verfasser u. a.) und somit der „rachitischen" Phosphatverarmung des Körpers mit Erfolg entgegenarbeiten. Die schon besprochenen „ätiologischen" Zusammenhänge zwischen der Art der Ernährung und der rachitischen Stoffwechselstörung werden somit — obgleich es sich nur um sekundäre Momente handelt — dem Verständnis näher gerückt: Fette begünstigen, Kohlenhydrate hemmen die Entstehung der Rachitis, ohne aber in dem Maße kausal zu wirken, wie das D-Vitamin oder die Lichtstrahlen.

Auch verschiedene Gemüsearten können die Kalk- und Phosphatretention — die meist miteinander parallel gehen[3]) mehr oder weniger fördern. Einen spezifischen D-Vitamineffekt müssen wir dabei — mangels entsprechender analytischer Befunde — zunächst in Abrede stellen. Man dürfte auch hier wohl eher mit einer unspezifischen Wirkung rechnen. Diese

---

[1] Vgl. auch den Abschnitt über Osteomalacie S. 391.

[2] Im Winter werden auch bei Erwachsenen — schon unter völlig normalen Bedingungen — relativ hohe Faeces-P-Werte gefunden. Im März tritt dann — in Analogie zur Morbiditätskurve der Rachitis — ein plötzlicher Wechsel ein: Der Urinphosphor nimmt auf Kosten des Stuhlphosphors stark zu. Diese relative Hyperphosphaturie bleibt dann durch den ganzen Sommer hin bestehen (Heinelt). Sie hängt vermutlich auch hier mit dem Eigenstoffwechsel der Niere zusammen (Lichtwirkung, ebenso wie bei Rachitis).

[3] Gegenteilige Beobachtungen von Freise-Rupprecht wurden später durch Rupprecht berichtigt.

geht dann vermutlich auf die durch die Gemüsezufuhr bedingte alkalotische Umstimmung des Stoffwechsels zurück. Schon der bekannte Basenüberschuß der Gemüse, der im intermediären Stoffwechsel, infolge der völligen Verbrennung der in ihnen ebenfalls reichlich enthaltenen organischen Anionen („Obstsäuren") noch verstärkt wird, begünstigt das Zustandekommen der Alkalose. Als weiterer, gleichfalls im „alkalotischen Sinne" wirkender Faktor gesellt sich dazu der Reichtum der Gemüse an Vitamin C, oft auch an Vitamin A oder B. Wieso aber Vitamine — ganz im allgemeinen — das innere Säure-Basengleichgewicht zu regulieren helfen, wird uns erst nach der Kenntnis der Bedingungen verständlich, die die rachitische Acidose bestimmen.

Die neue Lehre vom Säure-Basenhaushalt unterscheidet zwischen Gewebs- und Blutacidosen (bzw. Alkalosen) (Freudenberg-György, Haldane u. a.). Bei einer Blutacidose kann die zellulär (organisch, Beumer) gebildete Säuremenge sich innerhalb normaler Grenzen bewegen. Die Acidose kommt dann entweder durch Versagen der Ausscheidungsorgane (Lunge, Niere) oder infolge herabgesetzter Erregbarkeit des Atemzentrums, schließlich aber auch bei einer $CO_2$-Überladung der Atmungsluft zustande. Für die Rachitis könnten allein die zwei letzten Bedingungen diskutiert werden; eine Störung in der Ausscheidungstätigkeit der Lungen oder Nieren[1]) liegt — von wenig Ausnahmen (z. B. bei Pneumonie) abgesehen — nicht vor. In der Tat dachte schon Kassowitz an eine $CO_2$-Vergiftung, die er auf seine „respiratorischen Noxen" zurückzuführen glaubte. Neuerdings erwägt Rabl die zweite Möglichkeit, die der herabgesetzten Erregbarkeit des Atemzentrums. Diese müßte sich in einer verschlechterten Ventilation und somit sekundär ebenfalls in einer $CO_2$-Stauung äußern. Hierfür liefert die Morphiumwirkung (Endres, Schön) das klassische Beispiel. Eine Anreicherung des Blutes an Kohlensäure, wie sie bei einer exogen oder aber endogen, infolge Schwankungen im Erregbarkeitszustand des Atemzentrums bedingten Überladung zustande kommt, drückt sich stets in erhöhten Alkalireservewerten aus (van Slyke, Straub u. a.). Die Gefahr einer Verschiebung in der Blutreaktion kann hier nur durch Einsparung von Alkali, d. h. durch Hebung der Alkalireserve gewährleistet werden. Die Rachitis geht aber — wie wir es gesehen haben — mit einer erniedrigten Alkalireserve einher; hiermit verlieren dann die von Kassowitz und Rabl gezogenen Schlüsse ihre Gültigkeit. Die rachitische Acidose kann ihren Ursprung demnach nur in den Geweben, in den Zellen haben. Eine Anhäufung von sauren Stoffwechselprodukten, die einer solchen Acidose zugrunde liegt, setzt eine veränderte „Stoffwechselintensität" voraus (Freudenberg-György). Je schneller eine Reaktion verläuft, um so weniger Zwischenprodukte treten auf, je langsamer, um so mehr. Bei einer Stoffwechselverlangsamung muß demnach die Entstehung der Endprodukte gegenüber den sauren Charakter tragenden Zwischenprodukten relativ stark verzögert sein. Der Einwand, daß auch die Kohlensäure als Endprodukt eine Säure ist, dürfte schon deswegen nicht stichhaltig sein, weil sich der Organismus gegen die Kohlensäure mit Hilfe der Puffersysteme erfolgreich schützen und sie auch rascher (durch die Lungen, aber auch die Zellen sind für die Kohlensäure besonders permeabel — Jakobs) eliminieren kann, als die ebenfalls sauren (oft auch noch stärker sauren, z. B. Milchsäure) Zwischenprodukte.

Auch durch eine Reihe von physiologischen und pathologischen Erfahrungen wird die acidotische Wirkung einer Stoffwechselverlangsamung belegt. Die winterschlafenden Tiere mit ihrer extremen Herabsetzung des Stoffwechsels zeigen eine acidotische Verschiebung ihres Säure-Basenhaushaltes, bei der freilich auch die herabgesetzte Erregbarkeit des Atemzentrums mitbeteiligt ist. Bekannt ist die stoffwechseldämpfende Wirkung des Ausfalles der Schilddrüse. Tatsächlich fanden Freudenberg und György bei kongenitalem Myxödem eine Acidose; Hollo und Weiß bei Hyperthyreose (M. Basedow) eine Alkalose. Bei der Addisonschen Krankheit besteht nach neueren Angaben ebenfalls Acidose.

---

[1]) Die behinderte Phosphatausscheidung kann in dieser Hinsicht durch eine entsprechend erhöhte Ammoniakbildung reichlich kompensiert werden.

Stoffwechselverlangsamung ist in gewissem Sinne mit einer verschlechterten Gewebsatmung gleichzusetzen. Zustände, die durch herabgesetzte, träge Oxydationsvorgänge charakterisiert sind, müssen demnach eine Acidose aufweisen. So tritt z. B. bei tiefer Narkose, die die Zelloxydation bekanntlich stark herabsetzt (vgl. bei Winterstein), eine wahre Acidose, mit stark erniedrigten Alkalireservewerten und hoher Säureausscheidung im Urin auf (van Slyke und Mitarbeiter, György-Vollmer). Die Acidose beim Diabetes, bei der alimentären Intoxikation, bei einer schweren Atrophie (Dekomposition) der Säuglinge dürften in diesem Zusammenhang ebenfalls Erwähnung finden.

In diese Gruppe von acidotischen Zuständen möchten wir nun auch die Rachitis eingerechnet wissen (Freudenberg-György, Pritchard). Die Herabsetzung der Stoffwechselintensität erfolgt bei der Rachitis zunächst mit Hilfe der spezifisch wirksamen, ätiologischen Faktoren des D-Vitamin-(Licht-)Mangels. Die Spezifität dieses Vorganges beruht in der gleichzeitig mitverursachten Störung des Blutchemismus, im Auftreten der rachitischen Hypophosphatämie. Vom Phosphatanion wissen wir nun, daß es an den intracellulären Oxydationsprozessen in erheblichem Maße mitbeteiligt ist, nicht nur im Muskelgewebe (Embden, Meyerhof, Thunberg, Warburg) sondern in sämtlichen Körperzellen (György, Neuberg, Warburg). Die Verbrennungsvorgänge werden durch das Phosphat-Ion stark gefördert. Bei einem Phosphatmangel, so auch bei der rachitischen Hypophosphatämie, stellt dann die allgemeine Stoffwechselverlangsamung nur das zwangsläufige Endergebnis dar. Entsprechend diesen Vorstellungen fanden Freudenberg und Welcker im Blut von Rachitikern die Glykolyse in vitro stark herabgesetzt bzw. aufgehoben. Wurde das zu zerlegende Kohlenhydrat als Hexosephosphat angeboten, so waren die rachitischen Blutzellen zur Glykolyse voll befähigt. Da der anaerobe Vorgang, mit dem die Glykolyse eingeleitet wird, nach den neueren Anschauungen (Neuberg, Embden) die Voraussetzung der im weiteren Ablauf oxydativen Abbauprozesse der Kohlenhydrate darstellt, sehen Freudenberg-Welcker in der rachitischen Glykolysehemmung einen weiteren wesentlichen Faktor dieser erwähnten Stoffwechselverlangsamung. Die von Brehme-Verfasser beobachtete Tendenz zur Abnahme der Blutmilchsäurewerte bei florider Rachitis stehen mit dieser Annahme ebenfalls in gutem Einklang. Aus all dem könnte auch gefolgert werden, daß in der rachitischen Acidose allein eine Folgeerscheinung der „Hypophosphatämie" zu erblicken sei, und in der Tat glaubte Verfasser diesen Schluß sich zu eigen machen zu können. Hauptsächlich schon aus dem Grunde, weil damit gleichzeitig der nahe liegende Einwand wegfällt, warum nicht jeder acidotische Zustand beim Säugling in eine rachitische Störung ausläuft. So sehen wir z. B. bei chronischen Ernährungsstörungen, die oft mit Acidose einhergehen (Czerny und seine Schule) nur selten die „Syntropie" (v. Pfaundler) mit Rachitis.

Die Annahme einer besonderen Stoffwechselträgheit bei Rachitis (Freudenberg-György) gewann in neueren Experimenten stark an Beweiskraft. So konnte schon früher Niemann zeigen, daß Rachitiker auf Fettzulagen mit einem viel intensiveren Emporschnellen des Ammoniakkoeffizienten antworten, als normale Kontrollkinder. Landsberger (unter Freudenberg) verfolgte die Ausscheidung der Ketonkörper. Unter normalen Verhältnissen wurden bei Rachitikern und bei gesunden Kindern durchschnittlich gleiche Werte gefunden. Ersetzte man dagegen die Nahrung isodynam durch eine fettreiche Kost (Zulage von Sahne), so kam es nur bei Rachitikern zu einer gesteigerten Ausscheidung von Ketonkörpern. Der rachitische Organismus vermag demnach — in Konsequenz der postulierten Stoffwechselverlangsamung — eine Belastung mit ketogenen Stoffen (Fett), die die Normale noch restlos verbrennen kann, nicht mehr auszuhalten, und scheidet in der Folge unvollständig oxydierte Zwischenprodukte aus. Auch wenn man das relative Verhältnis der antiketogenen Kohlenhydrate und Eiweißkörper zu den Fetten berücksichtigt, bekommen nach den Untersuchungen Landsbergers Rachitiker schon bei einem relativ viel geringeren Angebot ketogener Stoffe Ketonurie als gesunde Kinder.

Von Interesse — weil in erster Linie wohl von der rachitischen Acidose abhängig — ist weiterhin auch der Befund einer besonders stark ausgeprägten, lang anhaltenden alimentären Hyperglykämie in Fällen von florider Rachitis (König-Lenart).

Trotz der „Stoffwechselverlangsamung" braucht der Grundumsatz auch bei florider Rachitis nicht unbedingt erniedrigt gefunden zu werden. Es genügt, wenn nur ein Teil des Gesamtstoffwechsels (wie z. B. beim Diabetes) einen trägen Verlauf, verschlechterten Nutzeffekt mit sekundärer Ansammlung saurer Zwischenprodukte aufweist. Die Richtigkeit dieser These geht aus den eben besprochenen Befunden von Freudenberg-Welcker, Brehme-Verfasser, Landsberger, Niemann und durch den Nachweis einer Acidose, einer erhöhten Ausscheidung von organischen Säuren (Brock, Hottinger), und eines vermehrten $\frac{C}{N}$-Quotienten im Urin zur Genüge hervor.

Es wäre durchaus verfehlt — die letztgenannten Untersuchungen beweisen das am instruktivsten — die rachitische Acidose nur deswegen als ein Symptom zweiter Ordnung zu betrachten, weil sie möglicherweise sekundär entstanden ist. Hiergegen spricht z. B. schon der Umstand, daß jede acidotische Störung bekanntlich mit starken Phosphatverlusten einhergeht (Gamble-Tisdall-Roß u. a.); bei der Narkose kommt es sogar in der Folge zu einer Hypophosphatämie (Jeans-Tallermann). Hier besteht demnach ein Circulus vitiosus, der im gegebenen Fall oft vielleicht gar nicht die Entscheidung zuläßt, war die Acidose oder die Hypophosphatämie das übergeordnete Prinzip. Jede acidotische Umstimmung des Stoffwechsels wird die Entstehung der Rachitis mindestens begünstigen müssen, so auch — nur mit anderen Worten — jede Stoffwechselverlangsamung. Es wird uns verständlich, warum nicht nur das Licht, D-Vitamin, sondern auch weitere, mehr unspezifische Faktoren, wie die Domestikation im allgemeinen, Bewegungsbeschränkung, postinfektiöse Zustände, einseitige Fettkost, Mangel an Vitaminen (nicht nur an D-) usw. die Entstehung der Rachitis fördern. Auch bei der Überernährung (Luxuskonsumption, Grafe) dürfte eine Acidose (unvollständige Verbrennung der im Übermaße angebotenen Nährstoffe) zur Regel gehören (Pritchard). So findet Brock bei überreichem Eiweißangebot (mehr als 0,4 g N pro kg Körpergewicht) eine starke Erhöhung der organischen Säuren (nach van Slyke-Palmer) im Harn. Interessant ist in diesem Zusammenhang auch die im Anschluß an große Phosphor- (Phosphoröl, Kassowitz), Strontium- (Lehnerdt) und Thalliumgaben (Buschke-Peiser, Eckstein) beobachtete experimentelle Rachitis bei Hunden und Ratten! Wir möchten der Auffassung Ausdruck geben, daß in diesen Fällen Phosphor, Strontium, Thallium als schwere Zellgifte gewirkt haben; der oxydationshemmende Einfluß von großen Phosphordosen (Phosphorvergiftung!), auch von Schwermetallen ist uns schon lange bekannt. Daß wir aber andererseits z. B. aus der Thalliumrachitis nicht den Schluß ziehen dürfen — wie das Eckstein tut —, daß auch für die menschliche Spontanrachitis die Licht- und Vitaminfaktoren in ätiologisch-pathogenetischer Hinsicht zu entbehren wären, geht allein schon aus der von Eckstein selbst festgestellten Unbeeinflußbarkeit der Thalliumrachitis durch Licht und Lebertran zur Genüge hervor. Der Einwand, daß Säurezufuhr wohl eine Knochenatrophie, aber keine Rachitis erzeugen kann, wie auch anderseits Alkaligaben die Rachitis nicht zu heilen vermögen, entbehrt einer Berechtigung schon aus dem Grunde, weil Blut- und Gewebsreaktion nicht nur nicht miteinander parallel zu gehen brauchen, sondern sich sehr häufig gegenseitig kompensieren (Freudenberg-György, Beumer-Soecknick, Haldane, Porges-Adlersberg).

Wenn wir aber trotz alledem — wie schon wiederholt betont — der rachitischen Acidose nur in Gemeinschaft mit der Hypophosphatämie eine Bedeutung für die Rachitisgenese zusprechen, so liegt die Ursache dieser Einschränkung 1. in der Kenntnis acidotischer Zustände, die ohne Rachitis verlaufen (Dystrophien, Diabetes usw.); 2. in der Tatsache, daß die experimentelle Rattenrachitis allein durch einen relativen Phosphatmangel bedingt ist, und 3. jede erfolgreiche Therapie der menschlichen Rachitis die Hebung des gesenkten Phosphatspiegels voraussetzt. Dies gelingt uns am leichtesten, und in spezifischer Weise mit Hilfe der Licht-, D-Vitamintherapie. Aber auch unspezifische Methoden, die die rachitische Acidose und deren nächste Ursache: die Stoffwechselverlangsamung zu bekämpfen helfen, können noch einen günstigen Einfluß ausüben. Theoretisch ist es durchaus vorstellbar, daß pharmakologische Reaktionen, die neben einer Hebung der Stoffwechselintensität auch eine Erhöhung des Phosphatspiegels mit ermöglichen, selbst ohne die spezifischen ätiologischen Faktoren die Rachitis zur Heilung bringen. In der Tat konnte Verfasser gemeinsam mit Vollmer zeigen, daß alkalotisch wirkende und gleichzeitig den Blutphosphatspiegel erhöhende „Hormone" die rachitische Stoffwechselstörung günstig zu beeinflussen vermögen. In ähnlichem Sinne wären auch die früheren therapeutischen Versuche Stoeltzners, Bossis mit Adrenalin bei Rachitis bzw. bei Osteomalacie anzuführen. Auch die percutane „Hormontherapie" Langsteins und Vollmers gehört in die gleiche Gruppe[1]). Wir glauben jedoch nicht, daß diesen unspezifischen therapeutischen Verfahren neben dem Licht und D-Vitamin noch eine größere Bedeutung beschieden sei. Hierzu ist schon die Zahl der Versager, insbesondere bei schweren Fällen, viel zu groß, was uns bei einer unspezifischen und nicht kausalen Medikation auch gar nicht wunder nehmen kann. Ihrem theoretischen Wert tut aber diese Einschränkung nicht den geringsten Abbruch.

Mit der Verwendung von Adrenalin und anderen „Hormonen" (Pitu-, Thymoglandol usw.) verfolgen wir auch keine Ersatztherapie! Die Frage, wie weit in der Rachitis eine endokrine Störung zu erblicken ist, bleibt von diesen pharmakologischen Experimenten völlig unberührt. An eine solche Störung könnte man schon aus dem Grunde denken, weil wir für die Entstehung der die rachitische Stoffwechselstörung beherrschenden Hypophosphatämie ein Versagen der inneren Regulationsmechanismen, und nicht das Hineinspielen von rein exogenen Faktoren — wie z. B. bei der experimentellen Rattenrachitis — in den Vordergrund gerückt haben. Solche Mechanismen unterstehen aber im Organismus in erster Linie eben den endokrinen Organen, und dem mit ihnen eng zusammenhängenden vegetativen Nervensystem. Wenn wir aber anderseits bedenken, daß jede Stoffwechselstörung, insbesondere eine Verlangsamung der gesamten oxydativen Vorgänge (wie bei der Rachitis) stets nicht nur ein, sondern mehrere endokrine Organe in Mitleidenschaft ziehen muß, so dürfte die Gleichsetzung der Rachitis mit einer endokrinen Erkrankung nur dann an kausal-genetischer Bedeutung gewinnen, wenn es gelänge durch Exstirpation, Transplantation, Zufuhr des wirksamen Inkretes — wie z. B. beim Myxödem — Rachitis zu erzeugen und heilen.

Solchen Versuchen begegnet man in großer Anzahl in der Rachitisliteratur. So soll Thymektomie bei jungen Hunden rachitisähnliche Knochenveränderungen zur Folge haben (Basch, Klose u. a.). Andere Autoren (so auch Howland-Park-Mc Clure) sahen nur eine Wachstumsbehinderung aber keine wahre Knochenerweichung. Auch fehlt noch die wichtige Kontrolle, wie weit überhaupt schwere operative Eingriffe bei ganz jungen Tieren die allgemeine Entwicklung zu beeinflussen vermögen. Neuerdings berichtet Scipiades über einen Fall von puerperaler Osteomalacie, der auf Thymustransplantation prompt geheilt war. Diesem einen Fall möchten wir aber — in Anbetracht der sehr widerspruchs-

---

[1]) Die stoffwechselaktivierende Wirkung kleiner P-Mengen, wie sie bei der alten P-Öl- oder bei der P-Lebertrantherapie (auch im parenteral zugeführten „Tonophosphan") zur Anwendung kommt, dürfte hier ebenfalls zur Diskussion gestellt werden (K. Engel).

vollen Exstirpationsversuche und unserer mangelhaften Kenntnisse über die Physiologie der Thymus als eines endokrinen Organs, — einstweilen keine allgemeine Bedeutung beimessen.

Die Exstirpation der Nebennieren soll bei Ratten nach Morpurgo Biedl, neuerdings auch nach Heß-Jaffe weder die Rachitis hervorrufen, noch sie in ihrem Verlauf beeinträchtigen. Gegen diese Versuche erhob schon früher Stoeltzner den Einwand, daß die Ratten außer den Nebennieren auch noch über andere reichhaltige Depots an chromaffinem Gewebe verfügen (Abelous-Langlois). Da aber selbst der Adrenalintherapie unseres Erachtens sicherlich keine spezifische Note zukommt, so fehlt zunächst auch für die Nebennieren der stichhaltige Beweis für ihre pathogenetische Bedeutung.

Die Adrenalintheorie Stoeltzners und Bossis nahm ihren Ausgang aus dem Antagonismus: Nebennieren-Ovarien. Bei der Osteomalacie — worauf wir noch im entsprechenden Abschnitt zurückkommen werden — glaubte man nun schon seit langem eine Überfunktion der Ovarien annehmen zu können, der dann das Adrenalin entgegenarbeiten soll. Für die Rachitis dürfte schon aus Gründen des Alters und des gleichmäßigen Befallenseins beider Geschlechter eine gleiche Genese nicht in Betracht kommen.

Noch am meisten begründet — aber nur auf den ersten Blick — erscheint uns die Annahme einer Mitbeteiligung der Epithelkörperchen an der Entstehung der Rachitis. Exstirpationsversuche führen bekanntlich zur Tetanie, die, wie wir noch sehen werden, in gewisser Hinsicht als eine der Rachitis entgegengesetzte Störung aufgefaßt werden könnte. Bei echter Rachitis, wie auch bei einer Reihe von ähnlichen Knochenerkrankungen hat man dann in der Tat über eine „kompensatorische" Größenzunahme der Nebenschilddrüsen berichtet (Minor-Pappenheimer, Erdheim, Ritter u. a.). Nach Kerl soll jedoch auch dieses Symptom nicht unbedingt pathognomonisch sein. Der Befund Vollmers, wonach Epithelkörperchenextrakt acidotisch wirken soll, würde mit dieser die Rachitis begleitenden Hypertrophie in gutem Einklang stehen. Auch Collip, dem in der letzten Zeit die Isolierung des spezifischen Parathyreoideahormons gelungen ist, konnte eine Überdosierung durch Alkali ($NaHCO_3$) bekämpfen; aber er fand gleichzeitig stets eine Hypercalcämie, keine Hypophosphatämie: mithin Veränderungen im Blutchemismus, die sich mit denen bei der Rachitis nicht vereinbaren lassen. Trotz-der zunächst bestechenden pathologisch-anatomischen Befunde sehen wir also bis jetzt keinen triftigen Grund, den Epithelkörperchen eine besondere Rolle in der Pathogenese der Rachitis einzuräumen.

Die Thyreodintherapie hat sich bei der Rachitis nicht bewährt (Heubner, Knöpfelmacher), bei der experimentellen Rachitis der Hunde (Mellanby) sogar verschlechternd gewirkt. Hier hat demnach eine sichere Stoffwechselbeschleunigung in therapeutischer Hinsicht völlig versagt. Wiederum ein Beispiel dafür, daß dieses Moment für die Rachitisgenese, nur eine, aber nicht die einzige Bedingung darstellt [1]. Das Myxödem, eine typische Stoffwechselverlangsamung, geht nie mit Rachitis einher (Siegert).

Dodds, Adam, Waltner denken auch an eine Beteiligung des Pankreas. Als Beweis für die Pankreasstörung, die übrigens Dodds, mehr auf die Exkrete (mangelhafte Fettspaltung im Darm), Adam und Waltner dagegen auf das Inkret (Insulin) beziehen möchten, soll das Symptom der hohen Diastaseausscheidung im Urin gelten, wie es sonst nur beim echten Diabetes beobachtet wird. Der kausale Zusammenhang erscheint uns aber noch zu wenig experimentell gestützt, um ihn auch anerkennen zu können.

Nicht nur die allgemein als endokrin bezeichneten Drüsen, die wir nun der Reihe nach durchgesprochen haben, bilden Inkrete, oder — was uns in unserem speziellen Falle besonders angeht — regulieren den Blutchemismus, sondern auch andere Organe und Organsysteme, wie z. B. die Leber, die vegetativen Nerven, das gesamte Zentralnervensystem, Haut usw. Hierüber fehlen aber noch exakte experimentelle Beweise.

Daß auch das Zentralnervensystem als genetischer Faktor mitberücksichtigt werden muß, legen uns schon gewisse klinische Beobachtungen nahe. Als solche erwähnen wir z. B. die Tatsache, daß mikrocephale Idioten häufig, Myatoniker wohl regelmäßig rachitisfrei bleiben. Der gleiche Reiz, der bei normalen Kindern stets zur Rachitis führt, löst wohl bei den erwähnten Beispielen meist keine entsprechende Reaktion aus. Dies ist um so auffallender, weil z. B. bei den Mikrocephalen ein Überernährungszustand, den wir als eine besonders begünstigende rachitogene Bedingung kennen gelernt haben, fast zur Regel gehört. Möglicherweise geht auch in diesen Fällen die direkte, aber sekundär vom Zentralnervensystem beeinflußte Wirkung von anderen endokrinen Organen aus.

Die Identifizierung der Rachitis mit einer pluriglandulären Störung (Aschenheim u. a.) entbehrt heute noch einer exakten Beweisführung. Man könnte sie höchstens als eine an sich richtige Umschreibung der These auffassen, daß die führenden Symptome der Rachitis (Hypophosphatämie + Acidose) auf

---

[1] Möglicherweise erhöht das Thyroidin den normalen D-Vitaminbedarf des Organismus. Für die Vitamine A und C konnte diese Annahme auch schon experimentell (an Tieren) bestätigt werden (Nobel, Wagner).

endogenen Ursachen beruhen. Erst eine weitere eingehende Erforschung der intermediären Stoffwechselvorgänge wird dieser zunächst rein theoretischen Annahme, einen greifbaren Inhalt zu verleihen helfen.

Wir haben die Hypophosphatämie schon aus dem Grunde als das führende Symptom der Rachitis bezeichnet, weil sie bei Ratten den ganzen Krankheitsverlauf eindeutig bestimmt, und nach den vorliegenden reichhaltigen analytischen Daten auch bei der kindlichen Rachitis einen deutlichen Parallelismus mit der Entstehung, Heilung, Schwere des Prozesses aufweist. Daß z. B. bei Pneumonien (Gerstenberger und Mitarbeiter) erniedrigte Phosphatwerte vorkommen, engt die Bedeutung der rachitischen Hypophosphatämie nicht im geringsten ein. Im ersten Falle handelt es sich um akute, im zweiten um eine chronische Erkrankung. Es ist übrigens gar nicht ausgeschlossen, die Beobachtungen Stettners sprechen sehr zugunsten dieser Vermutung, daß bei akuten Erkrankungen, so auch bei der Pneumonie, vorübergehende Ossificationsstörungen vorkommen können [1]). Beim Myxödem fand Landsberger in zwei Fällen erniedrigte Blutphosphatzahlen, der Verfasser in fünf Fällen normale oder nur ganz leicht erniedrigte (aber noch innerhalb der normalen Breite liegende) Werte. Die Gegenwart einer unspezifischen chronischen Hypophosphatämie beim Myxödem scheint demnach keineswegs zur Regel zu gehören. Hiermit entfällt aber auch die Berechtigung der Frage, warum es beim Myxödem — wo allerdings noch eine Stoffwechselverlangsamung besteht —, nicht zum Ausbruch der Rachitis kommt. Diesen speziellen Fall werden wir weiter unten von einem anderen Gesichtspunkt aus noch einmal erörtern müssen [2]).

Wir haben nun noch die wichtige Frage zu beantworten, wie sich die rachitische Ossificationsstörung (fehlende Einlagerung von Knochensalzen, übermäßige Osteoidbildung) mit der Serumphosphatverminderung in Beziehung bringen läßt? Howland und Kramer geben dafür eine außerordentlich einfache Erklärung. Sie stellen sich im Anschluß an die Lehre Hofmeisters — die Ossification als ein Löslichkeitsproblem vor, indem sie annehmen, daß die im Blut befindlichen Knochensalze bei den im Knorpel, in der provisorischen Verkalkungszone herrschenden Reaktionsverhältnissen (bei einer erniedrigten $CO_2$-Spannung) direkt ausfallen und so die Verknöcherung einleiten. Fehlt es nun an einem Knochensalz, wie bei der Rachitis am Phosphat, so muß die Ossification ausbleiben; eine Erhöhung des Phosphatspiegels leitet sie dann wieder ein. Gegen diese Ossificationstheorie läßt sich nun aber eine Reihe von Einwänden erheben.

1. Schon aus rein physikalischen Gründen kann die Ossification nicht allein als ein Löslichkeitsproblem betrachtet werden. Am eindeutigsten geht das aus den Untersuchungen von Pauli-Samec hervor. Würden sich nämlich aus einem eiweißreichen Medium, so auch aus dem verkalkenden Gewebe Kalksalze (Carbonat und Phosphat) durch irgendwelche lösungsmindernde Einflüsse abscheiden, so müßte zunächst $CaCO_3$, erst später Phosphat

---

[1]) Vgl. über eine weitere Ausnahme S. 231.

[2]) Die Angaben von Heß und Lundagen, wonach der Blutphosphatgehalt, auch unter normalen Bedingungen, jahreszeitliche Schwankungen mit stark erniedrigten, sonst stets für eine floride Rachitis charakteristischen Werten im Winter aufweist, konnte von Andersen und Graham, und in der angegebenen Fassung auch vom Verfasser nicht bestätigt werden. Das von Heß und Lundagen bereitgestellte Versuchsmaterial beweist die nun schon früher feststehende Tatsache, daß die rachitische Hypophosphatämie in den Wintermonaten auftritt. Daß es so ist, geht schon daraus hervor, daß Heß und Lundagen diese angeblich normale jahreszeitliche Schwankung nur im ersten Lebensjahre, d. h. im Rachitisalter aber nie später nachweisen konnten. Berücksichtigt man indessen nur die höchsten, d. h. die sicher normalen P-Zahlen, so läßt sich nach neueren unveröffentlichten Untersuchungen des Verfassers doch eine gewisse jahreszeitliche Fluktuation feststellen: im Sommer liegen die Normalwerte im allgemeinen höher als im Winter (mehr gegen 6,0 mg $^0/_0$ zu, statt im Durchschnitt 5,0 mg $^0/_0$).

ausfallen. Die Erden würden also vorwiegend aus Carbonat, nur zu einem geringen Anteil aus Phosphat bestehen, während im Knochen die Verhältnisse gerade umgekehrt liegen. Auch wenn die neueren Versuchsergebnisse Holts und seiner Mitarbeiter zu Recht bestehen würden, und wir schon für das Serumkalkphosphat einen hochgradigen Übersättigungszustand annehmen müßten, dem dann ein Ausfallen des Kalkphosphates in den verkalkenden Knochenpartien leicht folgen könnte, so bleibt immerhin die Frage nach dem konstanten Verhältnis der Phosphate zu den Carbonaten im Knochen noch offen und ungelöst.

2. Auch der nicht völlig gesetzmäßige Parallelismus zwischen dem Grade der Hypophosphatämie und der Schwere der Ossifikationsstörung spricht gegen die übergeordnete Bedeutung rein humoraler Faktoren. Freilich müssen wir bei diesem Einwande stets auch das Verhalten des Serumkalkspiegels berücksichtigen. Bei herabgesetztem Serumkalkgehalt wird das Löslichkeitsprodukt der Kalksalze ebenso schwer überschritten, wie bei einseitig erniedrigten Phosphatzahlen. Indessen stimmt auch diese Annahme mit den Verhältnissen in vivo nicht durchgehend überein. Wir sehen in der Klinik gar nicht so sehr selten Fälle mit Hypocalcämie, verbunden dann meist mit tetanischen Symptomen, ohne besonders starke Zeichen einer Ossifikationsstörung (vgl. auch den Tetanieabschnitt).

3. Bei der physiologischen Hypophosphatämie der Erwachsenen kommt es nicht zu einer rachitisch-malacischen Ossificationsstörung. (Diesen Einwand glauben allerdings Howland und seine Schule (so Holt jr.) mit dem Hinweis auf die stark verminderte Ossifikationsgeschwindigkeit in den Knochen der Erwachsenen entkräften zu können. Denn eine Ausfällung der Knochensalze soll nach ihnen auch bei einer Hypophosphatämie stattfinden, freilich dann nur mit einer gegenüber der Norm stark herabgesetzten Reaktionsgeschwindigkeit. Bei Erwachsenen kann aber der verminderte Bedarf trotzdem noch voll gedeckt werden.)

4. Schon die einfache klinische Beobachtung erfordert die starke Mitbeteiligung lokaler Bedingungen. So fällt uns fast in jedem Fall von Rachitis die Tatsache auf, daß die verschiedenen Knochen ungleichmäßig von rachitischen Störungen betroffen sind (vgl. auch die besprochenen röntgenoskopischen Untersuchungen Wimbergers). Neben der endochondralen weist auch die periostale Ossificationsstörung auf die Bedeutung des „lokalen Moments" hin. Wir erinnern nur an die in manchen Fällen von Rachitis so stark ausgeprägte Osteophytentätigkeit, an die Ausbildung der „Becherform" in den Epi-Metaphysengrenzen. Dies alles wäre nicht möglich bei einem rein humoralen Reiz, der das gesamte Skeletsystem in allen seinen Teilen gleichmäßig treffen müßte.

5. Nach Knochenfrakturen kann bei Erwachsenen — wenn auch nicht gesetzmäßig — der Blutphosphatgehalt in die Höhe schnellen (Tisdall-Harris, György-Sulger)[1] auch in diesem Falle muß aber der auslösende Faktor, der vielleicht auf dem Umwege von inneren Regulationsmechanismen die Erhöhung des Serum-P-Gehaltes bedingt, lokal in das Knochensystem verlegt werden (Verfasser). Ob diesem Moment übrigens in der hormonalen Regulierung des Blutphosphatspiegels eine erhebliche Rolle zukommt, ist heute noch nicht zu beantworten.

6. Auch die Histologie lehrt uns das „lokale Moment" zu würdigen, so hält v. Recklinghausen die lokale Entstehung der rachitischen Erscheinungen für fast allgemein zutreffend.

Dem Wesen dieser lokalen Bedingungen könnte man zunächst nur in Modellversuchen näher kommen. Zum Ausgangspunkt solcher Untersuchungen würde sich zunächst das Studium vom Verhalten der kalkfreien Knorpelgrundsubstanz gegenüber gelösten Kalksalzen eignen. Bei den bekannten Affinitäten der Eiweißkörper zu den verschiedenen Metallen erschien eine Reaktion zwischen dem Collagen der Knorpelgrundsubstanz und den Kalksalzen leicht möglich. Tatsächlich gelang schon v. Pfaundler der Nachweis, daß totes Knorpelgewebe die Fähigkeit der Kalkaufnahme besitzt. Weiterhin konnte gezeigt werden (Wells), daß Gewebe (hauptsächlich Knorpelgewebe), die man Tieren in die Bauchhöhle einbringt, reichlich Kalk binden. v. Pfaundler sprach nun die Meinung aus, daß die Verkalkungsvorgänge auch in vivo durch eine Adsorption von Ca-Ionen eingeleitet werden, wobei er sich natürlich dessen bewußt blieb, daß seine Modellversuche nur die Bindung von Ca-Ionen gezeigt, und nie zur „Verkalkung" geführt haben. Über den Ablauf der Vorgänge bei der richtigen Verkalkung im Knochen bildete er sich folgende Vorstellung:

„Ein — anscheinend von den Knochen- (und Knorpel-) Zellen in einem gewissen vorgeschrittenen Stadium ihrer Entwicklung ausgehender —, formativer

---

[1] Diese Phosphatzunahme war in den Frühjahrs- und in den späten Sommermonaten viel häufiger zu beobachten, als in den Spätherbst- oder Wintermonaten (György-Sulger).

Reiz verursacht eine fortschreitende Umwandlung eines Bestandteiles des umgebenden Gewebes, wodurch dieses eine spezifische ... Affinität zu Kalksalzen des Blutes bzw. der Gewebsflüssigkeit gewinnt. Die derart zum **Kalksalz-fänger** umgewandelte Masse wird zunächst von gelösten Kalksalzmassen durchdrungen, die mit der organischen Grundlage in Verbindung treten und bei deren Abbau präcipitieren." Die erwähnte Umwandlung würde ungefähr dem entsprechen, was Stoeltzner mit Metaplasie bezeichnet hat.

Freudenberg und György haben an diese ersten Versuche Pfaundlers angeknüpft und stellten sich das Studium der Kalkbindung an tierische Gewebe unter verschiedenen Bedingungen zur Aufgabe. In ihrer aus diesen Untersuchungen abgeleiteten Ossificationstheorie wird die physiologische Verkalkung in drei Einzelphasen zergliedert.

**Erste Phase:** Ca + Knorpeleiweiß = Calciumeiweiß.

Die kalkfreie Knorpelgrundsubstanz, ihre eiweißartigen Bestandteile, gehen mit dem Ca unter gewissen Bedingungen eine chemische Bindung ein. Schon die erwähnten Pfaundlerschen Versuche, die von Freudenberg-György in ähnlich angestellten Experimenten vollauf bestätigt werden konnten, sind in diesem Sinne zu deuten. Indessen stehen wir hier nicht einer Adsorption wie das zuerst v. Pfaundler vermutet hatte, sondern einer richtigen chemischen Bindung des Kalkes an die Eiweißkörper gegenüber.

Die Neigung der Eiweißkörper zur Salzbildung ist nach J. Loeb so groß, daß gelöste Eiweißkörper in Gegenwart von anorganischen Ionen gesetzmäßig Salze bilden. Die Anlagerung von Ionen an das Eiweiß hängt zunächst 1. von den physikochemischen Eigenschaften der betreffenden Eiweißkörper und 2. von der Reaktion des Lösungsmittels ab. Sind in der Lösung verschiedene anorganische Ionen vorhanden, so steigt ihre Affinität zu den Eiweißkörpern mit ihrer Wertigkeit. Calcium verdrängt das Natrium, Strontium das Calcium usw.

Die physikochemischen Eigenschaften der Eiweißkörper werden in erster Linie durch ihren Ampholytcharakter gekennzeichnet. Wir verstehen darunter die Bindungsfähigkeit sowohl Kationen, wie auch Anionen gegenüber. Im allgemeinen erfolgt eine Bindung von Kationen im alkalischen, die von Anionen im sauren Bereich; bei einer besonderen Reaktionslage, im sog. isoelektrischen Punkt fehlt jede Salzbildung. Der isoelektrische Punkt (I. P.) braucht nicht mit dem wirklichen Neutralpunkt zusammenzufallen, sondern wird bei den verschiedenen Eiweißkörpern durch eine jeweils verschiedene H-Ionenkonzentration bestimmt. Je höher nun der I. P. im sauren Bereich liegt, desto größer muß ihre Avidität Kationen und somit auch dem Kalk gegenüber sein. Eine besonders starke Kalkbindungsfähigkeit zeigen z. B. Nucleinsäuren (Brehme-György), eine nur geringe das Hämoglobin (Rona-Petow-Wittkower, György). Je weiter sich die Reaktion vom I. P. gegen die alkalische Seite verschiebt, desto größere Mengen von Kationen können gebunden werden. Die erwähnten Versuche mit Nucleinsäure und Hämoglobin wurden bei der im Organismus herrschenden leicht alkalischen Reaktion ausgeführt.

Die Eiweißkörper der Knorpelgrundsubstanz müßten nun entsprechend ihrem physikochemischen Charakter und bei den im Organismus unter physiologischen und pathologischen Bedingungen möglichen Reaktionsverhältnissen mit Kationen Salze bilden. Vor der Verkalkung entspricht die Knorpelgrundsubstanz der Formel: Natriumeiweiß. Die Blutflüssigkeit enthält reichlich gelöste Kalksalze, die die vascularisierten Knorpelstellen umspülen. Hier müßte also das Knorpelgewebe elektiv Kalkionen im Tausch für Na-Ionen aufnehmen. Aber nicht nur der Knorpel dürfte sich ähnlich verhalten. Bei dem Charakter der Gewebseiweißkörper (mit Ausnahme des Fibrinogens, des Hämoglobins) und bei den herrschenden Reaktionsverhältnissen in den Gewebsflüssigkeiten fordert die Loebsche Lehre sowie das von Freudenberg-György bereitgestellte experimentelle Material eine sehr erhebliche Kalkaufnahme seitens der Eiweißkörper in sämtlichen kalkhaltigen Körpergeweben. Wenn wir die Bildung von Calciumverbindungen — im Sinne v. Pfaundlers — als eine Einleitung des Verkalkungsprozesses auffassen, so können wir die alte Frage: warum verkalkt ein Gewebe? umkehren, und fragen: warum verkalkt der ganze Organismus nebst seinen sämtlichen Geweben schon unter normalen Bedingungen nicht? Im Körper müssen sicherlich Hemmungsmechanismen gegen die „Verkalkung" im Spiele sein.

Tatsächlich gelang Freudenberg-György schon in Reagensglasversuchen der Nachweis, daß die Anwesenheit einer großen Reihe physiologisch vorkommender Stoffe die Ca-Bindung an die Gewebe verhindert. Tryptische und autolytische Eiweißabbauprodukte hemmen nicht nur die Ca-Bindung, sondern verursachen sogar eine Entbindung vorher gebundenen Kalkes. An chemisch definierten Stoffen ergaben sich Aminosäuren, Peptide,

Imidazol, Amine, Betain, Guanidin, Methyl-Guanidin und Kreatin, endlich Ammoniak-salze, Harnstoff, Formaldehyd als hierher gehörige Stoffe. Alle genannten Substanzen sind Produkte des Stoffwechsels. Demnach wird man folgern dürfen, daß lebende Gewebe schon durch ihren Stoffwechsel die Verkalkung zu verhindern vermögen. Auch die Kohlensäure ist ein Produkt des Stoffwechsels. Sie kann eine gewisse Säuerung der umspülenden Flüssigkeit hervorrufen. Die Kalkbindung durch die Eiweißkörper nimmt aber mit steigender Säuerung ab. So gehört auch die Kohlensäure grundsätzlich zu den Hemmungsmechanismen gegen die Verkalkung, wie sie zuerst von Hofmeister beschrieben und seither als die einzige Ursache einer Kalkentbindung oder einer ausgebliebenen Verkalkung betrachtet wurde. Die durch $CO_2$ hervorgerufene Säuerung ist jedoch nicht so groß, daß man wenigstens auf Grund von Reagensglasversuchen, ihrer Wirkung eine besonders bevorzugte Stellung einräumen müßte. Sie ist nur ein Glied in der großen Reihe der Hemmungsstoffe gegen die Verkalkung.

Erst die Beseitigung der Hemmungsstoffe kann nach dem Gesagten die Kalkbindung an die Grundsubstanz ermöglichen.

Man könnte aber auch noch daran denken, daß — entsprechend den schon erwähnten Pfaundlerschen Vorstellungen — unter dem Einfluß der Knorpelzellen oder der Osteoblasten ein besonders kalkaffiner Eiweißkörper in die verkalkende Grundsubstanz abgelagert wird, der dann viel stärker Kalk bindet, als das ursprüngliche Knorpeleiweiß. Stichhaltige Beweise für die Richtigkeit dieser im Reagensglas reproduzierbaren Annahme (so an Nucleinsäure — Brehme-György) auch in vivo, besitzen wir aber zur Zeit noch nicht.

Zweite Phase der Ossification:

Calciumeiweiß + Phosphat = Calciumeiweißphosphat.
Calciumeiweiß + Carbonat = Calciumeiweißcarbonat.

Der fertige Knochen besteht außer der Grundsubstanz in erster Linie aus Calciumphosphat und Calciumcarbonat. Äußert sich die erste Phase der Verkalkung in der elektiven Aufnahme von Ca-Ionen, so treten in der zweiten Phase noch Phospat- und Carbonationen hinzu. In entsprechenden Modellversuchen konnten nun Freudenberg und György zeigen, daß Ca-Eiweißbindungen tatsächlich sowohl Phosphate wie auch Carbonate zu binden vermögen. Ein höchst auffälliger Befund bei diesen Versuchen, in Gegenwart von Bicarbonaten war nun der, daß die Konzentration an Bicarbonat, in Gegenwart von solchen Ca-Eiweißkörpern stark abnahm. War neben Bicarbonat noch Phosphat in anfänglich gleicher Konzentration vorhanden, so überwog dieses stark am Versuchsende. Man wird sich hiernach die Vorstellung bilden müssen, daß die sauren Eigenschaften der Eiweißkörper Kohlensäure freimachen, und daß hierdurch viel von der Ca-Phosphat-Eiweißverbindung und wenig von der entsprechenden Carbonatverbindung entsteht. Damit wäre ein Hinweis für das Überwiegen der Phosphate über die Carbonate bei der Verkalkung gegeben.

Daß die Anlagerung von Phosphat und Carbonat an eine Ca-Eiweißverbindung auf der Bildung einer komplexen Calciumeiweißphosphat(Carbonat)-Verbindung beruht, läßt sich u. a. am besten aus dem Studium der Quellungsverhältnisse erschließen. Die Bildung eines Ca-Eiweißsalzes setzt die Quellbarkeit des Eiweißes stark herab (Hofmeister, Loeb). Würde nun das Calciumphosphat (Ca-Carbonat) in der Verkalkungszone (aber auch im fertigen Knochen) nicht mit dem Knorpel-(Knochen-)Eiweiß in chemischer Verbindung stehen, so müßte die Grundsubstanz genau das gleiche Quellungsvermögen, und somit auch den gleichen Wassergehalt aufweisen, wie im unverkalkten Zustande. Der fertige Knochen, ebenso schon die provisorische Verkalkungszone, wie auch die in den Reagensglasversuchen verwandten Calciumphosphat-(Carbonat-) haltigen Eiweißkörper befinden sich aber in einem stark entquollenen Zustande, was nach dem Gesagten nur bei einer komplexen Verbindung der Fall sein kann. Die Wasserarmut der Knochen wird demnach durch den Kalkgehalt bedingt.

Die Gegenwart von Phosphat und Bicarbonat begünstigte in den Versuchen von Freudenberg und György schon die primäre Bindung des Kalkes an das Eiweiß. Im Gegensatz zu den Hemmungsmechanismen gewisser Stoffwechselprodukte stellen mithin die Phosphate und Bicarbonate begünstigende Faktoren der ersten Ossificationsphase dar.

Schon früher (1900) haben Grandis und Mainini die Vermutung ausgesprochen, daß das Phosphat-Anion bei der Verkalkung nicht so wie der Kalk aus dem Blute sondern aus lokal fermentativ abgebauten organischen Phosphorverbindungen der Knorpelzellen, Osteoblasten usw. entstammt. In treffenden Ausführungen und einleuchtenden Versuchen haben dann Wells und Hofmeister dargetan, daß das schon aus dem Grunde nicht zutreffen kann, weil in den Knochenerden viel mehr Phosphorsäure vorhanden ist, als je durch Zellabbau frei werden könnte. In einer etwas modifizierteren Form nahm neuerdings Robison die Theorie von der Bedeutung organischer Phosphatverbindungen für die Ossification wieder auf. Diese esterartigen organischen Phosphorverbindungen rühren jedoch nach seiner

Ansicht nicht direkt aus den Zellen des verkalkenden Gewebes, sondern aus dem Blute, das an solchen Körpern (bes. in den Erythrocyten) sehr reich ist (Lawaczek, Greenwald, Verfasser) her. Sie sollen durch spezifische Fermente (Phosphatasen) lokal in der Verkalkungszone abgebaut werden. Das in Freiheit gesetzte Phosphat kann dann mit Kalk-(Eiweiß) in Verbindung treten. Eine besondere Stütze für seine Anschauung erblickt Robison in der wahrscheinlich beachtenswerten Tatsache, daß die Phosphatase in den Geweben der Knochenknorpelgrenze wachsender Knochen erst zu einem Zeitpunkt nachgewiesen werden kann, der direkt mit dem Beginn der ersten Verkalkung zusammenfällt. Indessen fehlen noch weitere experimentelle Unterlagen, die die Richtigkeit der Robisonschen Theorie sicherstellen würden.

Dritte Phase:

Calciumeiweißphosphat = Eiweiß + Calciumphosphat.

Calciumeiweißcarbonat = Eiweiß + Calciumcarbonat.

Infolge der lockeren Valenzbindungen zwischen Eiweiß und Calciumphosphat bzw. Calciumcarbonat kommt es im weiteren Laufe der Ossification zu einem Zerfall dieser komplexen Verbindungen. Das frei gewordene Eiweiß wird jetzt wieder Kalksalze auffangen können. Die Ossificationsphasen wiederholen sich von neuem; erst so kann der hohe Salzgehalt der fertigen Knochen zustande kommen. Bliebe diese sekundäre Abspaltung von Calciumphosphat (Carbonat) aus, so können die Salzmengen in den Knochen — entsprechend dem relativ viel höheren Molekulargewicht der Eiweißkörper — nur einige Prozente, aber nie die physiologische Höhe erreichen. Die Annahme einer allerdings vorübergehenden chemischen Bindung der Knochenmineralien an das Eiweiß der verkalkenden Gewebe deckt sich auch mit der Auffassung namhafter Histologen (Gebhard, Gierke, Weidenreich).

Letzten Endes könnte diese neue Ossificationstheorie als ein weiterer Ausbau der älteren Pfaundlerschen Hypothese aufgefaßt werden, wobei es gelungen ist mit Hilfe von Modellversuchen eine Reihe von Einzeletappen im physiologischen Verkalkungsprozeß dem Verständnis näher zu bringen. Auch Eden, Rabl, Blum haben sich in der letzten Zeit — z. T. mit wertvollen Beiträgen — diesen durch Freudenberg und den Verfasser vertretenen Anschauungen angeschlossen. Besonders eindrucksvoll erscheint uns die Beobachtung von Eden und seinen Mitarbeitern (Schwarz, Herrmann) über die chemischen Vorgänge bei der Callusheilung. Im jungen Callus erfolgt zunächst eine Anreicherung der Eiweißgrundsubstanz an Calcium (I. Phase). Der Phosphatgehalt nimmt erst langsam zu, bis das erwähnte konstante Verhältnis erreicht wird (II. Phase), mit dem der Callus knochenartigen Charakter gewinnt. Die gleichen „fraktionierten" Bindungsphasen konnte Budde auch in Reagensglasversuchen an Gelatine, aber nicht am eiweißfreien Agar nachweisen. Die Einwände Liesegangs gegen die Beteiligung der eiweißhaltigen Grundsubstanz im Verkalkungsprozeß können wir sowohl mit diesen, wie auch mit den schon besprochenen Befunden über das Quellungsvermögen der Knochen als völlig widerlegt betrachten [1]).

Fragen wir nun nach den Möglichkeiten einer pathologisch entarteten Ossification, so ist der Angriffspunkt krankmachender Faktoren zweckmäßig in eine der schematisierten Phasen zu verlegen. Bei der Rachitis wird die Störung schon die I. Phase betreffen. Wäre diese nicht gestört, so müßten wir in den verkalkenden Geweben wenigstens eine Kalkanreicherung nachweisen können.

---

[1]) In neueren, einander z. T. widersprechenden und dementsprechend noch nicht völlig übersichtlichen Versuchen betonen jetzt — bei völliger Preisgabe ihrer früheren Ossificationstheorie — auch schon Howland und Kramer die Bedeutung des „lokalen Momentes" für die Ossificationsvorgänge, und verlegen es, in völliger Analogie mit den obigen Ausführungen, in den Zellstoffwechsel der verkalkenden Zone selbst. Sie konnten gemeinsam mit Shipley an isolierten, in Serum von normalen Ratten (auch Kindern), oder in eine anorganische Ca- und phosphathaltige Lösung gelegten Knochen rachitischer Ratten nach 24—48 Stunden den Befund einer beginnenden Verkalkung (an der Knorpelknochengrenze) erheben, die aber ausblieb, sobald sie zu Beginn des Versuches dem Serum oder der Salzlösung Zellgifte besonderer Art zugeführt hatten. Dieser sicherlich noch sehr ausbaufähige Modellversuch ist wohl der beste direkte Beweis für die überragende Rolle des „lokalen Momentes" beim Ossificationsprozeß.

Bei der rachitischen Ossificationsstörung läßt sich aber dafür kein Befund erheben. Im Gegenteil; das Kalklosbleiben des rachitischen Osteoids äußert sich in einem starken Quellungszustand (Krasnogorski, Verfasser) der in vivo als das Symptom der Epiphysenverdickung und des „Rosenkranzes" in Erscheinung tritt [1]).

Die erste Ossificationsphase wird bei der Rachitis gehemmt 1. durch das mangelhafte Angebot von Phosphat als von einem bedeutsamen Förderer der Kalkbindung, 2. infolge verzögerter „Metamorphose" der Verkalkungszone. Darunter verstehen wir sowohl das Ausbleiben der Stoffwechselveränderung in den Knorpelzellen der Wucherungszone, die unter normalen Verhältnissen die Verkalkung unter Wegschaffung der Hemmungsstoffe einzuleiten pflegt, wie auch die fehlende (freilich experimentell noch unbestätigte) Bildung eines besonderen kalkaffinen Eiweißkörpers (Metaplasie im Sinne Stoeltzners).

Versenkt man in die Bauchhöhle von Kaninchen ein Knorpelstück, das man von einem rachitischen Säugling gewonnen, und nachher gründlich sterilisiert, d. h. abgetötet hatte, so wird dieses genau soviel, oder sogar noch mehr Kalk aufnehmen, als ein normaler Kontrollknorpel (Hartmann, unter v. Pfaundler). Demnach dürfte die Metaplasie, der fehlende Kalksalzfänger an der Entstehung der rachitischen Osteopathie einen viel geringeren Anteil haben, als die Hemmungsstoffe des über die Norm erhaltenen Stoffwechsels der Knorpelzellen. So schrieb auch schon Hartmann: „Vielleicht darf man die Vermutung aussprechen, daß eine Kalkeinlagerung nicht deshalb nicht zustande kommt, weil die Bildung eines besonderen Stoffes, etwa eines Fermentes ausbleibt, sondern, daß die Zellen durch besondere uns vorerst noch unbekannte Umstände eine derartige Beeinflussung ihrer Lebenstätigkeit erfahren, daß sie aktiv hemmend auf die Einlagerung und Präcipitation der Kalksalze einwirken." Der Nachweis für die wahre Existenz solcher Hemmungsstoffe konnte aber erst vor kurzem in den besprochenen Modellversuchen erbracht werden.

Außer der ersten Ossificationsphase ist möglicherweise auch die zweite Phase bei der Rachitis gestört. Ebenso wie in den Nieren besteht vielleicht auch hier eine Hemmung der Phosphatasetätigkeit, für die freilich experimentelle Belege noch nicht erbracht werden konnten. Zunächst liegen sogar negative Befunde vor: Der Phosphatasegehalt der Verkalkungszonen ist bei der Rachitis ebensowenig vermindert (Robison) wie der der organischen Phosphorverbindungen im Blut (Verfasser). Beim rachitischen Kinde und bei „rachitischen Dunkelhunden" fand Demuth in der Knorpelwucherungsgrenze und in der Knochenschicht, nahe der Epiphysengrenze, sogar eine starke Erhöhung der Phosphatasetätigkeit, gelegentlich auf das Vierfache der Kontrollen. Die Erhöhung könnte hier im Sinne Demuths als eine Kompensationsmaßnahme zum Zwecke der P-Erhöhung gedeutet werden. Im Serum rachitischer Kinder stellte Demuth weiterhin noch eine eigenartige Verschiebung des $p_H$-Optimums der Phosphatase nach der alkalischen Seite, bei gleichzeitiger bedeutender Wirkungssteigerung fest.

Die weitere Frage, was nun letzten Endes das Knorpelgewebe veranlaßt, abweichend von physiologischen Geschehen, nicht in regressive Veränderungen einzutreten, harrt noch einer klaren Entscheidung. Hier muß wohl in erster Linie nach allgemeinen, nicht-lokalen Ursachen gefahndet werden. So könnte man in der rachitischen „Dysionie", in der Verschiebung des normalen Quotienten $\frac{Ca}{P}$ im Blut, und in der allgemeinen Stoffwechselstörung, deren eines Symptom die erhöhte intermediäre Säurebildung ist, die wichtigste Bedingung für das Inkrafttreten des „lokalen Momentes" vermuten. Auch wäre es möglich, daß alle diese Teilvorgänge voneinander unabhängig, sozusagen nur nebeneinander verlaufen und ihnen ein bis heute noch unbekannter „Hauptvorgang" übergeordnet ist.

---

[1]) Nach Maaß sind dabei auch noch mechanische Momente zu berücksichtigen: behindertes Längen- und kompensatorisches Dickenwachstum.

Schon in Tierversuchen konnte gezeigt werden (Mellanby), daß wir auch im allgemeinen Wachstumsimpuls eine endogene Bedingung der Rachitis zu erblicken haben: ohne Wachstum keine Rachitis. Den gleichen Schluß hatte übrigens früher schon Kassowitz gezogen: „ohne appositionelles Knochenwachstum gäbe es sicher keine Rachitis". In der Tat sehen wir z. B. beim Myxödem, bei einer typischen Wachstumshemmung keine Rachitis. In behandelten leichten Fällen treten dann gelegentlich parallel mit dem künstlich geweckten Wachstumsimpuls, doch noch rachitische Symptome in Erscheinung.

Man könnte daran denken die bekannte Rachitisfreiheit atrophischer, unterernährter Säuglinge ebenfalls mit der Wachstumshemmung, die diese Kinder auch in der Regel aufweisen, in Beziehung zu setzen. Da aber hier das appositionelle Knochenwachstum viel weniger in Mitleidenschaft gezogen ist, als das allgemeine Dickenwachstum, so möchten wir dem mangelhaften Wachstumsvorgang in diesen Fällen wohl eine unterstützende, aber keineswegs eine bestimmende, übergeordnete Rolle zusprechen. Weitere, allem Anschein nach einflußreichere Bedingungen müssen hier noch im intermediären Stoffwechsel verborgen liegen. Auch bei Ratten läßt sich die experimentelle Rachitis durch Unterernährung und Hunger heilen. Der erniedrigte Phosphatspiegel kehrt in einigen Tagen zur Norm zurück (Cavins), entweder weil Phosphate aus den zugrunde gehenden Körperzellen in Freiheit gesetzt werden, oder aber weil der exogene Reiz des von der Norm abweichenden Quotienten $\frac{Ca}{P}$ in der Nahrung ausgeblieben ist. Bei den atrophischen Zuständen der Säuglinge gehen ebenfalls Körperzellen, und somit auch organische Phosphorverbindungen zugrunde. Aus den letzteren könnte dann der Blutphosphatspiegel gespeist werden, so daß die Hypophosphatämie nicht zustande kommt. In der Tat finden wir bei unterernährten, atrophischen Säuglingen stets normale Phosphatwerte. Als ein weiteres, mehr negativ wirkendes Moment könnte noch das Fehlen einer Überernährung, die wir als einen genetisch wichtigen rachitogenen Faktor schon kennen gelernt haben, zur Klärung dienen. Daß die gesamte Stoffwechselrichtung der chronisch ernährungsgestörten Säuglinge, mit Ausnahme der Acidose, eher der Rachitis entgegengesetzt verläuft, beweisen auch die bekannten Bilanzversuche (Czerny und seine Schule, L. F. Meyer u. a.), die für die Alkalien (Na, K) hohe Verluste, dagegen für die Erdalkalien (Ca, Mg) relativ gute Retentionswerte ergaben. Erst ein näheres Eindringen in die intermediären Stoffwechselvorgänge bei atrophischen Zuständen wird uns den Schlüssel zur Erklärung der „Rachitisresistenz" dieser Kinder in die Hand geben.

Daß zwischen chronischer Ernährungsstörung und Rachitisresistenz kausale Beziehungen bestehen, beweist vielleicht am besten die fast täglich wiederkehrende klinische Beobachtung, daß im Heilungsstadium plötzlich rachitische Symptome manifest werden. So auch z. B. bei der chronischen Verdauungsinsuffizienz (Heubner-Herter).

Außer den Befunden, daß bei der Flaschenernährung der Säure-Basenhaushalt eine mehr acidotische, dagegen bei den Brustkindern eher eine alkalotische Belastung aufweist (Ylppö, vgl. auch Verfasser) fehlen uns noch jegliche Anhaltspunkte, die die relative Rachitisresistenz der letzteren im Gegensatz zu den Flaschenkindern verständlich machen könnten. Die Vermutung liegt nahe, in der künstlichen Ernährung einen den D-Vitaminumsatz allgemein erhöhenden Faktor zu erblicken.

Ein letzter, am meisten in Dunkel gehüllter pathogenetischer Faktor betrifft die Vererbung. Es ist eine alte klinische Beobachtung (Siegert, Czerny u. a.), daß die Kinder rachitischer Eltern nicht nur sehr häufig an Rachitis erkranken, sondern zumeist auch die gleichen Symptome aufweisen. Dem

Vererbungsfaktor begegnen wir auch bei der experimentellen Rachitis. Hier treten die Veränderungen auf den gleichen Reiz in der 2., 3., 4. Generation gewissermaßen potenziert in Erscheinung. Dies dürfte nach dem Begriff der Disposition (v. Pfaundler) darin bestehen, daß die Schwelle, die der krankmachende Reiz bis zur Auslösung der Krankheit zu überwinden hat, sich im Laufe der Generationen allmählich gesenkt hat. Jedes Kind kann rachitisch werden, allein die Reizschwelle ist verschieden, und z. T. auch keimbedingt. Anderseits kann aber auch jedes Kind vor der Rachitis schon prophylaktisch geschützt werden. Worin diese Fluktuation der Reizschwelle besteht, dürfte von Fall zu Fall auf verschiedener Grundlage beruhen, und im allgemeinen, schlagwortmäßig durch eine wechselnde Ausgleichfähigkeit des inneren Stoffwechsels gegenüber den auf ihn ständig einwirkenden Reizen gekennzeichnet werden.

Die, vom Standpunkt der Vitaminlehre wichtigste Lücke in der Pathogenese der Rachitis betrifft den Zusammenhang zwischen D-Vitamin, Licht einerseits und intermediärem Stoffwechsel, sowie dem lokalen Ossifikationsvorgang anderseits. Daß es sich dabei wohl um eine Lipoidwirkung handeln wird, geht schon aus den vorliegenden tierexperimentellen Studien, und aus der Aktivierbarkeit des Ergosterins, dieser Muttersubstanz des D-Vitamins, durch ultraviolette Strahlen — wie wir es schon ausführlich besprochen haben — hervor. Bestrahlung scheint auch in vivo mit einer Mobilisierung von Lipoiden einherzugehen (Essinger-Verfasser). Auf die weitere und entscheidende Frage, wie und wo diese Lipoidwirkung stattfindet, müssen wir aber die Antwort schuldig bleiben[1].

### Diagnose.

Die Diagnose der floriden Rachitis erfolgt aus den besprochenen klinischen Symptomen, unter denen wir den Knochenveränderungen die führende Rolle zuerkennen möchten, weiterhin aus röntgenoskopischen und blutchemischen Befunden. In gewissen Fällen — wir brauchen diesbezüglich nur an die nichtrachitische Kraniotabes, sowie an die lange nach der Heilung der Rachitis noch nachweisbaren Rosenkranz, oder an die bleibenden rachitischen Knochendeformitäten zu erinnern — lassen uns die klinischen Merkmale fast völlig im Stiche. Hier werden allein die Röntgenogramme und die blutchemischen Daten die Floridität des rachitischen Prozesses einwandfrei erkennen helfen. Freilich sind bei beginnender Rachitis auch die röntgenoskopisch feststellbaren Knochenveränderungen oft nur sehr undeutlich ausgeprägt. Die blutchemischen Daten leisten aber dann immer noch gute Dienste. Auch der Heilungsverlauf läßt sich im Besitze der fortlaufend aufgenommenen Röntgenogramme und blutchemischen Daten viel objektiver und sicherer verfolgen, als bloß durch die klinische Betrachtung.

Während die Differentialdiagnose früher oft nicht allzu leicht zu treffen war, hat nun in der letzten Zeit nicht allein das Symptomenbild der Rachitis eine scharfe und somit auch die Differenzierung erleichternde Abgrenzung

---

[1]) Bei rachitischen Hunden fand Sharpe den Lipoidphosphor der Gewebe (besonders in der Leber) deutlich herabgesetzt. Noel Paton weist nun in diesem Zusammenhang auf das Beispiel des Hühnerembryos hin, der der Schale Kalk, dem Dotterlecithin Phosphorsäure für sein Skelet entnimmt. Ob sich vielleicht auf Grund dieser Analogie zwischen Lipoidstoffwechsel und Verkalkung einerseits, D-Vitamin und Lipoiden anderseits eine Brücke wird schlagen lassen, ist heute nur eine vage Vermutung. Übrigens ist der Lipoidphosphor im Blut bei der menschlichen Spontanrachitis nicht vermindert (Salomon-Scheer, Verfasser), nimmt aber im Laufe einer Bestrahlungskur deutlich zu. Organanalysen fehlen.

Man könnte auch noch an die bekannte Tatsache erinnern, daß langandauernde Gallenfisteln schwere osteoporotische Veränderungen zur Folge haben (Pawlow, Seidel, Looser u. a.). Mit der abfließenden Galle werden aber auch große Cholesterinmengen dem Organismus entzogen.

erfahren, sondern mit Hilfe der exakten röntgenoskopischen und blutchemischen Laboratoriumsmethoden sind wir schon fast allein in der Lage, den fraglichen Fall in die ihm zukommende Krankheitsgruppe einzureihen.

Eine Trennung des Myxödems, der Chondrodystrophie (früher angeborene Rachitis genannt) gewisser luetischer Knochenveränderungen (Caput natiforme, Säbelscheidentibia) von der Rachitis — was in früheren Zeiten noch ein diskutables Problem bedeutete —, ist heute allein schon aus den klinischen Merkmalen angängig. Wenn wir an der These: „ohne Knochensymptome keine Rachitis" festhalten, so wird uns gleichfalls eine Reihe von Fehldiagnosen, so z. B. bei schlecht ausgebildeter Statik-Motorik cerebral gestörter Säuglinge usw. (in der Praxis oft für „cerebrale Rachitis" gehalten) schon bei der rein klinischen Untersuchung erspart.

In differentialdiagnostischer Hinsicht bietet nur noch die Osteopsathyrosis idiopathica (Lobstein) gewisse Schwierigkeiten. Nach der heute allgemein herrschenden Auffassung kommt diese Krankheit — die auch unter dem Namen Osteogenesis imperfecta (Vrolik) bekannt ist — in einer angeborenen (congenita oder foetalis) und in einer späten Form (tarda) vor. So können sämtliche Symptome der Krankheit schon bei der Geburt voll ausgeprägt sein: der Schädel ist weich, häutig, an den verschiedenen Röhrenknochen (Rippen, Extremitäten) fällt ihre abnorme

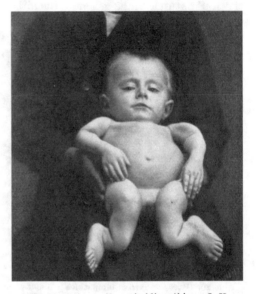

Abb. 28. Osteopsathyrosis idiopathica, J. H., 4 Jahre 7 Monate alt. (Knöpfelmacher.)

Beweglichkeit auf, die auf zahlreichen, teils frischen, teils schon verheilten Frakturen beruht. Bei der Spätform manifestiert sich der pathologische Knochenprozeß erst nach der Geburt, in den ersten Lebensmonaten, oft aber auch nach Jahren. Auch hier stehen die multiplen Frakturen im Vordergrund des gesamten Krankheitsbildes. Diesem verspäteten Auftreten der Frakturen geht meist ein Latenzstadium, eine röntgenologisch feststellbare Osteoporose voraus (Kienböck), ohne begleitende Knochenschmerzen. Die Knochenbrüche selbst, die wiederum meist die Röhrenknochen, in erster Linie die Tibia, Fibula befallen und das Hauptstadium (Kienböck) einleiten, sind dagegen schmerzhaft. Die Callusbildung verläuft häufig, aber durchaus nicht gesetzmäßig völlig normal. Wenn nun die Krankheit weiter fortschreitet, so kommt es in diesem letzten pseudomalazischen Stadium (Kienböck) zu wirklichen Verkrümmungen: die multiplen, elastischen, noch nicht völlig verknöcherten Callusstellen geben dem Muskelzuge genau so nach, wie die echt rachitisch erweichten Knochen. In diesen Fällen, oft aber auch schon früher — besonders, wenn die Krankheit erst nach der Geburt auftritt — ist die differentialdiagnostische Abgrenzung gegenüber der Rachitis, und ihrer malazischen Form oft sehr schwierig. Klinisch ist bedeutungsvoll, daß die psychische Entwicklung solcher Kinder, im Gegensatz zur Rachitis keine Verzögerung, Hemmung zeigt. Eine einwandfreie Unterscheidung ist aber allein mit Hilfe der Röntgenogramme möglich[1]). Wir finden eine hochgradige Porosität des Skeletes bei fast völlig fehlendem Spongiosawerk (Knochenzeichnung). Die Corticalis ist stark verdünnt, die Epiphysen schließen mit scharfer gerader Grenze ab; eine übermäßige Osteoidbildung fehlt (vgl. Abb. 29 u. 30). Ob nun freilich Kombinationen mit Rachitis vorkommen können, läßt sich z. Z. mangels exakten Beweismaterials nicht mit Sicherheit behaupten. Für die in der Literatur niedergelegten Fälle (z. B. Peiser), bei denen schon die Röntgenbilder schwere rachitische Veränderungen erkennen lassen, ist noch die Möglichkeit vorhanden (Looser, Hochsinger), daß es sich bei ihnen nur um eine schwere mit multiplen Frakturen einhergehende Rachitis, d. h. um eine Osteopsathyrosis

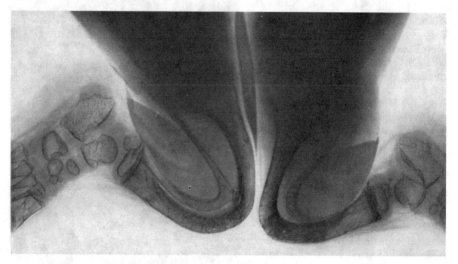

Abb. 29. Osteopsathyrosis idiopathica. Rechter und linker Unterschenkel. H. H., 4¹/₂ Jahre. (Knöpfelmacher).

symptomatica (wie sie z. B. auch bei Lues, Skorbut usw. vorkommen kann) und nicht um eine echte Osteopsathyrosis idiopathica handelt.

Vom pathologisch-anatomischen Standpunkte aus geht die echte Osteopsathyrose auf eine fast völlig unterdrückte enchondrale und periostale Ossification — bei normaler Resorption zurück. Gleichzeitig findet man sehr häufig eine allgemeine Schwäche des gesamten mesenchymalen Gewebes (Bauer), eine mangelhafte Ausbildung der Skleren, die dann infolge Durchschimmerns der Aderhaut blau gefärbt erscheinen. Diese „blauen Skleren" können gegebenenfalls eine differentialdiagnostische Bedeutung besitzen, sie sind aber kein konstanter Befund. Die Minderwertigkeit des Mesenchyms wird zuweilen im Laufe der weiteren Entwicklung, meist erst nach der Pubertätsperiode, so weit ausgeglichen, daß sie einer in manchen Fällen tatsächlich schon beobachteten Spontanheilung nicht mehr im Wege steht. Für die Annahme, daß an der Genese dieser Krankheit bestimmte endokrine Drüsen mitbeteiligt sind, konnten bis jetzt keine sicheren Anhaltspunkte gewonnen werden. Ebenso fehlen jegliche Beziehungen zur Ernährung (Vitaminen) oder zu äußeren hygienischen Faktoren. Schon die Gleichstellung der Spätform mit der angeborenen Erkrankung schließt diese Möglichkeit aus. Man kennt keine angeborene Avitaminose! Wir möchten demnach — entsprechend der heute allgemein herrschenden Lehrmeinung — die Osteopsathyrosis idiopathica (Osteogenesis imperfecta) von der

---

[1]) Blutchemische Daten sind bisher nicht mitgeteilt worden.

Rachitis, auch von einer **symptomatischen**, auf der rachitischen Stoffwechsel-störung beruhenden Osteopsathyrosis völlig abgetrennt und als eine besonders **hypoplastische Knochenerkrankung** (auf endogener Basis) aufgefaßt wissen. In diesem Sinne spricht auch die Erfolglosigkeit der bei der Rachitis üblichen therapeutischen Verfahren in ihrer Anwendung auf die echte Osteopsathyrose. Daß in manchen, freilich auch nicht völlig klargestellten (!) Fällen roher Mohr-rübensaft in Gemeinschaft mit den üblichen antirachitischen therapeutischen Verfahren wirksam gefunden wurde (Czerny), rechtfertigt noch nicht die Annahme einer Ernährungsstörung oder sogar einer Avitaminose. Ein eingehendes Studium der intermediären Stoffwechsel-vorgänge und besonders des Blutchemis-mus wird in der Zukunft sicherlich noch wertvolle Beiträge zu dieser rätselhaften Erkrankung liefern.

### Prophylaxe und Therapie.

In der **direkten** Anwendung ultra-violetter Strahlen besitzen wir ein rasch und zuverlässig wirkendes Heilverfahren gegen die Rachitis, das sich auch für die Prophylaxe gut eignet. Als Licht-quelle kommen in erster Linie die Queck-silberquarzlampe, weniger eine offene Bogenlampe, oder die Strahlen der natür-lichen Sonne in Betracht, die aber in entsprechenden Versuchen, wie wir es gesehen haben, ebenfalls als wirksam befunden wurden. Mit Hilfe der „künst-lichen Höhensonne" gelingt es, die Rachitis bei täglichen Einzelbestrahl-ungen (langsam steigend von 5′—30′—40′) in kurzer Zeit zur Heilung zu bringen. Im allgemeinen gilt nach Huldschinsky die Regel, daß die in Monaten aus-gedrückte Heildauer mit der Zahl der Lebensjahre der Kinder gleich-zusetzen ist.

Unter den klinischen Symptomen kann man den Genesungsprozeß allein an der (rachi-tischen!) Kraniotabes zahlenmäßig verfolgen: vor Beginn der Behandlung werden die Kon-turen der erweichten Schädelpartien durch-gepaust und nach bestimmten Zeiten (Tage,

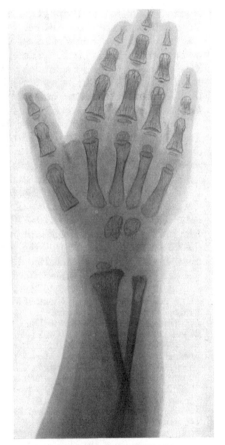

Abb. 30. Osteopsathyrosis idiopathica. Linker Unterarm mit Hand. H. H., 4½ Jahre. (Knöpfelmacher.)

Wochen) auf dem gleichen Blatt kontrolliert (Karger, L. F. Meyer). Eine exakte Kon-trolle des Heilungsverlaufes, die allerdings in der Praxis meist entbehrt werden kann, muß sich jedoch stets auf röntgenologische und blutchemische Kontrollen stützen.

Die Strahlenwirkung kann durch perorale Eosingaben (täglich 0,1 g, verteilt auf die Mahlzeiten) verstärkt werden (György-Gottlieb, Piller, Hottinger). Dies äußert sich mehr in der Abkürzung der Einzelbestrahlung, als in der Gesamtbehandlungsdauer. Der Eosineffekt beruht vermutlich auf einer Photosensibilisierung des Organismus (Gassul, Pinkussen), wobei freilich die Rolle der allein spezifisch wirksamen ultravioletten Strahlen noch umstritten ist (Lakschewitz).

**Bestrahlten Nährgemischen**, wie Milch (besonders in der haltbaren

Trockenform), auch Trockeneigelb usw. und dem bestrahlten Ergosterin dürfte in der Zukunft für die Therapie, besonders auch für die Prophylaxe der Rachitis sicherlich noch eine erhöhte Bedeutung zukommen. In der letzten Zeit mehren sich sogar die Stimmen (Goebel, Ibrahim, Wieland u. a.), die die Verwendung aktivierter, „jekorisierter" Substanzen als die Methode der Wahl bezeichnen. So nach Ansicht des Verfassers in erster Linie bei Frühgeburten, schwachen, kranken Säuglingen: sei es, weil sie im Winter nicht aus der Wohnung gebracht, und wegen Erkältungsgefahr nicht völlig entblößt, oder aber (z. B. bei Ekzem) weil sie einer direkten Bestrahlung nicht ausgesetzt werden dürfen. Auch die allgemeine Prophylaxe der Rachitis ließe sich durch die generelle Verwendung bestrahlter aktiver Substanzen in der Diät der Säuglinge — bei Beschränkung auf den Zeitraum vom 1. Oktober bis zum 1. April — leichter und sicherer erzielen als durch andere antirachitische Mittel. Von der bestrahlten Trockenmilch (oder Frischmilch) werden für die Prophylaxe und bei leichter Rachitis auch für die Therapie täglich 1—2 Flaschen voll genügen; für schwere floride Formen soll man indessen die gesamte Tagesmenge aus bestrahltem Milchpulver (oder aus bestrahlter Frischmilch) bereiten. Aufkochen schädigt die antirachitische Wirkung der bestrahlten Milch nicht. Vom bestrahlten Trockeneigelb beträgt die wirksame Dosis, sowohl für die Prophylaxe, wie für die Therapie 1—3 Kaffeelöffel, und vom bestrahlten Ergosterin — nach eigenen Erfahrungen — 2—4 mg (!) pro die.

Auch der Lebertran kann sowohl in prophylaktischer wie auch in therapeutischer Hinsicht bei der Bekämpfung der Rachitis mit Erfolg verwendet werden. Ein zuverlässiges Tranpräparat bleibt in seinem Heileffekt bei entsprechender Dosierung (10—30 ccm täglich) kaum hinter dem der direkten oder indirekten Strahlenbehandlung zurück. Emulsionen (Scotts Emulsion usw.), die durch die Emulgierung ihren Vitamin-A-Gehalt meist einbüßen(Oxydation), aber den D-Faktor in der Regel auch dann noch behalten, können wohl verwendet werden, sind jedoch überflüssig.

Die alte Streitfrage, ob ein Zusatz von gelbem Phosphor die Lebertranwirkung im Sinne der älteren Wegnerschen, Kassowitzschen Untersuchungen zu erhöhen vermag, wird neuerdings durch Phemister, Miller und Bonar, sowie Bernhardt und Rabl in bejahendem Sinne beantwortet. Um aber die geringste Gefahr einer drohenden P-Vergiftung zu verhüten, empfiehlt Engel auf Grund seiner experimentellen-pharmakologischen Studien viel kleinere P-Dosen, als bis jetzt üblich. (Statt 0,01 auf 100 g Tran nur 0,001, oder noch weniger.) Demgegenüber möchten wir aber erneut betonen, daß der Lebertran seine spezifische Wirksamkeit allein seinem Gehalt an D-Vitamin verdankt. Ein weiterer P-Zusatz könnte höchstens nur einen unterstützenden Faktor darstellen, auf den man aber ohne Beeinträchtigung des Heilerfolges auch verzichten kann[1].

Zu den spezifisch wirkenden Mitteln gehört auch noch das (unvorbehandelte) Eigelb. Im Gegensatz zu der früher herrschenden Anschauungen halten wir die Ei-Zufütterung bei Säuglingen schon vom 4.—6. Lebensmonat an für erlaubt und sogar für zweckmäßig, wenn wir auch mit ihr allein in der Bekämpfung der Rachitis schon aus quantitativen Gründen (beim verhältnismäßig geringen Vitaminreichtum müßten viel zu große Mengen verzehrt werden) in den meisten Fällen nicht auskommen werden.

Die mit der Heilung der Rachitis schlagartig einsetzende Verkalkung beansprucht große Kalkmengen, die meist allein durch den Nahrungskalk gedeckt werden. Auch mit Sonderkalkzulagen (Calcium phosphoricum tribasicum, nach Schloß 10 g auf 100 g Tran, oder aber organischen Kalkpräparaten, z. B. milchsaurem Kalk u.a., die wir schon aus theoretischen Gründen dem phosphorsauren Kalk vorziehen möchten) kann man den gesteigerten Ansprüchen des heilenden Rachitis entgegenkommen.

Eine auf unspezifischem Wege erfolgte Beeinflussung der rachitischen Stoffwechselstörung haben wir schon im Laufe unserer Betrachtungen über die Pathogenese der Rachitis für die „Hormontherapie" angenommen. Die

---

[1] Nach den kürzlich veröffentlichten Untersuchungen von Heß-Weinstock übt Phosphor auf den Verlauf der experimentellen Rattenrachitis keine antirachitische Wirkung aus.

Hebung der Stoffwechselintensität, mit gleichzeitiger Erhöhung des Phosphatspiegels, die solche Hormone (Adrenalin, Pituglandol, Thymoglandol usw.) sub-, intra- oder percutan [1]) auszuüben vermögen, kann in manchen Fällen den gleichen Effekt hervorrufen wie die spezifisch wirkenden ultravioletten Strahlen oder das D-Vitamin. Wir sind demnach in der Lage, leichtere Grade von Rachitis (auch Spätrachitis) mit Hilfe von „Hormonen" günstig zu beeinflussen. Aber auch in diesen Fällen bleibt die Hormontherapie an Zuverlässigkeit den spezifischen Heilverfahren gegenüber stark zurück. Als weitere weniger wirksame unspezifische therapeutische Maßnahmen erwähnen wir noch Massage, Salzbäder, Freiluft-Behandlung, dann bezüglich der Ernährung gemischte, vitaminreiche Kost (Gemüse), keine Überernährung (hauptsächlich mit Fetten). In der Kombination der üblichen Lebertranmedikation mit einer leichten Unterernährung (höchstens 60—70 Calorien pro Kilogramm) fand Jundell ein sicher und rasch wirkendes therapeutisches sowie prophylaktisches Verfahren, das sogar durch die Strahlentherapie nicht überboten wird.

Daß außer der Bekämpfung der Einzelfälle durch direkte therapeutische Methoden, die allgemeine Prophylaxe der Rachitis, besonders ihrer schweren Formen eine fast ausschließlich sozial-hygienische Aufgabe darstellt, erhellt sich schon aus der Ätiologie der Krankheit. Auf solche Momente haben wir an den entsprechenden Stellen ausführlich hingewiesen. Die Milderung der Domestikationsschäden ist der beste Rachitisschutz.

Die Frage, ob ein Rachitiker seine Knochen belasten, Bewegungen ausführen darf, wurde in früheren Zeiten strikte verneint, aus Angst die Knochendeformitäten dadurch zu fördern. Auch wurden außerdem noch eine Reihe von Verhaltungsmaßregeln angegeben, um die drohende Ausbildung dieser Verkrümmungen nach Möglichkeit zu verhindern. Heute, wo wir die aktive Rachitis in kurzer Zeit, meist in einigen Wochen heilen können, haben diese Methoden an Aktualität stark verloren, denn in dieser kurzen Zeit ist die Entstehung von schweren Deformitäten usw. nicht zu befürchten. Da die Knochenverbiegungen meist — wie wir es gesehen haben — auf eine mangelhafte Ausbildung der Innervationsverhältnisse beruhen, diese sich aber häufig durch Übung nur bessern können, so halten wir es sogar für geboten (worauf in letzter Zeit Czerny mit Nachdruck hinwies), daß dem normalen Bewegungsdrang der im Heilungsstadium befindlichen Rachitiker keine Schranken gesetzt werden sollen. Dies auch um so mehr, weil eine Bewegungsbeschränkung nach Findlay, Noël Paton die rachitische Stoffwechselstörung in ungünstigem Sinne beeinflußt. Eine unnatürliche Forcierung der Statik und Motorik dürfte aber bei der Rachitistherapie doch lieber zu vermeiden sein.

Die Knochendeformitäten als Restzustände haben mit dem rachitischen Krankheitsprozeß als solchem nichts mehr gemeinsam. Ihre Therapie gehört in das Gebiet der orthopädischen Chirurgie.

## Literatur.

Zusammenfassende Übersichten: Alwens in Bergmann-Staehelins Handb. d. inn. Med. 2. Aufl. IV. Berlin 1926. — Barthez-Rilliet: Handb. d. Kinderheilk. 1853. — Berg: Die Vitamine. Leipzig 1927. — Biedl: Innere Sekretion. 3. Aufl. 1916. Berlin-Wien. — Christeller in Lubarsch-Ostertags Ergebn. d. allg. Pathol. u. pathol. Anat. 20. Abt. II. 1922. — Mc Collum: The newer knowledge of nutr. 2. Aufl. 1923. New York. — Comby: Traité des mal. de l'enf. 6. Aufl. 1920. Paris. — Czerny-Keller: Des Kindes Ernährung. 1. Aufl. Bd. 2. 1917; 2. Aufl. Bd. 2. 1925. Wien-Leipzig. — Czerny in Kraus-Brugsch: Spez. Pathol. u. Therap. Bd. 9. 1920. — Lawson Dick: Rickets. 1922. New York. — Elsässer: Der weiche Hinterkopf. 1843. Stuttgart. — Frangenheim: Die Krankheiten des Knochensystems im Kindesalter. 1913. Stuttgart. — Freudenberg: Klin. Wochenschr. 1922. — Freudenberg-György: Ergebn. d. inn. Med. u. Kinderheilk. Bd. 24. 1923. — Fromme: Ergebn. d. Chirurg. u. Orthop. Bd. 15. 1922. — Funk: Die Vitamine. 2. Aufl. 1922.

---

[1]) Hormocutan (Langstein-Vollmer).

Wiesbaden. — György: Zentralbl. f. Kinderheilk. Bd. 15. 1924. — Derselbe: Jahrb. f. d. ges. Kinderheilk. über das Jahr 1923. Berlin 1925. — Derselbe in Brugsch Ergebn. d. ges. Med. Bd. 8. 1926. — Henoch: Lehrb. d. Kinderkrankh. Berlin 1903. — Heubner: Lehrb. d. Kinderkrankh. Leipzig 1911. — Hirsch: Handb. d. histor.-geogr. Pathol. 1886. — Hochsinger in Pfaundler-Schlossmann: Handb. d. Kinderkrankh. Leipzig 1923. — Kassowitz: Prakt. Kinderheilk. 1911. Berlin. — Derselbe: Ges. Abhandl. Berlin. 1914. — Klotz: Ergebn. d. inn. Med. u. Kinderheilk. Bd. 24. 1923. — Derselbe in Bergmann-Staehelin: Handb. d. inn. Med. 2. Aufl. Bd. IV. Berlin 1926. — Lehnerdt: Ergebn. d. inn. Med. u. Kinderheilk. Bd. 6. 1910. — Marfan: Maladies des os. Paris 1912. — Mellanby: Exper. rickets. London 1921. — Noeggerath: Die Rachitis und ihre heutige innere Behandlung. 1920. Jena. — Orgler: Ergebn. d. inn. Med. u. Kinderheilk. Bd. 6. 1910; ebenda Bd. 8. 1912. — v. Pfaundler in Feers Lehrb. d. Kinderkrankh. Jena 1926. — Pommer: Untersuchungen über Osteom. und Rachitis. Leipzig. 1885. — v. Recklinghausen: Rachitis und Osteomalacie. Jena 1911. — Rehn in Gerhardts Handb. 1878. Tübingen. — Ritter von Rittershain: Die Pathologie und Therapie der Rachitis. Berlin 1863. — Schloss: Ergebn. d. inn. Med. u. Kinderheilk. Bd. 15. 1917. — Schmorl: Ebenda. Bd. 4. 1909. — Stepp: Ebenda. Bd. 23. 1923. — Stoeltzner: Beitr. z. Pathol. d. Knochenwachstums. Berlin 1901. — Derselbe: Pathol. u. Therap. der Rachitis. Berlin 1904. — Derselbe in Pfaundler-Schloßmann: Handb. d. Kinderkrankh. Leipzig. 2. Aufl. 1910. — Vierordt in Nothnagels Handb. d. spez. Path. u. Ther. Bd. 7. II. 1903. Wien. — Wieland: Ergebn. d. inn. Med. u. Kinderheilk. Bd. 6. 1910; ebenda. Bd. 13. 1914. — Derselbe: in Brüning-Schwalbe Handb. d. allg. Pathol. des Kindes. Bd. 2. I. Wiesbaden 1913. — Wimberger: Fortbildungsvortrag. Beilage zur Wien. klin. Wochenschr. 1925. — Derselbe: Ergebn. d. inn. Med. u. Kinderheilk. Bd. 28. 1925.

Einzelbeiträge: Adam: Verhandl. d. dtsch. Ges. f. Kinderheilk. 1923. Göttingen. — Anderson: Brit. journ. of childr. dis. Vol. 21. 1924. — Aron-Sebauer: Biochem. Zeitschr. Bd. 8. 1908. — Aron: Ebenda. Bd. 12. 1908. — Aschenheim-Kaumheimer: Monatsschr. f. Kinderheilk., Orig. Bd. 10. 1911. — Banu: Nourrisson. Tom. 9. 1921. — Derselbe: Cpt. rend. des séances de la soc. de biol. Tom. 84. 1921. — Barlow: Brit. med. journ. Nov. 1894. — Barenberg-Bloomberg: Americ. journ. of dis of childr. Vol. 28. 1924. — Behrendt, H.: Zeitschr. f. Kinderheilk. Bd. 39. 1925 — Benjamin: Ergebn. d. inn. Med. u. Kinderheilk. Bd. 6. 1910. — Bergeim, O.: Proc. of the soc. f. exp. biol. a. med. Vol. 23. 1926. — Bernhardt: Zeitschr. f. klin. Med. Bd. 102. 1925. — Bernhardt und Rabl: Ebenda. Bd. 102. 1925. — Bing: Jahrb. f. Kinderheilk. Bd. 68. 1908. Med. Klin. 1907. — Birk: Monatsschr. f. Kinderheilk. Bd. 7. 1909. — Bloch: Ebenda. Bd. 25. 1923. — Boas-Chick: Biochem. Journ. Bd. 18. 1924. — Brahm-Mende: Arch. f. Kinderheilk. Bd. 79. 1926. — Brehme-György: Biochem. Zeitschr. Bd. 157. 1925. — Brown-Courtney-Tisdall-McLachlan: Arch. of pediatr. Vol. 31. 1922. — Brubacher: Zeitschr. f. Biol. Bd. 27. 1890. — Budde: Biochem. Zeitschr. Bd. 157. 1925. — Büssem: Jahrb. f. Kinderheilk. Bd. 39. 1895. — Burgess-Osman: Lancet. Bd. 206. 1924. — Buschke-Peiser: Klin. Wochenschr. 1924. — De Buys-v. Meysenbug: Journ. of the Americ. med. assoc. 1924. — Casparis-Shipley-Kramer: Ebenda. 1923. — Cavins: Journ. of biol. chem. Bd. 59. 1924. — Chick-Dalyell und Mitarbeiter: Zeitschr. f. Kinderheilk. Bd. 34. 1923; Lancet. Bd. 203. 1922. — McCollum und Mitarbeiter: Journ. of biol. chem. Vol. 45. 1921; Vol. 47. 1921; Bd. 49. 1922; Vol. 51. 1922; Americ. journ. of hyg. Vol. 1. 1921; Bull. of Johns Hopkins hosp. Vol. 33. 1922. — Cowell: Brit. med. journ. Nr. 3352. 1925. — Degkwitz: Verhandl. d. Ges. f. Kinderheilk. Leipzig 1922. — Demuth: Biochem. Zeitschr. Bd. 159. 1925; Bd. 166. 1925. — Dibbelt: Arbeiten aus dem pathol. Institut zu Tübingen. Bd. 6. 1908; Bd. 7. 1909; Münch. med. Wochenschr. Bd. 57. 1910; Dtsch. med. Wochenschr. 1912. — Dodds: Brit. med. journ. Nr. 3196. 1922. — Dubois-Stolte: Jahrb. f. Kinderheilk. Bd. 77. 1913. — Dunham: Americ. journ. of dis. of childr. Vol. 26. 1923. — Eckstein: Verhandl. d. Ges. f. Kinderheilk. 1924. Innsbruck; Arch. f. Kinderheilk. Bd. 74. 1924; Klin. Wochenschr. 1924. — Eden: Klin. Wochenschr. 1923. — Eliot: Journ. of the Americ. med. assoc. 1925. — Embden-Lange: Klin. Wochenschr. 1924.; hier auch weitere Literatur. — Endres: Zeitschr. f. d. ges. exp. Med. Bd. 41. 1924. — Engel: Med. Klinik. 1920. — Derselbe: Klin. Wochenschr. 1924. — Essinger-György: Biochem. Zeitschr. Bd. 149. 1924. — Falkenheim-Kruse: Zeitschr. f. Kinderheilk. Bd. 41. 1926. — Feer: Festschr. f. Hagenbach-Burckhardt 1897. — Derselbe: Med. Klinik. 1916. — Ferguson: Med. res. com. rep. Nr. 20. 1924. — Findlay: Lancet. April 1909; Brit. med. journ. II. 1908. — Derselbe: Arch. of pediatr. Vol. 38. 1921. — Derselbe: mit Noel Paton-Sharpe: Quart. journ of med. Vol. 24. 1921. — Findlay: Lancet. Bd. 202. 1922. — Derselbe: Journ. of the Americ. med, assoc. 1924. — Fraenkel-Lorey: Fortschr. a. d. Geb. d. Röntgenstr. Bd. 22. 1910. — Frangenheim: Neue Deutsche Chirurg. Bd. 10. 1913. — Freise-Rupprecht: Monatsschr. f. Kinderheilk. Orig. Bd. 19. 1920. — Freudenberg: Münch. med. Wochenschr. 1922. — Freudenberg-György: Ebenda. 1921; Biochem. Zeitschr. Bd, 110. 1920; Bd. 115, 118, 121, 124. 1921; Bd. 129. 1922; Bd. 142. 1923; Bd. 147.

1924; Jahrb. f. Kinderheilk. Bd. 96. 1920; Klin. Wochenschr. 1923; Monatsschr. f. Kinderheilk. Bd. 28. 1924. — Freudenberg-Welcker: Zeitschr. f. Kinderheilk. Bd. 41. 1926. — Friedleben: Jahrb. f. Kinderheilk. Bd. 3. 1860. — Fromme: Bruns' Beitr. z. klin. Chirurg. Bd. 118. 1920. — Galbraith: Brit. journ. of childr. dis. Vol. 20. 1923. — Derselbe: Quart. journ. of med. Vol. 16. 1923. — Gamble-Tisdall-Ross: Americ. journ. of dis. of childr. Bd. 25. 1923. — Gaßmann: Zeitschr. f. physiol. Chem. Bd. 70; 1910. Bd. 83. 1913; Bd. 90. 1918. — Gebhardt: Arch. f. Entwicklungsmech. d. Organismen. Bd. 32. 1911. — Gierke: Virchows Arch. f. pathol. Anat. u. Physiol. Bd. 167. 1902. — Gindes: Arch. f. Kinderheilk. Bd. 54. 1910. — Glanzmann: Schweiz. med. Wochenschr. 1925. — Goett in Rieder-Rosenthals Lehrb. d. Röntgenkunde. Bd. 2. 1918. — Götting: Virchows Arch. f. pathol. Anat. u. Physiol. Bd. 197. 1909. — Greenwald: Journ. of biol. chem. Vol. 62. 1925. — Gribbon-Noel Paton: Lancet. Vol. 201. 1921. — Grosser: Zeitschr. f. Kinderheilk. Bd. 25. 1920. — György: Monatsschr. f. Kinderheilk. Bd. 22. 1921; Jahrb. f. Kinderheilk. Bd. 98. 1922; Bd. 99. 1922; Bd. 102. 1923; Zeitschr. f. d. ges. exp. Med. Bd. 38. 1923; Bd. 43. 1924. — György-Gottlieb: Klin. Wochenschr. 1923. — György: Klin. Wochenschr. 1925; Dtsch. med. Wochenschr. 1925; Jahrb. f. Kinderheilk. Bd. 111. 1926. — Derselbe: Biochem. Zeitschr. Bd. 152. 1924; Bd. 161. 1925. — Derselbe: Jahrb. f. Kinderheilk. Bd. 112. 1926. — György-Kappes-Kruse: Zeitschr. f. Kinderheilk. Bd. 41. 1926. — György-Popoviciu: Jahrb. f. Kinderheilk. Bd. 112. 1926. — György-Sulger: Zeitschr. f. d. ges. exp. Med. Bd. 45. 1925. — György-Vollmer: Monatsschr. f. Kinderheilk. Bd. 28. 1924. — Hagenbach-Burckhardt: Jahrb. f. Kinderheilk. Bd. 60. 1904. — Halac-Nassau: Zeitschr. f. d. ges. physikal. Therap. Bd. 31. 1926. — Haldane: Lancet. Vol. 206. 1914. — Hamilton: Americ. journ. of dis. of childr. Vol. 20. 1920; Acta paed. Vol. 2. 1922; Boston med. a. surg. journ. Vol. 191. 1924. — v. Hansemann: Berlin. klin. Wochenschr. 1906. — Hartmann: Sitzungsber. d. kgl. bayer. Akad. d. Wissensch. 1913. — Hart-Steenbock und Mitarbeiter: Journ. of biol. chem. Vol. 65. 1925. — Hausser-Vahle: Strahlentherapie. Bd. 13. 1921. — Heller: Jahrb. f. Kinderheilk. Bd. 98. 1922. — Hensch-Kramár: Klin. Wochenschr. 1923. — Hess, A. F.: Arch. of pediatr. Vol. 38. 1920. — Derselbe: Lancet. Bd. 203. 1922. — Derselbe: Zeitschr. f. Kinderheilk. Bd. 39. 1925; Journ. of the Americ. med. soc. 1925; Dtsch. med. Wochenschr. 1926; Lancet. Vol. I. 1926. — Hess-Gutmann: Arch. of pediatr. Vol. 38. 1920; Journ. of the Americ. med. assoc. 1922. — Hess-Jaffé: Proc. of the soc. f. exp. biol. a. med. Vol. 22. 1924. — Hess-Matzner: Americ. journ. of dis. of childr. Vol. 26. 1923. — Hess-Unger: Journ. of the Americ. med. assoc. 1917, 1918, 1920, 1921; Americ. journ. of dis. of childr. 1921; ebenda Vol. 24. 1922. — Hess-Weinstock: Journ. of biol. chem. Vol. 62. 1924. — Dieselben: Journ. of the Americ. med. assoc. 1924. — Hetenyi: Zeitschr. f. d. ges. exp. Med. Bd. 43. 1924. — Heubner-Rona: Biochem. Zeitschr. Bd. 135. 1923. — Hodgson: Lancet 1921. — Hofbauer: Atmungspath. u. Ther. 1921. Berlin. — Hoffa: Verhandl. d. Ges. f. Kinderheilk. Göttingen. 1923; Jahrb. f. Kinderheilk. Bd. 101. 1923. — Hofmeister: Ergebn. d. Physiol. Bd. 10. 1901. — Höjer: Acta paed. Vol. 5. 1925. — Holt jr.-La Mer-Chown: Journ. of biol. chem. Vol. 64. 1925. — Holt jr.: Ebenda. Vol. 64. 1925; Klin. Wochenschr. 1926. — Hottinger: Monatsschr. f. Kinderheilk. Bd. 30. 1925; Schweiz. med. Wochenschr. 1926. — Howland-Kramer: Americ. journ. of dis. of childr. Vol. 22. 1921; Monatsschr. f. Kinderheilk. Bd. 25. 1923. — Howland-Park: Journ. of the Americ. med. assoc. 1920. — Howland-Park-Mc Clure: Americ. journ. of dis. of childr. Vol. 18. 1919. — Howland-Marriott: Mc. Kim-Kramer, B.: Journ. of biol. chem. Vol. 68. 1926. — Hughes-Payne-Titus-Moore: Journ. of biol. chem. Vol. 66. 1925. — Huldschinsky: Dtsch. med. Wochenschr. 1919, 1920; Zeitschr. f. Kinderheilk. Bd. 26. 1921; Zeitschr. f. orthop. Chirurg. Bd. 39. 1920; Bd. 42. 1922; Dementia rachitica. Beiheft d. Jahrb. f. Kinderheilk. 1926. Berlin. — Hutchison: Glasgow med. journ. 1920, 1922; Quart. journ. of med. 1920. — Hutchison-Shah: Ebenda. Vol. 15. 1922. — Hutinel-Tixier: Cpt. rend. des séances de la soc. de biol. Tom. 66. 1909. — Iversen-Lenstrup: 1. Nordisch. Pädiatr. Kongr. 1919. — Jeans-Tallermann: Brit. journ. of childr. dis. Vol. 21. 1924. — Jundell: Acta ped. Vol. 1, 2. 1922; Vol. 4, 5. 1925. — Karger: Monatsschr. f. Kinderheilk. Bd. 18. 1920. — Kassowitz, K.: Zeitschr. f. Kinderheilk. Bd. 38. 1914. — Kerl: Dtsch. med. Wochenschr. 1925. — Klotz: Journ. of exper. med. Vol. 7. 1905. — Kramer-Casparis-Howland: Americ. journ. of dis. of childr. Vol. 24. 1922. — Kramer: Ebenda. Vol. 30. 1925. — Krasnogorski: Jahrb. f. Kinderheilk. Bd. 70. 1909. — Landsberger: Klin. Wochenschr. 1924; Zeitschr. f. Kinderheilk. Bd. 39. 1925. — Lange: Münch. med. Wochenschr. 1900. — Langstein-Vollmer: Zeitschr. f. Kinderheilk. Bd. 38. 1924. — Lasch: Dtsch. med. Wochenschr. 1921. — Lawaczek: Biochem. Zeitschr. Bd. 145. 1924. — Lehmann: Monatsschr. f. Kinderheilk. Bd. 30. 1925. — Lehnerdt-Weinberg: Münch. med. Wochenschr. 1921. — Lenstrup: Dissertation. Kopenhagen 1924. — Lichtenstein: Jahrb. f. Kinderheilk. Bd. 37. 1894. — Lipschütz: Pflügers Arch. f. d. ges. Physiol. Bd. 143. 1911. — Lobstein: Osteopsathyrose. Lehrb. d. pathol. Anat. 1834. — Loeb: Die Eiweißkörper. Berlin. 1924. — Looser: Grenz

d. Med. u. Chirurg. Bd. 18. 1907. — Looft: Acta ped. Vol. 1. 1922; Monatsschr. f. Kinderheilk. Bd. 25. 1923. — Luce: Biochem. journ. Vol. 18. 1924. — Maass: Jahrb. f. Kinderheilk. Bd. 95. 1921; Virchows Arch. f. path. Anat. u. Physiol. Bd. 256. 1915. — Mackay: Brit. med. journ. Bd. II. 1920. — Mackay-Shaw: Lancet. Vol. I. 1926. — Marfan-Baudouin-Feuillé: Cpt. rend. des séances de la soc. de biol. Tom. 66. 1909. — Marfan: Semaine méd. 1907. — Martland-Hausmann-Robison: Biochem. journ. Vol. 18. 1924. — Martland-Robison: Ebenda. Vol. 18. 1924. — Meyerhof: Zeitschr. f. physiol. Chem. Bd. 102. 1918. — v. Meysenbug: Americ. journ. of dis. of childr. Vol. 24. 1922. — v. Mikulicz: Arch. f. klin. Chirurg. Bd. 23. 1879. — Miura: Jahrb. f. Kinderheilk. Bd. 73. 1911. — Miwa-Stoeltzner: Beitr. z. pathol. Anat. u. z. allg. Pathol. Bd. 24. 1898. Jahrb. f. Kinderheilk. Bd. 47. 1898. — Moore: Journ. of the Americ. med. assoc. 1924. — Morpurgo: Beitr. z. pathol. Anat. u. z. allg. Pathol. (Zieglers Beitr.) Bd. 28. 1900. — Müller, W.: Bruns' Beitr. z. klin. Chirurg. Bd. 130. 1923. — Niemann: Jahrb. f. Kinderheilk. Bd. 85. 1917. — Ogata: Beitr. z. Geb. u. Gynäk. Bd. 18. 1913; Erg.-Bd. 19. 1915. — Orr-Holt jr.-Wilkins-Boone: Americ. journ. of dis. of childr. Vol. 26. 1923. — Pappenheimer-Minor: Journ. of med. research. Vol. 42. 1921. — Park-Howland: Bull. of Johns Hopkins hosp. Vol. 32. 1921. — Noël Paton: Brit. med. journ. Nr. 3193. 1922; Glasgow med. journ. 1922. — Noël Paton-Watson: Brit. med. journ. Vol. I. 1921; Brit. journ. of exp. pathol. 1921. — Pauli-Samec: Biochem. Zeitschr. Bd. 17. 1909. — v. Pfaundler: Jahrb. f. Kinderheilk. Bd. 60. 1904; Klin. Wochenschr. 1922. — Phemister: Journ. of the Americ. med. assoc. 1918. — Phemister-Miller-Bonar: Journ. of the Americ. med. assoc. 1921. — Plaut: Zeitschr. f. Kinderheilk. Bd. 38. 1924. — Pritchard: Brit. med. journ. 1919; ebenda. Nr. 3256. 1923; Arch. of pediatr. Vol. 40. 1923. — Rabl: Klin. Wochenschr. 1923. — Reyher, P.-Schmauks: Arch. f. Kinderheilk. Bd. 65. 1925. — Robison: Biochem. Journ. Vol. 16. 1922; Vol. 17. 1923; Vol. 20. 1926. — Robison-Soames: Ebenda. Vol. 18. 1924; Vol. 19. 1925. — Rona-Petow-Wittkower: Biochem. Zeitschr. Bd. 150. 1924. — Rosenstern: Zeitschr. f. Kinderheilk. Bd. 32. 1922. — Rupprecht: Monatsschr. f. Kinderheilk. Bd. 26. 1923. — Salomon-Scheer: Jahrb. f. Kinderheilk. Bd. 103. 1923. — Sauer: Dtsch. Zeitschr. f. Chirurg. Bd. 162. 1921. — Schiff: Monatsschr. f. Kinderheilk. Bd. 22. 1921. — Schiff-Gottstein: Jahrb. f. Kinderheilk. Bd. 107. 1924. — Schlee: Münch. med. Wochenschr. 1919. — Schön: Arch. f. exp. Pathol. u. Pharmakol. Bd. 101. 1924. — Schmorl: Dtsch. Arch. f. klin. Med. 1905. — Schwartz: Americ. journ. of dis. of childr. Vol. 19. 1920. — Shermann-Pappenheimer: Proc. of the soc. f. exp. oiol. a. med. Vol. 18. 1921. — Shipley: Bull. of Johns Hopkins hosp. Vol. 35. 1924. — Shipley-Kramer-Howland: Biochem. journ. Vol. 20. 1926. — Shipley-Park-McCollum-Simmonds: Americ. journ. of dis. of childr. Vol. 23. 1922. — Shipley-Kramer-Howland: Biochem. Journ. Bd. 20. 1926. — Siegert: Jahrb. f. Kinderheilk. Bd. 58. 1903. — Steenbock-Black: Journ. of biol. chem. Vol. 63, 64. 1925. — Steenbock-Daniels: Journ. of the American med. assoc. 1925. — Steenbock-Nelson: Journ. of biol. chem. Vol. 62. 1924. — Steenbock-Hart-Hoppert-Black: Journ. of biol. chem. Vol. 66. 1925. — Steenbock-Hart-Elvehjem-Kletzien: Journ. of biol. chem. Vol. 66. 1925. — Stepp: Zeitschr. f. Biol. Bd. 83. 1925. — Stern: Verhandl. d. deutsch. Ges. f. Kinderheilk. 1924. — Stetter: Dtsch. med. Wochenschr. 1919. Innsbruck. — Stoeltzner: Jahrb. f. Kinderheilk. Bd. 45. 1897; Bd. 50. 1899; Bd. 51. 1900; Bd. 53. 1901. — Straub: Ergebn. d. inn. Med. u. Kinderheilk. Bd. 25. 1924. — Strongmann-Bowditch: Boston med. a. surg. journ. Vol. 184. 1921. — Tanaka: Biochem. Zeitschr. Bd. 38. 1912. — Telfer: Quart. journ. of med. Vol. 16. 1922; Vol. 17. 1924; Vol. 20. 1926. — Thunberg: Skandinav. Arch. f. Physiol. Bd. 22. 1909. — Tisdall: Americ. journ. of dis. of childr. Vol. 24. 1922. — Tisdall-Harris: Journ. of the Americ. med. assoc. 1922. — Tobler: Münch. med. Wochenschr. 1911; Verhandl. d. dtsch. Ges. f. Kinderheilk. Karlsruhe 1911. — Trousseau: Gaz. des hôp. civ. et milit. 1848, 1851; Wien. Allg. med. Zentral-Zeitg. 1860. — Trousseau-Lasègue: Union. med. 1850. — Virchow: Virchows Arch. f. pathol. Anat. u. Physiol. Bd. 5. 1853. — Vollmer: Jahrb. f. Kinderheilk. Bd. 99. 1922. — Wagner-Wimberger: Lancet 1924. — Waltner: Monatsschr. f. Kinderheilk. Bd. 31. 1926. — Webster-Hill: Brit. med. journ. Nr. 3360. 1925. — Wegner: Virchows Arch. f. pathol. Anat. u. Physiol. Bd. 55. 1872. — Weidenreich: Zeitschr. f. Konstitutionslehre. Bd. 11. 1925. — Wells-Bonson: Journ. of med. research Vol. 17. 1907. — Wells-Mitchell: Ebenda. Vol. 22. 1910. — Wengraf: Zeitschr. f. Kinderheilk. Bd. 34. 1922. — Wills: Brit. med. journ. Nr. 3346. 1925. — Wills-Sanderson-Paterson: Arch. dis. of childhood. Vol. 1. 1926. — Wimberger: Zeitschr. f. Kinderheilk. Bd. 35. 1923. Bd. 40. 1925. — Windaus-Heß: Nachr. d. Gesellsch. d. Wiss. Göttingen 1927. — Wolff: Monatsschr. f. Kinderheilk. Bd. 5. 1912. — Ylppö: Ref. Ebenda. Bd. 23. 1922. — Zeltner: Jahrb. f. Kinderheilk. Bd. 78. 1913. — Zucker: Proc. of the soc. f. exp. biol. a. med. Vol. 20. 1922. — Zucker-Barnett: Ebenda. Vol. 20. 1923. — Zucker-Johnson-Barnett: Ebenda. Vol. 20. 1923. — Zucker-Pappenheimer-Barnett: Proc. of the soc. f. exp. biol. a. med. Vol. 19. 1922.

# Die Tetanie der Kinder.

Von

**P. György**-Heidelberg.

Mit 21 Abbildungen.

## Begriffsbestimmung.

Tetanie ist eine rein klinisch-symptomatologische Bezeichnung. Wir fassen damit funktionell-pathologische Zustände des Gesamtnervensystems zusammen, die — genetisch durchaus verschieden — in ihrer äußeren Erscheinungsform, als ein gut abgrenzbares Krankheitsbild, eine nosologische Einheit bilden. Ihre Diagnose stützt sich im speziellen auf die mechanische und elektrische Übererregbarkeit der peripherischen Nerven, sowie auf eine allgemeine Krampfbereitschaft, die sich bei gegebenen auslösenden Ursachen im Bereiche der motorischen, wie auch der sensiblen und der vegetativen Innervationssphäre manifestieren kann. Solche Krampfäußerungen gehören aber keineswegs zu den obligaten Symptomen der Tetanie; man begegnet des öfteren Fällen, die solche Krampfsymptome stets vermissen lassen und bei denen die Krampfbereitschaft — auch Spasmophilie (Heubner), oder fälschlich, weil Tautologie, „spasmophile Diathese" genannt — allein durch die „latenten" Merkmale der mechanischen und elektrischen Übererregbarkeit der Nerven erkennbar wird: Wir sprechen dann von einer latenten Tetanie. Durch das Auftreten von Krampfsymptomen geht dann dieser latent-tetanische Zustand in das manifeste Stadium (manifeste Tetanie) über. Dies geschieht in der Regel in Form von akuten rasch vorübergehenden, meist aber auch häufig rezidivierenden Krisen, und nur selten von länger währenden, persistenten Anfällen. Das latente Stadium weist demgegenüber stets einen chronischen, nur in seiner Intensität wechselnden Verlauf auf und bleibt auch in den krampffreien Intervallen unverändert, höchstens mäßig abgeschwächt bestehen.

Die lehrbuchmäßige Einreihung der Tetanie in die Gruppe der funktionellen Neurosen ließe sich nur vom Standpunkte der pathologischen Anatomie rechtfertigen, da — wie wir es noch sehen werden — ein morphologisches organisches Korrelat für die Krampfbereitschaft und den allgemeinen Übererregbarkeitszustand des Gesamtnervensystems bis heute nicht gefunden werden konnte. Anderseits werden wir aber im folgenden eine Reihe von Befunden, meist chemischer Natur, kennen lernen, und in deren Besitz genötigt sein, die Tetanie in Erweiterung des ursprünglichen Begriffes, mit einer allgemeinen Stoffwechselstörung gleichzusetzen. Der funktionell pathologische Zustand des Gesamtnervensystems repräsentiert dann nur die hervorstechendste Resultante der in pathologische Bahnen gelenkten intermediären Stoffwechselvorgänge.

## Klinik. Symptomatologie.

**Latentes Stadium.** Als das konstanteste und früheste Symptom des latent tetanischen Zustandes gilt die elektrische Übererregbarkeit der peripherischen Nerven, wie sie zuerst bei der Tetanie der Erwachsenen von Erb

(1878), später bei der infantilen Tetanie von Escherich (1890), Ganghofner, v. Pirquet, sowie von Thiemich und Mann nachgewiesen wurde. Dieses sog. Erbsche Symptom beruht auf dem bekannten Pflügerschen Gesetz der Elektrophysiologie der Nerven: die Reizbeantwortung hängt von der Stärke und der Qualität des elektrischen Reizes ab. Der kontinuierliche galvanische Strom löst entweder bei der Schließung oder bei der Öffnung, d. h. bei einem plötzlichen Wechsel, eine Erregung im gereizten Nerven und somit dann auch in den Muskeln des zugehörigen Innervationsgebietes aus. Die Kathodenschließungszuckung (K.S.Z.) erfolgt bei der geringsten Stromintensität, erst bei einem stärkeren Strom folgt die Anodenschließungszuckung (A.S.Z.), dann die Anodenöffnungszuckung (A.Ö.Z.) und zuletzt die Kathodenöffnungszuckung (K.Ö.Z.). Die absolute Höhe, der die Zuckung auslösenden Stromstärke hängt von einer großen Reihe verschiedener experimenteller Bedingungen, so auch vom Lebensalter ab. Die sichere Einschätzung eines Übererregbarkeitszustandes setzt somit zunächst die Kenntnis der physiologischen Normalwerte für das betreffende Lebensalter, sowie die Einhaltung eines gleichmäßig arbeitenden Untersuchungsverfahrens voraus.

Zur Bestimmung der elektrischen Übererregbarkeit bedient man sich eines beliebigen galvanischen Stromes, in dessen Kreis ein Amperemeter und ein Widerstand eingeschaltet sind. Die Enden der Ableitungen werden mit der 50 cm² großen Plattenelektrode und mit der differenten 2 cm² großen Normalelektrode (Stintzing) verbunden. Die differente (angefeuchtete) Elektrode, die zunächst als negativer Pol (Kathode) fungieren soll, setzt man auf den zu prüfenden Nerven die indifferente (ebenfalls benetzte) Elektrode auf die entblößte Brust. Durch Schließung sowie Öffnung des Stromes, und durch Verkleinerung des eingeschalteten Widerstandes läßt sich die Stromintensität, die die Kathodenschließungszuckung bzw. die Kathodenöffnungszuckung im zugehörigen Muskelgebiet bewirkt, mit Hilfe des Amperemeters in kurzer Zeit exakt, zahlenmäßig bestimmen. Nach Stromumkehr wird der gleiche Vorgang auch für die Anode wiederholt und somit die A.S.Z. und die A.Ö.Z. festgelegt. Als Testnerv hat sich seit den grundlegenden und ausgedehnten Untersuchungen von Thiemich und Mann der N. medianus — im unteren Ende des Sulc. bicip. med. — besonders gut bewährt. Andere Nerven, so auch z. B. der Nervus peroneus geben durchschnittlich etwas höhere Werte als der Nervus medianus. Nach den von v. Pirquet angestellten vergleichenden Untersuchungen tritt der Unterschied im Verhalten des N. medianus und des N. peroneus besonders bei der A.S.Z. hervor, die am Medianus dicht nach der K.S.Z., am Peroneus dagegen bei einer weit höheren Stromintensität ausgelöst wird.

Thiemich und Mann geben für den N. medianus folgende normale Mittelwerte an

|                                  | K.S.Z. | A.S.Z. | A.Ö.Z. | K.Ö.Z. |
|----------------------------------|--------|--------|--------|--------|
| Säuglinge unter acht Wochen      | 2,61   | 2,92   | 5,12   | 9,28   |
| Säuglinge über acht Wochen       | 1,41   | 2,24   | 3,63   | 8,22   |

Im frühen Säuglingsalter ist demnach der N. medianus elektrisch weniger erregbar, als in den späteren Lebensmonaten.

Bei der auch von Thiemich und Mann befolgten Methodik kann die absolute Höhe des eine Muskelzuckung hervorrufenden Stromes durch die Beschaffenheit der Haut, durch das subcutane Fettpolster, den Wasserreichtum des Integumentes, durch besondere Polarisationsphänomene in nachhaltiger Weise verändert und umgestaltet werden. Auch während der Untersuchungen ändern sich die Werte meist nach unten (Bechterew, Escherich), d. h. im Sinne einer Erregbarkeitserhöhung, und nur in seltenen Fällen nach oben (Philippson). Trotz dieser Mängel, die dem Verfahren naturgemäß anhaften und die Wiedergabe einer zweiten Dezimalstelle unberechtigt erscheinen lassen, konnten die Thiemich-Mannschen Werte auch zahlreichen Nachuntersuchungen standhalten, und sind somit als reproduzierbare, obgleich nur relative, Größen zu betrachten. Ihre diagnostisch-symptomatologische Bedeutung erhellt sich in erster Linie aus der Gegenüberstellung zu den bei tetanischen Zuständen erhobenen Befunden.

| | K.S.Z. | A.S.Z. | A.Ö.Z. | K.Ö.Z. |
|---|---|---|---|---|
| Latente Tetanie . . . . . . . . . . | 0,70 | 1,15 | 0,95 | 2,23 |
| Manifeste Tetanie . . . . . . . . . | 0,63 | 1,11 | 0,55 | 1,94 |
| Abgelaufene Tetanie . . . . . . . . | 1,83 | 1,72 | >2,3 | >7,9 |

Wir sehen demnach bei tetanischer Übererregbarkeit eine starke Senkung der Reizschwelle für sämtliche Werte, schon im latenten, noch ausgeprägter aber im manifesten Stadium. Die kausale Beziehung dieser Erregbarkeitssteigerung geht schon aus der Tatsache hervor, daß bei Heilung die „Zuckungsformel" sich rasch wieder der Norm nähert. In klinischer Hinsicht sind bei der tetanischen Übererregbarkeit die „Anodenumkehr" und als ein besonders charakteristisches Phänomen die Senkung der K.Ö.Z. unter 5,0 M. A. praktisch-diagnostisch gut verwertbar. Unter Anodenumkehr verstehen wir eine veränderte Reihenfolge in den Anodenwerten: die A.Ö.Z. erfolgt bei einer geringeren Stromintensität als die A.S.Z.

Escherich und v. Pirquet unterscheiden drei Grade von elektrischer Übererregbarkeit der Nerven: a) normal, b) anodisch, c) kathodisch. Auf Grund ihrer — hauptsächlich am N. peroneus gewonnenen — Untersuchungsergebnisse halten sie die Thiemich-Mannschen Normalwerte für zu niedrig. Die A.Ö.Z. soll nach ihnen bei gesunden Säuglingen über 5,0 M.A. betragen; die anodische Übererregbarkeit ist dann durch eine A.Ö.Z. <5,0 M.A. charakterisiert und stellt nach den erwähnten Autoren, wie auch nach Klose, Weill-Harvier den ersten Grad der tetanischen Übererregbarkeit dar. Nach unseren eigenen Erfahrungen möchten wir diesen Satz in seiner ursprünglichen Fassung nicht verallgemeinern. Wir finden auch bei normalen Säuglingen des öfteren am Medianus A.Ö.Z. Werte, die unter 5,0 M.A. liegen. Erst bei einer besonders niedrigen anodischen Reizschwelle, kombiniert meist mit dem Phänomen der Anodenumkehr, halten wir den Verdacht auf einen tetanischen Übererregbarkeitszustand für berechtigt. Wir möchten uns somit eher der ursprünglichen Thiemichschen Fassung anschließen, und uns an die Thiemich-Mannschen Normalwerte halten.

Für diagnostisch-klinische Zwecke eignet sich die Bestimmung der K.Ö.Z. am besten (Thiemich). Werte, die unter 5,0 M.A. liegen, zeigen eindeutig die tetanische Krampfbereitschaft an. Hier hat sich diese scharfe Grenzziehung bei 5,0 M.A. auch in der Praxis gut bewährt. Bei der weiten Entfernung, die die K.Ö.Z.-Werte für Norm und Krankheit trennt, ist hier die Entscheidung, ob im gegebenen Falle eine wahre Erregbarkeitssteigerung anzunehmen sei, viel leichter zu treffen als bei den anderen Zuckungswerten, die eine Trennung zwischen Norm und Krankheit nicht mit der erforderlichen Eindeutigkeit erkennen lassen.

Die erhöhte elektrische Erregbarkeit ist ein meist ausreichendes, aber kein unerläßliches Kriterium der Tetanie. In der überwiegenden Mehrzahl der Fälle ist sie konstant, während der ganzen Krankheitsdauer vorhanden; in anderen seltenen Fällen weist sie dagegen unregelmäßige Schwankungen, mit häufig völlig normalen Werten auf. Das Fehlen des Erbschen Symptoms, zumindest bei einer einmaligen Untersuchung, gibt uns demnach keine Berechtigung, die Tetaniediagnose a limine abzulehnen. Hier müssen die weiteren spezifischen Symptome, wie auch Wiederholungen der elektrischen Erregbarkeitsprüfung zur Klärung herangezogen werden. In der Regel besteht ein durchgreifender Parallelismus zwischen der Schwere der klinischen Manifestationen einerseits und der Erhöhung der elektrischen Erregbarkeit anderseits. Schon Thiemich und Mann fanden im latenten Stadium höhere Zuckungswerte (niedrige Erregbarkeit), als bei der Manifestierung der Tetanie. Bei schwerer Tetanie sind K.Ö.Z.: =1,0—2,0 M.A. die Norm. Die gegensätzlichen Beobachtungen Ulmers sind als Ausnahmen zu betrachten.

Bei stark erhöhter Erregbarkeit kann der Kathodenschließungsreiz schon bei einer niedrigen Stromschwelle mit einer Dauerkontraktion, einem sog. K.S. Tetanus beantwortet werden. Die Kathodenöffnungszuckung läßt sich dann erst nach Lösung dieses Dauerspasmus, die nach einer längeren Einwirkungszeit des galvanischen Stromes in der Regel spontan einzutreten pflegt, prüfen. Niedrige Werte für den K.S.Tetanus hielten Escherich, v. Pirquet im Gegensatz zu Thiemich auch in diagnostischer Hinsicht für praktisch verwertbar. Nach den Untersuchungen Behrendts und Klonks — auf die wir in einem anderen Zusammenhang noch zurückkommen werden — soll der K.S.Tetanus die Bereitschaft zu Muskelspasmen viel zuverlässiger anzeigen, als selbst die K.Ö.Z.

Unter „Tetanus" versteht man im Sinne der Elektrophysiologie eine Muskelkontraktion, die eine Serie von Reizen zur Voraussetzung hat. Da aber bei dem K.S.-Tetanus die Muskelverkürzung auf einen verlängerten galvanischen Reiz erfolgt, so müssen wir Bourguignon beistimmen, wenn er für dieses Phänomen neuerdings die richtigere Bezeichnung „Galvanotonus" in Vorschlag gebracht hat.

Die unkontrollierbaren Veränderungen des Hautwiderstandes, die bei der üblichen Versuchsanordnung die absolute Höhe der erhaltenen „Zuckungswerte" — wie schon erwähnt — stark zu beeinflussen pflegen, lassen sich durch Einschaltung großer Widerstände in den äußeren Stromkreis und durch Untersuchung bei hoher „Klemmenspannung" wie es zuerst von Gärtner, dann von Gildemeister angegeben wurde (vgl. auch Salge), in weitgehendem Maße ausschalten (Freise-Schimmelpfeng). Man erhält bei dieser Versuchsanordnung zunächst den wahren Wert für die K.S.Z. Bei der Konstanz der so erhaltenen Normaldaten wird dann auch die aus der Reihe fallende tetanische Übererregbarkeit sicherer identifiziert werden können [1]).

Die erwähnten, von Thiemich-Mann für die Säuglinge angegebenen Mittelwerte der elektrischen Erregbarkeit gelten nicht für das spätere Kindesalter. Allein eine K.Ö.Z. $< 5{,}0$ dürfte auch hier als Zeichen eines tetanischen Übererregbarkeitszustandes, möglicherweise aber nur als Ausdruck einer unspezifischen, pathologischen Konstellation im vegetativen Nervensystem („Vagotonie"), die mit der tetanischen Krampfbereitschaft auf die gleiche Stufe zu setzen wäre, aufgefaßt werden (Behrendt-Klonk, Behrendt-Hoppmann). Die Spezifität des Erbschen Symptoms würde somit auf das Säuglingsalter beschränkt bleiben.

Die elektrophysiologischen Grundlagen des Erbschen Symptoms sind in neuerer Zeit von französischer Seite einer scharfen kritischen Analyse unterzogen worden. Die K.Ö.Z. und die A.S.Z. sollen in Wahrheit gar nicht existieren und überhaupt nur Kunstprodukte, Polarisationserscheinungen darstellen. Die Pflügersche Zuckungsformel beruht nach Weiß, Lapique u. a. schon aus dem Grunde auf falschen Voraussetzungen, weil sie die Einwirkungszeit vernachlässigt und allein die Stromintensität berücksichtigt. So soll nach den experimentellen Befunden von Weiß die Stromstärke, die eben eine Muskelkontraktion hervorzurufen vermag mit der Einwirkungsdauer in umgekehrter Proportion stehen, aber nur bis zu einem gewissen Minimum der Reizschwelle, die sich auch bei verlängerter Expositionszeit nicht mehr ändert. Dieses sog. Weißsche Gesetz läßt sich in folgende mathematische Formel bringen:

$$i = \frac{a}{t} + b.$$

In dieser Gleichung bedeutet i die Stromintensität, t die Dauer des zur Schwellenerregung nötigen Stromstoßes und a sowie b Konstanten. Unter b versteht man das Intensitätsminimum, bei dem die Expositionszeit vernachlässigt werden kann, das ist auch die alte galvanische Schwelle des Pflügerschen Gesetzes, in der Nomenklatur der Franzosen „Rheobase" genannt. Gewisse analytisch-geometrische Überlegungen, wie auch ein reichhaltiges empirisches Material führten zum Schluß, daß allein der Quotient $\frac{a}{b}$ die Erregbarkeit der Nerven, unabhängig von experimentellen Bedingungen, in absoluter

---

[1]) Mit Hilfe der von C. Falkenheim konstruierten Apparatur (Klin. Wochenschr. 1924) kann die Untersuchung auch ohne Assistenz erfolgen.

Höhe anzugeben in der Lage ist. Führt man an Stelle der Zeit (t) diesen Quotienten in die Weißsche Gleichung ein, so erhält man $i = 2b$. Die Größe $\frac{a}{b}$ wird „Chronaxie" (Lapique) bezeichnet und bedeutet die Dauer des zur Schwellenerzeugung nötigen Stromstoßes, wenn die Stromstärke gleich der doppelten Rheobase ist. Im Gegensatz zur Chronaxie hängt der absolute Wert der Rheobase — worauf wir schon hingewiesen haben — stark von den exogenen (im äußeren Stromkreis) und endogenen (im inneren Stromkreis, wie Hautwiderstand, Polarisation) Versuchsbedingungen ab, und eignet sich somit viel weniger zur Charakterisierung des Erregbarkeitszustandes der Nerven, als die Zeitkonstante.

Die Chronaxie ordnet die verschiedenen Muskeln [1]) und Nerven in bestimmte Gruppen ein. Die Synergisten, wie überhaupt Muskeln gleicher Funktion weisen die gleiche Zeitkonstante auf (Bourguignon). Der Muskel und sein Nerv haben unter physiologischen Verhältnissen die gleiche Chronaxie („loi de l'isochronisme"), was man auch so ausdrücken kann, daß zwischen Muskel und zugehörigem Nerv Resonanz bestehen muß. Bei Neugeborenen und noch im 1. Lebensmonat ist die Chronaxie im Verhältnis zu den bei Erwachsenen gefundenen Normalwerten auf das $1^1/_2 - 10$fache verlängert. Die Werte fallen etwa bis zum sechsten Monat schnell, dann langsam zu denen der Erwachsenen ab, und erreichen an den Nerven im 8.—9. Lebensmonat ihren Endwert. Kurz nach der Geburt findet man bei direkter Reizung am Oberarm größere Werte als an den distalen Teilen; vom vierten Monat an ist es

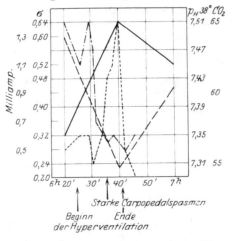

Abb. 1. Die Änderungen der Chronaxie, der Rheobase sowie des Säurebasengleichgewichtes im Verlaufe der Hyperventilationstetanie (nach Turpin).
............... Chronaxie, ———————— $p_H$,
—·—·— Rheobase, — — — $CO_2$-Gehalt des Plasmas.

dann umgekehrt. Stets zeigen die Strecker die größere Chronaxie (Bourguignon). Die Zeit wird in Bruchteilen von $^1/_{1000}$ Sekunde ($\sigma$) angegeben.

Bei der latenten Tetanie fand Turpin die Chronaxie a) wechselnd, während sie unter normalen Verhältnissen am gleichen Muskel durch eine auffallende Stabilität ausgezeichnet ist; b) meist, aber nicht konstant, erhöht; c) heterochron: Muskel und Nerv sind nicht mehr aufeinander eingestimmt (fehlende Resonanz). Für den Muskel ist die Chronaxie oft stärker erhöht, als für den Nerven. So kommt es dann leicht zum schon besprochenen „Galvanotonus".

Für die manifeste kindliche Tetanie fehlen z. Z. noch Angaben über das Verhalten der Chronaxie. Sehr instruktiv und auf die Verhältnisse der infantilen Tetanie aus Gründen, die wir noch ausführlich zu behandeln haben werden, sicherlich übertragbar sind die Chronaxiebefunde bei der parathyreopriven Tetanie der Erwachsenen, sowie bei der sog. Hyperventilationstetanie. Wir erkennen aus der beigefügten Kurve und Tabelle (Kurve 1, Tabelle 1) einen auffallenden Parallelismus zwischen der Chronaxie und der Stärke der tetanischen Manifestationen. Je ausgeprägter der tetanische Zustand, desto

---

[1]) Die elektrische Erregbarkeit des Muskels unterliegt den gleichen Gesetzen wie die der Nerven.

Tabelle 1 (nach Turpin).

| Zeit | $p_H$ 38° | Gesamt-$CO_2$-Gehalt % | Rheobase in Milliamp. | Chronaxie in $^1/_{1000}$ Sek. | Allgemeine Symptome | Bemerkungen |
|---|---|---|---|---|---|---|
| 15h 31' | 7,55 | 56,2 | 1,0 0,95 | 1,32 $\sigma$ 1 38 $\sigma$ | Drohender teta- nischer Krampf | — |
| 15h 45' | — | — | — | — | — | 8 g $NH_4Cl$ per os |
| 16h 55' | 7,22 | 43,9 | 1,1 1,0 | 0,84 $\sigma$ 0,88 $\sigma$ | Keine tetanischen Symptome mehr! | — |

höher steigt gleichzeitig die Chronaxie an, das Schwinden der Krampfäußerungen geht mit einem Abfall der Zeitkonstante parallel. Die Rheobase, die alte klassische Stromschwelle, zeigt während des tetanischen Anfalls die schon seit langem bekannte Erniedrigung an, die uns aber in ihrem kurvenmäßigen Verlauf nicht so eindrucksvoll und konstant erscheint, wie die zugehörige Änderung der Chronaxie.

Mit diesen Befunden stehen auch die neueren Angaben Chauchards in bestem Einklang, der bei tiefer Chloroformnarkose, somit bei einer künstlichen Herabsetzung der Nervenerregbarkeit einen starken Abfall der Chronaxie (auf $^1/_3$ des Anfangswertes) und einen Anstieg der Rheobase auf den 3—4fachen Normalwert beobachten konnte.

Schon wegen der technischen, methodischen Schwierigkeiten besitzt die Bestimmung der Chronaxie für die Klinik heute noch kein praktisches Interesse. In der Zukunft wird sie aber bei einem entsprechenden Ausbau der Technik für die Diagnose des tetanischen Zustandes sicherlich wertvolle Dienste leisten. Das Erbsche Symptom wird dadurch aber in seiner klinisch-symptomatologischen Bedeutung keineswegs geschmälert. Selbst, wenn wir uns die Ansicht der neuen französischen Schule eigen machen, die K.Ö.Z. und A.S.Z. seien Kunstprodukte, so bleiben sie doch stets reproduzierbare Größen, die bei der infantilen Tetanie ein besonders charakteristisches Verhalten aufweisen.

Das zweite wichtige Symptom der latenten Tetanie ist die mechanische Übererregbarkeit der peripherischen Nerven. Ihr Nachweis wird durch Beklopfen oberflächlich liegender motorischer Nerven geführt. Dieser geringe mechanische Reiz genügt, um im latent tetanischen Stadium das zugehörige Muskelgebiet in Kontraktion zu bringen.

Das Facialisphänomen (Chvostek sen. 1876). Bei der Tetanie der Erwachsenen hat sich der sehr oberflächlich verlaufende N. facialis zur Prüfung der mechanischen Übererregbarkeit besonders gut bewährt. Ebenso auch bei der infantilen Tetanie (Abercrombie, 1880). Beklopft man das Geflecht des N. facialis unterhalb des Jochbogens, etwa in der Mitte zwischen Mundwinkel und Tragus, so erfolgt eine Zuckung in den vom Facialis innervierten Gesichtsmuskeln: eine leichte Hebung der Oberlippe, der Mundwinkel wird nach der beklopften Seite gezogen (unterer Ast), Zuckungen in den Muskeln des Nasenrückens, des inneren Augenwinkels, der Lider und auch der Stirne (oberer Ast).

Häufig bleibt die Reaktion nur auf einen Facialisast beschränkt. Man spricht von „Chvostek III" wenn allein der untere Ast erregt wird, von „Chvostek II", wenn der mechanische Reiz im Gebiete des oberen Astes in Erscheinung tritt (im Filtrum, Nasenflügel, in M. orbicularis, frontalis usw.). Unter Chvostek I verstehen Phleps, Schlesinger, Chvostek jr., Aschenheim die Reizirradiation — mit konsekutiven Zuckungen — in beiden Facialisästen, während nach Escherich, Falta-Kahn, Raudnitz u. a. dies schon in „Chvostek II" inbegriffen ist. Von „Chvostek I" sprechen die letzteren Autoren in den Fällen, bei denen eine starke Zuckung der gesamten vom Facialis versorgten Muskulatur schon durch Beklopfen dicht vor dem Ohre, wo der Facialis noch in den tiefen Weichteilschichten verläuft, erzeugt werden kann. Manchmal genügt auch ein leichter, rascher Strich des Fingers über die Wange zur Auslösung des Facialisphänomens (Schultze-sches Symptom).

Bei der frühinfantilen Tetanie zeigt sich der obere Facialisast in der Regel besonders empfindlich (Wernstedt). Dementsprechend tritt das Phänomen im Krankheitsbeginn meist in der Gegend des inneren Augenwinkels zuerst auf, und bleibt dann bei sich anbahnender Heilung hier auch am längsten bestehen. Im Gegensatz hierzu ist am positiven Facialissymptom der Schulkinder sowie der Erwachsenen der untere Ast meist viel häufiger beteiligt.

Nicht nur in der äußeren Erscheinungsform, sondern — was uns naturgemäß viel wichtiger dünkt — auch in ihrem inneren Wesen bestehen Differenzen zwischen dem Facialisphänomen der Säuglinge und dem der älteren Kinder (sowie der Erwachsenen). Ebenso wie das Erbsche Symptom, ist auch das Facialisphänomen ein für die infantile Tetanie pathognomonisches Zeichen, das aber im späteren Alter [1] — wiederum in Analogie zum Verhalten der elektrischen Übererregbarkeit — seinen spezifischen Charakter stark eingebüßt hat. Mit der Mehrzahl der Autoren (Escherich, Feer, Gött, Klose, Lust, Aschenheim) möchten wir das Chvosteksche Symptom bei Schulkindern keineswegs einer spezifisch-tetanischen Stoffwechselstörung, sondern vielmehr einer besonderen abwegigen Konstellation im Gesamtnervensystem, die mit der Tetanie nichts gemein zu haben braucht, unterstellen (s. S. 369).

Der Nachweis des Facialisphänomens scheitert bei Säuglingen oft aus rein äußeren Gründen: Unruhe, Schreien, somit spontane Kontraktion der Gesichtsmuskeln verhindern die Prüfung. Die mechanische Übererregbarkeit der motorischen Nerven beschränkt sich aber nicht allein auf den Facialis, sie betrifft die Gesamtheit der motorischen Nerven. Bei sämtlichen, oberflächlich verlaufenden motorischen Nerven — mit einem geeigneten Reizpunkt — muß sie demnach leicht zu demonstrieren sein, wobei naturgemäß eine völlige Entspannung der zugehörigen Muskelgruppe Vorbedingung bleiben muß.

Im Anschluß an diese neuerdings zuerst von Ibrahim geäußerten Überlegungen führte Lust, im Besitze ausgedehnter Untersuchungen, das Peroneusphänomen als diagnostisches Merkmal des tetanischen Übererregbarkeitszustandes in die Praxis ein. Beim Beklopfen des Nervus peroneus dicht hinter dem Fibulaköpfchen kommt es zu einer blitzartigen Kontraktion im zugehörigen Muskelgebiet, die sich in einer leichten Abduktion des lateralen Fußrandes und in einer Hebung der Fußspitze kundgibt. Die nötige Entspannung der Muskeln vor der Reizung des Nerven besorgt am besten die linke Hand des Untersuchers, die das Bein im unteren Drittel des Unterschenkels umfaßt und den Fuß gleichzeitig durch Hinunterdrücken in eine leichte Spitzfußstellung bringt. Im Säuglingsalter ist das Peroneusphänomen ein nicht nur pathognomonisches, sondern ein fast obligates (in 97% der Fälle) Symptom der Tetanie, schon im latenten Stadium. Im späteren Lebensalter verliert das Peroneusphänomen seine diagnostische Bedeutung.

Auch der N. radialis ist in seinem oberflächlichen Verlauf mechanischen Reizen zugänglich. Die tetanische Übererregbarkeit äußert sich dann in einer radialen Abduction und Dorsalflexion der Hand, sowie in einer Streckung der gebeugten Finger in den Grundgelenken (Krallenhandstellung). Zur Auslösung dieses Radialisphänomens (Hoffa) bedarf es einer genauen Lokalisierung des mechanischen Reizes auf die Stelle, an welcher der N. radialis sich um die Außenkante des Oberarms (im Sulcus radialis, bzw. Septum intermusculare laterale, etwas unterhalb der Mitte des Oberarms) herumschlägt. Nachteilig

---

[1] Auch bei Neugeborenen kann eine erhöhte mechanische Erregbarkeit der Nerven zu Trugschlüssen führen. Ebenso in seltenen Fällen nicht-tetanischer, organischer Hirnerkrankungen im Säuglings- und Kleinkindesalter.

empfanden wir in der Praxis die Schmerzhaftigkeit, mit der der Reizeffekt einherzugehen scheint. Da das Radialissymptom auch in klinisch-diagnostischer Hinsicht gegenüber dem viel zuverlässigeren und leichter ausführbaren Facialis- oder Peroneusphänomen keine besonderen Vorteile bietet, so können wir es in der Regel vernachlässigen.

Beklopfen des Nervus ulnaris im Sulcus ulnaris erzeugt das Ulnarisphänomen in Gestalt einer Flexion besonders des vierten und fünften Fingers.

Außer den Nerven zeigen auch die Muskeln eine selbständige tetanische Erregbarkeits- steigerung, die bei direkter mechanischer Reizung in Form von Zuckungen zum Vorschein kommt (Escherich, Ganghofner, Loos). So wird Beklopfen des M. quadriceps femoris an der Grenze des oberen und mittleren Drittels des Oberschenkels bei höheren Graden von tetanischer Übererregbarkeit, d. h. meist nur im manifesten Stadium, mit einer ruck- artigen Streckung des Kniegelenkes, ähnlich dem Patellarsehnenreflex beantwortet (Femo- ralisreflex, Petényi). Das Phänomen der Muskelübererregbarkeit — so auch dieser Reflex — ist jedoch kein untrügliches Kennzeichen der tetanischen Stoffwechselstörung, da es auch bei anderen pathologischen Zuständen vorzukommen pflegt (Escherich).

In den bisher behandelten Symptomen erscheint die mechanische Über- erregbarkeit der Nerven (und der Muskeln) in der Form von kurzdauernden Zuckungen. Dies hängt wohl in erster Linie mit der ebenfalls nur kurzen Reiz- dauer zusammen. Länger währende, kontinuierliche Reize müßten demgegen- über mit anhaltenden Muskelkontraktionen, wie wir sie bei elektrischer Reizung im „Galvanotonus" (K.S.Tet.) schon kennen gelernt haben, beantwortet werden. Diesem zunächst theoretischen Postulat entspricht nun in der Tat das sog. „Trousseausche Phänomen". Durch Umschnürung des Oberarms, die auch zu einer leichten Anämisierung der distalen Teile führen kann, erfolgt nach einer kürzeren oder längeren Latenzzeit eine an Intensität allmählich zunehmende Dauerkontraktion der Handmuskeln. Am Spasmus sind vor- nehmlich die Flexoren beteiligt: so werden zunächst die Finger im metakarpo- phalangealen Gelenk, ebenso die Hand und auch noch der Unterarm (im Ellbogen- gelenk) gebeugt, der Oberarm meist adduziert, an die Brust gepreßt. Die Phalangealgelenke können sowohl gestreckt, wie auch gebeugt gehalten werden, der Daumen steht stets in starker Adduktion. Bei gestreckten Fingern bildet sich die seit langem bekannte „Geburtshelferhand" („Arthrogyposis"- Niemeyer) oder Schreibstellung aus. Seltener, besonders bei sehr jungen Säuglingen, sind die in den Phalangealgelenken gebeugten Finger zur Faust geschlossen, wobei dann der stark adduzierte und in Streckstellung gebliebene Daumen manchmal zwischen dem dritten und vierten Finger hindurchgesteckt wird. Beim voll ausgeprägten „Trousseau" kann der Krampf der stark kon- trahierten Muskeln passiv selbst bei starker Kraftentfaltung auf die Dauer nicht gelöst werden: die Finger, Gelenke, Muskel kehren — wenn sie auch zunächst passiv in eine andere Lage gebracht worden sind — immer wieder in die ursprüng- liche Krampfstellung zurück. Der von Escherich geprägte Ausdruck einer „federnden Contractur" wird in diesem Zusammenhang der Natur dieser Muskelspasmen noch am besten gerecht.

Das Wesen des Trousseauschen Phänomens beruht naturgemäß auf der tetanischen Krampfbereitschaft: die auslösende nähere Ursache ist durch die mechanische Reizung der im Sulcus bicipitalis verlaufenden motorischen Nerven gegeben. An Stelle der völligen Umschnürung genügt meist schon ein starker Druck der Finger auf den Sulcus bicipitalis um die Karpalspasmen in Erscheinung treten zu lassen. Auf die heute noch umstrittene Frage der peripherischen oder reflektogenen Natur des Trousseauschen Phänomens soll erst später, bei Besprechung der pathogenetischen Beziehungen eingegangen werden. Von mancher Seite wurde auch an die Möglichkeit gedacht (vgl. Literatur bei Tezner, Behrendt-Klonk), daß bei der Auslösung der Karpalspasmen auch der Anämisierung der befallenen Muskelgebiete eine kausale Bedeutung zuzusprechen wäre. Gegen diese Auffassung läßt sich aber schon vom klinischen Standpunkt aus eine Reihe von gewichtigen Argumenten anführen: 1. Bei längerer Umschnürung und immer stärker hervortretender Anämisierung (bei unterdrücktem Radialispuls) kann das Trousseausche Phänomen nach kurzem Bestand allmählich wieder schwächer werden, auch völlig verschwinden (Behrendt-Klonk, Tezner). 2. In manchen Fällen tritt der Muskelkrampf erst nach Lösung der Binde auf (Escherich, Freudenberg-Behrendt, Behrendt-Klonk), d. h. nach Wiederherstellung der normalen Blutversorgung. 3. Schäffer zeigte, daß der „Trousseau" auftreten kann, noch ehe der Druck der Oberarmmanschette den Minimalblutdruck erreicht. 4. Die sog. Pool-Schlesingerschen Symptome sprechen ebenfalls gegen die pathogenetische Bedeutung der Anämisierung. So konnten Pool und Alexander (ähnlich auch schon v. Frankl-Hochwart) das Trousseausche Phänomen durch starkes Hochheben des Oberarms für die Dauer von 2—3 Minuten — also bei Zerrung des Plexus brachialis — hervorrufen, wobei der Radialispuls voll erhalten blieb. Auf einem ähnlichen Prinzip beruht auch das Schlesinger-Poolsche „Beinphänomen". Beugt man den Oberschenkel eines Tetanikers bei gestrecktem Knie stark im Hüftgelenk, so tritt bei erhaltenem Fußpuls ein Krampf der Beinmuskulatur auf. Der Fuß steht dabei bald in Supination, bald in Pronation und Adduction. Die Zehen können sowohl gespreizt und gestreckt, wie auch gespreizt und gebeugt, oder nur gebeugt (Hohlfuß) sein. Obgleich dieses Symptom in erster Linie bei der Tetanie der Erwachsenen (oft auch allein durch Druck auf den Ischiadicus, wobei besonders zu beachten ist, daß die Arterie auf der Vorderseite der unteren Extremität verläuft, eine Anämisierung somit gleichzeitig nicht entstehen kann) gefunden wurde, so gilt es in dem erwähnten Zusammenhang doch als Beweis dafür, daß solche Dauerspasmen, wie das Trousseausche Phänomen allein durch Zerrung der zugehörigen Nerven zustande kommen.

Diese zunächst noch latente Neigung zu Dauerspasmen trifft man nur selten im latent-tetanischen Stadium an. Sie ist in der Mehrzahl der Fälle gleichzeitig mit verschiedenen, manifesten Erscheinungen vergesellschaftet, und verrät in der Regel einen beträchtlichen Grad von tetanischer Übererregbarkeit. Da nun aber bei der manifesten Tetanie zur Aktivierung schwerer Krampfäußerungen erfahrungsgemäß schon ein ganz geringer Impuls genügt, so läuft man auch bei der Prüfung des Trousseauschen Phänomens — angesichts der Schmerzhaftigkeit und der meist langen Dauer des zur Auslösung der Spasmen nötigen Reizes — unter Umständen Gefahr, eine lebensbedrohliche Exazerbation akut zu erzeugen. Schon aus diesem Grunde ist es ratsam auf die Prüfung des Trousseauschen Phänomens, sobald man im Besitze von sonstigen in diagnostischer Beziehung ausreichenden Kenntnissen ist, in der Praxis zu verzichten.

Für die Diagnose eines latent-tetanischen Zustandes reicht die Bestimmung der elektrischen und mechanischen Übererregbarkeit der peripherischen motorischen Nerven vollkommen aus. Nach Ganghofner, Blühdorn, Japha, Turpin, auch Behrendt und Freudenberg u. a. ist das Symptom der mechanischen Übererregbarkeit, da konstanter und dauerhafter, dem der elektrischen überlegen. In der klinischen Praxis gebührt ihm schon aus rein technisch-methodischen Gründen der Vorzug: es bedarf zu seiner Prüfung keiner besonderen Apparatur.

Diese latent tetanischen Merkmale bleiben auch im manifesten Stadium weiter bestehen; nur selten wird das eine oder andere bei manifester Tetanie vermißt. Hier weisen uns dann die noch zu erörternden manifesten Symptome den richtigen Weg an.

**Manifeste Tetanie.** Bezeugen die latent-tetanischen Symptome nur eine Krampfbereitschaft, so wird der manifest tetanische Zustand schon durch spontane Krampfäußerungen charakterisiert.

Im Bereiche der motorischen Innervationssphäre kommt es zu krisenhaften, rasch vorübergehenden, tonisch-klonischen Krämpfen, oder aber auch zu Dauercontracturen, wie wir sie beim Trousseauschen Phänomen der latenten Tetanie in dieser Art schon kennen gelernt haben.

An den akuten, nur kurz währenden Krämpfen nimmt bei der infantilen Tetanie — im Gegensatz zum Symptomenbild bei der Tetanie der Erwachsenen — die Respirationsmuskulatur einen überragenden Anteil. Die häufigste, längst erkannte Erscheinungsform der manifesten Tetanie ist der Stimmritzenkrampf, der Laryngospasmus (Synonyma: Spasmus glottidis, Laryngismus stridulus), Bei besonderen Anlässen (so beim Schreien, bei psychischer Erregung, Schreck, nach Aufwachen aus dem Schlaf, nach Mahlzeiten, beim Druck auf den Kehlkopf, im Anschluß an eine Racheninspektion), die wir in ihrer pathogenetischen Bedeutung im entsprechenden Abschnitt noch einer näheren Analyse unterziehen möchten, erfolgt eine akute inspiratorische Verengung des Kehlkopfeinganges, eben der Stimmritzenkrampf. Bei nicht völlig geschlossenen Stimmbändern wird die nächstfolgende, meist angestrengte Einatmung durch ein charakteristisches, hochtönendes, „krähendes", juchendes Geräusch (daher die volkstümlichen Bezeichnungen „Juchkrampf", auch „Hühnerweh") begleitet, das die Inspirationsluft an den genannten Stimmbändern erzeugt. Dyspnoe und Cyanose können zunächst fehlen. Solche leichten laryngospastischen Anfälle wiederholen sich im Verlaufe der Krankheit meist in großer Anzahl, ohne Beeinträchtigung des Allgemeinbefindens. In schweren Fällen, bei geschlossener Stimmritze, „werden die Inspirationen abnorm verlängert und mühsam, das Kind setzt sich auf und stemmt sich auf seine Arme zur besseren Ausnützung seiner Inspirationsmuskulatur. Die Ausatmung erfolgt leicht und unhörbar. Die stenotischen Atemzüge folgen sich sechs-, acht-, zehnmal mit zunehmender Dauer und Anstrengung. Es kommt während derselben zu deutlicher Cyanose und Dyspnoe. Trotz der verzweifelten Anstrengung tritt nur ganz wenig Luft ein. Hochgradige inspiratorische Einziehung, Cyanose der Haut und Schleimhäute, Blauwerden der Lippen und der vorgestreckten Zunge, Hervorquellen der Augen, krampfhaftes Verziehen der Mundwinkel treten hinzu" (Escherich). Nach kurzer oder längerer Dauer solcher stets bedrohlich erscheinenden apnoischen Anfälle („Wegbleiben") kehrt dann die Atmung in der Regel spontan, meist bei immer noch verengter Glottisspalte wieder; die erste Inspiration weist dann erneut das charakteristische, krähende Geräusch des Laryngospasmus auf. Bei sehr starker Asphyxie können sich zur Apnoe auch noch allgemeine Konvulsionen anschließen, die möglicherweise mit der durch den Atemstillstand bewirkten Kohlensäureintoxikation zusammenhängen. Da aber auch die Tetanie infolge der erhöhten Erregbarkeit der corticalen Zentren — wie wir es noch sehen werden — ebenfalls mit klonisch-eklamptischen Zuckungen einhergehen kann, so ist eine Trennung zwischen solchen echt tetanischen und asphyktischen Krämpfen in gegebenen Fällen oft nur schwer durchführbar. Allein die klinische Beobachtung der einzelnen Anfälle in ihrem Gesamtverlauf vermag hier die Entscheidung zu treffen. In seltenen Fällen solcher laryngospastisch-apnoischen Anfälle ist die Atmungstätigkeit trotz angestrengter Wiederbelebungsversuche nicht wieder in Gang zu bringen: der Tod erfolgt infolge Erstickung.

Eine zweite viel gefährlichere Art der Anfälle ist außer einem kompletten Verschluß der Stimmritze, bei dem dann auch die erste den Anfall begleitende, tönende Inspiration ausbleibt, durch eine blitzartige Contractur der gesamten

Respirations-, sowie meist auch der gesamten Körpermuskulatur begleitet. Wir sprechen von einem Tetanus apnoicus, den in seinen Einzelheiten Elsässer folgendermaßen beschreibt: „Es tritt starre Kontraktion der Muskeln des Rückens, der Augen, des Gesichtes, der Glieder ein, zugleich stockt der Atem. Der ganze Körper wird kalt, leichenähnlich, das Gesicht livid, mit kaltem Schweiß bedeckt. Noch vor Rückkehr des Atems tritt zuweilen allgemeine Erschlaffung der Muskeln ein, so daß das Kind den Kopf und die Arme sinken läßt und den Eindruck einer Leiche macht. Ja es scheint Anfälle zu geben, wo paralytische Erschlaffung der Muskeln mit Apnoe gleich von Anfang an, oder nach einem kaum merklichen Steifwerden der Glieder stattfindet." Hier bestehen fließende Übergänge zu den oben geschilderten, rein laryngospastischen Anfällen. Die Lösung der allgemeinen tonischen Muskelkrämpfe erfolgt meist auf der Höhe der Asphyxie. Die Herzaktion ist schwer hörbar und langsam (Escherich). Nach neueren Untersuchungen Kopliks kann die Pulszahl von 110—120 vor dem Anfall auf 20—30 in der Apnoe heruntergehen. Mit Wiederkehr der Atmung, die sich zunächst durch Unregelmäßigkeit und Schwäche auszeichnet, kommt dann auch die Herzaktion wieder in Gang. Läßt der Stimmritzenkrampf nicht nach, so ist der letale Ausgang kaum mehr aufzuhalten. In anderen Fällen — worauf wir weiter unten noch zurückkommen werden — tritt der Exitus weniger infolge der Asphyxie, als vielmehr im Anschluß an die Herzschwäche ein.

Die bisher besprochenen Atmungskrämpfe beziehen sich auf die inspiratorische Phase des Respirationsvorganges. Auch auf der Höhe der Exspiration können Anfälle beobachtet werden, die schon Clarke bekannt waren und von Kassowitz als „exspiratorische Apnoe" bezeichnet wurden. Sie bestehen aus rasch nacheinander folgenden stoßweisen Exspirationen und nachfolgendem Respirationsstillstand in der Exspirationsstellung (Escherich). Im weiteren Verlauf verblassen dann die Unterschiede zwischen dieser exspiratorisch bedingten Krampfart einerseits und den schon geschilderten inspiratorischen Anfällen anderseits.

Die tetanische Übererregbarkeit kann sich, soweit man nur die quergestreiften Respirationsmuskeln in Betracht zieht, außer in diesen apnoischen Zuständen auch in einer einfachen Unregelmäßigkeit der Perioden, in stoßweisen In- und Exspirationen, sowie in einer forcierten, beschleunigten dyspnoischen Atmung (Popper, Escherich) manifestieren. In direktem Anschluß an solche Anfälle von Hyperventilation treten in der Regel schwere Muskelkrämpfe nicht nur der schon beschriebenen Art, sondern auch Eklampsie und Dauerspasmen auf. Bei der postoperativen und der experimentell-parathyreopriven Tetanie gehört die Dyspnoe zu den regelmäßigen Begleiterscheinungen der tetanischen Anfälle; auch hier pflegt die Dyspnoe die Krämpfe gewissermaßen erst einzuleiten und gilt somit als ein prämonitorisches Zeichen (Escherich, Guleke, neuerdings Cruickshank, Cameron-Moorhouse u. a.).

Diese respiratorischen Krämpfe verdanken ihren Ursprung letzten Endes dem tetanischen Übererregbarkeitszustand des Atemzentrums. Dies geht besonders instruktiv aus den Untersuchungen Maßlows hervor: Auf leichte Hautreize (mit einem Algesimeter), die bei gesunden Kindern die normale Aufeinanderfolge des In- und Exspiriums unverändert lassen, reagieren Tetaniker — auch schon im latenten Stadium — meist in der inspiratorischen, aber auch in der exspiratorischen Phase, mit einer kürzeren oder längeren Apnoe (Abb. 2 u. 3). Nach vollendeter Heilung kehrt das normale Verhalten wieder.

Die zweite Gruppe der rasch vorübergehenden, in Gestalt von Krisen auftretenden Krämpfe quergestreifter Muskeln umfaßt die allgemeinen Konvulsionen, die sowohl primär, wie auch sekundär — in diesem Falle im Rahmen

der Respirationskrämpfe — während des manifest tetanischen Stadiums auftreten können.

„In den leichtesten Fällen beobachtet man ein plötzliches Erblassen des Kindes, Starr-
werden des Blickes, konjugierte Abweichung der Bulbi, blitzartiges Zucken der vom Facialis
innervierten Muskeln. Das ein- oder doppelseitige Auftreten derselben kann zu Krampf-
schluß der Lider, Runzeln der Stirne, Abwärtsbewegung der Mundwinkel führen. Die
Zuckungen wiederholen sich einige Male, in der Zwischenzeit ist nur eine starre Haltung
des Körpers, leerer Blick zu bemerken, dann ist der Anfall vorüber. In mittelschweren

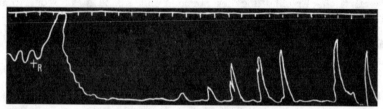

Abb. 2. Exspiratorischer Atemstillstand (Apnoe) auf taktischen Reiz (Berührung mit einer Nadel)
bei einem tetanischen Kind. (Nach Maßlow.)

Fällen greifen die Konvulsionen von dem Gesicht auf die Extremitäten über, die rhythmisch
wie durchzuckt von elektrischen Schlägen gebeugt, an den Körper angezogen und dann
wieder gestreckt werden. Wenn gleichzeitig tetanoide Muskelspasmen bestehen, bleiben
dieselben unverändert, so daß die krampfhaft kontrahierten Muskeln der Extremitäten
von den klonischen Zuckungen geschüttelt werden. In den schwersten Fällen gesellen sich
dazu wechselnde tonische Krämpfe, in allen willkürlichen Muskeln, die zu Nackenstarre,
Opisthotonus, Fechterstellung der Arme, Atemstörungen und anderem führen. Dabei
besteht meist Bewußtlosigkeit, Fehlen der Cornealreflexe, träge Pupillenreaktion, Schweiß

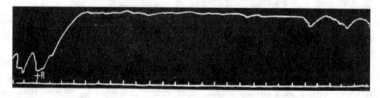

Abb. 3. Inspiratorischer Atemstillstand (Apnoe) auf taktilen Reiz (Berührung mit einer Nadel)
bei einem tetanischen Kind. (Nach Maßlow.)

auf der Haut. Es stellen sich Zeichen der Erschöpfung, Herzschwäche, hochgradige Cyanose,
Atemstillstand, gelegentlich auch hohe Temperatursteigerungen ein und es kann in solchem
Zustande der Exitus eintreten. Bei dem Abklingen des Anfalls werden die Zuckungen
weniger heftig und erfolgen langsamer, bis sie vollständig erlöschen. Manchmal folgen nach
einer kurzen Pause noch einige Zuckungen, gleichsam als Nachzügler der Attacke. Das
Kind verfällt dann in einen schlafähnlichen Zustand, aus dem es erst nach einiger Zeit er-
wacht, ohne irgendwelche Folgczustände, wie Lähmungen, Zungenbiß, Hämorrhagien,
erkennen zu lassen." (Escherich S. 67—68.)

Die latent-tetanischen Symptome, d. h. sowohl die elektrische wie mechanische Übererregbarkeit der peripherischen Nerven, verschwinden häufig im Anschluß an eklamptische Konvulsionen und erscheinen dann erst nach einem
kürzeren oder längeren Intervall — an Intensität allmählich zunehmend —
wieder (Stoeltzner, Uffenheimer u. a.). Dieses Verhalten der latent-tetanischen Merkmale besitzt naturgemäß auch eine praktisch-diagnostische Bedeutung: die Nichtauslösbarkeit der elektrischen und mechanischen Übererregbarkeit spricht nicht unbedingt gegen die tetanische Natur der Konvulsionen.

Die eklamptische Form der manifesten Tetanie teilt mit den Atmungskrämpfen den intermittierenden Verlauf. Die Konvulsionen können sich,

ebenso wie die laryngospastischen Anfälle, auch am gleichen Tage, oft wieder-holen. Häufig wechseln krampfreiche und krampffreie Perioden, die Tage und Wochen dauern können, miteinander ab. Ein Status eclampticus, d. h. per-sistente eklamptische Krämpfe gehören zu den Seltenheiten. Solche Fälle, die auch mit Fieber und meist mit Opisthotonus, Nackensteifigkeit (auch Nystagmus) einhergehen können, er-innern häufig an Meningitis (Feer, Finkelstein).

Die wirkliche persistente Form der manifesten Tetanie äußert sich in spontanen Dauerspasmen. Solche haben wir für das latente Stadium in Gestalt der Trousseauschen, Schlesinger - Poolschen Phänomene schon kennen gelernt. Auch die spon-tanen Dauerspasmen treten gewöhnlich in der Karpopedalmuskulatur auf („Kar-popedalspasmen"). Wegen gewisser

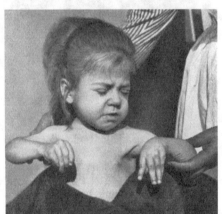

Abb. 4. Karpopedalspasmen. (v. Pfaundler.)     Abb. 5. Geburtshelferhand. (Moro.)

Ähnlichkeiten dieser Spasmen mit den Contracturen beim Tetanus hatte zuerst Corvisart (1852) für diese eigentümlichen Spasmen den Ausdruck „Tetanie" geprägt, der später dann auf das Gesamtkrankheitsbild über-tragen wurde.

Das äußere Bild dieser Karpopedalspasmen entspricht völlig dem vollent-wickelten Trousseauschen + Schlesinger - Poolschen Phänomen. Die Oberarme sind adduziert, das Ellbogen- und Handgelenk stehen in Beuge-stellung, die Finger sind in den Metatarsophalangealgelenken ebenfalls flek-tiert, in den Phalangealgelenken meist gestreckt („Geburtshelferhand", Arthrogryposis), oder aber auch zur Faust geballt. Die Gesamtheit der an der oberen Extremität zu beobachtenden Spasmen erinnert häufig an eine „Pfötchenstellung". Auch an der unteren Extremität überwiegen die Beugecontracturen: das Knie, Fußgelenk, sowie die Zehen stehen meist in Flexionsstellung. An den Füßen kommt es zu Varus-, Equinovarus- und Hohlfußcontracturen.

Oft — so in Begleitung eklamptischer Anfälle — ist am Karpalkrampf nur die Daumenmuskulatur beteiligt: der Daumen ist eingeschlagen, die übrigen Finger dagegen schlaff, frei beweglich.

Die Dauer der spontanen Karpopedalspasmen kann Minuten, meist aber Stunden, sogar Tage betragen. Erst bei solchen lang anhaltenden Krämpfen ist die Bezeichnung „persistente Tetanie" erlaubt. An den von den Contracturen besonders befallenen distalen Teilen der oberen sowie der unteren Extremitäten entwickeln sich allmählich derbe, pralle „ödematöse Schwellungen", die im Gegensatz zum richtigen, hydropischen Ödem den Fingerabdruck nicht behalten. Sie beginnen meist an den Hand- und Fußrücken, wandern dann allmählich proximalwärts, mit Bevorzugung der Streckseite, weiter, und gehören zu den konstanten Begleiterscheinungen der persistenten Karpospasmen (Abb. 12.).

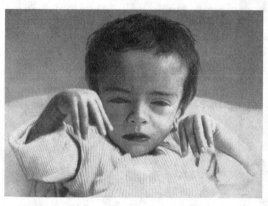

Den Contracturen der Extremitätenmuskeln verwandt sind Dauerkrämpfe, die sich gelegentlich auch an anderen Muskelgruppen zeigen. So können die Muskeln der vorderen Bauchwand betroffen sein („Athletenbauch"). Ein viel häufigeres Symptom ist das „Tetaniegesicht" (Uffenheimer), das seinen Ursprung Spasmen der mimischen Gesichtsmuskulatur verdankt

Abb. 6. Karpalspasmen, Tetaniegesicht. (L. F. Meyer.)

(Abb. 6). Uffenheimer charakterisiert es als „verschlagen, kniffelig", glaubt in ihm „Nachdenklichkeit oder Sorge", Escherich mehr „ängstliche Erregung oder etwas Verwunderung" wahrzunehmen. Stärkeren Spasmen des Orbicularis oris und der Nachbarmuskeln gibt dem Mund häufig ein gespitztes Aussehen, die Oberlippe springt leicht über die Unterlippe vor bei gleichzeitig stark herabgezogenen Mundwinkeln („Karpfenmund"). — Spastisches, meist rasch vorübergehendes Schielen wird im manifest-tetanischen Stadium häufig beobachtet (Feer); es beruht auf Spasmen der äußeren Augenmuskeln. Auch eine allgemeine Hypertonie kann bei der spastischen Form der Tetanie vorkommen.

Die Spasmen der quergestreiften Blasen-Mastdarmausgangsmuskulatur („Sphincterenkrampf"), die wir gelegentlich im manifest-tetanischen Stadium beobachten können, führen zu den Erscheinungen von seiten des vegetativen Nervensystems hinüber, die in der letzten Zeit einer eingehenden klinischen Analyse unterzogen wurden (Ibrahim), und für die Symptomatologie der Tetanie eine erhöhte Bedeutung erlangt haben.

Der Sphincterenkrampf, der sich weiter auf die gesamte Blasen- bzw. auch auf die Rectum- und Dickdarmmuskulatur erstrecken kann, führt zur Harn- und Stuhlverhaltung: Zu Strangurie (Hagenbach-Burckhardt, Escherich, Ibrahim) bzw. zu spastischer Obstipation (Ganghofner, Köppe). Verhältnismäßig häufig beschränken sich bei Säuglingen diese Spasmen allein auf die Harnblase („Blasentetanie"). Seltener sind spastische Contracturen im Bereiche des Verdauungstraktes. Außer den erwähnten Rectum, Dickdarmspasmen sind auch über Ösophago-, Kardio-, Pylorospasmen, über Einschnürungen am Magen, Dünn-, Dickdarm berichtet worden. (Falta-Kahn, Aßmann bei Erwachsenen, Ibrahim, Köppe, Großmann, Reyher,

Lemaire-Ollivier, Turpin, Lesné bei Kindern.) Spastisches Erbrechen beruht bei Säuglingen häufig auf tetanischer Grundlage und weicht dann dementsprechend nur einer kausal-antitetanischen Behandlung (Großmann, Lesné). Eine Gastrektasie besteht bei der infantilen Tetanie nicht (Thorspecken). Die Einschnürungen am Dickdarm gehen häufig mit starkem Meteorismus einher („Colica flatulenta" Ibrahim, vgl. auch Reyher).

Multiple Darmgeschwüre, die bei der Sektion eines am tetanischen Krampf gestorbenen Kindes gefunden wurden, haben Hirsch-Schneider ebenfalls auf solche lokale Spasmen bezogen.

Die erhöhte Erregbarkeit der vegetativen Nerven bedingt des öfteren auch an den vegetativ innervierten Augenmuskeln besondere Innervationsstörungen: Anisokorie, Mydriasis, Lichtstarre usw.

Auch in den lebenswichtigen vegetativen Zentren und den dazu gehörigen Erfolgsorganen (Herz, die glatte Bronchialmuskulatur) kann es bei den schwersten Formen der Tetanie zu prognostisch sehr ernsten, lebensbedrohlichen, plötzlichen oder auch dauernden Krampfanfällen kommen. So sah Finkelstein im Anschluß an eine Magenspülung bei einem schwer tetanischen Kind eine Tachykardie mit 200 Pulsschlägen von mehrstündiger Dauer auftreten. Anfälle von starker Herzpalpitation mit nur mäßig gesteigerter Frequenz wurden gleichfalls schon beschrieben (Schwenke). In diesen Fällen dürfte vornehmlich der Sympathicus befallen sein; Koplik beobachtete bei apnoischen Zuständen — wie schon erwähnt — häufig eine Bradykardie, mithin also eine Vagusreizung. Sämtliche das Herz versorgende Nerven können demnach bei Tetanie befallen sein. Die schwersten Krämpfe führen einen plötzlichen Herztod, meist in Diastolestellung herbei („Herztetanie", Ibrahim). Die pathologisch veränderten Innervationsverhältnisse der Herztätigkeit lassen sich auch aus dem Elektrokardiogramm ablesen. So ist das E.K.G. tetanischer Kinder nach Morgenstern durch die Größe aller Zacken, insonderheit aber durch eine steil ansteigende und spitze Finalschwankung ausgezeichnet. Besonders instruktiv geht die Änderung des E K G mit beginnender Tetanie aus den neueren Untersuchungen Schiffs hervor, der die elektrographisch registrierten Reizleitungsverhältnisse nicht nur bei tetanischen und normalen, sowie rachitischen Kindern, sondern auch bei der experimentellen parathyreopriven Tetanie des Hundes vor und nach der Operation miteinander verglichen hatte (Abb. 7—10). Bei längerer Dauer des tetanischen Übererregbarkeitszustandes entwickelt sich eine Herzvergrößerung, hauptsächlich nur eine Dilatation, die bei Röntgendurchleuchtung in Form eines stark erweiterten Herzschattens erscheint („Tetanieherz", Reyher, Schiff vgl. Abb. 11). Bei Heilung der Tetanie nimmt das Herz seine ursprüngliche Form und Größe wieder ein; auch dieser Umstand spricht eher für eine Dilatation, die dann als ein Vagussymptom gedeutet werden müßte.

Die plötzlichen Todesfälle bei Tetanie beruhen entweder auf einer „Herztetanie" oder aber auf einem bis zur Erstickung führenden Krampf der Respirationsmuskulatur (Apnoe).

Eine schwere, ebenfalls lebensbedrohliche Komplikation stellen Dauerspasmen der glatten Bronchialmuskulatur dar („Bronchotetanie", Lederer). Diese äußern sich in meist plötzlich auftretenden, an Intensität allmählich noch zunehmenden dyspnoischen Anfällen. Die Atmung ist stark beschleunigt (bis 72 in der Minute), mühsam, keuchend, geräuschvoll vom Typ der exspiratorischen Dyspnoe. Das Inspirium stellt bei pneumographischer Registrierung eine ziemlich steil ansteigende, kurze und ununterbrochene Linie dar, während die Phase des Exspiriums $3^1/_2$ mal so lang ist und in zwei Absätzen verläuft, die durch eine längere horizontale Strecke miteinander verbunden sind (Lederer).

Schon die Form dieser Atmungskurve, aber auch die einfache klinische Beobachtung hilft uns solche bronchotetanischen Anfälle von einer gewöhnlichen
Tachypnoe (vgl. S. 297) zu unterscheiden. Die Bronchotetanie geht in der Regel
— aber nicht ohne Ausnahme — mit hohen Temperaturzacken, oft sogar mit
Hyperpyrexie, als Folge einer Erregbarkeitssteigerung des Fieberzentrums
einher [1]). Blässe, Cyanose, allgemeine Unruhe gesellen sich noch zur Dyspnoe,

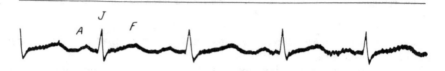

Abb. 7. Elektrokardiogramm bei einem 8 Monate alten rachitischen, nichtspasmophilen Säugling.
(Schiff.)

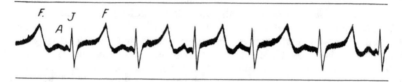

Abb. 8. Elektrokardiogramm bei einem 7 Monate alten manifesttetanischen (leichte Eklampsie
+ Laryngospasmus) Säugling. (Schiff.)

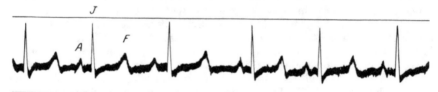

Abb. 9. Elektrokardiogramm bei einem normalen Hund. (Schiff.)

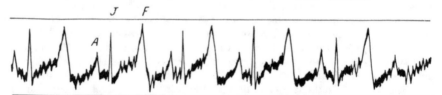

Abb. 10. Elektrokardiogramm beim selben Hund nach Parathyreodektomie im manifesten tetanischen
Stadium. (Schiff.)

und helfen das Krankheitsbild eindrucksvoller zu gestalten. Die Bronchotetanie
ist im Gegensatz zum Asthma kein allgemeiner, sondern ein auf einen bestimmten Bezirk lokalisierter Krampf der glatten Bronchialmuskeln; sie kann
ebenso die Unter- wie auch die Oberlappen befallen. Bei länger dauernder Kontraktion wird die Luft aus den von den Atmungswegen abgeschlossenen Alveolen
allmählich resorbiert: es entstehen circumscripte, atelektatische Bezirke, die
auch im Röntgenbild unscharf verschleiert zum Vorschein gelangen können.
Bei der Auscultation läßt verschärftes bronchiales Atmen an eine Pneumonie
denken. Gleichzeitig kommt es zum Austritt von Flüssigkeit in das freie Lumen

---

[1]) Fieber kann im manifest-tetanischen Stadium auch ohne Bronchotetanie beobachtet
werden, besonders bei persistierender Tetanie.

der benachbarten Bronchien mit dem typischen Auscultationsbefund (klein-, mittelblasiges Rasseln, auch Knisterrasseln), sowie zu einem kollateralen Emphysem. Die Dauer solcher bronchotetanischen Anfälle kann Stunden, aber auch Tage betragen. Die Prognose ist stets als sehr ernst zu stellen, der letale Ausgang läßt sich nur schwer, und dann allein mit Hilfe energisch antitetanisch wirkender Mittel aufhalten (Lederer). Die Diagnose ist oft dadurch erschwert, daß bei bestehender Bronchotetanie sämtliche anderen tetanischen Symptome verschwunden sein können. In solchen Fällen sichert die Röntgenunter-

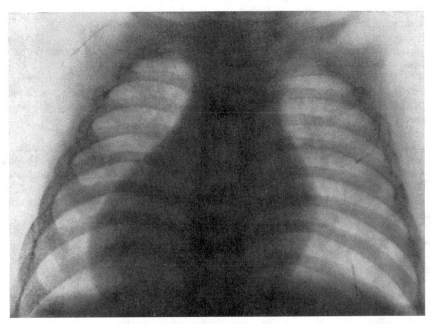

Abb. 11. Tetanieherz. (Schiff.)

suchung sowie die Art der exspiratorischen Dyspnoe die Zugehörigkeit des Krankheitsbildes zur Tetanie.

Außer dieser schwersten Form der Bronchotetanie mit lokalisierten Spasmen, kennen wir auch eine spastische, asthmatische Bronchitis auf tetanischer Grundlage (Rietschel, Finkelstein, auch eigene Beobachtungen), die als die leichte Form der Bronchotetanie gelten dürfte. Ihr tetanischer Charakter läßt sich auch ex iuvantibus erbringen, freilich bei einer sonst (klinisch, blutchemisch) schon gesicherten Diagnose.

Vasomotorische Störungen gehören ebenfalls zum Krankheitsbilde der manifesten Tetanie: Erytheme, aber auch Krampfzustände mit Scheinanämie, Urticaria. Starke Schweißausbrüche kommen bei spasmophilen Kindern besonders häufig nach geringer Anstrengung, etwa beim Trinken, vor. „Gerät das Kind in Erregung, so perlen dicke Schweißtropfen am ganzen Körper" (Nassau). Die starken Schweiße der rachitischen Kinder treten dagegen meist im Schlafe oder auch schon in der Ruhe auf. Bei der parathyreopriven Tetanie der Erwachsenen wird ebenfalls häufig Hyperhydrosis beobachtet. Ödeme, die im manifesten Stadium meist an den Extremitäten (bei Dauerspasmen), aber auch im Gesicht auftreten können, beruhen weniger auf angioneurotischer Grundlage, als vielmehr auf einer allgemeinen Gewebsschädigung.

Die tetanische Übererregbarkeit äußert sich auch in der sensiblen Innervationssphäre, nicht nur im manifesten, sondern schon im latenten Stadium.

Bei Säuglingen und Kleinkindern sind die zugehörigen Symptome naturgemäß nicht exakt nachweisbar; für ihr Vorhandensein sprechen die Unruhe, „schlechte Laune", sowie das abweisende Benehmen dieser Kinder. Die kurz intermittierenden Muskelkrämpfe sind sehr schmerzhaft, dagegen läßt das ruhige Verhalten der Kinder mit „persistenter Tetanie" annehmen, daß die anhaltenden Karpopedalspasmen schmerzlos sind. „Man kann Kinder mit solchen ruhig spielen sehen[1] (Escherich)." Ältere Kinder geben häufig typische Parästhesien an, die als ein besonderes Kennzeichen der Tetanie der Erwachsenen gelten. Durch Reizung sensibler Nerven können bei Tetanie Parästhesien sogar experimentell erzeugt werden (Hoffmannsches Symptom).

Trophische Störungen (Haar-Nagelwechsel) gehören mehr zum Symptombild der Tetanie der Erwachsenen; bei der infantilen Tetanie werden sie in der Regel vermißt.

Im psychischen Verhalten tetanischer Kinder macht sich des öfteren ein mehr oder weniger ausgesprochener Wandel bemerkbar: wie unmotivierte Unruhe, ängstliches Umherblicken, Schlaflosigkeit, Halluzinationen in der Gesichts- und Gehörsphäre (Feer, Fischl).

All die erwähnten Symptome verdanken einem funktionellen Übererregbarkeitszustande des Gesamtnervensystems ihren Ursprung, der sich somatisch (worunter wir hauptsächlich pathologisch-anatomische, histologische Gewebsveränderungen verstehen) — wie wir es noch sehen werden — kaum, meist überhaupt nicht auszuwirken braucht. Bei der Tetanie der Erwachsenen, wie bei der parathyreopriven Tetanie der Hunde kennen wir einen solchen spezifischen somatischen Befund: den Schichtstar. Bei Säuglingen (vor dem 2. Lebensjahr) liegt dagegen über dieses charakteristische Symptom z. Zt. noch keine Beobachtung vor. Thiemich-Birk und Potpeschnigg fanden bei ihren Nachuntersuchungen von Tetanikern auch später keinen Schichtstar. Erst eine häufig rezidivierende, chronische Tetanie kann diese Linsenveränderung aufweisen, d. h. die schädigende Komponente muß längere Zeit einwirken, um einen Star zu erzeugen (Pineles). Dieser Forderung entsprechen die von Hesse-Phleps, sowie von Spieler mitgeteilten Fälle bei älteren Kindern. Dick weist mit Recht auf die entwicklungsgeschichtlich bedingte Zusammengehörigkeit des Nervensystems und der Linse als ektodermaler Gebilde hin.

„Tetaniezähne" (Erdheim-Fleischmann) mit den bekannten Schmelzdefekten sind auf Grund neuerer Untersuchungen (Klotz, Kassowitz u. a.)[2] nicht als untrügliche tetanische Symptome zu bewerten.

Einen pathogenetisch sehr aufschlußreichen und wichtigen Befund haben wir in der „Syntropie" Rachitis-Tetanie zu erblicken. Symptomen eines florid rachitischen Prozesses begegnet man bei der überwiegenden Mehrzahl der Tetaniefälle im Säuglingsalter. So hat schon Elsässer (1843) auf das häufige Zusammentreffen von schwerer Kraniotabes und tetanischen Manifestationen, besonders von Atmungskrämpfen hingewiesen. Diese Beobachtung gilt nicht nur für die Kraniotabes, sondern ebenso für die anderen rachitischen Knochensymptome. Escherich sprach direkt von einer „Tetania rachiticorum", die fast die Gesamtheit der tetanischen Erkrankungen im Säuglingsalter umfassen sollte. Auch die neueren diagnostischen Hilfsmittel, insonderheit die Röntgenoskopie bestätigen die starke Syntropie zwischen Rachitis und Tetanie (Klotz). Hervorzuheben wäre noch, daß die Tetanie bei leichten Fällen von Rachitis in der Regel viel häufiger zur Beobachtung gelangt, als bei den ausgesprochen schweren Formen.

---

[1]) Beim Erwachsenen sind auch diese schweren, länger andauernden Spasmen meist sehr schmerzhaft.

[2]) Vgl. Seite 196.

Debile Kinder (Frühgeburten, Zwillingskinder) neigen nicht allein zur Rachitis, sondern gleichfalls auch zur Tetanie.

Auch in bezug auf den Ernährungseinfluß besteht zwischen der Rachitis und der Tetanie ein weitgehender Parallelismus. **Flaschenkinder erkranken weitaus häufiger an Rachitis und an Tetanie als Brustkinder.** Ein gewisser Unterschied besteht vielleicht darin, daß **Brustkinder von Tetanie relativ noch stärker befreit bleiben als von Rachitis.** Verhältnismäßig häufig treten dagegen bei solchen leicht rachitischen Säuglingen tetanische Manifestationen kurz nach völligem Abstillen, oder auch schon bei Zufütterung von Kuhmilch (bei Zwiemilchernährung) auf (Tetania ablact.-Flesch).

Nur in seltenen Fällen, und zwar entweder bei ganz jungen Säuglingen im ersten Trimenon oder aber bei älteren Kindern — vom zweiten Lebensjahre ab —, fehlen bei Tetanie selbst bei genauer röntgenologischer Untersuchung die für die Rachitis charakteristischen Knochenveränderungen. Bei jungen Säuglingen kommt dann die Rachitis im Verlauf der Tetanie meist doch noch zum Vorschein. Da man aber für die Ausbildung der spezifisch rachitischen Knochenveränderungen naturgemäß stets ein längeres Bestehen der zugehörigen Stoffwechselstörung voraussetzen muß, so ist es durchaus möglich, und sogar wahrscheinlich, daß die Rachitis in diesem Falle schon bei der ersten Manifestierung der Tetanie bestanden hat, nach außen aber erst allmählich in Erscheinung trat. Demgegenüber bleiben ältere Kinder, bei denen sich die Tetanie meist in Form von persistenten Karpopedalspasmen äußert, gelegentlich dauernd rachitisfrei, oder zumindest ohne jegliche Zeichen einer spezifisch-rachitischen Ossificationsstörung.

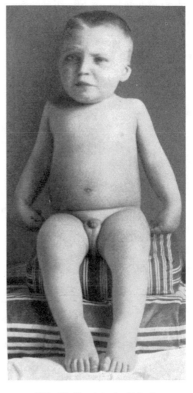

Abb. 12. Persistente Tetanie. Tetaniegesicht. Hand-, Fußrückenödeme. (Moro.)

Die verschiedenen tetanischen Manifestationen, die wir etwas schematisch, aber zweckmäßig, in drei verschiedene Gruppen einteilen können: 1. Eklampsie, 2. Atmungskrämpfe (mit Laryngospasmus) und 3. Karpopedalspasmen („persistente Tetanie"), zeigen in ihrer Erscheinungsform eine auffallende Abhängigkeit **vom Ernährungszustand und vom Alter der Kinder.**

Bei **gut ernährten** meist sogar **überfütterten**, fetten, pastösen Kindern mit der obligaten Rachitis (Kraniotabes u. a.) und ohne Magendarmsymptome tritt die Tetanie aus scheinbar völliger Gesundheit plötzlich in der Gestalt intermittierender eklamptischer oder laryngospastischer Anfälle in Erscheinung. Den zweiten Gegenpol bilden abgemagerte, in der Entwicklung zurückgebliebene, an hartnäckigen Verdauungsstörungen, so auch häufig an intestinalem Infantilismus (Heubner-Hertersche Krankheit, „coeliac disease" der angloamerikanischen Literatur) leidende, meist schon ältere, scheinbar rachitisfreie Kinder, bei denen die tetanische Übererregbarkeit eher in Form der persistenten Karpopedalspasmen zur Entwicklung gelangt (Feer, Finkelstein). Zwischen diesen beiden Extremen, unter denen der erste überfütterte Typ weitaus häufiger vertreten zu sein pflegt, bestehen freilich fließende Übergänge. So können Karpopedalspasmen auch bei gut ernährten Kindern (s. Abb. 12) zur Beobachtung gelangen. In diesen Fällen können dann auch deutliche rachitische Symptome bestehen.

Was nun die Altersbedingtheit der tetanischen Manifestationen anlangt, so überwiegen im Säuglingsalter, d. h. im ersten Lebensjahr, die eklamptischen und laryngospastischen Krampfäußerungen, im 2.—3. Lebensjahr dagegen eher die „persistente Tetanie“. Für das Säuglingsalter ist aber noch eine weitere

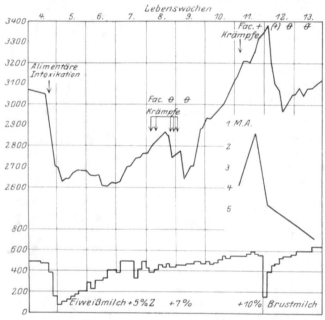

Abb. 13. Frühtetanie. Eklamptische Form in der Reparation einer alimentären Intoxikation. Krämpfe als erstes Zeichen. Erst 3 Wochen später elektrische und mechanische Übererregbarkeit. (Nassau.)

Trennung möglich. Schon Escherich, v. Pfaundler, B. Wolf haben darauf hingewiesen, daß die Tetanie des ersten Lebensquartals, zum Teil auch des ersten Lebenshalbjahres, sich vorwiegend als Eklampsie manifestiert. Nassau unterscheidet dementsprechend eine eklamptische Frühform von einer laryngospastischen Spätform. Die eklamptische Form ist die Tetanie der frühgeborenen und der debilen Kinder, kann aber auch bei zur Zeit geborenen Kindern zur Beobachtung kommen (Rosenstern). In der Mehrzahl der Fälle wird die Diagnose durch den gleichzeitigen Nachweis von latenten Symptomen (elektrische und mechanische Übererregbarkeit der peripherischen Nerven) erleichtert. Häufig stellen sich aber diese latenten Merkmale erst später, nach Tagen und Wochen ein. Rosenstern, Nassau sprechen dann folgerichtig von einer „Prodromaleklampsie“ (Abb. 13). In solchen, freilich seltenen Fällen, zumal wenn Kennzeichen einer rachitischen Ossificationsstörung fehlen — was auch vorkommen kann —, ist die Zugehörigkeit der eklamptischen Anfälle erst aus den spezifischen blutchemischen Daten zu erbringen. Wir müssen in diesem Zusammenhang auch noch auf die schon erwähnte Tatsache hinweisen, daß im Anschluß an eklamptische Konvulsionen die latent tetanischen Merkmale oft auch auf Stunden und noch länger erloschen sein können.

Die scharfe Trennung einer eklamptischen Früh- und einer laryngospastischen Spätform für das Säuglingsalter, ebenso auch das Hervortreten der Karpopedalspasmen im Kleinkindesalter gelten naturgemäß nicht ohne Ausnahmen. So können schon im zweiten Lebenshalbjahr, d. h. noch im Säuglingsalter, außer den gewöhnlichen laryngospastischen Anfällen auch eklamptische Konvulsionen und Extremitätenspasmen beobachtet werden. Anderseits können Laryngospasmus und persistierende Spasmen schon bei ganz jungen Säuglingen vorkommen. In der Mehrzahl der Fälle bleibt aber die besprochene Altersbedingtheit der tetanischen Formenkreise doch zu Recht.

Die Tetanie ist eine Erkrankung der ersten Kindheit, so besonders des Säuglingsalters, als obere Grenze dürfte das 3.—4. Lebensjahr gelten. Nur selten werden tetanische Manifestationen bei älteren Kindern beobachtet (die puerile Tetanie Escherichs). Erst nach vollendeter Pubertät steigt dann die Morbiditätskurve der Tetanie erneut wieder an (Tetanie der Erwachsenen).

Die latenten Symptome (mechanische und elektrische Übererregbarkeit) können auch bei älteren Kindern vorhanden sein, werden aber von der Mehrzahl der Autoren — wie schon hervorgehoben — nicht als spezifisch tetanische Merkmale, sondern eher als Ausdruck einer abwegigen tetanieähnlichen („tetanoiden") Stoffwechselkonstellation bewertet. Treten nun aber bei Kindern mit solchen latent tetanischen Symptomen epileptiforme Krämpfe auf, so könnte man geneigt sein, in diesem Zusammentreffen die Manifestation einer früher latenten Tetanie zu erblicken. Die Zugehörigkeit dieses von Thiemich „Späteklampsie", von Potpeschnigg „tetanische Epilepsie" bezeichneten Krankheitsbildes zur echten Tetanie ist aber auch heute noch keineswegs über jeden Zweifel erhaben (Husler). Es könnte sich — und das dürfte wohl auch die Regel sein — um eine echte Epilepsie in Syntropie mit für das spätere Kindesalter unspezifischen Merkmalen der mechanischen und elektrischen Übererregbarkeit handeln. Die Entscheidung in dieser immer noch stark umstrittenen Frage werden erst blutanalytische Untersuchungen erbringen.

Die gleiche Schlußfolgerung gilt auch für die Annahme einer „angeborenen Tetanie". Das erste Auftreten der Tetanie stimmt zeitlich allgemein mit dem der Rachitis überein; die Krankheit beginnt an der Wende des ersten Trimenons, oder auch später, und nur selten begegnet man tetanischen (ebenso wie rachitischen) Manifestationen im dritten oder sogar schon im zweiten Lebensmonat. Daß aber solche vorkommen können (meist bei frühgeborenen, debilen Kindern) steht wohl außer Zweifel (B. Wolf, Nassau, Powers, Tezner). Allein für den ersten Lebensmonat fehlen noch einwandfreie Beobachtungen, selbst wenn wir die bei Neugeborenen beschriebenen tetanischen Manifestationen (Kehrer, Meinert, Niderehe) dazu rechnen. Die in diesen Fällen als tetanisch bezeichneten Symptome (Konvulsionen, mechanische, sowie angebliche elektrische Übererregbarkeit der peripherischen Nerven) brauchen nicht unbedingt spezifisch-tetanischer Natur zu sein. Auffallend ist jedenfalls die äußerst geringe Anzahl solcher in der Literatur niedergelegten Fälle von „angeborener Tetanie", im Gegensatz zu der Häufigkeit der Tetanie im späteren Säuglingsalter. Sogar die neugeborenen Kinder tetanischer Mütter können sowohl klinisch, wie auch blutchemisch normale Verhältnisse aufweisen (Netter, Ribadeau-Dumas-Fouet). Wiederum werden erst blutanalytische Untersuchungen uns die umstrittene Frage nach der Existenz einer „angeborenen Tetanie" beantworten helfen.

Die Morbiditätskurve der Tetanie weist betreffs der Geschlechtsverteilung ein auffallendes Überwiegen der Knaben über die Mädchen auf [Herard (1847), Barthez-Rilliet, Soltmann, Ganghofner, Escherich, Pohl].

In klinischer, sowie in pathogenetischer Hinsicht weitaus wichtiger erscheint uns die regelmäßige Wiederkehr bestimmter jahreszeitlicher Schwankungen in der Tetaniefrequenz. Die Tetanie ist — wiederum in Analogie zur Rachitis — eine ausgesprochene „Saisonkrankheit". Sie gelangt in den Sommermonaten nur ganz vereinzelt zur Beobachtung; die ersten Fälle treten meist im Herbst auf, im Winter erfolgt ein weiterer Anstieg, der dann im Frühjahr einen steilen Höhepunkt erreicht („Frühlingsgipfel", Moro). Die Häufung der Tetaniefälle in den ersten Frühjahrsmonaten war schon älteren Autoren bekannt (de la Berge 1835, Herard 1847, Barthez-Rilliet 1853, Kerr, Flesch 1878), ist aber erst in neuerer Zeit von Loos, Escherich, Cassel, Japha, Moro auf Grund ausgedehnter Beobachtungsreihen exakt zahlenmäßig belegt worden. Die auf die Einzelmonate verteilte kurvenmäßige Darstellung der in den Jahren 1911—1918 in der Heidelberger Kinderklinik behandelten Fälle von manifester Tetanie ergab einen Höhepunkt im März (Kurve Moro, s. Abb. 14). Den gleichen Durchschnitt aus über mehrere Jahre sich erstreckenden Beobachtungen hatten

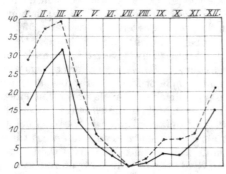

schon früher auch Escherich, Feer gezogen. Bei getrennter Führung der monatlich registrierten Morbiditätskurve der manifesten Tetanie von einem Jahr zum anderen fällt der Frühlingsgipfel nicht gesetzmäßig auf März, sondern in den verschiedenen Jahren abwechselnd auf verschiedene Frühlingsmonate (Abb. 15, Moro, auch bei Japha). So können auch Doppelgipfel (z. B. wie Januar und März) auftreten. Von besonderem Interesse ist nun die weitere Analyse

Abb. 14. Die jahreszeitliche Verteilung der manifesten Tetanie auf Grund von 195 in der Heidelberger Kinderklinik zwischen 1911 bis 1918 beobachteten Fällen. Die ausgezogene Kurve entspricht den „spontanen" und die punktierte Kurve der Summe der spontanen und der „symptomatischen" (im Verlaufe anderweitiger Erkrankungen, wie Pertussis, Grippe, Pneumonie, Masern entstandenen)Tetanien. (Moro.)

dieser kritischen Jahreszeit: wir ersehen daraus eine außerordentlich bewegte Fluktuation der Frequenz auch innerhalb der einzelnen Monate, mit oft nur auf einige Tage begrenzten Perioden, in denen die Tetanie besonders gehäuft, gewissermaßen eruptiv auftritt. So kann ein Märzgipfel schon in einer einzigen Märzwoche erreicht werden, während die übrigen Wochen dann fast völlig tetaniefrei bleiben. In anderen Jahren können wiederum mehrere zeitlich meist getrennte Tetaniewochen (Tage) in den verschiedenen Monaten zur Beobachtung gelangen. Auf die klimatische Bedingtheit dieser Eruptionsperioden („Tetaniewetter") hat zuerst Moro hingewiesen; wir kommen auf diesen Fragekomplex im Rahmen der Pathogenese noch ausführlich zurück.

Die „Saisonbedingtheit" der Tetanie besitzt auch eine klinisch-praktische Bedeutung: bei im Frühjahr auftretenden Krampfäußerungen der Säuglinge liegt der Verdacht auf Tetanie besonders nahe.

Die monatlich registrierte Kurve der latenten Symptome zeigt die gleichen jahreszeitlichen Schwankungen wie die der manifesten Tetanie. Im wellenförmigen Verlauf erreicht sie in den Sommermonaten (Juni—August) ihren tiefsten Punkt, im Winter ihr Maximum. Die Kurve der anodischen Übererregbarkeit weist den gleichen Verlauf auf (v. Pirquet).

Außer dieser klimatischen, anscheinend übergeordneten Bedingung kennen wir aus der Klinik noch eine Reihe weiterer, mehr sekundärer auslösender Faktoren, die den Übergang der Tetanie aus dem latenten in das manifeste Stadium erleichtern. So tritt häufig Tetanie in direktem Anschluß an einen plötzlichen Fieberanstieg in Erscheinung, bei Grippe, Pneumonie, Masern usw. Escherich, Finkelstein sprechen in diesen Fällen von einer „akzidentellen

Tetanie" (z. B. von einer „akzidentellen Eklampsie"). Wir halten diese Bezeichnung für verfehlt. Denn letzten Endes bedarf jede Manifestation der Tetanie — wie wir es noch sehen werden — eines besonderen bestimmenden Impulses. Ob dieser nun durch eigenartige klimatische Reize, oder durch Fieber, plötzliche Gewichtsanstiege, Bestrahlung mit kurzwelligen Lichtstrahlen, aber auch durch andere Momente, wie z. B. Schreck, psychische Erregung, Schreiweinen, starke Magenfüllung (nach großen Mahlzeiten) usw., gegeben wird, dürfte wohl im Prinzip gleichgültig sein.

Nur ein kleiner Prozentsatz ($^1/_3$—$^1/_5$) der Säuglinge, die an Tetanie gelitten haben, soll später zu normalen Kindern heranwachsen (Thiemich-Birk,

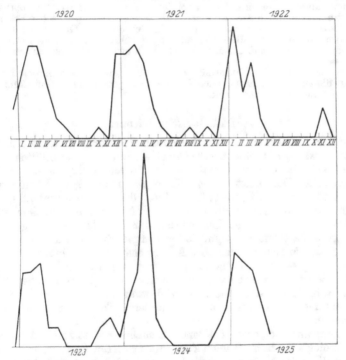

Abb. 15. Die Morbiditätskurve der Tetanie in den Jahren 1920 bis 1925 auf Grund der in der Heidelberger Kinderklinik beobachteten Fälle. (Moro.)

Potpeschnigg, Blühdorn). Bei der Mehrzahl ergaben dagegen die katamnestischen Erhebungen mannigfaltige Zeichen nervöser, geistiger und sogar somatischer Minderwertigkeit. Da dabei aber sicherlich auch andere Momente, so Milieuschaden, Rachitis, schlechte Ernährungsverhältnisse mitberücksichtigt werden müssen, so möchten wir zunächst die Frage immer noch offen lassen, wie weit in dieser späteren pathologisch entarteten Entwicklung die Tetanie der ersten Kindheit als bestimmender Faktor in Betracht zu ziehen sei. Es ist auch daran zu erinnern, daß tetanoide Symptome oft bei cerebral defekten Kindern auftreten. Die ungünstige Entwicklung wird dann zu Unrecht der Tetanie zur Last gelegt [1]).

---

[1]) Über die Symptomatologie der Tetanie der Erwachsenen vgl. den Abschnitt über Osteomalacie S. 386 ff.

## Pathologische Anatomie.

Für die Einreihung der Tetanie zu den funktionellen Neurosen spricht zunächst das Fehlen spezifischer, anatomisch-histologischer Veränderungen im Nervensystem, trotz Vorwiegen nervöser Symptome im klinischen Krankheitsbilde. Die noch von Elsässer, später auch von Kassowitz hervorgehobene Hyperämie der Hirnhäute bei den im tetanischen Krampfanfall verstorbenen Kindern ist keineswegs ein konstanter oder sonstwie charakteristischer Befund. Auch die von Zappert, Kirchgäßner beschriebenen histologischen Veränderungen in den vorderen Wurzeln und in den motorischen Hirnnerven konnten in ausgedehnten Nachuntersuchungen (Thiemich) nicht bestätigt werden. In einem Falle von Herztetanie fand Iwabuchi (unter v. Pirquet) neben Ödem der Meningen sowie leichten Infiltrationen und Nekrosen an der Vaguswurzel schwere Veränderungen toxisch-degenerativer Art in den Zellen des Vaguskerngebietes. Solche toxische Veränderungen — ohne Entzündung — finden sich auch bei der experimentellen parathyreopriven Tetanie (vgl. Herxheimer u. a.), dürften aber kaum als Zeichen einer spezifischen Erkrankung der nervösen Gewebe, sondern eher als Ausdruck einer chronischen Giftwirkung gelten [1]. Bei akuter Tetanie können auch diese Veränderungen völlig fehlen. Vom Standpunkte der pathologischen Anatomie müßte somit die Tetanie in der Tat als eine funktionelle Neurose betrachtet werden.

Auf die Bedeutung der Epithelkörperchen und gewisser anatomisch histologischer Befunde an diesen endokrinen Organen für die Pathogenese der Tetanie kommen wir in einem anderen Zusammenhang zurück.

## Pathologische Chemie.

Ist die Tetanie — wie das von der Klinik und der pathologischen Anatomie nahegelegt wird — nur eine funktionelle Neurose, so müßten mit dieser Annahme auch die chemisch-analytischen Forschungsergebnisse in Einklang zu bringen sein. Der funktionellen Natur der Erkrankung könnte wohl eine primäre Störung im Eigenstoffwechsel des Nervensystems, aber nur schwer ein veränderter Ablauf des Gesamtstoffwechsels entsprechen, geschweige denn, wenn der Nachweis glücken würde, daß die Manifestierung der Tetanie sowie der gesamte tetanische Symptomenkomplex in erster Linie von Faktoren abhängig sind, die sich außerhalb des Nervensystems befinden.

Im Besitze geeigneter Methoden gelang es nun in den letzten Jahren eine Reihe von Befunden zu erheben, die die intermediäre Stoffwechselstörung bei der Tetanie in ihrer Gesamtheit — und zwar nicht nur bei der infantilen Tetanie, sondern auch bei sämtlichen anderen Tetaniearten — eindeutig zu belegen helfen.

Als das konstanteste, ein mit seltenen Ausnahmen stets vorhandenes Symptom des in pathologische Bahnen gelenkten intermediären Stoffwechsels, haben wir bei der infantilen Tetanie zunächst die Hypocalcämie zu erwähnen (Howland-Marriott, Howland-Kramer-Tisdall, Verfasser, Blühdorn, v. Meysenbug u. a.): Sowohl das latente, wie auch das manifeste Stadium gehen mit einer Abnahme des Serumkalkgehaltes einher. In einer größeren Untersuchungsreihe kam Verfasser zu folgenden Mittelwerten:

$$\begin{array}{ll}
\text{Manifeste Tetanie} & \text{Ca} = 5{,}9 \ \text{mg\%} \\
\text{Latente Tetanie} & \text{Ca} = 6{,}8 \ \text{mg\%} \\
\text{Normale Säuglinge} & \text{Ca} = 10{,}2 \ \text{mg\%}.
\end{array}$$

Durch eine besondere Konstanz sind indessen nur die Normalwerte ausgezeichnet, bei der tetanischen Stoffwechselstörung bewegen sich dagegen die stets erniedrigten Serumkalkwerte von Fall zu Fall innerhalb weiter Grenzen. Wir können bei manifester Tetanie ebenso hohe Kalkzahlen im Serum nachweisen, wie im latenten Stadium und umgekehrt bei latent tetanischen Säuglingen werden häufig auffallend niedrige Kalkwerte beobachtet, z. B. 8,9 mg% bei Laryngospasmus, und 5,6 mg% bei einer leichten latenten Form. Wenn

---

[1] Vgl. auch S. 323.

auch im Durchschnitt die Hypocalcämie bei manifester Tetanie — wie dies auch aus den obigen Mittelwerten eindeutig hervorgeht — viel stärker ausgeprägt zu sein pflegt, als im latenten Stadium, so dürfte, als Kriterium für den Intensitätsgrad der tetanischen Störung, die Höhe des Serumkalkspiegels nur mit Vorbehalt zahlreicher Ausnahmen gelten.

Im qualitativen Befund einer Verarmung des Serums an Kalk haben wir jedoch zweifelsohne einen integrierenden pathogenetischen Faktor der infantilen Tetanie zu erblicken, denn die definitive Heilung setzt stets eine Rückkehr der Serumkalkwerte zur Norm, d. h. eine Ausgleichung des gestörten Gleichgewichtes im Blutchemismus voraus. Die tetanische Hypocalcämie ist somit mit der rachitischen Hypophosphatämie auf die gleiche Stufe zu setzen und stellt — obgleich zunächst nur in Form eines Symptoms — den ersten, sicherlich stichhaltigen Beweis für unsere Ausgangsthese dar: die Tetanie ist eine allgemeine Stoffwechselstörung.

Auch bei der (idiopathischen und parathyreopriven) Tetanie der Erwachsenen besteht eine Hypocalcämie (Turpin, Underhill-Tileston, Verfasser).

Nach den heute wohl noch allgemein geltenden Anschauungen umfaßt der analytisch bestimmte Gesamtkalkwert drei verschiedene Fraktionen (Rona-Takahashi): 1. die freien Kalkionen; 2. undissoziierte, anorganische, echt gelöste Kalksalze; 3. den Kalk, der an die Serumeiweißkörper chemisch gebunden ist (Loeb)[1]). Mit Hilfe der von Rona-Michaelis angegebenen sog. „Kompensationsdialyse" kann der echt gelöste Kalk (Ionen + undissoziierte anorganische Salze) von den kolloidal gelösten Fraktionen getrennt und zahlenmäßig bestimmt werden. Der undialysable Anteil beträgt unter normalen Bedingungen 25—30% des Gesamtkalkes. v. Meysenbug-Mc Cann, sowie Brehme-Verfasser fanden auch bei der infantilen Tetanie die gleichen Verhältnisse vor: Die absolute Menge des undialysablen Kalkes nimmt ab bei Konstanz des prozentuell gebundenen Anteils. Demgegenüber soll nach Pincus-Peterson-Kramer die durch Ultrafiltration bestimmte, an die Serumeiweißkörper gebundene Kalkfraktion relativ erhöht, und der ultrafiltrierbare Anteil dementsprechend vermindert sein.

Vom physikochemischen Standpunkte aus kommt eine physiologisch-differente Wirkung nur den freien „aktiven" Kalkionen, aber nicht dem Gesamtkalk mit seinen übrigen nicht echt gelösten, „inaktiven" Fraktionen zu. Mangels entsprechender experimenteller Methoden sind wir heute jedoch noch

---

[1]) Auf Grund von Leitfähigkeitsbestimmungen eiweißhaltiger Kalksalzlösungen (Kalkcarbonat) stellen neuerdings Mond und Netter, und von ähnlichen Gesichtspunkten aus auch Marrack-Thacker, die Gegenwart undissoziierter anorganischer Kalkverbindungen im Serum überhaupt in Abrede. Sie erkennen bloß zwei Kalkfraktionen im Serum an: 1. Kalkionen und 2. den undissoziierten, an das Eiweiß gebundenen Kalk. Die anorganischen, völlig ionisierten Serumkalksalze sollen sich in einem übersättigten Zustande befinden. Demgegenüber hält es E. J. Warburg in einer vor kurzem erschienenen Arbeit für unwahrscheinlich, daß das Plasma normalerweise in vivo mit Ca übersättigt, und für unsicher, daß es damit gesättigt wäre. Auch bei Berücksichtigung der modernen „Aktivitätslehre" dürfte es nach seiner Meinung wohl möglich sein, daß „die Wirkungen von Reaktionsveränderungen daher rühren, daß das Ca-Ion durch alkalischere Ionen stärker von den Calciumpuffern (Kugelmaß) gebunden und durch die sauren Reaktionen von denselben befreit wird". Würden sich trotzdem die Anschauungen von Mond und Netter, sowie von Marrack und Thacker in der Folge als berechtigt erweisen, so müßten auch unsere weiteren Ausführungen über das Problem der Ca-Ionisation eine gewisse Änderung erfahren. All die tetanigenen und antitetanigenen Faktoren, die wir zur Zeit noch auf dem Umwege über eine Erniedrigung bzw. Erhöhung der Ca-Ionisation zu leiten pflegen, wären dann als unmittelbar wirksame Bedingungen aufzufassen. Der erweiterte Loeb-sche Quotient (S. 326), als die zusammenfassende Formel für alle praktisch wichtigen Tetanie-arten, würde an Beweiskraft somit nur gewinnen. Vorderhand möchten wir jedoch die Lehre von der Ca-Ionisation in der früher üblichen Fassung auch weiterhin noch im Mittelpunkt unserer Ausführungen belassen. Dies auch schon aus dem Grunde, weil — wie Freudenberg das treffend bemerkt — Reagensglasversuche „in keiner Weise, auch nicht in Gegenwart von Bodenkörpern, den besonderen vitalen Verhältnissen gerecht werden, bei denen das Blut in innigem Austausch mit dem Skeletmineralien tritt". Auch dem Kreislauf als solchem dürfte in diesem Zusammenhang eine wichtige Bedeutung zu kommen (vgl. Eichholtz-Starling, H. Dolhaine, Jendrassik-Mosler).

nicht in der Lage die Frage zu entscheiden, wie weit die Hypocalcämie bei der infantilen Tetanie gleichzeitig eine Verminderung der freien Ca-Ionen bedeutet? In diesem Punkte sind wir somit nur auf theoretische Überlegungen, höchstens noch auf Modellversuche angewiesen, die wir in einem anderen Zusammenhange ausführlich zu behandeln haben werden.

Bei der häufigen, fast regelmäßigen Kombination der Tetanie mit einer floriden Rachitis dürften Serumphosphatanalysen ein besonderes Interesse für sich beanspruchen. An Stelle der zu erwartenden rachitischen Hypophosphatämie findet man bei infantiler Tetanie in der Regel normale Werte (Iversen-Lenstrup, Howland-Kramer-Tisdall, Verfasser u. a.). Der Mittelwert betrug in eigenen Untersuchungen bei der manifesten Tetanie 5,0 mg$^0/_0$, im latenten Stadium 4,5 mg$^0/_0$ gegen 5,1$^0/_0$ P in der Norm. In etwa 20$^0/_0$ der Fälle wurden auch niedrigere Phosphatzahlen nachgewiesen, die aber im Mittelwert durch einen entsprechenden Prozentsatz an Fällen mit erhöhtem Serumphosphatgehalt kompensiert werden und so nicht mehr in Erscheinung treten. Die Zunahme der Serumphosphate ist nach den obigen Zahlen im manifesten Stadium stärker ausgeprägt als im latenten Stadium. Gehen wir von der Annahme aus, daß die Tetanie auf dem Boden der Rachitis entsteht, so könnte man bei der Tetanie von einer allmählich fortschreitenden, gegenüber der Norm nur relativen Phosphatstauung sprechen; an Stelle der rachitischen Hypophosphatämie treten normale, oft sogar leicht erhöhte Phosphatzahlen. Gegenüber den ursprünglich rachitischen Werten könnte übrigens auch ein erniedrigter Phosphatspiegel schon eine Erhöhung bedeuten. In den seltenen Fällen von infantiler Tetanie ohne begleitende Rachitis müßte eine Phosphatstauung in erhöhten Serumphosphatwerten zum Ausdruck kommen. Eine solche absolute Phosphatstauung konnte nun Powers in seinem schon erwähnten Falle (bei einem 5 Wochen alten, rachitisfreien Säugling — ohne Kraniotabes und röntgenoskopischen Befund) tatsächlich auch analytisch nachweisen: P = 8,9 mg$^0/_0$, später sogar über 10 mg$^0/_0$, bei stark erniedrigten Ca-Zahlen (5,9 mg$^0/_0$). Über einen ähnlichen Fall hat neuerdings auch Tezner berichtet (P = 7,5 mg$^0/_0$!). Bei einem 3$^1/_2$ bzw. 6 Jahre alten rachitisfreien Kinde, die an rezidivierenden tetanischen Anfällen litten, fanden Beumer und Falkenheim bzw. Verfasser wiederholt ebenfalls stark erhöhte Serumphosphatwerte (zwischen 8,5 bis 12 mg$^0/_0$!).

Bei der Arbeits-Graviditäts-Maternitätstetanie, bei den sog. parathyreopriven Störungen der Erwachsenen besteht nach Elias und Spiegel gleichfalls eine meist starke Erhöhung der säurelöslichen Phosphatfraktion im Serum, die zum größten Teile auf die anorganischen Phosphate bezogen werden muß. Eine erhebliche absolute Zunahme der gleichen säurelöslichen Serumphosphatfraktion haben Scheer-Salomon auch in einigen Fällen von infantiler Tetanie nachgewiesen.

Der Quotient $\dfrac{Ca}{P}$, den wir aus den Serumkalk- und Phosphatzahlen bilden, nimmt, wie wir es schon gesehen haben[1]), bei Tetanie gegen die Norm ab (von 1,95 auf 1,2), bei florider Rachitis dagegen deutlich zu.

In der Produktgröße Ca × P (Howland-Kramer), richtiger ausgedrückt im Löslichkeitsprodukt [Ca$^{\cdot\cdot}$]$^3$ × [PO$_4$$^{\prime\prime\prime}$]$^2$ (Holt jr.) verwischt sich der Unterschied zwischen Rachitis und Tetanie; sie zeigt sowohl bei Rachitis, wie auch bei Tetanie in der Regel erniedrigte Werte. Nur bei absolut erhöhten P-Zahlen kann diese Abnahme, trotz des gleichzeitig gesenkten Kalkspiegels, ausbleiben.

Die von Kramer bei der infantilen Tetanie beschriebene leichte Zunahme des Serumkaliums haben neuerdings Nourse-Smith-Hartmann an einem größeren Krankenmaterial nicht bestätigen können. Auch die Na- und Cl-Werte wurden von diesen Autoren innerhalb der normalen Grenzen gefunden.

Eine Erniedrigung der Alkalireserve, sowie des Bicarbonat-, auch des Gesamtkohlensäuregehaltes im Blut trifft man in der

---

[1]) S. Seite 232.

Regel nicht nur bei der Rachitis, sondern auch bei der Tetanie an (Freudenberg, Verfasser-Kappes-Kruse, Calvin-Borowsky, af Klerk-ker, Rohmer-Woringer, Drucker-Faber). Die entsprechenden Mittel-werte aus den eigenen Untersuchungen ergaben die folgende Reihenfolge:

|  | Plasma-$CO_2$ Vol. % | Blut-$CO_2$ Vol. % |
|---|---|---|
| Rachitis . . . . . . . | 38,1 | 40,0 |
| Tetanie . . . . . . . . | 41,2 | 43,3 |
| Normal . . . . . . . . | 46,2 | 46,7 |

Die Werte für den Gesamtkohlensäuregehalt (bestimmt nach van Slyke) liegen demnach bei Tetanie etwas höher als bei Rachitis, erreichen aber immer noch nicht die Norm. Für die Rachitis haben wir diesen Befund als Zeichen einer Acidose gedeutet. Es erhebt sich nun die Frage, ob diese Schlußfolgerung auch für die Tetanie angängig sei? Die Entscheidung könnte entweder direkt aus der Bestimmung der wahren Blutreaktion, oder indirekt aus der Verfolgung der Säureausscheidung im Urin, aber auch noch durch weitere Analogieschlüsse zu fällen sein. Für die Rachitis ergab die Bestimmung der Säureausscheidung im Urin den Ausschlag. Im Falle der Tetanie fand Verfasser gemeinsam mit Kappes und Kruse für die wahre Blutreaktion, trotz verhältnismäßig großer Schwankungen, einen Mittelwert von $p_H = 7,43$ gegenüber $p_H = 7,40$ in der Norm (und auch bei Rachitis), mithin also eine wenigstens im Mittel leicht erhöhte Alkalescenz (im venösen Sinusblut nach dem Cullenschen colori-metrischen Verfahren bestimmt). Turpin erhielt mit der gleichen Methode im manifest tetanischen Stadium ausnahmslos alkalische $p_H$-Werte. Demgegen-über wurden von uns in Einzelfällen häufig auch normale $p_H$-Werte registriert, so daß uns die Annahme einer wahren Alkalose als eines bei der Tetanie gesetz-mäßigen Befundes auf Grund unserer eigenen Versuchsdaten nicht gerecht-fertigt erscheint. Drucker-Faber fanden bei manifester Tetanie sogar regel-mäßig normale $p_H$-Werte. Hierzu ist freilich noch zu bemerken, daß $p_H$-Be-stimmungen im venösen Blut, das uns bei Säuglingen aus technischen Gründen allein zugängig ist, kaum als ein völlig zuverlässiger Maßstab der intermediären Säure-Basengleichgewichtslage gelten dürfen. Auch in rein analytischer Hinsicht sind die Bestimmungsmethoden zunächst noch nicht völlig einwandfrei. Daß aber bei der infantilen Tetanie in der Tat eine alkalotische „Stoffwechsel-richtung", d. h. zumindest eine kompensierte Alkalose besteht, geht nicht allein aus den Blut-$p_H$- und Gesamtkohlensäurewerten hervor. Die Säure-ausscheidung im Urin zeigt ebenfalls eine entsprechende Verschiebung, d. h. eine Herabsetzung sämtlicher zugehöriger Faktoren [Säure + Ammoniak, — Verfasser, Hottinger; organische Säuren, — Hottinger [1])]. Die bei der Rachitis beobachtete erhöhte Säureausscheidung wird stets, sogar in Gegenwart florid-rachitischer Knochenveränderungen, vermißt. Bei mit klonischen Krämpfen verbundenen Entladungen des tetanischen Übererregbarkeitszustandes kann durch die starke endogene Säurebildung das Gleichgewicht vorübergehend gegen die acidotische Seite gedrängt werden.

Bei der Tetanie der Erwachsenen nehmen Bisgaard und Hendrichsen sowie Nörvig auf Grund ihrer Urinanalysen ebenfalls eine alkalotische Störung im Neutralisations-mechanismus des Stoffwechsels an. Das $CO_2$-Bindungsvermögen, die Alkalireserve im Blut (Elias-Kornfeld, Means-Bock-Woodwell), sowie die $CO_2$-Spannung in der ge-schlossenen Alveolarluft (Porges-Wagner) sollen sich bei der Tetanie der Erwachsenen innerhalb normaler Grenzen bewegen. Demgegenüber fand Turpin in einem Falle von schwerer „postoperativer" Tetanie eine starke Erhöhung der wahren Blutalkalescenz, d. h. eine unkompensierte Alkalose, die sich im manifesten Stadium noch verstärkte.

---

[1]) Die negativen Befunde von Zehnter-Foncin und Tezner beruhen auf Unzu-länglichkeiten der von ihnen befolgten Methodik.

Auch bei nicht-tetanischen Erwachsenen besteht nach Behrendt und Hopmann ein auffallender Parallelismus[1]) zwischen der Urinalkalescenz einerseits und der Höhe der elektrischen Erregbarkeit peripherischer Nerven anderseits (vgl. noch Wiechmann und Paal, die beim Asthma bronchiale ebenfalls eine erniedrigte Säureausscheidung im Urin beobachtet haben).

Auf die verschiedenen weiteren, indirekten Analogieschlüsse, die die Annahme einer Alkalose bei der Tetanie zu stützen vermögen, soll erst später, bei der Besprechung der Pathogenese eingegangen werden. An dieser Stelle beschränken wir uns auf die kurze Wiedergabe der ihnen zugrunde liegenden chemisch-analytischen Befunde.

Der tetanische Säugling neigt zu Hypoglykämie (Petényi-Lax, Duzár-Waltner); im Mittelwert tritt dies weniger in Erscheinung als in der Schwankungsbreite. Im Gegensatz zur Konstanz der Nüchternwerte beim gesunden Säugling zeigt der Tetaniker starke Abweichungen von der Norm, häufiger gegen die hypo-, als gegen die hyperglykämische Seite zu.

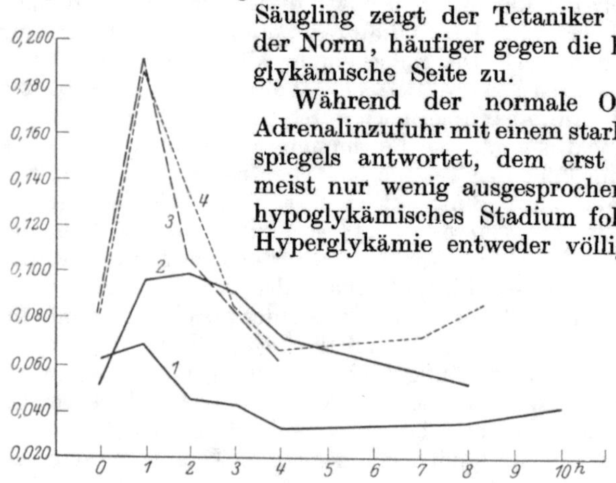

Während der normale Organismus auf subcutane Adrenalinzufuhr mit einem starken Anstieg des Blutzuckerspiegels antwortet, dem erst nach 3 bis 4 Stunden ein meist nur wenig ausgesprochenes, wenn auch deutliches hypoglykämisches Stadium folgt, bleibt bei Tetanie die Hyperglykämie entweder völlig aus, oder sie ist nur in Form einer leichten Erhöhung der Blutzuckerwerte nachweisbar. Dafür beherrscht das zweite, das hypoglykämische Stadium völlig das Bild. Der tetanische Organismus antwortet auf Adrenalin nicht mit einer Hyper-, sondern mit einer Hypoglykämie (Abb. 16).

Abb. 16. Adrenalinblutzuckerkurven. 1 und 2 während der Tetanie, 3 und 4 nach Heilung der Tetanie. (Nach Petényi-Lax.)

Bei Rachitikern verläuft die Adrenalinblutzuckerkurve hyperglykämisch (Petenyi-Lax, Beumer-Schäfer, Verfasser-Herzberg).

Die Senkungsgeschwindigkeit der roten Blutkörperchen fand Stern bei manifester Tetanie im Gegensatz zur Rachitis beschleunigt.

Der häufige Befund von Aceton im Urin tetanischer Säuglinge (Loos, Liefmann) und Erwachsenen (v. Jaksch) spricht keineswegs gegen die alkalotische Natur der Stoffwechselstörung. Eine erhöhte Acetonausscheidung wurde neuerdings von verschiedener Seite auch in Fällen von wahrer Blutalkalose beschrieben, so nach Zufuhr von Bicarbonat, bei stark forcierter Hyperventilation (in Körperruhe), bei Laugenvergiftung (Haldane, Beumer-Soecknick, v. Gaizler, Porges-Lipschitz, Adlersberg). Die Ketonurie, die frühere Naunynsche Acidose, deckt sich nicht mit dem neueren Begriff der Acidose, als einer Tendenz zur Anhäufung von H-Ionen im intermediären Stoffwechsel.

Die für die Rachitis charakteristisch gefundene Erhöhung der Diastaseausscheidung im Urin (und auch teilweise im Stuhl) besteht auch bei der Tetanie (Adam, Waltner).

Die Glykolyse im Blute ist bei Tetanie (in vitro!) normal oder erhöht (Freudenberg-Welcker). Die Blutmilchsäurewerte zeigen bei manifester Tetanie eine Tendenz zum Steigen (Brehme-Verfasser).

---

[1]) Von Goebel-Hillenberg in dieser Verallgemeinerung nicht bestätigt.

In der chemischen Zusammensetzung der Rückenmarkflüssigkeit tritt im Laufe der Tetanie meist keine Änderung ein; nur selten, in den schwersten Fällen, zeigt der Liquorkalk eine geringe Abnahme [Behrendt, Nourse-Smith-Hartmann[1])]. Die Magensalzsäuresekretion ist bei Tetanie herabgesetzt (Babott-Johnston-Haskins).

Bei der tetanischen Stoffwechselstörung wurde seit langem — aus Gründen, die wir noch näher zu erläutern haben werden — eine Kalkverarmung des Gesamtorganismus, insonderheit die des Nervensystems vermutet. Es gelang aber bis heute noch nicht diese Annahme mit Hilfe von Stoffwechseluntersuchungen über die Kalkbilanz, oder aber mittels Kalkanalysen im Gehirn eindeutig zu stützen. Wir können nicht einmal die einfache Frage beantworten, ob bei Tetanie eine negative Kalkbilanz besteht. Während bei Rachitis die verminderte Kalkretention ausnahmslos nachgewiesen werden konnte, gehen bei der Tetanie die Befunde so stark auseinander, daß man diese Frage immer noch als unentschieden betrachten muß (vgl. auch Orgler). Durch die fast regelmäßige Kombination der Tetanie mit Rachitis würde man selbst in einer ausnahmslos negativen Kalkbilanz kein unbedingt spezifisches Symptom erblicken können.

Kalkanalysen in Leichenorganen, so auch im Gehirn, stoßen schon aus methodischen Gründen auf besondere Schwierigkeiten. Wenn wir uns nur an die bekannte Tatsache erinnern, daß der Blutkalkspiegel schon kurz nach dem Tode stark emporzuschnellen pflegt und somit die Verhältnisse in vivo nicht mehr zu wiederspiegeln vermag, so dürften aller Wahrscheinlichkeit nach ähnliche störende Momente auch für den Kalkgehalt von Leichenorganen (so vom Gehirn) mitberücksichtigt werden müssen. Die Uneinheitlichkeit der in der Literatur niedergelegten analytischen Daten über den Kalkgehalt des Gehirns nicht nur bei Tetanie, sondern auch schon unter normalen Verhältnissen steht mit dieser Vermutung im besten Einklang. Man sieht sich bei dieser Sachlage tatsächlich außerstande, „für die Tetaniefälle einen Mindergehalt des Gehirns an Kalk als einen für die Tetanie charakteristischen Befund, der den anderen Fällen fehlt, aufzustellen" [Czerny-Keller [2])].

Erhöhte Methylguanidinwerte im Blute, sowie eine erhebliche Vermehrung der Guanidin- und Dimethylguanidinausscheidung im Urin und in den Faeces haben bei Tetanie der Erwachsenen Orr bzw. Noël Paton, Findlay-Sharpe, Sharpe, Frank-Kühnau gefunden. Wir möchten aber nicht verschweigen, daß Greenwald neuerdings schwerwiegende Bedenken gegenüber der Zuverlässigkeit der gebrauchten analytischen Methoden zum Guanidinnachweis geäußert hat.

## Pathogenese und Ätiologie.

Die Annahme einer Kalkverarmung rückte erst durch die bekannten Untersuchungen von Loeb, Herbst, Ringer über die physiologische Wirkung „äquilibrierter" Salzlösungen und die Bedeutung gewisser „Elektrolytkombinationen" in den Mittelpunkt der Tetanieforschung.

Der normale Ablauf der Stoffwechselvorgänge hängt in weitgehendem Maße von einer bestimmten Salz-, richtiger gesagt Ionenzusammensetzung der umspülenden Gewebsflüssigkeit ab. Die verschiedenen Kationen und Anionen können sich in ihrer Wirkung gegenseitig verstärken (Synergismus) oder abschwächen (Antagonismus). Eine Änderung im relativen Verhältnis der Ionen zueinander löst zwangsmäßig eine Störung im Zellstoffwechsel aus.

---

[1]) Im Gegensatz zu Balint fanden Nourse-Smith-Hartmann auch den Gesamtkohlensäuregehalt des Liquors nicht erniedrigt.

[2]) Quest, Ramacci, Silvestri fanden bei Tetanie eine Ca-Verminderung im Gehirn, dagegen Cohn, Jeppson und z. T. auch Aschenheim keine regelmäßige Abweichung von der Norm.

Der gleiche Mechanismus tritt auch bei den Vorgängen der Erregung und Lähmung in Erscheinung: unter den körpereigenen Kationen üben die einwertigen Alkalien, Na, K eine erregbarkeitsteigernde, die zweiwertigen Erdalkalien Ca, Mg eine beruhigende, erregbarkeitshemmende Wirkung aus. Dieses antagonistische Verhalten der Alkalien zu den Erdalkalien erhält im Loebschen Quotienten $\dfrac{Na + K}{Ca + Mg}$ eine schematisch-mathematische Formulierung. Seitdem nun Sabbatani durch Auftragung von kalkfällenden Ionen (Oxalat) auf die freigelegte Hirnrinde bei Hunden Krämpfe im zugehörigen Muskelgebiet erzielen konnte, war der Weg geebnet, die früher in Reagensglasversuchen (am Muskelnervpräparat oder an einzelligen Lebewesen) nachgewiesene erregbarkeitsteigernde Wirkung eines Kalkmangels auch auf die Verhältnisse im höheren Organismus, so im besonderen auch auf die tetanische Stoffwechselstörung zu übertragen. Obgleich die im Anschluß an die Sabbatanischen Versuche vorgenommenen Organanalysen und die Verfolgung der Kalkbilanz bei der Tetanie — wie bereits erwähnt — zu keiner eindeutigen Bestätigung dieses Analogieschlusses geführt haben, so hat diese Annahme in der letzten Zeit durch den konstanten Befund der Hypocalcämie bei der infantilen Tetanie und einigen weiteren Tetaniearten von neuem erheblich an Beweiskraft gewonnen. Unter normalen Verhältnissen beträgt der Loebsche Quotient im Serum 27,6, bei Tetanie dagegen 44,5 (Howland-Kramer). Diese Erhöhung kommt allein durch die Abnahme des im Nenner befindlichen Kalkes zustande, während Na, K und Mg unverändert bleiben. Gegen diese Berechnung läßt sich aber ein gewichtiger Einwand erheben: Der Serumkalk ist — im Gegensatz zu den vollständig dissoziierten Na- und K-Salzen — nach der Ansicht der meisten Autoren nur zu einem geringen Bruchteil ionisiert [1]). Bei einer Ionenwirkung, wie wir sie auch bei den Vorgängen der Erregung und Lähmung anzunehmen haben, kommt aber allein dieser ionisierte, aktivierte Anteil in Betracht. An Stelle des Gesamtkalkes hätten wir demnach den ionisierten Anteil in den Loebschen Quotienten einzusetzen. Da uns aber brauchbare experimentelle Methoden zur genauen Ermittlung dieser Größe — worauf wir schon hingewiesen haben — nicht zur Verfügung stehen, so sind wir allein auf theoretische Überlegungen und auf Analogieschlüsse angewiesen. In erster Linie wären also die allgemeinen Bedingungen der Ca-Ionisation in den Gewebssäften (Blut) zu erforschen.

Nach Rona und Takahashi steht die Löslichkeit des $CaCO_3$ mit der H-Ionenkonzentration der Lösung in direkter und mit dem Bicarbonatgehalt in umgekehrter Proportion

$$Ca = k \cdot \frac{H}{HCO_3}.$$

Für die Verhältnisse des Blutplasmas ergibt diese Gleichung eine Löslichkeit von 2,2 mg% Ca. Dürfen wir von einer Ionenübersättigung absehen, und dies scheint nach den Untersuchungen von Budde-Freudenberg bei Kalkmengen unter 10 mg% erlaubt zu sein, so gibt uns die Rona-Takahashische Gleichung gleichzeitig auch die Höchstgrenze der freien im Blutplasma gelösten Ca-Ionen an. Sie beträgt demnach etwa $1/5$ des Gesamtkalkes. Mit Hilfe komplizierter, meist indirekter Methoden gelangten Brinkmann-van Dam, Marshall-Neuhausen und Budde-Freudenberg zu der gleichen Größenordnung, wobei wir freilich wiederholen müssen, daß eine praktische Bedeutung diesen Verfahren einstweilen noch nicht zugesprochen werden kann. Es wäre übrigens ebenso verfehlt, für ein so kompliziertes System, wie das die Blut-(Gewebs-)Flüssigkeit darstellt, mit der Rona-Takahashischen Gleichung

---

[1]) Vgl. Fußnote Seite 311.

die Möglichkeit zur quantitativ-genauen Bestimmung des ionisierten Kalk-anteils als gegeben zu erachten (Bigwood, Turpin). Hierzu fehlt schon die wichtigste physiko-chemische Vorbedingung: das stabile Gleichgewicht, das in den Reagensglasversuchen von Rona und Takahashi leicht zu erzielen war, aber mit Lebensvorgängen stets unvereinbar bleiben wird. Weitere Einwände von Maiweg, Hollo, Budde-Freudenberg sprechen ebenfalls gegen die quantitative Anwendbarkeit der Rona-Takahashischen Formel für die physiologischen Verhältnisse. Allein die rein „qualitative" Seite des Problems wird durch diese Einschränkung nicht berührt. Denn die Gleichung, wie auch jede andere, die aus dem Massenwirkungsgesetz abgeleitet wird, muß dem Sinne nach im Gültigkeitsbereiche dieses Gesetzes, so auch im Falle der Blut-(Gewebs-)Flüssigkeit, stets reproduzierbar bleiben. In dieser Hinsicht stellt die erwähnte Formel nur eine erwartete Tatsache fest: kalk-lösende Mittel, so in erster Linie Säuren (H-Ionen), erhöhen, kalkfällende Mittel dagegen, im besonderen das $HCO_3$-Ion, hemmen die Ca-Ionisation. Unter den physiologisch wichtigen Ionen zeichnen sich außer den Bicarbonaten auch noch die Phosphate durch ihre Avidität zum Kalk, durch ihre kalkfällende Wirkung aus. Wir brauchen nur an den Phosphatreichtum der Knochen, an das niedrige Löslichkeitsprodukt $[Ca^{..}]^2 x [HPO_4^{'''}]^3$ (Kugelmaß-Shohl, Holt-la Mer-Chown) zu erinnern. Die Phosphate dürften demnach als mitbestim-mende Faktoren der Ca-Ionisation neben den Bicarbonaten nicht zu vernach-lässigen sein. Sie kommen in der Blut-(Gewebs-)Flüssigkeit als primäre (saure), sowie sekundäre (basische) Salze vor. Bei den sauren Phosphaten ist die kalk-fällende Wirkung des Phosphatanions durch den hochgradigen Säuregrad dieser Salze bis zu einem gewissen Grade kompensiert. In Anbetracht dieses Verhaltens schlug Verfasser eine Erweiterung der ursprünglichen Rona-Takahashischen Formel vor:

$$Ca = f \frac{H}{HCO_3, HPO_4}.$$

Die primären Phosphate ($H_2PO_4$) müßten noch im Zähler stehen, wenn ihr saurer Charakter den Schluß nicht zulassen würde, sie durch die H-Ionen-konzentration (H) zu ersetzen. Auch diese erweiterte Formel dient allein qualitativen Zwecken. Um diese Einschränkung auch äußerlich erkennbar zu machen, geben wir der Gleichung den Charakter einer mathematischen Funktion (f). Sie setzt uns in die Lage, die wichtigsten Bedingungen der Ca-Ionisation in der Blut-(Gewebs-)Flüssigkeit einer näheren Analyse zu unter-ziehen: Erhöhung der Bicarbonat- oder der Phosphat- (Sek.), sowie Erniedrigung der H-Ionenkonzentration bewirkt eine Verminderung der Ca-Ionen. Eine Erniedrigung der H-Ionenkonzentration ist aber gleichbedeutend mit einer wahren, die Erhöhung des Bicarbonatgehaltes meist entweder gleichfalls mit einer wahren, oder aber mit einer kompensierten Alkalose. In diesem letzteren Falle bleibt die H-Ionenkonzentration unverändert, und es besteht nur eine einseitige Zunahme der Bicarbonationen. Eine Anreicherung des Blutplasmas (der Gewebsflüssigkeit) an sekundären, basischen Phosphaten ist zumindest mit einer Acidose unvereinbar und dürfte nur bei einer anacidotischen, womöglich aber erst bei einer alkalotischen Stoffwechselrichtung zustande kommen. Bei einer Verschiebung des Säure-Basengleichgewichtes gegen die acidotische Seite würde die Ca-entionisierende Wirkung einer Phosphatstauung durch die Zunahme der H-Ionen leicht zu kompensieren sein.

Wenn wir in der Verminderung der freien Ca-Ionen die übergeordnete aus-lösende Bedingung einer tetanischen Reaktion erblicken wollen, so geht aus der erweiterten Rona-Takahashischen Gleichung nach dem Gesagten die wichtige Schlußfolgerung hervor: Tetanie kann nur bei einer alkalotischen oder, richtiger gesagt, bei einer **anacidotischen** Stoffwechsellage entstehen (**Freudenberg-Verfasser**), im besonderen entweder 1. bei einer wahren Alkalose, 2. bei einer Erhöhung der Bicarbonat- oder 3. der (sek.) Phosphationenkonzentration. Die Richtigkeit dieser zunächst mehr theoretischen Überlegungen kann erst durch chemisch-analytische Untersuchungen bei den ätiologisch verschiedenen Tetanieformen erbracht werden. Wir haben zu fordern, **daß die erweiterte Rona-Takahashische Formel sich auf sämtliche bis jetzt studierte und bekannte Möglichkeiten der Nervenübererregbarkeit, auf alle Tetanien anwenden lassen muß.** Dies scheint nun in der Tat der Fall zu sein.

1. Die Erniedrigung der H-Ionenkonzentration als auslösender Faktor der Tetanie tritt besonders instruktiv bei der sog. Atmungstetanie (Hyperventilations-, Decarbonisationstetanie) in Erscheinung. Willkürliche Überventilation in Körperruhe erzeugt bei jedem gesunden Menschen nach kürzerer oder längerer Zeit nervöse Störungen (Vernon 1909), die aber erst vor kurzem als echte Tetanie erkannt wurden (Grant-Goldmann 1920, Collip-Backus, Freudenberg-Verfasser, Frank, Porges-Adlersberg u. a.). Es konnten Parästhesien in den Extremitäten, Facialisphänomen, Tetaniegesicht, „Trousseau", Karpopedalspasmen, beklemmende schmerzhafte Sensationen in der Zwerchfellgegend, extreme Blässe, erhöhte elektrische Übererregbarkeit, auch Laryngospasmen: mithin die ganze Tonleiter einer manifesten Tetanie registriert werden. Auch die Chronaxie weist die für tetanische Zustände charakteristische Senkung auf (Haldane-Bourguignon, Abb. 1). Bei Encephalitis, Hysterie, bei akuten Erkrankungen wie Influenza, Cholecystitis kann die Atmungstetanie auch spontan auftreten („neurotische Atmungstetanie", Adlersberg-Porges, dann Goldmann, Barber-Sprunt u. a.). Häufig werden auch bei der Bergkrankheit oder bei niedrigem Sauerstoffdruck in der pneumatischen Kammer, bei Ballonfahrten (Flemming, v. Schrötter) tetanische Symptome beobachtet, die vermutlich ebenfalls mit der infolge des Sauerstoffhungers verstärkten Atmungstätigkeit in Zusammenhang stehen (Verfasser).

Bei der experimentellen, chemisch-analytischen Untersuchung der Atmungstetanie konnten folgende Befunde erhoben werden (Grant-Goldmann, Collip-Backus, Haldane-Kellas-Kennaway, Verfasser-Vollmer, Gollwitzer-Meier, Endres, Duzar-Hollo-Weiß): 1. Die alveoläre $CO_2$-Spannung, die Alkalireserve des Blutes sind während des tetanischen Zustandes stark herabgesetzt. 2. Die wahre Reaktion des Blutes ist nach der alkalischen Seite verschoben, es herrscht eine Alkalose, die sich auch in der Ausscheidung von alkalischem Urin und in der Abnahme des $NH_3$-Quotienten kundgibt. 3. Die Menge des Blutkalkes bleibt unverändert, eher erhöht. 4. Der Phosphatspiegel und der Blutzuckergehalt neigen zu einer leichten Abnahme. Es besteht demnach eine wahre Alkalose bei gleichzeitig unverändertem Gesamtkalk-, erniedrigtem Bicarbonat- und Phosphatgehalt. Die Ca-Entionisierung erfolgt allein durch Abnahme der H-Ionenkonzentration. Wir stellen uns vor, daß bei der forcierten Atmung das Blut rasch an Kohlensäure, sekundär auch an Bicarbonat verarmt; die Erniedrigung der freien Kohlensäure kann nach einer gewissen Zeit (bei fortschreitender Hyperventilation) durch Alkaliausscheidung nicht mehr kompensiert werden, und das Säure-Basengleichgewicht verschiebt sich gegen die alkalische Seite. Nach Aufhören der verstärkten Atmung, oder nach intravenöser HCl-Infusion (Tezner) verschwinden die tetanischen Symptome schlagartig, worin wir weitere — wenn auch indirekte Beweise — für die übergeordnete pathogenetische Bedeutung der Alkalose bei dieser Tetanieform erblicken möchten.

2. Bicarbonattetanie. Die Erhöhung des Blutbicarbonatgehaltes kann entweder endogen oder exogen bedingt sein.

Eine endogene Bicarbonatstauung tritt bei Erwachsenen im Anschluß an einen Pylorus- (oder Dünndarm-)Verschluß auf [1]. Unter den gleichen Bedingungen werden auch häufig tetanische Symptome, oft sogar das voll entwickelte Bild einer schweren Tetanie beobachtet (Magentetanie — Kußmaul u. a.). Auch experimenteller Pylorusverschluß (bei Hunden) führt zu Tetanie (McCollum und Mitarbeiter, Haden-Orr, Felty-Murray). Mit der Zunahme des Bicarbonatgehaltes geht meist, insonderheit bei schwerer Tetanie, eine Erniedrigung der H-Ionenkonzentration im Blut — eine wahre Alkalose — parallel (Felty-Murray, Gollwitzer-Meier). Stets wird der Blut-(Serum-)Cl-Gehalt stark vermindert gefunden (Haden-Orr u. a.): In diesem letzteren Befund wird von der Mehrzahl der Autoren (schon Kaufmann 1904, MacCallum, Guerra Coppioli, Hastings-Murray-Murray jr., Freudenberg-Verfasser u. a.) das primäre pathogenetische Moment vermutet. Infolge gehäuften Erbrechens, das das Krankheitsbild des Pylorus-(Dünndarm-)Verschlusses zu beherrschen pflegt, verliert der Organismus viel Magensalzsäure und somit

---

[1] Bezüglich des Pylorospasmus der Säuglinge vgl. S. 327.

Chloride [1]). Durch Magenspülungen, die man bei solchen Zuständen aus therapeutischen Gründen häufig wiederholen muß, kann dieser Cl-Entzug noch verstärkt werden. Diese Cl-Verarmung tritt uns im Blut als die Hypochlorämie entgegen. Zur Wahrung der Blutisoionie spart der Organismus Bicarbonat ein, daher die Erhöhung des Blutbicarbonatgehaltes — und bei hohen Salzsäureverlusten — auch die wahre Alkalose. Der Serumkalkspiegel ist unverändert oder leicht erhöht (Hasting-Murray-Murray jr., Gollwitzer-Meier). Die Bedingungen einer Ca-Entionisierung, dieses von uns als übergeordnet gewählten Prinzips in der Tetaniepathogenese, werden auch bei dieser Tetanieform restlos erfüllt.

Mit den hier enthaltenen Anschauungen über die Entstehungsursachen der Magentetanie stimmen auch die bei diesem Zustande üblichen therapeutischen Maßnahmen — Zufuhr von Chloriden, wie NaCl, NH$_4$Cl oder HCl — überein.

Eine exogen bedingte Erhöhung der Serumbicarbonate nach peroraler oder intravenöser Zufuhr von Bicarbonatsalzen kann — ebenso wie endogen beim Pylorusverschluß — eine Ca-Entionisierung und in der Folge manifest tetanische Symptome herbeiführen (Blum, Howland-Marriott, Harrop, Healy u. a.). Gleichzeitig besteht in diesen Fällen eine Hyperosmose, bei der Magentetanie dagegen eher eine Hyposmose im Blut und in den Gewebssäften.

3. Phosphattetanien. Nach der erweiterten Rona-Takahashischen Formel müßten außer den Bicarbonaten auch die Phosphate, sowohl bei endogener wie bei exogen bedingter Stauung, auf dem Umwege über die Ca-Entionisierung tetanigen wirken. Freilich muß bei Phosphaten eine weitere physikalisch-chemische Bedingung erfüllt sein: eine kalkfällende, Ca-entionisierende Wirkung kommt weit mehr dem sekundären, basischen Ion zu. In der Tat haben Binger, auch Greenwald, Tisdall, Underhill-Groß-Cohen bei Tieren und Frank-Nothmann-Guttmann, Verfasser-Wilkes, Adlersberg-Porges bei Kindern und Erwachsenen für die experimentelle Phosphattetanie den Beweis geliefert, daß tetanische Symptome nur nach Zufuhr von alkalischen, oder wenigstens in ihrem Säuregrad stark abgestumpften Phosphatsalzen auftreten können.

In seltenen Ausnahmefällen führen auch saure Phosphate eine tetanische Reaktion herbei (Elias, Salvesen, af Klercker-Odin). Zur Erklärung dieser scheinbar der erweiterten Rona-Takahashischen Formel widersprechenden Beobachtungen bedienten sich Freudenberg und Verfasser, sowie Adlersberg und Porges der (von letzteren Autoren auch experimentell gestützten) Annahme, wonach saure Phosphate in der Blut-(Gewebs-)Flüssigkeit, besonders bei einer alkalotischen Stoffwechsellage, rasch ihren sauren Charakter verlieren, während die Phosphatstauung noch länger fortbesteht und ihre tetanigene Wirkung entfalten kann. Die Angaben von Elias, daß intravenösen Injektionen von sauren Phosphaten erst nach Ablauf von 1—1$\frac{1}{2}$ Stunden der tetanische Anfall folgt, spricht ebenfalls im Sinne einer dissoziierten H- und Phosphationenwirkung. Eine endgültige Entscheidung in diesem umstrittenen Fragekomplex brachten therapeutische Versuche mit saurem Ammoniumphosphat (Adlersberg-Porges). Trotz reichlicher Resorption von Phosphatanionen übt der stark saure Charakter des Salzes — wohl infolge erhöhter Ionisation des Blutkalkes — einen erregbarkeitshemmenden Effekt aus. Wir kommen auf diesen Gegenstand in einem anderen Zusammenhang noch ausführlich zurück. An dieser Stelle soll das Beispiel des Ammoniumphosphates nur zur Illustrierung der nicht-tetanigenen Wirkung des sauren Phosphations dienen.

Den Untersuchungen über die experimentelle Phosphattetanie verdanken wir noch einen weiteren bedeutungsvollen, auch für die Pathogenese der Tetanie aufschlußreichen Befund. Zufuhr (peroral oder intravenös) von Phosphaten, einerlei ob in Form von freier Phosphorsäure, sauren oder alkalischen Phosphaten, verursacht sowohl bei Tieren wie auch bei Menschen eine deutliche Senkung des Gesamtkalkspiegels im Serum, eine Hypocalcämie (Binger, Tisdall, Greenwald, Billigheimer, Verfasser-Wilkes, Salvesen, af Klercker-Odin u. a.). Bei schon vorhandener Tetanie nimmt der Serumkalkgehalt unter Phosphateinfluß häufig noch stärker ab, als in Fällen mit normaler Erregbarkeit des Nervensystems (Rohmer, af Klercker-Odin). Trotz dieser Hypocalcämie tritt nach dem Gesagten in der Regel Tetanie allein nach Verabreichung von alkalischen Phosphaten auf. Wir erblicken in diesem Versuchsergebnis eine weitere Stütze unserer Ausgangsthese: Nicht die Hypocalcämie,

---

[1]) Bei Pyloruscarcinom wird im Erbrochenen oft keine freie HCl nachgewiesen (Ellis, Hollo), trotzdem kann es noch große Cl-Mengen enthalten.

sondern die Erniedrigung der Ca-Ionen beherrscht die Pathogenese der tetanischen Reaktion.

Bei der von uns vorgenommenen Erweiterung der ursprünglichen Rona-Takahashi-schen Formel haben wir uns auf das Phosphation beschränkt, das schon unter physio-logischen Verhältnissen im intermediären Stoffwechsel eine Rolle spielt. Bei Zufuhr von außen müßten naturgemäß auch andere, kalkfällende und somit auch Ca-entionisierende körperfremde Salze berücksichtigt werden, denen wir schon a priori eine tetanigene Wirkung zuschreiben dürften. Tatsächlich wird in der Literatur von zahlreichen Autoren über Tetanie im Anschluß an Citrat- (Salant-Wise, Salant-Swanson, Gates-Meltzer) und noch mehr an Oxalatzufuhr (Kehrer, Neurath, Trendelenburg-Goebel, McCallum-Vogel, Groß) berichtet. Von besonderem Interesse ist der Nachweis einer Hypocalcämie bei der experimentellen Oxalattetanie (Groß).

Schon bei der Besprechung des spezifisch veränderten Blutchemismus haben wir für die infantile Tetanie die Möglichkeit einer, wenn auch meist nur relativen, Phosphatstauung als eines wichtigen patho-genetischen Faktors in Erwägung gezogen. Hier stünden wir demnach einer endogen bedingten Phosphattetanie gegenüber.

4. Ein sowohl in symptomatologischer wie auch in pathologisch-chemischer Hin-sicht mit der infantilen Tetanie völlig analoges Krankheitsbild stellt sich bei Tieren und Menschen nach Exstirpation der Epithelkörperchen ein. Wir sprechen in diesen Fällen von postoperativer, parathyreopriver Tetanie. Bei Menschen tritt sie meist im Anschluß an Kropfoperationen infolge Schädigung oder oft unbeab-sichtigter Entfernung von Nebenschilddrüsen, heute — im Gegensatz zu früher — nur noch selten auf. Bei Tieren wird sie experimentell erzeugt und stellt in dieser Form die klassische „experimentelle Tetanie" dar. Im Gegensatz zu den ebenfalls experimentell erzeugbaren Atmungs-, Bicarbonat-, Phosphattetanien mit ihrem akuten Verlauf zeigt die parathyreoprive Form einen mehr chronischen Entwick-lungsgang, bei dem in Analogie zur Spontantetanie der Kinder und der Erwachsenen ein latentes und ein manifestes Stadium scharf voneinander zu trennen sind.

Nach einer kompletten Parathyreodektomie folgen die beiden Stadien in der Regel sehr rasch aufeinander; das Tier geht innerhalb weniger Tage unter schwersten manifest-tetanischen Erscheinungen zugrunde. Nach partieller (z. B. 3 von 4), oder bei rechtzeitig eingeleiteter antitetanischer Behandlung, auch noch nach kompletter Entfernung der Epithelkörperchen bleibt die Tetanie längere Zeit latent; dieser Zustand besteht dann später auch ohne jegliche Medikation weiter fort (Luckhardt) und weist nur bei Einwirkung bestimmter tetanigener Reize, die wir noch in einem anderen Zusammenhang besprechen werden, meist rasch vorübergehende tetanische Manifestationen auf. Der Ver-lauf ist in diesen Fällen sogar noch chronischer als bei der infantilen Tetanie, deren Auftreten einen mehr flüchtigen, episodenhaften Charakter hat.

In der Symptomatologie der experimentellen parathyreopriven Tetanie finden wir die bekannten Erscheinungen des tetanischen Übererregbarkeitszustandes wieder: erhöhte elektrische und mechanische Reizbarkeit der peripherischen Nerven, Muskelcontracturen (Karpopedalspasmen, Opisthotonus usw.), klonische Krämpfe (Eklampsie), Tachypnoe, Tachykardie; dann aber noch Symptome, die man bei der infantilen Tetanie nur selten antrifft, wie Muskeltremor, Speichelfluß, Apathie, Schlafsucht (vgl. Rudinger, Mc Cal-lum, Guleke, Escherich, Luckhardt, Dragstedt und Mitarbeiter, Freudenberg, Cameron-Moorhouse u. a.). Auch die Schichtstarbildung, der man bei parathyreopriven Tieren oft begegnet, ist als ein typisches chronisch-tetanisches Kennzeichen zu bewerten. Von großem Interesse sind weiterhin die Beobachtungen Erdheims über das Auftreten besonderer, z. T. deutlich rachitisähnlicher Ossificationsstörungen bei parathyreodekto-mierten chronisch-tetanischen Ratten. Junge Tiere zeigen eine allgemein verlangsamte, unvollkommene Knochenbildung, an den Epi-Diaphysengrenzen eine breite unverkalkte osteoide Schicht, an den im Wachstum befindlichen Schneidezähnen eigentümliche Zonen von nicht calcifiertem Gewebe (Schmelz-, Dentindefekte). Bei älteren Tieren äußert sich der Funktionsausfall der Epithelkörperchen meist nur in Form einer leichten Osteoporose, und — im Anschluß an experimentell erzeugte Frakturen — in einer schlechten, verlang-samten Callusbildung. Der Callus besteht vornehmlich aus einem kalkarmen, osteoiden

Gewebe (Dieterich). Nach Reinplantation von Epithelkörperchen kehren die normalen Ossificationsverhältnisse gesetzmäßig wieder (Erdheim).

Junge, ebenso auch rachitische Tiere sind gegen Parathyreodektomie besonders empfindlich (Noel Paton-Findlay, Morel, vgl. auch Rudinger). Die Tatsache, daß sich die gesamte Gruppe von Herbivoren gegenüber der Exstirpation der Nebenschilddrüsen fast völlig refraktär verhält, während bei Omnivoren und noch mehr bei Carnivoren die tetanische Reaktion nach dem gleichen Eingriff rasch und intensiv in Erscheinung tritt, erinnert an das ähnliche Verhalten dieser Tiergattungen gegenüber rachitogenen Reizen. Möglicherweise liegt beiden Befunden die gleiche „Ursache" zugrunde: die Unzulänglichkeit der intermediären Neutralisationsmechanismen bei Herbivoren, im Gegensatz zum zäh bewahrten Säure-Basengleichgewicht bei Omnivoren bzw. Carnivoren.

Im Hinblick auf die weitgehende Übereinstimmung in der äußeren Erscheinungsform und im Verlauf der experimentellen parathyreopriven Tetanie einerseits und der Spontantetanie der Säuglinge und der Erwachsenen anderseits, dürften die gut verfolgbaren chemischen Veränderungen bei der experimentellen Tetanie ein besonderes Interesse erwecken.

Das führende Symptom im pathologisch veränderten Chemismus stellt auch bei der parathyreopriven Tetanie die Hypocalcämie dar (Mc Callum und Mitarbeiter, schon 1909, dann in neuerer Zeit Salvesen, Hastings-Murray, Greenwald, Groß-Underhill, Behrendt, Inouye u. a.). In Analogie mit der infantilen Tetanie finden wir auch bei der parathyreopriven Tetanie im latenten Zustande meist höhere, nur leicht gesenkte, im manifesten Stadium dagegen stark herabgesetzte Serumkalkwerte. Bei einem Serumkalkgehalt über 7 mg$^0/_0$ kommen tetanische Manifestationen nur selten vor; hier begegnet man meist nur latenten Symptomen. Eine Allgemeingültigkeit dürfte aber dieser Regel — ebenso wie wir das schon in bezug auf die infantile Tetanie betont haben —, auch für die parathyreoprive Form nicht zukommen: sogar im manifesten Stadium können verhältnismäßig hohe, obgleich natürlich gegenüber der Norm immerhin noch erniedrigte Serumkalkwerte registriert werden (Greenwald). Die Stärke der Hypocalcämie ist kein absolut sicherer Maßstab für den Intensitätsgrad des Krankheitsprozesses. Ob die Hypocalcämie gleichzeitig als Zeichen einer allgemeinen Kalkverarmung des Gesamtorganismus aufzufassen sei, kann für die parathyreoprive Tetanie angesichts der diesbezüglichen einander stark widersprechenden älteren Literaturangaben, die sich wiederum meist nur auf den Gehirnkalk beziehen, ebensowenig beantwortet werden wie die gleiche Frage für die infantile Tetanie. In neueren, methodisch einwandfreien Untersuchungen fand Behrendt den Muskelkalkgehalt bei parathyreopriven Tieren meist unverändert, oder nur wenig erniedrigt. Versuche zur Bestimmung der Ca-Retention, d. h. zur Feststellung der Kalkbilanz nach Parathyreodektomie liegen in einer großen Anzahl vor. Auf Grund eigener ausgedehnter Untersuchungen und einer kritischen Besprechung der zum Teil einander stark widersprechenden Literaturangaben nehmen Greenwald und Groß bei parathyreopriven Tieren nicht nur keine erniedrigte (Mc Callum-Voegtlin, Salvesen), sondern eher eine erhöhte Ca-Retention an.

Mit Hilfe der sog. biologischen Methode (Bestimmung der „Hubhöhe" am Straubschen Herzpräparat) stellten Trendelenberg-Goebel eine Verarmung des Serums auch an freien Ca-Ionen fest. Angesichts der noch nicht völlig gesicherten Grundlagen des erwähnten Verfahrens, das von Heubner u. a. nicht als Methode zur Ionenschätzung anerkannt wird, möchten wir aber diesem Befund keine entscheidende Bedeutung beimessen.

Die Analogisierung zwischen der spontanen infantilen und der experimentellen parathyreopriven Tetanie läßt sich außer der Hypocalcämie auch noch auf weitere Veränderungen des gestörten Blutchemismus ausdehnen. So besteht auch bei der parathyreopriven Tetanie eine Phosphatstauung (Greenwald, Salvesen, Inouye, Pincus-Peterson-Kramer, Verfasser), und in anfallsfreien Zeiten, so besonders im ersten latenten Stadium, eine Verschiebung des Säurebasengleichgewichtes im Blute gegen die alkalische Seite zu!

Wenn in diesem letzteren Punkte die Literaturangaben zum Teil nicht völlig gleichsinnig lauten, so liegt der Grund dafür teilweise in der Unzulänglichkeit der verwendeten Methoden, oder noch mehr in der versäumten Trennung der krampfreichen und der krampffreien Stadien voneinander. Die Alkalose kommt allem Anschein nach nicht primär, sondern erst sekundär, infolge erhöhter Atmungstätigkeit zustande. Zuerst nehmen, ebenso wie bei der Atmungstetanie, der $CO_2$- und Bicarbonatgehalt ab, der so entstandene starke Kohlensäureverlust wird dann allmählich nicht mehr kompensiert, die Blutflüssigkeit verarmt an H-Ionen. Die Erhöhung des $p_H$-Wertes betrug in den Versuchen Cruickshanks im Mittel 0,154, was um so bemerkenswerter ist, als Grant und Goldmann bei der Hyperventilationstetanie über eine in der Größenordnung gleiche Zunahme berichtet hatten. Die Störung des Säure-Basengleichgewichtes im Blut spiegelt sich auch in einer mäßigen Senkung der alveolären $CO_2$-Spannung wieder. Im Anschluß an die durch die Krämpfe bedingte erhöhte intermediäre Säurebildung schlägt die Alkalose leicht in eine Acidose um, die Bicarbonatwerte und die alveoläre $CO_2$-Spannung nehmen weiter ab. Diese Säurestauung wird aber leicht überwunden und der ursprüngliche alkalotische Zustand stellt sich nach kürzerer oder längerer Zeit wieder ein. So können dann im weiteren Verlaufe der Krankheit Alkalose und Acidose öfters miteinander abwechseln. Dies läßt sich nicht nur im Blut, sondern vielleicht noch instruktiver im Urin durch Verfolgung der Säureausscheidung demonstrieren. Kurz nach der Parathyreodektomie weist der Urin stark verringerte Säurewerte (hohen $p_H$, niedrige Titrationsacidität und wenig $NH_3$) auf (Greenwald, Underhill-Sacki, Wilson-Stearns-Janney jr., Ogawa). Die Senkung der Titrationsacidität dürfte hauptsächlich auf eine stark verminderte Phosphatausscheidung zu beziehen sein, die dann ihrerseits wahrscheinlich mit der schon erwähnten intermediären Phosphatstauung im Zusammenhang steht, zumal eine kompensatorisch erhöhte Phosphatelimination im Stuhl nicht nachweisbar ist (Greenwald). Parallel mit dem Auftreten der manifesten Erscheinungen nimmt nun auch im Urin die Säureausscheidung stark zu; wir erhalten erheblich gesenkte $p_H$-Werte, eine hohe Titrationsacidität und entsprechend emporgeschnellte $NH_3$- und Phosphatzahlen (Wilson und Mitarbeiter, Greenwald, Salvesen u. a.).

Da alkalotische Zustände bekanntlich gesetzmäßig mit einer Besserung des Kalk- und Phosphatstoffwechsels einherzugehen pflegen, so könnte in Analogie hierzu die erhöhte Ca- und P-Retention kurz nach erfolgter Parathyreodektomie (Greenwald-Groß) gleichfalls als Zeichen einer Alkalose gedeutet werden.

Der Serum-Na-, K-Gehalt bleibt auch bei parathyreopriver Tetanie unverändert [1]) (Underhill-Groß). Die älteren Angaben über hohe $NH_3$-Werte im Blute parathyreodektomierter Tiere (s. Biedl) konnten mit Hilfe zuverlässiger Methoden nicht bestätigt werden (Greenwald, Carlson-Jakobson). Die Rest-N-Fraktion bleibt zunächst unverändert (Collip-Clark) und nimmt erst agonal zu [Haden-Orr[2])].

Die Magensalzsäuresekretion ist bei parathyreopriven Tieren stark herabgesetzt (Keeton). Hier bietet sich erneut eine Parallele nicht allein zur infantilen Tetanie, sondern überhaupt zu alkalotischen Zuständen, die sehr häufig mit erniedrigter Magensalzsäureproduktion einhergehen, z. B. M. Basedow, Anaemia perniciosa, Fieber u. a.

Im latent tetanischen Stadium ist der Blutzuckergehalt leicht erniedrigt (Underhill-Blatherwick, vgl. auch den von Turpin analysierten Fall von postoperativer Tetanie bei einem Erwachsenen). Die von Hastings-Murray und von Salvesen mitgeteilten negativen Befunde dürften vermutlich wiederum in der nicht gebührend berücksichtigten Trennung des latenten und manifesten

---

[1]) Der K-Gehalt der Muskulatur steigt mit fortschreitender Krankheit stark an (Behrendt).

[2]) Eine starke, jedoch schon zu Beginn der Erkrankung nachweisbare Erhöhung der Rest-N-Fraktur im Blute wurde auch bei der Magentetanie beobachtet (Haden-Orr, Gollwitzer-Meier).

Stadiums ihre Erklärung finden. Die durch die Krämpfe bedingte Acidose wirkt — wie wir es noch kurz besprechen werden — glykogenmobilisierend in der Leber und somit hyperglykämisch.

Der Kreatingehalt der Muskeln nimmt im Verlaufe der parathyreopriven Tetanie stark zu, dementsprechend ist auch die Kreatinausscheidung im Urin erheblich vermehrt. Auch Guanidin und Guanidinderivate (Methyl-Dimethylguanidin), die dem Kreatin chemisch nahe stehen, wurden im Urin tetaniekranker Tiere in erhöhten Mengen gefunden [Koch, Noel Paton und Mitarbeiter, Kühnau-Nothmann [1])].

5. Guanidintetanie. Die Annahme ursächlicher Beziehungen zwischen einer vermehrten Guanidinausscheidung im Urin, oder, richtiger gesagt, zwischen einer vermehrten Guanidinbildung im intermediären Stoffwechsel und dem Krankheitsbild der Tetanie (Noel Paton und Mitarbeiter, Koch, Biedl, Frank-Nothmann und Mitarbeiter, Herxheimer) erhielt erst in Untersuchungen über die pharmakologisch-toxische Wirkung des Guanidins und seiner Derivate eine exaktere Begründung.

Die Guanidin-, besonders aber die Dimethylguanidinintoxikation weist bei Tieren (Hund, Katze, Kaninchen) eine weitgehende Ähnlichkeit mit dem Symptombild der spontanen oder experimentellen Tetanie auf. Hochgradige elektrische Erregbarkeit, bereits im Stadium der Latenz, Laryngospasmus, epileptiforme Krampfanfälle, auch typische Pfötchenstellung, Dauerspasmen werden regelmäßig nach Darreichung von Guanidin und seinen methylierten Derivaten beobachtet (Noel Paton, Frank, Nothmann). Auch die im Zentralnervensystem nachweisbaren histologischen Veränderungen entsprechen den bei der experimentellen parathyreopriven Tetanie erhobenen Befunden und sind hauptsächlich toxogen-degenerativer Natur (Nothmann, Herxheimer, im Gegensatz zu Pollak, Fuchs, die in diesen histologischen Bildern entzündliche Prozesse — Encephalitis — erblicken möchten). Zu einer Schichtstarbildung kommt es dagegen auch bei einer chronischen Guanidinvergiftung nicht (Bayer-Form).

Die im äußeren klinischen Bilde zwischen der Guanidinintoxikation und der spontanen oder experimentell-parathyreopriven Tetanie zutage tretende Ähnlichkeit läßt sich bezüglich des Chemismus dieser Zustände — trotz mancher Übereinstimmung — nicht in dem Ausmaße weiter verfolgen, daß wir eine Identifizierung dieser verschiedenen Tetanieformen bereits als bewiesen erachten könnten. So wird die Hypocalcämie bei der Guanidintetanie häufig (Watanabe, Verfasser-Vollmer, Gollwitzer-Meier), aber nicht so regelmäßig wie bei der infantilen und experimentell-parathyreopriven Tetanie gefunden. Nach Nelken, Behrendt und Collip-Clark soll eine vollentwickelte akute Guanidintetanie meist bei noch normalem Serumkalkgehalt vorkommen. Bei chronischer Vergiftung besteht freilich auch nach Behrendt eine Neigung zur Hypocalcämie.

Mit Hilfe der schon erwähnten biologischen Methode stellte Bayer bei der Guanidintetanie eine, aber nur inkonstante Verarmung des Serums an freien Ca-Ionen fest.

Auf besonders bedeutungsvolle Unterschiede im Chemismus der spontanen und der experimentell parathyreopriven Tetanie einerseits und der Guanidintetanie andererseits wies neuerdings Behrendt hin.

|  | Parathyreoprive Tetanie | Spontane Tetanie der Kinder und Erwachsenen | Guanidintetanie |
|---|---|---|---|
| Serum-K . . . . | Normal oder nur wenig erhöht | Normal | Stark erhöht |
| Muskel-Ca . . . | Normal oder nur leicht erniedrigt | ? | Stark erniedrigt |
| Muskel-K . . . | Erhöht | ? | Normal |

[1]) Vgl. dagegen die schon erwähnten Einwände Greenwalds betr. der Guanidinbestimmungsmethoden.

Hierzu kommt noch der neuerdings von Collip-Clark bei der Guanidin-(Dimethylguanidin-) Tetanie konstant erhobene Befund eines erhöhten Rest-N-Wertes, der bei der parathyreopriven Tetanie — wie schon erwähnt — erst agonal nachweisbar wird.

Indessen fehlt es auch an analogen chemischen Symptomen nicht. Hierzu gehören die Alkalose, die erniedrigte $CO_2$-Spannung (Gollwitzer-Meier), die Phosphatstauung (Watanabe, Verfasser-Vollmer, Nelken, Collip-Clark), die Neigung zu Hypoglykämie (Underhill-Watanabe, Herxheimer), der erhöhte Kreatingehalt der Muskeln und die entsprechend gesteigerte Kreatinausscheidung im Urin (Palladin-Griliches).

Die weitere Besprechung der vermeintlichen pathogenetischen Beziehungen zwischen der Guanidinintoxikation und der infantilen, sowie parathyreopriven Tetanie soll erst später, in einem anderen Zusammenhang erfolgen.

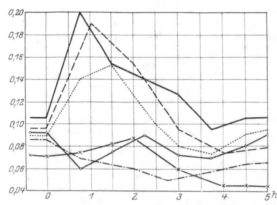

Abb. 17. ················ Normale Adrenalin-Blutzuckerkurve (auch bei Rachitis). ×—×—× Adrenalinzuckerkurve nach Bicarbonat-Vorbehandlung. ———— Adrenalin-Blutzuckerkurve nach Salmiak-Vorbehandlung. —— Adrenalin-Blutzuckerkurve nach Kalkvorbehandlung. ·—·— Adrenalin-Blutzuckerkurve bei Tetanie. —∘—∘— Adrenalin-Blutzuckerkurve nach Bestrahlung.
(Nach Verfasser-Herzberg.)

Wir kehren zu unserem Ausgangspunkt zurück. Ein Gesamtrückblick auf die bei den verschiedenen Tetanieformen erhobenen chemisch analytischen Befunde führt zu einer vollen Bestätigung unserer Annahme von der überragenden Bedeutung der Ca-Entionisierung als pathogenetisches Prinzip für die Entstehung der tetanischen Reaktion. Die physiko-chemischen Voraussetzungen werden durch die erweiterte Rona-Taka-hashische Formel allem Anschein nach in zweckentsprechender Schematisierung wiedergegeben.

Die schon besprochene „hypoglykämische" Adrenalinblutzuckerkurve bei Tetanikern dürfte — in Ergänzung zum Gesagten — ein weiteres indirektes Beweismoment für die tetanische Alkalose, oder, richtiger gesagt, für die Ca-Entionisierung abgeben. Denn nicht allein bei der Tetanie, sondern auch bei einer experimentellen Alkalose, so nach Vorbehandlung mit Bicarbonat (Underhill und Mitarbeiter, Elias, Gottschalk-Pohle, Verfasser-Herzberg), mit sekundärem (Beumer), aber nicht mit primärem (saurem) Phosphat (Tatum, Verfasser-Wilkes, Fuyinaki — im Gegensatz zu Elias und seinen Mitarbeitern), dann auch kurz nach einer vorangehenden Bestrahlung mit ultravioletten Strahlen, die ebenfalls alkalotisch wirken (Verfasser, Kroetz), gewinnt die frühere hyperglykämische Adrenalinblutzuckerkurve einen stark gesenkten, oft sogar negativen, d. h. hypoglykämischen Verlauf. Demgegenüber bewirkt das Adrenalin bei experimenteller Acidose, so nach Zufuhr von $CaCl_2$ (Beumer-Schäfer), $NH_4Cl$ (Verfasser-Herzberg) oder sauren Phosphaten (Verfasser-Wilkes) eine noch stärkere Erhebung des Blutzuckerspiegels, als unter normalen Bedingungen (vgl. Abb. 17).

Die Neigung zur Hypoglykämie tritt — wie bereits erwähnt — bei allen Tetanieformen, meist schon unabhängig von der probatorischen Adrenalinreaktion in Erscheinung. Auch dieser Befund läßt indirekt auf eine „alkalotische Richtung" des intermediären Stoffwechsels schließen, denn eine Mobilisierung des Leberglykogens, dieser Muttersubstanz des Blutzuckers erfolgt in der Regel unter Einwirkung „einer acidotischen Gesamtstoffwechselkonstellation" (siehe Elias). Die Regulierung der Blutzuckerhöhe untersteht freilich auch noch anderen, so mannigfaltigen Bedingungen, daß wir einen strengen Parallelismus zwischen Alkalose, oder Ca-Ionenverminderung einerseits und dem Blutzuckerspiegel anderseits nicht erwarten dürfen.

An Stelle der für die infantile (und parathyreoprive) Tetanie so charakteristischen und konstanten Hypocalcämie haben wir schon aus dem Grunde die Berücksichtigung allein der freien, aktiven Ca-Ionen als des pathogenetisch wichtigeren Faktors fordern müssen, weil bei einer Reihe von Tetanieformen (Hyperventilations-, Magen-, Bicarbonattetanie) der Gesamtkalkgehalt nach dem Gesagten unverändert, oft sogar leicht erhöht gefunden wird. Die freien Ca-Ionen bilden nur einen Bruchteil des Gesamtserumkalkes. Ein weiterer, größerer undissoziierter oder zumindest inaktiver Anteil wird durch Bicarbonat- und Phosphationen in Beschlag genommen. Senkt sich nun der Gesamtkalkgehalt bei unverändertem Bicarbonat- und Phosphatgehalt und bei konstanter H-Ionenkonzentration, so kann es dann naturgemäß leicht zu einer weiteren Abnahme des ionisierten Kalkes kommen (Budde-Freudenberg), womit dann gleichzeitig auch einer tetanischen Reaktion Vorschub geleistet wird. In diesen Fällen stellt allein schon die Anacidose (die relative Alkalose) einen tetanigenen Faktor dar; erst eine acidotische Umstimmung des intermediären Stoffwechsels vermag hier den Ausbruch der Tetanie infolge Begünstigung der Ca-Ionisation zu verhindern. In dieser Hinsicht kommt somit auch der Hypocalcämie in der Pathogenese der manifesten Tetanie eine deutliche unterstützende, obgleich mehr sekundäre Rolle zu. Bei unverändertem Serumkalkgehalt bedarf es des Hinzutretens einer stark ausgeprägten Alkalose, um die Tetanie herbeizuführen, bei einer Hypocalcämie genügt schon ein geringer alkalotischer Reiz zur Manifestierung der Tetanie. Diese Differenzierung ist keineswegs entscheidend: sie berührt nur das quantitative, nicht aber das qualitative Ausmaß der nötigen tetanigenen Bedingungen.

In unseren bisherigen Erörterungen haben wir die Pathogenese der Tetanie allein aus der Verarmung des Serums und möglicherweise auch der übrigen Gewebsflüssigkeiten an freien Ca-Ionen ableiten zu können geglaubt. Es erhebt sich nun die Frage, ob die Anwendbarkeit des ursprünglichen Loebschen Quotienten auf die Tetanielehre durch dieses eine Glied seines Nenners als erschöpft betrachtet werden darf, oder aber daß auch seinen anderen Komponenten, so dem Na, K und Mg noch eine bisher unberücksichtigt gebliebene und in den mitgeteilten analytischen Befunden, mit Ausnahme der Guanidintetanie, bei der Behrendt im Blut eine K-Stauung nachweisen konnte, nicht zum Ausdruck gekommene Bedeutung zugesprochen werden müßte? Dies würde in erster Linie dann zu fordern sein, wenn man eine erregbarkeitssteigernde Wirkung des Na und K, sowie eine erregbarkeitshemmende Wirkung des Mg auch experimentell nachweisen könnte. Für das Na war dieser Beweis noch nicht mit Sicherheit zu erbringen. Die von Greenwald bei Tieren nach reichlicher Na-Zufuhr beobachteten und als tetanisch bezeichneten Krämpfe sind sicherlich nicht-tetanischer Natur (Denis-v. Meysenbug). Die Deutung der unterschiedlichen Wirkung der Phosphorsäure, des primären und des sekundären Na-Phosphates als eine Na-Vergiftung durch das Na-reichste, allein tetanigene basische Phosphatsalz (Greenwald-Tisdall, de Geus) ist ebenfalls nicht beweisend, denn die erweiterte Rona-Takahashische Formel gibt für dieses Verhalten eine viel plausiblere Erklärung. Bei gesunden Kindern konnte Jeppson durch neutrale, nicht kalkfällende Na-Salze keine mechanische und elektrische Übererregbarkeit der peripherischen Nerven oder sonstige tetanische Symptome erzielen. Bei latenter Tetanie tritt nach Zufuhr von Na-Salzen eine Manifestierung selten (Zybell, Lust), nur bei gleichzeitigem Fieberanstieg (so auch bei Rosenstern) auf. Kochsalz-fieber geht aber mit Alkalose einher (Verfasser), so daß auch in diesen Fällen eine spezifische Na-Wirkung kaum anzunehmen sei; eine solche wird nur durch die Alkalose vorgetäuscht. Große NaCl-Dosen können — falls kein Fieber auftritt — im manifesten Stadium sogar einen antitetanischen, symptomatisch-therapeutischen Effekt ausüben (Joseph-Meltzer, Mac Cal-lum, Verfasser). Die Eliminierung des Na aus der Loebschen Formel würde somit, freilich nur im Hinblick auf die Tetanielehre, keinem bisher vorliegenden experimentellen Ergebnis widersprechen.

Anders steht es aber mit dem Kalium! Kalkfällende Anionen wirken in Form ihrer Kaliumbindung stets viel stärker tetanigen, als die entsprechenden Na-Salze (Jeppson, Frank-Nothmann-Wagner, af Klercker). Dies tritt besonders auffallend bei den Phosphaten in Erscheinung. Im latent tetanischen Stadium verursacht Zufuhr von Kaliumsalzen in der Regel eine starke Erreg-barkeitserhöhung, sowohl bei Tieren (McCallum-Voegtlin), wie auch bei Kindern (Aust, Lust, Zybell, Wernstedt). Intraarterielle Injektion (in die A. radialis) von KCl begünstigt die Entstehung des Trousseauschen Phänomens (Behrendt-Freudenberg). Durch perorale Zufuhr von nicht-kalkaviden K-Salzen läßt sich dagegen bei normalen Kindern, auch bei Tieren keine Tetanie erzeugen. In Anbetracht all dieser Tatsachen ist es unwahr-scheinlich, daß dem Kalium in der Pathogenese der infantilen Tetanie mehr als ein unterstützender Effekt zukommen könnte. Mit dieser Annahme stimmt übrigens ebenfalls der selbst im manifest tetanischen Stadium unveränderte Serum-K-Gehalt gut überein.

Die gleiche Schlußfolgerung gilt auch für das Magnesium. Dieses letzte noch unbehandelte Glied des Loebschen Quotienten zeichnet sich durch eine starke antitetanische, erregbarkeitshemmende Wirkung aus (Berkeley-Beebe, Jovane-Vaglio, Luckhardt, Swingle — bei der parathyreopriven Tetanie; Berend — infantile Tetanie), die bei peroraler Zufuhr weniger gut, besser bei parenteraler Applikation demonstriert werden kann. Wir erinnern in diesem Zusammenhang auch an das bekannte Phänomen der Magnesiumnarkose (Auer-Meltzer).

Der erweiterte Rona-Takahashische und der ursprüngliche Loebsche Quotient lassen sich in folgender vereinfachter Formel zusammenfassen [1]):

$$\frac{K, \text{Phosphate, OH}}{Ca, Mg, H}.$$

Nicht allein die in das Gebiet der Pathologie gehörigen tetanischen Reak-tionen, sondern auch der physiologische Erregbarkeitszustand der Nerven und der Nervenzentren werden durch diesen Quotienten bestimmt: die im Zähler befindlichen Ionen erniedrigen, die im Nenner dagegen erhöhen die Intensitätsschwelle des Reizminimums.

Dies konnte Gollwitzer-Meier am Beispiel der Atmungsregulierung besonders ein-drucksvoll demonstrieren. Als Reiz fungiert hier die H-Ionenkonzentration (Winterstein). Bei künstlich erzeugter Alkalose, bzw. bei erniedrigter Ca-Ionenkonzentration fand nun Gollwitzer-Meier die Reizschwelle stark vermindert, ebenso auch nach intravenöser Zufuhr von Kaliumsalzen, während Ca- und Mg-Salze die Erregbarkeit des Atemzentrums erheblich zu senken vermochten.

Wenn wir in unseren bisherigen Erörterungen dem veränderten Blut-chemismus für die Pathogenese der Tetanie einen gewissen Vorrang eingeräumt

---

[1]) Körperfremde Ionen haben wir absichtlich außer acht gelassen; ihre Einreihung in den Zähler oder den Nenner dürfte im gegebenen Falle keine Schwierigkeiten bereiten.

haben, so müssen wir anderseits dessen eingedenk bleiben, daß die tetanischen Reaktionen — auch vom Standpunkt einer reinen Krasenlehre aus — nicht von einer veränderten Ionenzusammensetzung des Blutes, sondern allein von der Ionenkonstellation, die an der Grenzfläche Gewebe (Nerv, Muskel, myoneurale, rezeptive Substanz): Gewebsflüssigkeit herrscht, abhängig sein können. Da diese aber einer direkten experimentellen Untersuchung zur Zeit immer noch unzugänglich ist, so steht uns einstweilen keine andere Möglichkeit zu Gebote, als zunächst die Befunde über den experimentell gut durchforschten Blutchemismus der tetanischen Zustände zum Ausgangspunkt zu wählen, und zu versuchen, diese dann mit unseren Anschauungen über das Wesen der Tetanie überhaupt, so im besonderen auch mit der erweiterten Loebschen Formel in Einklang zu bringen. Dies gelingt nur bei absichtlicher Vernachlässigung gewisser erst neuerdings bekannt gewordener Tatsachen, die die Berücksichtigung des Gewebsstoffwechsels dringend erheischen.

Als solche unserem obigen Schema scheinbar widersprechende Befunde erwähnen wir das Fehlen tetanischer Symptome, trotz unkompensierter Blutalkalose, beim Pylorusspasmus junger Säuglinge (Vollmer, Freudenberg), dann nach peroraler oder sogar intravenöser Zufuhr von großen Natriumbicarbonat- (auch Carbonat-) Mengen (Elias). Die gleiche erniedrigte H-Ionenkonzentration löst bei Hyperventilation schwerste tetanische Krämpfe aus (Tezner). Es liegt nahe, diese Unterschiede auf die hyperosmotische Wirkung des Natriumbicarbonats oder — beim Beispiel des Pylorusspasmus — auf den gleichen, durch die Bluteindickung (Freudenberg) bedingten Salzeffekt, hier richtiger gesagt auf die Anhydrämie zurückzuführen[1]). Die schon erwähnte Abschwächung der manifest tetanischen Symptome durch hohe NaCl-Gaben rückt somit ebenfalls dem Verständnis näher. Freilich müssen wir dafür gewissermaßen a priori fordern, daß die Hyperosmose den Gewebsstoffwechsel acidotisch umstimme. Die aus den Geweben in Freiheit gesetzten H-Ionen werden dann die Alkalose, d. h. die Ca-Entionisierung an der Grenzfläche Gewebe: Gewebsflüssigkeit zu kompensieren helfen.

Dies dürfte im Falle der Bicarbonate um so leichter erfolgen, weil diese 1. in die Zelle leicht eindringen und somit eine rasche Ausgleichung des „Potentialgefälles" ermöglichen, und 2. schon allein durch Retention von Kohlensäure neutralisiert werden können. Im Gegensatz dazu sind die Pufferungsverhältnisse im Blut und in der Gewebsflüssigkeit für die Phosphate viel schlechter. Tatsächlich pflegt auch dieser als „hyperosmotisch" bezeichnete Effekt bei Zufuhr von Phosphaten viel seltener in Erscheinung zu treten. Die im Vergleich zu den Bicarbonaten stärkere Ca-entionisierende und kalkfällende Wirkung der Phosphate ist an diesem Ausfall der Versuche in hohem Maße mitbeteiligt.

Saure Valenzen, die eine Blutalkalose kompensieren sollen, können in den Geweben unter verschiedenen Formen auftreten. Die Kohlensäure als Stoffwechselendprodukt würde die Rolle eines neutralisierenden Agens nur dann ausführen können, wenn durch eine abnorm starke Stauung die Pufferungsgrenzen im Blut (Gewebsflüssigkeit) überschritten werden; dies wird jedoch nur äußerst selten durch eine erhöhte $CO_2$-Bildung in den Geweben, sondern vielmehr infolge verhinderter Elimination der gebildeten Kohlensäure zustande kommen. Größere Mengen von anderweitigen, nicht völlig verbrannten sauren Zwischenprodukten können im Stoffwechsel der Gewebe erst bei einer verlangsamten Zellatmung entstehen (Freudenberg-Verfasser). So haben wir schon in unseren früheren Betrachtungen über die Pathogenese der Rachitis[2]) auf solche Beziehungen zwischen Gewebsacidose und verlangsamter Zellatmung

---

[1]) Vollmer und Freudenberg erblicken — in Analogie zur Pathogenese der Epilepsie — auch in der Cl-Verarmung des Blutes (bis zu $50\%$ der Norm) eine erregbarkeitsvermindernde Bedingung.

[2]) Siehe S. 266 ff.

hingewiesen und dies unter anderen auch am Beispiel der stoffwechselakti-
vierenden Wirkung der Phosphate zu erläutern versucht. Die Beeinflussung
der Zellatmung — auf direktem oder indirektem Wege — durch Elektrolyte,
die uns im Zusammenhang mit dem Tetanieproblem besonders interessieren,
läßt sich im folgenden Schema zusammenfassen:

Aktivierung . . . . . . K, Phosphate, OH,
Verlangsamung . . . . Ca, Mg, Schwermetalle, Hyperosmose

(Warburg, Meyerhof, Thunberg, Ph. Ellinger, Verfasser u. a.). Auffallend ist zunächst die völlige Übereinstimmung zwischen diesem Schema
und der erweiterten Loebschen Formel (Freudenberg-Verfasser). Die
als „tetanigen" erkannte Elektrolytkonstellation (K, Phosphate,
Alkalose) fördert nicht nur die Erregbarkeit, sondern auch die Zellatmung; und umgekehrt, die antitetanisch wirksamen Ionen erniedrigen auch die normale Gewebsstoffwechselintensität. Dabei dürfte
sowohl die Hyperosmose, wie die Gruppe der Schwermetalle vornehmlich durch die beim herabgesetzten Stoffwechsel vermehrt
gebildeten sauren Zwischenprodukte, d. h. durch die erhöhte H-
Ionenkonzentration — bei dieser Betrachtungsweise also nur auf indirektem Wege — einen antitetanigenen Effekt ausüben. Die therapeutische Wirkung hoher NaCl-Dosen, sowie das Ausbleiben tetanischer Symptome,
trotz erzeugter Blutalkalose, nach Zufuhr von großen Bicarbonatgaben würde somit — wie schon angenommen — tatsächlich auf einer Schädigung des Gewebsstoffwechsels, mit anderen Worten auf eine „celluläre" Bedingung zurückgeführt.
Der gleiche celluläre Faktor müßte nach dem Gesagten auch im spezifischen Kalk-
und Magnesiumeffekt mit berücksichtigt werden: Kalk- und Magnesiumsalze erzeugen stets eine Gewebsacidose. Da die gleiche Wirkung sämtlichen mehrwertigen
Kationen, so in erster Linie auch den Schwermetallen zukommt, so wäre mithin
zu erwarten, daß diese Kationen ebenso wie die Ca- und Mg-Salze imstande
seien, die tetanischen Symptome abzuschwächen oder auch völlig zu unterdrücken. Mit dieser zunächst rein theoretischen Forderung stehen Befunde
über günstige Beeinflussung der parathyreopriven Tetanie durch Strontium,
Barium (Berkeley-Beebe, Canestro; Strontium, auch bei Tetanie der
Erwachsenen — Alwens, Hirsch, und bei infantiler Tetanie — Freudenberg, Tezner), durch Lanthan, Thorium und Cer (Frouin, Hara) im besten
Einklang. Ohne die Berücksichtigung des Gewebsstoffwechsels wäre
die therapeutische Wirkung dieser Ionen kaum zu erklären.

Wenn nun auch die erweiterte Loebsche Formel unter der Voraussetzung
einer Synthese oder — richtiger gesagt — einer kombinierten Betrachtung
humoraler und cellulärer Bedingungen das auslösende Moment
im „physiko-chemischen Mechanismus" der tetanischen Reaktionen
allem Anschein nach richtig wiedergibt, so ist damit das Tetanieproblem
noch keineswegs als gelöst zu betrachten. Wir müssen vielmehr bestrebt sein,
auch die Art der Wechselbeziehungen zwischen der veränderten humoralen
Ionenkonstellation (an den Grenzflächen Gewebe: Gewebsflüssigkeit) und den
darauffolgenden cellulären Stoffwechselvorgängen — die nach außen als die
bekannten tetanischen Symptome klinisch in Erscheinung treten — kennen
zu lernen.

Die schon erwähnte, freilich nur theoretisch postulierte, in vivo am Gesamtstoffwechsel noch nicht bestätigte Atmungssteigerung, mit der ein erhöhter
Loebscher Quotient einhergehen sollte, ist als Vorgang zu uncharakteristisch,
um durch sie die Genese des spezifisch-tetanischen Übererregbarkeitszustandes
als eindeutig bestimmt zu betrachten. Viel eher könnte man im Anschluß an
Loeb geneigt sein, von der verminderten Ca-Ionisation, diesem führenden Faktor

unter den auslösenden Bedingungen, auf eine Gleichgewichtsverschiebung zwischen den in der Gewebsflüssigkeit echt gelösten und den an die Zelleiweißkörper fest gebundenen inaktiven Ca-Ionen Schlüsse ziehen zu wollen (Freudenberg-Verfasser). Dieses gestörte Gleichgewicht müßte sich zunächst in einer durch Abspaltung von Ca-Ionen erfolgten Abnahme der cellulären Ca-Eiweißverbindungen äußern. Dies würde dann weiterhin infolge Verarmung der Zellen an entquellenden Ca-Ionen [1]) zu einer Quellung der Zellmembran führen; aufgelockerte Zellmembran bedingt aber nach Höber stets eine gesteigerte Erregbarkeit.

Auch gegen diesen Erklärungsmodus sind Einwände möglich: 1. Die Zellen sind — im Gegensatz zur Gewebsflüssigkeit — sehr kalkarm. Der geringe Kalkgehalt ist außerdem fast vollkommen in der Kernsubstanz konzentriert, als Ausdruck einer besonderen Kalkavidität der Nucleinsäuren (Brehme-Verfasser), während das Protoplasma, so auch in seinem peripherischen Teil — die vermeintliche Membran inbegriffen — fast völlig kalkfrei gefunden wird. 2. Die sicher vorhandene Kaliumwirkung ist mit der Annahme einer Gleichgewichtsstörung zwischen dem Ionengehalt der umspülenden Gewebsflüssigkeit und den cellulären Metalleiweißverbindungen nicht zu vereinbaren, denn K-Eiweißverbindungen sind bis jetzt weder im Serum (Rona und Mitarbeiter), noch in den Zellen mit Sicherheit nachgewiesen worden.

Eine besondere Bedeutung für das Zelleben kommt dagegen dem Kalium-Hexosephosphat und weiteren ähnlichen organischen Phosphatverbindungen zu; so z. B. im Muskel dem Embdenschen Lactacidogen, ebenfalls einem K-Fructose-Phosphat. Jede Lebensäußerung der Zelle scheint mit einer Spaltung solcher oder ähnlicher organischer Phosphatverbindungen vergesellschaftet zu sein, nicht nur im Muskel, auch in anderen Geweben (Embden und Mitarbeiter, Camis, Schmitz, Verfasser; auch im Nervensystem, Winterstein-Hecker). Die auf diese Weise in Freiheit gesetzte Fructose kann in Gegenwart der Phosphate spontan oxydativ verbrennen (Warburg, Meyerhof, Neuberg); der ganze Vorgang steht demnach mit der Zellatmung in engstem Konnex. Das Primäre bleibt aber der fermentative Abbau der organischen Phosphatverbindungen. Dies erfolgt mit Hilfe der Phosphatasen. Wie jeder fermentative Vorgang, so wird auch die Phosphatasewirkung durch Ionen mitbeeinflußt. Mit besonderer Berücksichtigung der für das Tetanieproblem wichtigsten Ionen lassen sich die vorliegenden, einstweilen noch spärlichen Versuchsergebnisse in folgendem Schema zusammenfassen:

Förderung der Spaltung durch K, OH, Phosphate,
Hemmung    „       „       „   Ca, Mg, H, Hyperosmose [2])

(Embden und Mitarbeiter für die Muskelphosphatase, Lawaczek, Demuth für das Blut, Verfasser für Blut, Herz, Leber, Niere, Gehirn). Erneut kehren in dieser Zusammenstellung die Faktoren der Loebschen Formel in der gleichen Gruppierung wieder. Dieselbe Zweiteilung gilt — wie wir es gesehen haben — auch bezüglich der Zellatmung. Es ist sogar möglich, daß die Atmungsaktivierung bzw. Hemmung indirekt auf dem Umwege über die Phosphataseförderung bzw. Inaktivierung erfolgt, denn die Abspaltung von Fructose und Phosphaten muß nach dem Gesagten, in Gegenwart von Sauerstoff, regelmäßig eine Atmungssteigerung herbeiführen. Im gleichen Sinne spricht die oben erwähnte Hemmung der Glykolyse bei Rachitis, ihre Steigerung bei Tetanie. Die humorale, spezifisch-tetanigene Ionenkonstellation,

---

[1]) Vgl. Rachitis-Abschnitt S. 276.
[2]) Die antitetanigene Wirkung der Hyperosmose kann dann auch unmittelbar durch Hemmung der Phosphatasetätigkeit und nicht unbedingt auf dem Umwege der „Gewebssäuerung" erfolgen.

wie sie in einer entsprechenden Änderung der Loebschen Formel in Erscheinung tritt, und die zugehörigen cellulären Stoffwechselvorgänge haben aller Wahrscheinlichkeit nach in der Phosphatasetätigkeit das gesuchte gemeinsame Bindeglied erhalten[1]).

Bei einem verstärkten Zerfall von organischen Phosphatverbindungen können die in Freiheit gesetzten und aus der Zelle herausdiffundierenden Phosphate in Gegenwart geeigneter Reaktionsbedingungen eine Ca-entionisierende, kalkfällende Wirkung entfalten. Dieser Vorgang dürfte auch am Zustandekommen des Trousseauschen Phänomens mitbeteiligt sein (Verfasser). Die schon im latent-tetanischen Stadium vorhandene leichte Ca-Ionenverminderung reicht noch nicht aus, um den Dauerspasmus auszulösen; durch mechanischen Druck auf die zugehörigen Nervenfasern erfolgt eine beschleunigte Abspaltung von Phosphaten (auch von K), die dann an der „myoneuralen Junktion" — in der „receptive substance" Langleys — mit den Ca-Ionen der umspülenden Flüssigkeit zusammentreffen und hier infolge Summierung die zur Kontraktion notwendige Verschiebung des Quotienten $\frac{K}{Ca}$ in die Wege leiten. Mit dieser Annahme kombinierter cellulärer und humoraler Faktoren können sämtliche in der Literatur niedergelegten Beobachtungen über das Verhalten des Trousseauschen Phänomens unter verschiedenen, auch experimentell umgestalteten Bedingungen ihre volle Erklärung finden. So in erster Linie die Erhöhung der elektrischen Erregbarkeit der zugehörigen Nerven kurz nach Abschnürung des Oberarms (Geigel, Tezner, Elias-Kornfeld). Bei längerer Kompression nimmt die Intensität der Spasmen ab und die K.Ö.Z.-Werte steigen deutlich an (McCallum, Bourguignon-Langier, Behrendt-Freudenberg, Behrendt-Klonk, Freise-Schimmelpfeng). Der Phosphateffekt der ersten Phase wird in diesem zweiten Stadium durch die $CO_2$-Anhäufung, d. h. durch eine lokale Acidose im abgeschnürten Gefäßgebiet nicht nur neutralisiert, sondern auch überkompensiert. Die Wirkung dieser lokalen Acidose kann am K.S.-Tetanus besonders deutlich demonstriert werden (Behrendt-Klonk, Tezner). Während die K.Ö.Z.-Werte nach der Abschnürung zunächst absinken, um erst später anzusteigen, geht die Reizschwelle für den K.S.-Tetanuswert nach der Abbindung sofort in die Höhe. Der K.S.-Tetanuswert scheint sich demnach der durch die Stauung bedingten lokalen Acidose gegenüber viel empfindlicher zu verhalten als die K.Ö.Z. In manchen Fällen — worauf wir schon früher hingewiesen haben — tritt kurze Zeit nach Lösung der Abschnürungsbinde spontan ein neuer Karpopedalspasmus auf (Escherich, Behrendt-Freudenberg), vermutlich infolge des Einschießens frischen alkalischen Blutstromes an Stelle der gestauten, sauren Gewebsflüssigkeit.

Das Zustandekommen der „Geburtshelferhandstellung" führen Behrendt und Freudenberg auf den physiologisch erhöhten Tonus der Flexoren zurück; durch passive Entspannung dieser Muskelgruppen, so z. B. durch Fixierung der Hand und der Finger in einer Extensionsstellung läßt sich bei der Atmungstetanie ein in seiner Erscheinungsform völlig veränderter Karpalkrampf erzielen (Abb. 18); ebenso in den Spreizmuskeln der Finger durch Einlegen von Wattebäuschchen zwischen denselben. Auch für dieses Phänomen

---

[1]) Nach Feststellungen der Embdenschen Schule fördert das Chlorion die Spaltung, das Fluorion dagegen die Synthese des Lactacidogens. Das Fehlen tetanischer Reaktionen beim Pylorospasmus der Säuglinge, der mit einer besonders starken Chlorverarmung des Serums einherzugehen pflegt, würde somit im Sinne der von Freudenberg und Vollmer geäußerten Anschauungen dem Verständnis näherrücken (vgl. jedoch auch S. 327). Andererseits gelang es aber K. Kleinschmidt und Verfasser (in unveröffentlichten Versuchen) nicht, durch Fluorgaben die experimentelle parathyreoprive Tetanie der Hunde günstig zu beeinflussen.

dürfte voraussichtlich der Eigenstoffwechsel der zugehörigen Nerven den Ausschlag geben. Wir haben uns nur der Annahme zu bedienen, der physiologisch erhöhte Tonus der Flexoren beruhe auf — im Verhältnis zu den Extensoren — besonders beschleunigten Stoffwechselvorgängen, so hauptsächlich auf einer vermehrten Phosphatabspaltung. Bei passiv veränderten Spannungsverhältnissen der Muskeln, wie bei der erwähnten experimentell erzielten Dorsalflexionsstellung der Hand, wird nach der gleichen Überlegung die stärkste Stoffwechselintensität in den jeweils stärkst verkürzten Muskeln zu vermuten sein.

Die durch die Abschnürung entstandene Anämie ist auf die Entstehung des Trousseauschen Phänomens — wie wir es schon bei der Besprechung der Symptomatologie erwähnt haben — ohne Einfluß [v. Frankl-Hochwart, Bourguignon-Langier, Tezner [1])].

Nicht allein die verschiedenen Krampferscheinungen, auch die Symptome der elektrischen Übererregbarkeit und die veränderte Chronaxie können mit der Erhöhung des Loebschen Quotienten in kausale Beziehung gebracht werden.

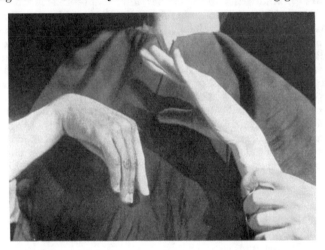

Abb. 18. Karpalkrampf bei Hyperventilationstetanie, links nach Fixierung der Hand in Extensionsstellung, rechts ohne Vorbehandlung. (Behrendt-Freudenberg.)

Dies läßt sich unter günstigen Konzentrationsverhältnissen auch experimentell am isolierten Nerven demonstrieren: K-Überschuß erhöht die Chronaxie und führt gleichzeitig eine Senkung der Rheobase herbei, reproduziert somit die entsprechenden tetanischen Symptome. Ca-Überschuß bedingt demgegenüber eine völlige Umkehr dieser Verhältnisse; der K-Ca-Antagonismus kommt demnach auch in diesen Reagensglasversuchen deutlich zum Vorschein [2]) (Blumenfeldt).

---

[1]) Bei Alkalose soll nach Haldane infolge erhöhter Stabilität des Oxyhämoglobins, das seinen Sauerstoff an die Gewebe nur erschwert wird abgeben können, eine paradoxe Anoxämie bestehen. Dieser Vorgang sollte in erster Linie bei der Überventilationstetanie (mit der best ausgeprägten Alkalose) zu erwarten sein (Greenwald), konnte aber durch Grant in ausgedehnten experimentellen Untersuchungen nicht bestätigt werden. Auch die Einatmung von Sauerstoff, die nach Haldane den Ausbruch der Atmungstetanie verhindert oder zumindest hemmt, blieb in den Versuchen von Behrendt-Freudenberg völlig ohne Wirkung. Anderseits gelang es nun aber A. Campbell eine erniedrigte $O_2$-Spannung in den Geweben bei einer Reihe alkalotischer Zustände (so bei der Hyperventilations-, Guanidintetanie, nach Zufuhr von großen Bicarbonatgaben usw.) nachzuweisen. Möglicherweise kommt diesem Befund und somit einer Gewebsanoxämie in der Pathogenese der tetanischen Reaktionen doch noch eine gewisse Bedeutung zu.

[2]) Vgl. auch die älteren ähnlich lautenden Versuchsergebnisse von E. Reiß über die dämpfende Wirkung des Calciums auf die elektrische Erregbarkeit isolierter Nerven.

Die relative K-Anreicherung der Gewebssäfte bei Tetanie müßte nach den bekannten Vorstellungen von Kraus und S. G. Zondek, wonach Vagotonie einer K-Reizung entspricht, eine Gleichgewichtsstörung im Bereiche des autonomen Nervensystems, im besonderen ein Überwiegen des Parasympathicus nach sich ziehen. In der Tat begegnen wir im klinischen Bilde der Tetanie zahlreichen schlechtweg „vagotonisch" bezeichneten Symptomen: Bradykardie, Herztetanie, apnoische Zustände (Hering-Breuerscher Reflex!), Spasmen im Bereiche des Magendarmtractus, die hypoglykämische Adrenalinblutzuckerkurve usw. Auch die Herzdilatation und die hohe „Finalschwankung" im Elektrokardiogramm der Tetaniker könnten als K-Effekt gedeutet werden (Kraus, Schiff). Das „vaguslähmende" Atropin setzt nach intramuskulärer Injektion die indirekte elektrische Erregbarkeit der Muskeln, und bei der Atmungstetanie auch die Krampfbereitschaft derselben herab (Behrendt-Freudenberg). Anderseits kommen aber unter den tetanischen Manifestationen auch Reaktionen im Innervationsbereiche des Sympathicus vor, z. B. Tachykardie. Weiterhin ist es auffallend, daß durch Adrenalin die Intensität der Muskelkrämpfe bei der Atmungstetanie deutlich verstärkt (Duzár, Ratner-Golant, Brehme-Popoviciu), durch Ergotamin dagegen — trotz Steigerung der elektrischen Erregbarkeit (Biedl) — eher unterdrückt wird (Brehme-Popoviciu). In Fällen von Asymmetrie der sympathischen Innervation (halbseitige „Sympathicotonie") traten die tetanischen Symptome bei Hyperventilation zuerst auf der Seite des erhöhten Sympathicotonus auf und blieben daselbst auch viel stärker ausgeprägt [Ratner-Golant[1])]. Angesichts dieser verwickelten Verhältnisse wäre es durchaus verfehlt, die Rolle des autonomen Nervensystems in der Pathogenese und der Klinik der Tetanie mit der summarischen Bezeichnung „Vagotonie" als geklärt ansehen zu wollen. Allem Anschein nach ist die heute immer noch übliche scharfe Trennung zwischen sympathico- und vagotonischen Symptomen, bzw. sympathico- und parasympathico-mimetischen Mitteln ein allzu schematisches Verfahren, das den tatsächlichen Verhältnissen nicht mehr gerecht wird. Die Beziehungen des autonomen Nervensystems zum Tetanieproblem bedürfen gerade von diesem Gesichtspunkte aus einer neuen Bearbeitung.

Nicht allein der Übergang aus diesem latenten in das manifeste Stadium — was wir schon hervorgehoben haben —, sondern auch die einzelnen, zeitlich getrennten Krampfanfälle der manifesten Tetanie setzen besondere Impulse voraus, die in vielen Fällen auch äußerlich erkennbar werden. Es erhebt sich nun die entscheidende Frage, die wir für die latenten Symptome, z. B. für das Trousseausche Phänomen, soeben im bejahenden Sinne beantworten konnten, ob die unter dem Einfluß dieser auslösenden Momente erfolgten Verschiebungen im Chemismus des intermediären Stoffwechsels mit der erweiterten Loebschen Formel so zu vereinbaren seien, wie wir das von tetanigenen Reizen zu gewärtigen hätten.

Schon Marshall Hall (1845), Barthez-Rilliet (1853) erwähnen unter solchen veranlassenden Ursachen „Gemütsaffekte, Furcht, Leidenschaft" an erster Stelle. Auf die Entstehung laryngospastischer Anfälle wirkt nach Henoch „jede respiratorische Anstrengung, zumal Schreien, ebenso begünstigend ein wie psychische Einflüsse, Ärger und Schreck". Auch Escherich und Kassowitz

---

[1]) Die seltenen Fälle von Hemitetanie (siehe die Zusammenstellung Kehrers: Klin. Wochenschr. 1925) beruhen in ihrer Genese vermutlich auf einer ähnlichen Asymmetrie der autonomen Innervation. Trotz der im Blut für den Gesamtkörper gleichmäßig gegebenen tetanigenen Bedingungen (Hypocalcämie usw.) gestattet der hinzutretende celluläre Faktor nur auf der einen Seite die Auslösung tetanischer Reaktionen. Auf der anderen Seite sind nur latente Symptome nachweisbar. Eine vollkommene Hemitetanie existiert nicht.

heben die Häufigkeit der Atmungskrämpfe im Anschluß an psychische Vorgänge, Erschrecken, Erwachen aus dem Schlaf, Schreiweinen, Schmerz usw. hervor. So ist es tatsächlich kein seltenes Ereignis, daß bei der Untersuchung tetanischer Kinder, zumal bei Prüfung des infolge der Abschnürung schmerzhaft empfundenen Trousseauschen Phänomens, durch diese psychische Erregung schwerste Respirationskrämpfe, oft mit letalem Ausgang, ausgelöst werden. Psychische Erregung, Schmerz, Affekt, Erwachen aus dem Schlaf haben stets eine Erregbarkeitserhöhung des Atemzentrums zur Folge (H. Straub und seine Schule), die dann ihrerseits eine erhöhte Atmung, eine Überventilation verursacht. Beim Schreiweinen besteht ebenfalls eine Überventilation (Eckstein-Rominger). Der Gesamtblutkohlensäuregehalt nimmt ab, die wahre Blutreaktion kann gegen die alkalische Seite verschoben werden (Verfasser-Kappes-Kruse). Bei normaler Ionenzusammensetzung der Gewebssäfte, bei normaler Erregbarkeit der Nervenzentren (so auch des Atemzentrums) und der Nerven, kann erst eine länger dauernde Überventilation tetanische Symptome hervorrufen. Bei veränderten Bedingungen kann es schon nach kürzerer Dauer zur Atmungstetanie kommen. So gelang es Verfasser den Nachweis zu erbringen, daß die Auslösungsdauer auch beim gleichen Individuum mit dem geographischen Ort wechselt: In größeren Höhen ist sie viel kürzer als in der Tiefe (Engadin-Davos-Heidelberg). Bei manifester Tetanie kann sie nun ein Minimum erreichen (vgl. auch Adlersberg-Porges). Mit diesen Überlegungen stehen Beobachtungen (Ulmer, Verfasser) an Tetanikern über eine plötzlich auftretende Steigerung der elektrischen Erregbarkeit peripherischer Nerven während stärkerer Schreianfälle in bestem Einklang. Die besondere Bevorzugung der Respirationsmuskulatur in Form von Laryngospasmen, apnoischen Anfällen usw. dürfte möglicherweise mit der erhöhten Tätigkeit, d. h. — in Sprache der Physikochemie — mit einer erhöhten Phosphatabspaltung in diesen Muskelgruppen bei angestrengter Atmung, bei Schreien in Beziehung stehen. Die Auslösbarkeit von Laryngospasmus durch einfache Racheninspektion oder Druck auf den Kehlkopf [Barthez-Rilliet [1]), Henoch u. a.] hängt dann — in Analogie zum schon erörterten Mechanismus des Trousseauschen Phänomens — wahrscheinlich mit der Vagusreizung zusammen. Das seltene Vorkommen respiratorischer Krämpfe bei der Tetanie der Erwachsenen wird uns nun — wenigstens zum Teil — ebenfalls verständlich: hier fehlt die erforderliche Spannung im zugehörigen Nerv- und Muskelgebiet. Mit diesen Überlegungen stimmt auch die Beobachtung Freudenbergs [2]) überein, der in einer ausgedehnten Versuchsreihe bei der experimentellen Atmungstetanie nur in einem Falle laryngospastische Anfälle auftreten sah, und zwar im Anschluß an eine besondere, an das Schreiweinen der Kinder erinnernde Atmungstechnik. In diesem Zusammenhange dürfte es von Interesse sein, daß die Kehlkopfnerven auch bei der Säuglingsberiberi, im Gegensatz zur gleichen Erkrankung der Erwachsenen, vorzugsweise befallen werden (S. Shimazono, Seite 669).

Schwere dyspnoische Anfälle in der schon erwähnten Art (sowohl bei der infantilen Tetanie — Popper —, wie auch bei der experimentellen Tetanie — Guleke, Escherich, Freudenberg, Cameron-Moorhouse) haben naturgemäß schwere allgemeine Spasmen zur Folge [3]).

---

[1]) „Oft haben wir alle Erscheinungen des Spasmus dadurch hervorgerufen, daß wir die Zunge mit dem Spatel stark herunterdrückten, um den Rachen zu untersuchen."

[2]) Persönliche Mitteilung.

[3]) Eine Manifestierung der Tetanie wurde auch nach leichter CO-Vergiftung beobachtet (Voß). Hier dürfte das auslösende Moment wiederum in der Hyperventilationsalkalose, die jede Anoxämie, so auch die CO-Vergiftung, einzuleiten pflegt (Henderson-Haggard), zu suchen sein.

Die apnoischen Zustände, die man wohl auf eine tonische Kontraktion der Atmungsmuskulatur beziehen muß, können bei längerer Dauer zu einer echten Sauerstoffverarmung des Blutes und der Gewebe (Cyanose!), später auch zu einer $CO_2$-Stauung führen. Im Moment der voll ausgeprägten Kohlensäurevergiftung tritt unter dem Einfluß der vermehrten H-Ionenkonzentration eine Lösung der Spasmen, eine allgemeine Erschlaffung ein, der kurz danach — wie wir es schon besprochen haben — erneut schwere, diesmal freilich klonische Krämpfe zu folgen pflegen. In diesen Krampfäußerungen hätten wir aber nur ein Symptom der $CO_2$-Intoxikation (Thiemich) und kein spezifisch tetanisches Zeichen zu erblicken.

Die Überventilationsalkalose gilt auch für die bekannte tetanigene Fieberwirkung als auslösender Faktor.

Schon bei dem durch physikalische Methoden (heißes Bad, Schwitzpackung), künstlich erzeugten Fieber besteht eine verstärkte Atmungstätigkeit; gleichzeitig verschiebt sich die aktuelle Blutreaktion gegen die alkalische Seite zu, unter Abnahme der alveolären Kohlensäurespannung, der Alkalireserve, des Gesamtkohlensäuregehaltes im Blut (Bazett-Haldane, Haggard-Henderson, Cajori-Crouter-Pemberton), genau wie bei der der spontanen Überventilation. Mit diesen chemischen Befunden stimmt die Warnung Finkelsteins vor heißen Bädern und Schwitzpackungen bei Tetanie bestens überein.

Auch bei „chemisch" bedingter Temperaturerhöhung, so beim Kochsalzfieber (Verfasser) oder beim toxisch-infektiösen Fieber (Köhler, Verfasser-Kappes-Kruse u. a.) besteht in der Regel — besonders im ersten Anstieg — eine wahre Alkalose, die man angesichts der gleichzeitig erniedrigten alveolären $CO_2$-Spannung und der Abnahme der Alkalireserve, des Gesamtkohlensäuregehaltes im Blut wiederum als Hyperventilationssymptom auffassen muß. In eigenen, gemeinsam mit Kappes und Kruse ausgeführten Versuchen (bei Säuglingen) ergaben sich im venösen Blut folgende Mittelwerte:

| | Im fieberfreien Stadium: | | | Im Fieber: | |
|---|---|---|---|---|---|
| $p_H$ | Plasma — $CO_2$ Vol.$^0/_0$ | Blut — $CO_2$ Vol.$^0/_0$ | $p_H$ | Plasma — $CO_2$ Vol.$^0/_0$ | Blut — $CO_2$ Vol.$^0/_0$ |
| 7,39 | 46,8 | 46,4 | 7,48 | 40,1 | 42,3 |

Wie aber auch nicht jede fieberhafte Erkrankung mit einer Erregbarkeitssteigerung, mit einer Manifestierung der latenten Tetanie einhergehen muß, und ausnahmsweise — worauf Finkelstein hinweist — die tetanischen Erscheinungen mit dem Eintritt einer fieberhaften Infektion sogar verschwinden können, so besteht auch der Befund einer Fieberalkalose nicht ganz allgemein. In seltenen Fällen kann auch eine echte Fieberacidose zur Beobachtung gelangen (Köhler, Verfasser-Kappes-Kruse, Beck). Dies geschieht aber nur unter der Mitwirkung bestimmter acidotisch wirksamer Komplikationen, die dann den ursprünglichen, charakteristischen alkalotischen Befund zu verwischen helfen, so z. B. durch die Hungeracidose, die stoffwechsellähmende Wirkung gewisser Toxine, einschließlich Bakteriengifte, die Hyperosmose bei Bluteindickung (Intoxikation!) usw. In der Mehrzahl der Fieberfälle bleibt die Alkalose mit einer Erregbarkeitssteigerung die Regel[1]). Bei manifester Tetanie wird schon eine geringgradige Alkalose ausreichen, um eine Manifestation herbeizuführen. Eine stark ausgesprochene Alkalose wird auch ein latent-tetanischer, vielleicht sogar auch ein früher gesunder Organismus mit tetanischen Krämpfen beantworten können. Diese „Fieberkrämpfe" (Initialkrämpfe) bei Gesunden, die oft auch mit einer erhöhten elektrischen Erregbarkeit

---

[1]) Die tetanigene Wirkung von fiebererzeugenden Tuberkulin- (Chwostek jun.) Milchinjektionen (Kling), hohen NaCl-Dosen (Rosenstern) läßt sich ebenfalls als Fiebereffekt deuten.

vergesellschaftet sind (Gebhardt), gehören dann in das Gebiet der Atmungstetanie, nicht aber zum Symptomenbild der echten, idiopathischen Tetanie. In bezug auf die Fieberwirkung dürfte weiterhin an das von Henderson hervorgehobene physiko-chemische Gesetz erinnert werden, wonach mit steigernder Temperatur die Konzentration der OH-Ionen stärker zunimmt als die der H-Ionen. Das Blut wird demnach relativ alkalischer. Tatsächlich führt schon bloßes Erwärmen des Blutes in der Carotis zu einer erhöhten Erregbarkeit des Atemzentrums, auch zu Krampfapnoë (Fick, Goldstein). Eine plötzliche Manifestierung der Tetanie kann auch im Anschluß an eine kurz dauernde Bestrahlung mit ultravioletten Strahlen (Huldschinsky, Verfasser-Falkenheim, R. Stern, Karger), ebenso nach Zufuhr von bestimmten Organextrakten, wie Adrenalin (Falta-Rudinger, Duzár), Pituglandol, Thymoglandol (Verfasser-Vollmer, auch Behrendt-Hopmann), besonders aber nach Insulin beobachtet werden. Da nun aber Bestrahlung mit kurzwelligen Strahlen (Verfasser, Kroetz), sowie die erwähnten Organpräparate entweder direkt (Insulin) oder aber erst nach einer kurzen, anfänglich acidotischen „Phase" (Vollmer), gleichzeitig eine „alkalotische" Verschiebung der inneren Säurebasengleichgewichtslage verursachen, so wird uns der durch sie ausgelöste tetanigene Effekt, zumal bei den labilen Ionisationsverhältnissen eines manifest- oder auch latent-tetanischen Zustandes, leicht verständlich [1]).

Nicht allein betreffs der Überventilation oder sonstiger alkalotischer Reize, auch in bezug auf kalkfällende Salze (Bicarbonat, Phosphat) ist bei manifester und latenter Tetanie der Schwellenwert — worauf wir schon hingewiesen haben — in völliger Übereinstimmung mit der erweiterten Loebschen Formel deutlich erniedrigt. Hier können ganz geringe Bicarbonat-, Phosphatgaben, denen gegenüber sich der gesunde Organismus völlig refraktär verhalten würde, schwere tetanische Krämpfe auslösen (Freudenberg-Verfasser, Johannsen, af Klercker, Adlersberg-Porges u. a.).

Das Auftreten lebensbedrohlicher tetanischer Manifestationen, auch vom plötzlichen Herztod (Herztetanie), in direktem Anschluß an eine reichliche Mahlzeit, an „starke Füllung des Magens" (Finkelstein, auch Thiemich, Ibrahim, Feer, Gött) findet in der bekannten Verdauungsalkalose [2]) bzw. in der dadurch bedingten Erniedrigung der Ca-Ionenkonzentration seine Erklärung. Bei Säuglingen wurden (von Verfasser-Kappes-Kruse) in entsprechenden Versuchen folgende Mittelwerte erhoben:

|  | Vor der Mahlzeit | | | Nach der Mahlzeit | | |
|---|---|---|---|---|---|---|
|  | $p_H$ | Plasma-$CO_2$ Vol.% | Blut-$CO_2$ Vol.% | $p_H$ | Plasma-$CO_2$ Vol.% | Blut-$CO_2$ Vol.% |
| Bei Frauenmilch . . | 7,43 | 53,2 | 47,0 | 7,43 | 53,3 | 47,5 |
| Bei Kuhmilch . . . | 7,41 | 45,8 | 44,1 | 7,47 | 49,1 | 46,4 |

Während demnach die Aufnahme eines artfremden Nährgemisches (Kuhmilch) bei Säuglingen — in völliger Analogie zu den gleichen Befunden bei Erwachsenen — durch eine Erhöhung der wahren Alkalescenz ($p_H$) und der Gesamtkohlensäurewerte im Blut begleitet wird, bleibt nach einer Frauenmilchmahlzeit jegliche Änderung aus. Angesichts dieser Versuchsergebnisse rückt nicht allein die tetanigene Wirkung der „Magenfüllung", reichlicher Nahrungszufuhr dem Verständnis näher, die fehlende oder nur schwache Magensalzsäuresekretion nach Frauenmilchmahlzeiten gibt uns auch für die antitetanigene Wirkung der natürlichen Ernährung einen wichtigen Hinweis (Verfasser, Bratusch-Marrain).

---

[1]) Der normale Organismus wird die Gefahr einer Ca-Ionenverminderung in diesen Fällen stets neutralisieren können.

[2]) Vgl. Literatur bei H. Straub: Ergebn. d. inn. Med. u. Kinderheilk. Bd. 25. 1924.

Das unterschiedliche Verhalten der Frauenmilch- und der Kuhmilchernährung tritt nicht nur bei den akuten Manifestationen, sondern — als ein
wichtiger ätiologischer Faktor — schon bei der Entstehung des latenten Stadiums, beim Krankheitsbeginn in Erscheinung, worauf wir in einem anderen
Zusammenhang noch ausführlich zu sprechen kommen [1]).

Unter den Beziehungen des Ernährungszustandes zur manifesten
Tetanie möchten wir nur noch das Zusammentreffen steiler Gewichtsanstiege
mit einem plötzlichen Ausbruch schwerer tetanischer Krämpfe hervorheben
(Finkelstein, Nassau, Bossert, Ulmer). Da nun aber die echte Wasser-
bindung, wie auch das Wachstum selbst, nur bei einer erhöhten Stoffwechsel-
intensität, bei einer alkalotischen Stoffwechselrichtung zustande kommen kann
(Freudenberg-Verfasser), so fügt sich auch diese Beobachtung gut in unser
Schema hinein. Der Hinweis Bosserts, daß das alkalotisch wirksame Na.
citricum zu steilen Gewichtsanstiegen und gleichzeitig zu schweren tetanischen
Krampfäußerungen führen kann, deckt sich ebenfalls mit dieser Annahme.

Die Rolle klimatischer Faktoren in der Pathogenese der Tetanie umfaßt nicht allein
das manifest-tetanische Stadium, sondern greift viel tiefer in das Tetanieproblem hinein.
Wir wollen uns mit ihr erst später befassen [2]).

Der Beweis für die Richtigkeit der bisher erörterten Anschauungen und
Schlußfolgerungen läßt sich auch ex iuvantibus, d. h. auf einem mehr indirekten
Wege, mit Hilfe einer absichtlich herbeigeführten Umkehr der physiko-chemi-
schen, tetanigenen Bedingungen erbringen.

Jede acidotische Umstimmung des intermediären Stoffwechsels
wird antitetanigen wirken müssen. Die Acidose kann entweder auf
endogener, oder mehr exogener Grundlage entstehen.

Als Beispiele für eine endogen bedingte Acidose sollen angeführt werden:
1. Die Säurestauung im Anschluß an schwere eklamptische Muskelkrämpfe,
auch an starke Muskelarbeit, 2. die alimentäre Intoxikation, 3. Nephritis,
4. Hungeracidose. Tatsächlich vermögen nun aber alle diese Zustände, wie
dies aus zahlreichen klinischen Beobachtungen eindeutig hervorgeht, die
tetanische Krampfbereitschaft zu unterdrücken oder zumindest
erheblich abzuschwächen. Von der antitetanischen Wirkung der Hungeracidose (Gregor, Finkelstein u. a.) wird auch in der Therapie ausgedehnter
Gebrauch gemacht.

Die gehetzte Atmung nach körperlichen Anstrengungen sowie bei der alimentären
Intoxikation, im diabetischen, auch urämischen Coma führt nie zu spontanen tetanischen
Reaktionen und dürfte auch schon aus diesem Grunde als ein Symptom der Acidose
zu werten sein. In Zweifelsfällen kann dieser Schlußfolgerung, bei Verzicht auf mühselige
Blutanalysen, eine differential-diagnostische Bedeutung zukommen.

Die alimentäre Intoxikation und die Nephritis weisen in ihrem pathologisch
veränderten Blutchemismus einen weiteren beachtenswerten Befund auf: eine
häufig stark ausgeprägte Hypocalcämie, bei gleichzeitig erhöhten Serumphosphatwerten (Howland-Marriott, Kramer, H. Zondek-Petow-Sie-
bert, Salvesen u. a.). Die gleichen blutanalytischen Daten begegnen uns
aber auch bei der infantilen, idiopathischen und der experimentellen, parathyreopriven Tetanie. Sie werden sogar von mancher Seite — z. T. immer noch
(für die Hypocalcämie von Blühdorn, Rohmer-Woringer, Salvesen,
für die Phosphatstauung Greenwald, Elias) — als die auslösenden Bedingungen
der tetanischen Reaktionen aufgefaßt. Durch die erwähnten Beispiele der
Nephritis und der alimentären Intoxikation wird uns nun die Unzulänglichkeit
dieser Beweisführung besonders augenfällig demonstriert.

---

[1]) Siehe Seite 357.
[2]) Siehe Seite 353 ff.

Exogen bedingte Acidose verdankt ihre Entstehung der Zufuhr von acidotisch wirkenden Stoffen, hauptsächlich von Salzen. Eine solche acidotische Umstimmung des Stoffwechsels haben Freudenberg und Verfasser mit Hilfe des Salmiaks ($NH_4Cl$) zu erreichen versucht. Die Wirkung des Salmiaks beruht nach Haldane[1]) auf seinem Zerfall in $NH_3$ und HCl, von denen jener teilweise zur Harnstoffsynthese verwendet wird, während diese unter Entzug fixer Alkalien das Säurebasengleichgewicht gegen die acidotische Seite zu verschiebt. Die Acidose läßt sich in den entsprechenden blut- und urinanalytischen Werten: im erniedrigten Blut-$p_H$ (Verfasser-Kappes-Kruse, Turpin), in der ebenfalls gesenkten Blut-Alkalireserve, Gesamtkohlensäuregehalt, alveol. $CO_2$-Spannung, in der erhöhten Säureausscheidung im Urin (Haldane, Verfasser), auch zahlenmäßig feststellen. Führt man nun tetanischen Säuglingen Salmiak in Dosen von 3—6 g pro die (0,6—0,8 pro kg Körpergewicht) zu, so gelingt es tatsächlich, die erhöhte Nervenerregbarkeit regelmäßig herabzusetzen. Sämtliche tetanische Symptome schwinden restlos in 1—2 Tagen. Die günstige antitetanigene Wirkung des Salmiaks konnte von sämtlichen Nachuntersuchern bestätigt werden (Blühdorn, Johannsen, Gamble-Roß, Anderson-Graham, Lindberg, Turpin u. a.; auch bei der parathyreopriven Tetanie Turpin, Boyd-Austin-Ducey, Wenner, vgl. auch Tab. 1, Seite 292).

Prinzipiell die gleiche Bedeutung wie die Salmiaktherapie besitzt die von Porges und Adlersberg eingeführte Ammonphosphatbehandlung[2]). Der Geschmack dieses Präparates ist besser als der des Salmiaks; für die Säuglinge hat jedoch Ammonphosphat den Nachteil, daß es bisweilen starke Diarrhöen verursacht. Während nach Salmiakbehandlung (Verfasser, Blühdorn, Woringer) — parallel mit dem Schwinden der tetanischen Symptome — der gesenkte Serumkalkspiegel sich in der Regel allmählich stark hebt und gleichzeitig der anorganische Serumphosphor abnimmt, so daß man zunächst geneigt sein könnte, mit Blühdorn, Rohmer den therapeutischen Salmiakeffekt mit der Auffüllung des Serumkalkdepots in Beziehung zu bringen, versagt dieser Erklärungsmodus für das saure Ammonphosphat. Die mit Ammonphosphat erfolgreich behandelten Fälle ließen in den Versuchen des Verfassers nicht nur eine Erhöhung des Serumkalkgehaltes vermissen, sondern im Gegenteil, die schon vor der Ammonphosphatzufuhr ausgesprochene Hypocalcämie nahm trotz Behebung der tetanischen Symptome meist noch weiter ab. Dies dürfte im Sinne des schon bei der Phosphattetanie Gesagten als Phosphatwirkung zu deuten sein (Verfasser).

|  |  | Ca | P |
|---|---|---|---|
| Mittelwerte { | vor der Behandlung mit $(NH_4)H_2PO_4$ . . . | 6,2 | 4,9 |
| | nach der Behandlung . . . . . . . . . | 5,5 | 5,6 |
| Mittelwerte { | vor der Behandlung mit $NH_4Cl$ . . . . . | 6,6 | 4,9 |
| | nach der Behandlung . . . . . . . . . | 8,9 | 3,9 |

Auch diese Befunde bestätigen somit unsere Anfangsthese, daß in der Pathogenese der Tetanie nicht dem Gesamtkalkgehalt, sondern der Höhe der Ca-Ionenkonzentration, oder anders ausgedrückt, außer der Hypocalcämie dem jeweiligen Zustand des Säurebasengleichgewichtes die entscheidende Bedeutung zukommt.

Eine noch einfachere Art Acidose zu erzeugen, würde in der Zufuhr von reiner HCl bestehen. Diesen Weg haben schon früher Wilson-Stearns-Janney für die parathyreoprive und neuerdings Scheer für die infantile Tetanie beschritten. Im Gegensatz zu den amerikanischen Autoren, die an die HCl-Medikation die Hoffnung einer kausalen, gegen die Blutalkalose gerichteten

---

[1]) Schon früher durch Salkowski, Porges-Leimdörfer-Markovici beobachtet.
[2]) Verwendet wird das primäre (saure) Salz [$(NH_4)H_2PO_4$].

Maßnahme geknüpft haben, ging Scheer zunächst von einem völlig anderen Gesichtspunkt aus. Der Salzsäurezusatz zur Milch soll nach ihm dem Nahrungskalk bessere Löslichkeitsbedingungen verleihen und somit im Darm die Ca-Resorption erleichtern. Das Beispiel des Salmiaks, eines Neutralsalzes, das seine Wirkung erst jenseits des Magen-Darmtraktes im intermediären Stoffwechsel entfaltet, beweist uns wohl am besten, daß wir in der von Scheer inaugirierten Salzsäuretherapie der infantilen Tetanie ebenfalls nur ein Mittel zur acidotischen Umstimmung des Säure-Basengleichgewichtes im Blut und in den Gewebssäften zu erblicken haben.

Auch mit Hilfe einer exogen bedingten Kohlensäurestauung (nach $CO_2$-Inhalation) läßt sich eine Acidose und gleichzeitig ein therapeutischer Nutzen erzielen (Adlersberg-Porges, Lindberg).

Auf die acidotische Wirkung der Kalk-, Magnesium- sowie der übrigen Erdalkalisalze, auch der Schwermetalle haben wir schon bei einer früheren Gelegenheit hingewiesen und die so erzeugte Acidose auf die stark herabgesetzte Zellatmung zurückzuführen versucht. Diese zunächst nur durch Analogieschlüsse gestützte Forderung konnte — z. T. schon vor längerer Zeit — für die Kalk-, Magnesium-, Strontiumsalze, demnach für die in therapeutischer Hinsicht wichtigsten Ionen, auch experimentell belegt werden (für den Kalk de Jager, Berg, Fuhge, Verfasser, Gamble-Roß-Tisdall, Oehme, Haldane, Wiechmann-Paal; für das Magnesium de Jager; für das Strontium Haldane). So fand man nach Zufuhr dieser Ionen — aber nur bei Verwendung ihrer anorganischen Salze — ein starkes Emporschnellen der H-Ionenkonzentration, der Säure- und Ammoniakausscheidung im Urin, eine Senkung der Alkalireserve im Blut, eine Abnahme der alveolären Kohlensäurespannung, oft sogar eine Erhöhung der wahren Blutreaktion (eine unkompensierte Acidose), mithin Veränderungen, wie sie sich sonst nur nach Verabreichung von echten Säuren (z. B. HCl) einzustellen pflegen. 1 g $CaCl_2$ peroral gegeben, setzen Gamble-Roß-Tisdall 75 ccm $\frac{n}{10}$ Salzsäure gleich.

Für die Erklärung dieses zu Acidose führenden Neutralsalzeffektes lassen sich außer der schon erwähnten Änderung des Gewebsstoffwechsels auch noch andere Möglichkeiten namhaft machen: 1. So bezieht Berg die acidotische Kalkwirkung auf die Ausscheidung des Kalkes als tertiäres Phosphat
$$3\ CaCl_2 + 2\ Na_2HPO_4 = Ca_3(PO_4)_2 + 4\ NaCl + 2\ HCl$$
$$2\ HCl + 2\ Na_2HPO_4 = 2\ NaCl + 2\ NaH_2PO_4.$$
2. Die Entstehung von Kalkeiweißverbindungen, die bei Überladung des Organismus mit Kalk sicherlich in erheblichem Maße stattfindet, geht mit einer Abspaltung von freien H-Ionen einher (v.Pfaundler, Freudenberg-Verfasser). 3. Die H-Ionenkonzentration reiner Salzpuffergemische nimmt unter dem Einfluß neutraler Kalksalze stark zu (Michaelis). Bei allen diesen Erklärungsarten, die mutatis mutandis vom Kalk auch auf die anderen Erdalkalien übertragen werden können, wird der Angriffspunkt in den intermediären Stoffwechsel verlegt. Im Gegensatz hierzu glaubt Haldane die acidotische Wirkung der Erdalkalisalze auf besondere Resorptionsverhältnisse, d. h. auf Reaktionen, die noch diesseits der Darmwand verlaufen, zurückführen zu müssen: Das Kation (das Erdalkali) wird im Darm zurückgehalten, während das Anion in Form seiner Säure, z. B. das Chlor als Salzsäure ins Blut gelangt und hier dann acidotisch wirkt. Nachdem nun aber in neueren Versuchen gezeigt werden konnte (Gollwitzer-Meier, Hollo-Weiß, Wiechmann-Paal), daß Kalksalze auch bei intravenöser Zufuhr eine Blutacidose zu erzeugen vermögen, so dürfte damit die Unzulänglichkeit der Haldaneschen Anschauungen wohl als erwiesen gelten. Den tatsächlichen Verhältnissen entspricht — trotz der erwähnten anderen Erklärungsmöglichkeiten — unsere erste Vermutung, die die primär auslösende Bedingung dieser Erdalkaliacidose mit den pathologisch veränderten Gewebsstoffwechsel, der verlangsamten Zellatmung oder unmittelbar mit der gehemmten Phosphatasetätigkeit gleichzusetzen glaubte, noch am ehesten.

Bei Verwendung organischer Erdalkaliverbindungen kann die Acidose, infolge Verbrennung des organischen Anions im intermediären Stoffwechsel zum Bicarbonat, verdeckt, sogar überkompensiert werden, weniger in bezug auf die wahre Blutreaktion (Hollo-Weiß), als auf die Säureausscheidung im Urin, die diesmal sogar alkalische Werte aufweist (Verfasser). Durch diesen Befund wird uns auch die geringere antitetanische Wirksamkeit organischer Kalksalze (Finkelstein, Blühdorn, Tezner, Graham-Andersen, Howland-Marriott, Hoag u. a.) verständlich. Wieso gelingt es nun aber in immerhin noch zahlreichen Fällen, besonders bei Zufuhr großer Dosen, trotz fehlender Acidose, sogar bei Zunahme des Serumbicarbonatgehaltes, mit organischen Kalksalzen die Tetanie zu bekämpfen? Hierfür müssen unseres Erachtens verschiedene Momente in Betracht gezogen werden: 1. Der Gewebsstoffwechsel kann trotz Blutalkalose unter Kalkeinfluß acidotisch verlaufen. 2. Der Kalk besitzt eine größere Avidität zum Phosphat als zum Bicarbonat; auch durch organische Kalksalze kann somit die für die Ca-Ionisation ausschlaggebende Phosphatstauung bekämpft werden. In dieser Hinsicht dürfte es von besonderem Interesse sein, daß bei Tetanie unter peroraler Kalkmedikation der Serumphosphatgehalt stark abnimmt. 3. Sowohl nach intravenöser wie auch nach peroraler Zufuhr von Kalksalzen weicht die Hypocalcämie normalen, oder zumindest höheren Serumkalkwerten. Auch dadurch wird aber die Ca-Ionisation — im Sinne der schon früher besprochenen Überlegungen — erleichtert, freilich im Falle organischer Kalksalze viel weniger als bei Verwendung anorganischer Verbindungen. Mit einer Steigerung der Ca-Ionenkonzentration haben wir nun aber unser therapeutisches Ziel erreicht. Die Kalktherapie der Tetanie ist nur insofern eine Säuretherapie, als daß sie weniger [1]) durch die Ca-Zufuhr als solche, sondern vielmehr — hauptsächlich infolge Bindung von Phosphaten — durch Aktivierung undissoziierter Ca-Ionen wirkt.

Magnesiumsalze werden bei Tetanie stets parenteral verabreicht und dürften somit außer ihrer indirekten acidotischen Wirkung auch direkt — in Übereinstimmung mit der erweiterten Loebschen Formel — als Mg-Ionen einen antitetanigenen Effekt ausüben. Nachdem nun kürzlich K. Spiro ein antagonistisches Verhalten der Phosphationen zum Magnesium festgestellt hatte, liegt freilich die Vermutung nahe, auch die direkte pharmakologische Mg-Reaktion bei Tetanie mit dieser Beobachtung in Beziehung zu bringen (Bildung von Mg-Ammoniumphosphat —? Prawdicz-Nieminski).

Nicht allein die Elektrolyte, auch organische Stoffe vermögen die durch die Loebsche Formel gekennzeichnete Ionenkonstellation im jeweils gewünschten Sinne zu verändern. Hierzu gehören die verschiedenen schon erwähnten Organextrakte, dann verschiedene Narkotica. Ebenso auch der pharmakologisch sonst wenig aktive Zucker, dessen antitetanigene Wirkung (Wernstedt, Finkelstein, Adam, Waltner) — sofern wir nur den intermediären Stoffwechsel und nicht bestimmte intestinale Vorgänge, die erst später in einem anderen Zusammenhang erörtert werden sollen, in Betracht ziehen — vermutlich auf seinen Beziehungen zum intermediären Phosphatstoffwechsel beruht. Denn schon unter normalen Bedingungen setzt Zufuhr von Zucker den Serumphosphatspiegel herab und verursacht gleichzeitig eine Phosphatretention (Harrop-Benedikt u. a.). Die Intensität der antitetanigenen Zuckerwirkung ist jedoch zu gering, um diese Reaktion in akuten Fällen für therapeutische Zwecke nutzbar machen zu können, höchstens nur in Kombination mit schneller wirkenden Mitteln. In der Prophylaxe der Tetanie, besonders im schon latenten Stadium, kommt dagegen dem Zuckergehalt der Nahrung sicherlich eine wichtige Rolle zu. So beobachtete Finkelstein nach Einschränkung der Zuckerzufuhr häufig ein Wiedererscheinen bereits geschwundener laryngospastischer Anfälle.

Narkotica setzen den Zellstoffwechsel stark herab (Warburg, Meyerhof u. a.), verursachen dadurch eine starke acidotische Umstimmung des

---

[1]) Mit Ausnahme der intravenösen Applikationsart.

inneren Säurebasengleichgewichts (van Slyke und Mitarbeiter, Atkinson-Ets, Verfasser-Vollmer u. a.). Der durch sie ausgeübte antitetanische Effekt wird uns somit ebenfalls leicht verständlich.

Der Ca-Entionisierung durch einfache, stickstoffhaltige amidartige Verbindungen (Budde-Freudenberg) kommt allem Anschein nach bei keiner Tetanieform eine höhere Bedeutung zu. Der Reststickstoffgehalt wird nur bei der Magentetanie und bei der Guanidintetanie regelmäßig erhöht gefunden. Anderseits zeigen aber Nephritiden auch bei sehr hohem Reststickstoffspiegel keine tetanischen Erscheinungen.

Im Falle eines anfänglich normalen Stoffwechselstatus stellt sich nach Abklingen eines tetanischen Reizes, so z. B. bei der experimentellen Hyperventilations-, Phosphat-, Bicarbonat-, Guanidintetanie der ursprünglich normale Zustand wieder ein. Auch bei der parathyreopriven Tetanie und den spontanen Tetanieformen (hierzu gehören die „idiopathische" Tetanie der Kinder und der Erwachsenen, auch die Magentetanie) vermögen aktivierende und therapeutische Maßnahmen der eben besprochenen Art keine nachhaltige Verschiebung der intermediären Stoffwechsellage herbeizuführen. Ihre Wirkung bleibt zeitlich eng begrenzt. Der Stoffwechsel kehrt nach Aufhören des Reizes in seine ursprüngliche, diesmal aber pathologische Lage zurück. Daraus ergibt sich die wichtige Schlußfolgerung: Die Kalk-, Salmiak-, HCl-, Mg-Medikation, die Verabreichung von Narkoticis stellt nur eine symptomatische, aber keine kausale Therapie der Tetanie dar.

Eine endgültige Heilung der Tetanie ließe sich nur durch Behebung der ersten auslösenden, oder, richtiger gesagt, vorbereitenden Bedingungen erzielen, so bei der Bicarbonat-, Guanidin-, Phosphat-, Überventilationstetanie nach Unterbrechung der Zufuhr bzw. der forcierten Atmung, bei der Magentetanie durch Wiederherstellung der ungestörten Magen-Darmpassage. Bei der parathyreopriven Tetanie ist der entsprechende Weg in der Reinplantation von dauernd funktionsfähigen Epithelkörperchen vorgezeichnet. Im Hinblick auf unseren speziellen Fall, die idiopathische Kindertetanie[1]), müssen wir dagegen die primär auslösende Bedingung, für die wir bisher noch keine bestimmten oder zumindest genügenden Anhaltspunkte gewonnen haben, erst näher zu umschreiben, zu erfassen versuchen.

Diese Aufgabe wird uns durch die vergleichende Betrachtung der pathologisch-chemischen Befunde, die wir bei den verschiedenen Tetanieformen schon kennen gelernt haben, erheblich erleichtert. Halten wir uns z. B. an die Hypocalcämie als führendes tetanisches Symptom, so lassen sich zwei große Gruppen aufstellen: 1. Phosphattetanie, parathyreoprive Tetanie, „idiopathische" Tetanie der Kinder und der Erwachsenen (Guanidintetanie?) und 2. Atmungstetanie, Bicarbonattetanie, Magentetanie.

Die erste Gruppe umfaßt die mit, die zweite Gruppe die ohne Hypocalcämie einhergehenden Tetanieformen. Daraus dürfte wohl auch der weitere Schluß erlaubt sein, daß in der Genese, insonderheit bezüglich der „ersten auslösenden, vorbereitenden" Bedingungen zwischen diesen zwei Gruppen — trotz der für beide geltenden erweiterten Loebschen Formel — vermutlich erhebliche Unterschiede bestehen, während anderseits die Vertreter der einzelnen Gruppen untereinander genetisch näher verwandt sein müssen.

Wählt man den Angriffsort dieser vermeintlichen ersten pathogenetischen Faktoren als das übergeordnete Unterscheidungsmerkmal, so ließe sich auch noch eine andere Einteilung — in wiederum zwei Gruppen — ermöglichen. Bei der ersten Gruppe wird das Blut primär beeinflußt, bei der zweiten dagegen erst sekundär in Mitleidenschaft gezogen; in diesen Fällen haben wir die auslösende Bedingung im Gewebsstoffwechsel zu vermuten. Dort sprechen

---

[1]) Für die Tetanie der Erwachsenen vgl. den Abschnitt über die Osteomalacie S. 399.

wir von Bluttetanie, hier von Gewebstetanie (Freudenberg - Verfasser).

1. Bluttetanien: Experimentelle Atmungstetanie [1]), Phosphat-, Bicarbonat- und Magentetanie.

2. Gewebstetanien: Infantile Tetanie, Erwachsenentetanie, parathyreoprive Tetanie und Guanidintetanie.

Auch bei dieser Gruppierung tritt in pathogenetischer Hinsicht eine nahe Nachbarschaft zwischen der parathyreopriven und der infantilen Tetanie (auch der Erwachsenentetanie) deutlich in Erscheinung. Man könnte geneigt sein, diesen wiederkehrenden Parallelismus als das sichere Zeichen der engen Zusammengehörigkeit dieser Tetaniearten aufzufassen, oder, mit anderen Worten, die spontane Tetanie der Kinder (und der Erwachsenen) — in Übereinstimmung mit der Genese der experimentellen, parathyreopriven Tetanie — auf einen Funktionsausfall der Epithelkörperchen zu beziehen. Dieser freilich nur indirekte Analogieschluß wurde schon früher, kurz nach der Entdeckung der parathyreopriven Tetanie, von Pineles, Escherich, Erdheim u. a. gezogen. Mit dieser Annahme wäre dann auch die gesuchte „celluläre" Bedingung als eine endokrine Störung (ähnlich dem Myxödem) genügend gekennzeichnet.

Der erste Versuch einer Identifizierung der spontanen infantilen (und der Erwachsenen-) Tetanie mit einer Epithelkörperchenschädigung nahm zunächst von der auffallenden klinischen Ähnlichkeit der „idiopathischen" und der experimentell-parathyreopriven Tetanie seinen Ausgang. Der begründeten Forderung einer unmittelbaren Beweisführung glaubte man erst später, mit Hilfe besonderer anatomisch-histologischer Untersuchungen, die sich naturgemäß hauptsächlich auf die Epithelkörperchen erstreckten, entsprechen zu können. So fand zuerst Erdheim, später unter seiner Leitung Yanase (an der Escherichschen Klinik) bei Kindern, die entweder an Tetanie gestorben waren, oder aber weiter zurückliegende tetanische Manifestationen durchgemacht hatten, Blutpigment und sonstige histologisch nachweisbare Reste einer parenchymatösen Blutung in einem oder auch mehreren Epithelkörperchen. Dieser Befund wurde dann als das gesuchte histologische Äquivalent der gestörten Epithelkörperchenfunktion gedeutet (Escherich). Eine Schwierigkeit war freilich von vornherein zu überwinden. Diese betrifft die zeitliche Diskongruenz in der Entstehung der Epithelkörperchenblutungen und der Manifestierung der Tetanie. Denn die Blutungen sind in der Regel älteren Datums und allem Anschein nach Zeichen einer Geburtsschädigung; hingegen pflegt die Tetanie nur selten im ersten Trimenon, meist sogar nicht vor dem zweiten Halbjahr aufzutreten. Während der Parathyreodektomie der Ausbruch der Tetanie (bei inkompletter Entfernung der Epithelkörperchen mindestens das latente Stadium) in Stunden, spätestens in Tagen zu folgen pflegt, war Escherich zur Rettung seiner ursprünglichen Annahme von der kausalen Rolle der Epithelkörperchenblutungen gezwungen, für die idiopathische Tetanie als eine besondere Form der Epithelkörperchentetanie eine wechselnde, des öfteren sogar übermäßig lange „Inkubationsperiode" zu postulieren, und somit eine weitere, jedoch wenig plausible Hilfshypothese einzuschalten.

Die ersten positiven Befunde Erdheims und Yanases konnten nicht von allen Nachuntersuchern bestätigt werden. Positiven Ergebnissen (Schmorl, Pepere, v. Verebely, Getzowa, Strada, Haberfeld) steht eine Reihe von negativen gegenüber (Thiemich, Harvier, Oppenheimer, Eckert, Königstein, Rheindorf, Jörgensen, Hartwig). Noch wichtiger und wohl von entscheidender Bedeutung sind die Beobachtungen von Auerbach, Bliß, Grosser-Betke, Danisch über (häufig recht ausgedehnte) Epithelkörperchenblutungen bei völlig normalen, nie tetanisch gewesenen Kindern.

In Anbetracht dieses Tatsachenmaterials wurde die ursprüngliche Annahme Escherichs von der pathogenetischen Bedeutung solcher älteren Epithelkörperchenblutungen wohl allgemein fallen gelassen. Dies, sowie das negative Ergebnis weiterer histologischer Untersuchungen berechtigen uns aber noch keineswegs zu einer Ablehnung der Verwandtschaft zwischen der parathyreopriven und der idiopathischen Tetanie. Funktionelle Störungen im Zellgetriebe brauchen nicht unbedingt mit sichtbaren morphologischen Veränderungen

---

[1]) Die seltene „neurotische Atmungstetanie" (Adlersberg-Porges, vgl. auch S. 318) soll in diesem Zusammenhang übergangen werden.

(bei der heute üblichen histologischen Technik) einherzugehen. Wir können auch auf einem anderen, mehr indirekten Wege Beweise für diese vorausgesetzte Verwandtschaft zu erbringen trachten.

Die vergleichende Analyse der klinischen Erscheinungsformen eignet sich kaum zu diesem Zwecke, denn in diesem Punkte stimmen sämtliche Tetaniearten miteinander überein. Dabei ist freilich zu beachten, daß infolge einer gewissen Alters- und auch Artbedingtheit der tetanischen Äußerungen zwischen der Kinder- und der Erwachsenentetanie, und ebenso auch zwischen der idiopathischen menschlichen und der experimentellen parathyreopriven Tetanie bei Tieren (Hund und Katze u. a.) in klinischer Hinsicht gewisse Abweichungen möglich sind. So begegnet man z. B. im Krankheitsbild der experimentellen parathyreopriven Tetanie häufig Symptomen wie Tremor, fibrillären Zuckungen, Tachypnoë, Apathie, Schlafsucht, die anderseits bei der infantilen Tetanie nie bzw. nur selten beobachtet werden. Es wäre aber durchaus verfehlt, diesen Differenzen, die nur als Ausdruck einer wechselnden, in diesem Falle eben artbedingten Reaktionsfähigkeit der verschiedenen Gewebe gelten mögen, eine größere Bedeutung beimessen zu wollen. Letzten Endes beruhen die tetanischen Symptome stets auf einer entsprechenden Verschiebung des erweiterten Loebschen Quotienten. Demnach wird auch in bezug auf die schon besprochenen aktivierenden und die therapeutischen Maßnahmen zwischen den verschiedenen Tetaniearten, so auch zwischen der parathyreopriven und der idiopathischen infantilen Tetanie kein Unterschied zu erwarten sein. Wichtiger dünkt uns die bezüglich des Krankheitsverlaufes zutage tretende Analogie, worunter wir die Möglichkeit einer Zweiteilung in ein latentes und in ein manifestes Stadium verstehen.

Am ansprechendsten wird die Annahme von der Zusammengehörigkeit der parathyreopriven und der infantilen Tetanie (übrigens auch der der Erwachsenen) durch chemische Befunde gestützt, die bei diesen Tetanieformen — im Gegensatz zu allen anderen — völlig identische Stoffwechselvorgänge erkennen lassen. Bei beiden dürfte die erste, vorbereitende, chemische Bedingung in einer Störung des Phosphatstoffwechsels oder zum mindesten in der darauffolgenden Hypocalcämie zu erblicken sein. Wir brauchen diesbezüglich nur die Beobachtung Greenwalds über eine verstärkte Phosphatretention in direktem Anschluß an die Parathyreodektomie, die — obgleich nur relativ — erhöhten Serumphosphatwerte bei der infantilen, den auch absoluten vermehrten Blutphosphatgehalt bei der Erwachsenentetanie und die serumkalkerniedrigende Wirkung von Phosphaten bei der Phosphattetanie vor Augen zu halten. Was bei der experimentellen Phosphattetanie auf exogenem Wege gelingt, wird bei der idiopathischen infantilen (auch bei der Erwachsenen-) Tetanie (Freudenberg-Verfasser), bei der parathyreopriven Tetanie (Salvesen) durch den pathologisch veränderten Phosphatstoffwechsel der Gewebe auf endogenem, und zwar cellulärem Wege herbeigeführt.

Im Blut selbst braucht die Phosphatstauung — wie schon erwähnt — weder bei der parathyreopriven (Greenwald), noch bei der infantilen Tetanie (Verfasser, Howland-Kramer, J. Heß und Mitarbeiter) stark ausgeprägt zu sein. Ebenso können auch nach exogener Phosphatzufuhr im Blut erniedrigte Kalkwerte — ohne gleichzeitig erhöhte Phosphatzahlen — gefunden werden. Demgegenüber stellt die Hypocalcämie, mit nur äußerst seltenen Ausnahmen, ein konstantes Symptom beider besprochenen Tetaniearten dar. Bei einer anacidotischen Stoffwechselrichtung genügt die Hypocalcämie allein, um die Ca-Entionisierung, diese letzte, für sämtliche Tetaniearten identische tetanigene Bedingung, zu ermöglichen. Durch die Phosphatstauung und die alkalotische Verschiebung des intermediären Säuren-Basengleichgewichtes wird diese Tendenz noch weiter unterstützt. Zur Behebung der Stoffwechselstörung in allen ihren Einzelheiten genügt es nicht, die tetanigene Ionenkonstellation mit Hilfe der schon besprochenen Maßnahmen (Kalk, Salmiak usw.) symptomatisch zu bekämpfen. Wir müssen die primäre Ausbildung der Phosphatstauung und der Hypocalcämie, mithin die Störung der normalen Blutzusammensetzung zu verhindern suchen; erst dann kann unserem therapeutischen Vorgehen eine Dauerwirkung beschieden sein. Der Angriffsort dieses allein erfolgversprechenden Verfahrens muß in die Gewebe verlegt werden: die parathyreoprive und die infantile Tetanie sind eben keine Blut-, sondern Gewebstetanien.

Eine solche kausale Therapie besteht bei der parathyreopriven Tetanie — worauf wir schon hingewiesen haben —, in der Transplantation von Epithelkörperchen (Hallsted, v. Eiselsberg, Pfeiffer, Mayer u. a.). Allein auch dieses Verfahren scheitert meist daran, daß die eingepflanzten Nebenschilddrüsen ihre Funktionsfähigkeit nach kurzer Zeit einzubüßen pflegen. Schon aus diesem Grunde kann der vereinzelten Beobachtung von R. Lange über mißlungene Epithelkörperchentransplantationen bei der infantilen Tetanie keine erhebliche Bedeutung beigemessen werden.

Worin besteht nun aber die physiologische Funktion der Epithelkörperchen, und wieso verursacht ihre Entfernung eine so verhängnisvolle, allgemeine Stoffwechselstörung? Erblickt man in den Nebenschilddrüsen ein endokrines Organ, so liegt wohl die Annahme am nächsten, in ihm die Ursprungsstätte eines „spezifischen Hormons", ähnlich dem Thyroxin, Insulin usw. zu vermuten. Diesem Hormon soll dann die Regulierung des Kalk- und Phosphatstoffwechsels, in erster Linie auch die eines normalen Blutchemismus unterliegen. Nach vielen ergebnislosen früheren Versuchen einer großen Reihe von Forschern gelang es erst neuerdings Collip (1924), sowie Hanson und Mitarbeitern, das gesuchte Epithelkörperchenhormon in konzentrierter, stark aktiver Form zu erhalten. Diese „Hormonlösung" bewirkte in den Versuchen Collips bei parathyreopriven Tieren sowohl nach parenteraler wie auch nach enteraler Zufuhr eine starke Erhöhung des gesenkten Blutkalkspiegels und parallel dazu ein Schwinden sämtlicher tetanischer Symptome. Durch Bicarbonat, d. h. durch alkalische Valenzen, konnte der antitetanigene Effekt, insonderheit auch eine übermäßig starke Steigerung der Blutkalkwerte, die sich in einem besonderen lebensbedrohlichen „hypercalcämischen Symptomenkomplex" äußern kann, verhindert werden: wiederum ein Hinweis auf den Antagonismus Tetanie-Acidose.

In diesem Zusammenhang dürfte auch an die Versuche Vollmers erinnert werden, der schon früher mit einem freilich kaum spezifisch wirksamen Parathyreoidinpräparat (Glandol der chemischen Werke Grenzach) auch bei gesunden Kindern eine erhöhte Säureausscheidung im Urin, und somit — der Erwartung gemäß — eine acidotische Umstimmung des Stoffwechsels erzielen konnte. Die von Greenwald-Groß beobachtete Erhöhung der Kalk- und Phosphatausscheidung im Anschluß an Parathyreoid-Hormon- (Collip-) Injektionen bei kalkfrei ernährten, parathyreodektomierten Tieren (Hunden) stimmt mit diesen Befunden gut überein. Tatsächlich fanden Taylor in neueren Versuchen an Tieren, sowie Brehme-Verfasser an gesunden Säuglingen unter dem Einfluß des Collipschen Hormons, eine ebenfalls stark gesteigerte Säureausscheidung im Urin.

Das Collipsche Epithelkörperchenhormon verursacht auch bei normalen Organismen eine Zunahme des Serumkalkgehaltes. Auf welchem Wege dies erfolgt, und ob der primäre Angriffspunkt, in Analogie zu unserer Annahme von der Entstehung der tetanischen Hypocalcämie, dieser reziproken Veränderung des Serumkalkgehaltes, im cellulären Phosphatstoffwechsel, mit anderen Worten im gestörten Gleichgewicht des Kalk- und Phosphatstoffwechsels gesucht werden muß, bleibt heute eine noch offene Frage [1].

---

[1] Greenwald denkt an eine erhöhte Lösbarkeit der Kalkphosphate im Serum unter dem Einfluß des Epithelkörperchenhormons.

In früheren Zeiten schrieb man den Epithelkörperchen eine entgiftende Wirkung zu, die in der Neutralisation gewisser, auch im normalen Stoffwechsel stets gebildeter, toxischer Substanzen bestehen sollte. Als solche Verbindungen sind von Jos. Koch, Noël Paton und seinen Mitarbeitern die chemisch gut charakterisierbaren Guanidinbasen, hauptsächlich das Dimethylguanidin (Frank, Nothmann), namhaft gemacht. Sie stützten sich dabei zunächst auf den chemischen Nachweis einer erhöhten Guanidinausscheidung bei der parathyreopriven sowie der idiopathischen menschlichen Tetanie [1]), sowie auf die klinische Ähnlichkeit der Guanidinvergiftung mit den besagten Tetanie-arten, und glaubten zu der Schlußfolgerung berechtigt zu sein: „Die para-thyreoprive Tetanie ist eine Guanidintoxikose" (Biedl, 1922). Gegen diese Schlußfolgerung lassen sich aber zahlreiche Einwände erheben. So soll nach Greenwald — was wir ebenfalls schon erwähnt haben — die bisher in den betreffenden Untersuchungen befolgte Methodik der chemischen Guanidin-analyse keineswegs als einwandfrei zu betrachten sein [2]). Noch wichtiger sind aber gewisse schwerwiegende Unterschiede in der Klinik und der Sympto-matologie der Guanidinvergiftung einerseits, sowie der parathyreopriven und der idiopathischen Tetanie anderseits. So entsteht auch bei einer chronischen Guanidinvergiftung weder ein Schichtstar, noch eine Epithelkörperchenhyper-plasie, die auf einen Gewöhnungszustand schließen lassen könnte (Bayer-Form). Während auch der schwerste manifeste Zustand bei der parathyreo-priven und der idiopathischen Tetanie mit Hilfe symptomatisch-therapeutischer Maßnahmen (wie Kalk, Salmiak, Narkotica usw.) bei zweckentsprechender Verwendung stets in das gefahrlose latente Stadium überführt werden kann, bleibt die Wirkung der gleichen Mittel im Falle einer schweren akuten Guanidin-vergiftung nur auf die Bekämpfung der tetanischen Übererregbarkeit beschränkt und läßt eine Reihe weiterer Begleitsymptome unbeeinflußt (Noël Paton, Verfasser-Vollmer, Herxheimer, Palladin-Griliches). So wird auch der tödliche Ausgang durch solche symptomatisch-antitetanische Mittel nicht aufgehalten. Mit der Ca-Ionenverminderung allein scheint demnach die akute Guanidinvergiftung — im Gegensatz zu den echt tetanischen Manifestationen — nicht restlos zu erklären zu sein.

Auch in bezug auf die übrigen chemischen Befunde fehlt die völlige Über-einstimmung zwischen der Guanidintoxikose und der parathyreopriven sowie der idiopathischen Tetanie. So sind nach dem schon Gesagten bei der Guanidin-vergiftung weder die Hypocalcämie noch die Phosphatstauung so regelmäßig anzutreffen wie bei den genannten Tetanieformen; auch im Gewebschemismus fand Behrendt prinzipielle Unterschiede zwischen guanidinvergifteten und parathyreodektomierten Tieren [3])

Daß bei Tieren, die infolge partieller Entfernung der Epithelkörperchen latent tetanisch geworden sind, geringe, schon unterschwellige Guanidingaben schwere tetanische Erscheinungen bedingen, dürfte noch keineswegs — wie das von mancher Seite angenommen wurde (Noël Paton, Herxheimer) — als Beweis für die neutralisierende Wirkung der Epithelkörperchen, die nach der inkompletten Parathyreodektomie nicht mehr voll in Erscheinung treten kann, gelten. Entweder handelt es sich dabei um eine Summation von ver-schiedenen Reizen; das Guanidin würde dann nur die Aktivierung einer latenten Tetanie veranlassen, ähnlich anderen solchen, schon ausführlich besprochenen

---

[1]) Siehe S. 315
[2]) Auch das von Greenwald angewandte Verfahren, mit dem er übrigens bei der parathyreopriven Tetanie keine erhöhte Guanidinausscheidung nachweisen konnte, arbeitet mit einer unzulänglichen Ausbeute (vgl. Noël Paton).
[3]) Siehe S. 323.

Maßnahmen. Oder aber das Guanidin erfährt in einem latent tetanischen Organismus selbst eine Steigerung seines toxischen Effektes. In diesem Falle wirkt dann das Guanidin nicht über dem Umwege einer Manifestierung der Tetanie, sondern direkt toxisch. Eine solche Potenzierung ist durchaus möglich. So sahen Hummel und Bach in alkalischem Milieu einen verstärkten Guanidineffekt, während anderseits Säuren eine Entgiftung, d. h. Abschwächung, herbeiführten [1]. Bei der „alkalotischen Stoffwechselrichtung" des tetanischen Organismus wird demnach das selbst schon alkalotisch wirkende (Gollwitzer-Meier) Guanidin einen viel niedrigeren Schwellenwert aufweisen müssen, was auch in der Tat der Fall ist.

Würde die Funktion der Epithelkörperchen in der Neutralisation eines Tetaniegiftes, im besonderen der Guanidine oder seiner Derivate bestehen, so müßte sich bei einer experimentellen Guanidintoxikose das Epithelkörperchenhormon, als das natürliche Antidotum, therapeutisch wirksam erweisen. Nachdem nun aber Collip in entsprechenden Versuchen an parathyreodektomierten Hunden wohl die tetanischen Erscheinungen, nicht aber den letalen Ausgang bekämpfen konnte, ist die Unhaltbarkeit der These von der entgiftenden Wirkung der Epithelkörperchen, wenigstens bezüglich der Guanidine, endgültig bewiesen. Freilich wäre selbst im Falle einer günstigen Beeinflussung der Guanidinintoxikation durch das Parathyreodinhormon, wie sie neuerdings bei der Dimethyl-Guanidinvergiftung von Nothmann-Kühnau beobachtet wurde, ein kausaler Zusammenhang zwischen Ursache und Wirkung noch keineswegs gesichert: Hier könnte der Parathyreodineffekt mit dem gleichen Recht auch als ein symptomatischer gedeutet werden.

Es bliebe nur noch die Möglichkeit zu diskutieren — auch hierfür fehlt aber jeglicher Anhaltspunkt — (besonders im Hinblick auf die chemischen Befunde), daß die Epithelkörperchen bei ungestörter Tätigkeit die Entstehung oder wenigstens die stärkere Anhäufung von Guanidinbasen im intermediären Gewebsstoffwechsel zu verhindern in der Lage sind.

Will man nun an der Lehre von der Tetanie als einer Autointoxikation festhalten, so könnten hierfür außer den Guanidinen auch noch andere giftige Stoffwechselprodukte verschiedenen Ursprunges beschuldigt werden. Diese früher allgemein herrschende Betrachtungsweise gewinnt durch Beobachtungen an mit Fleisch gefütterten parathyreopriven Tieren eine besondere Stütze. Während nämlich bei einer Milch-Broternährung partiell (auch komplett) parathyreodektomierte Tiere häufig noch lange Zeit nach der Operation symptomlos oder wenigstens ohne manifeste Erscheinungen bleiben, führt bei den gleichen Tieren eine einzige Fleischmahlzeit (auch Fleischextrakt) einen starken, häufig tödlichen tetanischen Krampfanfall herbei [Munk, Breisacher, neuerdings Luckhardt, Dragstedt, Senelnikoff[2]]. Gleichzeitige Verabreichung von Milchzucker — freilich ebenso auch von Kalk, Säuren usw. — vermag diesen deletären „Fleischeffekt" erheblich abzuschwächen, meist völlig aufzuheben. Da dies aber allein nach peroraler, nicht aber nach parenteraler Lactosezufuhr gelingt (Inouye), so müssen für diese antitetanigene Milchzuckerwirkung Vorgänge im Magendarmtrakt selbst, nicht aber solche im intermediären Stoffwechsel den Ausschlag geben. Bei Fleischnahrung nehmen bekanntlich im Darm, unter dem Einfluß der Darmflora, die Fäulnisvorgänge überhand. Möglicherweise befinden sich unter den Fäulnisabbauprodukten des Fleisches Stoffe mit besonderen tetanigenen Eigenschaften, die dann nach erfolgter

---

[1] Nach Fröhlich und Solé wirken den basischen Krampfgiften gegenüber Säuren stets als Antagonisten, Alkalien als Agonisten.

[2] Die Ansicht Salvesens, daß der Verschärfung der Tetanieerscheinungen bei Fleischkost eine Verminderung des Ca-Gehaltes im Blute zugrunde liegt, konnte Senelnikoff nicht bestätigen.

Resorption eine Manifestation, Aktivierung der Tetanie auszulösen in der Lage sind. Durch den gärungsfördernden Milchzucker werden diese Fäulnisvorgänge antagonistisch beeinflußt: daher die antitetanigene Wirkung peroral verabreichter Lactosegaben. Bis zu diesem Punkte könnten wir mit der gegebenen Erklärung völlig einverstanden sein. Fraglich ist es nur, ob die vermeintlichen „Fäulnisbasen" im intermediären Stoffwechsel direkt oder nur indirekt — unter Zwischenschaltung der erweiterten Loebschen Formel — tetanigen wirken.

Aus der pathologischen Physiologie kennen wir schon seit langem ein weiteres Beispiel einer „Fleischintoxikation": bei Tieren mit Eckscher Fistel [Pawlow und seine Schule, Fischler [1])]. Als das hervorstechendste chemische Merkmal dieses Zustandes bezeichnet Fischler die Alkalose. Während bei normalen Tieren Fleischgenuß eine stark erhöhte Säureausscheidung im Urin bedingt, fand Fischler bei Hunden mit Eckscher Fistel nach Fleischfütterung eine stark alkalische Urin- (und auch Speichel-) Reaktion, die er als Zeichen einer Anreicherung des Blutes und der Gewebssäfte an alkalischen Valenzen gedeutet wissen wollte. Tatsächlich konnten Verfasser und K. Kleinschmidt in kürzlich veröffentlichten Versuchen die Alkalose auch direkt im Blute nachweisen (hohe Bicarbonat-, häufig stark alkalische $p_H$-Werte). Mit diesen Versuchsergebnissen steht auch der ex iuvantibus geführte Beweis im besten Einklang: Zufuhr von Säuren (Fischler), auch von Kalksalzen (Blumenstock-Ickstadt) ist sowohl prophylaktisch, wie auch therapeutisch von günstigem Einfluß auf die „Fleischintoxikation" solcher „Fistelhunde". Bei normaler, nicht ausgeschalteter Lebertätigkeit liegt die entsprechende Regulierung des Säure-Basengleichgewichtes der Leber ob.

Wollen wir diese Beobachtungen auf das Tetanieproblem übertragen, so stehen uns zwei Erklärungsmöglichkeiten zu Gebote. 1. Wir können auch bei der Tetanie eine Leberschädigung, eine Leberfunktionsstörung, voraussetzen, wie das schon früher — freilich ohne hinreichend gestützt zu sein — von mehreren Autoren angenommen wurde (Doyon-Gautier, Whipple-Christmann, Wesselkin-Sanitsch-Wesselkina [2]), Blumenstock-Ickstadt). Nach einer Fleischmahlzeit würde dann die Leber die Alkalose und somit auch den Ausbruch der Tetanie nicht mehr hintanzuhalten vermögen. 2. Auch bei normaler Lebertätigkeit könnte der nach Fleischgenuß stark alkalisch gewordene Pfortaderstrom zuerst in der Leber als ein besonderer tetanigener Reiz wirken, der von hier aus auf reflektorischem Wege dem Nervensystem sowohl in seinen zentralen wie auch peripherischen Teilen übermittelt wird, und somit die nötigen „prätetanischen Bedingungen" der schon besprochenen Art zu schaffen hilft. Wir erinnern in diesem Zusammenhange an die bekannten, freilich noch dunklen Beziehungen zwischen der Leber und dem Nervensystem (Jacob, Pollak u. a.). Welche von diesen beiden Möglichkeiten aber die wirklichen Verhältnisse richtig wiedergibt, wird erst die spätere Forschung zeigen können. Jedenfalls ist es äußerst unwahrscheinlich, daß am tetanigenen Fleischeffekt eine direkte Giftwirkung, die sich nicht im Rahmen der Loebschen Formel einfügen würde, mit im Spiele sein sollte. Mit Recht weisen übrigens Beumer und Greenwald auch auf den besonderen Phosphatreichtum des Fleisches als einen wichtigen tetanigenen Faktor hin.

Die These von der „Entgiftungsfunktion" der Epithelkörperchen, die wir für den speziellen Fall der Guanidine schon abgelehnt haben, dürfte auch allgemein schon aus dem Grunde kaum haltbar sein, weil Collip nach dem Gesagten mit seinem Hormon auch

---

[1]) Fischler: Physiologie und Pathologie der Leber. Berlin 1925.
[2]) Die letzteren Autoren fanden bei parathyreopriven Tieren eine Störung der intermediären Ätherschwefelsäuresynthese.

beim normalen Organismus, d. h. ohne einen besonderen Intoxikationszustand starke, sogar deletär verlaufende Reaktionen erzielen konnte.

An Stelle des Fleischeffektes tritt bei der infantilen Tetanie die bekannte tetanigene Wirkung der Kuhmilch. Es wäre aber durchaus verfehlt, aus der Tatsache, daß die gleiche Milchdiät, die bei Säuglingen die Tetanie zu aktivieren, auch vorzubereiten vermag, sich bei Tieren und auch bei Erwachsenen, im Gegensatz zur Fleischkost, sogar therapeutisch verwenden läßt, einen im pathogenetischen Geschehen wurzelnden wesentlichen Unterschied zwischen der infantilen bzw. der parathyreopriven und der Erwachsenentetanie konstruieren zu wollen. Unseres Erachtens liegt es viel näher, aus dieser Beobachtung wiederum nur auf art- und altersbedingte Differenzen in der Ernährungs- und Verdauungsphysiologie des Menschen und der Tiere zu schließen, denen zufolge ein direkter Vergleich zwischen Tier und Menschen oder Erwachsenem und Säugling schon a priori unstatthaft sein muß. So wissen wir, daß bei Kuhmilchernährung der Säuglinge der Stuhl in der Norm eine alkalische Reaktion aufweist, und daß in den unteren, mit Bakterien besiedelten Darmabschnitten Fäulnisvorgänge vorherrschen. Bei Frauenmilchernährung stehen dagegen Gärungsprozesse im Vordergrund, und entsprechend weist die wahre Stuhlreaktion saure Werte auf (Ylppö, Eitel, Freudenberg-Heller, Scheer-Müller). Nach den heute allgemein herrschenden Anschauungen werden diese Unterschiede einerseits auf das relativ starke Eiweißangebot in der Kuhmilch, anderseits auf den relativ hohen Milchzuckergehalt der Frauenmilch zurückgeführt. Bei vermehrter Zufuhr von einer im Darm so schlecht resorbierbaren Zuckerart, wie dem Milchzucker [1]), soll noch unresorbierter Zucker in den Dickdarm, d. h. in den Bereich der Darmflora gelangen können und hier die Überwucherung der Gärungserreger über die Fäulnisbakterien ermöglichen. Diese letzteren herrschen erst bei einer relativ eiweißreichen Nahrung vor, so bei der „künstlichen Ernährung" der Säuglinge. Der Milchzucker wirkt demnach bei Säuglingen im Prinzip ebenso wie bei der Fleischdiät der Erwachsenen und der Tiere, oder umgekehrt die Kuhmilch entfaltet bei Säuglingen vermutlich die gleiche Wirkung wie bei Erwachsenen und Tieren eine reine Fleischkost. Demgegenüber wird der Kuhmilch bei Erwachsenen und Tieren vermutlich nicht die gleiche fäulnisfördernde Wirkung zukommen wie bei Säuglingen (vgl. Metschnikoff).

Unsere obigen für den tetanigenen Fleischeffekt aufgestellten Schlußfolgerungen müssen somit — mutatis mutandis — bei der Säuglingstetanie auch für die ähnliche Kuhmilchwirkung gelten. Die günstige Beeinflussung der Tetanie durch Frauenmilch, zumindest im Gegensatz zur Kuhmilch, wird uns nun ebenfalls verständlich. Wenn die Kellersche Malzsuppe trotz ihrer relativ hohen Alkalescenz und des Kaliumzusatzes (!) den tetanischen Übererregbarkeitszustand in der Regel nicht zu verschlimmern pflegt (bei der Feerschen Eiweißmilch genügt dazu schon ein Zusatz von 1,5 g $Na_2CO_3$ pro die — Johannsen), so dürften hierfür, außer dem infolge der Verdünnung reduzierten Phosphatgehalt, hauptsächlich die Unterdrückung der Fäulnisvorgänge im Darm und die dadurch erzielte saure Stuhlreaktion in Betracht gezogen werden. In der Frauenmilch bewirkt der relativ hohe Milchzuckergehalt, in der Malzsuppe der Malzextrakt selbst die nötige Umstimmung der Darmbakterienflora. Mit diesen Anschauungen stehen die experimentellen Befunde Wernstedts über die antitetanigene Wirkung des Milchzuckers, in der auch er schon — im Hinblick auf das Tetanieproblem — den wichtigsten Unterschied zwischen der Frauen- und Kuhmilchernährung vermutet hatte, im besten Einklang. Ein weiterer Angriffspunkt des Zuckers, auch der gut resorbierbaren Zuckerarten (z. B.

---

[1]) Der gleiche gärungsfördernde Effekt kommt z. B. auch dem Malzextrakt zu.

des Rohr-, Traubenzuckers, der Dextrin-, Maltosepräparate), liegt noch — wie bereits erwähnt — im intermediären Stoffwechsel.

Obgleich sich der Parallelismus zwischen der parathyreopriven und der spontanen infantilen Tetanie auf sämtliche symptomatologische, auch pathologisch-chemische Einzelheiten verfolgen ließ, so fehlen uns immer noch direkte Beweise zur endgültigen Stützung dieser Annahme.

Es gibt sogar einen schwerwiegenden Einwand gegen die Gleichsetzung beider Tetaniearten: die Therapie der idiopathischen Säuglingstetanie versagt bei der experimentellen postoperativen Tetanie, zumindest, was die Hebung des gesenkten Serumkalkspiegels anlangt, nach den vorliegenden Untersuchungsergebnissen (Swingle-Rhinhold, Pincus-Peterson-Kramer, Jones) vollkommen.

Den Beobachtungen von Park, Beumer-Falkenheim, Hoag-Rivkin über die (nach eigenen Erfahrungen keineswegs konstant) günstige Wirkung des Collipschen Epithelkörperchenhormons bei der infantilen Tetanie dürfte in diesem Zusammenhang ebenfalls keine besondere Bedeutung zugesprochen werden, denn das gleiche Hormon vermag auch beim normalen Organismus den Blutkalkgehalt zu erhöhen.

Bei der gegenseitigen engen Verknüpfung der antagonistisch und agonistisch wirksamen endokrinen Drüsen wäre es durchaus möglich, daß ein Funktionsausfall der Epithelkörperchen bei der idiopathischen infantilen Tetanie nicht infolge einer direkten Schädigung, sondern mehr im Anschluß an eine entsprechende Störung im Gleichgewicht des gesamten innersekretorischen Systems entsteht.

So soll die erhöhte Diastaseausscheidung im Urin (und im Stuhl) bei der Tetanie der Kinder [übrigens auch bei Rachitis[1])] auf eine Hyperfunktion des Pankreas hinweisen (Adam, Waltner). Die Alkalose und die Neigung zu Hypoglykämie werden dementsprechend als Zeichen einer Hyperinsulose aufgefaßt. Gegen diesen Deutungsversuch lassen sich freilich gewichtige Einwände erheben: 1. Bei Tetanie besteht nur eine Neigung zur Hypoglykämie, auch im schwersten, manifesten Zustand können normale, sogar erhöhte Blutzuckerwerte registriert werden. 2. Insulin bewirkt eine Erniedrigung des Serumphosphatgehaltes, bei der Tetanie besteht aber oft eine echte Phosphatstauung. 3. Bei parathyreopriver Tetanie ist die Assimilationsgrenze für Zucker stark herabgesetzt (Eppinger, Falta-Rudinger, R. Hirsch, Cooke), was sich mit einer „Hyperinsulose" kaum vereinbaren ließe. In Anbetracht dieser noch ungeklärten Widersprüche sind wir nicht in der Lage, die Tetanie schlechtweg mit einer Hyperfunktion des Pankreas gleichsetzen zu können. Die erhöhte Diastaseausscheidung möchten wir eher mit dem pathologisch veränderten Stoffwechsel der (cellulären) organischen Phosphorverbindungen in Beziehungen bringen. Worin freilich diese Störung besteht, vermögen wir einstweilen noch nicht anzugeben.

Experimentelle Thymektomie soll nach Basch, Klose-Vogt und Matti eine erhöhte elektrische Erregbarkeit der peripherischen Nerven zur Folge haben. Dieser vereinzelt gebliebene Befund kann uns aber noch kaum dazu veranlassen, der Thymus in der Tetaniegenese eine bevorzugte Stellung einzuräumen. Interessant ist nur die auch in diesen Tierexperimenten zutage tretende Syntropie zwischen Rachitis und Tetanie.

Fassen wir das bisher Gesagte zusammen, so läßt sich die infantile Tetanie als eine intermediäre Stoffwechselstörung ansehen, ausgezeichnet in ihrem innersten Wesen durch das aufgehobene Gleichgewicht zwischen Serumkalk- und Phosphatgehalt oder — präziser ausgedrückt — durch eine Hypocalcämie. Die tetanischen Symptome, Manifestationen unterstehen dagegen nicht dieser vorbereitenden Bedingung, sondern der in dieser Hinsicht letzten Endes allein wirksamen Ca-Ionenverarmung, mit einer entsprechenden Verschiebung des erweiterten Loebschen Quotienten. Nur die Wiederherstellung des gestörten intermediären Stoffwechsels, insbesondere die des schon im latenten Stadium gestörten Blutchemismus kann eine endgültige Heilung herbeiführen.

Eine Störung im Verhältnis des Blutkalk- und Phosphatgehaltes zueinander trifft nun aber auch bei der Rachitis den Kernpunkt der Pathogenese. Freilich in der endgültigen Auswirkung dieser Störung bestehen zwischen der Rachitis

---

[1]) Siehe S. 270.

und der Tetanie erhebliche Unterschiede. Die Verhältnisse werden durch die folgende Tabelle beleuchtet:

| | Rachitis: | Tetanie: |
|---|---|---|
| Serumkalk . . . . . . . | Normal oder wenig erniedrigt | Stark erniedrigt |
| Anorg. Serumphosphor . | Erniedrigt | Relativ, bisweilen absolut erhöht |
| Ca : P . . . . . . . . . | 3,5 | 1,2 |
| Ammoniakbildung . . . . | Erhöht | Erniedrigt |
| Säureausscheidung . . . | „ | „ |
| Alkalireserve . . . . . . | Deutlich erniedrigt | Mäßig erniedrigt |
| Blut-p$_{\text{H}}$ . . . . . . . . | Normal | Normal, gelegentlich auch erhöht |
| Adrenalin-Blutzuckerkurve | Hyperglykämisch | Hypoglykämisch |
| Glykolyse (im Blut) . . . | Gehemmt | Normal oder verstärkt |
| Blutmilchsäurespiegel . . | Tendenz zur Erniedrigung | Tendenz zur Erhöhung |

Ein Blick auf die mitgeteilten Befunde ergibt, daß von einer Wesensgleichheit der Tetanie und der Rachitis nicht die Rede sein kann. Die Tetanie stellt in ihrem Stoffwechsel, so auch in den angeführten Teilvorgängen, eher das Spiegelbild, „das Negativ" (Freudenberg-Verfasser) der Rachitis dar. Man könnte sogar geneigt sein, zwischen beiden Prozessen einen wahren Antagonismus anzunehmen, wenn nicht allein schon das häufige, fast gesetzmäßige Zusammentreffen von Rachitis und Tetanie beim gleichen Kinde, und die Tatsache, daß die Tetanie die Rachitis nicht aufzuheben vermag, gegen diese Vermutung sprechen würden.

Wie läßt sich nun aber dieses scheinbar paradoxe Verhalten erklären? Gehen wir vom übergeordneten, beide Krankheitszustände vereinigenden Prinzip des gestörten Gleichgewichtes zwischen dem Kalk- und Phosphatstoffwechsel, im besonderen zwischen dem Serumkalk- und Phosphatgehalt, aus, so könnte eine Erklärung in der Weise gesucht werden, daß wir in der Rachitis und der Tetanie nur zwei verschiedene Phasen einer Stoffwechselkrankheit, d. h. den verschiedenen Reaktionsablauf auf sozusagen die gleiche Ursache, bei „entsprechender Konstellation der notwendigen Bedingungen erblicken" (Verfasser, 1922). Freilich ist auch hier noch eine weitere Einschränkung, die sich auf die Reihenfolge der Einzelphasen bezieht, angebracht. Wir haben schon bei der Besprechung der Klinik der Tetanie auf die jahreszeitlichen Schwankungen im Auftreten manifest tetanischer Krämpfe, auf den steilen Frühjahrsgipfel in den Monaten Februar bis April (meist im März) hingewiesen. Demgegenüber treten die ersten rachitischen, klinisch sowie blutchemisch nachweisbaren Symptome schon im Spätjahr, so in den Monaten Oktober bis Dezember auf[1]. Die Rachitis geht demnach der Tetanie voraus: die manifest tetanischen Erscheinungen entstehen somit in der Regel auf dem Boden eines schon rachitisch veränderten Stoffwechsels.

Wieso kommt denn aber diese Umstimmung des Stoffwechsels von der Rachitis in die Tetanie zustande?

Hier geben uns die Betrachtungen Moros über die Ursache des Frühjahrsgipfels der Tetanie einen Hinweis; Moro führt die Häufung der Tetaniefälle im Spätwinter und Vorfrühling [2] auf eine funktionelle Änderung im Organismus zurück, die auf verstärkter „Hormonwirkung", auf einem erhöhten Erregbarkeitszustand des gesamten vegetativen Nervensystems beruht. Man könnte in diesem Zusammenhang von einer „hormonalen Frühjahrskrise" sprechen (Freudenberg-Verfasser).

Eine jahreszeitlich bedingte Periodizität ist nicht allein den Pflanzen, sondern allem Anschein nach auch den höheren tierischen Organismen eigen. Wir brauchen nur auf die

---

[1] Diese Beobachtungen gelten freilich nur für unser gemäßigtes Klima.
[2] Siehe S. 308.

jahreszeitlichen Schwankungen im Verlaufe des Wachstums zu erinnern (Malling-Hansen, Schmid-Monnard, Wimberger, H. Frank). Im Frühjahr wird der wachsende Organismus durch besonders intensive Wachstumsimpulse betroffen, die ein gesteigertes Längenwachstum herbeiführen, eine Entwicklungsbeschleunigung. Aus den sehr instruktiven röntgenometrischen Untersuchungen Wimbergers müssen wir weiterhin schließen, daß diese Wachstumsimpulse wohl schon im Januar, spätestens im Februar-März zur Wirkung gelangen; das verstärkte Längenwachstum hält dann aber nur bis Juni an. In der zweiten Hälfte des Jahres, vom Juli bis Dezember, besteht eher eine Stoffwechselverlangsamung mit relativ herabgesetzter Wachstumsintensität [1]).

Der Parallelismus zwischen der Pflanzen- und Tierwelt ist zum mindesten in diesem Punkte ein vollkommener. Das „biologische Frühjahr" (Moro) fällt nicht mit dem astronomischen zusammen. Das erstere beginnt schon am 23. Dezember, am Tage der kürzesten Sonnenscheindauer, und endigt am 23. Juni, dem Tage der längsten Sonnenscheindauer, umfaßt somit zwei astronomische Jahreszeiten: den Winter und den Frühling. Das „biologische Spätjahr", die Periode der relativen Ruhe, der Vorbereitung, setzt sich dagegen aus dem astronomischen Sommer und Herbst zusammen.

Beim Mangel an Vitamin D tritt nun bei Säuglingen im Spätjahr, besonders in den sonnenarmen Monaten November bis Dezember, die rachitische Stoffwechselstörung auf mit der begleitenden Acidose und Hypophosphatämie. Die „hormonale Frühjahrskrise" — in den Monaten Januar bis März (auch April) — bedingt dann eine Umkehr, eine „eruptive Umstimmung" des Gesamtstoffwechsels; an Stelle der „rachitischen" Hypophosphatämie und Acidose tritt die „tetanische" Hypocalcämie, die relative Phosphatstauung und — auch als Zeichen des beschleunigten Stoffwechsels — die Alkalose (Anacidose). Wir stellen uns vor, daß diese hormonalen Einflüsse mit den eben besprochenen im Frühjahr schlagartig zur Wirkung gelangenden „Wachstumsimpulsen" identisch sind oder mindestens in die gleiche Gruppe von hauptsächlich klimatisch bestimmten Reizen gehören.

Freudenberg und Verfasser haben den sehr interessanten Ausnahmefall erlebt, daß bei einem dauernd in der Klinik behandelten Falle im Hochsommer, und zwar am 26. 7. 19 Tetanie in Gestalt von Dauerspasmen auftrat! Es handelte sich um ein cerebral defektes Kind (Mikrocephalie, Anophthalmus usw.), das eine länger dauernde Wachstumshemmung aufgewiesen und am genannten Tage, mit 10 Monaten, erst 60 cm lang war. In den folgenden 5 Wochen wuchs das Kind 4,5 cm, im nächsten Monat 3 cm. Beim Einsetzen des nach einer wahrscheinlich zentral nervös verursachten Retardation gesteigerten Längenwachstums war das Kind zu abnormer Zeit tetanisch geworden. Nahrungswechsel oder Infekte lagen nicht vor.

Gibt es nun auch noch andere Beweise für die reale Existenz einer hormonalen Frühjahrskrise außer der Tetanie und der Periodizität der Wachstumsvorgänge? Tatsächlich finden sich solche in der Physiologie und Pathologie der menschlichen und tierischen Organismen in großer Anzahl. Wir brauchen nur an die Frühjahrshäufung von bestimmten organischen Krankheiten, von Psychosen, Selbstmorden, Sexualverbrechen, — von sonstigen pathologischen Erregungszuständen zu denken, an die bei der Beurteilung pharmakologischer Versuche wichtigen Unterschiede in der Reaktionsfähigkeit der Winter- und der Sommerfrösche, an die jahreszeitlich bedingten Schwankungen in der Erregbarkeit des Fieberzentrums (bei Kaninchen gegenüber Kochsalz), an den ebenfalls jahreszeitlich wechselnden Jodgehalt der Schilddrüse u. a. Besonders wichtig sind nun aber gewisse chemische Befunde, die uns nicht allein die Existenz dieser Frühjahrskrise zu belegen helfen, sondern im veränderten Stoffwechsel gewisse Einzelheiten erkennen lassen, die allem Anschein nach — obgleich bei Normalen erhoben — Beziehungen zur Tetanie aufweisen.

Sowohl bei Erwachsenen (Lindhard, H. Straub und seine Schule), wie auch bei Säuglingen (Verfasser-Falkenheim-Kruse) tritt an der Jahreswende, besonders aber im Januar bis Februar, eine starke Senkung der alveolären $CO_2$-Spannung, des Kohlensäurebindungsvermögens und der Alkalireserve des

---

[1]) Vgl. auch das bei der Rachitis Gesagte, S. 266 ff.

Blutes ein, die mit dem Eintritt der warmen Monate (Mai bis Juni) erneut langsam ansteigen und im Sommer dann ihr Maximum erreichen [1]). Im Gegensatz zu Straub und seinen Mitarbeitern, die diese Befunde — freilich auf Grund einer nur indirekten Beweisführung — als Acidose deuten möchten, glauben Lindhard und, mit Ausnahme der Fälle mit unkomplizierter florider Rachitis, auch Verfasser-Falkenheim-Kruse in dieser Änderung des Säurebasengleichgewichtes das Zeichen einer erhöhten Erregbarkeit des Atemzentrums, den Ausdruck einer im Frühjahr physiologischen, leichten Überventilation und somit das Symptom einer Alkalose erblicken zu müssen. Mit diesem Erklärungsmodus stünden die verschiedenen pathologischen Erregungszustände, die im Frühjahr gehäuft aufzutreten pflegen, und im besonderen auch die Saisonbedingtheit der Tetanie im besten Einklang. Auch die im Frühjahr einsetzenden Wachstumsimpulse können als Stoffwechselbeschleunigung nur bei einer alkalotischen Stoffwechselrichtung ihre Wirkung entfalten [Freudenberg-Verfasser [2])].

Die Senkungsgeschwindigkeit der roten Blutkörperchen weist in den Frühjahrsmonaten eine erhebliche, anscheinend physiologische Beschleunigung auf (M. Lederer, Georgi). Da nun aber alkalotische Zustände (Georgi, Stern), wie Überventilation, auch Tetanie [3]) ebenfalls mit einer erhöhten Senkung der Erythrocyten einhergehen, so dürfte auch dieser Parallelismus als ein — obgleich nur indirekter — Beweis für die alkalotische Natur der Frühjahrsschwankungen im intermediären Säurebasengleichgewicht herangezogen werden. Dabei müssen wir freilich der Einschränkung eingedenk bleiben, daß das komplexe Phänomen des Sedimentierungsvermögens der roten Blutkörperchen nicht allein von den H-Ionen, sondern vielmehr noch von anderen Faktoren abhängig ist.

Mit dem Frühjahr, vermutlich erst mit der Verbreiterung des Sonnenspektrums gegen die ultraviolette Seite zu, schwindet — wie wir gesehen haben — die rachitische Hypophosphatämie spontan. Eine Neigung zur Erhöhung des Serumphosphatspiegels im Frühjahr scheint sogar schon unter normalen Verhältnissen auch bei Erwachsenen zu bestehen. So wird eine Hebung des Serumphosphatgehaltes bei der Callusbildung [nach Knochenfrakturen [4])] im Frühjahr viel häufiger beobachtet als im Spätjahr (Verfasser-Sulger), was wohl als Zeichen einer besonderen Labilität des Phosphatstoffwechsels in der ersten Hälfte des Jahres gelten dürfte (Epithelkörperchen?). In der Genese der Tetanie fällt auch diesem Moment sicherlich eine gewisse Rolle zu.

Auch die Kurve der Diastaseausscheidung soll nicht nur bei Rachitikern und Tetanikern, sondern ebenso bei Gesunden ihr Maximum im Frühjahr erreichen (Waltner).

Fassen wir die Rachitis und die Tetanie der Kinder als zwei verschiedene Phasen einer im Grunde identischen Stoffwechselstörung, oder schlechtweg beide als D-Avitaminose auf, und führen wir in dieses Schema den angesichts der eben besprochenen Daten auch experimentell gut fundierten Begriff der „hormonalen Frühjahrskrise" ein, so wird uns auch die Tatsache verständlich, warum die als rachitogen bekannten ätiologischen Faktoren und Bedingungen (Mangel an Licht, schlechte hygienische Verhältnisse, Überernährung, Debilität des Kindes, d. h. Frühgeburten, Zwillinge usw., künstliche Ernährung) auch die Entstehung der Tetanie — indirekt — begünstigen müssen. In dieser Hinsicht deckt sich demnach die Ätiologie der Rachitis — die wir im entsprechenden Abschnitt schon früher ausführlich besprochen haben — mit der der Tetanie. Auch die Frage, warum die „hormonale Frühjahrskrise" nur bei Rachitikern tetanigen wirkt, würde sich bei dieser Betrachtungsweise erübrigen: denn nur

---

[1]) Bei Säuglingen sind die jahreszeitlichen Schwankungen des Säurebasengleichgewichtes stärker ausgeprägt, auch konstanter als bei Erwachsenen (Verfasser-Falkenheim-Kruse).

[2]) Siehe S. 350.

[3]) Siehe S. 314.

[4]) Siehe S. 272.

bei Mangel an Vitamin-D kann eine unkompensierte Phosphatstauung und Hypocalcämie entstehen, sofern wir freilich von der experimentellen Parathyreodektomie absehen. Daß nun aber diese zunächst noch unbekannten klimatischen Faktoren, die in ihrer Gesamtheit die „hormonale Frühjahrskrise" bestimmen, beim rachitischen Organismus eine so starke Wirkung entfalten können, hängt möglicherweise auch mit einer anderen Bedingung, mit der rachitischen Acidose zusammen.

Man könnte — wie wir es schon in Erwägung gezogen haben — die Rachitis-Tetanie als eine diphasische Reaktion bezeichnen. Die Fähigkeit, Reize diphasisch zu beantworten, dürfte als eine besondere Eigentümlichkeit des lebenden Organismus gelten. Der durch irgendwelchen äußeren Reiz aus seiner Ruhelage gebrachte Stoffwechsel vollbringt zunächst mehrere Schwingungen, bevor er wieder seine Ruhelage einnimmt. So folgt der Fieberalkalose meist ein acidotisches Stadium (Verfasser), der Adrenalinacidose und Hyperglykämie eine Alkalose und Hypoglykämie (Petényi-Lax, Vollmer u. a.), der Insulinhypoglykämie eine Hyperglykämie (Zondeck-Ucko) usw. So kehrt — bildlich ausgedrückt — der Pendel, der bei Rachitis stark gegen die eine Seite ausschlägt, bei der Tetanie ebenfalls nicht in die Ruhelage zurück, sondern schlägt entsprechend stark in die entgegengesetzte Richtung aus. Hier liegt für die Entstehung der Tetanie die weitere Bedeutung der rachitischen Stoffwechselstörung und im besonderen der Acidose.

Mit dieser Annahme stimmen auch die Beobachtungen Hopmanns über tetanisch erhöhte K.Ö.Z.-Werte der peripherischen Nerven bei einem gesunden Erwachsenen im direkten Anschluß an längere Salmiakmedikation, über echte Tetanie im Verlaufe der Serumkrankheit, wie auch das schon länger bekannte gehäufte Auftreten von Tetanie in der Rekonvaleszenz der Cholera asiatica gut überein.

In Ausnahmefällen begegnet man der Tetanie auch bei Kindern, die weder klinisch noch röntgenologisch Zeichen einer rachitischen Ossificationsstörung erkennen lassen. Dies steht aber mit unseren Anschauungen über die Ätiologie und Pathogenese der Tetanie keineswegs im Widerspruch. Denn bei einer im Dezember oder sogar im Januar und später beginnenden bzw. entsprechend ausgeprägten Vitamin-D-Verarmung kann die hormonale Frühjahrskrise schon vor der Ausbildung der rachitischen Knochenveränderungen zur Auswirkung gelangen. Erst später, sofern der tetanische Zustand und die damit verbundene Ca-Ionenverminderung länger anhalten, können dann die Symptome der rachitischen Ossificationsstörung, diesmal als Ausdruck eines echten, intermediär entstandenen Kalkdefizits, zum Vorschein kommen. In anderen Fällen dagegen stellen sich Merkmale der Rachitis, trotz der chronisch verlaufenden oft sogar rezidivierenden Tetanie, auch späterhin nicht ein. So begegnet man z. B. bei Kindern mit Verdauungsinsuffizienz (Heubner-Hertersche Krankheit, „Coeliac disease") als Komplikation häufig der Tetanie. Daß sie nun trotzdem des öfteren rachitisfrei bleiben, hängt vermutlich mit ihrem schlechten Ernährungszustand zusammen: die „Rachitisresistenz" der Dystrophiker ist eine allgemein bekannte, auch von uns schon gewürdigte [1]) klinische Tatsache. Im Gegensatz zum gewöhnlichen Verlauf der Säuglingsdystrophien zeichnen sich die Fälle mit Verdauungsinsuffizienz durch häufige, spontane, oft Wochen anhaltende Remissionen, mit steilem stetigem Gewichtsanstieg aus. In den Perioden der fortschreitenden Gewichtsabnahme oder des Gewichtsstillstandes besteht eine acidotische, im Stadium der Remission dagegen eine alkalotische „Stoffwechselrichtung" (Freudenberg-Verfasser). Fällt nun mit dem Gewichtsanstieg noch die Auswirkung der „hormonalen Frühjahrskrise"

---

[1]) Siehe S. 277. Die in solchen Fällen oft nachweisbare Osteoporose ist kein rachitisches Symptom.

zusammen und besteht gleichzeitig ein Mangel an D-Vitamin, so sind sämtliche Vorbedingungen der Tetanie gegeben, und der jetzt erfolgte Ausbruch der Tetanie stellt nur ein erfülltes Postulat dar. Solche Remissionen sind meist von kurzem Bestand und werden durch einen neuen Rückfall jäh unterbrochen, bevor noch der rachitische Prozeß — diesmal wiederum als Folge der Kalkverarmung — zur Auswirkung gelangen konnte. Bei länger anhaltendem Gewichtsanstieg werden freilich auch rachitische Knochenveränderungen sichtbar (Lehmann). In den Tagen der fortschreitenden Dystrophie schwinden dann wiederum, wenn auch nicht gesetzmäßig, die letzten Spuren der Rachitis: die immer noch vorhandenen Grundbedingungen der rachitischen Stoffwechselstörung können sich, ebenso wie bei der gewöhnlichen Säuglingsdystrophie, am Skelet keine Geltung verschaffen. Wir dürften in solchen Fällen von einer „Rachitis sine rachitide" sprechen. Die acidotische, rein rachitische Phase ist hier durch den dystrophischen Zustand gegeben, gleichzeitig aber in ihren äußeren Erscheinungsformen überdeckt. Ähnliche Verhältnisse dürften gelegentlich auch bei athyreotischen Zuständen obwalten. So berichtet McCarrison aus dem Himalayagebiet über gehäufte Tetaniefälle bei Kindern mit endemischem Kopf. Die Beobachtung Freudenbergs[1] über eine in jedem Frühjahr rezidivierende Tetanie bei einem dreijährigen, völlig rachitisfreien (klinisch-röntgenologisch) Kinde, das „ausgesprochen die Erscheinung des infantilen Myxödems, vielleicht mit einem gewissen Einschlag mongoloider Züge zeigte" und stets unter Thyreoidinbehandlung stand, gehört ebenfalls hierher. Bei Myxödem bleibt die rachitische Ossificationsstörung trotz der starken Stoffwechselverlangsamung (Acidose) und des vielleicht gleichfalls vorhandenen Vitamin-D-Mangels — nach dem schon Gesagten — hauptsächlich nur wegen der völlig darniederliegenden Wachstumsvorgänge aus. Ohne Wachstum keine Rachitis. Gelingt es aber, unter der Einwirkung der „Frühjahrsimpulse" oder ähnlicher Reize, so auch mit Unterstützung der stoffwechselbeschleunigenden Schilddrüsenpräparate, eine Umkehr der acidotischen Stoffwechselrichtung in eine alkalotische — wenn auch nur auf kurze Zeit — herbeizuführen, so kann auch der Vitaminmangel, diesmal in Form der tetanischen Reaktion, in Erscheinung treten. Zufuhr von D-Vitamin stellt dann das normale Gleichgewicht erneut wieder her. Dies trifft auch auf den Fall von Freudenberg zu, den wir demnach ebenfalls als eine „Rachitis sine rachitide" auffassen dürfen[2]).

Mit den letzterwähnten Einschränkungen gilt demnach die These vom gesetzmäßigen Zusammentreffen der Rachitis und der Tetanie ganz allgemein gesichert. Viel schwieriger ist dagegen die weitere Frage zu beantworten, warum die „hormonale Frühjahrskrise" nicht in jedem Falle von Rachitis tetanigen wirkt. Die Seltenheit der Tetanie als Komplikation bei den schwersten Graden von Rachitis (dies ist eine allgemein anerkannte Erfahrungstatsache) ließe sich noch am ehesten erklären: in diesen Fällen vermag auch die „hormonale" Frühjahrskrise nicht die eruptive Umstimmung aus dem einen Extrem in das andere zu bewerkstelligen. In dieser Beziehung bieten die leichten Rachitisfälle die günstigsten Bedingungen: sie liefern auch tatsächlich das Hauptkontingent der Tetaniker. Die Mehrzahl bleibt aber selbst in dieser Gruppe von der Tetanie verschont. Hierfür müssen

---

[1]) Persönliche Mitteilung.
[2]) Bei der seltenen puerilen Tetanie werden rachitische Symptome am Skeletsystem (sowohl klinisch wie röntgenoskopisch) häufig vermißt. Auch hier dürfte es sich meist wohl um eine „Rachitis sine rachitide" handeln, sofern man von den vereinzelten, ebenfalls spontan entstandenen, bisher noch nicht genügend studierten, Fällen vermutlich reiner Epithelkörperchentetanie, die sich dann antirachitischen Mitteln und Verfahren gegenüber mehr oder weniger refraktär verhalten (eigene, unveröffentlichte Beobachtung), absieht. Vgl. auch die idiopathische Erwachsenentetanie S. 400.

andere Erklärungsmöglichkeiten in Erwägung gezogen werden. Eine solche vermuten wir zunächst in den klimatischen Faktoren der „hormonalen Frühjahrskrise" selbst. Schon aus der geographischen Verbreitung der Tetanie dürfte zu entnehmen sein, daß die Qualität und Quantität dieser klimatischen Bedingungen in der Auslösung der Tetanie eine erhebliche Rolle spielen müssen. So weisen gewisse scharf umschriebene Bezirke, Städte, eine auffallend hohe Tetaniemorbidität auf (Heidelberg, Wien) — nicht allein für die infantile, auch für die Erwachsenentetanie [1]) —, während in anderen Gegenden mit der gleichen Rachitisfrequenz Tetanie nur selten beobachtet wird.

Welcher Art jedoch die klimatischen Einflüsse sind, und welche von den zahlreichen Komponenten, die das Klima zusammensetzen, nicht allein bezüglich der Auslösung der Tetanie, sondern auch für ihre geographische Verbreitung den Ausschlag geben, diese Fragen sind vorläufig wohl kaum zu beantworten. Moro denkt an das Zusammenwirken jener Komponenten, die dem wohl-bekannten klimatischen Charakter des „Vorfrühlings und der ersten warmen Frühlingstage seine Eigenart verleihen". In der Tat tritt Tetanie gehäuft in solchen meist, aber keineswegs gesetzmäßig warmen, sonnenreichen Früh-jahrstagen auf, die gleichzeitig mit einer Luftdruckerniedrigung einher-gehen und somit einen Föhncharakter aufweisen. Wichtig, besonders betreffs der geographischen Bedingtheit der Tetanie erachten wir das plötzliche, schlagartige Auftreten solcher Wetterumschläge aus kalten, frostigen Winter-tagen in den warmen, schwülen „Vorfrühling". Der im Frühjahr eintretenden Verlängerung der Sonnenscheindauer kommt dabei sicherlich keine über-geordnete Bedeutung zu, denn erstens ist die Sonne keine obligate Komponente des „Tetaniewetters" und zweitens können auch Kinder, die früher nicht an die Sonne gebracht und stets im geschlossenen Zimmer gehalten worden sind, an manifester Tetanie erkranken. Andererseits können aber die kurzwelligen, ultra-violetten Strahlen der natürlichen (wie auch der künstlichen Höhen-) Sonne — worauf wir schon hingewiesen haben — eine Aktivierung der Tetanie herbei-führen; im Gesamtkomplex der klimatischen Komponenten dürfte ihnen somit die Rolle eines „unterstützenden" ätiologischen Faktors zukommen. Die gleiche Einschränkung besteht wohl auch für die Erhöhung der Außentemperatur, denn in geschlossenen und gleichmäßig temperierten Räumen, zumal bei den stets warm eingehüllten Säuglingen, kann diese Komponente kaum zur Wirkung gelangen. Ob nun dagegen die Erniedrigung des Barometerdruckes an der Entstehung des Tetaniewetters regelmäßig teilnimmt, gilt heute mangels aus-reichenden zugehörigen experimentellen Materials noch keineswegs als gesichert.

Interessant ist in diesem Zusammenhange die Mitteilung Soltmanns, daß in Breslau im März 1876 nach einer großen Überschwemmung, demnach wahrscheinlich nach einem starken Barometersturz und einer entsprechenden Temperaturerhöhung, Tetanie „epi-demisch" aufgetreten war.

Die ultravioletten Strahlen (Verfasser, Kroetz), wie auch Wärme (Bazett-Haldane, Haggard-Henderson, Cajori-Crouter-Pemberton) und Luft-drucksenkung (Hasselbalch) haben in ihrer physiologischen Wirkung das eine gemeinsam, daß sie alle den Stoffwechsel in alkalotischer Richtung verschieben und somit allein schon aus diesem Grunde die Entstehung der Tetanie begün-stigen müssen. Ihr Einfluß dürfte damit jedoch noch keineswegs erschöpft sein. Identifizieren wir — im Sinne der schon gezogenen Parallele zwischen Pflanzen- und Tierwelt — die klimatischen Komponenten des „Vorfrühlings" mit den Wachstumsreizen, und erinnern wir uns an die Tatsache, daß das Phosphat das „anorganische Wachstumshormon" darstellt (Verfasser), so ist schon im Hinblick auf solche Beziehungen eine entscheidende Wendung des Phosphat-

---

[1]) Vgl. v. Frankl-Hochwarth in Nothnagels Handbuch.

stoffwechsels unter dem Einfluß dieser äußeren Faktoren überaus wahrscheinlich. Damit rückt aber dann auch die Entstehung der postulierten „Phosphatstauung" zumindest in ihrer „klimatischen" Bedingtheit dem Verständnis näher. Es ist durchaus möglich, daß außer den erwähnten, noch andere, bis jetzt noch wenig erforschte und schwer registrierbare klimatische Faktoren am Zustandekommen der „hormonalen Frühjahrskrise" mitbeteiligt seien. So könnte man mit Kestner an gewisse chemische Änderungen der Luftzusammensetzung bei Föhnwetter denken. Die Luftelektrizität und das natürliche elektrische Feld müßten — besonders im Hinblick auf gewisse jahreszeitliche Schwankungen — ebenfalls berücksichtigt werden, obgleich man sich über die Art ihrer physiologischen Wirkung einstweilen noch keine Vorstellung machen kann.

In der gemäßigten Zone der nördlichen Halbkugel zeigt das natürliche elektrische Feld der Erde im Januar das höchste, im Juni das niedrigste Potentialgefälle. Die kritischen Frühjahrsmonate sind demnach durch eine steile Abnahme der Erdfeldintensität ausgezeichnet. Von besonderem Interesse für das Tetanieproblem ist nun die weitere Beobachtung, daß erniedrigter Luftdruck (Föhn!) fast stets eine starke Abnahme des Gefälles zur Folge hat. Neben der negativen Erdladung besteht noch eine positive Eigenladung der Atmosphäre. Diese sog. Raumladung ist nun in den Monaten Januar bis März, die auch die höchste Tetaniemorbidität aufweisen („hormonale Frühjahrskrise"), sonst stets positiv. Die Schwankungen im Leitvermögen der Luft sind denen des Potentialgefälles entgegengesetzt; die Höchstwerte werden in Mitteleuropa im Juni, die Tiefstwerte im Januar registriert. Bei Föhn (erniedrigtem Luftdruck) ist die Leitfähigkeit stark erhöht. Diese Änderungen des Potentialgefälles, der Leitfähigkeit, der Raumladung, sind in geschlossenen Räumen noch gut nachweisbar, so daß sie hier auch eine physiologische Wirkung ausüben könnten.

Im Hinblick auf die Auslösung der Tetanie kommt in erster Linie dem plötzlichen, schlagartigen Einsetzen des „Tetaniewetters", d. h. dem rasch erfolgten Umschlag aus kaltem in warme „Vorfrühlingstage" eine erhebliche Bedeutung zu. Schon die einfache (physiologische) alkalotische Umstimmung des Stoffwechsels unter Strahlen-, Wärmewirkung usw. findet nur dann statt, wenn das Maximum der Reizintensität in kurzer Zeit erreicht wird, oder mit anderen Worten, wenn die Kompensationsvorgänge mit dem Reizeffekt nicht Schritt halten können. Der gleiche Mechanismus ließe sich wohl auch bezüglich der Abhängigkeit der tetanischen Reaktion von der Gesamtheit der klimatischen Faktoren in Anwendung bringen und liefert somit einen nicht zu unterschätzenden Beitrag zur Frage der geographischen Verbreitung der Tetanie. Nur in Gegenden mit den entsprechenden klimatischen Eigenschaften wird die Tetanie eine hohe Morbiditätsziffer aufweisen können.

In den späteren Frühjahrsmonaten (April bis Juni) erfährt die tetanigene Wirkung der klimatischen Faktoren eine starke Abschwächung, denn die Zunahme der Sonnenscheindauer und noch mehr die Vermehrung der ultravioletten Strahlen im Sonnenspektrum[1] erhöht infolge endogener Bildung oder exogener Zufuhr (von bestrahlten Nährstoffen) den D-Vitamingehalt des Organismus, und vermag somit die erste, jeder weiteren übergeordnete Bedingung der rachitisch-tetanischen Stoffwechselstörung: das gestörte Gleichgewicht Ca : P im intermediären Stoffwechsel und im Blut herzustellen. Nur wenn der tetanigene Reiz relativ stärker ist als die diesem entgegengesetzte Wirkung des gleichzeitig entstandenen (oder zugeführten) Rachitisschutzstoffes, dann wird eine Manifestierung der Tetanie immer noch möglich. Der Endeffekt hängt demnach in diesem Falle vom relativen Verhältnis dieser beiden Komponenten zueinander ab.

Die gleichen Überlegungen gelten wohl auch für die Strahlentherapie der Tetanie. Auch hier kann zunächst die alkalotische tetanigene Wirkung der

---

[1] Vgl. S. 238.

kurzwelligen Lichtstrahlen den therapeutischen Effekt, d. h. die Bildung von
D-Vitamin überkompensieren: die gleichen Strahlen, die bei fortdauernder
Applikation die Rachitis — und, wie wir noch sehen werden, die Tetanie — zu
heilen vermögen, veranlassen dann, obgleich nur selten, eine Aktivierung der
Tetanie (Huldschinsky, Verfasser-Falkenheim, Stern).

Angesichts dieser Ausführungen kann uns nicht wundernehmen, daß an der
Entstehung des Frühlingsgipfels der Tetanie und am raschen Absturz der Frequenz
mit dem Eintritt der warmen, sonnenreichen Jahreszeit die gleichen klimatischen Faktoren, allein in verschiedener Zusammensetzung, bzw. mit einem
wechselnden Angriffspunkt im intermediären Stoffwechsel, beteiligt sind.
Eine frühere (vgl. Moro, auch Nassau) schwer empfundene Lücke der Tetanielehre dürfte somit als überbrückt gelten.

Trotz der Identität oder zumindest der nahen Verwandtschaft der tetanigen-
klimatischen Reize und der ebenfalls klimatisch bedingten Wachstumsimpulse
zeigen manifeste Tetanie und Wachstumsvorgänge keinen gleichgerichteten,
sondern eher einen reziproken Verlauf. Kommt es unter der Einwirkung

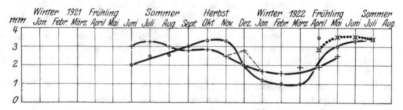

Abb. 19. Vergleich des normalen und rachitischen Wachstums.
+ —————— + normales Wachstum. ○—————○ und ⊗ —————— ⊗ Rachitiswachstum. (Wimberger.)

der tetanigenen Reize zu einer Aktivierung der Tetanie, so verhindert die so
entstandene Kalkverarmung — während der ganzen Dauer ihres Bestehens —
die Verknöcherung, d. h. das Knochenwachstum. Erst mit Einsetzen der
Heilung können die Wachstumsimpulse mit der adäquaten Reaktion beantwortet werden. Bleibt das manifeste Stadium aus, so werden sich die Wachstums-
reize schon früher Geltung verschaffen: die Wachstumsverlangsamung, die
sowohl bei Rachitis wie auch bei Tetanie zur Regel gehört, weicht dann plötzlich
einem steilen, der Norm überlegenen Anstieg (Wimberger, vgl. Abb. 19).

Auch in unserem schon erwähnten Falle (S. 350) trat das beschleunigte Wachstum
erst nach Abklingen der manifesten Tetanie (infolge Spontanheilung im August!) in Erscheinung.

Ein schlagartig einsetzender Wetterumschlag mit dem Charakter des
„Tetaniewetters" ist nicht allein auf die ersten Frühjahrsmonate (Januar bis
April) beschränkt, schon im letzten Jahresviertel (Oktober bis Dezember)
pflegen solche „Vorfrühlingstage" den Winter (Herbst) des öfteren zu unterbrechen. Da nun aber gleichzeitig bei einer Reihe von Kindern die rachitische
Stoffwechselstörung schon voll ausgeprägt sein kann, so sind damit wohl sämtliche Bedingungen der tetanischen Reaktionen gegeben. In der Tat gehört
die Tetanie in diesen Spätjahrmonaten keineswegs zu den Seltenheiten.

Außer dem Klima kann die Auslösung der Tetanie auch durch andere, von
uns schon früher besprochene [1] „tetanigene" Faktoren bedingt sein. Wirken
mehrere Reize gleichzeitig auf den Organismus ein, so erfolgt eine gegenseitige
Unterstützung und Summation. In dieser Hinsicht ist das Fieber besonders
hervorzuheben. In Fällen, wo der vom „Tetaniewetter" ausgehende Reiz

---

[1] Vgl. S. 308.

unter dem erforderlichen Schwellenwert geblieben ist, kann dann die Tetanie im Anschluß an eine hinzutretende Temperaturerhöhung, einen fieberhaften Infekt, doch noch manifest werden. Auch mit Hilfe dieses Mechanismus findet demnach eine gewisse Auslese statt; denn solchen Summationsreizen wird wohl nie die Gesamtheit, sondern nur ein gewisser Bruchteil der Rachitiker im Verlaufe der Krankheit ausgesetzt sein können.

Einen weiteren, besonders wichtigen unterstützenden tetanigenen Faktor haben wir in der „künstlichen Ernährung" zu erblicken. Ihre Rolle beschränkt sich nicht allein auf die Auslösung der manifesten Tetanie, sondern ihr kommt schon beim Zustandekommen der rachitischen Stoffwechselstörung, mit anderen Worten beim Versagen der Regulationsvorrichtungen betreffs des Kalk- und Phosphatstoffwechsels und des Blutkalk- und Phosphatgehaltes eine erhebliche Bedeutung zu. Wir stellen uns vor, daß die künstliche — „unnatürliche" — Ernährung den Bedarf des Organismus an Vitamin-D — freilich aus einstweilen unbekannten Gründen — stark erhöht und somit bei mangelhafter Vitamin-D-Zufuhr leicht zur Rachitis führt. Hiermit ist aber auch die erste, vorbereitende Bedingung der Tetanie gegeben. Die Kuhmilch wirkt nun aber auch noch unmittelbar an der Ausbildung der Tetanie, an der Entstehung der tetanischen Reaktionen mit und tritt somit in die Reihe der schon erwähnten tetanigenen Reize (Tetaniewetter, Fieber usw.) Ihre aktivierende Wirkung stellt sich als die Resultante mehrerer Einzelkomponenten dar, auf die wir z. T. schon bei früheren Anlässen hingewiesen haben. So führt die eiweißreiche Kuhmilchmahlzeit eine viel stärkere Magensalzsäureflut herbei als die Frauenmilch (Bessau, Rosenbaum u. a.), verursacht somit eine erhebliche Verdauungsalkalose (Verfasser-Kappes-Kruse), die dann die Ca-Entionisierung begünstigt. Im Gegensatz zur natürlichen Ernährung weisen die Faeces bei Flaschenkindern eine alkalische Reaktion und eine Fäulnisflora auf, lauter Momente, die nach dem schon Gesagten bei einer entsprechenden intermediären Ionenkonstellation ebenfalls einen tetanigenen Einfluß ausüben müssen. Die schon erwähnte acidotische Wirkung der Kuhmilch wird bei der infantilen Tetanie ebensowenig zum Vorschein kommen wie die einer Fleischmahlzeit bei der experimentellen parathyreopriven Tetanie [1]), oder bei Eckschen Fistelhunden — gegenüber Normaltieren.

Die bisher besprochenen tetanigenen Komponenten der künstlichen Ernährung wirken nur bei einer schon gegebenen inneren Ionenkonstellation (Hypocalcämie, Phosphatstauung usw.). Die Kuhmilch dürfte aber auch schon bei der Ausbildung dieser charakteristischen Ionenkonstellation maßgebend beteiligt sein. Denn wenn auch die Gleichgewichtsstörung zwischen dem Blutkalk- und Phosphatgehalt bei der Rachitis und auch der Tetanie vornehmlich auf das Versagen der inneren Regulationsmechanismen beruhen mag (Freudenberg-Verfasser), so können sich die Zusammensetzung der Nahrung und möglicherweise gewisse mit der Verdauung zusammenhängende Vorgänge in der Genese dieser Krankheitszustände als unterstützende Faktoren doch noch Geltung verschaffen. Bei der Rachitis ist das viel weniger der Fall als bei der Tetanie. Gehen wir nämlich vom Quotienten $\frac{Ca}{P}$ als der nach MacCollum und seinen Mitarbeitern wichtigsten, ausschlaggebenden ätiologischen Komponente des Nahrungschemismus aus, so weist diese in der Kuhmilch einen viel niedrigeren Wert (0,79) auf als bei der Frauenmilch (1,31), d. h. in der Kuhmilch besteht ein relativer Phosphatüberschuß. Phosphate erniedrigen aber den Serumkalk, verstärken somit die Hypocalcämie. Dementsprechend wird die Kuhmilch in dieser

---

[1]) Vermutlich infolge einer gewissen Funktionsstörung der Leber, S. 346.

Beziehung nur bei der Tetanie einen ätiologischen Faktor darstellen, während bei der Rachitis — im Gegensatz zu den Anschauungen Howlands, Findlays und ihren Schulen — der Quotient $\frac{Ca}{P}$ die Entstehung der Hypophosphatämie eher verhindern müßte. Hier werden dann die inneren Regulationsmechanismen auch diese Wirkung noch zu überkompensieren wissen [1]).

Von Interesse ist in diesem Zusammenhang die schon besprochene Versuchsreihe Lenstrups über jahreszeitliche Schwankungen im Phosphatgehalt der Kuhmilch. Die höchsten Phosphatwerte wurden in den Wintermonaten verzeichnet (September bis Mai), was sich nun ebenfalls mit der Morbiditätskurve der Tetanie gut deckt.

Es liegt uns jedoch völlig fern, dieser exogenen ätiologischen Komponente bei der Tetanie einen Vorrang zuschreiben zu wollen. Ebenso wie die Rachitis ist auch die Tetanie in erster Linie als eine intermediäre, endogen bedingte Stoffwechselstörung aufzufassen.

Dies müssen wir auch im Gegensatz zu Jeppson betonen, der die Säuglingstetanie hauptsächlich auf den Phosphatreichtum der Kuhmilch, mithin auf eine exogene Ursache zurückführen möchte. Sie wäre demnach eine reine Phosphattetanie und als solche in die Gruppe der „Bluttetanien" einzureihen, während Freudenberg und Verfasser in der Phosphatwirkung nur einen Faktor erblicken und auch den hauptsächlich in die Gewebe verlegen möchten. Anderseits muß zugegeben werden, daß auch der Nahrungsfaktor bei der Tetanie sicherlich eine besonders wichtige und in gewisser Hinsicht doch ausschlaggebende Rolle spielen kann. Hierfür spricht allein schon die bekannte klinische Erfahrungstatsache, daß bei ausschließlicher Brusternährung Tetanie fast nie zur Beobachtung gelangt, während Rachitis — wenn auch in milderer Form — noch recht häufig vorkommt. Schon bei der ersten Kuhmilchzufütterung oder nach dem Abstillen kann dann die Tetanie plötzlich manifest werden (Tetania ablact. — Flesch). Auch in symptomatisch - therapeutischer Beziehung kann sich die Frauenmilchernährung bei der Tetanie bewähren (s. Abb. 20), wobei wir freilich nicht vergessen dürfen, daß hier außer dem relativen Phosphatüberschuß auch noch andere Teilkomponenten (Fehlen der Verdauungsalkalose, hohe Zuckerzufuhr, Säuerung der Faeces, Ausbildung einer Gärungsflora) mit im Spiele sind.

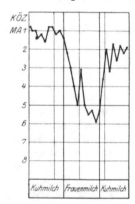

Abb. 20. Unterschiedliches Verhalten der galvanischen Erregbarkeit bei Kuh- und Frauenmilch. (Finkelstein.)

An der Hand des bisher vorgebrachten Tatsachenmaterials und der daran geknüpften Erörterungen ist die Möglichkeit gegeben, Tetanie bei Kindern experimentell zu erzeugen. Eine vitamin-D-arme Kost, so z. B. Kuhmilch in großen Mengen (Überfütterung!) ohne Beikost, müßte bei Säuglingen in den Wintermonaten zu Rachitis und möglicherweise auch zur Tetanie führen. Einschlägige, unbeabsichtigte Befunde haben wir bei einem gesunden Säugling (geb. 18. 9. 25) erheben können, der mit 200 Cal. Trockenmilch (in entsprechender Verdünnung) pro kg Körpergewicht, mit 6% Zucker ernährt wurde.

9. 11. Körpergewicht 3800 g, Länge $52\frac{1}{2}$ cm, Serum-Ca: 9,5, P: 5,7, K.Ö.Z. $>$5,0.

28. 11. Wird deutliche Kraniotabes festgestellt. Serum - Ca: 8,4, P: 5,8, Körpergewicht: 4650 g (!), Länge: 56 cm.

12. 12. Länge gleichgeblieben (56 cm), während früher in einem gleichlangen Intervall (9. 11. bis 28. 11.) die Zunahme $3\frac{1}{2}$ cm betrug. Körpergewicht: 4950 g, Peroneus: $++$, K.Ö.Z.: 3,8.

Seit dem 20. 11. bestand ein hartnäckiger grippaler Infekt mit Temperaturen zwischen 37—38°. 13. 12. An einem ausgesprochenen „Vorfrühlingstage" gleichzeitig mit einem weiteren Fieberanstieg bis 39° laryngospastische Anfälle. Trousseau: $++$, K.Ö.Z. = 1,8. 14. 12. Ca: 7,1, P: 5,4.

---

[1]) Vgl. S. 257.

An diesem Falle läßt sich somit fast lückenlos die ganze Reihe der besprochenen ätiologischen Momente rekonstruieren. Rachitis, Wachstumshemmung, Hypocalcämie bei normalem Phosphatgehalt, Fieber, Tetaniewetter usw. Die erste Phase: die Hypophosphatämie, ist entweder übersprungen worden, oder aber sie ist allein der Bestimmung entgangen. Ihr Fehlen ist aber durchaus verständlich, denn der langwährende fieberhafte Infekt und die starke einseitige Überfütterung mit Kuhmilch sind lauter Momente, die die Entstehung der Hypocalcämie begünstigen.

In diesem ausführlich mitgeteilten Falle müssen wir die Rachitis und den Wachstumsstillstand auf die Hypocalcämie beziehen. Ebenso wie bei Ratten stellen sich demnach rachitische Knochenveränderungen (auch Wachstumsstillstand) sowohl bei Hypophosphatämie wie auch bei Hypocalcämie ein. Man könnte sogar in diesem Zusammenhang nach dem Vorschlage von Shipley-Park-Mc Collum und Simmonds von zwei Rachitisarten sprechen: von einer unkomplizierten Rachitis, die vornehmlich auf der Hypophosphatämie, und von einer mit Tetanie komplizierten Rachitis, die letzten Endes auf einer Kalkverarmung beruht („P-arme" bzw. „Ca-arme" Rachitis der Amerikaner). Allein dieser Versuch, zwei scharf getrennte selbständige Rachitisformen aufzustellen, scheitert an der einwandfrei nachgewiesenen Tatsache, daß beide Formen im Verlaufe ihres Bestehens ineinander übergehen können.

So finden wir bei einem von A. F. Heß in einem anderen Zusammenhang mitgeteilten Fall (bei einem 11 Monate alten Säugling) am 8. 3. mit Ca = 12,5 mg% und P = 3,5 mg% eine unkomplizierte Rachitis, am 22. 5. dagegen Ca = 7,55 und P = 4,0 mg% eine Tetanie. Ähnliche Beobachtungen haben auch wir gemacht, so unter anderem bei den zwei folgenden Fällen:

| I. Gr. | | | | | II. Bu. | | | |
|---|---|---|---|---|---|---|---|---|
| 3. 11. | Ca = 10,5 | P = 5,7 | | | 5. 11. | Ca = 10,2 | P = 5,4 |
| 3. 12. | Ca = 9,3 | P = 5,3 | | | 3. 12. | Ca = 9,6 | P = 5,4 |
| 6. 1. | Ca = 9,5 | P = 4,0 | | | 5. 1. | Ca = 9,4 | P = 4,4 |
| 31. 1. | Ca = 8,8 | P = 3,4 | | | 31. 1. | Ca = 9,1 | P = 2,6 |
| 1. 3. | Ca = 7,9 | P = 4,4 | | | 2. 3. | Ca = 8,3 | P = 4,0 |

Nach Behandlung mit bestrahltem Milchpulver
26. 3.  Ca = 10,8  P = 5,5          26. 3.  Ca = 10,6  P = 5,2

Nach Zufuhr von Kalksalzen, NH$_4$Cl, oder Salzsäure erfolgt bei Tetanie ebenfalls eine Umkehr des blutchemischen Status. An Stelle der tetanischen Hypocalcämie tritt die rachitische Hypophosphatämie; die Tetanie ist, wenn auch nur in symptomatischer Hinsicht, in eine unkomplizierte Rachitis umgewandelt worden. So fand z. B. Verfasser — wie schon oben mitgeteilt [2] — in einer Reihe von mit Salmiak behandelten Tetaniefällen folgende Mittelwerte: vor der Behandlung Ca: 6,6, P: 4,9; nach der Behandlung Ca: 8,9, P: 3,9. Bei nicht-tetanischen Säuglingen gelingt es nicht [3] durch solche einmalige peroral zugeführte Kalkgabe den Serumphosphatspiegel auf Werte herunterzudrücken, denen man sonst nur bei Rachitis begegnet.

Eine scharfe Trennung zwischen der unkomplizierten und mit Tetanie kombinierten Rachitis läßt sich auch schon mit Rücksicht auf die bei der latenten Tetanie erhobenen blutchemischen Befunde nicht durchführen. Wir finden in diesen Fällen häufig keine einseitige Hypocalcämie oder Hypophosphatämie, wie wir das als Ausdruck einer „Ca-armen" oder einer „P-armen" Rachitis zu erwarten hätten, sondern sowohl erniedrigte Kalk- wie verminderte Phosphatwerte. Gerade dieses Verhalten des Blutchemismus unterstützt am besten unsere Ausgangsthese von der Überführbarkeit beider Rachitisarten ineinander. Die latente Tetanie mit einem erniedrigten Serumkalk- und Phosphatspiegel dürfte als das Übergangsstadium von der unkomplizierten Rachitis in die tetanische Form aufgefaßt werden.

Schon bei der unkomplizierten Rachitis kann neben der konstanten Hypophosphatämie häufig auch eine leichte Hypocalcämie bestehen, die dann

---

[1]) Unveröffentlicht.
[2]) Vgl. S. 337.
[3]) Eigene unveröffentlichte Versuche. Bei Erwachsenen tritt nach peroralen Kalkgaben sogar eine Serumphosphaterhöhung ein (Gollwitzer-Meier).

möglicherweise das erste Symptom einer beginnenden Tetanie darstellt (Howland-Kramer). An ihrer Ausbildung sind vermutlich verschiedene Faktoren mitbeteiligt. Bei debilen, natürlich ernährten Säuglingen (Frühgeburten, Zwillingskindern) dürfte die Abnahme des Serumkalkgehaltes als Teilerscheinung eines allgemeinen Kalkmangels und der ungenügenden Kalkzufuhr aufgefaßt werden. Dieser Erklärungsmodus gilt aber keineswegs ganz allgemein, denn die Serumkalkverminderung geht sonst, bei den künstlich ernährten Kindern, mit der Schwere des rachitischen Prozesses durchaus nicht parallel. Hier müssen andere Mechanismen mit im Spiele sein, entweder der niedrige Quotient $\frac{Ca}{P}$ in der Kuhmilch, oder aber schon klimatische Faktoren und zuletzt — was uns aber trotz seines unbestimmten Charakters noch am wahrscheinlichsten dünkt — gewisse Reaktionsvorgänge von seiten bestimmter endokriner Drüsen und des vegetativen Nervensystems (Epithelkörperchen?) [1]). Der Übergang aus dieser noch rein rachitischen in die latent-tetanische, etwas stärkere Hypocalcämie erfolgt fließend, wohl immer noch unter dem Einfluß der eben erörterten Bedingungen. Hier tritt dann allmählich auch die relative Phosphatstauung in Aktion. Die „hormonale Frühjahrskrise" kann sich erst in diesem Stadium richtig, d. h. in Form tetanischer Manifestationen Geltung verschaffen. In diesem Punkte müssen wir unsere früheren Ausführungen über den Zusammenhang der Rachitis und der manifesten Tetanie noch nachträglich etwas genauer gestalten. Die „hormonale Frühjahrskrise" (häufig mehrere Krisen — Moro) vermag eine unkomplizierte Rachitis nicht, oder wohl nur sehr selten, ohne das latente Stadium direkt in den manifest tetanischen Zustand zu überführen. Hierzu bedarf es meist einer schon vorangehenden Senkung des Kalkspiegels, einer bestehenden „latenten Tetanie".

Die Entstehungsbedingungen der Rachitis und der Tetanie lassen sich nach dem Gesagten in das folgende Schema zusammenfassen, wobei es noch zu beachten bleibt, daß zur Ausbildung der Tetanie nicht unbedingt sämtliche Zwischenstadien durchlaufen werden müssen:

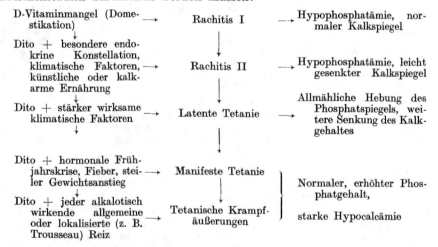

Sowohl die Hypocalcämie wie auch die Hypophosphatämie werden, sobald schon vorhanden, unter dem Einfluß besonderer intermediärer Vorgänge von der Art eines „Circulus vitiosus", dessen Erörterung im einzelnen hier viel zu weit führen würde, allmählich an Intensität zunehmen müssen, oder zumindest

---

[1]) Die klimatischen Faktoren bedürfen zu ihrer Auswirkung des gleichen Weges.

bestehen bleiben. So erklärt sich auch die Tatsache, daß der Übergang von der unkomplizierten Rachitis in die Tetanie (ebenso auch, oder vielleicht noch mehr in umgekehrter Richtung) mit Schwierigkeiten verbunden ist und des Hinzutretens besonderer Impulse („hormonale Frühjahrskrise" usw.) bedarf. Bei der latenten Tetanie mit erniedrigtem Serumkalk- und Phosphatspiegel besteht sogar ein zweifacher „Circulus vitiosus". Der weitere Verlauf hängt dann in erster Linie von der Resultante einerseits der rein rachitogenen, anderseits der tetanigenen Reizfaktoren ab, die im gegebenen Falle zur Auswirkung gelangt sind.

Im vorhergehenden haben wir eine Reihe von Beweismomenten kennen gelernt, die uns zu der Annahme berechtigt haben, daß die spontane, idiopathische Tetanie der Kinder nur eine besondere Phase der übergeordneten rachitischen Stoffwechselstörung darstelle. Die Tetanie ist keine funktionelle Neurose, auch ihre nervösen Merkmale beruhen letzten Endes auf einem D-Vitaminmangel oder ganz allgemein gesagt auf der „Domestikation". Die seltenen Ausnahmefälle, die keine begleitende Ossificationsstörung erkennen lassen, sind wohl als „Rachitis sine rachitide" zu bezeichnen[1]. Mit Ausnahme der auslösenden, nur sekundären, direkt tetanigenen Faktoren deckt sich die Ätiologie der Säuglingstetanie mit der der unkomplizierten Rachitis, wir haben diesbezüglich nur auf das schon dort Gesagte zu verweisen.

Die gleichen Überlegungen gelten nicht allein für die frühinfantilen Formen, sondern auch für die häufigen tetanischen Komplikationen bei der Rachitis tarda (H. Curschmann, Ebstein, Schuller u. a.), sowie bei der Osteomalacie und Kriegsosteopathie v. [Frankl-Hochwarth, J. Bauer, McCallum, Schlesinger, Higier u. a.[2])].

Die bekannten Daten über die geographische Verbreitung und die Geschichte der Tetanie liefern weitere Stützen für die Zusammengehörigkeit der Rachitis und der Tetanie.

So weist schon Escherich auf die auffallende Tatsache hin, daß die Tetanie nur in Gegenden beobachtet wird, in denen auch Rachitis heimisch ist. Iwamura[3] fand im von Rachitis fast völlig verschonten Japan nur im kleinen Bezirk von Toyokamen, wo auch Rachitis vorkommt, echte Tetanie mit kathodischer Übererregbarkeit. Die tropischen und arktischen Gegenden sind nicht nur rachitis-, sondern auch tetaniefrei.

Die Verfolgung der Geschichte der Tetanie stößt auf besondere Schwierigkeiten. Denn im Gegensatz zu den sichtbaren rachitischen Knochenveränderungen sind wir bei der Tetanie allein auf die Beschreibung funktioneller oder zumindest morphologisch nicht faßbarer Krankheitszeichen angewiesen. Eklamptische Krämpfe und auch an Laryngospasmus erinnernde Atembeschwerden (Croup, Asthma, Stridor congenitus) treten aber auch bei nicht tetanischen Säuglingen auf. Anderseits kommen die charakteristischen Karpopedalspasmen im Säuglingsalter nur selten vor. Die weiteren spezifischen Merkmale der Tetanie, die erhöhte elektrische und mechanische Erregbarkeit der Nerven sind erst neuerdings (vor etwa 50 Jahren) entdeckt worden, konnten somit in den früheren Zeiten zur Sicherung der Diagnose nicht herangezogen werden. Unter diesen Umständen erscheint es schwer, ältere unvollständige Angaben über Krampfäußerungen im Säuglingsalter mit der Tetanie in Beziehung zu bringen. Wir sind in dieser Hinsicht oft nur auf Mutmaßungen angewiesen. So auch schon bei Hippokrates, der bei Säuglingen unter Dentitionskrämpfen eine seltene, von ihm als Asthma bezeichnete Krankheit beschreibt, die während des Winters in den Städten herrscht (!) und oft mit epileptischen Anfällen (gemeint sind wohl eklamptische Krämpfe) einhergeht[4]. Schon diese beiläufigen Bemerkungen und noch mehr das gleichzeitige Fehlen von Husten, der hier aber bei asthmatischen Zuständen und bei Croup (im Säuglingsalter meist Pseudocroup) in der Regel zu erwarten hätten, legen die Vermutung nahe, diese von Hippokrates, später auch von Galen

---

[1]) Vgl. S. 305.
[2]) Vgl. S. 386.
[3]) Zitiert nach Aschenheim: Ergebn. d. inn. Med. u. Kinderheilk. Bd. 17. 1917.
[4]) Zitiert nach Hefft: Journ. f. Kinderkrankh. Bd. 1. 1843.

beobachteten Atmungskrämpfe (und eklamptischen Anfälle) als Manifestationen einer tetanischen Stoffwechselstörung zu betrachten. Ebenso wie die Rachitis dürfte aber auch die Tetanie in Griechenland, in Rom nur selten vorgekommen sein. Hierfür spricht schon die spärliche Zahl entsprechender Überlieferungen. Erst im Jahrhundert Glissons begegnen wir bei Felix Platen, dann bei Primerosius, besonders aber bei Ettmüller [1] (1697) der ersten klassischen Beschreibung sicherer laryngospastischer Anfälle. Ebenso wie wir vom 17. Jahrhundert an, wenn auch nicht die Entstehung, aber zum mindesten die weite endemische Verbreitung der Rachitis zu rechnen pflegen und im klassischen Werke Glissons nur den Ausdruck dieser Verhältnisse erblicken, so dürften die ebenfalls erst aus dem gleichen Jahrhundert stammenden Angaben über tetanische Krampfäußerungen im gleichen Sinne gelten. Der Parallelismus zwischen Rachitis und Tetanie tritt demnach auch in ihrer Geschichte zutage. Im 18. und besonders dann im 19. Jahrhundert häufen sich weiter die Angaben über tetanische Krampferscheinungen, besonders über Atemkrämpfe im Säuglingsalter, auf die im einzelnen einzugehen wir uns um so mehr versagen dürfen, weil sie für unsere spezielle Fragestellung, für die Zusammengehörigkeit der Rachitis und der Tetanie nichts enthalten. Erst Elsaesser (1843) betont das gleichzeitige Vorkommen von Kraniotabes und Atemkrämpfen und vermutet kausale Beziehungen zwischen diesen beiden Symptomen (Hyperämie, Ödem der Hirnhäute). Er und später Reid (1849) sind die ersten Autoren, die die ätiologische Bedeutung der schlechten Wohnungshygiene, der „üblen Luft" sowohl betreffs der Rachitis, wie auch der Tetanie hervorgehoben haben. So ist es schon nach Reid nicht verwunderlich, daß die Tetanie bei den Stadtkindern viel häufiger auftritt als bei den Landkindern. Nach Lorent (1850) dürfte allein schon die Beschaffenheit der Atmosphäre Londons, die gewöhnlich neblig und mit Rauch geschwängert ist, abgesehen von den anderen in dieser großen Stadt vorhandenen so zahlreichen antihygienischen Ursachen, wohl erklären, warum in dieser Stadt der Spasmus glottidis öfter beobachtet wird als anderwärts [2]. Reid war übrigens auch der Einfluß der künstlichen Ernährung als eines wichtigen rachitogenen und tetanischen Faktors wohl bekannt. Dies geht schon aus dem Titel seines Buches (1849, in deutscher Übersetzung 1850) hervor: „Der Laryngismus der Kinder, mit Bemerkungen über die künstliche Ernährung, einer der häufigsten Ursachen dieser Krankheit und anderer konvulsivischer Affektionen der Kinder". In Zusammenfassung des damals vorliegenden Tatsachenmaterials kommen schon Barthez-Rilliet (1853) zu der noch heute gültigen Schlußfolgerung: „Die Koinzidenz der Rachitis mit den inneren Konvulsionen ist als bewiesen zu erachten. ....... Wir finden in der Verbindung der beiden Krankheiten bei ein und demselben Individuum einen neuen Beweis für den Einfluß antihygienischer Ursachen und namentlich einer fehlerhaften Ernährung, welche, wie jedermann weiß, zur Erzeugung der Rachitis allmächtig ist."

Die Zusammenfassung verschiedener bis dahin völlig getrennt aufgeführter Symptome in die nosologische Einheit der infantilen Tetanie verdanken wir Abercrombie (1880), später Escherich, Ganghofner, Kassowitz u. a. Hierzu gehören die schon erwähnten Atmungskrämpfe (Spasmus glottidis usw., früher auch Asthma thymicum [Kopp], oder Asthma Millari genannt) und eklamptische Muskelkontraktionen, dann die erst um 1830—1831 unter dem Namen Tetanie beschriebenen Karpopedalspasmen (Steinheim, Dance, Tonnelé), sowie die erst in den 80er Jahren bekannt gewordenen Symptome der mechanischen und elektrischen Übererregbarkeit der Nerven. Den hohen Grad der Syntropie zwischen Rachitis und Tetanie versuchte Escherich schon in der Nomenklatur („Tetania rachiticorum") zum Ausdruck zu bringen. Diese Bezeichnung hat er dann später durch die umfassendere „Tetania infantum" (infantile Tetanie) ersetzt.

Ist die Tetanie letzten Endes nur eine besondere Phase der übergeordneten rachitischen Stoffwechselstörung, so ist damit auch der Weg für eine erfolgreiche kausale Therapie gegeben. Jede zweckentsprechend ausgeführte antirachitische Maßnahme müßte mit der Herstellung des gestörten Serumkalk- und Phosphatgleichgewichtes nicht allein die normalen Ossificationsvorgänge wieder in Gang bringen, sondern gleichzeitig auch die Grundbedingungen der tetanischen Reaktion eliminieren können. Mit dieser indirekten Beweisführung ex iuvantibus würde dann unsere Ausgangsthese von der „Identität" der Rachitis und der Tetanie die letzte noch ausstehende Stütze erhalten.

Es gelingt nun in der Tat mit Hilfe der üblichen antirachitischen therapeutischen Verfahren, in der gleichen Zeit wie bei der

---

[1] „Erschwertes Atmen mit hellklingender Inspiration, dem oft Konvulsionen folgen können."

[2] Zit. nach Barthez-Rilliet.

unkomplizierten Rachitis, auch bei der Tetanie eine Heilung herbeizuführen. Dies äußert sich nicht nur im Verschwinden der manifesten und auch der latenten Symptome, sondern in der Herstellung des gestörten Blutchemismus, d. h. hauptsächlich in der Erhöhung des Serumkalkgehaltes. So wirkt Lebertran infolge seines D-Vitaminreichtums ebenso, wie auf die Rachitis, auch auf die Tetanie günstig ein. Bei 32 latent tetanischen Kindern fand Finkelstein unter Lebertranmedikation nach Ablauf von 5 Wochen, meist aber schon nach 2—3 Wochen, in 75 % (in 24 Fällen), bei 50 unbehandelten Kontrollkindern dagegen in 2 Fällen (4 %) normale K.Ö.Z.-Werte (vgl. Abb. 21). Über gleiche Ergebnisse haben früher schon Kassowitz, Rosenstern, Zybell u. a. berichtet. Der nach dem Vorschlag von Kassowitz eingeführte Phosphorzusatz scheint nach den Untersuchungen Rosensterns den Lebertraneffekt zu erhöhen. Dies läßt sich auch in Zahlen ausdrücken: P-Lebertran in Mengen von 2×5 g pro die soll bei Tetanie die

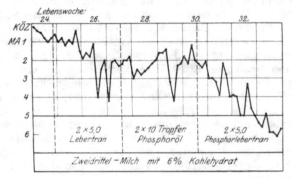

Abb. 21. Verschiedene Wirkung von Lebertran, Phosphoröl und Phosphorlebertran auf die galvanische Erregbarkeit der Tetanie. (Finkelstein.)

gleiche Wirkung entfalten, wie Lebertran ohne P erst in Dosen von 5×5 g täglich. Phosphor in Öl oder Emulsion ohne Lebertran, d. h. im Sinne der heutigen Anschauungen ohne D-Vitamin, ist bei der Tetanie unwirksam (Schabad, Rosenstern u. a.). Nicht allein die latente elektrische Übererregbarkeit, sondern auch die verschiedenen manifesten Erscheinungen und ebenso die mechanische Übererregbarkeit der Nerven bilden sich unter Lebertraneinfluß in der Regel nach kurzer Dauer meist innerhalb 2—4 Wochen, zurück. Mit der klinischen Heilung geht stets die Herstellung des normalen Blutchemismus parallel.

Noch sicherer und rascher als bei Lebertranmedikation schwindet die Tetanie unter dem Einfluß der kurzwelligen, ultravioletten Strahlen der „künstlichen Höhensonne" (Quarzlampe). Ebenso wie für die Rachitis stellt die direkte Bestrahlung auch für die Tetanie die Therapie der Wahl dar (Sachs, Huldschinsky, Woringer, Falkenheim-Verfasser, R. Stern, Flesch, Casparis-Kramer, Hoag u. a.). Die ultravioletten Strahlen wirken aber bei der Tetanie nicht auf die sekundäre tetanigene Ionenkonstellation, sondern auf die übergeordnete „rachitische" Grundstörung ein (Freudenberg-Verfasser). Denn würde die Bestrahlung die Ca-Entionisierung aufheben, so müßte mit einer ähnlich schlagartigen Wirkung gerechnet werden, wie durch die Kalksalze, Salmiak, Salzsäure u. a. Dies ist aber nicht der Fall; sämtliche Autoren, die in der letzten Zeit über Erfolge der Bestrahlungstherapie der Tetanie berichtet haben, geben zu, daß eine definitive Heilung erst nach einer Reihe von Einzelbestrahlungen zu erzielen ist. Die Heilungsdauer deckt sich mit der der Rachitis bei der gleichen Therapie. Auch die anorganische Serumzusammensetzung weist in den ersten Bestrahlungstagen keinerlei nennenswerte Änderungen auf. Erst später tritt dann die Erhöhung der Serumkalkwerte in Erscheinung; der Serumphosphatgehalt bleibt konstant, kann aber leicht zunehmen (Falkenheim-Verfasser, Casparis-Kramer u. a.). Im Endeffekt führt die Bestrahlung bei Säuglingen innerhalb 1 bis 3 Wochen zu einer völligen Nivellierung des gestörten Ca-P-Gleichgewichtes, dies sowohl bei der Tetanie, wie auch bei der unkomplizierten Rachitis. Zu gleicher Zeit schwinden bei Tetanie auch sämtliche Übererregbarkeitssymptome (s. Tab. 2).

Da eine kurz dauernde, leichte Bestrahlung — worauf wir schon hingewiesen haben — zu einer Alkalose führt, so wäre es zu erwarten, daß unter Strahlenwirkung eine manifeste Tetanie verschlimmert und eine latente Tetanie manifest wird (Verfasser). Dies ist in der Tat der Fall (Huldschinsky, Verfasser gemeinsam mit K. Gottlieb und Falkenheim, R. Stern). Beispiele aus einer Reihe selbstbeobachteter Fälle haben wir in die nebenstehende Tab. 2 aufgenommen. In diesem Zusammenhang wäre es noch besonders hervorzuheben, daß eine Verschlimmerung der Tetanie unter dem Einfluß der ultravioletten Strahlen sich nur auf die ersten Tage der eingeleiteten Behandlung beschränkt. Der tetanigene Effekt der Bestrahlungsalkalose kann sich später bei schon gehobenem Serumkalkspiegel nicht mehr durchsetzen.

Der Befund einer beginnenden Kalkablagerung in der Epi-Diaphysengrenze, dem man bei den ersten tetanischen Manifestationen des öfteren begegnen kann (Huldschinsky) ist angesichts häufig nebeneinander verlaufender antirachitischer und tetanigener Impulse durchaus verständlich. Bei längerer Dauer des tetanischen Zustandes wird dann die Hypocalcämie eine weitere Besserung der Ossificationsstörungen verhindern und den rachitischen Prozeß eher noch verstärken.

Die im Frühjahr eintretende spontane Heilung der Tetanie steht ebenso wie die der Rachitis vermutlich mit der Zunahme des ultravioletten Anteils im Spektrum der natürlichen Sonne in Beziehung und dürfte somit gleichfalls als Strahleneffekt gedeutet werden.

Von Interesse ist die Tatsache, daß nicht allein die Morbiditätskurve der idiopathischen, sondern auch die der postoperativen, parathyreopriven Tetanie nach einem Frühjahrsgipfel im Sommer einen steilen Abstieg aufweist. Man könnte zunächst geneigt sein, diesen Parallelismus auf die serumkalkerhöhende Wirkung der ultravioletten Strahlen zu beziehen. Swingle-Rhinhold, Pincus-Petersen-Kramer, sowie Jones gelang es jedoch in ausgedehnten Versuchsreihen — wie bereits erwähnt — nicht, bei der experimentellen, parathyreopriven Tetanie mit Hilfe von Ultraviolettbestrahlung oder auch von Lebertranzufuhr den verminderten Serumkalkgehalt zu erhöhen. Wenn auch der klinische Status gleichzeitig wohl eine leichte Besserung zeigte, so ist das Bestehenbleiben der Hypocalcämie trotz intensiver antirachitischer Behandlung doch der beste Beweis dafür, daß Epithelkörperchentetanie und „idiopathische" Säuglingstetanie in pathogenetischer Hinsicht nicht als vollkommen identisch betrachtet werden dürfen.

Den Zusammenhang zwischen der Lebertran- und Strahlentherapie der Tetanie stellen wir uns ebenso wie bei der unkomplizierten Rachitis in der Weise vor, daß wir die Wirkung der direkten Bestrahlung auf die autochthone Neubildung des D-Vitamins aus dem bis dahin inaktiven Cholesterin, richtiger gesagt, dem „Provitamin" (Ergosterin) der bestrahlten Hautpartien beziehen. Der so entstandene spezifische Rachitisschutzstoff behebt die Grundstörung und somit auch die auslösenden Bedingungen der tetanischen Reaktionen. Da nun aber die „induzierte Strahlenenergie", wie wir gesehen haben, nicht allein bei direkter Bestrahlung, sondern auch nach Zufuhr von „bestrahlten" Nährgemischen, so von bestrahlter, „jekorisierter" Milch (Cowell, György, A. F. Heß, Kramer), bestrahltem Ergosterin u. a. einen antirachitischen

Tabelle 2.

| Nr. | Datum 1923 | Name | Serum Ca | P | Elektrische Nerven-erregbarkeit | Sonstige tetanische Symptome | Bemerkungen |
|---|---|---|---|---|---|---|---|
| 1. | 19. II. | Sch. | — | — | K.Ö.Z.=2,5 | Fac. +, Per. +. | Am 21. II. Beginn einer Eosin-Höhen-sonnenkur. |
|  | 23. II. |  | — | — | K.Ö.Z.=0,6 | Karpopedal-spasmen |  |
| 2. | 7. VII. | Schl. | 7,4 | 6,6 | K.Ö.Z.=2,9 | Fac. +, Per. +. Kein „Ziehen" | Beginn einer Be-strahlungskur. Zunächst tägl.10'. |
|  | 8. VII. |  | 6,8 | 6,0 |  |  |  |
|  | 11. VII. |  |  |  | K.Ö.Z.=3,3 | Fac. +, Per. +, „Ziehen" (!). | Vom 11.VII. Bestr. tägl. 20'. |
|  | 14. VII. |  |  |  | K.Ö.Z.=3,2 | Fac. —, Per. —, seit 12. VII. kein „Ziehen". |  |
|  | 16. VII. |  |  |  | K.Ö.Z.>5,0 | ø |  |
|  | 19. VII. |  | 8,6 | 6,8 | K.Ö.Z.>5,0 | ø | Craniotabes ver-schwunden. |
|  | 24. VII. |  | 9,6 | 6,8 | K.Ö.Z.>5,0 | ø | Bestrahlungskur beendet. |
| 3. | 25. IV. | F. | 6,2 | 4,5 | T. R.[1]) =2,8 | „Ziehen", Fac + Per. +. | Beginn einer Be-strahlungsk. (5'). |
|  | 25. IV. |  | 6,1 | 4,3 | =3,2 | „Ziehen", Fac + Per. +. | 1 Std. nach der 1. Bestrahlung. |
|  | 3. V. |  | 8,8 | — |  | Fac. +, Per. +, zieht seit gest. nicht mehr. | Tägliche Bestrah-lung 20'. |
|  | 7. V. |  | 10,6 | 5,9 | K.Ö.Z.>5,0 | ø | Tägliche Bestrah-lung 20'. |
| 4. | 29. XI. | Herbold | 5,2 | 5,4 | T. R. = 2,7 | „Ziehen", Pföt-chenstellung Fac. +, Per+ | Beginn einer Be-strahlungskur. Zunächst 2×3'. |
|  | 30. XI. |  |  |  | 1,5 | Stärkeres „Zie-hen". Sonst unverändert. | 2×3'. |
|  | 2. XII. |  |  |  | 1,8 | „Ziehen" ø, Pföt-chenstellung ø, Fac.+, Per.+ | 2×3'. |
|  | 3. XII. |  | 5,8 | 7,0 | 2,5 | Fac. +, Per. +. | 2×5'. |
|  | 5. XII. |  |  |  | 3,0 | „Ziehen" (!), Pfötchenst.(!), Fac.+, Per.+. | 2×5', Verschlim-merung. Kein Fieber. |
|  | 7. XII. |  | 6,2 | 6,4 | 7,1 | Kein „Ziehen". Fac. ø, Per. ø. | 2×10'. |
|  | 9. XII. |  |  |  | 6,9 | — | 2×10'. |
|  | 12. XII. |  |  |  | A.Ö.Z.>5,0 K.Ö.Z.>5,0 | — | 2×10'. |
|  | 21. XII. |  | 9,0 | 6,7 | A.Ö.Z.>5,0 K.Ö.Z.>5,0 | — | Bestrahlungskur beendet. |

[1]) T. R. bezeichnet nach dem Vorschlag Wernstedts die Summe von K.S.Z. + K.Ö.Z. + A.S.Z. + A.Ö.Z., solange A.Ö.Z. und K.Ö.Z. < 5,0.

Effekt zu entfalten vermag, so müßten wir mit Hilfe der gleichen Medikation auch die tetanische Komplikation bekämpfen können. Tatsächlich gelingt es mit **bestrahlter Milch** (auch mit bestrahltem, erst nachträglich aufgelöstem Milchpulver), mit bestrahltem Ergosterin (2—4 mg pro die), bestrahltem Trockeneigelb (2—3 Kaffeelöffel pro die) in 3—4 Wochen nicht allein die rachitische Ossificationsstörung, sondern auch den **Gesamtkomplex der manifesten und latenten tetanischen Erscheinungen einer völligen Heilung entgegenzubringen (Verfasser).** Gleichzeitig erreicht auch der Blutstatus normale Werte, so z. B. bei einem 3 Monate alten Säugling mit „Prodromaleklampsie" am 7. 12. 1925: Ca = 7,3, P = 4,0 mg$^0/_0$, und am 21. 12.: Ca=9,9 (!), P = 5,1 mg$^0/_0$.

Zusammenfassend dürfte demnach die Feststellung erlaubt sein, daß die verschiedenen kausal-therapeutischen Verfahren bei der Rachitis und der Tetanie in ihrer Wirkung sich tatsächlich **vollkommen decken.** Die Bestrahlungs- und Ernährungstherapie (Lebertran, bestrahlte Nährstoffe) lassen sich ebenso wie bei der Rachitis auch bei der Tetanie auf einen gleichen Nenner bringen: **Zufuhr von D-Vitamin. Diese indirekte Beweisführung ex iuvantibus bezeugt somit erneut die Zusammengehörigkeit der Rachitis und der Tetanie, den zweiphasischen Charakter einer übergeordneten Stoffwechselstörung mit dem hervorstechendsten Merkmal des D-Vitaminmangels.**

Im vorhergehenden haben wir zwei große getrennte Gruppen von ätiologischen Faktoren kennen gelernt, die an der Genese der Tetanie mitbeteiligt sein müssen. Die rein rachitogen wirkenden Faktoren führen zu einem Versagen der Regulationsmechanismen betreffs des Serum- und Phosphatspiegels, während die tetanigenen Bedingungen in der Folge den Anlaß zu der Ausbildung der Hypocalcämie und der geforderten Verschiebung des erweiterten Loebschen Quotienten geben. Bei der ersten rein rachitogen wirkenden Gruppe haben wir schon früher eine weitere, einstweilen noch nicht faßbare Komponente, die Konstitution, in Betracht gezogen. Ihr Charakteristikum liegt in der individuell wechselnden Reizschwelle, die bei der Entstehung der Rachitis überschritten werden muß. Wir haben diesbezüglich nur auf das im Rachitiskapitel schon Gesagte zu verweisen. Die „Konstitution" tritt nun aber auch bei der zweiten Gruppe der tetanigenen Faktoren in Erscheinung. So wird es uns verständlich, daß die Ausbildung tetanischer Komplikationen nicht allein vom Hinzutreten solcher schon erörterter tetanigenen Bedingungen, sondern auch von der wiederum individuell wechselnden Höhe der entsprechenden Reizschwelle, d. h. von der Konstellation des Gesamtstoffwechsels abhängt. Selbst in Gegenwart tetanigener Impulse (klimatischer Reize, Fieber u. a.) werden demnach nicht in jedem Falle von Rachitis tetanische Symptome zu erwarten sein. Von welchen Faktoren nun aber die Konstitution im einzelnen abhängt, vermögen wir heute noch nicht anzugeben. Vermutlich spielen dabei Vorgänge von seiten des endokrinen Systems (Epithelkörperchen und der vegetativen Nerven?) eine besondere Rolle. Bei den Frühgeburten und debilen Kindern, die nicht allein zur Rachitis, sondern auch zur Tetanie besonders veranlagt sind [1] (Finkelstein u. a.), dürfte aller Wahrscheinlichkeit nach die angeborene Kalkarmut der Knochen in Verbindung mit der späteren mangelhaften Kalkzufuhr (Frauenmilch) die Entstehung der Rachitis (B. Hamilton) und im speziellen die der Tetanie „konstitutionell" unterstützen.

Das schon bei der Rachitis gewürdigte und hervorgehobene **hereditäre** Moment tritt auch bei der Tetanie in Erscheinung. Die zur Auslösung der

---

[1] Bei reiner Frauenmilchernährung bestehen meist nur latente Symptome; die Manifestierung kommt erst nach Zufütterung von artfremder Milch zum Vorschein.

Tetanie benötigte Reizschwelle als konstitutionelle Größe wird des öfteren ererbt. Häufiges familiäres Vorkommen der Tetanie gehört keineswegs zu den Seltenheiten (Seligmann, Pott, Thiemich, Stolte u. a.). Auch wir kennen eine Familie, in der sämtliche fünf Kinder im Säuglingsalter an schweren tetanischen Manifestationen gelitten haben.

Die Neigung der Säuglinge zu allgemeinen, nicht nur spezifisch-tetanischen Krampfäußerungen wurde von verschiedenen Autoren auf eine physiologisch erhöhte Reizbarkeit des kindlichen Zentralnervensystems zurückgeführt (Soltmann, Escherich, Aschenheim). Angesichts der erst im dritten Monat beginnenden Myelinisation der Nervenfasern in den Hemisphären (Peritz) dürfte die Annahme berechtigt sein, daß im Säuglingsalter die hemmende Wirkung der Hemisphären sich wohl viel weniger wird Geltung verschaffen können als später. In der physiologischen Spasmophilie würde somit nur das Unfertigsein des Zentralnervensystems im histologischen und funktionellen Sinne zum Ausdruck kommen. Allein in bezug auf die Tetanie berührt dieser Erklärungsmodus keineswegs den Kern des Problems. Hier müssen wir nur daran erinnern, daß die nervösen Erscheinungen der Tetanie nur Teilsymptome der übergeordneten rachitischen Stoffwechselstörung sind. Die Rachitis ist aber in erster Linie eine Wachstumskrankheit. Die Neigung der Säuglinge zur Rachitis und somit auch zur Tetanie steht demnach hauptsächlich mit der besonderen Intensität der allgemeinen, nicht nur der im Zentralnervensystem lokalisierten Wachstumsvorgänge in Beziehung. Die fehlende histologische Ausbildung der Hemisphären könnte dagegen für die Entstehung der verschiedenen Erscheinungsformen der Tetanie, insonderheit für die früheklamptische Form („Prodromaleklampsie") in Betracht gezogen werden. Hiermit berühren wir gleichzeitig einen von uns zusammenhängend noch nicht behandelten Punkt in der Pathogenese der Tetanie: Die Lokalisation der tetanischen Symptome. Sind die verschiedenen tetanischen Manifestationen zentraler oder peripherischer Natur? Für die allgemeinen eklamptischen (epileptiformen) Krämpfe ist diese Frage leicht zu beantworten. Denn nach den bekannten Gesetzen der Hirnpathologie lassen sie nur eine zentrale Lokalisation zu. Ihr Überwiegen bei der frühinfantilen Form der Tetanie steht dann möglicherweise in der Tat mit der Unfertigkeit des Hemisphärenaufbaues in Beziehung. Die „physiologische Spasmophilie" käme somit nur bei diesem sekundären Teilproblem zum Ausdruck. Mit fortschreitender Entwicklung der Hemisphären entfällt allmählich die lokale Bedingung der eklamptischen Konvulsionen; bei den späteren Formen der Tetanie, vom zweiten Halbjahr an, werden sie nur selten angetroffen.

Viel umstrittener ist die Frage nach der Natur der übrigen tetanischen Symptome, so in erster Linie die der mechanischen und elektrischen Übererregbarkeit und die der Karpopedalspasmen. Wir haben schon bei der Besprechung der Genese des Trousseauschen Phänomens sowie der laryngospastischen Anfälle eine Trennung zwischen humoralen und cellulären Bedingungen befürwortet. Die Auslösung tetanischer Symptome hängt nun hauptsächlich von der humoralen, d. h. peripherischen Komponente ab, aber sie können und werden von den cellulären, d. h. auch zentralen Impulsen unterstehenden Faktoren im weitgehenden Maße mitbeeinflußt. Bei Durchschneidung der Nerven, d. h. bei völlig aufgehobener Innervation kann kein tetanischer Muskelkrampf entstehen. Die empfohlene Trennung zwischen peripherischen und zentralen Bedingungen führt somit doch zu einer Synthese zurück: „es werden sowohl zentrale, wie auch periphere Bezirke an der Hervorbringung der Symptome beteiligt sein, die aber beide eine gewisse Unabhängigkeit voneinander wahren" (Finkelstein).

Die Überlegenheit der humoralen Faktoren geht auch aus den Blutaustauschversuchen McCallums eindeutig hervor. So genügt schon die Versorgung einer Extremität eines normalen Hundes mit dem Blute eines tetanischen Tieres durch Verbindung der Arteria und Vena femoralis mit Carotis und Jugularis, um Übererregbarkeit in der so durchbluteten Extremität hervortreten zu lassen. Gleiche Ergebnisse teilten später Noël Paton-Findlay Watson mit. Wird bei der Atmungstetanie durch Abbinden das veränderte Blut in eine Extremität nicht hineingelassen, so kommt in dieser kein Karpalspasmus zustande (Behrendt-Freudenberg).

Der celluläre Faktor, der nach dem Gesagten im Eigenstoffwechsel der Nerven zu suchen wäre, untersteht bestimmten, höher gelegenen, nervösen Zentren. Diese befinden sich nach neueren Untersuchungen (Barber, Spiegel-Nishikawa, vgl. auch Frank) im Hirnstamm, im von Edinger als Nucleus motorius tegmenti beschriebenen Zellkomplex, der zwischen rotem und Deiterschem Kern gelegen ist. Über diese Zentren und die zugehörigen Nervenbahnen können tetanische Symptome, so z. B. das Trousseausche Phänomen auch reflektogen entstehen.

Die Seltenheit der Dauerspasmen bei jungen, rachitischen Säuglingen und ihr gehäuftes Vorkommen bei älteren, meist mageren Kindern (bis zu 3 Jahren) steht vermutlich mit besonderen Verhältnissen der autonomen Innervation in Verbindung. Wir erinnern nur an die krampfbeschleunigende Wirkung des Adrenalins und auf den hemmenden Effekt des Ergotamins bei der experimentellen Atmungstetanie. Dieser Befund ist um so beachtenswerter, weil gleichzeitig in bezug auf die elektrische und mechanische Übererregbarkeit der Nerven zwischen Adrenalin- und Ergotaminwirkung kein sicherer Unterschied festgestellt werden konnte (Brehme-Popoviciu).

### Diagnose.

In Anbetracht der großen Reihe mehr oder minder für die Tetanie ,,spezifischen'' klinischen Symptome stößt die Diagnose der Tetanie in der überwiegenden Mehrzahl der Fälle auf keine besonderen Schwierigkeiten. So genügt zur Diagnose der latenten, aber auch der manifesten Tetanie im allgemeinen schon die Feststellung der nur selten fehlenden elektrischen und (oder) mechanischen Übererregbarkeit der peripherischen Nerven. Bei manifester Tetanie müssen freilich auch manifeste Erscheinungen beobachtet werden. Ebenso können aber zuverlässige anamnestische Daten über Krampfäußerungen zur Sicherung der Diagnose herangezogen werden.

Eine unspezifische Steigerung der mechanischen und elektrischen Übererregbarkeit kommt im Säuglingsalter allem Anschein nach nur selten vor. Möglicherweise gehören die schon erwähnten Beobachtungen Gebhardts über erhöhte K.Ö.Z.-Werte bei Fieberkrämpfen, als Ausdruck einer unkompensierten, aber nicht tetanischen Alkalose hierher.

Viel häufiger, freilich bei wiederholten Prüfungen (am gleichen Falle) immer noch selten, trifft man bei sicherer Tetanie normale elektrische und (oder) mechanische Erregbarkeit der Nerven an. Dies ist fast ausnahmslos, — wie schon betont — bei der ,,Prodromaleklampsie'' der Fall. Da nun aber eklamptische Krämpfe im frühen Säuglingsalter auch ohne tetanisch-rachitische Grundlage — so z. B. im Anschluß an ein Geburtstrauma — auftreten können, so dürfte der Beweis für ihre spezifisch-tetanische Natur allein durch Erhebung des blutchemischen Status, d. h. aus den Serumkalk- (und Phosphat-) Werten zu erbringen sein. Tatsächlich besitzen wir eine Reihe von hierher gehörigen Beobachtungen (vgl. Powers, auch Vollmer-Serebrijski). Bei der eklamptischen Form der Tetanie darf anderseits nicht vergessen werden, daß die mechanische und elektrische Übererregbarkeit der Nerven nach einem eklamptischen

Anfall auf kurze Zeit verschwinden kann und erst nach einem mehr oder minder langem Intervall wiederkehrt.

Die Atmungskrämpfe sind auch ohne Kenntnis der latenten Symptome charakteristisch für die tetanische Stoffwechselstörung. In gewissen Ausnahmefällen dürfte aber auch hier eine Ergänzung der diagnostisch verwertbaren Daten erwünscht sein. So können auch im Verlaufe der Keuchhustenerkrankungen bei Säuglingen ähnliche Krampferscheinungen auftreten. Schon das „Ziehen" erinnert hier an den tetanischen Spasmus glottidis. Die wahre Natur dieser Symptome läßt sich wiederum nur mit Hilfe der zugehörigen blutanalytischen Daten ermitteln. Auch bei gewissen organischen Hirnerkrankungen, so z. B. bei M. Little und Hydrocephalus kommt nichttetanischer Laryngospasmus vor. Gleichzeitig bestehen meist noch andere Bulbär- und Pseudobulbärsymptome (Schluckstörungen, Störungen der Zungenbewegungen, beständiges Vorstrecken der Zunge) und fast regelmäßig tiefe Idiotie (Thiemich). Hier beruht der Spasmus vermutlich auf Störungen der Kehlkopfinnervation. Der Blutchemismus weist keine Abweichung von der Norm auf (Verfasser).

Besondere indirekte Momente, wie z. B. begleitende Rachitis oder die Jahreszeit können im gegebenen Falle ebenfalls zur Erhärtung der Tetaniediagnose dienen. Auch das Lebensalter muß mitberücksichtigt werden. Bei Neugeborenen kommt Tetanie, wenigstens in ihrer idiopathischen Form, wohl nie vor. Auch in den späteren 6—8 Lebenswochen gehört sie noch zu den Seltenheiten. Das eigentliche Tetaniealter erstreckt sich dann vom 3.—4. Monat bis Ende des zweiten Lebensjahres. Später, besonders vom 4.—5. Lebensjahre an, bis Ende der Pubertät besteht sogar — sit venia verbo — eine gewisse Tetanie-, übrigens auch Rachitisimmunität, die nur in vereinzelten Ausnahmefällen überwunden wird.

Allein schon aus diesem Grunde ist es kaum anzunehmen, daß die in diesen Jahren häufig feststellbare mechanische und elektrische Übererregbarkeit der Nerven, so auch das besonders umstrittene Facialisphänomen der älteren Kinder, mit einer echten tetanischen Stoffwechselstörung in kausaler Beziehung stünde. Der stets normale Serumkalkgehalt [1] (Meyer, Handowsky, Mosse, Graham-Anderson, Blühdorn) und der normale Serumphosphatspiegel (Graham-Anderson) sprechen ebenfalls gegen die echt tetanische Natur dieser Übererregbarkeitssymptome. Bei älteren Kindern bleiben somit diese für Säuglinge mit Fug und Recht als charakteristisch erklärten Kennzeichen der Tetanie für die Diagnose unverwertbar. Das Facialisphänomen und die weiteren ähnlichen Merkmale eines besonderen „tetanoiden" Übererregbarkeitszustandes (Escherich, Aschenheim, Lust u.a.) beruhen in diesen Fällen auf einer von der echten Tetanie jedenfalls verschiedenen Grundlage (vgl. in erster Linie Behrendt-Freudenberg, Behrendt-Hopmann u. a.).

## Prognose.

Im Gegensatz zur Rachitis, bei der die Prognose quoad vitam nur durch die hinzutretenden Komplikationen (außer der Tetanie hauptsächlich Bronchopneumonie) getrübt wird, ist bei der unbehandelten Tetanie die prognostische Voraussage infolge der stets drohenden Gefahr eines plötzlichen Herztodes (Herztetanie), Atemstillstandes (Apnoë), auch langsamer Erstickung (Bronchotetanie) stets nur vorsichtig zu stellen. Tatsächlich zeigen die statistischen Angaben über die Säuglingsmorbidität aus rachitisdurchseuchten Gegenden einen beachtenswerten Prozentsatz von an Tetanie verstorbenen Säuglingen. Die früher und in Laienkreisen auch heute noch als „Dentitionstod" bezeichneten plötzlichen Todesfälle gehören meist (außer „Thymustod") wohl ebenfalls hierher.

---

[1] Hiermit entfällt auch die Berechtigung zur Aufstellung einer besonderen calcipriven Konstitution (Stheemann).

Zum Glück sind tödlich endende Komplikationen im Verlaufe der Tetanie immerhin selten. Bei der Mehrzahl tritt — auch ohne sachgemäße Behandlung — mit Beginn des Sonnenwetters Spontanheilung ein [1]).

Eine zweckentsprechende Behandlung schaltet die Gefahr lebensbedrohender Manifestationen aus und hilft somit, die Prognose fast ausnahmslos günstig zu gestalten.

### Prophylaxe und Therapie.

In der Genese der idiopathischen Tetanie haben wir zwei verschiedene, voneinander scharf getrennte Vorgänge zu unterscheiden: 1. die vorbereitende, übergeordnete, „rachitische" Stoffwechselstörung, die wir schlechtweg mit einem D-Vitaminmangel gleichsetzen dürfen, und 2. die Verschiebung der normalen inneren Ionenkonstellation im Sinne der Ca-Entionisierung, die dann die tetanischen Reaktionen auslöst. Es ist zweckmäßig, diese Zweiteilung auch in unserem, auf die Therapie und die Prophylaxe gerichteten Bestreben einzuhalten.

Eine erfolgversprechende kausale Therapie und Prophylaxe wird nur durch die Bekämpfung bzw. Verhütung der Grundstörung, mit anderen Worten durch die Eliminierung oder Verhinderung eines D-Vitamindefizits zu erreichen sein. Die Maßnahmen, die die Rachitisprophylaxe und die Therapie beherrschen, gelten ebenso auch für die Tetanie.

In sozial-hygienischer Hinsicht ist es besonders zu beachten, daß die Tetanie nicht nur eine heilbare, aber auch eine verhütbare Erkrankung ist. Eine großangelegte Rachitisprophylaxe könnte nicht allein die Rachitismorbidität, sondern auch die Tetaniemortalität (und ebenso die Morbidität) auf ein Minimum herunterdrücken.

Der Therapie und der Prophylaxe dienen bei der Tetanie die gleichen Verfahren, die wir schon im Rachitisabschnitt kennen gelernt haben. In erster Linie die direkte Bestrahlung oder die Zufuhr von bestrahltem Ergosterin, bestrahlten Nährstoffen und von Lebertran [2]).

Die therapeutische Wirkung dieser direkt auf die „rachitische" Grundstoffwechselstörung gerichteten Maßnahmen tritt erst nach Ablauf von mehreren Tagen, meist Wochen, jedenfalls aber nicht sofort in den ersten Behandlungstagen in Erscheinung. Bei vollentwickelter Tetanie mit schweren Krampfäußerungen (Apnoë), eklamptischen Krämpfen usw. können und dürfen wir uns demnach mit der Einleitung der antirachitischen Therapie nicht begnügen. Hier müssen zumindest in den ersten Tagen, bis die Störung des Phosphat- und Kalkstoffwechsels wieder behoben ist, zur Abwendung der Lebensgefahr auch symptomatisch wirkende Mittel, die die zweite, die auslösende Bedingung, die Ca-Entionisierung zu bekämpfen helfen, zur Anwendung gelangen. Die schon besprochene anfängliche tetanieverschlimmernde Wirkung der ultravioletten Strahlen, die sich vermutlich infolge Verstärkung der Alkalose und somit auch der Ca-Ionenverarmung nicht nur bei manifest-, sondern auch bei latent-tetanischen Kindern in schweren, oft lebensbedrohenden Manifestationen äußern kann, ist dabei ebenfalls zu berücksichtigen. Auch hier, freilich nur während der ersten Zeit der Bestrahlungstherapie, müssen wir auf die Hebung der Ca-Ionisation bedacht bleiben.

Die theoretischen Voraussetzungen und Möglichkeiten der symptomatischen Bekämpfung der Tetanie haben wir schon bei der Besprechung der Pathogenese ausführlich erörtert. An dieser Stelle sollen aus den vielen Einzelheiten nur noch die praktischen Folgerungen gezogen werden.

---

[1]) Über das weitere Schicksal der Tetaniekinder vgl. S. 309.
[2]) Über Einzelheiten vgl. S. 281 ff.

Die Behandlung kann durch Medikamente oder aber auch — freilich eher nur zur Unterstützung der ersteren — mit Hilfe einer besonderen Ernährungsregelung erfolgen.

Unter den Arzneien, die den Loebschen Quotienten im gewünschten „antitetanigenen" Sinne zu verändern vermögen, sei an erster Stelle der Kalk genannt (Neter, H. Curschmann, Göppert, Blühdorn u. a.). Nach peroraler, aber auch nach intravenöser Zufuhr bewirken lösliche Kalkverbindungen eine Erhöhung des Serumkalkgehaltes, eine Bindung von Phosphaten, sowie eine acidotische Umstimmung des Gewebsstoffwechsels und nach Anwendung anorganischer Kalksalze auch eine Blutacidose. Infolge Verbrennung des Anions zum Bicarbonat kommt dieser acidotische Effekt bei organischen, meist auch schlecht löslichen Kalksalzen in der Blutflüssigkeit nicht zum Vorschein. Sie sind auch weniger wirksam (Blühdorn, Finkelstein, Fischl, Andersen, Nassau u. a.), als die anorganischen Verbindungen. Besonders bewährt haben sich und trotz ihres schlechten Geschmackes zu bevorzugen sind die Halogenverbindungen des Kalkes, in erster Linie das Calciumchlorid. Ein sicherer Erfolg tritt aber nur bei Anwendung hoher Dosen ein (Göppert, Blühdorn, Klose u. a.). Wir geben bei manifester Tetanie täglich 5—6 g Calcium chloratum siccum — verteilt auf die einzelnen Mahlzeiten — entweder allein, in einer $10^0/_0$igen Lösung oder aber in der folgenden Form (Göppert, Bachenheimer, Fischl):

Calcium chlorat. sicc.  30,0/250,0,
Liqu. ammon. anis.  3,0,
Gumm. arab.  2,0,
Syrup ad.  300,0.
M.D.S. 5—8 mal täglich ein Kinderlöffel.

In gleich hohen Dosen ist auch das Calciumbromid wirksam (L. F. Meyer, Grünfelder). Hier spielt außer der Kalkkomponente auch der sedative Bromeffekt eine gewisse Rolle.

Die anorganischen Kalksalze dürfen nur mit der Nahrung (Milch) vermischt verabreicht werden. Die unverdünnte, stark dissoziierte Salzlösung kann sonst leicht zu einer Verätzung der Magenschleimhaut führen, die sich dann klinisch in einem schweren, vergiftungsähnlichen Krankheitsbild kundgibt (blutiges Erbrechen, Herzschwäche, Kollaps, erschwerte dyspnoische Atmung usw.). Bei zwei schwachen, mit Frauenmilch ernährten jungen Säuglingen unserer Beobachtung trat dieser Zustand auch nach Zufuhr von mit Wasser schon verdünnter CaCl₂-Lösung ein. Diesen lokalen Salzeffekt (Ätzung) vermögen nur die Eiweißkörper der Milch — vielleicht ebenso noch andere Schutzkolloide — auszuschalten.

Durch die weniger wirksamen organischen Kalkverbindungen (Calcium lacticum, aceticum) können Erfolge nur bei Verwendung sehr großer Salzmengen, 20—30 g pro die, erzielt werden. Allein die anorganischen Kalksalze bleiben in ihrer antitetanigenen Wirkung auch dann noch stets zuverlässiger.

Bei peroraler Applikation tritt der gewünschte Kalkeffekt erst nach Stunden, meist sogar nur nach den ersten 24 Stunden ein. In dringenden Fällen (Status eclampticus, schwere gehäufte apnoische Krämpfe) kann auch der intravenöse (intrasinöse) Weg beschritten werden (Beumer): 2—5 ccm einer $10^0/_0$igen CaCl₂-Lösung oder $^1/_2$—1 Ampulle Afenil beheben bei intravenöser Zufuhr momentan sämtliche tetanische Symptome.

Die antitetanigene Kalkwirkung klingt sowohl nach peroralen wie auch nach intravenösen Gaben in einigen Stunden wieder ab. Zur Verhinderung des stets drohenden Rückfalls muß die Kalkzufuhr so lange fortgesetzt werden, bis die parallel dazu eingeleitete kausale Therapie diese Gefahr vollauf beseitigt [1]). Die intravenöse Applikation kann auf eine einzige Injektion beschränkt bleiben, sofern nur gleichzeitig auch schon mit der peroralen Zufuhr begonnen worden ist.

---

[1]) Diese Schlußfolgerung gilt für die Gesamtheit der symptomatisch wirkenden Mittel.

Auf indirektem Wege, allein durch Erzeugung einer Acidose, läßt sich — wie schon ausführlich erörtert — bei der Tetanie ebenfalls leicht eine symptomatische Heilung erzielen. So wirkt peroral verabreichtes Salmiak ($NH_4Cl$) in, auf die einzelnen Mahlzeiten verteilten, Dosen von 4—6 g pro die prompt und zuverlässig antitetanigen (Freudenberg-Verfasser, Blühdorn, Johannsen, Woringer, Lindberg, Gamble-Roß-Tisdall u. a.).

Die $10\%$ige $NH_4Cl$-Stammlösung muß, ebenso wie die $CaCl_2$-Lösung, zur Abschwächung der Ätzwirkung stets mit Milch vermischt verabreicht werden. Toxische Nebenerscheinungen, die bei der Salmiakmedikation in seltenen Fällen zur Beobachtung gelangen, beruhen entweder auf einer doch nicht völlig verhüteten Verätzung der Magenschleimhaut oder auf einer unvollständigen Neutralisation des $NH_4$-Radikals in der Leber (durch Harnstoffsynthese), und somit auf einer Ammoniumvergiftung.

Das wegen seines besseren Geschmackes anstatt des Salmiaks empfohlene saure Ammoniumphosphat (Adlersberg-Porges) scheidet für die Therapie der infantilen Tetanie — trotz seiner ebenfalls zuverlässigen antitetanigenen Wirkung — wegen seiner gleichzeitig darmgärungsfördernden (Phosphate?), abführenden Eigenschaften aus (Verfasser).

Der gleiche indirekte Effekt wie durch Ammoniumsalze wird auch durch eine mit Salzsäure versetzte Milch erreicht („Salzsäuremilch", Scheer). Zu diesem Zwecke werden 600 ccm Vollmilch mit 400 ccm $\frac{N}{10}$, oder aber, falls eine so starke Verdünnung nicht erwünscht wäre, mit 40 ccm $\frac{N}{1}$ Salzsäure verrührt und dann in der üblichen Weise mit Zucker gesüßt. Zur Vermeidung starker Gerinnsel muß die Säure der vorher schon aufgekochten und abgekühlten Milch tropfenweise unter ständigem Rühren beigefügt werden (Scheer-Müller-Salomon).

Die geforderte Umstellung der tetanigenen Ionenkonstellation an der Grenzfläche Nerv : Gewebssaft führen auch subcutan oder intramuskulär verabreichte Magnesiumsalze herbei (Berend). Zur Beseitigung schwerer manifester Erscheinungen bedarf es etwa 0,2 g Magnesium sulfuricum pro kg Körpergewicht, aus einer 8- oder $25\%$igen Lösung. Die Wirkung tritt danach rasch ein, klingt aber nach einigen Stunden wieder ab.

Auch Strontiumsalze haben sich sowohl nach peroraler wie auch intravenöser Zufuhr bei der Tetanie der Erwachsenen und der Säuglinge gut bewährt. Sie schmecken fast so schlecht wie die Kalksalze und verlangen gleich hohe Dosierung beim Säugling (Freudenberg, Tezner).

Bei akuter Lebensgefahr oder bei besonders schweren Krampfäußerungen können auch echte Narkotica oder sedativ wirkende Mittel mit Erfolg verwendet werden. Eine tiefe Äther- oder Chloroformnarkose, deren man sich in früheren Zeiten mit Vorliebe bedient hatte, können freilich in jedem Falle entbehrt werden. Schon Chloralhydrat (per os 0,25—0,5 g als Verweilklysma), 0,5—1,0 g Urethan (1,0 g per os oder in Klysma), auch Luminal (0,06—0,1 g per os oder subcutan, 0,08—0,12 g als lösliches Luminalnatrium in $20\%$iger Lösung) leisten bei der symptomatischen Bekämpfung der Tetanie zur Unterstützung der gleichzeitig eingeleiteten Kalk- und Salmiaktherapie vortreffliche Dienste [1]).

Die Ernährungstherapie der Tetanie besteht in einer zweckentsprechenden Regelung der Ernährung, mit dem Ziele, tetanigen wirkende Komponenten aus der Nahrung tunlichst fernzuhalten. Dies läßt sich — wie schon besprochen — am sichersten durch den Übergang von der künstlichen zur natürlichen Ernährung erreichen. Die Frauenmilch spielt sogar auch schon in der Prophylaxe der Tetanie eine gewisse Rolle, denn sie verhindert trotz vielleicht schon bestehender Rachitis die Ausbildung der tetanigenen Ionenkonstellation, im

---

[1]) Das Collipsche Parathyreodinhormon eignet sich ebenfalls zur symptomatischen Therapie der Säuglingstetanie, versagt jedoch nach unseren eigenen Erfahrungen auch in dieser Hinsicht gar nicht so selten.

besonderen die Entstehung manifester Symptome. Indes ist diese Prophylaxe häufig ebenfalls nur eine symptomatische; eine einmalige Zufütterung der phosphatreichen auch in anderer Beziehung tetanigenen Kuhmilch vermag bei solchen Kindern die Tetanie häufig zum Ausbruch zu bringen. Bei schon bestehender manifester Tetanie hilft die Frauenmilch, zumal in Unterstützung einer gleichzeitig eingeleiteten medikamentösen Behandlung, die Übererregbarkeit in kurzer Zeit zu unterdrücken und bei fortdauernder Zufuhr auch ein erneutes Aufflackern zu verhindern.

Angesichts der großen Reihe außerordentlich prompt und sicher wirkender Arzneien hat die Anwendung der Frauenmilch in der Tetanietherapie neuerdings mit Recht viel von ihrer früheren Bedeutung eingebüßt. Wir werden sie mit Ausnahme sonstiger Indikationen (Ernährungsstörungen) in keinem Falle anzuwenden brauchen. Dies um so weniger, als wir mit Hilfe der frühzeitig eingeleiteten kausaltherapeutischen Verfahren in der Lage sind, die rachitisch-tetanische Stoffwechselstörung, im Gegensatz zu früher, in einigen Wochen restlos zu heilen. Unter diesen Umständen werden wir aber bei den vorher künstlich ernährten Kindern nicht allein auf die natürliche Ernährung verzichten, sondern die Ernährungsregelung auch sonst auf das Notwendigste beschränken können.

Zu Beginn der Behandlung bedient man sich mit Vorliebe der erregbarkeits-herabsetzenden Wirkung kurzer Hungerpausen (höchstens 12 Stunden), oder einer Mehlnahrung (Mehlsuppe — Fischbein, Gregor, Finkelstein). Die Einschränkung der Milchzufuhr in Form von gewöhnlichen Milchverdünnungen oder sonstigen milcharmen Gemischen [1]) bei gleichzeitig calorisch ausreichender Ernährung soll nach Möglichkeit während der ganzen Dauer der Behandlung durchgeführt werden. Überfütterung mit der stark tetanigenen Kuh-milch ist stets zu vermeiden. Auch die Kellersche Malzsuppe kann wegen ihrer Milcharmut, ihres hohen Kohlehydratgehaltes und ihrer besonderen Wirkung auf die Darmflora, trotz des K- und Alkalizusatzes in der Mehrzahl der Fälle gute Dienste leisten, freilich in einigen Fällen auch versagen. Zufütterung von Gemüse, von Fleischbrühe, soll bei bedrohlichen tetanischen Manifestationen ebenfalls unterbleiben. Bei Einhaltung dieser spärlichen Vorschriften wird auch die im Hinblick auf die Tetanie besonders unzweckmäßige künstliche Ernährung den Heilungsprozeß nicht zu stören vermögen. Damit hätten wir aber unseren Zweck vollauf erreicht [2]).

Bei schweren apnoischen Anfällen mit Atemstillstand oder drohender Herz-tetanie empfehlen Kassowitz ,,kräftiges Anblasen des Gesichtes aus unmittelbarer Nähe oder klatschendes Begießen mit Wasser", Heubner die künstliche Atmung, wieder andere (Jaffa, M. Frei) die Herzmassage. Intravenöse Injektion von Kalksalzen, die meist freilich so rasch nicht zur Hand sind, würde den Anfall sofort zum Stillstand bringen.

## Literatur [3]).

Zusammenfassende Übersichten: Aschenheim: Ergebn. d. inn. Med. u. Kinderheilk. Bd. 17. 1919. — Barthez-Rilliet: Handb. d. Kinderkrankh. 1853. — Biedl: Innere Sekretion 1922. Wien-Berlin. — Czerny-Keller: Des Kindes Ernährung. 1. Aufl., Bd. 2. 1917. — Elsässer: Der weiche Hinterkopf. Stuttgart 1843. — Escherich: Die Tetanie der Kinder. Wien 1909. — Finkelstein: Lehrb. d. Säuglingskrankh. 3. Aufl. Berlin

---

[1]) Die neuerdings von Wernstedt empfohlene molkenarme Mischung hat folgende Zusammensetzung: $\frac{1}{3}$ 12%iger Sahne, $\frac{2}{3}$ Wasser und 5,5% Milchzucker, wobei der Zucker-prozentsatz auf die Menge der fertigen Mischung bezogen ist.

[2]) Treten im Verlaufe der Tetanie Ernährungsstörungen auf, so muß die Behandlung nach den bekannten allgemeinen Regeln erfolgen.

[3]) Vgl. auch den Abschnitt über Rachitis.

1924. — Flesch: In Gerhardts Handb. Tübingen 1878. — v. Frankl - Hochwart: In Nothnagels Handb. Wien 1897. — Freudenberg: Verhandl. d. dtsch. Ges. f. inn. Med. Kissingen 1924. — Goett: In Pfaundler-Schloßmanns Handb. d: Kinderkrankh. 3. Aufl. 1923. — György: Zentralbl. f. d. ges. Kinderheilk. Bd. 14. 1922. Jahresber. f. d. ges. Kinderheilk. f. d. Jahr 1923. Berlin 1925. — Henoch: Lehrb. d. Kinderkrankh. Berlin 1903. — Heubner: Lehrb. d. Kinderheilk. Leipzig 1911. — Ibrahim: In Feers Lehrb. d. Kinderheilk. Jena 1922. — Kassowitz: Praktische Kinderheilkunde. Berlin 1910. — Klotz: Ergebn. d. inn. Med. u. Kinderheilk. Bd. 24. 1923. — Mac Callum: Ergebn. d. inn. Med. u. Kinderheilk. Bd. 11. 1913. — Nassau: In Brugschs Ergebn. d. ges. Med. Bd. 7. 1925. — Peritz: Die Nervenkrankheiten des Kindesalters. Berlin 1912. — Rudinger: Ergebn. d. inn. Med. u. Kinderheilk. Bd. 2. 1908. — Soltmann: In Gerhardts Handb. Tübingen 1880. — Thiemich: In Pfaundler-Schloßmanns Handb. d. Kinderkrankh. 2. Aufl. Leipzig 1910. — Turpin: La tetanie infantile. Paris 1925.

Einzelbeiträge: Adlersberg - Porges: Wien. klin. Wochenschr. 1923. Klin. Wochenschrift 1923. Wien. Arch. f. klin. Med. Bd. 8. 1924. Zeitschr. f. d. ges. exp. Med. Bd. 42. 1924. — Alexander: Dtsch. med. Wochenschr. 1910. — Anderson - Graham: Quart. journ. of med. Vol. 18. 1924. — Aschenheim: Monatsschr. f. Kinderheilk., Orig. Bd. 9. 1911. Jahrb. f. Kinderheilk. Bd. 79. 1914. — Auerbach: Jahrb. f. Kinderheilk. Bd. 73. 1911. — Babbott - Johnston - Haskins: Americ. journ. of dis. of childr. Vol. 26. 1923. — Baginsky: Arch. f. Kinderheilk. Bd. 7. 1866. — Basch: Jahrb. f. Kinderheilk. Bd. 64. 1906; Bd. 68. 1908. — Bazett - Haldane: Journ. of physiol. Vol. 55. 1921. — Bayer: Zeitschr. f. d. ges. exp. Med. Bd. 27. 1922. — Behrendt - Freudenberg: Klin. Wochenschrift 1923. — Behrendt - Kahn: Zeitschr. f. d. ges. exp. Med. Bd. 31. 1923. — Behrendt-Hopman: Klin. Wochenschr. 1924. — Behrendt - Klonk: Klin. Wochenschr. 1924. — Behrendt: Klin. Wochenschr. 1925. — Berend: Monatsschr. f. Kinderheilk., Orig. Bd. 12. 1913. — Berkeley - Beebe: Journ. of med. research Vol. 20. 1909. — Beumer-Schäfer: Zeitschr. f. Kinderheilk. Bd. 33. 1922. — Beumer - Falkenheim: Münch. med. Wochenschrift 1926. — Bigwood: Journ. de physiol. et de pathol. gén. Tom. 22. 1924. — Binger: Journ. of pharmacol. a. exp. therapeut. Vol. 10. 1917. — Birk: Med. Klinik 1907. — Bliß: Zeitschr. f. Kinderheilk. Bd. 2. 1911. — Blühdorn: Berlin. klin. Wochenschr. 1913. Monatsschr. f. Kinderheilk., Orig. Bd. 12. 1914. Jahrb. f. Kinderheilk. Bd. 92. 1920. Zeitschr. f. Kinderheilk. Bd. 26. 1920. Monatsschr. f. Kinderheilk., Orig. Bd. 24. 1922. Klin. Wochenschr. 1922, 1924. — Blumenfeldt: Biochem. Zeitschr. Bd. 156. 1925. — Blumenstock - Ickstadt: Journ. of biol. chem. Vol. 61. 1924. — Bogen: Monatsschr. f. Kinderheilk., Orig. Bd. 6. 1907. — Bondi: Dtsch. med. Wochenschr. 1909. — Bossert: Jahrb. f. Kinderheilk. Bd. 92. 1920. — Bossert - Gralka: Jahrb. f. Kinderheilk. Bd. 94. 1921. — Bourguignon - Haldane: Cpt. rend. hebdom. des séances de l'acad. des sciences 1925. — Bourguignon-Turpin-Guillaumin: Cpt. rend. des séances de la soc. de biol. Tom. 92. 1925. — Boyd-Austin-Ducey: Americ. journ. of physiol. Vol. 77. 1926. — Bratusch-Marrain: Arch. f. Kinderheilk. Bd. 75. 1925. — Brehme-Popoviciu: Zeitschr. f. d. ges. exp. Med. Bd. 52. 1926. — Brinkmann - van Dam: Sitzungsber. d. Holl. Akad. d. Wiss. Bd. 22. 1919. — Burns: Quart. journ. of exp. physiol. Vol. 10. 1916. — Burns - Sharpe: Ebenda. Vol. 10. 1916. — Calvin - Borovsky: Americ. journ. of dis. of childr. Vol. 23. 1922. — Campbell: Journ. of physiol. Vol. 60. 1925. — Cameron-Moorhouse: Journ. of biol. chem. Vol. 63. 1925. — Canestro: Policlinico Vol. 17. 1910. — Casparis - Kramer: Bull. of Johns Hopkins hosp. Vol. 34. 1923. — Cheadle: Lancet Vol. 1. 1887. — Chvostek sen.: Wien. med. Presse 1876, 1878, 1879. Allg. Wien. med. Zeit. 1877. — Chvostek jun.: Wien. klin. Wochenschr. 1907. Dtsch. med. Wochenschr. 1909. — Cohn: Dtsch. med. Wochenschr. 1907. — Collip - Backus: Americ. journ. of physiol. Vol. 51. 1920. — Collip: Ebenda. Vol. 52. 1921. Journ. of biol. chem. Vol. 63. 1925. — Collip - Clark: Ebenda. Vol. 64. 1925; Vol. 66. 1926. — Cruickshank: Brit. journ. of exp. pathol. Vol. 4. 1923. Biochem. journ. Vol. 17. 1923; Vol. 18. 1924. — Curschmann: Dtsch. Zeitschr. f. Nervenheilk. Bd. 39. 1910. — Cybulski: Monatsschr. f. Kinderheilk., Orig. Bd. 5. 1906. — Danisch: Frankf. Zeitschr. f. Pathol. Bd. 33. 1926. — Davies - Haldane - Kennaway: Journ. of physiol. Vol. 54. 1920. — Denis-v. Meysenbug: Journ. of biol. chem. Vol. 57. 1923. — Dolhaine: Biochem. Zeitschr. Bd. 178. 1926. — Dragstedt: Journ. of the Americ. med. assoc. Vol. 79. 1922. Americ. journ. of physiol. Vol. 63. 1922. — Dragstedt-Peacock: Ebenda. Vol. 64. 1923. — Dragstedt - Phillips - Sudan: Ebenda. Vol. 65. 1923. — Drucker-Faber: Journ. of biol. chem. Vol. 68. 1926. — Duzár-Hensch: Jahrb. f. Kinderheilk. Bd. 114. 1926. — Eckstein - Rominger: Zeitschr. f. Kinderheilk. Bd. 28. 1920. — Eckstein: Arch. f. Kinderheilk. Bd. 69. 1921. — Elias - Spiegel: Wien. Arch. f. klin. Med. Bd. 2. 1921. — Elias - Weiß: Ebenda. Bd. 4. 1922. — Elias - Kornfeld: Ebenda. Bd. 4. 1922. — Elias - Kornfeld - Weißbarth: Ebenda. Bd. 6. 1923. — Elias: Wien. klin. Wochenschrift 1922. Ergebn. d. inn. Med. u. Kinderheilk. Bd. 25. 1924. — Elias - Kornfeld: Klin. Wochenschr. 1923. — Ellinger, Ph.: Zeitschr. f. physiol. Chem. Bd. 116. 1921.

— Ellis: Quart. journ. of med. Vol. 68. 1924. — Embden - Lange: Klin. Wochenschr. 1924 (weitere Literatur). — Erdheim: Mitt. a. d. Grenzgeb. d. Med. u. Chirurg. Bd. 16. 1906. Wien. klin. Wochenschr. 1904, 1906. Frankfurt. Zeitschr. f. Pathol. Bd. 7. 1911. — Escherich: Wien. klin. Wochenschr. 1890. — Falkenheim - György: Jahrb. f. Kinderheilk. Bd. 107. 1924. — Falkenheim - Kruse: Zeitschr. f. Kinderheilk. Bd. 41. 1926. — Feer: Korresp.-Blatt f. Schweiz. Ärzte 1908. — Felty - Murray: Journ. of biol. chem. Vol. 57. 1923. — Fick: Pflügers Arch. f. d. ges. Physiol. Bd. 5. 1872. — Fischbein: Verhandl. d. dtsch. Ges. f. Kinderheilk. Aachen 1900. — Fischl: Dtsch. med. Wochenschr. 1897. — Fischler: Dtsch. Arch. f. klin. Med. Bd. 104. 1921. — Frank - Stern - Nothmann: Zeitschr. f. d. ges. exp. Med. Bd. 24. 1921. — Frank: Klin. Wochenschr. 1922. — Frank, H.: Arch. f. Kinderheilk. Bd. 75. 1924. — Freise - Schimmelpfeng: Monatsschr. f. Kinderheilk. Bd. 30. 1925. — Freudenberg: Klin. Wochenschr. 1926. — Freudenberg - Klocmann: Jahrb. f. Kinderheilk. Bd. 78. 1913. — Freudenberg - György: Jahrb. f. Kinderheilk. Bd. 96. 1921. Klin. Wochenschr. 1922, 1923. Münch. med. Wochenschr. 1922. — Freudenberg - Läwen: Klin. Wochenschr. 1923. — Frouin: Cpt. rend. hebdom. des séances de l'acad. des sciences Tom. 148. 1909. Cpt. rend. des séances de la soc. de biol. Tom. 68. 1910. — Gamble - Roß: Americ. journ. of dis. of childr. Vol. 25. 1923. — Gamble - Roß - Tisdall: Americ. journ. of dis. of childr. Vol. 25. 1923. — Ganghofner: Zeitschr. f. Heilk. Bd. 12. 1891. Verhandl. d. dtsch. Ges. f. Kinderheilk. München 1899, Hamburg 1901, Karlsbad 1902. — Gates - Meltzer: Journ. of exp. med. Vol. 23. 1916. — Gates: Ebenda. Vol. 28. 1918. — Gebhardt: Monatsschr. f. Kinderheilk., Orig. Bd. 13. 1914. — Geigel: Dtsch. Arch. f. klin. Med. Bd. 52. 1893. — Goebel - Hillenberg: Arch. f. Kinderheilk. Bd. 78. 1926. — Göppert: Berlin. klin. Wochenschr. 1912. Med. Klinik 1914. — Gött: Münch. med. Wochenschr. 1918. — Gött - Wildbrett: Ebenda. 1918. — Golant - Ratner: Klin. Wochenschr. 1925. — Gollwitzer - Meier: Zeitschr. f. d. ges. exp. Med. Bd. 40. 1924. — Grant - Goldmann: Americ. journ. of physiol. Vol. 52. 1920, Vol. 66. 1923. — Grant: Ebenda. Vol. 66. 1923. — Greenwald: Ebenda. Vol. 28. 1911. Journ. of biol. chem. Vol. 14. 1913; Vol. 54. 1922; Vol. 59. 1924; Vol. 61. 1924; Vol. 66. 1925. Journ. of pharmacol a. exp. therapeut. Vol. 11. 1918. — Groß - Underhill: Journ. of biol. chem. Vol. 54. 1922. — Groß: Ebenda. Vol. 55. 1923. — Großer - Betke: Zeitschr. f. Kinderheilk. Bd. 1. 1911. — Groszmann: Jahrb. f. Kinderheilk. Bd. 104. 1924. — Grünfelder: Therap. Monatsh. 1913. — György: Jahrb. f. Kinderheilk. Bd. 94. 1921; Bd. 98, 99. 1922. Schweiz. med. Wochenschr. 1924. Klin. Wochenschr. 1922, 1924. Biochem. Zeitschr. Bd. 161. 1925. — György - Vollmer: Arch. f. exp. Pathol. u. Pharmakol. Bd. 95. 1922. Klin. Wochenschrift 1923. Biochem. Zeitschr. Bd. 140. 1923. — György - Gottlieb: Klin. Wochenschr. 1923. — György - Wilkes: Zeitschr. f. d. ges. exp. Med. Bd. 43. 1924. — György - Herzberg: Biochem. Zeitschr. Bd. 140. 1923. — György - Kappes - Kruse: Zeitschr. f. Kinderheilkunde Bd. 41. 1926. — György-Kleinschmidt: Zeitschr. f. d. ges. exp. Med. Bd. 54. 1927. — Haden-Orr: Journ. of exp. med. Vol. 37. 1923. — Hagenbach-Burckhardt: Jahrb. f. Kinderheilk. Bd. 49. 1899. — Haldane: Journ. of physiol. Vol. 54. 1920; Vol. 55. 1921. — Haldane - Hill - Luck: Ebenda. Vol. 57. 1923. — Hardt - Rivers: Arch. of internal med. Vol. 31. 1923. — Harrop: Bull. of Johns Hopkins hosp. Vol. 30. 1919. — Harvier: Thèse de Paris 1909. — Hasselbalch - Lindhard: Biochem. Zeitschr. Bd. 68. 1915. — Hastings-Murray: Journ. of biol. chem. Vol. 46. 1921. — Healy: Americ. journ. of obstetr. a. gynecol. Vol. 2. 1921. — Helfft: Journ. f. Kinderkrankh. Bd. 1. 1843. — Henderson, P.: Quart. journ. of med. Vol. 13. 1920. — Henderson - Haggard: Journ. of biol. chem. Vol. 41. 1920. — Herxheimer: Virchows Arch. f. pathol. Anat. u. Physiol. Bd. 256. 1925. — Hesse - Phleps: Zeitschr. f. Augenheilk. Bd. 29. 1913. — Hjort - Robison - Tendick: Journ. of biol. chem. Vol. 65. 1925. — Hoag: Americ. journ. of dis. of childr. Vol. 26. 1923. — Hoag - Rivkin: Journ. of the Americ. med. assoc. 1926. — Hoffa: Dtsch. med. Wochenschr. 1920. — Hopmann: Zeitschr. f. d. ges. exp. Med. Bd. 46. 1925. — Hottinger: Monatsschr. f. Kinderheilk., Orig. Bd. 30. 1925. — Howland - Marriott: Quart. journ. of med. Vol. 11. 1918. — Howland - Kramer: Monatsschr. f. Kinderheilk., Orig. Bd. 25. 1923. — Huldschinsky: Zeitschr. f. Kinderheilk. Bd. 26. 1923. — Hummel: Monatsschr. f. Kinderheilk., Orig. Bd. 24. 1923. — Husler: Ergebn. d. inn. Med. u. Kinderheilk. Bd. 19. 1926. — Ibrahim: Jahrb. f. Kinderheilk. Bd. 72. 1910. Dtsch. Zeitschr. f. Nervenheilk. Bd. 41. 1911. Dtsch. med. Wochenschr. 1920. — Derselbe: In Döderleins Handb. d. Geburtsh. — Inouye: Americ. journ. of physiol. Vol. 70. 1924. — Japha: Arch. f. Kinderheilk. Bd. 42. 1905. — Jeppson: Zeitschr. f. Kinderheilk. Bd. 28. 1921. — Jörgensen: Monatsschr. f. Kinderheilk., Orig. Bd. 10. 1911. — Johannsen: Acta paed. Bd. 3. 1924. — Joseph - Meltzer: Journ. of pharmacol. a. exp. therapeut. Vol. 2. 1910. — Jovane - Voglio: Pediatria 1910. — Kaehler: Luftelektrizität. Sammlung Göschen. — Kassowitz: Wien. klin. Wochenschr. 1913. Dtsch. med. Wochenschr. 1913. — Keeton: Americ. journ. of physiol. Vol. 33. 1914. — Kehrer, E.: Jahrb. f. Kinderheilk. Bd. 77. 1913. — Kehrer: Klin. Wochenschr. 1925. — af Klercker-

Odin: Acta paediatr. Bd. 5. 1925. — Klose: Monatsschr. f. Kinderheilk. Bd. 13. 1914.
Dtsch. med. Wochenschr. 1915. — Klotz: Monatsschr. f. Kinderheilk., Orig. Bd. 12. 1913.
— Kling: Zeitschr. f. Immunitätsforsch. u. exp. Therapie, Orig. Bd. 13. 1912. — Koehler:
Arch. of internal med. Vol. 31. 1923. — Koeppe: Monatsschr. f. Kinderheilk., Orig. Bd. 6.
1907. — Königstein: Wien. klin. Wochenschr. 1906. — Koplik: Arch. of pediatr. Vol. 39.
1922. — Kramer - Tisdall - Howland: Americ. journ. of dis. of childr. Vol. 22. 1921. —
Kühnau - Nothmann: Zeitschr. f. d. ges. exp. Med. Bd. 44. 1924. — Lange: Monatsschr.
f. Kinderheilk., Orig. Bd. 18. 1920. — Larsson - Wernstedt: Zeitschr. f. Kinderheilk.
Bd. 18. 1918. — Lederer: Wien. klin. Wochenschr. 1913. Zeitschr. f. Kinderheilk. Bd. 7.
1913; Bd. 23. 1919. Monatsschr. f. Kinderheilk. Bd. 25. 1923. — Liefmann: Jahrb. f.
Kinderheilk. Bd. 77. 1913. — Loos: Wien. klin. Wochenschr. 1891. Dtsch. Arch. f. klin.
Med. Bd. 50. 1892. — Luckhardt - Rosenbloom: Science. Vol. 56. 1922. — Luckhardt-
Goldberg: Journ. of the Americ. med. assoc. Vol. 80. 1923. — Lust: Münch. med. Wochen-
schrift 1911, 1913. Dtsch. med. Wochenschr. 1913. — MacCallum - Voegtlin: Journ.
of exp. med. Vol. 9, 11. 1909. — Mac Callum: Journ. of the Americ. med. assoc. 1912. —
MacCallum - Lambert - Vogel: Journ. of exp. med. Vol. 18. 1916. — MacCallum
und Mitarbeiter: Bull. of Johns Hopkins hosp. Vol. 31. 1920. — Malling - Hansen: Zit.
nach Moro. — Marfan: Nourrisson 1916. — Marrack-Thacker: Biochem. Journ.
Bd. 20. 1926. — Marriott - Howland: Arch. of internal med. Vol. 18. 1916. —
Marshall - Hall: Ref. Journ. f. Kinderkrankh. Bd. 5. 1845. — Maßlow: Monatsschr.
f. Kinderheilk., Orig. Bd. 13. 1914. — Matti: Ergebn. f. inn. Med. u. Kinderheilk.
Bd. 10. 1913. — Means - Bock - Woodwell: Journ. of exp. med. Vol. 33. 1921. —
Meltzer: Dtsch. med. Wochenschr. 1909. — v. Meysenbug: Americ. journ. of dis.
of childr. Vol. 21. 1921. — Mond - Netter: Pflügers Arch. f. d. ges. Physiol. Bd. 212.
1926. — Morgenstern: Zeitschr. f. Kinderheilk. Bd. 11. 1914. — Moro: Münch. med.
Wochenschr. 1919. Klin. Wochenschr. 1926. — Morris: Brit. journ. of exp. pathol. Vol. 3.
1922. — Mosse: Jahrb. f. Kinderheilk. Bd. 99. 1922. — Nassau: Zeitschr. f. Kinderheilk.
Bd. 28. 1921. — Nelken: Zeitschr. f. d. ges. exp. Med. Bd. 33. 1923. — Netter: Rev.
mens. d. mal. de l'enf. Tom. 25. 1907. — Niderehe: Arch. f. Gynäkol. u. Geburtsh. Bd. 116.
1922. — Nothmann: Zeitschr. f. d. ges. exp. Med. Bd. 33. 1923. — Nothmann-Wagner:
Arch. f. exp. Pathol. u. Pharmakol. Bd. 101. 1924. — Nothmann - Guttmann: Ebenda.
Bd. 101. 1924. — Nothmann - Kühnau: Verhandl. d. dtsch. Ges. f. inn. Med. Wiesbaden
1926. — Nourse - Smith - Hartmann: Americ. journ. of dis. of childr. Vol. 30. 1925.
— Ockel: Arch. f. Kinderheilk. Bd. 73. 1923. — Orgler: Dtsch. med. Wochenschr. 1922.
— Paton, N. und Mitarbeiter: Quart. journ. of exp. physiol. Vol. 10. 1916. — Paton-
Sharpe: Ebenda. Vol. 16. 1926. — Paton: Brit. med. journ. Nr. 3193. 1922. Glasgow
med. journ. 1925. — Petényi - Lax: Biochem. Zeitschr. Bd. 125. 1921. — Petényi:
Monatsschr. f. Kinderheilk., Orig. Bd. 28. 1924. — Philippson: Berlin. klin. Wochenschr.
1907. — Pincus-Peterson-B. Kramer: Journ. of biol. chem. Vol. 68. 1926. —
Pineles: Mitt. a. d. Grenzgeb. d. Med. u. Chirurg. Bd. 14. 1904. Jahrb. f. Kinderheilk.
Bd. 66. 1907. Wien. klin. Wochenschr. 1908. — v. Pirquet: Ebenda. 1907. — Pohl:
Monatsschr. f. Kinderheilk., Orig. Bd. 26. 1923. — Pool: Neurol. Zentralbl. Bd. 30. 1911.
— Popper: Arch. f. Kinderheilk. Bd. 18. 1895. — Potpeschnigg: Ebenda. Bd. 47. 1908.
— Powers: Journ. of the Americ. med. assoc. 1924. — Quest: Wien. klin. Wochen-
schrift 1900. Jahrb. f. Kinderheilk. Bd. 61. 1905. Monatsschr. f. Kinderheilk., Orig. Bd. 9.
1910. — Rabl: Virchows Arch. f. pathol. Anat. u. Physiol. Bd. 249. 1924. — Raida-
Liegmann: Zeitschr. f. d. ges. exp. Med. Bd. 41. 1924. — Reiß: Zeitschr. f. Kinderheilk.
Bd. 3. 1911. — Rietschel: Monatsschr. f. Kinderheilk., Orig. Bd. 12. 1913. — Risel:
Arch. f. Kinderheilk. Bd. 48. 1908. — Rohmer: Monatsschr. f. Kinderheilk. Bd. 13. 1914.
— Rohmer - Allimant: Cpt. rend. des séances de la soc. de biol. Tom. 89. 1923. —
Rohmer-Woringer: Ebenda. Tom. 89. 1923; Rev. franc. de péd. Tom. 1. 1925; Tom. 2.
1926. — Rona - Takahashi: Biochem. Zeitschr. Bd. 49. 1913. — Rosenstern: Jahrb. f.
Kinderheilk. Bd. 72. 1910. Zeitschr. f. Kinderheilk. Bd. 8. 1913. — Sachs: Jahrb. f. Kinder-
heilkunde Bd. 93. 1920. Münch. med. Wochenschr. 1921. — Salant-Wise: Journ. of
biol. chem. Vol. 28. 1916. — Salant-Swanson: Journ. of pharmacol. a. exp. therapeut.
Vol. 11. 1918. — Salvesen: Acta med. scandinav. Bd. 6. 1923. Journ. of biol. chem.
Vol. 56, 58. 1923. — Salvesen - Linder: Ebenda. Vol. 58. 1923. — Schäffer: Dtsch.
med. Wochenschr. 1920. — Scheer: Jahrb. f. Kinderheilk. Bd. 97. 1922. — Scheer-
Salomon: Ebenda. Bd. 103. 1923. — Schiff: Acta paediatr. Bd. 3. 1923. — Schlesinger:
Wien. klin. Wochenschr. 1910. — Schloß: Monatsschr. f. Kinderheilk., Orig. Bd. 13. 1915.
Jahrb. f. Kinderheilk. Bd. 78. 1913; Bd. 79. 1914. — Schwenke: Monatsschr. f. Kinder-
heilk. Bd. 14. 1916. — Seeligmüller: Dissert. Bonn 1895. — Sharpe: Journ. of
physiol. Vol. 51. 1917. Biochem. Journ. Bd. 18. 1924. — Shipley-Park-MacCollum-
Simmonds: Americ. journ. of dis. of childr. Vol. 23. 1922. — Spiegel - Nishikawa:
Klin. Wochenschr. 1923. — Stern, R.: Zeitschr. f. physikal. u. diätet. Therapie Bd. 28.
1924. — Stern: Verhandl. d. dtsch. Ges. f. Kinderheilk. Innsbruck 1924. — Stheemann:

Jahrb. f. Kinderheilk. Bd. 86. 1918; Bd. 94. 1922. — Stoeltzner: Jahrb. f. Kinderheilk. Bd. 64. 1906; Bd. 73. 1921. — Swingle-Rhinhold: Americ. journ. of physiol.
Vol. 75. 1925. — Taylor: Americ. journ. of physiol. Vol. 76. 1926. — Tezner: Verhandl.
d. dtsch. Ges. f. Kinderheilk. Göttingen 1923, Innsbruck 1924. — Derselbe: Monatsschr.
f. Kinderheilk., Orig. Bd. 28. 1924. Bd. 35. 1927. — Thiemich: Jahrb. f. Kinderheilk.
Bd. 51. 1900. Monatsschr. f. Kinderheilk., Orig. Bd. 1. 1903; Bd. 5. 1906. Dtsch. med.
Wochenschr. 1913. — Thiemich - Birk: Jahrb. f. Kinderheilk. Bd. 65. 1906. — Tileston -
Underhill: Americ. journ. of the med. res. Vol. 165. 1923. — Tisdall: Journ. of biol.
chem. Vol. 54. 1922. — Trendelenburg - Goebel: Arch. f. exp. Pathol. u. Pharmakol.
Bd. 89. 1921. — Uffenheimer: Jahrb. f. Kinderheilk. Bd. 62. 1905. — Ulmer: Zeitschr.
f. Kinderheilk. Bd. 39. 1925. — Underhill - Nellans: Journ. of biol. chem. Vol. 48.
1921. — Underhill-Tileston - Bogert: Journ. of metabolic. research Vol. 1. 1922. —
Vollmer: Jahrb. f. Kinderheilk. Bd. 99. 1922. Biochem. Zeitschr. Bd. 140. 1923. Zeitschr.
f. Kinderheilk. Bd. 41. 1926. — Vollmer - Serebrijski: Zeitschr. f. Kinderheilk. Bd. 39.
1925. — Warburg, O.: Ergebn. d. Physiol. Bd. 14. 1914. — Warburg, E. J.: Biochem.
Zeitschr. Bd. 178. 1926. — Watanabe: Journ. of biol. chem. Vol. 34, 36. 1918. —
Wernstedt: Zeitschr. f. Kinderheilk. Bd. 19. 1918. Acta paediatr. Bd. 1. 1921. —
Wieland: Monatsschr. f. Kinderheilk. Bd. 13. 1914. — Wilson - Stearns-
Janney: Journ. of biol. chem. Vol. 21, 23. 1915. — Wolff: Arch. f. Kinderheilk. Bd. 66.
1918. — Woringer: Arch. de méd. des enfants Tom. 26. 1923. — Yanase: Jahrb. f.
Kinderheilk. Bd. 67. 1908. — Zappert: Monatsschr. f. Kinderheilk., Orig. Bd. 10. 1911.
— Zehnter - Foncin: Arch. de méd. des enfants. Tom. 26. 1923. — Zondek, H. - Petow-
Siebert: Klin. Wochenschr. 1922. — Zybell: Monatsschr. f. Kinderheilk., Orig. Bd. 10. 1911.

# Osteomalacie und die „idiopathische" Tetanie der Erwachsenen.

Von

P. György - Heidelberg.

Mit 8 Abbildungen.

## Begriffsbestimmung.

Die Osteomalacie ist die Rachitis des ausgewachsenen Skeletes. Sie bildet mit der Früh- und Spätrachitis eine nosologische Einheit, die der rachitischen Malacien (Christeller). Auch die verschiedenen, unter dem Namen Hunger-, Kriegsosteopathie zusammengefaßten Störungen des Skeletsystems gehören hierher und im besonderen, soweit sie Erwachsene betreffen, nach der heute allgemein herrschenden Ansicht, trotz dem häufigen Überwiegen rein osteoporotischer Veränderungen, zur Osteomalacie. Die Erscheinungsform der Osteomalacie verdankt ihren Ursprung der spezifischen inneren Bereitschaft des Alters, die bei der gleichen Ätiologie die Symptomatologie der Störung richtunggebend zu beeinflussen vermag. Die gleichen Verhältnisse beherrschen auch die Entstehung der Früh- und Spätrachitis. Stets werden die im Wachstum befindlichen Skeletteile am meisten befallen. So bei der frühinfantilen Rachitis die Epi-Diaphysengrenze, bei der Spätform mehr nur die Diaphysen der Röhrenknochen, aber auch noch die endochondrale Ossificationszone, bei der Osteomalacie dagegen, die erst nach vollendetem Wachstum, d. h. nach Abschluß der Knorpelfuge in Erscheinung tritt, wohl fast ausschließlich die periostale und endostale Verkalkung. Dies mit besonderer Bevorzugung der Beckenknochen, aber auch bei den anderen Skeletteilen. Die Grenzziehung zwischen diesen verschiedenen Altersformen ist keine exakte. So kann auch schon die Frührachitis reichlich osteomalacische Züge aufweisen. Zwischen der Rachitis tarda und der Osteomalacie bestehen in der Mehrzahl der Fälle wirklich nur fließende Übergänge, ebenso auch zwischen der Osteomalacie und besonderen Formen der senilen Osteoporose. Die Annahme, daß das Osteomalaciealter vom vollendeten 18. Lebensjahr an zu rechnen sei, entspricht demgemäß auch weniger den Tatsachen, als dem Bedürfnis nach Schematisierung.

Die nosologische Einheit der Osteomalacie, sowie der Hungerosteopathien mit der Früh- und Spätrachitis würde sich im Sinne der obigen Ausführungen nur dann aufrecht erhalten lassen, wenn uns der Nachweis gelänge, die Ätiologie und die Pathogenese dieser klinisch in verschiedener oder zumindest in wechselnder Form auftretenden Osteopathien auf einen gleichen Nenner zu bringen, oder sie womöglich als identisch zu erklären. Es wäre somit zu fordern, daß auch die Osteomalacie eine Domestikationserkrankung und im speziellen eine D-Avitaminose darstelle.

Unter der idiopathischen Tetanie der Erwachsenen verstehen wir einen uns schon von der kindlichen Tetanie her bekannten, spezifischen Übererregbarkeitszustand, der meist bei florider Osteomalacie, oft aber auch bei Individuen ohne sichtbare und schwere Knochenveränderungen aufzutreten pflegt. Führt man die Analogisierung zwischen der kindlichen Rachitis und der Osteomalacie auch in diesem Punkte weiter, so müßten wir folgerichtig annehmen, daß nicht allein die Rachitis und die infantile Tetanie, sondern ebenso die Osteomalacie und die idiopathische Erwachsenentetanie nur zwei verschiedene Phasen einer übergeordneten Stoffwechselstörung bedeuten. Tetanische Reaktionen, die im Anschluß an Verletzungen, an morphologisch nachweisbare Veränderungen der Epithelkörperchen bei Erwachsenen des öfteren beobachtet werden, gehören nicht in diese Gruppe, sondern in die der „postoperativen, parathyreopriven" Tetanie. Die „idiopathische Tetanie" beruht auf morphologisch unsichtbaren, inneren Ursachen, wobei allerdings mit der Möglichkeit einer „funktionellen" Epithelkörperchenschädigung wohl gerechnet werden muß.

## Symptomatologie. Klinik.

Ebenso wie bei der Früh- und Spätrachitis, befällt auch bei der Osteomalacie die allgemeine Stoffwechselstörung vornehmlich das Skeletsystem; sie tritt uns nach außen in der spezifischen Osteopathie entgegen. Zu Beginn der Erkrankung beherrschen jedoch zunächst die meist außerordentlich stark ausgeprägten konstanten Schmerzäußerungen das Symptomenbild der Osteomalacie; die objektiv wahrnehmbaren Knochenveränderungen kommen erst später zum Vorschein. Vermutlich stehen aber auch schon die Schmerzen mit der Ossificationsstörung, und zwar mit der Erkrankung des Periost, mit den periostalen Wucherungen, Hyperämie usw. und nur zu einem geringen Anteil mit schmerzhaften Muskelcontracturen in Beziehung.

Anfänglich ist der Schmerz nur bei Druck vorhanden. Späterhin stellt er sich dann besonders bei Bewegungen, beim Gehen, Bücken, Husten, Nießen, Lachen usw., aber auch spontan, so besonders nachts, ein. Die Schmerzen werden als rheumatisch bezeichnet und in den verschiedenen Knochen oder Körperteilen lokalisiert, so hauptsächlich in der Kreuz- und Lendengegend, in den Beinen, oft nur in den Tarsal- und Metatarsalknochen (Dalyell-Chick), später auch im Brustkorb. Die Druckempfindlichkeit ist am besten nachweisbar bei seitlichem Zusammendrücken des Brustkorbes auf der Höhe der 7. bis 10. Rippe („Thoraxflankendruckschmerz"), bei Druck auf die 2. und 3. Rippe vorn, auf den Jochbogen, auf die lumbosakralen Dornfortsätze, bei Belastung der Wirbelsäule. Die oberen Extremitäten, auch die Schädelknochen werden in der Regel nicht befallen. Die seitliche Kompression der Darmbeinschaufeln verursacht meist ebenfalls keinen Schmerz. In selteneren Fällen kann auch der Unterkiefer eine gewisse Druckempfindlichkeit aufweisen. Die Schmerzen sind häufiger symmetrisch als einseitig.

Bei fortschreitender Krankheit nehmen die subjektiven Beschwerden an Intensität allmählich weiter zu. Das Gehen fällt den Kranken immer schwerer, es wird schleppend und mühsam, erfolgt meist in kleinen Schritten, wobei die Hüft- und Kniegelenke nur wenig gebeugt, die Beine vom Boden kaum merklich abgehoben werden. So entsteht dann der bekannte, charakteristische, watschelnde, breitspurige, schleifende Gang (Entengang) bei gebückter nach vornübergeneigter Haltung. Die Zehen werden in der Regel gebeugt gehalten, die oberen Extremitäten suchen „Stützpunkte": „die Kranken gehen wie auf Eiern" (Vierordt). Häufig kommt es dann zum sog. Drehgang (Treub): „Der Patient schaufelt sich an irgendeinem Gegenstand fortklammernd vorwärts, ohne daß er die Füße vom Boden hebt, abwechselnd auf Hacke und Zehenballen drehend" (v. d. Scheer). Manchmal tritt intermittierendes Hinken auf (Curschmann, Schlesinger). Jede Bewegung, aber auch die gewöhnliche Belastung steigert den Schmerz bzw. ruft ihn hervor. Dasselbe gilt vom

Aufrichten und jeglicher Erschütterung. Das Aufstehen aus liegender und gebückter Stellung ist in vorgeschrittenen Fällen ebenso erschwert wie bei der progressiven Muskeldystrophie. Die Kranken bringen es nur fertig, indem sie die Hand zu Hilfe nehmen und an sich selbst emporklettern. In leichteren Fällen sind die ersten Schritte bei Gehversuchen meist schmerzhafter als die späteren (Hutchison-Stapleton).

Besondere Schmerzen ruft das Treppensteigen und hauptsächlich das Hinabsteigen hervor. Die Kranken schonen die Hüftgelenke und versuchen sich dadurch

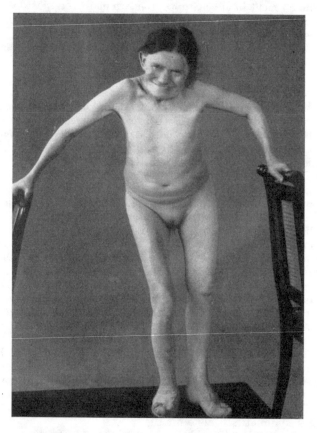

Abb. 1. Osteomalacische Lähmung. Starre der Unterextremitäten. Aufhebung der Gehfähigkeit.
(Alwens: Aus v. Bergmann-Staehelin, Handb. d. inn. Med. 2. Aufl. Bd. 4, 1, S. 640.)

vorwärts zu bringen, daß sie den Oberkörper entsprechend nach vorne drehen und die unteren Extremitäten schrittweise nachziehen. Die Schmerzen können sich so steigern, daß sie den Patienten bewegungslos ans Bett fesseln und ein Aufrichten oder Umwenden unmöglich machen. Bei vorgeschrittenem Stadium der Krankheit muß der Leidende, um sich hinzulegen, erst vorsichtig sitzend die Beine mit den Händen ins Bett heben (Higier).

Die Motilitätsbeschränkung, die schon zu Beginn und dann im weiteren Verlauf der Krankheit an Intensität stets zunehmend in Erscheinung tritt, beruht — wie schon erwähnt — nicht allein auf der periostalen Ossificationsstörung, sondern, obgleich nur in geringem Maße, auch auf besonderen pathologischen Veränderungen der Muskeln und Muskelinnervation, die klinisch allgemein meist noch früher nachweisbar sind als die Symptome der spezifisch-malacischen Osteopathie. So entwickelt sich parallel zu den Schmerzäußerungen eine allgemeine Muskelschwäche, wohl keine Parese, sondern eine autochthone Atonie, ähnlich der rachitischen Muskelhypotonie. Dazu gesellen sich dann als weiteres Kennzeichen der „Myopathie" Zittern, oft auch Contracturstellung gewisser Muskeln oder Muskelgruppen und in erster Linie eine gestörte Innervation, besonders bezüglich der Harmonie der Synergisten und der Antagonisten zueinander. Die Parese (richtiger gesagt Pseudoparese) des M. ileopsoas, seltener die des M. quadriceps femoris, der Muskeln des Schulter-

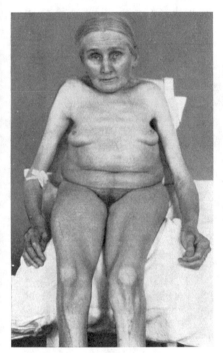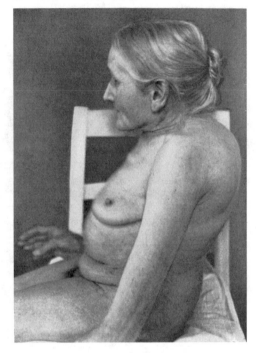

Abb. 2 u. 3. Brustwirbelsäulenkyphose, epigastrische Querfalte, Stauchung des Rumpfes, Abnahme der Körperlänge. (Alwens, l. c.)

gürtels und des Oberarms [1]), sowie die Krampf-(Contractur-)Stellung der Adductoren des Oberschenkels gehören sogar zu den Initialmerkmalen der Osteomalacie. Sie bilden in Gemeinschaft mit dem Symptom der Druckempfindlichkeit der Knochen eine für diagnostische Zwecke brauchbare Trias (Latzko, Köppen, Rißmann). Der Adductorenkrampf ist allerdings kein konstantes Symptom, des öfteren auch nicht dauernd vorhanden. In diesem letzteren Falle kann er dann aber gelegentlich bei Abduction der im Kniegelenk gebeugten Beine noch reflektorisch ausgelöst werden (starke Schmerzen!) und so immerhin noch diagnostisch verwertbare Dienste leisten (Intentionscontractur). Die infolge völlig aufgehobener Motilität im letzten Stadium der Krankheit dauernd ans Bett gefesselten Patienten halten die Kniee meist in ständiger Flexionscontractur hochgezogen.

---

[1]) Auffallenderweise werden die gleichen Muskelgruppen auch bei der Dystrophie muscul. progressiva in erster Linie befallen.

Auch die Parese des M. ileopsoas ist kein absolut gesetzmäßiges Kennzeichen der osteomalacischen Störung. Dementsprechend fehlt (Alwens, Simon) zuweilen auch ihr äußeres Zeichen: das Ludloffsche Symptom (Unmöglichkeit des aktiven Hebens des gestreckten Beines im Sitzen).

Viel später als bei der frühinfantilen oder auch der späteren Form der Rachitis werden die Knochenveränderungen bei der Osteomalacie im Verlaufe der Erkrankung klinisch nachweisbar. Dies hängt wohl wiederum allein mit der Altersbedingtheit der osteomalacischen Ossificationsstörung zusammen. Bei den rasch wachsenden Knochen der Kinder wird eine mangelhafte Kalkapposition schon kurz nach ihrem Bestehen, zumindest in den Wachstumszonen, so in erster Linie an der Epi-Diaphysengrenze und bei Säuglingen auch noch an den Schädelknochen klinisch sichtbare Merkmale verursachen müssen: das neugebildete Knochengrundgewebe bleibt unverkalkt. Bei Erwachsenen ist das Längenwachstum der Knochen völlig abgeschlossen. Veränderungen an den Epi-Diaphysengrenzen sind demnach bei der Osteomalacie nicht — oder höchstens noch im Übergangsalter (19—24 Jahre) — zu erwarten. An- und Abbau von Knochengewebe findet jedoch, auch nach vollendetem Wachstum, während des ganzen Lebens statt, in erster Linie mit Hilfe des periostalen und endostalen Ossificationsmechanismus. In Anbetracht der nur sehr geringen Geschwindigkeit, mit der dieser

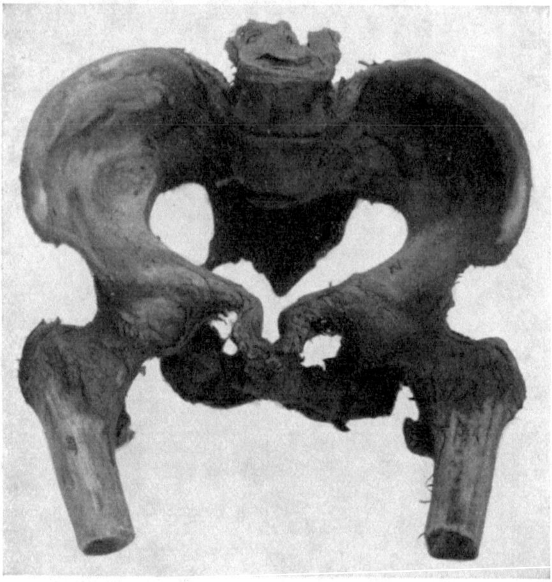

Abb. 4. Osteomalacisches Becken. (Irrenanstalt in Zutphen.)

Wechsel von physiologischer Apposition und Resorption vor sich geht, wird eine mangelhafte Kalkeinlagerung bei normaler (oder — wenn überhaupt — nur mäßig gesteigerter) Resorption nur sehr langsam zu einer Erweichung, auch Rarefizierung der Knochen und dann in weiterer Folge zu Deformitäten, Verbiegungen, Infraktionen, Frakturen, d. h. zu klinisch wahrnehmbaren Symptomen führen.

Bei jüngeren Individuen sind, ebenso wie bei der Spätrachitis, Deformitäten der unteren Extremitäten, besonders in Form von Genua valga, seltener Genua vara, häufig anzutreffen.

Die konstantesten, pathognomonischen Veränderungen weist bei der Osteomalacie das Becken auf. In leichteren Fällen, sowie zu Beginn des Krankheitsprozesses kommt es nur zu einer Abplattung, mit Verkürzung der Conjugata vera und mit einer sekundär erhöhten Querspannung (das platte Becken). Das Becken wird dadurch klein und eng, dies um so mehr, weil das Promontorium infolge einer Drehung des Kreuzbeines um seine Querachse stark in das Beckeninnere vorspringt. Dies äußert sich in einer scharfen, winkeligen Abknickung des ersten Kreuzwirbels gegen die Lendenwirbelsäule. Mit vorschreitender

Entkalkung der Knochen werden die Acetabula gegen das Beckeninnere nach innen-oben und rückwärts, die Sitzbeinhöcker aneinandergerückt und die Symphyse nach vorne schnabelförmig vorgewölbt. So entsteht dann das bekannte osteomalacische Becken, das bei Frauen des öfteren ein vollkommenes Geburtshindernis darstellt (Abb. 4). Diese Beckenverengerung tritt mit Ausnahme der Conjugata vera (sowie externa) auch in den Beckenmaßen, besonders aber in der Entfernung der Sitzbeinhöcker deutlich in Erscheinung (vgl. Tabelle 1). Die relativ geringe Verkürzung der Conjugata vera (externa) findet in der schnabelförmigen Vorwölbung der Symphyse ihre ausreichende Erklärung. Wir möchten in diesem Zusammenhang erneut betonen — dies geht aus der mitgeteilten tabellarischen Zusammenstellung von L. M. Miles und Feng Chih-Tung klar hervor —, daß schwere Beckendeformitäten zu ihrer vollen Ausbildung mehrere Jahre bedürfen und im Anfangsstadium der Erkrankung noch vermißt werden können. Dies gilt für die Gesamtheit der Knochendeformitäten.

Tabelle 1.

| Nr. | Alter | Dauer der Krankheit | Zahl der Schwangerschaften | Beziehungen der Krankheit zur Schwangerschaft | Tetanie | Ca | P | Beckenmaße | | | | Dist. intertrochant. |
|---|---|---|---|---|---|---|---|---|---|---|---|---|
| | | | | | | | | Dist. spin. | Dist. crist. | Conj. extern. | Dist. Tub. ischii. | |
| 1 | 23 | 5 Jahre | — | — | — | 5,2 | 2,5 | 24 | 26 | 18,5 | 2,5 | 25 |
| 2 | 57 | 10 Jahre | — | — | ja | 6,0 | 1,9 | 22 | 25,5 | 18,0 | 3,0 | 23,0 |
| 3 | 30 | 8 Monate | 2 | Beginn letzte Lactation | ,, | 7,4 | 1,8 | 22 | 24,0 | 17,0 | 7,0 | 25,5 |
| 4 | 34 | 20 Jahre | 5 | Beg. vor d. ersten Schwangerschaft | ,, | 5,6 | 2,3 | 20 | 23 | 21 | 3,0 | 22 |
| 5 | 32 | 12 ,, | 2 | Nach der ersten Entbindung | — | 5,8 | 3,0 | 20 | 25 | 17 | 2,0 | 24 |
| 6 | 35 | 1 ,, | 5 | Während der letzten | ja | 7,0 | 3,8 | 22,5 | 26,5 | 20,5 | 6,0 | 30,0 |
| 7 | 25 | 7 ,, | 3 | Während der ersten | — | 5,8 | 3,4 | 21,0 | 25,5 | 19,0 | 2,0 | 22,0 |
| 8 | 19 | 1 ,, | 1 | Während der ersten | ja | 7,0 | 2,4 | 19,0 | 23 | 19 | 9 | 29 |
| 9 | 37 | 9 ,, | 2 Abort. | — | ,, | 5,0 | 2,0 | 21 | 27 | 19,5 | 3 | 29 |
| 10 | 24 | 6 ,, | 3 | Während der ersten Lactation | ,, | 5,4 | 3,2 | — | — | — | — | — |
| Normalwerte. | | | | | | 10,0 | 3,0 | 25—26 | 28—29 | 18—20 | 8—9 | 31 |

Die Entstehung schwerer osteomalacischer Beckenveränderungen hängt außerdem auch noch von statisch-mechanischen Momenten ab, d. h. in erster Linie von der Belastung, der die Beckenknochen ausgesetzt sind (Gelpke, Casati).

Beachtenswert sind in dieser Hinsicht die schon länger zurückliegenden Beobachtungen von Krajewska an mohammedanischen Frauen in Bosnien. Die besonderen mohammedanischen Sitten („Türkensitz", auch verschiedene Hausarbeiten, z. B. das Kochen am niedrigen Herd, werden meist in gebückter Körperstellung verrichtet) bewirken eine mehr oder minder starke Entlastung der Beckenknochen, die dann dementsprechend auch bei der Osteomalacie meist keine, oder nur geringe Deformitäten aufweisen. Die Körperlast ruht hauptsächlich auf der Wirbelsäule (samt Kreuz- und Steißbein), so kommt es dann allmählich zu schwerer Kyphose, sekundär auch zu Brustkorbdeformitäten, und letzten Endes zu einer fixierten „Hockstellung". In diesem Spätstadium der Erkrankung „sitzt die Frau mit gegen den Bauch angezogenen Knien am Boden und kann sich entweder gar nicht rühren, oder nur am Boden kriechen, indem sie sich auf die beiden ausgestreckten, senkrecht gerichteten Arme stützt, dabei das Gesäß etwas vom Boden hebt und nach vorne schiebt". Der Kopf wird beim Sitzen infolge der hochgradigen Kyphose zwischen den gebeugten Knien gehalten.

Die Erweichung der Rippen führt — wiederum in Analogie zum rachitischen Thorax — zu einer seitlichen Abplattung des Brustkorbes und somit dann häufig zu einer hühnerbrustartigen Deformität mit relativ verlängertem sagittalem (anterioposteriorem) und verkürztem transversalem Durchmesser. Manchmal erfolgt eine Einknickung des Brustbeines in seinem oberen Teil und Vorwölbung im unteren. Die untere Brustapertur kann auch in ihrer Gesamtheit, d. h. samt

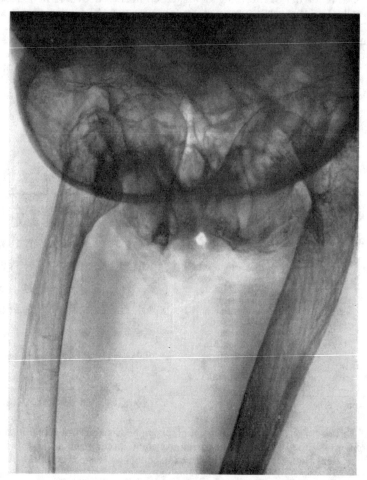

Abb. 5. Vgl. auch Abb. 2 und 3. Puerperale Osteomalacie mit allmählichem Übergang in senile Osteomalacie. E., 68 Jahre (Alwens, l. c.). Während der ersten Gravidität im 25. Lebensjahre traten die ersten Erscheinungen auf. Nach der Geburt Besserung, aber nie vollkommen beschwerdefrei. Verschlimmerung im 42. Lebensjahre. Menopause im 50. Lebensjahr. 1918 weitere Zunahme der Krankheitserscheinungen. Seit 1920 bettlägerig. Becken: Becken- und Hüftknochen für Röntgenstrahlen hochgradig durchlässig, infolge der Kalkarmut im Röntgenbild kaum darstellbar, Kartenherzform des Beckeneinganges, starkes Einsinken der seitlichen Beckenwände.

den Rippen, nach außen gekrämpt sein (Glockenthorax). Bei der aufrechten Stellung der Erwachsenen bedingt die Belastung der Wirbelsäule eine Abplattung der einzelnen Wirbelkörper, d. h. eine deutliche Abnahme der Sitzhöhe, sowie eine starke Annäherung des Rippenbogens zu den Darmbeinschaufeln. Häufig entsteht gleichzeitig noch zwischen Symphyse und Rippenbogen eine (epigastrische) Querfalte an der oberen Bauchregion (Vierordt, Ogata, Higier).

Das Zusammensinken der Wirbelsäule bewirkt bei der Osteomalacie im Endeffekt eine Verschiebung im Verhältnis der Sitzhöhe zur Extremitätenlänge. In diesem Punkte besteht ein gewisser Gegensatz zur rachitischen Osteopathie, bei der sich die starke endochondrale Ossificationsstörung in einer relativen Mikromelie äußern kann. So finden wir

bei Rachitis die Sitzhöhe $>$ Extremitätenlänge,
bei Osteomalacie dagegen die Sitzhöhe $<$ Extremitätenlänge.

In den schwersten Fällen büßen die Knochen ihre Festigkeit, ihren Kalkgehalt fast vollkommen ein, sind biegsam wie Wachs und zeigen die merkwürdigsten, schwersten Verbiegungen, Verkrümmungen usw. Bei ungenügender Osteoidneubildung bleiben die Knochen (oder meist Knochenteile) häufig

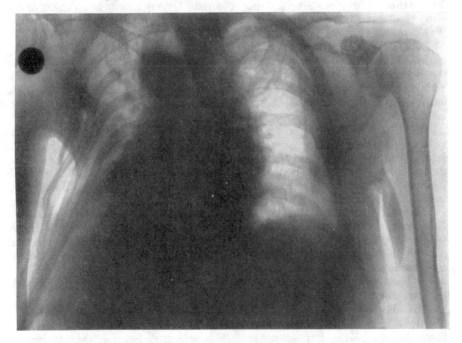

Abb. 6. G., 55 Jahre. Hungerosteopathie schweren Grades. (Alwens, l. c.).
Starke Kyphoskoliose der Brustwirbelsäule, Herz verlagert. Thorax asymmetrisch, glockenförmig. Starke Atrophie und Verbiegung der Rippen, vor allem links.

nur rarefiziert, „porotisch". In diesem Stadium gehören multiple Infraktionen, auch Frakturen — in Form von kompletten oder inkompletten Querbrüchen —, zur Regel (Hutchison - Stapleton). Die Frakturen zeigen meist eine nur geringe Callusbildung und eine häufig mangelhafte Konsolidation.

Für die Frühdiagnose der Osteomalacie als einer echten Osteopathie leistet die Röntgenoskopie noch weitaus wertvollere Dienste, als für die der Rachitis. Sie ermöglicht uns die Ossificationsstörung in einem Stadium nachzuweisen, wo sie mit unseren einfachen klinischen Untersuchungsmethoden noch nicht erkennbar wäre. Allein die Knochenveränderungen sind nicht so auffällig und auch weniger spezifisch als bei der Rachitis. Die für die Rachitis charakteristische Verbreitung der Osteoidschicht an der Epi-Diaphysengrenze mit der zugehörigen Störung der endochondralen Ossification fehlt, höchstens in den Übergangsjahren (18—24) kann sie eben noch angedeutet sein. Dafür überwiegen atrophische, porotische [1]) Veränderungen an den Diaphysen. Die Knochenzeichnung wird gröber, die Bälkchen sind rarefiziert, die verdünnte Corticalis verliert ihre scharfe Konturierung, der ganze Knochen hebt sich nur wenig von den umgebenden Weichteilen ab; Deformitäten, Infraktionen, auch die sog. „Umbauzonen" [2]), Frakturen gelangen in gegebenen Fällen bei der radiographischen Untersuchung ebenfalls zur Darstellung.

Die inneren Organe sind bei der Osteomalacie intakt. Auch das Blutbild weist keine konstanten oder sonstwie charakteristischen Veränderungen auf. In einem Teile der Fälle fand Nägeli Leukocytose, oft Myeolocytose. Lymphocytose ist selten.

Der allgemeine Ernährungszustand braucht selbst bei der Hungerosteopathie nicht reduziert zu sein. Oft tritt Osteomalacie bei Personen mit eher vermehrtem Fettansatz, sowie beim sog. lymphatischen Habitus auf (Fromme).

In ihrem psychischen Verhalten weichen die Kranken meist auffällig von der Norm ab. Sie sind abweisend, meiden die Gesellschaft, haben Angst vor Berührung, Schmerzen: ein Zustand, den schon Trousseau als „susceptibilité nerveuse" bezeichnet hat und der seinen Ursprung wohl in erster Linie tatsächlich den Schmerzsymptomen, mit denen diese Osteopathie so eng verknüpft ist, verdankt.

Die Übererregbarkeit äußert sich auch in entsprechend nervösen Merkmalen, so in gesteigerten Sehnenreflexen und relativ sehr häufig in dem spezifisch-tetanischen Symptomenkomplex. In diesem Punkte besteht sogar eine gewisse Differenz zwischen Rachitis und Osteomalacie. Während nämlich Rachitis verhältnismäßig nur selten mit Tetanie einhergeht, ist das Zusammentreffen der Osteomalacie mit tetanischen Manifestationen in einem viel größeren Prozentsatz in etwa $20-70\%$ der Osteomalaciefälle zu beobachten (Hutchison-Stapleton, Miles und Feng Chih-Tung, Sauer, Schlesinger u. a., vgl. auch Tabelle 1). Anderseits trifft man aber bei Erwachsenen häufiger als bei Kindern die „idiopathische" Tetanie ohne begleitende Knochensymptome an, was uns aber beim außerordentlich schleichenden, oft mehrere Jahre latenten, klinisch unerkennbaren Verlauf der Osteomalacie nicht wundernehmen kann.

Die Erscheinungsform des tetanischen Übererregbarkeitszustandes deckt sich bei Erwachsenen im großen und ganzen mit der der kindlichen Tetanie. Wie dort, so unterscheiden wir auch bei der Tetanie der Erwachsenen ein latentes und ein manifestes Stadium scharf voneinander.

Der latent-tetanische Zustand wird durch die Symptome der elektrischen und mechanischen Übererregbarkeit der peripherischen Nerven, d. h. im einzelnen durch das Erbsche Symptom, durch inkonstante und meist erhöhte Chronaxiewerte, sowie durch das Chvosteksche (Facialis-) und das Trousseausche Phänomen gekennzeichnet.

Während nun aber all diese Merkmale bei Säuglingen mit Fug und Recht als für die Tetanie pathognomonisch gelten dürfen, gehören die meisten unter ihnen bei Erwachsenen — ebenso übrigens auch schon bei älteren Kindern — keineswegs zu den untrüglichen Symptomen des spezifisch-tetanischen Übererregbarkeitszustandes. Ein positives Chvosteksches oder Erbsches Phänomen trifft man des öfteren auch bei sonst gesunden Erwachsenen als Zeichen einer besonderen „inneren Stoffwechsellage" (Behrendt-Hopmann), einer eigenartigen Konstellation im Bereiche des autonomen Nervensystems (Vagotonie?)

---

[1]) Bei den Hungerosteopathien ist die Porose meist besonders stark.
[2]) Vgl. S. 220.

an, ohne sonstige Begleiterscheinungen, die man als tetanische Reaktionen deuten müßte [1]). Nur das Trousseausche sowie das Pool-Schlesingersche Phänomen weisen auch bei Erwachsenen in der Regel auf die Gegenwart einer spezifisch-tetanischen Stoffwechselstörung hin. Da sie aber gleichzeitig meist schon mit manifesten Krampfäußerungen kombiniert zu sein pflegen, kommt ihnen in der Diagnosestellung keine besondere Bedeutung mehr zu. Die Erhöhung der Chronaxie läßt sich heute mangels ausreichenden zugehörigen, experimentellen Materials noch nicht mit Bestimmtheit als ein konstantes und pathognomonisches tetanisches Symptom betrachten.

Mit Rücksicht auf die so häufige Syntropie zwischen Osteomalacie und Tetanie dürfte ein im Verlaufe der malacischen Knochenerkrankung neu auftretender mechanischer und elektrischer Übererregbarkeitszustand der peripherischen motorischen Nerven mit großer Wahrscheinlichkeit als ein tetanisches Zeichen aufgefaßt werden. Zu seiner exakten Einordnung in den Gesamtsymptomenkomplex der Tetanie bedarf es allerdings wiederum des Nachweises einer Hypocalcämie.

Die Prüfung der mechanischen und elektrischen Übererregbarkeit der motorischen Nerven erfolgt in der gleichen Weise wie bei Kindern. Ein K.Ö.Z.-Wert $< 5{,}0$ M.A. bedeutet auch bei Erwachsenen eine erhöhte elektrische Reizbarkeit der betreffenden Nerven. Die übrigen Zuckungswerte sind bei Erwachsenen noch weniger brauchbar — schon in der Norm nicht so konstant — wie bei Säuglingen.

Wichtiger, zum Teil charakteristischer und eindrucksvoller als die Symptome von seiten der motorischen Nerven sind Erscheinungen im Bereiche der sensiblen Innervationssphäre. Parästhesien der verschiedensten Art (pelziges Gefühl in den Fingern, Ameisenlaufen, auch Schmerzen usw.) gehören zu den Frühsymptomen der Tetanie bei Erwachsenen. Auch das Hoffmannsche Symptom: die reflektorische Erzeugung von Parästhesien bei Reizung sensibler Nerven ist ein recht konstanter Befund, schon im latent tetanischen Stadium.

Im manifest tetanischen Stadium beherrschen bei Erwachsenen — in Analogie zu den gleichen Verhältnissen bei älteren Kindern — die tonischen Muskelcontracturen, die Dauerspasmen, das klinische Bild. Zuerst im latenten Trousseauschen Phänomen nur angedeutet, kommt es dann allmählich auch zu Spontankrämpfen, hauptsächlich in Form der bekannten intermittierenden Karpopedalspasmen (Geburtshelferhand, Arthrogryposis, — Beugekontraktion sowohl an den oberen, wie auch an den unteren Extremitäten). Die Dauer der Krämpfe ist verschieden, sie kann Minuten, Stunden und — nur selten — auch Tage betragen. Verschiedentlich sind auch andere Muskeln oder Muskelgruppen mitbefallen, so die langen Rückenmuskeln (Opisthotonus), die Kaumuskeln, Augenmuskeln (spastisches Schielen), Bauchmuskeln usw. Die Spasmen treten fast ausnahmslos symmetrisch auf. Hemitetanie gehört zu den großen Seltenheiten. Selbst bei halbseitiger Ausbildung der Krämpfe bestehen zumindest latente Symptome auch auf der nicht betroffenen Körperhälfte (Kehrer).

Die Atmungsmuskulatur nimmt an den tetanischen Krämpfen der Erwachsenen nur sehr selten Teil; dementsprechend gehören laryngospastische und apnoische Anfälle zu den Ausnahmen.

Auch die autonom innervierten, d. h. dem Willen nicht unterstehenden Muskeln können persistente oder kurz intermittierende Kontraktionen tetanischen Ursprungs zeigen (Ösophago-, Gastrospasmen, Blasentetanie, Dauerspasmen, Myosis, Anisokorie usw.). Herz- oder Bronchotetanie kommen bei Erwachsenen meines Wissens nicht vor. Anderseits sind aber eklamptische, rein epileptiforme,

---

[1]) In diesen Fällen fehlt weiterhin auch die für die idiopathische Tetanie der Erwachsenen ebenso wie für die der Kinder charakteristische Hypocalcämie.

klonisch-tonische Muskelkrämpfe mit Bewußtseinsstörung recht häufig, sie können sich innerhalb 24 Stunden mehrmals wiederholen. Diese epileptiformen Anfälle entsprechen vollkommen den eklamptischen Manifestationen der Säuglingstetanie, können häufig auch an Meningitis erinnern.

Im Laufe der Tetanie kommt es bei Erwachsenen oft auch zu psychogenen Störungen: zu Halluzinationen, Depressionen, die sich dann bei der Osteomalacie mit den für diesen Zustand charakteristischen psychischen Symptomen kombinieren können.

Auch besondere somatische Veränderungen ektodermaler Gebilde gelangen bei der Tetanie der Erwachsenen häufig zur Beobachtung. So Schichtstar, dann Haar- und Nagelausfall, eine Querriffelung der Nägel, auch trophoneurotische Störungen des Integuments, wie Raynaudsche Gangrän usw. In gegebenen Fällen können diese Symptome auch zur Diagnosestellung herangezogen werden. Sie treten allerdings meist nur bei einer chronischen, mehrere Jahre währenden Tetanie in Erscheinung.

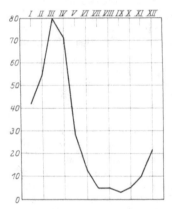

Abb. 7. Graphische Darstellung der Tetanieaufnahmen im Allgemeinen Krankenhause in Wien vom Jahre 1880 bis 1895 inkl. (Nach v. Frankl-Hochwart.)

Die Vorbedingungen sind schon allein durch den chronischen Verlauf der osteomalacischen Grundstörung gegeben. Zu ihrer vollen Ausbildung bedarf die Osteomalacie einer viel längeren Spanne Zeit als die frühinfantile Rachitis. Erst nach jahrelangem Bestand werden die Knochensymptome, die eigentliche Ossificationsstörung, sichtbar (vgl. Tabelle S. 383).

Bei der Osteomalacie und auch bei der ohne erkennbare Knochenveränderungen verlaufenden idiopathischen Tetanie überwiegt im allgemeinen das weibliche Geschlecht. Nur die sog. Arbeitertetanie, die in der Regel ebenfalls ohne klinisch nachweisbare Knochenveränderungen verläuft, befällt meist männliche Individuen. Diese zunächst noch recht verwickelt erscheinenden Verhältnisse werden in unseren späteren Betrachtungen über die Pathogenese dieser Zustände eine zufriedenstellende Erklärung finden.

Die Annahme einer nosologischen Einheit der kindlichen Rachitis und Tetanie mit der Osteomalacie und der Tetanie der Erwachsenen erfährt durch den Vergleich der jahreszeitlichen Schwankungen in den Morbiditätskurven eine gewaltige Stütze. Ebenso wie die Rachitis und die Tetanie der Kinder sind auch die Osteomalacie und die Tetanie der Erwachsenen eine ausgesprochene Saisonkrankheit. Alle Autoren sind darin einig, daß diese pathologischen Störungen nur im Winter und in den ersten Frühjahrsmonaten aufzutreten pflegen, in ihren Morbiditätskurven meist im März ein steiles Maximum, einen Gipfel aufweisen (vgl. Abb. 7 und 8) und daß sie dann im Sommer des öfteren Spontanremissionen zeigen. Im Spätjahr, im folgenden Winter flammen sie in der Regel wieder neu auf und treten verstärkt in Erscheinung. Diese Tatsache beherrscht nicht allein die Klinik, sondern auch die Ätiologie und die Pathogenese sowohl der „achalikotischen Malacien", wie auch der idiopathischen Tetanie im Kindes- und Erwachsenenalter.

### Pathologische Anatomie.

Der spezifische Charakter der osteomalacischen Stoffwechselstörung spiegelt sich wohl makroskopisch-anatomisch, wie auch histologisch — in Analogie zu den Verhältnissen der infantilen Rachitis — allein in der spezifischen Osteopathie wieder. Die Muskelveränderungen und die tetanisch-nervösen Symptome verlaufen ohne besonders geartete anatomisch-histologische Kennzeichen. Nur die schon erwähnten trophoneurotischen Störungen (der Schichtstar usw.) lassen sich in gegebenen Fällen im anatomisch-histologischen Präparat nachweisen; eine größere Bedeutung dürfte ihnen jedoch — schon wegen ihrer Inkonstanz — für die Tetaniediagnose kaum zufallen.

Die Histologie der malacischen Knochenveränderungen weicht nur insofern von der der frühinfantilen Rachitis ab, als in ihr auch eine gewisse Altersbedingtheit zum Vorschein kommt. An Stelle der Epi-Metaphysengrenze ist hier hauptsächlich die periostale Ossification befallen. Der Beginn der Krankheit äußert sich vornehmlich in einer Hyperämie des Periosts (Rindfleisch, 1875), die möglicherweise auch für die in diesem Stadium der Osteomalacie so charakteristischen Schmerzen zur Grundlage dient. Schon diese Hyperämie allein kann zu einer leichten Osteoporose führen (Pommer). Im Vordergrund der histologisch erkennbaren Störung steht dann im weiteren Verlaufe der Erkrankung — in völliger Übereinstimmung mit den Verhältnissen bei der frühinfantilen Rachitis (Looser, Schmorl u. a.) — die Diskongruenz zwischen Resorption und Neuapposition (Stoeltzner) von Knochengewebe. Die Ossificationsvorgänge ruhen auch nach vollendetem Wachstum nicht vollkommen. Ab- und Aufbau, Einreißen und Neubildung finden in den Knochen während des ganzen Lebens statt, allein bei Erwachsenen mit einer stark verminderten Intensität und Geschwindigkeit. Bei der Osteomalacie lagert sich nun in das neugebildete Knochengewebe kein Kalk mehr ab, an Stelle der früher verkalkten Knochenbälkchen tritt in der Spongiosa und der Corticalis unverkalktes Osteoidgewebe auf. Überall wird kalkhaltiges Gewebe von mehr oder weniger breiten Osteoidstreifen umrahmt. Gleichzeitig geht die Resorption ungestört weiter, durch die Hyperämie des Periostes zum Teil sogar sehr verstärkt. Zuweilen kommt es dann zu echten porotischen Veränderungen — wie z. B. bei den Hungerosteopathien, bei gleichzeitig fehlender oder nur mäßiger Osteoidbildung. Eine echte fermentative Lösung, Auslaugung des Kalkes im Sinne der v. Recklinghausenschen Halisterese, wird von der Mehrzahl der Autoren für die Osteomalacie ebensowenig anerkannt wie für die Rachitis.

Charakteristische Markveränderungen, die auf einen stärkeren Um- und Abbau hindeuten würden, kommen bei der Osteomalacie, zumindest im Beginn der Erkrankung nicht vor (Christeller).

Im Hinblick auf die außerordentlich geringe Geschwindigkeit, mit der all diese Vorgänge in den Knochen der Erwachsenen vor sich gehen, ist es nicht verwunderlich, daß stärkere Grade einer Porose oder einer Malacie klinisch erst nach einer mehr oder weniger langen Latenzzeit erkennbar werden können. Das gleiche gilt naturgemäß auch für den Heilungsprozeß. Eine völlige Restitution ist bei der Osteomalacie unter sonst gleichen Bedingungen erst in einer viel längeren Zeit zu erzielen als bei den stark wachsenden Knochen rachitischer Kinder.

### Pathologische Chemie.

Unsere Kenntnisse über den Chemismus der Osteomalacie sind weitaus lückenhafter als über den der Rachitis. Die meisten Fragestellungen, die in diesem Zusammenhang, so auch in bezug auf die pathogenetisch wichtigen intermediären chemischen Vorgänge erhoben werden könnten, müssen somit in der Regel — entweder wegen der spärlichen Anzahl der einander sogar noch häufig widersprechenden Befunde, oder wegen völligen Fehlens zugehöriger Untersuchungen unbeantwortet, zumindest aber unentschieden bleiben. Nur über wenige Teilfragen sind wir heute genügend orientiert. So wissen wir aus bereits länger zurückliegenden Untersuchungen (Drouineau, Durham,

Rees, O. Weber, Bibra, Chabrie, M. Levy, Cappezuoli u. a.), daß der prozentuale Salzgehalt der Knochen deutlich erniedrigt ist. Während die Menge der Asche im Gesamtknochen unter normalen Verhältnissen bei Erwachsenen etwa 60—70% (Aron) beträgt, ist sie bei der Osteomalacie bis auf 20—40% reduziert. An der Zunahme der organischen Substanz nimmt das Fettgewebe in erheblichem Maße teil (Langendorff-Mommsen, Chabrié). Was das Verhältnis der einzelnen Knochenmineralien zueinander (Ca: P: CO₃) anlangt, so weicht es bei der Osteomalacie von der Norm nicht ab. Bei der Hungerosteopathie, dieser in ätiologischer Hinsicht z. T. besonderen Form der Osteomalacie, fand indessen Loll außer einer erheblichen Verminderung des Aschegehaltes eine deutliche Verschiebung in der Relation von Kalk zu Phosphor zugunsten des ersteren. Infolge einer überwiegenden primären Abnahme der Phosphatkomponente tritt somit in der Knochenasche ein relativer Kalküberschuß zutage, ebenso wie in besonderen Fällen von infantiler Rachitis. Mit fortschreitendem Alter verarmt übrigens der Knochen schon unter physiologischen Bedingungen allmählich an Phosphaten.

Nach dem einmütigen Urteil sämtlicher Untersucher ist die Ca- und P-Ausscheidung bei florider Osteomalacie gegenüber der Norm erheblich gesteigert[1]). Die Ca- und P-Bilanz kann in gegebenen Fällen sogar negative Werte aufweisen; in der Regel besteht jedoch nur eine verschlechterte, immerhin aber noch positive Retention für beide Mineralien (Findlay, Telfer). Ebenso wie bei der Rachitis erfolgt die Ca- und auch — obgleich weniger ausgeprägt — die P-Ausscheidung bei der Osteomalacie hauptsächlich mit den Faeces. In früheren Literaturangaben wird vereinzelt auch über hohe Urinkalkwerte berichtet. Die Verarmung der Knochen an Ca und P steht wohl mit dieser verschlechterten Ca- und P-Bilanz in Beziehung.

Bedauerlicherweise sind wir über die in pathogenetischer Hinsicht viel wichtigeren und aufschlußreicheren Störungen des Blutchemismus bei der Osteomalacie nur außerordentlich mangelhaft unterrichtet. Bis zur Zeit liegen nur von L. M. Miles und Feng Chih-Tung analytisch einwandfreie Untersuchungsergebnisse vor (vgl. Tabelle 1). Diese sind auch durch eine starke und gesetzmäßige Hypocalcämie und gleichzeitig durch eine inkonstante, aber doch recht häufig deutlich ausgeprägte Hypophosphatämie ausgezeichnet. Bei Erwachsenen beträgt der normale Serumkalkwert im Mittel 10,0 mg%, deckt sich somit mit den entsprechenden bei Säuglingen und Kindern erhobenen Zahlen. Der anorganische Phosphor ist dagegen bei Erwachsenen schon physiologisch vermindert, bewegt sich im Mittel um 3,0 mg%, während wir bei gesunden Säuglingen und Kindern in der Norm 5,0 mg% finden. Miles und Feng Chih-Tung beobachteten nun bei schwerer Osteomalacie Ca-Zahlen bis zu 5,0 mg% und P-Werte bis 1,8 mg%, wobei freilich zu betonen ist, daß die überwiegende Mehrzahl ihrer Fälle mit Tetanie kompliziert war[2]). Dies ist übrigens bei den stark gesenkten Serumkalkwerten — im Hinblick auf die ähnlichen Befunde bei der infantilen Tetanie — kaum verwunderlich. Die Kalkverarmung des Serums soll nach den gleichen Forschern mit der Schwere des Krankheitsprozesses gleichen Schritt halten, dürfte demnach voraussichtlich mit der Osteopathie in kausaler Beziehung stehen. Trotzdem erscheint uns der Schluß, der Hypocalcämie für die osteomalacische Stoffwechselstörung eine

---

[1]) Vgl. L. M. Miles und Feng Chih-Tung: Journ. of exp. med. Vol. 41. 1925. Hier auch weitere Literatur.

[2]) Wir möchten sogar der Vermutung Ausdruck geben, daß zumindest latent-tetanische Symptome auch in den drei als tetaniefrei bezeichneten Fällen der Tabelle 1 vorhanden waren. Widrigenfalls müßten wir bei ihnen schwere acidotische Zustände postulieren, die die sonst zu erwartenden tetanischen Reaktionen noch zu kompensieren vermochten.

allgemeine Bedeutung einräumen zu müssen, einstweilen noch durchaus nicht als zwingend. Ebenso halten wir die Annahme, daß wir allein auf Grund dieser vereinzelt gebliebenen Befunde in der Hypocalcämie bei der Osteomalacie das gleiche konstante Symptom des gestörten Blutchemismus zu erblicken hätten, wie in der Hypophosphatämie, für die Rachitis noch nicht für genügend gerechtfertigt. Denn abgesehen von der geringen Anzahl haften den Untersuchungen von Miles und Feng Chih-Tung auch weitere Mängel an: 1. Die Fälle waren fast durchweg mit Tetanie kompliziert, und 2. sie befanden sich in einem chronischen Kalkhungerzustand (mangelhafte Kalkzufuhr). So müssen erst weitere Untersuchungen zeigen, ob die Hypocalcämie auch unter einwandfreieren Bedingungen in der Tat als ein konstantes und pathognomisches Symptom der osteomalacischen Störungen gelten darf.

Wir halten es keineswegs für ausgeschlossen, daß die osteomalacische Stoffwechselstörung gelegentlich ohne eine Hypocalcämie, allein mit einer Hyophosphatämie verläuft. Auch die starke, relative Phosphatverarmung der Knochenasche spricht schon in diesem Sinne.

In Fällen von Hungerosteopathie fand Adlersberg im meist alkalisch reagierenden Urin einen regelmäßig sehr hohen Ammoniakkoeffizienten, d. h. eine zumindest relativ aber häufig auch absolut stark gesteigerte Ammoniakausscheidung. Man trifft die gleichen Verhältnisse des öfteren auch bei florider Rachitis der Kinder an (A. Hodgson, Verfasser). Hier stehen sie allem Anschein nach mit der Phosphatverarmung der Blut- (Gewebs-) Flüssigkeit, möglicherweise auch mit einer spezifischen Störung des Eigenstoffwechsels der Niere in direkter Beziehung. Die Säureausscheidung erfolgt im Urin nicht mehr — wie in der Norm — mit Hilfe der Phosphate und des neutralisierenden Ammoniaks, sondern fast ausschließlich mit Hilfe des letzteren. Daher auch die relative Hypophosphaturie bei der Rachitis. Dem von Adlersberg bei der Osteomalacie (Hungerosteopathie) erhobenen ähnlichen Befund dürfte wohl der gleiche Mechanismus zugrunde liegen.

Die erniedrigte alveoläre Kohlensäurespannung (Novak-Porges) und die ebenfalls gesenkte Alkalireserve (Blum und Mitarbeiter) deuten — wiederum in Analogie zur Rachitis — auch bei der Osteomalacie auf eine „acidotische Stoffwechselrichtung“ hin.

Bei einer besonderen Form der Hungerosteopathie: Osteoporose ohne Deformitäten, fanden Porges-Wagner eine normale alveoläre $CO_2$-Spannung (nach Plesch-Porges).

Unsere Kenntnisse über den Chemismus der idiopathischen Tetanie der Erwachsenen sind nicht minder unvollkommen wie die von der Osteomalacie.

So besitzen wir auch über das pathognomonisch wichtigste Symptom, die Hypocalcämie, bei der idiopathischen Tetanie der Erwachsenen nur außerordentlich spärliche Daten. Die schon besprochenen Fälle von Miles und Feng Chih-Tung zeichneten sich durch eine starke und konstante Hypocalcämie aus. Dies trifft jedoch in gleichem Maße auch für die unkomplizierte Osteomalacie zu. Bei einer schweren, klinisch ohne Knochensymptome verlaufenden idiopathischen Tetanie („Graviditätstetanie“) fand Verfasser eine ungewöhnlich starke Senkung des Kalkspiegels: 3,4 mg⁰/₀. Wenn wir nun für die idiopathische Tetanie der Erwachsenen in der Hypocalcämie ein ebenso konstantes und charakteristisches Symptom erblicken möchten, wie für die Tetanie der Kinder, so ist das — angesichts der geringen Anzahl zugehöriger Untersuchungen — eher ein theoretisches Postulat, als eine experimentell genügend gestützte Tatsache.

In ihren mit schweren osteomalacischen Veränderungen einhergehenden Fällen fanden Miles und Feng Chih-Tung normale, des öfteren sogar leicht

gesenkte Serumphosphatwerte. Demgegenüber berichten Elias und
Weisz über eine starke Erhöhung der „säurelöslichen" Phosphorfraktion im
Serum bei idiopathischer, klinisch osteomalaciefreier Tetanie. Da
der „säurelösliche" Phosphor in der Norm hauptsächlich aus anorganischen
Phosphaten besteht, so dürfte eine Zunahme dieser Fraktion voraussichtlich
eine echte Phosphatstauung bedeuten. So fand auch Verfasser in seinem
schon erwähnten Falle von Graviditätstetanie eine außerordentlich starke
Hebung des Serumphosphatspiegels (12,0 mg % P!). Zwischen der Tetanie
der Erwachsenen und der der Kinder besteht somit auch bezüglich der Serumphosphate ein auffallender Parallelismus. In Fällen, die mit Osteomalacie
bzw. Rachitis kombiniert sind, weist der Serumphosphatgehalt normale,
oder sogar leicht gesenkte, nur selten erhöhte Werte auf; bei gleichzeitig
fehlenden, oder zumindest klinisch nicht erkennbaren Knochensymptomen
werden dagegen häufig stark erhöhte Phosphatzahlen, eine echte Phosphatstauung beobachtet.

Die Frage, wieweit die tetanische Stoffwechselstörung die Ca-Bilanz, die Ca-Retention
zu beeinflussen vermag, läßt sich auf Grund der spärlichen vorliegenden Untersuchungen
zur Zeit noch nicht beantworten.

## Ätiologie und Pathogenese.

Für die Richtigkeit unserer Annahme von der nosologischen Einheit der
Rachitis und der Osteomalacie einerseits und der idiopathischen Tetanie der
Kinder und der Erwachsenen anderseits haben uns die pathologische Anatomie
und die Chemie keine völlig eindeutigen Beweise liefern können. Immerhin
haben wir in den entsprechenden Befunden eine Reihe von Momenten kennen
gelernt, die uns die Identität der fraglichen Zustände wenigstens wahrscheinlich gemacht haben. Eine vollkommen eindeutige Lösung des Problems
liefert uns jedoch allein die Kenntnis der ätiologischen und pathogenetischen
Faktoren.

Allerdings bestanden in dieser Beziehung noch bis vor kurzem große Lücken.
Die Osteomalacie, sowie die idiopathische Tetanie gehören im allgemeinen zu
den seltenen Erkrankungen des Erwachsenenalters; zugehörige Fälle treten
meist nur sporadisch auf, lange nicht so gehäuft wie die kindliche Rachitis
und Tetanie. So war auch die Verfolgung der ätiologischen und pathogenetischen
Bedingungen lange Zeit mit erheblichen Schwierigkeiten verbunden. Erst das
plötzliche „endemische" Auftreten osteomalacischer Störungen (Hungerosteopathie) in und kurz nach dem Kriege unter der Bevölkerung Deutschlands,
Österreichs und Polens, sowie das Bekanntwerden und die Durchforschung
gewisser „verseuchter" Bezirke in Bosnien, Japan, Indien, China haben hier
neuerdings Wandel zu schaffen vermocht. Im Besitze der so gewonnenen
exakten, eindeutigen Daten erscheint uns heute die Ätiologie (zum Teil auch
die Pathogenese) der Osteomalacie und der mit ihr verwandten Tetanie in den
entscheidensten Punkten klar umrissen.

Auf Grund der Kriegs- und Nachkriegserfahrungen müssen wir in dieser
Hinsicht zunächst den Ernährungsfaktor hervorheben. Denn allein die
Berücksichtigung der quantitativen, oder vielmehr der qualitativen Unterernährung weiter Bevölkerungsschichten in Österreich (Wien!), Deutschland,
zum Teil auch in Polen kann uns die schlagartige eruptive Verbreitung einer
früher in den gleichen Gegenden so gut wie unbekannten Erkrankung wie die
Osteomalacie dem Verständnis näher bringen. Das quantitative Moment
dürfte hier keineswegs den Ausschlag geben. Alle Autoren sind darin einig,
daß osteomalacische Störungen bei relativ gut ernährten, in ihrem Ernährungs-

zustand nur mäßig reduzierten Individuen vielleicht sogar noch häufiger zur Beobachtung gelangten als bei völlig ausgehungerten kachektischen Personen. Eine qualitative Insuffizienz der Nahrung ließ sich dagegen ohne Ausnahme nachweisen und dürfte somit für die Kriegs- und Hungerosteopathien wohl generell als der übergeordnete Faktor gelten. Sie bestand hauptsächlich im Mangel an Eiern, Milch, Butter, Käse, Fleisch (auch Fisch), mithin an Nährstoffen, die als Quelle für das präformierte D-Vitamin wohl einzig und allein in Betracht kommen. Bei dieser einseitigen, nicht vollwertigen Ernährungsweise müßte der Organismus allmählich an D-Vitamin verarmen. In den sonnenreichen Sommermonaten vermochte der direkte, aber auch indirekte Strahleneffekt infolge autochthoner Bildung von D-Vitamin in der bestrahlten Haut bzw. durch Zufuhr von den Sonnenstrahlen ausgesetzten Nährstoffen dieses Defizit noch wettzumachen; in den sonnenarmen Wintermonaten wird dann aber für die Entstehung osteomalacischer (achalikotischer) Störungen Tür und Tor geöffnet. Tatsächlich war diese Hunger-osteopathie eine ausgesprochene Winterkrankheit (vgl. Abb. 8). Die ersten Beschwerden traten regelmäßig in den Winter-, Frühjahrsmonaten auf, zuweilen erfolgte dann in den Sommermonaten eine Spontanremission, die die Patienten auch subjektiv als solche schilderten. Im nächsten Winter flammte die Krankheit meist von neuem wieder auf, oder sie verschlimmerte sich zusehends. Dieser wellenförmige, chronische Verlauf gehörte zu den charakteristischsten Kennzeichen der Kriegsosteopathien, übrigens wie schon erwähnt und wie wir es noch sehen werden, auch für die anderen Formen der Osteomalacie.

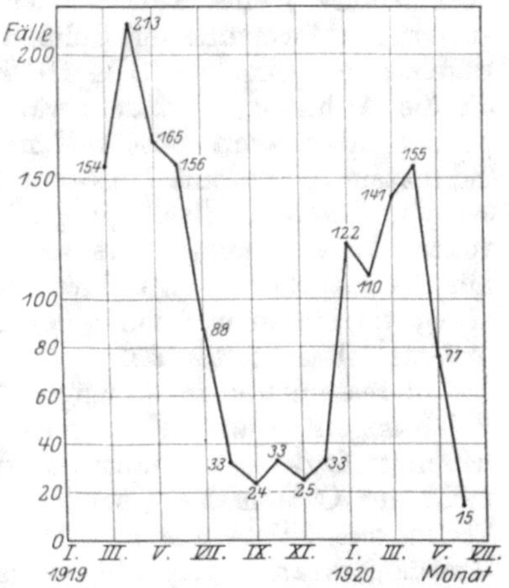

Abb. 8. Die jahreszeitliche Verteilung der bei der Wiener Hungerosteopathie-„Epidemie" beobachteten Fälle. (Nach Hume-Nirenstein.)

Die Hypocholesterinämie, die während der Kriegs- und Nachkriegsjahre in den von Hunger-osteopathie befallenen Gegenden bei Erwachsenen des öfteren gefunden werden konnte (Stepp, Rosenthal), dürfte als Zeichen einer allgemeinen Cholesterinverarmung des Organismus für die Pathogenese der malacischen Knochenstörungen vermutlich gleichfalls von Bedeutung gewesen sein. Fehlt es nämlich in der Haut an Cholesterin, dieser, mit dem Ergosterin, d. h. dem aktivierbaren „Provitamin" stets Mischkrystalle bildenden Substanz, so wird auch die direkte Bestrahlung keinen oder einen nur verminderten antimalacischen Effekt ausüben können. Hiermit wird aber ein wichtiger prophylaktisch-therapeutischer Faktor ausgeschaltet.

In der Ätiologie der Hungerosteopathie treffen wir die gleichen Bedingungen an, die wir schon bei der Rachitis kennen gelernt haben, den Ernährungs- und den Klima- (Strahlen-) Faktor. Die besonderen Kriegs- (Nachkriegs-) Verhältnisse brachten es mit sich, daß in diesem Falle der mangelhaften einseitigen, insuffizienten Ernährung in ätiologischer Hinsicht eine wesentlich größere Bedeutung zukam als dem Klimafaktor. Der im Winter fehlende Strahleneffekt stellt ein weiteres, weniger vorbereitendes, als vielmehr nur zur Auslösung notwendiges Moment dar. Der ätiologisch wirksame Ernährungsfaktor dürfte nach dem Gesagten mit der mangelhaften D-Vitaminzufuhr gleichzusetzen sein. Da aber auch die ultravioletten Strahlen vermutlich nur auf dem Umwege über das D-Vitamin ihre antimalacische Wirkung entfalten, so sind wir wohl berechtigt, die Gesamtheit der bei der Entstehung der Hungerosteopathien beteiligten primär-ätiologischen Bedingungen auf den gleichen Nenner zu bringen. Die Hungerosteopathie ist eine Avitaminose, sie beruht auf einem D-Vitaminmangel.

Hiermit ist aber auch die nosologische Einheit der Rachitis und der Hungerosteopathie bewiesen [1]).

Die gleiche Schlußfolgerung läßt sich auch für die gewöhnliche Form der Osteomalacie, wie sie uns „endemisch" in manchen Bezirken von China, Japan, Indien und Bosnien begegnet, in Anwendung bringen.

Unter der einheimischen Bevölkerung Nord- und Westchinas (gemäßigtes, zum Teil rauhes Klima!) ist die Osteomalacie weit verbreitet. So fand Wampler (1924) in der Gegend von Ping Ting Chow (Provinz Shansi, Nordchina) besonders hohe Morbiditätsziffern; in den Städten auf 45, in der Provinz auf 173 Einwohner je einen, auch klinisch ausgeprägten Osteomalaciefall. Oft aber noch mehr, bis zu $10\%$ der Einwohnerzahl. Die Diät im chinesischen Haushalt der betreffenden Bezirke ist sehr einseitig (Miles und Feng Chih-Tung): Mehlfrüchte, etwas Gemüse, weder Milch, noch Fleisch oder Eier, Butter! Die Hauptnahrung besteht aus einem Wasserhirsebrei mit Zwiebel oder Knoblauch, dazu „Salzgemüse", eine Rüben- oder Rettichart in Salzlake, dann „Sauerkraut" aus grünen, fermentierten Bohnenblättern. Reiche Leute benutzen Weizenmehl zu einer Art Kuchen. Die D-Vitaminzufuhr ist somit fast Null [2]). Frauen, die die Wohnung, besonders während der Schwangerschaft, in der Lactationsperiode, aber auch sonst oft monatelang kaum verlassen, können auch auf indirektem Wege, mit Hilfe der Sonnenstrahlen ihren D-Vitaminbedarf nicht decken. Die Grundbedingung einer osteomalacischen Störung sind mithin in vollem Maße gegeben: die starke „Durchseuchung" dieser Bevölkerung ist nur die natürliche Folge ihrer besonderen Lebensweise. Bei Frauen, die Feldarbeit verrichten und somit der Besonnung mehr ausgesetzt sind, tritt Osteomalacie relativ selten auf.

Interessant und im Zusammenhang mit diesen neueren, in China gemachten Erfahrungen besonders lehrreich sind die schon länger zurückliegenden Erhebungen Ogatas aus Japan. In den Provinzen Toyama und Ischikawa kommen nicht nur Osteomalacie, sondern auch Früh- und Spätrachitis endemisch vor. Schon das Klima allein dürfte hier die Entstehung rachitischer-malacischer Knochenerkrankungen begünstigen: der Winter ist lang, kalt, sonnenarm, dagegen sehr schneereich. „Für die Bewohner der Gegend ist es unmöglich, im Winter draußen zu arbeiten." Die Wohnungen sind sehr dunkel, von besonderer Bauart. Die Ernährung ist sehr einseitig, sie besteht vornehmlich aus Reisbrei mit Mehlklößen und aus gewissen Bohnenarten. Milch, Eier, Fleisch werden nie, auch Fische nur sehr selten gegessen. Die zu Beginn des 20. Jahrhunderts beobachtete Häufung der Rachitis und der Osteomalacie in diesen

---

[1]) Gewisse Befunde — so das häufige, jedoch keineswegs gesetzmäßige Überwiegen porotischer, auch anatomisch als solcher nachweisbarer Veränderungen, sowie die von Loll ermittelte und vermutlich mit der Osteoporose in kausalem Zusammenhang stehende Phosphatverarmung der Knochenasche (vgl. auch senile Osteoporose!) —, die die Hungerosteopathien von den gewöhnlichen Osteomalacien zu trennen scheinen, halten wir nur für sekundärer Natur, und führen sie auf die Unterernährung zurück, die in der Ätiologie dieser Knochenerkrankungen, besonders bei einem letalen Ausgang, zuweilen eine wichtige Rolle spielt. Wir nehmen an, daß der Hungerzustand, ähnlich den chronisch zehrenden Krankheiten (Kachexie), die Apposition frischen Osteoids verhindert. Da nun aber einerseits bei den Hungerosteopathien außer diesen rein porotischen Veränderungen oft auch echte malacische Befunde erhoben werden konnten (Partsch, Schmorl u. a.), und andererseits die Porose selbst bei den echten Osteomalacien zuweilen stark ausgeprägt zu sein pflegt, so halten wir eine von mancher Seite (Alwens, Schlesinger, Silberberg u. a.) angestrebte Trennung zwischen Hungerosteopathien und Osteomalacien schon aus anatomischen Gründen nicht für stichhaltig. In ätiologisch-pathogenetischer Hinsicht und in bezug auf die gemeinsame Therapie ist die Übereinstimmung — mit Ausnahme der nicht gesetzmäßigen quantitativen Unterernährungskomponente bei den Hungerosteopathien — sogar eine vollkommene.

[2]) Das Kalkangebot liegt ebenfalls unter der Norm (Miles und Feng Chih-Tung).

Gegenden hängt höchstwahrscheinlich eben mit der Verschlechterung der Ernährungsverhältnisse zusammen. Die Tatsache, daß im sonst rachitis-osteomalaciefreien Japan in den gleichen Provinzen Rachitis (in ihrer Früh- und Spätform) und Osteomalacie gleichzeitig endemisch verbreitet sind, spricht ebenfalls für die enge ätiologisch-pathogenetische Verwandtschaft dieser Erkrankungen.

In Indien nimmt der Lichtfaktor von vornherein die erste übergeordnete Stelle unter den ätiologischen Bedingungen der hier mancherorts ebenfalls sehr weit verbreiteten Osteomalacie ein. Hutchison und Stapleton haben neuerdings in ausgedehnten Untersuchungen an der Bevölkerung des Nasik-Delhi-Distriktes zeigen können, daß für die Entstehung dieser Knochenstörung bei Erwachsenen das gleiche religiöse Purdahsystem verantwortlich sei wie für die rachitischen Veränderungen bei Kindern [1]. Mütter, Kinder leben oft jahrelang in dunklen Zimmern eingeschlossen, kommen überhaupt nicht ins Freie; die antirachitisch (antimalacisch) wirksamen Sonnenstrahlen erreichen sie wohl nie. Der überragende Einfluß des „Purdahlebens" für die Ätiologie der Osteomalacie geht aus der statistischen Zusammenstellung Stapletons besonders instruktiv hervor: gegenüber 63 Osteomalaciefällen, die diesem System unterworfen waren, stehen nur 10 andere. Neben dem Licht- (Luft-) Mangel spielt die Ernährung in Indien keine, oder höchstens nur eine untergeordnete Rolle. Hiermit steht auch die Tatsache in gutem Einklang, daß die achalikotischen Osteopathien bei den höheren Ständen, die das religiöse Gesetz des Purdahsystems schon aus wirtschaftlichen Gründen eher einhalten können als die ärmeren Schichten, weit häufiger sind als bei letzteren.

Vollkommen analoge Beobachtungen, wie die von Hutchison und Stapleton aus Indien, hatte Krajewska schon früher (1900) an der mohammedanischen Bevölkerung Bosniens gemacht, mit dem Unterschied, daß die Osteomalacie hier hauptsächlich in den schlecht ernährten, gleichzeitig aber auch in ihren religiösen Gewohnheiten besonders konservativen, ärmsten Schichten angetroffen wurde. In der christlichen Bevölkerung der gleichen Gegenden Bosniens kommt die Osteomalacie nicht vor. Diese auffallende Tatsache führte bereits Krajewska vornehmlich auf die religiösen Sitten der Mohammedaner, in erster Linie auf das Haremsystem zurück. „Die Mohammedanerin ist seit der Zeit der Pubertät so wenig wie möglich dem Einflusse der Sonne und der freien Luft ausgesetzt. Sie lebt im Schatten; auf der Straße stehen dem Einflusse der Sonne der dicke Tuchmantel und die Tücher im Wege, im Hofe ihres Hauses die hohen Zäune, im Zimmer die hölzernen Fenstergitter."

Die von verschiedener Seite hervorgehobene Syntropie zwischen Psychosen und Osteomalacie in Irrenanstalten [2] führen wir ebenfalls auf einen Licht- und Luftmangel [3], in besonderen Fällen, so hauptsächlich bei fortschreitender Demenz, auch auf die nicht nur quantitativ, sondern — oft infolge „elektiver" Verweigerung „antirachitisch" wirksamer Nährstoffe — auch qualitativ verschlechterter Ernährung solcher Patienten zurück.

Unsere Ausgangsthese von der nosologischen Einheit der Rachitis und der Osteomalacie erhielt in allen den bisher besprochenen Untersuchungsergebnissen eine vollkommene Bestätigung. Die Osteomalacie, ebenso wie die Rachitis, beruhen in erster Linie auf einem D-Vitaminmangel. In Anbetracht des vorgebrachten reichhaltigen Beweismaterials dürfte wohl erlaubt sein, diese Schlußfolgerung nicht allein auf die „endemische" Osteomalacie — wie wir sie im vorhergehenden kennen gelernt haben —, sondern auch auf die „sporadischen" Fälle auszudehnen, die in unserem gemäßigten

---

[1] Vgl. S. 236.
[2] Vgl. Literatur bei v. d. Scheer.
[3] Schon von Bleuler (1893) in diesem Sinne gedeutet.

Klima, obgleich selten, doch hier und da zur Beobachtung kommen. In rachitisfreien Gegenden ist auch die Osteomalacie eine meist unbekannte Krankheit[1]).

Auch in geschichtlicher Beziehung besteht zwischen Rachitis und Osteomalacie ein auffallender Parallelismus. Vor Glissons Zeiten war nicht nur die Rachitis, sondern wohl auch die Osteomalacie eine seltene, meist unbekannte Krankheit (vgl. v. Winckel). Die Häufung dieser „achalikotischen Malacien" in den letzten Jahrhunderten, vornehmlich seit dem 19. Jahrhundert, deuten darauf hin, daß die Grundbedingungen für ihre Entstehung seither infolge der besonderen sozialen Entwicklung — zumindest in Europa — in viel stärkerem Maße vorhanden sein müssen als früher.

Wieso kommt es nun aber, daß wir osteomalacischen Störungen bei Erwachsenen viel seltener begegnen als der Rachitis im Säuglings- und Kleinkindesalter? Zur Beantwortung dieser Frage genügt es, an gewisse exogene und endogene Momente zu erinnern. So bei Säuglingen an die auch unter physiologischen Verhältnissen häufig einseitige, insuffiziente Ernährungsweise, an die die Entstehung der Rachitis gleichfalls begünstigenden Pflegeverhältnisse, wie Licht-, Luftmangel, dann an weitere mehr sekundäre Faktoren, z. B. häufige Ernährungsstörungen, Infektionen usw. Demgegenüber ist bei Erwachsenen die Ernährung ausgeglichener, vielseitiger, die Lebenshygiene gesünder, d. h. die rachitogene (Osteomalacie begünstigende) „Domestikation" — mit geringen Ausnahmen — viel weniger ausgeprägt als in der Säuglingsperiode. Unter den endogenen Momenten sind an erster Stelle die Wachstumsvorgänge zu nennen: je stärker die Wachstumsintensität, desto eher kann nach dem Gesagten die achalikotische Ossificationsstörung in Erscheinung treten; nach vollendetem Wachstum ist dagegen die endogene Reizschwelle stark erhöht, die „Disposition" erheblich vermindert.

Diese endogen bedingte Disposition ist allerdings auch bei Erwachsenen keine konstante, sondern vielmehr eine individuell durchaus wechselnde Größe. So wird es verständlich, daß auch bei einer gleichen Reizkonstellation nicht die Gesamtheit der diesen Reizen ausgesetzten Erwachsenen, sondern in der Regel nur ein kleiner Prozentsatz an Osteomalacie erkrankt. Gravidität und Lactation sind erfahrungsgemäß stark begünstigende Momente, die allem Anschein nach den D-Vitaminbedarf des Organismus erheblich zu steigern pflegen. Nach Hanau (1892) besteht bei schwangeren Frauen eine anatomisch nachweisbare „physiologische" Osteomalacie, die uns dann in ihren stärksten Graden und in einer chronisch verlaufenden Form als die pathologische, echte Osteomalacie entgegentritt. Wenn also die Osteomalacie — wie schon erwähnt — Frauen weitaus häufiger befällt als Männer, so dürften hierfür hauptsächlich diese besonderen Verhältnisse verantwortlich zu machen sein. In früheren Zeiten, in denen schon wegen ihres seltenen, sporadischen Auftretens die verschiedenen, erst neuerdings auf Grund der im vorhergehenden ausführlich besprochenen Erhebungen erkannten, ätiologischen Faktoren der Osteomalacie im Dunkel verhüllt bleiben mußten, neigte man sogar der Ansicht zu, daß der Osteomalacie eine endokrine Störung, und zwar die Hyperfunktion der Ovarien zugrunde liegt.

In geradliniger, logischer Weiterführung dieser Annahme lag dann die von Fehling empfohlene operative Behandlungsmethode der Osteomalacie: die Kastration. Zunächst schien dieser „Beweis ex iuvantibus" tatsächlich geglückt zu sein. So wurde von verschiedener Seite über ausgezeichnete Heil-

---

[1]) So schreibt auf Grund umfassender Literaturstudien bereits Meslay (1896): „L'ostéomalacie est endémique dans les vallées humides, dans les lieux marécageux et peu ensoleillés" (!)

erfolge im Anschluß an die Exstirpation der Ovarien berichtet. Die experimentellen Grundlagen des Verfahrens blieben jedoch auch weiterhin noch durchaus lückenhaft. Die Verfolgung des Kalk- und Phosphorstoffwechsels vor und nach der Kastration ergaben weder im Tierexperiment noch bei kastrierten Osteomalacischen eine sichere Aufklärung über den Wirkungsmodus dieser Operation. Ebensowenig vermochte die wiederholte pathologisch-histologische Untersuchung exstirpierter Ovarien die hyperovarielle Genese der Osteomalacie genügend zu stützen. Hierzu kommt dann noch der weitere, wohl allein schon entscheidende Einwand, daß osteomalacische Störungen keineswegs nur bei Frauen, sondern auch bei Männern beobachtet werden können und selbst bei Frauen nicht immer mit der Gravidität oder Lactation in Beziehung stehen müssen (Miles und Feng Chih-Tung, Hutchison, Stapleton u. a.). Die von Stapleton in Indien (Delhidistrikt) gesammelten Erfahrungen sind in dieser Hinsicht schon vollauf beweisend.

|                                                                        | Beginn: | Fälle: |
| --- | --- | --- |
| Vor der ersten Schwangerschaft | | 30 |
| Während der ersten Schwangerschaft | | 14 |
| Während folgender Schwangerschaften | | 10 |
| Nach der Entbindung, wobei Pat. mindestens nach 2 Geburten nicht stillte | | 4 |
| Während des Stillgeschäftes | | 12 |
| Nach Entwöhnung eines 3jährigen Kindes | | 1 |
| Viele Jahre nach der letzten Schwangerschaft (Menopause) | | 2 |

(Vgl. auch die Tabelle von Miles und Feng Chih - Tung.)

In Anbetracht dieser Einwände, die zum Teil (Osteomalacie bei Männern!) schon früher bekannt waren, und der Tatsache, daß die Fehlingsche Kastration — selbst bei scheinbar gegebener Indikation — als Heilmethode häufig auch versagen kann, war die These von der „hyperovariellen" Genese der Osteomalacie unhaltbar geworden. Man versuchte dann auf rein spekulativem Wege der Reihe nach fast sämtliche endokrine Drüsen mit der Osteomalacie in einen kausalen Zusammenhang zu bringen.

Die Überlegungen, die dabei in Anwendung kamen, bewegen sich auf der gleichen Linie wie die bezüglich der Rachitis, so daß wir wegen Einzelheiten auf das schon dort Gesagte verweisen möchten [1]). Schwerwiegende experimentelle oder pathologisch-anatomische Untersuchungsergebnisse liegen nicht vor. Auch die von Erdheim festgestellte Größenzunahme der Nebenschilddrüsen ist kein für die Osteomalacie unbedingt pathognomonisches Symptom (Kerl). Die einzigen Befunde, die noch für die endokrine Natur der Osteomalacie zeugen könnten, sind in therapeutischen Versuchen gewonnen worden, und somit nur wenig überzeugend. Daß Beweise ex iuvantibus sogar zu Trugschlüssen führen können, haben wir auch schon am Beispiel der Fehlingschen Operation gesehen. Wenn sich nun also die von Bossi und Stoeltzner inaugurierte Adrenalintherapie in zahlreichen Fällen von Osteomalacie gut bewährt hat (Christofoletti, neuerdings Bleneke, Edelman u. a., aber auch zahlreiche Versager vgl. Biedl u. a.), so ist damit noch keineswegs erlaubt, die Osteomalacie schlechtweg auf eine Hypofunktion der Nebennieren zu beziehen. Mit der gleichen Berechtigung müßte man dann nämlich auf Grund der therapeutischen Versuche mit Pituitrin (Bab, Pal) die Hypophyse, der erfolgreichen Thymustransplantation (in einem Falle von puerperaler Osteomalacie — Scipiades) die Thymus, und der Kastration die Ovarien in den Vordergrund der Osteomalaciepathogenese stellen. Hiermit ist aber die Anwendbarkeit dieser Beweisführung auf pathogenetische Zusammenhänge wohl eindeutig ad absurdum geführt.

---

[1]) Vgl. S. 269—270.

Die Hormonbehandlung der Osteomalacie ist keine Ersatztherapie. Sie dürfte — auch schon wegen der Analogie mit den gleichen Verhältnissen bei der Rachitis — eher auf einem unspezifischen Mechanismus beruhen. Letzten Endes ist die Osteomalacie ebenso wie die Rachitis eine endogene Stoffwechselstörung — in diesem Sinne vielleicht sogar eine „pluriglanduläre", weil allgemeine Störung —, die sich hauptsächlich im veränderten Kalk- und Phosphathaushalt äußert. Wichtige, sekundäre Begleitsymptome dieser Störung stellen die Stoffwechselverlangsamung und die konsekutive Acidose dar, die mit Hilfe eines besonderen Circulus vitiosus — wie wir das schon im Rachitisabschnitt ausführlich erörtert haben — die primäre Kalk- und Phosphorstoffwechselstörung und somit dann auch die Ossificationsvorgänge in nachhaltiger Weise zu beeinflussen vermögen. Gelingt es, diese sekundären unspezifischen Komponenten mittels eines besonderen therapeutischen Verfahrens zu beheben, so muß sich in der Folge — trotz weiteren Bestehens der primären pathogenetischen Bedingungen — auch die Gesamtstoffwechselstörung und demnach klinisch der Gesamtzustand bessern. Diesem Zweck dienen nun bei der Osteomalacie die schon erwähnten operativen Eingriffe (Kastration, Thymustransplantation), sowie die Verabreichung gewisser Drüsenextrakte. Erinnern wir in diesem Zusammenhang an die „Hormontherapie" der Rachitis, so ist die Übereinstimmung zwischen Osteomalacie und Rachitis auch in diesem Punkte eine vollkommene.

Bei der spezifischen, primär-kausalen Behandlung der Osteomalacie geht man am zweckmäßigsten vom übergeordneten ätiologischen Prinzip, d. h. vom fehlenden oder mangelhaften D-Vitaminangebot aus. Ist die Osteomalacie eine D-Avitaminose, so muß sie durch vermehrte Zufuhr von D-Vitamin — in welcher Form auch immer — stets zu heilen sein. Tatsächlich erwies sich der Lebertran bei der Hunger- (Kriegs-) Osteopathie (Blenke, Dalyell-Chick, Higier u. a.), bei der „endemischen" Osteomalacie in China (Miles und Feng Chih-Tung) sowie schon früher bei zahlreichen sporadischen (meist puerperalen) Osteomalaciefällen (Trousseau 1868, v. Winckel sen., Siber, Latzko, v. Weismayer, Weil, Fischer, Schlesinger u. a.) als ein prompt und zuverlässig wirkendes Mittel. In den Nachkriegsjahren wurde auch schon von der „antiosteomalacischen" Wirkung der ultravioletten Strahlen (der direkten Bestrahlung) Gebrauch gemacht. Blencke berichtet über außerordentlich rasche und sichere Heilerfolge. So sehen wir unsere Prämisse vollauf bestätigt: Die beste und zweckmäßigste Bekämpfung der Osteomalacie beruht auf der Darreichung des D-Vitamins in Form von bestrahlten Nährgemischen, in erster Linie von bestrahltem Ergosterin, dann auch von großen Lebertrangaben und in Form der direkten Bestrahlung. Durch die Kombination der spezifischen Vitamin-, und der unspezifischen Hormontherapie wären wir imstande, die osteomalacische Stoffwechselstörung mit relativ sehr geringen Vitaminmengen nicht nur einer Besserung, sondern auch einer restlosen Heilung zuzuführen. Der gleiche Zweck wird aber auch schon durch große Vitamindosen — nach eigener Erfahrung bereits durch täglich 5—10 mg bestrahlten Ergosterins — allein erreicht, so daß wir fürderhin in der Therapie der Osteomalacie auf schwere operative Eingriffe (Kastration, Thymustransplantation) oder auf „Hormon"-Injektionen ruhig werden verzichten dürfen.

Das D-Vitamin greift intermediär, allem Anschein nach, direkt am Kalk- und Phosphatstoffwechsel an: Vitaminmangel erzeugt eine Gleichgewichtsstörung, erneutes Angebot stellt sie wieder her [1]).

Die Konsequenzen, zu denen uns die Annahme von der nosologischen Einheit der Rachitis und der Osteomalacie naturgemäß verpflichten müßte, haben sich

---

[1]) Zufuhr von Lebertran erhöht bei Osteomalacie die Ca-Retention (Miles, Feng Chih-Tung).

in der Folge als sehr brauchbar und im Hinblick auf die Therapie als durchaus zweckentsprechend erwiesen. Die in früheren Zeiten so befürchtete Osteomalacie ist eine heilbare und auch prophylaktisch gut und planmäßig bekämpfbare Erkrankung geworden. Diese Schlußfolgerung hier ausdrücklich zu betonen, dürfte um so mehr am Platze sein, weil sie heute noch keine allgemein anerkannte Lehrmeinung darstellt. Ihre Richtigkeit — besonders in bezug auf die Therapie — restlos zu bestätigen, bleibt zur Ergänzung der schon im vorhergehenden verwandten Beweismomente der Zukunft vorbehalten.

Im großen und ganzen halten wir jedoch die Identität der Osteomalacie mit der Rachitis schon heute so weit gesichert, daß wir sie auch auf die Pathogenese der idiopathischen Tetanie in Anwendung bringen möchten. Dies würde nichts anderes bedeuten, als daß die Entstehungsbedingungen der idiopathischen Tetanie bei Erwachsenen die gleichen sind wie bei Kindern. Beide Tetanieformen sind nur als eine besondere Phase der rachitischen Stoffwechselstörung und demnach in ätiologischer Hinsicht als Domestikationserkrankung, im besonderen als Zeichen einer D-Avitaminose aufzufassen. Das primär gestörte Gleichgewicht innerhalb des intermediären Kalk- und Phosphatstoffwechsels führt bei der Tetanie sekundär — hauptsächlich unter dem Einfluß klimatischer Faktoren — zu einer Hypocalcämie und infolge Hinzutretens weiterer auslösender Bedingungen zu einer Ca-Entionisierung, richtiger gesagt zu einer Verschiebung des „erweiterten Loebschen Quotienten" [1]).

Die übergeordnete primäre Grundbedingung, ohne die die klinisch allein erkennbaren tetanischen Reaktionen nicht zur Entwicklung gelangen können, bleibt die rachitische Stoffwechselstörung. Mit dieser Annahme stimmt auch die starke Syntropie zwischen Osteomalacie und Tetanie auf das beste überein. Dies ist bei der Osteomalacie sogar noch stärker ausgeprägt als bei der Rachitis.

Wie steht es nun aber mit der Ätiologie und Pathogenese der idiopathischen Erwachsenentetanie in jenen, durchaus nicht seltenen Fällen, die ohne klinisch erkennbare osteomalacische Knochensymptome verlaufen? Bei der Rachitis haben wir die gleichen Vorkommnisse entweder auf eine „Rachitis sine Rachitide" oder aber auf den plötzlichen gleichzeitigen Beginn der rachitischen + tetanischen Stoffwechselstörung bezogen. Besteht die erste Annahme zu Recht, so bleibt die Rachitis auch im weiteren Verlaufe der Erkrankung aus, während im Falle der zweiten Möglichkeit rachitische Knochenveränderungen in mehr oder weniger kurzer Zeit nach der Tetanieeruption doch noch in Erscheinung zu treten pflegen.

Bei der Osteomalacie sind die entsprechenden Verhältnisse von vornherein viel komplizierter. Die osteomalacische Erkrankung zeichnet sich in der Norm durch einen außerordentlich schleichenden, langsamen Verlauf aus. Klinisch erkennbare Symptome können noch zu einer Zeit fehlen, wo die Röntgenuntersuchungen, die blutanalytischen evtl. pathologisch-histologischen Daten das Bestehen einer spezifisch-malacischen Osteopathie schon eindeutig und exakt zu beweisen imstande wären. So ist es keineswegs ausgeschlossen, daß beim Ausbruch einer Tetanie die osteomalacische Grundstörung schon vorhanden, nur eben klinisch nicht nachweisbar war. Selbst wenn die Tetanie ein früher vollkommen gesundes Individuum befällt, ist mit der Möglichkeit zu rechnen, daß die Knochenveränderungen, die wir im weiteren Stadium der Erkrankung — in Analogie zur kindlichen Tetanie — erwarten mußten, klinisch lange Zeit nicht zum Vorschein kommen werden. Die Tetanie mit der ihr zugrunde liegenden Avitaminose kann in diesen Fällen sogar ausheilen, — auch spontan im Sommer — bevor noch die Osteomalacie klinisch erkennbare Symptome verursacht hätte.

---

[1]) Zur Vermeidung von Wiederholungen möchten wir wegen weiterer Einzelheiten auf das schon bei der infantilen Tetanie Gesagte verweisen (S. 326 ff).

Bei der Diagnose einer „Osteomalacia sine Osteomalacia" dürfte demnach stets größte Vorsicht am Platze sein. Die Richtigkeit dieser Anschauungen steht und fällt mit der Annahme, daß die idiopathische Tetanie der Erwachsenen — auch bei klinisch scheinbar fehlender Osteomalacie — letzten Endes auf einem D-Vitaminmangel beruht. Wir hätten demnach zu fordern, daß die Entstehungsbedingungen der idiopathischen Tetanie in der Regel auch in den Fällen, die Knochenstörungen zunächst nicht erkennen lassen, die gleichen bleiben, wie die bei der Osteomalacie. Die verschiedenen Erfahrungstatsachen, die man nun in dieser Hinsicht anführen kann, sprechen durchaus im gewünschten Sinne. So stimmen die geographische Verbreitung, sowie die Saisonbedingtheit bei sämtlichen Erscheinungsformen der idiopathischen Tetanie mit denen der Osteomalacie vollkommen überein. Die Sommerremissionen, evtl. Spontanheilungen der Osteomalacie finden wir auch bei der idiopathischen Tetanie wieder. Hierzu kommt noch, daß ebenso wie die Osteomalacie auch die Tetanie mit Vorliebe Frauen in der Graviditäts- oder in der Lactationsperiode befällt (Graviditäts-, Lactationstetanie). Wichtig ist noch die Beobachtung, daß eine weitere Gruppe der idiopathischen Tetanie, die sog. Arbeiter-(Handwerks-)Tetanie ausschließlich nur bei solchen Individuen zur Entwicklung gelangt, die Domestikationsschäden, hauptsächlich Lichtmangel, besonders stark ausgesetzt sind. So berichtet v. Frankl-Hochwarth aus Wien über 399 Fälle von Arbeitertetanie, darunter

| | |
|---|---|
| Schuster | 174 |
| Schneider | 95 |
| Tischler | 26 |
| Schlosser | 20 |
| Drechsler | 19 |

und sonst nur vereinzelte Fälle. Der hohe Anteil der Schuster, Schneider usw. an der Gesamtmorbiditätsziffer der Arbeitertetanie (daher auch Schuster- oder Schneidertetanie genannt), erklärt sich wohl ungezwungen aus dem Umstande, daß gerade diese Art von Beschäftigung — früher nur in eigenen Werkstätten als Hausindustrie betrieben —, zumindest während der Wintermonate, aber in den schlechten unhygienischen Wohnungen auch noch im Sommer — notgedrungen mit einem fast wie durch ein Experiment erzielten Lichtmangel verknüpft zu sein pflegt.

Bei allen diesen Tetanieformen lassen sich sogar Anhaltspunkte auch für das Bestehen spezifisch malacischer Knochenveränderungen namhaft machen. Zunächst die subjektiven Schmerzäußerungen, die freilich durch Parästhesien verdeckt werden können, dann eine auffallende Muskelschwäche, die man kaum zu den echt tetanischen Symptomen rechnen dürfte. „Fast alle Patienten haben in den Zeiten des Paroxysmus eine gewisse motorische Schwäche, oft nur in geringem, oft aber in sehr hervorragendem Grade. Am deutlichsten sind die Paresen beim Gange zu bemerken; die Patienten gehen langsam, schleppend, oft „watschelnd" (!) (v. Frankl-Hochwarth)." Wir zweifeln nicht daran, daß eine genaue Untersuchung in allen diesen Fällen regelmäßig auch Knochenveränderungen wird zutage fördern können.

Der Beweis „ex iuvantibus" steht für diese scheinbar osteomalaciefreie Tetanieformen zur Zeit noch aus. Glückt dieser Versuch in der Zukunft, so werden wir endlich in den Besitz einer rasch und sicher wirkenden Therapie dieser Erkrankung gelangen. Den im vorstehenden entwickelten Anschauungen käme dann auch in praktisch-therapeutischer Beziehung eine größere Bedeutung zu. Fälle, die sich einer planmäßigen, genügend lange Zeit fortgesetzten antirachitischen Behandlung gegenüber refraktär erweisen würden, müßten als „funktionelle" Epithelkörperchentetanien von der großen Gruppe der echten „idiopathischen" Tetanien abgetrennt werden.

## Diagnose.

Angesichts des schleichenden, oft lange Zeit klinisch larviert bleibenden Beginns ist die Diagnose der Osteomalacie in ihrem Frühstadium zumeist mit großen Schwierigkeiten verbunden. Oft genügen allein schon anhaltende, unklare rheumatische Schmerzen, eine fortschreitende Muskelschwäche, um aus diesen Symptomen Verdacht auf das Vorliegen einer Osteomalacie zu schöpfen. Liegen nun gleichzeitig anamnestische Angaben vor (ungenügende, insuffiziente Ernährung, Gravidität, Lactation), die für die Ätiologie der osteomalacischen Störung von Wichtigkeit sind, so gewinnen auch die erwähnten, zunächst uncharakteristischen Symptome an Beweiskraft und somit auch die Osteomalaciediagnose an Wahrscheinlichkeit. Sicher wird sie aber erst nach dem Hinzutreten auch klinisch erkennbarer Knochendeformitäten. Die Röntgenoskopie, sowie die blutanalytischen Daten dürften voraussichtlich auch schon im Frühstadium eine exakte Diagnose ermöglichen: in Zweifelfällen sollten sie zur Sicherung des klinischen Befundes stets herangezogen werden.

Differentialdiagnostisch kommen für die Osteomalacie hauptsächlich Muskelrheumatismen, Polyneuritis, sonstige nervöse Störungen, bei jungen Personen auch Muskeldystrophie in Betracht. Im Spätstadium bewahren uns allein schon die Knochendeformitäten vor einer Fehldiagnose; zu Beginn der Krankheit dürften uns die erwähnten exakten Hilfsmittel (Röntgenoskopie, Blutanalyse) auch in dieser Hinsicht ersprießliche Dienste leisten.

Der charakteristische und spezifische Symptomenkomplex der Tetanie bietet in der Regel auch bei Erwachsenen keine diagnostischen Schwierigkeiten. In unklaren Fällen dürfte dann wohl in der Regel von der Bestimmung des Serumkalkgehaltes (Hypocalcämie!) eine endgültige Entscheidung zu erwarten sein.

## Prognose.

Sowohl die Osteomalacie wie auch die Tetanie neigen in der Regel zu Spontanheilungen. Nur selten zeigt die Osteomalacie einen chronischen Verlauf; in diesen Fällen, ebenso bei einer jeweils im Winter neu entstandenen Störung, kann es in den Frühjahrsmonaten zu jährlich rezidivierenden tetanischen Eruptionen kommen.

Bei einem fortschreitenden osteomalacischen Prozeß nehmen die Knochendeformitäten an Intensität allmählich zu, demzufolge werden dann die Motorik, später auch die Statik stark eingeschränkt, z. T. in hohem Maße unmöglich gemacht. Die so dauernd ans Bett gefesselten Kranken gehen nach einem mehr oder weniger langem Siechtum an einer interkurrenten Krankheit (Pneumonie usw.) zugrunde.

Die Prognose der Tetanie ist bei Erwachsenen quoad vitam lange nicht so unsicher wie bei Kindern. Plötzliche Todesfälle im tetanischen Anfall gehören bei Erwachsenen zu den großen Seltenheiten. Demgegenüber treten im Verlauf der chronischen Tetanie der Erwachsenen des öfteren trophische (Schichtstar usw.), auch psychische Störungen auf, die ihrerseits wiederum bei der infantilen Tetanie fehlen.

## Prophylaxe und Therapie.

Die Prophylaxe und die Therapie der Osteomalacie und der Tetanie bei Erwachsenen stimmen in allen Einzelheiten mit denen der Rachitis und der infantilen Tetanie überein. Zur Vermeidung von Wiederholungen möchten wir diesbezüglich auf die entsprechenden Abschnitte verweisen. Der einzige Unterschied ist vermutlich nur quantitativer Natur. Bei Erwachsenen müssen zur Erzielung gleicher Erfolge die verschiedenen therapeutischen Verfahren länger und auch in der Dosierung intensiver verwendet werden als bei Kindern.

Bei vorwiegend porotischen Veränderungen, wie z. B. bei den Hungerosteopathien, sah Alwens auch vom sklerosierend [1]) wirkenden Strontium einen guten, die spezifische Medikation unterstützenden therapeutischen Effekt. Man läßt einer mehrwöchigen Strontiumperiode (Strontium lacticum 1,0 in Pulver 3 mal tägl. 1—2 Pulver) eine mehrwöchige Calciumperiode (täglich 3,0 g Calcium lact.) folgen, „in der Absicht, das neugebildete osteoide Gewebe nachträglich reichlich mit Kalksalzen imprägnieren zu lassen" (Alwens).

Die Darreichung von D-Vitamin (Lebertran, bestrahlten Nährgemischen, wie Milch, bestrahltem Ergosterin) zu prophylaktischem Zwecke wäre in erster Linie bei der Gravidität und während der Lactationsperiode zu empfehlen.

## Literatur [2]).

Zusammenfassende Übersichten: Alwens: In Bergmann-Staehelins Handb. d. inn. Med. 2. Aufl. Bd. 4. 1926. — Biedl: Innere Sekretion. Wien-Berlin 1922. — Christeller: In Lubarsch-Ostertags Ergebn. d. allg. Pathol. u. pathol. Anat. Bd. 20, Abt. 2. 1923.— Fromme: Ergebn. d. Chirurg. u. Orthop. Bd. 15. 1923. — Meslay: Thèse de Paris 1896 (Lit.). — Silberberg: In Lubarsch-Ostertags Ergebn. d. allg. Pathol. u. pathol. Anat. Bd. 20, Abt. 2. 1923. — Vierordt: In Nothnagels Handb. Wien 1903.

Einzelbeiträge: Adlersberg: Biochem. Zeitschr. Bd. 132. 1922. — Alwens: Münch. med. Wochenschr. 1919. Therap. Halbmonatsh. 1921. Dtsch. med. Wochenschr. 1924. — Alwens - Graßheim: Münch. med. Wochenschr. 1921. — Barbo: Allg. Zeitschr. f. Psychiatrie u. psych.-gerichtl. Med. Bd. 66. 1909. — Bauer, J.: Wien. klin. Wochenschr. 1912. — Beninde: Veröff. a. d. Geb. d. Medizinalverwalt. Bd. 10. 1920. — Blencke: Ebenda Bd. 11. 1920. — Böhme: Dtsch. med. Wochenschr. 1919. — Bossi: Arch. f. Gynäkol. Bd. 83. Zentralbl. f. Gynäkol. 1907, 1912. — Butenwieser - Koch: Münch. med. Wochenschr. 1919. — Christofoletti: Gynäkol. Rundschau Bd. 5. 1911. — Curschmann: Dtsch. Arch. f. klin. Med. Bd. 129. Münch. med. Wochenschr. 1913, 1914. — Dalyell - Chick: Lancet Vol. 201. 1921. — Edelmann: Wien. klin. Wochenschr. 1919. — Eisenhart: Dtsch. Arch. f. klin. Med. Bd. 49. — Eisler: Münch. med. Wochenschr. 1919. — Eisler - Haß: Wien. klin. Wochenschr. 1919. — Erdheim: Akad. d. Wissensch. Wien. Bd. 116, Abt. 3. 1907. Beitr. z. pathol. Anat. u. z. allg. Pathol. Bd. 33. 1903. — Fehling: Arch. f. Gynäkol. Bd. 39. 1891; Bd. 48. 1895. — Frank: Klin. Wochenschr. 1922. — Gelpke: Monatsschr. f. Geburtsh. u. Gynäkol. Bd. 5. 1897. — Hanau: Korresp.-Blatt f. Schweiz. Ärzte 1892. Fortschr. d. Med. 1892. — Hecker: Münch. med. Wochenschr. 1920. — Heyer: Ebenda 1920. — Higier: Zeitschr. f. klin. Med. Bd. 95. 1922. — Hirsch: Münch. med. Wochenschr. 1920. — Hochhuth: Bruns' Beitr. z. klin. Chirurg. Bd. 119. — Hutchison - Patel: Glasgow med. journ. 1921. — Hume - Nirenstein: Lancet Vol. 201. 1921. — Kienböck: Fortschr. a. d. Geb. d. Röntgenstr. Bd. 33. — Krajewska: Wien. med. Wochenschr. 1900. — Latzko: Monatsschr. f. Geburtsh. u. Gynäkol. Bd. 1. 1895; Bd. 6. 1897. Allg. Wien. med. Zeit. 1893, 1894. Zentralbl. f. Gynäkol. 1912. — Loll: Biochem. Zeitschr. Bd. 135. 1923. Wien. klin. Wochenschr. 1923. — Looser: Mitt. a. d. Grenzgeb. d. Med. u. Chirurg. Bd. 18. 1907. Dtsch. Zeitschr. f. Chirurg. Bd. 152. 1920. — Lubarsch: Beitr. z. pathol. Anat. u. z. allg. Pathol. Bd. 69. 1921. — Miles - Feng Chih - Tung: Journ. of exp. med. Vol. 41. 1921. — Nägeli: Münch. med. Wochenschr. 1918. — Novak - Porges: Münch. med. Wochenschr. 1913. — Ogata: Beitr. z. Geburtsh. u. Gynäkol. Bd. 18. 1913; Erg.-Bd. 19. 1915. — Partsch: Dtsch. med. Wochenschr. 1919. — Pommer: Arch. f. klin. Chirurg. Bd. 136. 1925. — Porges - Wagner: Wien. klin. Wochenschr. 1919. — Rißmann: Monatsschr. f. Geburtsh. u. Gynäkol. Bd. 6. 1897. — Sauer: Dtsch. Zeitschr. f. Chirurg. Bd. 163. 1921. — Scipiades: Zeitschr. f. Geburtsh. u. Gynäkol. Bd. 81. Zentralbl. f. Geburtsh. Bd. 48. 1924. — Schlesinger: Wien. klin. Wochenschr. 1919, 1921. — v. d. Scheer: Arch. f. Psychiatrie u. Nervenkrankh. Bd. 50, 51. 1923. — Simon: Veröff. a. d. Geb. d. Medizinalverwalt. Bd. 14. 1921. — Stapleton: Lancet Vol. 208. 1925. — Szenes: Mitt. a. d. Grenzgeb. d. Med. u. Chirurg. Bd. 33. 1921. — Trousseau - Lasègue: Union med. Vol. 4. 1850. — Virchow: Virchows Arch. f. pathol. Anat. u. Physiol. Bd. 5. 1853. — Wenckebach: Wien. klin. Wochenschr. 1919. — Zuntz: Berlin. klin. Wochenschr. 1912.

---

[1]) Durch Strontiumzufuhr wird die Resorption des Knochengewebes vermindert, die Apposition von Osteoid vermehrt (Lehnerdt).

[2]) Vgl. auch die Abschnitte über Rachitis und Tetanie.

# Der Skorbut im Säuglings- und Kindesalter.

Von

**P. György** - Heidelberg.

Mit 24 Abbildungen.

## Begriffsbestimmung.

Unter Skorbut der Säuglinge und der Kinder verstehen wir — in völliger Analogie zur gleichen Erkrankung der Erwachsenen — einen besonderen „Fehlnährschaden", der bei mangelhafter Zufuhr oder bei erhöhtem inneren Verbrauch des spezifischen Skorbutschutzstoffes (Vitamin C) entsteht und sich hauptsächlich in Form einer mehr oder minder eigenartigen „hämorrhagischen Diathese" und in charakteristischen Knochenveränderungen äußert.

## Geschichte.

Die Geschichte des Skorbuts im Säuglings- und Kindesalter wird durch den Streit, wieweit „skorbutartige" (Heubner) Symptome und das gesamte skorbutähnliche Krankheitsbild beim wachsenden Organismus mit der gleichnamigen Erkrankung der Erwachsenen zu identifizieren sei, beherrscht. Zweifel an der Gleichheit beider Krankheiten schienen zunächst wohl berechtigt zu sein. Es genügt in dieser Beziehung außer bestimmten Unterschieden in ihren äußeren Erscheinungsformen, auch noch auf schwerwiegende Differenzen in ihrem — sit venia verbo — „epidemiologischen" Verhalten hinzuweisen. Der Skorbut der Erwachsenen war schon im frühen Mittelalter ein in allen seinen klinischen Einzelheiten gut bekanntes und auch in Hinsicht auf die Ätiologie und Therapie fast vollkommen geklärtes Leiden. Schon seit den Kreuzzügen — vielleicht auch früher — gehört der Skorbut zu den ständigen Begleiterkrankungen jedes Krieges, bedeutete stets eine wahre Kriegsseuche. Auch bei Seereisen, lange dauernden geographischen Expeditionen, dann in Zeiten der Hungersnot (z. B. in Rußland) ist der Skorbut der Erwachsenen ebenfalls seit Jahrhunderten eine häufige, in der Regel „epidemieartig" auftretende Erkrankung gewesen. Demgegenüber kennen wir aus dem Mittelalter — selbst noch in der Neuzeit — keine, oder nur ganz vereinzelte Angaben über Skorbut im Kindes- und noch weniger im Säuglingsalter. Die erste überlieferte Beobachtung stammt vermutlich von Glisson (1651) in seinem klassischen Werke über die Rachitis [1]). Er beschreibt den Skorbut als eine Komplikation der Rachitis, die mit Schmerzhaftigkeit, Schwellung der Gelenke und ihrer Umgebung, mit beschleunigtem Puls, Herzpalpitation, Zahnfleischblutungen usw. einhergeht, die aber von der rachitischen Grundkrankheit trotz gewisser äußerer Ähnlichkeit (Gelenkschwellungen) scharf zu trennen sei. Diese klinisch sowie differentialdiagnostisch bedeutungsvollen Ausführungen Glissons sind jedoch vollkommen in Vergessenheit geraten. Über das nur sehr seltene Vorkommen von Skorbut im Adolescenten- und Kindesalter finden wir dann bei Poupart (1699) bzw. viel später bei Montfalcon (1820) unvollständige, kurze Hinweise.

Eine neue Wendung in der Geschichte des kindlichen Skorbuts tritt erst 200 Jahre nach Glisson, Mitte des 19. Jahrhunderts mit der klassischen Veröffentlichung Möllers (Königsberger med. Jahrb. Bd. 13. 1859) über die von ihm als „akute Rachitis" bezeichnete Erkrankung der Säuglinge ein. An der Hand mehrerer selbst beobachteter Fälle gibt darin Möller eine erschöpfende Darstellung dieser besonderen „nosologischen Einheit", die er pathogenetisch als eine akute Exazerbation, als eine akute Form der gewöhnlichen Säuglingsrachitis auffaßt. Der Möllerschen Arbeit reiht sich dann in der Folge eine große

---

[1]) Zitiert nach A. F. Heß.

Anzahl kasuistischer Mitteilungen an, die zum Teil auch zum Wesen der Krankheit, zu der von Möller geäußerten Ansicht über die rachitische Natur der zugehörigen Symptome wertvolle Beiträge geliefert haben. Wir nennen aus Deutschland zunächst Stiebel (1863), Adsersen (1866), Bohn (1868), Förster (1868), Senator (1875), Fürst (1882) u. a. Förster wies im Anschluß an Möller als erster „auf die blutigen Suffusionen in der Umgebung der durchbrochenen Zähne", sowie auf subperiostale Blutaustritte, als Ursache der „Knochenschwellungen" hin, allerdings ohne aus diesem Symptom den naheliegenden Schluß auf den skorbutischen Charakter der Erkrankung zu ziehen. Der erste Autor, der den Zustand als Skorbut erkannt hatte, war der Däne Ingerslev (1871). In England bezeichnete Thom. Smith (1875) die Krankheit als eine „hämorrhagische Periostitis", während Jalland (1873) und besonders Cheadle (1878) der Auffassung Ausdruck gaben, daß die „akute Rachitis" Möllers mit dem Skorbut der Säuglinge gleichbedeutend sei, freilich mit der Einschränkung (Cheadle), daß die rachitische Stoffwechselstörung bei der Entstehung des Leidens eine „conditio sine qua non" darstellt.

Einen weiteren und wohl den wichtigsten Markstein in der Geschichte des Säuglingsskorbuts bildet die Veröffentlichung Barlows aus dem Jahre 1883, in der er auf Grund umfangreicher klinischer Erfahrungen sowie ausgedehnter Literaturstudien, besonders aber im Hinblick auf die eigenen (ersten!) makroskopischen, pathologisch-anatomischen Befunde und die Erwägungen betreffs der Ätiologie und der Therapie der gut charakterisierten Erkrankung ihre Verquickung mit der Rachitis auf das entschiedenste ablehnt, und den Zustand schlechtweg mit dem Skorbut der Erwachsenen identifiziert. Dies geht auch schon aus dem Titel seiner Arbeit zur Genüge hervor: „Über Fälle, die als ‚akute Rachitis' beschrieben wurden und wahrscheinlich eine Kombination von Skorbut und Rachitis darstellen, wobei dem Skorbut ein steter, der Rachitis aber ein variabler Einfluß zukommt"[1]. Während sich nun der Beweisführung Barlows die Mehrzahl der Pädiater in England (Page, Gee, Mackenzie u. a.), sowie in Amerika (Crandall, Northrup) ohne Ausnahme angeschlossen hat, blieb sein Standpunkt auf dem Kontinent zunächst nicht ganz unangefochten. Im Gegensatz zu Rehn, Baginsky, Pott, Cassel, Neumann, die mit Barlow in der „akuten Rachitis" eine rein skorbutische Erkrankung zu erblicken glaubten, hielten Fürst, Hirschsprung u. a. auch weiterhin noch die These von der rachitischen Natur der zugehörigen Symptome aufrecht. So sprach Hirschsprung von einer Rachitis acuta in chronica. Heubner (1892) nahm zunächst einen vermittelnden Standpunkt ein, indem er den rachitischen Ursprung der Krankheit in Abrede stellt, aus bestimmten Gründen aber auch die skorbutische Genese nicht vollkommen zu akzeptieren vermag, sondern in diesem Punkte gewisse Zweifel gelten läßt. Er hielt es für richtiger von einem „skorbutartigen" Leiden der Säuglinge, oder von einer Barlowschen Krankheit zu sprechen. Diese Bezeichnung — oft auch in der erweiterten Form „Möller-Barlowsche Krankheit" — bürgerte sich in der Pädiatrie fast allgemein ein, wird sogar teilweise auch heute noch gebraucht. Man glaubte durch diese neutrale, das Wesen der Störung zunächst offen lassende Namengebung einen gewissen Unterschied zum Skorbut der Erwachsenen genügend betont zu haben.

Als vermeintliche Differenzen zwischen der Barlowschen Krankheit der Säuglinge und dem Skorbut der Erwachsenen wurden von verschiedener Seite (Heubner, Rauchfuß, Fürst) auf folgende Punkte hingewiesen: 1. Die Barlowsche Krankheit tritt in der Regel sporadisch auf, während der Skorbut der Erwachsenen meist die Dimensionen einer echten Seuche aufweist. 2. Bei großen „Skorbutepidemien" bleiben Säuglinge von der Erkrankung verschont. 3. In Ländern, in denen Skorbut „endemisch" ist, so z. B. in Rußland, wo der hier häufig wiederkehrenden Hungersnot, oder infolge der langen, streng eingehaltenen Fastenzeit, ist die Barlowsche Krankheit unbekannt. Anderseits wird in England, Amerika, Deutschland die Barlowsche Krankheit relativ häufig, der Skorbut der Erwachsenen unter normalen Verhältnissen nur äußerst selten angetroffen. 4. Das Symptomenbild der Barlowschen Krankheit deckt sich nicht völlig mit der Skorbuterkrankung der Erwachsenen. So fehlen bei der Erkrankung der Säuglinge häufig die für den Erwachsenenskorbut fast pathognomonischen Zahnfleischblutungen, Ulcerationen, während umgekehrt Knochenveränderungen bei der Barlowschen Krankheit zu den konstanten und charakteristischen Befunden gehören, beim Skorbut der Erwachsenen dagegen des öfteren vermißt werden. 5. Die Geschichte des Skorbuts der Erwachsenen reicht weit ins Mittelalter hinein, die der Barlowschen Krankheit beginnt erst allem Anschein nach mit der Möllerschen Veröffentlichung, Mitte des 19. Jahrhunderts. Seither kann man sogar von einer auffallenden Häufung dieser früher anscheinend unbekannten Säuglingskrankheit sprechen[2].

---

[1] Thom. Barlow: On cases described as „acute Rachitis" which are probably a combination of scurvy and rickets, the scurvy being an essential and rickets a variable element. Med. chirurg. transact. London. Vol. 66. 1883.
[2] Vgl. auch S. 437 ff.

Zwingende Beweise zur Ablehnung der Barlowschen Ansicht von der Identifizierung der „akuten Rachitis" der Säuglinge mit einer skorbutischen Erkrankung und ihrer Gleichstellung mit dem Skorbut der Erwachsenen konnten jedoch in diesen Gegenargumenten nicht erblickt werden. Mit Recht hatte schon Looser hervorgehoben, daß die Unterschiede im „epidemiologischen" Verhalten, sowie in der Geschichte des Erwachsenenskorbuts und der „Barlowschen Krankheit" nur dann als ein berechtigter Einwand gegen die Gleichheit beider Erkrankungen gelten könnten, wenn der Skorbut eine Infektionskrankheit und nicht ein Nährschaden wäre. Unter diesen Umständen besitzen wir aber in den verschiedenen Ernährungsverhältnissen der Erwachsenen und der Säuglinge genügend Grund, um auch diese Differenzen völlig plausibel machen zu können. Im Rahmen unserer Betrachtungen über die Ätiologie des infantilen Skorbuts werden wir auf diesen Punkt, insonderheit auch auf die Tatsache, warum der Säuglingsskorbut erst seit Mitte, hauptsächlich sogar erst seit den 90er Jahren des vorigen Jahrhunderts plötzlich so gehäuft auftrat, noch näher einzugehen haben. An dieser Stelle begnügen wir uns mit dem Hinweis, daß hierfür in erster Linie die stärkere Verbreitung der künstlichen Ernährung mit stark denaturierten, „verkünstelten" (v. Pfaundler) Nährgemischen („proprietary foods" der Engländer und Amerikaner), worunter wir außer der einseitigen Milchdiät vornehmlich die Verwendung pasteurisierter, mit verschiedenen schädlichen Zusätzen ($H_2O_2$, $NaHCO_3$ usw.) versehenen Milch, besonderer Nährpräparate (Heilnahrungen, wie „homogenisierte" Milch, Kindermehle usw.) rechnen, in Betracht zu ziehen sind. Da diese Art eines „Nährschadens" nur selten gleichzeitig eine größere Anzahl von Säuglingen zu betreffen pflegt, wird uns auch das sporadische Auftreten der Barlowschen Krankheit leicht verständlich. Anderseits haben die Kriegs- und Nachkriegserfahrungen des letzten Jahrzehnts zu zeigen vermocht, daß ein „epidemieartiges" Auftreten skorbutischer Erkrankungen bei Säuglingen durchaus im Bereiche der Möglichkeit liegt.

Wie steht es nun mit den Unstimmigkeiten im klinischen Bilde der Barlowschen Krankheit bzw. des Skorbuts der Erwachsenen? Seitdem es von verschiedener Seite gezeigt werden konnte, daß Zahnfleischblutungen und Ulcerationen die Gegenwart von Zähnen, meist sogar von cariösen Zahnveränderungen zur Voraussetzung haben, und in dieser Hinsicht auch bei Erwachsenen keineswegs zu den konstanten Begleiterscheinungen des Skorbuts gehören [1]), dürfte ihr Fehlen bei der entsprechenden Erkrankung junger Säuglinge allein durch die physiologischen Verhältnisse zu erklären sein, und keineswegs als Einwand gegen die skorbutische Natur des Leidens gewertet werden. Schwieriger war es zunächst, die Knochenveränderungen, die sich bei der Barlowschen Krankheit jedem unvoreingenommenen Beobachter auf den ersten Blick aufdrängen, beim Skorbut der Erwachsenen dagegen in diesem Ausmaße und in der Form nicht angetroffen werden, von denen der echt rachitische Ossificationsstörung zu trennen, und somit der ursprünglichen Annahme einer „akuten Rachitis" auch noch diese letzte Stütze zu entziehen. Hier haben dann in erster Linie pathologisch-anatomische und histologische Untersuchungen eine exakte Entscheidung herbeizuführen vermocht. Während vom rein klinischen Standpunkte aus schon Barlow die Zugehörigkeit der echt skorbutischen Knochenveränderungen zur Rachitis geleugnet hatte, war es erst den Forschungen von Schmorl, Fränkel, Looser, Hart — und mit Berücksichtigung des Erwachsenenskorbuts — denen von Aschoff-Koch vorbehalten, diese These einwandfrei in positivem Sinne belegen zu können. Die früher noch von Schoedel und Nauwerck geäußerte, und auch durch ausgedehnte pathologisch-histologische Erhebungen scheinbar unterstützte Vermutung, daß die skorbutartigen Symptome im Säuglingsalter nur eine Episode im Verlauf der Rachitis darstellen würden, konnte angesichts der erdrückenden Fülle der ebenfalls anatomisch-histologischen Gegenbeweise nicht mehr aufrecht erhalten werden. Die bei der Barlowschen Krankheit so stark in den Vordergrund tretenden Knochenveränderungen sind jetzt nach dem einmütigen Urteil der Pathologen nur als Zeichen einer besonderen altersbedingten Reaktionsfähigkeit des wachsenden Organismus auf die gleichen schädlichen Momente aufzufassen, auf die der Erwachsene in völlig, oder zumindest in teilweise verschiedener Form zu antworten pflegt. Das häufige Zusammentreffen der Skorbutsymptome mit echt rachitischen Merkmalen kann uns im Säuglingsalter nicht wundernehmen; gehört doch die Rachitis, wenigstens in unserem gemäßigten Klima, d. h. in unserem Beobachtungsmaterial, zu den fast ständigen Begleitern dieses Alters.

Die letzten und wohl endgültigsten Beweise für die Identität der Barlowschen Krankheit mit dem Skorbut der Erwachsenen haben in der neuesten Zeit tierexperimentelle Studien, sowie die nähere Berücksichtigung der ätiologischen und therapeutischen Faktoren geliefert. So gelang es Hart an jungen Affen auf experimentellem Wege eine typische Barlowsche Krankheit, an einem ausgewachsenen Exemplar — unter den gleichen Bedingungen — den „Skorbut der Erwachsenen" zu erzeugen und seine diesbezüglichen Schlußfolgerungen auch pathologisch-anatomisch, histologisch zu belegen.

---

[1]) Vgl. Abels: Ergebn. d. inn. Med. u. Kinderheilk. Bd. 26. 1924.

Vom Gesichtspunkte der Vitaminlehre ist die Barlowsche Krankheit ebenso der Folgezustand eines C-Vitaminmangels wie der Skorbut der Erwachsenen; der Beweis ex iuvantibus glückt in jedem Fall. In Anbetracht all dieser Tatsachen, die wir in den betreffenden Abschnitten noch näher zu erläutern haben werden, ist es nun wohl an der Zeit, die Bezeichnung „Barlowsche Krankheit" fallen zu lassen, und auch für das Säuglingsalter schlechtweg von einer skorbutischen Erkrankung, vom Säuglingsskorbut zu sprechen. Die alte Streitfrage über die Genese der „Barlowschen Krankheit" ist beendet. Der Säuglingsskorbut unterscheidet sich nur insofern von der gleichnamigen Erkrankung der Erwachsenen, „als es die Wachstums-, Lebens- und Ernährungsverhältnisse dieses Alters bedingen" (Czerny - Keller).

Während die Morbiditätskurve des Säuglingsskorbuts seit Mitte des vorigen Jahrhunderts eine stetig steigende Tendenz anzeigt, lagen gleichzeitig über Skorbuterkrankungen des eigentlichen Kindesalters (Spielalters) bis vor kurzem nur vereinzelte Angaben vor, so die schon erwähnten Fälle von Poupart (1699), Montfalcon (1820), dann die von Vidal (1870), Barlow [1] (1883) u. a. Die Kriegsverhältnisse haben nun aber auch in diesem Punkte Wandel geschaffen. Die Lücke, die zwischen dem Skorbut der Säuglinge und dem der Erwachsenen noch in erheblichem Maße bestand, gelang es W. Tobler an der Hand einer großen Skorbutepidemie unter den Wiener Kindern völlig zu überbrücken. Wir können heute von einer ätiologisch einheitlichen, in symptomatologischer Hinsicht jedoch altersbedingten, nosologischen Einheit der Skorbuterkrankungen sprechen. Zwischen Säuglings-, Kinder- und Erwachsenenskorbut bestehen klinisch fließende Übergänge bei identischer Ätiologie.

### Klinik und Symptomatologie.

**Säuglingsskorbut.** Die Klinik des Skorbuts zeichnet sich durch einen in der Regel chronischen Verlauf aus. Gewisse einleitende, meist sogar wenig spezifische Symptome, die dem aufmerksamen Beobachter den Beginn einer besonders gearteten Störung im Ernährungszustand und in der allgemeinen Entwicklung anzuzeigen imstande sind, gehören zu den fast konstanten Begleiterscheinungen des „skorbutischen Nährschadens" (Reyher). Dies trifft nicht allein für das Säuglingsalter, sondern auch für den infantilen Skorbut überhaupt zu. Die Analogisierung mit dem ähnlichen klinischen Verhalten der tetanischen Erkrankung liegt unter diesen Umständen nur zu nahe. Ebenso wie dort, könnten wir auch beim Skorbut ein latentes und ein manifestes Stadium voneinander trennen (A. F. Heß, L. F. Meyer - Nassau, Abels u. a.). Das voll ausgeprägte „klassische Krankheitsbild" (W. Freund) entspricht dem manifest-tetanischen Zustand; es tritt meist nach schleichendem Beginn, erst allmählich und nur selten (so nach einem Trauma, oder nach Infektionskrankheiten, Impfung) scheinbar „akut" in Erscheinung. Den charakteristischen, gewissermaßen spezifisch-skorbutischen Symptomen begegnet man hauptsächlich in diesem manifesten Stadium, während der latente Skorbut zum großen Teil Merkmale aufweist, die eine Spezifität zuweilen kaum erkennen lassen. In diesem Punkte besteht ein gewisser Gegensatz zum latent-tetanischen Zustand, der sich immerhin durch ganz spezifische Kennzeichen umschreiben läßt. Der Übergang vom latenten zum manifesten Skorbut ist häufig kein so abrupter oder gut abgrenzbarer, wie der zwischen den entsprechenden Stadien der Tetanie. Es ist dann oft nicht leicht zu sagen, ob man einem manifesten („floriden", „akuten", A. F. Heß) oder aber einem noch latenten Skorbut (Präskorbut) gegenübersteht. Hierzu kommt noch der weitere, erschwerende Umstand, daß außer dem voll ausgeprägten, klassischen Krankheitsbild, auch symptomarme, selten sogar „monosymptomatische" Fälle beobachtet werden können, deren Einordnung in das latente oder manifeste Stadium gelegentlich vollkommen der

---

[1] Vgl. W. Tobler: Zeitschr. f. Kinderheilk. Bd. 18. 1918.

Willkür überlassen werden muß, insofern man nicht versuchen wollte, für sie eine besondere Zwischengruppe aufzustellen. Heß faßt sie als „subakute",

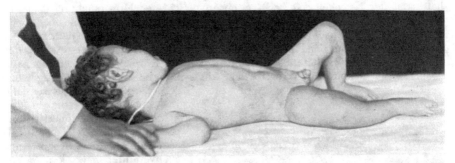

Abb. 1. Manifester Skorbut. Schwellung und typische Haltung des rechten Oberschenkels.
(A. F. Heß.)

W. Freund als „symptomarme" Fälle zusammen. L. F. Meyer bezeichnet sie als den zweiten Grad der Erkrankung; das latente Stadium stellt den ersten und das manifeste „klassische" Krankheitsbild dementsprechend den dritten Grad dar. Wir ziehen es vor, auch diese „symptomarmen" Fälle — wenigstens in der Regel — als echte Manifestationen des skorbutischen Nährschadens aufzufassen und begnügen uns mit der Zweiteilung in einen manifesten und latenten Zustand.

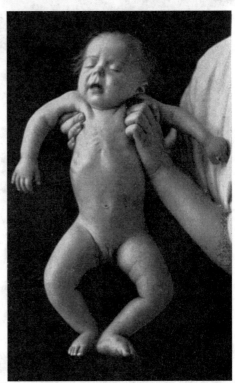

Abb. 2. Schwerer manifester Skorbut mit Schwellung beider Beine. (L. Langstein.)

Manifester Skorbut. Zu den charakteristischen Kennzeichen des manifesten Säuglingsskorbuts gehören die Knochenveränderungen und nur in geringerem Grade — da nicht so konstant — die Zahnfleischblutungen, oder sonstige Hämorrhagien (mit anderer Lokalisation).

Die Knochen des gesamten Skelets, besonders aber die langen Röhrenknochen, so hauptsächlich die der unteren Extremitäten, sowie die Rippen sind äußerst schmerzempfindlich. Die geringste passive und aktive Bewegung, oft auch das leiseste Berühren lösen intensive Schmerzäußerungen aus. Dieses subjektive Symptom beherrscht zunächst das ganze Krankheitsbild. Die Kinder liegen wie gelähmt, stets in der gleichen Lage, bewegungslos in ihren Betten. Allein schon der Versuch sich ihnen zu nähern, bewirkt eine deutliche Abwehr, die sich in angstvollen Blicken, in Geschrei u. a. kundgibt.

Der Grad der Schmerzempfindlichkeit der Knochen geht mit der Schwere der Erkrankung parallel. In weniger ausgeprägten Fällen wird die Schmerzhaftigkeit der Knochen erst bei der darauf gerichteten Untersuchung deutlich, so bei stärkerem Druck. „Umfaßt man die untere Femurepiphyse locker mit der Hand und übt nachher mit zwei Fingern einen Druck gegen den Knochen zu aus, so zuckt das Kind unter blitzartig schneller Auseinanderspreizung der Arme, Hebung der Schultern so heftig am ganzen Körper zusammen, als habe es einen Stich bekommen" (Heubner). Auch die Beine werden ruckartig hochgezogen, so daß im ganzen eine Bewegung erfolgt, die an den „Hampelmann" erinnert (Hampelmannphänomen Heubners).

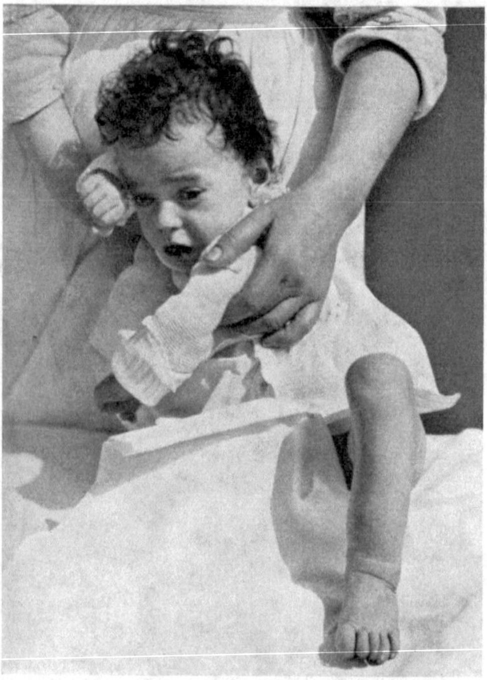

Nach außen sichtbare Knochenveränderungen können zunächst fehlen, allerdings gehören solche beim manifesten Stadium doch zur Regel. Sie äußern sich dann in Form von lokalisierten, sehr schmerzhaften Schwellungen, meist in der Umgebung der unteren Femurepiphyse, einseitig oder auch doppelseitig (Abb. 1 u. 2). Der Oberschenkel ist spindelförmig aufgetrieben, das Maximum der Schwellung liegt in der Höhe der Epiphyse, sie nimmt proximal allmählich, distal plötzlich ab. Das Gelenk selbst ist frei, die Gelenkhöhle enthält meist kein Exsudat. Die Haut über der Schwellung ist glänzend, gespannt, leicht ödematös, ohne jedoch den Fingerdruck zu behalten, nicht gerötet. Sie fühlt sich nicht besonders warm an, so daß eine Entzündung der Weichteile differential-

Abb. 3. Manifester Skorbut mit Schwellung des linken Unterschenkels. (Moro.)

diagnostisch wohl nicht in Frage kommen dürfte. Würde man allein schon aus der charakteristischen Lokalisation — mit der nötigen Ergänzung all der weiteren begleitenden Symptome — nicht die skorbutische Natur dieser Symptome erkennen — was freilich stets zu fordern wäre —, so könnte uns eine Punktion oder Incision über die wahre Natur dieser Schwellung leicht aufklären. Ihr liegt ein subperiostales Hämatom zugrunde; die Punktion oder Incision würde dementsprechend nur reines Blut zutage fördern. Das subperiostale Hämatom ist nur der Folgezustand einer besonderen Knochenveränderung, die wir im nächsten Abschnitt von der anatomisch-histologischen, sowie von der röntgenologischen Seite noch näher zu beschreiben haben werden, und der Ausdruck bzw. das Symptom der spezifisch-skorbutischen, hämorrhagischen Diathese. Solche subperiostale Blutungen, klinisch Schwellungen, können selbständig, oder in Kombination miteinander, auch an anderen Knochen, nicht nur an der distalen Femurepiphyse vorkommen, so unter den Röhrenknochen häufig noch an der Tibiaepiphyse (Abb. 3), seltener am Humerus, dann auch an der proximalen Femurepiphyse und nur ausnahmsweise

an den Vorderarmknochen. Auch an den Rippen, an den platten Schädelknochen, an den Gesichtsknochen (am Jochbogen, Unterkiefer), sowie am
Schulterblatt (Barlow) können subperiostale Hämorrhagien auftreten. Besonders hervorzuheben sind Blutungen in der Orbita, die zu einer Protrusio
bulbi, zu einer Schwellung der Augenlider führen (Abb. 4). Das linke Auge
ist häufiger befallen als das rechte (Still). Durch Suffusion des Blutfarbstoffes
zeigt sich in der etwas gedunsenen, ödematösen Umgebung des Auges bald eine
blaue Verfärbung, die dann in den folgenden Tagen allmählich den üblichen
regenbogenartigen Farbenwechsel alter Blutungen zu durchlaufen pflegt.
Blutungen an der Außenfläche der Schädelknochen erinnern an die Cephal-
hämatome der Neugeborenen. Indes bewahrt uns schon die Berücksichtigung

des Alters von Fehldiagnosen, der Skorbut
tritt frühestens am Ende des zweiten
Lebensmonates, in der Regel kaum vor
der „Halbjahreswende" (L. F. Meyer)
auf. Subdurale Blutansammlung an der
Innenfläche der Schädelknochen — schon
von Möller, Barlow, dann von
Sutherland (1894) beobachtet — kann
zu Drucksymptomen, zu Krämpfen, zu
meningealen Erscheinungen führen.

Zu den weiteren klinisch sichtbaren
Veränderungen von seiten des Skeletsystems gehören spezifisch-skorbutische
Auftreibungen der Knorpelknochengrenze an den Rippen. Dieser Rosenkranz ist bei schweren Skorbutfällen
dadurch gekennzeichnet, daß er gegen
den Knorpel zu steil, in Form einer
bajonettartigen Knickung abfällt.
Das Sternum und die ganzen Knorpelenden erscheinen eingesunken, „gleich-

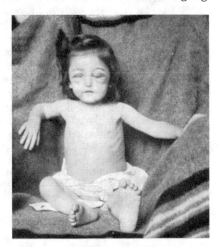

Abb. 4. Manifester Skorbut mit orbitalen
subperiostalen Hämorrhagien, besonders links.
(Moro.)

sam, als ob sie von vorn her durch einen Schlag zerbrochen und nach hinten
getrieben wären" (Barlow). Tatsächlich ist — wie dies aus den entsprechenden anatomischen Untersuchungen einwandfrei hervorgeht — bei schwerem
Skorbut die Verbindung zwischen knorpeligen und knöchernen Rippen stark
gelockert. Dementsprechend wird nun bei der Atmung das Sternum mit
den angrenzenden knorpeligen Rippen nicht nur nicht emporgehoben, sondern
es sinkt unter dem Einfluß der die Inspiration besorgenden Muskeln und
des im Brustkorb herrschenden negativen Druckes noch stark gegen die
Wirbelsäule zu, „so daß jedesmal eine förmliche Mulde entsteht" (Fränkel).
Dies kann so starke Grade annehmen, daß man an eine „diphtherische
Erkrankung der Luftwege" (Croup) erinnert wird. In rachitisfreien Fällen
bleiben die knöchernen Rippen völlig starr; Flankeneinziehung, Abplattung
der seitlichen Brustkorbflächen, sowie weitere rachitische Deformitäten
lassen sich nicht nachweisen. Die Lockerung der Rippenknorpelknochengrenzen bedingt bei jedem Atemzug, infolge der verursachten Verschiebung,
Schmerzen; diese bewirken dann allmählich eine Schonung, eine „Außerdienst-
setzung" (Erdheim) der Rippen, eine Verflachung der Atmung, die vornehmlich
abdominal, nur mit Hilfe der unteren Brustapertur bei völlig starrem Thorax
erfolgt (M. Frank). Liegt neben dem Skorbut auch eine mehr oder weniger
ausgesprochene rachitische Störung vor, so sind die erwähnten anatomischen
Merkmale, sowie der Atemtypus zum größten Teile verwischt und ihre

skorbutische Natur zuweilen kaum erkennbar. Hierzu kommt noch die weitere wichtige Einschränkung, daß dieser ,,bajonettförmige" Rosenkranz, der bei leichten Skorbutfällen die einzige nachweisbare Veränderung im Brustkorb darstellt, keinesfalls eindeutig für einen skorbutischen Nährschaden zeugt; ähnliche Formbildung trifft man — obgleich selten — auch bei Rachitis an.

Die Lockerung der Verbindung an der Rippenknorpelknochengrenze kann im Laufe der Krankheit zu einer vollkommenen Kontinuitätstrennung, d. h. zu einer Fraktur, gelegentlich auch zu einer Infraktion führen. Im Prinzip gleiche Veränderungen werden des öfteren auch an anderen Röhrenknochen beobachtet. Hier treten die Frakturen (Infraktionen) meist in der Nähe der Epi-Diaphysengrenze auf, und erinnern daher stark an eine Epiphysenlösung (Abb. 14), mit der sie auch in älteren Literaturangaben regelmäßig verwechselt wurden. Diese Deutung dürfte jedoch schon aus dem Grunde unzulässig sein, weil die Frakturstelle — wie wir es noch sehen werden — stets noch im Bereiche der Spongiosa der Metaphyse und nicht an der Epiphysengrenze liegt. Die Diagnose solcher Frakturen läßt sich in der üblichen Weise, mit Hilfe der zugehörigen klinischen Symptome (Crepitation, abnorme Beweglichkeit), oft aber, besonders in Gegenwart von subperiostalen Hämatomen und den dazu gehörigen Schwellungen, nur auf Grund genauer Röntgenaufnahmen stellen. Stärkere Deformierungen fehlen. Infraktionen oder Fraktur des Schenkelhalses kann eine Coxa vara, zuweilen auch eine Hüftgelenksluxation vortäuschen.

Die periostalen Blutungen, sowie die Frakturen, Infraktionen erhöhen erheblich die Schmerzempfindlichkeit der Knochen und verstärken die Pseudoparese, die auch ohne diese klinisch feststellbaren Knochenveränderungen, wie schon erwähnt, beim Skorbut fast stets nachweisbar ist. Am stärksten sind in der Regel die unteren Extremitäten befallen; sie nehmen dann die übliche Ruhelage ein: Flexion, Außenrotation und leichte Abduction (Abb. 1).

Zur Klinik der skorbutischen Knochenveränderungen gehören auch noch weitere, nur röntgenoskopisch nachweisbare Symptome, die wir jedoch des besseren Verständnisses wegen erst im Zusammenhang mit der pathologischen Anatomie der ihnen zugrunde liegenden Störungen erläutern möchten [1]).

Zahnfleischblutungen, die für den Skorbut der Erwachsenen und der älteren Kinder wohl das führende Symptom bedeuten, sind bei der skorbutischen Erkrankung der Säuglinge relativ nur selten anzutreffen. Dies hängt mit der schon von Barlow betonten Tatsache zusammen, daß Zahnfleischveränderungen beim Skorbut an die Gegenwart von Zähnen gebunden sind. Schwere Blutungen und ulcerative Prozesse setzen sogar cariöse Zähne, oder zumindest eine starke Zahnsteinbildung, Alveolarpyorrhöe, d. h. schlechtweg ein erkranktes Gebiß voraus, was aber im Säuglingsalter naturgemäß nie der Fall sein dürfte. Dementsprechend fehlen auch im Krankheitsbild des Säuglingsskorbuts solche erheblichen Grade einer Zahnfleischerkrankung. Da nun aber der Skorbut die Säuglinge häufig sogar noch vor dem ersten Zahndurchbruch, bei völlig fehlendem Gebiß befallen kann, so werden in diesen Fällen dann selbst die leichtesten Zahnfleischveränderungen ausbleiben.

In Gegenwart von Zähnen beginnt die Zahnfleischveränderung — die freilich auch dann nicht ausnahmslos zu erfolgen pflegt — mit einer Auflockerung und gelbrötlicher Verfärbung der Umschlagsfalte der gingivalen Schleimhaut (Margo gingivalis), die um den Zahnhals herum einen Saum, und in die Tiefe einen mehr oder weniger gut ausgebildeten capillaren Spalt bildet und hier mit dem Periost des Alveolarfortsatzes, sowie mit dem Periodont in Verbindung steht. Das Periost schwillt an (Hämorrhagien!), die Schleimhaut nimmt allmählich ein schwammig-bläuliches Aussehen an. Das Zahnfleisch des oberen Alveolar-

[1]) Vgl. S. 427 ff.

fortsatzes, besonders in der Umgebung der mittleren Incisivi, ist weitaus häufiger befallen als das des Unterkiefers. Die Schwellung und livide Verfärbung können auch hinter, oder aber zwischen den Zähnen, hier dann im Bereiche der sog. Interdentalpapillen liegen. Dies allerdings häufiger beim Skorbut der älteren Kinder.

Im Hinblick auf die überragende Beteiligung des Periostes gehören die Zahnfleischveränderungen letzten Endes noch zu den Knochensymptomen, zum Teil dürften sie als Ausdruck der allgemeinen Blutungsbereitschaft aufgefaßt werden.

Das weitere Symptomenbild des Säuglingsskorbuts wird in erster Linie durch verschiedene Merkmale dieser spezifischen „hämorrhagischen Diathese" beherrscht. Sie treten entweder vereinzelt oder in Kombination miteinander auf. Ihre Lokalisation ist eine überaus bunte und jeweils wechselnde, so daß die Erscheinungsform des Skorbuts — nicht allein im Säuglings-, sondern auch im Kindes- und Erwachsenenalter — schon aus diesem Grunde keine einheitliche, gesetzmäßige sein kann. Sie weist in den verschiedenen Einzelheiten von Fall zu Fall oft starke Differenzen auf.

Außer den schon besprochenen periostalen Hämorrhagien müssen die Haut- und Schleimhautblutungen als die konstantesten Begleitsymptome des manifest-skorbutischen Zustandes an erster Stelle erwähnt werden. Sie treten, soweit sichtbar, an der äußeren Haut, an der Mundschleimhaut, in Form von Petechien, kleinen, meist stecknadelkopfgroßen, flohstichartigen Hämorrhagien auf. In ihrer Topographie zeigen die Hautblutungen ein für das Säuglingsalter recht charakteristisches Verhalten. Man trifft sie oft in symmetrischer Anordnung hauptsächlich im Gesicht, am Hals, in der Schultergegend, überhaupt in der Haut der oberen Rumpfhälfte, seltener auch noch an den Armen an. Die unteren Extremitäten bleiben dagegen von ihnen fast regelmäßig verschont. Diese Verteilung ist um so beachtenswerter, weil sie sich mit fortschreitendem Alter stark ändert. So gilt sie für den Skorbut der älteren Kinder und der Erwachsenen in dieser Form nicht mehr, hier stellt die Haut der unteren Extremitäten die Prädilektionsstelle solcher capillärer Blutungen dar.

Große, flächenhafte Ausdehnungen nehmen skorbutische Hauthämorrhagien nur selten an. Solche findet man noch am ehesten im Bereiche traumatisch oder sonstwie lädierter Hautstellen, wie im Anschluß an Injektionen (A. F. Heß, auch eigene Beobachtungen), in ekzematös veränderten Hautgebieten. Heubner sah „Blutblasen" am durch ständiges Lutschen macerierten Daumen eines skorbutkranken Kindes. Interessant ist auch die weitere Beobachtung des gleichen Autors, wonach frische Vaccinationspusteln, aber ebenso ältere Impfnarben der Haut im Verlaufe des Skorbuts stärkere Blutungen aufweisen können. Exantheme (Masern-, Serumexanthem) werden bei Skorbut häufig hämorrhagisch. Die schon erwähnten Suffusionen in der Umgebung der Augenlider bei Orbitablutungen beruhen nicht auf einem direkten Blutaustritt in die Haut, vielmehr verdanken sie ihre Entstehung der sekundären Diffusion des Blutfarbstoffes aus der primären, subperiostalen Blutungsstelle.

Schleimhautblutungen befinden sich oft über dem harten Gaumen, auf der Innenfläche der Unterlippe, der Übergangsfalte, an der Zungenspitze, an den Zungenrändern, dann in der Conjunctiva (Heubner, A. F. Heß, Moll, Vogt). Hämorrhagien an unsichtbaren Schleimhautstellen werden naturgemäß exakt erst bei der anatomischen Untersuchung als solche nachweisbar. Da nun aber in diesen Fällen Schleimhautsekrete oder Stoffwechselprodukte (wie Faeces oder Urin), die solche geschädigten Schleimhautstellen zu passieren haben, Blutbeimengungen zu enthalten pflegen, so erleichtert uns allein schon dieser klinische Befund die richtige Diagnosestellung. So gehören blutige, ruhrartige Durchfälle (Förster, Rehn u. a.), blutiger Schnupfen (A. F. Heß, L. F. Meyer, Abels) zu den häufigsten Begleitmerkmalen der skorbutischen Erkrankung, die übrigens bei ihrem oft monosymptomatischen Auftreten, in Abwesenheit weiterer charakteristischer Kennzeichen, und somit mehr im latent-skorbutischen Stadium, von einer echten Ruhr bzw. von einem diphtheri-schen Schnupfen nur schwer abge-

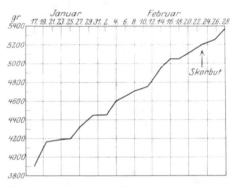

Abb. 5. Entstehung von Skorbut trotz normaler Gewichtszunahmen bei einem früher stark unterernährten Säugling (A. F. Heß.)

grenzt werden können, und in dieser Hinsicht gelegentlich auch zu Fehl-schlüssen Anlaß geben. Besonders wichtig und für die richtige Be-urteilung des Gesamtzustandes zu-weilen von entscheidender Bedeutung ist der Nachweis einer Erythro-cyturie. Hier rührt das Blut ent-weder aus einer kleinen Schleimhaut-blutung im Urogenitaltrakt (z. B. Petechien in der Blase), oder aber, und dies dürfte wohl die Regel sein, aus einer „Apoplexie der Niere" (Barlow), d. h. aus Capillarblutungen im Bereiche der Glomeruli her. Die Hämaturie kann so starke Grade annehmen, daß sie sich schon makroskopisch z. B. aus den blutig gefärbten Urinflecken der Windeln, oder aber aus dem mit bloßen Augen erkennbaren blutigen Satz einer zentrifugierten Urinprobe nachweisen läßt. In der Regel bekräftigt allerdings erst eine mikroskopische Unter-suchung des Urinsediments die Anwesenheit von roten Blutkörperchen (Erythro-cyturia minima). In sel-tenen Fällen äußert sich die skorbutische Nieren-schädigung nicht nur in einer Hämaturie, sondern in einer echten hämor-rhagischen Nephritis; zumindest wird eine solche infolge Beimengung wei-terer Formelemente vor-getäuscht (Heubner, Finkelstein, W. Freund, v. Westrienen, Vogel, S. Wolff u. a.).

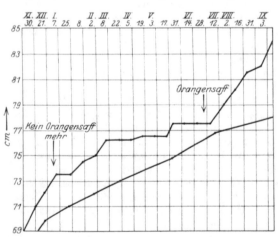

Abb. 6. Latenter Skorbut bei einem längere Zeit nur mit pasteurisierter Milch ernährten Säugling. Auf Orangensaft erfolgt starkes Längenwachstum (A. F. Heß.)

Muskelblutungen werden beim Säuglingsskorbut — im Gegensatz zur gleichen Erkrankung der älteren Kinder und der Erwachsenen — sowohl bei der klinischen, wie übrigens auch bei der anatomischen Untersuchung vermißt.

Mit den Knochenveränderungen, sowie den verschiedenen soeben besprochenen Äußerungen der „hämorrhagischen Diathese" ist das Symptomenbild des Skorbuts im Säuglingsalter keineswegs erschöpft. Wir kennen noch eine ganze Reihe weiterer, zum Teil durchaus charakteristischer klinischer Merkmale, die bei skorbutischen Säuglingen auftreten und nachgewiesen werden können.

Als allgemeine Stoffwechselstörung, „Nährschaden", wird der Skorbut die Gesamtheit der Lebensvorgänge — wenn wir uns den Gesamtstoffwechsel des wachsenden Säuglingsorganismus vor Augen halten —, hauptsächlich den allgemeinen Ernährungszustand, wie auch die Wachstumsvorgänge beeinträchtigen müssen. Tatsächlich verursacht der Skorbut fast regelmäßig einen Wachstumsstillstand, vielleicht auch nur eine Wachstumshemmung, wie dies schon von Möller, Barlow und seither von zahlreichen weiteren Forschern hervorgehoben wurde. Parallel mit der Wachstumsstörung geht auch eine Verlangsamung des Gewichtsansatzes, eine Verflachung, oft sogar eine Senkung der Gewichtskurve einher. Der Ernährungszustand des Kindes braucht dabei zunächst keineswegs erheblich vermindert zu sein; auch bei fetten, überernährten Kindern kann es zum Ausbruch eines Skorbuts kommen, der aber bei längerem Fortbestehen allmählich dann zu einer Dystrophie zu

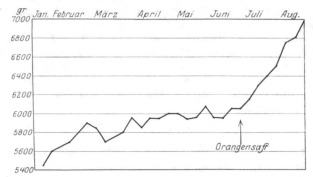

Abb. 7. Latenter Skorbut bei einem von Geburt an nur mit pasteurisierter Milch ernährten Säugling. Auf Orangensaft erfolgt starke Gewichtszunahme. (A. F. Heß.)

führen pflegt. Nur in den seltensten Fällen, und dann meist bei früher stark unterernährten Kindern sieht man nach plötzlich erhöhter Nahrungszufuhr, die allerdings in bezug auf den „Skorbutschutzstoff" weiter insuffizient bleiben muß, starke, kontinuierliche Gewichtszunahmen und gleichzeitig das Auftreten manifest skorbutischer Erscheinungen (A. F. Heß, vgl. Abb. 5). Bei länger währendem latentem Stadium stellt die Dystrophie („Dystrophia avitaminosa", Aron) die Norm dar. Die skorbutische Natur solcher dystrophischen Zustände mit den besonderen Kennzeichen des Wachstums- und Gewichtsstillstandes, evtl. auch einer Gewichtsabnahme, läßt sich mit Sicherheit nur ex iuvantibus belegen. Vermehrtes Angebot vom spezifischen C-Vitamin wird in diesen Fällen stets korrigierend wirken müssen (vgl. Abb. 6 u. 7), und die normalen Verhältnisse herstellen helfen.

Unter den übrigen, anatomisch nicht lokalisierbaren Begleitsymptomen der skorbutischen Ernährungsstörung sind die frühzeitig, schon zu Beginn der Krankheit entstehende Appetitlosigkeit, und die das Krankheitsbild oft vollkommen beherrschende allgemeine Resistenzverminderung gegenüber Infekten zu nennen. Die Appetitschwäche führt leicht zu einer ungenügenden Nahrungsaufnahme, und leistet somit mittelbar der Entstehung der Dystrophie Vorschub (Rosenbund unter Finkelstein). Es wäre jedoch völlig verfehlt — die Erfahrungen der Klinik sprechen zweifelsohne dagegen —, in diesem sekundären Moment das kausale übergeordnete Prinzip der mit dem Skorbut verbundenen Entwicklungshemmung zu erblicken und die weitaus wichtigeren endogenen Bedingungen des „Vitaminmangels" als nebensächlich zu bezeichnen.

Die Resistenzverminderung gibt sich in der Anfälligkeit der Kinder und in der Schwere der durchgemachten Infekte kund. Wir kommen auf diesen Punkt und auf die damit in Zusammenhang stehende Frage des Skorbutfiebers bei der Besprechung des latenten skorbutischen Zustandes, für den sie ebenfalls wichtige, charakteristische Befunde darstellen, noch ausführlich zurück.

Weitere anatomisch lokalisierbare, klinische Merkmale der floriden Skorbuterkrankung betreffen eine ganze Reihe von Geweben und Organen, wobei wir von den bereits besprochenen Knochenveränderungen und den verschiedenen Zeichen der hämorrhagischen Diathese diesmal absehen.

An der Haut und ihren Anhangsgebilden treten, wenn auch nicht regelmäßig, so doch recht häufig, Symptome einer allgemeinen trophischen Störung in Erscheinung. So kommt es zu einer Hyperkeratosis, zu einer „Reibeisen"-, „Gänse"haut, besonders an den unteren Extremitäten, zuweilen auch zu typischen Ekzemeruptionen, d. h. zu Manifestationen einer exsudativen Diathese, oder zu sekundären, aufgepflanzten Infektionen, z. B. in Form einer schweren, generalisierten Furunculose [E. Fränkel, A. F. Heß, Abels, Moll, Petenyi u. a. [1]]. Die Zugehörigkeit all dieser pathologischen Veränderungen zur skorbutischen Grundstörung erhellt sich wiederum allein aus ihren Entstehungsbedingungen, soweit diese bekannt sind, sowie aus der prompten Wirkung C-vitaminhaltiger Nährstoffe.

Die Nägel sind dünn, brüchig, gerifft; auch die Haare werden dünn und trocken.

Außer der umschriebenen, kollateralen, ödematösen Durchtränkung der Haut in der nächsten Umgebung periostaler Hämatome (Oberschenkel, Orbita usw.) besteht bei Skorbut des öfteren — so auch schon im latenten Zustand — ein allgemeines Ödem. Dies zeigt sich zunächst in einem entsprechend veränderten Turgor, in einem leichten Gedunsensein der Augenlider, des Gesichtes, auch der Hand- und Fußrücken. In diesem Anfangsstadium bleibt der Fingerdruck noch nicht bestehen, er hinterläßt in der Haut keine Delle. Später wird aber gelegentlich auch dieses für echte Ödeme so charakteristische Symptom nachweisbar, so besonders über der freien Fläche der Tibia. Große, unmotivierte Körpergewichtsschwankungen, die ihre Ursache meist wohl auch in allgemeinen unsichtbaren Ödemen haben dürften (Oedema scorbuticum invisibile — Nobel, Wallgren), werden bei skorbutkranken Kindern häufig beobachtet. Während des Reparationsstadiums kann die Ausschwemmung der labil gebundenen Wassermengen anstatt des fast obligaten Gewichtsanstieges eine vorübergehende Gewichtsabnahme bewirken (A. F. Heß, Wallgren). Mit diesen — freilich auch nicht konstanten — Befunden steht die Oligurie (Gerstenberger, A. F. Heß, Unger) im florid skorbutischen Stadium, und die Polyurie (A. F. Heß) bei beginnender Heilung, wie sie ebenfalls häufig beobachtet werden können, im besten Einklang.

Die skorbutische Stoffwechselstörung befällt in der Regel auch innere Organe, sowohl in ihrem anatomischen Aufbau, wie auch in ihrem Funktionszustand. So zeigt sich am Herzen schon klinisch, d. h. bei der einfachen Perkussion — noch mehr freilich im Röntgenogramm — eine deutliche Vergrößerung, hauptsächlich nach rechts. Auch der Gefäßschatten ist meist erheblich verbreitert. Erdheim, der auf Grund seiner, noch später ausführlich zu erörternden, anatomischen Untersuchungen direkt von einem „Barlowherz" (heute richtiger Skorbutherz der Säuglinge) spricht, bezieht die Herzvergrößerung

---

[1] Auch eine symmetrische Gangrän beider Füße wurde schon bei Säuglingsskorbut beobachtet (Nobel).

(= Hypertrophie der rechten Herzhälfte) auf den veränderten Atmungstyp, der seinerseits wiederum auf die schmerzhaften, pathologischen Veränderungen der Rippenknorpelknochengrenze zurückgeht. Die so erzeugte Verflachung der costalen Atmung verursacht zunächst eine Erniedrigung des intrathorakalen, inspiratorischen negativen Druckes. Hierdurch wird aber das Hineinpumpen von Blut aus dem rechten Herzen in die Lungen erschwert, was dann nur durch eine Arbeitshypertrophie der entsprechenden Herzhälfte wettgemacht werden kann. So geht nach Erdheim die Herzvergrößerung tatsächlich — wenn auch nicht absolut gesetzmäßig — mit dem Grade der Erkrankung, oder richtiger gesagt mit der Schwere der Knochenveränderungen parallel. Die häufig bei der Autopsie zu beobachtende Leberstauung dürfte, als Zeichen einer Herzinsuffizienz, ebenfalls im Sinne dieses Erklärungsmodus sprechen.

Unabhängig von der Herzvergrößerung und der ihr zugrunde liegenden Hypertrophie des rechten Ventrikels ist auch die Herzfunktion — oft sogar schon im Frühstadium der Erkrankung — deutlich gestört. Der Puls ist stark beschleunigt — oft 150—200 Schläge in der Minute —, außerdem auch nur mäßig gefüllt. Das Elektrokardiogramm zeigt eine echte Tachykardie an, ohne weitere Besonderheiten (A. F. Heß). Fieber, sekundäre Komplikation, die im Laufe des Skorbuts, wie schon erwähnt, das Krankheitsbild häufig zu trüben pflegen, kommen als ursächliche Momente für die erhöhte Herzaktion nicht in Betracht, da diese auch in völlig reinen Skorbutfällen vorhanden sein kann. Sie dürfte demnach als ein essentieller Bestandteil des gesamten skorbutischen Symptomenkomplexes aufgefaßt werden. Auch die Respiration ist meist erheblich beschleunigt und oberflächlich (bis auf 60 in der Minute), wiederum völlig unabhängig von eventuellen sekundären Veränderungen in den Atmungsorganen (Pneumonie usw.). Die frequente Atmung ist in der Regel noch stärker und konstanter ausgeprägt, als die gesteigerte Herzaktion. Das Verhältnis $\frac{\text{Puls}}{\text{Respiration}}$, das in der Norm 4 : 1 beträgt, erfährt entsprechend eine starke Erniedrigung (oft bis zu 2 : 1). Die skorbutische Natur der beschleunigten Herz- und Atmungstätigkeit, dieses sog. „kardiorespiratorische Symptom" (A. F. Heß), geht allein schon aus der Tatsache zur Genüge hervor, daß antiskorbutische Mittel auch diese Erscheinung in kürzester Zeit zu beheben imstande sind (Abb. 8).

Die beschleunigte Herz- und Atmungstätigkeit sind voraussichtlich nervösen Ursprunges. Störungen im Bereiche des Nervensystems können auch sonst im Laufe der Skorbuterkrankung auftreten, ohne jedoch vorherrschend zu sein. Auf die Schmerzhaftigkeit der Knochenveränderungen und die damit wohl zusammenhängende allgemeine Empfindlichkeit skorbutkranker Säuglinge haben wir schon hingewiesen. Ob allerdings die profusen Schweiße, über die, als typisches Skorbutsymptom, schon ältere Autoren, so Möller, Rehn u. a. berichtet hatten, tatsächlich skorbutischer Natur sind, und somit ebenfalls als Zeichen einer nervösen Störung gewertet werden müssen, steht noch keineswegs sicher (Czerny - Keller). Es ist durchaus möglich, daß es sich dabei um die besondere und keineswegs seltene Äußerung einer den Skorbut begleitenden Rachitis handelt.

Die Patellarsehnenreflexe sind häufig gesteigert (A. F. Heß); in seltenen Fällen (Vogt) können sie aber auch fehlen. Mit fortschreitender Besserung stellen sie sich dann wieder ein.

Die nervösen Symptome, wie die pathologisch veränderten Sehnenreflexe, das „kardiorespiratorische" Symptom — in Gemeinschaft mit der Herzvergrößerung —, erinnern an die gleichen Verhältnisse bei der Beriberi (A. F. Heß), — durch Zufuhr von Vitamin-B allein, z. B. durch Hefe, werden sie aber nicht beeinflußt (vgl. Abb. 8).

Zum klinischen Bilde des Säuglingsskorbuts gehört auch eine jeweils verschieden stark ausgeprägte Anämie. Der Grad der Blutarmut braucht weder mit der Ausdehnung der skorbutischen Hämorrhagien, noch mit der Intensität der allgemeinen Stoffwechselstörung parallel zu gehen. So können oftmals schwere skorbutartige Erkrankungen bei fehlender oder geringer Anämie bestehen, oder umgekehrt schwere Anämien beobachtet werden ohne jegliche skorbutische Symptome (Weiß, Glaser, Esser, Aron, Brandt, Gottschalk). Es ist sogar mit der Möglichkeit zu rechnen, und in gegebenen Fällen kaum zu entscheiden, daß die schweren anämischen Blutveränderungen kausal überhaupt nicht zum Skorbut gehören, sondern die besondere Erscheinungsform einer selbständigen Komplikation darstellen. Auf die Frage solcher „alimentären Anämien" kommen wir im entsprechenden Kapitel noch ausführlich

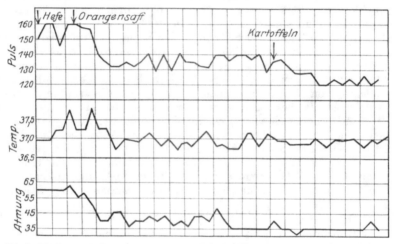

Abb. 8. Einfluß von Vitamin-C auf das „kardiorespiratorische Symptom" und auf die Körpertemperatur bei einem Fall von manifestem Skorbut. (A. F. Heß.)

zurück. In diesem Zusammenhang beschränken wir uns allein auf die klinisch feststehende Tatsache, daß skorbutkranke Säuglinge in der Regel anämisch sind, eine blasse, bei schweren dystrophischen Zuständen leicht graue und bei den stärksten Anämiegraden wachsgelbe Hautfarbe zeigen.

Die Blutanalyse fördert keine spezifischen oder auch nur konstanten Merkmale zutage. Am häufigsten trifft man eine Herabsetzung des Hämoglobingehaltes, eine mehr oder weniger erhebliche Senkung der Erythrocytenzahl, einen erniedrigten Färbeindex ($< 1,0$) an, d. h. eine „einfache Anämie" (Finkelstein, Nägeli), mit „chlorotischem" Einschlag (A. F. Heß, Aron, Gottschalk). Oft besteht noch eine Anisocytose, Polychromatophilie. Vereinzelt werden auch Normo- oder Megaloblasten nachgewiesen. Dies und die nicht seltene Lymphocytose (Senator, Ritter, Wynhausen, Kleinschmidt, Grawitz u. a.), die übrigens auch fehlen kann (Gottschalk), erweitern den klinisch-symptomatologischen Befund der einfachen Anämie und deuten auf einen besonderen Reaktionstyp, auf die sog. Jaksch-Hayemsche Anämieform hin. Sekundäre Infektionen können im Laufe der Skorbuterkrankung auch noch eine Vermehrung der polymorphkernigen Leukocyten herbeiführen.

Die Plättchenzahl ist meist unverändert, selten erniedrigt (Kleinschmidt), häufiger, vielleicht in Abhängigkeit von den skorbutischen Hämorrhagien (W. Tobler), erhöht (A. F. Heß, Brandt). Die Blutungs- und Gerinnungszeit liegt im Bereiche der Norm

(Heß - Fish, L. F. Meyer-Nassau) oft jedoch auch mäßig verlängert (Heß, Klein-schmidt, Brandt). Die Resistenz der roten Blutkörperchen soll leicht erhöht sein, die Retraktion des Blutkuchens ist ungestört (Brandt).

Während der Rekonvaleszenz stellt sich des öfteren, infolge einer über-schießenden Regeneration, eine echte Polycythämie ein. So stieg in einem Falle von A. F. Heß die Erythrocytenzahl von 3,2 Millionen auf 7,6 Millionen. Ob eine echte Vermehrung der Erythrocyten auch schon im floriden Stadium — manch-mal sogar in Verbindung mit erhöhten Hämoglobinwerten — vorkommen kann (Brandt), ist zweifelhaft. Die entsprechenden Befunde Brandts, die im Gegensatz zu allen anderen Untersuchungsergebnissen stehen, bedürfen zumindest noch einer weiteren Bestätigung.

**Latenter Skorbut.** Als manifest-skorbutische Symptome dürften nach dem Gesagten allein die charakteristischen, freilich im Säuglingsalter nur seltenen Zahnfleischblutungen, die subperiostalen Hämatome, sowie die besonderen, röntgenoskopisch auch schon in vivo nachweisbaren Knochenveränderungen gelten. Stärkere Nierenblutungen können in gegebenen Fällen auch noch zum manifesten Skorbut gerechnet werden, selbst dann, wenn sie das einzige sicht-bare Zeichen der skorbutischen Blutungsbereitschaft darstellen (Gee, Heubner, Lust, Czerny - Keller u. a.). All die weiteren, im vorhergehenden Abschnitt besprochenen Symptome, so auch eine nur geringgradige Hämaturie (Erythro-cyturia minima), kommen nicht nur im manifesten Stadium vor, sie sind gleich-zeitig charakteristische Merkmale des latent skorbutischen Zustandes.

Sowohl der manifeste, wie der latente Säuglingsskorbut zeichnen sich — ähn-lich dem Skorbut der Erwachsenen — durch ein außerordentlich polymorphes Symptomenbild, durch eine „kaleidoskopartige Vielgestaltigkeit" (v. Lob-mayer) der verschiedenen zugehörigen Merkmale aus. Die Verteilung, Aus-breitung und das zeitliche Auftreten der einzelnen Symptome wechseln stark (Salle - Rosenberg). Im manifesten Stadium vermag allerdings die geringe Anzahl der erwähnten, streng charakteristischen Symptome, trotz der Mannig-faltigkeit der sonstigen begleitenden Kennzeichen, immerhin noch eine gewisse Eintönigkeit im Krankheitsbilde herbeizuführen, oder richtiger gesagt, vor-zutäuschen. Dies geht aber dann im latenten Zustande vollkommen verloren. Je nach dem Grade der Ausdehnung der latenten skorbutischen Stoffwechsel-störung tritt uns die Krankheit in überaus verschiedener, wechselnder Form entgegen. So wird es auch verständlich, daß wir für die Klinik, die Sympto-matologie des latent-skorbutischen Zustandes noch viel weniger, als für die des manifesten Skorbuts, ein starres Schema angeben können. Wir müssen uns mit dem Hinweis auf einige Kombinationsmöglichkeiten begnügen, die die verschiedenen latent-skorbutischen, zum größten Teil nicht einmal spezifischen oder pathognomonischen Krankheitszeichen miteinander einzugehen pflegen. Gleichzeitig soll versucht werden, die häufigsten Verlaufsformen des Skorbuts von seinem Beginn bis zum Manifestwerden, d. h. in seinem latenten Stadium — auch Präskorbut, oder skorbutisch-präparatorisches Stadium genannt (Heß, L. F. Meyer - Nassau, Abels) —, kurz zu skizzieren.

In der Regel beginnt das latent-skorbutische Stadium mit einer leichten Wachstumsverzögerung, mit Gewichtsstillstand und mit einer meist außerordentlich stark ausgeprägten Appetitlosigkeit. So entwickelt sich dann allmählich, aber durchaus nicht gesetzmäßig, ein leicht dystrophischer Zustand, der nach starken Gewichtsabnahmen auch erhebliche Grade auf-weisen kann. Mit der Dystrophie, die bei früher gut entwickelten Säuglingen lange Zeit klinisch erst an der Hand der Gewichtskurve und der fortlaufend notierten Längenwerte erkennbar wird, geht häufig eine leichte Hautblässe einher. Diese beruht entweder auf einer Scheinanämie (A. F. Heß), oder aber — besonders nach einer gewissen Dauer der Allgemeinschädigung — auf einer langsam stärker werdenden echten Blutarmut, mit den entsprechenden morphologischen, chemischen Blutveränderungen, die uns schon aus dem vorhergehenden Abschnitt bekannt sind. Hyperkeratosis, Zeichen einer exsudativen Diathese (A. F. Heß, Abels), so hauptsächlich Ekzemeruptionen können schon in diesem Anfangsstadium, das wir als das Stadium der Dystrophie (L. F. Meyer, Aron) bezeichnen, häufig beobachtet werden. Ebenso auch das besprochene „kardio-respiratorische Symptom" (A. F. Heß).

Der Entstehung der Dystrophie wird durch gehäufte, oft wiederkehrende Infekte, die auf eine allgemeine Resistenzschwäche, verstärkte Anfälligkeit schließen lassen, in erheblichem Maße Vorschub geleistet. Im Laufe solcher Infekte kommt es dann zu wiederholten Fieberanstiegen, denen in der Regel eine Grippe, oft aber auch Pneumonien, oder Infektionskrankheiten wie Masern, Varicellen, Ruhr zugrunde liegen. Dieses Skorbutfieber, das schon von Barlow, Rehn, Hirschsprung, Stoos, Fränkel u. a. beschrieben wurde, kann übrigens, wie erwähnt, auch im manifesten Stadium des öfteren beobachtet werden. Es zeigt meist starke Schwankungen, bei denen nicht nur die Höhe der Anstiege und Tiefe der Senkungen, sondern in erster Linie auch die Dauer der einzelnen Attacken verschieden ausfallen. Ein besonderes und in vieler Hinsicht charakteristisches Merkmal des Skorbutfiebers besteht in der Häufigkeit der begleitenden hämorrhagischen Reaktionen, so im gleichzeitigen Auftreten von Haut- und Schleimhautblutungen, blutigem Schnupfen, blutigen Stühlen oder von geringen Blutbeimengungen im Urin. Wir stehen somit einer starken Resistenzverminderung, einer auffallenden Neigung zu Infektionen, zu Fieber, einer veränderten Reaktionsart des „skorbutisch-präparierten" Organismus auf allgemeine und lokale Infekte gegenüber, „die unvollkommene und namentlich regelwidrige Abwehrformen und Folgeerscheinungen mit sich bringt, und dadurch den bei weitem größten Teil der Gestaltung des skorbutischen Krankheitsbildes erzeugen hilft" (Abels). In Analogie zur „Allergie" (v. Pirquet), die eine im gewissen Sinne umgestimmte Reaktionsart bedeutet, besteht bei Skorbut eine „Dysergie" (Abels), ein falscher, unvollkommener, zweckwidriger, innerer Abwicklungsmechanismus gegenüber Infekten. Beim normalen Organismus würden die gleichen Reize, die gleichen Infekte entweder überhaupt nicht haften, oder aber nur geringe Reaktionen auslösen und nur in den seltensten Fällen solche hämorrhagischen Manifestationen verursachen.

Die Dysergie kommt schon im Frühstadium des latenten Skorbuts voll zur Geltung. Sie bildet im weiteren Verlaufe der Erkrankung, so auch bis in das manifeste Stadium hinein, einen integrierenden und auffälligen Bestandteil des skorbutischen Symptomenkomplexes. Zu den uncharakteristischen Symptomen der anfänglichen Dystrophie (Appetitlosigkeit, Gewichtsstillstand, Wachstumsverzögerung) gesellt sich somit in Gestalt der Dysergie ein mehr oder weniger doch spezifisches, wenn auch nicht pathognomonisches Merkmal des skorbutischen Nährschadens. Zunächst herrschen nur die einfachen Fieberattacken als Zeichen rezidivierender Infektionen vor. Besonders häufig werden Komplikationen wie Pneumonie, Pyurie, Furunculose, Stomatitis aphthosa (auch ulcerosa), oder gewöhnliche Katarrhe der Luftwege, beobachtet [A. F. Heß, L. F. Meyer-Nassau, Abels, Leichtentritt, Reyher u. a. [1])].

Mit fortschreitender Erkrankung stellen sich dann auch die schon erwähnten hämorrhagischen Manifestationen ein. Sie sind die nur nach außen sichtbaren Symptome einer spezifischen Blutungsbereitschaft, der skorbutischen „Angiodystrophie" (Aschoff-W. Koch). Zeitlich am frühesten treten in der Regel, aber keineswegs obligat, Haut- und Schleimhautblutungen auf (A. F. Heß,

---

[1]) Vgl. auch S. 523 ff.

L. F. Meyer - Nassau). Gleichzeitig oder kurz nach einer Fiebererruption — und nur sehr selten als prämonitorisches Zeichen, d. h. vor dem Fieberanstieg — schießen plötzlich im Gesicht, Hals, in der Schultergegend, an der Brust, in der Schleimhaut der Mundhöhle zahlreiche, stecknadelkopfgroße, flohstichartige, zuweilen symmetrisch angeordnete Petechien auf. Sie bleiben nur einige Tage bestehen, können sich aber bei späteren Fieberattacken mehrmals wiederholen (Abb. 9). Das gleiche gilt auch für das manifeste Stadium. Die äußere Erscheinungsform dieser, von L. F. Meyer - Nassau auch als „idiopathisch" bezeichneten Hautblutungen bleibt stets dieselbe, sie deckt sich mit der schon im vorhergehenden Abschnitt beschriebenen.

Die erhöhte Durchlässigkeit und Widerstandslosigkeit des Capillarrohres gehen nicht allein aus den spontanen Hämorrhagien, sondern auch aus dem stets vorhandenen positiven

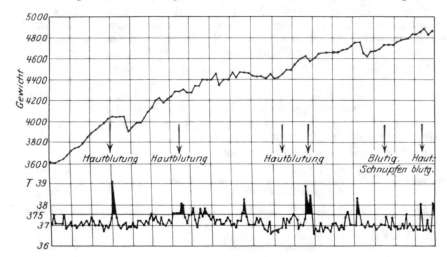

Abb. 9. Rezidivierende Hautblutungen und blutiger Schnupfen bei latentem Skorbut. (L. F. Meyer.)

„Endothelsymptom"J(Rumpel - Leede) zur Genüge hervor (A. F. Heß, L. F. Meyer-Nassau). Eine pathognomonische Bedeutung dürfte jedoch diesem auch sonst recht häufigen Befund kaum zukommen (Kleinschmidt).

Außer diesen Haut-Schleimhautblutungen kann sich die Blutungsbereitschaft des latent skorbutischen Organismus gelegentlich auch in anderen Symptomen, wie im blutigen Schnupfen, in blutigen Durchfällen, in Hämaturie, oder in einer wechselnden Kombination all dieser Äußerungen kundgeben. Der Zusammenhang mit den Infekten, mit Fieberattacken als auslösenden Ursachen, läßt sich auch für diese Symptomengruppe fast ausnahmslos nachweisen. Ebenso wie die Haut- und Schleimhautblutungen stellen auch die blutigen Diarrhöen, die blutige Rhinitis, die Hämaturie letzten Endes nur die dysergische Reaktion auf Infekte dar.

Mit dem Einsetzen der Angiodystrophie hat die latent skorbutische Stoffwechselstörung ihren höchsten Grad erreicht. Die nächste Steigerung leitet bei jedem günstigen äußeren Anlaß, direkt, oft schlagartig in das manifeste Stadium hinüber. Auch hierfür kommen in erster Linie Infektionen, und nur selten andere Reize, z. B. Trauma, in Betracht.

Eine sichere Trennung zwischen manifestem und latentem Skorbut ist häufig überhaupt nicht möglich. So dürften z. B. eine starke Hämaturie, ruhrartige, blutige Diarrhöen, auch ein blutiger Schnupfen als „monosymptomatische"

Formen, oder in Kombination miteinander, wohl mit Recht schon dem manifesten Skorbut zugerechnet werden.

Vom ersten Symptom der Angiodystrophie, z. B. von den idiopathischen Hautblutungen, bis zum manifesten Skorbut führt somit eine gerade, kontinuierliche Strecke, die nur scheinbar durch einzelne, häufig rezidivierende Zwischenphasen (z. B. Hämorrhagien) unterbrochen ist. Das manifeste Endstadium wird jedoch keineswegs immer erreicht. In zahlreichen Fällen kommt die Störung aus ihrer Latenz gar nicht heraus.

Erhebliche Grade der Dysergie und der Angiodystrophie bewirken in der Regel eine weitere Verstärkung auch der Dystrophie. So bilden denn diese drei besonderen Merkmale der skorbutischen Stoffwechselstörung im vorgeschrittenen latenten, sowie im manifesten Stadium eine fast konstante Trias, die dem Krankheitsbild und der Klinik des Skorbuts erst ihre Eigenart verleiht.

Interessant sind in diesem Zusammenhang die zahlenmäßigen Angaben von Nassau und Singer, die sie an der Hand von 37, längere Zeit vor, während und nach der Skorbuterkrankung beobachteten Fälle ermittelt hatten.

In bezug auf den Gewichtsfortschritt wurden im latenten Stadium

$$
\begin{aligned}
&\text{Abnahmen} \dots\dots\dots\dots\dots 12\,\text{mal } (32,4\,^0/_0)\\
&\text{Stillstände} \dots\dots\dots\dots\dots 17\,\text{mal } (46,0\,^0/_0)\\
&\text{Zunahmen (meist nur leichte)} \dots 8\,\text{mal } (21,6\,^0/_0),
\end{aligned}
$$

beobachtet. Nur $^1/_5$ der Kinder zeigte demnach in der Zeit vor dem Ausbruch des manifesten Skorbuts ein ungestörtes oder leidliches Gedeihen.

Die Gewichtszunahme pro Monat betrug

während der Zeit
{ des Gedeihens . . . . . . . . . . . . . $+420$ g (150—600 g)
{ des latenten und manifesten Skorbuts . . $-110$ g ($-800+130$ g)
{ des heilenden Skorbuts . . . . . . . . . $+490$  (0—900 g).

Die Zahlen für das Längenwachstum pro Monat bewegen sich in der gleichen Richtung:

während der Zeit
{ des Gedeihens . . . . . . . . . . . . . 1,7 cm (1—2,2 cm)
{ des latenten und manifesten Skorbuts . . . . 0,4 cm (0—2 cm)
{ des heilenden Skorbuts . . . . . . . . . . 1,9 cm (1—3 cm).

Auch der gestörte Abwehrmechanismus des skorbutischen Organismus, Infekten gegenüber, läßt sich in Zahlen ausdrücken. Nach dem Vorschlag von L. F. Meyer gilt die Zahl der Infekte in einer bestimmten Zeitspanne, z. B. in 100 Tagen als Maß der Immunität (Index infectiosus). Die Dauer der einzelnen Infektionen, die man am bequemsten durch Summation der Fiebertage im gleichen Intervall berechnet, gibt die Resistenzstärke an.

In den Fällen von Nassau - Singer betrug die Zahl der Infekte

während der Zeit
{ des Gedeihens . . . . . . . . . . . . . . . . in 100 Tagen 1,9
{ des latenten und manifesten Skorbuts . . . . „ „ „ 6,7
{ des heilenden Skorbuts . . . . . . . . . . . „ „ „ 2,9
und die Zahl der Fiebertage

während der Zeit
{ des Gedeihens . . . . . . . . . . . . . . . . in 100 Tagen 9,3
{ des latenten und manifesten Skorbuts . . . . „ „ „ 40,8
{ des heilenden Skorbuts . . . . . . . . . . . „ „ „ 16,3
(vgl. Abb. 10).

Mit Hilfe einer kausal gerichteten Therapie werden wohl die manifesten Symptome in kurzer Zeit behoben, allein die Dysergie und die Angiodystrophie bleiben in der Regel noch längere Zeit bestehen. Sie können gelegentlich auch in der Rekonvaleszenz Anlaß zu Blutungen, zu Infektionen geben. In Analogie zum „Präskorbut" müßten wir demnach auch von einem „Postskorbut" (A. F. Heß, L. F. Meyer, Reyher) sprechen, um damit zum Ausdruck zu bringen, daß die Rückkehr der normalen Verhältnisse nach Ablauf der skorbutischen Stoffwechselstörung eine weit längere Zeit beansprucht, als dies im allgemeinen vermutet wird.

Die Dauer des Latenzstadiums wird durch infektiöse Komplikationen, die den Ausbruch echter, skorbutischer Manifestationen zur Folge haben können,

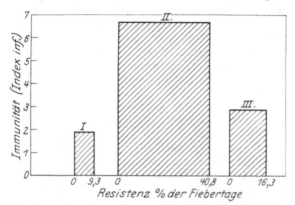

Abb. 10. Zahl der Infekte ( = Immunität) und Zahl der Fiebertage ( = Resistenz) pro Hunderttage errechnet. I. Zeit des Gedeihens (vor der Halbjahreswende), II. Präskorbut und Zeit des manifesten Skorbuts, III. nach Heilung des Skorbuts. (Nassau-Singer.)

maßgeblich beeinflußt. Tatsächlich sind die manifest skorbutischen Symptome in der Regel „plurifokal-infektiösen" und nur selten traumatischen oder anderweitigen Ursprungs. Unter den Infektionen, die für die Auslösung des manifesten Skorbuts in Betracht kommen, seien hauptsächlich Grippe, Masern, Keuch-

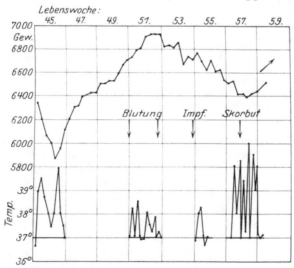

Abb. 11. Übergang des latenten Skorbuts ins manifeste Stadium nach Schutzpockenimpfung. (L. F. Meyer.)

husten, Ruhr, Varicellen genannt (Heubner, A. F. Heß, L. F. Meyer, Abels). Auch die Vaccination (Heubner, L. F. Meyer, Stern, M. Frank, Abels, sowie eigene Beobachtungen), diese künstlich gesetzte Infektion, vermag gelegentlich skorbutauslösend zu wirken (Abb. 11). Charakteristisch bei all diesen Infektionen ist das häufige Hämorrhagischwerden der Hauteruptionen (hämorrhagisches Masernexanthem, hämorrhagische Varicellen-, Vaccinebläschen). Blutige Durchfälle beruhen nicht immer auf einer spezifischen Ruhrinfektion; hier täuscht nur die dysergische Reaktion das ruhrartige Symptomenbild vor.

Trifft eine Masernepidemie eine große Anzahl skorbutisch-präparierter Säuglinge, so können im Anschluß daran plötzlich gewissermaßen epidemieartig zahlreiche Skorbutfälle zur Beobachtung gelangen (Soltmann). Die Vaccination dystrophisch-dysergischer Säuglinge ist gleichfalls imstande, eine Manifestierung der latent skorbutischen Störung zu veranlassen. So trat im Beobachtungsmaterial von L. F. Meyer und Stern unter 23 vaccinierten, dystrophisch-dysergischen Säuglingen 10 mal, unter 11 geimpften Eutrophikern nur einmal Skorbut auf.

Das Prädilektionsalter des manifesten Säuglingsskorbuts stellt das dritte Vierteljahr dar. Das Maximum der Morbiditätskurve fällt in den 8.—9. Lebensmonat (Heubner, A. F. Heß, L. F. Meyer - Nassau, vgl. auch die kurvenmäßige Darstellung der in der Heidelberger Kinderklinik von 1912—1925 beobachteten Fälle, Abbildung 12). Nur selten begegnet man

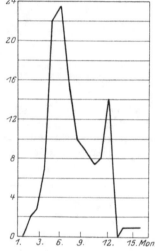

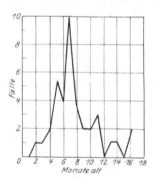

Abb. 12. Die jahreszeitliche Verteilung der in der Heidelberger Kinderklinik von 1912—1925 beobachteten Skorbutfälle.

Abb. 13. Zeitliche Verteilung der idiopathischen Hautblutungen im 1. Lebensjahr. (Nassau.)

Fällen im ersten Halbjahr bis in den dritten Monat hinein. Einen angeborenen Skorbut gibt es nicht. In dieser Hinsicht deckt sich die Klinik des Skorbuts mit der der Avitaminosen und der verwandten Ernährungsstörungen.

Dem manifesten Stadium geht eine mehr oder weniger lange Latenzperiode voraus. Diese umfaßt in der Regel 1—3 Monate. Dementsprechend werden sich auch die ersten Anfänge der skorbutischen Stoffwechselstörung mit den nach außen erkennbaren Zeichen der Angiodystrophie bis zur Halbjahrswende (L. F. Meyer) zurückverfolgen lassen. Die zeitliche Verteilung der „idiopathischen Hautblutungen", sowie die des blutigen (diphtherischen) Schnupfens — sofern man in diesem letzteren Falle von der relativ häufigen Nasendiphtherie der Neugeborenen und der jungen Säuglinge absieht — weist in den Kurven Nassaus einen steilen Gipfel erwartungsgemäß im sechsten Lebensmonat auf [Abb. 13 [1])].

Im Befallen der Geschlechter besteht beim Skorbut kein Unterschied. Diese schon von Barlow erkannte und hervorgehobene Tatsache konnte seither

---

[1]) Auf die Frage der Spezifität dieser Symptome soll erst später S. 453 eingegangen werden.

in zahlreichen statistischen Erhebungen bestätigt werden. So entfällt von den 119 Fällen, über die Northrup - Crandall schon 1894 berichtet hatten, je die Hälfte auf das männliche bzw. auf das weibliche Geschlecht. Im Krankenmaterial Combys befanden sich 49 Mädchen und 42 Knaben (vgl. auch A. F. Heß, W. Freund). Nur in den Beobachtungen Heubners zeigten die Knaben eine überwiegende Majorität ($^3/_5$ Knaben, $^2/_5$ Mädchen). Dies dürfte jedoch höchstwahrscheinlich auf einer zufälligen Auslese beruhen, ebenso wie wir mit Hilfe unserer eigenen Zusammenstellung genau das Gegenteil, diesmal ein Überwiegen des weiblichen Geschlechtes nachweisen konnten (24 ♀, 14 ♂).

Der Jahreszeit kommt für die Klinik des Skorbuts nicht entfernt die entscheidende Bedeutung zu, wie für die der Rachitis und der Tetanie. Wenn auch laut älteren Angaben das Hauptkontingent der Erkrankungen in den Zeitraum von Ende September bis Anfang April zu fallen pflegt (Fürst, Heubner, W. Freund u. a.) und sich der Winterskorbut durch eine besondere Schwere auszeichnen soll, sind uns anderseits Fälle, sogar ,,Epidemien" (Wimberger, eigene Beobachtungen) auch aus den Sommermonaten in so reicher Anzahl bekannt geworden, daß von der Bevorzugung einer bestimmten Jahreszeit kaum noch die Rede sein dürfte.

Der Skorbut ist eine Erkrankung der künstlich ernährten Säuglinge. Den meisten Autoren, die sonst über ein ausgedehntes Skorbutmaterial verfügt hatten, ist in ihren eigenen Beobachtungen kein Fall bekannt geworden, wo ein ausschließlich mit Frauenmilch ernährtes Kind an typischen Skorbutsymptomen erkrankt wäre. In der Literatur sind bis heute insgesamt nur etwa 20 Fälle von Skorbut bei Brustkindern mitgeteilt worden. Aber auch diesen Fällen gegenüber ist Skepsis am Platze (A. F. Heß, Pogorschelsky). So ist es auffallend, daß es sich dabei, im Gegensatz zur Norm, häufig um ganz junge Kinder im Alter von 2—6 Monaten handelt, und daß die Zufuhr von C-Vitamin in solchen Fällen oft keine so prompte Wirkung zeitigt wie beim Skorbut der Flaschenkinder. Das fast regelmäßige Verschontbleiben der Brustkinder beim Skorbut der stillenden Mütter — so bei der großen Skorbutepidemie der Nachkriegsjahre in Wien, oder auf der Insel Aruba (Holländisch-Westindien) in den Jahren 1915—1917 und ganz allgemein in Rußland — gibt in dieser Hinsicht ebenfalls zu Bedenken Anlaß. Insgesamt sind bis jetzt nur zwei Fälle bekannt geworden — der erste stammt noch von Cheadle, der zweite wurde in einem Wiener Kinderasyl nach dem Kriege beobachtet —, bei denen Mutter und Kind gleichzeitig an Skorbut erkrankten (zit. nach A. F. Heß). Es ist anzunehmen, daß bei einem großen Teil der in der Literatur als ,,Skorbut der Brustkinder" geführten Diagnosen sie irrtümlich gestellt und das klinische Bild des Skorbuts in diesen Fällen meist durch eine hämorrhagische Sepsis nur vorgetäuscht wurde. Gleichwohl müssen wir aber für den übrig bleibenden Rest an der Diagnose eines echten Skorbuts, der vereinzelt auch noch durch Sektionsbefunde erhärtet wurde, festhalten. Immerhin bleibt der Skorbut der Brustkinder ein außerordentlich seltenes Vorkommnis.

Dies steht in einem beachtenswerten Gegensatz zur Klinik der Beriberi. Hier erkranken die Brustkinder recht häufig, und oft sogar noch früher als die Mütter [1].

Im Hinblick auf die Ätiologie der Erkrankung ist es von Interesse, daß die meisten Fälle von Säuglingsskorbut, besonders in früheren Zeiten, aus dem Krankenmaterial der Privatpraxis stammen (Barlow, Heubner, Neumann, Northrup - Crandall u. a.).

Eine auch differentialdiagnostisch wichtige Komplikation, die mit der skorbutischen Grundstörung in keinem direkten Zusammenhang steht, bei

---

[1] Vgl. Shimazono, S. 668 ff.

skorbutkranken Säuglingen aber sehr häufig angetroffen wird, ist die Rachitis. In diesen Fällen sind dann die rachitischen und skorbutischen Knochenveränderungen, so z. B. am Brustkorb (Rosenkranz, Deformitäten), oft nur schwer auseinander zu halten.

Ein Zusammentreffen des Säuglingsskorbuts mit echter Keratomalacie gehört zu den Seltenheiten (Finkelstein). Gelegentlich treten jedoch Augen-(Hornhaut-)veränderungen auf (Freudenberg), die dann aber klinisch nicht der Xerosis bei A-Vitaminmangel entsprechen, sondern vermutlich nur ein „spezifisch-dysergisches" Symptom darstellen. Dementsprechend reagieren sie auch nicht auf Vitamin A-, sondern nur auf C-Zufuhr.

**Der Skorbut im Kindesalter.** Das klinische Bild des Skorbuts im Kindesalter weicht nur in einigen unwesentlichen Zügen von denen des Säuglingsskorbuts ab. Im Prinzip ist die Übereinstimmung zunächst eine vollkommene. Die Kriegs- und Nachkriegsjahre boten mancherorts (Wien, Rußland) Gelegenheit, das Symptomenbild des Skorbuts im Kindesalter genau zu verfolgen. So schreibt W. Tobler an der Hand seines reichhaltigen Krankenmaterials aus Wien (über 200 Fälle): „Unsere lange Beobachtungsreihe verwischt vollends jede Spur von Möglichkeit, die Barlowsche Krankheit zeitlich zu begrenzen und führt ihr Bild durch die skorbutischen Erscheinungen des späteren Kindesalters zwanglos über in das des klassischen Skorbuts."

Die charakteristischen Symptome des Säuglingsskorbuts finden wir auch bei der gleichen Erkrankung der Kinder wieder: Dystrophie, Dysergie, Angiodystrophie.

Im ersten latenten Stadium besteht auch bei Kindern häufig nur eine allmählich fortschreitende Schwäche, Appetitlosigkeit, die jedoch nicht konstant vorhanden zu sein braucht, zunehmende Blässe, Müdigkeit. In der Regel trifft man bei genauer Untersuchung schon in diesem Stadium auf leichte Zahnfleischveränderungen, als Vorboten des manifesten Skorbuts. Die gingivale Schleimhaut zeigt — besonders zwischen den Zähnen an den sog. interdentalen Papillen — eine leichte Auflockerung und Schwellung. Das Zahnfleisch legt sich wie ein „samtenes Kissen" dem Zahnhals an, trägt an der Übergangsfalte oft einen purpurnen Saum. Zuweilen kommt es schon in diesem noch latenten Stadium nach dem leichtesten äußeren Druck zu Blutungen, besonders in der Nähe cariöser Zähne. „Offenbar lokalisiert sich die skorbutische Affektion mit Vorliebe dann in der Umgebung eines cariösen Zahnes, wenn sich seine Pulpa in einem Reizzustand befindet, was ja nicht bei jeder Caries und auch nicht dauernd der Fall zu sein braucht" (W. Tobler). Die Hyperämie, ein gewisser physiologischer und pathologischer Reizzustand bleiben die Grundbedingung für das Zustandekommen der skorbutischen Zahnfleischveränderung. Im Säuglingsalter, bei zum Teil noch fehlendem Gebiß und bei Abwesenheit cariöser Zahnprozesse, fehlen auch nach dem Gesagten die entsprechenden Zahnfleischsymptome.

Gleichzeitig mit diesen beginnenden Zahnfleischveränderungen treten gelegentlich — in Analogie zum Säuglingsskorbut —, aber relativ seltener petechiale Hautblutungen, leichte Hämaturie, Schwellung und Hyperämie der Haarfollikel auf.

Eine weitere Verstärkung des Krankheitsprozesses führt in das zweite, manifeste Stadium über. Hier herrschen ausgedehnte Muskelblutungen und, ebenso wie beim Säuglingsskorbut, Symptome von seiten der Knochen vor, auch die Zahnfleischveränderungen nehmen an Intensität stark zu.

Die Muskelblutungen sind eine altersbedingte Erscheinung. Sie fehlen im Symptomenbild des Säuglingsskorbuts, treten erst im Kindesalter auf und gehören dann, übrigens auch beim Skorbut der Erwachsenen, zu den charakteristischen, häufigen Kennzeichen des florid-skorbutischen Stadiums. Diese Unterschiede werden leicht verständlich, wenn wir uns nur vor Augen halten, daß die Muskelhämorrhagien bei gegebener skorbutisch-angiodystrophischer Grundlage letzten Endes durch mechanische Momente ausgelöst werden. Hierfür kommen hauptsächlich die mit den Bewegungen verbundene Muskelzerrung und Spannung, sowie die gesamte Körperbelastung in Betracht, lauter Voraussetzungen, die bei der fehlenden oder zumindest schlecht entwickelten Statik und Motorik im Säuglingsalter nicht erfüllt sind. Bei Kindern und Erwachsenen treten die Muskelblutungen im Laufe der Skorbuterkrankung meist an den unteren Extremitäten, und zwar in der Wadenmuskulatur, oft asymmetrisch auf. Zuerst bestehen nur Schwellungen und Druckempfindlichkeit, später auch eine Verfärbung der glänzenden, ödematösen Haut im Gebiete der zugehörigen Muskelhämorrhagien.

Subcutane, mehr flächenhafte Blutungen werden an der Streckseite der unteren Extremitäten, so in der Kniegegend, des öfteren beobachtet.

Das mechanische Moment gibt sich auch in der Verteilung der für den Skorbut der Kinder relativ seltenen petechialen Hautblutungen kund, die im Gegensatz zum Säuglingsskorbut nicht das Gesicht und die obere Rumpfhälfte, sondern die unteren Extremitäten bevorzugen.

Die Schwellung und Auflockerung des Zahnfleisches machen im manifesten Stadium weitere Fortschritte, sie können solche Dimensionen annehmen, daß das Öffnen des Mundes fast unmöglich wird. Es stellen sich schwammige, bläuliche, leicht blutende Wucherungen ein, die auch auf den Gaumen hinübergreifen (Schagan) und gelegentlich hoch über das Niveau der Kaufläche der Zähne emporragen (W. Tobler). Ulceröse Schleimhautaffektionen gehen meist von tiefliegenden cariösen Zahnstellen aus. Sie sind beim Skorbut der Kinder seltener als bei dem der Erwachsenen. Bei völlig intaktem Gebiß fehlt jegliche Ulceration (Abels, W. Tobler). Dem Weitergreifen des einmal schon aufgetretenen geschwürigen Zerfalls bietet das Zahnfleisch kaum noch Widerstand. Es kommt dann allmählich zu schmierigen, stinkenden Belägen (Foetor ex ore), in den schwersten Fällen auch zu Noma (Ossinowsky, Schagan). Die Zähne sind häufig gelockert. In einem Falle von Tobler „waren sämtliche Zähne wie in einer blutigen Gallerte eingesteckt und ließen sich ohne wesentliche Schmerzen mit Leichtigkeit bewegen". Bei ausgedehnten Zahnfleischveränderungen wird auch die Nahrungsaufnahme erschwert.

Die zuweilen schon im latenten Zustand nachweisbare Druckempfindlichkeit der langen Röhrenknochen verstärkt sich im manifesten Stadium. Auch hier sind — diesmal in Analogie zum Säuglingsskorbut — die unteren Extremitäten, besonders die distale Femur- und die proximale Tibiaepiphyse am häufigsten befallen, während die oberen Extremitäten meist völlig frei bleiben. Bei jungen Kindern treten leichte Epiphysenschwellungen, in erster Linie auch rosenkranzähnliche Verdickungen an der Rippenknorpelknochengrenze auf (besonders an der 5.—7. Rippe). Die Atmung wird schmerzhaft und oberflächlich. Auch beim Gehen machen sich bald Schmerzen und allmählich, oft sogar plötzlich, Zeichen einer deutlichen Funktionsstörung bemerkbar. Die Knochenveränderungen, die im Kindesalter seltener als bei Säuglingen auch mit subperiostalen Hämatomen einhergehen können (Fränkel, Schagan), sowie die Muskelblutungen zwingen die Kranken, ihre unteren Extemitäten zu schonen. Dies wirkt sich zunächst in einer Flexionsstellung der Kniegelenke aus. Bei fortschreitendem Prozeß nimmt diese Flexionscontractur der Beine weiter zu, die Kinder können sich „nur noch mit fast rechtwinkelig gebogenen Beinen und greisenhaft vorgebeugtem Oberkörper auf den Fußspitzen dahinschleppen und leiden unter heftigen Schmerzen" (W. Tobler). Später verlassen sie ihr

Bett überhaupt nicht mehr. Sie nehmen eine Zwangslage mit an den Körper angezogenen Beinen ein, „und wachen ängstlich, ob niemand sie unvermutet angreifen komme". Es ist ihnen „am wohlsten, wenn sie zusammengekauert, ruhig ihrem Schicksal überlassen werden. Aber auch dann werden sie besonders nachts oft durch heftige spontane Schmerzen gequält" (W. Tobler).

Infraktionen, Querfrakturen der Diaphysenenden gehören keineswegs zu den Seltenheiten. Man trifft sie wiederum hauptsächlich an den Rippen, sowie an den unteren Extremitäten an. Die Einknickung des Femurkopfes kann auch eine Coxa vara vortäuschen. Die genaue Diagnose dieser Kontinuitätstrennungen in den Röhrenknochen ist in der Regel nur röntgenoskopisch zu stellen.

Nicht in jedem einzelnen Falle werden sämtliche im vorhergehenden besprochenen Stadien und Intensitätsgrade durchlaufen. Ebenso wie beim Säuglingsskorbut kann auch beim Skorbut der Kleinkinder der Krankheitsprozeß entweder auf einer Zwischenstufe stehen bleiben, oder symptomenarm, oft nur monosymptomatisch verlaufen. In seltenen Fällen werden dann klinisch entweder bloß Zahnfleischveränderungen oder nur Knochensymptome nachweisbar.

Unter den weiteren weniger charakteristischen und weniger häufigen Kennzeichen der skorbutischen Stoffwechselstörung im Kindesalter seien noch die rezidivierenden fieberhaften Infekte als Ausdruck der allgemeinen Resistenzschwäche, dann eine leichte Störung in der Konzentrierungsfähigkeit der Nieren (Schagan), sowie seltenere Äußerungen der Angiodystrophie, wie blutige Diarrhöen, blutiger Schnupfen erwähnt. Polyneuritische Symptome, die bei skorbutkranken Kindern, so während der letzten Hungerepidemie in Rußland (1920—1922) gelegentlich beobachtet wurden (Ossinowsky), gehören nicht zur skorbutischen Grundstörung, sie müssen vielmehr als Merkmale einer komplizierenden Beriberi-Erkrankung aufgefaßt werden (vgl. auch die sog. Segelschiff-Beriberi).

Das Blutbild zeigt auch beim Skorbut der Kinder keine spezifischen Abweichungen von der Norm. In der Regel herrschen leichte anämische Veränderungen vor, wie erniedrigter Hämoglobingehalt, verminderte Erythrocytenzahl, zuweilen auch Degenerationsformen. Außerdem besteht bei infektiösen Komplikationen häufig eine Leukocytose, mit der zugehörigen „Linksverschiebung". Die Zahl der Blutplättchen ist in den Fällen, die starke Hämorrhagien aufweisen, meist erheblich vermehrt, sie kann aber auch vermindert gefunden werden. Die Erhöhung ist vermutlich nur das äußere Zeichen eines Kompensationsvorganges, sie tritt auch nach unspezifischen Hämorrhagien regelmäßig in Erscheinung (Glanzmann, Rizzozero, W. Tobler). Die Gerinnungs- und Blutungszeit sind unverändert.

Eine regelmäßige Bevorzugung bestimmter Altersklassen oder eines Geschlechtes besteht für den kindlichen Skorbut nicht (W. Tobler).

## Pathologische Anatomie.

Das spezifische pathologisch-anatomische Substrat der skorbutischen Stoffwechselstörung haben wir in den zugehörigen Knochenveränderungen zu erblicken. All den weiteren, klinisch oft noch recht charakteristischen Symptomen kommt in pathologisch-anatomischer Hinsicht nicht entfernt die gleiche Bedeutung zu.

Das Wesen der Knochenveränderungen beruht, wie das uns die grundlegenden Untersuchungen von Schoedel-Nauwerck, Schmorl, Fränkel, Hart, Kaufmann, Erdheim gezeigt haben, auf einer besonderen

Form der fortschreitenden Osteoporose, verbunden mit zuweilen ausgedehnten und auffallenden Markalterationen.

Die geringen Unterschiede in der klinischen (d. h. auch makroskopischen) Erscheinungsform der Knochensymptome beim Skorbut der Säuglinge und dem der Kinder lassen sich durch den altersbedingten Entwicklungsgang des Knochenwachstums genügend erklären. Im Prinzip und auch in den histologischen Einzelheiten stimmen die Knochenveränderungen bei der Skorbuterkrankung der verschiedenen Altersklassen vollkommen miteinander überein.

Die skorbutische Osteoporose besteht letzten Endes in einer Funktionsschwäche der Osteoblasten und in einer normalen, vielleicht sogar teilweise erhöhten (E. Fraenkel) Tätigkeit der Osteoclasten. Je stärker der Knochen wächst, desto mehr werden auch die Ossificationsstörung, im besonderen die verminderte Apposition, die Rarefication in Erscheinung treten. Die intensivsten Veränderungen sind somit im Säuglingsalter, weniger bei älteren Kindern zu erwarten; beim Skorbut der Erwachsenen dürften Knochensymptome folgerichtig zu den Seltenheiten gehören. Auch bei dem gleichen Individuum wachsen bekanntlich die verschiedenen Knochen nicht mit der gleichen Intensität. So werden wohl im Verlaufe des Skorbuts die Skeletteile am stärksten ergriffen, die sich im raschesten Wachstum befinden (Baginsky). Dies steht übrigens auch mit dem schon von Virchow formulierten allgemein-pathologischen Gesetz in gutem Einklang, wonach ,,die Organe des Körpers zur Zeit ihrer physiologischen Kulmination oder gesteigerten physiologischen Funktion am leichtesten Angriffspunkte für äußere Schädlichkeiten darbieten".

Das Längenwachstum der Röhrenknochen erfolgt mit Hilfe der endochondralen Ossification; ihre Wachstumszone entspricht somit der Epi-Diaphysengrenze. Hier haben wir dann beim Skorbut die stärksten Veränderungen zu gewärtigen. Ebenso wie bei der Rachitis werden zunächst die Rippen, bzw. die Rippenknorpelknochengrenze befallen, dann die Extremitätenknochen in der folgenden Reihenfolge: das distale Femurende, das proximale Humerusende, das proximale Tibia- und Femurende, die distalen Enden der Vorderarm- und Unterschenkelknochen. Das distale Humerus- und proximale Ulnaende bleiben frei (Hart). Indes läßt auch diese Reihe gewisse Ausnahmen zu, zumal für die Entstehung der Knochenveränderungen außer dem endogenen Moment des Wachstums äußere Einflüsse, Trauma u. a. nicht außer acht gelassen werden dürfen.

Die verminderte Osteoblastentätigkeit wirkt sich zunächst in einer Verbreiterung der vorläufigen Verkalkungszone aus, da diese nicht mehr durch primordiale Markräume eingeschmolzen wird. Auf dem Längsdurchschnitt der Knochen zeigt die provisorische Verkalkungslinie einen unregelmäßigen, keineswegs geradlinigen Verlauf, die einzelnen Kalkpfeiler ragen weit in das Mark hinein, ohne eine Spur von Anbildung junger Knochensubstanz. Angesichts der normalen Fortdauer der physiologischen Resorption kommt es sogar zu einer Rarefication, zu starken Graden von Osteoporose, besonders in diesen subchondralen Zonen. Im vorgeschrittenen Stadium der Krankheit sind hier dann keine oder nur spärliche Knochentrabekel zu sehen; die Stelle der primären Spongiosa nimmt ein ,,matschiges" strukturloses Gewebe von blutiger Färbung ein. Die Rarefication greift auch auf die kompakte Corticalis dieses jüngsten Schaftteiles hinüber, die so im Laufe der Krankheit allmählich an Festigkeit und Dicke stark einbüßt. Die Kalkpfeiler der provisorischen Verkalkungszone, die diaphysenwärts ohne Verbindung stehen, können schon der normalen mechanischen Beanspruchung der Knochen nicht standhalten. So kommt es dann bald zu einem Zusammenbruch dieser morschen und wenig widerstandsfähigen Knochenbälkchen, ,,zu dem Bilde chaotisch durcheinanderliegender Bruchstücke" (Hart), auch an der angrenzenden Diaphysenzone. Die Lockerung des Schaftgefüges, die kleinsten trabeculären Frakturen führen bei der ohnehin bestehenden Gefäßalteration leicht zu ausgedehnten, zunächst intramedullären Blutungen. Die Verletzungen der rarefizierten verdünnten Corticalis kann auch zu subperiostalen Hämatomen Anlaß geben. Die Gesamtheit der eingeknickten, zusammengebrochenen Knochenbälkchen im Bereiche der provisorischen Verkalkungslinie und der angrenzenden Spongiosaschicht stellen die sog. „Trümmerfeldzone" (E. Fränkel) dar.

Die starke Osteoporose der subchondralen Knochenteile führt an den Röhrenknochen zu charakteristischen Gestaltveränderungen, die Erdheim sehr anschaulich in folgender Weise beschreibt: „An den meisten langen Knochen läuft das Diaphysenende mit einer konischen Verbreiterung aus, und der Basis dieses Konus ruht die Epiphyse auf, die viel dicker ist als die Schaftmitte der Diaphyse. Wenn nun bei der Barlowschen Krankheit dieser Konus, die sog. Metaphyse, von seiner Basis her sich immer mehr durch Zermürbung abnützt, so wird die Basis immer kleiner, schmäler, bis ein namhafter Teil, an den Rippen sogar die ganze Metaphyse verloren geht: gleichzeitig aber behält die knorpelige, also unversehrt gebliebene Epiphyse ihre alte volle Breite bei. So kommt es, daß das nunmehrige Diaphysenende und die Epiphyse gar nicht mehr aufeinander passen, ihre Endflächen sind nicht mehr kongruent, die der Diaphyse viel schmäler und kleiner." Dadurch, daß die Diaphyse an ihrem Ende kürzer geworden ist, erfährt das Periost eine „Relaxation", die dann oft durch Blutungen ausgefüllt ist. In diesen Fällen kann die Corticalis sogar intakt bleiben (Fränkel, Hart).

Auch die Epiphysenkerne werden porotisch (Hart) und gegen den knorpeligen Teil von einem der „Trümmerzone" entsprechenden dichten Ossificationssaum abgegrenzt.

Die Trümmerfeldzone ist an den Rippenknorpelknochengrenzen am stärksten ausgeprägt und schon makroskopisch deutlich sichtbar (Erdheim). Da die Rippen zwischen dem Sternum und den Wirbeln eingekeilt sind, können sie an Länge nicht, oder nur in unerheblichem Maße, abnehmen. Hier muß die abgenutzte, fehlende Metaphyse durch die Trümmerfeldzone ersetzt werden. Oft sieht man dann „das abgebrochene Diaphysenende in die Trümmerzone wie in Wachs eingetrieben, oder diese kappenförmig über das Diaphysenbruchende gestülpt" (Erdheim). Diesen pathologisch-anatomischen Veränderungen entspricht klinisch der „skorbutische Rosenkranz" mit seiner bajonettförmigen Knickung gegen die tiefer liegenden Knorpelenden zu.

An den langen Röhrenknochen der unteren Extremitäten begünstigt auch die mechanische Belastung die Verkürzung der Metaphyse. Besonders deutlich und oft kommt dieser Faktor am proximalen Femurende zum Ausdruck. Hier senkt sich der Kopfteil der knorpeligen Epiphyse in Varusstellung nach abwärts (Coxa vara bei Skorbut — Schoedel, Kaufmann, Heß, Erdheim), „an der medialen Seite des Halses hängt der knorpelige Femurkopf stufenförmig wie Schneewächte über das für die Epiphyse zu schmal gewordene Diaphysenende" (Erdheim). An der gleichen Stelle entwickeln sich häufig auch periostale Hämatome, gelegentlich auch Infraktionen und Querfrakturen. Die Bruchstellen entsprechen der Grenzlinie zwischen der Trümmerzone und der primären, stark rarefizierten Spongiosa: sie liegen somit noch im Bereiche der ursprünglichen Metaphyse, dicht unterhalb der Epiphyse (Abb. 14). Wegen ihrer besonderen Lage täuschen sie eine Epiphysenlösung vor; auch in der Literatur werden sie fälschlich oft mit diesem Namen bezeichnet. Solche Kontinuitätstrennungen kommen auch an anderen Röhrenknochen, sowie auch an den

Rippen vor, vorzugsweise beim Skorbut der Säuglinge, aber auch bei dem der Kinder. Entsprechende Angaben in bezug auf den Skorbut der Jugendlichen finden wir schon bei Poupart (1699), später bei Lind [1772 [1])].

Auch die subperiostalen Hämatome zeigen eine wechselnde Lokalisation. Man trifft sie — wie schon erwähnt — am häufigsten an der unteren Femur- und an der proximalen Tibia-Fibula-Epiphyse, seltener an den Knochen der

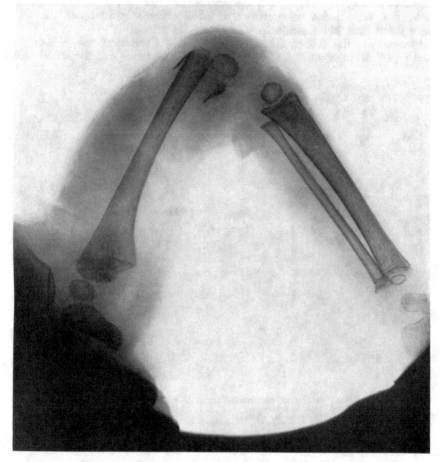

Abb. 14. „Lösung" der unteren Femurepiphyse mit deutlicher zum Teil bereits verkalkter subperiostaler Hämorrhagie. (A. F. Heß.)

oberen Extremitäten, in verschiedener Stärke und Ausdehnung an, wie sie spindel-keulenförmig den Knochenschaft umgeben. Auch an platten Knochen können zuweilen ähnliche subperiostale Hämorrhagien entstehen. Das über eine mehr oder minder lange Strecke abgehobene Periost bleibt in der Regel

---

[1]) So schreibt Poupart (in der Übersetzung von A. v. Steinwehr, zit. nach Looser): „Wir haben auch viele junge Leute eröffnet, in denen man ein kleines, dumpfiges Geräusch hörete, wenn sie Othem holeten. Wir haben in allen diesen Körpern die Knorpel des Brust-beines von den beinigen Teile der Ribben abgesondert gefunden." ... „Bei allen jungen Leuten unter 18 Jahren waren meistens die Ansätze (Epiphysen) an den Knochen von dem Körper des Knochens abgesondert, und man trennete sie ohne große Bemühungen gänzlich davon."

intakt, so daß auch in Gegenwart von Frakturen, die allerdings auch bei den stärksten Hämatomen fehlen können, eine Dislokation der Knochenenden nur selten zutage tritt. Die Hämatome bestehen zunächst aus flüssigem, später aus geronnenem Blut, das sich allmählich organisiert. In selteneren Fällen kommt es später infolge Resorption zu einer Höhlenraumbildung, häufiger noch zu Verkalkungen, zu periostaler Bildung von Knochenschalen, die dem Hämatom von außen aufliegen. Gelegentlich wiederholen sich die Blutungen an der gleichen Stelle, die verschieden alt und verschieden stark organisierten Hämatome zeigen dann eine übereinander geschichtete Anordnung.

Ebenso wie die Kontinuitätstrennungen und überhaupt die Knochenveränderungen, werden auch die subperiostalen Hämatome mit fortschreitendem

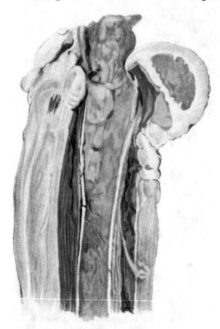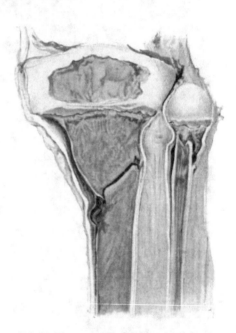

Abb. 15. Das skorbutisch veränderte proximale Femurende bei einem 7jährigen Kinde. (Nach E. Fränkel, Fortschr. a. d. Geb. d. Röntgenstr. Bd. X.)

Abb. 16. Die proximalen Tibia- und Fibulaenden im gleichen Falle. (E. Fränkel, l. c.)

Alter der Kinder seltener. Indes wurden sie bei schweren Skorbutfällen auch weit in die Adolescentenjahre hinein schon öfters beobachtet (Poupart, 1699, Petit, Barlow, Samson von Himmelstiern, Koch, Opitz, Schagan).

Wir finden an den beiliegenden Abb. 15 und 16 sämtliche typische Kennzeichen der makroskopischen Knochenveränderungen beim Skorbut. Diese werden von E. Fränkel für diesen speziellen Fall (bei einem siebenjährigen Knaben) in folgender Weise beschrieben: „Femur. Es besteht eine in der Trochanterenlinie verlaufende Fraktur des Oberschenkels, mit starker Verschiebung des oberen Schaftendes, das ungefähr in der Höhe des Femurkopfes sich befindet. Die laterale Partie des Schenkelhalses ist hämorrhagisch infarciert, die Corticalis dieses Schaftteiles erscheint namentlich an der medialen Seite stark verdünnt. ..... Das Periost ist im ganzen Umfang des Oberschenkels durch ein mächtiges, vorn bis an die Epiphyse herabreichendes, hinten 2 cm oberhalb derselben endendes, den Knochen vollkommen einschneidendes Hämatom abgelöst. — Tibia. Breiter, wenig Spongiosa enthaltender Knochenkern. Die Knorpelwucherungszone an der medialen, wie lateralen Seite normal breit, in der Mitte erheblich verschmälert. Sie steht in Verbindung mit einer etwas über 1 mm breiten, blaß rötlich-gelben, die Mitte der Knorpelwucherungszone nahezu verdrängenden, durch einen schmalen, hämorrhagischen Saum nach unten abgegrenzten Zone, auf welche der von einer stark verdünnten Corticalis begrenzte obere Schaftteil folgt. Die Tibiaepiphyse überragt denselben medialwärts um nahezu 2 mm. Etwa 3 cm unterhalb der Knorpelwucherungszone zeigt die Tibia einen schräg von unten immer nach oben außen verlaufenden Bruch mit geringerer Dislokation der Fragmente ad axim. . . . . Das im Bereiche der Fraktur nirgends eingerissene Periost ist durch ein bis zu 3 mm dickes Extravasat vom Knochen abgehoben, welches nach aufwärts an die Epiphyse heranreicht, nach abwärts sich bis auf 2 cm unterhalb der Bruchstelle verfolgen läßt. Die Fibula zeigt in ihrem oberen Ende auf dem Sägedurchschnitt völlig normales Verhalten der Knorpelwucherungszone. Dicht unterhalb derselben beginnt eine von oben außen nach unten innen verlaufende Fraktur mit geringer Verschiebung der Bruch-enden ad latus. Auch hier ist das Periost unverletzt; an der tibialen Seite des Wadenbeines ein von der Bruchstelle aus 6 cm nach abwärts verlaufendes, subperiostales Hämatom."

Nicht allein im knöchernen, auch im medullären, inneren Anteil erleidet das Skeletsystem im Verlaufe der Skorbuterkrankung pathologische Veränderungen. Die zugehörigen makroskopischen Befunde waren schon älteren Autoren bekannt. So schreibt Lind [1] (1775): „Es ist wirklich sonderbar, wie die skorbutische Schärfe auf die Knochen wirkt. Sie scheint vorzüglich das innere, zellichte Gewebe anzugreifen, das bekanntermaßen von anderer Textur als die äußeren knochichten Platten ist." Die Einzelheiten dieser Markalteration lassen sich nur mikroskopisch fassen. Das normalerweise rundzellige, lymphoide Mark bleibt beim Skorbut nur noch im Diaphysenschaft, oft auch hier nicht restlos bestehen. Gegen die endochondrale Ossificationsgrenze hin, wird es durch ein gefäßarmes, aus Spindel- und Sternzellen, sowie aus feinen Binde-gewebsfasern bestehendes Gewebe mehr oder weniger vollständig ersetzt. Im Bereiche dieses sog. Faser- oder Gerüstmarkes [Schaudel-Nauwerck [2])] trifft man häufig frische oder ältere Blutungen, oft auch nur alte Pigment-schollen, als Residuen solcher Hämorrhagien an. Diesen Markdegenerationen kommt vermutlich auch für die osteoporotischen Veränderungen der zugehörigen Knochenpartien eine gewisse ursächliche Bedeutung zu. Wir sehen jedoch das Gerüstmark nicht nur beim Skorbut, sondern auch bei anderen Krankheiten, die auf Ernährungsstörungen zurückzuführen sind (Aschoff - Koch). Es wäre somit schon aus diesem Grunde unstatthaft, diese bindegewebige Umwandlung des lymphoiden Markes allein nur als Restzustände skorbutischer intramedul-lärer Blutungen zu deuten (Looser). In der Tat zeigen die intramedullären Blutaustritte und die Ausbildung des Gerüstmarkes keinen gesetzmäßigen Parallelismus (Schmorl, Hart, Fränkel, Aschoff - Koch).

Bei der Heilung wird das „Trümmerfeld" mittels eines sehr zellreichen, „sarkomartigen" Gewebes beseitigt (Hart). Es kommt zur Bildung von Osteophyten, auch die enchondrale Ossification nimmt jetzt ihren normalen Verlauf. Die vollkommene Wiederherstellung der normalen Verhältnisse beansprucht meist eine längere Zeit; die Spuren der skorbuti-schen Veränderungen sind oft noch nach Jahren nachweisbar.

Soweit die skorbutische Ossificationsstörung den Kalkgehalt, bzw. die Struktur der kalkreichen Knochensubstanz betrifft, läßt sie sich auch in vivo mit Hilfe des Röntgenverfahrens zur Darstellung bringen. Zur röntgen-diagnostischen Untersuchung eignen sich die schnell wachsenden Metaphysen der Extremitätenknochen am besten. So in erster Linie das untere Femurende und die proximalen Tibia- und Ulnaepi-(meta-)physen (Wimberger). Die ersten Veränderungen treten hier in Form einer mehr oder weniger stark ent-wickelten Atrophie, Osteoporose, Verdünnung der Corticalis in Erscheinung. In der Spongiosa verschwindet die Trabekelzeichnung gleichmäßig. In schweren Fällen bleiben „gewissermaßen nur mehr die leeren Diaphysenkonturen übrig, wodurch der Knochen im Röntgenbild eine eigenartige Transparenz erhält, so daß er durchsichtig wie Glas aussieht" (Wimberger). In diesem Stadium

---

[1]) Zitiert nach W. Tobler.
[2]) Die Osteotabes infantum (Ziegler) gehört ebenfalls hierher.

wird meist auch die Trümmerzone als ein breiter, ungleichmäßig begrenzter
Querschatten mit „weicher, oft wie wolliger Kontur" an den Epi-Metaphysen-

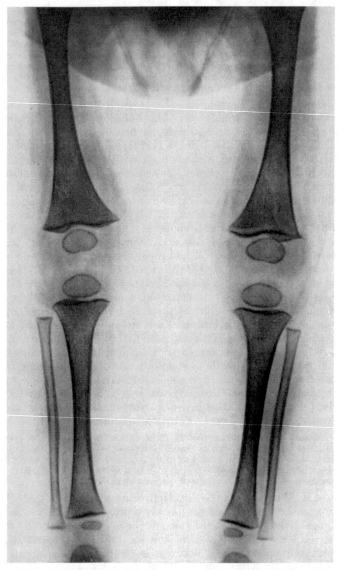

Abb. 17. Mittelschwerer frischer Skorbut. (H. Wimberger.) Das mäßig atrophische Skelet zeigt
Spuren überstandener Rachitis (typische leichte Verbiegung der Fibula, charakteristische Lokali
sation von verkalktem Osteophyt an letzterer, sowie an der Schaftmitte von Tibia und Femur).
Unregelmäßiger Abschluß der Knochenschäfte durch verbreiterte quere kräftige Schatten (Trümmer-
feldzonen), am breitesten am Femur distal, schmäler an der Tibia distal, am schmälsten an der
Tibia proximal und an der Fibula beiderseits. Zirkuläre Schattensäume um die Epiphysenkerne.
Die Struktur der Knochen ist gleichmäßig verwaschen und weich, und verliert sich am distalen
Femur- und Tibiaende an der Trümmerfeldzone fast ganz (Gerüstmarkzone).

grenzen der Röhrenknochen sichtbar (vgl. Abb. 17). Die Trümmerfelder sind
in der Regel symmetrisch ausgebildet, ihre Breite ist dem Grade der Erkrankung
nicht proportional. Diaphysenwärts von diesem, die Metaphyse abschließenden

Querbande befindet sich eine verschieden breite, nicht konstante Aufhellungs-
zone mit fehlender Struktur, die anatomisch der Gerüstmarkzone entspricht
(Lehndorff). Infraktionen, Frakturen, diese scheinbaren Epiphysenlösungen,
werden bei der röntgendiagnostischen Untersuchung schon frühzeitig erkannt.
In Gegenwart solcher Querbrüche, ebenso auch beim Zusammentreffen des
Skorbuts mit heilender Rachitis kann die Trümmerfeldzone völlig schwinden,
oder so undeutlich, uncharakteristisch werden, daß sie für die Diagnose nicht
mehr zu verwerten ist (Reyher, Wimberger). Hier leistet dann die Betrachtung der Epiphysenkerne wertvolle Dienste. In allen nur einigermaßen

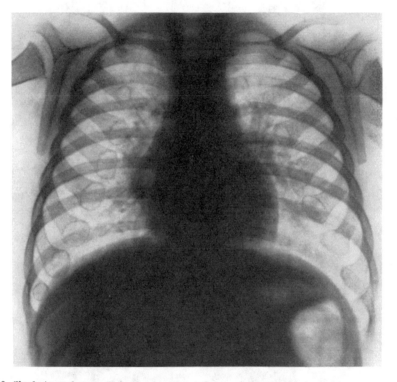

Abb. 18. Skorbutrosenkranz. Gut gebautes Thoraxskelet mit leichter Verwaschenheit der Rippen-
struktur bei scharfer Konturierung. Die sternalen Rippenenden sind stark verbreitert und laufen
unscharf begrenzt in feinwolkig weiche Schatten aus. Die steilstehende elliptische Kontur an der
Auftreibung entspricht nur der Schrägprojektion der Knochenknorpelfuge. Die axialen
Verschiebungen der Rippenknorpel sind in vivo nicht darzustellen. (H. Wimberger.)

schweren Fällen besteht nämlich ein zirkulärer Schattensaum um die hellen,
porotischen Knochenkerne der langen Röhrenknochen (besonders Femur,
Tibia), selten auch um die Hand- und Fußwurzelknochen (W. Hoffmann,
Reyher, Gött, Wimberger). Diese spezifisch-skorbutische Konturierung
ist in den seitlichen und gelenkwärtigen Anteilen breiter, in der Epiphysenfuge
dagegen schmaler und platter. Anatomisch entspricht sie der Trümmerfeldzone
(Wimberger).

Der skorbutische Rosenkranz zeigt im Röntgenbild ein charakteristisches
Aussehen (Abb. 18). Im Gegensatz zu den kalkarmen Rippen des rachitischen
Thorax mit ihren zerfransten sternalen Enden sind die Rippen beim Skorbut
„viel markanter im Röntgenbild gezeichnet und schließen am verbreiterten
sternalen Ende mit dickwolkigen queren Schatten ab", die dann auch hier der

Trümmerfeldzone entsprechen (Wimberger). Diesem Befund kann gelegentlich sogar eine differential-diagnostische Bedeutung zukommen.

Die klinisch so wichtigen und eindrucksvollen subperiostalen Hämatome sind im frischen Zustande röntgenologisch nicht sichtbar. Ihr allererstes Zeichen ist später eine eben erkennbare feine, gegen die Weichteile kaum abgegrenzte Schattentrübung, die ihren Ursprung schon einer beginnenden Organisation des Blutkuchens verdankt (Aron, Wimberger). Die Kalkschalenbildung, die periostale Ossification in der Peripherie dieser subperiostalen Hämorrhagien

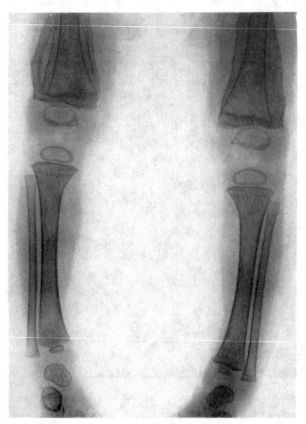

Abb. 19. Resorption und Umbau an den subperiostalen Hämatomen. (H. Wimberger.)

lassen sich auch im Röntgenbilde zur Darstellung bringen (Abb. 14 u. 20), ebenso die bandförmige Schichtung rezidivierender Blutungen, oder eine Höhlenraumbildung usw. (Abb. 19).

All diese röntgenologisch nachweisbaren Knochenveränderungen sind beim Skorbut der älteren Kinder weniger ausgeprägt als bei der gleichen Erkrankung der Säuglinge. Am häufigsten trifft man noch die allgemeine Osteoporose, weniger konstant die Trümmerfeldzone an, während die Schattenränderung der Epiphysenkerne in der Regel vollkommen ausbleibt. Auch die subperiostalen Hämatome gehören im späteren Alter zu den seltenen Befunden.

Die nicht völlig abgebauten Reste der Trümmerfeldzone können in der Diaphyse als grobgenetzte Querbänder, oder in den Epiphysenkernen als zirkuläre Linien auch nach vollzogener Heilung noch Jahre hindurch erhalten bleiben, und dann eine Diagnose a posteriori ermöglichen.

Unter den weiteren pathologisch-anatomischen Befunden beim Skorbut erwähnen wir an erster Stelle die verschieden lokalisierten Weichteil-blutungen. Die Hautblutungen zeigen in ihrer Verteilung deutliche

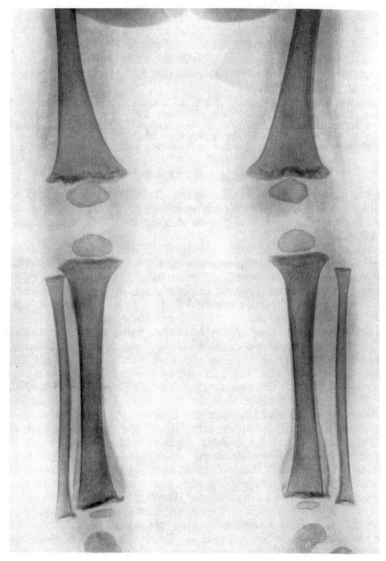

Abb. 20. Klinisch mittelschwerer Skorbut bei einem 9 Monate alten Säugling, mit Zahnfleisch-blutungen, Schwellungen und Schmerzhaftigkeit der Beine. Röntgenbefund: Typisches Skorbut-skelet mit sackartigen, ziemlich scharf begrenzten Schatten um die distalen Tibiahälften. Auch die Innenkonturen der distalen Fibulateile sowie die Außenseite des linken Femur tragen schmale Schattensäume. Es handelt sich um subperiostale Hämatome, an den Tibien wahrscheinlich von den distalen Metaphyseneinbrüchen ausgehend, die nach der Schattendichte und Begrenzung schon in Organisation begriffen sind. (H. Wimberger.)

Beziehungen zu den „Hautanhangsgebilden", d. h. zu den Haarfollikeln, Talg- und Schweißdrüsen (Aschoff-Koch). Die Muskelblutungen mit ödema-töser Durchtränkung der umgebenden Weichteile bevorzugen bei älteren Kindern

28*

— wie schon gesagt — die unteren Extremitäten. Auch in den inneren Organen fördert die Sektion Hämorrhagien zutage. So gehören die Pachymeningitis haemorrhagica interna (Meyer, Sutherland, A. ·F. Heß — auch eigene Beobachtungen), intraperitoneale Blutungen, Kongestionen im Dünndarm mit begleitenden kleinen Geschwüren (A. F. Heß), blutig gefärbte, entzündliche Exsudate in der Perikard-, Peritoneal- und in der Pleurahöhle keineswegs zu den seltenen Symptomen der Skorbuterkrankung.

Als recht häufige Befunde beim Säuglingsskorbut sind noch die schon ausführlich besprochene Herzhypertrophie und die damit in Verbindung stehende Leberstauung hervorzuheben.

Die spezifisch skorbutische Natur der von v. Kogerer und Ide beschriebenen endarteritischen Veränderungen (Endarteritis obliterans der mittelgroßen Arterien) dürfte nach den vorliegenden Daten noch nicht als gesichert gelten. Sie fehlen beim experimentellen Skorbut der Meerschweinchen, kommen anderseits auch bei der Beriberi vor, so daß sie beim Säuglingsskorbut möglicherweise eine selbständige Komplikation darstellen.

## Pathologische Chemie.

Über den Chemismus der skorbutischen Stoffwechselstörung sind wir nur wenig unterrichtet. Das Wesen des spezifisch-skorbutischen Nährschadens bleibt uns auch im Besitze der vorliegenden spärlichen chemischen Daten noch völlig dunkel.

Bei einem an schwerstem Skorbut leidenden Kinde fanden Lust und Klocmann in ausgedehnten „Bilanzuntersuchungen" während des floriden Stadiums keine Störung des N-Stoffwechsels, dagegen eine gesteigerte Ca-, P- und Cl-Resorption. In der Rekonvaleszenz erfolgte dann — was die Mineralien anlangt — eine deutliche Umkehr mit erniedrigten Retentionswerten, mit meist negativen Bilanzen. Dies dürfte nach der Ansicht von Lust - Klocmann auf eine erhöhte Ausscheidung früher retinierter Salze, d. h. einerseits auf eine Entquellung, anderseits auf die Ausschwemmung von Knochensalzen, die beim Abbau der Trümmerfeldzone frei geworden sind, beruhen. Mit dieser Annahme stehen jedoch die später von M. Frank an zwei weiteren Fällen erhobenen Befunde in einem gewissen Gegensatz. Hier waren während der Rekonvaleszenz nur die Alkali- und Ca-, nicht aber die P-Ausfuhr gesteigert. Besteht somit keine Kongruenz in der Ausscheidung der zwei wichtigsten Knochenmineralien (Ca und P), so ist es auch unwahrscheinlich, daß der eliminierte Kalk aus den Knochen stammen würde. Im floriden Stadium fand auch M. Frank für den Kalk (und P) normale Retentionswerte. Demgegenüber haben Bahrdt und Edelstein bei einem mit Hämophilie komplizierten Skorbutfalle schon auf der Höhe der Erkrankung eine ungenügende Kalk- und P-Resorption beobachtet. Da sie weiterhin in den skorbutischen Knochen eine starke Verminderung sowohl des Kalk-, wie auch des Phosphorgehaltes nachweisen konnten (auf $1/5$—$1/3$ der Normalwerte), so stellen sie eine erhöhte Ca- und P-Retention beim Skorbut gewissermaßen schon a priori in Abrede. Angesichts dieser einander zum Teil widersprechenden, im ganzen auch recht spärlichen Angaben und im Hinblick auf die Unzulänglichkeit solcher Stoffwechsel-(Bilanz-)Untersuchungen überhaupt, möchten wir aus ihnen für den intermediären Chemismus der skorbutischen Störung keine bindenden Schlüsse ziehen.

Auch die Verfolgung der Blutzusammensetzung förderte einstweilen keine für den Skorbut spezifischen pathognomonischen Daten zutage. Die von A. F. Heß und Killian, Strathman - Herweg [1]) gefundene Hypocholesterinämie trifft man im Säuglingsalter bei einer Reihe von Anämien und ebenso bei

---

[1]) Auch vereinzelte eigene Beobachtungen.

dystrophischen Zuständen an (Verfasser). Die gleiche Einschränkung trifft übrigens auch für die von Grünmandel und Leichtentritt beobachtete Verarmung des Serums an trypanocider Substanz zu, um so mehr, weil dieser Serumschutz vermutlich mit dem Cholesterin- — oder allgemeiner gesagt — mit dem Serumlipoidgehalt in engerer quantitativer Beziehung stehen dürfte (Verfasser). Den Harnstoff-, Kreatin-, Diastase-, Cl-Gehalt des Serums fanden A. F. Heß und Killian beim Skorbut innerhalb normaler Grenzen. Das $CO_2$-Bindungsvermögen war oft leicht erniedrigt, der Blutzuckerwert dagegen häufig mäßig erhöht. Die Kombination dieser zwei, freilich inkonstanten Befunde deutet auf eine acidotische Stoffwechselrichtung hin. Wir kommen auf diese Frage später noch ausführlich zurück [1]).

## Ätiologie.

Für die Identifizierung des Skorbuts mit einem Nährschaden bieten allein schon seine Geschichte, sowie seine geographische Verbreitung genügend gesicherte Anhaltspunkte. Wir erinnern zunächst an die schon erwähnte auffallende Tatsache, daß selbst bei großen Skorbut-„Epidemien" die Säuglinge meist verschont geblieben sind, und was damit im engsten Zusammenhang steht, daß in Ländern, wo der Skorbut der Erwachsenen eine überaus häufige Krankheit darstellt, so in Rußland, der Säuglingsskorbut nur sehr selten beobachtet wird. Diese allgemein anerkannten Befunde schließen nicht nur eine rein infektiöse Genese aus, sondern deuten gebieterisch auf die Berücksichtigung der verschiedenen Ernährungsweisen einerseits im Säuglings-, anderseits im Kindes- und Erwachsenenalter hin. Denn nur auf Grund solcher Prämissen wird uns die vollkommene Diskongruenz in der Geschichte, in der geographischen Verbreitung und überhaupt in der Morbiditätskurve des Skorbuts in den verschiedenen Lebensaltern verständlich.

Wenden wir uns zunächst der Ätiologie des Säuglingsskorbuts zu. Die erste Annahme Barlows von der übergeordneten kausalen Bedeutung einer einseitigen, künstlichen Ernährung mit „denaturierter" Milch oder mit ähnlichen Milchprodukten, besteht auch heute noch zu Recht. Hierfür liefern uns wiederum die Geschichte sowie die geographische Verbreitung des Säuglingsskorbuts die einwandfreiesten Beweise. So dürfte es kein Zufall sein, daß wir die meisten Beobachtungen über den Säuglingsskorbut in der zweiten Hälfte des vorigen Jahrhunderts, dicht im Anschluß an die ersten grundlegenden Mitteilungen von Möller und später von Barlow, aus England und Amerika verdanken [2]). In diesen Ländern nahm gerade damals der Gebrauch von stark denaturierten Milchpräparaten, wie von Kondensmilch, Kindermehlen, gewissen konservierten Heilmilchnahrungen überhand. Zu gleicher Zeit hat man auch mit dem Ausbau des Molkereiwesens, mit dem fabrikmäßigen Vertrieb der meist noch aus Gründen der Hygiene besonders vorbehandelten „Säuglingsmilch" begonnen. Parallel dazu wurde dann die Brusternährung, im Gegensatz zu früher, mit den längeren Stillperioden, nur auf die ersten Lebensmonate beschränkt. So nahm dann die Zahl der natürlich ernährten Kinder, zumindest in bezug auf die kritische Zeit der Halbjahrswende stark ab. In Ländern dagegen, mit noch kaum entwickelter Zentralisierung der Milchversorgung, mit mäßig ausgebautem Molkereiwesen, und mit noch allgemein streng, in der Regel mindestens 6—8 Monate durchgeführter Brusternährung der Säuglinge, wo auch die verschiedenen denaturierten „verkünstelten" (v. Pfaundler) Milch-

---

[1]) Vgl. S. 454.
[2]) Die amerikanische pädiatrische Gesellschaft stellte 1898 schon **379** Fälle von Säuglingsskorbut zusammen.

gemische („Proprietary foods") als Säuglingsnahrung noch keinen Anklang gefunden haben, gehörte der Säuglingsskorbut im letzten Jahrhundert zu den großen Seltenheiten, so in Rußland, Österreich-Ungarn, in der Schweiz, in Japan usw. Seitdem haben sich die Verhältnisse auch in diesen Ländern zum Teil stark geändert. So kommt in Japan in den letzten 25 Jahren die künstliche Ernährung bei den Säuglingen häufiger zur Anwendung; parallel dazu hat sich seither auch die Zahl der beobachteten Skorbutfälle in diesem Alter deutlich erhöht (Miyake). Mit der Verbreitung einer denaturierten Heilnahrung, der sog. „homogenisierten" Milch, traten auch in der früher fast völlig skorbutfreien Schweiz um die Jahrhundertwende mehrere Fälle von Säuglingsskorbut auf (Bernheim - Karrer). Die gleichen Verhältnisse zur gleichen Zeit treffen wir auch in Berlin an. Dies geht allein schon aus dem von Heubner und Neumann mitgeteilten statistischen Material zur Genüge hervor.

So sahen in den Jahren:

|        | Heubner | Neumann |
|--------|---------|---------|
| 1894 . . . . . . . . . . | 3 | — |
| 1895 . . . . . . . . . | 2 | — |
| 1896 . . . . . . . . . . | 5 | — |
| 1897 . . . . . . . . . | 2 | |
| 1898 . . . . . . . . . | 4 | 1897/1900 } 6 |
| 1899 . . . . . . . . | 4 | |
| 1900 . . . . . . . . . | 3 | |
| 1901 . . . . . . . . . | 15 | 7 |
| 1902 . . . . . . . . . | 34 | 19 |

Fälle von Säuglingsskorbut. Das plötzliche epidemieartige Auftreten dieser früher zumindest sehr seltenen Krankheit in den zwei letzten Jahren ihrer Beobachtung führen schon die erwähnten Autoren auf das neu eingeführte Pasteurisationsverfahren in einem großen Berliner Molkereibetrieb zurück. Es stellte sich jedoch bald heraus, daß weniger die einmalige Pasteurisierung, als das nochmalige Aufwärmen, Kochen und vielleicht noch mehr das erst jetzt möglich gewordene Lagern, sowie das damit verbundene „Altern" der einmal schon pasteurisierten Milch in der Entstehung des Skorbuts wichtige ätiologische Faktoren darstellen. Je größer die Zeitspanne zwischen dem Pasteurisieren und dem Verbrauch der Milch, desto stärker scheint auch ihre skorbutigene Wirkung zu sein. Dementsprechend sollte nach dem Vorschlag von A. F. Heß die für den städtischen Gebrauch bestimmte Milch — sofern sie einen weiten Transport benötigt — in den städtischen Zentralstellen, und nicht sofort nach ihrer Gewinnung, in den ersten, entfernten Sammelstellen pasteurisiert werden. Diese Schlußfolgerung konnte dann in entsprechenden Ernährungsversuchen mit frisch oder spät pasteurisierten, dann 24, 48 Stunden gestandenen Proben auch in exakter Weise belegt werden. Ebenso berichtet Carel über Skorbutfälle, die bei Ernährung mit sterilisierter Milch aus einem lange gelagerten Vorrat entstanden sind, die dann durch Zufuhr einer frisch sterilisierten Sendung weitgehend gebessert werden konnten, und über Rückfälle mit dem Altern auch dieser Proben.

Auch bei weiteren, in der Literatur niedergelegten, spontanen Säuglingsskorbutepidemien begegnet uns das gleiche ätiologische Moment. So beobachtete Plantenga stark gehäufte Skorbutfälle bei Kindern einer Säuglingsfürsorgestelle, die mit einer Milch ernährt wurden, bei der ein Zeitraum von 12 Stunden zwischen Gewinnung und Pasteurisation und 12 Stunden bis zur endgültigen Sterilisation verstrichen waren. Nachdem es gelang, diese Vorbereitungen abzukürzen, ereignete sich kein einziger Skorbutfall mehr. Ähnliche Mängel der Milchversorgung führten in den Jahren 1919—1920 auch in Venedig zu einer kleinen Skorbutepidemie. Hier wurde die frische Milch zunächst in einer Fabrik bei Cremona durch Eindampfen haltbar gemacht, und kam dann erst nach weitem Transport in Venedig an (Giorgi, zitiert nach Czerny - Keller). Bei den weiteren zahlreichen Epidemien der Kriegs- und Nachkriegsjahre (Wien, Berlin, Magdeburg usw.) haben gleichfalls, wenigstens zum Teil, ähnliche Momente eine ätiologisch wichtige Rolle gespielt. So konnte Vogt (Magdeburg) das plötzlich gehäufte Auftreten von Skorbut in einem Säuglingsheim auf die frühzeitige, länger zurückliegende Pasteurisierung der von außerhalb, meist aus größerer Entfernung gelieferten Milch beziehen. Infolge der damaligen unzulänglichen Bahnverbindungen dauerte der Transport viel länger als in normalen Zeiten [1]. Nachdem an Stelle dieser denaturierten Milch Rohmilch von einem benachbarten Gute verwendet wurde, kamen frische Skorbutfälle in der Anstalt tatsächlich nicht mehr zur Entwicklung. Ähnliche Transportschwierigkeiten und die dadurch notwendig gewordene frühe Pasteurisierung, sowie das Altern usw. dürften nach Wimberger auch für die Wiener Säuglingsskorbutepidemien der Nachkriegsjahre, freilich wiederum nur neben vielen anderen Faktoren, von besonderer Bedeutung gewesen sein. Die Haltbarkeit konnte oft nur durch wiederholtes Pasteurisieren, Aufkochen erzwungen werden, was dann naturgemäß die Denaturierung der Milch erheblich verstärken mußte (E. Müller).

Auch bei den sporadisch auftretenden Fällen von Säuglingsskorbut läßt sich mit Hilfe einer genauen Ernährungsanamnese die starke Denaturierung, die „Verkünstelung" der verwandten Milchgemische fast ohne Ausnahme feststellen. So schon in den von Barlow mitgeteilten Krankengeschichten, aber auch seither in allen diesbezüglichen Veröffentlichungen. In seinen 92 eigenen Fällen wurden z. B. von Comby in bezug auf die Ernährung folgende Daten festgestellt:

| | |
|---|---:|
| Homogenisierte Milch | 55 |
| Sterilisierte homogenisierte humanisierte Milch | 7 |
| Sterilisierte industrielle Milch | 14 |
| Zu Hause sterilisierte Milch | 3 |
| Kondensmilch | 2 |
| Malzsuppe | 1 |
| „Oxygenisierte" Milch | 1 |
| Gekochte Milch mit Mehl | 1 |
| Einseitige Mehlernährung (Mehlnährschaden) | 8 |
| | 92 |

Eine weitere wichtige Voraussetzung bleibt in allen Fällen eine längere, mindestens 2—3 Monate dauernde einseitige Ernährung mit solchen denaturierten Milchgemischen, meist ohne jegliche Beikost.

Auffallend ist auch die Tatsache, worauf besonders im Hinblick auf die beobachteten Einzelfälle schon Barlow, Northrup - Crandall, Heubner, Czerny u. a. hingewiesen haben, daß der Säuglingsskorbut besonders viel bei Kindern der besser situierten Gesellschaftsschichten, d. h. im Krankenmaterial der „privaten" Sprechstunden, mehr als in dem der öffentlichen Ambulatorien, Polikliniken angetroffen wird. Auch hierfür stellt die weite Verbreitung denaturierter Nährstoffe (Milchpräparate) gerade bei den Kindern wohlhabender Familien ein ätiologisch wichtiges Moment dar. Bei den Epidemien der letzten 10—20 Jahre kam indessen der sozialen Stellung der Eltern, deren Kinder am Skorbut erkrankt sind, nicht mehr jene Bedeutung zu, wie früher in den erwähnten Einzelfällen.

---

[1] Ähnliche Umstände führten in 1922 bei den aus der Milchküche einer großen Ludwigshafener Fabrik versorgten Säuglingen zu gehäuften Skorbuterkrankungen (eigene unveröffentlichte Beobachtungen).

Schon Barlow hatte die Vermutung ausgesprochen, daß die Denaturierung der Milch und somit auch die skorbutigene Wirkung einer einseitigen Ernährung mit solchen denaturierten Milchgemischen auf der Zerstörung einer in der Frischmilch enthaltenen spezifischen Substanz, oder zumindest einer der nativen Milch immanenten Eigenschaft beruhen dürfte. Auch die von Barlow in den Mittelpunkt seiner Lehre gestellte Identifizierung des Säuglingsskorbuts mit der gleichen Erkrankung der Erwachsenen war nur bei der Annahme dieses Erklärungsmodus, der mutatis mutandis für den Erwachsenenskorbut schon seit Jahrhunderten vor Barlow in Geltung stand, möglich. Die praktischen Erfolge einer besonderen Ernährungstherapie, auf die wir weiter unten noch ausführlich zurückkommen werden, sprachen im gleichen Sinne. Die Zufuhr von frischem Obstsaft, Gemüse (oder dem von Barlow häufig verwandten Fleischpreßsaft) führt in kurzer Zeit sowohl bei Säuglingen-, wie bei Erwachsenen-(auch Kinder-) Skorbut eine restlose Heilung herbei. Der gleiche Erfolg wird bei Säuglingen allein schon durch Ersetzen der denaturierten Milch mit frischer Rohmilch, oder gelegentlich auch durch einen Wechsel in der Bezugsquelle der Milch (Heubner, Czerny u. a.) erreicht. In letzterem Falle müssen wir in der neu verwandten Milch eine erhöhte antiskorbutische Schutzkraft postulieren.

Einen weiteren Aufschwung hat die Skorbutlehre erst mit der geglückten Übertragung der früher meist nur an einem eng begrenzten Krankenmaterial gesammelten ätiologischen Daten genommen. Seitdem es Holst und Fröhlich an Meerschweinchen, sowie unabhängig von ihnen Hart und Lessing an jungen, aber auch an alten Affen allein mit Hilfe einer besonders gearteten Ernährungsweise die Erzeugung skorbutartiger Krankheitsbilder gelang, konnten nun auch die für den menschlichen Skorbut als maßgeblich anerkannten ätiologischen Momente in solchen Tierversuchen einer näheren und exakten Prüfung unterzogen werden. Bei Affen erzielten Hart-Lessing durch eine einseitige Milchernährung mit kondensierten, d. h. denaturierten Präparaten, Holst-Fröhlich bei Meerschweinchen (Herbivoren) mit Trockenheu und Haferkörnern, d. h. durch Fernhalten frischer Vegetabilien typische, auch anatomisch-histologisch kontrollierte, skorbutartige Veränderungen. Vom Standpunkt der Vitaminlehre aus wurde angenommen, daß in den skorbutigenen Diätformen der spezifische Skorbutschutzstoff, das Vitamin C, der wasserlösliche C-Faktor der Amerikaner [1]) entweder völlig gefehlt hat, oder nur in Mengen vorhanden war, die die Verhütung des Skorbuts nicht zu verhindern vermochten.

Angesichts der meist ausschließlichen Milchernährung skorbutkranker Säuglinge haben wir uns zunächst mit den verschiedenen Bedingungen zu befassen, von denen der Vitamin-C-Gehalt der Milch und der gebräuchlichen Milchgemische abhängt. Mit Hilfe der am Krankenbett gewonnenen Daten und der in Tierversuchen unter einwandfreien experimentellen Kautelen ermittelten zugehörigen Befunde gelangt man dann zu belangreichen Feststellungen.

Im Hinblick auf die außerordentliche Seltenheit des Skorbuts bei Brustkindern wollen wir uns zunächst auf die für die künstlich ernährten Säuglinge geltenden Verhältnisse beschränken. Der Skorbutschutzstoffgehalt tierischer Milcharten, so auch der der Kuhmilch im frischen nativen Zustande hängt von der Fütterung der lactierenden Tiere ab. Diese von Pädiatern (Schloßmann, Knöpfelmacher) schon vor der Vitaminära geäußerte Ansicht konnte seither auch experimentell eindeutig bewiesen werden. So ist die Wintermilch, oder die trocken gefütterter Tiere stets vitaminärmer (Faktor C), als die der Weidekühe, oder auch sonst vitaminreich ernährter Tiere. Eine besonders

---

[1]) Vgl. über weitere Einzelheiten Stepp, S. 87.

vitaminarme Milch wird bei Zuckerrübenfütterung produziert (Hart - Steenbock, Ellis, vgl. auch Heß - Unger - Supplee, Dutcher und Mitarbeiter,
Reyher).

Das oft beobachtete Auftreten von Skorbutepidemien in den Winter- und
Frühjahrsmonaten dürfte zum Teil gleichfalls mit diesem ätiologischen Faktor,
mit der vitaminarmen Fütterung der Milchkühe in Zusammenhang stehen.
Auch die große Wiener Epidemie im Frühjahr 1921 führt Wimberger auf
den damals bis zur äußersten Not gestiegenen Futtermangel zurück; ihr Ab-
flauen im Juni war dann nur die Folge der jetzt einsetzenden „Grünfütterung"
und der Tatsache, daß das Vieh auf die Weide getrieben werden konnte.

Gelegentlich wird Skorbut auch bei ausschließlich mit Ziegenmilch ernährten Säuglingen beobachtet (zwei eigene Fälle). Auch hierfür dürfte die im allgemeinen vitaminarme
Fütterung der Ziegen von Bedeutung sein [1]).

Die skorbutigene Wirkung der Kuhmilch hängt auch von der dem Säugling
zugeführten Tagesmenge ab. Bei hohem Vitamingehalt wird schon ein geringes
Tagesquantum ausreichen, um den Ausbruch des Skorbuts zu verhindern,
umgekehrt von einer vitaminarmen Milch sind zu gleichem Zwecke viel größere
Mengen nötig. Die Quantitätsfrage darf selbst bei solchen „Minimalsubstanzen", wie dem Skorbutschutzstoff, nicht außer acht gelassen werden
(A. F. Heß, Aron, Nobel).

Der präformierte C-Faktorgehalt der Milch kann auch später, nachdem sie
gewonnen wurde, infolge besonderer Denaturierungsprozesse mehr oder minder
stark abnehmen. Bei einseitiger Ernährung vermag dann diese denaturierte,
vitaminarm gewordene Milch skorbutigen zu wirken. Als hierfür verant-
wortliche Prozesse haben wir schon im vorstehenden die Pasteurisation und
das Altern, das Lagern der Milch kennen gelernt. Diese zuerst klinischen Erfahrungstatsachen konnten später dann in Tierexperimenten erneut bestätigt,
und auf Grund dieser Versuchsergebnisse auch in ihren Entstehungsbedingungen
erfaßt werden.

Den ausschlaggebenden Vorgang stellt dabei allem Anschein nach die
Oxydation des Skorbutschutzstoffes dar. Diese tritt in Gegenwart von Sauerstoff auch ohne höhere Temperatureinwirkung allein schon beim Lagern der
Milch ein, bei der mit der Pasteurisation verbundenen Temperaturerhöhung
allerdings viel rascher. Auch Aufkochen schädigt das C-Vitamin, jedoch viel
weniger als längeres Aufwärmen, vermutlich aus dem Grunde, weil die oxydativen Zerstörungsvorgänge beim Kochen der Milch nicht so günstig ablaufen
können wie bei der langdauernden Pasteurisation. So hat erst neuerdings
Nobel, auch Barnes - Hume über Heilerfolge mit gekochter, zum Teil auch
eingeengter Milch berichtet, wobei freilich betont werden muß, daß beim Ein-
engungsprozeß auch der noch unzerstört gebliebene Skorbutschutzstoff eine
Konzentrierung erfahren konnte. Bei der durch die Pasteurisation bedingten
Denaturierung der Milch sprechen außer der Temperaturerhöhung meist auch
noch andere Momente mit: so das Altern und der Zustand (ob roh oder schon
aufgekocht) der Milch vor der Pasteurisierung, dann die Luftzufuhr ($O_2$) während
der Sterilisation, das Schütteln, das infolge vergrößerter Oberflächen die Oxydation begünstigt. Die Art des Sterilisiergefäßes spielt ebenfalls eine wichtige
Rolle: geringste Metall-, wie Kupfer-(Legierungs-)Reste, die aus Metall-
gefäßen ausgelaugt werden und in die Milch gelangen können, üben auf die
Oxydation des C-Faktors einen starken katalytisch fördernden Effekt aus.
Glasgefäße dürften sich in dieser Hinsicht für die Pasteurisation viel besser
eignen als solche aus Metall, oder auch nur mit metallenen Bestandteilen
(A. F. Heß).

---

[1]) Vgl. auch den Abschnitt über alimentäre Anämien.

Nicht jede pasteurisierte, sterilisierte Milch braucht Skorbut zu erzeugen (vgl. auch die älteren Berichte von Escherich, Budin, Variot). Dies hängt außer den verschiedenen, teils schon erwähnten, teils noch zu besprechenden Bedingungen der Vitaminzerstörung, in erster Linie noch vom präformierten C-Faktorgehalt, und von der den Säuglingen zugeführten Menge der Milch ab. So ist es z. B. durchaus möglich, daß eine ursprünglich C-vitaminreiche Kuhmilch auch nach wiederholtem längerem Aufkochen, Pasteurisieren unter Umständen eine bessere antiskorbutische Wirkung entfaltet, als eine von vornherein C-vitaminarme rohe Kuhmilch (Reyher).

Die Oxydation des vermeintlichen Skorbutschutzstoffes geht in einem alkalischen Milieu viel rascher und energischer vonstatten, als bei saurer Reaktion. Zusatz von Alkali zu einem vitamin-C-haltigen Nährstoff, so auch zur Milch, schwächt in kurzer Zeit die antiskorbutische Wirksamkeit dieser Substanz ab (Harden - Zilva, Heß, Freudenberg), während Säuren eher eine gewisse Konservierung ermöglichen (Holt - Fröhlich). Mit diesen zunächst in Tierversuchen gewonnenen Befunden stimmen auch die Erfahrungen der Klinik gut überein. So wurden in den 90er Jahren bei Kindern, die mit der sog. Riethschen „Albumosenmilch", einem mit $K_2CO_3$ versetzten Heilpräparat ernährt wurden, gehäuft Skorbut beobachtet (Ed. Meyer). Auch die Malzsuppe soll die Entstehung des Skorbuts begünstigen (A. F. Heß, Weston, Piaggio Garzon), wobei nach den klinischen Untersuchungen von A. F. Heß wiederum allein dem $K_2CO_3$-Zusatz die entsprechende skorbutfördernde Wirkung zukommen soll. Im Gegensatz hierzu dürften die Buttermilch und überhaupt die sauren Milchgemische, obgleich infolge der langwierigen Herstellungsprozeduren meist stark gealtert, einen relativ hohen antiskorbutischen Effekt besitzen. Allerdings kann ausnahmsweise auch bei einer ausschließlichen Buttermilchernährung Skorbut entstehen (Ausset, eigene unveröffentlichte Beobachtung).

Zusatz von oxydierenden Mitteln zur Milch bewirkt ebenfalls eine Zerstörung des C-Vitamins, so auch das bei der Milchkonservierung häufig angewandte Wasserstoffsuperoxyd.

Mit diesen zunächst aus Tierversuchen gewonnenen Schlußfolgerungen steht die Angabe Kleinschmidts über einen Skorbutfall bei ausschließlicher Perhydrol-($H_2O_2$-)Milchernährung in gutem Einklang.

$Na_2CO_3$ und $H_2O_2$ sind sehr beliebte Milchkonservierungsmittel, die aber nach dem Gesagten eine starke Schädigung, Denaturierung des Skorbutschutzstoffes verursachen, und mit dem Pasteurisieren, Aufkochen, Lagern der Milch zu den wichtigsten sekundären ätiologischen Bedingungen des Skorbuts, wenigstens in bezug auf die ausschließliche Milchernährung der Säuglinge gehören[1]). Den primären Faktor haben wir schon in der wechselnden Höhe des präformierten Vitamin-C-Gehaltes der Frischmilch kennen gelernt.

Gesüßte kondensierte Milch, die bei niederer Temperatur möglichst unter Luftabschluß eingeengt wurde, kann die antiskorbutische Wirkung, wenn auch geschwächt, längere Zeit (mindestens 15 Monate lang) beibehalten (Comby, Lesné - Vagliano). In der Regel dürften jedoch kondensierte Milchpräparate, ebenso wie die übrigen „verkünstelten" Milchgemische (vgl. auch die Tabelle Combys S. 439) keinen genügenden Schutz gegen Skorbut gewährleisten.

Der Vitamin-C-Reichtum der Trockenmilch, die in der letzten Zeit als Säuglingsnahrung eine weite und anscheinend immer noch zunehmende Verbreitung erfahren hat, hängt außer der vorgebildeten Skorbutschutzstoffmenge

---

[1]) Die Sommerepidemien an Säuglingsskorbut verdanken letzten Endes meist der Verwendung von Konservierungsmitteln in der Milch ihren Ursprung.

in der frischen Ausgangsmilch, hauptsächlich von ihrer weiteren Verarbeitung ab. Im Laufe des Just-Hatmakerschen Walzverfahrens, bei dem die Trocknung über heiße (etwa 200⁰) rotierende Walzen in Sekunden erfolgt, wird wohl die Milch sterilisiert, aber zur Oxydation des antiskorbutischen Vitamins reicht die kurze Hitzedauer noch nicht aus. Die auf diese Weise hergestellten Trockenmilchpräparate können ihre antiskorbutischen Eigenschaften bei luftdichtem Abschluß längere Zeit, nach A. F. Heß mindestens 6—9 Monate ungeschwächt beibehalten, denn auch 6—9 Monate alte Proben vermochten noch bei skorbutkranken Säuglingen in kurzer Zeit eine restlose Heilung, ohne Rezidiv herbeizuführen (vgl. auch Nobel-Wagner, Czerny-Keller). Beim sog. Spray-

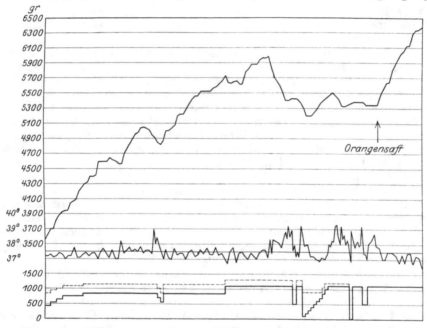

Abb. 21. Latenter Skorbut (Gewichtsstillstand, wiederholte Fieberattacken) bei einem ausschließlich mit Milchpulver ernährten und sogar leicht überfütterten Säugling. Auf Zulage von Orangensaft erfolgte rasche Gewichtszunahme; auch die Fiebereruptionen stellten sich nicht mehr ein. Auffallend sind die wiederholt exakt nachweisbar gewesenen Beziehungen der Fieberattacken zur Nahrungsaufnahme während der Periode des latenten Skorbuts. Nahrungsentzug wurde stets mit Fieberabfall beantwortet. (Eigene Beobachtung, vgl. auch S. 449.)

Verfahren (in Deutschland nach Krause) wird die vorher pasteurisierte (!) Milch durch Zerstäubung getrocknet. Die Zerstäubung geht naturgemäß mit einer starken Vergrößerung der oxydablen Oberflächenschicht einher, sie nimmt auch längere Zeit in Anspruch, so daß inzwischen die oxydative Zerstörung des Skorbutschutzstoffes in den einzelnen Milchpartikelchen erfolgen kann. Tatsächlich scheint auch nach eigenen Erfahrungen das nach dem Spray-Verfahren hergestellte Milchpulver an C-Vitaminen verarmt zu sein (Abb. 21). Allerdings kam es auch in unseren Fällen nach monatelanger ausschließlicher Milchpulverernährung höchstens zu latenten, aber nie zu manifest-skorbutischen Erscheinungen. Auf Grund tierexperimenteller Studien gelangten auch Hart-Steenbock-Ellis, Heß-Unger, Johnson-Hooper, Jephcott-Bacharach und Supplee-Dow zu gleichlautenden Ergebnissen.

Wenn auch nach dem Gesagten die Ätiologie des Säuglingsskorbuts vornehmlich durch die einseitige (künstliche) Ernährung mit denaturierten Milchgemischen beherrscht wird, so werden gelegentlich auch Fälle registriert, bei denen man aus der Ernährungsanamnese annehmen müßte, daß sie außer der Milch, die dann meist in denaturiertem Zustande dargeboten wurde, in Form von Zulagen (Gemüse, Obstsaft) noch genügend Vitamine zugefüttert bekommen haben. Bei einer näheren Untersuchung lassen aber auch diese Fälle in der Regel unschwer einen immerhin noch starken Grad von Vitaminmangel in der Nahrung erkennen. So zunächst im Hinblick auf die Menge der zugeführten vitaminhaltigen Nährstoffe und in bezug auf die Dauer dieser „Medikation". Geringe Mengen, sowie eine unregelmäßige oder noch nicht genügend lang durchgeführte Verabreichung selbst einer an Faktor C reichen Beikost werden, besonders bei einem infolge der vorangegangenen einseitigen Ernährung mit denaturierten Milchgemischen schon geschädigten Organismus, die Entstehung des Skorbuts nicht verhindern können.

Das C-Vitamin trifft man hauptsächlich in frischen pflanzlichen Produkten, allerdings auch hier in stets wechselnder Stärke und Menge an [1]). Schon der präformierte Vitamingehalt stellt selbst für ein und dasselbe Gemüse, Obst oder sonstiges Ausgangsmaterial keinen konstanten Standardwert dar. Beim Lagern, Kochen oder bei sonstiger Verarbeitung können dann auch diese wechselnden Mengen eine weitere, zunächst ebenfalls unkontrollierbare Schädigung erfahren. So dürfte die übliche küchenmäßige Bereitung von Gemüsespeisen in der Regel starke Verluste an C-Vitamin bewirken, besonders bei Kohlarten, oder überhaupt bei Blattgemüsen (A. F. Heß), während z. B. Kartoffeln, Obstsäfte (Orangen, Citronen, Himbeersaft usw.), auch Tomaten (Tomatensaft) durch Kochen nur wenig geschädigt werden. Sogar neutralisierte, leicht alkalische Orangen-, Citronensaftproben behalten nach dem Kochen noch einen großen Teil ihrer ursprünglichen antiskorbutischen Kraft, während sonst ein alkalisches Medium — wie schon erwähnt — die Zerstörung des Skorbutschutzstoffes stark zu begünstigen pflegt. Auf all diese Möglichkeiten muß in der Ernährungsanamnese skorbutkranker Säuglinge streng geachtet werden.

Um die Skorbutresistenz der Brustkinder zu erklären, liegt es nahe, in der Frauenmilch einen besonders hohen präformierten C-Vitamingehalt anzunehmen. Die vorliegenden Experimente bieten indessen keine genügende Stütze für diese Vermutung. So schreibt A. F. Heß der Frauenmilch einen nur unwesentlich höheren C-Vitaminreichtum zu als der Kuhmilch, wobei freilich zu bedenken ist, daß die Vergleichsmöglichkeiten bei der Inkonstanz der jeweiligen Ausgangswerte in den verschiedenen Milchproben außerordentlich beschränkt sind. Im Mittel setzt A. F. Heß 500 ccm Kuhmilch in bezug auf ihre antiskorbutischen Eigenschaften mit 300 ccm Frauenmilch gleich. In den Meerschweinchenversuchen, die man zur Austitrierung des Skorbutschutzstoffgehaltes anstellte, machte sich bei der Frauenmilch ihre Eiweißarmut und die dadurch verursachte Inanition der Versuchstiere störend bemerkbar (L. F. Meyer - Nassau). Es ist überhaupt zu bezweifeln, daß die in solchen Meerschweinchenversuchen gewonnenen Ergebnisse, besonders in ihren quantitativen Schlußfolgerungen, auf die menschlichen Verhältnisse ohne weiteres übertragen werden dürfen (A. Frank).

In Anbetracht der Tatsache, daß die ausschließlich an der Brust gehaltenen Kinder C-vitaminarm ernährter, oft an latentem, vielleicht auch an manifestem Skorbut erkrankten Mütter erfahrungsgemäß nur sehr selten an Skorbut erkranken, anderseits aber wir für eine Synthese des Skorbutschutzstoffes innerhalb des skorbutkranken und C-vitaminarm ernährten mütterlichen Organismus keinen einzigen Anhaltspunkt besitzen, ist es äußerst unwahrscheinlich, daß

---

[1]) Vgl. über Einzelheiten Stepp.

ein präformierter C-Faktor-Reichtum der Frauenmilch, selbst unter normalen Verhältnissen für die Skorbutimmunität der Brustkinder von erheblicher Bedeutung wäre. Man muß wohl vielmehr an gewisse sekundäre Momente denken, so an den wichtigen Umstand, daß eine Denaturierung (Lagern, Pasteurisieren usw.) bei der Frauenmilch nur in seltenen Ausnahmefällen und auch dann nur in Krankenhäusern, bei kranken Kindern vorkommen dürfte, sowie an mehr pathogenetische Bedingungen, an das ungestörte Gedeihen und die allgemeine Resistenzstärke der Brustkinder, lauter Faktoren, die den Ausbruch der Skorbuterkrankung, wie wir es noch sehen werden, stets hintanzuhalten vermögen [1]).

Dem Skorbut der Kleinkinder liegt die gleiche Ätiologie wie dem der Säuglinge zugrunde, mit dem Unterschied, daß für dieses spätere Alter viel weniger eine ausschließliche „verkünstelte" Milchernährung, als eine wohl gemischte, aber an C-Vitamin stark verarmte Kost die maßgebliche exogene Ursache darstellen dürfte. In zahlreichen sporadischen Fällen, die man in der Literatur verzeichnet findet, handelt es sich um schwachsinnige, schwer erziehbare Kinder, die jede Gemüsezufuhr, oder sonstige C-faktor-reiche Nahrungsstoffe monate- und jahrelang verweigert haben, und so in der Folge an Skorbut erkrankten. Im Hinblick auf die ätiologischen Momente sind besonders instruktiv die Kriegs- und Nachkriegsepidemien in Wien und Rußland.

In einem von Skorbut besonders stark heimgesuchten Wiener Kinderheim stellte W. Tobler (1917) folgende, an C-Vitamin außerordentlich arme, calorisch jedoch vollkommen ausreichende Diät fest, die die Kinder vor ihrer Erkrankung schon monatelang erhalten hatten.

I. Frühstück: Kakao (aus Kondensmilch) mit Brot.
II. Frühstück: Butter- oder Marmeladebrot, zuweilen Keks.
Mittagessen: Bohnen- oder Teigsuppe, Hirse- oder Weizengrießbrei mit Fett, Zucker, Marmelade oder Goulaschsauce, einmal die Woche Fleisch.
Vesper: Kakao mit Brot.
Abendessen: Hirse- oder Grießbrei mit Butter, Milch oder Marmelade, häufig Bohnen- oder Teigsuppe.

Grünes Gemüse, Kartoffeln gab es nicht. Von der Menge der täglich verabreichten frischen Milch kann man sich eine Vorstellung machen, wenn man vernimmt, daß im Heim für im ganzen etwa 500 Personen 16 Liter (!) Milch zur Verfügung standen.

Bei einer zweiten von Chick-Dalyell eingehend analysierten Skorbut-„epidemie" in der Wiener Kinderklinik (April 1919) erkrankten von 64 auf der Tuberkuloseabteilung untergebrachten Kindern im Alter von 6—14 Jahren 40 an Skorbut. Die Ernährungsanamnese ergab auch hier eine außerordentlich geringe Zufuhr von animalischen vitamin-C-haltigen Nahrungsmitteln, wie Fleisch und Milch: stand doch Fleisch pro Kopf und Woche weniger als 30 g und Milch nicht mehr als $1/4$ Liter pro Kopf und Tag zur Verfügung. 8 Wochen vor Auftreten der ersten Krankheitssymptome fielen auch Blattgemüse und Kartoffeln völlig aus. Die Zufuhr von Vegetabilien beschränkte sich von nun an nur noch auf Rüben, und zwar durchschnittlich auf 70 g pro Tag und Kind, auf eine, mit Rücksicht auf den geringen Vitamingehalt der Rüben wohl unzureichende Menge. Infolge der besonderen, in Wien üblichen kulinarischen Maßnahmen wurde auch noch diese geringe Skorbutschutzstoffmenge vermutlich weitgehend zerstört. Von Interesse ist auch die weitere Angabe von Chick-Dalyell, wonach die Erkrankungsbereitschaft der Kinder deutlich von der Dauer des Klinikaufenthaltes abhing. Während von 17 Kindern, die sich bei Ausbruch der Erkrankung schon 6 Monate und länger in der Klinik befanden,

---

[1]) Vgl. weiter unten S. 448 ff.

nur eins von Skorbut verschont blieb, zeigten in einer weiteren Gruppe von
26 Kindern, die weniger als 3 Monate im Krankenhause waren, nur 12 ausgesprochene Skorbutsymptome.

Der überragende und bestimmende Einfluß der Ernährungsweise auf die
Entstehung der skorbutischen Stoffwechselstörung bei Kindern geht auch aus
den entsprechenden Daten der großen russischen Nachkriegsepidemien zur
Genüge hervor. In den Jahren 1920—1922 gehörte der Skorbut in Rußland
zu den am meist verbreiteten Kinderkrankheiten, nicht allein in den Hunger-
gebieten, sondern auch in den großen Kinderheilanstalten der Städte. So
zeigten in der Petersburger Kinderklinik

$$1920 \ldots \ldots 101 \text{ Kinder oder } 11,3\,\%,$$
$$1921 \ldots \ldots \phantom{1}45 \text{ Kinder oder } 5,2\,\%,$$
$$1922 \ldots \ldots \phantom{1}40 \text{ Kinder oder } 5,2\,\%$$

des Gesamtzuganges mehr oder weniger ausgesprochene skorbutische Merkmale
(Schagan). Bei einem großen Teil dieser Kinder entstand der Skorbut erst
im Laufe des Klinikaufenthaltes. Die Klinikkost war in diesen Jahren stets
so geregelt, daß sie in bezug auf den Caloriengehalt für den kindlichen Organismus
als ausreichend betrachtet werden mußte. Allein die C-Vitaminzufuhr blieb
stark unterhalb der erforderlichen Menge, wie dies aus der folgenden tabellarischen
Zusammenstellung ohne weiteres ersichtlich ist:

| Bezeichnung der Nahrungsmittel | 1920 | | 1921 | | 1922 | |
|---|---|---|---|---|---|---|
| | Menge in g | Calorien-gehalt | Menge in g | Calorien-gehalt | Menge in g | Calorien-gehalt |
| 1. Brot . . . . | 202 | 474 | 297,5 | 691 | 272 | 632 |
| 2. Grütze . . . | 47 | 140 | 34 | 115 | 21,25 | 70 |
| 3. Hering . . . | 136 | 180 | — | — | — | — |
| 4. Fleisch . . . | 51 | 101 | 51 | 101 | 29,75 | 59 |
| 5. Butter . . . | 42,5 | 380 | 38,25 | 341 | 42,5 | 380 |
| 6. Kartoffeln . | unbedeutende Menge im Laufe von 3 Monaten | — | 34 | 33 | 171 | 160 |
| 7. Zucker . . . | 46,5 | 188 | 19 | 77 | 21,25 | 86 |
| 8. Salz . . . . | 21,25 | 20 | 19 | 18 | 19 | 18 |
| 9. Himbeeren . | unbedeutende Mengen | — | — | — | — | — |
| 10. Heidelbeeren | ,, | — | — | — | — | — |
| 11. Kartoffelmehl | ,, | — | — | — | — | — |
| 12. Sauerkraut . | ,, | — | — | — | — | — |
| 13. Kakao . . . | — | — | unbedeutende Mengen | — | — | — |
| 14. Zwiebel . . . | — | — | ,, | — | — | — |
| 15. Moosbeeren . | — | — | ,, | — | unbedeutende Mengen | — |
| Gesamtzufuhr an Calorien . . | 1483 | — | 1576 | — | 1405 | |

Wenn wir nun angesichts des vorstehend ausführlich besprochenen, völlig
eindeutigen Tatsachenmaterials den Skorbut der Säuglinge und der Kinder
mit einem mangelhaften C-Vitaminangebot in der Nahrung in Beziehung zu bringen und in ihm somit eine besondere Avitaminose, einen
Nährschaden zu erblicken glauben, so fehlt zunächst noch das letzte Glied in
der Kette der Beweise: das Argument ex iuvantibus. Dies wurde jedoch schon
von Barlow in vollstem Maße erbracht und seither wohl von sämtlichen Skorbut-
kennern stets bestätigt. Zufuhr von C-Vitamin in entsprechenden Dosen
heilt den Skorbut der Säuglinge und der Kinder ebenso rasch und

restlos, wie den der Erwachsenen. Sowohl die floriden wie auch die latenten Symptome weichen unter dem C-Faktorenangebot in kurzer Zeit (Abb. 22). Gerade aus diesem Umstand wird oft die skorbutische Natur der entsprechenden Störung gewissermaßen erst a posteriori erhärtet, so z. B. beim skorbutisch bedingten Gewichts- und Wachstumsstillstand (Abb. 6 u. 7). Die Heildauer

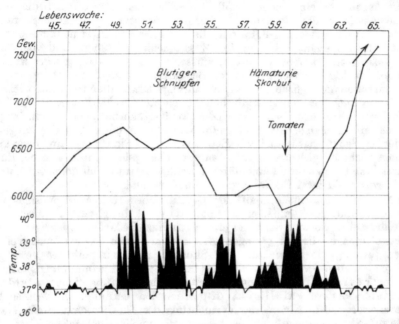

Abb. 22. Manifester Skorbut auf Tomatenzufuhr rasch geheilt. (L. F. Meyer.)

beträgt oft nur wenige Tage. Die amerikanische pädiatrische Gesellschaft stellte diesbezüglich 1898 an einem großen Material von Säuglingsskorbut folgende Daten fest:

Behandlungsdauer bis zur ersten starken Besserung.

| Tage | Fälle | Wochen | Fälle | Monate | Fälle |
|---|---|---|---|---|---|
| 1 | 19 | 1 | 47 | 1 | 6 |
| 2 | 58 | 2 | 27 | 2 | 4 |
| 3 | 46 | 3 | 8 | 3 | 4 |
| 4 | 26 | 4 | 1 | | |
| 5 | 19 | 5 | 1 | | |
| 6 | 1 | 6 | 1 | | |
| 7 | 2 | | | | |
| 8 | 2 | | | | |
| 9 | 1 | | | | |
| 10 | 7 | | | | |
| 12 | 2 | | | | |

Die Heildauer hängt außer von der Schwere des Zustandes in erster Linie von der Menge des dargebotenen C-Vitamins ab[1]). Daß es sich bei der Wirkung wohl tatsächlich um einen Vitamineffekt handelt, wird nicht allein durch den vollkommenen Parallelismus in den zugehörigen, einerseits beim menschlichen, andererseits beim tierexperimentellen Skorbut erhobenen Befunden, sondern auch

---

[1]) Über weitere Einzelheiten vgl. Stepp, sowie den Abschnitt über die Therapie S. 457.

durch die von Freise und Freudenberg gefundene Tatsache bestätigt, wonach
alkoholische Extrakte vitaminhaltiger Gemüsearten den Säuglingsskorbut zu
heilen vermögen.

## Pathogenese.

Mit den im vorhergehenden ausführlich erläuterten exogenen Bedingungen
ist die Ätiologie der skorbutischen Stoffwechselstörung keineswegs restlos
erschöpft. Auch endogenen Faktoren, die dann mit den intermediären pathogenetischen Vorgängen im engsten Zusammenhang stehen, und von diesen
kaum mehr getrennt werden dürften, müssen wir eine in ätiologischer Hinsicht
wichtige, oft sogar ausschlaggebende Bedeutung zusprechen. Hierzu zwingt
uns allein schon die tägliche klinische Erfahrung. Die in allen Skorbutepidemien,
und ebenso auch bei den sporadischen Fällen stets wiederkehrende Tatsache,
daß bei gleichen exogenen, mehr oder weniger skorbutigenen Bedingungen,
d. h. bei einem mangelhaften Vitamin-C-Angebot nur ein Teil der Säuglinge
und der Kinder (übrigens auch der Erwachsenen) an Skorbut — und dann auch
durchaus nicht im gleichen Maße — zu erkranken pflegen, läßt sich nur durch
die Annahme besonderer intermediärer Vorgänge verständlich machen. A priori
sind hierfür wohl zwei Erklärungsmöglichkeiten denkbar.

Man müßte annehmen, daß der C-Vitaminbedarf des Organismus eine
individuell und gewissermaßen konstitutionell festgesetzte, verschiedene
Größe darstellt. So wird dann bei einem erhöhten Bedarf die gleiche Skorbutschutzstoffmenge, die bei geringen Ansprüchen diesen Bedarf noch voll zu
decken vermag, die Entstehung des Skorbuts nicht zu verhüten vermögen.
Es wäre aber ebenso vorstellbar, daß das dargebotene C-Vitamin im Organismus,
noch bevor es zur Wirkung gelangen konnte, aus bestimmten, nicht individuell
fixierten, sondern zufälligen, dispositionellen Gründen in wechselndem
Maße zerstört wird. Nimmt die Vernichtung des Skorbutschutzstoffes starke
Grade an, so kann gelegentlich selbst bei einer nicht völlig eingestellten Vitamin-C-
Zufuhr noch Skorbut entstehen, der dann aber immer noch als eine spezifische
C-Avitaminose gedeutet werden müßte. Eine weitere Erhöhung der C-Vitaminzufuhr bewirkt dann auch in diesen Fällen eine prompte Heilung.

Tatsächlich lassen sich nun beide soeben diskutierten Möglichkeiten auch
durch klinische Erfahrungen belegen.

Fassen wir nun zunächst den an zweiter Stelle diskutierten Mechanismus
ins Auge. Hier brauchen wir dann nur an die schon erwähnte, skorbutbegünstigende Rolle gewisser fieberhafter Infektionen zu erinnern. Bei einem relativ
niedrigen C-Vitaminangebot stellt sich bekanntlich die skorbutische Stoffwechselstörung zunächst in Form einer uncharakteristischen Dystrophie, dann
der sog. Dysergie, und später unter dem Bilde einer immerhin noch nicht völlig
ausgesprochenen, auch nicht durchweg spezifischen Blutungsbereitschaft ein:
wir sprechen von einem latent-skorbutischen Stadium. Der Übergang aus
diesem latenten in den manifesten Zustand geschieht erfahrungsgemäß meist
unter dem Einfluß besonderer komplizierender und in dieser Hinsicht scheinbar
völlig selbständiger Infektionen. Als solche skorbutauslösende, begünstigende
Infektionen haben wir eine Reihe von Krankheiten wie Grippe, Pertussis,
Masern, Varicellen, Ruhr, sowie die experimentell gesetzte Schutzpockenimpfung schon bei der Besprechung der Klinik des Skorbuts kennen gelernt.
Jede stattgefundene Infektion steigert bei einem latent skorbutischen Organismus
den spezifischen Nährschaden, erhöht das Vitamindefizit (Stolte), das dann
bei einer entsprechend starken negativen Bilanz schlagartig die manifesten
Symptome in Erscheinung treten läßt. Diesen skorbutbegünstigenden Einfluß
fieberhafter Infektionen führt man im allgemeinen auf einen damit in kausalem

Konnex stehenden, vermehrten Verbrauch von Vitamin C zurück. Der gleiche Mechanismus dürfte naturgemäß auch für einen früher völlig gesunden Organismus Anwendung finden. Gesetzt den Fall, daß das Vitamin-C-Angebot gerade noch ausreicht, um den Bedarf unter normalen Verhältnissen zu decken, so wandelt dann eine plötzlich hinzutretende Infektion dieses Gleichgewicht in eine negative Bilanz um, und begünstigt somit schon die Entstehung des latent skorbutischen Stadiums.

Für die Pathogenese des skorbutischen Symptomenkomplexes von besonderer Bedeutung dürfte indessen der Circulus vitiosus zwischen Infekten und der skorbutischen Grundstörung sein. Denn nicht allein die Infekte sind imstande, die Entwicklung des Skorbuts zu beschleunigen, sondern ebenso umgekehrt: die skorbutische Stoffwechselstörung vermindert die Resistenz des Organismus, bringt einen charakteristischen umgestimmten Reaktionszustand, die sog. Dysergie (Abels) hervor und gibt somit letzten Endes den inneren Anlaß zur Infekthäufung beim „skorbutisch-präparierten" Organismus. Anderseits verstärkt aber auch jede neue Infektion die Grundkrankheit und somit auch die Anfälligkeit der Kranken. Allein die Zufuhr von C-Vitamin vermag dann noch diesen Kreis zu durchbrechen und im Anschluß an die Erhöhung der normalen Resistenz und der Abwehrkräfte des Organismus den normalen Zustand herzustellen [1]).

Mit Ausnahme der von Grünmandel und Leichtentritt gefundenen unspezifischen Verminderung der trypanociden Substanz im Serum skorbutkranker Kinder [2]) besitzen wir betreffs der Natur der skorbutischen Resistenzschwäche keine brauchbaren serologischen Befunde. Beim experimentellen Meerschweinchenskorbut weisen sowohl das Verhalten der humoralen Antikörper, wie die phagocytäre Wirkung der polymorphkernigen Leukocyten keine Abweichung von der Norm auf. Die letzte Ursache der Resistenzschwäche dürfte vermutlich cellulären Ursprungs sein (Gewebsresistenz).

Die verminderten Abwehrkräfte des skorbutischen Organismus bewirken eine starke Häufung von Infekten. Selbst geringfügige Grippeerkrankungen, für die sichere organische Befunde oft überhaupt nicht erhoben werden können, nehmen zuweilen einen schweren und langdauernden Verlauf. Hier gehört dann auch das Fieber, wie schon ausführlich besprochen, zu den häufigsten, wohl konstanten Begleiterscheinungen. Während man in früherer Zeit (so schon Barlow) die einzelnen Fiebereruptionen mit den Knochenveränderungen, hauptsächlich aber mit den Blutungen in Verbindung zu setzen glaubte und sie deswegen in erster Linie als Resorptionsfieber gedeutet hatte, neigt man heute wohl allgemein der Ansicht zu, daß sie stets infektiösen Ursprungs sind. Tatsächlich begegnet man beim Skorbut des öfteren Temperaturerhöhungen auch ohne irgendeinen Zusammenhang mit den Knochensymptomen, ebenso umgekehrt. Nach unseren eigenen, freilich nur spärlichen Erfahrungen dürfte indessen für das Zustandekommen des „Skorbutfiebers" auch die Ernährung noch von Belang sein. Überernährung oder zumindest reichliche Ernährung mit Milch begünstigt die Fiebereruption, bei Nahrungseinschränkung dagegen kehrt die Temperatur fast gesetzmäßig auf die normale Höhe zurück, aus der sie dann aber durch erneut erhöhte Nahrungszufuhr, beinahe mit der Sicherheit eines Experimentes, zum Steigen gebracht werden kann [vgl. Abb. 21 [3])]. Die Tatsache, daß die einseitig mit Milch ernährten Säuglinge im Verlauf einer Skorbuterkrankung viel häufiger Fiebereruptionen aufzuweisen pflegen als die älteren, immerhin auf einer mehr gemischten Kost gehaltenen Kinder läßt sich unseres Erachtens zu großem Teile auf diese verschiedene

---

[1]) Vgl. über die resistenzsteigernde Wirkung der Vitamine auch S. 521 ff.
[2]) Auch S. 178.
[3]) In einem anderen Zusammenhang hat neuerdings auch L. F. Meyer auf die temperatursenkende Wirkung der Nahrungseinschränkung hingewiesen.

Ernährungsweise zurückführen. Die alimentäre Komponente des Skorbutfiebers kann durch Zufuhr von C-Vitamin ebenso erfolgreich bekämpft werden,
wie gleichzeitig die allgemeine Resistenzschwäche, die Dysergie. Der Hinweis
auf die Verwendung von C-vitaminhaltigen Fruchtsäften (Citronen-, Apfelsinen-,
Himbeersaft) als erfrischende Getränke bei fieberhaften Erkrankungen liegt
naturgemäß sehr nahe; angesichts der völlig ungeklärten pathogenetischen
Verhältnisse wird allerdings mit dieser Analogisierung noch nicht viel gewonnen.
Eine plausible Erklärung für die auch das Fieberproblem als solches eng berührende pyretogene Wirkung einer reichlichen einseitigen Milchernährung
(Eiweißwirkung?) bei einem skorbutisch präparierten Organismus vermögen
wir mangels genügender experimenteller Grundlagen nicht zu geben. Wir
begnügen uns allein mit der Feststellung dieses in seinen Einzelheiten vermutlich
noch recht aufschlußreichen, bisher unbekannten Phänomens.

An der Entstehung gewisser skorbutischer Symptome nehmen nicht nur
allgemeine Infektionen, sondern allem Anschein nach auch lokale Bakterien-
wirkungen in hervorragendem Maße teil [1] (Abels, Heß). Dies gilt in erster
Linie für die Topographie der Haut- und Schleimhautblutungen. So hebt
Abels die Tatsache hervor, daß die petechialen Hautblutungen sich in der
nächsten Umgebung der Hautanhangsgebilde befinden (Aschoff - Koch), die
aber, zumindest in ihren Ausführungsgängen, stets Bakterien enthalten. Die
Zahnfleischveränderungen stehen gleichfalls mit bakteriellen Einflüssen in
Beziehung. Echte ausgedehnte skorbutische Ulcerationen kommen bekanntlich
nur in Gegenwart cariöser Zähne zustande. Ihr Fehlen im Symptomenbild
des Skorbuts der Säuglinge und der Kleinkinder wird uns somit ohne weiteres
verständlich. Auch schon die die Störung einleitende Lockerung und Schwellung
der Gingiva, so besonders an den Interdentalpapillen, und wiederum in der
Umgebung cariös veränderter Zähne dürften durch den Umstand erklärt werden,
daß die Mundflora diese Stellen bevorzugt. Bei Säuglingen mit ihrem meist
noch fehlenden Gebiß ist auch die Bakterienbesiedlung der zwischen dem Zahnhals und dem Zahnfleisch gebildeten Spalten (Abels) noch nicht vorhanden,
dementsprechend fehlen selbst die ersten skorbutischen Zahnfleischalterationen.

In der Genese der skorbutischen Haut- und Schleimhautblutungen bleiben
indessen die allgemein veränderte Reaktionsfähigkeit des Organismus: die
Dysergie und eine spezifische Angiodystrophie unerläßliche Bestandteile.
Die erwähnten bakteriellen Reize sind nur die auslösenden Bedingungen.
Unseres Erachtens wirken jedoch auch diese nicht nur direkt, sondern vornehmlich sekundär, durch Erzeugung einer stärkeren Blutfülle in den betreffenden
Stellen gefäßschädigend, und veranlassen erst dadurch die zugehörigen skorbutischen Veränderungen. Dementsprechend wäre es durchaus verfehlt, die
skorbutischen Blutungen beinahe generell auf Bakterieneinflüsse zurückzuführen
(Abels), wir glauben vielmehr die gleiche pathogenetische Bedeutung auch
einer auf anderer Weise künstlich oder spontan erzeugten lokalen Hyperämie
zusprechen zu müssen. Die physiologische Blutfülle der Epi-Diaphysengrenzen
im wachsenden Organismus kann z. B. den gleichen „Zweck" erfüllen wie die
hyperämisierende Wirkung einer lokalen Entzündung (so auch die in der Umgebung cariöser Zähne), und erst dadurch die dort lokalisierten subperiostalen
Blutungen ermöglichen. Der gleiche Mechanismus spielt sich auch bei den
in den unteren Extremitäten lokalisierten Muskelblutungen älterer Kinder,
beim Hämorrhagischwerden von Exanthemen, Wunden usw. ab. In allen

---

[1] Ob eine Zerstörung des C-Vitamins schon unter dem Einfluß der Darmflora, d. h.
noch vor seiner Resorption stattfinden kann, ist mangels jeden experimentellen Beweises,
besonders aber angesichts der physiologischen Keimarmut des ganzen Dünndarmtraktes
zumindest unwahrscheinlich.

diesen Fällen stellt die skorbutische Angiodystrophie das übergeordnete genetische Prinzip dar. Allerdings spielt in der Regel auch die Dysergie mit; die verminderten Abwehrkräfte des skorbutischen Organismus führen nach dem Gesagten zu gehäuften Infekten, diese verstärken dann die Angiodystrophie, zum Teil auch die Hyperämie. Die Superposition der allgemein und der lokal bedingten Schädigungen bewirkt dann meist i.a direktem Anschluß an Infektionen eine Manifestierung skorbutischer Symptome. Die Rolle der Bakterien betrachten wir dabei als eine stets unspezifische. In dieser Hinsicht ist besonders beachtenswert, daß selbst große subperiostale oder intramuskuläre Blutungen nur in den seltensten Fällen vereitern.

Außer diesem individuell wechselnden, hauptsächlich durch Infekte bestimmten, dispositionellen Moment spielt bei der Entstehung des Skorbuts als weitere endogene Bedingung auch ein konstitutionell, oft familiär fixierter Faktor mit. So wird von vielen Autoren auf das gehäufte Auftreten von Skorbut bei allgemein-konstitutionell minderwertigen Kindern (Frühgeburten, Zwillingskinder, Kinder mit kongenitalen Anomalien, Lues usw.) hingewiesen (v. Stark, Fränkel, Kleinschmidt, Leichtentritt). Aber auch hier können noch individuelle Unterschiede bestehen. Besonders lehrreich sind in dieser Hinsicht die Beobachtungen an, unter gleichen äußeren Umweltbedingungen gehaltenen Zwillingskindern, von denen nur das eine an Skorbut erkrankte, während das andere gesund blieb (Finkelstein, v. Stark, Wieland, Brachi-Carr, Wallgren). Allerdings glauben wir selbst in diesen Fällen außer dem keineswegs zu leugnenden konstitutionellen Moment ebenso, gelegentlich vielleicht noch in stärkerem Maße, auch dem jeweils individuell wechselnden, rein dispositionellen Faktor eine oft sogar ausschlaggebende Bedeutung beimessen zu müssen. So ging z. B. beim von Wallgren beobachteten Zwillingskind dem Skorbut ein starker Keuchhusten mit Lungenentzündung und schweren dauernden Durchfällen und Erbrechen voraus, während gleichzeitig die skorbutfrei gebliebene Zwillingsschwester außer dem Keuchhusten keine weiteren Komplikationen durchgemacht hatte. Hier bedarf es außer der exogenen Bedingung der ausschließlichen Milchernährung, die bei beiden Kindern völlig gleichmäßig durchgeführt wurde, und dem endogenen dispositionellen Faktor kaum noch eines besonderen, unklaren, konstitutionellen Momentes. Indessen dürfte in zahlreichen weiteren Fällen, die als Beleg für die verschiedene Skorbutempfänglichkeit von Zwillingsgeschwistern dienen sollten, häufig allein schon die Ernährung nicht so vollkommen identisch gestaltet worden sein, um in ihren Unterschieden als exogene Bedingung völlig außer acht gelassen zu werden (A. F. Heß). Wenn wir nun aber einerseits all diese Einwände besonders hervorgehoben wissen möchten, so dürfen wir anderseits in der Pathogenese des Skorbuts das rein konstitutionelle Moment, das man am ehesten noch mit einem eigentümlich fixierten Stoffwechselverlauf, einem erhöhten C-Vitaminverbrauch identifizieren könnte, immerhin auch nicht vernachlässigen.

Für die Tatsache, daß bei großen Skorbutepidemien nur ein Teil der von den gleichen Schädigungen betroffenen Säuglinge oder Kinder (auch der Erwachsenen) an Skorbut zu erkranken pflegt, läßt sich ganz allgemein kein besserer Anhaltspunkt gewinnen, als eben das konstitutionelle Moment. Das gleiche gilt ebenso für die zuweilen familiäre Häufung von Skorbuterkrankungen. Viel zitiert wird in diesem Zusammenhang ein von Finkelstein beobachteter Fall. Hier wurde das zweite Kind eines Elternpaares, dessen Erstgeborener einen schweren, lange Zeit nicht erkannten Skorbut durchgemacht hatte, von Anfang an mit möglichst schonend bereiteten Milchgemischen (kurze Kochdauer usw.) und frühzeitig auch mit Gemüsebeilage, allerdings ohne die besonders C-vitaminreichen Obstsäfte, ernährt; trotzdem erkrankte es in der Folge an

Skorbut. Wir möchten indes auch in diesem Falle die Menge des dargebotenen C-Vitamins kaum für sehr hoch veranschlagen, und vermuten, daß das in den Gemüsen enthaltene Vitamin bei den üblichen kulinarischen Maßnahmen zerstört wurde (vgl. auch Chick - Dalyell). Aber selbst dann noch ist die Annahme einer eigenartigen familiären Disposition nicht zu umgehen.

Im vorstehenden haben wir den Skorbut mit einem exogen und endogen bedingten C-Vitaminmangel identifiziert, der durch erhöhte Zufuhr dieses spezifischen Ergänzungsstoffes stets in kurzer Zeit zur Heilung gebracht werden kann. Der Angriffspunkt des C-Faktors liegt im intermediären Stoffwechsel. Dies geht allein schon aus der Tatsache hervor, daß C-vitaminhaltige Obstsäfte (z. B. Citronensaft) eine sichere Heilwirkung nicht nur bei peroraler, sondern ebenso bei parenteraler, intravenöser Verabreichung entfalten.

Vom pathologisch-anatomischen Gesichtspunkte aus beruht die skorbutische Stoffwechselstörung auf einer besonderen Schwäche des Stützgewebes, so betreffs ihres hervorstechendsten Merkmales: der Angiodystrophie, auf einer mangelhaften Bildung oder Veränderung der intercellulären Kittsubstanz (Aschoff-Koch). Dementsprechend müssen auch die skorbutische Blutungsbereitschaft, sowie die verschiedenen hierhergehörigen Hämorrhagien als Zeichen einer bestimmten Capillarschädigung aufgefaßt werden. Obgleich Infekte auf das Erscheinen dieser Blutungen nach dem Gesagten meist einen bestimmenden Einfluß auszuüben pflegen, so sind sie letzten Endes doch alimentären Ursprungs (vgl. die Angiorhexis alimentaria bei Erwachsenen in den Kriegsjahren — Pick). Wir pflichten demnach auch v. Pfaundler bei, wenn

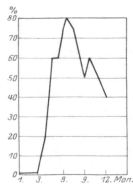

Abb. 23. Zeitliche Verteilung des positiven Endothelsymptoms bei gesunden Flaschenkindern. (Nach Hoffmann.)

er dem skorbutischen Blutungsübel innerhalb der großen Gruppe der vasculär bedingten hämorrhagischen Diathesen eine besondere Stellung einräumt und es trotz reichlich vorhandener symptomatischer, sogar pathogenetischer Beziehungen von der ausgedehnten plurifokal-infektiösen Unterabteilung getrennt wissen möchte (vgl. auch A. F. Heß, L. F. Meyer).

Hiermit berühren wir einen wichtigen und stark umstrittenen Punkt in der Pathogenese der Capillarschädigungen überhaupt. Daß die skorbutische Blutungsbereitschaft alimentär bestimmt und beeinflußt wird, dürfte angesichts der völlig eindeutigen Befunde aus der Klinik, Symptomatologie und Therapie der skorbutischen Erkrankung heute nicht im geringsten mehr zweifelhaft sein. Als solche hämorrhagische Äußerungen haben wir die subperiostalen medullären Blutungen, sowie die Muskel-, Haut- und Schleimhauthämorrhagien usw. kennen gelernt. Mangels jeglicher spezifischer Blutveränderung hat uns schon die klinische Erfahrung nahe gelegt und die pathologische Anatomie bestätigt, daß dabei als ursächliche Momente allein Gefäßalterationen in Betracht kommen können. Als weiteres latentes Zeichen dieser Capillarschädigung wurde auch das beim Skorbut regelmäßig vorhandene Rumpel - Leedesche Phänomen, dieses sog. Endothelsymptom angeführt (Stephan, A. F. Heß, L. F. Meyer-Nassau). Einen, wenn auch nur indirekten Beweis für die Richtigkeit dieser Annahme erblicken L. F. Meyer und seine Mitarbeiter in der völlig identischen zeitlichen Verteilung der idiopathischen Hautblutungen einerseits und des Endothelsymptoms andererseits, bei verschiedenalterigen, klinisch skorbutfreien, künstlich ernährten Säuglingen. Ebenso wie die entsprechende Kurve der „idiopathischen Hautblutungen" (Abb. 13) weist auch die des Rumpel-

Leedeschen Phänomens eine steile Erhebung und eine ausgesprochene Zacke um die Halbjahrswende herum auf (Abb. 23), während sie im ersten Trimenon, wiederum in Übereinstimmung mit den Morbiditätskurven des latenten und manifesten Skorbuts, die Grundlinie nicht verläßt. Beachtenswerterweise zeigen auch die analog registrierte Kurve der okkulten Darmblutungen (Ratnoff) und die der Pachymeningitis haemorrhagica interna (vgl. bei Hoffmann) einen völlig gleichen Verlauf.

Indes würde man sicherlich zu weit gehen, wollte man all diese hämorrhagischen Manifestationen stets auf gleichen Nenner zurückführen und in ihnen bloß Symptome einer um die Halbjahrswende zutage tretenden Vitamin-C-Verarmung des künstlich ernährten Säuglingsorganismus erblicken. Gegen eine solche Verallgemeinerung sprechen gewichtige Argumente: 1. Die Häufung des Endothelsymptoms, sowie die der okkulten Darmblutungen erreichten in den darauf gerichteten Untersuchungen von Hoffmann und Ratnoff teilweise 80% und mehr der geprüften Kinder, während die Zahl der Fälle mit „idiopathischen" Hautblutungen und mit manifestem Skorbut, selbst unter den damaligen ungünstigen Verhältnissen der Nachkriegsjahre (1920—1922) und im gleichen Beobachtungsmaterial weitaus nicht so hohe Ziffern aufwies. 2. Das Endothelsymptom trifft man nicht nur im ersten, sondern mindestens ebenso häufig auch im zweiten Lebensjahr und noch später (bis zu 80—90%) an, bei Kindern, die klinisch völlig gesund, normal entwickelt und zweckmäßig ernährt sind (Kaeckell, Kleinschmidt, übrigens auch Hoffmann, Nassau). 3. Auch bei Brustkindern läßt sich vom vierten Lebensmonat an in zunehmender Häufigkeit das Rumpel-Leedesche Phänomen auslösen. So fand Nassau bei ausschließlich an der Brust ernährten Kindern im Alter von 6 Monaten, wenn auch nicht in der hohen Frequenz wie bei den Flaschenkindern, so doch immerhin in etwa 50% der untersuchten Fälle ein positives Endothelsymptom. 4. Bei den verschiedensten Infektionskrankheiten — wir erinnern nur an den Scharlach, an die Grippe, an den Keuchhusten — gehört ein positives Endothelsymptom zu den konstanten Begleiterscheinungen. Hier beruht die Capillarendothelschädigung auf einer spezifischen Toxinwirkung, als deren äußeres Zeichen uns zuerst das nur experimentell auslösbare Endothelsymptom, später auch die spontanen Petechien, die sog. infektiöse Purpura entgegentreten. Die Erythrocyturia minima, die bei Kindern im Anschluß an Infektionen, Vaccination, Tuberkulinfieber häufig beobachtet werden kann (Castro, Kleinschmidt) gehört ebenfalls hierher. Sowohl die Erythrocyturie, wie das Endothelsymptom können längere Zeit bestehen bleiben; ihre Häufigkeit bei klinisch gesund befundenen Kindern hängt dann offenbar wesentlich von der Zahl und Art der durchgemachten Infektionen ab. 5. Die nur toxisch bedingte Gefäßwandschädigung, sei es in Form einer infektiösen Purpura, oder einer Erythrocyturia minima, oder des Rumpel-Leedeschen Phänomens, ist von der Ernährungsweise, im besonderen vom C-Vitaminangebot in weitgehendem Maße unabhängig. Einerseits kann man ihnen häufig bei zweckmäßig ernährten Säuglingen und Kindern begegnen, anderseits bleiben sie durch C-Vitaminzufuhr unbeeinflußt (Kleinschmidt, Finkelstein u. a.). Dementsprechend müssen dann auch die toxisch bzw. alimentär bedingten Alterationen der Capillarwand pathogenetisch wohl verschiedenen Ursprungs sein. In Anbetracht ihrer gelegentlich vollkommen identischen äußeren Erscheinungsform bleibt eine Trennung entweder nur mit Hilfe genau erhobener anamnestischer Daten (einseitige Ernährung, oder bestimmte Infektionen usw.), oder aber allein durch die indirekte Beweisführung ex iuvantibus möglich. Hierzu kommt noch das weitere komplizierende Moment, daß sekundäre Infektionen an den alimentär verursachten Capillarschäden meist in überragender Weise beteiligt zu sein pflegen. Allerdings weist die Vitamin-C-Zufuhr auch dann noch einen prompten Heileffekt auf, vermutlich infolge Eliminierung des einen genetischen Faktors.

Im Hinblick auf das vorgebrachte Tatsachenmaterial können wir, wenigstens was das Endothelsymptom, die Petechien, die capilläre Nierenblutung anlangt, die These von der spezifischen skorbutischen Angiodystrophie nicht mehr uneingeschränkt aufrecht erhalten. Infektionen (auch toxisches Fieber) vermögen mit Hilfe einer unspezifischen Capillarwandschädigung zu den gleichen äußeren klinischen Merkmalen führen, wie der skorbutische Nährschaden. Nichtsdestoweniger wäre es verfehlt in der skorbutbegünstigenden Wirkung der Infektionen und des toxischen Fiebers, eine nur unspezifische Bedingung erblicken zu wollen, und sich somit im Gegensatz zum bereits erwähnten Deutungsversuch zu stellen, wonach Infektionen mit einem erhöhten Verbrauch an Skorbutschutzstoff einhergehen müßten. Der vitaminzerstörende Effekt eines erhöhten Stoffwechsels, nicht nur unter dem Einfluß von Fieber

(Infektionen), aber z. B. auch unter Thyreoidmedikation (Nobel, Wagner) ist eine klinische bzw. auch experimentell verifizierbare Erfahrungstatsache. Von Interesse ist es außerdem in diesem Zusammenhang, daß der Symptomen-komplex des manifesten Skorbuts durch Infektionen allein nie zur Entwicklung gelangen kann, aber wohl unter der Doppelwirkung des spezifischen Nähr-schadens + Infektionen. Zufuhr von C-Vitamin hebt die Angiodystrophie in allen diesen Fällen, ebenso auch beim latenten Skorbut, völlig auf. Gerade für die idiopathischen Blutungen, für die Erythrocyturia minima, für das Endo-thelsymptom, läßt sich meist bloß a posteriori ihr alimentärer Ursprung mit Sicherheit beweisen. Daß die von L. F. Meyer und Nassau u. a. im Säuglings-material der Nachkriegsjahre gehäuft beobachteten idiopathischen Blutungen tatsächlich alimentären Ursprungs waren, wird einwandfrei durch den Umstand bekräftigt, daß sie seit 1922 mit Besserung der Ernährungsverhältnisse, der Milchversorgung und mit dem Einsetzen einer planmäßig und frühzeitig durch-geführten C-Vitaminbeifütterung viel seltener geworden, sozusagen verschwun-den sind.

Von seiten der Pathologen werden auch die skorbutischen Knochen- und Markveränderungen in genetischer Hinsicht mit einer besonderen alimentär bedingten Schwäche des Stützgewebes in Beziehung gebracht. Die binde-gewebige Umwandlung des Zellmarkes beeinträchtigt allmählich auch die hämatopoetische Funktion des Knochenmarkes (v. Pfaundler). Die Folge davon ist eine progressive, mehr oder minder stark ausgeprägte Anämie. Außer diesem rein mechanistisch, durch Verdrängung des blutbildenden Parenchyms wirkenden Faktor nehmen an der Entstehung der Blutveränderungen, die den Skorbut begleiten können, sicherlich auch noch andere komplizierende Be-dingungen teil. Wir kommen auf diese Frage im Abschnitt über die alimentären Anämien noch ausführlich zurück.

Mit der Annahme einer besonderen Alteration des Stützgewebes und selbst mit der genauen Beschreibung der auf diese Weise entstandenen äußeren Merk-male wird das Wesen der skorbutischen Stoffwechselstörung wohl vom Stand-punkt der Morphologie, aber nicht von dem der Physiologie und der Biochemie beleuchtet. Tatsächlich weist die Skorbutliteratur in diesem Punkte meist entweder Lücken, oder aber — wie die schon erwähnten Bilanzuntersuchungen von Lust - Klocmann, Frank, Bahrdt - Edelstein — nur schwer ver-wendbare Angaben auf.

Am ehesten könnte man noch aus den von Heß und Killian beobachteten Störungen des Blutchemismus Beziehungen zur Pathogenese des skorbutischen Nährschadens ableiten. Diese Störung äußert sich in einer Neigung zur Hyper-glykämie und in einer leichten Erniedrigung des $CO_2$-Bindungsvermögens, d. h. in Befunden, die man in dieser Kombination bekanntlich als Zeichen einer acidotischen Stoffwechselrichtung auffassen dürfte, wobei allerdings zu be-achten wäre, daß sie keine konstanten und gleichmäßigen Veränderungen dar-stellen. Immerhin deutet ihre Gegenwart unseres Erachtens zwangläufig auf eine übergeordnete Alteration des Gewebsstoffwechsels, zumindest auf eine gelegentlich erhöhte celluläre Säurebildung hin. Dementsprechend müßten wir auch den Angriffsort des Skorbutschutzstoffes und somit die Pathogenese des Skorbuts überhaupt in den Zellstoffwechsel verlegen. Mit dieser Annahme steht die bekannte zellatmungsfördernde Wirkung C-vitaminhaltiger Substanzen (Abderhalden, Freudenberg - György, neuerdings auch Höjer) auf normale und auf „skorbutische" Gewebe, sowie die verminderte $O_2$-Zehrung solcher von skorbutkranken Tieren gewonnenen Zellen in gutem Einklang. Eine Atmungsabschwächung bedeutet jedoch stets auch verminderte Ver-brennungen und in der Folge dann eine Anhäufung von nicht völlig verbrannten, sauren Stoffwechselzwischenprodukten: sie führt somit geradlinig zu einer Acidose. Worauf nun aber diese Zellatmungsbehinderung beim Skorbut beruht, und ob sie selektiv nur bestimmte Gewebe, Zellarten oder aber den Gesamtorganismus befällt, werden erst weitere einschlägige Untersuchungen zeigen können. Die Lösung des Skorbuträtsels, wenigstens was die pathogenetischen Einzelvorgänge betrifft, können wir einstweilen nur von einem genauen Studium des skorbutisch veränderten Zellstoffwechsels erwarten.

## Diagnose.

Die richtige Erkennung der skorbutischen Stoffwechselstörung, besonders in ihrem manifesten Stadium, bewahrt uns nicht allein von vermeidbaren und oft schwerwiegenden therapeutischen Mißgriffen, sondern sie zeitigt dies auch schon beim latenten Skorbut, nach Einleitung spezifisch wirksamer Maßnahmen, einen prompten und sozusagen unausbleiblichen Erfolg. Dem oft schon lange währenden Siechtum kann in kurzer Zeit ein Ende bereitet werden. Mit Recht weist in diesem Zusammenhange bereits Heubner auf die Berechtigung des alten Spruches hin: Qui bene diagnoscit, bene medebitur.

Bei einem schweren, manifesten Skorbut ist die richtige Diagnose meist unschwer zu fällen, „man wird die Krankheit nicht übersehen, wenn man nur an die Möglichkeit ihres Vorhandenseins denkt" (Heubner) und ihre Symptome kennt [1]). Die Schmerzempfindlichkeit der Knochen, das „Hampelmannphänomen", die mehr oder minder stark ausgeprägte Anämie, besonders aber die subperiostalen Blutungen, meist in den distalen Femur —, proximalen Tibia-, Humerusenden, oder in der Orbita — hier dann in Gemeinschaft mit einer Protrusio bulbi usw. —, gelegentlich auch Zahnfleischveränderungen, Haut- und Schleimhautblutungen, hämorrhagisches Urinsediment usw., bieten beim manifesten Säuglingsskorbut in der Regel genügend zuverlässige Anhaltspunkte für die Diagnose. Monosymptomatische oder weniger ausgeprägte Fälle sind allerdings oft nur schwer erkennbar. Die unter Fiebereruption plötzlich entstandenen subperiostalen Blutungen, die uns klinisch nur als Knochenschwellungen imponieren, wurden (und werden wohl auch heute noch) häufig mit einer Osteomyelitis, Periostitis verwechselt und zunächst operativ behandelt. Zuweilen wurden sie auch als maligne Geschwülste, wie Sarkom, gelegentlich auch als Chlorom (so die Orbita- und Schädelknochenblutungen), am Kniegelenk auch schon als Fungus gedeutet. Die Pseudoparese und die Schmerzhaftigkeit hat man dann auch als Polyomyelitis (fehlende Patellarsehnenreflexe!) oder Rachitis, Neuritis, Coxitis, das Fieber als Zeichen einer allgemeinen septischen Erkrankung mit Knochenmetastasen und Gefäßschädigungen aufgefaßt [2]) (vgl. die Angaben von Heubner, Finkelstein, Comby, Langstein, Wiesinger, Ingnier). Solche diagnostischen Irrtümer wären jedoch auch in solchen Fällen vermeidbar gewesen, hätte man die Untersuchung auch noch auf weitere Merkmale der skorbutischen Erkrankung ausgedehnt. So vermögen uns häufig eine Erythrocyturia minima oder bei besonderen Schwierigkeiten, die Röntgenoskopie der langen Röhrenknochen, evtl. der Epiphysenkerne, den richtigen Weg zu weisen.

Beim latenten Säuglingsskorbut läßt sich die spezifische Natur der fraglichen Symptome (idiopathische Hautblutungen, leichte Dystrophie, Appetit-

---

[1]) In den 55 Konsultationsfällen Combys ist die Krankheit vom behandelnden Arzt 45 mal nicht erkannt worden.

[2]) Da die luetische (Parrotsche) Pseudoparese meist in das erste Trimenon fällt, der skorbutische Nährschaden aber nur in den seltensten Fällen vor dem dritten Lebensmonat manifest wird, ist eine Verwechslung beider Zustände kaum möglich.

losigkeit, Resistenzschwäche usw.) allein aus der klinischen Beobachtung meist nicht eindeutig feststellen, hier wird dann die Diagnose nur ex iuvantibus möglich.

Beim Skorbut der Kinder stellen die Zahnfleischveränderungen, später dann auch die Muskelblutungen, die typische Gangstörung, die Knochenveränderungen, die an den unteren Extremitäten lokalisierten petechialen Hautblutungen so charakteristische Kennzeichen dar, daß man dabei Schwierigkeiten in der Diagnosestellung kaum ausgesetzt sein dürfte. Eine gewöhnliche Stomatitis ulcerosa, so auch eine Quecksilberstomatitis werden in der Regel allein schon durch das Fehlen von Blutungen von der skorbutischen Gingivitis, leicht zu unterscheiden sein.

## Verhütung und Behandlung.

Der Skorbut gehört zu den sicher verhütbaren Krankheiten. Säuglinge, Kinder, Erwachsene, die in ihrer Nahrung genügende Mengen an C-Vitamin, dem Skorbutschutzstoff, zugeführt bekommen, bleiben vom Skorbut verschont. Eine planmäßige Prophylaxe setzt somit eine zweckentsprechend gestaltete Ernährungsweise als Grundbedingung voraus. Bei den älteren Kindern und den Erwachsenen dürfte in normalen Zeiten die übliche gemischte Kost den Vitamin-C-Bedarf vollauf decken. Als besonders C-faktorreiche Nahrungsmittel gelten in dieser normalen Diät frische Gemüse, Obst, Kartoffeln, Milch, Fleisch. Bei der Speisenbereitung ist auf die schonende Behandlung der Rohstoffe im bereits besprochenen Sinne stets zu achten.

Bei den Säuglingen liegen die Verhältnisse meist ungünstiger. Hier bietet zunächst allein die Brusternährung den nötigen prophylaktischen Schutz vor der Skorbuterkrankung, während die Flaschenkinder bei einseitiger Ernährung mit den so häufig denaturierten, ,,verkünstelten" Milchgemischen nur allzuleicht in den vorerst latenten Zustand des Vitamin-C-Mangels geraten können. Freilich kann auch diese Gefahr durch eine frühzeitige C-vitaminreiche Beikost, meist in Form von Orangen-, Citronen-, Tomatensaft (täglich 1—3 Kaffeelöffel), spätestens vom 3.—4. Lebensmonat an, sicher gebannt werden. Später vom 4. bis 5. Lebensmonat an, soll die C-Vitaminzufuhr auch noch durch Gemüsemahlzeiten (Spinat, Rüben, Kartoffeln) verstärkt werden, um der Vitaminverarmung des Organismus mit Nachdruck entgegenarbeiten zu können. Der verstärkte Vitaminbedarf des Körpers im Laufe von fieberhaften Infektionen wird am zweckmäßigsten mit einer weiteren Erhöhung auch der C-Vitaminrate in der Nahrung (Citronen-, Orangensaft usw.) beantwortet.

Im latent-skorbutischen Stadium erfüllen prophylaktische Maßnahmen gleichzeitig schon einen therapeutischen Zweck: hier muß eine weitere Verschlimmerung, die Manifestierung des Skorbuts verhütet werden. Dies gelingt in erster Linie wiederum nur mit Hilfe einer zweckentsprechenden Umgestaltung der Ernährung mit besonderer Berücksichtigung eines reichlichen C-Vitaminangebots. Bei unklaren dystrophischen, dysergischen Zuständen der Säuglinge besteht oft die Möglichkeit einer skorbutischen Ätiologie; in solchen Fällen soll man dann auch frühzeitig mit der Vitamintherapie und Prophylaxe beginnen. Durch möglichste Fernhaltung von fieberhaften Infektionen, auch durch eine Verschiebung des Impftermins läßt sich bei solchen skorbutgefährdeten, bzw. schon latent-skorbutischen Säuglingen in prophylaktischer Hinsicht oft noch vieles erreichen.

Selbst beim manifesten Skorbut ist ,,kein Tropfen eines Medikamentes nötig" (Heubner). Auch hier bewirkt eine quantitativ und qualitativ ausreichende Zufuhr von C-vitaminhaltigen Nährstoffen in kurzer Zeit einen raschen

Rückgang sämtlicher skorbutischer Symptome (Abb. 22 u. 24). Als solche C-vitaminreiche Nahrungsmittel kommen zunächst die Obstsäfte, wie Citronen-, Orangen-, Tomaten-, Himbeersaft[1]) in Betracht. Orangen- und Citronensaft können auch alkalisiert, sogar gekocht werden, ohne ihre antiskorbutische Wirksamkeit einzubüßen. Zur Neutralisierung eignet sich am besten das Schütteln mit Kreide (Calc. carb. pulv.). Bei darmkranken Säuglingen sind solche neutralisierte Obstsaftproben schon wegen ihrer verminderten Reizwirkung auf den Darm besonders am Platze.

Einen sicheren Heileffekt können wir selbst von solchen sehr C-vitaminreichen Obstsäften nur dann erwarten, wenn sie in großen Mengen dargeboten werden, so z. B. schon bei Säuglingen 50—100—200 g pro die.

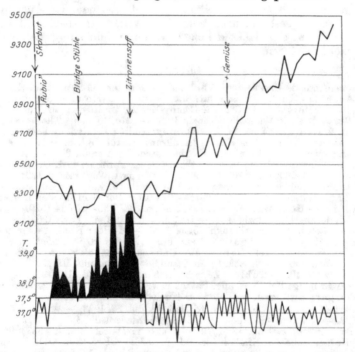

Abb. 24. Manifester Skorbut. Auf ein künstliches Vitaminpräparat erfolgte keine Besserung. Citronensaft bewirkte dann rasche Heilung. (Eigene Beobachtung.)

Obgleich Citronen-, Orangen- oder Tomatensaft ihren C-Vitamingehalt anscheinend auch durch längeres Lagern nicht verlieren, ziehen wir frische Proben älteren Präparaten vor. Bei Gemüsearten (besonders bei Blattgemüsen) bewirken nicht nur das Lagern, sondern auch das Kochen, die Alkalisierung eine meist erhebliche Zerstörung des Skorbutschutzstoffes. Bei der üblichen Bereitungsweise dürften sie somit für die Therapie des manifesten Skorbuts kaum Verwendung finden. Ebenso sind künstliche Vitaminpräparate nach Möglichkeit zu vermeiden (vgl. Abb. 24). Kartoffeln sind, freilich nur in großen Mengen, die man Säuglingen kaum zuführen kann, sowohl in frischem, wie in gekochtem Zustande wirksam.

Alkalisierter, gekochter Orangensaft bewährt sich auch bei intravenöser

---

[1]) Rebensaft ist arm an C-Vitamin (vgl. auch die tabellarische Zusammenstellung bei Stepp, S. 103 ff.).

Applikation als zuverlässiges Antiskorbuticum (in Dosen von 6—35 ccm alle 2—3 Tage bisher in 3 Fällen, Heß - Unger).

Außer der Beifütterung von C-vitaminhaltigen Nährstoffen läßt sich das C-Vitaminangebot allein schon durch die Zufuhr von roher, unvorbehandelter, nicht aufgekochter Milch erhöhen. Im Besitze einer hygienisch einwandfreien Milch kann beim Säuglingsskorbut neben anderen auch noch dieses, relativ wenig wirkungsvolle therapeutische Hilfsmittel versucht werden.

Beim manifesten Skorbut der Kleinkinder müssen wir den gleichen therapeutischen Weg beschreiten wie bei der gleichen Erkrankung der Säuglinge, allerdings mit besonderer Berücksichtigung der Quantitätsfrage.

Das Verschwinden der manifest skorbutischen Symptome bedeutet noch keineswegs eine vollkommene Heilung. Latente Zeichen der Angiodystrophie und die Dysergie bestehen noch lange Zeit weiter. In diesem „Postskorbutstadium" muß auf eine dauernd hohe C-Vitaminzufuhr sinngemäß auch weiter streng geachtet werden.

## Literatur.

Zusammenfassende Übersichten: Abels: Ergebn. d. inn. Med. u. Kinderheilk. Bd. 26. 1924. — Aschoff - Koch: Der Skorbut. Jena 1919. — Barlow: Med. chirurg. transact. Vol. 66. 1883. — Derselbe: In Granché-Comby-Marfan. Traité de malad. de l'enf. Tom. 2. 1897. — Berg, R.: Die Vitamine. Leipzig 1927. — Mc Collum: The newer knowledge of nutrition. 2. Aufl. New York 1923. — Comby: Traité de malad. de l'enf. 6. Aufl. Paris 1920. — Czerny - Keller: Des Kindes Ernährung. 1. Aufl. Bd. 2. 1917; 2. Aufl. Bd. 2. 1925. Leipzig-Wien. — Finkelstein: Lehrb. d. Säuglingskrankh. 3. Aufl. Berlin 1924. — Förster: In Gerhardts Handb. 1878. — Fränkel, E.: Fortschr. a. d. Geb. d. Röntgenstr. Bd. 7. 1904; Bd. 10. 1906; Erg.-Bd. 18. 1908. Münch. med. Wochenschr. 1904. — Freund, W.: In Pfaundler-Schloßmanns Handb. d. Kinderheilk. 3. Aufl. Leipzig 1923. — Funk: Die Vitamine. Wiesbaden 1922. — Hart - Lessing: Der Skorbut der kleinen Kinder. Stuttgart 1913. — Heß, A. F.: Scurvy, past and present. Philadelphia 1920. — Heubner: Lehrb. d. Kinderkrankh. Leipzig 1911. — Hutinel: Mal. des enf. Paris 1909. — v. Pfaundler: In Feers Lehrb. d. Kinderkrankh. Jena 1926. — Möller: Königsberger med. Jahrb. Bd. 1. 1859; Bd. 3. 1862. — Salle - Rosenberg: Ergebn. d. inn. Med. u. Kinderheilk. Bd. 19. 1921. — Schoedel - Nauwerck: Untersuchungen über die Möller-Barlowsche Krankheit. Jena 1900. — v. Stark: In Pfaundler-Schloßmanns Handb. d. Kinderheilk. 2. Aufl. Leipzig 1910. — Tobler: Zeitschr. f. Kinderheilk. Bd. 18. 1918. — Wieland: In Schwalbe-Brünings Handb. d. allg. Pathol. usw. d. Kindesalters Bd. 2. Wiesbaden 1913. — Wimberger: Ergebn. d. inn. Med. u. Kinderheilk. Bd. 28. 1925.

Einzelarbeiten: Abels: Zeitschr. f. Kinderheilk. Bd. 36. 1923. — Aron: Klin. Wochenschrift 1922. — Bahrdt - Edelstein: Zeitschr. f. Kinderheilk. Bd. 9. 1913. — Barnes-Hume: Biochem. Journ. Bd. 13. 1919. — Barlow: Lancet. March 1883; ebenda Nov. 1894. — Bohn: Jahrb. f. Kinderheilk. Bd. 2. 1868. — Brandt: Arch. f. Kinderheilk. Bd. 67. 1919. — Castro: Zeitschr. f. Kinderheilk. Bd. 11. 1914. — Cheadle: Lancet. Nov. 1878. — Chick - Dalyell: Zeitschr. f. Kinderheilk. Bd. 26. 1920. — Comby: Arch. de méd. des enfants Tom. 24. 1921. — Epstein: Jahrb. f. Kinderheilk. Bd. 88. 1918. — Erdheim: Wien. klin. Wochenschr. 1918. — Frank, H.: Zeitschr. f. Kinderheilk. Bd. 27. 1920. — Frank, M.: Jahrb. f. Kinderheilk. Bd. 91. 1920. — Frank, A.: Klin. Wochenschr. 1925. — Freise: Monatsschr. f. Kinderheilk., Orig. Bd. 12. 1914. — Jahrb. f. Kinderheilk. Bd. 91. 1920. — Freudenberg: Monatsschr. f. Kinderheilk., Orig. Bd. 13. 1914. — Fürst: Berlin. klin. Wochenschr. 1895. Arch. f. Kinderheilk. Bd. 18. 1895. — Glaser: Berlin. klin. Wochenschr. 1913. — Gottschalk: Arch. f. Kinderheilk. Bd. 73. 1923. — Grünmandel - Leichtentritt: Jahrb. f. Kinderheilk. Bd. 106. 1924. — György: Jahrb. f. Kinderheilk. Bd. 94. 1921; Bd. 112. 1926. — Hamburger - Stransky: Monatsschr. f. Kinderheilk. Bd. 21. 1921. — Hamburger - Goldschmidt: Jahrb. f. Kinderheilk. Bd. 100. 1923. — Hart: Jahrb. f. Kinderheilk. Bd. 76. 1912. — Hart - Steenbock - Ellis: Journ. of biol. chem. Vol. 42. 1920; Vol. 46. 1921. — Heß, A.: Americ. journ. of dis. of childr. Vol. 12. 1916; Vol. 13. 1917; Vol. 14. 1917. — Derselbe: Journ. of the Americ. med. assoc. 1915, 1917, 1918. — Heß, A. F.-Fish: Americ. journ. of dis. of childr. Vol. 8. 1914. — Heß, A. F.-Killian: Proc. of the soc. f. exp. biol. a. med. Vol. 16. 1918. — Heß-Unger: Ebenda Vol. 15. 1918. Journ. of the Americ. med. assoc. 1919. Americ. journ. of dis. of childr. Vol. 19. 1920. — Heß - Unger - Supplee: Journ. of biol. chem. Vol. 45. 1920. — Heß, A. F.: Boston med. a. surg. journ. Vol. 187. 1922. — Heubner: Jahrb. f. Kinderheilk. Bd. 34. 1892. Berlin. klin. Wochenschr. 1903. — Hirschsprung: Jahrb. f. Kinderheilk. Bd. 41. 1895. — Höjer: Acta paediatr. Bd. 3. 1924. — Hoffmann: Jahrb. f. Kinderheilk. Bd. 98. 1922. — Holst - Frölich: Zeitschr. f. Hyg. u. Infektionskrankh. Bd. 72. 1912. — Ide: Zeitschr. f. Kinderheilk. Bd. 32. 1922. — Jephcott - Bacharach: Biochem. Journ. Bd. 15. 1921. — Käckell: Med. Klinik 1921. — Kleinschmidt: Dtsch. med. Wochenschr. 1919. Nr. 23. Virchows Arch. f. pathol. Anat. u. Physiol. Bd. 246. 1923. — Koch, W.: Dtsch. med. Wochenschr. 1921. — Lehndorff: Arch. f. Kinderheilk. Bd. 38. 1904. — Leichtentritt: Zeitschr. f. d. ges. exp. Med. Bd. 29. 1922. — Looser: Jahrb. f. Kinderheilk. Bd. 62. 1905. — Lust - Klocmann: Jahrb. f. Kinderheilk. Bd. 75. 1911. — Meyer, L. F.-Nassau: Jahrb. f. Kinderheilk. Bd. 94. 1921. — Meyer, L. F.: Monatsschrift f. Kinderheilk., Orig. Bd. 25. 1923. — Nassau: Zeitschr. f. Kinderheilk. Bd. 29. 1921. — Nassau - Singer: Jahrb. f. Kinderheilk. Bd. 98. 1922. — Nassau: Monatsschr. f. Kinderheilk., Orig. Bd. 24. 1922. — Neumann: Dtsch. med. Wochenschr. 1902. — Nobel: Wien. med. Wochenschr. 1920. Zeitschr. f. Kinderheilk. Bd. 28. 1921. — Nobel-Wagner: Ebenda Bd. 30. 1921. — Northrup - Crandall: New York med. journ. a. med. record 1894. — v. Pfaundler-v. Seht: Zeitschr. f. Kinderheilk. Bd. 19. 1919. — Plantenga: Arch. f. Kinderheilk. Bd. 58. 1912. — Pogorschelsky: Zeitschr. f. Kinderheilk. Bd. 35. 1923. — Ratnoff: Ebenda Bd. 34. 1923. — Rehn: Jahrb. f. Kinderheilk. Bd. 25. 1886. Berlin. klin. Wochenschr. 1889. — Reyher: Ergebn. d. inn. Med. u. Kinderheilk. Bd. 2. 1908. Arch. f. Kinderheilk. Bd. 76. 1925; Bd. 77. 1926. — Rosenbund: Zeitschr. f. Kinderheilk. Bd. 34. 1923. — Rousseau: Nourisson Tom. 11. 1923. — Schagan: Jahrb. f. Kinderheilk. Bd. 104. 1924. — Schmorl: Ebenda Bd. 65. 1906. — Stern: Zeitschr. f. Kinderheilk. Bd. 36. 1923. — Stöltzner: Ergebn. d. inn. Med. u. Kinderheilk. Bd. 24. 1923. — Strathmann - Herweg: Monatsschr. f. Kinderheilk., Orig. Bd. 19. 1921. — Supplee - Dow: Americ. journ. of dis. of childr. Vol. 31. 1926. — Vogt: Jahrb. f. Kinderheilk. Bd. 91. 1920. — Wallgren: Zeitschr. f. Kinderheilk. Bd. 31. 1921. Acta paediatr. Bd. 2. 1923. — Wimberger: Zeitschr. f. Kinderheilk. Bd. 36. 1923; Bd. 38. 1924. Fortschr. a. d. Geb. d. Röntgenstr. Bd. 32. 1923. — Ziegler: Zentralbl. f. allg. Pathol. u. pathol. Anat. Bd. 12. 1901.

# Skorbut der Erwachsenen.

Von

**V. Salle** - Berlin.

Mit 6 Abbildungen.

## Begriffsbestimmung.

Der Skorbut der Erwachsenen stellt eine seinem Wesen, seiner Pathogenese, sowie auch seiner Erscheinungsart nach durchaus mit der denselben Namen tragenden Erkrankung des Kindesalters identische Erkrankung dar. Die eingehende Darstellung der letzteren im vorangehenden Kapitel ermöglicht es, sich an dieser Stelle im wesentlichen auf die Unterschiede in der klinischen Verlaufsart und auf einige epidemiologische Bemerkungen zu beschränken. Begrifflich handelt es sich in dem einen wie in dem anderen Falle um eine hämorrhagische Diathese, die sich infolge ungenügender Zufuhr von Vitamin C oder seines vermehrten Verbrauches im Körper entwickelt. Der Unterschied im klinischen Symptomenbild beim Kinde einerseits und beim Erwachsenen anderseits beruht auf der differierenden funktionellen Inanspruchnahme derjenigen Teile des Körpers, die von der Erkrankung hauptsächlich betroffen werden, und der Bevorzugung der Wachstumszonen des Knochensystems beim Kinde; die fast regelmäßige Kombination des epidemischen Skorbuts der Erwachsenen mit akuten Infektionskrankheiten bietet eine weitere Besonderheit, aber gleichfalls keinen prinzipiellen Unterschied gegenüber der Erkrankung im Kindesalter.

## Geschichte und Epidemiologie.

Nach der ausgezeichneten historischen Darstellung von Krebel, die in wertvoller Weise von Immermann ergänzt wurde, stammen die ersten geschichtlichen Angaben aus dem 13. Jahrhundert, während für eine weite Verbreitung der Krankheit erst Angaben aus dem 15. Jahrhundert sprechen. Schon die ersten Berichte aus der Zeit der Kreuzzüge erwähnen den Zusammenhang mit erschwerter Nahrungszufuhr. Es ist bezeichnend für die Genese der Erkrankung, daß die Epoche der ersten großen Seefahrten als Folge der monatelangen, einseitigen und irgendwie „konservierten" Kost eine außerordentliche Häufung der Erkrankungen mit einer für unsere Zeit kaum noch vorstellbaren Sterblichkeit hervorbrachte. Berühmt ist die Fahrt des Vasko da Gama, der bei der Umschiffung des Kaps der guten Hoffnung von 160 Mann Schiffsbesatzung 100 Mann an Skorbut[1] verlor. In wie starker Weise die uns doch hauptsächlich ernährungsphysiologisch interessierende Krankheit in das Leben

[1] Die älteste Verwendung des Namens findet sich bei Enricus Cordus (1534), der an die Heilung durch Schöllkraut-Scharbockskraut anknüpft. Der Name Skorbut ist ebenso vom holländischen Scheurbuyk, Scorbeck (Geschwür im Mund), wie auch vom altsächsischen Schorbock abgeleitet worden; man hat aber auch versucht, den Namen mit dem slavischen Scorbj (Schmerz) in Verbindung zu bringen.

der Völker früher eingriff, zeigt ein Hinweis von Lind, nach dem der Skorbut der Seemacht Großbritannien mehr geschadet hat als die kriegerische Macht von Spanien und Frankreich zusammen. Der frühzeitig erkannte Zusammenhang zwischen Ernährung und Krankheit führte bald zu Vorbeugungsmaßnahmen durch Rationalisierung der Verpflegung. Eins der vielen Beispiele für die Wirksamkeit der Maßnahmen sind Berichte der ostindischen Kompanie, die bei ihren ersten Reisen um das Kap nahezu ein Viertel ihrer Mannschaft verlor, die Ernährung aber bereits im Jahre 1775 so zweckmäßig einrichten konnte, daß auf derselben Fahrt nur ein Mann erkrankte. Zu den Berichten über die „Krankheit der Seefahrer" kommen in der ersten Hälfte des 16. Jahrhunderts auch Mitteilungen über Erkrankungen auf dem Lande. Es liegen Nachrichten vor über Verbreitung im nördlichen Deutschland, den Niederlanden, Skandinavien, Rußland. Auch hier wurde bald festgestellt, daß die Verbreitung des Skorbuts an Nahrungsmittel- und soziale Not gebunden ist. „Morbus castrensis, qui vexat obsessos et inclusos" — so nannte schon Olaus Magnus die Erkrankung, die stets und hier und dort zur Beobachtung kam, wo die Verhältnisse ein Aufgeben freigewählter Ernährungsgewohnheiten erzwangen. Von Hirsch wurden 114 sichere Skorbutepidemien der Jahre 1556 bis 1857 auf ihre Entstehung hin untersucht, wobei er feststellte, daß besonders belagerte Festungen und geschlossene Anstalten die Vorbedingungen für die Epidemien dargeboten hatten. Von diesen 114 Epidemien entfielen 40 auf belagerte Festungen, 33 auf geschlossene Anstalten; in späterer Zeit boten die Festung Rastatt und auch das 1870 belagerte Paris mit zahlreichen Skorbuterkrankungen Beispiele.

In neuerer Zeit hat der Skorbut als Massenerkrankung fast jegliche Bedeutung verloren. Nur im Weltkrieg kam es unter zwangsrationierter Ernährung im Felde (Korbsch, Morawitz, Salle und Rosenberg u. a.), gleichwie in geschlossenen Anstalten der Heimat (Tobler, Erich Müller) zu kleinen Epidemien; auch über Skorbutepidemien auf Seite der Entente, besonders im südöstlichen Kriegsgebiet und im Nordosten, am Murman, ist berichtet worden (Willcox, Comrie, Wiltshire). In der deutschen Marine war die früher von den Seefahrern sehr gefürchtete Krankheit so selten geworden, daß in den letzten Friedensjahren (bis 1914) nur fünf vereinzelte Fälle gezählt wurden. Von größerer Bedeutung blieb der Skorbut im letzten Jahrhundert nur für Rußland, ein Land mit unentwickelter Gemüsekultur und vorwiegend aus Körner- und Hülsenfrüchten bestehender Ernährung. Noch 1849 erkrankten nach Hirsch 260 444 Personen, von denen 60 958 starben. Wenn auch in den nachfolgenden Jahren die Erkrankungszahlen niedriger waren, so ergeben sich doch aus offiziellen russischen Quellen für das Jahr 1907 74 830, für das Jahr 1908 44 832 Fälle, was pro 10 000 Einwohner 5,3 resp. 2,9 Fälle bedeutet. Epidemiologisch wichtig dabei ist, daß im unwirtlichen Küstengebiet pro 10 000 Einwohner 137,9 resp. 104,8, im südlichen Gouvernement Taurien mit hochentwickelter Obst- und Gemüsekultur nur 0,6 Fälle zur Beobachtung kamen; auch bei den Eskimos in Nordamerika ist Skorbut verbreitet (R. Berg). Diese örtliche Gebundenheit des Skorbuts, die auf bestimmte lokale Ernährungsgewohnheiten zurückzuführen ist, fand im letzten Weltkrieg ihren Ausdruck darin, daß die beim Kriegsheer auftretenden Epidemien hauptsächlich in solchen Gegenden entstanden, in denen die Erkrankung früher endemisch gewesen war. Nach einer Zusammenstellung von Salle und Rosenberg entwickelten sich dabei beim deutschen Feldheer 23 Epidemien im Osten (Rußland, östliches Österreich, Balkan) und nur eine (51 Erkrankungen, Korbsch) an der Westfront. Es ist bemerkenswert, daß von 19 Epidemien nur 3 bereits im Jahre 1915 auftraten (Feig, Korbsch,

Zlocisti); bei diesen lagen besondere Verhältnisse vor: Fleckfieberrekon-valeszenten eines Gefangenenlagers mit einseitiger Ernährung, Türken mit schlechter Ernährung, einseitige und von Gemüse freie Kost, die lange bei gespanntem Dampf zubereitet war. Erst vom Jahre 1916 ab und dem von diesem Zeitpunkt ab erschwerten oder fehlenden Nahrungsmittelnachschub aus der Heimat, wobei auf den weit abgelegenen Kriegsschauplätzen die Truppen sich den jeweiligen Ernährungsbedingungen und -gewohnheiten des besetzten Gebietes anpassen mußten, wurden die epidemischen Erkrankungen häufiger. Bei manchen Truppenteilen mag neben dem spezifischen Vitamin-mangel auch die erschöpfende Wirkung der allgemeinen Unterernährung unter-stützend bei der Krankheitsentstehung mitgewirkt haben. Die Feststellungen, die an den Skorbutepidemien während des Welt-krieges über das jahreszeitliche Auftreten gemacht werden konnten, bestätigten im allge-meinen frühere Erfahrungen. Die Kurve einer Skorbutepidemie steigt gewöhnlich sehr rasch an, erreicht innerhalb 4 bis 6 Wochen ihren Höhepunkt, um bei entsprechenden diätetischen Vorbeugungsmaßnahmen ebenso rasch wieder abzufallen; diese letzteren brauchen nicht immer organisatorisch gewollte Eingriffe zu sein; so ist es von den Einwohnern kleinerer sibirischer Orte bekannt, daß sie bei drohendem Ausbruch einer Epidemie sich Suppen aus verschiedenen Kräuter- und Gräserarten kochen; aus anderen Gegenden wird von Aufgüssen auf Kiefernadeln, die pro-phylaktisch getrunken werden, berichtet. Der Jahreszeit nach fällt der Beginn der Epidemien in die Frühlingsmonate, was zweifellos auf das Fehlen von grünen Gemüsen, in den letzten Wintermonaten vielleicht auch auf eine Ver-armung der Kartoffeln und Kohlarten an Vitamin C bei langdauernder Lagerung zurückzuführen ist. Anderseits bedingt die im Frühsommer ermög-lichte Ergänzung der Kost durch Vitamin-C-reiche Nahrungsmittel einen raschen Abfall der Kurve.

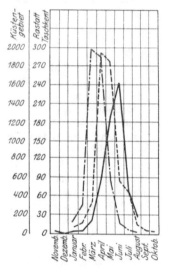

Abb. 1. Zeitlicher Verlauf der Skorbutepidemien in der Festung Ra-statt 1852 (nach Opitz) ———; im sibirischen Küstengebiet 1908 ----; im Gefangenenlager Taschkent 1916 (nach Disqué) ·—·—·-.

Die abgebildeten Kurven zeigen an mehreren Beispielen aus Kriegs- und Friedenszeiten den typischen Verlauf der Epidemien, wobei natürlich klimatische Verschiedenheiten, ebenso wie besondere, zu Zwangsernährung führende Ver-hältnisse im Einzelfall für den zeitlichen Ablauf maßgebend sein können.

Vielfach ist vermerkt worden, daß während des Krieges innerhalb der belagerten Festung Deutschland bei der Zivilbevölkerung kein Skorbut auf-getreten ist. Es ist dies ein zwingender Beweis dafür, daß Unterernährung als solche für die Entstehung des Skorbuts bedeutungslos ist. Fraglos hat die Versorgung der Bevölkerung mit Gemüse, vor allem aber auch mit Kartoffeln, deren Mangel bei früheren Epidemien (Wessel) häufig pathogenetisch an-geschuldigt wurde, und deren Wert als Antiskorbuticum wir auf Grund eigener Untersuchungen nicht gering anschlagen möchten, verhütend gewirkt. Zu berücksichtigen ist auch der große Verbrauch der Kohlrübe, die als Anti-skorbuticum gewirkt haben mag. Beim Säuglingsskorbut hat Freise ein aus der Futterrübe gewonnenes gut wirkendes Heilmittel angewandt; einen ähnlichen Erfolg hatte Freudenberg mit einem Extrakt aus gelben Rüben. Auch nach dem Weltkrieg trat in der Zeit schwerster Ernährungsbehinderung Skorbut als epidemische Erkrankung nicht in Erscheinung. Eine geringe Häufung von Fällen in den Jahren 1922 (Umber u. a.) konnte zwanglos auf die durch die Verhältnisse bedingten, besonderen Ernährungsgewohnheiten von Einzelpersonen (Junggesellen) zurückgeführt werden.

Übersieht man die während des Krieges beschriebenen Epidemien, so ergibt sich als Gemeinsames: Verbreitung der Krankheit erst von 1916 ab, qualitativer Hunger und eine stärkere Beteiligung der östlichen Teile Europas; wie bei vielen früheren Epidemien treten als die Entstehung begünstigende Momente noch Infektionen und Anstrengungen hervor.

Die außerordentlich hohe Sterblichkeit früherer Epidemien fand in den neueren Beobachtungen keine Parallele. Zweifellos sind die hohen Mortalitätszahlen früherer Jahrhunderte mit dadurch bedingt, daß die Todesfälle an komplizierenden Krankheiten statistisch mit verwendet und der Mangelkrankheit als solcher unberechtigterweise zugeschrieben worden sind. Von 461 von Salle und Rosenberg im Kriege beobachteten Kranken starb keiner an Skorbut; die Todesursache war stets eine komplizierende Tuberkulose, häufig in ihrer miliaren Form. Die Mortalitätsberechnung ergab bei Kranken verschiedener Gruppen mit bei der Einlieferung unterschiedlichem Erkrankungs- und Kräftezustand 3,6—9%. Es sei aber vermerkt, daß Aschoff und Koch auch zwei Fälle von unkompliziertem Skorbut beschrieben haben, bei denen die Todesursache sich anatomisch nicht feststellen ließ.

Aus dem kurzen Überblick ergibt sich als bemerkenswert, daß empirisch der Charakter des Skorbuts als Mangelkrankheit seit jeher richtig gedeutet worden ist. Um so auffallender ist, daß die pathogenetische Auffassung sich unter dem Einfluß wechselnder allgemeiner Betrachtungsweise weit vom Ziel entfernen konnte. So war in der bakteriologischen Ära die Vorstellung, daß der Erkrankung eine spezielle Infektion zugrunde liege, verbreitet, und erst die ausgezeichneten experimentellen Forschungen von Holst und Fröhlich führten auf den von der Empirie längst geebneten Boden wieder zurück.

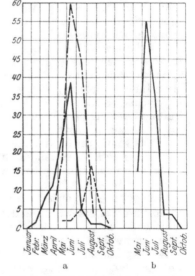

Abb. 2. Zeitlicher Verlauf der von Salle und Rosenberg im Jahre 1917 in Rumänien beobachteten Skorbutepidemie. a Beginn der Erkrankung bei deutschen Kranken nach anamnestischen Angaben ————; Erkrankungen bei 16 Truppenteilen (nach truppenärztlichen Angaben) —·—·—·—; Kurve der Erkrankungen an Stomatitis ulcerosa (ohne Skorbut)--------. b Lazarettzugang von türkischen Skorbutkranken.

## Klinik und Symptomatologie.

Sehen wir von den Veränderungen am Knochensystem ab, die nur bei Kindern und Jugendlichen in Erscheinung treten, so ist das Symptomenbild des Skorbuts im wesentlichen durch Blutungen im Muskel-, Haut- und Zahnfleischgewebe beherrscht. Hämorrhagien in innere Organe treten nur bei gleichzeitiger anderweitiger Erkrankung dieser Gebilde auf, und zwar hauptsächlich bei komplizierenden Infektionskrankheiten, von denen die Tuberkulose an erster Stelle steht. Dabei ist es eine von den meisten Autoren, die Gelegenheit hatten, zahlreiche Skorbutfälle zu beobachten, hervorgehobene Tatsache, daß das zeitliche Auftreten, die Verteilung und Ausbreitung der einzelnen Symptome stark wechseln. Es ist v. Lobmayer ebenso zuzustimmen, wenn er von einer kaleidoskopartigen Vielgestaltigkeit des Symptomenbildes spricht, wie auch Zlocisti, der beim Skorbut das Regellose zur Regel werden sah, oder auch Brüning, der mit Recht hervorhob, daß es bei dieser Krankheit kein beweisendes Symptom gebe. Die Erklärung für diese Polymorphie des Skorbuts liegt darin, daß die Blutungsbereitschaft im Einzelfall eine verschiedene ist und je nach dem Grade der Vitaminverarmung und der dadurch bedingten Stoffwechselstörung, die in gleicher Weise von der behinderten oder fehlenden Vitaminzufuhr, als auch der individuellen Disposition abhängt, wechselt. Hinzu kommt noch, daß die Blutungen, worauf Aschoff und Koch hingewiesen haben, hauptsächlich an den Stellen größerer Belastung und funktioneller Inanspruchnahme sich entwickeln. Dadurch werden individuell verschiedene Lokalisationen bedingt und auch die verschieden starke Entwicklung des Einzelsymptoms wird verständlich. Ein weiteres, die Symptomatologie und Verlaufsart beeinflussendes Moment bilden die bei epidemischem Skorbut wohl nie fehlenden Infektionen. Es ist das besondere Verdienst von Abels, darauf hingewiesen zu haben, daß dem Skorbut eine abnorme Reaktionsweise auf allgemeine und lokale Infekte eigen ist, wofür er die Bezeichnung einer skorbutischen „Dysergie" in Vorschlag gebracht hat. Vielleicht ist auch der typische schubweise Verlauf des Skorbuts als eine Wechselwirkung zwischen hämorrhagischer Bereitschaft und Infektion deutbar.

Wenn somit die Schilderung eines für die meisten Krankheitsfälle charakteristischen Symptomenbildes nicht möglich ist, so läßt doch eine genauere Beobachtung bestimmte Gesetzmäßigkeiten nicht vermissen, und auch die Einteilung in ein Stadium der Latenz oder Prodromalstadium und ein solches der entwickelten Symptome erscheint nicht unberechtigt.

**Stadium der Latenz.** Eine der skorbutischen hämorrhagischen Diathese vorausgehende, allgemeine Störung ist durchaus nicht bei jedem Erkrankungsfall nachzuweisen und scheint auch bei den einzelnen Epidemien verschieden stark ausgebildet gewesen zu sein. Manche Autoren, wie Feig, Tüchler und Tobler, fanden das Allgemeinbefinden nicht oder nicht wesentlich gestört. Ebenso wie auch Legru, Herrmann und Blau nur „rheumatische Beschwerden" als Initialsymptome erwähnen. Auch Salle und Rosenberg sahen bei ihrem von der Truppe eingelieferten Krankenmaterial nur ganz vereinzelt Allgemeinerscheinungen, und dann nur solche leichteren Grades, dem Auftreten von Blutungen vorausgehen. Viele ihrer Patienten wiesen auch bei starken Hämorrhagien einen guten Allgemeinzustand auf und waren bei guter Laune; anders freilich verhielten sich allgemein unterernährte, vielfach tuberkulöse Patienten, die darüber klagten, daß den Blutungen Allgemeinbeschwerden vorausgegangen wären. Derartige Allgemeinsymptome werden auch von Morawitz, Disqué, Korbsch und Arnet erwähnt. Auch in der ausgezeichneten Darstellung von Immermann findet sich eine Beschreibung einer der Krankheit vorausgehenden, initialen Periode. Sie ist nach diesem Autor charakterisiert durch Müdigkeit, Abgeschlagenheit, Oppressionsgefühl, Herzklopfen, eingefallene Gesichtszüge, leidendes Aussehen, Cyanose der Lippen, Wangen und Mundschleimhaut. Die Haut ist trocken und fahl, die Herztätigkeit mangelhaft, der Puls klein, weich und verlangsamt; starkes Schlafbedürfnis, geistige Indolenz, Depression. Wir glauben nach unseren eigenen Erfahrungen nicht, daß dieses Bild einer allgemeinen, schwersten Prostration für das Anfangsstadium des Skorbuts als charakteristisch gelten kann, und möchten annehmen, daß bei den von Immermann beobachteten Kranken Inanition und Infektionen vorlagen, so daß der skorbutische Zustand bei diesen Fällen mehr als eine

Begleitkrankheit zu werten ist. Eine Wechselwirkung zwischen Skorbut und Infekt im Sinne einer Summation würde freilich auch bei diesen Fällen die skorbutische Erkrankung als primär bedeutungsvoll erscheinen lassen. Von größerer Bedeutung als die Allgemeinerscheinungen sind sich auf der Haut abspielende Störungen, die, wenn auch nicht obligat, so doch so häufig sind, daß man ihnen eine pathognomonische Bedeutung nicht absprechen kann. Wir sahen derartige Veränderungen auch bei gut ernährten, durchaus nicht kachektischen Skorbutkranken, bei denen die Haut trocken, spröde und rauh war; es kommt dabei zur Abschilferung der Epidermis, so daß die Haut wie mit feinem Mehl bestreut aussieht. Häufig fällt eine starke Blässe auf, wobei die Färbung bei mattem, glanzlosem Allgemeineindruck ins Gelblich-bräunliche hinüberspielt. Noch charakteristischer ist ein starkes Hervortreten der Haarbälge, das vielfach und unter verschiedenen Namen wie Keratosis pilaris, Keratosis superficialis, Lichen scorbuticus, beschrieben worden ist. Inwieweit die sich hierbei ergebende „skorbutische Gänsehaut" oder Reibeisen-haut bereits ein Ausdruck der skorbutischen „Dysergie" und einer Infektion der Haarfollikel ist, bleibe dahingestellt. Überhaupt wird die Grenze zwischen dem skorbutisch-präparatorischen Stadium, in dem eine Verarmung des Körpers an antiskorbutischen Vitaminen beginnt, und dem skorbutisch-dysergischen (Abels) nicht leicht zu ziehen sein. Ein weiteres, häufig erwähntes initiales Symptom stellt der „Skorbutrheumatismus" dar, rheumatische, tibialgeforme und ähnlich beschriebene Schmerzen in den unteren Extremitäten. Es handelt sich dabei weder um eine Gelenkerkrankung, noch in der Mehrzahl der Fälle um die bei Erwachsenen sehr seltenen Knochen- und Periostblutungen, sondern bereits um ein Symptom der ausgebildeten hämorrhagischen Diathese, um kleine Blutungen in der Tiefe der Beinmuskulatur mit Läsion der durchziehenden sensiblen Nerven.

**Manifestes Stadium.** Dieses ist beherrscht von dem Auftreten von Blutungen, deren Intensität von dem Allgemeinzustand unabhängig ist, wohl aber von der funktionellen Belastung der einzelnen Körperteile beeinflußt zu werden scheint. Da die Skorbutkachexie in manchen Schilderungen als fast obligates Symptom gekennzeichnet wird, sei besonders erwähnt, daß auch stärkste und verbreitete Blutungen keineswegs mit einer solchen vergesellschaftet zu sein brauchen. In gleicher Weise wie Tobler, der Muskelblutungen bei sich kräftig herum-bewegenden Knaben in größerer Ausdehnung feststellen konnte als bei schwäch-lichen, sahen auch wir gerade bei muskelstarken Soldaten, die größeren Marsch-anforderungen mit Leichtigkeit nachgekommen waren, besonders starke Hämor-rhagien.

Die Beteiligung der Gewebe an den Blutungen ist hinsichtlich der Lokali-sation ebenso wie der Schwere im Einzelfall sehr variabel. Nach einer Zusammen-stellung von Salle und Rosenberg ergibt sich nachstehende Reihenfolge der an den Hämorrhagien meist beteiligten Gewebe: 1. Zahnfleisch, 2. Musku-latur, 3. subcutanes Gewebe, 4. Haut; in weitem Abstande folgen Gelenke und Knochenhaut, während Blutungen an den inneren Organen, abgesehen von Einzelfällen von Nieren- und Darmblutungen, nur zur Beobachtung kamen, wenn eine gleichzeitige tuberkulöse Erkrankung mit gleicher Lokalisation nachweisbar war. Keine der Blutungslokalisationen erwies sich bei diesem ziemlich großen Krankenmaterial als obligates, in jedem Einzelfall nachweis-bares Symptom.

**Muskelblutungen.** Diese seien bei der Beschreibung der einzelnen Lokali-sationen vorangestellt, nicht nur, weil sie eins der häufigsten Anfangssymptome darstellen, sondern weil sie auch sicher die reinste Ausdrucksform der hämor-rhagischen Diathese sind, bei der ein gleichzeitig toxisch-infektiöser Prozeß nicht angenommen zu werden braucht. Dies darf Abels gegenüber betont werden, der auch die Blutungen am Muskelsystem auf eine dysergische Reaktion auf beliebige Infekteinwirkungen bezieht. Häufig haben wir Muskelhämorrhagien, meist in den Waden lokalisiert, als einziges Skorbutsymptom feststellen können, besonders bei Kranken, die nach längeren anstrengenden Märschen ins Krankenhaus kamen, wobei meist das rechte Bein stärker befallen war. Die hierin zum Ausdruck kommende pathogenetische Bedeutung der funktionellen Inanspruchnahme wird auch von Pfeifer, Tobler und Arnet hervorgehoben; diese Auffassung findet ihre Bestätigung auch in den Feststellungen anderer Autoren, daß eine Belastung anderer Muskelgruppen auch zu andersartiger Lokalisation führt.

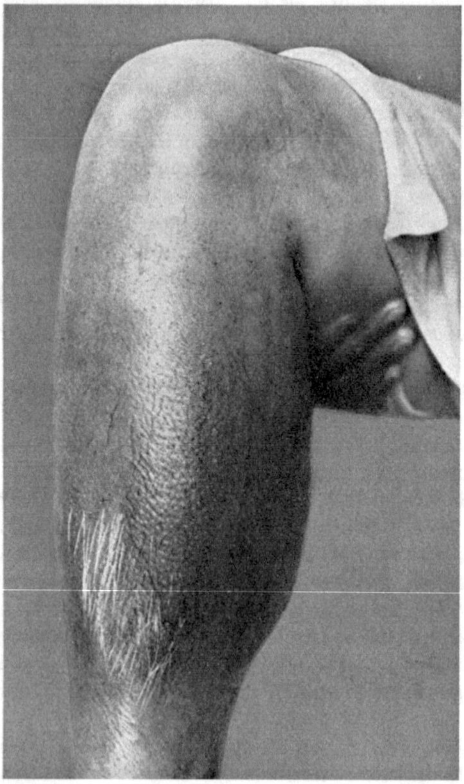

Abb. 3. Wadenmuskelblutung mit spindelförmiger Auftreibung des Unterschenkels.

Aschoff und Koch haben darauf hingewiesen, daß von den stärker belasteten Beugern, besonders die mit langen oder sehr kräftigen Sehnen beteiligt sind, und daß diejenigen Stellen besonders stark durchblutet sind, an denen sich Muskelbäuche aneinander reiben oder aneinander zerren. Eine banale Erscheinung ist das Auftreten einer Muskelblutung als Erstsymptom nach einem mehr oder weniger schweren Trauma.

Nur starke Tiefenblutungen führen zu sichtbaren Deformitäten und sichtbaren Schwellungen. Die Geschwulst ist hierbei anfangs weich, fühlt sich aber schon nach kurzer Zeit, besonders wenn sich neue Hämorrhagien an derselben Stelle oder in der Nähe entwickeln, hart an. Derartige große Tiefenblutungen gehören zu den wenigen Skorbuterscheinungen, die nach längerem Bestande zu irreparablen Störungen führen. Es entwickelt sich allmählich eine „skorbutische Sklerose" mit bindegewebiger Induration der Muskulatur und häufiger Zwangsstellung des betroffenen Gliedes. Der Endzustand ist auch bei mittelschweren Fällen eine Muskelatrophie und jahrelang fortbestehende Zirkulationsstörungen mit lokaler Cyanose und Ödemen. Neben den stets vorhandenen starken Schmerzen finden Muskeltiefenblutungen an den Beinen (Waden) stets auch ihren charakteristischen Ausdruck in einer Gehstörung, bei der sich die Kranken mit eingedrückten Knien und nach innen rotierten Füßen („Tänzerinnengang") fortbewegen. Je nach der Lokalisation der Blutung kann auch der von Tobler beschriebene Greisengang mit stark gebeugten Knien und vornübergeneigtem Oberkörper sich ergeben. Auch bei Bettruhe ist die starke Muskelblutung durch Entlastungsstellung, bei Läsionen der Beinmuskulatur durch Kniebeuge und Spitzfuß erkennbar.

Gehstörung und Entlastungsstellung sind aber zuweilen schon bei geringfügigen Tiefenblutungen in die Wadenmuskulatur nachzuweisen. Man findet dann erst bei näherer Untersuchung einen in der Tiefe fühlbaren, mehr oder weniger harten, sehr druckempfindlichen Strang. Schon in diesem Stadium hat sich uns bei derartigen Fällen, bei denen Fehldiagnosen besonders häufig sind, wenn es sich um monosymptomatische Erkrankungen handelt, das Heubnersche „Hampelmannphänomen" gut bewährt. Die reflexartig erfolgende Zuckung des ganzen Körpers ist aber beim Erwachsenen entsprechend der Lokalisation der Blutung nicht durch Druck auf die Epiphysen, sondern auf die Muskulatur hervorzurufen.

Wenn auch die Muskelblutungen beim Erwachsenen in der Hauptsache die Beuger der hinteren Extremitäten, und zwar mit Bevorzugung der Waden betrifft, so ist natürlich auch jede andere Lokalisation möglich. So beobachteten wir einen Kranken, bei dem die Bauchmuskulatur sklerosiert war und sich bretthart anfühlte. Einen Durchbruch derartiger Tiefenblutungen durch die Haut, wie er von verschiedenen anderen Seiten mit gleichzeitiger Absceßbildung beschrieben worden ist, haben wir nicht gesehen und glauben, daß es sich dabei um sekundäre, von der Haut ausgehende Infektionen gehandelt hat.

**Hautblutungen. Subcutane Hämorrhagien.** Die beschriebenen Tiefenblutungen bieten keine differentialdiagnostischen Schwierigkeiten, wenn sie, wie häufig, mit Hämorrhagien in die Subcutis vergesellschaftet sind. Diese gewöhnlich großflächigen Blutungen bieten durch die intensive Verfärbung der Haut ein charakteristisches Bild. Da sie sich außerordentlich häufig in Schüben entwickeln, besteht die veränderte Fläche meist aus Flecken von verschiedener Farbe. Auch bei derartigen Blutungen in das Unterhautzellgewebe ist bei größerer Ausdehnung ein begleitendes Ödem die Regel. Die Resorption dieser Hämorrhagien erfolgt im allgemeinen rasch, nur bei zu spätem Eingreifen bleibt für lange Zeit hinaus eine mehr oder weniger intensive Pigmentation der Haut zurück. Prädilektionsstellen der subcutanen Blutungen sind in gleicher Weise wie die der Muskelblutungen die Beugestellen der Extremitäten. Ebenso wie andere Autoren haben wir sie auch am übrigen Körper gesehen, wobei aber das Gesicht stets frei blieb. Nicht selten ist die Entstehung der Blutungen auf Druck (Strumpfbänder, Sitzen auf hartem Bettrand und ähnlichem) zurückzuführen. Auch die charakteristischen Lokalisationen in der Kniekehle, der Knöchelgegend über der Achillessehne weisen auf mechanische Momente (Zerrung durch die Muskelbewegung) hin.

Da die Hämorrhagien an der Oberfläche der Epidermis streng an die Haarfollikel gebunden sind, so ist der Grad ihrer Entwicklung ganz von der Behaarung abhängig. Je stärker diese ist, desto mehr treten die Blutungen ihrer Verbreitung wie Intensität nach in Erscheinung. Haarfreie Stellen sind fast stets von Blutungen frei und weisen nur ganz ausnahmsweise kleine, im Niveau der Haut liegende Petechien auf. Das starke Hervortreten der Haarbälge in der skorbutisch veränderten Haut ist bereits erwähnt; bei hinzutretender Haarbalgblutung entwickeln sich anfangs hellrote, sich später blauschwarz verfärbende Knötchen, in deren Mitte das Haar abgebrochen oder auch ausgefallen ist; nach der Abheilung bleiben mehr oder weniger pigmentierte Flecken zurück. Zur Erklärung der Lokalisation der Hautblutungen in den Haarbälgen ist von verschiedenen Autoren an eine Reizung der Arrectores pilorum (Aschoff und Koch, Arneth) gedacht worden. Es bleibe undiskutiert, wieweit die Annahme von Abels das Richtige trifft, daß das petechiale Exanthem in erster Linie als Folge lokaler Infektionsreize entsteht, die zu einer mehr oder weniger deutlichen Erkrankung der Follikel bei bestehender Blutungsbereitschaft führen. Wahrscheinlich ist uns diese Annahme

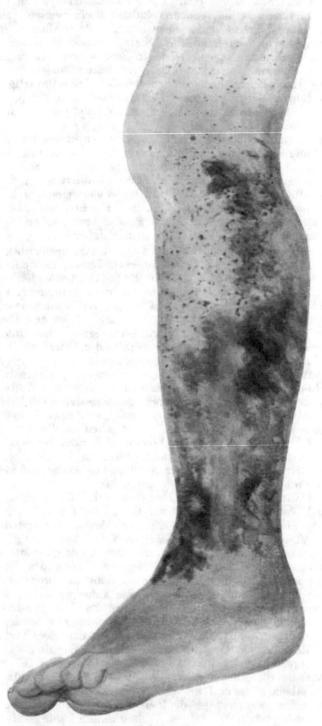

Abb. 4. Ältere und frische Subcutan- und Hautblutung, entstanden nach längerem Wickeln des Beins.

nicht. Mit Sicherheit aber kann behauptet werden, daß die besonders in der älteren Literatur oft erwähnten und unter verschiedenen Namen, wie Herpes scorbuticus, Rupia scorbutica, beschriebenen, entzündlichen Prozesse auf sekundäre Infekte zurückzuführen sind. Bemerkenswert ist dabei die schlechte Heilungstendenz derartiger Prozesse, und es muß Feig darin zugestimmt werden, daß die Kombination von stark hervortretenden Haarbälgen mit schlecht heilenden Hautwunden den Verdacht auf Skorbut erwecken muß. Eine Neigung zu Furunkeln haben wir nicht feststellen können; von anderer Seite ist sie wiederholt behauptet worden. Dagegen stimmen wir mit den Autoren überein, die darauf hingewiesen haben, daß alle sich auf der Haut abspielenden, sekundären Prozesse hämorrhagischen Charakter bekommen, und daß die Wundheilung, solange nicht therapeutisch eingegriffen wird, eine schlechte ist.

**Zahnfleischveränderungen.** Diese gehören zu den häufig nachweisbaren Symptomen, ohne, wie das früher angenommen wurde, bei jedem einzelnen Fall in Erscheinung zu treten. Sie sind auch keineswegs stets ein Erstsymptom und können Hämorrhagien an anderen Stellen zeitlich folgen. Zweifellos gibt es auch ganz schwere Erkrankungen mit ausgebildeter hämorrhagischer Diathese und Blutungen an verschiedenen Körperstellen, bei denen das Zahnfleisch freibleibt, wie anderseits solche, bei denen sich die Erkrankung auf starke hämorrhagische Erscheinungen am Zahnfleisch mit oder ohne sekundäre Anämie beschränkt. Die Entwicklung der skorbutischen Gingivitis ist, wie bereits von György (S. 410) dargestellt, streng an das Vorhandensein von Zähnen gebunden. In gleicher Weise, wie beim älteren Säugling der Prozeß nur an denjenigen Stellen wahrnehmbar ist, an denen der Durchbruch der Zähne erfolgt ist, zeigt auch beim Erwachsenen die Zahnschleimhaut nur dort Veränderungen,

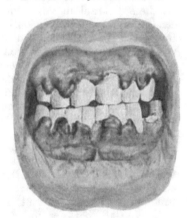

Abb. 5. **Skorbutische Gingivitis.** Rein **hämorrhagischer Prozeß** ohne ulcerative **Komplikation.**

wo Zähne noch vorhanden sind. Dagegen ist die Mitbeteiligung des Zahnfleisches, wie wir in Übereinstimmung mit Morawitz gegenüber anderen Autoren betonen möchten, von dem Zustande der Zähne unabhängig, und nur komplizierende destruktive Prozesse am Zahnfleisch sind als Folge einer gleichzeitigen Zahnerkrankung aufzufassen. Die rein skorbutische Zahnfleischerkrankung beginnt beim Erwachsenen meist an der Vorderfläche der Schneidezähne und zeigt sich als leichte Anschwellung der Interdentalpapillen, die spontan oder auf leichte Berührung bluten. Im weiteren Verlauf verbreitet sich die Schwellung auch auf die Umgebung der anderen Zähne, je nachdem auf der Außen- und Gaumenseite gleich stark entwickelt, oder nur auf der Außenseite charakteristisch ausgebildet. Um die einzelnen Zähne herum bilden sich immer stärker werdende, zuerst nur helle, später auch dunkelblaurot verfärbte Wülste. Je länger der Prozeß dauert, desto stärker wird die Schwellung des Zahnfleisches, die einen so hohen Grad erreichen kann, daß die Zähne über ihren freien Rand hinaus überdeckt werden. Die Zähne werden dabei locker und fallen häufig aus. Blutungen an der übrigen Mundschleimhaut, einschließlich der weichen Gaumenhaut, kommen nach unseren Beobachtungen vor, sind aber selten und nie hochgradig. Die Rückentwicklung der zuweilen ganz monströsen, schwammigen Schwellung des Zahnfleisches unter geeigneter diätetischer

Behandlung erfolgt in ganz kurzer Zeit, mit dem Endresultat einer vollständigen Heilung oder unter Entwicklung einer sklerotischen Verhärtung.

Das geschilderte, relativ gutartige Bild kann durch Hinzutreten entzündlicher, resp. eitriger Prozesse stark verändert werden. Diese gehen nach unseren Feststellungen und den fast übereinstimmenden Angaben anderer Autoren stets von cariösen Zähnen aus. In der nächsten Umgebung solcher zeigt die aufgelockerte Schleimhaut einen schmierigen Belag, der sich von hier aus mehr oder weniger rasch auf das übrige Zahnfleisch und andere Teile der Mundschleimhaut verbreitet. Es können dabei schwerste ulcerative Prozesse resultieren, die dazu Veranlassung gegeben haben, von einer skorbutischen Stomatitis ulcerosa zu sprechen. Unserer Auffassung nach sind derartige eitrige Prozesse innerhalb der Mundhöhle bei Skorbut auf sekundäre Infektionen zurückzuführen, bei denen die Symbiose von Spirochäten und fusiformen Stäbchen von Bedeutung zu sein scheint.

Die Frage der eitrigen skorbutischen Stomatitis ist noch insofern wichtig, als diese Erkrankungsform viele Beobachter dazu geführt hat, dem Skorbut den Charakter einer Infektionskrankheit zuzusprechen und ihn von der Möller-Barlowschen Krankheit zu trennen. Es muß auch erwähnt werden, daß von einzelnen Autoren, so von Zlocisti, eine ulcero-gangränöse, von Beginn an zu Geschwürsbildung neigende skorbutische Stomatitisform beschrieben ist. Es handelt sich um eine Kriegsbeobachtung, und wir selbst hatten im Felde Gelegenheit, Parallelepidemien von Skorbut und infektiöser Stomatitis zu sehen, wobei die Stomatitiskranken zum Teil mit Sicherheit als skorbutfrei zu bezeichnen waren. Eine Übertragung des Infektes auf Skorbutkranke liegt bei derartigen Verhältnissen natürlich im Bereich des Möglichen und Wahrscheinlichen. Auch pathologisch-anatomische Untersuchungen berechtigen nicht, von einem von Beginn an infektiösen Prozeß zu sprechen, und wir können uns der Ansicht von Abels, der die initialen Vorgänge an der Mundschleimhaut als übermäßige proliferative und hämorrhagische Reaktion gegen vulgäre Entzündungserreger auffaßt, nicht anschließen. Dagegen vermittelt die Vorstellung, daß bei der nutritiven Minderwertigkeit des Gewebes durch das Hinzutreten von Mikroorganismen, besonders der Symbiotiker, ein ulcerativer Zerfall hervorgerufen resp. begünstigt wird, sehr glücklich zwischen den divergierenden Meinungen.

**Knochen und Gelenke.** So sehr die sich an diesen Organsystemen abspielenden Prozesse und die hier auftretenden Hämorrhagien beim Skorbut des Kindes alters im Vordergrund des Krankheitsbildes stehen, so sehr treten sie beim Erwachsenen zurück. Auch diese Verschiedenheit hat lange Zeit dazu beigetragen, beide Erkrankungsarten voneinander zu trennen, und erst genaue, vergleichende Untersuchungen der seltenen Knochenveränderungen beim Erwachsenen mit den so häufigen des Kindesalters haben die vollständige Identität des Prozesses erwiesen. Besonderes Verdienst haben sich um die Frage Looser, der unter anderem darauf hinwies, daß bei der skorbutischen Erkrankung des Erwachsenen jene Skeletteile in Mitleidenschaft gezogen werden, die den Charakter jugendlicher Knochen tragen, und Hart, dessen Untersuchungen junge Affen betrafen, erworben. Weitere Bausteine wurden durch die klinischen Beobachtungen an Kindern im Alter von 2—14 Jahren von Tobler und Röntgenuntersuchungen von Fränkel sowie die ausgezeichnete, sehr eingehende Arbeit von Aschoff und Koch zusammengetragen. Da Blutungen in die Knochen beim Erwachsenen nach Aschoff und Koch mit dem Bestehen einer physiologischen (oder durch begleitende Infekte hervorgerufenen) Hyperämie zusammenhängen, ist es verständlich, daß die hauptsächlichsten Veränderungen an den Knochen beim Erwachsenen, und zwar beim Jugendlichen, an der Knochen-Knorpelgrenze der Rippen auftreten, an der das Wachstum länger andauert. Die klinischen Erscheinungen des skorbutischen Prozesses an dieser Stelle entsprechen denjenigen des kindlichen Skorbuts und bestehen in Schwellung, Crepitation, Verschieblichkeit der Knorpel- und Rippenenden. Diese Veränderungen sind natürlich auch röntgenologisch nachweisbar und führen bei stärkerer Entwicklung zu starker Behinderung der Atmung. Bleibt der Skorbut beim jugendlichen Erwachsenen monosymptomatisch auf die Knochen-Knorpelgrenze des Brustkorbes beschränkt, gleich wie auch im Falle der Vergesellschaftung dieser Erkrankungsform mit nur einem anderen, wenig ausgebildeten Symptom, so können nicht unerhebliche differentialdiagnostische Schwierigkeiten entstehen. Eine Erkrankung der Knochen-Knorpelgrenze am Brustkorb in höherem Alter ist von keiner Seite beschrieben worden.

Die Beteiligung des übrigen Knochensystems tritt ganz zurück, und nur vereinzelt werden (Pfeiffer) starke Blutungen an den Extremitätenknochen beschrieben, die ähnlich wie beim kindlichen Skorbut differentialdiagnostische Erwägungen (Tumor, Osteomyelitis) in Betracht ziehen ließen. Meist handelt es sich um geringe subperiostale Hämorrhagien, deren Zurückführung auf ein Trauma häufig möglich ist. Auch Infraktionen nach Trauma kommen häufiger zur Beobachtung als bei Gesunden und heilen bei fehlender, diätetischer Beeinflussung nur langsam ab.

Etwas häufiger als eine Beteiligung der Knochen ist eine solche der Gelenke, wobei es sich aber meist um periartikuläre Hämorrhagien handelt. Da sich auch die subcutanen Blutungen häufig an den Gelenken lokalisieren (Knie), so ergeben sich oft außerordentlich starke Deformationen der Gelenkgegenden. Der Erguß in die Gelenke selbst ist, wie wir uns aus einigen Punktionsergebnissen überzeugen konnten, häufiger serös als hämorrhagisch.

**Blutungen in die inneren Organe.** Die hier zu beschreibenden Symptome gehören nur insofern zum Krankheitsbilde des Skorbuts, als dieser bei epidemischem Auftreten häufig sich als Begleiterscheinung von Infektionskrankheiten entwickelt oder diesen letzteren den Boden ebnet. Es darf fast als Regel angenommen werden, daß Blutungen in die inneren Organe oder die großen Körperhöhlen nur dann entstehen, wenn die Gewebe durch Infektionskeime, wobei vielfach der Tuberkelbacillus in Betracht kommt, geschädigt sind. Wohl mag es vorkommen, daß durch ein äußeres, in die Tiefe wirkendes Trauma eine Blutung provoziert wird. Wir haben derartiges nie gesehen, und, abgesehen von wenigen Fällen von passagärer Nierenblutung und seltenen Darmblutungen unklarer Ätiologie, uns immer wieder von dem Zusammentreffen von Blutung und Infektion überzeugen können. Gegenüber anderen Autoren, die Blutungen in die serösen Häute mit nachfolgenden Entzündungen beschrieben haben, oder eine Einteilung des Skorbuts in einen kardialen, gastrointestinalen Typ versuchten, darf hervorgehoben werden, daß nach eigenen klinischen Beobachtungen und den pathologisch-anatomischen Ergebnissen der Reiz der durch die Infektion hervorgerufenen Entzündung das Primäre ist, dem die Blutung erst nachfolgt. Es ist ein Parallelvorgang zu den Hämorrhagien an der Knochen-Knorpelgrenze, wo in gleicher Weise die physiologische Hyperämie Voraussetzung ist.

Bei der häufigen Koinzidenz von Tuberkulose und Skorbut erscheint es erklärlich, daß Hämorrhagien bei Lungen- und Pleuraerkrankungen relativ häufig beschrieben worden sind. Wie Disqué, Hörschelmann, Saxl und Melka sahen auch wir bei einzelnen Fällen im Verlauf von Tuberkulose eine ausgesprochene hämorrhagische Pleuritis. Von anderen skorbutischen Erscheinungen an den Lungen sind Katarrhe zu verzeichnen, die in der

Umgebung erkrankter Knochen-Knorpelenden auftreten und auf engem Bezirk nachweisbar sind.

Von älteren Autoren wird häufig eine Herzmuskelverfettung erwähnt. Wir selbst haben schwerere Erscheinungen an diesem Organ nicht gesehen; Aschoff und Koch konnten bei ihrem großen Sektionsmaterial sich nur in einem Fall von einer Verfettung der Herzmuskelfasern überzeugen. Daß bei schwer anämischen Kranken eine Labilität und Weichheit des Pulses, evtl. auch akzidentelle Geräusche am Herzen nachweisbar sein können, sei nur erwähnt. Bei tuberkulöser Erkrankung des Herzbeutels kann eine hämorrhagische Perikarditis resultieren.

Im Gegensatz zu den Beobachtungen beim Säugling ist eine hämorrhagische Affektion der Harnwege sehr selten, was durchaus den Beobachtungen von Tobler bei größeren Kindern entspricht. Die Feststellung von Pfeiffer, der bei $20\%$ seiner Kranken rote Blutkörperchen, Zylinder und Leukocyten nachwies, bilden eine Ausnahme. Eine hämorrhagische Nephritis wird nur von Aschoff und Koch (ein Fall) erwähnt; auch wir sahen sie bei einem großen Beobachtungsmaterial nicht. Für die Entstehung von Darmblutungen ist die Warnung des erfahrenen Immermann vor drastischen Abführmitteln bezeichnend, da sie Darmblutungen provozieren können. Wenn im allgemeinen auch die Ansicht von Pfeiffer zutrifft, daß bei nicht durch Ruhr kompliziertem Skorbut Darmblutungen nicht vorkommen, so gibt es doch vereinzelt infektfreie Kranke, in deren Entleerungen makroskopisch oder mikroskopisch Blut nachweisbar ist, und diese Erscheinung nach diätetischer Behandlung sistiert. Pathologisch-anatomisch ist von Aschoff und Koch zwischen einer skorbutischen Enteropathie mit flohstichartigen und etwas größeren Blutungen im Magen-Darmkanal und follikulärer, gangränöser Enteritis unterschieden worden. Bei der letzteren Form gelang der Nachweis von Spirochäten und fusiformen Stäbchen in großer Menge; es würde also auch in diesem Falle, ähnlich wie bei den Zahnfleischveränderungen, eine Wechselwirkung zwischen Diathese und Infekt vorliegen. Hämorrhagische Ergüsse in den Bauchraum sahen wir nur bei gleichzeitiger Bauchfelltuberkulose.

Die Frage einer Miterkrankung der Milz kann, wenn man sich auf eine Gegenüberstellung der Literaturangaben beschränkt, als unentschieden bezeichnet werden. Wir selbst sahen eine Milzvergrößerung nie, wenn nicht gleichzeitig eine Infektionskrankheit vorlag, bei der eine Vergrößerung des Organs häufig ist, und glauben, daß eine klinisch nachweisbare Erkrankung der Milz nicht zum Skorbut gehört. Dasselbe gilt für die Leber, bei der allerdings Aschoff und Koch Fettspeicherung feststellten. Urobilinurie sah Hausmann nur bei schweren Krankheitsfällen, bei denen er degenerative Prozesse in der Leber annimmt. Nach Ssokoloff nimmt der Cholesteringehalt des Blutes in einem anscheinend der Krankheitsentwicklung parallel gehenden Grade ab und kehrt nach Gesundung wieder zur Norm zurück; die Hypocholesterinämie wird aber mit Recht nur als Symptom gedeutet.

Von anderen Lokalisationen, die aber nur selten zur Beobachtung kamen, seien hämorrhagische Conjunctivitiden, Bindehautblutungen und Nasenbluten erwähnt. Am Augenhintergrund sind von Blatt und von Bierich kleine punktförmige Blutungen beschrieben worden.

Blutungen in das Nervensystem gehören zu den größten Seltenheiten. In der Literatur finden wir nur zwei Mitteilungen von Feigenbaum und v. Noorden, die über Lähmungen beider Beine im Anschluß an eine Rückenmarksblutung berichteten. Der eine Fall ging in Heilung über; bei dem anderen wurde durch die Sektion ein extradurales Hämatom festgestellt. Von klinisch weit größerer Bedeutung sind große und kleine Hämorrhagien im Verlauf der peripherischen Nerven. Sie betreffen nicht den Nerv selbst, sondern haften seiner Scheide von außen an. Beim Erwachsenen sind hierbei fast ausschließlich die Nerven der unteren Extremität betroffen, wobei bei einer Beteiligung des Ischiadicus, der häufig befallen ist, und — nach Aschoff und Koch — ganz in geronnene Blutmassen eingehüllt sein kann, ischiasartige Symptome entstehen können. Je nach der Lokalisation der die Nerven umgebenden Blutungen können sich verschiedene Reizzustände ergeben, die aber keine für den Skorbut charakteristische Kennzeichen aufweisen. Von unseren eigenen Kranken wurde häufig über Parästhesien geklagt.

**Blut.** Für die skorbutische Anämie gilt das gleiche wie für andere Symptome: sie ist nicht obligat. Schon daraus, daß Fälle zur Beobachtung kommen, die bei einem sonst ausgesprochen hämorrhagischen Symptomenkomplex keine ausgesprochene Anämie zeigen, darf gefolgert werden, daß eine Erkrankung der blutbereitenden Organe als primäre, skorbutische Veränderung, deren Folge erst die Diathese wäre, nicht in Betracht kommt. So wird die von den meisten Autoren bevorzugte Deutung der skorbutischen Anämie als einer sekundären, posthämorrhagischen verständlich. Auch Morawitz vertritt diese Anschauung. Immerhin bleibt die außerordentlich rasche therapeutische Beeinflußbarkeit und die in zahlreichen Fällen nachweisbare, weitgehende Unabhängigkeit des Grades der Anämie von den stattgehabten Blutungen bemerkenswert. Zur Erklärung dürfte das Moment der konstitutionellen Disposition mit heranzuziehen sein, wie dies von den Pädiatern bei den im Verlauf verschiedener Nährschäden entstehenden Anämien geschehen ist. Wichtig ist, festzuhalten, daß im Einzelfall auch sehr ausgedehnte skorbutische Erscheinungen nicht von einer Anämie begleitet zu werden brauchen, wie anderseits Fälle mit nur geringgradigen Blutungen unter einer das Krankheitsbild vollkommen beherrschenden Anämie verlaufen können. Nach eigenen Feststellungen, auf die hier nur hingewiesen sei, ist die Kombination der Mangelkrankheit als solcher mit allgemeiner Unterernährung einerseits und Infektionskrankheit anderseits besonders geeignet, das klinische Bild einer schweren Anämie hervorzurufen. Dagegen besteht keine, als Regel nachweisbare Abhängigkeit der Anämie von den Blutungen in dem Sinne, daß schwere Blutungen auch eine schwere Anämie zur Folge haben. Auf Grund von eigenen Untersuchungen an zahlreichen Kranken ist auch die Annahme nicht von der Hand zu weisen, daß durch eine Hydrämie Anämien bei der Blutuntersuchung vorgetäuscht werden. Durch eine derartige Annahme können vielleicht die Befunde von Herz, Leitner, Sato und Nambu, wie auch eigene gedeutet werden, denen zufolge die Zahl der Erythrocyten, wie auch der Hämoglobingehalt des Blutes nach Einsetzen der diätetischen Behandlung in ganz auffallend kurzer Zeit in die Höhe schnellen (Verdoppelung der Erythrocytenzahl in 2—3 Wochen). Auf die Wiedergabe der von uns und zahlreichen anderen Autoren bei der Blutuntersuchung festgestellten Werte sei an dieser Stelle verzichtet; sie bieten nichts Charakteristisches, und es sei nur vermerkt, daß der Färbeindex häufig hoch ist. Im Blutbild wurden weder von uns noch von anderen Zeichen einer stärkeren Reizung der blutbildenden Organe gefunden. Auch am Knochenmark konnten irgendwie verwendbare Befunde nicht erhoben werden. Der Vollständigkeit halber sei noch erwähnt, daß es im Beginn der Erkrankung zu einer Steigerung der Erythrocytenzahl kommen kann, gleich wie zuweilen, aber durchaus nicht als Regel, bei der rasch einsetzenden Genesung eine Polyglobulie zutage tritt. Wir zählten bei derartigen Fällen bis zu 7,2 rote Blutkörperchen. In gleicher Weise wie die Erythrocyten zeigen auch die Leukocyten keine typischen Veränderungen. Die abnorm hohen Werte von 60 000 resp. 47 000 in den Fällen

von Senator und Uskow seien nur erwähnt, weil sie, ganz unberechtigterweise, immer noch in der neuesten Literatur erwähnt werden. Wir selbst, ebenso
wie Herz, fanden etwa normale Werte, allerdings mit stärkeren Schwankungen
nach oben und unten. Ebensowenig charakteristisch ist das Blutbild, bei dem
nur eine relativ häufige Lymphocytose (u. a. Hausmann) erwähnenswert
erscheint. Keine Linksverschiebung.

Der physikalischen Blutuntersuchung ist aus naheliegenden Gründen viel
Mühe zugewendet worden, ohne daß sich der Ertrag der Arbeit gelohnt hätte.
Er ist ein im wesentlichen negativer und hat nichts ergeben, was für eine Entstehung der hämorrhagischen Diathese als Folge einer Blutveränderung verwertbar wäre. Wir ebenso wie Herz, Tobler und Frank fanden die Blut-
gerinnung unbeeinflußt; eine leichte Verlängerung der Gerinnungszeit wird

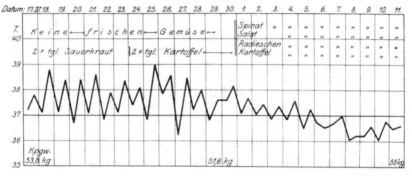

Abb. 6. Fieber bei Skorbut, das gleich wie andere Symptome durch Zulage von Sauerkraut und alten
Kartoffeln unbeeinflußt bleibt. Rascher Temperaturabfall nach Zufuhr von frischem Gemüse.
(Nach Salle und Rosenberg.)

nur von Korbsch angegeben. In gleicher Weise ergab die Untersuchung der
Blutungszeit uns und anderen keine Resultate, während die Blutplättchenzahl
sich als eine so schwankende erwies, daß hier kausale Zusammenhänge kaum
gesucht werden dürfen. Die osmotische Resistenz ist nach Hausmann nicht
verändert.

**Das skorbutische Fieber.** Dieses ist ebenso ausgezeichnet durch seinen
ganz unregelmäßigen Verlauf, wie durch seine außerordentlich rasche Beeinflußbarkeit durch diätetische Maßnahmen. Auch das Fieber ist kein konstantes
Symptom der Erkrankung. Wir haben schwere Fälle längere Zeit hindurch
mit sich wiederholenden Schüben von schweren Blutungen ohne jede Temperaturerhöhung verlaufen sehen. Tritt eine solche auf, so ist sie meist nicht hochgradig, doch kommen auch Steigerungen bis 39⁰ zur Beobachtung. Dabei
fallen häufig stärkere Erhöhungen der Körperwärme mit gleichzeitigen Blutungen zusammen. Unsere Beobachtungen in dieser Richtung finden in der
Kriegsliteratur vielfache Bestätigung. Sicher ist ein Teil der Fiebererscheinungen,
wie Arneth glaubt, durch begleitende Infektionskrankheiten verursacht. Der
Vorstellung von Abels, daß das skorbutische Fieber in allen Fällen auf die
„Dysergie‟ zurückzuführen ist, als deren Folge geringfügige und unter allen
Umständen kaum haftende, rasch vorübergehende Infektionen zu lange sich
hinschleppenden, fieberhaften Zuständen Anlaß geben, muß zum mindesten
so lange ein heuristischer Wert zugesprochen werden, als eine bessere Erklärung
nicht zur Verfügung steht [1]). Die Deutung der Temperatursteigerungen als
Resorptionsfieber, die vielen Autoren annehmbar erscheint, findet in der

---

[1]) Vgl. auch György (S. 449).

Beobachtung keine Stütze, daß Temperaturanstieg und Blutung zeitlich zusammenfallen, und daß bei der Resorption während der Behandlung das Fieber erstaunlich rasch abfällt.

**Krankheitsverlauf.** Der Vergleich der geschilderten Krankheitssymptome mit denjenigen des Kindesalters, wie sie sich aus der Darstellung von György (S. 460 ff.) ergeben, weist eine prinzipielle Übereinstimmung auf. Der Unterschied liegt im wesentlichen in der abweichenden Lokalisation der Symptome, wobei die Divergenz zwischen der Symptomatologie des Säuglings und derjenigen des Erwachsenen am größten ist, während die Erscheinungen beim größeren Kind den Übergang vermitteln. Der beim Säugling zu beobachtende Krankheits-verlauf ist hauptsächlich darauf zurückzuführen, daß die sich auf der ersten Lebensstufe im Knochensystem abspielenden, außerordentlich regen Wachstums-prozesse eine Fixierung der hämorrhagischen Vorgänge in den Wachstumszonen bedingen. Das Knochensystem beim größeren Kind und besonders dem Er-wachsenen wird weniger affiziert und zeigt nur an denjenigen Stellen, wie an der Knochen-Knorpelgrenze der Rippen, bei denen die Wachstumsvorgänge erst zu einer späteren Zeit zum Abschluß kommen, skorbutische Erscheinungen, die ihrem Wesen nach mit denjenigen beim Säugling identisch sind. Anderseits treten Zahnfleischerscheinungen beim zahnlosen Säugling gegenüber der skor-butischen Gingivitis des größeren Kindes und des Erwachsenen zurück, gleichwie auch die tiefe Muskelblutung mit ihren vielseitigen Symptomen erst in einem Lebensalter auftritt, in dem die Muskulatur mehr aktiv in Anspruch genommen wird.

Übereinstimmung herrscht zwischen dem infantilen Skorbut und der gleichen Krankheit beim Erwachsenen bezüglich des individuell verschiedenen Krank-heitsverlaufes im einzelnen Fall. Die außerordentliche Variationsbreite des Symptomenkomplexes, die wohl in gleicher Weise mit der langsameren oder rascheren Vitaminverarmung des Organismus wie mit der individuellen Reak-tionsart im Zusammenhang steht, bedingt hier und dort Krankheitszustände von ganz verschiedener Schwere, ohne daß in der vorausgegangenen Ernährungs-schädigung hierfür eine Erklärung zu finden wäre. Beim Erwachsenen ist hierbei die Intensität des Krankheitsbildes durchaus nicht von einer Vielheit der Erscheinungen abhängig, so daß Krankheitsformen mit ausgebreiteten und verschiedenartigen Manifestationen gegenüber monosymptomatischen oder symptomenarmen Fällen nicht ohne weiteres als schwere gewertet zu werden brauchen. Versucht man eine Einteilung in leichte und schwere Fälle, so ergeben sich als beste Kriterien die Beeinflußbarkeit durch antiskorbutische Ernährung, sowie die Entwicklungsdauer des Krankheitsbildes und der allgemeine Er-nährungszustand im Einzelfall.

Zweifellos überwindet eine große Zahl der leicht Erkrankten das Initial-stadium, den Präskorbut, ohne daß Hämorrhagien in Erscheinung treten, wenn rechtzeitig der Vitaminhunger befriedigt wird. In solcher Weise finden viele Epidemien ihr rasches Ende. Bei den häufigen kleinen Erstblutungen in die Beinmuskulatur entstehen passagäre Krankheitsbilder, die oft als Ischias, Muskelrheumatismus und Rheumatismus gedeutet werden. Aber auch bei auf viele Monate sich erstreckender Krankheitsdauer mit bereits entwickelter hämorrhagischer Diathese können leichte Krankheitsbilder resultieren, die sich bei gutem Allgemeinzustand auf leichte Zahnfleischschwellung und leichte Haarbalgblutungen beschränken. Auch das Vorliegen einer schweren Anämie braucht kein böses Zeichen zu sein; sie ist, wie schon erwähnt, nicht selten auf-fallend gut beeinflußbar. Bei allen solchen Fällen ist die Entwicklung der Krankheit eine sehr langsame und der Verlauf ein schleichender.

Diesen Formen stehen schwere Krankheitsbilder gegenüber, bei denen der Allgemeinzustand von Anfang an schlecht ist, und bei denen die Krankheit rascher und unter sich wiederholenden Schüben verläuft. In solchen Fällen genügt eine Krankheitsdauer von 3—4 Wochen, um sämtliche Symptome in voller Entwicklung zu zeigen, wobei gleichzeitig auch ein allgemeiner Kräfteverfall zutage tritt. Die Beeinflussung durch antiskorbutische Diät ist in solchen Fällen nicht von der eklatanten Wirkung, wie man sie sonst sieht, und es bedarf einer längere Zeit durchgeführten Behandlung mit vitaminreichen Nahrungsmitteln, um die Wiederholung von frischen Blutungen zu verhindern. Wir sahen derartige Fälle nur sehr selten; sie sind auch bezüglich ihrer vollkommenen Ausheilung prognostisch ungünstig, da sich bei ihnen leicht verbreitete, bindegewebige Induration der Muskulatur ausbildet.

**Komplikationen mit anderen Erkrankungen.** Wenn auch die skorbutische Erkrankung als solche streng an das Fehlen von Vitamin C gebunden ist, so tritt sie doch in großen Epidemien in Formen in Erscheinung, die auf das gleichzeitige Vorliegen anderer Nährschädigungen hinweisen. Von solchen interessiert besonders die Ödemkrankheit. Bereits von Krebel ist ein Hydrops scorbuticus beschrieben worden; wir finden ihn auch bei anderen, älteren Autoren vermerkt, doch vermutete schon Bucquouy eine allgemeine Inanition als Ursache. Wir erwähnten schon an anderer Stelle, daß die Blutbefunde den Gedanken an eine Hydrämie auch bei unkompliziertem Skorbut nahelegen. Im Sinne einer Störung des Wasserstoffwechsels sprechen auch Befunde von Aschoff und Koch, die in den serösen Höhlen große, rein seröse Transsudate nachweisen konnten.

Ohne auf die Frage der Entstehung der Ödemkrankheit an dieser Stelle einzugehen (vgl. den entsprechenden Abschnitt), sei nur erwähnt, daß von Salle und Rosenberg an einer größeren Anzahl von Kranken die Vergesellschaftung von Skorbut und Ödemkrankheit beobachtet wurde. Bei ihrem Krankenmaterial ging bei einer calorisch ungenügenden Ernährung mit Maisbrot und Bohnen die Entwicklung der Ödemkrankheit meist der hämorrhagischen Diathese voraus. Die Entwässerung der Kranken gelang durch Zufuhr genügender und vitaminreicher Nahrungsmengen in kurzer Zeit. Im allgemeinen war, wie verständlich, die Kombination der beiden Nährschäden von ungünstiger Wirkung auf den Krankheitsverlauf.

Ist die Komplikation mit schweren hydropischen Zuständen in der Hauptsache auf ungenügende Eiweißzufuhr oder die Verwendung von minderwertigem Eiweiß zurückzuführen, so ist bei einer anderen Komplikation, der Hemeralopie mangelnde Fettzufuhr, anzuschuldigen. Wir verweisen auch hier auf den speziellen Abschnitt (S. 172 ff.). Hier interessiert nur die Verbindung mit Skorbut, wie sie als Symptom des Initialstadiums von Felix, Taussig, Zack u. a. beschrieben worden ist. Aber auch bei ausgebildetem Skorbut ist Nachtblindheit, wenn auch selten, beobachtet worden. Im allgemeinen hat sich die Zufuhr von fetthaltigen Nahrungsmitteln bei solchen Fällen als wirksam erwiesen.

In vielen älteren Arbeiten, aber auch in den aus dem Kriege stammenden Mitteilungen, besonders bei Arneth und Feig, tritt der Charakter des Skorbuts als häufige Begleiterscheinung von Seuchen hervor. An eigenem Material konnten wir uns davon überzeugen, daß das Zusammentreffen von Infektion und Skorbut den Krankheitsverlauf im Sinne einer Protrahierung und Verschärfung der Symptome stark beeinflußt. Dies gilt ebenso für Malaria, Ruhr, Typhus, wie für andere akute Infektionskrankheiten. Das spricht durchaus für die Richtigkeit der Auffassung von Abels, daß im skorbutisch präparierten Organismus der Boden für Infekte bereitet wird. Aufeinanderfolgende Infekte können aber auch als auslösende Momente bei skorbutischer Blutungsbereitschaft wirken und einen latenten Krankheitszustand manifest werden lassen.

Besonders gilt dies für die Tuberkulose, deren Kombination mit Skorbut von ausgesprochen deletärer Bedeutung ist. Wahrscheinlich fördert eine schwerere tuberkulöse Erkrankung die Verarmung des Körpers an Vitaminen und löst bei geringem Bestande und mangelnder Zufuhr des Ergänzungsstoffes die skorbutische Erkrankung aus. Anderseits besteht bei durch Skorbut komplizierter Tuberkulose Neigung zum Hämorrhagischwerden des spezifisch entzündlichen Prozesses, zu Blutungen in Brustfell, Perikard usw. Inwieweit der von uns nicht selten beobachtete Übergang einer lokalisierten Tuberkulose in eine allgemeine miliare Form nur mit der gleichzeitigen Insuffizienzkrankheit kausal zusammenhängt, ist nicht mit Sicherheit zu entscheiden. Bei dem von uns beobachteten Krankenmaterial waren nicht wenige, aber nicht alle, auch sonst ernährungsgeschädigt. Wie bereits erwähnt, verloren wir keinen unserer Kranken, bei dem nicht gleichzeitig Tuberkulose vorlag, die auch in allen Fällen als Todesursache anzusprechen war.

## Pathologische Anatomie.

Es ist bereits angedeutet, daß die anatomischen Untersuchungen am Knochensystem, besonders diejenigen von Hart, sowie Aschoff und Koch, die Beweiskette für die Identität der früher sog. Möller-Barlowschen Krankheit und des Skorbuts geschlossen haben. Da die typischen Veränderungen am Mark sowie die Rarefikation des Knochens mit Osteoblastenschwund und ungenügendem Anbau von Knochengewebe in der Hauptsache Kennzeichen des kindlichen Skorbuts sind, ist die Anatomie des Knochens von György (S. 426 ff.) eingehend dargestellt. Um Wiederholungen zu vermeiden, genüge hier der Hinweis. Im übrigen ergibt die anatomische Untersuchung, daß die Blutung beim Erwachsenen ganz allgemein die Stütz- und Bewegungsorgane, d. h. das Bindegewebe und die Muskulatur bevorzugt (Aschoff und Koch); beim jugendlichen Erwachsenen wird auch die Knochenknorpelgrenze der Rippen betroffen.

Bei den klinisch als Muskelblutung imponierenden Fällen sind, dem remittierenden Verlauf der Erkrankung entsprechend, meist frische Blutungen neben den älteren nachweisbar; sie sind zwischen den Muskelbündeln, hauptsächlich aber zwischen Fascie und Muskulatur und intramuskulär in den an Sehnen und Fascien ansetzenden Muskelbündeln lokalisiert. Nach Aschoff und Koch, denen wir eine sorgfältige Untersuchung dieser Hämorrhagien verdanken, bietet die Muskulatur selbst keine wesentliche Veränderung, und nur bei Zerreißung durch große Blutungen ist auf geringem Umfang ein Verlust der Querstreifung nachweisbar. Nach diesen Autoren liegen auch Veränderungen der Gefäßwand, welche als Ursache der Blutungen anzuschuldigen wären, nicht vor. Dem klinischen Endstadium entspricht bei langdauerndem, schwerem Verlauf Muskelatrophie und Wucherung des intramuskulären Bindegewebes. Als besonders häufig werden von Aschoff und Koch auch Blutungen des Fettgewebes, sowohl in der Subcutis wie in den Gelenkkehlen beschrieben; bei allen Formen wird eine diapedetische Blutung angenommen. Dabei werden die in dem Unterhautfettgewebe verlaufenden Nerven und Gefäße von den Blutmassen „ummauert und fast erdrückt". Von den großen Nerven sind am häufigsten der Ischiadicus, der Tibialis und Suralis betroffen. Die Blutungen sitzen stets nur der äußeren Scheide der Nerven auf. Eine Abhängigkeit der skorbutischen Blutungen von Thromben wird von Aschoff und Koch verneint, wie auch eine spezifische Erkrankung der Gefäße, die zur Erklärung der Hämorrhagien herangezogen werden könnten, von ihnen nicht festgestellt wurde; hypothetisch wird von diesen Autoren eine mangelhafte Bildung oder Veränderung der Kittsubstanzen am Gefäßsystem angenommen.

Die Untersuchung der Haut zeigt, daß der klinisch schon früh nachweisbaren trophischen Störung eine starke Entwicklung der keratohyalinen Schicht entspricht. Aus den anatomischen Untersuchungen der Hautblutungen ergibt sich ein Zusammenhang mit den Haarbälgen und den drüsigen Gebilden der Haut; auch hier zeigen die Gefäße keine Veränderungen, und die resultierende Pigmentablagerung ist von einer geringen kleinzelligen Reaktion gefolgt. Die Anschauung von Rheindorf, daß die Hautblutungen auf entzündliche Prozesse zurückzuführen sind, wird von Aschoff und Koch abgelehnt.

Die anatomischen Untersuchungen am Zahnfleisch bestätigen die im klinischen Teil zum Ausdruck gebrachte Auffassung, daß zwischen dem rein skorbutischen, auf Blutung, Pigmentablagerung und Bildung von Granulationsgewebe beruhenden Prozeß und der sekundären Infektion mit den Folgen ulcerativer Veränderungen zu unterscheiden ist.

Die Befunde an den inneren Organen sind bei nicht durch Infektionen komplizierten Fällen gering und nicht charakteristisch. Die von den älteren Autoren als regelmäßige Erscheinung angegebene Herzmuskelverfettung wurde von Aschoff und Koch nur in einem Falle gefunden. Die gelegentlich am Magendarmkanal zu machenden Feststellungen sind im klinischen Teil bereits erwähnt. Die Nieren können bei vereinzelten Fällen Blutungen in die gewundenen Harnkanälchen aufweisen; nur bei einem Fall fanden Aschoff und Koch eine schwere hämorrhagische Glomerulonephritis. Häufiger sind Veränderungen in der Leber im Sinne von Fettspeicherungen der Läppchen und Fettspeicherung in den Gefäßendothelien der Leberarterie.

Auf die Ergebnisse der anatomischen Untersuchung bei Tuberkulose oder anderen Komplikationen bei Skorbut sei hier nicht näher eingegangen, da die Befunde, abgesehen von ihrem hämorrhagischen Charakter, nichts Typisches bieten. Im allgemeinen stützen die Sektionsergebnisse in wertvoller Weise die Auffassung des Skorbuts als einer hämorrhagisch-diathetischen Erkrankung. Für eine pathogenetische Betrachtungsweise geben sie aber leider keine positiven Anhaltspunkte.

## Ätiologie.

Die Auffassung des Skorbuts als eines partiellen Nährschadens stützt sich auf weitgehend miteinander übereinstimmende epidemiologische und klinische Beobachtungen, sowie tierexperimentelle Untersuchungen und pathologisch-anatomische Feststellungen. Es ist ein festgezimmerter, auf breiten Fundamenten ruhender Bau, der nur insofern noch eine Lücke aufweist, als das chemische Substrat desjenigen Nahrungsbestandteils, dessen Mangel zur intermediären Stoffwechselstörung und dem ganzen klinischen Symptomenkomplex führt, trotz zahlreicher Untersuchungen noch einer näheren Definition harrt.

Gegenüber der Auffassung des Skorbuts als Insuffizienzkrankheit, die sich schon sehr frühen Beobachtern aufdrängte, haben andere Theorien, wie die Infektionstheorie und die von der Vorstellung ausgehende, daß es sich um Wirkungen von in der Nahrung enthaltenen oder in ihr entstehenden Giften handeln könne, vollständig an Boden verloren. Wenn diese trotzdem hier Erwähnung finden, so geschieht es nicht nur der Vollständigkeit halber, sondern auch, weil Vertreter derartiger Auffassungen im Schrifttum bis in die neueste Zeit hinein das Wort ergriffen haben.

Die Infektionstheorie ist bereits von Lind, dem besten Kenner des Skorbuts im 18. Jahrhundert, scharf bekämpft worden; auch Hirsch ist ihr mit großem Geschick auf Grund eines ausgezeichnet bearbeiteten epidemiologischen Materials entgegengetreten. Dessenungeachtet kam die Theorie in der bakterienfrohen Zeit, am Ende des vorigen Jahrhunderts, wieder zu Ansehen, und das seuchenartige Auftreten im Kriege hat es manchem autistisch-bakteriologisch eingestellten Beobachter erleichtert, einen bakteriellen Ursprung anzunehmen. Einige der hierher gehörigen Arbeiten seien erwähnt, ohne daß dabei auf Vollständigkeit Anspruch erhoben werden soll. Bei einer von Much und Baumbach beschriebenen Epidemie verschlimmerte sich der Krankheitszustand bei leichtkranken, kriegsgefangenen Russen trotz guter Ernährung; „Übertragungen" auch auf deutsche Soldaten kamen vor. Über ähnliche Beobachtungen berichtet Brüning, der gutgenährte Lazarettinsassen erst erkranken sah, als von außen Skorbut „hereingetragen" wurde. Die Angaben dieser Autoren über die gute Ernährung sind aber ganz ungenügend. In der Mitteilung von Much und Baumbach wird wohl die gute Kost betont, es fehlt aber jegliche Angabe über ihre Zusammensetzung. Auch Brünings Mitteilung, daß die Kost an Vitaminen reich war, läßt vermissen, in welcher Art Nahrung er ihr Vorhandensein supponiert. Ungenügend sind auch die Angaben in anderen Arbeiten, wie z. B. der von Peschic, der für einen Bacillus scorbuticus plädiert und der postulierten, von diesem hervorgerufenen Infektionskrankheit eine Inkubationsdauer von sieben Tagen zuspricht. Ein anderer Versuch, die Infektionstheorie zu stützen, ist die von Grineff und Utewskaja behauptete Veränderung und Vermehrung der Magendarmflora beim experimentellen Skorbut mit Erhöhung des Hämolysierungsvermögens der den Darm bewohnenden Bakterien. Aus diesem bescheidenen Befund glauben die Verfasser die Berechtigung ableiten zu dürfen, den Skorbut als eine vom Magendarmkanal ausgehende Intoxikation aufzufassen. Auch Fuld und Herzfeld gilt der Skorbut als Infektionskrankheit, obgleich sie auch eine unzureichende oder einseitige Ernährung als dispositionserhöhend annehmen. Diese wie andere Autoren scheinen hauptsächlich dadurch beeindruckt zu sein, daß zu bestimmten Zeiten die Erkrankung einen so ausgesprochen „seuchenhaften" Charakter hat. Die Ideenverbindung zur Infektionsgenese ist zu naheliegend. Abzulehnen ist auch Tüchlers Beweisführung zugunsten der Infektionstheorie, die sich auf mikroskopische, von Reinhard erhobene Befunde bei „Skorbutgeschwüren" stützt, bei denen Veränderungen entzündlichen Charakters nachgewiesen wurden. Tüchler glaubt, daß diese letzteren das primäre Moment darstellen, denen die Hämorrhagien der Haut nachfolgen. Diese Deutung der Befunde ist von Aschoff und Koch in unanfechtbarer Weise widerlegt worden.

Bakteriologische Blutuntersuchungen sind wiederholt vorgenommen worden. Solche ergaben uns, ebenso wie auch Saxl und Melka negative Resultate. Auch die von uns vorgenommene Übertragung des Blutes von Skorbutkranken auf Gesunde hatte das erwartete negative Ergebnis.

Endlich sei noch vermerkt, daß bei näherer Betrachtung der seuchenhafte Verlauf doch nicht ganz dem entspricht, was man bei durch Infektionskeime verursachten Epidemien zu erwarten berechtigt wäre. Es widersprechen allen bei Infektionskrankheiten im Kriege gemachten Erfahrungen, wenn wir feststellen konnten, daß 94 im Lazarett aufgenommene Kranke sich auf 39 Truppenteile verteilen ließen, und daß bei 16 größeren Formationen insgesamt 26 Fälle gezählt wurden. Kurz erwähnt sei noch, daß wir selbst, ebensowenig wie Hoerschelmann, bei klinischer Beobachtung einer großen Anzahl von Fällen, nie Neuerkrankungen beobachteten, die den Verdacht einer Hausinfektion gerechtfertigt hätten, obgleich Maßnahmen zu einer Isolierung nicht getroffen wurden. Nur erinnert sei noch daran, daß auch im klinischen Bilde, ebenso wie in pathologisch-anatomischen Befunden, abgesehen von den auch bei schweren Fällen nicht obligaten Temperatursteigerungen, Erscheinungen, die als Zeichen einer Infektion zu deuten wären, nicht hervortreten.

Die Auffassung, daß die Wirkung eines „Giftes" in Betracht käme, ist besonders vor der Entdeckung der Vitamine vertreten worden, wurde aber auch später von Anhängern der ätiologischen Bedeutung des spezifischen Nahrungsfaktors diskutiert. Zeitweise waren die Vorstellungen beherrscht von der Annahme, daß das ernährungs-anamnestisch oft nachweisbare Pökelfleisch durch Ptomaine oder anderswie toxisch wirke, aber auch übermäßigem Kochsalzgehalt der Nahrung, wie auch salzarmem Wasser (v. Jacksch) oder dem Fehlen von Erdalkalien im Trinkwasser (Scherer) wurde die Schuld zugeschrieben. Diese Theorien haben nur historisches Interesse. Bei Anerkennung der spezifischen Ernährungsätiologie des Skorbuts gilt gegenüber der Gifttheorie der schon von Hofmeister erhobene Einwand, daß dann einem großen Teile der in der ganzen Welt genossenen Nahrungsmittel eine toxische Wirkung zugesprochen werden müßte.

Die Grundlagen der Auffassung des Skorbuts als einer Mangelkrankheit sollen an dieser Stelle nur so weit eine Besprechung finden, als sie sich auf klinische und epidemiologische Beobachtungen am erwachsenen Menschen stützen. Die Bearbeitung der Ergebnisse der experimentellen Forschung findet sich in dem von Stepp (S. 87 ff.) bearbeiteten Abschnitt. Nur die Namen von Holst und Fröhlich und ihre klassischen Versuche, bei denen es zum ersten Male gelang, durch entsprechende Fütterung des Meerschweinchens ein skorbutisches Krankheitsbild zu erzeugen, seien genannt. Es muß Funk zugestimmt werden, daß die Forschung seit dieser, im Jahre 1913 erschienenen Arbeit wohl zahlreiche wichtige Teilergebnisse gezeitigt hat, daß aber ein prinzipieller Fortschritt nicht erzielt wurde. Der von Holst und Fröhlich aus ihren Versuchen postulierte Nahrungsbestandteil, bei dessen Fehlen Skorbut entsteht und der später den Namen Vitamin-C erhielt, ist auch heute chemisch nicht definiert, doch sind einige seiner Eigenschaften bekannt, die hier ganz kurz erwähnt seien. Die Zuführung des wasserlöslichen und durch Alkohol extrahierbaren antiskorbutischen Faktors C ist für die Erhaltung einer normalen Funktion der Körperzellen nur beim Menschen und Meerschweinchen notwendig. Diese erkranken bei seiner Entziehung in typischer und übereinstimmender Weise, während andere Tiere den Mangel ohne Schädigung vertragen. Sein Fehlen gefährdet oder zerstört den normalen Ablauf der Lebensvorgänge im intermediären Stoffwechsel des Menschen oder leitet ihn in falsche Bahnen; es ist dabei nicht zu entscheiden, inwieweit eine Aktivierung von Oxydationsprozessen, wie sie bei der Wirkung anderer Vitamine wahrscheinlich ist, auch für den antiskorbutischen Ergänzungsstoff anzunehmen ist[1]). Das Vitamin-C, das keinen calorischen Nährwert besitzt und dessen Synthese im Körper nicht möglich ist, oxydiert bei längerem Lagern, aber auch bei langem Kochen, wobei die Oxydation im alkalischen Milieu rascher erfolgt; desgleichen zerstört auch Zusatz von oxydierenden Mitteln die spezifische Substanz. Diese kommt hauptsächlich in frischen Gemüsen und grünen Pflanzen in größeren Mengen vor, sie fehlt in reifendem Pflanzensamen, entsteht dagegen bei der Keimung[2]).

Die Frage, in welchen Nahrungsmitteln und welchen Mengen derjenige Stoff enthalten ist, dessen Fehlen zum Ausbruch der Krankheit führt, wurde bei den Beobachtungen am Menschen in zweifacher Weise bearbeitet. Es wurde einerseits festgestellt, welche Ernährung vorausgegangen war, wobei auch darauf zu achten war, in welcher Weise die Nahrungsmittel behandelt und wie lange Zeit hindurch sie genossen wurden; anderseits ergaben Feststellungen über die diätetische Beeinflussung der Erkrankung mit verschiedenen Nahrungsmitteln wichtige Hinweise.

Ganz allgemein haben derartige, wiederholt auch bei den Epidemien des Krieges durchgeführte Untersuchungen gezeigt, daß für die Entstehung von Skorbut ein qualitativer Hunger anzuschuldigen ist, verursacht durch das Fehlen von lebendiger Substanz, die in frischen Gemüsen, Obst und Kartoffeln enthalten ist. Dieser Mangel an sich genügt, um auch bei calorisch genügender Kost Skorbut entstehen zu lassen. Die Berichte der Autoren über die bei den Epidemien des Weltkrieges vorausgegangene Ernährung zeigen eine fast ermüdende Eintönigkeit. Die von Comrie, Willcox, Stevenson u. a. mitgeteilten Speisezettel wiesen alle keine frischen Nahrungsmittel auf; ebenso wie andere, fanden auch wir bei unseren Ernährungsanamnesen Fleisch in größerer oder geringerer Menge, häufig Konservenfleisch, sodann Körner und Hülsenfrüchte, Mehl, Brot und Fett als vorausgegangene Ernährung. Von einem Teil der Kranken wurde auch Dörrgemüse erwähnt. In anderen Mitteilungen wird noch vermerkt: Reis, Eier, Marmelade (Arneth, Tobler), wenig Milch, Magerkäse,

---

[1]) Über das Vorkommen des Vitamin-C in verschiedenen Nahrungsmitteln vgl. die Tabellen im Beitrage Stepp, S. 103ff.

[2]) Von v. Hahn ist die Vermutung ausgesprochen, daß nicht eine bestimmte chemische Substanz, sondern die kolloidchemische Zusammensetzung der Nahrungsmittel ausschlaggebend ist. Der „vitaminoide Zustand" sei durch eine hohe Oberflächenspannung der Nahrungsmittel charakterisiert. v. Hahn beschreibt auch zwei Krankheitsfälle, bei denen skorbutische Erscheinungen durch Zufuhr von oberflächenaktiven Genußmitteln, wie Kaffee und Alkohol bei sonst vitaminfreier Kost verhütet respektiv geheilt wurden. Nachprüfungen liegen nicht vor.

Sauerkraut (Korbsch). Quantitativ war die Ernährung verschieden; sie wird von einigen Autoren als ungenügend, von anderen als reichlich bezeichnet. Auch der Vorwurf der Einseitigkeit, der der Kost von Disqué gemacht wird, gilt nicht durchweg. Bemerkenswert in einigen Mitteilungen ist das Fehlen von Kartoffeln in der Nahrung. Die Wirkung der meist in größeren Mengen genossenen Erdfrucht als skorbutverhütendes Mittel ist seit dem Auftreten von Skorbutepidemien im Anschluß an Kartoffelmißernten bekannt. In dem gleichen Sinne spricht eine kasuistische Mitteilung von Saupe über drei Ruhrkranke, die im Krankenhause monatelang wegen Ruhr mit Breidiät behandelt wurden. Von diesen erkrankten zwei an Skorbut, während ein Dritter, der von seinen Angehörigen mit Kartoffeln versorgt wurde, frei blieb.

Von Interesse sind Angaben über die Dauer der partiellen Unterernährung bis zum Auftreten der Krankheitserscheinungen. Nach unseren eigenen Ermittlungen liegt die untere Grenze bei 3—4 Monaten. Comrie berechnet als Durchschnittszahl 4,7 Monate und ähnlich Stevenson 4 bis 7 Monate. Kürzer ist die Frist, die Chick und Dalyell für Kinder (8 Wochen) und Saupe für seine ruhrgeschwächten Kranken (7—8 Wochen) berechneten. Stevenson gibt an, daß das Manifestwerden der Krankheitserscheinungen durch Pneumonien und andere Infekte beschleunigt wird, wie dies auch von Darmerkrankungen von Brauer und Willcox angenommen wird. Abgesehen von auslösenden Infekten wirkt sicher auch allgemeine Unterernährung im Sinne einer Verkürzung der Inkubationszeit, wie anderseits gelegentliche Zufuhr vitaminreicher Nahrungsmittel innerhalb protrahiert zur Verfügung stehender, spezifisch einseitiger Kost eine Verzögerung des Krankheitsausbruchs bewirken kann.

Die Zerstörung des Vitamins durch Hitzeeinwirkung resp. lange Aufbewahrung, die schon von Holst und Fröhlich festgestellt war, findet in klinischen Beobachtungen ihre Bestätigung. So in den Feststellungen von Erich Müller bei Ernährung mit getrocknetem Gemüse oder von Korbsch bei Ernährung mit unter hohem Druck gekochten, wenn auch nicht ganz vitaminfreien, so doch immerhin vitaminarmen Nahrungsmitteln.

Nach eigenen klinischen Feststellungen verliert auch gelagerte, vorjährige Kartoffel ihre antiskorbutische Kraft in gleicher Weise wie dies für Sauerkraut gilt, während frischer Weißkohl von ausgesprochen heilender Wirkung ist. Aus diesen klinischen Beobachtungen erhellt, daß dasselbe Nahrungsmittel, je nachdem ob es frisch oder nach längerer Lagerung genossen wird, oder je nach der Behandlungsart skorbutverhütend wirken kann oder diese Eigenschaft verliert. Für Hülsenfrüchte, wie Erbsen und Bohnen, gilt, daß sie nur im gekeimten Zustande skorbutprophylaktisch wirken. Eine Epidemie bei Kriegsgefangenen, über die Comrie berichtet, bei der die Ernährung der Gefangenen reichlich und verschiedenartig war und auch Bohnen und Erbsen enthielt, wirkt wie ein Experiment, wenn gleichzeitig mitgeteilt wird, daß die begleitenden Engländer die gleiche Nahrung mit Zugabe von gekeimten Erbsen und Bohnen erhielten und dabei skorbutfrei blieben.

## Pathogenese.

Der Unkenntnis des chemischen Aufbaues des Vitamin-C entspricht eine solche der intermediären Stoffwechselstörung, auf der das klinische Krankheitsbild beruht. Fest steht nur, daß wir als Folgeerscheinung eine generalisierte Gefäßschädigung annehmen dürfen, die Voraussetzung für die zahlreichen und großen diapedetischen Blutungen ist. Anatomisch nachweisbare Veränderungen an den Blutgefäßen liegen nicht vor, und wir müssen uns mit der Hypothese von Aschoff und Koch, daß am Stützgewebe und Gefäßsystem eine mangelhafte Bildung oder Veränderung der Kittsubstanz eintritt, abfinden. Diese Annahme findet auch in neueren Arbeiten von Höjer eine Bestätigung, der mangelhafte Bindegewebsentwicklung in den Gefäßen nachwies. Die Durchlässigkeit der Gefäße kann stets durch das Stauungssymptom erwiesen werden. Außerdem ist, wie bereits ausgeführt, auch eine Störung des Wasserstoffwechsels anzunehmen.

Klinische und experimentelle Beobachtungen weisen darauf hin, daß die Genese des Skorbuts im Einzelfall von konstitutionellen Momenten beeinflußt wird. Hierfür spricht, daß bei Epidemien, nach einer bestimmten Entziehungsdauer des Vitamins, nur ein Teil der davon Betroffenen erkrankt. Diese verschiedene Reaktion auf den Partialhunger kann durch einen individuell differierenden Bedarf an Vitamin-C gedeutet werden; denkbar ist auch, daß der Verbrauch im Körper individuelle Schwankungen aufweist, die ebenso konstitutionell begründet wie durch exogene Wirkungen bedingt sein können. Das Dispositionsmoment kommt im klinischen Bilde in gleicher Weise wie in der außerordentlichen Variationsbreite des Symptomenbildes, so auch in der verschiedenen Beeinflußbarkeit durch die diätetische Behandlung zum Ausdruck. Näheres hierüber ist bereits gesagt. Bei mehreren Kranken, die in zwei aufeinander folgenden Jahren an Skorbut litten, konnten wir die Beobachtung machen, daß diese bei dem Neuaufflackern der Epidemie besonders früh und unter ausgesprochen schweren Symptomen erkrankten. Andere wiederum vertrugen dieselbe Fehlnahrung auffallend lange, ohne Symptome zu zeigen. Das Moment der persönlichen Disposition tritt auch in manchen Publikationen der Kinderärzte klar zutage; von den Beobachtungen am Erwachsenen ist die Mitteilung von Morawitz über einen Assistenten von ihm bemerkenswert, der in der Petersburger Peter-Paul-Festung mit einem Kameraden monatelang aus einem Napf aß und an Skorbut erkrankte, während der andere gesund blieb.

Wie wiederholt hervorgehoben, ist das Hinzutreten von Infektionen für den Übergang der skorbutischen Nährschädigung aus dem Stadium der Latenz in das der klinischen Wahrnehmbarkeit besonders wichtig. Man kann die hier vorliegenden Zusammenhänge auf eine durch den Infekt bedingte, rasche Verarmung des Körpers an Vitaminen zurückführen und mit L. F. Meyer so charakterisieren, daß die Avitaminose eine spezifische, die Infekte eine wesentliche Vorbedingung darstellen. Der von Abels erstmalig formulierte Begriff der Dysergie als pathogenetischen Faktors beim Skorbut ist bereits wiederholt erwähnt. Außer den bei der Besprechung der den Skorbut komplizierenden Infektionskrankheiten erwähnten Beobachtungen, kommen in dieser Verbindung noch Feststellungen von Stern in Betracht, der bei der Vaccination skorbutkranker Kinder ein länger dauerndes Impffieber, Auftreten von Hämaturie, Neigung zu Infektionen beschrieb und beim Impfen von Skorbutrekonvaleszenten ein Wiederauftreten von Hämorrhagien sah. Ohne Zwang darf jedenfalls eine Wechselwirkung zwischen der Mangelkrankheit und Infekten in dem Sinne angenommen werden, daß der skorbutisch veränderte Organismus einerseits das Haften von Infekten begünstigt, und daß anderseits Infekte auf das Manifestwerden von Symptomen von Einfluß sind. Der maßgebende Einfluß physiologisch wie pathologisch bedingter Hyperämien auf die Genese und Lokalisation der hämorrhagischen Erscheinungen ist bereits an anderer Stelle erwähnt.

Die sich dem Kliniker immer wieder aufdrängende Vorstellung einer Resistenzverminderung hat zur Zeit in bakteriologischen resp. serologischen Befunden keine genügende Stütze gefunden. Doch sind Untersuchungen von

Findlay, der beim Meerschweinchen eine Verringerung der Resistenz gegen verschiedene Kokken fand, verwertbar, ebenso die Feststellung einer Virulenzsteigerung von Bakterien in vitaminarmen Nährböden durch Ascoli. Hierher gehören auch Untersuchungen von Leichtentritt und Grünmandel über den Verlust an trypanocider Substanz im Serum im Stadium des Präskorbuts. Dagegen zeigte der bakteriolytische Amboceptor (B. coli) und hämolytisches Komplement in Untersuchungen von Hamburger und Goldschmidt keinen Unterschied gegenüber den Kontrollen; auch Fortunato fand die Komplementbindung nicht verändert.

Inwieweit andere Momente zu einem Verlust von Vitamin-C führen können, ist nur wenig untersucht worden. Erwähnt seien die Feststellungen von Nobel und Wagner, denen zufolge bei Steigerung des Stoffwechsels durch Schilddrüsenfütterung die Skorbutentstehung beschleunigt wird. Allerdings fand Abderhalden, daß auch thyreoprive Tiere besonders schwer an Skorbut erkranken, wobei aber die Symptome nicht früher auftreten als bei den Kontrolltieren. Erwähnt sei auch die sich auf klinische Beobachtungen stützende Annahme von Brauer, daß langdauernde Darmkatarrhe krankheitsfördernd wirken. Aus eigenen Beobachtungen wie aus denen anderer geht hervor, daß calorisch ungenügende Nahrung bei gleichzeitigem Fehlen des spezifischen Faktors gleichfalls die Latenzzeit verkürzt und dazu beiträgt, das Symptomenbild besonders schwer zu gestalten.

## Diagnose.

Diese wird bei ausgebildetem Symptomenkomplex keine Schwierigkeiten bieten und nur eine Abgrenzung gegenüber anderen hämorrhagischen Diathesen sowie der Leukämie erfordern. Diesen Erkrankungen gegenüber zeichnet sich der Skorbut durch seinen uncharakteristischen Blutbefund aus; auch die Lokalisation der Hautblutungen an den Haarbälgen und die sich fast ausschließlich auf die Zahnfleischwülste beschränkende Erkrankung der Mundschleimhaut bietet die Möglichkeit der Abgrenzung. Im Zweifelsfalle wird eine sorgfältige Ernährungsanamnese und der Versuch einer Beeinflussung durch vitaminreiche Ernährung Klarheit bringen. Für leichtere resp. beginnende Erkrankungen sind die Schwierigkeiten größer und es ist bezeichnend, daß von den sechs von Umber beschriebenen Kranken keiner mit einer richtigen Diagnose ins Krankenhaus eingeliefert wurde. Verwechslungen sind in der Hauptsache möglich bei den nicht sichtbaren, in der Muskulatur und den Nervenscheiden entlang lokalisierten Blutungen. Die Diagnose eines Rheumatismus, eines Tumors, einer Ischias wird sich vermeiden lassen, wenn man der vorausgegangenen Ernährung Beachtung schenkt; auch werden derartige Fehlauffassungen durch das Hinzutreten anderer Erscheinungen korrigiert, besonders wenn unter „therapeutischen" Maßnahmen (Heißluftdusche, Stauung usw.) der hämorrhagische Charakter der Erkrankung auf der Haut sichtbar in Erscheinung tritt.

## Prophylaxe und Therapie.

Hierzu genügen wenige Bemerkungen. Zur Verhütung bedarf es nur der Zufuhr von grünen Gemüsen, Rübenarten, besonders auch von Zwiebeln, Obst, Weißkohl. Zu beachten ist stets, daß die zum Garwerden nötige Kochzeit nicht überschritten wird, und daß das Kochen nicht lange Zeit unter hohem Druck erfolgt (vgl. die Epidemie von Korbsch und experimentelle Untersuchungen). Auch Kartoffeln haben, in genügender Menge genossen und nicht zu lange Zeit gelagert, vorbeugende Wirkung. Bei Verhältnissen, unter denen die Zufuhr genügender Vitaminmengen in der Kost nicht gesichert ist, kann die Ergänzung durch besonders vitaminreiche Nahrungsmittel notwendig werden. Von dem hierfür häufig gebrauchten Citronensaft behauptet Willcox, daß er bei Konservierung nach einem Jahr seine Wirksamkeit verliert. Ein Unterschied in der Wirkung soll zwischen der am Mittelmeer wachsenden und der westindischen, vitaminärmeren Citronenart bestehen. Von Comrie werden gekeimte Bohnen oder Erbsen als Prophylacticum empfohlen, wobei er folgendes Verfahren angibt: Die Hülsenfrüchte werden 24—48 Stunden in Wasser eingeweicht, bis zur Sprossung, dann zwischen feuchten Tüchern etwa 36 Stunden ausgebreitet, bis der Sproß etwa $^1/_2$ Zoll lang ist. Dann nicht länger kochen als eine halbe Stunde. Comrie gab 130—240 g Trockengewicht pro Tag, dazu 30 g frischen Citronensaft. Auch Wiltshire, der mit Recht befürwortet, daß die Prophylaxe in die Wintermonate vom November bis März verlegt wird, hat mit gekeimten Hülsenfrüchten gute Erfahrungen gemacht.

Die Behandlung ergibt sich aus dem Vorhergesagten von selbst. Verabreichung von frischem, nicht zu lange gekochtem Gemüse, sowie der verschiedensten Obstarten bedeutet eine kausale, rasch wirkende Therapie. Wir selbst sahen besonders gute Wirkungen von roh genossenen Nahrungsmitteln, wie Salaten und Radieschen. Daß die in der Volksmedizin seit langem bekannte Aufkochung von Tannennadeln auch am Krankenbett verwertbar ist, hat Tobler nachgewiesen. Einen Überblick über den Gehalt des Vitamin-C in einigen Nahrungsmitteln ergibt nachstehende Tabelle nach Chick und Dalyell. Nähere Einzelheiten sind noch in den Tabellen S. 103 ff. einzusehen. Jedenfalls sind die von der Natur gegebenen Möglichkeiten, heilend einzugreifen, so groß, daß die Versuche, das Vitamin in Tablettenform darzureichen oder gar, wie es Rabinowitsch getan hat, Citronensäurelösung zu injizieren, mehr für die Behandlungsgewohnheiten unserer Zeit charakteristisch als für die Behandlung der Kranken notwendig sind [1]).

Gehalt verschiedener Nahrungsstoffe an antiskorbutischem Vitamin in relativen Werten.

| | |
|---|---|
| Frische Kuhmilch | 1—1,5 |
| Frischer roher Weißkohlsaft oder Kohlblätter | 110 |
| Frischer roher Apfelsinensaft | 100 |
| Citronensaft | 100 |
| Weißer Rübensaft | 60 |
| Grüne Bohnen | 30 |
| Gekeimte Erbsen, frisch | 30 |
| Karottensaft | 7,5 |
| Roter Rübensaft | 7,5 |
| Fleischsaft | 7,5 |
| Kartoffeln (30 Minuten gekocht) | 7,5 |

Bei der raschen diätetischen Beeinflußbarkeit des Skorbuts erübrigt sich in den meisten Fällen die Behandlung der lokalen Symptome. Nur bei den Tiefenblutungen ist möglichst frühzeitig für eine rasche Resorption durch Prießnitzumschlag oder Wärmezufuhr in jeder Form Sorge zu tragen. Versäumt man dies, so kann Atrophie, bindegewebige Induration, Ankylose resultieren. Sonnenbestrahlung hat sich uns auch bei vorgeschritteneren Fällen gut bewährt. Die unkomplizierte, skorbutische Gingivitis bedarf keiner Behandlung. Beim Hinzutreten ulcerativer Prozesse haben wir mit Rücksicht auf die Befunde

---

[1]) Nur bei langdauernden Polarexpeditionen, monatelangen Reisen durch die Wüste käme ein Ersatz in Form der von Basset - Smith empfohlenen Tabletten von getrocknetem Citronensaft in Betracht, in denen das Vitamin-C 12 Monate lang erhalten bleiben soll; ebenso das von C. Neuberg angegebene Präparat „Pantamin", von dem Umber Gutes berichtet.

von zahlreichen Spirochäten Salvarsan intravenös oder lokal bei sehr schweren Fällen von „Mundfäule" mit tiefgehenden Ulcerationen angewandt und gute Erfolge gesehen; im übrigen ist für rationelle Mundpflege Sorge zu tragen und etwaiger Zahnstein nach Möglichkeit zu entfernen. Lockere Zähne sollen möglichst erhalten werden; sie heilen häufig in ganz kurzer Zeit wieder ein.

## Literatur.

Zusammenfassende Darstellungen: Abels: Ergebn. d. inn. Med. u. Kinderheilk. Bd. 26, S. 733. — Aschoff und Koch: Skorbut. Jena 1919. — Berg, R.: Die Vitamine. Leipzig 1927. — Fuld und Herzfeld: Skorbut. Handb. d. Grenzgeb. d. inn. Med. u. Zahnheilk. Stuttgart 1914. — Funk: Die Vitamine. 3. Aufl. München 1924. — Hart und Lessing: Der Skorbut der kleinen Kinder. Berlin 1913. — Hirsch: Historisch-geographische Pathologie 1860. — Immermann: Skorbut. Ziemssens Handb. d. spez. Pathol. u. Therap. 1879. — Krebel: Der Skorbut. Leipzig 1862. — Lind: Abhandlung von Scharbock. Aus dem Englischen 1775. — Morawitz: Jahreskurse f. ärztl. Fortbild. 1919. — Derselbe: Handb. f. inn. Med. Herausgegeben von v. Bergmann und Staehelin. Bd. 4, Teil 1. — Salle und Rosenberg: Ergebn. d. inn. Med. u. Kinderheilk. Bd. 19, S. 31. — Stepp: Ergebn. d. inn. Med. u. Kinderheilk. Bd. 23, S. 66.

Neuere Einzelarbeiten: Abderhalden: Pflügers Arch. f. d. ges. Physiol. Bd. 198, S. 164. — Arneth: Dtsch. med. Wochenschr. Nr. 44, S. 509. — Basset-Smith: Lancet Vol. 201, p. 321. — Bierich: Dtsch. Arch. f. klin. Med. Bd. 130, S. 151. — Brüning: Bruns' Beitr. z. klin. Chirurg. Bd. 105, S. 124. — Chick und Dalyell: Wien. klin. Wochenschrift Nr. 32, S. 1219. — Comrie: Edinburgh med. journ. Vol. 24, p. 207. — Disqué: Med. Klinik Bd. 14, S. 10. — Feig: Med. Klinik Bd. 13, S. 837. — Fortunato: Gazz. internaz. med.-chirurg. Vol. 26, p. 119. — Fränkel: Fortschr. a. d. Geb. d. Röntgenstr. Bd. 10, S. 1. — Freise: Monatsschr. f. Kinderheilk., Orig. Bd. 12, S. 687. — Freudenberg: Monatsschr. f. Kinderheilk., Orig. Bd. 13, S. 141. — Grineff und Utewskaja: Zeitschr. f. d. ges. exp. Med. Bd. 46, S. 633. — Grünmandel und Leichtentritt: Jahrb. f. Kinderheilk. Bd. 106, S. 215. — v. Hahn, F. V.: Dtsch. med. Wochenschr. Bd. 52, S. 1300. — Hamburger und Goldschmidt: Jahrb. f. Kinderheilk. Bd. 100, S. 210. — Hausmann: Zeitschr. f. klin. Med. Bd. 93, S. 346. — Herz: Wien. klin. Wochenschr. Nr. 30, S. 675. — Höjer, J. A.: Acta paediatr. Vol. 3, p. 1. 1924. — Holst und Fröhlich: Zeitschr. f. Hyg. u. Infektionskrankh. Bd. 75, S. 334 und Bd. 72, S. 1. — Hörschelmann: Dtsch. med. Wochenschr. Nr. 43, S. 1617. — Korbsch: Dtsch. med. Wochenschr. Nr. 7. 1919. — Leitner: Wien. klin. Wochenschr. 1917. S. 978. — v. Lobmayer: Dtsch. Zeitschr. f. Chirurg. Bd. 143, S. 371. — Looser: Jahrb. f. Kinderheilk. Bd. 62, S. 743. — Meyer, L. F.: Monatsschr. f. Kinderheilk., Orig. Bd. 25, S. 454. — Morawitz: Münch. med. Wochenschr. Nr. 65, S. 399. — Müller, Erich: Berlin. Klinik Bd. 55, S. 1024. — Nobel und Wagner: Zeitschr. f. d. ges. exp. Med. Bd. 38, S. 181. — v. Noorden: Dtsch. med. Wochenschr. Nr. 15, S. 261. — Peschic: Zeitschr. f. klin. Med. Bd. 97, S. 169. — Pfeiffer: Dtsch. med. Wochenschr. Nr. 44, S. 625. — Rabinowicz: Zit. nach Kongreßzentralbl. Bd. 35, S. 238. — Sato und Nambu: Virchows Arch. f. pathol. Anat. u. Physiol. Bd. 194, S. 151. — Saupe: Med. Klinik Bd. 16, S. 152. — Saxl und Melka: Med. Klinik 1917. S. 986. — Ssokoloff: Dtsch. Arch. f. klin. Med. Bd. 145, S. 236. — Stern: Zeitschr. f. Kinderheilk. Bd. 36, S. 32. — Stevenson: Journ. of the roy. army med. corps Vol. 35, p. 218. — Taussig: Militärmedizin und ärztliche Wissenschaft 1914. H. 4, S. 347. — Tobler: Zeitschr. f. Kinderheilk. Bd. 18, S. 63. — Tüchler: Med. Klinik Bd. 13, S. 112. — Umber: Med. Klinik Bd. 18, S. 851. — Willcox: Brit. med. journ. Vol. 3081, p. 73. — Wiltshire: Lancet Vol. 2, p. 811. 1918 and Journ. of the roy. army med. corps Vol. 35, p. 469. — Zack: Wien. klin. Wochenschr. 1917. S. 592. — Zlocisti: Med. Klinik Bd. 12, S. 661 und 1200.

# Alimentäre Anämie
# im Säuglings- und Kleinkindesalter.

Von

**P. György** - Heidelberg.

Mit 3 Abbildungen.

## Begriffsbestimmung.

Unter der Bezeichnung Anämie — Blutarmut — fassen wir eine Reihe von pathologischen Blutveränderungen mit dem gemeinsamen, führenden Symptom einer mehr oder minder stark ausgeprägten Hämoglobinverarmung zusammen. Die Anämie ist demnach nur ein klinischer, rein symptomatologischer Begriff. Sie zeigt wohl eine Erkrankung im Bereiche des hämatopoetischen Organsystems an, ohne indes über die innere Natur dieser Störung Wesentliches aussagen zu können. In früheren Zeiten glaubte man durch genaue Erhebung des blutmorphologischen Status, im besonderen durch Berücksichtigung des qualitativen und quantitativen Blutbildes tiefer in das Wesen anämischer Zustände eindringen zu können. Tatsächlich gelang es auf diesem Wege auch bei den Anämien der Säuglinge und der Kleinkinder außer dem gemeinsamen Bindeglied der einfachen Hämoglobinverarmung eine große Anzahl gruppenweise wiederkehrender morphologischer Unterschiede in der Blutzusammensetzung aufzudecken. Die zusammengehörigen Gruppen wurden als klinische Einheiten aufgefaßt und voneinander streng geschieden.

Auf dem Boden dieses morphologischen Einteilungsprinzips entstand so eine auf den ersten Blick zunächst brauchbar erscheinende Systematik, die eine gewisse Orientierung bei der Vielheit der Anämieformen zu ermöglichen schien. Die Grenzen dieser Betrachtungsweise erwiesen sich jedoch bald als viel zu eng. Sehen wir von der Leukämie, vielleicht auch von den seltenen Fällen einer reinen konstitutionellen aplastischen Anämie, oder von der angeborenen hämolytischen (ikterischen) Form ab, so konnten die Schwierigkeiten einer Diagnosestellung für die übrigbleibende Mehrheit der Anämien im Säuglings- und Kleinkindesalter mit den rein morphologisch geleiteten Richtlinien, mit dieser Befriedigung eines systematisierenden Ordnungssinnes keineswegs als behoben gelten.

Die Klinik verlangt nicht nur die Kenntnis morphologischer Einzelheiten, sondern auch die Feststellung ätiologisch-kausaler Zusammenhänge, womöglich allein schon aus der näheren Analyse des Krankheitsbildes, ohne weitere anamnestische Angaben. Erst im Besitze dieser Daten kann dann die einzuschlagende Therapie kausal gestaltet werden. Jede klinische Einheit muß somit dem gleichen selbständigen ätiologischen Prinzip untergeordnet sein, wie z. B. dies bei der Rachitis, Skorbut usw. der Fall ist. Die morphologische Einteilung der verschiedenen Anämieformen der Säuglinge und Kleinkinder wird nun indessen dieser überragenden klinischen Forderung in keiner Weise gerecht. Wir begegnen völlig identischen morphologischen Bildern bei verschiedener Ätiologie, und — was uns noch wichtiger dünkt — der gleichen „Ursache" bei durchaus verschieden gearteten Blutveränderungen, sofern wir vom stets einigenden Band der Hämoglobinverarmung absehen. Hierzu kommt noch der weitere erschwerende Umstand, daß die „morphologischen Einheiten" der verschiedenen anämischen Erkrankungen selbst nicht völlig fixiert sind, sondern des öfteren Übergangsformen aufzuweisen pflegen, die eine genaue morphologische Rubrizierung in die vorhandenen Gruppen kaum mehr gestatten.

In Anbetracht dieser Unzulänglichkeiten, die durch das morphologische Einteilungsprinzip nicht nur nicht behoben, sondern im Gegenteil eher verschärft wurden, konnte sich die von Czerny und Kleinschmidt inaugurierte kausal-ätiologische Betrachtungsweise, die ohne Rücksicht auf die Symptomatologie, die pathogenetischen Zusammenhänge, die Entstehungsbedingungen der verschiedenen Anämieformen zum Ausgangspunkt der Systematik gewählt hatte, immer mehr und mehr durchsetzen. Freilich begegnet man auch hier einer Reihe von Schwierigkeiten. Befremdend wirkt allein schon die Tatsache, daß an Stelle der früheren 3—4 morphologischen Einheitstypen 10 verschiedene Gruppen notwendig geworden sind, um den jeweils vorkommenden Möglichkeiten gerecht zu werden (Kleinschmidt). Ein schwerwiegender, allerdings jeder rein kausal ätiologischen Einteilung anhaftender Fehler besteht weiterhin darin, daß die anamnestischen Angaben, die wir in diesen Fällen zur Diagnosestellung unbedingt benötigen, entweder lückenhaft, oder aber — im Gegenteil — so kompliziert sind, daß wir an Stelle eines einzelnen ätiologischen Faktors eine Vielheit von Entstehungs-, Auslösungsbedingungen namhaft machen müssen. Dies vermag dann aber die Orientierung gegebenenfalls so zu erschweren, daß man sich zum Schluß doch noch mit einer rein morphologischen Diagnose begnügt. So spricht man, unter Mißachtung jedes logisch vertretbaren Einteilungsschemas, von einer Ziegenmilchanämie, in anderen Fällen dann aber von einem v. Jaksch-Hayemschen, rein morphologisch abgegrenzten Anämietyp.

Über diese zur Zeit noch unvermindert bestehenden Schwierigkeiten, die sich einer zweckmäßigen, brauchbaren Systematisierung der Säuglings- und Kleinkinderanämien entgegenstellen, würden uns nur zwei Möglichkeiten hinweghelfen: 1. Der Nachweis morphologischer oder sonstiger klinisch faßbarer Kennzeichen, die sich einer bestimmten ätiologisch-pathogenetischen Bedingung spezifisch unterordnen ließen, oder aber 2. die nähere Erforschung des pathogenetischen Weges, der bei verschiedener Ätiologie zum gleichen, oder zumindest sehr ähnlichen morphologischen Krankheitsbilde führt, in der Hoffnung, daß sich auf diese Weise eine Gleichheit oder nahe Verwandtschaft selbst ätiologisch scheinbar heterogener Anämiegruppen, mit anderen Worten ein gleicher Angriffspunkt verschiedener Auslösungsbedingungen, wird ermitteln lassen. Mangels sicherer experimenteller Grundlagen erübrigt es sich indessen auf die hier vorgezeichneten Möglichkeiten näher einzugehen. Anderseits dürfen wir uns aber auch mit einer unlogischen Mischung beider Einteilungsschemata keineswegs einverstanden erklären. Wir müssen vielmehr trotz der besprochenen Schwierigkeiten, die uns bei der praktischen Anwendung sowohl des morphologischen, wie des kausal-ätiologischen Prinzips erwachsen können, eine klare Trennung zwischen beiden anstreben, und diese dann in der Systematik der Anämien möglichst konsequent durchführen. Allein schon im Hinblick auf die stets anzustrebende praktische, d. h. therapeutisch-prophylaktische Zielsetzung gebührt wohl der ätiologischen Betrachtungsweise der Vorzug. Dies um so mehr, weil wir erst dann in der Lage sein werden, die ebenfalls kausal gerichtete Frage, wieweit alimentäre Einflüsse, so auch Vitamine, bei der Entstehung anämischer Zustände im Säuglings- und Kleinkindesalter eine Rolle spielen, auf breiter Grundlage und in größerem Zusammenhang zu behandeln und zu beantworten.

Unter alimentärer Anämie würden wir somit eine besondere, in erster Linie mit Hämoglobinverarmung einhergehende Störung innerhalb des hämatopoetischen Organsystems verstehen, die mit Ernährungsfaktoren — mittelbar oder unmittelbar — kausale Beziehungen aufweist.

## Symptomatologie und Klinik.

Selbst die eingehendste klinisch-symptomatologische Analyse gestattet uns in der Mehrzahl der anämischen Erkrankungen nicht, zutreffende sichere Schlüsse auf die Ätiologie und Pathogenese der Blutveränderungen zu ziehen. Trotzdem wird man auf die genaue Erhebung des gesamtklinischen Status in keinem einschlägigen Fall verzichten dürfen. Denn gewisse spezifische anämische Zustände — wir erinnern wiederum an die Leukämie u. a. m. — lassen sich doch allein schon aus gewissen morphologischen Besonderheiten eindeutig differenzieren. In den weiteren, weniger spezifischen Fällen setzt uns die Kenntnis der morphologischen, klinischen Einzelheiten in die Lage über das Ausmaß, die Intensität, sowie über den Entwicklungsgang der fraglichen Störung genauere Daten angeben zu können, in deren Besitz wir in der Folge — außer der freilich nur vermutungsweise ausgesprochenen kausal-diagnostischen Schlüsse — auch unser therapeutisches Vorgehen zu bestimmen haben werden.

Im folgenden werden wir uns ausschließlich mit dieser „morphologisch-klinisch" unspezifischen Kategorie von anämischen Blutveränderungen im Säuglings- und Kleinkindesalter befassen, denn unter diesen befindet sich auch die gesuchte alimentäre Anämie.

Das erste, bei der Inspektion wohl auffälligste Kennzeichen der anämischen Blutveränderungen liefert die wenig durchblutete blasse Haut, bzw. die weißliche, bei starker Blutarmut oft fahle, wachsgelbe Hautfarbe, die durch ihren gelben Unterton gegebenenfalls auch den Eindruck eines subikterischen Einschlags erwecken kann. Zwischen echter Anämie und gewöhnlicher vasomotorischer Hautblässe (Scheinanämie) muß streng unterschieden werden. Hierzu bedarf es, besonders in leichteren Fällen, die noch keine exzessive Blutverarmung erkennen lassen, einer genauen Blutanalyse, oder zumindest einer Hämoglobinbestimmung. Bei schwerer Anämie werden uns die blassen, blutarmen, sichtbaren Schleimhäute, wie die Bindehaut oder Mundschleimhaut und die auffallende Blutleere der Ohrmuscheln vor diagnostischen Irrtümern leicht bewahren, denn diese Symptome zeigen wohl mit Sicherheit eine echte Bluthämoglobinverarmung an. Die Forderung nach einer Trennung zwischen echt- und scheinanämischen Zuständen dürfte für das Säuglings- und Kleinkindesalter um so mehr Berücksichtigung finden, da beim jungen wachsenden Organismus eine Scheinanämie keineswegs zu den Seltenheiten gehört (Czerny). So werden die akuten Ernährungsstörungen der Säuglinge meist durch eine solche vasomotorisch bedingte Blässe eingeleitet; diese begleitet in der Regel auch die chronischen Nährschäden. Bei älteren Kindern bildet die Scheinanämie häufig einen wichtigen Bestandteil der neuropathischen Veranlagung bzw. des dazu gehörigen Symptomenkomplexes.

In bezug auf den allgemeinen Ernährungszustand läßt sich für die Anämien der Säuglinge und der Kleinkinder keine konstante Norm festsetzen. Anämische Veränderungen treten sowohl bei dystrophischen, wie bei gut ernährten, auch bei überernährten Kindern auf. Im ersten Stadium der Störung dürften — nach Erfahrungen der Klinik — solche gut ernährte, überfütterte, fette, pastöse

Kinder sogar überwiegen (Czerny, Kleinschmidt). Mit fortschreitender
Anämisierung stellen sich jedoch auch bei diesen früher oder später eine Abflachung der Gewichtskurve, Gewichtsstillstand, gelegentlich auch starke
Gewichtsabnahme ein. Auch im Längenwachstum erfolgt meist eine deutliche
Verzögerung. In Analogie zum Skorbut, oder zu den Avitaminosen überhaupt,
könnte man dieses spätere Stadium als das „dystrophische" bezeichnen. Die
früher gut durchfeuchtete, saftreiche, häufig sogar pastöse Haut (samt Unterhautzellgewebe) wird welk, verliert ihren Turgor, legt sich, besonders im Ober-
schenkeldreieck, am Hals, als Zeichen der durchgemachten und noch progredienten Abmagerung in Falten: mit anderen Worten, wir stehen in der Tat
einer sekundären Dystrophie gegenüber. Nur sehr selten begegnet man schweren
anämischen Veränderungen bei noch relativ gutem Ernährungszustande. Außerdem wäre es noch zu beachten, daß ein normaler oder mäßig reduzierter Ernährungszustand bei früher überfütterten Kindern wohl schon als fortschreitende Abmagerung, Dystrophie gelten darf.

Wir möchten es aber nochmals betont wissen, daß anämische Erkrankungen
auch bei sonstigen primär dystrophischen Zuständen auftreten können. In
allen diesen Fällen wird sich die Dystrophie mit fortschreitender Anämisierung
noch weiter verstärken.

Als weitere Merkmale der fortschreitenden Dystrophie verdienen erwähnt
zu werden: eine mehr oder weniger stark ausgeprägte Hypotonie der gesamten
Muskulatur, gelegentlich Ödeme, sichtbar besonders an den Augenlidern,
an den Fußrücken und über der freien Fläche der Tibia, später, aber durchaus
inkonstant, auch Zeichen einer Angiodystrophie mit meist punktförmigen,
oder kaum größeren petechialen Blutungen am Rumpfe, an den Extremitäten,
auch im Gesicht, ohne jedoch — im Gegensatz zu den skorbutischen „idiopathischen Blutungen" [1] — die obere Rumpfhälfte besonders zu bevorzugen.
Der Bewegungsdrang, das Interesse an der Umgebung, wie überhaupt sämtliche
Lebensäußerungen nehmen an Stärke progredient ab. Die Kinder werden
mürrisch, weinerlich, reizbar, matt, ängstlich: sie leben oft nur eine „Vita minima"
(Glanzmann). „Alle aktiven Bewegungen werden müde und langsam ausgeführt
und sozusagen auf ein Minimum eingeschränkt" (de Rudder). Allgemeine Empfindlichkeit, Angst vor Berührung, Schmerzhaftigkeit der Knochen deuten auf
ein latent-skorbutisches Stadium, auf eine skorbutische Komplikation hin. Auch
diese trifft man bei schweren Anämien, besonders bei der sog. Ziegenmilchanämie, nicht sehr selten an [Glanzmann [2]]. Diesen dystrophischen Merkmalen
begegnet man allerdings in ihrer Gesamtheit nur bei wirklich schweren Anämien;
sie bilden gewissermaßen eine Stufenleiter, die vollständig erst dann durchlaufen
wird, wenn die Blutverarmung tatsächlich schon die stärksten Grade erreicht hat.

In späteren Stadien der Erkrankung wird die Dystrophie durch die zunehmende Appetitlosigkeit der Kinder, die die Nahrungsaufnahme stark
erschwert und durch das gleichzeitig auftretende häufige Erbrechen in erheblichem Maße gefördert.

Die Angiodystrophie beschränkt sich nicht allein auf die äußere Haut,
sondern sie tritt — falls überhaupt vorhanden — auch an den Schleimhäuten
und in den inneren Organen häufig in Erscheinung. Petechiale Hämorrhagien
findet man oft in der Mundschleimhaut, besonders über dem harten Gaumen,
oder an den Wangenpartien. Flesch sah in einem Falle schwere Darmblutung
mit tödlichem Ausgang. Finkelstein berichtet über Blutbeimengungen im

---

[1] Siehe S. 419.
[2] Demgegenüber ist die Anämie bei unkompliziertem, manifestem und naturgemäß
noch mehr bei latentem Skorbut in der Regel kaum oder mäßig ausgeprägt: schwere Grade
von Anämie gehören nicht zum Bilde des reinen Skorbuts.

Urin, die er auf Nierenblutungen bezieht: Lauter Symptome, die man mit Fug und Recht zunächst auch als skorbutisch bezeichnen könnte. Sie würden dann allerdings keine primäre „anämische" Veränderung, sondern nur eine sekundäre komplizierende Erkrankung, den Skorbut anzeigen. Gegenüber diesem Einwand betont jedoch Finkelstein die wichtige Tatsache, daß die in seinem Falle beobachtete Nierenblutung trotz reichlicher Zufuhr von C-Vitamin längere Zeit in unverminderter Intensität bestehen blieb. Auf die Rolle des Skorbutschutzstoffes in der Pathogenese der Anämien soll im entsprechenden Abschnitt noch weiter eingegangen werden.

Außer diesen angiodystrophischen Erscheinungen weist die Mundschleimhaut bei schwersten Anämien (hauptsächlich bei der Ziegenmilchanämie — Glanzmann) zuweilen auch noch periodisch auftretende entzündliche Veränderungen auf: an der Zungenspitze, an den Zungenrändern (Glossitis), am Gaumen. Die Stellen sind hochrot, leicht erhaben. Ähnliche, oder zumindest verwandte Symptome, wie hier bei den stärksten Graden der anämischen Störung, trifft man im Anfangsstadium der Biermerschen Anämie der Erwachsenen an. Im Anschluß an Epitheldefekte kommt es häufig auch zu einer Stomatitis ulcerosa (Brouwer, Glanzmann), wiederum hauptsächlich bei der Ziegenmilchanämie — als weiteres Zeichen einer besonderen, vielleicht skorbutischen (Glanzmann), d. h. sekundären Dysergie.

Von den inneren Organen weisen im Rahmen der anämischen Erkrankung allein die Milz — weniger die Leber — klinisch-morphologisch wahrnehmbare Veränderungen auf. So begegnet man des öfteren, schon bei leichten, allerdings vorzugsweise bei schweren Anämieformen einem mehr oder minder starken Milztumor. Die Milz ragt dann 1—4 cm, oft auch weiter, manchmal sogar bis zur Nabelgegend, über den Rippenbogen hinaus, zeigt eine derbe, harte Konsistenz, glatte Oberfläche und gut fühlbaren Rand mit den ebenfalls palpablen Incisuren. Die Größe des Milztumors ist vom Grade der Anämie unabhängig, d. h. eine starke Anämie braucht nicht unbedingt mit einem entsprechend starken Milztumor vergesellschaftet zu sein. Andererseits trifft man aber eine erhebliche Milzhyperplasie eher bei einer schon deutlich entwickelten Anämie an.

Die Lebervergrößerung bleibt stets innerhalb enger Grenzen; sie erreicht selten stärkere Grade. In der Regel überragt die Leber den Rippenbogen kaum mehr als 2—4 cm; ihr gut palpabler Rand ist eher scharf als abgerundet.

Weder die Milz- noch die Lebervergrößerung gehören zu den konstanten, oder auch nur spezifischen Begleitsymptomen der anämischen Erkrankungen im Säuglings- und Kleinkindesalter. Einerseits trifft man sie gelegentlich auch ohne anämische Blutbefunde an, andererseits können selbst anämische Veränderungen ohne Milz- und Lebertumor verlaufen.

Starke Lymphdrüsenschwellungen in regionärer oder allgemeiner Verbreitung werden bei rein anämischen Zuständen auch dann vermißt, wenn die Milzvergrößerung exzessive Grade annimmt. Meist bleibt es nur bei einer geringfügigen Mikropolyadenie. Dieses bemerkenswerterweise indifferente Verhalten der Lymphdrüsen bei Anämien kann gegebenenfalls auch als ein klinisches Unterscheidungsmerkmal gegenüber der lymphatischen Leukämie in Rechnung gezogen werden.

Die Beziehungen der anämischen Blutveränderungen zum Skeletsystem bilden schon seit langem Gegenstand der Diskussion; von einer völligen Klärung der Fragestellung sind wir indessen auch heute noch weit entfernt. An dieser Stelle müssen wir uns nur mit der Registrierung der exakt feststellbaren klinischen Tatsache begnügen; auf die vermeintlichen pathogenetischen Berührungspunkte zwischen Anämie und Ossificationsstörung soll dagegen erst im nächsten Abschnitt eingegangen werden. Als eine solche klinisch feststehende Tatsache dürfte das häufige Zusammentreffen von rachitischen Merkmalen und von Anämie gelten, wobei freilich wiederum betont werden muß, daß anämische und rachitische Veränderungen keineswegs miteinander parallel zu gehen brauchen: wir sehen schwerste Rachitis ohne starke Anämie, und umgekehrt schwere Grade von Anämie ohne besondere klinische Zeichen einer floriden Rachitis. Die Syntropie Rachitis-Anämie bleibt dennoch beachtenswert. Allerdings gehören rachitische Symptome im Alter, in dem auch die Säuglings- und Kleinkinderanämien auftreten, in unserem Klima fast zur Regel, besonders bei schon irgendwie geschädigten Kindern. Wie dem auch sei, anämische Kinder bleiben nur selten von der Rachitis völlig verschont. So zeigen in erster Linie die dicken, pastösen, meist nur mäßig anämischen Säuglinge fast gesetzmäßig eine starke Kraniotabes, Rosenkranz, Epiphysenauftreibungen, Thoraxdeformitäten usw. Extremitätenverkrümmungen kommen nur selten vor, vermutlich deswegen, weil die Anämie meist schon im zweiten Halbjahr, im 8. bis 12. Lebensmonat — gelegentlich auch früher (so bei Frühgeburten, oder bei der Ziegenmilchanämie) — ihren Höhepunkt zu erreichen pflegt, wo die Motorik und Statik — selbst bei nicht anämischen Säuglingen — noch kaum ausgebildet sind. Die Einschränkung der Lebensäußerungen zeigt sich bei den Anämien auch im fehlenden Bewegungsdrang; dies — vielleicht in Verbindung mit der Rachitis — erklärt uns die langsame Entwicklung der statischen und motorischen Funktionen bei anämischen Säuglingen zur Genüge. Bei schwerer Anämie, die meist schon mit einer starken Dystrophie einhergeht, sind die rachiti

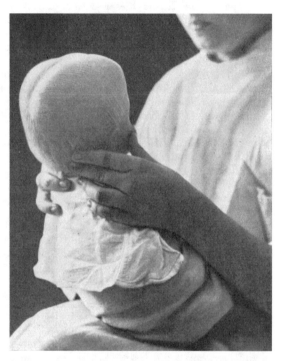

Abb. 1. Caput natiforme bei einem Kind mit schwerer Ziegenmilchanämie. (Eigene Beobachtung.)

schen Knochenveränderungen, wie bei dystrophischen Zuständen überhaupt, oft nur mäßig ausgeprägt. Zuweilen vermißt man sämtliche klinisch prüfbaren Zeichen der Rachitis (Kleinschmidt, Finkelstein u. a.), bei der Ziegenmilchanämie sogar fast regelmäßig (de Rudder, Glanzmann). In diesen Fällen dürften dann allein die röntgenologische und blutchemische Kontrolle die Frage nach dem Vorhandensein einer rachitischen Stoffwechselstörung exakt entscheiden helfen. Hierüber fehlen aber noch ausgedehnte Reihenuntersuchungen. So vermögen wir uns auch nur mit größtem Vorbehalt der heute wohl allgemein herrschenden Anschauung anzuschließen, wonach zwischen Rachitis und Anämie aller Wahrscheinlichkeit nach keine kausalen Beziehungen bestehen sollten. Wir glauben vielmehr, daß man in der Ablehnung der Zusammenhänge zur Zeit viel zu weit gegangen ist. Ohne den später zu behandelnden Überlegungen über gewisse pathogenetische Verwandtschaftsmöglichkeiten zwischen Anämie und Rachitis — zumindest für bestimmte Anämieformen — vorgreifen zu wollen, erinnern wir nur an die merkwürdigen

harten, symmetrischen, osteophytären Auflagerungen an den platten
Schädelknochen — hauptsächlich über den Frontalhöckern (seltener über den
Parietalhöckern) —, die bei schweren anämischen Zuständen häufig angetroffen
werden (Kleinschmidt, Ylppö, Aron, Howland-Shipley-Park, Mc Collum - Simmonds). Solche Knochenwucherungen, die eine sog. Sattelstirne
(Aron) oder ein Caput natiforme erzeugen, treten auch bei Kindern auf, die
sonst klinisch keine sicheren Zeichen einer floriden Rachitis aufweisen (Abb. 1). In
entsprechenden, von Ylppö in vivo auch röntgenologisch kontrollierten, später
ad exitum gekommenen Fällen haben jedoch v. Hansemann und Benda
die rachitische Natur dieser Knochenhyperplasien vom pathologisch-anatomischen Standpunkt aus, im Gegensatz zum klinischen Befund, als entschieden
berechtigt anerkannt. Es würde in der Tat befremdend wirken, wollte man
den rachitischen Ursprung dieser auch bei der gewöhnlichen Rachitis häufig
vorkommenden osteophytären Wucherungen in Abrede stellen. Auffallend
und unverständlich ist nur, warum die rachitische Ossificationsstörung bei
den Anämien solche hyperplastischen Knochenauflagerungen in ungewöhnlich,
fast pathognomonisch starker Ausbildung hervorbringt.

In eigenen, allerdings nur spärlichen, blutchemisch analysierten Fällen (6)
fiel uns stets der übermäßig stark erniedrigte Serumphosphatspiegel auf, der
somit auch eine rachitische Stoffwechselstörung anzeigt[1]). Werte von P < 2,0 mg %
(z. B. 1,3 mg % oder 1,7 mg %) sind uns fast ausschließlich nur bei schwersten
Anämien begegnet.

Spezifisch skorbutische Knochensymptome, sowie die dazugehörigen Merkmale eines echten manifesten Skorbuts (subperiostale Blutungen) werden
in der Regel auch bei den schwersten Graden von Anämie vermißt. Von der
meist nur leicht angedeuteten Begleitanämie skorbutkranker Kinder sehen wir
dabei naturgemäß ab. In unserem Krankenmaterial haben wir die Syntropie:
Skorbut und schwerste Anämie nur zweimal, stets bei mit Ziegenmilch ernährten
Kindern angetroffen.

Über Darmstörungen wird bei der Anamnese der Anämieerkrankungen häufig berichtet,
so über Verstopfung (Blühdorn, Opitz), aber — unter den gleichen Bedingungen —
auch über Durchfälle (Brouwer). Kausale Beziehungen zum Grundleiden möchten wir
jedoch in diesen inkonstanten Befunden nicht erblicken.

Das einzige konstante, regelmäßig wiederkehrende, allein wiederum in
seinem quantitativen Ausmaße wechselnde Symptom der Anämien bleibt
definitionsgemäß die Hämoglobinverarmung des Blutes. In der Mehrzahl
der Fälle bestehen außerdem noch anderweitige pathologische Verschiebungen
innerhalb des morphologischen Blutbildes, die man früher zum Ausgangspunkt
einer morphologisch gerichteten Systematik gewählt hatte. Nach der Intensität
der Störung teilte man die verschiedenen Anämieformen in drei große Gruppen
ein (vgl. L. F. Meyer, Lehndorff u. a.):

1. Chlorotischer Typ oder Oligochromämie (Oligosidérémie): Hämoglobinverarmung bei unverminderter Erythrocytenzahl und bei unverändertem Blutbilde.

2. Oligochromämie + Oligocytose: d. h. nicht nur der Hämoglobingehalt,
auch die Erythrocytenzahl sind mehr oder minder stark erniedrigt. In diesen
Fällen weist auch schon das qualitative Blutbild Abweichungen von der Norm
auf. In ihren Grundzügen zeigen sie eine Rückkehr zur embryonalen Gestaltung
der Erythropoese an, mit Ausschwemmung unreifer roter und seltener auch
weißer Blutzellen.

3. Der nächste Grad der Störung und gleichzeitig auch der voll ausgeprägte
embryonale Typus der Blutneubildung werden durch folgende Merkmale gekenn-

---

[1]) Vgl. bei Rachitis S. 230.

zeichnet: a) Hämoglobinverarmung, b) stark gesenkte Erythrocytenzahl, c) Erythroblastose mit Megalo- und Normoblasten, d) Vermehrung der weißen Blutkörperchen mit relativer Lymphocytose, e) Splenomegalie.

Chronische Anämie mit Milzvergrößerung bei 1—3jährigen Kindern haben in den 50er Jahren des vorigen Jahrhunderts schon Romberg und Henoch, später Gretsel beschrieben. Italienische Autoren (Cardarelli, Somma, Fede) sprachen von einer Anaemia splenica der Kleinkinder. Eine genaue Analyse des Krankheitsbildes ist jedoch erst in den gleichzeitig und unabhängig voneinander 1889 mitgeteilten Veröffentlichungen von v. Jaksch und Hayem enthalten. Mit Rücksicht auf den das Krankheitsbild häufig begleitenden Milztumor und auf die gelegentlich sehr starke Vermehrung der weißen Blutkörperchen sprach v. Jaksch von einer Anaemia

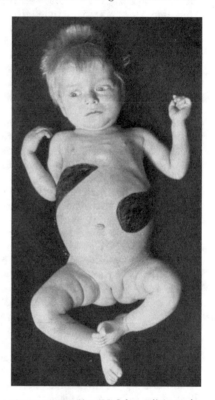

pseudoleucaemica infantum. Da nun aber Beziehungen zwischen dieser Anämieform und den leukämischen Erkrankungen in keiner Weise bestehen und weder der Milztumor, noch die Leukocytose zu den konstanten Bestandteilen des Krankheitsbildes gerechnet werden können, so halten wir diese Bezeichnung für durchaus verfehlt und mißverständlich. Aus dem gleichen Grunde lehnen wir den von den italienischen Autoren geprägten Namen Anaemia splenica ab. Will man am Krankheitsbild als an einer nosologischen-morphologischen Einheit — freilich mit ziemlich dehnbaren Grenzen — festhalten, so würde sich dafür die heute allgemein eingebürgerte Benennung v. Jaksch-Hayemsche Anämie noch am besten eignen.

Der chlorotische Typ zeigt den ersten, leichtesten Grad einer anämischen Störung an. Der Hämoglobingehalt ist nur mäßig vermindert, die Zahl der roten Blutkörperchen bewegt sich auf normaler Höhe. Einzelne hämoglobinarme Zellen zeigen zuweilen eine deutliche Dellenbildung.

Eine Verminderung der Erythrocytenzahl leitet den zweiten Grad der Erkrankung ein. Hier, ebenso auch bei der v. Jaksch-Hayemschen Anämie ist ein gesetzmäßiger, konstanter Typus kaum mehr anzugeben. Wir finden einen kaleidoskopartigen Wechsel in der Kombination der verschiedenen Störungen innerhalb des qualitativen und quantitativen Blutbildes.

Abb. 2. 14 monatiges Mädchen mit Anaemia pseudoleucaemica. (Finkelstein.)

Auch die Grenzen der v. Jaksch-Hayemschen Anämie sind kaum fixierbar. Wir finden den zugehörigen, im obigen Schema aufgestellten Symptomenkomplex nicht immer in dieser Reinheit; oft fehlt ein charakteristischer Bestandteil, so z. B. der Milztumor oder die Leukocytose usw. Im allgemeinen zählen wir Anämien mit Milztumor und Leukocytose, sowie mit deutlicher Erythroblastose zur v. Jaksch-Hayemschen Form. Keineswegs ist die Hämoglobinzahl ein zuverlässiges Kriterium der v. Jaksch-Hayemschen Anämie. Wir finden des öfteren schwerste Hämoglobinarmut ohne Merkmale des v. Jaksch-Hayemschen Symptomenkomplexes und umgekehrt relativ hohe Hämoglobinwerte bei der klassischen v. Jaksch-Hayemschen Anämie. In diesem Sinne stellt die letztere nicht unbedingt den stärksten Grad der anämischen Erkrankung dar, wie man das vielleicht aus dem obigen Schema folgern würde; sie dürfte vielmehr als eine besondere Reaktionsform des jugendlichen Organismus auf anämisierende Reize aufzufassen sein. Wir wollen im folgenden die schwereren anämischen Veränderungen, d. h. die Anämien mit erniedrigter Erythrocytenzahl gemeinsam behandeln, ohne auf die v. Jaksch-Hayemsche Anämie gesondert einzugehen. Die Hämoglobin- und die Erythrocytenwerte bewegen sich innerhalb weiter Grenzen. Bei einigermaßen schweren Anämien gehören 30—40$^0/_0$ Hämoglobin (Sahli) und 2—3 Millionen Erythrocyten zur Regel; häufig werden aber auch noch weit niedrigere Zahlen festgestellt. So in einem unserer Fälle bei einem ein Jahr alten, mit Ziegenmilch ernährten Kinde 11$^0/_0$ Hämoglobin und 240 000 Erythrocyten! Die Verminderung der Erythrocytenzahl geht mit der Abnahme des Hämoglobingehaltes meist nicht vollkommen parallel. Dementsprechend zeigt der Färbeindex (F.I.) entweder eine Erhöhung, oder aber — und dies häufiger — eine Senkung, d. h. er ist $>$ oder (häufiger) $< 1,0$. Ein erhöhter Färbeindex erinnert an die perniziöse Anämie der Erwachsenen. Bei der klassischen v. Jaksch-Hayemschen Anämie sollte ein F.I. $> 1,0$ die Norm darstellen; man trifft ihn aber auch hier seltener an als die oligochromämischen Formen mit dem erniedrigten F.I. Bei Ziegenmilchanämie sahen Brouwer, Glanzmann, Stettner relativ häufig einen erhöhten, andere Autoren (de Rudder, Opitz, auch eigene Beobachtungen) dagegen ebensooft, oder sogar noch öfter einen verminderten F.I.

Als ein besonders charakteristisches Merkmal der Anämien im Säuglings- und Kleinkindesalter gilt das frühzeitige Auftreten von kernhaltigen roten Blutkörperchen, hauptsächlich von Normoblasten, und, als Zeichen der Rückkehr zur embryonalen Erythropoese, von Megaloblasten (übrigens auch von Megalocyten). Mitosen, Kernzerfallserscheinungen werden in solchen jugendlichen Erythrocyten häufig beobachtet. Eine starke Vermehrung der Normoblasten, wie sie besonders bei der v. Jaksch-Hayemschen Form, aber auch außerhalb dieses Symptomenkomplexes, häufig beobachtet wird, kann bei der Zählung der weißen Blutkörperchen eine erhebliche Fehlerquelle bedeuten (Stettner). In diesen Fällen muß man für die gefundenen kernhaltigen Erythrocyten stets eine Korrektion vornehmen. Lehndorff, neuerdings Stettner haben schon 20000—30000 kernhaltige rote Blutkörperchen im Kubikmillimeter gefunden. Ein durchgehender Parallelismus zwischen Schwere der anämischen Störung und der Zahl der Normo-Megaloblasten besteht wiederum nicht; im allgemeinen wird man aber eine stärkere Erythroblastose hauptsächlich doch nur bei den stärkeren Anämiegraden antreffen.

Zu den weiteren, verschieden stark ausgeprägten und jeweils in wechselnder Kombination vorhandenen Merkmalen des pathologisch veränderten roten Blutbildes gehören: Anisocytose mit Makro-, besonders aber mit Mikrocyten, Poikilocytose, Polychromasie, stark gefärbte, große, wie gebläht aussehende Erythrocyten usw. Bei der Ziegenmilchanämie soll nach Ockel die fehlende oder nur schwache Polychromasie als Zeichen einer mangelhaften Regeneration gelten; nach Opitz (vgl. auch de Rudder) dürfte indessen auch in diesem Punkte kein grundsätzlicher oder konstanter Unterschied zwischen den verschiedenen Anämieformen der Säuglinge und der Kleinkinder bestehen.

Auch das weiße Blutbild erfährt im Laufe der anämischen Erkrankung, hauptsächlich in den späteren Stadien, öfters pathologische Veränderungen. Zur v. Jaksch-Hayemschen Anämie gehört eine Vermehrung der weißen Blutzellen mit einer relativen Lymphocytose. Aber auch außerhalb dieses bestimmten Symptomenkomplexes findet man zuweilen eine hohe Leukocytose; Beträge von 20 000—30 000 sind keine Seltenheit. In den leichtesten und schwersten Fällen ist diese Zunahme meist weniger ausgesprochen als bei den mittelschweren Anämien. Auch unternormale Werte kommen vor: eine echte Leukopenie, ähnlich wie bei der Biermerschen Anämie der Erwachsenen.

Im qualitativen Blutbild überwiegen fast gesetzmäßig die Lymphocyten, hauptsächlich die kleinen Formen. Eine relative Vermehrung der neutrophilen Leukocyten trifft man nur selten, und zwar meist bei schwereren, langdauernden, eitrig-infektiösen Prozessen an. Die Lymphocytose kann sehr hohe Grade annehmen, 70—80 % Lymphocyten gehören keineswegs zu den Ausnahmen. Pathologische Formen spielen in der Regel keine große Rolle. Auch die mononucleären Elemente, sowie die eosinophilen Zellen weichen meist nicht von der Norm ab. Bei einer stark embryonalen Erythropoese treten im Blut auch Myeloblasten, Myelocyten und Lymphoidocyten auf, wobei beachtenswerterweise die Myeloblasten stets vorherrschen (Stettner). Im gegenseitigen Verhältnis der Neutrophilen fällt bei schweren „Ziegenmilchanämien" häufig eine „Rechtsverschiebung", d. h. das Überwiegen der ontogenetisch älteren segmentkernigen Zellen auf, was man bei der allgemeinen Unreife des Blutbildes kaum erwartet hätte (Glanzmann, Stettner). Auch in diesem Punkte, der aller Wahrscheinlichkeit nach wohl das Zeichen einer übermäßig schweren Störung, aber nicht das spezifische Merkmal der Ziegenmilchanämie darstellt, besteht eine Analogie zur perniziösen Anämie der Erwachsenen.

Die Blutplättchenzahl ist bei schwerer Anämie meist stark erniedrigt (Glanzmann, Opitz, de Rudder, Stettner).

Die Heilung kann zuweilen überstürzt in Form von echten Blutkrisen auftreten (Furrer, Glanzmann), ähnlich wie bei den posthämorrhagischen Anämien, oder der Biermerschen Anämie. Im Laufe solcher Krisen wird das Blut mit jugendlichen roten und weißen Zellen fast überschwemmt, die aber dann in kurzer Zeit durch reife Formen, und insgesamt durch ein normales Blutbild abgelöst werden.

Zu den chemischen Symptomen, die mit der anämischen Störung, zumindest mit der Funktion des erythropoetischen Organsystems kausal zusammenhängen dürften und bei den anämischen Erkrankungen der Säuglinge und der Kleinkinder häufig — ohne Rücksicht auf die ätiologischen Faktoren — nachgewiesen werden können, gehören die erhöhte Urobilin- und Urobilinogenausscheidung im Stuhl und im Urin (Glanzmann, Brouwer, Opitz). In einem von Kleinschmidt beobachteten Falle von schwerer Ziegenmilchanämie bestand eine Hämatinämie (wie bei der perniziösen Anämie — Bingold). Die Resistenz der roten Blutkörperchen wurde selten vermindert gefunden (de Rudder), in der Regel bewegt sie sich innerhalb der normalen Grenzen (Opitz).

Bei schweren anämischen Zuständen treten häufig akzidentelle Herzgeräusche der bekannten Art auf.

Mit der im vorstehenden eingehend erörterten Symptomatologie ist das Krankheitsbild der anämischen Zustände noch keineswegs erschöpfend umschrieben. Hier müssen auch noch andere, mit der Klinik der Anämie eng verbundene Fragen, wie die der Konstitution, des Alters, der jahreszeitlichen Bedingtheit, der Einfluß der Infektionen noch ausführlich behandelt werden.

In auffallender Analogie zu den Ernährungsstörungen vom Charakter der Avitaminosen spielt das konstitutionelle Moment bei der Entstehung der anämischen Erkrankungen nicht nur im allgemeinen eine bedeutende Rolle, auch in den Einzelheiten besteht eine fast vollkommene Übereinstimmung. Ebenso wie die Rachitis — um nur bei diesem Beispiel zu bleiben — tritt auch die Anämie, worauf zuerst Stoeltzner hingewiesen hat, besonders häufig bei debilen Kindern, bei Frühgeburten, bei Zwillingskindern auf. Hier liegt die Reizschwelle, die die anämisierenden ätiologischen Faktoren zur Auslösung der Störung zu überschreiten haben, weit tiefer als bei den reif geborenen, kräftigen Säuglingen. Frühgeburten, Zwillinge zeigen oft schon in den ersten Lebensmonaten — mit dem Höhepunkt im 3.—4. Monat — eine sog. „physiologische" Anämie, die anscheinend rein endogen, konstitutionell bedingt ist, denn sie tritt selbst bei möglichster Fernhaltung jeder schädlichen „Noxe" auf und heilt später — ohne stärkere Grade erreicht zu haben —, häufig auch ohne die Zuhilfenahme irgendwelcher therapeutischer Maßnahmen, gewissermaßen spontan aus. In zahlreichen Fällen geht aber diese physiologische Anämie — auf die wir weiter unten noch ausführlich zu sprechen kommen werden — in eine pathologische Anämieform über (Lichtenstein). Auch in diesem Punkte trifft die — freilich nur äußerlich gemeinte — Analogisierung mit der Rachitis auffallend gut zu. Der physiologischen Anämie würde der physiologische Weichschädel[1]) und der pathologischen Form die echte Rachitis entsprechen.

Was nun das zeitliche Auftreten der Anämien und ihre Abhängigkeit von der Ernährungsweise anlangt, so besteht eine gewisse Parallele weniger zwischen Anämien und Rachitis, als vielmehr zwischen Anämien und dem skorbutischen Nährschaden (in seinem manifesten Stadium). So begegnet man schweren anämischen Veränderungen — abgesehen von der „physiologischen" und meist nur mäßig ausgeprägten Blutarmut der Frühgeburten, — nur sehr selten vor der kritischen Zeit (L. F. Meyer) der „Halbjahrswende". Die Mehrzahl der Erkrankungen fällt in das zweite Lebenshalbjahr, und zwar hauptsächlich in das letzte Quartal (9.—12. Lebensmonat); allein auch das Kleinkindesalter, vom 2.—5. Lebensjahr, bleibt von anämischen Störungen nicht verschont. Eine angeborene Anämie dürfte zu den größten Ausnahmen gehören. In den vereinzelten einschlägigen Literaturangaben werden als Ursachen Lues, hämolytischer Ikterus, sowie Chlorose + Tuberkulose der Mütter angegeben (vgl. Benjamin). Auch der Einfluß der Ernährungsweise äußert sich bei den Anämien in derselben Weise wie beim Skorbut. Die Anämie ist eine Erkrankung der künstlich ernährten Kinder; bei Brustkindern, in diesem Falle auch bei Frühgeburten, bei debilen, oder ganz allgemein bei übermäßig lang ausschließlich mit Frauenmilch ernährten Kindern werden wohl leichtere, aber fast nie schwerere Grade von Blutarmut beobachtet. So fand Finkelstein in der Literatur nur zwei Fälle von echtem v. JakschHayemschen Symptomenkomplex bei Brustkindern (Jessup, Richon), vermutlich als Folge infektiöser Komplikation. In einem Falle von Erythrodermia desquamativa sahen auch wir bei einem von Geburt an mit Frauenmilch ernährten Säugling eine starke Hämoglobinverarmung (30%!). Im Verhältnis zur großen Zahl der Anämien bei künstlich ernährten Kindern bedürfen jedoch diese vereinzelten Fälle bei Brustkindern kaum noch einer Berücksichtigung.

In erneuter Übereinstimmung mit dem Skorbut weisen auch die anämischen Erkrankungen keine gesetzmäßigen, konstanten Beziehungen zu bestimmten Jahreszeiten auf. Für die von Benjamin geäußerte Annahme einer besonderen Häufung und Verstärkung der Anämien im Frühjahr haben wir in unserem Material (über 90 Fälle) keine Anhaltspunkte gefunden.

Für die Entstehung und noch mehr für den weiteren Verlauf der anämischen Zustände im Säuglings- und Kleinkindesalter stellen Infektionen einen fast regelmäßig nachweisbaren, unterstützenden, häufig sogar ausschlaggebenden ätiologischen Faktor dar. In den anamnestischen Angaben vermißt man nur selten fieberhafte Komplikationen. Oft wird schon der erste Beginn oder zumindest eine erhebliche Verstärkung der zugehörigen klinischen Merkmale direkt auf eine solche akute, oder eine mehr chronisch verlaufende fieberhafte, infektiöse Erkrankung zurückgeführt. Hierfür kommen in erster Linie subakut verlaufende, rezidivierende Bronchopneumonien, Empyem, dann — wenigstens in unserem Material — häufig Pertussis, ebenso ruhrartige Darmstörungen in Betracht. Auch im Anschluß an die Vaccination wurden schon schwere anämische

---

[1]) Siehe S. 193.

Veränderungen beobachtet (Heubner, Finkelstein, Stettner, auch eigene Beobachtungen). Beachtenswerterweise begegnet man somit hier wieder den gleichen Verhältnissen, die uns schon vom skorbutischen Nährschaden her gut bekannt sind: einer besonderen, fast spezifischen Schädigung des erythro-poetischen (bei den Anämien) und des vasculären (beim Skorbut) Apparates durch Pertussis, Ruhr, Vaccination und auch noch durch andere Infektionskrankheiten. Bei Lues und bei schwerer Tuberkulose treten zuweilen ebenfalls anämische Störungen in Erscheinung. Die Beziehungen der Infektionen zu den Anämien sind doppelter Natur; der Weg führt nicht allein in der Richtung Infekt → Anämie, sondern auch umgekehrt Anämie → Infekt. Wir stehen somit dem gleichen Circulus vitiosus gegenüber, der bei sämtlichen Avitaminosen, und wohl auch bei jedem chronischen Nährschaden der Säuglinge und der Kleinkinder regelmäßig anzutreffen ist: Einerseits begünstigen, verstärken Infekte die Ernährungsstörung, in unserem Falle die Anämie, anderseits bewirkt die anämische Erkrankung eine deutliche Resistenzverminderung, eine „Dysergie" (Abels), die sich in einer besonderen Anfälligkeit und mittelbar in einer auf-fallenden Häufung schwerer Infektionen äußert. Diese treten vorzugsweise im Bereiche des Respirationstraktes auf; schwere pneumonische Komplikationen sind bei anämischen Zuständen besonders befürchtet und am letalen Ausgang tatsächlich in erster Linie beteiligt. Viel seltener erfolgt der Tod infolge der starken Hämoglobinverarmung, d. h. infolge Sauerstoffmangels, in letzter Aus-wirkung der primären Veränderung.

## Pathologische Anatomie.

Das pathologisch-anatomische Substrat der anämischen Erkrankungen läßt keine starre Einheit erkennen; es wechselt sowohl nach dem Grade der Störung, wie nach der jeweiligen, konstitutionell bestimmten Reaktionsart des kranken Organismus. Der am häufigsten wiederkehrende Sektionsbefund zeigt eine allgemeine mehr oder minder starke Blutarmut sämtlicher Organe, ein tief rotes Knochenmark mit deutlicher Erythroblastose, myeloische Herde in der Leber, Milz, gelegentlich auch in den Lymphdrüsen an. Bei besonders schwerer Anämie, so bei den stärksten Graden der Ziegenmilchanämie können die extramedullären Blutbildungsherde auch fehlen (Stettner-Busch, Glanz-mann). Das Knochenmark ist in der Regel ein reines Zellmark, neigt jedoch stellenweise auch zu Fasermarkbildung, ähnlich wie beim Skorbut und bei den Ernährungsstörungen überhaupt. Im histologischen Bilde des Knochen-marks überwiegen außer den Erythroblasten die nicht granulierten Zellen, in erster Linie die lymphoiden Elemente, aber auch Myelocyten, Myeloblasten. Die Entdifferenzierung des weißen Anteils führt gegebenenfalls bis zu den Lymphoidocyten: zu großen Zellen mit blasigem Kerne, die mehrere Nucleolen besitzen. Die Eosinophilen und die Knochenriesenzellen sind stets vermindert; die Fettzellen fehlen fast vollkommen (Stettner-Busch, Glanzmann). All diese Veränderungen im histologischen Bilde weisen nur auf eine uns schon aus dem Blutbilde „in vivo" bekannte Rückkehr zur embryonalen Erythropoese hin. „Das kennzeichnende Merkmal der . . . Störung ist also das Ausbleiben oder wenigstens die erhebliche Verlangsamung des Ablaufes der Zellreifung, während der Zellnachschub erhalten ist" (Stettner).

Lymphoiden, herdweise auftretenden Umwandlungen des Knochenmarks, begegnet man bei einer Reihe von Erkrankungen im Säuglings- und Kleinkindesalter. Aschenheim und Benjamin glaubten in dieser Reaktionsform ein spezifisch rachitisches Merkmal erblicken zu können. Die entsprechenden Veränderungen bei der v. Jaksch-Hayemschen Anämie und letzten Endes auch die Hämoglobinverarmung und die gestörte Erythropoese sollten dann nur die sekundären Folgeerscheinungen der primären rachitischen Stoff-wechselstörung bzw. der rachitischen Knochenmarkalteration darstellen. Die histologischen

Befunde Aschenheims und Benjamins konnten indes von anderen Autoren nicht bestätigt werden (Marfan, Tixier, Hutinel, Lossen). Oehme [1]) fand auch bei gesunden Kindern solche lymphoiden Degenerationen im Knochenmark, wie denn überhaupt der kindliche Organismus die verschiedenartigsten Reize, so Infektionen, Ernährungsfehler des öfteren mit lymphocytären Reaktionen beantwortet. Dies dürfte besonders stark bei einer lymphatischen Konstitution in Erscheinung treten. Tatsächlich wurde der Milztumor, als der klinisch sichtbare Ausdruck der zugehörigen Reizbeantwortungsart schon früher von Czerny und Kleinschmidt mit der „exsudativen Diathese", von Finkelstein wohl richtiger [2]) mit dem „Lymphatismus" in Beziehung gebracht. Wir kommen auf diese Zusammenhänge im nächsten Abschnitt noch ausführlicher zurück.

Dem Milztumor entspricht weniger eine parenchymatöse Hypertrophie als eine Vermehrung des Stützgewebes, oft mit perisplenitischen Verdickungen.

Die Hämosiderose der Leber und der Milz ist ein inkonstantes und auch in seinem Ausmaße wechselndes Symptom.

Die weiteren, am Seziertisch zu beobachtenden Veränderungen, so auch die sekundären infektiösen Komplikationen, die nach dem Gesagten in der Regel als die eigentliche Todesursache fungieren, gehören nicht zum engeren Bilde der Anämien.

### Ätiologie und Pathogenese.

Bei der überwiegenden Mehrzahl der anämischen Erkrankungen im Säuglings- und Kleinkindesalter, wobei wir wiederum — obgleich zum Teil hierher gehörig — vom hämolytischen Ikterus, von den Leukämien, von den Anämien bei Helminthiasis u. a. m. absehen, können meist keine bestimmten Entstehungsbedingungen namhaft gemacht werden. Wir stehen vielmehr in der Regel einer Mehrheit von ursächlichen Faktoren gegenüber, die sich zunächst wohl in exogene und endogene einordnen lassen. Die endogene Bedingung müssen wir im Sinne der neueren Anschauungen — eher zur Umschreibung unserer Unkenntnis — als eine mangelhaft ausgebildete Abwehrfähigkeit des intermediären Stoffwechsels oder allgemein ausgedrückt, als eine konstitutionell bedingte Schwäche des blutbildenden Apparates bezeichnen. Die exogenen, schlechthin die echten, auslösenden Ursachen gestatten eine Einordnung in zwei große Gruppen; wir sprechen 1. von alimentär und 2. von infektiös bedingten Anämien.

Die erfolgreiche Analyse der unseren chemischen Methoden allein zugänglichen alimentären Faktoren dürfte nicht nur für die Ätiologie, sondern auch für die Pathogenese der alimentären Anämien die wichtigste Ausbeute liefern. Demgegenüber bieten die „Konstitution" und ebenso der Angriffspunkt der infektiösen Reize einer näheren, direkten Untersuchung einstweilen noch unüberwindbare Hindernisse. Von der Klärung der alimentären Bedingungen dürfte man indessen auch in dieser Hinsicht zumindest gewisse indirekte Schlüsse erwarten. Solche mittelbaren Schlußfolgerungen für die Gesamtheit der anämischen Erkrankungen müssen übrigens auch durch die Betrachtung des pathologisch veränderten intermediären Stoffwechsels und auch durch die Beweisführung „ex iuvantibus" zu erbringen sein.

Eine „alimentäre Anämie" entsteht bei ausschließlicher Milch-, gelegentlich auch bei einseitiger Mehlernährung (Czerny-Kleinschmidt). Unzureichende Nahrungszufuhr, auch Pylorusspasmus führen nur selten, und auch dann nur in mäßigem Grade, zu Anämien (vgl. Kleinschmidt, Lehndorff). Dies hängt allerdings oft (so beim Pylorospasmus) damit zusammen, daß die Schädigung nur von kurzer Dauer war, und zu junge, gewissermaßen noch anämie-resistente Kinder — im ersten Trimenon — betraf. Denn bei schweren

---

[1]) Vgl. auch im Rachitisabschnitt S. 217.
[2]) Schwere Ekzeme oder sonstige katexochen exsudative Erscheinungen trifft man bei Anämie, zumindest nach unserem eigenen Krankenmaterial, nur selten an.

dystrophischen, beinahe atrophischen Zuständen (bei „Athrepsie") fand neuerdings Utheim (unter Marriott) regelmäßig erniedrigte Hämoglobin- und Erythrocytenwerte. Berücksichtigt man dazu noch die für die Atrophie konstante Verminderung des Gesamtblutvolumens, so müssen in diesen Zuständen sogar erhebliche Anämiegrade bestehen. Freilich treten diese uns nicht in der Form entgegen, wie bei den übrigen anämischen Erkrankungen.

Will man nun angesichts all dieser klinischen Erfahrungen die einseitige Milch-Mehldiät, sowie eine länger dauernde, zur Atrophie führende Unterernährung bezüglich ihrer anämisierenden Wirkung auf eine gemeinsame Formel bringen, so dürfte dies noch am ehesten durch die Identifizierung der alimentären Anämien mit einer echten „Mangelkrankheit" gelingen. Wir müßten nur annehmen, daß die exogene Zufuhr von besonderen Nahrungsbestandteilen, die allein eine ungestörte Erythropoese zu sichern vermag, bei den erwähnten Ernährungsarten den normalen Anforderungen nicht mehr in vollem Maße entspricht. Tatsächlich sehen wir diese Anschauung schon in den ersten Anfängen der Anämielehre vertreten und auch allgemein verbreitet. Von besonderem Interesse ist nun wiederum der Parallelismus mit der Entwicklung der Rachitislehre. Zu gleicher Zeit, wo man die rachitische Knochenweichheit als das Resultat eines exogenen Kalkmangels aufzufassen geglaubt hatte, hat auch die Anämielehre eine Wendung erfahren. So wurde auch in den Anämien schlechtweg eine Mineralstoffwechselstörung vermutet. Die Stelle des Kalkes nahm hier das Eisen, als ein schon nach den damaligen Kenntnissen besonders wichtiger, gewissermaßen integrierender Bestandteil des komplexen Hämoglobinmoleküls, ein. Wenn man sich auch dessen bewußt war, daß das Hämoglobin außer dem Eisen auch noch eine Reihe von organischen Bausteinen enthält, so wurden diese in pathogenetischer Hinsicht zunächst nicht in Betracht gezogen. Man hat im eisenfreien Hämoglobinrest eine Eiweißverbindung erblickt, die aber damals von der qualitativen Seite, d. h. bezüglich ihrer „biologischen Wertigkeit" noch keineswegs gebührend berücksichtigt wurde. Eine wirklich exogene Substanz, auf deren äußere Zufuhr der menschliche Organismus angewiesen ist, stellte nach den damaligen allgemein herrschenden Anschauungen nur das Eisen dar, ebenso wie im Hinblick auf die rachitische Knochenweichheit die Knochensalze, aber nicht irgendwelche organische, möglicherweise an der Knochenbildung beteiligte Stoffe.

Bei Unterernährung oder auch bei einer reinen salzarmen Mehldiät war ein mangelhaftes Eisenangebot gewissermaßen a priori anzunehmen. Die gleiche Schlußfolgerung müßte indessen auch für die ausschließliche Milchernährung, bei der bekanntlich die überwiegende Mehrzahl der alimentären Anämien entsteht, gelten: die Milch wäre demnach eine relativ eisenarme Nahrung. Wenn nun aber trotzdem anämische Blutveränderungen auch bei einseitiger Milchernährung — übrigens auch bei Unterernährung oder bei Mehlnährschaden — kaum vor dem zweiten Halbjahr, und bei verschiedenen Kindern, unter gleichen äußeren Bedingungen auch nicht gleichzeitig, in Erscheinung zu treten pflegen, so mußte für dieses sozusagen konstitutionelle Moment ein besonderer Erklärungsmodus gefunden werden. Auf diese Weise entstand dann, in enger Verknüpfung mit der Lehre des Eisendefizits die des konnatalen Eisendepots. Hierfür lieferten zunächst die Arbeiten Bunges und seiner Schule die ersten experimentellen Stützen: 1. Eine Reihe von Tieren (Kaninchen, Hunde, Katzen) beherbergt sofort oder einige Tage nach der Geburt mehr Eisen in ihrem Organismus als später. 2. Die Leber eines neugeborenen Hundes enthält 5—9mal soviel Eisen als die der ausgewachsenen Tiere: als Stapelorgan für Eisen kommt demnach in erster Linie die Leber in Betracht. 3. Bei Tieren, die bald nach der Geburt vegetabilische Nahrung und somit auch Eisen in reichlichen Mengen aufnehmen (Meerschweinchen), fehlt dieses Eisendepot in den Leberzellen. Daraus hat schon Bunge den teleologischen Schluß gezogen: der „angeborene" Eisenvorrat bei Tieren, die eine lange Lactationszeit haben, befähigt diese auch bei der eisenarmen Milchernährung eine ungestörte Erythropoese zu unterhalten; der Eisenbedarf wird hier endogen aus den Depots gedeckt. Tatsächlich bewirkte eine aphysiologische Verlängerung der Lactationszeit um einen Monat bei der Katze eine Anämie (Häusermann unter Bunge), die dann mit Eisengaben günstig beeinflußt werden konnte. Beachtenswert sind in dieser Hinsicht auch die Untersuchungen von M. B. Schmidt, der bei über mehrere Generationen fortgesetzt eisenarm ernährten Ratten schwere anämische Veränderungen erzeugen konnte. In den späteren Generationen nahm die Anämie sogar an Stärke stetig zu. Die Vermutung liegt nahe, diese Potenzierung — wenigstens zum Teil — auf die allmähliche Verminderung der „angeborenen" Eisendepots zurückzuführen.

Will man nun diese in Tierexperimenten gewonnenen Ergebnisse auf die menschlichen Verhältnisse übertragen, so müßten wir bei reif geborenen Säuglingen einen Eisenvorrat postulieren, der etwa 7—9 Monate lang, selbst unter ungünstigen äußeren Bedingungen, den Eisenbedarf oder zumindest das Eisendefizit, das bei ungenügender Eisenzufuhr entsteht, zu decken vermag.

Da das Eisen, ebenso wie die anderen Mineralbestandteile, z. B. auch der Kalk, hauptsächlich während der letzten Schwangerschaftsmonate angesetzt wird (Hugounenq, 8 Analysen), dürften bei Frühgeburten die Eisenvorräte besonders niedrig sein. In diesen Fällen wären dann vom Standpunkte der „Depotlehre" frühzeitige anämische Veränderungen durchaus möglich. Die schon im vorstehenden erwähnte physiologische Anämie der Frühgeburten mit Oligochromämie (Kunkel), gelegentlich auch mit Erythrocytenverminderung (Lichtenstein, Lande), würde somit pathogenetisch dem Verständnis näher rücken. Hier wäre eben die geringe „Mitgift" an Eisen, die solche debile unreife Kinder mit auf die Welt gebracht haben, schon in den ersten Lebensmonaten aufgebraucht worden. In der Tat haben Nicloux-van Yve (zitiert nach Benjamin) in den Organen frühgeborener Luetiker nur halb so viel Eisen gefunden als in denen reifer Neugeborener. Trotz dieser auf den ersten Blick fast lückenlos erscheinenden Beweiskette konnte die Lehre von den angeborenen Eisendepots, wenigstens in ihrer ursprünglichen Form, einer weiteren kritischen Analyse nicht standhalten. So wird auch schon die erste im Sinne der erwähnten Lehre durchaus vertretbare, sogar notwendige Forderung, wonach die Schwere und das zeitliche Auftreten der Anämie bei Frühgeburten mit dem Grade der Debilität und der Unreife parallel gehen müßte, durch die Klinik keineswegs generell bestätigt. Auch die schwächsten Frühgeburten bleiben häufig anämiefrei, und umgekehrt, selbst relativ gut entwickelte, nur etliche Wochen zu früh geborene Kinder können unter gleichen äußeren Bedingungen an schwerer Anämie erkranken (Czerny). Einen wichtigen Gegenbeweis stellen auch die Untersuchungen von Paula Philipsohn dar, die auf Czernys Veranlassung den Eisengehalt der Leber bei Kindern verschiedener Altersstufen bestimmte und dabei — im Gegensatz zu den Bungeschen Tierexperimenten — zwischen Abnahme der Eisenmenge und dem Lebensalter keine gesetzmäßigen Beziehungen festzustellen in der Lage war. Ebensowenig konnte Kunkel durch fortlaufende Hämoglobinbestimmungen im Blut die Frage entscheiden, ob bei debilen, frühgeborenen Kindern ein angeborener Eisenmangel nachweisbar, und ob dieser vom Entwicklungsgrad abhängig sei.

Nur in einem Punkte schienen die Versuchsergebnisse von P. Philipsohn mit den tierexperimentellen Befunden Bunges und seiner Schule übereinzustimmen: in Analogie zum Verhalten der Tiere mit einer langen Lactationszeit fand Philipsohn auch in der

Leber der Kinder relativ, d. h. im Verhältnis zum Angebot, hohe, allerdings — wie gesagt — unregelmäßig wechselnde Eisenwerte. Dieser besondere Eisenreichtum der Leber braucht indessen keineswegs als Zeichen eines Eisendepots aufgefaßt zu werden. Man könnte ihn vielmehr — worauf im Anschluß an die Bungeschen Untersuchungen schon Soxhlet hinwies — auf gewisse Vorgänge des intermediären Eisenstoffwechsels, in erster Linie auf den Abbau des Hämoglobins, oder auch auf andere eisenhaltige Stoffwechselprodukte, schlechthin also auf den bekannten intermediären Kreislauf des Eisens beziehen. Der Abbau des Blutfarbstoffes gehört im Sinne der neueren Anschauungen zu den normalen physiologischen Vorgängen des Zellebens. Das Blut als Gewebe wird auch unter normalen Verhältnissen mit verschiedener Geschwindigkeit ab-, und dann wiederum von neuem aufgebaut (Blutmauserung). Der Eisengehalt der Leber würde somit keine inerte Reserve darstellen, sondern einen besonderen Teilabschnitt des intermediären Eisenstoffwechsels beleuchten. Wirklich inaktive Eisendepots dürfte man eher im Knochensystem vermuten. Für diese freilich experimentell noch nicht erforschte Annahme sprechen nicht allein die histologischen Eisenreaktionen der Verkalkungszonen in sämtlichen Knochen (Gierke, Schmorl), sondern das Verhalten der Schwermetalle innerhalb des Organismus überhaupt. Wir erinnern in dieser Beziehung nur an das Beispiel der Bleivergiftung. Auch hier spielt wohl die Leber als Ausscheidungsorgan eine wichtige Rolle, die Hauptmenge des Bleies in gewissermaßen inaktivem Zustande befindet sich jedoch im Knochengewebe (vgl. Behrens).

Gegen die von Bunge inaugurierte „Depotlehre" wurde auch die klinische Erfahrungstatsache herangezogen, daß die physiologische Anämie der Frühgeburten bei Brustkindern dieselben Grade zu erreichen pflegt, wie bei künstlicher Ernährung, obgleich die Frauenmilch, wie wir es noch ausführlich zu besprechen haben werden, nicht nur mehr Eisen enthält als die Kuhmilch, sondern auch eine bessere Ausnützung (Retention) gewährleistet (Finkelstein, L. F. Meyer). Überdies läßt sich durch hohe, regelmäßig zugeführte Eisengaben diese physiologische Anämie der Frühgeburten ebenfalls nicht aufhalten. Eine „Eisenprophylaxe" schlägt sogar auch noch bei der später auftretenden „pathologischen" Form fehl (Finkelstein, Langstein). In Anbetracht all dieser Gegenbeweise wurde die ursprüngliche Bungesche Lehre zumindest bezüglich der Annahme von den angeborenen Eisendepots ganz allgemein verlassen. Die sich frühzeitig entwickelnde Anämie debiler Kinder brachte dann Finkelstein mit einer gewissen Unreife des blutbildenden Apparates in Beziehung. Das innere Wesen der Störung wird jedoch auch durch diesen Erklärungsmodus in keiner Weise berührt, sondern nur umschrieben. So dürfte die analytisch festgestellte Tatsache, daß Mineralien wie Kalk, Eisen erst in den letzten Fetalmonaten angesetzt werden, und demnach Frühgeburten tatsächlich relativ eisenarm geboren werden, doch nicht völlig außer acht gelassen werden.

Bei näherer Betrachtung der bei Frühgeburten obwaltenden Verhältnisse drängt sich uns von neuem der schon des öfteren erwähnte Parallelismus zwischen Rachitis und Anämie auf. Die physiologische Frühgeburtenanämie würde dem physiologischen, bekanntlich auch hier nicht angeborenen, sondern erst in der 6.—12. Lebenswoche erscheinenden Weichschädel und die pathologische Spätform der gleichfalls echten Frühgeburtenrachitis entsprechen [1]. Weder die anämischen Veränderungen, noch der Weichschädel und die Rachitis können durch Frauenmilchernährung, oder durch prophylaktische Eisen- bzw. Kalkgaben verhütet werden. Nun wird aber wenigstens der Weichschädel von der Mehrzahl der Autoren auch heute noch als eine Osteoporose und als Zeichen eines allgemeinen Kalkmangels aufgefaßt. Für die Kalkverarmung des Organismus kommen zwei Momente in Betracht: 1. die geringen angeborenen Kalkreserven (!), und 2. eine in den ersten Lebensmonaten meist negative Kalkbilanz, d. h. eine herabgesetzte Kalkverwertungsfähigkeit. Dieser zweite Faktor erklärt uns auch die Wirkungslosigkeit prophylaktischer Kalkgaben zur Genüge. Durch direkte Bestrahlung oder durch bestrahlte Nährstoffe kann die Kalk-

---

[1] Vgl. Rachitisabschnitt S. 194.

retention erheblich gebessert, der Weichschädel jetzt auch prophylaktisch bekämpft werden. Es fragt sich nun, wieweit die Verhältnisse des Kalkstoffwechsels auf die pathogenetischen Vorgänge bei den Anämien übertragen werden dürften. Vor der Beantwortung dieser Frage müssen zuerst zwei wichtige Einschränkungen vorausgeschickt werden: 1. Weichschädel und physiologische Anämie, sowie Rachitis und Spätanämie gehen in ihren klinischen Äußerungen miteinander keineswegs immer parallel. Eine direkte Verbindung zwischen dem Kalk- und Eisenstoffwechsel erscheint uns demnach nur wenig wahrscheinlich. Allerdings fehlen hierfür noch ausgedehnte experimentelle Untersuchungen. 2. Die Betrachtung der anämischen Veränderungen allein vom Gesichtspunkte des Mineralstoffwechsels aus bedeutet eine fast unerlaubte Vereinfachung der komplizierten Verhältnisse bei der Erythropoese. Dementsprechend dürften die folgenden Ausführungen nur als ein Versuch gelten.

Die Anwendung der bezüglich des Kalkstoffwechsels gezogenen Schlußfolgerungen auf die physiologische Anämie der Frühgeburten würde die alte Bungesche Lehre in modifizierter, richtiger gesagt, in ergänzter Form von neuem zulassen. Wir müßten nur für die frühzeitige Entstehung anämischer Blutveränderungen bei Frühgeburten außer den geringen Eisendepots auch noch eine mangelhafte und jeweils „konstitutionell" wechselnde Retentionsfähigkeit des Frühgeburtenorganismus für Eisen in Rechnung ziehen. Die geringe Eisenreserve stellt die vorbereitende und die schlechte Eisenassimilation die auslösende Bedingung dar. Mit dieser Annahme wären dann auch die im vorstehenden ausführlich erörterten Einwände zum größten Teil genügend entkräftet. Die von Lichtenstein bei vier natürlich ernährten Frühgeburten nachgewiesene negative Eisenbilanz dürfte sogar als eine direkte Stütze dieser Anschauungen gelten. Die wahre Ursache der verschlechterten Eisen-(und Kalk-)bilanz bleibt indessen immer noch ungeklärt; man müßte sie jedenfalls mehr in einem besonderen Verhalten des intermediären Stoffwechsels als in äußeren Faktoren suchen.

Bei den echten „pathologischen" Anämieformen, die man sowohl bei debilen, wie auch bei reif, gesund geborenen Kindern antreffen kann, muß indessen solchen exogenen Momenten eine wichtige ätiologische Rolle zuerkannt werden. Die Tatsache, daß bei einseitiger Milch- oder Mehlernährung rein alimentär bedingte Anämien häufig zu entstehen pflegen, läßt wohl kaum eine andere Erklärungsmöglichkeit zu. Im Anschluß an die tierexperimentellen Studien Bunges und seiner Schule glaubte man nun lange Zeit, und zum Teil auch heute noch, diesen gesuchten ätiologischen, alimentären Faktor — wie schon erwähnt — mit einem mangelhaften Eisenangebot identifizieren zu können. Bezüglich des Mehlnährschadens (oder der gewöhnlichen Unterernährung), lag diese Schlußfolgerung klar zutage. Aber auch die infolge ausschließlicher Milchzufuhr entstandenen Anämien ließen zunächst solche rein bilanzmäßig, d. h. im Sinne der älteren Stoffwechsellehre gedachten Überlegungen zu. Man wies einerseits auf die verschiedene anämisierende Wirkung der natürlichen und künstlichen Ernährungsweise, anderseits auf die entsprechenden Differenzen im Eisengehalt der Frauen- und der Kuhmilch hin. Im Gegensatz zu den früheren, sehr widerspruchsvollen Eisenanalysen der Literatur fanden Edelstein und v. Csonka in neueren, unter besonderen Vorsichtsmaßnahmen (z. B. unter Vermeidung eisenhaltiger Behälter für die Kuhmilch usw.) und mit zuverlässiger Methodik ausgeführten Untersuchungen in der Kuhmilch weniger als $1/_3$ des in der Frauenmilch enthaltenen Eisens. Diese Feststellung brachte man dann scheinbar folgerichtig mit der besonderen anämisierenden Wirkung der einseitigen Kuhmilchernährung und mit der auffallenden „Anämie-Resistenz" der Brustkinder in Beziehung. Rein alimentär und nicht infektiös oder konstitutionell (z. B.

die „physiologische Frühgeburtenanämie") mitbedingte Anämien kommen
bei nicht übermäßig lang mit Frauenmilch ernährten Kindern vielleicht überhaupt nicht vor.

Eine weitere und wohl auch ausschlaggebende Bestätigung für die besondere
ätiologische Rolle des Eisenmangels bei den alimentären Anämien hoffte man
ex iuvantibus, auf dem Wege der Eisentherapie der Anämien zu erbringen.
Die ursprünglichen Bungeschen tierexperimentellen Untersuchungen sollten
hierfür die exakte Grundlage bilden. Die praktisch-klinischen Erfahrungen
entsprechen jedoch, trotz der anfänglich günstig lautenden Urteile hauptsächlich französischer Autoren, keineswegs den hochgestellten Erwartungen.
So gelangten Czerny, Kleinschmidt und Schwenke zu einem völlig ab-
lehnenden Standpunkt; eine günstige Beeinflussung der kindlichen Anämien,
auch die der alimentären Anämien, konnten sie durch Eisengaben nicht erzielen.
Und wenn demgegenüber Finkelstein, wenigstens zum Teil, sowie auch
L. F. Meyer von neuem im Eisen ein ausgezeichnetes Mittel zur Hebung der
Erythropoese erblicken wollen, so geben sie anderseits selbst zu, daß diese
Wirkung nicht auf den Ersatz eines Eisenmangels, sondern auf einer allgemeinen,
in ihrem Wesen freilich unklaren Stoffwechselstimulierung beruhen dürfte.
Hierfür spricht nach ihrer Ansicht allein schon die Tatsache, daß bei sonst
unveränderten Bedingungen Eisenzufuhr — in Bestätigung der erwähnten negativen Erfahrungen von Czerny, Kleinschmidt und Schwenke — die
Anämien in der Regel unbeeinflußt läßt. Zur Erzielung eines sicheren therapeutischen Effektes müssen zunächst gewisse Voraussetzungen erfüllt werden;
„die Blutbildung muß sich bereits in der Periode spontaner Erstarkung befinden"
(Finkelstein). Angesichts dieser Sachlage kann jedoch von einer Bestätigung
der ursprünglichen Anschauung, auch bei Anerkennung dieser ·Heilerfolge,
nicht mehr gesprochen werden: die Lehre vom Eisenmangel erhielt in
den therapeutischen Versuchen keine Stütze.

Die stimulierende Wirkung von Eisenpräparaten hängt nach klinischen Erfahrungen,
auf die wir noch im entsprechenden Abschnitt näher einzugehen haben werden, vornehmlich
von ihrem relativen Eisengehalt und von der Menge des verbrauchten Eisens ab. Bei Verwendung von eisenreichen Verbindungen in großen Dosen tritt die Förderung der Erythropoese allem Anschein nach stärker und zuverlässiger in Erscheinung als bei der früher
üblichen schwächeren Dosierungsart. Besonders beliebt ist zur Zeit das Ferrum reductum
in großen Dosen (Lichtenstein, Lindberg, v. Schultheß, auch Finkelstein). Bei
dieser Medikation sah auch Kleinschmidt sichere Erfolge, die er aber auch ebenfalls
nur als Beschleunigung und Aktivierung der Blutbildung und nicht als Ausdruck einer
Ersatzwirkung deuten möchte.

Die Unterschiede in der anämisierenden Wirkung der verschiedenen Milcharten können nur bezüglich der Frauen- und der Kuhmilch mit ihrem verschiedenen Eisengehalt in Beziehung gebracht werden. Will man nun aber
diesen Erklärungsmodus auf eine weitere „unnatürliche" Nahrung, auf die
Ziegenmilch, die — was noch auszuführen sein wird — bei ausschließlicher
Zufuhr die Blutbildung besonders stark zu schädigen pflegt, anwenden, so
versagt er in seiner ursprünglichen Fassung vollkommen. Der Eisengehalt
der Ziegenmilch bewegt sich auf der gleichen Höhe wie der der Frauenmilch.
Um die Lehre vom Eisenmangel trotzdem zu retten, müßte man in diesem Falle
zu einer neuen Hilfshypothese greifen, und bei Ziegenmilchernährung eine
relativ sehr schlechte Eisenausnützung in Rechnung stellen. Tatsächlich ermittelte Krasnogorski bei Ziegenmilchzufuhr eine viermal schlechtere Eisen-
retention als bei Frauenmilchernährung. Eine entscheidende Bedeutung möchten
wir indes diesen Befunden nicht zuerkennen: 1. Die von Krasnogorski
eingehaltenen dreitägigen Stoffwechselperioden gelten in ihrer Dauer für Fragen
des Mineralstoffwechsels bekanntlich als unzureichend. 2. Die in den Faeces

bestimmten Eisenmengen entstammen nicht nur der Nahrung, sondern auch
dem intermediären Stoffwechsel; als solche gelangen sie durch Dickdarmdrüsen,
z. T. vielleicht auch durch die Leber (Galle) in den Darm. Die erhöhte Eisen-
ausfuhr bei Ziegenmilchernährung braucht somit nicht unbedingt auf einer
verminderten Retention beruhen; sie könnte ebensogut auch eine Störung des
intermediären Eisenstoffwechsels anzeigen [1]). 3. Auch bei der Ziegenmilchanämie versagt die ohne sonstige Voraussetzung durchgeführte Eisenmedikation.

Bei der Anwendung der Eisentherapie für die alimentären Anämien im
Kindesalter glaubte man in den tierexperimentellen Studien Bunges und seiner
Schule eine ausreichende exakte Unterlage zu besitzen. Die Beobachtungen
Abderhaldens, eines Schülers von Bunge, daß Eisenzufuhr allein auch
bei den alimentären Anämien der Tiere häufig zu versagen pflegt, geriet dagegen
völlig in Vergessenheit. Schon Abderhalden wies auf die zutreffende Tatsache
hin, daß das Hämoglobin nicht nur aus Eisen, sondern auch aus zahlreichen
komplexen, organischen Verbindungen zusammengesetzt ist, die möglicherweise
so wie das Eisen auch exogenen Ursprungs sind. Ungenügende Zufuhr an
solchen organischen Bausteinen des Hämoglobins könnte dann gleichfalls zu
anämischen Veränderungen führen. Die Warnung Abderhaldens blieb jedoch
lange Zeit unberücksichtigt. So müssen wir Abderhalden durchaus zu-
stimmen, wenn er noch 1915 schreibt: ,,Der Erforschung der Pathologie des
Blutes und speziell der Hb-Bildung ist nie ein schlechterer Dienst erwiesen
worden, als durch die einseitige Betrachtung der ganzen sicher ungeheuer mannigfaltigen Probleme von der sog. Eisenfrage aus.'' Eine Klärung der ätiologisch-
pathogenetischen Zusammenhänge war bei dieser Forschungsrichtung nicht
zu erwarten. So wurde dann auch allmählich die Lehre vom ,,Eisenmangel''
ganz allgemein aufgegeben.

Für neuere ätiologisch-pathogenetische Betrachtungen standen nun zwei
Wege offen: entweder besteht die alimentäre Schädigung im mangelhaften
Angebot einer bestimmten mit dem Eisen nicht identischen, jedoch an der Blutbildung direkt oder indirekt entscheidend beteiligten Substanz, oder vielmehr
in der Zufuhr eines blutzerstörenden, den Blutaufbau verhindernden Stoffes.
Im ersten Falle wäre die Anämie ,,trophopenischer'', im zweiten dagegen
,,trophotoxischer'' Natur (v. Pfaundler).

Vom Standpunkte der Vitaminlehre aus wäre die erste Möglichkeit wohl
die einfachere. Allerdings fragt es sich dann, ob die schon klinisch feststellbaren
ätiologischen Bedingungen, sowie der gesamte Symptomenkomplex der anämischen Erkrankungen mit einer solchen Annahme tatsächlich in Einklang zu
bringen seien, oder ob diese nicht eher für eine ,,trophotoxische'' Genese
sprechen? Eine kurze Zusammenfassung der bei den alimentären Anämien
vorherrschenden ätiologischen Faktoren dürfte, bei gleichzeitiger Berücksichtigung der Krankheitssymptome, die Klärung des Tatbestandes erheblich
erleichtern.

Die überwiegende Mehrzahl der alimentären Anämien entsteht bei lange
fortgesetzter einseitiger Milchernährung, und zwar, mit Ausnahme der physiologischen Frühgeburtenanämie, nur bei Flaschenkindern nach der ,,kritischen''
Zeit der ,,Halbjahrswende''. Meist wird die Milch in übergroßen Mengen, ohne
genügenden Zuckerzusatz, des öfteren frühzeitig unverdünnt, oder aber in
unzweckmäßigen Verdünnungen verabreicht. Bei der einseitigen Milchernährung
unterbleibt die Zufuhr von Gemüsen, Obstsaft, Kartoffeln, Fleisch in der Regel
vollkommen. Gelegentlich erfolgt sie, häufig nach verspätetem Beginn in so
geringen Mengen, daß sie den Bedarf wohl nicht zu decken vermag. Oft begegnet

---

[1]) Vgl. die ähnlichen Verhältnisse beim Kalkstoffwechsel S. 259 ff.

man auch der Angabe, daß die Kinder die Beikost nicht vertragen, oder aber verweigert haben. Bei schwer erziehbaren, meist schwachsinnigen Kindern dauern dann solche groben Ernährungsfehler besonders lange, zuweilen mehrere Jahre an; in diesen Fällen gehören schwere anämische Veränderungen fast zur Regel (Benjamin, Thomas), auch in Gemeinschaft mit manifestem Skorbut [Freudenberg[1])]. Kommt es trotz einer scheinbar reichlich verabreichten Beikost zu Blutarmut, so handelt es sich dabei wohl stets um infektiöse Komplikationen.

Von besonderer Wichtigkeit ist fernerhin die erst neuerdings erkannte Tatsache, daß die anämisierende Wirkung der Ziegenmilch die der Kuhmilch an Stärke weit übersteigt. Während bei Kuhmilchernährung Anämien nur selten angetroffen werden, treten schwere, auch frühzeitig erscheinende anämische Störungen bei ausschließlicher Ziegenmilchfütterung relativ sehr häufig auf. Ein großer und vermutlich noch in weiterer Zunahme begriffener Prozentsatz der alimentären Anämien im Kindesalter setzt sich aus „Ziegenmilchanämien" zusammen. Dieser erst 1916 in Holland von Scheltema (später in Deutschland von Stoeltzner, de Rudder, Ockel, Opitz, Stettner, Stubenrauch, in der Schweiz von Glanzmann) festgestellten Beobachtungen kommt um so größere Bedeutung zu, weil die Ziegenmilch als „künstliche" Nahrung im Verhältnis zur Kuhmilch gerade in den Ländern (Holland, Deutschland, Schweiz), aus denen bisher über Ziegenmilchanämien berichtet wurde, nicht allzu oft verwendet wird. Höchstwahrscheinlich sind Fälle von Ziegenmilchanämie auch schon in früheren Zeiten beobachtet worden (vgl. bei Schwenke, Kleinschmidt, auch Fälle aus unserem Krankenmaterial). Daß sie nicht entsprechend berücksichtigt wurden, liegt wohl daran, daß man die Art der künstlichen Ernährung in den anamnestischen Angaben übergehen zu können glaubte. Allerdings dürfte die Frequenz der Ziegenmilchanämie in den letzten Jahren erheblich zugenommen haben. Die Unterschiede im anämisierenden Effekt der Kuh- und der Ziegenmilch sind — wie schon betont — nur quantitativer Natur; in ihrem qualitativen Verlauf zeigen die reaktiven anämischen Veränderungen ein völlig vergleichbares, in den meisten Zügen sogar identisches Bild (Brouwer, Stoeltzner, de Rudder, Opitz u. a.).

Die äußeren alimentären Bedingungen der Ziegenmilchanämie stimmen mit denen der bei einseitiger Kuhmilchernährung entstandenen Blutarmut gut überein. Auch hier liegen meist Überernährung mit unzweckmäßig verdünnten Mischungen, oder mit frühzeitig verabreichter purer Milch, und fast regelmäßig (in unserem Material von über 30 Fällen ohne Ausnahme) eine ausschließlich beikostfreie (kein Gemüse, Obstsaft usw.) Milchkost vor. Bei infektiösen Komplikationen sind die Verhältnisse, wiederum in Analogie zu den „Kuhmilchanämien" weniger übersichtlich. Die intensive anämisierende Wirkung der Ziegenmilch gibt sich übrigens auch darin noch kund, daß bei der Entstehung der Ziegenmilchanämien infektiöse und konstitutionelle Momente eine viel geringere Rolle spielen, als bei den durch Kuhmilch ausgelösten anämischen Störungen.

Angesichts der meisten, im vorhergehenden erörterten anamnestischen Daten stellt die Zurückführung der „Milchanämien" auf das mangelhafte Angebot einer besonderen, die Blutbildung fördernden Substanz, zunächst wohl die plausibelste Lösung des pathogenetischen Problems dar. Für die „trophopenische" Natur der alimentären Anämien würde auch das Vorkommen ähnlicher Störungen beim Mehlnährschaden (Kleinschmidt) sprechen. All diese Beweismomente haben wir auch schon früher, bei der Besprechung der bald

---

[1]) Vgl. Neumann: Dissertation Marburg 1923.

als unhaltbar erkannten „Eisenmangeltheorie" angeführt. Will man nun dieser
Betrachtungsweise, die in den alimentären Anämien vornehmlich eine Mangelkrankheit erblickt, von neuem Geltung verschaffen, so müßte die Stelle des
Eisens eine andere, mit der Erythropoese in direktem oder indirektem Zusammenhang stehende Substanz (vielleicht auch eine Mehrzahl von solchen aktiven
Verbindungen) einnehmen. Im Sinne der Vitaminlehre könnte man diesem,
vorerst nicht näher definierbaren Nahrungsbestandteil als einer sog. „Minimalsubstanz" wohl mit Recht einen gewissen Vitamincharakter zusprechen. Mit
Rücksicht auf die zum Teil weitgehenden Analogien in den Entstehungsbedingungen der alimentären Anämien und des Skorbuts müßte hierfür in
erster Linie der Skorbutschutzstoff in Betracht gezogen werden. Die
Parallele erstreckt sich auf die Anämie- und Skorbutresistenz der Brustkinder,
auf den prophylaktischen und therapeutischen Effekt einer gemischten, gemüse-
reichen Kost, während bezüglich der ausschließlichen Kuh- und Ziegenmilchernährung noch nachzuweisen wäre, daß die skorbutigene und anämisierende
Wirkung auch hier konform verlaufen. So müßte z. B. der Skorbutschutzstoffgehalt der Ziegenmilch im allgemeinen bedeutend niedriger sein, als der der
Kuhmilch. Mit Hilfe von freilich anfechtbaren Meerschweinchenexperimenten
gelangten nun Nassau - Pogorschelsky und Glanzmann tatsächlich zu
diesem erwarteten Ergebnis. Die auffallende Zunahme der Ziegenmilchanämien
in den letzten Jahren bringen nun Aron, L. F. Meyer, Dettweiler, Glanzmann u. a. hauptsächlich mit einer vitamin-C-armen Ernährung, mit der zur Zeit
sehr beliebt gewordenen und verbreiteten Trockenfütterung der Ziegen in
Beziehung.

Von besonderem Interesse sind die diesbezüglichen Beobachtungen Glanzmanns
aus den verschiedenen Gegenden der Schweiz. In Bern sieht man häufig Fälle von Ziegenmilchanämie. Hier werden die Ziegen „meistens in kleinen und dunklen Ställen gehalten
und nur selten zur Weide geführt. Ihre Nahrung besteht im Sommer vielfach aus minderwertigem, auf nicht gedüngten Orten gewachsenem Gras, im Winter aus Heu, aus Krusch,
Mais, Gerstenbruch, trockenen Weizenkernen und Weizenmehl und eingetrockneten Rüben;
jedenfalls einer Nahrung, welche verhältnismäßig arm am sog. antiskorbutischen Faktor
zu bezeichnen ist." Demgegenüber ist in Graubünden, wo die Ziegen fast das ganze Jahr
auf die Alpenwiesen zur Weide geführt werden, das Krankheitsbild der Ziegenmilchanämie
fast völlig unbekannt. Die Ziegenmilch wird sogar sehr gerühmt. Ähnlich lagen die Verhältnisse früher auch in Simmenthal. Seit einigen Jahren nimmt hier die Häufigkeit der
Ziegenmilchanämie deutlich zu, vermutlich wiederum nur infolge der verschlechterten
Fütterungsverhältnisse. „Früher waren die sog. Allmenden als allgemeine Weideplätze
auch den Ziegen der ärmeren Bevölkerung zugänglich; in neuerer Zeit werden nun diese
Allmenden an einzelne Bauern, die den Pachtzins leisten können, von den Gemeinden
verpachtet, und das gute Weideland geht den Ziegen der Armen verloren."

Schlecht gehaltene, einseitig trocken, „vitamin-arm" ernährte Ziegen erkranken nicht selten selber an Anämie (Dettweiler).

Eine überwiegende, gewissermaßen bestimmende, allgemeingültige
ätiologische Bedeutung dürfte jedoch den verschlechterten Fütterungsverhält-
nissen der Ziegen kaum zukommen. Hiergegen sprechen allein schon die Beobachtungen von Blühdorn, de Rudder und zum Teil auch von Glanzmann, wonach schwere anämische Veränderungen bei Kindern auch dann
auftreten können, wenn die Milch nur von einwandfrei, vitaminreich ernährten,
sogar auf dem Weidegang befindlichen Ziegen gewonnen wurde [1]). Wir glauben
vielmehr in der schlechten Haltung und hauptsächlich Fütterung der Ziegen
nur ein unterstützendes, aber mit Rücksicht auf die obigen besonders
eindrucksvollen einschlägigen Feststellungen von Glanzmann und Dettweiler, sowie auf die in der letzten Zeit, anscheinend nur in manchen Gegenden

---

[1]) Nach Lind (1772) zeichnet sich die Ziegenmilch sogar durch eine besonders hohe
skorbut-verhütende Wirkung aus.

Europas[1]), zunehmende Häufigkeit von Ziegenmilchanämie, ein doch wichtiges und nicht zu vernachlässigendes ätiologisches Moment erblicken zu müssen. In diesem Zusammenhang erheben sich aber auch noch andere Fragen: Bewirkt denn die Verschlechterung der Milch bei „vitaminarmer" Fütterung der Ziegen bloß einen C-Vitaminmangel? Spielt der Skorbutschutzstoff in der Entstehung der alimentären Anämien, nicht nur bei den Ziegenmilch-, sondern auch bei den Kuhmilch- oder Mehlanämien tatsächlich eine besondere Rolle? Für diese schon im vorhergehenden diskutierten Möglichkeiten müßten entsprechende Unterlagen erst erbracht werden. Die bereits erwähnten, jedoch wenig beweiskräftigen tierexperimentellen Untersuchungen von Nassau-Pogorschelsky und von Glanzmann deuten wohl auf eine gewisse Skorbutschutzstoffarmut hin, aber für die Pathogenese der anämischen Veränderungen vermochten sie keine Aufschlüsse zu liefern.

Wichtige direkte Beweismomente, die uns die Beantwortung obiger Fragen erleichtern könnten, dürften eher von einer eingehenden Analyse der kindlichen Anämien selbst zu erwarten sein. Kommt dem C-Vitamin in der Entstehung der anämischen Störungen eine besondere Bedeutung zu, so müßten die Anämien in ihrer Ätiologie, Symptomatologie, Therapie und Prophylaxe viele gemeinsame Züge mit dem skorbutischen Nährschaden aufweisen. Eine solche weitgehende Verwandtschaft läßt sich indessen nicht feststellen. Hiergegen spricht allein schon die von allen Autoren einmütig betonte Seltenheit manifest skorbutischer Komplikationen im Verlaufe der anämischen Erkrankung. So finden wir auch in unserem großen Krankenmaterial (über 90 Fälle) — wie schon früher erwähnt — nur in zwei Fällen (bei Ziegenmilchanämie) manifest skorbutische Symptome verzeichnet. Anderseits gehören schwere anämische Blutveränderungen bei unkompliziertem Skorbut auch keineswegs zur Regel. Oft bleibt das Blutbild bei schwerstem Skorbut unverändert, oder zeigt höchstens eine leichte Hämoglobinverarmung, aber keine sonstigen Merkmale einer intensiven anämischen Störung. Bei rezidivierenden Blutungen oder bei schwerer Knochenmarksalteration (Fasermarkbildung), die in diesem Ausmaße bei reiner alimentärer Anämie nicht beobachtet werden, kann naturgemäß auch beim Skorbut eine erhebliche Behinderung der Erythropoese resultieren; die pathogenetischen und die anatomischen Grundlagen bleiben jedoch auch dann durchaus verschieden. Nicht geleugnet werden kann allerdings das relativ häufige Auftreten von latent-skorbutischen oder richtiger gesagt skorbutähnlichen Symptomen (Dystrophie, Dysergie, Haut-Schleimhautblutungen, Erythrocyturie) im Verlaufe der alimentären Anämien. Selbst wenn wir alle diese Veränderungen als echt skorbutische bezeichnen würden, was man jedoch wohl mit Recht bezweifeln dürfte, wären wir noch nicht berechtigt, auch die anämische Grundstörung auf ein mangelhaftes C-Vitaminangebot zu beziehen. Dagegen spricht wiederum allein schon die Tatsache, daß auch bei einem chronisch-verlaufenden latenten Skorbut eine stärkere Beeinträchtigung der Blutbildung nie nachzuweisen ist. So liegt wohl der Schluß viel näher, die entsprechenden „latent-skorbutischen" Symptome als eine besondere selbständige Komplikation der Anämie aufzufassen. Angesichts der fast ausschließlichen beikost-gemüsefreien Milchernährung, die die Ätiologie der alimentären Anämien kennzeichnet, kann uns dies wahrlich nicht wundernehmen.

Nicht nur die Analyse der klinischen Krankheitsbilder, sondern auch die der ätiologischen und therapeutischen Bedingungen sprechen gegen die skorbutische Genese der alimentär-anämischen Störungen. So fehlt in der Anamnese der

---

[1]) Trotz der weitverbreiteten Ziegenmilchernährung der Säuglinge ist aus den Balkanländern über Ziegenmilchanämie bisher nicht berichtet worden.

Anämien wohl regelmäßig die Angabe einer „Verkünstelung der Nahrung", die wiederum beim Zustandekommen des skorbutischen Nährschadens eine überragende Rolle spielt. Zur Entstehung der anämischen Erkrankungen bedarf es nur der einseitigen Zufuhr von Milch, in welcher Form auch immer. Bezüglich der Ziegenmilch wird sogar von Scheltema ausdrücklich hervorgehoben, daß auch rohe Milch anämisierend wirken kann. Von keiner Seite wurde dagegen bisher von einer auffallend starken Schädigung der Erythropoese unter dem Einfluß von pasteurisierter, kondensierter oder sonstwie denaturierter Milch berichtet. Daß unter Umständen die lange fortgesetzte einseitige, meist gemüsefreie Milchernährung trotzdem noch zu sekundären, komplizierenden, latent skorbutischen Symptomen führen kann, dürfte uns im Hinblick auf den relativ niedrigen C-Vitamingehalt der Milch und den mit dem Alter des Kindes zunehmenden Bedarf daran kaum überraschen.

Auch die anämischen Veränderungen, die gelegentlich im Verlaufe eines Mehlnährschadens auftreten, dürften kaum auf einem C-Vitaminmangel beruhen, denn sie werden sogar bei Zufuhr von Kartoffeln, dieses an C-Faktor bekanntlich reichen Nährstoffes beobachtet (bei Erwachsenen Strauß, Hindhede, vgl. Kleinschmidt, v. Noorden). Anderseits kann es aber bei völlig unterdrücktem Vitamin-C-Angebot im Anschluß an einseitige Mehlernährung zu skorbutischen, jedoch von der Anämie unabhängigen Komplikationen kommen.

Schließlich finden wir auch in den therapeutischen Maßnahmen, die bei anämischen Erkrankungen mit Erfolg verwendet werden, keine Anhaltspunkte — diesmal a posteriori — für einen die Ätiologie der Störung beherrschenden Vitamin-C-Mangel. Wir brauchen diesbezüglich nur einige bekannte Daten hervorzuheben: 1. Ziegenmilchanämie heilt auch ohne Gemüsezufuhr, nur bei ausschließlicher Buttermilchernährung (Brouwer). 2. Obstsaft, selbst Gemüse und Spinat bewirken häufig keine Besserung der Anämien (Czerny). Dies gilt besonders für den beim Skorbut so wirksamen Orangen- oder Citronensaft (eigene Beobachtungen), wobei die komplizierenden latent-skorbutischen Merkmale naturgemäß sehr günstig beeinflußt werden [1]. 3. Die beste Therapie der Anämien ist — wie wir es noch sehen werden — die Bluttransfusion, d. h. keine erhöhte Vitamin-C-Zufuhr. Während bei Anwendung rein alimentärer Maßnahmen die deutliche Besserung des Status meist erst nach Monaten sichtbar wird, tritt im Anschluß an eine einmalige Bluttransfusion, auch bei unverändert gebliebener Ernährung, oft schon in einigen Wochen eine zumindest in bezug auf das Blutbild, völlige Heilung ein. 4. Auch die Reiztherapie der anämischen Veränderungen in Form einer Eisen- oder Arsenmedikation, die in einzelnen, wenn auch seltenen Fällen doch noch eine gewisse Wirkung erkennen lassen, spricht gegen eine skorbutische Genese (Kleinschmidt).

Im Hinblick auf die im vorgehenden erörterten Einwände müssen wir die Annahme kausaler Beziehungen zwischen dem Skorbutschutzstoff und den Anämien als völlig unbegründet ablehnen. Ein C-Vitaminmangel dürfte wohl nur bezüglich gewisser komplizierender, latent-skorbutischer Reaktionen, die bei einer einseitigen, meist gemüsefreien Milch-(Mehl-)Ernährung häufig auftreten können, in Frage kommen.

Für die besondere, übergeordnete pathogenetische Bedeutung der übrigen bekannten Vitaminfaktoren (A, B und D) finden sich in der Ätiologie, Sympto-

---

[1] Beachtenswerterweise bleiben indessen häufig Symptome (Haut- und Nierenblutung, z. T. auch der dystrophisch-dysergische Symptomenkomplex) unverändert — oder nur wenig gebessert (Finkelstein) —, denen man a priori eine skorbutische Genese zusprechen würde. Daraus müssen wir den weiteren wichtigen Schluß ziehen, daß die in Frage stehenden Veränderungen auch schon primär zur anämischen Störung gehören können und nicht in jedem Falle skorbutischer Natur sind.

matologie und der Therapie der Anämien keine Anhaltspunkte. Die indirekten Beziehungen, die man in einzelnen Fällen zwischen der rachitischen und anämischen Stoffwechselstörung anläßlich gewisser klinischer Analogien vermuten könnte, sollen erst später, in einem anderen Zusammenhang erörtert werden.

Angesichts des Versagens der Eisen- und jetzt nun auch der Vitamintheorie bleibt die „trophopenische" Natur der alimentären Anämien zunächst unbewiesen. Die bereits in früheren Zeiten diskutierte Lehre von der „trophotoxischen" Genese gewinnt so gewissermaßen schon per exclusionem, an Wahrscheinlichkeit: Die Störung der Erythropoese wäre dann weniger die Folge eines Mangels an einem bestimmten Nährstoff, als eher die eines vermehrten Angebots an einem die Blutbildung spezifisch schädigenden „toxischen" Agens. Nicht der verhinderte Aufbau, sondern der vermehrte Abbau des „Blutgewebes" würde die Blutarmut bewirken. Dieser trophotoxische Effekt soll nach neueren Anschauungen (Glanzmann, vgl. auch Kleinschmidt, Stoeltzner, Brouwer u. a.), die ihren Ursprung in erster Linie aus den bekannten Untersuchungen von Tallquist und Faust über die hämolytische Wirkung von Fettsäuren (Ölsäuren) genommen haben, vornehmlich den Fettbestandteilen der Nahrung anhaften. Als das anatomisch-klinische Zeichen des intermediär verstärkten Erythrocytenverfalles (Hämolyse) faßt ein Teil der Autoren die bei den Anämiesektionen häufig, aber keineswegs regelmäßig zu beobachtende Hämosiderose innerer Organe, die vermehrte Urobilin-, Urobilinogenausscheidung im Urin sowie im Stuhl und die im Kleinschmidtschen Falle wahrgenommene Hämatinämie auf. Indes sind gegenüber diesem Deutungsversuch gewichtige Einwände möglich. So betont Finkelstein die Tatsache, daß eine Hämosiderose bei allen Arten von Stoffwechselstörungen erhoben werden kann, die infolge irgendwie insuffizienter Nahrung entstanden sind. Auch dürfte die Annahme, wonach das Hämosiderin, Urobilin, Urobilinogen stets einen erhöhten Blutzerfall anzeigen, noch keineswegs als erwiesen gelten (Japha, auch L. F. Meyer). Mit dem gleichen Rechte könnte man zur Erklärung dieser Befunde eine gestörte Neubildung des Blutgewebes in Rechnung stellen. Die Pathogenese der alimentären Anämien würde sich dann in folgender Weise gestalten: Die „Blutmauserung" (Blutabbau), die während des ganzen Lebens, und zwar unter normalen Verhältnissen mit einer ganz bestimmten Geschwindigkeit stattfindet, bleibt auch bei den anämischen Erkrankungen ungestört. Hingegen kommt es nur im Verlaufe des Neuaufbaues, d. h. in der regenerativen Phase zu starken Verzögerungen oder zu besonderen pathologischen Abweichungen von der Norm. Die nicht wieder verwendeten Bausteine lagern sich als Hämosiderin ab, oder werden als Urobilin, Urobilinogen usw. ausgeschieden: hiermit entfällt aber das Postulat eines vorangehenden vermehrten Blutzerfalls und somit auch die gesicherte, einwandfreie klinisch-symptomatologische Grundlage für die Annahme einer trophotoxischen Schädigung.

Gibt es nun vielleicht andere, eindeutigere Beweise aus der Reihe der ätiologischen und therapeutischen Faktoren, die für die Lehre von der trophotoxischen Genese noch in Anwendung gebracht werden könnten? In der Tat glaubte eine Anzahl von Autoren (Glanzmann, Brouwer, z. T. auch Czerny, Kleinschmidt, sowie Stoeltzner) diese Frage bejahen zu können. Sie berufen sich dabei zunächst auf die von Czerny und Kleinschmidt erkannte Tatsache, daß bei Milchanämien allein die starke Einschränkung der Milchzufuhr, freilich erst nach entsprechender Erhöhung der Beikostquote, einen sicheren therapeutischen Effekt erzeugt (vgl. auch L. F. Meyer). Die Verminderung des Milchangebotes bedeutet nach ihrer Ansicht gleichzeitig eine

Einschränkung in der Zufuhr einer toxischen „anämisierenden" Substanz, die sie nach dem schon Gesagten hauptsächlich im Milchfett, und zwar nicht in ihrer Quantität, sondern in ihrer qualitativen Zusammensetzung vermuten. Hierfür sollen dann in erster Linie die Fettsäuren, und zwar meist die niedrig-molekularen flüchtigen Vertreter der aliphatischen Reihe (Stoeltzner) in Betracht kommen. Mit dieser Annahme würden dann auch der hohe Fett-säurengehalt (hohe sog. Polenskezahl) der Ziegenmilch und der niedrige der Frauenmilch, wenigstens auf den ersten Blick, gut übereinstimmen[1]).

Glanzmann erinnert an die neueren Untersuchungen von Bloor und seiner Schule, nach denen die Fettresorption vornehmlich mit Hilfe der Erythrocyten erfolgen sollte. Bei einer einseitigen Milch-Fetternährung würden dann nach Glanzmann die roten Blutkörperchen allmählich so übermäßig beansprucht, daß sie besonders bei Zufuhr von hämolysierenden, aktiv schädigenden Fett-säuren viel rascher und in viel größeren Mengen zerfallen als bei einer fettarmen, gemischten Kost. „Der Organismus muß sein Fett mit seinen eigenen roten Blutkörperchen erkaufen." Sichere Anhaltspunkte für die Richtigkeit dieser Anschauungen besitzen wir jedoch in keiner Beziehung. Um so leichter gelingt es aber, gegen sie eine Reihe schwerwiegender Argumente anzuführen. 1. Die hämolytische Wirkung der Fettsäuren konnte bisher wohl in Reagensglas-versuchen, aber in vivo noch nicht genügend sicher dargetan werden. Selbst gegen die Zurückführung der Botriocephalusanämie auf einen hämolytischen Toxineffekt, eine Annahme, die für die kindlichen Anämien als Beispiel zu dienen pflegt, lassen sich Einwände erheben (vgl. Morawitz - Deneke, in Bergmann - Staehelin, Handb. d. inn. Med. Bd. 4, II). In diesem Falle würde eine höhere Fettsäure, die Ölsäure, das schädliche Agens darstellen; für eine ähnliche Wirkung von niedermolekulären flüchtigen Fettsäuren, die bei den kindlichen alimentären Anämien angesichts der einschlägigen chemischen Verhältnisse allein in Frage kommen, besitzen wir jedoch nicht einmal verwert-bare Analogien. 2. Eine Schädigung der Erythrocyten durch den Fetttransport (Glanzmann), ebenso eine reine hämolytische Anämie müßten sich auch in einer verminderten osmotischen Resistenz der Erythrocyten kundgeben. Allein auch hierfür fehlen bei den alimentären Anämien, mit wenig Ausnahmen (de Rud-der), die entsprechenden Unterlagen. 3. Würden die anämischen Veränderungen nur, oder in erster Linie, auf einer Fett-, Fettsäurewirkung beruhen, so wäre die häufig wiederkehrende Erfahrungstatsache, daß eine beikostreiche Milchdiät, oder eine Zwiemilchernährung [z. B. Frauenmilch + Ziegenmilch [2]) — Scheltema, Brouwer] die Entstehung der Anämien hintanhalten, kaum zu erklären sein. 4. Die alimentäre Therapie der Anämien erfordert keine so weit-gehende Einschränkung der Milchzufuhr (auf täglich 100—200 g), wie sie zuerst von Czerny und Kleinschmidt empfohlen wurde. Auch bei einem höheren Milchangebot (L. F. Meyer, Finkelstein) und selbst bei unverändert großen Milchmengen — sogar nach weiteren Butterzulagen (Aron) — können noch günstige Heilerfolge erzielt werden unter der Bedingung, daß gleichzeitig für eine gemüsereiche Beikost genügend Sorge getragen wird (Aron). 5. Die rasch eintretende Besserung des Blutstatus bei unveränderter Ernährung, allein mit Hilfe von Bluttransfusionen, ist mit der trophotoxischen Genese der Anämien, insonderheit mit der Fetttheorie, kaum vereinbar. 6. Vom Standpunkt der „Toxin"lehre ebenso schwer verständlich ist das refraktäre Verhalten einer

---

[1]) Der prozentuelle Anteil der flüchtigen Fettsäuren beträgt bei der Frauenmilch 1,4, bei der Kuhmilch 6—8, bei der Ziegenmilch 11 (zitiert nach Glanzmann).

[2]) Bei dieser Form der Zwiemilchernährung könnte allerdings das Ausbleiben anämischer Veränderungen auch als die natürliche Folge der relativ niedrigen Ziegenmilchzufuhr gedeutet werden.

eben geheilten Ziegenmilchanämie gegenüber einer neuerlichen Ziegenmilch-zufuhr (Nassau - Pogorschelsky). 7. Anämische Störungen treten oft auch bei einseitiger Mehlernährung, d. h. bei völlig fehlendem Fett-(Fettsäuren-)Angebot auf. Für die Hilfshypothese Glanzmanns, wonach auch hier aus den resor-bierten Nahrungskohlenhydraten intermediär hämolytisch wirkende Fettsäuren entstehen sollten, lassen sich keine experimentellen Stützen anführen. 8. Die von Beumer-Wieczorek an Hunden festgestellte besondere anämisierende Wirkung des Ziegenmilchfettes konnte von Verfasser und Tagunoff[1]) an jungen Kaninchen nicht bestätigt werden. Hier führte die abgerahmte (abzentrifugierte) fettfreie Ziegenmilch in gleicher Zeit und in gleicher Stärke zu Anämie wie die Vollziegenmilch. Beachtenswerterweise zeigte die Kuhmilch auch in diesen Tierexperimenten einen geringeren anämisierenden Effekt als die Ziegenmilch. 9. In der Ätiologie der kindlichen Anämien kommt bekanntlich außer den alimentären Bedingungen oft auch Infektionen eine besondere Bedeutung zu. Man kann sogar sagen, daß die meisten anämischen Erkrankungen im Kindesalter ihren Ursprung — außer einem endogenen konstitutionellen Moment — dem wechselnden Zusammenwirken exogener, alimentärer und infektiöser Faktoren verdanken. In einigen Fällen herrschen Ernährungsfehler, wiederum in anderen dann die infektiösen Komplikationen vor. Dement-sprechend müßte man in den pathogenetischen Betrachtungen bestrebt sein, diese beiden ätiologischen Komponenten möglichst auf einen gemeinsamen Nenner zu bringen. Die Fetttheorie wird jedoch wohl auch hier versagen: denn die Annahme, daß die hämolytische Wirkung der Fettsäuren sich durch Infekte schlagartig verstärken würde, erscheint uns in dieser Form, auch schon mangels experimenteller Befunde, kaum diskutabel.

Zusammenfassend dürfte somit die Lehre von der hämolytischen Wirkung der Fette und Fettsäuren, zumindest in Zusammenhang mit den kindlichen alimentär-infektiösen Anämien nicht nur als völlig unbewiesen, sondern mit Recht auch als unwahrscheinlich gelten. Die Ätiologie und die Pathogenese dieser anämischen Erkrankungen beruhen vermutlich auf anderen Grundlagen. Die Fragestellung bleibt dabei immer noch unverändert: Liegt denn bei den Anämien ein gestörter Aufbau (trophopenische Genese) oder eher ein ver-mehrter Blutzerfall (throphotoxische Genese) vor?

Überblicken wir noch einmal die Argumente, die man aus der Ätiologie, Symptomatologie und Therapie, sowie aus tierexperimentellen Untersuchungen für die eine oder die andere Lösungsmöglichkeit heranziehen könnte, so dürfte eine Gegenüberstellung im großen ganzen weit eher für den trophopenischen, als für den trophotoxischen Ursprung der anämischen Erkrankungen sprechen. Wir brauchen diesbezüglich nur an die prophylaktische und therapeutische Wirkung der gemischten Kost und der Zwiemilchernährung, an die Trans-fusionstherapie, sowie an die Anämien zu erinnern, die bei einer qualitativ in vielerlei Hinsicht unzulänglichen einseitigen Mehl-(Kohlenhydrat-)Kost entstehen.

In neueren tierexperimentellen Studien gelang es nun Hart-Steenbock-Elvelyem und Waddell, im Anschluß an die früheren Versuche von Abder-halden, die trophopenische Natur der Milchanämien exakt zu beweisen. Zu diesem Behufe wurden junge Kaninchen auf eine einseitige Milchdiät gesetzt, bei der sie sich anfänglich gut entwickelten und starke Gewichtszunahmen zeigten, trotz gleichzeitig deutlich fortschreitender anämischer Veränderungen. Erst bei einem Hämoglobingehalt von 50—55% blieben die Tiere auch im Wachstum

---

[1]) Unveröffentlicht.

zurück und wurden dystrophisch. Zufuhr von anorganischem Eisen ließ das Auftreten der Anämie oder das schon voll ausgeprägte anämische Krankheitsbild unbeeinflußt. Erst die Zufuhr von bestimmten organischen Nährstoffen, wie von frischem Kohl, aber auch von eisenfreiem, nach Willstätter dargestelltem Chlorophyll, auch von Maismehlauszug, vermochte die bei der ausschließlichen Milchernährung entstandene Störung der Blutbildung bei Tieren prophylaktisch und therapeutisch zu bekämpfen. Im Sinne der Vitamintheorie müßte man somit in den erwähnten Nährstoffen und Extrakten eine besondere, wohl organische Substanz (in Ein- oder Mehrzahl) postulieren, der im Organismus für die Erythropoese vermutlich eine hervorragende Bedeutung zukommt. Der Milch und wohl auch den Mehlarten mangelt es demnach nicht nur an Eisen, sondern vielmehr an dieser vitaminartigen Substanz. Aus den erwähnten therapeutischen Versuchen geht weiterhin noch die wichtige Tatsache hervor, daß die bisher bekannten Vitamine mit der Ätiologie und Pathogenese der Milchanämien in keinem direkten, ursächlichen Zusammenhang stehen können. So fehlen z. B. im therapeutisch wirksamen eisenfreien Chlorophyll nicht nur die Faktoren A, B und D, sondern auch der Skorbutschutzstoff vollkommen. Die direkte Bestrahlung der anämischen Tiere blieb ebenfalls erfolglos.

Fragen wir nun nach der chemischen Natur dieser die Erythropoese spezifisch fördernden Substanz (Substanzen?), so weist das Beispiel des Chlorophylls auf gewisse Eiweißabbauprodukte, und im speziellen auf eiweißartige Bausteine hin, die nicht nur im Chlorophyll, sondern vermutlich auch im Hämoglobin vorhanden sind. Da nach den referierten Versuchen auch chlorophyllfreie Substanzen noch einen günstigen therapeutischen Einfluß auf die Anämien ausüben können, so dürfte die gesuchte Substanz nicht mit dem Chlorophyll als solchem, sondern — wie eben vorausgesetzt — nur mit einem Spaltprodukt des großen Chlorophyllmoleküls identisch sein. Möglicherweise kommt hierfür nicht eine einzelne Substanz, sondern eine Reihe von im Chlorophyll enthaltenen Bausteinen in Betracht, und zwar solche, die im menschlichen Organismus synthetisch nicht aufgebaut werden können, sondern stets exogen mit der Nahrung zugeführt werden müssen. Abderhalden und Hart - Steenbock - Elvelyem - Waddell denken an pyrrolartige Körper mit dem im Hämatinanteil des Hämoglobins reichlich vertretenen Pyrrolring. Wir möchten auch noch an das Histidin (Imidazol - Alanin), an diesen wichtigen Bestandteil des Globins, erinnern, das ebenfalls, zumindest was den Imidazolring anlangt (Rose - Cox), zu den unerläßlichen Nahrungsbestandteilen, d. h. zu den sog. Minimalsubstanzen gehört. Tatsächlich sahen Whipple - Hooper und Robscheit bei der Aderlaßanämie der Hunde nach Histidin + Zuckerzufuhr eine deutliche Besserung und Beschleunigung der Hämoglobinsynthese.

All diese, freilich immer noch indirekten Beweismomente sprechen nicht nur zugunsten der trophopenischen Genese der alimentären Anämien, sondern sie ermöglichen gleichzeitig auch schon eine gewisse Identifizierung, Umschreibung des gesuchten qualitativen Nahrungsfehlers. Bei einseitiger Milchund bei ausschließlicher Mehlernährung vermag die Zufuhr den inneren Bedarf an gewissen blutbildenden Nahrungsbestandteilen, wie z. B. an Pyrrolkörpern, oder an Imidazol-Derivaten, an Histidin, oft nicht völlig zu decken: der Organismus verarmt an bestimmten Eiweißabbauprodukten[1]). Rechnet man solche

---

[1]) Zum Teil vielleicht auch an Eisen. Diese sekundäre Verminderung der Eisenvorräte des Organismus wird dann durch Eisen allein nicht behoben, sondern nur durch eine kombinierte Zufuhr von Eisen und von anderen organischen Blutbestandteilen. Mit dieser Annahme stimmen auch die klinischen Erfahrungen gut überein.

spezifisch-biologisch wirksamen Eiweißabbauprodukte, Aminosäuren zu den Körpern von Vitamincharakter — wie wir es bevorzugen —, so könnte die alimentäre Anämie der Kinder auch als eine „Avitaminose" bezeichnet werden [1]).

Die Analogisierung mit den übrigen Avitaminosen hilft uns auch über gewisse schwerwiegende Einwände hinweg, die mit der Lehre von der trophopenischen Genese der Anämie sonst nur schwer in Einklang zu bringen wären. Diese betreffen die Rolle der Infekte und der Überernährung in der Entstehung anämischer Erkrankungen.

Würde die Schädigung der Blutbildung bei den alimentären Anämien nur auf einer mangelhaften Zufuhr von gewissen spezifischen Nährungsbestandteilen beruhen, so wäre es schwer verständlich, warum dabei infektiöse Komplikationen einen so wichtigen ätiologischen Faktor darstellen. In zahlreichen Fällen bedeuten Infektionen sogar die letzte auslösende Ursache; nur selten begegnet man in der Klinik vollkommen rein alimentären Formen. Von Interesse ist auch die weitere, häufig wiederkehrende Erfahrungstatsache, daß Infekte gelegentlich auch dann anämische Veränderungen erzeugen, wenn die Ernährungsbedingungen als noch relativ günstige bezeichnet werden könnten.

Ähnlich wie die Infekte wirkt auch die Überernährung (Czerny). Die gleiche qualitativ unzureichende Nahrung, z. B. die Ziegenmilch, wird bei einem erhöhten Angebot einen viel stärker anämisierenden Effekt ausüben, als bei einer nicht übermäßig gesteigerten Zufuhr. Selbst bei einer relativ zweckentsprechenden Nahrungszusammensetzung löst die Überernährung häufig noch anämische Veränderungen aus. Eine gewisse indirekte Stütze für die hervorragende Bedeutung der Überernährung als eines wichtigen ätiologischen Faktors möchten wir auch aus der Morbiditätskurve der Anämien herauslesen, wie sie uns in den letzten 15 Jahren entgegentritt. Sie zeigt — wenigstens in dem uns zur Verfügung stehenden Material der Heidelberger Klinik — eine

---

[1]) Unter Vitaminen verstehen wir spezifisch-biologisch wirksame organische Nahrungsbestandteile: die sog. Minimalsubstanzen. Ihren organischen Charakter betonen wir hauptsächlich im Gegensatz zu den Mineralverbindungen, die sonst auch hierher gerechnet werden müßten. Zu dieser Zweiteilung veranlassen uns hauptsächlich die Entwicklung der Ernährungslehre, sowie die Betrachtung der Stoffwechselvorgänge. Früher wurden die organischen Nährstoffe wohl voneinander getrennt, dann aber die einzelnen großen Gruppen, die Eiweißkörper, die Fette und die Kohlenhydrate stets nur summarisch behandelt. Von spezifisch wirksamen Einzelvertretern der organischen Nahrungsbestandteile wurde bis zur Aufstellung des Vitaminbegriffs nicht gesprochen. Demgegenüber bestand die Lehre vom Mineralstoffwechsel von vornherein aus zahlreichen Unterabteilungen, in denen die einzelnen chemischen und auch in ihrer biologischen Wirkung verschiedenen Salze, wie z. B. Kalk, Phosphor usw. eine vollkommen selbständige Behandlung erfuhren. Freilich könnte man auch die These vertreten, daß der Vitaminbegriff nur eine provisorische Bedeutung haben kann. Gelänge es nämlich, die chemische Zusammensetzung der einzelnen Vitamine festzustellen, so könnte man sie wohl leicht in irgendeine große Gruppe der organischen Nahrungsbestandteile einordnen: so würden wahrscheinlich die fettlöslichen Faktoren zu den Fetten, die wasserlöslichen zu den Eiweißderivaten oder zu den Kohlenhydraten gehören. Von den ebenfalls möglichen Beziehungen zu den Mineralstoffen sehen wir in diesem Zusammenhang einstweilen ab. Bei dieser Einstellung wäre die Anämielehre ein Teilproblem des Eiweißstoffwechsels. Allein auch hier müßten sie getrennt von der Frage des Gesamteiweißstoffwechsels besprochen werden. Das gleiche müßte bei den Fetten und den Kohlenhydraten der Fall sein. Der Charakter einer Minimalsubstanz, sowie das gemeinsame Band der spezifischen Wirksamkeit würden unseres Erachtens eine zusammenfassende Betrachtung, trotz vorhandener chemischer Unterschiede, zwangsmäßig erfordern. Von diesem Gesichtspunkt aus stellt der Vitaminbegriff keine vorübergehende, sondern eine dauernde Bereicherung der Ernährungslehre dar, die für die bekannten spezifisch-biologisch wirksamen Eiweißderivate, Aminosäuren ebenso Geltung besitzt, wie für die chemisch einstweilen noch nicht identifizierten Faktoren A, B, C und D.

auffallende Senkung, d. h. ein Minimum in den Kriegs- und den ersten Nachkriegsjahren, und seither eine fast erschreckend starke, kontinuierliche Erhebung bis in die Gegenwart hinein (Abb. 3). Unseres Erachtens liegt es wohl am nächsten, diesen eigentümlichen Kurvenverlauf mit der Milchversorgung in Parallele zu setzen: Im Wellental der ersten Kriegs- und Nachkriegsjahre spiegelt sich nur die damals allgemein herrschende Milchknappheit wieder, während die Häufung der Anämiefälle in den letzten Jahren wohl in erster Linie mit der wieder möglich gewordenen Überernährung[1]) in Beziehung steht. Die verschlechterten Fütterungsverhältnisse der Ziegen spielen dabei — wie oben dargetan — vermutlich auch eine gewisse Rolle. Die Richtigkeit dieser aus der Gesamtheit der Fälle gezogenen Schlußfolgerung wird durch die in den einzelnen Fällen feststellbaren anamnestischen Angaben meist auch unmittelbar bestätigt.

Eine schädliche, die Entstehung des Krankheitsprozesses begünstigende Wirkung üben Infekte und Überernährung nicht nur bei den anämischen Erkrankungen, sondern bei fast sämtlichen Ernährungsstörungen der Säuglinge und im speziellen bei allen Stoffwechselkrankheiten vom Charakter der Avitaminosen aus. Wir erinnern nur an den skorbutischen Nährschaden, der durch Infekte sowohl verstärkt, wie auch gelegentlich direkt ausgelöst wird, und an die Rachitis, die wiederum sehr häufig bei einseitig überernährten Säuglingen auftritt (vgl. schon Glisson).

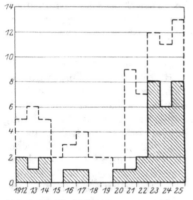

Abb. 3. Die Morbiditätskurve der alimentären Anämien in den letzten 14 Jahren auf Grund der in der Heidelberger Kinderklinik beobachteten Fälle. Die schraffierten Säulen geben die Zahl der sicheren „Ziegenmilchanämie"-Fälle an.

Die ätiologisch-pathogenetische Rolle der Infektionen und der Überernährung haben wir bei den Avitaminosen in der Weise zu erklären versucht, daß wir unter ihrem Einfluß einen vermehrten Verbrauch und im Anschluß daran einen erhöhten inneren Bedarf am betreffenden Vitamin postulierten. Haben sich früher Zufuhr und Verbrauch gegenseitig gerade noch die Wage gehalten, so wird jetzt beim Hinzutreten komplizierender Infektionen oder bei Überernährung der nötige „Schwellenwert" nicht mehr erreicht: der Organismus verarmt allmählich am betreffenden Vitamin. Die Entstehung der Avitaminosen hängt demnach nicht nur von einem primär erniedrigten exogenen Angebot, sondern im gleichen Maße auch von der Höhe des inneren Verbrauchs ab. Als die übergeordnete ätiologisch-pathogenetische Bedingung dürfte erst die Resultante dieser beiden Teilkomponenten gelten. Dem verstärkten inneren Bedarf liegt aller Wahrscheinlichkeit nach eine intermediär erhöhte Zerstörung des fraglichen Vitamins zugrunde; folgerichtig muß man dann aber wohl auch den Infekten und der Überernährung eine zerstörende, d. h. toxische Wirkung zuerkennen. Letzten Endes beruht demnach die Pathogenese der Avitaminosen stets auf einem Zusammenspiel trophopenischer und trophotoxischer Faktoren.

Im Hinblick auf die Analogisierung der Anämien mit den „Avitaminosen im engeren Sinne" dürften die vorstehenden Überlegungen auch auf die anämischen Erkrankungen Anwendung finden. Die alimentären und die infektiösen Bedingungen gehören somit auch hier zusammen: statt alimentärer und infektiöser Anämien müßte man nur von alimentären, oder höchstens von alimentär-infektiösen Anämien sprechen. Die Infekte — ebenso übrigens auch die Überernährung — bewirken eine intermediäre Zerstörung vermutlich der gleichen Substanzen, die sonst allein durch mangelnde exogene Zufuhr zu den anämischen Veränderungen Anlaß geben. Bei den Anämien sind wir sogar in der Lage, die einzelnen Etappen dieser Zerstörungsvorgänge — im

---

[1]) Unter „Überernährung" verstehen wir in diesem Zusammenhange die einseitige und jedenfalls durch Beikost nicht genügend kompensierte Zufuhr von übermäßig hohen Milchmengen.

Gegensatz zu den sonstigen Avitaminosen — genauer zu umschreiben, wobei wir uns freilich weniger auf experimentelle Untersuchungen als vielmehr auf indirekte Schlußfolgerungen stützen können.

Die „Vitamine" der alimentären Anämien sind nach dem Gesagten hauptsächlich Eiweißabbauprodukte, wie die Pyrrolkörper und das Histidin. Nun wissen wir aber, daß sowohl Infekte, wie auch die zur sog. „Luxuskonsumption" [Grafe[1)]] führende Überernährung mit erheblichen Eiweißverlusten einhergehen, die sich dann wahrscheinlich auch auf diese besonderen Verbindungen erstrecken. Bezüglich des Histidins liefern die neueren, gemeinsam mit Röthler ausgeführten Untersuchungen des Verfassers auch noch weitere beachtenswerte Ausblicke. Auf Grund dieser Versuche müssen wir annehmen, daß außer den Purinkörpern das Histidin eine der wichtigsten Quellen des intermediär gebildeten Ammoniaks darstellt. Bei vermehrter Ammoniakbildung werden die Histidinvorräte des Organismus, die dann nur durch exogene Zufuhr wieder aufgefüllt werden können, vermutlich stark angegriffen. Ein erhöhter Bedarf an Ammoniak besteht bekanntlich bei acidotischen Zuständen. Zu diesen gehören sowohl die Infekte, besonders im postfebrilen, zuweilen aber auch schon im febrilen Stadium (Verfasser, Beck), wie die Überernährung (Czerny, Pritchard); die beide mit einer starken Ammoniakbildung und konsekutiver Ausscheidung einhergehen. Wir gelangen somit, wenigstens was den Histidinstoffwechsel anlangt, zu der gleichen Schlußfolgerung, die schon vor vielen Jahren von Czerny in Erwägung gezogen, dann aber anscheinend wieder fallen gelassen wurde: acidotische Zustände begünstigen die Entstehung anämischer Veränderungen. Allerdings nicht wegen der begleitenden Alkalipenie — wie das Czerny vermutet hatte —, sondern infolge starker Histidinverluste, die bei jedem erhöhten Ammoniakbedarf zu gewärtigen sind. Die Wirkung der Acidose ist somit eine indirekte; solange die Vorräte an Histidin (oder auch an verwandten Verbindungen, zu denen wir auch die Purinbasen rechnen dürfen) noch nicht erschöpft sind, wird die Herstellung des normalen intermediären Säurebasengleichgewichtes die anämischen Veränderungen unbeeinflußt lassen.

Bei dieser Betrachtungsweise rückt auch die häufige, jedoch keineswegs gesetzmäßige Syntropie zwischen Rachitis und Anämie dem Verständnis ebenfalls näher. Bekanntlich stellt auch die Rachitis eine acidotische Stoffwechselrichtung dar, bei der die Ammoniakbildung und Ammoniakausscheidung, vielleicht als Folge der begleitenden Hypophosphatämie, oft noch stärker erhöht wird (Hodgson, Verfasser), als bei den sonstigen acidotischen Zuständen. Bei einer einseitigen fettreichen Milchernährung tritt die acidotische Stoffwechselrichtung meist besonders eindrucksvoll in Erscheinung [Niemann, Landsberger [2)]]. Angesichts dieser eigentümlichen Verhältnisse wird uns das häufige Auftreten anämischer Veränderungen im Verlaufe der Rachitis als eine „epirachitische" Komplikation (Stoeltzner) ohne weiteres verständlich. Allerdings braucht die Störung der Erythropoese nicht bei jeder Rachitis manifest zu werden, sondern nur dann, wenn die intermediäre Ammoniakbildung besonders hohe Grade aufweist und wenn die Vorräte des Organismus an Histidin und an ähnlichen Stoffen eine entsprechend starke Verminderung erfahren haben. Dies hängt außer der rachitisch-acidotischen Grundstörung in erster Linie von alimentären Faktoren und von den begleitenden infektiösen Komplikationen ab. Die Heilmittel der Rachitis (Lebertran, ultraviolette Strahlen) üben auf die anämischen Veränderungen keinen direkten (Verfasser, Rosen-

---

[1)] Vgl. auch S. 268.
[2)] Vgl. Rachitisabschnitt S. 267.

baum, Wieland, Hottinger), sondern höchstens, und dies meist auch nur bei günstiger Gestaltung der Ernährungsbedingungen, einen indirekt günstigen therapeutischen Einfluß aus.

Die relative Seltenheit einer hochgradigen Anämie beim Mehlnährschaden beruht auf verschiedenen Ursachen: 1. Eine einseitige Mehlernährung führt oft schon innerhalb der „Inkubationszeit", d. h. noch vor dem Ausbruch der Anämie zu einer allgemeinen Stoffwechselkatastrophe. 2. Kohlenhydrate wirken eiweißsparend, vermindern somit wahrscheinlich auch die Verluste an den blutbildenden Eiweißabbauprodukten (Whipple und Mitarbeiter). 3. Im Gegensatz zu den Fetten zeichnen sich die Kohlenhydrate durch einen antiacidotischen Effekt aus.

Für die verschieden anämisierende Wirkung der Kuh- und Ziegenmilch besitzen wir zur Zeit noch keine sichere Erklärung. Soviel dürfte indessen feststehen, daß es sich dabei wohl nur um quantitative und nicht qualitative Unterschiede in den beiden Milcharten handeln kann. Welcher Art diese jedoch sind, vermögen wir einstweilen nicht anzugeben.

Wie bei allen Ernährungsstörungen, insonderheit bei den Avitaminosen, spielt das konstitutionelle Moment auch bei den Anämien eine wichtige, oft beherrschende Rolle: Nicht allein für die Entstehung, sondern auch bezüglich der Erscheinungsform der anämischen Veränderungen. Hierher gehören auch die altersbedingten Unterschiede im Reaktionsverlauf auf anämisierende „Noxen". So verrät z. B. der sog. Jaksch-Hayemsche Anämietyp nicht nur eine Eigenart des betreffenden Kindes, sondern auch die des jugendlichen wachsenden Organismus überhaupt. Die im Blutbilde zutage tretende Verwandtschaft zwischen einzelnen in der Regel günstig verlaufenden Formen der kindlichen Anämie und der perniziösen Anämie der Erwachsenen, sowie das Fehlen echt perniziöser Anämien im frühen Kindesalter könnte man mit Stoeltzner wohl in der Weise deuten, daß altersbedingte konstitutionelle Momente bei Jugendlichen einen benignen und bei Erwachsenen einen malignen Verlauf der in ihrem Wesen vielleicht gleichen anämischen Veränderungen verursachen.

Das häufige Auftreten lymphatischer Reaktionen im Verlaufe der kindlichen Anämien (Lymphocytose, Milztumor) rechnen wir ebenfalls zu den Eigentümlichkeiten des kindlichen Stoffwechsels. Wenn die zugehörigen Symptome trotzdem nicht bei jeder kindlichen Anämie beobachtet werden, so beruht das wiederum hauptsächlich auf konstitutionellen Unterschieden, anderseits aber auch auf Besonderheiten der anämisierenden „Noxen", vor allem der alimentären Bedingungen. Als den konstitutionellen Faktor bezeichnen wir, in Übereinstimmung mit Czerny, Kleinschmidt, die exsudative, richtiger gesagt (Finkelstein) die lymphatische Diathese: ein starker Milztumor, hohe Grade von Lymphocytose, Mikropolyadenie sind nur die äußeren klinischen Merkmale des Lymphatismus. Auf dieser konstitutionellen Grundlage lösen erst besondere hinzutretende ätiologische Bedingungen den lymphatischen Reaktionsablauf aus. In diesem Zusammenhang ist es von großem Interesse, daß bei Mehlanämien — im Gegensatz zu den Milchanämien — der Jaksch-Hayemsche Anämietyp mit seinen fast regelmäßig lymphatischen Komplikationen bisher nicht beobachtet wurde (Kleinschmidt): Die Kohlenhydrate üben anscheinend, — zumindest unter den in diesen Fällen herrschenden Bedingungen —, einen gewissen hemmenden Einfluß auf die lymphatischen Wucherungen aus. Ob nun aber anderseits die Manifestationen des Lymphatismus, auch im Verlaufe der Anämien, stets nur einen inneren relativen oder absoluten Kohlenhydratmangel anzeigen, oder aber eine viel komplexere Pathogenese besitzen (Mast!), muß mangels entsprechender klinischer und experimenteller Beweise vorerst unentschieden bleiben. Für das Mitwirken ,,spezifischer Vitamine" an der Entstehung der lymphatischen Reaktionen fehlt ebenfalls jeglicher Anhaltspunkt.

Im vorhergehenden haben wir die kindlichen Anämien mit der Verarmung des Organismus an gewissen Bausteinen des Hämoglobins in Beziehung gebracht. Eine Störung des Hämoglobinaufbaues wäre aber theoretisch auch bei einem reichlichen Materialangebot möglich: hier müßte dann nur die entsprechende synthetische Fähigkeit des Organismus versagen. Obgleich die überwiegende Mehrzahl der von uns ausführlich erörterten ätiologischen, symptomatologischen und therapeutischen Befunde wohl unzweifelhaft zugunsten der ersten Lösung spricht und nur durch diese dem Verständnis näher gebracht werden kann, so ist es anderseits durchaus möglich, daß bei der Entstehung der anämischen Veränderungen auch noch dem zweiterwähnten pathologischen Vorgang eine bestimmte, ergänzende Rolle zukommt. Hierfür dürfte unseres Erachtens z. B. die Tatsache sprechen, daß ,,Reizung" der Erythropoese, so durch Eisen- oder Arsengaben, hauptsächlich aber bei der Transfusionstherapie[1]) den Heilungs- vorgang oft sichtlich beschleunigt. An der übergeordneten pathogenetischen Bedeutung eines ,,Bausteinmangels" möchten wir jedoch trotzdem festhalten.

## Diagnose und Prognose.

Die Diagnose der alimentären, infektiösen, Anämien bietet in der Regel keine besonderen Schwierigkeiten. Sie ergibt sich meist allein schon aus den klinischen Merkmalen, sowie aus dem qualitativen und quantitativen Blutbilde. Die Kenntnis der anamnestischen Angaben ermöglicht dann auch noch die Feststellung der wichtigsten auslösenden ätiologischen Faktoren.

Differentialdiagnostisch kommen bei schweren anämischen Veränderungen meist nur der angeborene hämolytische Ikterus, die seltene konstitutionell- aplastische Anämie, sowie hauptsächlich echte leukämische Veränderungen in Betracht. Die Krankheitszeichen und die Daten der Blutuntersuchung gestatten jedoch auch in diesen Fällen fast ausnahmslos eine klare Unter- scheidung.

Bei der häufigen Syntropie von anämischen und latent skorbutischen Ver- änderungen ist eine Trennung zwischen diesen beiden Krankheiten oft über- haupt nicht möglich; dies um so weniger, weil auch ein latenter Skorbut gelegent- lich niedrige Hämoglobinwerte aufweisen kann. Schwere Grade von Anämie sprechen jedoch im allgemeinen für das Überwiegen einer spezifischen anämischen Störung; ebenso wie manifest skorbutische Symptome eindeutig einen spezifischen skorbutischen Nährschaden anzeigen. Die latenten Symptome (Hautblutungen, Erythrocyturie, Ödem, Dystrophie, Dysergie) sind in dieser Hinsicht weniger charakteristisch.

Die Prognose der alimentär-infektiösen Anämien wird in erster Linie durch die ,,Dysergie" und somit indirekt durch die begleitenden Infektionen, wie z. B. durch schwere Pneumonien, oder eine Pyelocystitis usw. bestimmt. Bei hochgradigen Anämien ist die Prognose allein schon mit Rücksicht auf diese sekundären Komplikationen als eine ungünstige zu bezeichnen. In seltenen Fällen kann sogar auch eine exzessiv starke Hämoglobinverarmung, gewisser- maßen infolge innerer Erstickung direkt den Tod herbeiführen. Bei entsprechen- der Behandlung gelingt es jedoch meist sowohl die leichten wie die schweren Fälle zur Heilung zu bringen.

---

[1]) Hier wohl im Anschluß an einen vorübergehenden morphologischen, cellulären Ersatz (vgl. Opitz, Goebel).

## Prophylaxe und Therapie.

Die Prophylaxe der alimentären Anämien wird am besten durch eine zweckentsprechend geführte Ernährung gewährleistet. Hierzu bedarf es nur der Vermeidung einer einseitigen Milch- oder Mehlkost, der Ausschaltung der Überfütterungskomponente, sowie — in positiver Richtung — der frühzeitigen und reichlichen Zufuhr von Gemüse, Obstsaft und sonstiger Beikost. Auch die hygienischen Faktoren, wie Sonne, Luft, Bewegung spielen hierbei eine gewisse Rolle, indem sie den Ausbruch der Rachitis und die Verminderung der allgemeinen Körperresistenz, d. h. die Auswirkung indirekt anämisierender ätiologischer Bedingungen verhindern. Bei schweren langdauernden infektiösen Prozessen (Lues, Tuberkulose, oder chronischen, auch rezidivierenden Pneumonien, Pyelocystitis usw.) müssen die Ansprüche, die wir an eine prophylaktisch wirksame Ernährungsweise zu stellen haben, stark über die Norm heraufgeschraubt, und im besonderen die Zufuhr von den antidysergisch wirksamen Vitaminen, sowie das Angebot von Bausteinen, des Hämoglobins (in Form von Gemüse, Fleisch usw.) — bei auch sonst entsprechender Nahrungszusammensetzung — erheblich gesteigert werden.

Für die Therapie der alimentär-infektiösen Anämien eignen sich die gleichen alimentär-hygienischen Maßnahmen, denen nach dem Vorstehenden auch eine prophylaktische Wirkung zukommt. Mit Hilfe des zuerst von Czerny - Kleinschmidt inaugurierten diätetischen Verfahrens gelingt es in der Regel, auch die schwersten anämischen Veränderungen, meist innerhalb von 3—4 Monaten, einer völligen Heilung entgegenzubringen (vgl. auch L. F. Meyer, Glanzmann, Aron u. a.). Allerdings kann die Besserung durch anhaltende oder später hinzutretende infektiöse Komplikationen oft stark verzögert, gelegentlich auch völlig vereitelt werden.

Nach der ursprünglichen Diätvorschrift von Czerny - Kleinschmidt sollte bei Milchanämien die Ernährungsregelung in der Weise stattfinden, daß die Milchzufuhr auf ein Minimum (täglich 100—200 ccm) eingeschränkt wird; die Beikost galt nur als eine minder wichtige Ergänzung. Demgegenüber halten L. F. Meyer, Finkelstein, neuerdings Aron, eine so weitgehende Verminderung des Milchangebotes nicht für unbedingt erforderlich, und erblicken, zum Teil wohl mit Recht, gerade in der reichhaltigen Beikost das wirksame Agens der Ernährungstherapie.

Ein viel sicherer, rascher, selbst bei schweren infektiösen Anämien wirkendes therapeutisches Verfahren stellt die Bluttransfusion dar in Form der intravenösen (intrasinösen), oder der intraperitonealen, zuweilen auch intramuskulären Blutapplikation (Halbertsma, Opitz, Siperstein, L. F. Meyer, Goebel u. a.). In einigermaßen schweren Fällen dürfte die unter den üblichen Kautelen ausgeführte [1]) intravenöse oder intraperitoneale Bluttransfusion als die Methode der Wahl gelten. Bei ganz besonders bedrohlichen Zuständen bevorzugen wir den intravenösen (mit Citratblut), bei nicht ausgesprochener ernster Lebensgefahr hingegen den intraperitonealen Weg (mit defibriniertem Blut). Es gehört

---

[1]) Die intravasale Hämagglutination und Hämolyse schalten wir mit Hilfe der sog. biologischen Vorprobe aus. Diese besteht darin, daß wir der eigentlichen Transfusion mit meist großen Blutmengen (80—150 ccm) die Injektion von 5—10 ccm des gleichen Blutes vorausschicken. Bleibt der Allgemeinzustand unverändert und tritt im Urin kein Hämoglobin auf, so erheben wir nun gegen die Zufuhr von weiteren großen Mengen keinen Einspruch. Die Reagensglasproben auf Agglutinine und Hämolysine sind weniger stichhaltig, können jedoch, besonders in der makroskopischen Ausführung, der Transfusion ebenfalls vorausgeschickt werden. Doch schützt auch die „Vorprobe" nicht unbedingt vor Zufällen. Über weitere technische Einzelheiten vgl. Opitz u. a.

keineswegs zu den Seltenheiten, daß eine einmalige Zufuhr großer Blutmengen bereits in einigen Wochen schon eine völlige restitutio ad integrum erzeugt. Zur Unterstützung der im vorhergehenden ausführlich erörterten, spezifisch wirksamen therapeutischen Verfahren kann man sich auch der Eisen- oder der Arsenmedikation bedienen. Man verordnet Eisen in großen Dosen als Ferrum reductum (0,1—0,5 pro die, mindestens 0,05 pro dosi), Ferrum carbonicum saccharatum, Ferrum oxydat. saccharatum, oder auch Eisenalbuminate; das Arsen meist in Form der Fowlerschen Lösung. Aus der Tatsache, daß Hämoglobinpräparate weniger wirksam sind als die parenteralen Blutinjektionen, müssen wir entweder auf eine Denaturierung des Hämoglobins in diesen käuflichen Drogen, oder aber auf eine schlechte Resorption des Hämoglobins aus dem Darm schließen.

Die Bekämpfung der häufigen rachitischen Komplikationen gehört ebenfalls zu den therapeutischen Maßnahmen, die die Heilung der Anämie indirekt unterstützen.

## Literatur.

Zusammenfassende Übersichten: Abderhalden: Lehrb. d. physiol. Chem. Berlin 1915. — Benjamin: In Pfaundler-Schloßmanns Handb. d. Kinderheilk. 3. Aufl. Bd. 1. Leipzig 1923. — Brouwer: Jahrb. f. Kinderheilk. Bd. 102, 103. 1923. — Czerny - Keller: Des Kindes Ernährung. 1. Aufl. Bd. 2. Leipzig-Wien 1917. — Finkelstein: Lehrb. d. Säuglingskrankh. 3. Aufl. Berlin 1924. — Flesch: Ergebn. d. inn. Med. u. Kinderheilk. Bd. 3. 1909. — Glanzmann: Jahrb. f. Kinderheilk. Bd. 111. 1926. — Heubner: Lehrb. d. Kinderkrankh. Leipzig 1911. — Japha: In Pfaundler-Schloßmanns Handb. d. Kinderheilk. 2. Aufl. Bd. 2. Leipzig 1910. — Kleinschmidt: Jahrb. f. Kinderheilk. Bd. 83. 1916. Jahreskurse f. ärztl. Fortbild. Bd. 15. 1924. — v. Pfaundler: In Feers Lehrb. d. Kinderkrankh. Jena 1926.

Einzelarbeiten: Abderhalden: Zeitschr. f. Biol. Bd. 39. 1899. — Aron: Klin. Wochenschrift 1922. — Aschenheim - Benjamin: Dtsch. Arch. f. klin. Med. Bd. 37. 1909. — Aschenheim: Ebenda. Bd. 105. — Bahrdt-Edelstein: Zeitschr. f. Kinderheilk. Bd. 1. 1911. — Beck: Verhandl. d. dtsch. Ges. f. Kinderheilk. Karlsbad 1925. — Benjamin: Zeitschr. f. Kinderheilk. Bd. 22. 1919. Ergebn. d. inn. Med. u. Kinderheilk. Bd. 6. 1910. — de Biehler: Arch. de méd. des enfants Tom. 16. 1913. — Blühdorn: Berlin. klin. Wochenschr. 1919. Münch. med. Wochenschr. 1922. — Brinckmann: Zeitschr. f. Kinderheilk. Bd. 30. 1920. — Brüning: Jahrb. f. Kinderheilk. Bd. 60. 1904. — Bunge: Zeitschr. f. physiol. Chem. Bd. 13. 1889; Bd. 16. 1892; Bd. 17. 1893. — Clodius: Monatsschr. f. Kinderheilk., Orig. Bd. 15. 1918. — Czerny: Internat. Päd.-Kongr. Paris 1912. — Dettweiler: Münch. med. Wochenschr. 1922. — Edelstein-v. Csonka: Biochem. Zeitschr. Bd. 38. 1912. — Faust-Tallquist: Arch. f. exp. Pathol. u. Pharmakol. Bd. 57. 1907. — Finkelstein: Berlin. klin. Wochenschr. 1911. — Freudenberg-György: Ergebn. d. inn. Med. u. Kinderheilk. Bd. 24. 1923. — Geisler - Japha: Jahrb. f. Kinderheilk. Bd. 53. 1901. — Glanzmann: Jahrb. f. Kinderheilk. Bd. 84. 1916. — Goett: Zeitschr. f. Kinderheilk. Bd. 9. 1913. — Gorter: Monatsschr. f. Kinderheilk., Orig. Bd. 25. 1923. — György: Zeitschr. f. d. ges. exp. Med. Bd. 38. 1923; Bd. 43. 1924. — György-Röthler: Biochem. Zeitschr. Bd. 173. 1926. — György-Kappes-Kruse: Zeitschr. f. Kinderheilk. Bd. 41. 1926. — Häusermann: Zeitschr. f. physiol. Chem. Bd. 23. 1897. — Halbertsma: Americ. journ. of dis. of childr. Vol. 24. 1922. — Hansemann und Benda: Diskussionsbem. zum Vortr. von Ylppö. Berlin. klin. Wochenschr. 1915. Nr. 21. — Hart - Steenbock - Elvelyem - Waddell: Journ. of biol. chem. Vol. 65. 1925. — Hayem: L'anémie des nourrissons. Gaz. des hôp. civ. et milit. 1889. — Heubner: Fol. haematol. Bd. 19. 1915. — Hodgson: Lancet 1921. — Hottinger: Monatsschr. f. Kinderheilk., Orig. Bd. 30. 1925. — v. Hoeßlin: Münch. med. Wochenschr. 1890. Zeitschr. f. Biol. Bd. 18. 1882. — Hugonnenq: Cpt. rend. hebdom. des séances de l'acad. des sciences Tom. 128. 1899. — v. Jaksch: Wien. klin. Wochenschr. 1889. Prager med. Wochenschr. 1890. — Japha: Dtsch. med. Wochenschrift 1919. — Katzenstein: Münch. med. Wochenschr. 1909. — Krasnogorski: Jahrb. f. Kinderheilk. Bd. 64. 1906. — Kunkel: Arch. f. Physiol. Bd. 61. 1895. — Kunckel: Zeitschr. f. Kinderheilk. Bd. 13. 1915. — Landé: Ebenda. Bd. 22. 1919. — Landsberger: Ebenda, Bd. 39. 1925. — Langstein: Jahrb. f. Kinderheilk. Bd. 74. 1911. Berlin. klin. Wochenschr. 1915. — Lehndorff: Jahrb. f. Kinderheilk. Bd. 60. 1904. Monatsschr. f. Kinderheilk., Orig. Bd. 23. 1924. — Leenhardt: Thèse de Paris 1906. — Lichtenstein: Ref. Jahrb. f. Kinderheilk. Bd. 88, S. 387. 1918. Acta paediatr. Bd. 1. 1921. — Luzet: Thèse de Paris 1890. — Meyer, L. F.: Dtsch. med. Wochenschr. 1919. — Nägeli: Münch.

520     P. György: Alimentäre Anämie im Säuglings- und Kleinkindesalter.

med. Wochenschr. 1918. — Nassau - Pogorschelsky: Dtsch. med. Wochenschr. 1925. — Niemann: Jahrb. f. Kinderheilk. Bd. 85. 1917. — Ockel: Jahrb. f. Kinderheilk. Bd. 110. 1925. — Oehme: Beitr. z. pathol. Anat. u. z. allg. Pathol. Bd. 44. 1909. — Opitz: Monatsschrift f. Kinderheilk., Orig. Bd. 24. 1922; Bd. 27. 1924. Jahrb. f. Kinderheilk. Bd. 108, 110. 1925. Verhandl. d. dtsch. Ges. f. Kinderheilk. Karlsbad 1925. — Philippsohn: Inaug.-Diss. Breslau 1904. — Rist: Semana méd. 1906. — de Rudder: Klin. Wochenschr. 1924. — Scheltema: Zit. n. Brouwer. — Schmidt, M. B.: Zentralbl. f. allg. Pathol. u. pathol. Anat. Bd. 23, S. 440. — Schwenke: Jahrb. f. Kinderheilk. Bd. 88. 1918. — v. Schultheß: Schweiz. med. Wochenschr. 1921. — Siperstein: Americ. journ. of dis. of childr. Vol. 25. 1923. — Soxhlet: Münch. med. Wochenschr. 1912. — Stettner: Jahrb. f. Kinderheilk. Bd. 80. 1914. Monatsschr. f. Kinderheilk., Orig. Bd. 29. 1925. — Stoeltzner: Med. Klinik 1909. Münch. med. Wochenschr. 1922. — Strauß: Med. Klinik 1915. — Utheim: Journ. of metabolic research. Vol. 1. 1922. — Wieland, Verhandl. d. dtsch. Ges. f. Kinderheilk. Düsseldorf 1926. — Whipple - Hooper - Robscheit: Americ. journ. of physiol. Vol. 53. 1920. — Whipple - Robscheit: Zit. n. Ronas Bericht. Bd. 8. 1921. — Wolff: Berlin. klin. Wochenschr. 1906. — Ylppö: Ebenda. 1915. Nr. 21.

# Die Beziehungen des Wachstums und der Resistenz zu den Vitaminen.

Von

**P. György**-Heidelberg.

Mit 11 Abbildungen.

Der normale, regelmäßige Ablauf der Lebensvorgänge wird in erster Linie durch den ungestörten Ernährungszustand bestimmt, der seinerseits wiederum die Resultante verschiedenartiger endogener und exogener Komponenten ist. Unter den äußeren Faktoren kommt der Art der Ernährung eine besonders wichtige, meist übergeordnete Bedeutung zu. Während nun — in einer gewissen Schematisierung, Vereinfachung der Verhältnisse — bei Erwachsenen die Nahrungszufuhr nur den Erhaltungsstoffwechsel zu decken braucht, liegt ihr beim wachsenden, jugendlichen Organismus auch noch eine weitere Aufgabe ob, und zwar das Ingangsetzen und die Unterhaltung der Wachstumsvorgänge selbst. Freilich nur unter der Voraussetzung, daß die hierfür notwendigen endogenen und die übrigen exogenen Bedingungen gleichfalls gegeben sind. Störungen in der Ernährungsweise, qualitativer und quantitativer Art, müssen zu einer pathologischen Veränderung des Ernährungszustandes und danach zu abnormen Reaktionsvorgängen führen.

Betrachten wir nun von diesem Gesichtspunkte aus die Klinik der verschiedenen Ernährungsstörungen im Säuglings- und Kleinkindesalter, darunter hauptsächlich die in den vorhergehenden Kapiteln ausführlich erörterten „Nährschäden ex qualitate", so fallen uns zwei Symptomengruppen auf, die — in ihrem Wesen anscheinend völlig unspezifisch — neben den trennenden, spezifischen, pathognomischen Merkmalen bei der Gesamtheit der verschiedenen, hierher gehörigen Krankheiten regelmäßig nachzuweisen sind: wir meinen den „dystrophischen" und den „dysergischen" Symptomenkomplex. Bei der Konstanz dieser Reaktionsvorgänge dürfte wohl der Schluß erlaubt sein, in ihnen nur das gemeinsame Kennzeichen einer Ernährungsstörung im weiteren Sinne zu erblicken.

Das Symptom der „Dysergie" zeigt sowohl eine Herabsetzung der natürlichen Immunität, wie auch — und dies in mehr oder weniger schon spezifischer Weise — die „regelwidrige" Beantwortung infektiöser Reize an (Abels). Von besonderem theoretischem und vielleicht noch mehr von praktisch-klinischem Interesse ist die Tatsache, daß der dysergische Zustand bei den Avitaminosen nicht nur auffallend stark ausgebildet ist, sondern hier sozusagen den ganzen Krankheitsverlauf beherrscht. Wir brauchen diesbezüglich nur an das Beispiel des Skorbuts zu erinnern.

Die Verminderung der Abwehrkräfte, mit den besonderen Kennzeichen einer allgemeinen Anfälligkeit und der erschwerten Überwindung infektiöser Komplikationen, gehört zu den ersten Äußerungen jeder Avitaminose. Sie ist auch schon im latenten Stadium, d. h. bei einem nur kaum ausgebildeten Vitaminmangel

— bei einer Hypovitaminose — stets vorhanden. Zwischen den fieberhaften Infekten bzw. der Dysergie einerseits und der Vitaminverarmung des Organismus anderseits besteht ein weitgehender Circulus vitiosus, den wir in der Gestalt einer reversiblen Reaktion folgendermaßen zum Ausdruck bringen können:

Vitaminmangel $\rightleftarrows$ Dysergie bzw. Infekte.

Zunächst führt der Vitaminmangel zu einer leichten Herabsetzung der natürlichen Immunität; die danach gehäuft auftretenden fieberhaften Erkrankungen verursachen ihrerseits wiederum einen verstärkten Verbrauch an Vitaminen und vermehren somit den Vitaminbedarf, sowie bei ungenügender Zufuhr auch das Vitamindefizit. Ein neuerlich erhöhtes Vitaminangebot bewirkt dann erfahrungsgemäß eine deutliche Hebung der Abwehrkräfte und stellt in weiterer Folge den „normergischen" Zustand wieder her.

Die Diagnose einer beginnenden Vitaminverarmung des Organismus stößt bekanntlich auf große Schwierigkeiten. Spezifische, charakteristische Merkmale stehen uns in diesem „latenten" Stadium meist noch nicht zur Verfügung. Als die einzigen klinisch feststellbaren Symptome, die auf eine Ernährungsstörung hinweisen, gelten dann in dieser Phase der Erkrankung nur die allmählich fortschreitende, jedoch nicht durchwegs konstante Dystrophie [1]) und die Dysergie. Die gleichen Veränderungen können aber auch unter vielerlei anderen ätiologischen und pathogenetischen Bedingungen entstehen, so daß sie für die Annahme einer Hypo- oder Avitaminose keineswegs als ausreichend gelten dürften.

Allein was die natürliche Immunität anlangt, so stellt diese die Resultante einer Reihe von endogenen und exogenen Teilkomponenten dar (L. F. Meyer): 1. Konstitution im Sinne der angeborenen Anlage (Genotypus), 2. Lebensalter, 3. Klima, 4. vorhergegangene Krankheitszustände, 5. Ernährungszustand, 6. Art der Ernährung. Eine überragende Bedeutung könnte man den Vitaminen in diesem Zusammenhang nur dann zusprechen, wenn es uns gelänge, alle diese verschiedenen Teilfaktoren auf einen gleichen Nenner, und zwar auf den intermediären Vitaminstoffwechsel zurückzuführen. Für diese diskutable, uns jedoch sehr fraglich erscheinende Möglichkeit besitzen wir indessen keine exakten Beweise. Diese werden uns wohl so lange vorenthalten bleiben, bis wir in das innere Wesen der Immunitätsvorgänge selbst nicht tiefer einzudringen vermögen.

Die bekannte resistenzerhöhende Wirkung der Fette und die Resistenzverminderung im Anschluß an eine einseitige Kohlenhydraternährung (Czerny, Weigert) deuten schon darauf hin, daß bezüglich der Aufrechterhaltung der natürlichen Abwehrkräfte unter den Ernährungsfaktoren außer den Vitaminen auch noch die anderen Nahrungsbestandteile mitberücksichtigt werden müßten. Anderseits wäre es aber ebenso denkbar, daß der Fett- und Kohlenhydrateffekt letzten Endes doch nur auf einer Vitaminwirkung beruhen, insonderheit auf begleitende „fettlösliche Faktoren" bei der Fett-, und auf dem Mangel derselben bei der Kohlenhydraternährung (vgl. Dystrophia alipogenetica im Keratomalacieabschnitt).

Praktisch wichtiger dünkt uns indessen die weitere Frage: Gelingt es, dysergische Zustände auch ohne besondere Kenntnis und Analyse ihrer Ätiologie und Pathogenese durch Vitaminzufuhr ebenso günstig zu beeinflussen, wie die spezifische Resistenzschwäche bei sicheren Avitaminosen, z. B. bei der Keratomalacie, beim Skorbut usw.? Sollte sich dann weiterhin herausstellen, daß die verschiedenen Vitamine auch bei solchen ätiologisch zunächst unklaren und klinisch unspezifischen Störungen in verschiedener Weise wirken, so könnte man diesen Beweis ex iuvantibus auch für eine nachträgliche Systematisierung dieser Zustände in Betracht ziehen.

---

[1]) In seltenen Fällen von Präskorbut und ebenso auch bei beginnender Keratomalacie kann die Gewichtskurve ungestört bleiben (vgl. die entsprechenden Abschnitte).

Die ausgedehnten klinischen Erfahrungen der letzten Jahre haben die obige Frage in eindeutig positivem Sinne beantwortet. Eine große Anzahl verschiedener dysergischer und — wie wir es noch sehen werden — dystrophischer Krankheitsbilder, denen man im Säuglingsalter des öfteren begegnet, sowie gelegentlich auch Einzelinfektionen lassen sich durch Zufuhr von bestimmten Vitaminen in eklatant günstiger Weise beeinflussen. Auch in prophylaktischer Hinsicht scheint das erhöhte Vitaminangebot eine resistenzverstärkende Wirkung auszuüben. So dürfte man sich wohl der Ansicht von Czerny und Keller anschließen, die in der prophylaktischen und therapeutischen Anwendung der Vitamine einen wesentlichen Fortschritt auf dem Gebiete der Ernährungstechnik erblicken, „welche die Angst vor dem sog. Hospitalismus stark zurückdrängt".

Erwartungsgemäß kommt den verschiedenen Vitaminen bei den genannten, zunächst uncharakteristisch erscheinenden dysergischen Zuständen eine durchaus spezifische Wirkung zu. Daraus wäre aber dann weiterhin zu folgern, daß die Dysergie auch in diesen Fällen eine spezifische Genese haben muß: sie zeigt wohl den ersten, klinisch zunächst undifferenzierbaren Grad einer beginnenden Hypovitaminose an.

Hier erhebt sich die weitere allgemeine Frage: Stellt denn die im Säuglingsalter übliche, häufig einseitige Milchdiät eine qualitativ, in erster Linie bezüglich ihres Vitamingehaltes nur so unvollkommen äquilibrierte Ernährungsweise dar, daß sie unter Umständen die Verarmung des Organismus an einem oder mehreren Vitaminen zu begünstigen vermag? Auf Grund ausführlich erörterter klinischer und experimenteller Erfahrungstatsachen haben wir diese Frage, zumindest für die „künstliche" Ernährung, bereits in den früheren Abschnitten bejahen müssen. Allerdings nur mit gewissen Einschränkungen. Unter bestimmten Bedingungen, zu denen hauptsächlich die zweckentsprechende Fütterung der Kühe, die sachgemäße Behandlung der gewonnenen Milch und die Vermeidung ihrer Denaturierung gerechnet werden müssen, kann der Gehalt der Kuhmilch an den Faktoren A, B und C selbst den erhöhten Ansprüchen des wachsenden jugendlichen Organismus lange Zeit vollauf genügen. Diese günstigen Bedingungen sind jedoch nicht immer gegeben; gerade in ihrem Fehlen bestehen die erwähnten Einschränkungen.

Besonders schwierig gestaltet sich in der Praxis die Fernhaltung von äußeren Einflüssen, die die präformierten Vitamine der Milch sekundär erheblich schädigen und in der Folge zu einer Denaturierung führen. Dies betrifft hauptsächlich den C-Faktor, der allein schon beim Lagern und noch mehr durch das aus Gründen der Hygiene notwendige Pasteurisieren, Aufkochen der Milch, eine starke Reduktion erfahren kann. Die anderen Vitamine sind in dieser Beziehung weniger empfindlich. Anbetracht dieser besonderen Verhältnisse liegt der Schluß nahe, in fraglichen, klinisch und zum Teil auch ätiologisch meist unklaren dysergischen Zuständen künstlich ernährter Säuglinge und Kleinkinder, sofern man hierfür allein die Vitamine in Betracht ziehen will, das erste Symptom eines C-Vitaminmangels zu erblicken. Der beginnende latent-skorbutische Prozeß bleibt in der Regel bei dieser ersten Etappe stehen; hierauf deutet allein schon die Tatsache hin, daß spezifisch skorbutische Merkmale selbst bei künstlich ernährten Säuglingen zu den Seltenheiten gehören.

Akute, fieberhafte Infektionen verursachen bekanntlich eine starke Erhöhung des inneren Vitaminverbrauches, auch in bezug auf den Skorbutschutzstoff. Eine leichte, gewissermaßen akut einsetzende Hypovitaminose könnte demnach auch bei solchen Anlässen entstehen, besonders dann, wenn sich die äußere Vitaminzufuhr stets innerhalb enger Grenzen bewegt hat. Dies dürfte aber bei den längere Zeit einseitig mit artfremder Milch ernährten Säuglingen gar nicht so selten der Fall sein. Hier müßte dann ein verstärktes Vitaminangebot eine immunitätserhöhende Wirkung ausüben.

Die klinischen Erfahrungen stehen mit diesen Überlegungen und theoretischen Postulaten in bestem Einklang. Eine ganze Reihe von dysergischen Zuständen, auch von Einzelinfektionen lassen sich allein schon durch eine erhöhte Skorbutschutzstoffzufuhr günstig beeinflussen. So gelingt z. B. bei schweren Pyurien (vgl. Abb. 1), allerdings in nur vereinzelten, dann aber um so eindrucksvolleren Fällen, bloß durch große Vitamin-C-Gaben den Krankheitsprozeß schlagartig zu heilen. Ähnliche Beobachtungen können zuweilen auch bei anderen Infektionen erhoben werden, wir brauchen diesbezüglich nur an die einschlägigen Verhältnisse beim latenten Skorbut zu erinnern. Angesichts dieser einwandfreien praktischen Erfolge mit großen Vitamin-C-Gaben gehört die entsprechende diätische Behandlung infektiöser Komplikationen zu den sicher begründeten therapeutischen Maßnahmen, zumindest in Ergänzung weiterer, direkt kausal wirkender Heilverfahren. In gegebenen Fällen sollte man von ihm dementsprechend auch stets Gebrauch machen.

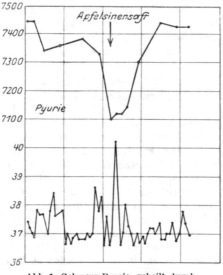

Abb. 1. Schwere Pyurie, geheilt durch Apfelsinensaft. (L. F. Meyer.)

Obgleich nach dem Gesagten an der Entstehung dysergischer Zustände im Säuglingsalter, sofern sie nur das erste uncharakteristische Merkmal einer beginnenden Hypovitaminose darstellen, ein vermindertes Angebot an Skorbutschutzstoff sehr häufig maßgebend beteiligt ist, so dürfen dabei auch die übrigen Vitamine nicht völlig außer acht gelassen werden. So hält es z. B. Reyher für durchaus möglich, daß der Vitamin-B-Gehalt der Milch den Anforderungen nicht immer völlig entspricht. Bei einer einseitigen Milchernährung, wie sie eben im Säuglingsalter üblich ist, könnte sich dann ein beginnender B-Mangel auch in einer spezifisch dysergischen Störung äußern. Beim sog. Mehlnährschaden dürfte dies sogar zur Regel gehören: hier bleibt das Vitamin-B-Angebot meist tatsächlich nachweisbar unter der Norm. In all diesen Fällen müßte dann die weitere Zulage von B-vitaminhaltigen Stoffen, z. B. von Hefe, eine resistenzerhöhende Wirkung entfalten. Auch im Laufe akuter Infektionen erhöht sich der Bedarf an B-Vitamin. Auf Grund dieser und ähnlicher Überlegungen und zahlreicher praktischer Erfahrungen, die allerdings (mit Ausnahme von Götzky) in diesem Ausmaße bisher unbestätigt blieben, empfiehlt Reyher in die Vitamintherapie und Prophylaxe dysergischer Zustände außer dem C-Faktor auch noch das B-Vitamin einzubeziehen. Mit Hilfe dieser kombinierten Behandlungsmethode, gelegentlich aber allein schon durch B-Vitamingaben sollen Reyher, sowie Götzky beachtenswerte therapeutische und prophylaktische Erfolge erzielt haben. Bei der kombinierten Verabreichung von C- und B-Vitamin ist naturgemäß mit der Möglichkeit zu rechnen, daß hier eine differente Wirkung nur dem C-Faktor zukommt. Diese Einschränkung gilt wohl auch für die folgenden statistischen Angaben Contis (unter Reyher) über die Behandlung der Pyurien durch hohe Vitamin-B- und C-Zulagen.

Behandelt wurden (mit Vitamin B und C) . . . . . . 29 Fälle

| | | | |
|---|---|---|---|
| Gestorben . . . . . . . . . . . . . . . . . . | 1 | ,, | 3,4% |
| Ungebessert entlassen . . . . . . . . . . . . | 1 | ,, | 3,4% |
| Gebessert entlassen. . . . . . . . . . . . . . | 2 | ,, | 6,8% |
| Geheilt entlassen . . . . . . . . . . . . . . | 25 | ,, | 86,2%. |

Behandlungsdauer der Geheilten im Durchschnitt 32,1 Tage.

Besonders eindrucksvoll kommt der Fortschritt, den wir in dieser rein alimentären Behandlungsmethode erblicken müßten, dann zum Vorschein, wenn wir die obige Gruppe solchen Pyuriefällen gegenüberstellen, die ohne besondere Vitaminzulagen geblieben sind, wobei uns allerdings die auffallend hohen Mortalitätsziffern in der letzteren Gruppe etwas bedenklich stimmen (vgl. auch Schmitt).

Behandelt wurden ohne Vitaminzulagen . . . . . . . 24 Fälle

| | | | |
|---|---|---|---|
| Gestorben . . . . . . . . . . . . . . . . . . | 9 | ,, | 37,5% |
| Ungebessert entlassen . . . . . . . . . . . . | 7 | ,, | 29,1% |
| Gebessert entlassen . . . . . . . . . . . . . | 1 | ,, | 4,1% |
| Geheilt entlassen . . . . . . . . . . . . . . | 7 | ,, | 29,1%. |

Behandlungsdauer der Geheilten im Durchschnitt 82,4 Tage.

Eine sichere Trennung zwischen Vitamin-B- und C-Wirkung scheitert häufig schon aus dem Grunde, weil die Stoffe, die als Vitamin-C- Quellen hauptsächlich in Betracht kommen, so z. B. die Obstsäfte meist — freilich nur in geringen Mengen — auch den B-Faktor mit enthalten. In diesem Zusammenhange sind die Beobachtungen von Gerstenberger über die günstige Beeinflussung einer Reihe von Stomatitisarten (St. herpetiformis, aphthosa, ulcerosa) nicht nur durch Apfelsinensaft (vgl. auch Leichtentritt), sondern ebenso auch durch Hefe, von besonderem Interesse. Angesichts der Vitamin-C-Freiheit der Hefe müßte man hier den Apfelsineneffekt gleichfalls nur auf das Vitamin-B beziehen. Auch gewisse seltene Fälle von Furunculose, in erster Linie die entsprechenden Komplikationen beim Mehlnährschaden zeigen unter Hefemedikation zuweilen eine auffallende Besserung. Anderseits bleiben Hefezulagen bei dysergischen Störungen oft auch dann völlig wirkungslos, wo die Zufuhr von Obstsaft oder von sonstigen vitamin-C-haltigen Nährstoffen einen deutlichen Erfolg zeitigen. Wenn wir auch somit die Bedeutung des B-Vitamins für die Aufrechterhaltung des normalen Ernährungszustandes und der natürlichen Immunität in keiner Weise schmälern möchten, so dürfte in der Ernährungspraxis, zumindest im Säuglingsalter, dem Skorbutschutzstoff, allein schon im Hinblick auf die zahlreichen einschlägigen Erfahrungstatsachen, vermutlich doch eine wichtigere Rolle zukommen als dem B-Faktor.

Mit der Berücksichtigung der wasserlöslichen Faktoren B und C können die Beziehungen zwischen Vitaminen und natürlicher Immunität noch keineswegs als erschöpft gelten. Dysergische Störungen treten bekanntlich auch bei Zuständen auf, die auf einem mehr oder minder starken Mangel an den fettlöslichen Vitaminen A und D beruhen, im besonderen bei der Rachitis und beim sog. „keratomalacischen Nährschaden"; bei der sog. Dystrophia xerophthalmica oder alipogenetica [Bloch[1])].

Bei der weiten Verbreitung der Rachitis in unserem gemäßigten Klima kommt ihr auch für das Resistenzproblem, d. h. für die Prophylaxe und Therapie infektiöser Erkrankungen im Säuglingsalter eine erhebliche praktische Bedeutung zu. Gelänge es durch konsequent durchgeführte prophylaktische Maßnahmen (Zufuhr von Lebertran, von bestrahlten „provitamin"-haltigen Nährstoffen, wie von bestrahlter Milch, bestrahltem Eigelb, von bestrahltem Ergosterin, durch direkte

---

[1]) Vgl. die entsprechenden Abschnitte.

Bestrahlung) die hohen Morbiditätsziffern für die Rachitis zu vermindern, so würden dann in der Folge auch die sekundären infektiösen Komplikationen sicherlich eine starke Abnahme erfahren. Stehen wir einer schon voll ausgeprägten Rachitis gegenüber, so müßte man ebenso bestrebt sein, den Krankheitsprozeß einer raschen Heilung entgegenzubringen. Dadurch würde man nicht nur die spezifischen rachitischen Krankheitssymptome, sondern auch die begleitende Resistenzschwäche, falls sie eben auf einem D-Vitaminmangel beruht, beheben.

Eine erhebliche Verarmung des Organismus bezüglich des zweiten fettlöslichen Faktors, des Vitamin A, die sich dann auch in einer entsprechenden Verminderung der natürlichen Abwehrkräfte äußert, gehört im Säuglingsalter zu den Seltenheiten. Der Vitamin-A-Gehalt der nicht-denaturierten Vollmilch ist im allgemeinen ein so hoher, daß ein Vitamin-A-Mangel bei der üblichen Milchernährung tatsächlich kaum zu befürchten ist. Von gewissen Ausnahmefällen (bei gestörter Fettresorption, z. B. bei Ikterus, oder bei abnorm erhöhtem innerem Verbrauch), die wir im Keratomalacieabschnitt ausführlich erörtert haben, können wir in diesem Zusammenhange absehen. Bei milch-fettfreier Ernährung, so beim Mehlnährschaden, oder nach längerer Zufuhr einer entrahmten Milch, rückt dagegen die Gefahr einer Vitamin-A-Verarmung des Organismus in greifbare Nähe. Der erste Grad der Störung gibt sich auch hier in gehäuften Infektionen („Dysergie") kund. Ein erhöhtes Vitamin-A-Angebot bringt dann die Krankheit fast schlagartig zum Stillstand.

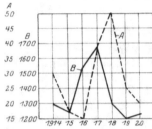

Abb. 2. A. Täglicher Milchfettver-brauch in g. B. Todesfälle an Tuberkulose. (Widmark.)

Die resistenzvermindernde Wirkung eines Vitaminmangels beschränkt sich nicht allein auf das Säuglingsalter, unter entsprechenden Verhältnissen tritt sie auch im späteren Alter, selbst bei Erwachsenen deutlich in Erscheinung. Besonders eindrucksvoll sind in dieser Hinsicht die statistisch festgelegten Beziehungen zwischen dem Milchfett-verbrauch, d. h. in erster Linie dem Vitamin A und der Tuberkulosemortalität aus den Kriegs- und Nachkriegsjahren in Dänemark (Abb. 2). Schon auf Grund dieser einen Beobachtung dürfte wohl erlaubt sein, dem A-Vitamin in der Ernährungstherapie der Tuberkulose einen besonderen Platz einzuräumen. In gleichem Sinne spricht auch die schon seit langem allgemein verbreitete Leber-tranbehandlung der Skrofulose, wobei allerdings außer dem A-Faktor auch noch das D-Vitamin mitberücksichtigt werden müßte. Dies um so mehr, weil wir dadurch eine gewisse Brücke zwischen der reinen Ernährungs- und der Strahlentherapie der Tuberkulose schlagen könnten. Wir brauchen in diesem Zusammenhang bloß an die bekannte D-vitaminerzeugende Wirkung der ultravioletten Strahlen erinnern. Unseres Erachtens dürfte jedoch diese „Vitaminaktivierung" — wenn überhaupt — dann nur als eine von den vielen anderen heilsamen Komponenten der Sonnenbestrahlung gelten. Außer den fettlöslichen Faktoren kommt bei der Tuberkulose möglicherweise auch dem C-Vitamin eine gewisse resistenzerhöhende Wirkung zu, die in Tier-experimenten tatsächlich einwandfrei nachgewiesen werden konnte (Höjer, Leichtentritt, Reyher, Bieling). Wir sehen somit wiederum am Beispiel der Tuberkulose, daß die Vitamintherapie in der Bekämpfung infektiöser Erkrankungen ein wirkungsvolles Verfahren darstellt, und daß anderseits die Infektionen, so auch die Tuberkulose den Bedarf des Organismus an den verschiedenen Vitaminen stark zu erhöhen pflegen.

Die pathogenetischen Grundlagen des Resistenzproblems, auch in seinen Beziehungen zu den Vitaminen, sind trotz zahlreicher einschlägiger, meist serologisch-bakteriologischer Untersuchungen (Hamburger-Goldschmidt, Leichtentritt, Morselli, Schilf u. a.) immer noch ungeklärt. Auch die diagnostischen Schwierigkeiten in der Erkennung der Spezifität der dysergischen Störung sind einstweilen noch nicht überwunden. Allein die praktisch-therapeutischen Erfolge stehen heute wohl außer jedem Zweifel und erfordern auf

Tabelle 1.

| | Absolute Zahl der Aufnahmen (Säuglinge) | Absolute Zahl der Todesfälle | Gestorben % | Absolute Zahl der Verpflegungstage | Gefährdungsziffer | Durchschnittliche Aufenthaltsdauer in der Anstalt |
|---|---|---|---|---|---|---|
| | | | | | | Tage |
| 1913/14 | 2632 | 339 | 12,9 | 85 045 | 39,9 | 26,9 |
| 1919 | 1751 | 264 | 11,5 | 78 877 | 33,5 | 44,9 |
| 1920 | 3039 | 394 | 12,9 | 98 915 | 39,8 | 32,5 |
| 1921 | 2333 | 311 | 13,3 | 101 346 | 30,7 | 47,7 |
| 1922 | 2297 | 315 | 13,8 | 126 180 | 24,9 | 54,9 |
| 1923 | 2058 | 192 | 9,3 | 109 180 | 17,6 | 53,5 |
| 1924 | 1325 | 101 | 7,6 | 105 269 | 9,6 | 79,9 |

dem Gebiete der Ernährungstechnik eine allgemeine Berücksichtigung. Frühzeitige und reichliche Vitaminzulagen (verschiedener Vitamine) zur Milchdiät bei Säuglingen, später eine allgemein vitaminreich gehaltene Kost sind somit nur die sinngemäße Schlußfolgerung aus der Gesamtheit der oben ausführlich erörterten Erfahrungen. Daß es sich dabei nicht um eine vorübergehende „Modeströmung", sondern um einen wirklichen Fortschritt in der Ernährungslehre handelt, wird außer den Einzelfällen am besten durch den Vergleich mit den früheren, besonders in den Krankenhäusern obwaltenden Verhältnissen veranschaulicht. So konnte neuerdings Nassau am Material des Berliner Kinderasyls eine in den letzten Jahren, hauptsächlich seit 1923 stetig zunehmende Besserung in der Morbidität und Mortalität der in der Anstalt gepflegten Säuglinge auch zahlenmäßig statistisch belegen (Tabelle 1). Die

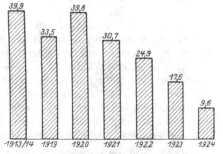

Abb. 3. „Gefährdungsziffer" für die Säuglinge des Berliner Kinderasyls seit 1913/14, d. i. eine Zahl, die angibt, wieviel Kinder in der Anstalt auf je 10 000 Verpflegungstage gestorben sind. (Nassau.)

Abnahme der Sterblichkeit geht besonders eindeutig aus den sog. „Gefährdungsziffern" (Schloßmann) hervor (Abb. 3), die uns anzeigen, wieviel von den in der Anstalt aufgenommenen Kindern auf je 10 000 Verpflegungstage gestorben sind. Selbst die weniger zuverlässigen „prozentuellen" Mortalitätsziffern sind noch durchwegs beweisend.

1919 . . . . . 15,1%,
1924 . . . . . 7,6%.

Die Besserung in den letzten Jahren gewinnt an Eindeutigkeit noch durch den Umstand, daß sie bei einer Verdoppelung der durchschnittlichen Aufenthaltsdauer, d. h. bei einer stärkeren Gefährdung der Kinder eintrat. Als Ursache der verminderten Morbidität und Mortalität bezeichnet Nassau den Fortschritt in der Ernährungstechnik, in erster Linie die planmäßige, frühzeitige Zufuhr von hohen Vitamin-C-Gaben (Obstsaft, Gemüse), dann auch die Verwendung

von konzentrierten, von sauren und fettangereicherten (Vitamin A) Nährgemischen, sowie die prophylaktische Bekämpfung der Rachitis. Zu dieser
Schlußfolgerung gelangte er auch per exclusionem, allein schon aus dem Grunde,
weil sonstige Änderungen, die man zur Erklärung heranziehen könnte, so z. B.
in bezug auf die baulichen Verhältnisse der Anstalt, auf die Belegzahl, die Pflege
und die Herkunft der Kinder (vgl. v. Pfaundler, Erikson), in den letzten
Jahren nicht eingetreten sind.

Wenn auch nach dem Vorhergehenden die Beteiligung der Vitamine an der
Aufrechterhaltung und Bestimmung der natürlichen Immunität wohl als gesichert gelten darf, so wäre es dennoch durchaus verfehlt, den Satz auch
umkehren zu wollen und eine
eingetretene Resistenzschwäche,
im besonderen eine mikrobielle
Erkrankung letzten Endes immer
auf einen Vitaminmangel zu beziehen. Der wahrscheinlich nur
neben anderen Faktoren auch
durch die Vitamine bestimmte
Ernährungszustand ist bloß eine
der vielen Bedingungen, die für
die Entstehung und die Abwehr
dieser Krankheiten von Bedeutung sind [1]).

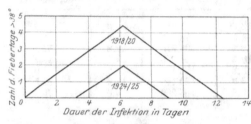

Abb. 4. Die Fläche des Dreiecks gibt ein Bild der
durchschnittlichen Dauer und Schwere einer Infektion
1918/20 und 1924/25 im Berliner Kinderasyl. (Nassau.)
Die Basis des Dreiecks entspricht der Dauer der
einzelnen Infektion; die Höhe des Dreiecks gibt die
Zahl der Fiebertage an, an denen die Körpertemperatur
38° überstieg.

In noch höherem Maße dürfte
diese Einschränkung für die
Physiologie und Pathologie der Wachstumsvorgänge ihre Berechtigung
haben. Das geordnete Wachstum des jugendlichen, kindlichen Organismus hängt
von so zahlreichen endogenen und exogenen, unter den letzteren auch von so
vielen alimentären Faktoren ab, daß es uns allein schon aus dem Grunde
unstatthaft erscheinen muß, eine Wachstumsstörung stets auf die gleiche
Ursache, auf einen Vitaminmangel zurückführen zu wollen. In besonderen
Fällen besteht allerdings auch diese Erklärungsweise zu Recht; hier stellt dann
die Vitamintherapie (auch die Prophylaxe) den gleichen praktischen Fortschritt
dar wie bei den entsprechenden, ätiologisch gleichen dysergischen Störungen.

Ebenso wie die Dysergie gehört auch die Dystrophie zu den ersten unspezifischen Kennzeichen einer beginnenden Vitaminverarmung des Organismus.
Ein vollkommener Parallelismus besteht jedoch zwischen diesen beiden Symptomengruppen nicht; der dysergischen Störung begegnet man in diesem
Frühstadium der Avitaminosen meist viel häufiger als der Dystrophie, d. h.
der Verflachung der Gewichtskurve, auch Gewichtsabnahmen, oder einer Verzögerung im Längenwachstum. Oft wird die Dystrophie durch weitere „vikari-
ierende" Maßnahmen, z. B. durch Erhöhung der Gesamtnahrungsmenge,
besonders nach vorausgegangener Unterernährung, eine Zeitlang noch verdeckt,
um dann später erneut in Erscheinung zu treten. Erst in diesem vorgeschrittenen
Stadium kommt dem vermehrten Vitaminangebot eine tatsächliche spezifische
Wirkung zu. In anderen Fällen offenbart sich dagegen der spezifische wachs-
tumfördernde Vitamineffekt schon frühzeitig. Mangels weiterer charakteristischer klinischer Kennzeichen besitzen wir bei diesen dystrophischen
(und dysergischen) Störungen oft allein im therapeutischen Erfolg, mit anderen
Worten im Beweis ex iuvantibus den einzigen Anhaltspunkt, der uns die ätiologischen Grundlagen zu bestimmen hilft.

---

[1]) Vgl. auch Schmitt: Zeitschr. f. Kinderheilk. Bd. 42. 1926.

Auf Grund ausgedehnter klinischer Erfahrungen der letzten Jahre steht heute die Beeinflußbarkeit gewisser dystrophischer Zustände durch Vitamine außer jedem Zweifel.

Bei der im Säuglingsalter üblichen, oft einseitigen Ernährung mit mehr oder minder denaturierter, artfremder Milch besteht in erster Linie die Gefahr eines mangelhaften C-Vitaminangebots. In der Tat gelingt es häufig, eine bei dieser einseitigen Milchdiät entstandene Ansatzstörung, die sich sowohl

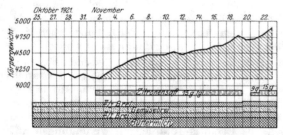

Abb. 5. Gewichtszunahme nach Citronensaftzulage bei einem 8 Monate alten dystrophischen Säugling (Frühgeburt). (Reyher.)

im Gewichtsstillstand oder in Gewichtsabnahmen, wie auch in einer Verzögerung des Längenwachstums äußern kann, durch hohe C-Vitamingaben (in Form von Obstsaft, Gemüsezulagen) zu beheben (Abb. 5). Wir wiederholen aber, daß in diesen Fällen die gleiche Wirkung oft auch durch andere Nährstoffe erzielt werden kann, allerdings nur so lange, bis die Vitamin-C-Verarmung des Organismus noch keine hohen Grade erreicht hat. Zu beachten ist außerdem

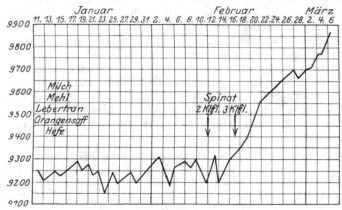

Abb. 6. Starke Gewichtszunahme nach Zufuhr von 2—3 Kaffeelöffel Spinat. (Nach A. F. Heß.)

auch noch die weitere Möglichkeit, daß die Obstsaft- und Gemüsezulagen nicht nur durch ihren Skorbutschutzstoffgehalt, sondern durch andere Bestandteile ihren ansatzfördernden Einfluß ausüben.

In diesem Zusammenhang ist ein von Heß veröffentlichter Fall besonders beachtenswert. Hier erfolgte (Abb. 6) bei einer schon vorher bezüglich der Vitamine sowohl quantitativ, wie qualitativ äquilibrierten Diät erst nach einer weiteren Zufuhr von 2—3 Kaffeelöffel Spinat eine deutliche Gewichtszunahme. Ob nun dieser Effekt — wie das Heß meint (vgl. auch Mc Clendon - Sedgwick und Bermann) — auf den Eisengehalt oder vielmehr auf besondere, einstweilen nicht näher definierbare organische Bestandteile des Spinats zurückgeführt werden muß, ist mangels weiterer exakter Anhaltspunkte vorderhand noch nicht zu entscheiden. Auch bei den von Aron und Samelson beobachteten Gewichtsanstiegen nach

Mohrrübenextraktgaben dürfte es sich kaum um eine ausschließliche Vitamin-C-Wirkung handeln; allein schon aus dem Grunde nicht, weil der Skorbutschutzstoffgehalt solcher denaturierten Gemüseextrakte meist ein sehr niedriger zu sein pflegt.

Der ansatzfördernde Einfluß vitamin-C-haltiger Nährstoffe beschränkt sich nicht nur auf besondere Dystrophieformen der Säuglinge. Auch bei älteren unterernährten (dystrophischen) Kindern sahen amerikanische Autoren in ausgedehnten Reihenversuchen — bei möglichster Fernhaltung aller Fehlerquellen — nach konsequent längere Zeit verabreichten hohen Apfelsinenzulagen zur gemischten Kost erhebliche Gewichtszunahmen (Nervell-Miller, Chaney, Melvin). Dabei bestanden weder vor der Behandlung, noch in den unbehandelt gebliebenen Fällen irgendwelche spezifischen skorbutischen Merkmale.

Außer dem Skorbutschutzstoff kommt in gegebenen Fällen auch den übrigen bekannten Vitaminen, nicht nur eine antidysergische, sondern auch eine antidystrophische Wirkung zu. Reyher und zum Teil auch Götzky räumen in dieser Beziehung dem B-Faktor eine besondere Bedeutung ein, indem sie eine Reihe von dystrophischen Störungen im Säuglingsalter, zu denen sie die Debilität der Frühgeburten, die Rachitis-Tetanie, die Verdauungsinsuffizienz rechnen, fast ausschließlich auf einen Vitamin-B-Mangel beziehen. Mit der überwiegenden Mehrzahl der Autoren (vgl. Schmitt, dann auch Holt, Thursfield u. a.) halten wir nicht nur die theoretischen und klinischen Grundlagen dieser Anschauungen für undiskutabel, sondern erachten auch die von Reyher und Götzky zur Stützung ihrer Ansichten herangezogenen praktisch therapeutischen Erfolge mit der Hefemedikation durchaus nicht für eindeutig oder für beweisend. Wir geben nur das eine zu, daß bei schweren dystrophischen Zuständen im Säuglingsalter, z. B. auch bei Verdauungsinsuffizienz — aber keineswegs generell — unter anderen auch ein leichter Vitamin-B-Mangel bestehen kann. In diesen seltenen Fällen dürfte dann ein erhöhtes Vitamin-B-Angebot (wie z. B. Hefezulagen) möglicherweise auch einen therapeutischen Effekt entfalten. Indessen darf bei der Deutung dieser Erfolge auch noch der hohe Eiweißgehalt der Hefe nicht außer acht gelassen werden. Es wäre denkbar, daß die unterernährten, oft auf einer einseitigen Kohlehydratdiät gehaltenen Säuglinge schon auf das Hefeeiweiß und nicht nur auf den Faktor B günstig reagieren. Tatsächlich sah Freudenberg in einem Falle [1]) auch nach Zulagen von „autoklavierter" (unter hohem Druck bei 120⁰) Hefe, in der also der B-Faktor schon sicherlich zerstört war, einen deutlichen Gewichtsanstieg.

Bei fettfrei bzw. vitamin-A-arm ernährten Säuglingen kann sich der erste Grad des Vitamin-A-Mangels — wie schon früher ausführlich dargetan — außer der Resistenzschwäche auch in einem verzögerten Längenwachstum und in Gewichtsstillstand äußern. In diesen Fällen wird dann die Zufuhr von vitamin-A-haltigen Nährstoffen, wie z. B. von Butter, Lebertran, außer der Dysergie auch den dystrophischen Symptomenkomplex günstig beeinflussen (Bloch, Holt). Bei der üblichen Ernährungsweise der Säuglinge und der Kinder dürfte indessen die Gefahr eines mangelhaften Vitamin-A-Angebotes als nicht sehr hoch veranschlagt werden.

Bei der Rachitis wird in der Regel weniger der Gewichtsansatz, sondern eher — allein schon infolge der verminderten Kalkapposition in den Knochen — das Längenwachstum in Mitleidenschaft gezogen. Eine allgemeine Dystrophie kommt erst in späteren Stadien der Krankheit zum Vorschein. Mit Hilfe zweckentsprechender kausaler therapeutischer (und prophylaktischer) Maßnahmen, die letzten Endes auf ein vermehrtes Vitamin-D-Angebot hinauslaufen, läßt

---

[1]) Unveröffentlichte Beobachtung.

sich auch die rachitische Wachstumsstörung mit Sicherheit beheben (vgl. die röntgenometrischen Untersuchungen Wimbergers Abb. 19, S. 356).

Im vorhergehenden haben wir uns zunächst mit der dystrophischen Störung befaßt, die beim künstlich ernährten Säugling infolge Vitaminverarmung aufzutreten pflegen und durch erhöhte Vitamingaben erfolgreich bekämpft werden können. In seltenen Fällen begegnet man jedoch auch bei Brustkindern ähnlichen Verhältnissen, ebenso wie spezifischen, auf Vitaminmangel beruhenden Krankheitssymptomen, z. B. der Keratomalacie, dem Skorbut usw. [1]. So wird in der einschlägigen Literatur von verschiedener Seite darauf hingewiesen, daß bei vitamin-A-armer Ernährung der Mütter die Kinder im Wachstum hauptsächlich im Gewicht, zurückbleiben, wobei gleichzeitig echte, spezifische keratomalacische Symptome in der Regel noch nicht verhanden zu sein brauchen.

Hier handelt es sich demnach nur um den ersten unspezifischen Grad einer beginnenden „Dystrophia xerophthalmica". Nach Zulagen von Butter, Tran oder von sonstigen vitamin-A-haltigen Nährstoffen zur Diät der Mütter erfolgt dann prompt eine Gewichtszunahme beim Kinde als Zeichen des vermehrten, in die Milch übergegangenen Vitamin-A-Angebotes (Dalyell-Chick, Holt, Poulsson, vgl. auch die sehr eindrucksvolle Kurve, Abb. 7). Die gleichen Überlegungen gelten womöglich auch für die anderen Vitamine; zugehörige einwandfreie Erfahrungstatsachen liegen indessen zur Zeit noch nicht vor.

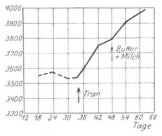

Abb. 7. Nach längerem Gewichtsstillstand bewirken Tran- und später Butter+Milch-Zusätze zur Nahrung der Mütter ein rasches Emporschnellen der Gewichtskurve bei einem ausschließlich mit Frauenmilch ernährten jungen Säugling. (Nach Poulsson.)

Eine vitamin-A-arme Ernährung der Mütter beeinflußt die Entwicklung der Kinder nicht nur während der Stillzeit, d. h. post partum, sondern allem Anschein nach schon intrauterin. So stellte Abels an einem großen Wiener Material aus den Hungerjahren der Nachkriegszeit deutliche jahreszeitliche Schwankungen im Geburtsgewicht der Neugeborenen fest, mit einem Höhepunkt in den Sommermonaten und einer starken Senkung im Winter. Er bezieht diesen wellenförmigen Kurvenverlauf auf die infolge des Gemüsegenusses zumindest relativ erhöhte Vitamin-A- (vielleicht auch C-) Zufuhr in den Sommermonaten, sowie auf die besonders starke Vitamin-Karenz im Winter, die sich vornehmlich auf den A-Faktor erstreckte (Milch, Eier fehlten). Ähnliche Kurven teilten später aus Wien auch Katz-König, sowie Peller-Baß mit. Wenn nun aus anderen Städten Hellmuth-v. Wnorowsky sowie H. Schloßmann die Feststellungen von Abels nicht bestätigen konnten, so wird dadurch nur die von vornherein feststehende Tatsache weiter erhärtet, daß die Ernährungsverhältnisse in Wien, bezüglich der Nachkriegsjahre, mit denen anderer Städte keinen Vergleich zulassen. Die Bedeutung des verminderten Vitamin-A-Angebotes in der mütterlichen Nahrung für die fetale Entwicklung der Kinder geht auch aus den dänischen statistischen Angaben der Kriegs- und Nachkriegsjahre hervor (Widmark). Vergleicht man den täglichen Fettverbrauch (pro Person) mit der Zahl der Todesfälle an angeborener Lebensschwäche, so ergibt sich zwischen beiden Kurven eine so vollkommene Übereinstimmung (Abb. 8), daß man sich wohl tatsächlich zwingen müßte, nicht an kausale Zusammenhänge zu denken.

Die im vorherstehenden erörterten Verhältnisse sind um so beachtenswerter, weil angeborene, spezifische Avitaminosen bekanntlich auch bei einer gleichen Erkrankung der Mutter nicht vorkommen. Der Prozeß bleibt beim Fetus in der ersten unspezifischen

---

[1] Vgl. in den entsprechenden Abschnitten.

34*

Etappe der Wachstumshemmung stehen. Allerdings gilt auch dies einstweilen nur für das Vitamin A; den Mangel an den anderen Vitaminen scheint der Fetus in weitgehendem Maße kompensieren zu können.

Die Schlußfolgerung, daß eine vitamin-A-arme Ernährung der Mutter sich in einem verminderten Gewicht der Neugeborenen äußern kann, gestattet naturgemäß noch keine Verallgemeinerung, geschweige denn eine Umkehr [1]. Mit anderen Worten: ein vermindertes Geburtsgewicht zeigt nicht immer eine

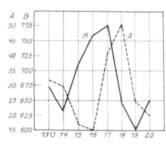

Abb. 8. A. Täglicher Milchfettverbrauch in g. B. Todesfälle an angeborener Lebensschwäche pro Jahr. (Widmark.)

Vitaminverarmung an, und anderseits eine vitaminreiche Diät der Mutter braucht nicht (und wird wohl auch nicht) mit einem verstärkten intrauterinen Wachstum des Fetus einhergehen.

Die antidystrophische Wirkung ist keine spezifische „Vitamineigenschaft". Unter besonderen Umständen kann wohl fast jeder Nahrungsbestandteil einen ansatzfördernden Effekt entfalten. In dieser Hinsicht wäre dann oft sogar das Wasser ein „Vitamin". Dieses Beispiel dünkt uns um so beachtenswerter, weil es sich auf einen Stoff bezieht, dem ein energetischer, im vulgären Sinne „quantitativer" Inhalt, im Gegensatz zu den meisten organischen Nahrungsbestandteilen wie zu den Kohlenhydraten, Eiweißkörpern, Fetten, nicht zukommt. Allein auch bei diesen organischen Nährstoffen spielt ihr qualitativer Charakter für die Beeinflussung der Wachstumsvorgänge im Säuglingsalter eine besondere Rolle. So wird das Wachstum in manchen Fällen von Dystrophie nur durch Eiweißkörper, ein andermal wiederum nur durch Kohlenhydrate

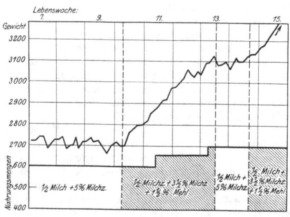

Abb. 9. Wirkung des teilweisen Ersatzes von Zucker durch ein zweites Kohlenhydrat (Mehl). (Finkelstein.)

gefördert. Besonders lehrreich sind in dieser Hinsicht die bekannten qualitativen Unterschiede, die die verschiedenen Kohlenhydrate untereinander in bezug auf die wachstumsbegünstigende Wirkung aufweisen. Schon seit langem bekannt ist z. B. die Ansatzförderung durch chemisch reine, mit „Vitaminen" kaum verunreinigte Mehle (vgl. Abb. 9), selbst in Fällen, die eine an den bekannten Vitaminen reiche Nahrung enthalten. Wir müssen jedoch zugeben, daß es außer

---

[1] Vgl. Abels, Reyher.

diesen, zum Teil chemisch gut definierbaren Nahrungsbestandteilen und den Vitaminen auch noch andere Nährstoffe gibt, denen unter bestimmten äußeren und inneren Bedingungen ein ansatzbeschleunigender Effekt zukommt, den man allein vom quantitativen, energetischen Prinzip aus nicht erklären kann. Hier muß es sich wohl um bestimmte, zunächst näher nicht definierbare Bausteine der Zellen und der Gewebe im jugendlichen, wachsenden Organismus handeln. Nichtsdestoweniger würden wir es für verfehlt halten, diese Substanzen schlechthin zu den Vitaminen zu rechnen. Unter Vitaminen verstehen wir organische Nährstoffbestandteile mit spezifischer Wirksamkeit. Die Wachstumsförderung ist jedoch keine spezifische Reaktion: sie kann durch Vitamine, ebenso aber auch durch eine Reihe anderer Stoffe erzielt werden. Daß sich darunter auch bisher unbekannte Verbindungen befinden, darf uns in Anbetracht der Vielgestaltigkeit der Wachstumsvorgänge nicht wundernehmen.

Als Beispiel haben wir bereits im vorhergehenden auf den besonderen Gemüseeffekt in einem Falle von A. F. Heß (Abb. 6), dann auf die nach Mohrrübenextraktgaben gelegentlich beobachteten Gewichtsanstiege (Aron-Samelson) hingewiesen. Die neuerdings von Petényi mitgeteilten, sehr eindrucksvollen therapeutischen Versuche sind wohl unter dem gleichen Gesichtspunkt zu betrachten. Hier handelte es sich um mehrere Flaschen- und zwei Brustkinder, die bei einseitiger, calorisch ausreichender Milchernährung längere Zeit nicht gediehen sind. Eine Erhöhung des Milchangebots löste bei ihnen in der Regel keine Gewichtszunahme aus (Abb. 10), diese trat indessen schon nach geringen Gaben von Kartoffelbrei (oft nach 5 g pro die) — gelegentlich auch bei Zufuhr per rectum — prompt in Erscheinung und hielt dann längere Zeit gleichmäßig an (Abb. 10). Wir müssen Petényi durchaus beipflichten, wenn er diese eindeutigen, allerdings von anderer Seite bisher unbestätigt gebliebenen Ergebnisse auf besondere wachstumsfördernde Substanzen des Kartoffelbreies zu beziehen glaubt und diese Wirkung als eine qualitative und nicht als eine energetisch-quantitative — die bei den Dosen von täglich 5 g tatsächlich zu vernachlässigen ist — bezeichnet. Durch die im Kartoffelbrei vertretenen Faktoren B und C wird die Ansatzbeschleunigung nicht vollkommen erklärt, denn in Kontrollexperimenten fand Petényi Obstsaft und Hefe meist als völlig unwirksam. Die Annahme eines neuen Wachstumsvitamins würden wir indessen aus den schon erörterten Gründen für unzulässig halten. Am ehesten könnte man noch von besonderen Wachstumsstoffen sprechen, die unter den gegebenen ätiologisch-pathogenetischen Verhältnissen (einseitige Milchernährung mit relativ wenig Zuckerzusatz) möglicherweise, wenigstens zum Teil, unter den Kohlenhydraten des Kartoffelbreis (Mehle) zu suchen wären.

In praktischer Hinsicht stellt die Berücksichtigung der „antidystrophischen" Wirkung der Vitamine und der ähnlich wirkenden Wachstumsstoffe, mit anderen Worten eine vitamin-, überhaupt beikostreich gestaltete Diät einen großen Fortschritt in der Ernährungstechnik dar. In den schon erwähnten statistischen Erhebungen Nassaus finden wir auch hierfür genügend Belege (Tabelle 2 und 3). Besonders beachtenswert erscheint uns dabei die Feststellung Nassaus, daß dieser Fortschritt in der Säuglingsernährung sich — auch zahlenmäßig —

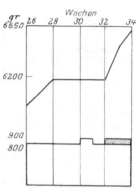

Abb. 10. Gewichtsstillstand bei 800 g Buttermilch. Erhöhung der Nahrungsmenge auf 900 g, und — nach Rückkehr auf 800 g Buttermilch — Zufuhr von Hefe (2 g täglich) und Citronensaft (1 Kaffeelöffel täglich) ohne Wirkung. Auf Zufuhr von Kartoffelbrei starke kontinuierliche Gewichtszunahme. (Petényi.)

hauptsächlich auf das zweite Lebenshalbjahr erstreckt, wo bekanntlich der Vitaminbedarf des wachsenden Organismus ein relativ hoher zu sein pflegt. Wieweit dystrophische Störungen bei Säuglingen auf einem Vitaminmangel beruhen, läßt sich in der Regel nur a posteriori, d. h. nach dem Ausfall der therapeutischen Versuche, seltener auch schon aus den bekannt gewordenen anamnestischen Daten ermitteln. Das Krankheitsbild selbst bietet hierfür

Tabelle 2.

| | Gewichtszunahme im Lebens-Quartal | | | | Zunahme im 2. Lebenshalbjahr | Zunahme im ganzen 1. Jahr |
|---|---|---|---|---|---|---|
| | I. | II. | III. | IV. | | |
| | g | g | g | g | g | g |
| 1919/20 | 915 | 930 | 775 | 665 | 1440 | 3285 |
| 1920/21 | 1350 | 1010 | 790 | 525 | 1315 | 3675 |
| 1921/22 | 1445 | 1240 | 865 | 295 | 1160 | 3845 |
| 1922/23 | 1450 | 1210 | 1005 | 860 | 1865 | 4525 |
| 1923/24 | 1435 | 1175 | 1175 | 910 | 2085 | 5190 |
| 1924/25 | 1415 | 1540 | 1540 | 1230 | 2770 | 5735 |

im allgemeinen keine sicheren Anhaltspunkte, es sei denn, daß schon sonstige spezifische Merkmale einer Avitaminose, z. B. idiopathische Hautblutungen, Xerophthalmie usw. nachgewiesen werden können. Allerdings treten bei gewissen Ansatzstörungen im Säuglingsalter — freilich meist erst in den späteren Stadien der Erkrankung — außer der Dystrophie im engeren Sinne, häufig auch noch weitere, mehr oder minder zahlreiche Begleitsymptome auf, von denen man dann zunächst annehmen könnte, daß sie entweder ungewöhnliche Reaktions-

Tabelle 3.

| | Zunahme im ganzen 1. Lebensjahr | Zunahme im 1. Lebenshalbjahr | Zunahme im 2. Lebenshalbjahr | Lebensquartal | | | |
|---|---|---|---|---|---|---|---|
| | | | | I. | II. | III. | IV. |
| | cm | cm | cm | cm | cm | cm | cm |
| 1919/20 | 13,8 | 8,9 | 4,9 | 3,7 | 5,2 | 2,3 | 2,6 |
| 1920/21 | 15,9 | 10,4 | 5,5 | 5,6 | 4,8 | 3,5 | 2,0 |
| 1921/22 | 16,1 | 10,6 | 5,5 | 6,0 | 4,6 | 3,2 | 2,3 |
| 1922/23 | 17,8 | 11,6 | 6,2 | 5,9 | 5,7 | 3,4 | 2,8 |
| 1923/24 | 18,4 | 11,7 | 6,7 | 5,0 | 6,7 | 3,3 | 3,4 |
| 1924/25 | 19,8 | 10,9 | 8,9 | 5,7 | 5,2 | 5,2 | 3,7 |

erscheinungen auf Mangel eines bekannten Vitamins oder aber auch diagnostisch verwertbare Zeichen einer bisher unbekannt gebliebenen Avitaminose darstellen.

Zu diesen besonderen Formen der Ansatzstörungen gehören auch der Mehlnährschaden und der Milchnährschaden (Czerny-Keller), zwei ätiologisch und — angesichts gewisser klinischer Merkmale — auch symptomatologisch gut charakterisierbare Erkrankungen.

Der Mehlnährschaden tritt bei einseitiger Kohlenhydratnahrung auf: so beim in manchen Gegenden gebräuchlichen „Päppeln" der Säuglinge mit Mehl- oder Zwiebackbrei, dem nur wenig Milch zugesetzt wird, oder bei einer aus therapeutischen Gründen zur Behandlung einer Durchfallstörung begonnenen, dann aber übermäßig lange fortgesetzten Mehl-Schleimdiät.

Das klinische Bild der Mehldystrophie kann, besonders zu Beginn der Erkrankung, recht verschiedenartig und wechselnd sein. Oft sind die Kinder zunächst noch auffallend agil und munter. Auch die Dystrophie ist in diesem Anfangsstadium der Erkrankung häufig noch kaum ausgeprägt, allein der veränderte, pastöse Turgor, das „schwammige" Unterhautfettgewebe, das leicht gedunsene Gesicht verraten die beginnende Stoffwechselstörung. Im weiteren Verlaufe nimmt dann die Erkrankung eine mehr gesetzmäßige Gestalt an; wir unterscheiden zwei Haupttypen: 1. die pastös-hydropische und 2. die atrophisch-hypertonische Form (Rietschel). Beim ersten Typus steigert sich der anfängliche pastöse, schwammige Turgor infolge weiter erhöhter Wasserretention bis zu unsichtbaren, später auch zu sichtbaren, regionalen und auch allgemeinen Ödemen (vgl. Abb. 11). Die Gewichtskurve weist gleichzeitig starke Schwankungen auf, ähnlich wie bei den konstitutionell hydrolabilen Säuglingen. Als weitere Begleitsymptome sind die mehr oder minder stark ausgeprägte Blutarmut, die fast konstante Rachitis und die häufige tetanische Nervenübererregbarkeit hervorzuheben. Beim zweiten Typus geht das ursprüngliche „Gedunsensein" allmählich in eine einfache Dystrophie über: Der Turgor ist stark vermindert, die Extremitäten, der Rumpf, zuletzt das Gesicht magern stark ab, die Kinder werden atrophisch und geraten dann leicht in den Zustand der Dekomposition. Mit der Atrophie geht häufig eine allgemeine Muskelhypertonie einher. Unter den weiteren Komplikationen des atrophischen Typus ist in erster Linie die Tetanie, hier meist in der Gestalt von Dauerspasmen[1]), zu

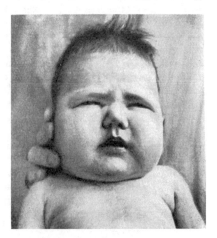

Abb. 11. Mehlnährschaden. Hydropische Form. (Bloch, Kopenhagen.)

erwähnen, während rachitische Knochenveränderungen, wie bei atrophischen Säuglingen überhaupt, meist nur wenig ausgeprägt zu sein pflegen.

Übergänge vom ersten in den zweiten Typus, besonders bezüglich der Dekomposition, gehören im Endstadium der Erkrankung fast zur Regel. Die drohende Dekomposition gibt sich in besonderen Merkmalen kund: so u. a. in der Bradykardie, in der Hypothermie und in der Hydrämie.

Für beide Typen bezeichnend ist die starke Senkung der Immunität, die „Dysergie", die sich in verschiedenen begleitenden Infektionen, wie in Pyurien, Pneumonien, Pyodermien usw., äußern kann und in der Folge die Prognose, mit anderen Worten das Schicksal der Kinder meist entscheidend beeinflußt.

Relativ oft begegnet man wiederum bei beiden Formen des Mehlnährschadens — vielleicht bei der atrophischen Form häufiger — dem xerophthalmisch-keratomalacischen Symptomenkomplex, als dem äußeren Zeichen eines erheblichen Vitamin-A-Mangels[2]). Demgegenüber sind skorbutische Merkmale seltener anzutreffen.

In Anbetracht der beim Mehlnährschaden obwaltenden ätiologischen Verhältnisse kann uns das Auftreten von echten Avitaminosen im Verlaufe der Erkrankung nicht verwundern. Bei einer einseitigen Mehl-Kohlenhydratdiät bleibt das Angebot an Vitamin-A regelmäßig, und häufig — freilich nur dann, wenn nicht auch Kartoffeln und kleiehaltige Mehle, sondern nur fast chemisch reine Kohlenhydrate gegeben werden — auch das an Vitamin B und C unterhalb

---

[1]) Vgl. im Tetanieabschnitt S. 305.
[2]) Vgl. im entsprechenden Abschnitt S. 174.

der Norm. Die unspezifischen Merkmale der allgemeinen Dystrophie und der Dysergie könnte man demnach sinngemäß ebenfalls als zur Poly-, Hypo- oder Avitaminose gehörig rechnen. Auffallend ist jedoch die beim Mehl- nährschaden häufig zu beobachtende Tatsache, daß spezifische Symptome einer echten Avitaminose gelegentlich selbst bei den schwersten Graden der Dystrophie fehlen können, während sie sonst bei den unkomplizierten Avitaminosen in diesem Stadium der Erkrankung schon fast regelmäßig nachzuweisen sind. Nun stellt aber die einseitige Mehl- (Kohlenhydrat-) Diät auch in quantitativ- energetischer Hinsicht eine durchaus insuffiziente Ernährungsweise dar, bei der das Calorienangebot in der Regel erheblich unterhalb des notwendigen Minimums bleibt. Dementsprechend werden bei einseitiger Mehl- (Kohlenhydrat-) Zufuhr nicht nur die Wachstumsvorgänge eine starke Verzögerung, sondern allmählich auch die Körperbestände, letzten Endes sogar die Gewebe eine starke Reduktion erfahren müssen. Hierzu kommt noch der weitere wichtige Umstand, daß selbst die qualitative Unausgeglichenheit der Mehlernährung durch den Vitamin- mangel allein noch nicht genügend charakterisiert ist, vielmehr müssen in dieser Beziehung auch das stark verminderte Eiweiß- und Mineral- und das übermäßige Kohlenhydratangebot entsprechend berücksichtigt werden.

Die mangelhafte Eiweißzufuhr wird naturgemäß zu einer negativen Stickstoff- bilanz, d. h. zu Gewebseinschmelzung und somit zu dystrophischen Störungen führen, schon aus dem Grunde, weil die Eiweißkörper fast die einzigen stickstoff- haltigen Nahrungsbestandteile sind, und anderseits, weil sie Verbindungen enthalten, die der wachsende Säuglingsorganismus im intermediären Stoff- wechsel synthetisch nicht aufzubauen vermag [1]). Was nun die übermäßige Kohlenhydratzufuhr anlangt, so dürfte diese nach den klinischen Erfahrungen und auch nach den einschlägigen experimentellen Studien (vgl. Czerny-Keller, Finkelstein, Freudenberg, L. F. Meyer u. a.) in erster Linie an der Ent- stehung der hydropischen Form des Mehlnährschadens, so insbesondere an der Ausbildung der Hydrolabilität, der verstärkten, jedoch nicht beständigen Wasserretention, d. h. an den latenten und den manifesten Ödemen, außerdem an der Hypertonie und — zumindest als ein den Vitaminmangel unterstützendes Moment — auch noch an der verminderten Immunität (Czerny) einen erheb- lichen Anteil haben. Hiermit erübrigt sich dann aber für alle diese Symptome die Annahme eines besonderen Vitamins.

Wie steht es nun aber mit den weiteren Begleitmerkmalen des Mehlnähr- schadens, mit der Bradykardie, Hypothermie und Hydrämie, die in den vor- geschrittenen Stadien der Erkrankung, wie schon erwähnt, oft beobachtet werden können? Hier ist es nun von besonderem Interesse, daß sowohl diese Merkmale, wie z. T. übrigens auch die Ödeme durchaus nicht spezifischen Ursprunges sind, sondern bei schweren Unterernährungszuständen — völlig unabhängig von den ätiologischen Bedingungen, somit auch von einem eventuellen Vitaminmangel — recht häufig aufzutreten pflegen (Finkelstein, Utheim u. a.). Dies gilt nicht nur für das Säuglingsalter, sondern ebenso auch für die Erwachsenen [2]). Die besprochenen Symptome zeigen demnach nur den schwer- sten Grad eines Unterernährungszustandes in weiterem Sinne an, allein die Gegenwart besonders starker Ödeme [3]) dürfte in gegebenen Fällen als eine

---

[1]) Die anämischen Veränderungen, die zuweilen beim Mehlnährschaden beobachtet werden (Kleinschmidt), stehen allem Anschein nach mit diesem verminderten Eiweiß-, z. T. vielleicht auch mit dem häufig ebenfalls herabgesetzten Eisenangebot in kausalem Zusammenhang (vgl. darüber im Anämieabschnitt S. 512).

[2]) Vgl. den Abschnitt über die „Ödemkrankheit". Hier auch weitere Einzelheiten, mit besonderer Berücksichtigung der Genese der alimentären Ödemformen.

[3]) Leichtere Ödeme können im Säuglingsalter bei jeder Art von Avitaminose, aber auch bei anderen Nährschäden zum Vorschein kommen.

Eigentümlichkeit des Mehlnährschadens gelten. Bei anderen Formen der qualitativen und quantitativen „Unterernährung" ist die erhöhte Wasserbindung von seiten der Gewebe meist weniger ausgesprochen.

Bei solchen schweren dystrophischen Zuständen sind in der Regel auch die endokrinen Drüsen erheblich in Mitleidenschaft gezogen. Dies äußert sich makroskopisch in einer starken Gewichtsabnahme der Organe und mikroskopisch in zahlreichen degenerativen Veränderungen. Auch diese Befunde stellen nur unspezifische Reaktionsprodukte des „ernährungsgestörten" Organismus dar. Man kann ihnen auch wohl bei den reinen Avitaminosen begegnen[1]), ebenso aber auch bei Zuständen, die ätiologisch mit einer mangelhaften Vitaminzufuhr nichts gemeinsam zu haben brauchen. In diagnostischer Hinsicht sind sie demnach, auch vom pathologisch-anatomischen Standpunkte aus, nicht zu verwerten. Dies gilt sowohl für den Mehlnährschaden, wie auch besonders für die Verdauungsinsuffizienz, bei der diese „Dystrophia pluriglandularis" (Schick-Wagner) auffallend stark ausgeprägt zu sein pflegt.

Zusammenfassend müssen wir somit folgern, daß der Mehlnährschaden seinen Ursprung hauptsächlich dem Eiweißmangel, der einseitig erhöhten Kohlenhydratzufuhr, sowie der calorischen Unterernährung und nur in geringem Ausmaße dem fast völlig unterdrückten Vitaminangebot verdankt.

Im Gegensatz zum Mehlnährschaden besteht beim Milchnährschaden kein vermindertes Calorienangebot, sondern nur eine einseitige Ernährung — oft sogar Überernährung — mit artfremder und in der Regel wenig gezuckerter, d. h. kohlenhydratarmer Milch. Der Krankheitsverlauf ist ein außerordentlich gleichmäßiger und typischer. Nach anfänglicher guter Gewichtszunahme stellt sich bei den schon in diesem Stadium meist etwas blassen, leicht pastösen Kindern Gewichtsstillstand ein, der durch weiter erhöhte Milchzufuhr nicht behoben werden kann, sondern gelegentlich sogar in Gewichtsabnahmen übergeht. Die Blässe, die Anämie verstärken sich, häufig kommt es zu Wundsein, Intertrigo, oder zu ekzematösen Hauteruptionen. Die Kinder verlieren ihre Agilität, die Muskulatur wird deutlich hypotonisch. Als Zeichen der verminderten Resistenz treten gehäufte und langdauernde infektiöse Komplikationen auf. Wichtig sind die Merkmale der pathologisch veränderten Verdauung: Obstipation und Kalkseifenstühle, d. h. seltene, meist hellgrau gefärbte, feste Faeces, die „an den Windeln nicht haften bleiben". Die letzterwähnten Symptome sind wohl mehr oder minder pathognomonisch, jedoch keineswegs konstant in jedem Falle von Milchnährschaden nachweisbar. Deutliche rachitische Veränderungen gehören beim Milchnährschaden fast zur Regel.

Was nun die Beziehungen der einseitigen Milchernährung, dieses den Milchnährschaden bestimmenden ätiologischen Faktors, zu den Vitaminen betrifft, so haben wir diese in den entsprechenden Abschnitten, so auch im vorliegenden schon ausführlich erörtert. Wir kennen die begünstigende Wirkung der einseitigen Milchernährung (Überernährung) auf die Rachitis, auf die alimentäre Anämie, sowie auf den Skorbut. Wir wissen auch — so aus den Untersuchungen Petényis —, daß es der Milch außer den bekannten Vitaminen möglicherweise auch noch an anderen, bisher unbekannten „wachstumsfördernden Faktoren" mangeln muß, die wir indessen nicht den Vitaminen sensu strictiori zurechnen möchten. Die spezifischen Merkmale des Milchnährschadens werden jedoch durch einen Vitaminmangel allein nicht restlos geklärt, und ebensowenig durch Vitaminzufuhr vollkommen behoben. Das Wesen des Milchnährschadens beruht vielmehr auf einem Kohlenhydratmangel quantitativer und seltener qualitativer Art. Zufuhr von im Dünndarm relativ schlecht

---

[1]) Vgl. auch Kihn S. 154 ff.

resorbierbaren, im Dickdarm, d. h. im Bereiche der Darmflora dann gärungsfördernden Kohlenhydraten, in erster Linie von Malzextrakt, aber allein schon
die Erhöhung der Zuckerquote in der Nahrung oder Mehlzulagen genügen, um
die Krankheit in kürzeſter Zeit, oft auch ohne weitere Vitamingaben, einer
restlosen Heilung entgegenzuführen. Die weiteren pathogenetischen Einzelheiten[1]) können um so mehr übergangen werden, weil sie mit der Vitaminlehre
in keinem nachweisbarem Zusammenhang stehen [2]).

Das Beispiel des Milchnährschadens zeigt uns somit wieder nur, daß bei
gewissen dystrophischen Störungen, die sich bei einer einseitigen Ernährungsweise einstellen und bei denen ein Vitaminmangel in der Regel tatsächlich
eine unterstützende Rolle spielt, die übergeordnete ätiologische Bedingung auch durch andere bekannte Nahrungsbestandteile bestimmt werden
kann. Das Syndrom der Dystrophie ist also kein spezifisches Zeichen einer
Avitaminose.

## Literatur [3]).

Abels: Klin. Wochenschr. 1922. Ergebn. d. inn. Med. u. Kinderheilk. Bd. 26. 1924.
Arch. f. Kinderheilk. Bd. 78. 1926. — Aron - Samelson: Dtsch. med. Wochenschr. 1920.
— Berg: Die Vitamine. Leipzig 1927. — Bessau: Jahrb. f. Kinderheilk. Bd. 92. 1920.
— Chaney: Americ. journ. of dis. of childr. Vol. 26. 1923. — Conti: Arch. f. Kinderheilk.
Bd. 76. 1925. — Czerny - Keller: Des Kindes Ernährung. 1. und 2. Aufl. — Ederer-
Kramár: Klin. Wochenschr. 1923. — Eriksson: Acta paediatr. Bd. 4. 1925. — Finkel-
stein: Lehrbuch der Säuglingskrankheiten. 3. Aufl. Berlin 1924. — Freudenberg:
Verhandl. d. dtsch. Ges. f. Kinderheilk. Leipzig 1922. — Frölich: Monatsschr. f. Kinder-
heilk. Bd. 25. 1923. Acta paediatr. Vol. 4. 1925. — Funk: Die Vitamine. 2. Aufl. Wies-
baden 1922. — Gerstenberger: Americ. journ. of dis. of childr. Vol. 26. 1923. —
Götzky: Arch. f. Kinderheilk. Bd. 75. 1925. — Hamburger-Goldschmidt: Jahrb. f.
Kinderheilk. Bd. 100. 1922. — Hellmuth: Klin. Wochenschr. 1923. — Heß, A. F.: Boston
med. a. surg. journ. Vol. 187. 1922.— Höjer: Acta paediatr. Vol. 3. 1924. — Holt: Food,
Health and Growth. New York 1922. — Katz - König: Klin. Wochenschr. 1923. — Leichtentritt: Dtsch. med. Wochenschr. 1924. Zeitschr. f. Hyg. u. Infektionskrankh. Bd. 102.
1924. — Mac Callum: The newer knowledge of nutrition. 2. Aufl. New York 1923. —
Melvin: Calif. a. western med. journ. Vol. 24. 1926. — Meyer, L. F.: Klin. Wochenschr.
1925. — Nassau: Jahrb. f. Kinderheilk. Bd. 109. 1925. — Nervill-Miller: Journ. home
econ. Vol. 15. 1923. — Peller - Baß: Arch. f. Gynäkol. Bd. 122. 1924. — Petényi: Monatsschrift f. Kinderheilk., Orig. Bd. 28. 1924; Bd. 30. 1925. — v. Pfaundler: Verhandl. d.
dtsch. Ges. f. Kinderheilk. Innsbruck 1924. — Poulson: Dtsch. med. Wochenschr.
1926. — Reyher: Zeitschr. f. Kinderheilk. Bd. 36. 1923. Arch. f. Kinderheilk. Bd. 76.
1925. — Schloßmann: Klin. Wochenschr. 1923. — Schmitt: Arch. f. Kinderheilk.
Bd. 77. 1926. Zeitschr. f. Kinderheilk. Bd. 40. 1926. — Thursfield: Lancet. Vol. 203.
1922.—Utheim: Journ. of metabolic research. Vol. 1. 1922.—Widmark: Lancet. Vol. 206.
1924. — Wimberger: Ergebn. d. inn. Med. u. Kinderheilk. Bd. 28. 1925.

---

[1]) Vgl. besonders Bessau, Czerny - Keller.
[2]) Die Annahme Ederers und Kramárs, wonach der Milchnährschaden eine endogene
Avitaminose sei, hervorgerufen durch die Reduktion eines in der Milch enthaltenen,
„wachstumsfördernden Faktors" im Darminhalt mit Hilfe reduzierender Bakterien, konnte
bisher in klinischen Versuchen nicht gestützt werden.
[3]) Vgl. auch die übrigen Abschnitte.

# Beriberi.

Von

## J. Shimazono-Tokyo.

Mit 35 Abbildungen.

## Begriffsbestimmung.

Die Beriberi ist eine Krankheit, die hauptsächlich in Ländern herrscht, wo polierter Reis das Hauptnahrungsmittel der Einwohner bildet. Sie befällt Menschen, in deren täglicher Nahrung nicht genügend Vitamin-B enthalten ist, und wird durch Darreichung von ausreichender Menge von Vitamin-B geheilt, auch wird ihre Entwicklung durch den Übergang zu einer an B-Vitamin reicheren Nahrung oder durch Zusatz von besonderen vitamin-B-haltigen Präparaten verhütet. Klinisch äußert sich die Krankheit 1. in kardiovasculären Störungen mit Steigerung der Herzaktion, und in schweren Fällen durch mehr oder weniger ausgeprägte Zeichen von Herzinsuffizienz, 2. durch Ödem, welches zum größeren Teil von der Zirkulationsstörung unabhängig und sehr frühzeitig auftreten kann, 3. durch das Bild der multiplen Neuritis mit sensiblen sowie motorischen Störungen an den Extremitäten und anderen Körperteilen. Diese stellen die Trias der wichtigsten Erscheinungen der Beriberi dar. Die Krankheit verläuft in der Regel chronisch, wenn die Kranken nicht frühzeitig in passender Weise behandelt werden; es kann auch eine rasche Verschlimmerung eintreten, so daß schwere Herzinsuffizienz, sog. „Shôshin" erfolgt und das Leben bedroht ist. Pathologisch-anatomisch findet man als wichtigste Veränderungen Degeneration der peripherischen Nerven und der Muskeln, Hypertrophie und Dilatation des Herzens, besonders des rechten, verbunden in akuten Fällen mit Zeichen starker Stauung in allen Teilen des Körpers.

Die Menschenberiberi und die experimentell bei Tieren durch Mangel von Vitamin-B in der Nahrung hervorgerufene B-Avitaminosis sind sich sowohl in symptomatologischer als auch in pathologisch-anatomischer Hinsicht sehr ähnlich. Durch die Bemühungen vieler Forscher ist es Schritt für Schritt gelungen, den mit der echten Beriberi sehr ähnlichen Zustand der experimentellen B-Avitaminosis hervorzurufen. Da aber trotzdem noch einige Abweichungen zwischen der Menschenberiberi und der experimentellen B-Avitaminosis der Menschen und Tiere bleiben, so wagen wir noch nicht, die absolute Identität beider Zustände zu behaupten. Es besteht jedoch kein Zweifel mehr darüber, daß der Mangel an Vitamin-B in der Nahrung die Hauptursache der Menschenberiberi darstellt.

Man unterscheidet von früher her verschiedene Formen der Beriberi, und zwar:

1. die sensibel-motorische,
2. die trockene, atrophische,
3. die hydropische,
4. die akute perniziöse Form.

Diese stellen nicht Unterarten der Beriberi dar, sondern sind nach dem vorherrschenden Symptom genannt, das seinerseits wiederum nach dem jeweiligen

Stadium der Krankheit verschieden zu sein pflegt. Es können auch Kombinationen der genannten Formen vorkommen. Gewöhnlich zeigen die Beriberikranken im Anfangsstadium mehr oder weniger ausgeprägte kardiovasculäre Störungen, leichteres oder stärkeres Ödem und oft leichte dyspeptische Beschwerden. Erst später treten dann allmählich die sensibel-motorischen Symptome auf. Im weiteren Verlaufe gehen die kardiovasculären Erscheinungen, das Ödem usw., fast gänzlich zurück, indem die eventuell aufgetretenen Lähmungen und Muskelatrophie als alleinige Beschwerden noch längere Zeit bestehen bleiben. In den typischen Fällen zeigen sich die oben genannten Symptome alle mehr oder weniger ausgeprägt; je nach dem Verlauf tritt jedoch häufig das einzelne besonders stark hervor, also bald das Ödem oder die kardiovasculären Erscheinungen, bald die Lähmung und Atrophie. Dieses ist der Grund, warum ältere Autoren die obengenannten Formen der Beriberi unterscheiden. Wenn man aber die Kranken den ganzen Verlauf der Krankheit hindurch unter Beobachtung hat, dann kann man meist alle verschiedenen Symptome bei demselben Falle sich entwickeln sehen, je nach dem Stadium bald dieses, bald jenes mehr ausgeprägt und je nach der Schwere des Falles die einzelnen Symptome in verschiedenem Grade ausgebildet.

Das Körpergewicht zeigt gewöhnlich keine deutliche Verminderung, ausgenommen bei den schwersten Fällen, bei welchen es parallel mit den dyspeptischen Erscheinungen abnimmt, was dann, wenn das Ödem verschwindet, besonders deutlich wird. Wenn starke Lähmung eintritt, dann kommt auch die Abnahme des Körpergewichts mehr oder weniger zum Vorschein, Hand in Hand mit der starken Atrophie der Extremitätenmuskeln.

Es gibt einige von der oben beschriebenen typischen Beriberi abweichende Formen, welche jedoch auch mit in die Kategorie der Beriberi gehören. Diese sind folgende:

1. Die Beriberi, welche gruppenweise auf Segelschiffen, in Gefängnissen und an anderen Orten vorkommt, wo die Nahrung durch besondere Bedingungen sehr beschränkt ist. Hier tritt das Ödem unter den anderen Beriberisymptomen oft besonders deutlich hervor [1]).

2. Die Beriberi, die im Verlauf des Typhus abdominalis und anderer Infektionskrankheiten sowie im Wochenbett auftritt, zeigt die Lähmung besonders deutlich, während die weiteren Symtome weniger stark ausgeprägt bleiben. Es ist aber anders, wenn akute fieberhafte Krankheiten sich mit der schon vorhandenen Beriberi kombinieren: hierbei treten dann die kardiovasculären Erscheinungen stark hervor. Typhus abdominalis und andere Infektionskrankheiten, sowie Wochenbett können selbst gelegentlich Polyneuritis bei den betreffenden Kranken hervorrufen. Durch die Kombination mit der Beriberi können diese und das Toxin der Infektionskrankheiten zusammenwirken und stärkere Lähmung erzeugen.

3. Wenn die Beriberi einen Kranken trifft, der infolge Krebs oder anderer schwerer Krankheiten bereits anämisch und kachektisch ist, dann beherrscht das Ödem das Krankheitsbild, begleitet von sensiblen und motorischen Störungen in mäßiger Stärke; hier zeigen sich die kardiovasculären Symptome in der Regel fast gar nicht.

Bei der in diesen besonderen Zuständen eingetretenen Beriberi stellt der Mangel des Vitamin-B in der Nahrung ebenfalls die Hauptursache für die Erkrankung an diesem Leiden dar. Sie zeigt jedoch etwas von dem typischen Verlauf abweichende Formen, weil andere wichtige Nahrungsstoffe gleichzeitig fehlen, oder andere Toxine dabei vielleicht mitwirken können.

---

[1]) Vgl. Nocht, Seite 674 ff.

# Die Geschichte der Krankheit.

Die japanische Bezeichnung „Kakke" stammt aus China, wo die ältesten Nachrichten über diese Krankheit nachzuweisen sind. Es existiert eine gute Beschreibung in einem Lehrbuch der Pathologie aus dem 7. Jahrhundert, die sich zweifellos auf diese Krankheit bezieht. In Japan haben wir sichere Nachrichten über die Krankheit erst am Ende des 17. Jahrhunderts. Um diese Zeit erst wurde polierter Reis von den Einwohnern in den großen Städten Japans als alltägliche Nahrung genommen, und gleichzeitig trat damit die Beriberi unter ihnen auf. Es herrschte zuerst in Yedo (jetzt Tokyo) eine Krankheit, die der heutigen Beriberi gleichzusetzen ist und „Yedo-Wazurai", „Yedo-Seuche" genannt wurde. Etwas später, um 1750, erschien die gleiche Krankheit in der zweitgrößten Stadt Japans, Osaka, und bald darauf auch in Kyoto. In Osaka wurde sie von Itcho Hayashi Schwell- oder Ödem-Krankheit genannt, und damals auch schon die spezifische Wirkung der Gerste und der Bohnen gegen diese Krankheit bemerkt (nach Y. Fujikawa).

Nach Europa brachte die erste Kunde von dieser Krankheit Bontius aus Batavia mit der Bezeichnung Beriberi (1627—1631), dann Tulpius aus Vorderindien und Piso aus Brasilien (1636—1644). Seitdem wurde sie von vielen Autoren beschrieben. Die ersten genauen wissenschaftlichen Beschreibungen stammen von den Beobachtungen von Scheube und Bälz in Japan her. Die beiden fundamentalen Arbeiten klinisch-anatomischer Untersuchung von Bälz in Tokyo und Scheube in Kyoto erschienen im Jahre 1882. Seitdem sind die pathologisch-anatomischen Beobachtungen von M. Miura, Yamagiwa, Dürck, Nagayo u. a., die klinischen von K. Miura, Aoyama, Inada, Shimazono u. a. vervollständigt worden. Über die Entwicklung des Studiums in bezug auf die Ätiologie dieser Krankheit wird später berichtet.

Das Wort „Kakke" bedeutet Beindunst oder Beinkrankheit, weil man annahm, daß ein gasförmiger Krankheitsstoff oder ein Windgift in die Beine eindringe (K. Miura). Das Wort Beriberi wird verschieden erklärt. Nach der bekanntesten und ältesten Erklärung ist es von dem hindustanischen Beri, Schaf, abgeleitet, weil der unsichere schwankende Gang der Kranken eine gewisse Ähnlichkeit mit der unsteten Bewegung des Schafes darbietet (Meyer-Ahrens).

# Geographische Verbreitung.

Das geographische Verbreitungsgebiet der Beriberi erstreckt sich von den tropischen und subtropischen Ländern bis in die gemäßigte und kalte Zone, sowohl auf der östlichen als auch auf der westlichen Halbkugel. Die Krankheit kommt aber am häufigsten auf den zahlreichen ostasiatischen Inseln und dem angrenzenden Festland des südlichen Asiens von Vorderindien bis Japan vor, wo die Völker sich hauptsächlich mit poliertem Reis ernähren. In Japan herrscht die Beriberi über das ganze Land vom warmen Formosa bis zum kalten Sachalin. Bälz und Miura schätzten 1913 die Zahl der Beriberikranken in Japan auf etwa 50 000 jährlich. Ich glaube die Zahl ist jetzt nicht geringer geworden. Nach der Statistik der japanischen Regierung beträgt die Zahl der Todesfälle an Beriberi 26 796 bei einer Gesamtzahl der Todesfälle von 1 332 485 im Jahre 1923. Diese auffallend große Zahl von Todesfällen durch Beriberi ist in gewissem Grade in der Statistik übertrieben, weil der plötzliche Tod durch unbekannte Ursache bei Erwachsenen und Säuglingen von japanischen Ärzten oft der Beriberi zugeschrieben wird und die Beriberifälle, mit verschiedenen akuten Krankheiten usw. kombiniert, oft als reine Beriberi diagnostiziert werden. Von allen an der Beriberi Gestorbenen beträgt die Zahl der Männer 16 702, die der Frauen 10 094, darunter Säuglinge bis zu einem Lebensjahr: männliche 5917, weibliche 5456, also im ganzen 11 373 Säuglinge. Die Mortalität der Beriberi ist sehr gering, die von uns behandelten Fälle heilen meist aus. Diese große Zahl der Todesfälle trotz des meist guten Ausganges spricht dafür, daß sehr viele Einwohner in Japan jährlich an Beriberi leiden und viele kleine Kinder von der Säuglingsberiberi bedroht werden. Koreaner bleiben meist von der Beriberi verschont, während in Korea eingewanderte Japaner oft daran erkranken. Der Grund dieses Unterschiedes liegt darin, daß Japaner, wo immer sie leben, gern Reis essen, Koreaner dagegen meist andere Getreidearten zu sich nehmen. In Nordchina ist die Beriberi selten, dagegen häufig in Südchina, besonders in den Häfen.

Einen anderen Hauptsitz der Krankheit bilden die Inseln der Südsee, und zwar Java, Sumatra, Borneo, Celebes, Neu-Guinea, Jolo-Inseln, Mindanao und die Philippinen. Heimisch ist sie auch auf der Malaiischen Halbinsel, in Birma, Kochinchina, Siam und Annam. Die Zahl der Fälle auf der Malaiischen Halbinsel wurde von Fraser im Jahre 1911 auf 5540 geschätzt, unter welchen 695 Todesfälle vorkamen. In Afrika sind zahlreiche Herde an der Ost- und Westküste sowie auf mehreren Inseln, Madagaskar, Mauritius und Réunion, bekannt. Auf der westlichen Hemisphäre wird Brasilien am stärksten heimgesucht, besonders in den am Amazonenstrom gelegenen Provinzen. Auch in den anderen Staaten von Südamerika kommen oft Fälle vor. In Nordamerika wird sie selten beobachtet.

Aus Afrika und Amerika sind mehrere Epidemien von Beriberi berichtet worden. Die Patienten nähren sich hier aber nicht von Reis, sondern von anderen Nahrungsmitteln. Zum Beispiel hat Andrews Beriberi unter den Eingeborenen in Labrador, welche sich hauptsächlich von Weißbrot ernährten, beobachtet; van den Branden und Dubois bei Schwarzen in Bokala am Kassai, welche bei Konsum von Maniok erkrankt waren.

In Europa wurden Beriberifälle oft auf den in verschiedenen Häfen einlaufenden Schiffen beobachtet, und es traten mehrere Epidemien in Gefängnissen, Irrenanstalten, Asylen usw. auf, wo die Insassen nicht mit Reis, aber mit insuffizienter Kost ernährt werden. Im letzten Krieg wurden Fälle an der italienischen Front, in der englischen Armee in Mesopotamien usw. beobachtet.

Die Geschichte und geographische Verbreitung dieser Krankheit sind hier kurz zusammengefaßt. Genaueres darüber findet man in dem Werk von K. Miura, Beriberi (Supplement zu Nothnagels Spezielle Pathologie und Therapie 1913).

## Ätiologie.

Zahlreiche Theorien über die Ätiologie der Beriberi sind von vielen Autoren angegeben worden. Sie können in drei Abteilungen gruppiert werden, nämlich Infektions-, Intoxikationstheorie und Theorie der Ernährungsstörung.

1. **Infektionstheorie.** Die ersten wissenschaftlichen Beobachter der Beriberi in Japan, Bälz und Scheube, haben sie als eine durch Infektion verursachte Polyneuritis gedeutet. Lacerda soll 1884 in Rio de Janeiro, Ogata 1885 in Japan im Blut von Beriberikranken Bakterien gefunden haben. Nachher wurde von vielen Forschern über verschiedene andere Mikroorganismen berichtet, von denen jedoch keiner von späteren Untersuchern bestätigt werden konnte. Doch wollen viele bekannte Autoren, wie K. Miura, Manson, Schilling u. a., heute noch die Möglichkeit einer Infektion gelten lassen, obwohl sie auch den alimentären Einfluß zur Entstehung der Beriberi nicht ganz ausschließen. Hamilton Wright dachte, daß der Beriberierreger sich im Duodenum und Magen entwickle und ein Toxin produziere, welches Degeneration peripherischer Nerven hervorrufe. Einige japanische Forscher und auch Jackson, Jeanselm usw. sind ähnlicher Ansicht, doch hat noch niemand die betreffenden Organismen oder das Toxin gefunden. Shiga und Kusama prüften, ob irgend eine Noxe, die die Beriberi erzeugt, durch die Immunitätsreaktion nachweisbar sei. Die Komplementbindungsreaktion, bei welcher der Extrakt verschiedener Darmbakterien als Antigen verwandt wurde, verlief negativ; es war kein Unterschied zwischen Beriberi- und Kontrollserum nachweisbar. Epidemiologisch ist kein Anhaltspunkt zu erweisen, daß die Beriberi eine Infektionskrankheit ist, obwohl von vielen Forschern an verschiedenen Stellen besondere Aufmerksamkeit darauf gerichtet wurde. Die Tatsache, daß beim russisch-japanischen Krieg keine Soldaten der russischen Armee an Beriberi litten, während zahlreiche Beriberikranke in der japanischen vorkamen, spricht auch gegen Infektion. Viele schwere Beriberikranke wurden damals vom Kriegsschauplatz in der Mandschurei nach Japan zur Aufnahme in Hospitäler zurückgeschickt. Damals war ich im Dienst eines Kriegslazaretts in Tokyo und ein Jahr hindurch wurden mehrere hundert Beriberikranke nacheinander unter meiner Aufsicht behandelt. Niemand vom Pflegepersonal dieses Hospitals unter meiner Kontrolle erkrankte an Beriberi. Wir haben auch in der Friedenszeit zahlreiche Beriberikranke in unserer Klinik zusammen mit anderen Kranken in demselben Zimmer gehabt. Niemals hatten wir einen Fall, welcher sich als direkte oder indirekte Infektion deuten ließ. In den Pensionen von Schulen, Fabriken usw. treten viele Jahre hindurch zahlreiche Beriberifälle auf, verstreut auf verschiedene Gebäude und verschiedene Zimmer. Wenn man die Epidemie in solchen Pensionaten genau beobachtet, läßt sich nie der Verdacht einer Übertragung von den Kranken auf andere Personen bestätigen.

2. Intoxikationstheorie. Mehrere chemische Gifte sind als Ursache der Beriberi angegeben worden. So hat Roß Arsenik, Treutlein Oxalat, Ashmead Kohlendioxyd und Gotó cholsaures Salz genannt, aber alle ohne genügenden Grund. Andere Autoren dachten an Gifte von Nahrungsmitteln, Grimm und M. Miura speziell an Fischgifte. Mehrere Autoren wollen ein im Reis selbst oder während seiner Lagerung entstandenes Gift als die Ursache der Beriberi ansehen. So hat Sakaki (1892) zuerst gemeint, daß im Reis irgend ein Pilzgift sich entwickle. Yamagiwa und Braddon sind ähnlicher Meinung. Eijkman, der Entdecker der Polyneuritis gallinarum, dachte, daß diese Krankheit durch ein Toxin von poliertem Reis entstehe und die Reiskleie dieses entgifte. Kómoto hat zuerst darauf aufmerksam gemacht, daß bei der Beriberi ziemlich häufig Zentralskotom am Auge nachweisbar ist, und diese Tatsache mehr der Intoxikationstheorie der Beriberi entspreche, da dasselbe gewöhnlich bei verschiedenen Intoxikationen vorkommt.

Aber alle diese Hypothesen besitzen keine genügende Grundlage, und so hat sich in neuerer Zeit die Zahl der Anhänger sowohl der Infektions- als auch der Intoxikationstheorie allmählich verringert. Vielmehr stellte eine Reihe von Autoren eine dritte Theorie, die der Ernährungsstörung auf.

3. Ernährungsstörung. Beriberi wird durch insuffiziente Ernährung hervorgerufen, und zwar infolge einer mangelhaften Zusammensetzung oder Beschaffenheit der Nahrung. Dabei wird immer wieder auf die Reisnahrung die Schuld geschoben. Darüber, auf welche Weise diese mangelhaft sei, herrschten früher verschiedene Meinungen. Die älteste und bekannteste ist Takagis Behauptung (1884). Er beschuldigte das Mißverhältnis von Eiweiß zu Kohlenhydrat, und zwar enthalte die japanische Nahrung viel zu wenig Eiweiß. Als Generaldirektor für das Sanitätswesen der japanischen Marine änderte er das Kostregime der Marine, die Nahrung wurde eiweißreicher gemacht. Als Ergebnis dieser Reform nahm die Zahl der Beriberikranken in der Marine beträchtlich ab. Anders war die Meinung von Brémaud und Laurent, welche ein Fettdefizit beschuldigten. Yinza konnte bei Kaninchen eine beriberiähnliche Krankheit, hervorgerufen durch Kaliumdefizienz im Tierkörper, beobachten, welche durch übermäßige Zufuhr von Natriumsalz zustande kommen soll.

Schaumann hat sehr umfangreiche Untersuchungen über Beriberi gemacht und 1910 seine Meinung über die Ätiologie dieser Krankheit veröffentlicht. Nach ihm ist die Beriberi eine Stoffwechselkrankheit, welche durch einen zu geringen Gehalt der aufgenommenen Nahrung an organischen Phosphorverbindungen oder durch eine ungenügende Resorption dieser Verbindungen im Darm herbeigeführt wird. Als wahrscheinliche Ursache dieser ungenügenden Resorption betrachtet er die Schädigung des Darmtraktes durch Mikroorganismen oder deren Stoffwechselprodukte. Zu dieser Anschauung scheint er dadurch gekommen zu sein, daß einerseits im Harn einiger Beriberikranken sehr wenig Phosphorsäure gefunden wurde und andererseits der „cured" Reis, der Beriberi verhütet, viel reichlicher Phosphorsäure enthält als der gewöhnliche polierte Reis. Diese Anschauung wurde von niemand anderem bestätigt und in kurzer Zeit von der Vitamintheorie verdrängt.

Die Vitamintheorie rührt von der bekannten Beobachtung von Eijkman (1895) her. Er fütterte zunächst Hühner ausschließlich mit poliertem Reis, welcher entweder roh oder gekocht verwandt wurde, und fand, daß die Hühner bei dieser Ernährungsweise nach kurzer Zeit gelähmt wurden und eingingen. In den peripherischen Nerven der so verendeten Tiere wurde eine Degeneration der Nervenfasern gefunden, wie solche nach Durchschneiden eines Nerven an dem vom Zentrum getrennten Stück auftritt. Außerdem wurden eine Atrophie der Ganglienzellen im Rückenmark und eine große Anzahl von Fetttröpfchen in quergestreiften Muskelfasern mittels der Osmiummethode beobachtet. Nach diesen Befunden dürfte es sich also bei den erkrankten Tieren um eine experimentelle Polyneuritis handeln. Diese fundamentale Beobachtung wollte nun Eijkman auf folgende Weise erklären: Es bilde sich in dem entschälten und lange gelagerten Reis durch Eindringen eines Mikroorganismus ein Gift, welches bei der Verfütterung dieses Reises die Erkrankung der Versuchstiere hervorrufe. Dieser interessante Befund wurde nachher von vielen Forschern nachgeprüft, in vollem Umfang bestätigt und erweitert. Grijns, welcher an die Versuche Eijkmans anknüpfend, diese fortsetzte, fand in Übereinstimmung mit diesem, daß Hühner nach einseitiger Ernährung mit entschältem Reis, mit Sago, Tapioka oder auf 120° erhitztem Fleisch erkranken. Er schrieb diese Erkrankung nicht einer Intoxikation, sondern einer Ernährungsstörung zu.

Es war in Japan seit langen Jahren und von vielen Seiten beobachtet worden, daß durch polierten Reis, als Hauptnahrung genommen, Beriberi entsteht, daß dagegen eine aus Reis und Gerste gemischte Kost oder halbpolierter Reis allein schon gegen die Beriberi schützt. Bis 1881 kamen in japanischen Gefängnissen alljährlich sehr viele Beriberifälle vor. Von da ab wurde anstatt von poliertem Reis eine gemischte Nahrung (Reis und Gerste im Verhältnis 4:6) gegeben. Seit dieser Kostreform kamen in sämtlichen Gefängnissen Japans nur noch selten Beriberierkrankungen vor.

Als Beispiel sei der Bericht des Nagano-Gefängnisses nachstehend erwähnt:

| | 1877 | 1878 | 1879 | 1880 | 1881 | 1882 | 1883 | 1884 | nach 1885 |
|---|---|---|---|---|---|---|---|---|---|
| Neuaufgenommene Sträflinge | 894 | 690 | 834 | 857 | 886 | 892 | 1033 | 1487 | — |
| Beriberifälle | 22 | 11 | 39 | 62 | 44 | 10 | 5 | 1 | kein Beriberifall beobachtet |
| Todesfälle durch Beriberi | 4 | 7 | 6 | 5 | 8 | 0 | 0 | 1 | |

Nach der militärhygienischen Statistik von Japan hat die Beriberi auch bei den Soldaten der japanischen Armee seit der Änderung der Kost (Mischung von Reis und Gerste im Verhältnis 6:4 oder 7:3) in den Jahren 1884—1891 sich bedeutend vermindert, wie die folgende Tabelle zeigt:

| | 1878 | 1879 | 1880 | 1881 | 1882 | 1883 | 1884 | 1885 | 1886 | 1887 | 1888 | 1889 | 1890 | 1891 | 1892 | 1893 |
|---|---|---|---|---|---|---|---|---|---|---|---|---|---|---|---|---|
| Beriberifälle % | 37,0 | 25,5 | 17,1 | 16,1 | 19,5 | 24,1 | 26,4 | 14,3 | 3,5 | 4,9 | 3,7 | 1,5 | 1,0 | 0,5 | 0,1 | 0,2 |
| Tod durch Beriberi % | 1,1 | 0,6 | 0,3 | 0,4 | 0,5 | 0,6 | 0,6 | 0,15 | 0,10 | 0,16 | 0.13 | 0,08 | 0,06 | 0,01 | — | 0,004 |

Durch den Fortschritt der allgemeinen hygienischen Maßnahmen in der japanischen Armee hat sich die Prozentzahl der Erkrankungen überhaupt jährlich vermindert, aber bei keiner Krankheit in so großem Umfange wie bei der Beriberi. Daher muß die Ursache der Verminderung der Beriberi hauptsächlich der Kostreform zugeschrieben werden.

Bereits die älteren Erfahrungen in Japan ergaben den günstigen Einfluß der hauptsächlich aus Reis und Gerste gemischten Kost auf die Verhütung der Beriberi. In neuerer Zeit wurde halbgeschälter Reis als Hauptnahrung in den Pensionen von verschiedenen Schulen, Fabriken und Irrenanstalten auf unseren

Rat gebraucht und ein sehr gutes Resultat in bezug auf die Verhütung der Beriberi beobachtet. Als ein Beispiel wird die folgende Erfahrung von Dr. Tsuchiya in der Iwakura-Irrenanstalt, in der Nähe der Stadt Kyoto, angegeben, in welcher die Veränderung der Kost von poliertem zu halbpoliertem Reis im Jahre 1919 vorgenommen wurde.

| | 1909 | 1910 | 1911 | 1912 | 1913 | 1914 | 1915 | 1916 | 1917 | 1918 | 1919 | 1920 | 1921 | 1922 | 1923 | 1924 |
|---|---|---|---|---|---|---|---|---|---|---|---|---|---|---|---|---|
| Summe der gesamten Todesfälle | 44 | 31 | 32 | 48 | 35 | 34 | 38 | 33 | 39 | 71 | 34 | 60 | 55 | 63 | 61 | 31 |
| Beriberi-todesfälle | 9 | 8 | 7 | 9 | 13 | 3 | 2 | 3 | 10 | 15 | 1 | 1 | 0 | 0 | 0 | 0 |

Während des chinesisch-japanischen und russisch-japanischen Kriegs sind recht viele Beriberifälle in der japanischen Armee aufgetreten. Die Ursache davon ist hauptsächlich in der Reisnahrung zu suchen. Ein lehrreiches Beispiel zeigt die folgende Kurve der Zahl der Beriberikranken in der 11. Division im Vergleich mit der Nahrung (Abb. 1).

Die obere höhere Kurve gibt die Zahl der dieser Division zugehörigen auf dem Kriegsschauplatze erkrankten Soldaten, die untere niedrige diejenigen, die im Inlande Japans erkrankt waren, an. Die Soldaten auf dem Kriegsschauplatz erhielten in der Zeit von März bis Juli 1904 ausschließlich polierten Reis. Im Juli und August traten sehr viele Beriberifälle auf. Von August an wurde die Kost in eine aus Reis und Gerste gemischte abgeändert, worauf sich die Krankenzahl deutlich verminderte.

Ähnliche Erfahrungen und Beobachtungen wurden von Forschern in den Federated Malay States und in Niederländisch-Indien gemacht. Vorderman (1897) bemerkte, daß völlig polierter und unvollkommen polierter Reis als Nahrungsmittel in ganz verschiedener Weise das Auftreten der Beriberi bei den Gefangenen in Niederländisch - Indien beeinflußte.

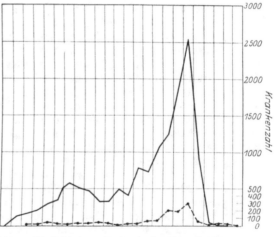

Abb. 1. Die Zahl der an Beriberi erkrankten Soldaten in der XI. Division der japanischen Armee während des russisch-japanischen Krieges. ——— Zahl der Kranken im Feld, ——·—·— Kranken im Inland, bei monatlicher Registrierung.

Er gibt an, daß 96 530 Gefangene, welche hauptsächlich mit unvollkommen poliertem Reis ernährt wurden, nur 9, also 0,009% an Beriberi erkrankten, während von 150 266 Gefangenen, welche vollkommen polierten Reis als Hauptnahrungsmittel erhielten, 420, also 0,279%, von der Beriberi befallen wurden. Fletcher (1907) hat ähnliche Erfahrungen im Irrenhaus von Kuala-Lumpur gemacht. Braddon (1901—1907) hat auf Grund der Beobachtungen in den Federated Malay States eine sonderbare Differenz in bezug auf die Erkrankung an Beriberi zwischen den Chinesen und Tamilen gefunden, welche nach der Malaiischen Halbinsel einwandern. Man sieht bei den Tamilen nur selten Beriberi, während Chinesen häufig daran leiden. Er glaubte, daß die Beriberi bei den Chinesen der Konsumption des polierten Reises zuzuschreiben sei, und daß die Tamilen von dieser Krankheit so lange frei bleiben, als sie nur in indischer Weise zubereiteten Reis aufnehmen. Er hat den gewöhnlichen polierten Reis „uncured" und den auf indische Weise präparierten „cured" resp. „parboiled rice" genannt. Dieser wird in der Weise zubereitet, daß der mit Spelzen versehene Reis (Paddy) 24—48 Stunden lang in Wasser getan, darauf 5—10 Minuten lang gedämpft und schließlich an der Sonne getrocknet wird. Der so vorbehandelte Reis wird entweder sofort oder erst kurz vor dem Gebrauch entschält. Illis (1901—1909) hat ähnliche Erfahrungen in einer Irrenanstalt in Singapore gemacht. Er sah keinen einzigen Beriberifall mehr, nachdem alle Insassen der Anstalt mit „cured rice" verpflegt worden waren.

Solche Tatsachen, welche in Japan, Niederländisch-Indien und den Federated Malay States seit langen Jahren von zahlreichen Forschern bei Menschen beobachtet wurden, führen zum Schluß, daß die Beriberi durch die hauptsächliche Beköstigung mit poliertem Reis entsteht und daß halbgeschälter Reis, respektiv „cured" Reis oder das Gemisch von Reis und Gerste gegen die Erkrankung schützt. Wird diese Erfahrung bei Menschen mit der Eijkmanschen Entdeckung der Vogelberiberi verglichen, dann scheint die Erklärung für das Wesen der Menschenberiberi naheliegend. Im Jahre 1910 haben Fraser und Stanton im Institut für medizinische Forschung in den Federated Malay States nach fortgesetzten Untersuchungen an Menschen und Tieren angenommen, daß die Beriberi eine Stoffwechselkrankheit ist. Diese wird durch den Mangel einer alkohollöslichen, für die Ernährung sehr wichtigen Substanz verursacht, wenn die Diät in erster Linie aus poliertem Reis besteht. Shiga und Kusama (1910), Tóyama (1910) usw. wollen auch Hühnerpolyneuritis und Menschenberiberi identifizieren und diese Krankheit ebenfalls dem Mangel einer wichtigen nutritiven Substanz infolge hauptsächlicher Ernährung mit poliertem Reis zuschreiben. Shiga und Kusama haben an Affen, außer Vögeln, Experimente angestellt und ähnliche Lähmungen auch bei dieser Tierart beobachtet.

Den Zeitraum bis zum Jahre 1910 wollen wir als die erste Epoche der Beriberiforschung bezeichnen. Es kommt dann die zweite Epoche, wo das Wesen der Polyneuritis gallinarum durch chemische Studien von Cooper und Funk, Suzuki, Shimamura und Odake usw., durch anatomische von Yamagiwa, Doinikow u. a. erheblich klarer wurde. Funk mit Cooper (1911—1912) haben ein wirksames Präparat aus der Preßhefe, später aus der Reiskleie dargestellt und den aktiven Stoff Vitamin, das nach der heutigen Nomenklatur dem antineuritischen Vitamin oder Vitamin-B entspricht, genannt. Unabhängig von dieser Arbeit haben Suzuki, Shimamura und Odake (1912) aus der Reiskleie eine ähnliche Substanz dargestellt und diese Oryzanin genannt. Nach Suzuki u. a. wird die Taubenberiberi durch 3 g Reiskleie oder 0,3 g des aus der Reiskleie mit verdünntem Alkohol hergestellten Extraktes geheilt. Ihr Rohoryzanin I ist 100fach wirksamer als die Reiskleie und die erkrankte Taube ist durch Darreichung von 0,03 g dieser Substanz per os oder subcutan zu retten. Es besteht kein Zweifel mehr, daß die Vogelberiberi durch Mangel an der von Funk Vitamin genannten Substanz entsteht, da der Zusatz dieser Substanz gegen die Entwicklung der eigentümlichen Krankheit schützt und durch Eingeben dieser Substanz die an Polyneuritis gallinarum erkrankten Vögel rasch genesen. Andererseits ist durch die oben genannten Forscher anatomisch nachgewiesen worden, daß die peripherischen Nerven der Vögel bei dieser Krankheit das typische Bild der Polyneuritis zeigen, wie es auch bei der Menschenberiberi beobachtet wird. In der damaligen Zeit war unsere Kenntnis von der Beziehung zwischen der Beriberi und dem Vitamin-B wie folgt zusammenzufassen: Beim Menschen entwickelt sich eine eigentümliche Krankheit, „Beriberi", wenn als Hauptnahrung polierter Reis verzehrt wird; halbpolierter Reis oder sog. „cured"-Reis schützt vor der Erkrankung. Andererseits entsteht bei Vögeln, zuweilen auch bei Säugetieren, Polyneuritis, wenn sie ausschließlich mit poliertem Reis gefüttert werden, aber nicht durch unpolierten Reis. Viele Forscher wollten schon in dieser Zeit beide Erkrankungen, Polyneuritis gallinarum und Menschen beriberi, ohne weiteres identifizieren und den großen Unterschied zwischen den beiden Zuständen nicht berücksichtigen. Gegen diese Verallgemeinerung sind allerdings Einwände möglich. Erstens sind allein schon die Vorbedingungen zur Erkrankung bei beiden nicht die gleichen. Nach den damaligen Versuchen entwickelt sich bei Vögeln nur dann Polyneuritis, wenn sie ausschließlich mit poliertem Reis gefüttert werden, während Menschen, die an Beriberi leiden, außer Reis noch verschiedene vitaminhaltige animalische und vegetabilische Nahrungsmittel aufnehmen. Zweitens sind auch die klinischen Bilder und pathologisch-anatomischen Veränderungen nicht ganz gleich. Nur die Polyneuritis ist gemeinsam. Beim Menschen entwickelt sich die Beriberi schon, während er sich noch in gutem Ernährungszustand befindet, dagegen entsteht die Polyneuritis beim Vogel, nachdem er etwa ein Drittel seines Körpergewichts verloren hat. Der dritte Kongreß der „Far Eastern Association of Tropical Medicine" in Saigon kam im Jahre 1913 zu folgender Resolution: „Die Beriberi entsteht durch Mangel einer gewissen Substanz in der Nahrung und diese Substanz ist in großer Menge im unpolierten Reis enthalten". Dieser kühne Schluß, wie ihn K. Miura damals bezeichnet hat, wurde nicht von allen Beriberikennern angenommen. Selbst die Association ist in der Sitzung von 1923 in Singapore von der früheren Resolution etwas zurückgekommen, indem sie dieselbe wie nachstehend modifizierte: „Die Beriberi ist eine Ernährungsstörung, und im Fernosten ist der prinzipielle Faktor der Ursache dieser Krankheit eine Diät, bei welcher der überpolierte Reis die Hauptnahrung darstellt". Im Jahre 1913 hat Moszkowski unter der Kontrolle von Caspari an sich selbst ein eingehendes Experiment angestellt, um zu prüfen, ob durch einseitige Reisnahrung experimentell Beriberi beim Menschen erzeugt werden kann. Die klinischen Erscheinungen, die Moszkowski darbot, stimmen nicht mit denen der Beriberi überein. Das Herz war nach beiden Seiten vergrößert wie bei der Beriberi, motorische und sensible Störungen waren aber nicht deutlich, dagegen traten Hirnsymptome wie Kopfschmerzen, Schlafsucht, Benommenheit auf, welche bei Beriberi nicht beobachtet werden. Kein Arzt, der reichliche Erfahrungen mit Beriberi hat, würde diesen Symptomenkomplex als Beriberi anerkennen. Seit 1919 wurden nun von uns über die folgenden Punkte Untersuchungen angestellt:

1. Wenn Vögel ausschließlich mit poliertem Reis gefüttert werden, dann besteht nicht nur Mangel an Vitamin-B in der Nahrung, sondern wahrscheinlich auch an anderen Vitaminen, sowie an Eiweiß und Salzen. Ähnliche Versuche sind auch bei Säugetieren angestellt worden, ebenfalls bei ausschließlicher Reisnahrung oder bei einer Kost, in der das Vitamin durch Hitze zerstört war. Es können auch andere wichtige Nährstoffe außer Vitamin-B bei diesen Versuchen ungenügend gewesen sein, und man konnte daher nicht so gut, wie bei den Vögeln, die Polyneuritis hervorrufen. In der Zwischenzeit wurden Fütterungsversuche an Ratten mit einem Gemisch von reinen Nahrungsstoffen von amerikanischen Forschern vielfach ausgeführt. Osborne und Mendel, McCollum und Davis u. a. haben auch lehrreiche Beobachtungen bei Ratten über die Vitamin-B-Mangelkrankheit gemacht. So war es unser erstes Problem, nicht nur Vögel, sondern verschiedene Säugetiere mit einer Nahrung zu füttern, welche allein an Vitamin-B defizient ist, aber andere wichtige Bestandteile vollkommen enthält. Die Erscheinungen und pathologisch-anatomischen Veränderungen bei dieser reinen Vitamin-B-Mangelkrankheit von Vögeln und Säugetieren wurden genau beobachtet. Schließlich wurden Versuchspersonen mit derselben Nahrung ernährt und die so entstandene B-Avitaminosis beobachtet. Diese Erfahrungen an Vögeln, Säugetieren und Menschen wurden mit den klinischen Befunden und pathologisch-anatomischen Veränderungen bei der eigentlichen Beriberi verglichen.

2. Ferner war es wichtig zu wissen, ob die Kost der Japaner, welche häufig
an Beriberi leiden, an Vitamin-B arm ist. Polierter Reis enthält Vitamin-B
nur spurweise, aber andere Nahrungsstoffe, die täglich von den Japanern zusammen mit dem polierten Reis genommen werden, enthalten mehr oder weniger
Vitamin-B. Es war noch nicht entschieden, ob dieses Gemisch von poliertem
Reis mit anderen Nahrungsstoffen als Ganzes bezüglich des Vitamin-B mangelhaft ist. Dieses Problem mußte durch den Tierversuch gelöst werden.

3. Es erhob sich eine weitere wichtige Frage, ob Vitamin-B gegen die Beriberi
ebenso wirksam ist wie bei der Vogelberiberi. Man wußte zwar, daß polierter
Reis Beriberi verursacht und halbpolierter diese verhütet, aber es war noch
nicht sichergestellt, ob Vitamin-B tatsächlich die Beriberi zu heilen vermag.

Die Erforschung dieser drei Probleme stellt die dritte Epoche der Beriberiforschung dar. Die Lösung der zweiten Frage war relativ leicht. Wir haben
die Speisenfolge aus den Kosthäusern einiger Fabriken bekommen und nun
Versuchstiere mit diesen Speisen im entsprechenden Verhältnis der Menge
des polierten Reises und der anderen Nahrungsmittel gefüttert. Die Speisen-
zusammensetzung war täglich anders und wiederholte sich nach einer oder
zwei Wochen. Tauben erkrankten dadurch an der B-Avitaminosis und wurden
durch Zusatz von Vitamin-B geheilt. Säugetiere, wie Ratten und Hunde,
erkrankten ebenfalls und zeigten Lähmungen. Die von uns untersuchte Kost
der vier Kosthäuser zeigte ohne Ausnahme Vitamin-B-Mangel für Vögel und
Säugetiere. Später ernährten wir mit der Kost jener Anstalten zahlreiche gesunde
Menschen, welche sich freiwillig als Versuchspersonen anboten. Diese zeigten
größtenteils auch Zeichen der B-Avitaminosis mit Hypästhesie, Ödem, Dyspepsie, Herabsetzung des minimalen Blutdrucks, Labilität des Pulses usw.
Durch diese Versuche hat sich feststellen lassen, daß die Nahrung der Japaner
oft einen Mangel an Vitamin-B aufweist, wenn die Hauptnahrung polierter Reis
ist. Ist die Menge der gleichzeitig mit dem Reis verzehrten anderen vegetabilischen und animalischen Nahrungsmittel nicht genügend und die Wahl
derselben nicht richtig, so kann die Diät im ganzen an Vitamin-B mangelhaft sein. Ich will hier als Beispiel die Speisenfolge der A-Fabrik anführen
(siehe S. 549).

Diese Diät ist arm an Vitamin-B, aber nicht an Vitamin-A und C, nach
unseren Versuchen an Tieren und Menschen. Sie zeigt auch keinen Mangel
an Salzen, jedoch ein leichtes Defizit von Eiweiß bei wachsenden Ratten.

Um das erste Problem weiter zu studieren, haben wir nach Osborne und
Mendel, Mc Collum, mit dem Gemisch der reinen Nahrungsstoffe weiße
Ratten gefüttert und B-Avitaminosis bei diesen Tieren beobachtet. Hayashi
studierte in unserer Klinik die Erscheinungen und pathologisch-anatomischen
Veränderungen der verschiedenen Organe und Gewebe im Vergleich mit den
anderen Ernährungsstörungen und der Inanition bei Ratten. Auch haben
wir mit der oben erwähnten Diät der Kosthäuser, oder mit derselben nach
Eiweißzusatz Hunde, Katzen, Kaninchen, Ratten und Tauben ernährt. Auf
solche Weise lernten wir die reine B-Avitaminosis ohne Mangel anderer wichtiger
Faktoren der Nahrung kennen. Kikuchi machte unter der Leitung von
H. Hayashi im pharmakologischen Institut der Tokyo-Universität einen
ähnlichen Versuch an Affen. In der Zwischenzeit haben Omori, Taguchi,
Sakamoto, Tode u. a. je einige gesunde freiwillige Versuchspersonen in ihr
Hospital aufgenommen, ihnen eine an Vitamin-B defiziente Diät gegeben und
die klinischen Erscheinungen beobachtet. Tode hat in unserer Klinik mit
der Diät der obengenannten Kosthäuser hintereinander 15 Personen ernährt.
Bei seinem letzten Versuch wurde das tägliche Menu nach 4 Wochen wiederholt,
um zu häufige Wiederholung der gleichen Kost zu vermeiden. Seit 1923 wurden

Speisenzettel des Kosthauses der Spinnerei A.

| | Frühstück | Mittagessen | Abendessen |
|---|---|---|---|
| 1. Tag | Miso [1]) 33 g<br>Lauch 26 g | Getrocknete kleine Fische<br>versch. Art 20 g<br>Essig 22 ccm<br>Sojasauce 15 g | Getrocknetes Seegras 6 g<br><br>Getr. kleine Fische 2 g<br>Sojasauce 15 ccm |
| 2. Tag | Miso 33 g<br>Gemüse 26 g | Weiße Bohnen 23 g<br>Getr. Seegras 10 g<br>Getr. kleine Fische 2 g<br>Sojasauce 15 ccm | Gemüse 158 g<br>Aburage [2]) 9 g<br>Getr. kleine Fische 2 g<br>Sojasauce 15 ccm |
| 3. Tag | Miso 33 g<br>In Streifen geschn.<br>u. getr. weiße Rüben 6 g | Fischfleisch 36 g<br>Sojasauce 15 ccm | Unohana [3]) 71 g<br>Lauch 32 g<br>Aburage 9 g<br>Getr. kl. Fische 2 g<br>Sojasauce 15 ccm |
| 4. Tag | Miso 33 g<br>Seegras 6 g | Gemüse 152 g<br>Aburage 6 g<br>Getr. kl. Fische 2 g<br>Sojasauce 15 ccm | Erbsen 52 g<br>Getr. kl. Fische 2 g<br>Sojasauce 15 ccm |
| 5. Tag | Miso 33 g<br>Gemüse 26 g | Rindfleisch 23 g<br>Schwarzwurzel 34 g<br><br>Kleine Knollen 60 g<br>Sojasauce 15 ccm<br>Zucker 4 g | Süßkartoffel 79 g<br>in Streifen geschn.<br>Seegras 9 g<br>Getr. kl. Fische 2 g<br>Sojasauce 15 ccm |
| 6. Tag | Miso 33 g<br>Lauch 26 g | In Streifen geschn.<br>u. getr. weiße Rüb. 1 g<br>Kleine Knollen 58 g<br>Getr. kl. Fische 2 g<br>Sojasauce 15 ccm | Gemüse 167 g<br>Sesam 3 g<br>Sojasauce 15 ccm |
| 7. Tag | Miso 33 g<br>In Streifen geschn. u.<br>getr. weiße Rüben 5 g | Getr. Sardinen 50 g | Getr. Seegras 5 g<br>Getr. kl. Fische 2 g<br>Sojasauce 15 ccm |

Die tägliche Menge an poliertem Reis beträgt durchschnittlich 616 g (Eiweißgehalt dieses Reises 7%).

Durchschnitt der täglichen Kostelemente: Eiweiß 61 g, Fett 5 g, Kohlenhydrat 457 g, die gesamte Calorienzahl 2160.

Menschenversuche durch mehrere Mitglieder der Japan-Beriberi-Forschungskommission gleichzeitig in vielen Kliniken mit derselben Diät, der von mir angegebenen Kost der Fabrikenkosthäuser, angestellt. Die meisten Versuchspersonen erkrankten an Vitamin-B-Defizienz, deren Symptome größtenteils untereinander und mit denen der von uns beobachteten Avitaminosis der Tiere übereinstimmten. Nachstehend ein Beispiel der beobachteten menschlichen B-Avitaminosis.

---

[1]) Miso wird durch Gärung von Reis oder Gerste mit Sojabohnen und Salz hergestellt.

[2]) Aburage ist gebratene Tofu (Bohnenkäse). Tofu wird aus Sojabohnen bereitet. Diese werden zermahlen, gekocht und koliert. Das Filtrat, eine milchweiße Flüssigkeit, wird durch Zusatz von Salzgemisch zur Gerinnung gebracht. Das halbfest gewordene Gerinnsel wird in einem feinen Tuch komprimiert, dann entsteht Tofu.

[3]) Der Rückstand beim Kolieren des Sojabohnenbreis zur Bereitung von Tofu wird Unohana oder Okara genannt.

Aoyama, 18 jähriger Bursche. Gesund, gut genährt, niemals an Beriberi gelitten, am 21. Oktober 1924 in unsere Klinik aufgenommen. Vom 27. Oktober ab erhielt er eine an Vitamin B arme Nahrung, nach dem Speisenzettel eines Kosthauses zubereitet. Am 31. Tage nach Beginn des Versuches wurde der Appetit schlechter, es trat Übelkeit und am 32. Tage einmal Erbrechen ein. Am 41. Tage klagte die Versuchsperson über Hypästhesie am Bein, welche sich allmählich verbreitete und verstärkte, Harnmenge vermindert, leichtes Ödem am Unterschenkel, Stuhl verstopft. Der Achillessehnenreflex links am 49. Tage, rechts später erloschen. Darauf folgte das Verschwinden des beiderseitigen Kniereflexes. Seit dem 55. Tage kam das Erbrechen täglich ein- bis dreimal vor, der Appetit wurde sehr schlecht, Acetonkörper im Harn nachweisbar. Motorische Störungen sind an der oberen und unteren Extremität allmählich fortgeschritten, am 68. Tage konnte er nicht mehr gehen. Im Bett konnte er beide Beine nur wenig beugen, Bewegung der Finger mangelhaft, Heiserkeit deutlich. Am 69. Tage wurde leichte Parese des Facialis beiderseits nachweisbar, Beine ganz unbeweglich, Dorsalflexion der Hände gestört. Das Körpergewicht nahm bis zu diesem Tage 7800 g ab, Puls 80, Atmung ruhig, der minimale Blutdruck sank, leiser Femoralton auskultierbar. Die Herzdämpfung ein wenig nach links verbreitet, in Übereinstimmung mit dem Röntgenbild. Ein dumpfes systolisches Geräusch an der Herzspitze hörbar, der zweite Pulmonalton etwas akzentuiert. Weder Herzklopfen noch Dyspnoe bemerkt. Muskeln der Beine, der Vorderarme und des Bauches wurden druckempfindlich. Hypästhesie hat auf obere und untere Extremitäten, Bauch und Brust übergegriffen, Rücken, Scrotum, Penishaut, Perineum usw. frei. Da am 70. Tage der allgemeine Zustand sich noch weiter verschlimmerte, Erbrechen, mehrmals auftrat und Lebensgefahr drohte, so wurde Vitamin-B, d. h. Roh-Oryzanin, subcutan und per os gegeben. Seitdem besserte sich der Zustand wieder, Appetit nach 14 Tagen so gut wie normal, Körpergewicht allmählich zunehmend. Es brauchte aber noch fünf Monate, bis die sensible Störung ganz zurückging, und acht Monate, bis die Motilität fast ganz wiederhergestellt war. Dies ist ein Fall, welcher sich durch sehr starke Lähmung auszeichnete.

Als die wichtigsten hervortretenden Symptome der experimentellen B-Avitaminosis bei allen Experimenten, und zwar an Vögeln, Säugetieren und Menschen, sind die dyspeptischen Erscheinungen, sowie Lähmung der peripherischen Nerven anzugeben. Die Erkrankung ist leichter oder schwerer, je nach den Fällen und Arten der Tiere; auch einzelne Symptome können nach Tierart und Dauer der Krankheit gewisse Unterschiede darbieten. Fassen wir nun die Symptome der experimentell bei Menschen und Tieren beobachteten B-Avitaminosis zusammen und vergleichen die einzelnen Erscheinungen mit denjenigen der Menschenberiberi, so ergibt sich:

1. Abnahme des Körpergewichts. Diese ist ein fast immer auftretendes Symptom bei der B-Avitaminosis von Tieren. Bei Tauben und Hühnern tritt die Lähmung oder Störung des Gleichgewichtssinnes in der Regel nach der Abnahme von etwa einem Drittel ihres Körpergewichtes auf, nicht nur bei ausschließlicher Reisfütterung, sondern auch bei reinem Vitamin-B-Mangel. Bei verschiedenen Säugetieren tritt die Abnahme des Körpergewichts gleichfalls mehr oder weniger ausgeprägt auf, bevor Lähmungen durch Vitamin-B-Mangel zum Vorschein kommen. Dieses ist, wie früher angenommen wurde, ein auffallender Kontrast zu der Menschenberiberi, welche in typischen Fällen gut genährte junge Leute befällt. Indessen ist die Abnahme des Körpergewichts nur eine Folgeerscheinung des Appetitmangels, evtl. auch der Diarrhöe und nicht ein notwendiger Faktor für die Erkrankung an B-Avitaminose, denn Vögel erkranken daran ohne Körpergewichtsabnahme durch forcierte Fütterung mit poliertem Reis, wie T. Ogata u. a. nachgewiesen haben. Wir beobachteten an Kaninchen zuweilen deutliche Lähmungen bei ganz leichter Einbuße an Körpergewicht. Menschen andererseits erkranken an der B-Avitaminose mit Dyspepsie, Hypästhesie, Verschwinden des Sehnenreflexes, manchmal Ödem usw. ohne deutliche Abnahme des Körpergewichts. Deswegen ist es nicht richtig, einen prinzipiellen Unterschied zwischen experimenteller Avitaminosis und Beriberi bezüglich dieses Punktes anzunehmen. Zudem beobachtet man auch bei den schweren Fällen von Menschenberiberi starke Abnahme des Körpergewichts, wenn der Zustand sich bessert, das Ödem verschwindet und gleichzeitig die Lähmung deutlicher wird.

2. Dyspepsie, Appetitlosigkeit. Bei der Avitaminosis von Vögeln, Säugetieren und Menschen tritt ausnahmslos deutliche Appetitlosigkeit ein. Die Vögel fressen anfangs reichlich die vitamin-B-arme Nahrung, dann vermindert sich ihre Nahrungsaufnahme und sie suchen andere Nahrungsmittel, wie nicht polierten Reis, Gemüse usw. Alle Säugetiere fressen bei Erkrankung an B-Avitaminosis sehr wenig, im vorgeschrittenen Stadium verweigern sie sogar ihre Lieblingskost, Hunde das Fleisch, Katzen die Milch. An B-Avitaminosis erkrankte Menschen klagen meist zuerst über Appetitmangel und verlieren die Lust zu einigen besonderen Nahrungsmitteln. Doch haben sie auch nicht immer alle vitamin-B-reichen Substanzen gern oder vitamin-B-arme ungern. Es ist nach den Fällen verschieden. Endlich verweigern die Versuchspersonen alle vorgelegte Nahrung, es tritt häufig Übelkeit, manchmal auch Erbrechen auf.

Beriberikranke klagen im Anfangsstadium oft über Vollgefühl im Epigastrium, neben Verminderung des Appetits; diese Klagen sind gewöhnlich leicht und nicht konstant. Nach der Statistik von Tadera in unserer Klinik finden sich diese Beschwerden bei 50% der Beriberikranken. Dazu ist die Appetitstörung der Beriberikranken in der Regel leichten Grades, sie verweigern auch nie die Reisnahrung, wie dies bei der experimentellen Avitaminosis beobachtet wurde. In den übrigen 50% der Fälle treten keine dyspeptischen Beschwerden während des ganzen Verlaufs auf. Starke Appetitlosigkeit, Übelkeit und Erbrechen kommen nur bei den akuten, schwersten Fällen der Beriberi (Shôshin) vor. Die Sekretion des Magensaftes vermindert sich in einem gewissen Stadium der Beriberi oft bis zur Anacidität; das ist auch der Fall bei B-Avitaminosis von Vogel und Hund, wie von Shibata in unserer Klinik am Kropffistelhuhn und Kleinmagenhund nachgewiesen wurde.

Bei Beriberi wird sehr oft über Stuhlverstopfung geklagt. Dagegen tritt bei experimenteller B-Avitaminosis von Vögeln, Hunden, Katzen und Kaninchen gewöhnlich Diarrhöe auf; dieselbe ist bei weißen Ratten nur leichten Grades. Affen neigen dagegen zur Verstopfung; bei der Menschen-B-Avitaminosis findet sich ebenfalls Stuhlverhaltung, und nur gelegentlich, dann bei fast ausschließlicher Reisnahrung, Diarrhöe.

3. Lähmungen. Motorische und sensible Lähmungen sind bei B-Avitaminosis charakteristische Symptome. Es ist schwer, leichte Hypästhesie bei Versuchstieren zu konstatieren, aber die Störungen der Motorik und des Gleichgewichtssinnes lassen sich leicht nachweisen, wenn sie einen gewissen Grad erreichen. Bei Vogelavitaminosis tritt zuerst Lähmung oder Störung des Gleichgewichtssinnes ein. Wenn sie rasch mit Störung des Gleichgewichtssinnes, d. h. Zwangsbewegungen, wie Drehung des Halses und Körpers sterben, dann ist die Degeneration der peripherischen Nerven histologisch schwer nachweisbar. Wenn solche Vögel durch Darreichung von Vitamin-B wiederhergestellt, dann aber weiter mit avitaminotischer Nahrung ernährt werden und auf solche Weise mehrmals hintereinander erkranken, so treten starke Lähmung und deutliche Veränderungen der peripherischen Nerven und der Muskeln auf. Früher war es noch nicht sichergestellt, ob ähnliche Veränderungen der peripherischen Nerven und Muskeln bei Säugetieravitaminosis vorkommen. Es wurde wohl von einigen Forschern berichtet, daß bei solchen Tieren auch deutliche Degeneration an den peripherischen Nerven gefunden wurde, jedoch sind die Befunde meist nicht sicher genug. Wir haben bei verschiedenen Säugetieren, wie Ratten, Hunden, Katzen, Kaninchen usw., nach Fütterung mit vitaminarmer Nahrung deutliche Lähmungen der Hinter-, manchmal auch der Vorderpfoten gesehen und konnten nach dem Tode mehr oder weniger ausgeprägte Degeneration an den entsprechenden Nerven und Muskeln nachweisen. Man findet an peripherischen Nerven zahlreiche Fasern im segmentären

Zerstörungsprozeß, wie ihn Doinikow bei Vogelavitaminosis genau beschrieben hat (névrite segmentaire périaxile), und dann tritt an den Fasern auch die Wallersche Degeneration ein [1]). Die menschliche B-Avitaminosis weist ausnahmslos sensible Störungen hauptsächlich am Bein, seltener am Arm und Rumpf auf. Motorische Störungen kommen auch vor, Knie- und Achillessehnenreflex sind bei Menschenavitaminosis anfangs gesteigert, dann werden sie schwächer, bis sie endlich ganz verschwinden.

Solche Veränderungen der peripherischen Nerven und der Muskeln treten nicht bei anderem partiellem Mangel, auch nicht bei der Inanition ein. Einfache diffuse Vermehrung der Elzholzschen Körperchen kommt in anderen Fällen vor, aber das Bild des periaxillären segmentären Prozesses und der darauf folgenden Wallerschen Degeneration ist nur der B-Avitaminosis eigentümlich.

Diese Degeneration der Nerven und Muskeln bei der experimentellen B-Avitaminosis ist mit der bei spontaner Beriberi identisch. Auch die Lokalisation der sensiblen und motorischen Störungen der menschlichen B-Avitaminosis stimmt mit derjenigen der Beriberi ganz überein. Bezüglich der histologischen Befunde an den peripherischen Nerven bei Säugetieren und der klinischen Symptome am Nervensystem bei Menschen ist keine Differenz zwischen der Beriberi und der experimentellen B-Avitaminosis vorhanden. Sogar der Krampf und Schmerz der Wadenmuskeln, die bei Beriberi sehr häufig auftreten, kommen auch bei experimenteller menschlicher B-Avitaminosis vor.

Beim Menschenexperiment kann eine Hypästhesie durch Suggestion hervorgebracht werden, wenn man die Sensibilität der Versuchspersonen oft prüft und das Vorkommen der beriberiähnlichen Störung erwartet. So haben wir im Anfangsstadium unserer Menschenexperimente niemals die sensible Störung geprüft. Erst nachdem die Versuchspersonen von selbst über solche klagten, prüften wir die Sensibilität, und unter dieser Vorsichtsmaßregel beobachteten wir bei der experimentellen menschlichen B-Avitaminosis immer die sensible Störung, deren Lokalisation und Ausbreitung mit der bei der echten Beriberi ganz übereinstimmt. Später zeigen sich auch motorische Störungen, welche ebenfalls der Beriberi ganz gleiche Zustände darbieten.

4. Veränderungen des Blutes. In bezug auf die Morphologie des Blutes wurde starke Anämie bei der Vogelavitaminosis beobachtet. M. Nakamura hat seit vielen Jahren in unserer Klinik die morphologischen Veränderungen des Blutes von Ratten bei verschiedenen partiellen Ernährungsstörungen und Inanition studiert. Er hat nicht bei der B-Avitaminosis, dagegen bei Eiweißmangel in der Nahrung deutliche Verminderung der Erythrocyten und gleichzeitig des Hämoglobins konstatiert. Numano stellte die Abnahme der Erythrocyten und des Hämoglobins im Blut bei der B-Avitaminosis der Hunde fest, und daß sie ausschließlich durch Hydrämie hervorgebracht sei. Asai hat eine mehr oder weniger ausgeprägte Anämie bei Kaninchenavitaminosis bestätigt. Bei seinen Versuchen entnahm er aber sehr oft ziemlich viel Blut aus den Ohrvenen der Kaninchen zur Untersuchung verschiedener Bestandteile des Blutes. So zögert Asai selbst, die Anämie ausschließlich dem Vitamin-B-Mangel zuzuschreiben. Später haben Ogata und seine Mitarbeiter berichtet, daß die Anämie der Vögel bei Fütterung mit poliertem Reis deutlich ausgeprägt, dagegen bei Fütterung mit nur an Vitamin-B defizienter Nahrung meist nicht so konstant ist. Bei ausschließlicher Fütterung mit poliertem Reis ist die Diät auch an Eiweiß mangelhaft, deswegen ist die Anämie dabei stärker als bei reinem Vitamin-B-Mangel. Bei Menschenavitaminosis haben wir niemals Anämie

---

[1]) Siehe Kihn, S. 127.

beobachtet. Daraus kann man schließen, daß die Anämie kein der B-Avitaminosis eigentümliches Symptom ist.

Die Anämie ist auch kein Symptom der Beriberi. In der älteren Literatur wurde sie mehrfach angegeben, das war aber falsch und manchmal der gleichzeitigen Ankylostomiasis zuzuschreiben. Nach unseren Untersuchungen kommt sie in keinem Stadium der Beriberi vor. Es ist jedenfalls nicht richtig, die Anämie als ein Kennzeichen zur Differenzierung zwischen Beriberi und B-Avitaminosis hervorzuheben.

Lymphopenie und Atrophie des lymphatischen Gewebes sind bei der Vogelavitaminosis ausgeprägt. Bei der Ratten-B-Avitaminosis findet man auch deutliche Verminderung der Lymphocyten und Atrophie des lymphatischen Gewebes des ganzen Körpers. Aber die Lymphopenie und Atrophie des lymphatischen Gewebes sind nicht der B-Avitaminosis eigentümlich, sie kommen auch bei anderen partiellen Ernährungsstörungen und bei Inanition vor, so daß sie wohl nur Zeichen der allgemeinen Ernährungsstörung und Reduktion des Körpergewebes darstellen. Daher sieht man keine Lymphopenie bei unserer experimentellen Menschen-B-Avitaminosis, wobei Hypästhesie und andere Symptome ohne Abnahme des Körpergewichts auftreten.

Bei der Beriberi vermehren sich die Lymphocyten in leichtem Grade, oft ist auch leichte Zunahme der eosinophilen Zellen zu bemerken. Die Eosinophilie im Blut sowie Anschwellung der regionären Lymphdrüsen und Vermehrung der eosinophilen Zellen zeigen sich bei Tieren nach der Durchschneidung des Nervus ischiadicus, worauf Löwenthal zuerst aufmerksam gemacht hat. Die Eosinophilie bei Beriberi hängt ebenfalls mit der Lähmung der peripherischen Nerven zusammen, was Nakamura durch Studium von zahlreichen Beriberifällen eindeutig nachgewiesen hat. Er konnte aber bei der Rattenavitaminosis die Eosinophilie niemals beobachten. Die Blutplättchen vermindern sich bei B-Avitaminosis (Katsunuma, Nakamura), während sie sich bei Beriberi deutlich vermehren (Ido, Nakamura).

Hyperglykämie in leichtem Grad kommt nicht nur bei Vogel- (Funk, Schönborn, Ogata), sondern auch bei Säugetieravitaminosis vor (Hirai, Asai). Man findet eine Zunahme des Blutzuckers auch in schwereren Fällen bei Beriberi. Die Blutkatalase und der Katalasenhämoglobinindex des Blutes (Verhältnis der Katalasenzahl des Blutes zur Hämoglobinzahl) vermindern sich deutlich bei Tauben- und Menschenavitaminosis, ebenso auch bei Beriberi, besonders stark in den schweren Fällen.

5. Veränderungen der Zirkulationsorgane. Nach unseren Untersuchungen haben wir bei der B-Avitaminosis noch in keinem Falle deutliche Hypertrophie und Dilatation des Herzens mit Sicherheit gesehen. Hayashi hat sie bei zahlreichen Ratten, Asai bei Kaninchen, ich bei Katzen und Hunden, Mc Carrison bei Affen niemals gefunden. Bei menschlicher B-Avitaminosis wurde Vergrößerung der Herzdämpfung oder des röntgenologischen Herzschattens nach einer oder beiden Seiten oft in leichtem Grade, aber deutliche Hypertrophie und Dilatation des Herzens, wie sie bei ausgeprägter Beriberi vorkommen, in der Regel nicht gefunden. Bei der B-Avitaminosis wird die Herzaktion meist labil, auch der Spitzenstoß verstärkt sich manchmal. An der Herzspitze und am linken Sternalrand tritt ein leichtes systolisches Geräusch auf, der zweite Pulmonalton ist oft akzentuiert, und epigastrische Pulsationen werden sichtbar. Man sieht aber in der Regel keine deutliche Steigerung der Herzaktion mit auffallender Verstärkung des Spitzenstoßes und der Herztöne und mit systolischer Hebung des unteren Sternums, welche erst bei der typischen Beriberi zum Vorschein kommen. Bei menschlicher B-Avitaminosis wird der Puls labil und frequenter, aber nicht so hochgradig, wie es bei der Beriberi oft beobachtet wird.

Eine gemeinsame und interessante Erscheinung der Beriberi und der menschlichen B-Avitaminosis ist die Erniedrigung des minimalen Blutdrucks und das Hörbarwerden des Gefäßtones. Erniedrigung des minimalen Blutdrucks ist ein fast konstanter Befund bei Beriberi, wie Shimazono vor langen Jahren schon bemerkt hat. Falls die Erniedrigung des minimalen Blutdrucks eine hochgradige ist, so wird auch der Cruralton hörbar. Dieselben Erscheinungen finden sich fast ausnahmslos auch bei der menschlichen, experimentellen B-Avitaminosis. Aber es gibt doch einen Unterschied bezüglich dieses Punktes bei beiden Zuständen, und zwar ist der Gefäßton bei Beriberi oft sehr stark, mit Hüpfen der Arterien, weil die Herzaktion sehr gesteigert ist, während bei der B-Avitaminosis die Pulsation nicht so verstärkt und der Gefäßton schwach erscheint. Die Unterschiede in bezug auf die Zirkulationsstörungen zwischen der Beriberi und den bisherigen experimentellen Beobachtungen bei Menschen und Tieren könnten in ihrer Gesamtheit dadurch zustande kommen, daß bei dem Experiment Menschen und Tiere ruhig im Zimmer oder im Stalle bleiben. Daher ließen wir bei einigen Menschenexperimenten die Versuchspersonen forciert spazieren gehen und Numano ließ beim Hundeversuch die Tiere täglich mehrere Kilometer unter Begleitung eines Wärters, welcher Rad fuhr, laufen. Solche Fälle zeigten aber auch keine stärkere Veränderung des Herzens als die anderen.

6. Ödem. Bei der B-Avitaminosis der Tiere tritt gewöhnlich kein deutliches Ödem auf, nur bei Ratten schwellen die Beine manchmal ödematös an. Leichte Ödeme wurden übrigens auch bei Tauben, Hunden und Kaninchen gefunden, die mit den obengenannten Speisen der Kosthäuser der Fabriken, evtl. unter Hinzufügung von Eiweiß, gefüttert wurden. Bei Menschen-B-Avitaminosis kommt gewöhnlich mehr oder weniger deutliches Ödem vor. Tode hat in 13 unter 14 Fällen Ödem bemerkt. Wir haben früher des Ödems als eines angeblichen Differenzierungsmerkmals zwischen Beriberi und experimenteller Avitaminosis gedacht, aber durch neuere Experimente, besonders an Menschen, ist es sichergestellt worden, daß dies nicht der Fall ist. Das Verhalten der Wassersucht bei menschlicher experimenteller Avitaminosis ist dem bei Beriberi ganz gleich.

7. Stoffwechsel und Grundumsatz. Bei der leichten Beriberi findet man keine Besonderheit des Stoffwechsels. In schweren Fällen mit deutlicher Zirkulationsstörung und Ödem ist eine erhöhte Retention von Stickstoffverbindungen, Kochsalz und anderen Salzen im Körper nachweisbar. Die retinierten Stoffe scheiden sich während der Heilungsperiode wieder aus, und wenn man den ganzen Verlauf beobachtet, dann zeigt sich ein deutlicher Verlust des Körperstickstoffes. Die tierische B-Avitaminosis setzt mit dem Verlust des Appetits ein, hier läßt sich Hand in Hand mit der Abnahme des Körpergewichts immer auch ein deutlicher Verlust des Stickstoffes nachweisen. Der Grundumsatz vermindert sich gewöhnlich bei der experimentellen menschlichen und tierischen B-Avitaminosis. Bei der Beriberi vermehrt er sich in den Fällen mit starken Zirkulationsstörungen, während die Fälle mit deutlichen Lähmungen einen niedrigen Wert zeigen.

8. Anatomische Veränderungen. Seit Jahren wurden anatomische Veränderungen, durch Reisfütterung der Vögel und Säugetiere hervorgebracht, von vielen Autoren beschrieben. T. Ogata hat mit seinen Mitarbeitern die anatomischen Veränderungen der Vögel, welche ausschließlich mit Reis oder mit nur an Vitamin-B-defizienter Nahrung gefüttert waren, genau beobachtet und große Unterschiede zwischen diesen und den bei Menschenberiberi gefundenen beschrieben. Da den älteren Studien hauptsächlich die Befunde bei Vögeln mit Reisfütterung, nicht aber bei Säugetieren mit ausschließlichem Vitamin-B-Mangel

zugrunde lagen, so haben wir anatomisch die reine B-Avitaminosis bei Säugetieren studiert. Hayashi hat seit 1920 zahlreiche Ratten bei verschiedenem
partiellem Mangel, und zwar Vitamin-A-, -B-, Eiweiß- oder Salzmangel, sowie
bei akuter und chronischer Inanition genau beobachtet, anatomisch untersucht und die Ergebnisse verglichen [1]). Die wesentlichen Punkte bei B-Avitaminosis sind folgende: Deutliche Degeneration der peripherischen Nerven und
Muskeln; sie wird bei anderem partiellem Nahrungsmangel und Inanition nicht
nachgewiesen. Die Nebennieren zeigen eine starke Gewichtszunahme, im Gegensatz zur Atrophie der meisten anderen Organe im Körper. Diese Hyperplasie
der Nebennierenrinde ist auch bei der akuten und chronischen Inanition zu
beobachten, aber hier leichteren Grades. Sie wird niemals bei anderen Fehlnähr
schäden nachgewiesen. Die doppelbrechende Substanz in der Nebennierenrinde
ist bei Vitamin-B-Mangel und Inanition immer vermindert, während sie bei
Vitamin-A-Mangel zunimmt. Die Atrophie verschiedener Organe ist den verschiedenen Fehlnährschäden und Hungerzuständen gemeinsam, die der Thymus
und der Milz ist dabei in der Regel am stärksten ausgeprägt. Bei Vitamin-B-
Mangel ist die Atrophie der drüsigen Organe, d. h. Leber, Pankreas, Speichel-
drüse und Geschlechtsdrüse ebenfalls sehr deutlich, insbesondere sieht man
starke Degeneration der germinativen Zellen im Hoden. Die gleichen Veränderungen werden auch bei Vitamin-A- und Eiweißmangel beobachtet. Die
Veränderungen anderer Blutdrüsen, und zwar der Hypophyse, Schilddrüse,
Epithelkörperchen usw., bieten kein der B-Avitaminosis eigentümliches Bild
dar. Stauungen in den verschiedenen Organen kommen bei allen Arten von
Fehlnährschäden vor, bei der Inanition sind sie am stärksten. Das Herz
atrophiert durch alle partiellen Ernährungsstörungen und Inanition. Auch bei
der B-Avitaminosis sieht man niemals Hypertrophie des Herzens, nur ist die
Herzatrophie dabei leichter als bei anderen Fehlnährschäden und Inanition.
Kikuchi hat beim Affenversuch bemerkt, daß das Verhältnis des Herzens
zum Körpergewicht bei B-Avitaminosis etwas größer als bei den gesunden
und den Hungertieren ist.

Wenn man diese Befunde bei der experimentellen B-Avitaminosis mit den
anatomischen Veränderungen bei der Beriberi vergleicht, dann ist das Fehlen
der Atrophie verschiedener Organe bei der letzteren als ein auffallender Konstrast
zu den ersteren zu nennen, worauf von vielen Forschern, wie Mc Carrison,
Yamagiwa, Nagayo, Ogata u. a., aufmerksam gemacht wurde. Diese
Atrophie tritt aber nicht nur bei der B-Avitaminosis, sondern auch bei allen
anderen Fehlnährschäden und Inanition ein, und so begleitet sie als unspezifische
Veränderung auch die Ernährungsstörung und den Verlust des Körpergewichts,
die sich auch bei der tierischen B-Avitaminosis immer nachweisen lassen. Befiele
die Krankheit aber Individuen in gutem Ernährungszustande und führte sie
in diesem Zustand zum Tode, wie es bei der Menschenberiberi der Fall ist, so
würde sich keine Atrophie der Organe zeigen.

Nach Yamagiwa und Nagayo werden bei der akuten Form der Beriberi
(Shôshin) multiple miliare Nekrosen in Leber und Niere gefunden; solche
wurden aber bei der experimentellen Avitaminosis nicht nachgewiesen. Hypertrophie und Hyperplasie der Nebennierenrinde wurden bei der experimentellen
B-Avitaminosis aller Tiere beobachtet, während bei der Beriberi diese nicht
erheblich sind, dagegen Hypertrophie des Nebennierenmarkes manchmal vorkommt (Nagayo). Dieser Zustand der Nebenniere ist zusammen mit dem
Befund des Herzens die eklatanteste Differenz zwischen der Beriberi und
der experimentellen B-Avitaminosis. Die histologischen Veränderungen der

---

[1]) Siehe auch Kihn, S. 112 ff.

peripherischen Nerven und der Muskeln sind beiden Zuständen gemeinsam und bis ins einzelne völlig übereinstimmend.

9. **Wirkt Vitamin-B bei den Beriberikranken heilend?** Wenn man den an der B-Avitaminosis erkrankten Vögeln Vitamin-B gibt, dann gehen verschiedene krankhafte Erscheinungen außer der Lähmung in einigen Stunden zurück. Bei der Säugetier-B-Avitaminosis zeigt das Vitamin-B seine Wirkung nicht so rasch, aber seine Anwendung bessert den Zustand der Versuchstiere allmählich in einigen Tagen. In fortgeschrittenen Fällen ist die Rettung nicht möglich, wenn man auch genügende Mengen Vitamin-B subcutan oder intravenös injiziert oder per os gibt. Bei der experimentellen Avitaminosis der Menschen wirkt das Vitamin-B schnell, wenn der B-Mangel der Nahrung hochgradig war und die pathologischen Erscheinungen rasch zum Vorschein gekommen sind. Wenn aber der Mangel an Vitamin-B leichter war und die Symptome sich langsam entwickelten, dann tritt durch die Darreichung von Vitamin-B die Wiederherstellung nur nach und nach ein. Die Lähmungen bleiben in allen Fällen längere Zeit bestehen, doch gehen auch sie endlich in Genesung über. Das Ödem bei der Menschen-B-Avitaminosis verschwindet manchmal nicht sehr schnell nach Darreichung von Vitamin-B, es bleibt oft 6—7 Tage bestehen, auch wenn man genügende Menge von Vitamin-B verordnet. Auch ist die Erholung des Appetits in solchen Fällen oft ziemlich langsam.

Das dritte Problem ist nun, wie am Anfang dieses Kapitels angegeben, ob das Vitamin-B auf die Beriberi ebenso gut wie auf die experimentelle Avitaminosis wirkt. Früher war die Wirkung des Vitamin-B auf die Beriberi nicht sichergestellt, obwohl damals schon kein Zweifel vorlag, daß eine Kost von überpoliertem Reis Beriberi verursacht, halbpolierter Reis oder gemischte Kost von Reis und Gerste dagegen vor dieser schützt. Es war nicht leicht, diese Frage zu lösen, und zwar aus folgenden drei Gründen:

1. Beriberikranke werden ohne besondere Behandlung schon durch Ruhe besser, wenn sie ins Hospital aufgenommen werden.

2. Die früher gebrauchte Dosis von Vitamin-B (Kleieextrakt) war viel zu gering für Menschen, um eine genügende Wirkung auf die Beriberi hervorzubringen.

3. Das Vitamin-B entfaltet seine Wirkung auf die Beriberi nicht so rasch wie bei der Vogelavitaminosis, bei welcher sie ganz prompt erscheint.

Im Jahre 1918 haben Irisawa und seine Mitarbeiter bei zahlreichen Beriberifällen den guten Einfluß des Vitamin-B auf die Menschenberiberi sicher nachgewiesen, indem sie den Kranken große Dosen von Reiskleie-Wasserextrakt gaben. Shimazono hat auch zahlreiche Fälle mit Reiskleiepräparaten behandelt und ihre heilende Wirkung bei Darreichung genügender Mengen nachgewiesen. Er hat auch die heilende Wirkung von Roh-Oryzanin auf „Shôshin", die akute Form der Beriberi, sichergestellt, welche ohne besondere Behandlung meistens in einigen Tagen zum Tode führt. Roh-Oryzanin ist ein gereinigtes Präparat von Vitamin-B, aus der Reiskleie dargestellt. 0,01—0,03 g dieses Präparates rettet die Taube vom Tode durch Vitamin-B-Mangel. Die Wirkung des Vitamin-B auf die Beriberi erfolgt in der Regel nicht sehr rasch, wie es auch bei Säugetier- und Menschenavitaminosis der Fall ist. Denn die Avitaminosis ist keine einfache Defizienz des Vitamins, sondern eine **Krankheit**, die durch Vitaminmangel hervorgebracht wurde und wobei bereits verschiedene Veränderungen an den Organen und Geweben eingetreten sind. Daher ist es verständlich, daß die Wirkung des Vitamins nicht so rasch erfolgt.

Es wurden auch zahlreiche Versuche angestellt, ob die Beriberi durch eine vitamin-B-defiziente Kost verschlimmert wird. Wenn man den Beriberikranken die oben beschriebene vitamin-B-arme Kost nach der Speisenfolge der Kosthäuser gibt, dann wird die Erkrankung in einigen Wochen deutlich schlimmer und es treten Appetitmangel, Veränderung des Grundumsatzes und Verstärkung der Lähmung usw. hervor. Diese sind die Hauptsymptome der Avitaminosis und sie zeigen wieder einen Rückgang, wenn man der Kost Vitamin-B zusetzt. Man lernt aus diesen Versuchen, daß vitamin-B-defiziente Kost die Beriberi tatsächlich verschlimmert und zugleich, daß der Vorrat an Vitamin-B bei den Beriberikranken vermindert ist. Diese bieten deutliche avitaminotische Symptome schon in ein oder zwei Wochen dar, wenn sie mit obenerwähnter Nahrung ernährt werden, während gesunde Menschen wenigstens 30—40 Tage brauchen, um dieselben avitaminotischen Symptome aufzuweisen.

Im Jahre 1919 hat Shimazono das Blut zahlreicher schwerer Beriberi-kranker auf seinen Vitamin-B-Gehalt geprüft. Der Versuch wurde wie folgt ausgeführt. Das Blut wurde angesäuert und im Vakuum getrocknet, oder mit 80% Alkohol extrahiert. Das Blutpulver oder der Alkoholextrakt wurde dem Reispulver hinzugesetzt und dann Tauben verfüttert. Nach diesen Versuchen scheint das Vitamin-B etwas geringer im Beriberiblut enthalten zu sein als im normalen gesunden Blut. Allein die Differenz war nicht auffallend genug, um daraus einen sicheren Schluß ziehen zu können. Mio hat in unserer Klinik die Wirkung des Blutes und verschiedener Organextrakte auf die Entwicklung der Hefe geprüft. Nach seinen Versuchen ist diese Wirkung bei Menschenberiberi und tierischer B-Avitaminosis, im Vergleich zu der bei Gesunden, deutlich vermindert. Ogata und seine Mitarbeiter haben an Tauben Fütterungsversuche mit reichlichem Material aus Beriberileichen und avitaminotischen Vögeln angestellt. Sie kamen zu dem Schluß, daß das Vitamin-B in den Organen der avitaminotischen Vögel stark vermindert ist, während es bei der Beriberi fast wie normal erscheint.

Es ist eine wichtige Frage, ob der verschiedene Grad des Vitamin-B-Mangels in der Nahrung irgend eine Verschiedenheit in den Symptomen der dadurch hervorgebrachten Avitaminosis veranlaßt. Denn um die Beriberi und experimentelle Avitaminosis miteinander zu vergleichen, muß auch dieser Punkt genügend berücksichtigt werden. Ogata hat durch Versuche an Vögeln dieses verneint. Nach ihm ist die latente Zeit je nach dem Grad der Defizienz verschieden, aber die endlich hervorgebrachten Symptome sind ganz identisch. Shimazono und andere haben gesunde Menschen mit der vitamin-B-armen Kost einiger Kosthäuser ernährt. Der Mangel an B-Vitamin war dabei in den verschiedenen verwandten Kostarten ein jeweils verschiedener. Die an den Versuchspersonen hervorgebrachten Erscheinungen waren aber trotzdem stets die gleichen; nur die „Inkubationsdauer", richtiger gesagt die Latenzzeit zeigte eine gewisse Abhängigkeit vom Vitamin-B-Angebot mit der Nahrung.

Die Beriberi kommt in Japan hauptsächlich in der warmen Jahreszeit vor, sie ist im kalten Winter weit seltener, während die experimentelle B-Avitaminosis der Tiere und der Menschen in allen Jahreszeiten gleich auslösbar ist. Es wurde daher die Kost der Kosthäuser der obengenannten Fabriken im beriberireichen Sommer und im beriberiarmen Winter untersucht, um zu sehen, ob irgendein Unterschied je nach der Jahreszeit in bezug auf den Vitamin-B-Gehalt der Nahrung zu finden ist. Wir haben Tauben und Ratten einerseits mit der Sommer-, andererseits mit der Winterdiät gefüttert und fanden, daß die Tiere an B-Avitaminosis fast auf gleiche Weise erkrankten. Zu gleichem Resultat gelangten wir auch beim Menschenversuch.

Zusammenfassung des Vergleichs der Beriberi und der experimentellen B-Avitaminosis bei verschiedenen Tieren und dem Menschen: Es wurde durch Tierexperimente und Menschenversuch festgestellt, daß in der Kost von an Beriberi leidenden Leuten ein Defizit von

Vitamin-B nachweisbar ist. Die Symptome und die pathologische Anatomie der B-Avitaminosis bei Tauben, Ratten, Kaninchen, Katzen, Hunden, Affen, und die Symptome der experimentellen Menschenavitaminosis wurden mit denen der Menschenberiberi verglichen. Als gemeinsame Befunde sind folgende zu betrachten:

1. Lähmungen und Veränderungen der peripherischen Nerven sowie der Muskeln werden bei der B-Avitaminosis aller Versuchstiere und der Menschen ausnahmslos beobachtet und stimmen mit denen der Menschenberiberi ganz und gar überein.

2. Herabsetzung des minimalen Blutdrucks, Hörbarwerden des Cruraltons und das Auftreten der epigastrischen Pulsation werden bei der Menschen-B-Avitaminosis und der Beriberi gemeinsam beobachtet, besonders ist die Herabsetzung des minimalen Blutdrucks eine bei beiden Zuständen fast ausnahmslos zu beobachtende charakteristische Erscheinung.

3. Das Ödem tritt sowohl bei der Beriberi als auch bei Menschen-B-Avitaminosis auf. Bei der Tieravitaminosis kommt es auch manchmal vor.

4. Leichte Hyperglykämie wird bei schwerer Beriberi und der experimentellen B-Avitaminosis von Vögeln, Säugetieren und Menschen nachgewiesen.

5. Die Blutkatalase, und zwar der Katalasenhämoglobinindex ist sowohl bei der Beriberi als auch bei der B-Avitaminosis des Menschen herabgesetzt. Er ist bei der Vogel-B-Avitaminosis ebenfalls deutlich vermindert und vermehrt sich relativ rasch nach Zufuhr von Vitamin-B.

6. Bei der Beriberi ist die Sekretion des Magensaftes bald vermehrt, bald vermindert; es kommt oft Anacidität vor. Ähnliche Veränderungen des Magensaftes wurden auch bei der B-Avitaminosis des Menschen, Hundes und Vogels nachgewiesen.

7. Die eklatante heilende Wirkung von Vitamin-B-Präparaten ist sowohl bei der Beriberi wie bei der experimentellen Avitaminosis sichergestellt.

Nachstehend werden die Befunde angeführt, welche bei der natürlichen Beriberi und der experimentellen B-Avitaminosis nicht übereinstimmen oder je nach den Arten der Versuchsobjekte teils gleich, teils verschieden sind.

1. Veränderungen am Herzen. Bei der typischen Beriberi finden sich Steigerung der Herzaktion mit Vermehrung der Pulszahl, Verstärkung der Herztöne, Hypertrophie und Dilatation des Herzens. Bei keinem der Versuchstiere wurden Hypertrophie und Dilatation des Herzens sichergestellt. Bei der menschlichen B-Avitaminosis wurden Labilität der Herzaktion und Herzklopfen, sowie leichte Dilatation der Herzgrenze nach rechts oder links nachgewiesen, jedoch werden deutliche Steigerung der Herzaktion und die Zeichen der starken Hypertrophie und Dilatation des Herzens meistens vermißt.

2. Appetitlosigkeit und andere dyspeptische Erscheinungen. Bei der B-Avitaminosis aller Tiere und des Menschen tritt meistens früher oder später deutlicher Appetitmangel, Übelkeit und Erbrechen auf. Bei der Beriberi werden solche heftige dyspeptische Erscheinungen ausschließlich in der akuten Form, Shôshin, beobachtet. Der Stuhl ist bei der Beriberi sehr häufig verstopft. Bei avitaminotischen Tieren besteht öfters Diarrhöe, deren Intensität nach den Arten der Tiere und der Nahrung verschieden ist. Affen und Menschen zeigen dabei in der Regel Stuhlverstopfung.

3. Veränderungen der Blutkörperchen. Anämie kommt weder bei der Beriberi noch bei der B-Avitaminosis der Menschen und der Ratten, dagegen aber wohl bei der B-Avitaminosis der Vögel und der Kaninchen vor. Die Lymphocyten vermehren sich bei Beriberi, oft auch die eosinophilen Zellen in leichterem Grade und die Blutplättchen erheblich, während die Lymphocyten, polymorph-

kernigen Leukocyten und Blutplättchen bei der B-Avitaminosis der Ratten sich deutlich vermindern. Bei der Menschen-B-Avitaminosis wird keine deutliche Veränderung an Blutkörperchen nachgewiesen.

4. Abnahme des Körpergewichts. Diese kommt bei der Beriberi gewöhnlich nicht vor, tritt jedoch bei der tierischen Avitaminosis, Hand in Hand mit dem Appetitmangel und der Diarrhöe, hochgradig in Erscheinung. Bei der Menschenavitaminosis entstehen sensible und motorische Störungen und Ödem ohne nennenswerten Verlust des Körpergewichts. Wenn aber dann der Versuch noch fortgesetzt wird, so erfolgt bald auch beim Menschen eine Abnahme des Körpergewichtes.

5. Atrophie verschiedener Organe. Man konstatiert Atrophie an Thymus, Milz, Lymphdrüsen, Leber, Pankreas, Speichel-, Geschlechtsdrüsen usw. bei der B-Avitaminosis aller Tiere, jedoch niemals bei der Beriberi. Die Atrophie innerer Organe kommt aber auch bei der Inanition vor und folgt bei der B-Avitaminosis auf den Verlust des Körpergewichts. Wenn man die B-Avitaminosis des Menschen im obenerwähnten Zustande ohne Körpergewichtsverlust anatomisch untersuchen könnte, dann würde man wohl sicherlich auch keine Atrophie an inneren Organen finden.

6. Die Veränderung der Nebenniere. Die Hyperplasie der Nebennierenrinde ist ein konstanter Befund bei der B-Avitaminosis aller Tierarten, während sie bei der Beriberi nicht erheblich ist. Hier wird manchmal eher eine deutliche Hypertrophie des Nebennierenmarks beobachtet.

Aus diesem Vergleich zwischen der B-Avitaminosis und der Beriberi ist ersichtlich, daß beide naheverwandte Zustände sind. Die exakte Übereinstimmung in der ersten Kategorie der obigen Befunde dürfte sogar fast genügen, um die beiden Zustände zu identifizieren. Einige Verschiedenheiten in der zweiten Kategorie können Artunterschieden zugeschrieben werden. Daher ist auch der Befund der menschlichen B-Avitaminosis demjenigen der natürlichen Beriberi am ähnlichsten. Wenn uns Fälle von experimenteller B-Avitaminosis von Menschen in unserer Poliklinik ohne Anamnese zu Gesicht kämen, so würden wir sie als Beriberi diagnostizieren. Allerdings ist in den meisten Fällen der bisher beobachteten menschlichen B-Avitaminosis die Appetitstörung zu stark und die Veränderung der Zirkulationsorgane zu leicht, verglichen mit dem entsprechenden Zustand der eigentlichen Beriberi. Dazu finden sich noch einige prinzipielle Differenzen zwischen der Beriberi und der tierischen Avitaminosis im Blutbilde und in den anatomischen Veränderungen der inneren Organe.

Andererseits ist es aber sichergestellt, daß die Beriberi sich entwickelt, wenn polierter Reis die hauptsächliche Nahrung darstellt und dessen Mangel an Vitamin-B nicht genügend durch andere gleichzeitig aufgenommene Nahrungsmittel ersetzt wird. Es wurde auch nachgewiesen, daß die Beriberi durch eine vitaminarme Nahrung verschlimmert, und durch Darreichung von Vitamin-B geheilt wird. So liegt die Annahme sehr nahe, daß die Beriberi eine durch den Vitaminmangel in der Nahrung hervorgebrachte Krankheit ist. Worauf beruhen aber wohl die obengenannten Unterschiede zwischen der Beriberi und der experimentellen B-Avitaminosis?

Hier wäre die Frage zu erörtern, ob außer dem Vitamin-B-Mangel als Hauptursache vielleicht auch noch andere Faktoren zum Zustandekommen der Erscheinungen der Beriberi notwendig seien. Man mußte die Versuche der experimentellen B-Avitaminosis an Menschen, sowie an Tieren noch auf verschiedene Weise, unter verschiedenen Bedingungen anstellen, um wenigstens prinzipiell den ganz gleichen Zustand wie bei der Beriberi hervorzubringen. Nach dem jetzigen Stand unserer Kenntnisse möchten wir das Verhältnis der

Beriberi zur experimentellen B-Avitaminosis mit dem des Morbus Basedowii zum experimentellen Hyperthyreoidismus vergleichen. Die meisten Autoren glauben, daß die Hyperthyreose den Mittelpunkt der Pathogenese des Morbus Basedowii darstellt. Diese Krankheit verschlimmert sich durch Zufuhr von Schilddrüsensubstanz und bessert sich durch die operative Verkleinerung der Schilddrüse. Auch die Symptome des experimentellen Hyperthyreoidismus stimmen größtenteils mit denen des M. Basedowii überein. Aber experimentell ist es bis jetzt beim Tiere durch keine der angewandten Methoden gelungen, die eigentliche Basedowsche Krankheit hervorzurufen. Albert Kocher sagt, der Grund hierfür liege einfach in dem seltenen Zusammenwirken von Ursache und Bedingungen. Man hat noch nicht feststellen können, was die Bedingungen hierfür sind. Bei der Beriberi stellt ebenso die B-Avitaminosis die Hauptursache der Erkrankung dar, man weiß aber auch noch nicht genug, was für andere Faktoren oder Bedingungen zum Zustandekommen der typischen Beriberi notwendig sind. Dies muß noch erforscht werden.

Die Beriberi kommt manchmal in atypischer Form vor: 1. auf Segelschiffen und in Gefängnissen oder unter anderen Verhältnissen mit beschränkter Nahrung; 2. im Verlauf des Typhus abdominalis oder anderer Infektionskrankheiten; 3. bei starken Ernährungsstörungen und Kachexie, wie bei Carcinom, Darmtuberkulose und verschiedenen chronischen Krankheiten alter Leute. Solche Fälle stellen die rudimentäre Form der Beriberi dar, zeigen oft ausschließlich starkes Ödem bei der ersten und dritten Kategorie, oder nur starke Lähmung ohne deutliches Befallensein des Zirkulationssystems. Da wir die Beriberi mit dem Morbus Basedowii verglichen, so könnte man hier diese atypischen Formen der Beriberi mit dem Basedowoid vergleichen. Solche atypische Beriberi ist evtl. der experimentellen B-Avitaminosis ähnlicher als die typische.

Wir nehmen also als die Hauptursache der Beriberi eine vitamin-B-defiziente Kost an. Weiterhin wollen wir nun die übrigen verschiedenen Bedingungen zur Entwicklung der Beriberi betrachten.

1. Der klimatische Einfluß. K. Miura hatte in Menses Handbuch folgende Tabelle nach den Beobachtungen in Tokyo angeführt:

| Monat | Jan. | Febr. | März | Apr. | Mai | Juni | Juli | Aug. | Sept. | Okt. | Nov. | Dez. | Summe |
|-------|------|-------|------|------|-----|------|------|------|-------|------|------|------|-------|
| Fälle | 93 | 105 | 178 | 316 | 640 | 826 | 1356 | 1181 | 831 | 564 | 257 | 109 | 6435 |

Nach den Mitteilungen von Nikaido verteilen sich die Beriberikranken in Japan nach der Jahreszeit wie folgt:

| | Jan. | Febr. | März | Apr. | Mai | Juni | Juli | Aug. | Sept. | Okt. | Nov. | Dez. |
|--|------|-------|------|------|-----|------|------|------|-------|------|------|------|
| **Militär (Mittel aus fünf Jahren).** | | | | | | | | | | | | |
| Zahl der Beriberifälle pro 1000 Soldaten . | 3,04 | 2,92 | 4,40 | 5,79 | 7,90 | 13,35 | 21,87 | 32,46 | 28,01 | 16,78 | 7,40 | 7,34 |
| **Marine (Mittel aus fünf Jahren).** | | | | | | | | | | | | |
| Verteilung von 100 Beriberifällen auf einzelne Monate ... | 4,48 | 1,49 | 2,99 | 4,48 | — | 14,93 | — | 11,94 | 23,88 | 19,40 | 8,95 | 7,46 |
| **Unter den Arbeitern der Staatsdruckerei.** | | | | | | | | | | | | |
| Zahl der Beriberikranken i. J. 1901 | 6 | — | 3 | 4 | 12 | 10 | 17 | 12 | 5 | 5 | — | — |

Die von Scheube in Kyoto festgestellten Krankheitsfälle verteilen sich wie folgt:

| Jan. | Febr. | März | Apr. | Mai | Juni | Juli | Aug. | Sept. | Okt. | Nov. | Dez. | Zweifelhaft | Summe |
|------|-------|------|------|-----|------|------|------|-------|------|------|------|-------------|-------|
| 16 | 18 | 46 | 59 | 86 | 138 | 186 | 138 | 85 | 47 | 15 | 9 | 11 | = 854 |

Wie die vorstehenden statistischen Zusammenstellungen zeigen, sind die Erkrankungen an Beriberi in Japan vom Juni bis September, also im heißen Sommer, am zahlreichsten, doch verschwindet die Krankheit auch im Winter nicht. Die meisten Fälle, welche wir im Winter beobachten, sind schon im Sommer oder im Frühherbst erkrankt, der Krankheitsprozeß hat bis zum

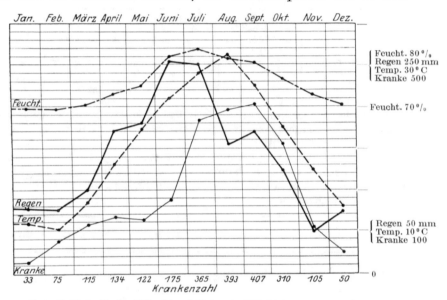

Abb. 2. **Monatliche Zahl der Beriberifälle unter Soldaten der XII. Division der japanischen Armee in ihrer Beziehung zur Temperatur, Feuchtigkeit der Luft und der Regenmenge.**

Winter gedauert, ohne ausgeheilt zu werden. Nur ausnahmsweise gibt es im Winter frische Fälle, so unter besonderen Bedingungen, z. B. beschränkter Ernährung, oder bei Frauen im Anschluß an Geburten. Daß die Beriberi im Winter besonders unter den armen Leuten nicht selten ist, zeigen die folgenden Zahlen, die Nakagawa auf Grund der Beobachtungen in der Armenpraxis vom 11. bis 25. Dezember 1925 in Mikawazima bei Tokyo, einem Armenviertel, angab. Er fand 49 Fälle von Beriberi (36 Männer, 13 Frauen), das ist 12,1 % unter den gesamten 381 Kranken. Die Beriberi ist auch keine ausschließlich in warmen Ländern vorkommende Krankheit; nicht wenige Fälle wurden auch in der Mandschurei und in Sachalin sogar im Winter beobachtet.

Einfluß der Feuchtigkeit. Man weiß, daß ein feuchtwarmes Klima die Erkrankung an Beriberi begünstigt. In manchen Spinnereien sind zwei Abteilungen errichtet, die eine für die eigentliche Spinnerei, die andere für die Weberei. Es ist notwendig, in der letzteren die Luft möglichst feucht zu halten, zu dem Zwecke wird dem Raume fortdauernd Dampf zugeführt. Man sieht nach den folgenden Tabellen mehr Beriberifälle in der Webereiabteilung, wo der Grad der Feuchtigkeit weit höher ist als in der Spinnerei. Männer und Frauen (meist jugendliche) in beiden Abteilungen bekommen die gleiche Kost und arbeiten unter sonst gleichen Bedingungen.

Beriberi in einer Spinnerei in Kyoto.

| | Gesamtzahl der Arbeiter (1918) | Gesamtzahl der Beriberikranken in 1 Jahre | Prozentzahl | Feuchtigkeit |
|---|---|---|---|---|
| Spinnerei-Abteilung . | 805 | 127 | 16% | 50—70% |
| Weberei-Abteilung .. | 538 | 117 | 22% | 70—100% |

Beriberi in einer Spinnerei in Wakayama.

| | Gesamtzahl der Arbeiter am 18. August 1918 | Zahl der Beriberikranken an demselben Tage | Prozentzahl | Feuchtigkeit |
|---|---|---|---|---|
| Spinnerei-Abteilung . | 324 | 2 | 0,6% | 48—52% |
| Weberei-Abteilung .. | 195 | 18 | 9,2% | 85—95% |

Umseitig eine zusammenfassende Kurve nach der Statistik der japanischen Armee, welche den Zusammenhang der Beriberi mit der Jahreszeit, Temperatur, Regenmenge und Feuchtigkeit zeigt.

2. Alter. Die Beriberi befällt vorzugsweise junge Leute. Die Fälle verteilen sich nach Scheube im Gouvernements-Hospital von Kyoto (1878—1881) und nach K. Miura in der Universitätspoliklinik zu Tokyo (1883—1892) auf die verschiedenen Alter wie folgt:

| | Nach Scheube | Nach Miura |
|---|---|---|
| Unter 10 Jahren . . . . . . . | 2 | 9 |
| 10—15 Jahre . . . . . . . . . | 70 | 210 |
| 16—20 Jahre . . . . . . . . . | 309 | 3721 |
| 21—25 Jahre . . . . . . . . . | 203 | 2565 |
| 26—30 Jahre . . . . . . . . . | 111 | 894 |
| 31—35 Jahre . . . . . . . . . | 67 | 394 |
| 36—40 Jahre . . . . . . . . . | 39 | 229 |
| 41—45 Jahre . . . . . . . . . | 24 | 138 |
| 46—50 Jahre . . . . . . . . . | 25 | 124 |
| 51—55 Jahre . . . . . . . . . | 12 | 153 |
| 56—60 Jahre . . . . . . . . . | 8 | |
| 61—65 Jahre . . . . . . . . . | 4 | |
| 66—70 Jahre . . . . . . . . . | — | 54 |
| über 70 Jahre . . . . . . . . | — | — |
| Summe | 874 | 8491 |

Nikaido hat die Beriberimortalität nach dem Alter im folgenden Schema gezeigt (Abb. 3).

Hiernach und nach anderen Statistiken in Japan ist sowohl die Morbidität als auch die Mortalität der Beriberi zwischen 15 und 30 Lebensjahren am größten. Nach den in Brasilien gesammelten und von Feris mitgeteilten Erfahrungen stehen die meisten Kranken im Alter von 21 bis 30 Jahren, demnächst in dem von 31 bis 40 Jahren. Alte Leute und Kinder werden seltener affiziert. In der Kinderklinik der Kaiserlichen Universität zu Tokyo wurden in den Jahren 1902—1922 nur 129 Fälle von Kinderberiberi beobachtet, darunter war der jüngste Kranke 4 Jahre 2 Monate alt, unter 4 Jahren kam kein Fall zur Beobachtung. Eine Ausnahme von dieser Regel stellen Säuglinge dar, welche sehr oft, falls die stillenden Mütter an Beriberi leiden, die Erscheinungen der sog. Säuglingsberiberi darbieten. Nikaidos Schema umfaßt diese Säuglingsberiberi, deswegen ist die Mortalität im Alter unter 1 Jahre nicht gering. Die Säuglingsberiberi scheint in neuerer Zeit in Japan noch weit häufiger zu sein als Nikaidos Schema zeigt.

3. Geschlecht. Das weibliche Geschlecht erkrankt nach den Statistiken aller Beriberiländer seltener als das männliche. Bälz hat unter 8482 Kranken 514 weibliche, also etwa $7^0/_0$, in der Universitätspoliklinik in Tokyo, Scheube unter 890 Fällen nur 78 weibliche, also $8,7^0/_0$, in Kyoto beobachtet. Solche

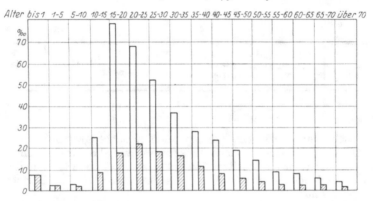

Abb. 3. Beriberimortalität in verschiedenem Alter pro 1000 Todesfälle zwischen 1889 und 1907.
☐ männlich, ▨ weiblich.

Prozentsätze der alten Autoren scheinen uns aber viel zu niedrig zu sein. Nach der neueren Statistik von Kamada im Aichi-Hospital zu Nagoya verteilen sich beide Geschlechter wie folgt:

| | | Gesamte Krankenzahl | Beriberi | Prozent der Beriberikranken zur gesamten Krankenzahl |
|---|---|---|---|---|
| 1917 | Männer | 5241 | 116 | 1,97 |
| | Frauen | 3221 | 51 | |
| 1918 | Männer | 5981 | 252 | 3,48 |
| | Frauen | 3497 | 69 | |
| 1919 | Männer | 6197 | 147 | 2,00 |
| | Frauen | 3980 | 57 | |
| 1920 | Männer | 5902 | 211 | 2,99 |
| | Frauen | 3888 | 82 | |
| 1921 | Männer | 5590 | 435 | 6,62 |
| | Frauen | 3813 | 118 | |
| Summe | Männer | 28911 | 1161 | 4,01 |
| | Frauen | 18399 | 447 | 2,42 |

Es beträgt also das Zahlenverhältnis der gesamten männlichen zu den weiblichen Beriberikranken 2,6:1. Nikaido gibt in seiner Statistik der Mortalitätsziffern der Beriberi das Verhältnis des Mannes zur Frau etwa wie 3:1. Solche Zahlenverhältnisse wie 2,6:1 oder 3:1 scheinen richtiger zu sein als die früher angegebenen. Die relative Verschontheit des weiblichen Geschlechts ist somit doch ziemlich groß; sie ist teils der Verschiedenheit der

Lebensweise, teils der geringeren Disposition des weiblichen Geschlechts zuzuschreiben. In verschiedenen Fabriken oder Schulen, wo Frauen und Männer in
ähnlicher Weise arbeiten oder studieren und die Frauen im Kosthaus wie die
Männer leben, wurde oft die Beriberi nicht seltener bei den ersteren als bei
den letzteren gefunden, wie folgende Beispiele zeigen:

| | | Zahl der Schüler in dem Höheren Lehrerseminar zu Tokyo | Zahl der Beriberifälle | Prozent |
|---|---|---|---|---|
| 1901 | männlich | 267 | 30 | 11,2 |
| | weiblich | 155 | 29 | 18,7 |
| 1902 | männlich | 277 | 8 | 2,8 |
| | weiblich | 174 | 7 | 4,0 |

| | Gesamtzahl der Arbeiter u. Arbeiterinnen in einer Spinnerei (1918) | Zahl der Beriberikranken | Prozent |
|---|---|---|---|
| Männer | (etwa) 400 | 12 | 3,0 |
| Frauen | (etwa) 800 | 78 | 2,3 |

Sogar sehr junge Mädchen können auch in nicht geringerer Zahl daran
erkranken, wenn sie eine ähnliche Lebensweise wie die Erwachsenen führen.
In einer Seidenspinnerei arbeiten Mädchen im 13. und 14. Lebensjahre als
Lehrlinge und leben im Kosthaus wie die Erwachsenen. Die Beriberifälle in
dieser Fabrik sind:

| | Zahl der Arbeiterinnen | Beriberifälle | Prozent |
|---|---|---|---|
| 13. u. 14. Lebensjahr . . . . . | 355 | 24 | 6,7 |
| über 15. Lebensjahr . . . . . | 1585 | 80 | 5,0 |

4. Einfluß der Rasse. In der Regel erkranken die farbigen Rassen,
gelbe und schwarze, an der Beriberi, die weißen nur ausnahmsweise. Aber dieser
Unterschied scheint eher auf Verschiedenheit der Kost als auf Disposition
zu beruhen. So werden auch die Weißen bei insuffizienter Nahrung in nicht
geringer Zahl von der Beriberi heimgesucht, wie z. B. die englischen Soldaten
in Mesopotamien während des Weltkrieges.

5. Konstitution. Scheube sagt 1894 nach den in verschiedenen Beriberi-
ländern gemachten Erfahrungen, daß kräftige Leute weit häufiger als schwächliche von dieser Krankheit ergriffen werden. Er hat dabei Berichte von van
Overbeck, de Meijer, Rupert und Simmons angeführt. Scheube fand
in 87% starke bzw. mittlere Konstitution, und schwache in 13% unter 426 Beriberifällen. Diese Statistik beweist nicht, daß Beriberi vorzugsweise kräftige
Leute ergreift, da der relative Prozentsatz jedes Ernährungszustandes nicht
angegeben ist. Es fällt aber allen Beobachtern auf, daß gut genährte junge
Leute oft an der Beriberi erkranken und auch an Shôshin sterben. Nach unseren
Erfahrungen verschont die Beriberi gut genährte Leute nicht, sie befällt jedoch
ebensogut mittelmäßig oder schlecht genährte Leute, das Shôshin kommt aber
vorzugsweise bei gut genährten jungen Leuten vor. Diese Tatsache mag irgend
einen Zusammenhang mit der Beobachtung beim Tierexperiment haben, daß
die Tiere desto früher mit heftigeren Erscheinungen an der Avitaminosis erkranken, je reichlicher sie den polierten Reis fressen.

6. Stand und Beschäftigung. Die Beriberi kam in Japan in den älteren Zeiten, wie Scheube beschrieben hat, vorzugsweise im Mittelstande vor, wie bei Lehrern, Schülern, Kaufleuten, Künstlern und Handwerkern. Wir finden in neuerer Zeit die Kranken mehr in den niederen Klassen, besonders häufig unter kaufmännischen Angestellten und Arbeitern in kleinen Fabriken.

7. Einfluß des Ortes. Die Beriberi herrscht mehr in den Städten als auf dem Lande. In der neueren Zeit werden die Leute auf dem Lande in Japan häufiger als früher von dieser Krankheit heimgesucht, jedoch immer noch seltener als in den Großstädten. Junge Leute, die auf dem Lande nie an der Beriberi litten, werden im ersten Sommer von dieser Krankheit befallen, wenn sie in die Stadt ziehen. Diese Eingewanderten sind der Erkrankung leichter ausgesetzt als die an Ort und Stelle Geborenen. Die nach den Tropen ausgewanderten Chinesen erkranken viel eher an der Beriberi als im eigenen Lande. Solche Tatsachen sind aus verschiedenen Ursachen zu erklären, so durch Klima und Luft, körperliche Überanstrengung oder mangelhafte Bewegung und besonders durch den Einfluß der Nahrung, welch letztere sich infolge des Ortswechsels verändert. Die Leute in den Städten essen mehr polierten Reis, und auch die nach den Südseeinseln ausgewanderten Chinesen nehmen mehr Reis auf, als die in ihrer Heimat wohnenden. In Japan hat man früher auf dem Lande weniger polierten Reis und öfter Reis und Gerste gemischt gegessen. In neuerer Zeit sind die elektrischen Maschinen und Wassermühlen zur Polierung von Reis überall auch auf dem abgelegenen Lande eingerichtet; auch die Landleute essen daher lieber fein polierten Reis und weniger gern Gerste. Dieses ist nach unserer Meinung die Hauptursache, weshalb die Leute auf dem Lande jetzt häufiger als früher an der Beriberi leiden.

8. Der Einfluß stärkerer körperlicher Bewegung spielt bei der Erkrankung an Beriberi und der Entfaltung einzelner Symptome eine wichtige Rolle. Es wird öfters beobachtet, daß die Krankheit bei Soldaten nach längeren Märschen, bei Schülern nach Bergsteigen, und bei anderen jungen Leuten nach längerem Radfahren plötzlich auftritt. Ebenso, daß Leute, die bis dahin nur über leichte Hypästhesie oder spurweises Ödem am Unterschenkel klagten, nach forcierter Körperbewegung starke Zirkulationsstörung mit Palpitation und Dyspnoe bekommen. Edingers Aufbrauchstheorie erhält eine große Stütze durch die Beriberi, der Aufbrauch bedingt oft die Entstehung und Lokalisation der Lähmung. Man sieht zuweilen Beriberikranke, welche nach Radfahren an den unteren Extremitäten starke Lähmung bekommen, oder Kranke, welche nicht mehr von dem Klosett zurückkommen konnten, nachdem sie längere Zeit in unbequemer hockender Stellung dort geblieben waren. Es ist leicht verständlich, daß der Aufbrauch, d. h. forcierte Bewegung des Körpers oder eines Teiles desselben die Degeneration der wegen der Erkrankung an Beriberi veränderten Nerven befördert. Hier ein passendes Beispiel, welches Shimazono in einer Seidenspinnerei in Kyoto beobachtete. In einer Abteilung dieser Fabrik sitzen die Arbeiterinnen auf Bänken und drehen mit der linken Hand die schwere Garnwinde. Sie arbeiten täglich 12 Stunden, und zwar mit der linken Hand sehr angestrengt, während sie mit der rechten frei und leicht arbeiten. 8 Mädchen in dieser Abteilung wurden von der Beriberi befallen, sie hatten alle am linken Arm stärkere Hypästhesie als am rechten, mehr sogar als an den Beinen. Sie klagten zu gleicher Zeit über Schmerzen im linken Arm.

Auch eine unhygienische Lebensweise kann die Erkrankung an Beriberi veranlassen; so dürfte Mangel an körperlicher Bewegung manchmal als Ursache in Betracht kommen. Folgendes Beispiel beweist den befördernden Einfluß des Bewegungsmangels auf die Lähmung durch Beriberi. In einer kleinen Glasfabrik zu Kyoto erkrankten 15 junge Leute an Beriberi, 4 davon führten kleine

Glasarbeiten mit beiden Händen aus, wobei sie mit dem rechten Fuß ab und zu einen Blasebalg traten und den linken Fuß frei auf den Boden setzten. Das linke Bein zeigt bei allen vier Fällen stärkere Schwellung und dazu war sowohl die motorische als auch die sensible Störung links deutlich stärker als rechts. Diese Patienten arbeiteten noch wie gewöhnlich, da die Lähmung und sonstige Beschwerden nur leicht waren. Der Umfang der unteren Extremitäten wurde morgens um 6 Uhr vor dem Eintritt in die Arbeit und abends um 7 Uhr unmittelbar nach dem Schluß der Arbeit gemessen, wie die folgende Tabelle zeigt:

| Name u. Alter | Zeit | Oberschenkel (20 cm vom oberen Rand d. Patella) | | Unterschenkel (die dickste Stelle) | |
|---|---|---|---|---|---|
| | | rechts cm | links cm | rechts cm | links cm |
| J. O., 16 Jahre | 7 p. m. | 44,1 | 44,5 | 30,9 | 31,5 |
| | 6 a. m. | 44,1 | 43,8 | 30,9 | 31,5 |
| O. N., 15 Jahre | 7 p. m. | 42,6 | 43,2 | 32,4 | 33,0 |
| | 6 a. m. | 42,3 | 42,6 | 32,1 | 32,4 |
| M. K., 18 Jahre | 7 p. m. | 44,7 | 46,5 | 33,6 | 35,4 |
| | 6 a. m. | 45,0 | 46,5 | 33,6 | 35,1 |
| N. M., 19 Jahre | 7 p. m. | 40,5 | 42,0 | 31,8 | 33,4 |
| | 6 a. m. | 40,5 | 42,0 | 32,4 | 34,5 |

Von alters her ist in Japan gesagt worden, daß, wenn man morgens früh mit bloßen Füßen spazieren geht, dies gegen die Beriberi schütze. Diesen Volksglauben bestätigt der obenbeschriebene Befund.

9. Psychische Anstrengung. M. Miura sagte, gewisse Gemütsbewegungen genügten manchmal schon, um die Symptome der Beriberi zu verschlimmern. Geistige Anstrengung bringt zuweilen die Zirkulationsstörung bei Beriberi zur Verstärkung. Ein Student der Medizin blieb wegen Beriberi einige Tage ruhig zu Hause. Eines Tages stand er morgens früh vom Bett auf, setzte sich an den Tisch und las sehr angespannt ein Buch, um sich auf das Examen vorzubereiten. Plötzlich traten Herzklopfen, Dyspnoe und Übelkeit auf, der Puls zählte 110, die Herzaktion war sehr verstärkt.

10. Verschiedene andere Krankheiten veranlassen die Entwicklung und Verschlimmerung der Beriberi. Dazu gehören zunächst Infektionskrankheiten, besonders Typhus abdominalis und Influenza; manchmal treten Beriberifälle massenhaft auf nach Vergiftung durch Speisen, besonders im Sommer. Beriberi kombiniert sich oft auch mit Ernährungsstörungen sowie Anämie, Kachexie und Diabetes mellitus, ferner mit Tuberkulose, Herz-, Nierenleiden und Erkrankung der Digestionsorgane. Merkwürdigerweise erhöhen Schwangerschaft und Wochenbett erheblich die Disposition der Frauen zur Erkrankung an der Beriberi. Die Erklärung für diese Tatsachen liegt im folgenden: Die obengenannten Krankheiten sind solche, bei welchen sich zuweilen Polyneuritis entwickelt. Daher ist es verständlich, daß sie der Entwicklung der Lähmung durch Beriberi Vorschub leisten.

## Pathologische Anatomie.

Typische Beriberileichen stellen die im Shôshin-Zustand, d. h. im akuten Verlauf mit starker Zirkulationsstörung Gestorbenen dar. Beriberikranke sterben selten im chronischen Stadium; meistens sind es dann nur solche Fälle, die mit Tuberkulose, Typhus abdominalis, Nephritis usw. kompliziert sind. Die starken Veränderungen der peripherischen Nerven und Muskeln sind aber mehr bei den im chronischen Zustand Gestorbenen gefunden worden, als bei den Todesfällen durch Shôshin. Die Statistiken vieler Autoren über einzelne

Befunde bei Beriberileichen fassen die beiden Zustände zusammen, und schwanken daher nach dem Überwiegen dieser oder jener Form. Akute oder subakute an Shôshin gestorbene Fälle sind gut genährte Leichen, mit mehr oder weniger ausgesprochenem Ödem und cyanotischer Verfärbung der verschiedenen Körperteile. Die Haut ist blaß, jedoch Hypostase und Leichenflecke sehr ausgeprägt, und beim Durchschneiden der Haut fließt eine große Quantität flüssigen dunkelroten Blutes aus den kleinen oder großen Venen im subcutanen Fettgewebe und in der Muskulatur.

Die chronischen, meist an irgend einer Komplikation gestorbenen Fälle sind gewöhnlich schlecht genährte Leichen. Bei solchen Fällen ist die Atrophie der gelähmten Muskulatur der oberen und unteren Extremitäten ausgeprägt. Stauungserscheinungen und Verharren des Blutes im flüssigen Zustande werden hier nicht nachgewiesen. Je nach der Art der Komplikation kann das Ödem vorhanden sein oder fehlen.

Nach Yamagiwa entwickelt sich die Totenstarre gewöhnlich stark bei den akuten Fällen. Anasarka fand Yamagiwa in 49 unter 90 Fällen (54%), Scheube in 14 unter 20 (70%). Die Häufigkeit der Höhlenwassersucht in verschiedenen Körperteilen ist aus der folgenden, von Yamagiwa zusammengefaßten Darstellung ersichtlich.

| Name der Berichtenden | Ascites | Häufigkeit von | | Zahl der Sektionsfälle |
| --- | --- | --- | --- | --- |
| | | Hydrothorax | Hydroperikard | |
| Scheube . . . . . | 50% | 25% | 75% | 20 |
| Ludewijk-Weiß. . | 52% | 46% | 70% | 50 |
| Pekelharing- Winkler . . . . | 14,06% | 21,88% | 65,63% | 64 |
| Yamagiwa . . . . | 43,44% | 45,49% | 53,28% | 122 |
| Durchschnittszahl d. vier Angaben . . | 39,88% | 34,59% | 65,98% | 256 |

Nach allen Statistiken ist die Höhlenwassersucht sehr häufig, darunter ist das Hydroperikard am häufigsten. Punktförmige Hämorrhagien werden oft an den serösen Häuten, besonders am Epikard und an der Pleura pulmonalis gefunden.

Das Zirkulationssystem. Was bei der Sektion wohl fast jeder im akuten Zustand gestorbenen Kakke-Leiche auffällt, ist das strotzend gefüllte Atrium und die mehr oder weniger, zuweilen äußerst stark dilatierte rechte Kammer, wie die Pathologen M. Miura, Yamagiwa und andere schon vor langen Jahren beschrieben haben. Nach Yamagiwa bemerkt man beim Einschneiden des Herzens, daß der erweiterte Vorhof und Ventrikel mit einem großen Quantum von flüssigem oder halbgeronnenem dunkelrotem Blut oder dunkelrotem Koagulum vollgestopft und das Tricuspidalostium mehr oder weniger erweitert ist. Das ganze Herz ist vergrößert, seine Form nähert sich einer flachen Kugel, es wird breitbasisch, seine Spitze abgerundet und häufig von beiden Kammern bzw. von der rechten Kammer gebildet. Ein fast konstanter und sehr auffallender Befund ist die Hypertrophie und Dilatation des rechten Herzens. Nach Nagayo findet sich die dilatatorische Hypertrophie des Herzens in 44 unter 64 Beriberifällen, also in 68,7%, einfache Dilatation desselben in 14 Fällen (21,9%), während die übrigen 8 Fälle weder Dilatation noch Hypertrophie zeigten. Die linke Kammer ist auch hypertrophiert und dilatiert. Nach Yamagiwa ist die rechte Kammer am häufigsten dilatiert und hypertrophiert oder einfach dilatiert, aber die linke Kammer meist einfach hypertrophiert, zuweilen gleichzeitig mehr oder weniger dilatiert. Nagayo fand relativ selten, und zwar in 20 unter 64 Fällen, dilatatorische Hypertrophie des linken Herzens, darunter zeigten 14 (21 %) einfach Dilatation und 9 (9,4 %) dilatatorische Hypertrophie. Er beobachtete niemals dilatatorische Hypertrophie des linken Herzens bei unverändertem rechten Herzen. Die Hypertrophie und Dilatation sind nicht nur am linken Herzen seltener als am rechten, sondern auch an jenem weit geringer als bei diesem.

Nach Yamagiwa beträgt der Breitendurchmesser der beiden Kammern wie nachstehend angegeben. Er hat den halben Umfang des Herzens dicht unterhalb der Basis, also von der vorderen Linie des Septum ventriculorum angefangen, um die rechte Atrioventriculargrenze bis zur hinteren Linie des Septum ventriculorum für die rechte Kammer, und von der hinteren Linie dieses Septums für die linke Kammer gemessen.

| cm | Der linke Ventrikel | Der rechte Ventrikel |
|---|---|---|
| 9 | 1 mal | — |
| 10—10,5 | 2 mal | — |
| 11—11,5 | 1 mal | — |
| 12—12,5 | 3 mal | 4 mal |
| 13—13,5 | 5 mal | 1 mal |
| 14—14,5 | 4 mal | 4 mal |
| 15—15,5 | — | 5 mal |
| 16—16,5 | 1 mal | 2 mal |
| 17—17,5 | — | 3 mal |
| 18—18,5 | — | 1 mal |
| 19 | — | 1 mal |
| | 12,8 cm Durchschnittszahl von 17 Messungen | 15,1 cm Durchschnittszahl von 21 Messungen |

Also überschreitet der Breitendurchmesser des rechten Ventrikels weit das normale Maß, er beträgt durchschnittlich 15,1 cm, während die Durchschnittszahl des linken 12,8 cm ist. Diese Vergrößerung der rechten Kammer ist nach Yamagiwa hauptsächlich durch die Erweiterung des Conus arteriosus und des unterhalb des Tricuspidal-Ostiums befindlichen Teils bedingt. Nach Yamagiwa beträgt der Dickendurchmesser der Beriberiherzen, d. h. die Dicke der Wand dicht unterhalb der Basis, die subepikardiale Fett- und die innere Trabecularschicht abgerechnet, wie die folgende Tabelle zeigt:

| mm | Linker Ventrikel | Rechter Ventrikel |
|---|---|---|
| 4 | — | 10 mal |
| 5 | — | 20 mal |
| 6 | — | 17 mal |
| 7 | — | 12 mal |
| 8 | 2 mal | 10 mal |
| 9 | — | — |
| 10 | 8 mal | 4 mal |
| 11 | 2 mal | — |
| 12 | 9 mal | — |
| 13 | 15 mal | — |
| 14 | 6 mal | — |
| 15 | 13 mal | — |
| 16 | 2 mal | — |
| 17 | — | — |
| 18 | 2 mal | — |
| 19 | 2 mal | — |
| 20 | 4 mal | — |
| 21 | — | — |
| 22 | 1 mal | — |
| | 13,8 mm Durchschnittszahl von 66 Messungen | 6,1 mm Durchschnittszahl von 73 Messungen |

Die Zunahme des Dickendurchmessers des rechten Ventrikels ist sehr auffallend. Dessen Durchschnittszahl beträgt 6,1 mm, während die Wanddicke des rechten Ventrikels des intakten Herzens von Personen, den untersuchten Beriberifällen etwa entsprechenden Alters, bei gleichem Messungsmodus nach Yamagiwa etwa 2—3 mm ist.

Das Gewicht des Beriberiherzens ist deutlich vermehrt, wie die folgende Tabelle nach Yamagiwa zeigt.

| Gewicht in Gramm | bis 200 | 201 bis 250 | 251 bis 300 | 301 bis 350 | 351 bis 400 | 401 bis 450 | 451 bis 500 | 501 bis 550 | 551 bis 600 |
|---|---|---|---|---|---|---|---|---|---|
| Häufigkeit | 2 mal | 9 mal | 18 mal | 19 mal | 22 mal | 8 mal | 8 mal | 5 mal | 2 mal |

Durchschnittszahl von 93 Messungen: 368 g.

Dieses Durchschnittsgewicht von 368 g überschreitet weit das physiologische Gewicht des Herzens, welches bei den Japanern vom jugendlichen bis reifen Alter ungefähr zwischen 250—300 g schwankt.

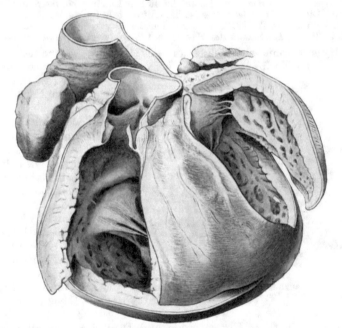

Abb. 4. Typisches Herz bei Beriberi. Hypertrophie und Dilatation des rechten Ventrikels ausgeprägt. (Nach M. Miura.)

Auf dem Epikard finden sich häufig Sehnenflecken und kleine Hämorrhagien. Das Parietal- und Klappenendokard zeigen keine nennenswerte Veränderung. Das Myokard bietet verschiedene bedeutende Alterationen dar. Die Konsistenz des Myokards ist nach dem Verlauf und Ernährungszustand der betreffenden Fälle verschieden. Nagayo hat besonders auf die auffallende Schlaffheit des linken Herzens aufmerksam gemacht, während das rechte noch seine normale Konsistenz behält. Dieses hat gar nichts mit der postmortalen Erweichung zu tun, da die Sektionen schnell nach dem Tod, innerhalb 4—12 Stunden, ausgeführt worden waren. Der Herzmuskel ist mehr oder weniger getrübt, bald diffus, bald fleckig, seine Querstreifung ist oft undeutlich geworden oder nicht mehr zu sehen. Man findet häufig Fragmentation und fettige Degeneration der Herzmuskelfasern. Dürck stellte die hyaline Degeneration derselben fest.

Nagayo hat den Fettgehalt des Herzmuskels bei 28 Fällen genau geprüft und dabei folgendes Resultat erhalten:

| Fett | | Fälle |
|---|---|---|
| in der rechten Kammer | in der linken Kammer | |
| negativ | negativ | 6 |
| sehr wenig | sehr wenig | 5 |
| wenig | negativ | 1 |
| negativ | wenig | 1 |
| mäßig | mäßig | 5 |
| wenig | mäßig | 1 |
| wenig oder negativ | reichlich | 5 |
| reichlich | mäßig | 1 |
| reichlich | reichlich | 3 |

Die fettige Metamorphose ist also in der linken Kammer häufiger und stärker als in der rechten. Die Verteilung des Fettes ist bald diffus, bald fleckig im allgemeinen tritt es in Papillarmuskeln und in Trabekeln besonders deutlich hervor, in der inneren Zone reichlicher als in der äußeren. Im Stamm des Hisschen Bündels zeigt sich das Fett sehr reichlich.

Die Hypertrophie und Dilatation des Herzens, welche sehr auffallende Befunde bei der Beriberi sind, fehlen bei der Wochenbettberiberi nach Angabe von M. Miura. Dies wurde von Nagayo und Honda bestätigt; solche Herzen sind entweder fast normal oder einfach dilatiert. Es ist ein interessantes Problem, worauf sich diese Eigentümlichkeit bezüglich des Herzens bei der Wochenbettberiberi, welche sonst sowohl klinisch als auch pathologisch - anatomisch ganz gleiche Befunde wie die gewöhnliche Beriberi darbietet, zurückführen läßt. Ob die Ruhe oder der Blutverlust bei dem Wochenbett darauf irgendeinen Einfluß ausüben, muß weiter studiert werden. Dagegen zeigt die Säuglingsberiberi nach M. Miura,

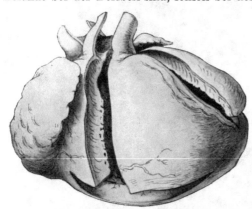

Abb. 5. Herz bei Säuglingsberiberi. Hypertrophie und Dilatation des rechten Ventrikels ebenfalls ausgeprägt. (Nach M. Miura.)

Nagayo u. a. deutliche Hypertrophie und Dilatation, besonders des rechten Herzens, weit über die physiologische Grenze (Abb. 5).

Die Gefäße. Die venöse Stauung des großen Kreislaufs ist bei der akuten Form eine konstante und sehr auffallende Erscheinung und gewöhnlich im Gebiet der unteren Cava sehr deutlich. Im kleinen Kreislauf ist ebenfalls mehr oder weniger ausgeprägte Stauung zu konstatieren.

Schneider und Scheube sahen an der Aorta atheromatöse Veränderungen, Ludewijk und Weiß, Pekelharing und Winkler beobachteten Endarteriitis an den großen Arterien. Nagayo fand bei der akuten Form ohne Ausnahme fettige Usuren oder Flecken an der Intima der Aorta und der großen Arterien, obwohl die Fälle junge Leute betrafen. Die Aorta war außerdem durch Dünnheit und Schlaffheit ausgezeichnet. Bei der Untersuchung der A. femoralis fand Nagayo außer der Intimadegeneration auffallende schmutzige Färbung der Media bei der van Giesonschen Färbung. Die Muskelkerne derselben sind meist langgestreckt und sehen sehr schmutzigkörnig aus, trotzdem die Sektion der betreffenden Fälle innerhalb 14 Stunden nach dem Tod ausgeführt worden war und die peripherischen kleineren

Arterienäste derselben Fälle das typische Bild der postmortalen Kontraktion und deren Muskelkerne noch eine deutliche Kernkontur zeigten. Er glaubt daher, daß die Media der größeren Arterien bei der akuten Beriberi der Degeneration anheimfällt, und will diese mit der klinisch beobachteten Schlaffheit der Gefäße in Zusammenhang bringen. Es scheint danach eine gleiche Veränderung in der Muskelschicht des Herzens und der größeren Arterien zu bestehen. Glogner hat Fragmentation der elastischen Fasern in der A. pulmonalis beobachtet. Dieser Befund konnte jedoch von Yamagiwa und Ogata nicht bestätigt werden.

M. Miura versuchte die Hypertrophie des linken Ventrikels bei Beriberi durch Kontraktion peripherischer Arterien zu erklären. Diese Hypothese wurde durch Yamagiwa weiter ausgebaut, indem er in seinen Präparaten die Wand feinerer Arterienäste als verdickt und das Lumen dementsprechend als verengt bezeichnet. Yamagiwa wollte weiterhin sogar die Veränderungen aller Organe bei der Beriberi durch diese Gefäßkontraktion erklären. Dies hat nachher T. Ogata veranlaßt, das Verhalten der Gefäße bei Beriberi weiter zu studieren. Durch die sorgfältigen Untersuchungen von Ogata wurde sichergestellt, daß bei der Beriberi eine besonders starke Kontraktion der peripherischen Gefäße nicht nachgewiesen wird.

Respirationsorgane. Bei den im akuten Stadium Gestorbenen zeigen die Lungen starke Stauungserscheinungen, Yamagiwa, Nagayo, Ogata usw. haben sogar nicht selten Splenisation beobachtet. Lungenödem ist auch ein häufiger Befund, der Luftgehalt ist vermindert und im Unterlappen wird nicht selten Atelektase gefunden, wofür dann emphysematöse Erweiterung der Oberlappen und der freien Ränder vikariierend eintritt. Als Komplikation wird katarrhalische Pneumonie besonders häufig bei der Säuglingsberiberi gefunden.

Im Kehlkopf kommt Ödem manchmal vor, und zwar meist in der Plica aryepiglottica und ventricularis nach K. Miura. Recurrenslähmung und Degeneration der Nervenfasern des Nervus recurrens werden oft nachgewiesen.

Magendarmkanal. Die Stauung ist der hauptsächlichste Befund am Verdauungskanal, daneben tritt Ödem der Schleimhäute häufig auf. Man sieht auch Ekchymosen auf der Schleimhaut. Wright beschrieb eine hämorrhagische Gastroduodenitis, was aber nicht der gewöhnliche Befund ist. Nach Nagayo sind die Follikelapparate des Magens, des Dünn- und Dickdarms bei der akuten Form sowie bei der Säuglingsberiberi (über den Grad des physiologischen Zustandes beim Säugling hinaus) angeschwollen. Bei der Schwangerschaftsberiberi ist dies viel seltener und bei chronischen Fällen niemals zu konstatieren. Nagayo fand deutliche Kontraktionsstreifen, einmal im Magen, zweimal im Dickdarm. Dasselbe Bild hat Ogata in der Arterienmedia und Kiyono in der Blasenmuskulatur der Beriberileichen bemerkt. Nagayo will diesen Befund nicht als ein einfaches Kunstprodukt, wie Ogata, Schaffer und Grätzner, ansehen, sondern diesem vielmehr eine pathologische Bedeutung zuschreiben.

Die Leber. Sie ist angeschwollen, blutreich infolge der allgemeinen venösen Stauung; diese ist meist mit Verfettung vergesellschaftet, so daß nicht selten die typische Muskatnußzeichnung entsteht. Ödem der Leber ist auch kein seltener Befund bei der akuten Form. In Fällen, wo die Krankheit im schweren Zustand mehr oder weniger lang gedauert hat, sieht man manchmal Stauungsinduration. K. Miura und Nagayo haben auf zentrale fettige Degeneration der Leberläppchen aufmerksam gemacht, Nagayo sah Verfettung sowohl zentraler als auch peripherischer Natur. Bei chronischen Fällen wurde häufig Verfettung der Kupfferschen Sternzellen, besonders in der Peripherie der Läppchen gefunden.

Nach Nagayo sind Nekrose und hochgradige Glykogenspeicherung sehr auffallend. Die Nekrose ist im Zentrum des Läppchens lokalisiert, während das Glykogen in der peripherischen Zone desselben oft in reichlicher Menge sich zeigt. In demselben Läppchen treten oft drei Schichten hervor: zentrale Nekrose, peripherische Glykogenablagerung und dazwischen eine verfettete Mittelzone. Die Capillaren sind auch oft mit Glykogen gefüllt.

Das Pancreas. Nagayo fand dieses Organ sowohl bei der Erwachsenen- als auch bei der Säuglingsberiberi im allgemeinen etwas kleiner als normal. Das Durchschnittsgewicht von 14 Fällen betrug 62 g, während das normale Gewicht des Pankreas von Japanern durchschnittlich 70 g wiegt. Bei der histologischen Untersuchung wird diffuse parenchymatöse Atrophie mit einer leichten inter- und intraacinösen Bindegewebszunahme konstatiert. Die Langerhansschen Inseln zeigen keine besondere Abweichung in bezug auf Größe und Zahl.

Milz und Knochenmark. Fiebig und Scheube haben eine unbedeutende Vergrößerung der Milz bei der Beriberi als eigentümlich angesehen. Nach Yamagiwa ist die

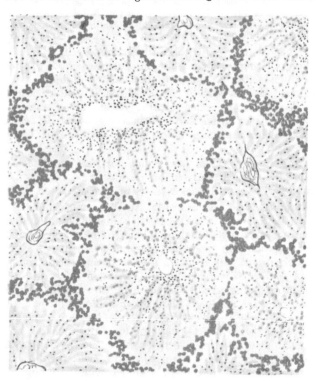

Abb. 6. Verfettung der intermediären Zone und Zentralnekrose der Leberläppchen. Sudan III und Hämatoxylinfärbung. (Nach M. Nagayo.)

Beriberimilz in den meisten Fällen nur etwas vergrößert. Nach seiner Messung ist das Durchschnittsgewicht von 45 Fällen 172 g. Nagayo fand durchschnittlich 161,9 g in 233 Fällen. Eine gewisse Stauung und cyanotische Induration sind vorhanden. Mikroskopisch fanden sich nach Nagayo häufig Follikelvergrößerungen mit hyaliner Degeneration des Zentrums. In der Pulpa wurden häufig Hämosiderinablagerungen, besonders in der Nähe der Balken beobachtet.

Im Knochenmark fand sich nach Nagayo keine konstante Veränderung, die erythroblastischen Herde sind im allgemeinen gut entwickelt. Er sah zweimal in akuten Fällen Auftreten von zahlreichen eosinophilen Zellen im Knochenmark, in anderen zwei Fällen ziemlich reichliche Megakaryocyten.

Niere. Yamagiwa fand durch Messung einer großen Anzahl von Beriberinieren im Durchschnitt die Länge 11,3, die Breite 5,0, die Dicke 3,3 cm und das Gewicht 143 g. Aus diesem Resultat schließt er, daß bei der Beriberiniere weder eine Größen- noch eine Gewichtszunahme besteht. Auch Nagayo hat die Beriberiniere durchschnittlich nicht schwerer, eher etwas leichter als normal gefunden, wie die folgende Tabelle zeigt.

| Krankheitsform | Untersuchte Fälle | Durchschnittsgewicht (g) | |
|---|---|---|---|
| | | linke Niere | rechte Niere |
| a) Reine Beriberi, akute Form | 7 | 134,5 | 126,6 |
| b) Schwangerschafts- bzw. Puerperalberiberi . . . | 3 | 135,0 | 143,0 |
| c) Beriberi mit Komplikation akuter Krankheiten . . | 5 | 181,2 | 175,0 |
| d) Chronische Beriberi mit Komplikationen . . . | 11 | 122,0 | 114,0 |

Den auffallendsten Befund der Beriberiniere stellt die Stauung dar, oft wird cyanotische Induration bemerkt. Die ganze Schnittfläche, besonders die Markkegel sind dunkelrot, die Capillaren der Glomeruli und die zwischen den geraden Harnkanälchen stark gefüllt. Außer der Stauung wird nicht selten Trübung bemerkt, Schwellung ist nicht vorhanden. Yamagiwa fand ziemlich häufig Nekrose der Harnkanälchenepithelien, besonders in der Columna Bertini und der Grenzschicht zwischen Rinde und Mark. Dieser Befund wurde von Nagayo bestätigt. Im Interstitium ist außer den Stauungserscheinungen keine nennenswerte Veränderung zu bemerken.

Der Fettgehalt der Beriberiniere ist nach Nagayo verschieden. Bei der akuten Form und bei Säuglingsberiberi ohne Komplikation ist neutrales Fett sehr oft in reichlicher Menge in gewundenen Harnkanälchen und in aufsteigenden Schenkeln der Henleschen Schleife zu finden, wie es auch der Befund bei der Stauungsniere ist; bei chronischen Fällen zeigt sich häufig lipoides Pigment in Sammelröhren und in absteigenden Schleifenschenkeln. Yamagiwa wollte die obengenannten beschränkten parenchymatösen Degenerationen als etwas für Beriberi Pathognomonisches ansehen. Nagayo sieht sämtliche Veränderungen als Folgen der Stauung an, wie es früher schon Aoyama getan hat.

Die Harnblase wird bei der Sektion kontrahiert gefunden.

Die lymphatischen Apparate und die Thymus. Nagayo fand in akuten Fällen markige Wucherung an lymphatischen Apparaten des gesamten Körpers, nämlich in Tonsillen, in mesenterialen und retroperitonealen Lymphdrüsen usw., außer den schon beschriebenen Follikelapparaten im Verdauungskanal. Die Follikel der Milz und der Lunge sind nicht selten ebenfalls geschwollen. Außerdem finden sich oft kleine Lymphocytenhaufen in der Leber, Nebenniere und subkapsulären Zone der Nierenrinde. Bei solchen Fällen wird Persistenz oder Hypertrophie der Thymusdrüse oft konstatiert. Nagayo will daraus annehmen, daß der Tod durch die akute Beriberi bei Leuten mit Status thymicolymphaticus häufig vorkommt. Es wurde ferner bei solchen Leichen eine zarte und dünne Aorta mit dehnbarer Wandung trotz kräftiger Entwicklung des übrigen Körpers gefunden. In letzter Zeit ist die Frage aufgeworfen worden, ob Schwellung des Lymphdrüsenapparates oder Vergrößerung des Thymus überhaupt als ein pathologisches Kennzeichen anzusehen sind, da sie auch bei gesunden Individuen, die an Verletzungen oder Unglücksfällen rasch gestorben sind, gefunden werden. Bei der Beriberi muß auch dieser Punkt berücksichtigt werden, weil der Tod durch akute Beriberi bei jungen Leuten meistens plötzlich eintritt. Anderseits ist dieser Befund von Nagayo sehr bemerkenswert bezüglich der Vergleichung der Beriberi mit der B-Avitaminosis, indem die Lymphapparate und besonders die Thymus bei der letzteren atrophisch gefunden werden.

Organe mit innerer Sekretion. Die Veränderungen der Nebenniere sind bemerkenswert. Nagayo fand bei akuter Beriberi oft beträchtliche Hypertrophie des Nebennierenmarks mit deutlicher Chromreaktion und häufig auch mit lymphocytären Anhäufungen, während der Fettgehalt der Rinde meist mehr oder weniger reduziert ist. In einigen Fällen hat er deutliche Atrophie der Rinde bemerkt. Auch bei chronischen Fällen wird nicht selten Markhypertrophie gefunden. Ohno hat den Adrenalingehalt der Nebenniere chemisch nach Comesatti bestimmt und eine Vermehrung bei Beriberi gefunden.

Man findet bei der B-Avitaminosis aller Tiere ausnahmslos als eine charakteristische Veränderung (nicht bei anderen partiellen Ernährungsstörungen) Hypertrophie und Hyperplasie der Nebennierenrinde, aber nicht des Marks[1]. Es ist eine sehr wichtige Frage, wodurch dieser Gegensatz, die Hypertrophie des Marks bei der Beriberi einerseits und die der Rinde anderseits bei der

---

[1]) Vgl. indessen auch Kihn, S. 154ff.

experimentellen Avitaminosis zustande kommt. Nach mündlicher Mitteilung von Nagayo scheint eine leichte Schwellung der Nebennierenrinde auch oft bei der akuten Beriberi vorzukommen, aber lange nicht eine so deutliche Hypertrophie wie bei der B-Avitaminosis.

Nach Nagayo und Katsunuma scheinen die Schilddrüse und die Hypophyse bei der Beriberi oft hypertrophiert zu sein. Katsunuma fand bei jedem Falle eine Anhäufung von Lymphocyten und Plasmazellen in der Pars intermedia der Hypophyse lokalisiert. Die Stauung ist im vorderen Lappen ausgeprägter als im hinteren. K. Yoshimura und K. Tabe bemerkten leichte Hypertrophie der Epithelkörperchen bei Beriberi. Die hellen Hauptzellen treten dabei deutlicher als in der Norm hervor, die Zahl dieser Zellen übertrifft die der dunklen Hauptzellen. Im Interstitium ist der Lipoidgehalt im allgemeinen vermindert. Nach diesem Befund dachten Yoshimura und Tabe, daß das Epithelkörperchen bei der Beriberi im Zustand der Funktionssteigerung sich befindet. Nagayo fand bei zwei Fällen von Säuglingsberiberi eine auffallende Vergrößerung der Langerhansschen Inseln, häufig mit deutlicher fibröser Kapsel versehen, während das Parenchym des Pankreas eine Atrophie wie bei allen schweren Beriberifällen von Erwachsenen zeigte.

Das zentrale Nervensystem. Nach früheren Befunden von M. Miura zeigte die Rinde und die Marksubstanz des Gehirns außer einer Erweiterung der Capillargefäße keine sonstige Veränderung. Spätere Untersuchungen mit feineren Methoden haben diese Meinung bestätigt. Shimazono hat die Hirnrinde und Stammganglien nach der Nißlschen Methode untersucht und keine besondere Veränderung an Ganglien- oder an Gliazellen gefunden. Nach der Marchischen Methode sind keine degenerierten Nervenfasern in der Hirnhemisphäre zu finden. Es ist weder Anhäufung von Leukocyten noch Wucherung der Gliaelemente in der Hirnsubstanz und in den Hirnhäuten nachzuweisen. In Pons und Medulla oblongata wurden Veränderungen der Ganglienzellen in Nißl-Präparaten von mehreren Forschern bemerkt. So hat Rodenwaldt veränderte Ganglienzellen im Bereich des Tractus solitarius, im Facialiskern und Nucleus cuneatus, Wright im Hypoglossus-, Glossopharyngeus- und Vago-Accessoriuskern, Shimazono in den Zellen des Nucleus ambiguus, des dorsalen Vaguskerns und des Tractus solitarius beschrieben.

Ähnliche und stärkere Veränderungen der Ganglienzellen sind im Rückenmark zu beobachten. Wright, Rodenwaldt, Tsunoda, Shimazono konstatierten solche im Vorderhorn, der Clarkeschen Säule und in den Spinalganglien. Die Ganglienzellen in den Vorderhörnern zeigen typische Alterationen, und zwar Schwellung des Zelleibs, Verlagerung des Kerns nach der Peripherie der Zellen und partielle oder diffuse Auflösung der Nißlschen färbbaren Substanzen. Diese Veränderungen stellen ohne Zweifel die sog. retrograde Degeneration der Ganglienzellen dar, also diejenige, welche nach dem Abschneiden der peripherischen Nervenfasern in den zugehörigen Ganglienzellen im Zentralnervensystem zu beobachten ist. Wir fanden dementsprechend die stärkeren Veränderungen der Nervenzellen bei den chronischen Fällen mit starker Lähmung der peripherischen Nerven. Sie werden dagegen vermißt oder nur im leichten Grade gefunden bei früh gestorbenen, nur leichte Lähmung zeigenden Fällen. Was das Rückenmark anbetrifft, so ist die Degeneration der Ganglienzellen der Vorderhörner im Lumbosakralmark am ausgeprägtesten, der stärksten Lähmung der peripherischen Nerven in den unteren Extremitäten entsprechend. Es folgen die Nervenzellen im Halsmark; die im Dorsalmark sind am wenigsten verändert, da die Nerven und Muskeln im Rumpf nur leicht affiziert werden. In den Vorderhörnern sind die Nervenzellen hauptsächlich in der lateralen Hauptgruppe verändert, während die in der medialen Gruppe meist frei bleiben.

Außer den genannten Veränderungen der Nervenzellen, die der Degeneratio axionalis entsprechen, wird die Vakuolisation der Ganglienzellen häufig, und zwar fast immer in den Fällen mit deutlicher Lähmung gefunden, wie Shimazono, Wright, Dürck usw. beobachteten. Vakuolen in den Ganglienzellen werden oft bei verschiedenen Krankheiten bemerkt; sie können auch als ein Kunstprodukt durch die Konservierung sowie als Leichenerscheinung entstehen. Bei der Beriberi treten sie jedoch in frisch und gut in Alkohol konservierten Präparaten auf und werden hier so häufig gefunden, daß die Annahme des ursächlichen Zusammenhangs berechtigt ist.

Degeneration und Atrophie der Leitungsbahnen im Rückenmark wurden von zahlreichen Autoren beschrieben. Die alten Angaben sind hier jedoch oft zweifelhaft. Rumpf und Luce beobachteten bei einem Fall von Beriberi mittels der Marchischen Methode diffuse, über den ganzen Querschnitt des Rückenmarks verbreitete mäßige Faserdegeneration. Dürck hat in zwei chronischen Fällen Degeneration und Sklerose des ganzen Hinterstrangs und

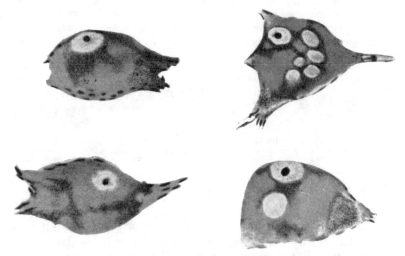

Abb. 7. Ganglienzellen im Vorderhorn des Rückenmarks.
Schwellung, Chromatolyse, Verlagerung des Kerns und Vakuolisation. Nißlsche Färbung.

eines Teils des Kleinhirnseitenstrangs bemerkt. Außerdem zeigte sich in vielen Fällen Degeneration der hinteren und vorderen Wurzeln; in einem anderen Fall waren gelichtete Stellen in der Zona reticularis anterior und posterior vorhanden. Es ist nicht denkbar, daß bei der Beriberi ausgeprägte Strangdegeneration vorkommt, da sowohl die motorische als auch die sensible Störung in sämtlichen Fällen sogar mit sehr starker Lähmung fast spurlos zurückgehen kann. Wenn man das Rückenmarkstück von Beriberileichen mit Osmium behandelt, dann wird Tüpfelung mit Osmiumschollen diffus im Querschnitt des Rückenmarks, besonders im Hinterstrang sowie im intramedullären Verlauf der vorderen und hinteren Wurzeln usw. gefunden. Solche Tüpfelung ist nach unserer Erfahrung bei chronischen Fällen mit starker Lähmung ausgeprägt, besonders in den mit Tuberkulose kombinierten. Frühere Forscher haben diese stärkere Tüpfelung mit Osmiumschollen ohne weiteres als Degeneration aufgefaßt. Damals war es noch nicht klar, was die Vermehrung der Marchischollen bedeutet. Shimazono hat 1913 die Veränderungen der zentralen und der peripherischen Nervensubstanz bei verschiedenen Vergiftungen und Ernährungsstörungen beschrieben. Nach seinen Untersuchungen tritt Vermehrung der Osmiumschollen im Rückenmark bei Anämien, Ernährungsstörungen und verschiedenen Vergiftungen ein. Sie bestehen teils aus den Marchischollen der Nervenfasern, die sich in der Wallerschen Degeneration befinden, teils aus Elzholzschen Körperchen in den Nervenfasern und Lipoiden im Interstitium. Ähnliches finden wir auch im Rückenmark der Beriberi und der experimentellen Avitaminosis, und die Tüpfelung des Beriberirückenmarks mit Osmiumschollen besteht meistens aus der Vermehrung der Elzholzschen Körperchen; Fasern in Wallerscher Degeneration sind im Rückenmark ganz selten. Die Elzholzschen Körperchen befinden sich hauptsächlich am Schnürringe, seltener an verschiedenen Stellen der interannulären Segmente. Zuweilen gruppieren sich einige Elzholzsche Körperchen am Schnürringe, wie Abb. 8 zeigt.

An dieser Stelle tritt eine Gliazelle ein und die Elzholzschen Körperchen werden von der Gliasubstanz umgeben. Der fortgeschrittene „periaxilläre segmentäre Prozeß" wurde nicht beobachtet.

Diffuse Vermehrung der Elzholzschen Körperchen kommt in dem Hinterstrang, dem peripherischen Teil des Rückenmarkquerschnitts und dem intramedullären Verlauf der Wurzelfasern bei verschiedenen Prozessen vor. Eine solche hat geringe pathologische Bedeutung. Sie zeigt sich bei verschiedenen

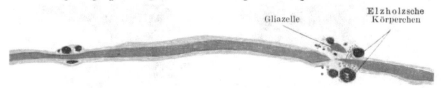

Abb. 8. Eine Nervenfaser im Hinterstrang des Rückenmarks eines Beriberikranken mit starker peripherischer Lähmung. Mehrere Elzholzsche Körperchen an einem Ranvierschen Schnürring und auch an anderen Stellen. Marchi-Malloryfärbung. (Nach dem Verfasser.)

Ernährungsstörungen usw., und führt in der Regel nicht zum eigentlichen periaxillären segmentären Prozeß und dementsprechend auch nicht zur Durchtrennung der Nervenfasern mit darauf folgender Wallerscher Degeneration. Wir haben niemals im Rückenmark der Beriberi-Leichen reichliche Nervenfasern in der Wallerschen Degeneration beobachtet, so daß eine Strangdegeneration oder Strangsklerose als Folge dieser Degeneration zustande käme. Dieser pathologisch-anatomische Befund stimmt mit der klinischen Beobachtung überein, daß die Lähmungen bei der Beriberi fast ausnahmslos ohne Residuum zurückgehen können. Die Strangdegeneration oder die Sklerose der besonderen Leitungsbahnen bei der Beriberi, welche von Dürck und anderen beschrieben wurde, muß vielleicht der Komplikation mit irgend einer Rückenmarkskrankheit zugeschrieben werden.

Im Interstitium des Rückenmarks findet man zuweilen leichte Wucherung des Protoplasmas mehrerer Gliazellen, meistens mit darin eingeschlossener lipoider Substanz, in Fällen, die deutliche Vermehrung der Elzholzschen Körperchen in den Nervenfasern zeigen. Die Gefäße im Interstitium sind bei akuten Fällen mit Blutkörperchen gefüllt; gelegentlich bestehen auch capillare Blutungen. In der Rückenmarkshülle ist nichts Besonderes zu finden.

Die peripherischen Nerven. Man findet makroskopisch keine besondere Veränderung an den peripherischen Nerven, außer Injektion der kleinen Gefäße und manchmal Hämorrhagien in den Nervenscheiden bei akuten Fällen. Mikroskopisch ist die Degeneration der Nervenfasern sehr ausgeprägt, wie schon von Bälz und Scheube beschrieben und weswegen dieser Krankheit auch der Name Panneuritis resp. Neuritis multiplex endemica gegeben wurde. Später haben Pekelharing und Winkler, M. Miura, Yamagiwa, Dürck, Aoyagi, Honda, Shimazono u. a. die peripherischen Nerven untersucht. Die pathologischen, histologischen Bilder der peripherischen Nerven stellen die der Polyneuritis dar, wie sie bei verschiedenen Vergiftungen, z. B. mit Arsenik,

Blei usw., an Menschen und Tieren beobachtet werden und zuerst von Gombault, später von Doinikow u. a. genau beschrieben wurden.

Die peripherischen Nerven des Unterschenkels zeigen bei akuten Fällen mit leichter Hypästhesie und leichter Schwäche an den unteren Extremitäten das Bild des Anfangsstadiums der Neuritis. Man findet hier zuerst die Wucherung des Protoplasmas der Schwannschen Zellen. Am Thionin- (Fixierung in Orth-Müller) oder Mannschen Präparat (Fixierung in Gliabeize nach Weigert, Gefrierschnitt) tritt die grobwabige Struktur des Plasmas schärfer als in normalen Nerven zutage; neben den feineren und gröberen Waben treten zahlreiche Vakuolen auf (Abb. 9). In dem Marchischen oder Marchi-Mannschen Präparat (Fixierung im Orthschen Gemisch 1 Tag, Nachhärten in Müllerscher Flüssigkeit 10 Tage, dann nach Marchi behandelt, Celloidinschnitt, Nachfärbung mit der Mannschen Methylblau-Eosinlösung nach Alzheimer)

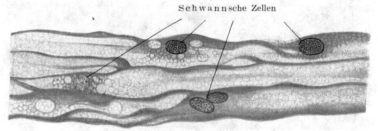

Schwannsche Zellen

Abb. 9. Wucherung des Protoplasmas der Schwannschen Zellen. N. ischiadicus. Mannsche Färbung. (Nach dem Verfasser.)

treten viele Marchi-Schollen in der Marksubstanz der Nervenfasern hervor, besonders an beiden Seiten des Ranvierschen Schnürrings, wo sie oft reihenförmig liegen. Man bemerkt zuweilen Marchi-Schollen im intensiv blau gefärbten Protoplasmasaum der Schwannschen Zelle und zwar in der obengenannten Vakuole eingeschlossen. Diese Marchi-Schollen sind bald gröber, bald kleiner, tief schwarz oder bräunlich gefärbte kuglige Gebilde und stellen die sog. Elzholzschen Körperchen dar. Wenn diese Elzholzschen Körperchen reichlich aneinander, besonders am Schnürringe liegen, dann ist die normale Markscheide an einer Strecke der Nervenfaser nicht mehr zu sehen und der Achsenzylinder liegt von diesen Markschollen umgeben. Wie die Bielschowsky-Präparate zeigen, ist der Achsenzylinder in diesem Stadium nicht unterbrochen, nur erscheint er manchmal am Schnürring retrahiert und deswegen intensiver gefärbt. Der Achsenzylinder wird dort gedrückt und bildet eine Krümmung, wo ein großes Elzholzsches Körperchen an einer Seite liegt.

Wenn der Prozeß fortschreitet, so wird der Achsenzylinder unterbrochen mit darauf folgender Wallerscher Degeneration. An den Nerven, welche vor dem Tode klinisch die Zeichen starker Lähmung darboten, sieht man anatomisch zahlreiche Fasern in Wallerscher Degeneration. Die Marksubstanz ist in Markballen zerfallen, der Achsenzylinder zerrissen, fragmentiert. Man beobachtet oft die zerfallenen Achsenzylinderstücke als kürzere oder längere Fragmente in den Markballen eingeschlossen. Die Markkugeln sind im gewucherten Protoplasma der Schwannschen Zellen eingeschlossen. Kleine lymphocytenartige Zellelemente treten auf. Durch Fettfärbung mit Sudan III, Scharlachrot, Nilblausulfat usw. ist reichliche Fettbildung aus der zerfallenen Nervensubstanz in den degenerierten Nervenfasern, oder daraus abtransportiert schon im Interstitium nachzuweisen. In einem Nervenbündel befinden sich solche Fasern in der Wallerschen Degeneration nebeneinander mit anderen im Anfangsstadium der Veränderung, sowie mit gesunden Fasern. Wenn die Lähmung total ist, dann bemerkt man fast keine normalen Nervenfasern im ganzen Bündel mehr, wie in der Abb. 10 ersichtlich ist. In älteren Fällen sind die zerfallenen Nerven-substanzen abgebaut, abtransportiert, und es bleiben nur die Bandfasern übrig.

An solchen Veränderungen beteiligen sich die Nerven der unteren, der oberen Extremitäten und des Rumpfes, auch Hirnnerven wie Vagus und Facialis, je nach der Ausbreitung der Lähmung. Gewöhnlich sind sie am stärksten

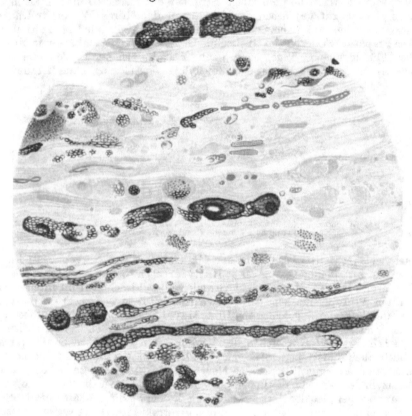

Abb. 10. Starke Degeneration des N. tibialis. Weigertsche Kupferhämatoxylin-Methode
(Nach dem Verfasser.)

an den Nerven der unteren, dann der oberen Extremitäten, am Phrenicus und den markhaltigen Fasern des Vagus. Die Nerven sind in der Regel im distalen Teil stärker als im proximalen affiziert, daher ist der Ischiadicusstamm weit weniger als der Peroneus und der Tibialis verändert. Die Nerven der Streck-seite sind meist stärker als die der Beugeseite affiziert, so zeigt der Nervus radialis stärkere Degeneration als der Nervus medianus oder ulnaris.

Restitutionsvorgänge werden bei chronischen Fällen in Bandfasern beobachtet, wenn man solche Nervenschnitte nach Bielschowsky oder Cajal behandelt. So treten mehrere feinere neugebildete Achsenzylinder in Bandfasern auf, wie Doinikow und Kimura auch bei anderen Neuritiden beschrieben haben. Doinikow hat darauf aufmerksam gemacht, daß bei fortwirkender Noxe neben degenerativen lebhafte regenerative Prozesse stattfinden können, daß

jedoch die neugebildeten Achsenzylinder, wohl unter dem Einfluß der fort-
wirkenden Noxe, zum größten Teil marklos bleiben. Wir fanden bei den in
der Höhe der Lähmung gestorbenen Fällen
der Beriberi solche neugebildete Achsenzylinder meist fein, ziemlich scharf, und tief
im Bielschowskyschen Präparat tingiert;
im Zupfpräparat wurden sie durch lange
Strecken verfolgt (Abb. 11).

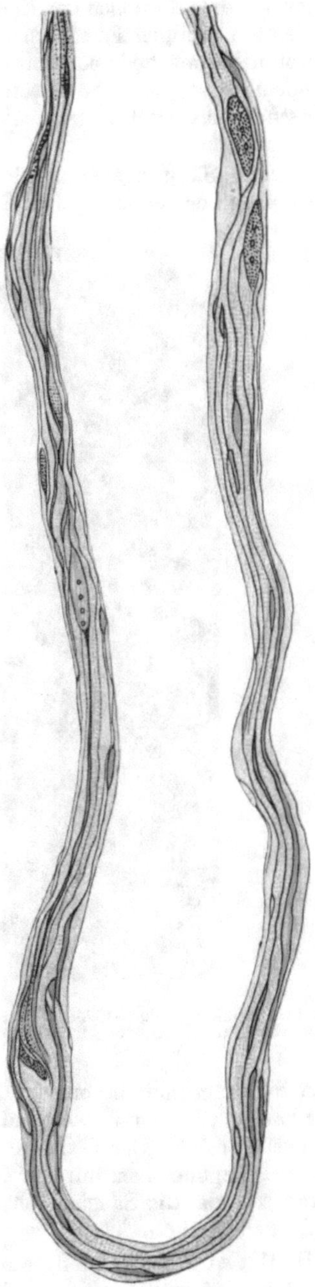

Da bei der Beriberi zuweilen ein Zentralskotom beobachtet wird, so ist es eine
wichtige Frage, ob sich im Nervus opticus
irgendeine Veränderung histologisch nachweisen läßt. Kagoshima hat in 4 unter
54 Fällen eine Veränderung im Nervus opticus
histologisch nachgewiesen. Diese 4 Fälle
klagten alle seit einigen Jahren über Sehschwäche mit Zentralskotom; besondere Komplikationen lagen nicht vor, der Abusus von
Alkohol und Tabak wurde negiert. Die Veränderung besteht in der Atrophie des Papillo-
Makularbündels. Bei Weigertscher Mark-
scheidenfärbung ist keine normale Markscheide in diesem Teile nachweisbar, nur
findet sich ab und zu ein Rest von degenerierten Nervenfasern; die Zellkerne sind hier
vermehrt.

Sehr mangelhaft ist unsere Kenntnis über
die pathologische Anatomie des vegetativen
Nervensystems bei der Beriberi, wie dies auch
bei anderen Nervenkrankheiten der Fall ist.
Honda hat bei seinen ausgedehnten Untersuchungen keine deutlichen Veränderungen in
den feinen Fasern des Vagus gefunden,
während die größeren markreichen Fasern
im Vagusstamm sehr häufig starke Veränderungen darboten. Es ist aber noch nicht
bekannt, ob der intramurale Teil der autonomen Nerven verschont bleibt. Man beobachtet im Stamm des Grenzstranges zuweilen
Vermehrung der Elzholzschen Körperchen
und einige Fasern in Wallerscher Degeneration, wie an den gröberen markhaltigen
Nervenfasern.

Was die Ganglienzellen des autonomen
Nervensystems anbetrifft, so fanden Honda
und Nakamura veränderte Nervenzellen im
Gebiet des Nervus splanchnicus und des
Ganglion cervicale superius, Takakusu im
letzteren Ganglion sowie Ganglion jugulare,
Hirai in Auerbachs Plexus des Darms.

Abb. 11. Mehrere neugebildete feine Achsenzylinder innerhalb einer alten degenerierten Nervenfaser. Bielschowskys Zupfpräparat aus dem N. peroneus. (Nach dem Verfasser.)

Die Veränderungen bestehen teils in Anschwellung des Zelleibs, in Zerfall der
färbbaren Substanz, teils in Schrumpfung mit tiefer Färbung des Zellproto-
plasmas in Nißl-Präparaten. Ähnliche Alterationen in Ganglienzellen des

vegetativen Nervensystems wurden bei Vogel-B-Avitaminosis von Takakusu gefunden.

Auch Veränderungen der Endapparate der motorischen und sensiblen Nerven wurden von einigen Forschern beschrieben. Obwohl es sehr schwer ist, mit der Neurofibrillenmethode oder mit der vitalen Färbung an den Nervenendigungen irgendeine pathologische Veränderung sicher wahrzunehmen, ist es doch sehr wahrscheinlich, daß Degeneration an solchen Endapparaten bei der Beriberi vorkommt.

Bei der Säuglingsberiberi hat Honda deutliche Degeneration am Nervus recurrens, aber keine an den Extremitätennerven gefunden, den klinisch von

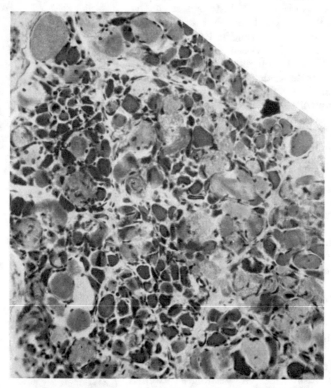

Abb. 12. Ungleichmäßige Affektion der einzelnen Muskelfasern in einem Bündel. Man sieht darunter trübe Schwellung, Verfettung, wachsartige Degeneration usw. M. gastrocnemius. (Nach M. Nagayo.)

Hirota hervorgehobenen Erscheinungen entsprechend, daß Heiserkeit dabei sehr häufig vorkommt, während Lähmung der Extremitäten gewöhnlich schwer nachweisbar ist. Der Gedanke ist verlockend, daß diese Eigentümlichkeit bei der Säuglingsberiberi mit der vorher beschriebenen Aufbrauchstheorie zu erklären sei, da die Säuglinge häufig weinen, dagegen die Extremitäten relativ wenig gebrauchen.

H. Hirai hat 7 Feten, die bei schwerer Beriberi der Kreißenden im 8. bis 10. Monat ausgestoßen wurden, in unserer Klinik untersucht. 3 darunter waren tot, 4 lebend geboren, ein im 10. Monat geborener blieb 4 Tage lebend. 2 unter 7 Müttern starben und wurden seziert; es wurden dabei typische Veränderungen an den periphelischen Nerven und anderen Organen nachgewiesen.

Die Beriberifeten zeigten alle Stauung und Katarrh im Magen, Duodenum, Dünn- und Dickdarm. Häufig finden sich Füllung der Capillaren und kleine Hämorrhagien sowie Anschwellung der Follikel im Darm. Leichte Trübung des Herzmuskels, Bronchitis und Stauung in allen Organen treten hervor. Hirai hat peripherische Nerven, und zwar Nervus tibialis, peroneus, ischiadicus, radialis, medianus, vagus mit recurrens und phrenicus histologisch nach Marchi- und Marchi-Mannscher Methode untersucht. Es waren keine besonderen Veränderungen in diesen Nerven zu finden. Niemals wurden die Fasern in Wallerscher Degeneration oder im segmentären Prozeß beobachtet. Nur feine Osmiumschollen fanden sich diffus zerstreut im Nervenbündel, aber nirgends in Gruppen. Diese Körner treten in der Marksubstanz der Nerven-

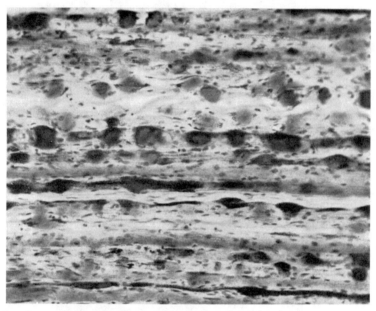

Abb. 13. Rosenkranzartige Degeneration der Muskelfasern mit Glykogenstauung, teilweise atrophisch.
(Nach M. Nagayo.)

fasern, im Protoplasma der Schwannschen Zellen und in der Umgebung der Gefäße auf. Sie finden sich nicht gruppenweise in der Umgebung des Schnür-rings, wie in den Nerven der erwachsenen Beriberikranken. Stauung und Hämorrhagie wurden auch in peripherischen Nerven bemerkt.

Die Muskeln. Sie sind bei den akuten Fällen ödematös angeschwollen und beim Durchschneiden derselben fließt größere Menge seröser Flüssigkeit aus. Bei den chronischen Fällen mit starker Lähmung sind die Muskeln atrophisch. Die Alterationen der Muskeln bei dieser Krankheit haben viele Forscher, besonders Yamagiwa, Nagayo und Kiyono genau untersucht. Diese sind nach Kiyono und auch nach Nagayo in drei Stadien einzuteilen.

Das erste Stadium: Das Stadium der Schwellung, stellt die diffuse trübe Schwellung der Muskeln dar; mikroskopisch treten angeschwollene Muskelfasern im Gesichtsfeld hervor. Diese zeigen dabei diffuse Verfettung, und ihre Quer-streifung ist oft schon undeutlich. Wenn gleichzeitig Ödem vorhanden ist, dann wird das Interstitium zwischen den Muskelbündeln locker und die Schwel-lung der Muskelfasern erscheint stärker. Die Muskelkerne vermehren sich manchmal in leichterem Grade, aber Zellinfiltration im Interstitium ist nicht nachweisbar. Die Veränderungen finden sich in früh gestorbenen Fällen und sind als das Anfangsstadium der Muskelaffektion anzusehen.

Im zweiten Stadium: Stadium der Degeneration, treten die verschiedenen Degenerationsformen der Muskelfasern, welche im ersten Stadium zuweilen in leichtem Grade anzutreffen sind, deutlich hervor und stellen ein buntes Bild dar. Die Querstreifung der Muskelfasern verschwindet, später wird die Längsstreifung ebenfalls undeutlich, es kommen hyaline, wachsartige, tubuläre, ampulläre, rosenkranzartige und scheibenartige Degenerationen vor. Vakuolisation wird auch häufig beobachtet. In diesem Stadium treten atrophische

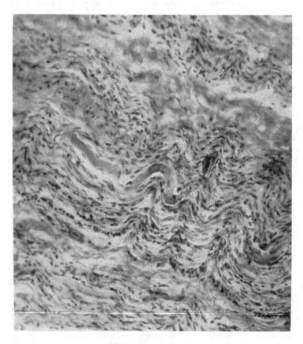

Abb. 14. Hochgradige Atrophie der Muskelfasern. M. gastrocnemius eines stark gelähmten mit Tuberkulose kombinierten Falles. (Nach M. Nagayo.)

Fasern neben den angeschwollenen in reichlicher oder geringerer Anzahl auf. Die angeschwollenen und atrophischen Fasern zerfallen beide nach Art der obengenannten Degenerationen. Trübung und Verfettung sind auch zu konstatieren. Im Zwischengewebe sind oft Lymphocyten, Fettkörnchenzellen usw. zu sehen. Da diese Veränderungen nur bei den mehr oder weniger lange bestehenden Fällen zu beobachten sind, so werden sie als das zweite Stadium der Muskeldegeneration bezeichnet.

Das dritte Stadium: Stadium der Atrophie. In diesem Stadium sind geschwollene Muskelfasern nicht mehr zu bemerken, fast alle Fasern sind atrophisch und zeigen daneben noch die oben beschriebenen verschiedenen Degenerationsformen. Dazu gesellen sich mehrere sekundäre Erscheinungen, wie atrophische Kernwucherung, kontinuierliche oder diskontinuierliche Regeneration usw. Solche Veränderungen kommen nur bei langdauernden Lähmungen vor.

Die Veränderungen der Muskelspindeln bei der Beriberi wurden von Kiyono genau beschrieben. Nach ihm treten an Weismannschen Fasern in der Muskelspindel ähnliche Degenerationen auf, wie sie bei gewöhnlichen Muskelfasern beobachtet wurden. Man sieht auch Vermehrung der Muskelkerne an den Weismannschen Fasern; die vermehrten Kerne zeigen manchmal regressive Veränderungen, und zwar sind sie teils geschwollen, teils in kleine Partikelchen zerfallen oder miteinander konfluierend.

Wie der Regenerationsvorgang der Nervenfasern häufig an stark gelähmten Nerven zu beobachten ist, so findet man auch oft die Regeneration der quergestreiften Muskeln in stark veränderten Muskelgebieten. Kiyono hat bei 8 unter 48 reinen oder mit anderen Krankheiten kombinierten Fällen die Regeneration der Muskelfasern nachgewiesen und genau beschrieben. In die durch die obengenannte Degeneration ihrer contractilen Substanz beraubten Muskelfasern treten vorher schon vermehrte Muskelkerne ein, indem die letzteren von dem Sarkolemma abgestoßen werden. Das Sarkolemma um die Kerne vermehrt sich und es entstehen scharf begrenzte Sarkoblasten. Diese vermehren sich rasch durch Kernteilung und die Sarkolemmaschläuche werden dadurch gefüllt. Die zahlreichen Sarkoblasten konfluieren miteinander innerhalb der Sarkolemmaschläuche und dadurch entstehen neue Muskelfasern. Der Vorgang ist somit mit dem der embryonalen Neubildung identisch. Die Sarkoblasten und neugebildeten Muskelfasern fallen teilweise regressiver Metamorphose anheim. Die neugebildeten Muskelfasern verbinden sich manchmal mit den alten übriggebliebenen gesunden Muskelfasern; dadurch entsteht dann ein ähnliches Bild wie die Knospenbildung. Aber die echte Regeneration durch Knospenbildung ist bei der Beriberi sehr selten.

Die Muskeln am Unterschenkel und Fuß sind bei der Beriberi am heftigsten affiziert, entsprechend der meist stärksten Lähmung der Nerven in diesen Gebieten. Darauf folgen die Muskeln des Oberschenkels, der Hand und des Arms. Die Muskulatur des Rumpfes und Gesichts wird seltener und nur leichter getroffen. Das Zwerchfell ist unter der Rumpfmuskulatur am häufigsten verändert, zeigt jedoch immer nur wenig fortgeschrittene Alterationen. In akuten Fällen findet man am Zwerchfell die Veränderung gewöhnlich im ersten, selten im zweiten Stadium. Kiyono hat darauf aufmerksam gemacht, daß die Degeneration der Atmungsmuskeln, und zwar des Zwerchfells und auch der Intercostalmuskeln bei den akut unter heftiger Dyspnoe mit starker Zirkulationsstörung zugrunde gegangenen Fällen gewöhnlich sehr leicht ist. Bei der Säuglingsberiberi zeigt das Zwerchfell nach Nagayo meist einen erheblichen Fettgehalt, während die Muskeln des Unterschenkels keinen Tropfen Fett und keine sonstigen nennenswerten Veränderungen aufweisen.

# Symptomatologie.

## Allgemeines Krankheitsbild.

Die Beriberi kann in schwerer oder leichter Form auftreten. Das eine Mal sind die Erscheinungen so unbedeutend, das Befinden der Kranken so wenig gestört, daß sie sich kaum für wirklich krank halten. In anderen Fällen dagegen bieten die Kranken die schwersten Störungen dar, und wegen der starken Lähmung werden sie dann oft dauernd ans Bett gefesselt. Infolge starker Zirkulationsstörungen mit Dyspnoe kann es jedoch gelegentlich auch zu raschem tödlichem Ausgang kommen. Beide Male haben wir es aber mit demselben Leiden zu tun und zwischen beiden gibt es verschiedene Übergangsformen. Man begegnet in den leichteren oder schwereren Fällen und in Fällen mit starken Lähmungen oder mit stärkeren kardiovasculären Symptomen den nämlichen Krankheitserscheinungen, nur der Grad ihrer Entwicklung ist je nach den Fällen verschieden. Früher hat man verschiedene

Formen bei dieser Krankheit unterschieden, und zwar hydropische, atrophische, sensibel-motorische, kardiale und akut-perniziöse. Diese werden nach der stärkeren Entwicklung einzelner Symptome so genannt, sind aber nicht scharf voneinander zu trennen, und die mannigfachsten Übergänge von der einen zur anderen kommen vor. Die Ausbildung einzelner Symptome ist meist auch nach den Stadien verschieden. Im frühen Stadium sind gewöhnlich die Erscheinungen der Zirkulationsstörung ausgeprägt, während die Lähmungen sich später entwickeln. So kann man die Krankheit in einem Bild zusammenfassen, sie bietet immer die gleichen charakteristischen Symptome dar, indem je nach den Fällen bald dieses, bald jenes mehr ausgeprägt erscheint, und je nach den Stadien mehr die Symptome von seiten der visceralen Organe oder mehr die Lähmungen hervortreten. Ein latentes Stadium der Beriberi kann existieren, oder Residuen der früheren Erkrankungen können lange Zeit bestehen. Die Krankheit beginnt in der Regel allmählich, so daß die Kranken nicht imstande sind, einen bestimmten Tag als den Anfang der Erkrankung anzugeben. Manchmal treten aber die Krankheitserscheinungen ganz plötzlich, veranlaßt durch irgendeine körperliche Anstrengung oder andere Krankheit auf. So werden die Beriberisymptome rasch manifest: bei Soldaten sofort nach starken Märschen, bei jungen Leuten nach dem Bergsteigen, oder bei Personen, die chirurgisch operiert wurden usw. Zuweilen wird besonders im Sommer bemerkt, daß die Beriberi zahlreiche Leute auf einmal heimsucht, wenn sie in einem Kosthaus oder bei einer Versammlung einen gemeinsamen Diätfehler gemacht haben und Gastroenteritis bekamen. Bei solchen durch besondere Veranlassung akut erkrankten Fällen war die Beriberi bis zu diesem besonderen Ereignis latent geblieben; oder die Leute waren im Zustand der Beriberibereitschaft, und erst durch die besondere Veranlassung wurden die Symptome manifest. Manchmal hatten sie schon vorher leichte Erscheinungen der Beriberi, welche aber von den Patienten selbst noch nicht bemerkt worden waren. Wir haben bei zahlreichen Personen unter den Arbeitern der Fabriken einen auffallend niedrigen minimalen Blutdruck beobachtet, und durch Nachforschungen erfuhren wir, daß sie meistens früher an Beriberi gelitten hatten. Die Herabsetzung des minimalen Blutdrucks kann ein latentes Symptom der Beriberi darstellen.

Die typischen Fälle der Beriberi fangen an wie folgt: Ein junger Mann klagt in den Sommermonaten oder zu Anfang des Herbstes über Schwere der Beine, Wackeln in den Knien, Kribbeln oder Taubheit in der Haut des Unterschenkels, Spannung, manchmal Krampf der Waden, Palpitation und Dyspnoe bei körperlichen Anstrengungen, oft Vollgefühl im Epigastrium, Appetitmangel, Stuhlverstopfung usw. Wenn ein solcher Kranker in der Poliklinik vor uns steht, dann ist das blasse gedunsene Aussehen augenfällig. Der allgemeine Ernährungszustand ist nicht herabgesetzt; im Gegenteil, solche Kranke sind sehr oft gut genährt, sowohl die Muskulatur als auch das Unterhautfettgewebe gut entwickelt. Bei der Untersuchung finden wir mehr oder weniger frequenten und relativ großen Puls mit Herabsetzung des minimalen Blutdrucks, Vergrößerung der Herzdämpfung nach rechts und links, Verstärkung der Herzaktion mit Akzentuation der Spitzentöne, des zweiten Pulmonaltons und besonders der Töne über dem unteren Teil des Sternums. Das Ödem ist am Unterschenkel und Fußrücken deutlich, an denselben Stellen wird auch leichte Hypästhesie nachgewiesen, motorische Schwäche ist wohl noch nicht, aber Anschwellung und Druckschmerz in den Wadenmuskeln schon deutlich ausgeprägt.

Wenn die Kranken in diesem Anfangsstadium richtig mit genügender Ruhe, passender Nahrung und Verordnung der Vitamin-B-Präparate behandelt werden, dann gehen die obengenannten Beschwerden allmählich zurück. Wenn sie jedoch nicht richtig behandelt werden und die vorherige Lebensweise fortsetzen, oder irgend ein Ereignis, welches die Verschlimmerung der Beriberi veranlaßt, wie körperliche Überanstrengung, Diätfehler usw. hinzukommt, dann werden die oben beschriebenen Erscheinungen stärker, und zwar teils in den Symptomen von seiten des Zirkulationssystems, teils in der Lähmung, manchmal in beiden. Wenn die Zirkulationsstörungen stärker werden, dann treten die mehr oder weniger ausgeprägten Erscheinungen der Herzinsuffizienz zugleich mit der stärkeren Steigerung der Herzaktion, manchmal mit deutlichem Ödem begleitet hervor, und es kann gelegentlich rasch der Zustand der absoluten Herzinsuffizienz, d. h. „Shôshin" oder die sog. akute perniziöse oder kardiovasculäre Form entstehen, die die Kranken oft in einigen Tagen zum Tode führt.

Wenn die motorische Lähmung sich verstärkt, dann wird das Gehen allmählich erschwert, bis endlich die Kranken ganz ans Bett gefesselt werden. Die Lähmung kommt auch in den oberen Extremitäten und zuweilen im Gesicht vor. Die Hypästhesie verbreitet sich von den Extremitäten auf den Rumpf. Bei den Fällen, welche im frühen Stadium deutliche kardiovasculäre Symptome oder starkes Ödem gezeigt haben, kann im späteren Verlauf erhebliche Lähmung hinzutreten und diese dann fast das einzige Symptom darstellen, nachdem die kardiovasculären Symptome oder das Ödem in toto zurückgegangen sind. Dieser Lähmungszustand kann allein lange Zeit, und zwar einige Monate bis ein Jahr bestehen und stellt die sog. atrophische Form dar.

## Spezielle Symptomatologie.

**1. Störungen des Allgemeinbefindens.** Diejenigen, welche noch niemals Beriberikranke beobachtet haben und nur partielle Ernährungsstörungen unter diesem Namen verstehen, wie auch diejenigen, die sich ausschließlich mit experimentellen Studien an Vögeln und Säugetieren befaßt haben, stellen sich wohl vor, daß die Beriberi schlecht genährte und abgemagerte Personen befalle. Dies ist aber ganz falsch. Es werden sowohl gut genährte als auch schlecht genährte Personen von dieser Krankheit heimgesucht. Besonders ist die Tatsache sehr bemerkenswert, daß die typischen Beriberisymptome meistens bei gut genährten jungen Leuten beobachtet werden, und daß auch das sog. „Shôshin" meistens bei solchen Leuten vorkommt. Auf dem japanischen Kriegsschiff „Yuami" entstanden zahlreiche Beriberifälle bei seinem Aufenthalt in Petropawlowsk in Kamtschatka zwischen Dezember 1920 und Mai 1921. Es wurden 69 unter 720 Schiffsmannschaften von dieser Krankheit befallen. Das Körpergewicht der ganzen Bemannung wurde einmal in jedem Monat von der Abfahrt am 24. November 1920 von Yokosuka in Japan bis zur Zurückkunft am 30. Juni 1921 in demselben Hafen gewogen. Nach der Zusammenfassung von Marinearzt Kawaguchi war die Beriberi in 51 unter 69 Fällen in einer Zeit entstanden, wo das Körpergewicht allmählich zunahm. In den anderen Fällen war es von abnehmender oder schwankender Tendenz. Bei der Zunahme des Körpergewichtes muß allerdings auch die Möglichkeit des Auftretens von manifesten und latenten Ödemen, die die Beriberi häufig einzuleiten pflegen, mitberücksichtigt werden. Indessen ergibt die nähere Prüfung der Kurven, daß das Körpergewicht bei den meisten Leuten der Besatzung von Anfang an a l l m ä h l i c h zunahm, und die Krankheit sich erst an einem bestimmten Punkte der kontinuierlich aufsteigenden Kurve entwickelte. Erst mit dem Auftreten der Beriberi stieg in manchen Fällen die Körpergewichtskurve s t e i l an, was auf das Vorkommen von Ödem hindeutet. Nachstehend einige typische Kurven (Abb. 15). Das gesteigerte Körpergewicht ging gleichzeitig mit der Ausheilung der Krankheit wieder herunter, wie es bei allen in den Kurven gezeichneten Fällen zu sehen ist. Die Abnahme rührt teils vom Verschwinden des Ödems, teils von der Reduktion

des Körpergewebes her, welch letztere aber nur in den schweren Fällen ausgeprägt ist. Wenn der schwerste Zustand, d. h. Shôshin, wo die Kranken wegen
Übelkeit und Erbrechen fast Karenz halten, zurückgeht und die in dieser Zeit
retinierten Zersetzungsprodukte mit dem Harn ausgeschieden werden, dann
magert der Patient rasch ab. Gesellt sich noch starke Lähmung der Extremitäten dazu, dann atrophieren die gelähmten Muskeln in den oberen und
unteren Extremitäten, was zur Reduktion des Körpergewichts viel beiträgt.
Geht der akute Zustand zurück, wird der Appetit besser, und nimmt der Patient
genügende Mengen Nahrung zu sich, dann bessert sich allmählich auch sein
Ernährungszustand; Rumpf und Gesicht werden dicker, während die Extremitäten so lange atrophisch bleiben, wie die schwere Lähmung noch besteht.

Das subjektive Befinden ist bei der Beriberi in der Regel nur leicht affiziert,
von dem Shôshin-Zustand abgesehen, bei welchem sehr heftige Dyspnoe, Palpitation, Mattigkeit, Übelkeit, Erbrechen, Durst usw. vorkommen. Gewöhnlich

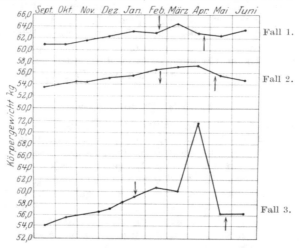

Abb. 15. Die Schwankung des Körpergewichtes vor und nach der Erkrankung an Beriberi. Das
Zeichen ↓ zeigt den Eintritt der Beriberi und ↑ den Zurückgang derselben. Im Fall 3 trat im Verlaufe
der Erkrankung starkes generalisiertes Ödem auf. (Nach Kawaguchi.)

klagen die Patienten nur über leichte Mattigkeit der Beine, Palpitation bei
Körperbewegung, zuweilen Vollgefühl der Magengegend, Abnahme des Appetits
usw. Manchmal fühlt der Kranke selbst nichts Abnormes; erst bei der ärztlichen Untersuchung werden dann oft ein leichtes Ödem und eine leichte
Hypästhesie am Unterschenkel bemerkt. Dabei können der Knie- und Achillessehnenreflex noch gesteigert sein oder aber auch schon fehlen. Verschiedene nervöse Klagen wie Kopfschmerz, Schwindel, Stimmungswechsel usw., sind keine
spezifischen Beriberimerkmale. Mehrere Hautsymptome, Erythem, Petechien
und Exanthem, die ältere Autoren beschrieben haben, gehören ebenfalls nicht
zu der eigentlichen Beriberi.

In bezug auf das Verhalten der Körpertemperatur bei der Beriberi sind die
Meinungen der Autoren verschieden. Nach unseren Beobachtungen gehört die
Temperatursteigerung nicht zum eigentlichen Wesen der Krankheit (vgl. auch
K. Miura). Nur bei dem „Shôshin" steigt die Temperatur bis 38° oder höchstens
39°. Bei Fieber über 39° handelt es sich in der Regel um eine Komplikation mit
irgendeiner fieberhaften Krankheit. Das Fieber der Shôshinkranken ist unregelmäßig remittierend und dauert nur einige Tage, bis entweder der Zustand besser
wird oder der Patient zugrunde geht. Die Beriberi kombiniert sich sehr oft mit

anderen Krankheiten wie Typhus abdominalis, Influenza, akuter Gastroenteritis, Tuberkulose usw. und diese Komplikationen können manchmal eine
durch Beriberi verursachte Fiebersteigerung vortäuschen. Grimm sagt, daß die
Beriberi stets von einer mehr oder weniger hohen Temperatursteigerung ($37-40^0$)
begleitet sei, die in geradem Verhältnis zur Intensität der Erkrankung stehe,
und die ferner $1-7$ Tage mit geringen Nachschwankungen dauere. Diese
Behauptung gilt jedoch ausschließlich für die oben genannte Shôshinform. Bei
den chronischen Fällen beobachtet man manchmal leichte Fieberbewegung um
$37,5^0$ herum. Nach Inada scheint die Körpertemperatur bei der Beriberi
labil zu sein. Die leichte Fieberbewegung rührt nach unserer Erfahrung oft
von komplizierender Tuberkulose her. Wenn Beriberi sich mit Tuberkulose
kombiniert, dann scheint das einen schlechten Einfluß auf die tuberkulöse
Erkrankung auszuüben. Die Spitzeninfiltration z. B., welche latent geblieben

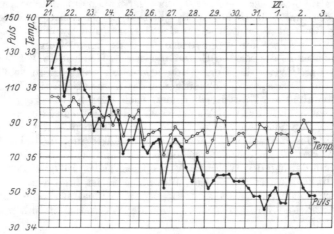

Abb. 16. Die Temperatur- und Pulskurve eines akuten Beriberifalls (Shôshin), welche in einigen
Tagen in Heilung überging.

war, kann durch das Hinzutreten der Beriberi aktiv werden und leichte
Fieberbewegung verursachen. Die von den alten Autoren beschriebene sub-
normale Temperatur kommt — die präagonale Zeit ausgenommen — bei der
Beriberi nicht vor.

Das Bewußtsein ist bei der Beriberi immer klar; selbst in den akuten schweren
Fällen treten psychische Trübungen erst einige Stunden vor dem Tode auf.
Den Korsakowschen Symptomenkomplex habe ich noch niemals bei Beriberi
beobachtet. Es ist zu selten über diese Erscheinung berichtet worden, um einen
ursächlichen Zusammenhang zwischen der Beriberi und dem Korsakowschen
Symptomenkomplex annehmen zu können. Einige bisher beobachtete Fälle
scheinen mir eine gelegentliche Komplikation darzustellen.

Das Gesicht ist häufig gedunsen, der Gesichtsausdruck bietet sonst bei
den meisten Kranken nichts Besonderes dar. In den akuten schweren Fällen
zeigen sich Unruhe und Angst in den Zügen der Kranken während des qual-
vollen Stadiums.

2. Störung des Kreislaufs und der Respiration. Die Zirkulationsstörung
stellt mit den Nervensymptomen die zwei wichtigsten Erscheinungen der Beriberi dar. Im frischen Stadium klagen die Kranken gewöhnlich über Palpitation
bei leichteren oder stärkeren Körperbewegungen und bei geistiger Anstrengung,
im schwersten Zustand auch schon in der Ruhe. Im letzteren verbinden sich

damit Dyspnoe und Beklemmungsgefühl. Objektiv findet man mehr oder
weniger ausgeprägte Veränderungen am Herzen und an den Gefäßen. Die
Herzaktion ist im allgemeinen gesteigert. Der Spitzenstoß rückt nach links
bis zur Mamillarlinie, manchmal noch weiter nach außen. Er ist verbreitert,
verstärkt, mehr oder weniger stark hebend und geht nach rechts oft bis zum
linken Sternalrand im 4. oder 5. Intercostalraum über. Die Dämpfungsfigur
des Herzens verbreitert sich nach rechts und links, so daß die rechte Grenze
manchmal die rechte Parasternallinie, die linke oft die Mamillarlinie überschreitet.
Nach oben vergrößert sich die Herzdämpfung nur in leichterem Grad, und zwar
überschreitet sie selten den 3. Intercostalraum. Gewöhnlich fühlt man in der
Höhe des 4. und 5. Intercostalraums am linken Sternalrand oder auf dem
Sternum die durch die Herzkontraktion hervorgebrachte Hebung der Brustwand,
die zuerst von Kurt als Zeichen der Hypertrophie des rechten Ventrikels beschrieben wurde. Fast ausnahmslos zeigt sich dabei auch eine starke epigastrische
Pulsation, die um so deutlicher wird, je mehr die Herzaktion gesteigert ist.
Gleichzeitig fühlt man die Bewegung des Herzens, und zwar den rechten und
unteren Rand desselben am Epigastrium bei tiefer Inspiration in der Rückenlage oder leichter in der rechten Seitenlage, wie es Gerhardt bei Mitralfehler
beschrieben hat. Wenn die Herzaktion sehr stark wird, dann schüttert der
größte Teil der Herzgegend gleichzeitig mit der Kontraktion des Herzens.

Im Röntgenbild zeigt das Beriberiherz, nach allen Seiten vergrößert, eine
Kugelform, wie es M. Miura und Yamagiwa früher auf Grund des pathologisch-
anatomischen Befundes beschrieben haben. Orthodiagraphisch bildet der linke
untere Bogen des Herzumrisses nach Inada und Ido meistens eine Hyperbel
und in schweren Fällen einen Kreisbogen, der mit Besserung des Zustandes
infolge Verminderung der Wölbung des oberen Teiles in eine Parabel übergeht. Der linke mittlere Bogen der Herzsilhouette ist breiter als normal, der
rechte untere Bogen verbreitert sich kugelig, manchmal ist seine Vorwölbung
sehr ausgeprägt und von starker Pulsation des verbreiterten linken mittleren
Bogens begleitet.

Die Reihenfolge der Vergrößerung der Herzdämpfung erfolgt nach K. Miura
zuerst nach rechts, dann nach oben und nach links; bei der Besserung nimmt
die Erweiterung nach rechts am deutlichsten und frühesten ab, die Volum-
abnahme kann dann nach allen Seiten erfolgen. Der Spitzenstoß, welcher die
Mamillarlinie überschritten hat, kehrt bei Besserung des Gesamtzustandes in
der Regel rasch bis zur Mamillarlinie zurück; der verstärkte Spitzenstoß bleibt
dann eine Zeitlang an dieser Stelle stehen. Man beobachtet gelegentlich rasche
Wiedererweiterung der einmal verkleinerten Herzdämpfung nach beiden Seiten,
wenn die Kranken ungeachtet des Verbotes brüske, anstrengende Körperbewegungen ausführen.

Bei der Auscultation ist die Akzentuation der Herztöne über der ganzen
Herzgegend, begleitet von Verstärkung der Herzaktion, auffällig. So sind
auch der systolische und diastolische Spitzenton deutlich verstärkt, wobei
der erste meist besonders laut und klappend zu sein pflegt. Der zweite Pulmonalton ist ebenfalls akzentuiert, oft stärker bei Rückenlage als in sitzender
Stellung, worauf Inada aufmerksam gemacht hat. Eine wichtigere Erscheinung
als die Akzentuation des zweiten Pulmonaltons ist die Verstärkung des ersten
und zweiten Tons über dem unteren Teil des Sternums und dem linken Sternalrand
in der Höhe des 4. und 5. Intercostalraums. Der erste Ton in dieser Gegend,
also in der Umgebung der Auscultationsstelle des Tricuspidalis, ist oft stärker als
der Ton an der Herzspitze. Wenn die epigastrische Pulsation ausgeprägt ist, dann
hört man auch über dem Epigastrium starke Herztöne, von dem Ton der Bauchaorta begleitet. Diese auscultatorischen Erscheinungen über der rechten Herz-

gegend und die Hebung der Brustwand an derselben Stelle weisen auf die verstärkte Aktion des rechten Herzens mit Hypertrophie und Dilatation des rechten Ventrikels hin, wie es auch aus dem Fortgeleitetwerden des Spitzenstoßes nach rechts, der kräftigen Pulsation des Pulmonalbogens und dem Fühlbarwerden des sich kräftig bewegenden Herzrandes am Epigastrium ersichtlich ist. Vorwölbung des rechten und auch des linken unteren Herzbogens im Orthodiagramm und rasche Verbreiterung oder Verkleinerung der Herzdämpfung nach rechts und links je nach dem Zustand der Kranken deuten auf Dilatation des rechten wie auch des linken Herzens hin.

Bei der erregten Aktion des Herzens ist der 1. Ton an der Spitze und entlang dem linken Sternalrand oft unrein; gelegentlich wird sogar ein anorganisches systo-

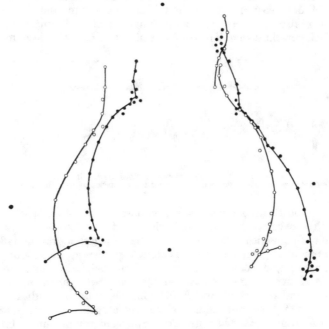

Abb. 17. Verschiebung des Herzens bei Wechsel der Körperlage (Orthodiagramm, etwas schematisiert).
—•—•— stehende,  —○—○— rechte Seitenlage.

lisches Geräusch in dieser Gegend hörbar. Dieses Geräusch ist dumpf, kann manchmal laut und ziemlich scharf sein, klingt aber nicht. Diastolische Geräusche treten nicht auf. Auch wenn die Herzaktion bei Besserung der Krankheit bereits ruhiger und der Puls langsamer geworden ist, kann zuweilen ein dumpfes systolisches, an der Herzspitze wahrzunehmendes Geräusch noch neu entstehen.

Verschiebung des Herzens durch Veränderung der Körperlänge ist bei der Beriberi in dem Stadium sehr ausgeprägt, wo die Erscheinungen seitens des Zirkulationssystems deutlich werden. Die Herzgrenze verschiebt sich beim Stehen nach unten, bei der linken oder rechten Seitenlage nach der entsprechenden Seite stärker als gewöhnlich, wie dies durch Perkussion und Röntgenuntersuchung nachweisbar ist. Besonders deutlich ist die Verschiebung der rechten Grenze des Herzens bei rechter Seitenlage (vgl. die orthodiagraphische Darstellung in Abb. 17). Diese Verschiebung des rechten Herzumrisses wird teilweise durch Verlagerung des ganzen Herzens nach rechts, wie bei der Asthenie

u. a., hervorgebracht, sie dürfte aber nach dem röntgenologischen Befund teilweise der Erweiterung des rechten Umrisses selbst zuzuschreiben sein. Deswegen ist dann in der rechten Seitenlage die Verschiebung der rechten Grenze hochgradiger als die der linken. Das rechte Herz dehnt sich hier kuglig nach unten aus, wie ein mit irgendeiner Flüssigkeit gefüllter Beutel der Schwerkraft zufolge sich nach unten ausbuchtet. Die stärkste Verschiebung des Herzumrisses durch den Lagewechsel kommt beim akuten Stadium vor, sie vermindert sich parallel mit der Besserung der Herztätigkeit. Das Beriberiherz, besonders das rechte, dürfte in einem atonischen Zustand sein, worauf Nagayo auch aus dem entsprechenden pathologisch-anatomischen Befund schließen möchte. Durch die Schwere des wegen der Insuffizienz der Zirkulation im rechten Herzen gestauten Blutes buchtet sich dann die atonische Herzwand in der rechten Seitenlage leicht nach unten aus.

Epigastrische Pulsation. Fukui hat in unserer Klinik die epigastrische Pulsation bei verschiedenen Krankheiten studiert, er hat diese mit derselben

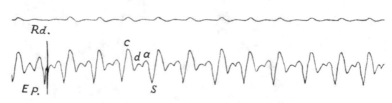

Abb. 18. Epigastriogramm eines Beriberifalles.
Rd. Radialispuls, Ep. Epigastriogramm, c, d, a und s entsprechen der Beschreibung im Text.

Methode, wie die Registrierung des Venenpulses an der Jugularis, direkt unterhalb des Processus xyphoideus registriert und die Kurve Epigastriokardiogramm oder Epigastriogramm genannt. Das Epigastriogramm läßt sich fast bei allen Personen, gesunden und kranken registrieren, nicht nur bei solchen mit sichtbarer epigastrischer Pulsation, sondern auch bei denen, die diese nicht zeigen. Die Kurve hat mehrere Erhebungen und Senkungen, sie werden a-, c- und d-Wellen und s-Tal genannt. Fukui hat die Entstehung dieser Wellen und des Tals im Vergleich mit dem gleichzeitig aufgenommenen Kardiogramm, Elektrokardiogramm, Ösophagogramm, Sphygmogramm und Phlebogramm studiert und ist zu folgendem Schluß gekommen: Die a-Welle stimmt zeitlich mit der Kontraktion des rechten Vorhofs überein, die c-Welle ist durch den Einfluß der Bauchaorta, die d-Welle durch die Dilatation des Ventrikels und das s-Tal durch die Systole des Ventrikels verursacht. Manchmal entsteht eine Erhebung s' durch Erschütterung im Anfang der Ventrikelkontraktion. Bei der Berberi ist die a-Welle hoch hebend, oft am höchsten unter allen Wellen. Die Welle c ist ebenfalls sehr hoch, der starken Pulsation der Bauchaorta entsprechend. Oft sind s' und d auch sehr ausgeprägt und es entsteht eine Kurve mit 4 starken Erhebungen, oder die letzteren verschmelzen sich miteinander, um 2 oder 3 große Erhebungen auszubilden. In der Rekonvaleszenz werden diese Wellen alle undeutlicher und kleiner.

Erscheinungen seitens der Gefäße. Der Puls ist frequent, er beträgt bei den schweren Fällen über 100 Schläge per Minute in der Ruhe. Er ist sehr labil, die Pulszahl vermehrt sich schon bei leichter Körperbewegung erheblich und kehrt dann sehr langsam zum gewöhnlichen Ruhezustand zurück. Der Puls ist zugleich groß, und der frequente große Puls fühlt sich unter dem Finger celer an; er wird so demjenigen ähnlich, welcher bei Fieber und oft bei Morbus

Basedowii beobachtet wird. Wenn die Erscheinungen seitens der Zirkulationsorgane deutlich sind, dann ist dieses eigentümliche Verhalten des Pulses
auch ausgeprägt. Im Sphygmogramm ist die Pulswelle steil, die Rückstoßelevation tritt deutlich hervor, mit Verminderung der Elastizitätselevation.
Bei der Besserung wird der Puls langsamer, kleiner, die Rückstoßelevation
weniger stark und die Elastizitätselevation deutlicher, manchmal kommt
dabei Bradykardie bis auf 50 oder 40 Schläge vor, von anderen vagotonischen
Erscheinungen begleitet. Arhythmie wird nur selten beobachtet, fast ausschließlich im bedrohlichen Zustand bei Shôshin. Wenn die Zirkulationsstörung
weiter akut fortschreitet, dann wird der Puls noch frequenter und kleiner,
zählt 120, 130 Schläge; und schließlich kommt dann der Kranke nach einigen
Stunden ad exitum. Eine diffuse Undulation der Halsvenen tritt nur in schweren
Fällen auf und weist auf abwechselnde Hemmung und Beschleunigung des

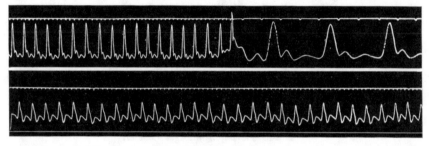

Abb. 19. Beriberipuls.

Blutstroms in den Venen hin. Inada konstatierte am Venenpuls Abflachung
des Tals zwischen a- und c-Welle, welch letztere zugleich undeutlicher wird.
Blutdruck. Der maximale Blutdruck ist g e w ö h n l i c h nicht verändert,
in täglicher Messung zeigt er dann während des ganzen Krankheitsverlaufes normale Werte. Er erniedrigt sich jedoch regelmäßig in den Fällen mit schwerer
Affektion des Zirkulationsapparates. Wenn der Zustand sich verschlimmert,
dann sinkt der maximale Blutdruck immer weiter herab, bis 80 oder 70 mm Hg
nach Riva-Rocci, bei welchem Punkt der Kranke schließlich stirbt. Bei
der Besserung steigt der herabgesetzte maximale Blutdruck allmählich, manchmal über den normalen Wert hinaus an, und es tritt der Zeitpunkt ein, wo
der Druck übernormal hoch wird, und zwar 150—180 mm selbst bei jungen
Patienten beträgt. Dieser gesteigerte Druck nimmt bei der weiteren Besserung
allmählich wieder ab, um schließlich den normalen Wert zu erreichen. Man
trifft auch manchmal bei schweren Zuständen mit Herzklopfen, Unruhe, Angst
und oft Übelkeit einen sehr hohen Blutdruck wie 180, 190 mm Hg an.
Dies darf aber nicht als ein prognostisch ungünstiges Zeichen gewertet werden.
Die tödlich endenden Fälle zeigen in der Regel niedrigen maximalen Blutdruck. Einige Beispiele werden in der folgenden Tabelle (S. 592) angeführt.
Eine eigentümliche und auch bei den leichten Fällen fast immer vorkommende
Erscheinung ist die Herabsetzung des minimalen Blutdrucks. Dieser ist oft
durch die auscultatorische Methode nach Korotkow nicht meßbar, wie in den
umseitigen Tabellen gezeigt ist, wenn man den fünften Punkt dabei als den minimalen Blutdruck annimmt. An der Arteria brachialis ist der Gefäßton hörbar
ohne irgend einen Druck. Wenn der maximale Blutdruck stark erhöht ist,
dann kann der minimale ebenfalls ziemlich hoch sein, erreicht jedoch lange nicht
die normale Grenze. Der niedrige minimale Blutdruck zeigt die Verminderung des

Gefäßwandtonus bei dieser Krankheit an. Der Tonus des Zirkulationssystems scheint sowohl in seinem Zentrum, im Herzen, als auch in seiner Peripherie, in den Arterien, herabgesetzt zu sein.

Nr. 1. J. E., 18 jähriges Mädchen.

| Datum | maxim. Blutdr. mm | Zustand |
|---|---|---|
| 30. X. | 85 | sehr schwer (Shôshin — absolute Herzinsuffizienz). |
| 31. X. | 88 | |
| 1. XI. | 76 | |
| 3. XI. | 93 | |
| 5. XI. | 86 | |
| 6. XI. | 94 | |
| 8. XI. | 87 | |
| 13. XI. | 98 | gebessert |
| 15. XI. | 100 | |
| 19. XI. | 106 | besser |
| 26. XI. | 132 | |
| 28. XI. | 170 | |
| 30. XI. | 180 | |
| 2. XII. | 138 | |
| 8. XII. | 130 | |
| 10. XII. | 130 | |
| 11. XII. | 105 | sehr gebessert. |

Nr. 2. M. N., 21 jähriger Schüler.

| Datum | maxim. Blutdruck mm | minim. Blutdruck mm | Zustand |
|---|---|---|---|
| 4. IX. | 98 | nicht meßbar | sehr schwer (Shôshin) |
| 5. IX. | 98—110 | ,,    ,, | |
| 7. IX. | 125 | ,,    ,, | gebessert |
| 10. IX. | 126 | 35 | noch besser |
| 13. IX. | 125 | nicht meßbar | |
| 21. IX. | 122 | ,,    ,, | |
| 25. IX. | 140 | 45 | |
| 30. IX. | 151 | 47 | |
| 5. X. | 152 | 68 | sehr gebessert. |

Nr. 3. T. Y., 28 jähriger Arbeiter.

| | | | |
|---|---|---|---|
| 18. IX. | 190 | nicht meßbar | schwer |
| 19. IX. | 140 | ,,    ,, | etwas gebessert |
| 25. IX. | 153 | ,,    ,, | |
| 28. IX. | 141 | ,,    ,, | |
| 30. IX. | 138 | ,,    ,, | sehr gebessert. |
| 5. X. | 138 | ,,    ,, | |
| 12. X. | 118 | ,,    ,, | |

Veränderung des Blutdrucks durch den Lagewechsel von der liegenden in die stehende oder sitzende kann nach Waldvogel und Kahn ein Kennzeichen der Funktion des Herzens darstellen. Wir haben daher zahlreiche Gesunde und Herzkranke untersucht und bei erheblicher Schwankung des Blutdrucks durch Lagewechsel eine mehr oder weniger ausgeprägte Störung der Herzfunktion festgestellt; Steigerung oder Herabsetzung in leichterem Grad, also bis etwa 10 mm, ist eine normale Erscheinung. In den schwereren Fällen der Beriberi nimmt der Blutdruck erheblich ab, wenn man die liegenden Kranken aufstehen oder sitzen läßt. Dieses Phänomen scheint durch Verminderung der

Reservekraft des Herzens zustande zu kommen. Manchmal steigt dann aber wiederum der maximale Blutdruck auffällig beim Aufstehen; auch dies weist auf pathologisch veränderte, Zirkulationsverhältnisse hin. Hier wird ein Beispiel angeführt.

T. H., 20 jähriger Mann.

| Datum | Liegen, mm | Stehen, mm | Zustand |
|-------|-----------|-----------|---------|
| 11. IX. | 95 | 110 | mittelmäßig |
| 23. IX. | 85 | 100 | |
| 30. IX. | 87 | 72 | verschlimmert (Shôshin) |
| 18. X. | 117 | 150 | gebessert |
| 24. X. | 128 | 132 | |
| 10. XI. | 117 | 117 | |

Bei diesem Fall war der Blutdruck von Anfang an ziemlich niedrig, aber damals zeigte sich eine Steigerung beim Aufstehen. Nachher wurde der Zustand sehr schlimm mit Erscheinungen von Shôshin (Herzinsuffizienz), und der schon in der liegenden Lage niedrige Blutdruck (87 mm) ging jetzt durch Aufstehen bis 72 mm herunter. Solche weitere Herabsetzung des niedrigen Blutdrucks beim Aufstehen ist ein prognostisch ungünstiges Zeichen, da solche Kranke oft in kurzer Zeit zugrunde gehen. Dieser Fall ging glücklicherweise in Heilung über; im gebesserten Zustand war dann der maximale Blutdruck 117 mm, der sich beim Aufstehen bis auf 150 mm steigerte. Solche starke Schwankung des Blutdrucks durch Lagewechsel auch bei leichtem oder gebessertem Zustand weist, Hand in Hand mit der starken Schwankung der Pulszahl, darauf hin, wie reizbar oder labil das Beriberiherz ist.

Arterienton. Ein auffälliges Phänomen des Gefäßapparates bei Beriberi ist das Hörbarwerden des Gefäß-, besonders des Cruraltons, begleitet von Herabsetzung des minimalen Blutdrucks. Man hört schon bei den leichten Fällen sehr oft den Cruralton, aber nur leise, wenn man das Stethoskop leicht auf die Femoralis in der Leistengegend legt. Dieser Ton ist desto lauter, je stärker die Steigerung der Herzaktion ist. Bei Shôshin ist der Gefäßton auch auf der Arteria brachialis, sogar auf der Arteria dorsalis pedis hörbar, wie es auch bei der Aorteninsuffizienz der Fall ist. M. Miura erzählte mir, daß er den Crural-ton eines Kranken im Shôshin an der Seite des Krankenbettes stehend wahrgenommen hatte. Diese Beobachtung machte auch ich später in einer ruhigen Nacht, als ich in das Zimmer eines Kranken eintrat. Solche Tatsachen erweisen, wie laut der Cruralton bei Shôshin ist. Man fühlt dabei eine stark hüpfende Pulsation der Arteria femoralis und auch der Bauchaorta, was bei der letzteren auch als c-Zacke auf dem Epigastriogramm sehr ausgeprägt hervortritt. Man auskultiert den Aortenton auch auf dem Rücken, besonders deutlich in der Höhe des zweiten bis dritten Lumbalwirbels.

Wodurch der Arterienton bei der Beriberi entsteht, muß kurz gestreift werden. Er kommt im allgemeinen durch rasche, starke Dehnung und Kontraktion der Arterien zustande. Das Beriberiherz ist hypertrophisch und dilatiert, seine Aktion gesteigert. Dadurch wird eine reichlichere Blutmenge in das Arteriensystem gepumpt, so daß die Arterien sich stark ausdehnen und die Amplitude der Gefäßdilatation größer wird. Da die elastische Substanz, der stärkeren Dehnung entsprechend, größere Energie entfaltet, so kontrahiert sich das Gefäß stark und ausgiebig und es entsteht dadurch eine große steile Pulskurve. Diese gesteigerte Herzaktion ist die eine Ursache zur Entstehung des Gefäß-tons bei der Beriberi, aber die noch wichtigere ist die Erschlaffung der Gefäße: Man hört den Gefäßton deutlich nur in den Fällen, wo der minimale Blutdruck stark herabgesetzt ist. Manchmal ist nicht nur der maximale, sondern auch der minimale Blutdruck der Beriberi-kranken ziemlich hoch, wie oben beschrieben wurde. In solchen Fällen ist der Gefäßton dann nicht hörbar, obwohl die Herzaktion sehr gesteigert ist. Die Erschlaffung der Gefäße bedingt die Herabsetzung des minimalen Blutdrucks und diese, Hand in Hand mit der starken Steigerung der Herzaktion, verursacht den deutlichen Gefäßton. Da die Gefäßwand atonisch ist, so dehnt sich das Gefäß infolge der gesteigerten Herzaktion leicht und ausgiebig aus. Darauf folgt dann eine starke und rasche Kontraktion derselben, weil der elastische Apparat der Arterien gesund ist. Wodurch die Erschlaffung der Gefäßwand zustande kommt, ist schwer zu erklären, es scheint aber eine Veränderung der Innervation der Vasomotoren dafür verantwortlich zu sein.

Deutliche Verschiebung der rechten Grenze des Herzens durch Handdruck auf die Bauchwand stellt nach Hill ebenfalls ein Kennzeichen der Funktionsstörung des Herzens dar (kardiosplanchnische Methode genannt). Die Stauung des Venensystems ist bei der Beriberi auch im Pfortadersystem hochgradig, worauf Inada aufmerksam gemacht hat. So kann das im Bauch gestaute Blut durch Druck auf die Bauchwand nach dem rechten Herzen zu befördert werden und dadurch die Verbreiterung der Herzdämpfung nach rechts zustande kommen. Tatsächlich haben wir bei der Beriberi durch diese Manipulation eine Verbreiterung der Herzdämpfung auf dem Sternum konstatiert. Wenn man aber jetzt das Herz vor dem Röntgenschirm beobachtet, dann scheint es sich nach rechts mehr wegen der durch Druck auf die Bauchwand zustande gekommenen Hebung des Diaphragmas auszudehnen. Daher ist die Verbreiterung der rechten Grenze des Herzens durch diese Manipulation nicht allein der Beförderung des Blutes nach dem Herzen zuzuschreiben.

### Reaktion des Zirkulationssystems auf Adrenalin.

Das Beriberiherz ist sehr labil. Bedenkt man nun, daß außerdem noch anatomische Veränderungen an Ganglienzellen des vegetativen Nervensystems und auch an der Nebenniere beobachtet werden, so liegt die Vermutung nahe, daß Beriberikranken auf Adrenalin eine besondere Reaktionsform zeigen dürften. Wir haben Adrenalin (Parke Davis $1^0/_{00}$ Adrenal. hydrochlor.) 0,5—1,0 ccm subcutan injiziert und dessen Einfluß auf Blutdruck, Pulszahl und andere Erscheinungen beobachtet. Nach diesen Versuchen ist die Reaktion der Beriberikranken auf Adrenalin im allgemeinen nicht stark, eine deutliche Steigerung des Blutdrucks ist nur bei drei unter 31 untersuchten Fällen (von 147, 113 resp. 95 mm auf 192, 156 resp. 129 mm) und Zittern nur bei einem Fall vorgekommen. Der sympathikotonische Zustand ist demnach bei der Beriberi nicht häufig.

Dabei ist es aber auffällig, daß die starke Adrenalinreaktion dem Shôshin sehr ähnlich erscheint. Herzklopfen, Übelkeit, Erbrechen, Beklemmung, Mattigkeit usw. sind die gemeinsamen Symptome. Wenn einem Fall mit deutlichen kardiovasculären Erscheinungen Adrenalin injiziert wird, dann gesellen sich die dadurch hervorgebrachten Reaktionen zu den eigentlichen Symptomen der Beriberi und es scheint durch Summation der beiden, als ob die Beriberi sich sehr verschlimmert habe. Hier ein Beispiel.

| M. N., 21 jähriger Mann | vor der Injekt. | nach der Injekt.(1,0 ccm Adrenalin subcutan) | | | | |
|---|---|---|---|---|---|---|
| | | 5' | 10' | 20' | 30' | 180' |
| Pulszahl . . . . . . | 110 | 121 | 120 | 128 | 128 | 110 |
| Maxim. Blutdruck . . | 126 | 132 | 145 | — | 143 | 128 |
| Minim. Blutdruck . . | 30 | 20 | nicht meßbar | — | 35 | nicht meßbar |

Dieser Fall hat den sehr schweren „Shôshin"-Zustand überstanden und war etwas gebessert; dann wurde 1,0 ccm Adrenalin subcutan injiziert, um die Adrenalinreaktion zu prüfen. Obwohl die dadurch verursachte Vermehrung der Pulszahl und des Blutdrucks nicht erheblich war, schien doch der allgemeine Zustand sehr verschlimmert, und subjektiv wie objektiv das „Shôshin" wieder eingetreten zu sein. Der Patient klagte über Mattigkeit, Übelkeit und Beklemmungsgefühl in der Brust, das Herzklopfen wurde heftig, der Gefäßton stark. Dieser Zustand dauerte 2—3 Stunden und besserte sich dann mit dem Verschwinden der Adrenalinwirkung.

Der minimale Blutdruck vermindert sich gewöhnlich nach Adrenalininjektion, wie es auch bei Gesunden der Fall ist. Die Pulszahl vermehrt sich nicht parallel mit der

Steigerung des maximalen Blutdrucks; manchmal ist die Zunahme der Pulszahl leichten Grades, während der Blutdruck eine erhebliche Steigerung zeigt.

Ein interessanter Befund ist die paradoxe Reaktion der Beriberikranken auf Adrenalin in bezug auf die Pulszahl und den Blutdruck. Eine Verminderung der Pulszahl nach der subcutanen Adrenalininjektion kommt ziemlich häufig vor bei schweren oder mittelschweren Fällen, aber niemals bei leichten. Die Pulszahl nimmt dann von Anfang an allmählich ab, bis nach 5—30 Minuten die niedrigste Zahl erreicht wird, wie ein Beispiel in der nächsten Tabelle zeigt. Die Abnahme der Pulszahl kann durch den zentralen Vagusreiz infolge der raschen und starken Steigerung des Blutdrucks durch Adrenalin zustande kommen. Bei der Beriberi kommt sie aber in den Fällen vor, wo der Blutdruck durch Adrenalin sich nicht erheblich steigert, sondern sogar herabgesetzt ist.

| T. M., 19 jähr. Mann | vor der Injektion | nach der Injektion | | | | | | | | | | | |
|---|---|---|---|---|---|---|---|---|---|---|---|---|---|
| | | 5′ | 10′ | 15′ | 20′ | 25′ | 30′ | 35′ | 40′ | 45′ | 50′ | 60′ | 70′ | 75′ |
| Pulszahl | 74 | 74 | 74 | 70 | 70 | 69 | 68 | 70 | 70 | 70 | 72 | 72 | 72 | 74 |
| Max. Blutdr. | 105 | 105 | 105 | 102 | 98 | 95 | 94 | 93 | 89 | 88 | 90 | 95 | 103 | 104 |

Deutlicher und häufiger ist die paradoxe Reaktion des Blutdrucks als die der Pulszahl. Sie stellt nicht eine sekundäre, wie manchmal bei Tieren beobachtet wurde, sondern eine primäre Herabsetzung dar. Der maximale Blutdruck sinkt allmählich, um in 10—60 Minuten nach der Adrenalininjektion seinen kleinsten Wert zu erreichen. Danach steigt er mit dem Abklingen der Adrenalinwirkung bis zum Anfangswert oder etwas über denselben, wie folgendes Beispiel zeigt:

| N. T., 17 jähriger Mann | vor der Injektion | nach der Injektion | | | | | |
|---|---|---|---|---|---|---|---|
| | | 5′ | 20′ | 30′ | 40′ | 45′ | 60′ |
| Pulszahl . . . . . . . | 129 | 130 | 130 | 132 | 132 | 132 | 132 |
| Maximal. Blutdruck . . . | 109 | 107 | 96 | 84 | 80 | 105 | 110 |
| Minimaler Blutdruck. . . | 55 | 10 | | nicht meßbar | | | |

Diese abnormen Reaktionen können durch eine pathologische Veränderung der Reagierbarkeit des autonomen Nervensystems oder des Erfolgsorgans, d. h. des Zirkulationssystems selbst hervorgebracht werden. Wir haben eine ähnliche paradoxe Reaktion gegen Adrenalin auch bei Herzmuskelinsuffizienz bei verschiedenen Herzkrankheiten beobachtet.

**Vagotonie und Reaktion der Pulszahl und des Blutdrucks auf Atropin.** Wie R. Inada und K. Miura zuerst berichtet haben, kommt der vagotonische Zustand zuweilen bei der Beriberi vor. Dabei werden respiratorische Arrhythmie, Bradykardie, Aschners Phänomen usw. nachgewiesen. Dies wird niemals auf der Acme der Krankheit, sondern im allgemeinen im gebesserten Zustand, selten auch im Anfangsstadium beobachtet. Häufig wird auch eine Hyperacidität des Magensaftes nachgewiesen. Diese und Aschners Phänomen können im Zustand, wo der Puls frequent ist, vorkommen. Solche vagotonischen Kranken reagieren meist deutlich auf Atropin und Pilocarpin. Bei der Beriberi kommt eine paradoxe Reaktion, d. h. eine primäre Herabsetzung der Pulszahl auch gegen Atropin vor. Die Pulszahl vermindert sich allmählich nach subcutaner Injektion von 0,001 g Atropinum sulfuricum, erreicht in 10—45 Minuten ihr Minimum und vermehrt sich dann wieder. Hier einige Beispiele:

| H. M., 19 jähriger Mann vor der Injektion | nach der Injektion (1,0 mg Atrop. sulfur. subcutan) | | | | | | | | | | | | |
|---|---|---|---|---|---|---|---|---|---|---|---|---|---|
| | 5′ | 10′ | 15′ | 20′ | 25′ | 30′ | 35′ | 40′ | 45′ | 50′ | 55′ | 60′ | 65′ | 70′ |
| Pulszahl 74 | 70 | 64 | 72 | 74 | 78 | 78 | 84 | 80 | 82 | 88 | 84 | 88 | 86 | 82 |

| T. D., 20 jähriger Mann vor der Injektion | nach der Injektion (1,0 mg Atrop. sulfur. subcutan) | | | | | | |
|---|---|---|---|---|---|---|---|
| | 5′ | 10′ | 15′ | 20′ | 30′ | 40′ | 50′ |
| Pulszahl 63 | 62 | 55 | 55 | 56 | 64 | 69 | 62 |

**38***

Zusammenfassung über den Zustand des Zirkulationssystems bei der Beriberi.

Das Beriberiherz ist sehr labil. Es reagiert rasch und ausgiebig auf leichte Reize, wie leichte körperliche Bewegung, psychische Anstrengung, Nahrungsaufnahme usw.; dadurch steigert sich seine Aktion sehr hoch, die Schlagzahl vermehrt sich und der Blutdruck schwankt erheblich. Solche Erscheinungen zeigen auch, daß das Beriberiherz sehr reizbar ist und das sog. „irritable heart" darstellt. Anderseits kommen Zeichen der Herzschwäche, wie venöse Stauung, Dyspnoë usw., sehr häufig vor, wenn die Zirkulationsstörung fortschreitet. „Reizbare Schwäche" ist der Ausdruck, welcher das Beriberiherz am besten kennzeichnet. Der große, weiche Puls, die Herabsetzung des minimalen Blutdrucks und der Arterienton zeigen die Erschlaffung der Arterienwand an. Der Tonus sowohl des Herzens als auch der Gefäße scheint herabgesetzt zu sein. Die Zirkulationsstörung bei der Beriberi hat eine gewisse Ähnlichkeit mit den Erscheinungen nach Adrenalininjektion, so in bezug auf die Vermehrung der Pulszahl, Steigerung der Herzaktion und Herabsetzung des minimalen Blutdrucks in den peripherischen Gefäßen. In der Rekonvaleszenz kommt dagegen zuweilen Vagotonie vor.

Wodurch die Hypertrophie und Dilatation des Herzens bei der Beriberi entstehen, wurde von vielen Forschern auf verschiedene Weise erörtert. M. Miura meinte zuerst, daß der Hypertrophie und Dilatation des rechten Herzens die klinisch und anatomisch nachweisbare Zwerchfellähmung zugrunde liege. Später fügte er noch die Kontraktion der peripherischen Arterien des großen und kleinen Kreislaufs als Hilfsursache für die Veränderung des Herzens hinzu. Yamagiwa wollte die Gefäßkontraktion als die wesentliche und die Zwerchfellähmung als die weniger wichtige Ursache dafür ansehen. Glogner hat, im Gegensatz zu Miura, der Lähmung der Lungengefäße die Ursache für die Stauung des rechten Herzens zugeschrieben. T. Ogata ist der Meinung, daß die Lähmung der gesamten Respirationsmuskeln, die Wasseransammlung im Pleuraraum und die von ihm häufig beobachtete Splenisation der Lunge dabei die wichtigsten Faktoren seien. Er hat die Kontraktion der Gefäße durch seine sorgfältigen Untersuchungen bei vielen Beriberileichen anatomisch nicht nachgewiesen. K. Kure und T. Hiramatsu konnten Hypertrophie und Dilatation des rechten Ventrikels durch experimentell erzeugte Diaphragmalähmungen an Tieren hervorrufen. Anderseits haben die gleichen Autoren die partielle, manchmal auch totale Lähmung des Diaphragmas bei der Beriberi durch Röntgenuntersuchung nachgewiesen. Durch diese Untersuchungen haben sie somit die Zwerchfelltheorie von M. Miura bestätigt. Da aber die Hypertrophie und Dilatation des rechten Herzens nicht immer mit der mangelhaften Bewegung des Diaphragmas parallel verlaufen, so wollen Kure und seine Mitarbeiter auch die Insuffizienz der anderen Atmungsmuskeln dafür verantwortlich machen. Nagayo will die Hypotonie des Herzmuskels als die wesentliche und primäre Veränderung des Herzens und zugleich als die Ursache der Lungenstauung und der dilatatorischen Hypertrophie des rechten Herzens ansehen.

Nach meiner Meinung erschwert die Erschlaffung der Blutgefäße mit der Herabsetzung des minimalen Blutdrucks sowohl den großen als auch den Lungenkreislauf erheblich. Dies kann dann in der Begleitung mit der Hypotonie des Herzens Insuffizienz der Zirkulation verursachen, auch die Dilatation und Hypertrophie des Herzens hervorrufen. Die leichte Reizbarkeit und dadurch hervorgerufene Steigerung der Herzaktion können auch dazu beitragen. Für die besonders ausgeprägte Hypertrophie und Dilatation des rechten Herzens müssen die Lähmung des Zwerchfells und sonstiger Atemmuskeln, sowie die starke

Erschlaffung der Lungengefäße verantwortlich gemacht werden. Bei der Beriberi tritt nach dem Gesagten oft eine erhebliche Steigerung des maximalen Blutdrucks ein; dieses kann auch einen begünstigenden Faktor bei der Ausbildung der Herzhypertrophie darstellen, doch keineswegs die einzige Ursache, da eine mäßige Hypertrophie des Herzens bereits vor dem Eintritt des hohen Drucks nachweisbar zu sein pflegt. Die Hypertrophie des Herzens kommt zwar sehr häufig vor, ist aber kein konstanter Befund bei der Beriberi, worauf Nagayo besonders aufmerksam gemacht hat. Bei früh verstorbenen Fällen ist die Hypertrophie manchmal wenig ausgeprägt, nicht nur in der linken Kammer, sondern auch in der rechten. Die Zeit reichte hier nicht aus, um eine kompensatorische Hypertrophie zur Ausbildung kommen zu lassen.

Lunge. Die Atmung wird durch die Zirkulationsstörung beeinflußt. Ist der Puls beschleunigt, so atmet der Kranke rasch, und rascher bei Körperbewegung. Bei der schweren Form „Shôshin" wird die Atmung sehr frequent,

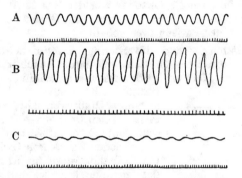

Abb. 20. Atemkurve. A in einem leichteren, B in einem schwereren Beriberifall, C ist von einer gesunden Person. Zeitmarkierung 1 Sekunde. (Nach K. Miura.)

beträgt 40—50 und mehr in einer Minute, und der Kranke klagt über starke Dyspnoë selbst in der Bettruhe. Die Atemkurve zeigt große Amplitude, rasche In- und Exspiration mit spitzer Atemelevation (vgl. Abb. 20). Wenn das Zwerchfell gelähmt ist, wird die Atmung unausgiebig, was dann auch vor dem Röntgenschirm ersichtlich ist. Lähmung der anderen Atemmuskeln wird selten nachgewiesen.

Die vitale Kapazität der Lunge kann durch Lähmung des Zwerchfells und sonstiger Atemmuskeln beeinflußt werden. Sie vermindert sich auch durch Herzinsuffizienz, worauf Peabody aufmerksam gemacht hat. Matsushima hat in unserer Klinik die vitale Kapazität der Lunge bei zahlreichen Beriberikranken lange Zeit hindurch untersucht. Sie vermehrt sich manchmal allein schon durch Übung; daher ließ Matsushima zuerst den Kranken die Methodik einüben. Nachdem die Zahl konstant wurde, notierte er diese zunächst als den erstmaligen Wert. Das Resultat dieser Untersuchungen ergab, daß die vitale Kapazität der Lunge bei der Beriberi deutlich vermindert, und daß je stärker die Zirkulationsstörung, desto ausgeprägter diese Verminderung ist. Hand in Hand mit der Besserung der Krankheit vermehrt sich die vitale Kapazität, bis sie endlich den normalen Wert erreicht. Ein Beispiel gibt die folgende Tabelle, wo bei jeder Sitzung je 5 mal sowohl die aus- als auch die eingeatmete Luftmenge gemessen wurde.

| K. H., 27 jähriger Mann | 1. Probe ccm | 2. Probe ccm | 3. Probe ccm | 4. Probe ccm | 5. Probe ccm | Durchschnitt ccm |
|---|---|---|---|---|---|---|
| **1. Prüfung 15. X.** | | | | | | |
| Ausatmung | 2600 | 2500 | 2650 | 2600 | 2600 | 2590 |
| Einatmung | 2300 | 2300 | 2000 | 2100 | 2000 | 2140 |
| **2. Prüfung 27. X.** | | | | | | |
| Ausatmung | 3300 | 3400 | 3200 | 3000 | 3100 | 3200 |
| Einatmung | 2600 | 2800 | 2800 | 2600 | 2800 | 2720 |
| **3. Prüfung 5. XI.** | | | | | | |
| Ausatmung | 3500 | 3600 | 3700 | 3600 | 3600 | 3600 |
| Einatmung | 3300 | 3500 | 3300 | 3300 | 3400 | 3360 |
| **4. Prüfung 24. XI.** | | | | | | |
| Ausatmung | 3600 | 3650 | 3750 | 3700 | 3600 | 3660 |
| Einatmung | 3500 | 3600 | 3600 | 3400 | 3500 | 3520 |

Bei der 1. Prüfung am 15. Oktober war der Kranke in schwerem Zustand, danach wurde der Zustand rasch besser, am 27. Oktober schon sehr gut. Am 24. November war der Patient fast geheilt.

Die Zwerchfellähmung und die Stauung im Splanchnicusgebiet bei der Beriberi dürften die respiratorische Schwankung des Bauchdrucks beeinträchtigen. Die bei der schweren Lähmung vorkommende Bauchmuskelparese trägt selbst-verständlich auch dazu bei. Fukui hat in unserer Klinik versucht, durch Messung des intrarectalen Drucks den des Bauchinnern abzu-schätzen. Er modifizierte den von Kaiser für den gleichen Zweck konstruierten Apparat. Ein Gummiballon wurde ins Rectum eingeführt und der intrarectale Druck am damit verbundenen Wassermanometer abgelesen. Er hat die respira-torische Schwankung desselben mittels der Luft-leitung registrieren lassen, wie Abb. 21 zeigt.

A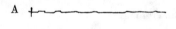

B

Abb. 21.
A die respiratorische Schwankung des intrarectalen Drucks eines schweren Beriberikranken.
B dieselbe im gebesserten Zustand.

Die respiratorische Schwankung des intrarectalen Drucks ist bei der Beriberi sehr vermindert, im Vergleich mit der des Gesunden und vermehrt sich mit der Besserung der Krankheit. Man sieht keine Schwankung des rectalen Drucks an der oberen Kurve A, während sie an der unteren B, im gebesserten Zustand registriert, deutlich erscheint.

Die Abnahme der vitalen Kapazität und der respiratorischen Schwankung des rectalen Drucks treten beide gleichzeitig auf und zeigen die Insuffizienz der Respiration Hand in Hand mit der Zirkulationsstörung an. In der Pleura-höhle sammelt sich seröse Flüssigkeit, gewöhnlich in geringer Menge. Wenn aber die allgemeine Wassersucht stark ist, dann wird die Transsudation auch in der Pleurahöhle deutlicher. Dies kommt jedoch nur selten vor. Bei hoch-gradiger Zirkulationsstörung entstehen öfter hypostatisch - katarrhalische Pneu-monien; schließlich kann auch Lungenödem auftreten.

Shôshin. Zum Schlusse dieses Abschnittes wollen wir die Insuffizienz des Zirkulationssystems bei der Beriberi und den schwersten Zustand derselben, das sog. „Shôshin", wörtlich „Herzstoßen", die „akute perniziöse Form" der früheren Autoren, erörtern.

Bei jeder typischen Beriberi ist das Zirkulationssystem mehr oder weniger affiziert. Die Zahl des Pulses und der Atmung dient hier als ein Maßstab, um den Zustand des Zirkulationssystems zu beurteilen, wie das bei verschiedenen

Herzkrankheiten häufig auch der Fall ist. Wenn der Puls bei der Ruhe über 100 zählt und Dyspnoë bereits bei leichter Körperbewegung auftritt, dann ist der Zustand ziemlich schwer. Dies deutet auf eine relative Insuffizienz des Zirkulationssystems hin. Wenn der Prozeß fortschreitet, der Kranke in der Ruhe schon über Dyspnoë und Palpitation klagt, dann ist das Shôshin drohend; es gesellen sich schließlich dazu stärkere Cyanose, Erbrechen, Beklemmung, Jactation usw. und der Shôshin-Zustand ist voll ausgeprägt. Wir wollen den letzteren mit dem bei absoluter Insuffizienz des Zirkulationssystems vergleichen. Dyspnoë und Palpitation müssen mit dem Grad der Körperbewegung in Beziehung gebracht werden, um den Zustand des Herzens richtig zu erkennen. Schon in den leichteren Fällen fühlt der Kranke nach forcierter Arbeit stärkere Palpitation und Dyspnoë als normal. Die letzteren treten leichter auf, wenn die Störung des Zirkulationssystems stärker ist. Es muß indessen besonders betont werden, daß Beriberikranke bereits im frischen Zustand mehr oder weniger Störungen seitens der Funktion der Zirkulationsorgane aufweisen, doch achten Ärzte und die Kranken selbst sehr wenig darauf. Sie vernachlässigen also die relative Insuffizienz der Zirkulation und lassen die Krankheit in die absolute Insuffizienz, in das Shôshin übergehen. Es wird gewöhnlich beschrieben, daß das Shôshin ganz plötzlich auftrete. Nach meiner Meinung ist das nicht richtig, vorher ist das Stadium der relativen Insuffizienz immer nachzuweisen, und diese geht durch irgendeine Veranlassung, insbesondere durch brüske Körperbewegung, in die absolute über.

Das Shôshin befällt meistens jüngere Leute, um das 20. Lebensjahr herum, ältere bis zum etwa 40. Lebensjahre bleiben nicht immer verschont; bei Greisen und Kindern kommt es aber fast nie vor. Wenn der Shôshin-Zustand ganz rasch, manchmal aber auch dann, wenn er etwas langsamer eintritt, so verspürt der Kranke Beklemmung in der Brust, starke Mattigkeit des ganzen Körpers, heftigen Durst usw., außer der schon beschriebenen Dyspnoë und Palpitation. Der Appetit schwindet, Übelkeit ist konstant vorhanden, Erbrechen tritt mehrmals ein, das wegen des Durstes in Übermaß getrunkene Wasser wird mit Mageninhalt gemischt, und häufig gallig verfärbt, erbrochen. Die Atmung zählt über 30—40 in der Minute, der Puls ist sehr frequent, über 120—130. Herzklopfen und Atemnot nehmen heftig zu, die Beklemmung steigert sich zu starker Präkordialangst. Die Harnausscheidung versiegt mehr und mehr. Ruhelos wirft der Kranke sich von einer Lage in die andere. Starke Cyanose tritt an den Extremitätenenden und Lippen auf, der übrige Körper erscheint blaß und mehr oder weniger ödematös. Stärkeres Ödem braucht jedoch nicht einzutreten, ja das Shôshin kann fast ohne Ödem vorkommen. Das Sensorium des Kranken ist noch immer klar, der trostlose Patient ist unruhig, wälzt sich oft unter Schreien hin und her. Er klagt über Hitzegefühl, trotzdem die Körperoberfläche sich kühl anfühlt. Augen, Mund und Nasenlöcher sind weit geöffnet, jetzt beteiligen sich auch die Hilfsatemmuskeln an der angestrengten Atmung, der Blick wird angstvoll, hilfesuchend. Die Herzaktion ist stark gesteigert, die Carotiden klopfen und die starke Pulsation ist über der ganzen Herzgegend und Magengrube sichtbar. Die Atmung ist wild, schnappend, der ganze Thorax wird samt den Schultern gehoben und fällt rasch wieder zusammen. Die Herztöne sind überall sehr verstärkt, unrein, man hört oft ein systolisches Geräusch an der Spitze und an anderen Stellen. Das Atemgeräusch ist rauh; oft ist trockenes Rasseln hörbar. Der Cruralton ist sehr stark ausgepägt. Die Lähmungen sind in diesem Stadium gewöhnlich noch nicht vorhanden, es ist in der Regel nur Hypästhesie an den unteren Extremitäten, an Händen, und eine leichte Schwäche der unteren Extremitäten nachweisbar. Der Kniereflex fehlt bereits, ist aber oft auch noch auslösbar. Die gesteigerte Herzaktion geht im weiteren Verlaufe allmählich zurück, der anfangs noch große, aber weiche Puls wird immer kleiner und schwächer, Arhythmie kann eintreten, die Cyanose wird stärker, die Glieder kälter, die anfangs über die Norm gesteigerte Temperatur sinkt bis subnormal. Schließlich schwindet das Bewußtsein, der Puls wird kaum fühlbar, die Atmung flach, es tritt zuerst Herzstillstand ein und darauf folgt der Atemstillstand, oder, in anderen Fällen, umgekehrt: erst Atem-, dann Herzstillstand.

Diese Erscheinungen einer akuten Insuffizienz des Zirkulationssystems verlaufen entweder sehr stürmisch und führen die Kranken innerhalb ein bis drei Tagen zum Tode, oder mehr subakut, etwas milder, und ziehen sich bis 7—10 Tage hin. Das letztere kann subakutes Shôshin genannt werden. Die akutesten, stürmischen Fälle haben die ungünstigste Prognose, subakute, milde Fälle eine bessere.

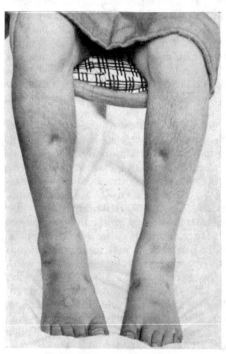

Abb. 22. Ödem bei Beriberi.

Wenn der Krankheitsprozeß in Besserung übergeht, dann bilden sich Dyspnoë, Erbrechen, Mattigkeit und die anderen oben genannten Beschwerden rasch zurück. Die Herzaktion wird ruhiger, geordneter, die Cyanose verschwindet. In ein paar Tagen wandelt sich die Szene sehr rasch von einem heftigen Kampf um das Leben in eine ruhige Freude. Obwohl verschiedene subjektive Beschwerden zurückgegangen sind und sich der allgemeine Zustand auch sehr gebessert hat, verschwinden die Veränderungen an den Zirkulationsorganen nicht so schnell, sie gehen nur allmählich, nach längerer Zeit zurück. Merkwürdigerweise kann die Lähmung gleichzeitig mit dem Eintreten der allgemeinen Besserung einen akuten Fortschritt aufweisen.

**3. Ödem, Nierenfunktion, Blut und Harn.** Die Hautwassersucht gehört zu den fast konstanten Krankheitserscheinungen im frischen Stadium der Beriberi. Wenn Beriberikranke zu uns in die Poliklinik kommen, dann ist das blasse, gedunsene Gesicht augenfällig. Das Ödem ist bei sitzenden und stehenden Leuten an den Beinen, besonders an der Tibiakante und am Fußrücken, bei liegenden oft an Rücken und Schulter deutlich nachweisbar. Das Ödem ist teils sehr leicht, teils ziemlich erheblich. In den leichteren Fällen stellt sich die Schwellung an den Beinen erst nach längerem Gehen oder Stehen ein. Sehr starke Wassersucht, wie sie bei Nephrose und dekompensierten Herzkrankheiten oft vorkommt, ist bei der Beriberi selten. Sie tritt jedoch häufig bei der Komplikation mit Nierenkrankheit, Kachexie usw. ein. Wenn die Wassersucht einen gewissen Grad erreicht, dann kommt es zu Flüssigkeitsansammlung auch in den serösen Höhlen, zu Hydrothorax, Hydroperikard und Ascites. Es ist aber selten, daß diese eine durch Perkussion und Röntgenuntersuchung deutlich nachweisbare Menge erreicht.

Nach Okubo, Idei, Fujinami u. a. kann man durch Punktion der Pleurahöhle auch bei Gesunden eine geringe Menge seröser Flüssigkeit aspirieren. Furukawa und Noda haben in unserer Klinik dies bestätigt. Sie konnten etwa in 50—70% von gesunden Personen durch Punktion am untersten Teil der Pleurahöhle eine klare, gelbe Flüssigkeit in einigen Tropfen bis zu 0,5 ccm, ausnahmsweise bis zu 6 ccm herausbefördern. Diese Flüssigkeit in der Pleurahöhle vermehrt sich ausnahmslos bei Nieren-, Herz- und anämisch-kachektischen Kranken, bei denen sich mehr oder weniger ein subcutanes Ödem nachweisen läßt. Dies ist auch bei der Beriberi der Fall. So konnten Furukawa und Noda bei gewöhnlichen Beriberikranken leicht 20—50 ccm, manchmal etwa 200 ccm Pleuraflüssigkeit gewinnen. Bei einigen Fällen war das Ödem an den Beinen kaum nachweisbar und doch wurden 10—60 ccm Flüssigkeit aus der Pleurahöhle herausbefördert. Außer dem subcutanen Ödem und der Höhlenwassersucht zeigt sich eine ödematöse druckempfindliche Anschwellung an Muskeln der Extremitäten, und zwar meist ausschließlich am Wadenmuskel. Selten wird das Ödem des Kehlkopfes an der Plica aryepiglottica und ventricularis beobachtet.

Kobayashi hat den Eiweißgehalt der Ödemflüssigkeit von 23 Beriberikranken refraktometrisch bestimmt, er war meistens unter 0,5 g/dl, sogar unter 0,2 g/dl in 11 Fällen. Der Kochsalzgehalt dieser Proben betrug nach Kobayashi 0,62—0,66 g/dl. Beim Abnehmen des Ödems vermehrt sich der Prozentgehalt an Eiweiß, dagegen vermindert sich der des Kochsalzes in der Ödemflüssigkeit. Wenn das Ödem längere Zeit besteht, dann wird der Eiweißgehalt zuweilen größer.

Furukawa und Noda haben bei der Beriberi den Gehalt der Pleuraflüssigkeit und des Blutserums an Eiweiß, Kochsalz, Zucker, Reststickstoff usw. bestimmt und mit dem bei Gesunden und anderen Kranken verglichen. Der Befund bei 12 Beriberifällen wird in der nächsten Tabelle gezeigt. Der Gehalt der Pleuraflüssigkeit der Beriberikranken an Eiweiß und Kochsalz beträgt durchschnittlich 1,86 g/dl, respektiv 0,635 g/dl. Das Eiweiß ist also weit höher als in der Ödemflüssigkeit bei der gleichen Krankheit nach Kobayashi, der Kochsalzgehalt stimmt aber knapp mit dem der Ödemflüssigkeit überein. Die Eiweißmenge der Pleura- und Ödemflüssigkeit ist selbstverständlich viel geringer als die des Blutserums, aber das Kochsalz ist in der Regel in den ersteren etwas mehr als im letzteren enthalten. Die Menge des Zuckers und des Reststickstoffes in der Pleuraflüssigkeit stimmen fast mit der im Serum überein, der Zucker ist jedoch oft in der Pleuraflüssigkeit in etwas reichlicherer Menge als im Serum nachgewiesen worden.

Der Eiweißgehalt der Pleuraflüssigkeit ist bei der Pleuritis am höchsten, darauf folgt der bei Gesunden; unter den pathologischen Transsudationen ist dieser bei der Beriberi am reichlichsten.

Eiweißgehalt der Pleuraflüssigkeit g/dl.

| | Maximum | Minimum | Durchschnitt |
|---|---|---|---|
| Beriberi . . . . . . . . | 2,62 | 1,35 | 1,86 |
| Anämie . . . . . . . . | 1,42 | 1,30 | 1,36 |
| Akute Nephritis . . . . . | 1,41 | 1,10 | 1,28 |
| Herzkrankheiten . . . . . | 1,08 | 0,71 | 0,89 |
| Nephrose . . . . . . . . | 0,65 | — | 0,22 |
| Pleuritis. . . . . . . . | 6,81 | 4,12 | 5,65 |
| Gesund . . . . . . . . | 3,35 | 1,47 | 2,45 |

Der Kochsalzgehalt ist dagegen bei der Pleuritis am geringsten, am höchsten bei Nierenkrankheiten und mittelhoch bei Beriberi und Herzleiden.

| Nr. | Name | Ge-schlecht | Alter | | Krankheits-dauer | Ödem | Dämp-fung | |
|-----|------|-------------|-------|--|------------------|------|-----------|--|
| 1. | S. Y. | ♀ | 28 | I.Unters. | 15 Tage | +++ | + | Pleuraflüssigkeit Serum |
|    |       |   |    | II.Unters. | 42 Tage | — | — | Pleuraflüssigkeit |
| 2. | I. N. | ♂ | 24 | | 30 Tage | ++ | + | Pleuraflüssigkeit Serum |
| 3. | O. K. | ♂ | 18 | | 90 Tage | ++ | — | Pleuraflüssigkeit Serum |
| 4. | M. S. | ♂ | 29 | | 6 Tage | ++ | — | Pleuraflüssigkeit Serum |
| 5. | H. Y. | ♂ | 24 | I. Unters. | 30 Tage | ++ | — | Pleuraflüssigkeit Serum |
|    |       |   |    | II.Unters. | 45 Tage | — | — | Pleuraflüssigkeit Serum |
| 6. | H. R. | ♂ | 56 | I. Unters. | etwa 1 Jahr | ++ | — | Pleuraflüssigkeit Serum |
|    |       |   |    | II.Unters. | { etwa 1 Jahr u. 30 Tage | — | — | Pleuraflüssigkeit |
| 7. | T. G. | ♂ | 21 | | 7 Tage | ++ | — | Pleuraflüssigkeit Serum |
| 8. | M. K. | ♂ | 19 | | 3 Tage | + | — | Pleuraflüssigkeit Serum |
| 9. | E. M. | ♂ | 21 | | 10 Tage | ± | — | Pleuraflüssigkeit Serum |
| 10. | O. H. | ♀ | 32 | | 45 Tage | ± | — | Pleuraflüssigkeit Serum |
| 11. | Y. S. | ♂ | 18 | | 15 Tage | ± | — | Pleuraflüssigkeit Serum |
| 12. | H. G. | ♂ | 19 | | 15 Tage | ± | — | Pleuraflüssigkeit Serum |
| Durchschnitt | | | | | | | | Pleuraflüssigkeit Serum |
| Gesunde | | | | | | | | Pleuraflüssigkeit |

| Gewonn. Menge (ccm) | Eiweiß (g/dl) | NaCl (%) | Trauben-zucker (g/dl) | Rest-N (mg/dl) | Aussehen | Ri-valta | Spez. Gew. (bei 15° C) | Viscosität (bei 20° C) |
|---|---|---|---|---|---|---|---|---|
| 139,0<br>0,1 | 1,51<br>6,86 | 0,653<br>0,619 | 0,154<br>0,138 | 26<br>32 | serös<br>gelblich | ± | 1015 | 1,26<br>1,82 |
| mehr als<br>198,0 | 1,61<br>7,88 | 0,626<br>0,601 | 0,160<br>0,167 | 39<br>35 | serös<br>gelblich | ± | 1016 | |
| 37,5 | 1,94<br>7,53 | 0,618<br>0,609 | 0,100<br>0,087 | 30<br>32 | serös<br>gelblich | ± | 1019 | 1,36<br>1,85 |
| mehr als<br>17,0 | 2,15<br>7,65 | 0,649<br>0,597 | 0,154<br>0,160 | 40<br>43 | serösdünn<br>gelblich | ± | 1019 | 1,10<br>1,59 |
| 55,0<br><br>0,2 | 2,04<br>7,79<br>3,38<br>8,88 | 0,635<br>0,614<br><br>0,612 | 0,125<br>0,108<br><br>0,089 | 30<br>33<br><br>30 | serös<br>gelblich | ± | 1021 | |
| 22,7<br><br>8,5 | 2,40<br>6,31<br>2,69 | 0,650<br>0,597 | | | serös<br>gelblich | ± | 1020 | |
| 7,0 | 1,49<br>7,99 | 0,618<br>0,616 | 0,125<br>0,114 | 35<br>36 | serösdünn<br>gelblich | ± | 1017 | |
| 12,0 | 1,35<br>6,90 | 0,656<br>0,618 | 0,102<br>0,100 | 29<br>29 | serösdünn<br>gelblich | ± | 1018 | 1,09<br>1,51 |
| 61,0 | 2,62<br>7,81 | 0,643<br>0,612 | 0,166<br>0,154 | 43<br>44 | serös<br>gelblich | ± | 1020 | |
| 10,2 | 1,68<br>7,20 | 0,615<br>0,593 | 0,133<br>0,133 | 30<br>29 | serösdünn<br>gelblich | ± | 1014 | |
| 51,0 | 1,78<br>6,47 | 0,652<br>0,592 | 0,085<br>0,085 | 32<br>32 | serös<br>gelblich | ± | 1017 | |
| 10,5 | 1,72<br>6,77 | 0,610<br>0,584 | 0,083<br>0,074 | 24<br>31 | serös<br>gelblich | ± | 1021 | 1,38<br>1,82 |
| | 1,86<br>7,26 | 0,635<br>0,604 | 0,126<br>0,120 | 33<br>34 | | | | |
| Schaum bis 6,0 | 2,64<br>(1,47 bis<br>3,35) | 0,639<br>(0,600 bis<br>0,679) | | | | | | |

Kochsalzgehalt der Pleuraflüssigkeit.

| | Maximum | Minimum | Durchschnitt |
|---|---|---|---|
| Beriberi . . . . . . . . | 0,656 | 0,610 | 0,635 |
| Herzkrankheiten . . . . . | 0,663 | 0,615 | 0,675 |
| Anämie . . . . . . . . . | 0,659 | 0,655 | 0,657 |
| Nephrose . . . . . . . . | 0,673 | 0,661 | 0,669 |
| Akute Nephritis . . . . . | 0,688 | 0,669 | 0,680 |
| Pleuritis. . . . . . . . . | 0,625 | 0,576 | 0,605 |
| Gesunde . . . . . . . . | 0,679 | 0,600 | 0,641 |

Der Zuckergehalt liegt bei der Beriberi am höchsten und beträgt durchschnittlich 0,126 g/dl, während er bei der Pleuritis den Mindestwert von 0,076 g/dl zeigt. Der Reststickstoff war durchschnittlich 33 mg/dl bei der Beriberi, 31 mg/dl bei Pleuritis und 46 mg/dl bei akuter Nephritis.

Die Genese des Ödems bei der Beriberi ist ein interessantes Problem. Die Nierenfunktion kann wohl bei der Beriberi leicht affiziert werden, aber niemals so stark wie bei den Nierenkrankheiten, was auch aus den anatomischen Veränderungen leicht ersichtlich ist. Goto hat zuerst mit Hilfe der Phenolsulfonephthaleinprobe eine geringe Störung in der Ausscheidung dieses Farbstoffes bemerkt. Takenaka beobachtete schon bei leichteren Fällen, zum Teil ohne Ödem, eine leichte Verzögerung der Jodkaliumausscheidung, 13 mal unter 18 Fällen; Phenolsulfonephthalein zeigte unter seinen Fällen nur einmal und die Milchzuckerprobe nie eine Verzögerung der Ausscheidung. Kobayashi hat hauptsächlich nach der Straußschen Methode das Verdünnungs- und Konzentrationsvermögen der Niere geprüft. Durch mehrmals wiederholte Prüfungen bei 13 Fällen mit mehr oder weniger deutlichem Ödem kam er zum Schluß, daß die Wasserausscheidungskraft und das Verdünnungsvermögen der Niere nicht erheblich gestört sind. Konzentration und Akkommodationsbreite sind normal. Das aufgenommene Wasser beim Verdünnungsversuch wird meistens innerhalb 24 Stunden ungefähr im gleichen Quantum oder zuweilen in reichlicherer Menge ausgeschieden.

Arima hat oft eine leichte Vermehrung des Blutreststickstoffs bei der Beriberi nachgewiesen; diese war bei dem Shôshin deutlich, das Maximum betrug dabei 73 mg/dl. Murachi hat nach der Jollesschen Methode den Indicangehalt des Blutes bei Normalen und bei verschiedenen, besonders Beriberi-Kranken bestimmt. Bei den letzteren zeigte sich oft eine Vermehrung des Indicans im Blut, besonders in den Fällen, die deutliche kardiovasculäre Erscheinungen darboten und in deren Harn sich mehr oder weniger Eiweiß nachweisen ließ. Diese Indicanämie der Beriberikranken ist aber nicht so erheblich wie bei den Nephritikern. Ariga hat hauptsächlich mit Hilfe der Thiosulfatmethode von Nyiri die Nierenfunktion vieler Beriberikranken geprüft und fand eine Verzögerung der Ausscheidung von Thiosulfat ausschließlich bei den Fällen mit deutlichem Ödem. Wenn der Zustand sich bessert und die Wassersucht verschwindet, dann zeigen die Kranken ein normales Verhalten in der Ausscheidung dieser Substanz. Kobayashi gab Beriberikranken mit Ödem 10 g Kochsalz auf einmal. Die Ausscheidung war in der Mehrzahl schlecht, die zugesetzte Kochsalzmenge wurde nicht innerhalb 48 Stunden im Harn wiedergefunden. Er gab diesen Kranken auch Kochsalz 10 g mit 1000 ccm Wasser morgens nüchtern, in den nachfolgenden 4 Stunden wurde meistens weniger als 500 ccm Wasser ausgeschieden. Wir haben leichteren Beriberikranken ohne manifestes Ödem täglich 6 g NaCl als Zulage gegeben, dann trat das Ödem bei diesen Kranken deutlich zutage, gleichzeitig mit einer Zunahme des Körpergewichts.

Eppinger (1917) hat Kochsalz und Wasser subcutan oder per os gegeben und verglich die Geschwindigkeit der Ausscheidung des gegebenen Kochsalzes im Harn bei beiden Fällen. Die Ausscheidung erfolgt bei Gesunden rascher, dagegen bei Nierenkranken langsamer bei ·subcutaner als bei peroraler Verabreichung. Nach Furukawa ist nun auch in Fällen von Beriberi, mit oder ohne Ödem, die Ausscheidung des subcutan gegebenen Kochsalzes dem per os gegebenen gegenüber manchmal verzögert.

Der Kochsalzgehalt des Blutserums bewegt sich nach Kobayashi meist innerhalb normaler Grenzen, d. h. 0,56—0,60 g/dl. Er betrug aber 0,621—0,66 g/dl in 3 unter 17 Fällen (darunter ein Fall mit chronischer Nephritis kombiniert). Man sieht auch in der oben angeführten Tabelle nach Furukawa den Kochsalzgehalt des Beriberiserums in den Fällen mit deutlichem Ödem manchmal etwas erhöht.

Morawitz und Denecke haben eine Methode zur Prüfung des Flüssigkeitsaustausches zwischen Blut und Gewebe bekannt gegeben. Sie unterbanden den wagerecht in Herzhöhe ruhenden Arm rasch mit einer elastischen Binde und ließen das Blut 12 Minuten stauen. Sie verglichen danach das aus der Armvene entnommene Blut mit dem strömenden Venenblute desselben Gefäßgebietes, das vorher ebenfalls durch Venenpunktion gewonnen war, und wiesen dadurch nach, daß in der Norm das Serum des gestauten Blutes weniger Trockensubstanz enthält und einen niedrigeren Refraktometerwert aufweist als das strömende. In pathologischen Fällen, bei Nierenkranken, tritt dagegen eine Eindickung des gestauten Blutes auf, was auf eine Veränderung der Durchlässigkeit der Gefäßwand zurückzuführen ist. Tzuji hat in unserer Klinik diese Methode bei verschiedenen Kranken angewandt und die Angabe der obengenannten Autoren bei Gesunden und Nierenkranken bestätigt. In 12 unter 23 Beriberifällen wurde eine Eindickung des gestauten Blutes wie bei den Nierenkranken nachgewiesen.

Mozai, Okamoto und Takimoto haben den Serumeiweißgehalt bei der Beriberi refraktrometrisch bestimmt. Nach ihren Untersuchungen beträgt der normale Wert bei Japanern 7—9%, d. h. ebensoviel, wieviel Reiß bei den Europäern festgestellt hat. Beriberi ergibt, solange die Kranken Ödem haben, einen niedrigen Wert, der sich dann Hand in Hand mit dem Verschwinden des Ödems bis zum normalen Wert erhöht. Die gleichen Autoren haben außerdem die Zahl und das Volumen der Blutkörperchen, sowie die Gesamttrockensubstanz im Blut bestimmt und auch auf diese Weise die Hydrämie feststellen können. Hier werden einige Beispiele aus ihren zahlreichen Untersuchungen angeführt:

| | I. ($\male$) | | II. ($\male$) | | III. ($\male$) | |
| --- | --- | --- | --- | --- | --- | --- |
| | 1. Prüfung | 2. Prüfung | 1. Prüfung | 2. Prüfung | 1. Prüfung | 2. Prüfung |
| Serumeiweiß (%) | 6,42 | 8,35 | 6,68 | 8,90 | 6,88 | 7,63 |
| Zahl der Erythrocyten (Million) | 4,72 | 5,24 | 4,35 | | | |
| Volumen der Erythrocyten (%) | 43,2 | 52,7 | 42,85 | 56,4 | | |
| Trockensubstanz des Blutes (%) | | | | | 19,94 | 20,69 |
| Körpergewicht(kg) | 67,0 | 56,0 | 59,90 | 50,40 | 55,45 | 50,15 |

Anmerkung: Bei der 1. Prüfung Ödem vorhanden, bei der 2. verschwunden.

Mozai und seine Mitarbeiter haben zugleich das Mischungsverhältnis des Albumins und Globulins des Beriberiserums aus dem Wert der Refraktion und der Viscosität berechnet. Dieses Verhältnis bewegt sich meist innerhalb der normalen Grenzen, es ist aber bei der Beriberi labil und Schwankungen über 10%

werden fast bei allen Fällen beobachtet, während es beim normalen Individuum, wie Adler festgestellt hat, auf einem konstanten Wert verharrt. Diese Schwankungen scheinen von der Änderung des gesamten Eiweißgehalts abhängig zu sein, und zwar vermehrt sich der relative Gehalt der Albumine, wenn die Gesamtmenge des Serumeiweißes zunimmt. Dagegen steigert sich der relative Wert der Globuline, wenn sich das Blutserum verdünnt.

Die Menge des Reststickstoffs und Harnstoffs im Blut der Beriberikranken wurde von Okada und Hayashi und vielen anderen bestimmt. Beide bleiben innerhalb der normalen Grenzen bei leichteren Fällen und im chronischen Zustand. Sie zeigen aber eine leichte Steigerung bei Fällen mit deutlichen kardiovasculären Störungen, besonders bei Shôshin. Der Aminosäurestickstoff findet sich ebenfalls etwas vermehrt, und zwar ausschließlich in Fällen mit deutlichen Zirkulationsstörungen, insbesondere bei Shôshin. Einige Beispiele für dieses Verhalten sind in der nächsten Tabelle (nach Okada und Hayashi) enthalten. Die Bestimmungen sind nach der Mikro-Kjeldahl-Methode von Bang für Reststickstoff und nach der van Slykeschen für Aminosäuren ausgeführt worden.

| Nr. | Name | Alter | Rest-stickstoff mg in 100 ccm Blut | Harnstoff-stickstoff mg in 100 ccm Blut | Aminosäure-stickstoff mg in 100 ccm Blut | Bemerkungen |
|---|---|---|---|---|---|---|
| 1. | T. N., ♂ . . . | 26 Jahre | 41,58 | 18,40 | 7,89 | |
| 2. | I. Y., ♂ . . . | 19 Jahre | 42,56 | 15,82 | 5,75 | |
| 3. | Y. K., ♀ . . . | 42 Jahre | 25,58 | 10,72 | 5,73 | |
| 4. | O. G., ♂ . . . | 27 Jahre | 39,56 | 11,18 | 5,70 | |
| 5. | M. O., ♂ . . . | 26 Jahre | 45,17 | 15,38 | 7,83 | |
| 6. | H. S., ♀ . . . | 27 Jahre | 40,89 | 14,45 | 5,68 | |
| 7. | T. B., ♂ . . . | 19 Jahre | 31,61 | | 7,17 | Stark. Ödem |
| 8. | I. O., ♂ . . . | 19 Jahre | 64,52 | | 6,86 | Subakut Shôs. |
| 9. | K. T., ♂ . . . | 20 Jahre | | 56,62 | 14,09 | Shôshin. |

Blutzucker. Bei der Beriberi, wie auch bei der experimentellen B-Avitaminosis der Tiere, wird oft eine Vermehrung des Blutzuckers konstatiert (Kuno, Suga u. a.). Die Hyperglykämie ist dabei nur leicht und wird ausschließlich im Shôshin oder im akuten Stadium mit deutlichen kardiovasculären Erscheinungen nachgewiesen. In leichteren Fällen oder im chronischen Stadium mit Lähmung, kommt sie nicht vor. Hier werden einige Beispiele gezeigt.

| Nr. | Name | Alter | Blutzucker (%) | | | | Zustand |
|---|---|---|---|---|---|---|---|
| 1. | K. S., ♂ . . | 27 | 6. X. 0,152 | 13. X. 0,132 | 24. X. 0,113 | 2. XI. 0,109 | Am 6. X. Shôshin, dann wurde der Zustand allmäh-lich besser. |
| 2. | T. K., ♀ . . | 29 | 30. X. 0,125 | 5. XI. 0,108 | 12. XI. 0,111 | | Ziemlich schwer. |
| 3. | N. M., ♂ . . | 21 | 30. X. 0,085 | 7. XI. 0,091 | 25. XI. 0,096 | | Mittelschwer. |

Suga hat den Blutzucker in 14 unter 24 Fällen über 0,11% gefunden, darunter zeigten 4 Shôshin-Fälle die höchsten Werte 0,13—0,15%.

Calciumgehalt des Blutes. Yoshimura hat auf die Vermehrung des Calciums im Beriberiblut aufmerksam gemacht. Nakamura bestimmte den Calciumgehalt des Blutserums nach DeWaards Methode bei 62 Beriberifällen; er war meistens in den normalen Grenzen und die Durchschnittszahl betrug 11,63 mg/dl, während der normale Durchschnittswert nach seinen Untersuchungen 11,51 mg/dl ist. Auch beim Shôshin wurde keine erhebliche Abweichung von der Norm beobachtet. Er hat aber in 7 Fällen mit starker Lähmung deutliche Vermehrung desselben, und zwar 13,3—14,6 mg/dl konstatiert. Das vermehrte Calcium nahm mit der Besserung der Lähmung allmählich wieder ab, bis es endlich den normalen Wert erreichte. Dieses Verhalten ist in der Tabelle auf Seite 613 gemeinsam mit der Zahl der Blutplättchen angegeben.

Lipoidgehalt des Blutes. Weehnizen und Alting haben in Java bei einigen Beriberifällen Herabsetzung des Fett- und Lipoidgehaltes des Blutes nach der Bangschen Methode konstatiert. Tsuji hat in unserer Klinik nach Bloors Methode die gesamten Fettsäuren, das Lecithin und Cholesterin im Vollblut, Blutplasma und Blutkörperchen bei 38 Beriberifällen bestimmt. In schweren Fällen sind die gesamten Fettsäuren im allgemeinen vermehrt, am stärksten bei Shôshin. Bei dem letzteren beträgt ihr Gehalt über 0,4 g/dl, übertrifft manchmal sogar 0,5 g/dl. Die Fälle mit reichlichem Ödem zeigen auch eine deutliche Vermehrung der gesamten Fettsäuren. Cholesterin und Lecithin bieten das entgegengesetzte Verhalten dar, und zwar vermindern sie sich im allgemeinen bei solchen Fällen. Bei der Besserung nehmen die gesamten Fettsäuren ab, Cholesterin sowie Lecithin vermehren sich dagegen, um in der Rekonvaleszenz wieder den normalen Wert zu erreichen. Hier einige Beispiele.

### Lipoidgehalt des Beriberiblutes.

| Name Alter Geschlecht | Krankheits- zustand | Volumen der Blut- körper- chen (%) | Ges. Fettsäure g/dl | | | Lecithin g/dl | | | Cholesterin g/dl | | |
|---|---|---|---|---|---|---|---|---|---|---|---|
| | | | Vollbl. | Plasma | Blut- körper- chen | Vollbl. | Plasma | Blut- körper- chen | Vollbl. | Plasma | Blut- körper- chen |
| Nr. 1. Y. B. 32 Jahre ♂ | I. Untersuch. mittelmäßig | 38 | 0,36 | 0,34 | 0,37 | 0,28 | 0,20 | 0,41 | 0,15 | 0,12 | 0,20 |
| | II. Untersuch. schwer | 40 | 0,37 | 0,36 | 0,39 | 0,26 | 0,17 | 0,40 | 0,14 | 0,11 | 0,19 |
| | III. Untersuch. Shôshin | 39 | 0,43 | 0,40 | 0,48 | 0,25 | 0,16 | 0,38 | 0,12 | 0,10 | 0,15 |
| | IV. Untersuch. gebessert | 41 | 0,36 | 0,35 | 0,38 | 0,27 | 0,18 | 0,40 | 0,17 | 0,15 | 0,20 |
| Nr. 2. T. D. 21 Jahre ♂ | I. Untersuch. Shôshin | 41 | 0,45 | 0,48 | 0,40 | 0,24 | 0,17 | 0,34 | 0,14 | 0,10 | 0,18 |
| | II. Untersuch. gebessert | 39 | 0,40 | 0,39 | 0,41 | 0,27 | 0,19 | 0,40 | 0,16 | 0,15 | 0,17 |
| | II. Untersuch. noch mehr gebessert | 39 | 0,35 | 0,33 | 0,38 | 0,29 | 0,20 | 0,43 | 0,18 | 0,17 | 0,20 |
| Nr. 3. H. G. 19 Jahre ♂ | I. Untersuch. mittelmäßig, deutl. Ödem | 39 | 0,37 | 0,36 | 0,38 | 0,27 | 0,19 | 0,40 | 0,15 | 0,14 | 0,17 |
| | II. Untersuch. gebessert | 40 | 0,35 | 0,34 | 0,36 | 0,30 | 0,21 | 0,44 | 0,19 | 0,16 | 0,22 |
| Durchschnittliche normale Zahl nach Tsuji . . . . . . . | | 40 | 0,32 | 0,30 | 0,34 | 0,28 | 0,20 | 0,39 | 0,19 | 0,17 | 0,21 |

Katalase im Beriberiblut. Takayama hat in unserer Klinik die Katalasenzahl des Blutes nach der Jolleschen Methode, durch Inouye und seine Mitarbeiter modifiziert, und zugleich den Hämoglobingehalt desselben bei zahlreichen Beriberifällen sowie bei experimenteller tierischer und menschlicher
B-Avitaminosis bestimmt. Er fand dabei eine erhebliche Verminderung
der Blutkatalase und zugleich des Katalasenhämoglobinindexes (Verhältnis der
Katalasenzahl zum Hämoglobingehalt), sowohl bei der experimentellen B-Avitaminose als auch bei der Beriberi. Er verfolgte durch den ganzen Krankheitsverlauf die Schwankungen des Katalasengehaltes bei 22 schweren Beriberifällen, und bestätigte, daß sie mit dem Krankheitsprozeß beinahe parallel
gehen. Hier einige Beispiele davon:

Katalase des Beriberiblutes.

| | Datum | Krankheits-zustand | Katalasen-zahl | Hb.-Zahl | Kat.-Hb.-Index |
|---|---|---|---|---|---|
| Nr. 1. J. B., 34 Jahre | 22. VI. | schwer | 4,55 | 83 | 55 |
| | 27. VI. | Shôshin | 4,08 | 84 | 49 |
| | 6. VII. | Shôshin | 4,93 | 92 | 54 |
| | 26. VII. | allmählich gebessert | 5,16 | 93 | 55 |
| | 13. VIII. | | 6,25 | 92 | 57 |
| | 15. IX. | | 6,08 | 95 | 64 |
| | 3. X. | | 6,18 | 93 | 66 |
| Nr. 2. S. M., 28 Jahre | 5. IX. | schwer | 4,42 | 82 | 54 |
| | 11. IX. | schwer | 4,25 | 76 | 57 |
| | 22. IX. | allmählich gebessert | 4,59 | 76 | 60 |
| | 2. X. | | 5,29 | 79 | 66 |

Da Takayama normalerweise nur sehr geringe tägliche Schwankungen der
Blutkatalase bei derselben Person gefunden hat, so ist diese Zunahme bei der
Besserung des Krankheitsprozesses bedeutungsvoll.

Eine auf das enucleierte Froschauge mydriatisch wirkende Substanz hat
Shimazono vor Jahren nach der Ehrmannschen Methode im Blutserum und
der Ödemflüssigkeit von Beriberikranken nachgewiesen. Damals meinte er, daß
dieser Befund mit der Theorie über die Pathogenese der Hypertrophie und
Dilatation des Herzens, welche M. Miura und Yamagiwa auf die Konstriktion
der peripherischen Arterien zurückführten, in Beziehung zu setzen sei, und daß
er auch mit der von Nagayo entdeckten Hypertrophie des Nebennierenmarks
irgendeinen Zusammenhang haben könnte. Nach Shimazono fiel jedoch der
direkte chemische Nachweis des Adrenalins im Beriberiserum oder der Ödemflüssigkeit durch die Vulpiansche Eisenchloridmethode und die Comesatti-
sche Sublimatreaktion negativ aus. Nach dem Erscheinen der O. Connorschen
Arbeit, wonach die vasokonstriktorische Wirkung des Blutes erst bei der Gerinnung entsteht und dementsprechend diese Wirkung im Blutplasma fehlt,
haben Sakai und Hiramatsu zu diesem Problem bei der Beriberi Stellung
genommen und zu ihren Untersuchungen das Läwen-Trendelenburgsche
Präparat verwendet. Sie bestätigten Shimazonos Angabe: Das Beriberiserum
wirkt stärker vasokonstriktorisch als das normale, und diese starke Wirkung
ist nur im progressiven und Höhestadium, aber nicht im Besserungsstadium
nachweisbar, wie dies Shimazono auch vorher festgestellt hatte. Sie konnten
im allgemeinen im Plasma des Beriberiblutes keine deutliche Wirkung auf das
Froschgefäß konstatieren, in 12 unter 92 Fällen trat diese jedoch auch im
Plasma, freilich weit schwächer als im Serum, ein.

Über die Viscosität des Beriberiblutes sind die Angaben der Forscher geteilt. In gewöhnlichen Fällen scheint sie keine erhebliche Veränderung darzubieten. In Shôshin und bei sehr schwerem Zustand ist sie nach Itó u. a. erhöht und sinkt dann gleichzeitig mit der Besserung der Krankheit ab. Die Gerinnungszeit des Blutes zeigt meist keine Abweichung von der Norm. Nakamura fand eine Verzögerung derselben häufig bei Shôshin und bei Fällen mit deutlichem Ödem. Die Senkungsgeschwindigkeit der Erythrocyten scheint nach Nishikata und Itó bei der Beriberi oft beschleunigt zu sein.

Säurebasengleichgewicht. Sugawara hat zuerst darüber berichtet, daß die Erniedrigung der Hämoglobindissoziationskurve im Beriberiblut auf eine Acidose schließen läßt. T. Hayashi bestimmte nach der van Slykeschen Methode den Kohlensäuregehalt des Blutplasmas und teilte die Beriberikranken in 3 Gruppen ein, nämlich die mit normalem Kohlensäuregehalt, die im Übergang und die mit erniedrigtem Gesamtkohlensäuregehalt. Unter 46 untersuchten Fällen gehörten 12 in die letztere Gruppe, andere 12 zum Übergang, die übrigen 22 wiesen normale Werte auf. Die Fälle, welche erniedrigte Gesamtkohlensäurewerte zeigen, boten fast alle deutliche kardiovasculäre Symptome dar. Die Verminderung des Gesamtkohlensäuregehaltes wird erheblicher, wenn die letzteren schwerer werden, und geht bei Besserung des Zustandes zurück. Odaira bestätigte Sugawaras Befunde und stellte aus der Erniedrigung der Kohlensäurebindungskurve eine Verminderung der Alkalireserve im Beriberiblute fest. Er unterschied bei der Beriberiacidose zwei Arten, und zwar die kompensierte und inkompensierte, von denen die

Kohlensäuregehalt des arteriellen Blutes (nach Odaira).

| Name | Alter | Geschlecht | $CO_2$-Gehalt (%) | Bemerkungen |
|------|-------|------------|-------------------|-------------|
| Normal | 16—60 | ♂ ♀ | 36,7—54,7 | 10 Fälle |
| T. M. | 19 | ♂ | I. Untersuch. 17,8 <br> II. Untersuch. 45,2 | Kardio-vascul. Stör. <br> gebessert |
| K. U. | 18 | ♂ | I. Untersuch. 24,4 <br> II. Untersuch. 47,3 | Kardio-vasculäre Stör. <br> gebessert |
| O. K. | 18 | ♂ | I. Untersuch. 22,0 <br> II. Untersuch. 50,1 | Kardio-vasculäre Stör. <br> gebessert |
| S. I. | 42 | ♂ | 36,6 | deutliches Ödem |
| S. K. | 58 | ♂ | I. Untersuch. 28,8 <br> II. Untersuch. 39,5 | deutliches Ödem <br> gebessert |
| G. S. | 42 | ♂ | 31,3 | Lähmung |
| S. K. | 20 | ♂ | 48,0 | Lähmung |
| S. T. | 32 | ♀ | 33,5 | Lähmung |

Kohlensäuregehalt des venösen Blutes (nach Hayashi).

| Name | Alter | Geschlecht | $CO_2$-Gehalt (%) | Bemerkungen |
|------|-------|------------|-------------------|-------------|
| Normal | 20—33 | ♂ ♀ | 53,5—70,1 | 17 Fälle |
| I. S. | 28 | ♂ | 38,2 | sensibel-motor. Lähmung <br> Herzdilatation, Ödem |
| K. N. | 19 | ♂ | 46,8 | Kardio-vasculäre Stör. |
| K. S. | 17 | ♂ | 41,2 | deutliches Ödem |
| K. T. | 20 | ♀ | 13,5 | Kardio-vasculäre Stör. |
| W. T. | 25 | ♀ | 40,3 | Lähmung |
| T. N. | 16 | ♂ | 64,1 | sensibel-motor. Lähmung |
| S. T. | 18 | ♂ | 43,2 | deutliches Ödem |

erste mit dem sog. Übergang nach Hayashi übereinstimmt. Nach Odaira gehören die meisten Fälle mit deutlichen kardiovasculären Erscheinungen in die Gruppe der inkompensierten Acidose. Die Lähmungen haben wenig Zusammenhang mit der Acidose. Er hat auch bemerkt, daß die Acidose bei Beriberi nicht durch die Kohlensäurestauung sich erklären läßt, weil der Kohlensäuregehalt des arteriellen Blutes bei Beriberi unter dem normalen Wert liegt.

Toxizität des Beriberiserums. Shiga und Kusama injizierten Tieren das Blutserum aus einer Beriberileiche, und fanden keine besondere Toxizität. Wir haben das Blutserum von zahlreichen Beriberikranken im schweren und progressiven Stadium Affen, Katzen, Kaninchen und Mäusen subcutan injiziert und konnten ebenfalls keine besondere Wirkung der Beriberisera im Vergleich mit Seris normaler Personen feststellen.

Die Produktion der Immunkörper ist bei der experimentellen B-Avitaminosis oft herabgesetzt, wie von mehreren Forschern beobachtet wurde. Interessant ist dabei auch das Verhalten der normalen Antikörper, die ebenfalls eine stärkere Verminderung zeigen. Numano hat in unserer Klinik die deutliche Abnahme der normalen Antikörper im Blut sowohl bei der experimentellen B-Avitaminosis als auch bei Beriberikranken bestätigt. Er hat die hämolytische Kraft des Beriberiserums gegen Kaninchenblutkörperchen mehrmals im Verlauf bei vielen Fällen geprüft und mit der von normalen Personen verglichen. Diese zeigt sich deutlich herabgesetzt auf der Höhe der Krankheit und vermehrt sich mit der Besserung des Krankheitsprozesses, bis sie endlich in der Rekonvaleszenz den normalen Wert erreicht. Hier werden einige Beispiele in der Tabelle wiedergegeben:

| Fall 1. | 2. X. 0,065[1]) | 10. X. 0,08 | 22. X. 0,095 | 30. X. 0,105 | 10. XI. 0,095 | 20. XI. 0,07 | 6. XII. 0,075 |
|---------|---------|---------|---------|---------|---------|---------|---------|
| Fall 2. | 22. X. 0,105 | 27. X. 0,13 | 3. XI. 0,16 | 10. XI. 0,12 | 20. XI. 0,15 | | |
| Fall 3. | 16. X. 0,09 | 21. X. 0,09 | 27. X. 0,1 | 3. XI. 0,095 | 10. XI. 0,105 | | |

Der Durchschnitt der Gesunden: 0,066.

Numano hat gleichzeitig auch eine Erniedrigung des normalen Opsoninindexes und normalen Tropins bei dieser Krankheit gefunden.

Morphologie des Blutes. Erythrocyten. Ältere Autoren haben oft eine Abnahme des Hämoglobingehaltes und der Erythrocytenzahl des Blutes angegeben. Dies bezieht sich jedoch wahrscheinlich nur auf irgendeine Komplikation, besonders auf Ankylostomiasis. Nach neueren Forschern zeigen Hämoglobin und Erythrocyten gewöhnlich keine besondere Verminderung, nur bieten beide einen etwas niedrigen Wert in dem Stadium dar, in welchem Hydrämie vorhanden ist. Wenn die letztere mit dem Zurückgehen des Ödems verschwindet, dann steigen Hämoglobingehalt und Erythrocytenzahl wieder an. Ido untersuchte das Blut von 40 Beriberikranken in verschiedenen Stadien und fand den Hämoglobingehalt bei Männern meistens über 90%, bei Frauen über 82% nach der Sahlischen Methode, die Erythrocytenzahl über 4,6 Millionen bei Männern, über 4,1 Millionen bei Frauen; der Färbeindex beträgt etwa 1,0. Nakamura hat die Blutkörperchen bei 75 Beriberifällen gezählt; nach ihm beträgt der Hämoglobingehalt durchschnittlich 89% bei Männern, 82,9% bei Frauen

---

[1]) Die Serummenge (ccm), die nötig ist, um die totale Hämolyse von 0,5 ccm der 5% Aufschwemmung der Kaninchenerythrocyten in physiologischer Kochsalzlösung hervorzurufen. Als Komplement wurde Meerschweinchenserum verwendet.

nach Sahli und die Erythrocytenzahl meistens über 5 Millionen bei Männern und über 4,2 Millionen bei Frauen. Was die morphologische Veränderung der Erythrocyten betrifft, so hat Takasu in schweren Fällen basophile Punktierung und Normoblasten gefunden. Jimbo sah Normoblasten in geringer Anzahl in 11 unter 76 Fällen, Ido nur einmal unter den von ihm untersuchten 40 Fällen, und zwar im schweren bedrohlichen Zustand. Nakamura fand auch selten und ausschließlich im Shôshinzustand spärliche Normoblasten in $0,1-0,3\%$ und einige Erythrocyten mit Polychromasie, aber niemals basophil gekörnte. Auch nach unseren Erfahrungen gehören die pathologischen Formen der Erythrocyten nicht zum gewöhnlichen Befund bei Beriberi. Shimazono untersuchte die Resistenzfähigkeit der roten Blutkörperchen der Beriberikranken gegen hypotonische Kochsalzlösung und stellte in 11 unter 25 Fällen eine Steigerung der maximalen Resistenz fest.

Leukocyten. Nach den übereinstimmenden Angaben von Ido und Nakamura ist die Gesamtzahl der Leukocyten meist normal, zwischen 6000—9000, bzw. 6000—10000. Nur im schweren Zustand, besonders bei Shôshin, beträgt die Leukocytenzahl nach Nakamura über 10000, wie es auch vor vielen Jahren schon K. Miura beschrieben hat. Die durchschnittliche Leukocytenzahl bei Shôshinfällen beträgt 13920; ein 24jähriger Mann zeigte dabei 18560. Eine solche Vermehrung der Leukocyten geht parallel mit der Besserung der Krankheit allmählich zurück, bis zu normalen Zahlen in der Rekonvaleszenz. Über das Verhalten der einzelnen Leukocytenformen stimmen die Berichte der neueren Forscher im allgemeinen überein. Die Lymphocyten vermehren sich in relativer und absoluter Zahl $(29,5-56,1\%)$, und zwar betragen sie nach Nakamura durchschnittlich $40,33\%$ im frischen Stadium, $38,17\%$ im Stadium mit deutlichem Ödem und $40,5\%$ in Fällen mit starker Lähmung. Neutrophile polymorphkernige Leukocyten zeigen dagegen Verminderung der relativen Zahl, und zwar durchschnittlich $49,2\%$ im frischen Stadium, $57,3\%$ in Fällen mit deutlichem Ödem und $46,95\%$ in Fällen mit starker Lähmung. Eine Ausnahme von dieser allgemeinen Regel bietet der Shôshinzustand dar, bei welchem die relative Zahl der Lymphocyten nicht vermehrt ist und durchschnittlich $20,98\%$ beträgt. Da bei dem letzteren die gesamte Zahl der Leukocyten stark erhöht ist, so ist die absolute Zahl der Lymphocyten dabei doch nicht vermindert, sondern eher etwas vermehrt, und zwar zählte Nakamura 2466—3200 (normale Zahl 1500—2000 nach Naegeli). Die relativen Zahlen der polymorphkernigen Neutrophilen zeigen bei Shôshin $71,2-83,2\%$, durchschnittlich $76,0\%$, also fast normales Verhalten und weit mehr als bei den anderen Fällen. Die Zunahme der Gesamtleukocytenzahl bei Shôshin wird also hauptsächlich durch die Vermehrung dieser Zellform verursacht.

Die Vermehrung der eosinophilen Zellen wurde bei Beriberi oft von verschiedenen Forschern festgestellt; sie ist aber kein konstanter Befund. Wynhausen beobachtete deutliche Zunahme dieser Zellen; Makita fand diese über $8\%$ in 42 unter 60 Beriberikranken. Shimazono glaubt, daß die Eosinophilie bei der Beriberi mit der Degeneration der Nervenfasern im Zusammenhang stehe, da Loewenthal eine Vermehrung der Eosinophilen im Blut nach Durchschneidung des Nervus ischiadicus bei Kaninchen beobachtet hat und Shimazono diesen Befund ebenfalls experimentell bestätigen konnte. Nakamura fand eine deutliche Zunahme der eosinophilen Zellen im Beriberiblut weder im frischen Stadium, noch in Fällen mit starkem Ödem, oder bei Shôshin. Sie war ausschließlich bei Fällen mit starker Lähmung der peripherischen Nerven zu konstatieren und betrug hier $7,4-25,2\%$ in 18 unter 22 Fällen. Merkwürdigerweise geht aber der Grad der Eosinophilie mit der Stärke der Lähmung nicht parallel. Die vermehrten Lymphocyten und Eosinophilen nehmen mit der Besserung der

Krankheit an Zahl allmählich ab, dabei geht die Verminderung der Lymphocytenzahl langsamer vonstatten als die der Eosinophilen. Die erstere ist noch längere Zeit vermehrt, nachdem die Lähmung schon größtenteils zurückgegangen und die Eosinophilie lange nicht mehr nachweisbar ist. Hier seien einige Beispiele angeführt.

| Name, Alter Geschlecht | Datum der Untersuchung | Erythrocyten (Mil.) | Hämoglobin (%) | Leukocyten Zahl | Neutrophile (%) | Kleine Lymphoc. (%) | Große Lymphoc. (%) | Mononucleär (%) | Mastzellen (%) | Eosinophile (%) | Krankheits zustand |
|---|---|---|---|---|---|---|---|---|---|---|---|
| Nr. 1.<br>J. B.<br>33j.<br>♂ | 1. 1. VI. | 4,900 | 75 | 5600 | 40,2 | 4,06 | 6,4 | 3,1 | — | 10,3 | Lähmung deutlich |
| | 2. 13. VI. | 4,826 | 75 | 5720 | 48,9 | 35,2 | 5,1 | 2,5 | — | 8,3 | etwas gebessert |
| | 3. 28. VI. | 5,000 | 75 | 5440 | 49,3 | 38,4 | 5,3 | 1,4 | — | 5,6 | wie oben |
| | 4. 15. VII. | 4,720 | 72 | 11280 | 79,0 | 18,1 | 1,4 | 0,6 | — | 0,9 | verschlimmert Shôshin |
| | 5. 27. VII. | 4,864 | 75 | 7820 | 32,9 | 54,6 | 4,2 | 1,7 | — | 6,6 | gebessert |
| | 6. 16. VII. | 4,922 | 75 | 6000 | 58,3 | 32,8 | 2,9 | 1,7 | — | 4,3 | mehr gebessert |
| Nr. 2.<br>H. A.<br>38j.<br>♂ | 1. 12. VI. | 5,236 | 81 | 8640 | 54,7 | 30,5 | 3,3 | 0,9 | 0,5 | 10,1 | Lähmung deutlich |
| | 2. 22. VI. | 4,964 | 80 | 7720 | 58,1 | 31,9 | 2,7 | 1,6 | 0,2 | 5,5 | etwas gebessert |
| | 3. 7. VII. | 5,388 | 86 | 7580 | 55,4 | 35,9 | 2,8 | 1,9 | — | 4,0 | weiter gebessert |
| | 4. 17. VII. | 5,260 | 86 | 7860 | 68,3 | 25,0 | 1,2 | 1,7 | — | 3,8 | wie oben |
| Nr. 3.<br>Y. M.<br>38j.<br>♂ | 1. 17. VI. | 5,020 | 78 | 5960 | 44,5 | 39,8 | 4,1 | 1,3 | — | 10,3 | Lähmung deutlich |
| | 2. 4. VI. | 5,300 | 76 | 6020 | 49,1 | 38,4 | 3,0 | 1,5 | — | 8,0 | etwas gebessert |
| | 3. 21. VII. | 5,408 | 78 | 5560 | 45,7 | 44,6 | 2,6 | 0,8 | — | 6,3 | allmähl. gebessert |
| | 4. 4. VIII. | 5,248 | 78 | 5740 | 60,8 | 30,3 | 3,7 | 1,0 | — | 4,2 | gebessert |
| | 5. 12. VIII. | 5,386 | 78 | 5420 | 59,2 | 32,4 | 3,1 | 1,2 | — | 4,1 | wie oben |
| Nr. 4.<br>N. S.<br>28j.<br>♀ | 1. 1. VII. | 4,292 | 81 | 11150 | 59,5 | 33,6 | 2,9 | 2,9 | — | 0,8 | Ödem hoh.Grades, Shôshin, Erythroblasten 0,3%. |
| | 2. 14. VII. | 4,486 | 85 | 8860 | 54,7 | 35,0 | 4,2 | 3,0 | — | 3,1 | Ödem abgenomm. |
| | 3. 28. VII. | 4,302 | 85 | 7600 | 65,8 | 25,8 | 2,7 | 3,0 | — | 3,5 | kein Ödem |
| Nr. 5.<br>M. E.<br>28j.<br>♂ | 1. 3. VII. | 5,088 | 88 | 12940 | 69,1 | 19,7 | 5,6 | 4,6 | — | 1,0 | Schwere Form Shôshin |
| | 2. 18. VII. | 5,292 | 92 | 9880 | 44,5 | 35,7 | 8,0 | 5,2 | — | 6,6 | gebessert |
| | 3. 28. VII. | 5,164 | 92 | 8720 | 56,0 | 28,4 | 6,0 | 5,6 | — | 4,0 | wie oben |

Die Blutplättchen vermehren sich erheblich bei der Beriberi, wie Ido, Kubó und Nakamura übereinstimmend berichteten. Nakamura bestimmte die Zahl der Blutplättchen, die Gerinnungszeit des Blutes und den Calciumgehalt des Blutserums gleichzeitig bei zahlreichen Fällen während des ganzen Verlaufs der Krankheit. Die Zahl der Blutplättchen schwankt nach ihm zwischen 230000—350000 bei normalen Menschen, und zwischen 403 800—1096 000 bei der Beriberi; sie beträgt meistens über 600 000, und über 1000 000 bei einem Fünftel der untersuchten Beriberifälle. Diese Vermehrung ist bei allen Formen der Beriberi zu konstatieren, ist aber relativ weniger hoch bei Shôshin und am stärksten bei den Fällen mit stärkerer Lähmung. Sie kehrt allmählich zur normalen Zahl zurück, Hand in Hand mit der Besserung der Lähmung. Das Blutcalcium ist ausschließlich bei Fällen mit deutlicher Lähmung vermehrt, wie schon erwähnt wurde. Hier seien einige Beispiele, bei welchen die

Schwankungen der Blutplättchenzahl und des Calciumgehaltes während des Krankheitsverlaufes ersichtlich sind, wiedergegeben.

| | Datum | Blutplättchen (Zahl) | Calcium im Blut (mg/dl) | Verlauf |
|---|---|---|---|---|
| Nr. 1.<br>H. J., 19j. ♂. | 3. VIII.<br>23. VIII.<br>14. IX.<br>19. X. | 739 200<br>752 000<br>498 200<br>348 800 | 13,6<br>13,3<br>10,3<br>11,3 | Lähmung stark<br>wie oben<br>gebessert<br>noch mehr gebessert |
| Nr. 2.<br>U. B., 35j. ♂. | 10. VIII.<br>5. IX.<br>18. X.<br>12. XI. | 786 200<br>723 800<br>492 000<br>389 600 | 14,6<br>13,9<br>12,9<br>11,4 | Lähmung deutlich<br>wie oben<br>allmählich gebessert<br>noch mehr gebessert |
| Nr. 3.<br>A. A., 19j. ♂. | 2. VII.<br>25. VII.<br>14. VIII. | 1 086 200<br>642 000<br>334 000 | 13,4<br>11,7<br>10,4 | Lähmung stark<br>etwas gebessert<br>noch mehr gebessert |

Wie aus der vorstehenden Erörterung hervorgeht, scheint die Eosinophilie bei der Beriberi durch den Abbauvorgang der degenerierten Nerven bedingt zu sein, weil sie sich ausschließlich bei starker Lähmung zeigt. Die Frage, ob die Vermehrung der Blutplättchen und des Blutcalciums, die auch nur bei starken Lähmungen der Beriberikranken deutlich wird, irgendeinen Zusammenhang mit der Degeneration der peripherischen Nerven und Muskeln haben könnte, muß vorläufig unbeantwortet bleiben.

Harn. Die Menge und Beschaffenheit des Harns ist in leichten Fällen oder im chronischen Zustand mit Lähmungen nicht wesentlich verändert. Im frischen Zustand mit mehr oder weniger ausgeprägter Zirkulationsstörung und Ödem ist die Harnmenge vermindert, in schweren Fällen sinkt sie auf 500, 300 ccm, sogar noch weniger. Mit der Abnahme der Harnmenge wird seine Farbe dunkler, das spezifische Gewicht höher. Im Shôshin wird gewöhnlich weniger als etwa 500 ccm Urin in 24 Stunden, ja manchmal unter 100 ccm abgesondert, gelegentlich kommt es sogar zu einem vollständigen Versiegen der Harnausscheidung. Das spezifische Gewicht des Harns bietet manchmal bei Shôshin eine paradoxe Erscheinung dar, und zwar vermindert es sich deutlich, wenn die Harnmenge sehr gering ist und dessen Farbe dunkler erscheint. So hat eine Kranke im Shôshin 330 ccm Harn in 24 Stunden mit dem spezifischen Gewicht 1014 abgesondert, während dieses einen Tag vorher 1022 bei 550 ccm Harnmenge betrug. Die erhebliche Verminderung der Harnmenge ist ein Zeichen der Verschlimmerung der Krankheit und evtl. des schweren Zustandes. Mit dem Eintritt der Besserung hebt sich dieselbe wieder und die 24stündige Harnmenge steigt über 2000 ccm, ja sogar bis 4000 ccm, besonders dann, wenn die Wassersucht vorher stark war und die Diurese jetzt rasch zunimmt. Wenn der Zustand sich erneut verschlimmert, dann sinkt die Harnmenge wieder herab. Mit dem Eintritt der Diurese wird die Farbe des Harns heller und das spezifische Gewicht in der Regel niedriger.

Gewöhnlich sind im Beriberiharn weder Albumin noch Cylinder nachweisbar; nur in schweren Fällen mit deutlichen kardiovasculären Erscheinungen finden sich geringe Mengen von Eiweiß sowie einige hyaline, zuweilen auch granulierte Cylinder. Bei Shôshin wird die Eiweißausscheidung besonders deutlich, und es kommen daneben oft sehr zahlreiche kurze und lange hyaline, zum geringen Teil auch granulierte Cylinder vor, worauf K. Miura zuerst aufmerksam gemacht hat. Der Harn kann dabei infolge Beimengung einer kolossalen Anzahl von Cylindern deutlich getrübt sein. Die weißen Blutkörperchen sind zuweilen auch etwas vermehrt; auch einige Erythrocyten können in einem Gesichtsfeld auftreten, aber makroskopisch sichtbare Hämaturie kommt nicht vor.

Bezüglich der Ausscheidung von Kreatin und Kreatinin im Harn fand Durham fast nichts Anormales. Usui hat in unserer Klinik die Ausscheidung dieser Substanzen während des ganzen Verlaufes der Beriberi verfolgt, wobei er den Kranken kreatinfreie Nahrung gab. Nach seinen Feststellungen wird Kreatin gewöhnlich nicht ausgeschieden, den schweren Zustand, besonders Shôshin, ausgenommen, bei welchem es, wie auch Sasa beobachtete, oft in geringer Menge nachgewiesen werden kann. Die Menge des Kreatinins im Harn bleibt meist innerhalb der normalen Schwankungsbreite, aber sie ist im allgemeinen beim schweren Zustand mit deutlichen kardiovasculären und Nervensymptomen reichlicher als im leichteren Zustand. Zuweilen wird es aber wiederum bei sehr schwerem Zustand nur wenig im Harn ausgeschieden, was wahrscheinlich der Störung der Nierenfunktion, wie es auch beim Indican der Fall ist, zuzuschreiben ist. Der Harn enthält in solchen Fällen auch sehr wenig Kochsalz, dieses wird im Körper retiniert, wie später bei dem Kapitel „Stoffwechsel" genau beschrieben werden soll.

Schemensky untersuchte die Tropfenzahl des Harns verschiedener Kranken mittels Stalagmometers und wollte aus dem sog. stalagmometrischen Quotienten die Menge der kolloidalen Substanzen ungefähr schätzen. Der Quotient wird gebildet durch die Tropfenzahl des auf 1010 spezifisches Gewicht verdünnten Urins, dividiert durch die Tropfenzahl derselben Flüssigkeit nach Schütteln mit Tierkohle. Durch die Tierkohle werden die adsorbierbaren Stoffe, welche hauptsächlich für die Erniedrigung der Oberflächenspannung verantwortlich sind, entfernt. Takeda hat in unserer Klinik den Beriberiharn mit einer Modifikation der Schemenskyschen Methode untersucht und fand eine Vermehrung des Quotienten, d. h. eine Zunahme der kolloidalen Stoffe im Harn, die sich dann mit Besserung des Krankheitsprozesses wieder zur normalen Zahl vermindert.

Die Indicanreaktion des Harns tritt oft stark auf, was uns angesichts der häufigen Obstipation bei dieser Krankheit nicht verwundern kann. Manchmal ist sie aber nur schwach, ja sie fällt sogar negativ aus, ungeachtet der Zunahme des Indicans im Blut bei schweren Fällen.

Die Diastase im Urin der Beriberikranken wurde von einigen Forschern geprüft, mit widersprechenden Resultaten. Takakusu hat in unserer Klinik bei zahlreichen Fällen während des ganzen Krankheitsverlaufes den Diastasegehalt des Harns nach der Wohlgemuthschen 24stündigen Methode oder nach Inoues Modifikation derselben untersucht. Die diastatische Kraft für 1 ccm Harn ist mit d, das Produkt von d mit der 24stündigen Harnmenge mit D bezeichnet. Es zeigen d und D bei Shôshin und bei Fällen mit deutlichen kardiovasculären Erscheinungen häufig niedrige Werte. Besonders ist D bei Shôshin stark vermindert bis auf ungefähr die Hälfte und sogar ein Drittel der normalen Zahl.

Vitamin im Harn. Es war für uns die erste Frage, ob im normalen Harn Vitamin B vorhanden ist, und die zweite, ob sich ein Unterschied im Gehalt an Vitamin B zwischen dem normalen und Beriberiharn nachweisen läßt. Wir haben Tauben Reispulver mit Zusatz von Harn in verschiedener Menge gegeben, es gelang uns niemals durch diese Fütterungsversuche die Gegenwart von Vitamin B festzustellen und infolgedessen eine Differenz in bezug auf den Nährwert zwischen dem normalen und dem Beriberiharn zu finden. Bei unseren Versuchen wurde der Harn durch Kochen oder im Vakuum bei niedriger Temperatur bis zu sirupartiger Konsistenz eingedampft und so dem Reispulver in verschiedenen Mengenverhältnissen zugesetzt. Van der Walle schüttelte den Menschenharn mit Tierkohle, um die im Harn vorhandenen Vitamine durch Adsorption zu gewinnen. Die Tierkohle wurde danach ausgewaschen und getrocknet, sie zeigt nach ihm eine heilende Wirkung bei avitaminotischen Vögeln. Ozawa, Kusunoki und Hosoda haben nach van der Walle den normalen und Beriberiharn miteinander verglichen und fanden keine heilende Wirkung von Harn von Shôshinkranken bei avitaminotischen Tauben, während sie durch normalen Harn in geringem Grade nachweisbar war. Nach unserer Meinung ist jedoch dieses Resultat noch nicht völlig sichergestellt, da die erkrankten Tauben trotz fortgesetzter Darreichung von mit normalem Harn behandelter Tierkohle auch nie endgültig geheilt werden konnten. Dagegen ist die die Entwicklung der Hefe befördernde Substanz, d. h. „Bios" nach Wildiers, ziemlich reichlich im normalen Harn nachweisbar. Dieses wird durch die Hefemethode auch im Beriberiharn nachgewiesen, und zwar fast in gleicher oder in etwas geringerer Menge wie normal. Im Blut von Beriberikranken und in dem von avitaminotischen Tauben scheint „Bios" nach Mio in geringerer Menge als normal vorhanden zu sein.

Nach der Beschreibung des Verhaltens von Blut und Harn bei der Beriberi kommen wir am Schluß dieses Kapitels zur Pathogenese des Ödems bei dieser Krankheit zurück[1]). Das Ödem bleibt immer ein interessantes Problem bei Ernährungsstörungen und auch bei Nieren- und Herzkrankheiten. Beim Zustandekommen des Ödems denkt man im allgemeinen vorerst an Veränderungen der Gewebszellen und der Gefäßwand. Bei der Beriberi besteht eine Ödembereitschaft, so daß die Wassersucht bei diesen Kranken durch Zusatz einer größeren Menge Kochsalz zur gewöhnlichen Nahrung leicht hervorgerufen werden kann. Das Ödem begleitet nicht notwendig die Störung der Zirkulation, es tritt bei Beriberi sehr oft ohne Zeichen der Herzinsuffizienz ein. Auch kann der Kranke deutliche Zirkulationsstörungen darbieten, ohne erhebliches Ödem aufzuweisen, wie es auch bei verschiedenen Herzkrankheiten der Fall ist. K. Miura hat es vor Jahren beschrieben, daß zum Zustandekommen des Ödems bei der Beriberi entweder eine abnorme Durchlässigkeit der Endothelien durch Gefäßalteration und Parese der Vasoconstrictoren oder eine Änderung der physikalischen Eigenschaften des umgebenden Gewebes angenommen werden muß. Diese Meinung behält ihre Richtigkeit im vollen Umfange auch in der neueren Entwicklung der Ödemlehre. Nach dem gleichen Autor wirken später, wenn Herz und Niere stärker affiziert werden, mehrere Momente konkurrierend ein. Es unterliegt wohl tatsächlich keinem Zweifel, daß eine so starke Zirkulationsstörung, die der Herzinsuffizienz vergleichbar ist, die Entstehung oder Vermehrung der Wassersucht nur fördern kann. Die Niere zeigt gewöhnlich keine deutliche Funktionsstörung, auch die anatomischen Veränderungen der Niere sind bei dieser Krankheit in der Regel nicht stark. In schweren Fällen aber zeigen sich mehr oder weniger Störungen der Nierenfunktion, wie dies auch aus der Retention des Indicans, Kreatinins im Blut usw. hervorgeht und diese können dann die Ödembildung mehr oder weniger ebenfalls begünstigen. Die Lähmung der peripherischen Nerven dürfte auch zur Bildung des Ödems etwas beitragen, wie dies aus der Tatsache zu erkennen ist, daß leichtes Ödem auch bei anderen Krankheiten manchmal an gelähmten Gliedern beobachtet werden kann.

**4. Störungen der Verdauungsorgane.** Magenbeschwerden sind häufige, aber keineswegs regelmäßige Erscheinungen bei Beriberi, wie Scheube schon im Jahre 1894 beschrieben hat. Am häufigsten sind Klagen über Gefühl von

---

[1]) Vgl. auch den Abschnitt über Ödemkrankheit S. 738 ff.

Völle und Druck im Epigastrium, die Kranken fühlen, als ob die Speisen lange im Magen verweilten. Der Appetit kann auch etwas daniederliegen. Magenschmerzen, Sodbrennen und saures Aufstoßen gehören nicht zu den eigentlichen Beriberisymptomen; Schmerzhaftigkeit des Leibes auf Druck kommt selten vor und wird durch die Empfindlichkeit der Bauchmuskeln verursacht. Die Zunge zeigt gewöhnlich keine Besonderheiten, ausgenommen bei schwersten Fällen, besonders Shôshin, bei welchen sie oft rauh und mehr oder weniger stark belegt ist.

Die oben genannten dyspeptischen Beschwerden kommen nach Scheube in 26%, nach K. Miura in einem Drittel bis zwei Fünftel der Fälle vor. Sie treten meist im Anfangsstadium der Krankheit auf; die Häufigkeitsziffer kann indessen je nach dem Stadium der Krankheit erheblich schwanken. Daher haben wir stets die Kranken gefragt, ob diese Beschwerden in irgendeiner Zeit von dem Beginn der Krankheit an während des ganzen Verlaufs auftraten. Die

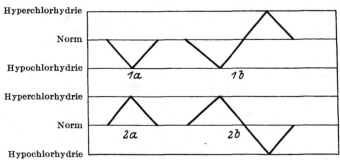

Abb. 23. Schema für die Aciditätsschwankungen des Magensaftes bei Beriberi.

auf diese Weise erhaltene Statistik zeigt in etwa 50% der Beriberifälle dyspeptische Beschwerden. Bei Shôshin treten Appetitlosigkeit, starker Durst, Übelkeit und oft Erbrechen ein. Übelkeit kann, auch im etwas leichteren Zustand, nach starker Körperbewegung oft eintreten. Das Erbrechen ist ein charakteristisches Symptom des Shôshins; anfangs wird Speisemasse, später schleimig-seröse oder gallige Flüssigkeit entleert. Sprechen oder Lagewechsel im Bett können dabei oft das Erbrechen veranlassen. Die Kranken verweigern wegen der Übelkeit und der Brechneigung beinahe alle Nahrungsaufnahme, sie trinken nur Wasser wegen des starken Durstes, trotzdem es sofort wieder erbrochen wird.

Der Stuhlgang ist bei Beriberi gewöhnlich mehr oder weniger angehalten, läßt sich aber leicht durch Klistiere oder Abführmittel regeln. Durchfall wurde als eine seltene Erscheinung beschrieben. Dieser gehört jedenfalls nicht zu den eigentlichen Beriberisymptomen. Die Beschaffenheit der Faeces, sowie im besonderen die der in ihnen enthaltenen Nahrungreste zeigen keine besonderen Abweichungen von der Norm.

Shimazono hat mit Kitamura, später mit seinen Assistenten den Magensaft bei zahlreichen Fällen von Beriberi während des ganzen Krankheitsverlaufes öfters untersucht. Es wurde das Boassche Probefrühstück gegeben und eine Stunde danach der Mageninhalt ausgehebert. Auf Grund dieser Versuche ist das Verhalten des Magensaftes bei dieser Krankheit folgendermaßen zusammenzufassen: 1. Die Sekretion des Magensaftes vermindert sich in vielen Fällen von Anfang an, bis schließlich freie Salzsäure im Magensaft nach dem Probefrühstück nicht mehr nachweisbar ist. Während der Rekonvaleszenz vermehrt sich diese allmählich wieder und erreicht endlich den normalen Wert (Schema 1 a). Manchmal geht die Vermehrung der Sekretion sogar über die normale Grenze hinaus, also bis zur Hyperchlorhydrie, und erst bei weiter fortschreitender Besserung kehrt sie dann wieder zur Norm zurück (Schema 1 b). 2. Die Magensaftsekretion steigert sich oft bereits im Anfangsstadium und zeigt deutliche Hyperchlorhydrie; mit der Besserung nimmt dann die Sekretion bis zur Norm ab (Schema 2 a), oder sie geht noch weiter herab und zeigt Hyp- oder Achlorhydrie. Im weiteren Verlauf vermehrt sich die Sekretion mit der Besserung des Krankheitsprozesses wieder, um schließlich den normalen Punkt zu erreichen und hier zu beharren (Schema 2 b). Da die Sekretion des Magensaftes im Verlauf der Krankheit auf solche Weise verschiedene Schwankungen aufweist, so kann der am Magensaft erhobene Befund bei einzelnen Fällen je nach den Stadien verschieden sein. Anacidität und Hyperacidität sind beide häufige Befunde, bei der ersteren kann der Säuregrad so minimal sein, daß die Gesamtacidität nach dem Probefrühstück nur 3,0—4,0 beträgt, und bei der Hyperacidität steigt die freie Salzsäure manchmal über 80, die Gesamtacidität über 100. Die Zahlen entsprechen der Menge von $^1/_{10}$ n. NaOH-Lösung, die zur Neutralisierung von 100 ccm Magensaft bzw. der freien Salzsäure in demselben nötig ist. Die Differenz zwischen der Menge der freien Salzsäure und der der Gesamtacidität kann sehr gering, wie 5, 7, oder sehr groß wie 70, 85 sein. Weiter unten werden einige Beispiele, bei welchen die Schwankungen der Magensaftsekretion durch lange Zeit hindurch verfolgt wurde, angeführt.

Die Beschaffenheit des nüchternen Mageninhaltes zeigt auch eine Anzahl Schwankungen. Er ist in den Fällen, bei welchen nach dem Probefrühstück An- oder Hypacidität nachgewiesen wird, morgens nicht oder nur in geringer Menge zu gewinnen. Die Reaktion des so erhaltenen Magensaftes ist neutral, alkalisch oder schwach sauer, freie Salzsäure ist nicht nachweisbar. Dagegen findet sich eine stärkere Acidität in Fällen, bei denen der Magensaft auch nach dem Probefrühstück Hyperchlorhydrie zeigt; der nüchterne Magensaft kann hier sogar einen stärkeren Säuregrad als der nach der Probekost aufweisen. Seine Menge ist dabei aber nicht reichlich, sie beträgt einige bis 40 ccm, sein Aussehen ist klar oder leicht weißlich getrübt, manchmal etwas gelblich verfärbt. Man findet darin keine Speisereste, ein wenig Schleim, im Bodensatz Leukocyten, Epithelien in geringer Anzahl, ferner Mikroorganismen. Die Milchsäureprobe ist in der Regel negativ, selten fällt die Uffelmannsche Reaktion positiv aus. Der Pepsingehalt des Magensaftes ist oft herabgesetzt und vermehrt sich dann mit der Besserung des Krankheitsprozesses.

Die Motilität des Magens scheint nicht erheblich gestört zu sein, wie es auch schon aus dem in der umstehenden Tabelle verzeichneten Verhalten des Bodensatzes nach dem Probefrühstück ungefähr zu vermuten ist. Eine exakte Prüfung wurde von Urano in unserer Klinik röntgenologisch ausgeführt. Er fand nichts Abnormes am Magen der Beriberikranken in bezug auf die Form, Peristaltik und Entleerungszeit bei verschiedenen, auch schweren Fällen. Bei den letzteren beträgt die Entleerung des Bariumbreies durchschnittlich 4,5 Stunden, und zwar eine Stunde länger als die entsprechende Durchschnittszeit bei den anderen. Sie liegt aber immer noch innerhalb der normalen Grenzen. Nach diesem Befund dürften die häufig bei Beriberi geäußerten Klagen, wie Voll- und Druckgefühl, nicht auf die Stauung der aufgenommenen Nahrung im Magen zurückzuführen sein.

Urano hat dagegen eine Verzögerung der Darmbewegung bei Beriberi beobachtet. So ist die Pendel-, wie auch die peristaltische Bewegung im Dünndarm herabgesetzt, das Barium verweilt längere Zeit im oberen Teile des Dünndarmes und sammelt sich erst 5—6 Stunden nach der Aufnahme des Kontrastmittels in der Ileocöcalgegend, dann bleibt es hier längere Zeit stehen, so daß zur totalen Dünndarmentleerung über 10 Stunden nötig sind. Diese Verzögerung

| Name Alter Geschlecht | Krankheitsdauer bis zur erstmaligen Untersuchung | Krankheits-Zustand | Dyspeptische Erscheinungen bei der Untersuchung | Tag der Unter-suchung |
|---|---|---|---|---|
| D. G., 18j. | 2 Wochen | Lähmung stark, kardiovasculäre Störungen mittelmäßig | Appetit schlecht | 29. V. 8. VI. 15. VI. 6. VII. 20. VII. 9. VIII. 20. VIII. 3. IX. 19. IX. |
| Y. J., 20j. ♂ | 10 Tage | Lähmung stark, kardiovasculäre Störungen mittelmäßig | | 7. VI. 15. VI. 22. VI. 9. VII. |
| H. M., 19j. ♂ | 2 Monate, vor einem Monat rasch verschlimmert | Schwere Lähmung, kardiovasculäre Störungen mittelmäßig, neuerdings etwas besser, vagotonisch | | 12. XI. 20. XI. 3. XII. 19. XII. 12. I. 23. I. 31. I. 6. II. 6. III. 20. III. 10. IV. |
| M. O., 21j. ♂ | 20 Tage | Lähmung und kardiovasculäre Störungen mittelmäßig | Appetit schlecht | 7. XII. 18. XII. 24. XII. 8. I. 21. I. 8. II. 14. II. 1. III. |
| A. D., 20j. ♀ | 4 Monate, starke Lähmung seit 18 Tagen. | Kardiovasculäre Störungen und Lähmung stark | | 24. XII. 14. I. 28. I. 2. II. 12. II. |
| S. T., 45j. ♀ | 2½ Monate, im Anf. des Okt. verschlimmert | Lähmung stark, kardiovasculäre Störungen mittelmäßig | Nausea, Appetit schlecht | 29. X. 9. XI. 26. XI. 26. XII. |
| S. D., 16j. ♀ | 40 Tage | Lähmung stark, kardiovasculäre Störungen mittelmäßig | Wenig Appetit, gut | 8. V. 18. V. 28. V. 11. VI. |
| H. K., 19j. ♂ | 25 Tage | Kardiovasculäre Störungen mittelmäßig, Lähmung leicht | Wenig Appetit, schlecht | 10. V. 17. V. 26. V. 3. VI. 8. VI. 15. VI. 22. VI. 1. VII. |

| Magensaft | | | | | | |
|---|---|---|---|---|---|---|
| Der nüchterne Magensaft | | | Der Magensaft eine Stunde nach dem Probefrühstück | | | |
| Menge (ccm) | Gesamt-acidität | Freie Salzsäure | Gesamt-acidität | Freie Salzsäure | Milch-säure | Sediment aus dem gesamten Mageninhalt nach dem 24stündigen Stehenlassen (ccm) |
| — | 8 | 0 | 5 | 2 | Schwach | — |
| — | 3 | 1 | 4 | 2 | 0 | — |
| — | Neutral | | 3,5 | 0 | — | 19 |
| — | 7,5 | 2,5 | 26 | 11 | — | 50 |
| — | — | — | 26 | 0 | — | 50 |
| 15 | 4,3 | 0 | 24 | 10 | — | 70 |
| 25 | 10 | 0 | 20,4 | 4 | — | 65 |
| 30 | 4 | 0 | 20 | 4 | — | 65 |
| — | — | — | 7 | 4 | — | 40 |
| — | — | — | 6 | 3 | — | 45 |
| — | — | — | 4 | 2 | — | 56 |
| — | — | — | 38 | 20 | — | 45 |
| 20 | 30 | 14 | 35 | 20 | — | — |
| 6 | 48 | 22 | 52 | 28 | — | 42 |
| — | — | — | 49 | 26 | — | 32 |
| 15 | 52 | 32 | 69 | 38 | — | 30 |
| 10 | 31 | 19 | 50 | 28 | — | 25 |
| — | 32 | 20 | 60 | 40 | — | — |
| — | Schwach sauer | | 38 | 22 | — | — |
| — | Sauer | | 55 | 35 | — | — |
| — | 33 | 21 | 45,5 | 35,5 | — | — |
| 10 | 30 | 0 | 48 | 20 | — | — |
| — | Neutral | | 56 | 32 | — | — |
| — | Neutral | | 10 | 6 | — | — |
| 3 | Schwach sauer | | 39 | 27 | 0 | 90 |
| — | — | — | 65 | 46 | 0 | 70 |
| — | — | — | 85 | 55 | 0 | 65 |
| — | — | — | 58 | 20 | 0 | 20 |
| 3 | 95 | 80 | 125 | 85 | 0 | — |
| 5 | 75 | 45 | 66 | 23 | — | — |
| 7 | 80 | 30 | 33 | 20 | 0 | — |
| 5 | Neutral | | 45 | 23 | — | — |
| 3 | 20 | 0 | 75 | 35 | 0 | — |
| 20 | 0 | 0 | 79 | 55 | — | — |
| 30 | 18 | 0 | 40 | 4 | — | — |
| 30 | 32 | 10 | 24 | 0 | — | — |
| 20 | 16 | 8 | 40 | 18 | — | — |
| — | — | — | 35 | 0 | — | — |
| — | — | — | 35 | 0 | — | — |
| — | — | — | 60 | 0 | — | — |
| — | — | — | 60 | 0 | — | — |
| — | — | — | 60 | 32 | — | — |
| 20 | 6 | 2 | 8 | 3 | — | 68 |
| — | — | — | 10 | 4 | — | 64 |
| 10 | 25 | 0 | 3,5 | 0 | — | 34 |
| — | — | — | 38 | 4 | — | — |
| — | — | — | 40 | 0 | — | — |
| — | — | — | 4 | 0 | — | 30 |
| — | — | — | 6 | 0 | — | 54 |
| — | — | — | 4 | 0 | — | 70 |
| — | — | — | 5 | 0 | — | 65 |
| — | 5 | 0 | 20 | 0 | — | — |
| — | — | — | 24 | 8 | — | 38 |

der Dünndarmentleerung ist in den schweren Fällen besonders ausgeprägt; auch leichtere Fälle, bei welchen täglich einmal Stuhlentleerung erfolgt, zeigen mehr oder weniger dieselbe Erscheinung. Wenn der Stuhl angehalten ist, was bei der Beriberi oft der Fall ist, so verweilt der Inhalt auch im Dickdarm längere Zeit.

Wodurch die oben beschriebenen Veränderungen der Magensaftsekretion zustande kommen, muß kurz erwähnt werden. Man findet in der Magenschleimhaut anatomisch keine besondere Veränderung bei der Beriberi, außer der Stauung. Eine einfache Stauung hat jedoch in verschiedenen pathologischen Zuständen nur geringen Einfluß auf die Magensekretion. Die Sekretionsanomalie der Beriberikranken kommt übrigens auch in dem Stadium vor, wo keine Stauung vorhanden ist. Die Hyper- und Anacidität dürften somit vermutlich durch die Funktionsstörung der Drüsenzellen des Magens zustande kommen, und ihre Hyper- und Hypofunktion von der Veränderung ihrer Reizbarkeit abhängen. Bei der Beriberi herrscht oft eine Vagotonie vor, aber die Hyperacidität tritt zuweilen auch ohne andere vagotonische Erscheinungen auf. Die Magendrüsen werden ausschließlich vom Vagus innerviert, wie es Pawlow u. a. nachgewiesen haben. So wird die Steigerung oder Herabsetzung der Reizbarkeit der Magendrüsen letzten Endes doch wohl von den sekretorischen Fasern des Nervus vagus abhängen. Wir müssen dementsprechend bei nachweisbaren Sekretionsanomalien der Magendrüsen eine zumindest funktionelle Veränderung dieser Fasern im Verlaufe der Beriberi annehmen. In der Regel entspricht dem Anfangsstadium oder der Rekonvaleszenz ein Reizzustand mit Hyperacidität und der Höhe der Krankheit die Lähmung mit Anacidität. In leichteren Fällen kann die Störung rasch ausheilen; bei den schwereren bleibt die Anacidität ziemlich lange Zeit noch in der Rekonvaleszenz bestehen, wenn die anderen Erscheinungen bereits größtenteils zurückgegangen sind. Verzögerung der Darmbewegung könnte auch durch Affektion der parasympathischen Nervenfasern und Ganglienzellen in der Darmwand hervorgebracht werden, wie dies auch aus der oben beschriebenen Degeneration der Ganglienzellen im Auerbachschen Plexus zu vermuten ist.

Den Diastasegehalt im Speichel hat Tomiyi in unserer Klinik bei der Beriberi in der Regel vermindert gefunden. Es ist allerdings nicht leicht, irgendwie sichere pathologische Veränderungen in der diastatischen Wirkung des Speichels festzustellen, da diese schon beim Gesunden nach Angaben vieler Forscher erhebliche Schwankungen darbietet. Nach Wohlgemuth schwankt der 60 Minuten-D-Wert des Speichels zwischen 156 und 500 bei einer Person. Hirata fand dagegen bei der gleichen Person einen ziemlich konstanten Wert, unabhängig von jedem äußeren Einfluß; zwischen verschiedenen Personen ergaben sich jedoch große Unterschiede. Tomiyi konstatierte in der diastatischen Wirkung des normalen Speichels ebenfalls ziemlich erhebliche individuelle, und geringere tägliche Schwankungen bei der gleichen Person. Er sammelte den Speichel während eines bestimmten Zeitraumes, und zwar von 11 Uhr 30 Minuten bis 12 Uhr mittags und prüfte die diastatische Wirkung dieses Speichels nach Wohlgemuth oder nach der Modifikation dieser Methode von Inouye. Die Prüfung wurde 3 oder 4 Tage hintereinander angestellt und der Durchschnittswert der täglichen Resultate berechnet. Diese Zahl weist einen relativ konstanten Wert bei derselben Person auf, und dürfte als eine für die betreffende Person charakteristische Größe betrachtet werden. Tomiyi hat zur Untersuchung an Beriberikranken diese Durchschnittszahl verwertet, und fand eine Verminderung der Speicheldiastase auf der Höhe der Krankheit. Die Diastasezahl nimmt mit fortschreitender Krankheit ab, dagegen bei der Besserung zu, wie einige Beispiele in der nächsten Tabelle zeigen.

| Name und Alter | I. Untersuchung $D \frac{38^0}{30'}$ | Zeitraum (Tage) zwischen der 1. und 2.Untersuchung und Krankheitszustand | II. Untersuchung $D \frac{38^0}{30'}$ | Zeitraum (Tage) zwischen der 2. und 3.Untersuchung und Krankheitszustand | III. Untersuchung $D \frac{38^0}{30'}$ |
|---|---|---|---|---|---|
| Nr. 1. J. B., 31j. | 138 | 20 gebessert | 208 | 20 wieder verschlimmert | 119 |
| Nr. 2. K. T., 19j. | 82 | 19 etwas gebessert | 75 | 19 sehr gebessert | 125 |
| Nr. 3. Y. M. 27j. | 222 | 13 gebessert | 250 | 10 weiter gebessert | 333 |

Leber, Milz und Pankreas. Wenn die Zirkulationsstörung ausgeprägt ist, wie es besonders bei Shôshin deutlich zum Vorschein kommt, dann schwillt die Leber an, ihre Konsistenz nimmt zu, die Oberfläche ist glatt und leicht druckempfindlich. Ikterus kommt nicht vor, Gallenfarbstoff ist im Harn nicht nachweisbar. Die Milz ist nie zu fühlen.

Pankreas. Es ist nicht zu entscheiden, ob die leichte Hyperglykämie bei der schweren Beriberi irgendeinen Zusammenhang mit der inneren Sekretion des Pankreas hat. Das glykolytische Vermögen des Blutes ist bei der experimentellen B-Avitaminosis der Vögel herabgesetzt. Wie betreffs des Urins schon beschrieben wurde, bestätigten wir auch eine Abnahme der diastatischen Wirkung des Harns bei schweren Beriberifällen. Harada untersuchte in unserer Klinik den Duodenalsaft der Beriberikranken, indem er nach Katsch durch Ätherreiz die Pankreassekretion in Gang brachte. Der Versuch wurde morgens nüchtern angefangen; man goß 2 ccm Äther in die Duodenalsonde, nachdem festgestellt wurde, daß die Sonde in das Duodenum gelangt war. Dann wurde der durch den Ätherreiz ausfließende Duodenalsaft 10 Minuten lang gesammelt, seine Menge und fermentative Wirkung geprüft. Diastase und Trypsin wurden nach der Methode von Inouye untersucht. Die Zahl gibt die ccm der $0,1\%$ Stärkebzw. Caseinlösung an, welche durch 1 ccm Darmsaft in einer Minute bei $38^0$ C gespalten wird. Lipase wurde nach Rona und Michaelis geprüft und ist durch die Differenz der Tropfenzahl angegeben. Nach dem Ergebnis dieser Untersuchungen sind bei der Beriberi alle drei Fermente im Duodenalsaft vermindert. Die Durchschnittszahlen bei Beriberikranken ergaben: Diastase $\frac{38^0 C}{1'}$ 247,6, Trypsin $\frac{38^0 C}{1'}$ 17,8 und Lipase $\frac{38^0 C}{0'-30'}$ 12,3, während sie normal 387,6, 19,7 und 16,1 betragen. Wenn man diese fermentativen Wirkungen mehrmals während des Krankheitsverlaufs prüft, dann beobachtet man eine Vermehrung derselben parallel mit der Besserung der Krankheit:

| Name, Alter, Krankheitsverlauf | Diastase $\frac{38^0 C}{1'}$ | Trypsin $\frac{38^0 C}{1'}$ | Lipase $\frac{38^0 C}{0'-30'}$ |
|---|---|---|---|
| Nr. 1. S. M., 18j. ♂ gebessert | 9. X. 142,0<br>9. XI. 181,0<br>7. XII. 500,0 | 4,4<br>4,7<br>26,6 | 6,5<br>10,0<br>18,0 |
| Nr. 2. K. S., 17j. ♂ gebessert | 3. X. 160,0<br>2. XI. 200,0 | 2,8<br>26,6 | 11,7<br>18,0 |
| Nr. 3. S. Y. 32j. ♀ gebessert | 16. XI. 153,9<br>28. XI. 333,3 | 10,0<br>26,6 | 8,0<br>16,9 |

Die hier angeführten Fälle haben sich nach der ersten Prüfung allmählich gebessert, gleichzeitig haben dann auch die fermentativen Wirkungen des Duodenalsaftes zugenommen.

**5. Veränderungen des Grundumsatzes und des Stoffwechsels.** Totani, Odaira, Okada und Sakurai, Yanagi u. a. haben den Grundumsatz bei Beriberi untersucht und sind fast zu gleichen Resultaten gekommen. In leichten Fällen zeigt sich keine Abweichung des Grundumsatzes vom normalen Verhalten. Die Mehrzahl der Fälle mit leichteren motorischen und sensiblen Störungen sowie mit mehr oder weniger ausgeprägtem Ödem zeigen den Wert der unteren Grenze der normalen Schwankung, d. h. zwischen 0 bis $-15\%$ gegen den normalen Wert nach Dubois. Bei den Fällen, welche erhebliche Lähmungen darbieten, ist der Grundumsatz deutlich herabgesetzt, indem er oft $-40\%$ erreicht. Er zeigt aber in den Fällen, die starke kardiovasculäre Symptome mit beschleunigtem Herzschlag aufweisen, im allgemeinen eine Neigung zu Erhöhung. Er steigert sich desto mehr, je mehr die Herzaktion sich beschleunigt. Diese pathologische Erhöhung und Senkung des Grundumsatzes werden durch Darreichung von Vitamin B meist rasch zu normalen Werten zurückgeführt.

Grundumsatz bei Beriberi (nach Odaira).

| Krankheitszustand | Grundumsatz (%) (gegen Maßstabwert nach Dubois) | Zahl der Fälle |
|---|---|---|
| Normal | $+5,0\%$ bis $-10,0\%$ | 15 |
| Fälle mit stark. kardiovasculärer Störung | $+30,0\%$ bis $+59,0\%$ | 6 |
| Fälle mit ausgeprägter Lähmung | $+5,0\%$ bis $-10,0\%$ | 4 |
| Fälle mit deutlicher Wassersucht | $0\%$ bis $-10,0\%$ | 7 |

Schwankungen des Grundumsatzes bei Beriberi (nach Yanagi).
(Abweichung von der Norm durch vitaminarme Nahrung verstärkt und durch Darreichung von Vitamin-B zur Norm zurückgebracht. $\%$ gibt ebenfalls den Prozentsatz gegen den Maßstabwert nach Dubois an.)

| 1. K. T., 24 j. ♂, deutliche kardiovasculäre Störung und Lähmung | | 2. N. K., 20 j. ♂, Lähmung und leichtes Ödem | |
|---|---|---|---|
| Tage nach d. Aufnahme | Grundumsatz (%) | Tage nach d. Aufnahme | Grundumsatz (%) |
| 4 | $-3,0$ | $4 \rightarrow 59$ | $+7,0$ bis $-11,5$ |
| 9 | $+8,3$ | Vitaminarm ernährt | |
| Vitaminarm ernährt | | 61 | $-29,0$ |
| 17 | $+18,0$ | 69 | $-31,5$ |
| 31 | $+34,0$ | 76 | $-36,5$ |
| 37 | $+64,0$ | 81 | $-40,0$ |
| Vitamin B verordnet | | Vitaminreich ernährt | |
| 52 | $+10,0$ | 90 | $-22,5$ |
| 59 | $+23,5$ | 99 | $-7,5$ |
| 67 | $+2,5$ | | |

Wenn die Beriberikanken dagegen mit einer vitaminarmen Nahrung ernährt werden, dann tritt die Abweichung des Grundumsatzes von der Norm deutlicher in Erscheinung, indem er, dem jeweiligen Zustand entsprechend, entweder zunimmt oder aber geringer wird.

Über den Stoffwechsel der Beriberikranken haben viele Forscher gearbeitet. Ältere Autoren wie Vlaanderen, Scheube, Durham u. a. fanden eine Abnahme der Harnstoffausscheidung im Harn, gleichzeitig mit der Verminderung der Harnmenge. Scheube, Durham und besonders Schaumann beobachteten auch Abnahme der Schwefel- und Phosphorsäureausscheidung. Schaumann wollte die Beriberi durch Mangel an gewissen organischen Phosphorverbindungen in der Nahrung entstehen lassen, daher betonte er besonders die Verminderung der Phosphorsäureausscheidung im Beriberiharn.

Während die früheren Forscher nur den Harn analysierten und den Zu- und Abgang der Stoffe nicht bestimmten, stellten späterhin Teruuchi und Saeki, dann K. Miura, Onodera, Sasa und endlich Hasui systematische Stoffwechselversuche an. Bei den leichten Fällen ist es nicht möglich, irgendeine Veränderung im gesamten Stoffwechsel zu finden. Dagegen kommt die Störung des Stoffumsatzes bei den schweren deutlich zum Vorschein. An Gesamtstickstoff wird im allgemeinen mehr ausgeschieden als die Einnahme beträgt; die Stickstoffbilanz ist also negativ. Wie schon beschrieben wurde, nimmt das Körpergewicht bei leichteren Fällen nicht ab, im Anfangsstadium kann sogar eine Zunahme infolge Ödems eintreten, die dann später nach Verschwinden der Wassersucht zur Norm zurückkehrt. Leichte Hypästhesie kommt dabei an den unteren Extremitäten vor, aber keine starke Lähmung. Man kann leicht einsehen, daß in solchen Fällen keine deutliche Veränderung des gesamten Stoffwechsels nachzuweisen ist. Bei den schweren Fällen, besonders im Shôshin, zeigt sich deutliche Abnahme des Körpergewichts, wenn das Ödem mit der Besserung des Zustandes verschwindet und evtl. starke Lähmung mit Muskelatrophie sich entwickelt. Solche Fälle weisen einen mehr oder weniger großen Verlust der Körpersubstanz mit dem entsprechenden Defizit am Gesamtstickstoff auf. Hier werden zwei Beispiele von Fällen angeführt, bei denen in unserer Klinik Gesamtbilanzuntersuchungen ausgeführt wurden. Die kurzen Auszüge der Krankengeschichten lauten wie folgt:

Fall 1. K. M., 41jähriger Kaufmann. Vom 17. bis 30. Lebensjahr jährlich im Sommer an Beriberi gelitten, seither aber frei davon. Seit dem 10. X. 1920, seinem 41. Lebensjahre, fühlt der Patient Mattigkeit in den unteren Extremitäten und Herzklopfen, Brustbeklemmung bei leichter Körperbewegung. Appetit nicht gestört, aber Vollgefühl im Epigastrium vorhanden, Hypästhesie an den Beinen und Fingerspitzen. In der Folge mußte der Patient das Bett hüten und wurde von einem Arzt behandelt. Dessenungeachtet verschlimmerte sich der Zustand, Ödem trat auf. Herzklopfen und Hypästhesie verstärkten sich, endlich trat starke motorische Lähmung ein, so daß er kaum gehen konnte. 4. XI. 1920 Aufnahme in die Klinik.

Status praesens (4. XI. 1920): Körperbau und Ernährung mittelmäßig, Pulszahl 110 in der Minute, groß, celer, regelmäßig, Spannung mäßig, der Spitzenstoß liegt etwa 0,5 cm innerhalb der linken Mamillarlinie, etwas verstärkt und hebend. Dämpfungsgrenze des Herzens noch nicht deutlich vergrößert, systolisches Geräusch über der Herzspitze und dem linken Sternalrand hörbar, besonders deutlich über der ersteren. Hypästhesie an der unteren Extremität, an Vorderarm, Bauch und Umgebung des Mundes deutlich vorhanden. Schwäche der Beine, Druckschmerz im Wadenmuskel nachweisbar, Harn nichts Besonderes.

Verlauf: 6. XI.: Pulszahl 108 in der Minute. 7. XI.: Beginn des Stoffwechselversuchs. Körpergewicht 43,3 kg (8 Uhr vorm. nach der Harnentleerung). 8. XI.: Streckung und Beugung von Hand und Fingern etwas mangelhaft. Druckschmerz in der oberen Bauchgegend. 8. XI.: Hypästhesie am Arm stärker. 10. XI.: Appetit schlecht, Schlaf etwas gestört, Herzklopfen lästig, Pulszahl 123, Spannung etwas schwach, Pfeifen auf der Lunge hörbar, Bewegung der Füße und Zehen, sowie der Hände und Finger stärker gestört, Hypästhesie verbreitet sich auf die Brust; Leber angeschwollen, druckempfindlich. 11. XI.:

Appetit schlecht, Schlaf gestört, Cyanose der Extremitätenenden und der Lippen, Puls 120, Atmung 29, dyspnoisch, der maximale Blutdruck 81 mm Hg nach Riva-Rocci, also erheblich herabgesetzt. Die Herzaktion gesteigert, der Spitzenstoß verstärkt, erreicht die Mamillarlinie, epigastrische Pulsation deutlich sichtbar, vereinzeltes Rasseln auf beiden Seiten der Brust. Leichtes Ödem im Gesicht und über der Tibiakante. Erst an diesem Tage Rohoryzanin (Vitamin-B-Präparat) 2,0 g auf dreimal täglich verteilt. 12. XI.: Pulszahl 120, der maximale Blutdruck 82 mm Hg. Absolute Dämpfung des Herzens: rechts Medianlinie, links etwa $^1/_2$ cm außerhalb der Mamillarlinie, systolisches Geräusch auf der Spitze deutlich. Gesichtsödem stärker. Rohoryzanin 2,0 g auf dreimal täglich verteilt. 13. XI.: Etwas gebessert, Blutdruck bis 102 mm gesteigert, die Druckempfindlichkeit der Leber abgenommen. Vitamin B wie vorher verordnet. 15. XI.: Puls 104, groß. Vitamin B ausgesetzt, da der Zustand sich gebessert hat. 17. XI.: Appetit und Schlaf gut. Puls 108. Sensible und motorische Störungen stärker, auch das Ödem etwas deutlicher. 18. XI.: Ödem an den Extremitäten ausgeprägt. 19. XI.:

### Fall 1. K. M., 41j. ♂. Menge der N-haltigen Substanzen

| | Datum | Harn-menge (ccm) | Spez. Gew. (15°C) | N-haltige Substanzen im | | | | | |
|---|---|---|---|---|---|---|---|---|---|
| | | | | Ge-samt-N | Ammo-niak-N | Harn-stoff-N | Harn-säure-N | Purin-körper-N | Amino-säure-N |
| Körpergewicht 43,4 kg | 7.XI. | 470 | 1026 | 8,455 | 0,326 | 7,019 | 0,042 | 0,014 | 0,145 |
| | 8.XI. | 470 | 1028 | 8,751 | 0,368 | 7,308 | 0,045 | 0,011 | 0,163 |
| | 9.XI. | 490 | 1028 | 9,261 | 0,302 | 7,621 | — | — | 0,156 |
| | 10.XI. | 450 | 1026 | 5,450 | 0,195 | 4,535 | 0,040 | 0,008 | 0,133 |
| | 11.XI. | 250 | 1024 | 2,065 | 0,172 | 1,486 | 0,020 | 0,004 | 0,085 |
| | 12.XI. | 710 | 1018 | 8,548 | 0,229 | 7,176 | 0,047 | 0,016 | 0,102 |
| | 13.XI. | 1130 | 1018 | 17,007 | 0,340 | 14,292 | 0,075 | 0,020 | 0,134 |
| | 14.XI. | 1030 | 1019 | 16,819 | 0,384 | 14,276 | 0,098 | 0,010 | 0,184 |
| | 15.XI. | 800 | 1024 | 11,984 | 0,293 | 10,007 | 0,083 | 0,022 | 0,213 |
| | 16.XI. | 660 | 1025 | 8,732 | 0,210 | 7,217 | 0,059 | 0,015 | 0,190 |
| | 17.XI. | 870 | 1019 | 8,404 | 0,224 | 7,290 | 0,057 | 0,011 | 0,193 |
| | 18.XI. | 880 | 1019 | 8,501 | 0,191 | 7,263 | 0,092 | 0,017 | 0,172 |
| Am 21.XI.Kör- | 19.XI. | 1080 | 1015 | 9,828 | 0,302 | 8,619 | 0,086 | 0,019 | 0,182 |
| pergew. 48,5 kg | 20.XI. | 910 | 1018 | 9,619 | 0,295 | 8,305 | 0,077 | 0,021 | 0,174 |

### Fall 2. Y. M., 18j. ♂. Menge der N-haltigen Substanzen

| | Datum | Harn-menge (ccm) | Spez. Gew. (15°C) | N-haltige Substanzen im | | | | |
|---|---|---|---|---|---|---|---|---|
| | | | | Ge-samt-N | Ammo-niak-N | Harn-säure-N | Purin-körper-N | Amino-säure-N |
| | 12. X. | 750 | 1033 | 13,028 | 0,914 | — | — | 0,066 |
| | 13. X. | 1120 | 1026 | 23,301 | 0,949 | 0,055 | 0,032 | 0,151 |
| | 14. X. | 1310 | 1025 | 30,007 | 1,307 | 0,246 | 0,048 | 0,214 |
| | 15. X. | 880 | 1030 | 19,171 | 0,513 | 0,279 | 0,048 | 0,163 |
| | 16. X. | 570 | 1031 | 12,538 | 0,331 | — | — | 0,140 |
| Körpergewicht 51,6 kg | 17. X. | 700 | 1034 | 15,544 | 0,512 | — | — | 0,246 |
| | 18. X. | 1100 | 1029 | 15,179 | 0,401 | 0,194 | 0,031 | 0,213 |
| | 19. X. | 1670 | 1019 | 13,663 | 0,318 | 0,110 | 0,017 | 0,217 |
| | 20. X. | 1880 | 1020 | 14,434 | 0,316 | 0,077 | 0,018 | 0,274 |
| Körpergewicht 49,4 kg | 21. X. | 1710 | 1022 | 15,213 | 0,354 | 0,102 | 0,015 | 0,250 |
| | 22. X. | 1520 | 1026 | 15,012 | 0,373 | 0,078 | 0,009 | 0,217 |
| | 23. X. | 1530 | 1027 | 16,184 | 0,326 | 0,078 | 0,015 | 0,263 |
| | 24. X. | 1380 | 1028 | 15,950 | 0,340 | 0,076 | 0,006 | 0,239 |
| | 25. X. | 1400 | 1028 | 17,064 | 0,337 | 0,072 | 0,014 | 0,244 |
| Am 28. X. Körper- | 26. X. | 1370 | 1027 | 17,466 | 0,384 | 0,089 | 0,008 | 0,219 |
| gewicht 49,2 kg | 27. X. | 1130 | 1029 | 16,149 | 0,378 | 0,102 | 0,011 | 0,221 |

Appetit und Schlaf gut. 21. XI.: Körpergewicht 48,5 kg, Stoffwechselversuch abgeschlossen. Nach einigen Tagen hat sich der Zustand wieder sehr verschlimmert, auf erneute Vitamin-B-Gaben tritt starke Diurese ein; schließlich gebessert und entlassen.

Fall 2. Y. M., 18jähriger Schüler. Von Kindheit an gesund. Anfangs August 1920 litt er an Beriberi in Tokyo, mit Mattigkeit des ganzen Körpers, Herzklopfen, Ödem und Hypästhesie. Anfangs September nach Kyoto umgezogen, der Zustand verschlimmert, dennoch besucht er täglich die Schule. Am 11. Oktober verspürt er Voll- und Schwergefühl im Epigastrium, in der Nacht ist der Schlaf gestört; Übelkeit und einmal Erbrechen aufgetreten. Am 12. Oktober 1920 in unsere Klinik aufgenommen.

Status praesens: Körperbau mäßig, Ernährung gut. Haut blaß. Puls 120 per Minute in der Ruhe, groß, celer, regelmäßig und schwach gespannt, der Spitzenstoß im V. Intercostalraum erreicht fast die vordere Axillarlinie, verbreitert, verstärkt und hebend. Die Grenze der absoluten Herzdämpfung liegt rechts am rechten Sternalrand, links entspricht sie dem Spitzenstoß. Auscultatorisch ist ein dumpfes systolisches Geräusch überall in der

im Harn und ihr Prozentsatz zum Gesamtstickstoff.

| im Harn (g) | | Prozentsatz der N-haltigen Substanzen (%) | | | | | | | | Verlauf der Krankheit |
|---|---|---|---|---|---|---|---|---|---|---|
| Kreati-nin-N | Indican | Ammo-niak-N | Harn-stoff-N | Harn-säure-N | Purin-körper-N | Amino-säure-N | Kreati-nin-N | Rest-N | | |
| 0,232 | — | 3,85 | 83,01 | 0,49 | 0,16 | 1,71 | 2,74 | 8,04 | } | allmählich verschlimmert |
| 0,239 | 0,011 | 4,20 | 83,51 | 0,51 | 0,12 | 1,86 | 2,73 | 7,07 | | |
| 0,236 | 0,010 | 3,26 | 82,29 | — | — | 1,68 | 2,54 | (10,23) | | |
| 0,185 | 0,006 | 3,57 | 83,21 | 0,73 | 0,14 | 2,44 | 3,39 | 6,52 | } | Shôshin (schlimmster Zustand) |
| 0,130 | 0,006 | 8,32 | 71,96 | 0,96 | 0,19 | 4,11 | 6,29 | 8,17 | | |
| 0,221 | 0,003 | 2,67 | 83,95 | 0,56 | 0,18 | 1,19 | 2,58 | 8,82 | | |
| 0,172 | 0,004 | 2,01 | 84,03 | 0,44 | 0,11 | 0,78 | 1,01 | 11,63 | | etwas gebessert |
| 0,189 | 0,003 | 2,28 | 84,87 | 0,58 | 0,05 | 1,09 | 1,12 | 10,01 | } | besser |
| 0,182 | 0,004 | 2,44 | 83,50 | 0,69 | 0,18 | 1,77 | 1,51 | 9,91 | | |
| 0,193 | 0,003 | 2,40 | 82,65 | 0,67 | 0,17 | 2,19 | 2,21 | 9,73 | | |
| 0,207 | 0,003 | 2,66 | 86,74 | 0,67 | 0,13 | 2,29 | 2,46 | 5,05 | } | Ödem und Lähmung zugenommen |
| 0,193 | 0,003 | 2,24 | 85,43 | 1,08 | 0,19 | 2,02 | 2,27 | 6,77 | | |
| 0,196 | 0,003 | 3,07 | 87,69 | 0,87 | 0,19 | 1,85 | 1,99 | 4,34 | } | etwas schlimmer |
| 0,138 | 0,003 | 3,06 | 86,34 | 0,80 | 0,22 | 1,80 | 1,43 | 6,35 | | |

im Harn und ihr Prozentsatz zum Gesamtstickstoff.

| Harn (g) | | Prozentsatz der N-haltigen Substanzen (%) | | | | | Verlauf der Krankheit |
|---|---|---|---|---|---|---|---|
| Krea-tinin-N | Indican | Ammo-niak-N | Harn-säure-N | Purin-körper-N | Amino-säure-N | Krea-tinin-N | |
| 0,499 | 0,003 | 7,01 | — | — | 0,50 | 3,83 | Shôshin |
| 0,420 | 0,003 | 4,07 | 0,23 | 0,13 | 0,64 | 1,80 | nachm.besser |
| 0,530 | 0,002 | 4,35 | 0,81 | 0,15 | 0,71 | 1,76 | alle Beschwerd. gebessert |
| 0,297 | 0,003 | 2,67 | 1,45 | 0,25 | 0,85 | 1,52 | } |
| 0,260 | — | 2,64 | — | — | 1,11 | 2,07 | |
| 0,382 | 0,007 | 3,29 | — | — | 1,58 | 2,46 | allmählich besser |
| 0,286 | 0,010 | 2,64 | 1,27 | 0,20 | 1,40 | 1,88 | |
| 0,264 | 0,017 | 2,32 | 0,80 | 0,12 | 1,58 | 1,93 | |
| 0,251 | 0,016 | 2,18 | 0,53 | 0,12 | 1,89 | 1,74 | |
| 0,260 | 0,024 | 2,32 | 0,67 | 0,09 | 1,64 | 1,71 | |
| 0,208 | 0,026 | 2,47 | 0,51 | 0,05 | 1,44 | 1,39 | } |
| 0,210 | 0,029 | 2,01 | 0,48 | 0,07 | 1,62 | 1,29 | sehr gebessert |
| 0,215 | 0,034 | 2,13 | 0,48 | 0,03 | 1,49 | 1,34 | |
| 0,245 | 0,034 | 1,97 | 0,42 | 0,08 | 1,42 | 1,43 | |
| 0,234 | 0,032 | 2,19 | 0,51 | 0,04 | 1,25 | 1,34 | |
| 0,207 | 0,027 | 2,34 | 0,62 | 0,06 | 1,36 | 1,28 | |

Herzgegend, besonders stark dem linken Sternalrand entlang hörbar. II. Pulmonalton akzentuiert. Ödem am Unterschenkel vorhanden. Der maximale Blutdruck beträgt 104 mm Hg nach Riva-Rocci. Hypästhesie an Unterschenkeln und Bauch nachweisbar, Knie- und Achillessehnenreflex erloschen.

Verlauf. 12. X.: Beginn des Stoffwechselversuches. Herzklopfen, Übelkeit, einmal Erbrechen. Schlaf gestört, Puls 126. per Minute. Es ist der Shôshinzustand eingetreten. Digalen je 1,0 ccm sechsmal injiziert. Rohoryzanin 0,5 g zweimal injiziert. 13. X.: Etwas gebessert, Campher einmal, Digalen einmal injiziert. Rohoryzanin 2,0 g in zwei Dosen per os gegeben. Nachtschlaf gut. 14. X.: Alle Beschwerden sehr erleichtert, Appetit etwas besser, Schlaf gut. 15. X.: Keine Übelkeit mehr vorhanden, grobe Kraft der oberen und unteren Extremitäten abgeschwächt. 16. X.: Klistier. 18. X.: Körpergewicht 51,6 kg (10 Uhr vorm.). 19. X.: Appetit gut, Schlaf gut, die Grenze der Herzdämpfung etwas verkleinert, Ödem verschwunden, sensible Störung wie vorher. 20. X.: Klistier. 21. X.: Körpergewicht 49,4 kg (um 8 Uhr vorm. nach der Harnentleerung). 25. X.: Der Spitzenstoß ist nicht mehr so breit und stark wie früher und nur noch einen Querfinger breit außerhalb der Mamillarlinie nachweisbar, das systolische Geräusch ist noch hörbar. Die sensible und motorische Störung gleich geblieben, Rohoryzanin 1,5 g dreimal täglich gegeben. 28. X.: Körpergewicht 49,2 kg (um 8 Uhr vorm. nach der Harnentleerung). Stoffwechselversuch abgeschlossen. Nachher allmählich weiter gebessert.

Beim zweiten Fall war der Zustand am Tage der Aufnahme am schlimmsten und hat sich danach jeden Tag gebessert. Im ersten Fall war er bei der Aufnahme ziemlich schwer und wurde für einige Tage noch schlimmer, bis am 11. November schließlich Shôshin eintrat. Der Zustand war also am 11. und 12. am schlimmsten und hat sich dann durch Darreichung von Vitamin B etwas gebessert, aber die Besserung ist nicht weiter fortgeschritten. Sie blieb seit dem 15. November stehen. Am 17.—18. November hat das Ödem etwas zugenommen. Kurze Zeit nach Abschluß des Stoffwechselversuchs ist wieder erhebliche Verschlimmerung eingetreten. Die Abweichung der Ergebnisse in den Stoffwechselversuchen der beiden Fälle ist aus der Verschiedenheit des Verlaufs leicht zu verstehen. Wir hatten im ersten Fall ein zuerst fortschreitendes Stadium bis zum schwersten (Shôshin) und dann einen etwas gebesserten, doch noch immer schweren Zustand, und beim zweiten einen von dem schwersten Zustand sich allmählich bessernden Verlauf. Es wird zuerst der Gehalt des Harns an stickstoffhaltigen Substanzen und deren Prozentgehalt bei diesen Fällen in den umseitigen Tabellen angeführt. Aus dem Gesamtharnstickstoff und der Stickstoffmenge der gleichzeitig analysierten Faeces, sowie der zugeführten Nahrung wird dann die Stickstoffbilanz errechnet (vgl. die weiteren Tabellen auf S. 627).

Wenn man die N-Bilanz durch den Krankheitsverlauf hindurch verfolgt, dann fallen darin in erster Linie starke Schwankungen auf. Dies beruht vorerst darauf, daß sich die Ausscheidung des Gesamtstickstoffs im Harn in den schlimmsten Tagen erheblich, bis zu einer sehr geringen Menge, vermindern, und sich dann bei der Besserung rasch weit über die Menge der täglichen Aufnahme hinaus steigern kann. Die starke Abnahme der Stickstoffausscheidung in den schlimmsten Tagen rührt vornehmlich von der Retention desselben im Körper her, obwohl dabei die Nahrungsaufnahme sich vermindert. Der retinierte Stickstoff wird bei der Wendung des Zustandes zur Besserung rasch in großer Menge ausgeschieden, wie im ersten Fall am 13. bis 15. November und im zweiten Fall am 13. bis 15. Oktober zu sehen ist. Beim ersten Fall wurde die N-Bilanz am 12. bis 15. November durch Mehrausscheidung stark negativ, dann vom 17. November ab mit dem Wiederauftreten der Verschlimmerung erneut positiv, was wiederum einer Retention zuzuschreiben ist. Die von den älteren Autoren bemerkte Abnahme der Harnstoffausscheidung bei Beriberi entspricht dieser Retention im schlimmsten Zustand. In der Rekonvaleszenz dauert die Mehrausscheidung nicht lange, bei weiterer Besserung wird die Bilanz wieder positiv, wie es vom 19. Oktober ab im Fall 2 zu sehen ist. Wenn man den Stoffwechsel längere Zeit hindurch, bei Berücksichtigung der Retention im schlimmsten Zustand und der Mehrausscheidung im Harn nach Besserung desselben, verfolgt, dann konstatiert man ein gewisses Defizit an Stickstoff bei der schweren Beriberi.

Da der Harnstoff den größten Teil des Gesamtstickstoffs im Harn darstellt, so zeigt seine Ausscheidung Schwankungen, die mit der des Gesamt-N ganz übereinstimmen. Die Menge der Harnsäure und der Purinkörper im Harn pflegt sich auch in demselben Maße wie die des Gesamtstickstoffs zu vermindern

Fall 1. K. M. 41j. ♂. Stickstoffbilanz (g).

| Datum | Einfuhr | Ausfuhr | | | N-Bilanz | Verlauf der Krankheit |
|---|---|---|---|---|---|---|
| | | Harn | Kot | Summe | | |
| 7. XI. | 11,550 | 8,455 | 0,791 | 9,246 | +2,0304 | } allmählich |
| 8. XI. | 10,904 | 8,751 | 0,791 | 9,542 | +1,360 | } verschlimmert |
| 9. XI. | 9,037 | 9,261 | 0,791 | 10,052 | −1,015 | |
| 10. XI. | 4,564 | 5,450 | 0,791 | 6,241 | −1,677 | } Shôshin |
| 11. XI. | 3,873 | 2,065 | 0,791 | 2,856 | +1,017 | (schlimmster |
| 12. XI. | 3,374 | 8,548 | 0,791 | 9,339 | −5,965 | Zustand) |
| 13. XI. | 6,601 | 17,007 | 0,791 | 17,798 | −11,197 | etwas gebessert |
| 14. XI. | 4,859 | 16,819 | 0,791 | 17,610 | −12,751 | |
| 15. XI. | 8,917 | 11,984 | 0,791 | 12,775 | −3,858 | } besser |
| 16. XI. | 10,229 | 8,732 | 0,791 | 9,523 | +0,706 | |
| 17. XI. | 10,978 | 8,404 | 0,791 | 9,195 | +1,783 | } Ödem und Lähmung |
| 18. XI. | 11,140 | 8,501 | 0,791 | 9,292 | +1,848 | } zugenommen |
| 19. XI. | 11,770 | 9,828 | 0,791 | 10,616 | +1,151 | } schlimmer |
| 20. XI. | 11,231 | 9,619 | 0,791 | 10,410 | +0,821 | } |
| Summe | — | — | — | — | −25,471 | |
| Tages-durchschnitt | — | — | — | — | −1,819 | |

Fall 2. Y. M., 18j. ♂. Stickstoffbilanz (g).

| Datum | Einfuhr | Ausfuhr | | | N-Bilanz | Verlauf der Krankheit |
|---|---|---|---|---|---|---|
| | | Harn | Kot | Summe | | |
| 12. X. | 1,307 | 13,028 | 0,867 | 13,895 | −12,588 | Shôshin |
| 13. X. | 0,672 | 23,301 | 0,867 | 24,168 | −23,496 | nachmittags besser |
| 14. X. | 2,308 | 30,007 | 0,867 | 30,874 | −28,566 | alle Beschw. gebessert |
| 15. X. | 2,721 | 19,171 | 0,867 | 20,038 | −17,317 | |
| 16. X. | 5,965 | 12,538 | 0,867 | 13,405 | −7,440 | |
| 17. X. | 9,193 | 15,544 | 0,867 | 16,411 | −6,420 | } allmählich besser |
| 18. X. | 9,626 | 15,179 | 0,867 | 16,046 | +2,312 | |
| 19. X. | 16,843 | 13,664 | 0,867 | 14,531 | +4,183 | |
| 20. X. | 19,484 | 14,434 | 0,867 | 15,301 | +5,058 | |
| 21. X. | 21,720 | 15,213 | 1,449 | 16,662 | +5,279 | |
| 22. X. | 21,740 | 15,013 | 1,449 | 16,462 | +3,335 | |
| 23. X. | 20,968 | 16,184 | 1,449 | 17,633 | +3,884 | |
| 24. X. | 21,283 | 15,950 | 1,449 | 17,399 | +2,870 | } sehr gebessert |
| 25. X. | 21,383 | 17,064 | 1,449 | 18,513 | +2,870 | |
| 26. X. | 21,608 | 17,466 | 1,449 | 18,915 | +2,693 | |
| 27. X. | 21,498 | 16,147 | 1,449 | 17,596 | +3,902 | |
| Summe | — | — | — | — | −69,529 | |
| Tages-durchschnitt | — | — | — | — | −4,345 | |

40*

oder zu vermehren, dem Krankheitszustand entsprechend. Die Ausscheidung
der Aminosäuren erfolgt im allgemeinen wie in der Norm, nur beim Shôshin
bietet sie ein eigentümliches Verhalten dar, indem die absolute Menge mit
den anderen Harnbestandteilen abnimmt, aber der Prozentsatz gegen den Gesamtstickstoff erheblich größer ist, wie die untenstehende Kurve zeigt (Abb. 24).
Ein ähnliches Verhalten zeigt die Menge des Ammoniaks im Harn. Sie schwankt
im allgemeinen mit der des Gesamtstickstoffs. Im schlimmsten Zustand ist
die absolute Menge ebenfalls vermindert, allein der relative Wert gegenüber
dem Gesamtstickstoff steigert sich dabei wiederum erheblich (Abb. 25). Diese
relative Vermehrung des Ammoniaks im Harn dürfte mit der bei dem schweren
Zustand der Beriberi nachweisbaren Acidosis zusammenhängen. Die Ausscheidung des Kreatinins im Harn hält sich bei leichteren Fällen in normalen

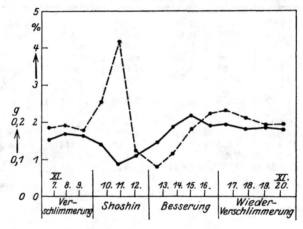

Abb. 24. Menge der Aminosäuren im Harn und ihr prozentualer Anteil am Gesamtstickstoff (Fall 1).
– – – Prozentsatz, —— Menge der Aminosäure.

Grenzen, bei schweren, besonders bei mit starker Lähmung einhergehenden
Fällen ist sie — wie schon erwähnt — meist vermehrt. Beim Shôshin kann
sie sich aber infolge der allgemeinen N-Retention auch vermindern. Kreatin
wird gewöhnlich nicht, nur in schweren Fällen, im Harn nachgewiesen. Das
Indican im Harn scheint bei Stuhlverhaltung bald vermehrt zu sein, bald
nicht; im schwereren Zustand zeigt es auch Retention im Blut parallel mit einer
Abnahme im Harn. Das Urobilin ist in der Regel nicht vermehrt, wie Grimm
schon vor vielen Jahren beschrieben hat.

Der Mineralstoffwechsel ist bei Beriberi bisher noch wenig erforscht. Da
Schaumann als ätiologischen Faktor für die Beriberi den Mangel in der
Nahrung an Phosphor beschuldigen wollte, so wurde die Ausscheidung der
Phosphorsäure im Harn von ihm und später von anderen Forschern vielfach
untersucht. N. Onodera, K. Miura usw. stellten Stoffwechselversuche über
Phosphorsäure und Kochsalz an. Hasui hat in unserer Klinik bei den oben
beschriebenen Fällen auch verschiedene Mineralstoffe, und zwar Schwefelsäure,
Phosphorsäure, Kochsalz, Calcium und Magnesium im Harn, Kot und in den
Nahrungsmitteln bestimmt und deren Ein- und Ausfuhr berechnet, wie in den
nächsten Tabellen angeführt ist.

Kochsalz. Eine Retention des Kochsalzes im Körper findet bei Abnahme
der Harnmenge und eine Wiederausscheidung des zurückgehaltenen Salzes bei
Eintreten der Diurese statt, wie Scheube, K. Miura usw. schon früher bemerkt

haben. Im Stadium der Retention werden leichte Hydrämie und allgemeine Wassersucht beobachtet, wie oben bereits beschrieben wurde. In den hier angeführten Tabellen über die Bilanz des Kochsalzes ist diese bei dem ersten Fall an allen untersuchten Tagen positiv. In diesem schweren Zustand wurde NaCl also retiniert, es ist noch keine starke Diurese eingetreten, obwohl in der Zwischenzeit sich eine leichte Remission zeigte. Beim zweiten Falle trat eine starke Zunahme der Kochsalzausscheidung auf, von stärkerer Diurese begleitet, die NaCl-Bilanz war an allen untersuchten Tagen negativ. In der Zwischenzeit nahm das Ödem allmählich ab, bis es endlich verschwand. Beim schwersten Zustand vermindert sich nicht nur die absolute Menge des Kochsalzes, sondern

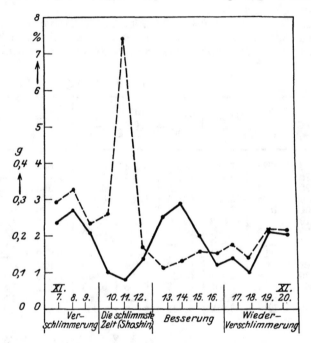

Abb. 25. Menge des Ammoniaks im Harn und sein prozentueller Anteil am Gesamtstickstoff (Fall 1).
— — — Prozentsatz, ——— Menge des Ammoniaks.

manchmal auch seine Konzentration im Harn, ja oft bis zu so minimaler Menge, daß seine quantitative Bestimmung schwer wird. Diese Konzentrationsstörung des Kochsalzes im Harn hat im ersten Fall bei mäßig vermehrter Harnmenge, z. B. über 1000 ccm in einem Tage, noch bestanden. Wenn die Diurese mit der Besserung des allgemeinen Zustandes eintritt, dann wird zuerst der retinierte Harnstoff in sehr großen Mengen ausgeschieden, das Kochsalz folgt darauf erst nach einigen Tagen.

Phosphorsäure. Schaumann hat seinerzeit auf die Verminderung der Phosphorsäure im Harn aufmerksam gemacht. Viele Autoren, wie Teruuchi, K. Miura, S. Suzuki usw. haben demgegenüber eher eine Zunahme der Phosphorsäureausscheidung gefunden. Wie aus den angeführten Tabellen ersichtlich ist, finden wir ein geringes Defizit an Phosphorsäure in allen schweren Fällen. Die P-Ausscheidung im Harn zeigt im Vergleich zu den anderen Harnbestandteilen nur geringe Schwankungen, der Phosphor wird auch im schwersten Zustand noch ziemlich gut ausgeschieden. Zuweilen kommt jedoch eine leichte

Abnahme bei Verminderung der Harnmenge und eine darauf folgende Zunahme mit Eintritt der Diurese vor. Das Verhältnis $N : P_2O_5$, das in der Norm 7—8:1 beträgt, ist manchmal sehr erniedrigt, bis zu 2,7:1 bei einem Fall. Die Erniedrigung von $N : P_2O_5$ wird sowohl bei Fällen mit starker Zirkulationsstörung als auch in solchen mit erheblicher Lähmung konstatiert. Sie ist aber beim Shôshin am ausgeprägtesten, da die Retention des Gesamt-N dabei eine hochgradige, die der Phosphorsäure aber eine nur mäßige ist. Die negative Bilanz der Phosphorsäure und besonders die Erniedrigung des Quotienten $N : P_2O_5$ weist auf die Zersetzung eines Körpergewebes hin, welches, wie das Nervengewebe, phosphorreich ist. In der Rekonvaleszenz ist die $P_2O_5$-Bilanz wieder positiv, wie im 2. Fall zu sehen ist.

Calcium. Der Calciumstoffwechsel zeigt eine negative Bilanz. Die Ausscheidung des Calciums im Harn vermindert sich im schweren Zustand und vermehrt sich bei der Besserung, wie es auch bei anderen Harnbestandteilen

Fall 1. K. M., 41j. ♂. Die Ausscheidung

| Datum | Harn-menge (ccm) | Spez. Gew. (15° C) | Gesamt-N | Gesamt-Sulfat-S | An-organ. Sulfat-S | Äther-Sulfat-S | NaCl | $P_2O_5$ | CaO |
|---|---|---|---|---|---|---|---|---|---|
| 7. XI. | 470 | 1026 | 8,455 | 0,493 | 0,463 | 0,030 | 1,692 | 1,246 | 0,165 |
| 8. XI. | 470 | 1028 | 8,751 | 0,497 | 0,465 | 0,032 | 2,256 | 1,410 | 0,146 |
| 9. XI. | 490 | 1028 | 9,261 | 0,562 | 0,528 | 0,034 | 0,588 | 1,617 | 0,081 |
| 10. XI. | 450 | 1026 | 5,450 | 0,576 | 0,557 | 0,019 | 0,180 | 2,025 | 0,017 |
| 11. XI. | 250 | 1024 | 2,065 | 0,443 | 0,437 | 0,006 | 0,050 | 0,700 | 0,009 |
| 12. XI. | 710 | 1018 | 8,548 | 0,630 | 0,604 | 0,026 | 0,142 | 1,953 | 0,009 |
| 13. XI. | 1130 | 1018 | 17,007 | 0,663 | 0,639 | 0,024 | 0,113 | 2,533 | 0,013 |
| 14. XI. | 1030 | 1019 | 16,819 | 0,513 | 0,494 | 0,019 | 0,103 | 2,009 | 0,012 |
| 15. XI. | 800 | 1024 | 11,984 | 0,487 | 0,458 | 0,029 | 0,240 | 1,320 | 0,013 |
| 16. XI. | 660 | 1025 | 8,732 | 0,453 | 0,424 | 0,029 | 0,924 | 0,957 | 0,013 |
| 17. XI. | 870 | 1019 | 8,404 | 0,463 | 0,420 | 0,043 | 2,610 | 1,196 | 0,023 |
| 18. XI. | 880 | 1019 | 8,501 | 0,515 | 0,466 | 0,049 | 3,872 | 1,364 | 0,028 |
| 19. XI. | 1080 | 1015 | 9,828 | 0,589 | 0,525 | 0,054 | 5,184 | 1,323 | 0,041 |
| 20. XI. | 910 | 1018 | 9,619 | 0,621 | 0,559 | 0,062 | 3,822 | 1,274 | 0,023 |

Fall 2. Y. M., 18j. ♂. Die Ausscheidung

| Datum | Harn-menge (ccm) | Spez. Gew. (15° C) | Gesamt-N | Gesamt-Sulfat-S | An-organ. Sulfat-S | Äther-Sulfat-S | NaCl | $P_2O_5$ | CaO |
|---|---|---|---|---|---|---|---|---|---|
| 12. X. | 750 | 1033 | 13,028 | 1,462 | 1,419 | 0,043 | 2,700 | 2,250 | 0,020 |
| 13. X. | 1120 | 1026 | 23,301 | 1,186 | 1,161 | 0,025 | 4,680 | 3,248 | 0,014 |
| 14. X. | 1310 | 1025 | 30,007 | 0,997 | 0,983 | 0,014 | 4,456 | 3,996 | 0,055 |
| 15. X. | 880 | 1030 | 19,171 | 0,773 | 0,751 | 0,022 | 7,216 | 2,200 | 0,073 |
| 16. X. | 570 | 1031 | 12,538 | 0,551 | 0,533 | 0,018 | 4,788 | 1,938 | 0,055 |
| 17. X. | 700 | 1034 | 15,544 | 0,726 | 0,701 | 0,025 | 5,180 | 2,730 | 0,086 |
| 18. X. | 1100 | 1029 | 15,179 | 0,794 | 0,768 | 0,026 | 12,980 | 3,146 | 0,194 |
| 19. X. | 1670 | 1019 | 13,664 | 0,858 | 0,829 | 0,029 | 17,034 | 2,622 | 0,292 |
| 20. X. | 1880 | 1020 | 14,434 | 0,947 | 0,900 | 0,047 | 14,476 | 2,068 | 0,297 |
| 21. X. | 1710 | 1012 | 15,213 | 1,021 | 0,973 | 0,048 | 22,572 | 1,454 | 0,357 |
| 22. X. | 1520 | 1026 | 15,012 | 1,017 | 0,977 | 0,040 | 21,584 | 1,482 | 0,335 |
| 23. X. | 1530 | 1027 | 16,184 | 1,066 | 1,021 | 0,045 | 22,032 | 1,683 | 0,287 |
| 24. X. | 1380 | 1028 | 15,950 | 1,023 | 0,988 | 0,035 | 17,940 | 2,036 | 0,259 |
| 25. X. | 1400 | 1028 | 17,064 | 1,057 | 1,013 | 0,044 | 17,920 | 2,240 | 0,259 |
| 26. X. | 1370 | 1027 | 17,466 | 1,172 | 1,135 | 0,037 | 15,892 | 2,710 | 0,261 |
| 27. X. | 1130 | 1029 | 16,147 | 1,091 | 1,053 | 0,038 | 12,204 | 2,735 | 0,238 |

der Fall ist. Da nun aber das Calcium stets reichlich im Kot ausgeschieden wird, so findet sich eine erhebliche Retention desselben im Körper auch beim schwersten Zustand nicht, bei welchem verschiedene andere Salze im Körper zurückgehalten werden, und das Calcium ebenfalls sehr wenig in den Harn übertritt.

Magnesium. Die Menge des Magnesiums im Harn schwankt meist in normalen Grenzen, sie sinkt nur im Shôshin stark herab. Die Magnesium-bilanz ist im schweren Zustand infolge erhöhter Retention meist positiv, wie es im ersten Fall zu sehen ist. Bei der Besserung wird sie negativ, wie dies im zweiten Fall ersichtlich ist. Das Verhältnis CaO : MgO zeigt erhebliche Schwankungen, so daß es zwischen der sehr niedrigen Zahl 0,06 und der höheren 1,24 liegt. Dies wird hauptsächlich durch die Schwankungen der Calciummenge im Harn, entsprechend dem Krankheitszustand, bedingt, da das Magnesium sich darin meist in einer relativ konstanten Menge nachweisen läßt.

der Mineralstoffe im Harn (g).

| MgO | S (%) | | N:S | N:P$_2$O$_5$ | CaO : MgO | P$_2$O$_5$ : CaO | Verlauf der Krankheit |
|---|---|---|---|---|---|---|---|
| | Sulfat-S | Äther-Sulfat-S | | | | | |
| 0,133 | 93,91 | 6,09 | 17,15 | 6,78 | 1,24 | 7,5 | allmählich |
| 0,131 | 93,57 | 6,43 | 17,60 | 6,20 | 1,11 | 9,6 | verschlimmert |
| 0,123 | 93,94 | 6,06 | 16,48 | 5,72 | 0,62 | 19,9 | |
| 0,074 | 96,70 | 3,30 | 9,46 | 2,69 | 0,22 | 119,1 | Shôshin |
| 0,029 | 98,64 | 1,36 | 4,68 | 2,95 | 0,31 | 77,7 | (der schlimmste |
| 0,110 | 95,87 | 4,13 | 13,56 | 4,37 | 0,08 | 217,0 | Zustand) |
| 0,185 | 96,38 | 3,62 | 25,65 | 6,71 | 0,07 | 194,8 | etwas gebessert |
| 0,186 | 96,29 | 3,71 | 32,78 | 8,37 | 0,06 | 167,4 | |
| 0,165 | 94,04 | 5,96 | 26,66 | 9,07 | 0,07 | 101,5 | besser |
| 0,141 | 93,59 | 6,41 | 19,27 | 9,12 | 0,09 | 73,6 | |
| 0,118 | 90,71 | 9,29 | 18,15 | 7,02 | 0,19 | 52,0 | Ödem und Lähmung |
| 0,144 | 90,48 | 9,52 | 16,50 | 6,23 | 0,19 | 48,7 | zugenommen |
| 0,182 | 90,83 | 9,17 | 16,68 | 7,42 | 0,22 | 32,2 | etwas schlimmer |
| 0,139 | 90,01 | 9,99 | 15,48 | 7,55 | 0,16 | 55,3 | |

der Mineralstoffe im Harn (g).

| MgO | S (%) | | N:S | N:P$_2$O$_5$ | CaO : MgO | P$_2$O$_5$ : CaO | Verlauf der Krankheit |
|---|---|---|---|---|---|---|---|
| | Sulfat-S | Äther-Sulfat-S | | | | | |
| 0,131 | 97,05 | 2,95 | 8,91 | 5,79 | 0,1 | 112,5 | Shôshin |
| 0,135 | 97,90 | 2,10 | 19,64 | 7,17 | 0,1 | 232,0 | Shôshin (nachm. besser) |
| 0,199 | 98,59 | 1,41 | 30,09 | 7,50 | 0,3 | 72,6 | besser |
| 0,290 | 97,15 | 2,85 | 24,80 | 8,71 | 0,2 | 30,1 | |
| 0,224 | 96,74 | 3,26 | 22,75 | 6,46 | 0,2 | 35,2 | |
| 0,280 | 96,55 | 3,45 | 21,41 | 5,69 | 0,3 | 31,7 | allmählich |
| 0,305 | 96,72 | 3,28 | 19,11 | 4,82 | 0,6 | 16,2 | gebessert |
| 0,351 | 96,61 | 3,39 | 15,92 | 5,64 | 0,8 | 8,2 | |
| 0,365 | 95,03 | 4,97 | 15,24 | 6,97 | 0,8 | 6,9 | |
| 0,359 | 95,29 | 4,71 | 14,90 | 10,46 | 0,9 | 4,0 | |
| 0,355 | 96,06 | 3,94 | 14,76 | 10,13 | 0,9 | 4,4 | |
| 0,347 | 95,78 | 4,22 | 15,18 | 9,61 | 0,8 | 5,8 | deutlich |
| 0,320 | 96,57 | 3,43 | 15,59 | 7,83 | 0,8 | 7,8 | gebessert |
| 0,322 | 95,83 | 4,17 | 16,14 | 7,61 | 0,8 | 8,6 | |
| 0,335 | 96,84 | 3,16 | 14,90 | 6,43 | 0,7 | 10,3 | |
| 0,293 | 96,51 | 3,49 | 14,80 | 5,90 | 0,8 | 11,4 | |

Fall 1. K. M., 41j. ♂. Die Bilanz

| Datum | Gesamte Einfuhr | NaCl (g) Ausfuhr im Harn | im Kot | Zusammen | Bilanz | Gesamte Einfuhr | P₂O₅ (g) Ausfuhr im Harn | im Kot | Zusammen | Bilanz | Gesamte Einfuhr |
|---|---|---|---|---|---|---|---|---|---|---|---|
| 7. XI. | 8,194 | 1,692 | 0,256 | 1,948 | +6,246 | 2,539 | 1,246 | 0,786 | 2,032 | +0,507 | 0,375 |
| 8. XI. | 5,269 | 2,256 | 0,256 | 2,512 | +2,757 | 2,311 | 1,410 | 0,786 | 2,196 | +0,115 | 0,330 |
| 9. XI. | 3,441 | 0,588 | 0,256 | 0,844 | +2,597 | 1,821 | 1,617 | 0,786 | 2,403 | —0,582 | 0,270 |
| 10.XI. | 0,634 | 0,180 | 0,256 | 0,436 | +0,198 | 0,638 | 2,025 | 0,786 | 2,811 | —2,173 | 0,152 |
| 11.XI. | 0,981 | 0,050 | 0,256 | 0,306 | +0,676 | 0,476 | 0,700 | 0,786 | 1,486 | —1,010 | 0,141 |
| 12.XI. | 0,437 | 0,142 | 0,256 | 0,398 | +0,039 | 0,321 | 1,953 | 0,786 | 2,739 | —2,418 | 0,129 |
| 13.XI. | 2,457 | 0,113 | 0,256 | 0,369 | +2,088 | 0,858 | 2,533 | 0,786 | 3,319 | —2,461 | 0,247 |
| 14.XI. | 1,901 | 0,103 | 0,256 | 0,359 | +1,542 | 0,755 | 2,009 | 0,786 | 2,795 | —2,040 | 0,168 |
| 15.XI. | 4,687 | 0,240 | 0,256 | 0,496 | +4,191 | 1,599 | 1,320 | 0,786 | 2,106 | —0,507 | 0,309 |
| 16.XI. | 6,181 | 0,924 | 0,256 | 1,180 | +5,001 | 2,087 | 0,957 | 0,786 | 1,743 | +0,344 | 0,329 |
| 17.XI. | 7,136 | 2,610 | 0,256 | 2,866 | +4,270 | 2,122 | 1,196 | 0,786 | 1,982 | +0,140 | 0,336 |
| 18.XI. | 7,477 | 3,872 | 0,256 | 4,128 | +3,349 | 2,029 | 1,364 | 0,786 | 2,150 | —0,121 | 0,320 |
| 19.XI. | 8,783 | 5,184 | 0,256 | 5,440 | +3,343 | 2,165 | 1,323 | 0,786 | 2,109 | +0,056 | 0,356 |
| 20.XI. | 7,984 | 3,822 | 0,256 | 4,078 | +3,906 | 2,024 | 1,274 | 0,786 | 2,060 | —0,036 | 0,319 |
| Gesamt- durch- schnitt | | | | | +40,203 +2,871 | | | | | —10,186 —0,727 | |

Fall 2. Y. M., 18j. ♂. Die Bilanz

| Datum | Gesamte Einfuhr | NaCl (g) Ausfuhr im Harn | im Kot | Zusammen | Bilanz | Gesamte Einfuhr | P₂O₅ (g) Ausfuhr im Harn | im Kot | Zusammen | Bilanz | Gesamte Einfuhr |
|---|---|---|---|---|---|---|---|---|---|---|---|
| 12.X. | 0,210 | 2,700 | 0,324 | 3,024 | —2,814 | 0,109 | 2,250 | 0,585 | 2,835 | —2,726 | 0,047 |
| 13.X. | 0,028 | 4,680 | 0,324 | 5,004 | —4,976 | 0,033 | 3,248 | 0,585 | 3,833 | —3,800 | 0,028 |
| 14.X. | 0,084 | 4,454 | 0,324 | 4,778 | —4,694 | 0,116 | 3,966 | 0,585 | 4,581 | —4,465 | 0,090 |
| 15.X. | 0,111 | 7,216 | 0,324 | 7,540 | —7,429 | 0,136 | 2,200 | 0,585 | 2,785 | —2,649 | 0,113 |
| 16.X. | 1,517 | 4,788 | 0,324 | 5,112 | —3,595 | 0,604 | 1,938 | 0,585 | 2,523 | —1,919 | 0,205 |
| 17.X. | 6,682 | 5,180 | 0,324 | 5,504 | +1,178 | 1,204 | 2,730 | 0,585 | 3,315 | —2,106 | 0,296 |
| 18.X. | 3,006 | 12,980 | 0,324 | 13,304 | —10,298 | 1,209 | 3,146 | 0,585 | 3,731 | —2,522 | 0,340 |
| 19.X. | 11,001 | 17,034 | 0,324 | 17,358 | —6,357 | 2,667 | 2,422 | 0,585 | 3,007 | —0,340 | 0,624 |
| 20.X. | 14,055 | 14,476 | 0,324 | 14,800 | —0,745 | 3,298 | 2,068 | 0,585 | 2,653 | +0,645 | 0,724 |
| 21.X. | 16,752 | 22,572 | 0,535 | 23,107 | —6,355 | 3,763 | 1,454 | 0,889 | 2,343 | +1,420 | 0,808 |
| 22.X. | 16,588 | 21,584 | 0,535 | 22,119 | —5,531 | 3,741 | 1,482 | 0,889 | 2,371 | +1,370 | 0,804 |
| 23.X. | 15,279 | 22,032 | 0,535 | 22,567 | —7,288 | 3,545 | 1,683 | 0,889 | 2,572 | +0,923 | 0,771 |
| 24.X. | 15,391 | 17,940 | 0,535 | 18,475 | —3,084 | 3,609 | 2,036 | 0,889 | 2,925 | +0,684 | 0,780 |
| 25.X. | 15,713 | 17,920 | 0,535 | 18,455 | —2,742 | 3,641 | 2,240 | 0,889 | 3,129 | +0,512 | 0,786 |
| 26.X. | 15,726 | 15,892 | 0,535 | 16,427 | —0,701 | 3,683 | 2,713 | 0,889 | 3,602 | +0,081 | 0,792 |
| 27.X. | 15,656 | 12,204 | 0,535 | 12,739 | +2,917 | 3,660 | 2,735 | 0,889 | 3,624 | +0,036 | 0,788 |
| Gesamt- durch- schnitt | | | | | —62,514 —3,907 | | | | | —14,806 —0,925 | |

der Mineralstoffe.

| CaO (g) Ausfuhr im Harn | im Kot | Zusammen | Bilanz | Gesamte Einfuhr | MgO (g) Ausfuhr im Harn | im Kot | Zusammen | Bilanz | Verlauf der Krankheit |
|---|---|---|---|---|---|---|---|---|---|
| 0,165 | 0,796 | 0,961 | —0,586 | 0,571 | 0,133 | 0,111 | 0,244 | +0,327 | allmählich verschlimmert |
| 0,146 | 0,796 | 0,942 | —0,612 | 0,476 | 0,131 | 0,111 | 0,242 | +0,234 | |
| 0,081 | 0,796 | 0,877 | —0,607 | 0,371 | 0,123 | 0,111 | 0,234 | +0,137 | |
| 0,017 | 0,796 | 0,813 | —0,661 | 0,119 | 0,074 | 0,111 | 0,185 | —0,066 | Shôshin (schlimmster Zustand) |
| 0,009 | 0,796 | 0,805 | —0,664 | 0,100 | 0,029 | 0,111 | 0,140 | —0,040 | |
| 0,009 | 0,796 | 0,805 | —0,676 | 0,052 | 0,110 | 0,111 | 0,221 | —0,169 | |
| 0,013 | 0,796 | 0,809 | —0,562 | 0,200 | 0,185 | 0,111 | 0,296 | —0,096 | etwas besser |
| 0,012 | 0,796 | 0,808 | —0,640 | 0,172 | 0,186 | 0,111 | 0,297 | —0,125 | besser |
| 0,013 | 0,796 | 0,809 | —0,500 | 0,327 | 0,165 | 0,111 | 0,276 | +0,051 | |
| 0,013 | 0,796 | 0,809 | —0,480 | 0,519 | 0,141 | 0,111 | 0,252 | +0,267 | |
| 0,023 | 0,796 | 0,819 | —0,483 | 0,474 | 0,118 | 0,111 | 0,229 | +0,245 | Ödem u. Lähm. zugenommen |
| 0,028 | 0,796 | 0,824 | —0,504 | 0,410 | 0,144 | 0,111 | 0,255 | +0,155 | |
| 0,041 | 0,796 | 0,837 | —0,481 | 0,428 | 0,182 | 0,111 | 0,293 | +0,135 | etwas schlimmer |
| 0,023 | 0,796 | 0,819 | —0,500 | 0,395 | 0,137 | 0,111 | 0,248 | +0,147 | |
| | | | —7,956 | | | | | +1,202 | |
| | | | —0,568 | | | | | +0,085 | |

der Mineralstoffe.

| CaO (g) Ausfuhr im Harn | im Kot | Zusammen | Bilanz | Gesamte Einfuhr | MgO (g) Ausfuhr im Harn | im Kot | Zusammen | Bilanz | Verlauf der Krankheit |
|---|---|---|---|---|---|---|---|---|---|
| 0,020 | 0,661 | 0,681 | —0,634 | 0,012 | 0,131 | 0,114 | 0,245 | —0,233 | Shôshin (nachm. besser) |
| 0,014 | 0,661 | 0,675 | —0,647 | 0,003 | 0,135 | 0,114 | 0,249 | —0,246 | besser |
| 0,055 | 0,661 | 0,716 | —0,626 | 0,019 | 0,199 | 0,114 | 0,313 | —0,294 | |
| 0,073 | 0,661 | 0,734 | —0,621 | 0,015 | 0,290 | 0,114 | 0,404 | —0,389 | |
| 0,055 | 0,661 | 0,716 | —0,511 | 0,081 | 0,224 | 0,114 | 0,338 | —0,257 | allmählich gebessert |
| 0,086 | 0,661 | 0,747 | —0,451 | 0,127 | 0,280 | 0,114 | 0,294 | —0,167 | |
| 0,194 | 0,661 | 0,855 | —0,515 | 0,096 | 0,305 | 0,114 | 0,419 | —0,323 | |
| 0,292 | 0,661 | 0,953 | —0,329 | 0,347 | 0,351 | 0,114 | 0,465 | —0,118 | |
| 0,297 | 0,661 | 0,958 | —0,234 | 0,422 | 0,365 | 0,114 | 0,479 | —0,057 | |
| 0,357 | 1,000 | 1,357 | —0,549 | 0,515 | 0,359 | 0,181 | 0,540 | —0,025 | |
| 0,335 | 1,000 | 1,335 | —0,531 | 0,515 | 0,355 | 0,181 | 0,536 | —0,021 | deutlich gebessert |
| 0,287 | 1,000 | 1,287 | —0,516 | 0,476 | 0,347 | 0,181 | 0,528 | —0,052 | |
| 0,259 | 1,000 | 1,259 | —0,479 | 0,477 | 0,320 | 0,181 | 0,501 | —0,024 | |
| 0,259 | 1,000 | 1,259 | —0,473 | 0,487 | 0,322 | 0,181 | 0,503 | —0,016 | |
| 0,261 | 1,000 | 1,261 | —0,469 | 0,485 | 0,335 | 0,181 | 0,516 | —0,031 | |
| 0,238 | 1,000 | 1,238 | —0,450 | 0,484 | 0,293 | 0,181 | 0,474 | +0,010 | |
| | | | —8,035 | | | | | —2,243 | |
| | | | —0,500 | | | | | —0,143 | |

Schwefelsäure. Die Menge des gesamten Sulfatschwefels ist im schweren Zustand vermindert, so daß die tägliche Ausscheidung bei einem Fall 0,103 g, also weit geringer als beim Hunger ist. Diese Abnahme wird auch durch eine vermehrte Retention verursacht; bei der Besserung wird Schwefel wieder in reichlicherer Menge ausgeschieden, wie z. B. der Fall 2 zeigt (die Menge des Gesamtsulfatschwefels im Harn ist beim Japaner gewöhnlich geringer als beim Europäer, die tägliche Menge beträgt nach Kajita 0,5—1,3, durchschnittlich 0,96 g). Der Äthersulfatschwefel wird bei der Beriberi im allgemeinen in geringer Menge ausgeschieden. Er sinkt im schwersten Zustand bis zu minimalen Zahlen, und zwar 0,006 g, 0,007 g, und steigert sich bei der Besserung etwas, überschreitet aber immer noch nicht die normale Grenze. Das Verhältnis der Sulfatschwefelsäure zu der gepaarten beträgt in der Norm 10:1 (nach von der Velden). Es zeigt aber nach den Prüfungen anderer Forscher erhebliche Schwankungen bald nach oben, bald nach unten schon bei gesunden Menschen (4,2—27,0:1). Dieses Verhältnis ist bei der Beriberi im allgemeinen niedrig, so weist der erste Fall im Mittel die minimale Zahl 1,36 und der zweite die maximale 4,97 auf. Es wird seit langem von vielen Forschern daran gedacht, daß die Fäulnis im Darm bei der Beriberi besonders intensiv sei und daß Fäulnisprodukte die Beriberisymptome hervorbringen könnten. Die geringe Menge der Ätherschwefelsäure, welche sich mit den spezifischen aromatischen Produkten der Eiweißfäulnis (Indoxyl, Phenol, Kresol) im Dickdarm paart und in den Harn übergeht, spricht gegen diese Hypothese. Man findet auch keinen besonderen Zusammenhang zwischen Äthersulfat und Indican im Harn. Der Quotient N: S bietet große Schwankungen je nach dem Zustand der Krankheit dar. Er nimmt im schwersten Zustand stark ab, um bei Besserung des Krankheitsprozesses erneut zuzunehmen. Dies entspricht wiederum nur der Tatsache, daß die Menge der Schwefelsäure im Harn weit geringeren Schwankungen als die des Gesamtstickstoffs unterworfen ist.

Aus den Ergebnissen der Stoffwechselversuche ist folgendes zu schließen: Bei schwerer Beriberi erfolgt eine Zersetzung der Körpersubstanz mit einem Defizit von Stickstoff, Phosphor, Calcium, Magnesium usw. Darunter wird die Phosphorsäure in noch relativ großer Menge ausgeschieden. Im schwersten Stadium werden die Zersetzungsprodukte im Körper zurückgehalten und bei Besserung, parallel mit der Vermehrung der Harnmenge, ausgeschieden. Dabei erfolgt die Mehrausscheidung der stickstoffhaltigen Bestandteile oft an erster Stelle und darauf erst die des Kochsalzes. Die Harnbestandteile, wie Ammoniak, Aminosäuren, treten im schwersten Zustand in relativ größerer Menge im Harn auf, als der Gesamtstickstoff, so daß das Verhältnis der ersteren zum letzteren einen höheren Wert aufweist.

**6. Störungen im Bereiche des Nervensystems.** Erscheinungen von seiten des Nervensystems stellen das konstanteste und wichtigste Symptom der Beriberi dar, und bilden mit der kardiovasculären Störung und dem Ödem eine charakteristische Trias von Krankheitserscheinungen. Die Lähmungen werden ausschließlich durch Affektion der peripherischen Nerven und Muskeln hervorgebracht und die Nervensymptome entsprechen ganz und gar denen der Polyneuritis. Wie es auch aus dem anatomisch-histologischen Befund ersichtlich ist, hat das Zentralnervensystem fast keine Beziehung zum Zustandekommen der Nervensymptome. Die Psyche bleibt immer frei von Störungen bis einige Stunden vor dem Tode, wie schon bei der Beschreibung des Allgemeinbefindens betont wurde.

Die Kranken klagen fast ausnahmslos bereits im Anfangsstadium, auch im leichtesten Fall, über Störung der Empfindung am Unterschenkel und Fuß, manchmal auch an den Fingerspitzen. Dabei ist die Tastempfindung in diesen

Gegenden gewöhnlich nur in geringem Grad herabgesetzt. Die Kranken geben gewöhnlich an, das Gefühl zu haben, als ob zwischen den berührten Gegenständen und ihrer Haut ein Stück dünnes Papier liege. Gleichzeitig oder etwas später klagen sie über Schwere und Schwäche in den Beinen, besonders in den Unterschenkeln; beim Gehen ermüden sie rasch, es kommt ihnen vor, als ob im Kniegelenk etwas gelockert wäre; zuweilen knicken sie beim Gehen in den Knien ein. Oft tritt Wadenkrampf während des Gehens oder in der Nacht auf, den Kranken aus dem Schlafe aufweckend, oder im wachen Zustande, wenn derselbe seine Lage wechseln will. Wenn die Affektion der peripherischen Nerven fortschreitet, dann wird auch die Körperbewegung erschwert, bis endlich die Kranken ans Bett gefesselt werden.

Sensibilitätsstörungen. Diese treten gewöhnlich zuerst am Unterschenkel und Fuß auf, es können aber auch die Fingerspitzen und die Unterbauchgegend gleichzeitig oder kurz danach ergriffen werden. Die Umgebung des Mundes wird zuweilen ebenfalls relativ frühzeitig affiziert, während der übrige Teil des Gesichts und der größte Teil des Rumpfes noch frei sind. K. Miura hat zutreffend bemerkt, daß die Hypästhesie an vier Stellen des Körpers entsteht und von da nach verschiedenen Richtungen hin sich ausbreitet. Er hat nach der Häufigkeit die folgenden genannt:

1. Fuß- oder Zehenrücken, respektiv Innen- oder Außenfläche des Unterschenkels.
2. Fingerspitzen, meist an der Volarseite.
3. Unterbauch.
4. Umgebung des Mundes.

Unter Punkt 3 war eigentlich „Umgebung des Nabels" angegeben; ich habe dies mit Zustimmung von Professor K. Miura wie oben modifiziert.

Die Hypästhesie hält sich nicht an die Verästelungsbezirke bestimmter Nerven; es gibt Hautbezirke, welche sehr schwer, und solche, die fast niemals affiziert werden. Die Fußrücken und Unterschenkel werden fast bei allen Fällen und schon im frühesten Stadium ergriffen. Was die Reihenfolge anlangt, so wird teils der Fußrücken früher als der Unterschenkel, teils dagegen der Unterschenkel zuerst affiziert. Die Innenseite des Unterschenkels entspricht dem Gebiet des Nervus saphenus, seine Außenseite und der Fußrücken dem des Nervus peroneus. Nach meiner Statistik von zahlreichen Kranken läßt sich eine besondere Bevorzugung der einen Seite gegenüber der anderen bezüglich des Befallenwerdens nicht nachweisen. Die Hypästhesie, die am Fußrücken und Unterschenkel entstanden ist, kann nur auf diese Gegend beschränkt bleiben, wenn die Krankheit selbst leichter ist, oder die Nervensymptome sich nicht weiter entwickeln. Bei den anderen Fällen dehnt sich die Hypästhesie im weiteren Verlauf der Krankheit nach oben über den Oberschenkel aus. Gleichzeitig wird der Grad der Hypästhesie am Unterschenkel und Fußrücken stärker, während diese am frisch affizierten Oberschenkel noch leicht ist. Die Verbreiterung der Hypästhesie folgt auch weiterhin nicht genau der anatomischen Nervenversorgung, sondern dehnt sich von dem Knie aufwärts diffus aus. Die obere Grenze der hypästhetischen Zone ist nie so scharf und regelmäßig wie bei Hysterie oder Rückenmarkskrankheiten begrenzt, sondern geht allmählich ins gesunde Gebiet über. Wenn die Hypästhesie des Beins nach oben sich verbreitet, dann konfluiert sie an der Inguinalfalte mit der im Unterbauch entstandenen. Hier bleibt an der Grenzzone die Hautsensibilität längere Zeit verschont oder immer weit leichter affiziert, wenn diese Zone auch einmal ergriffen wird. Diese Grenzzone befindet sich entlang der Inguinalfalte, auf dem Mons pubis, der obersten Partie der Regio femoris medialis und den äußeren Genitalien sowie der Perinealgegend.

Insbesondere wird die Perinealgegend sehr selten und nur bei den Fällen hypästhetisch gefunden, welche am größeren Teil des Körpers bereits erhebliche sensible Störungen darbieten. Shimazono beobachtete nur einige Male unter seinen
zahlreichen Beriberifällen sichere Hypästhesie an der Perinealgegend, und dann
nur in leichtem Grade. An den übrigen Stellen der oben genannten Grenzzone,
auch an den äußeren Genitalien, wie Penis- und Scrotalhaut, kann die Hypästhesie häufiger, aber im allgemeinen in leichtem Grade eintreten. Merkwürdiger-

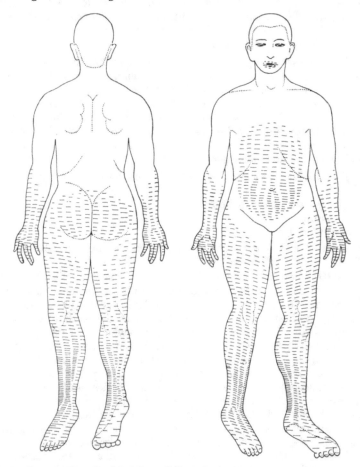

Abb. 26. Ausbreitung der Hypästhesie bei einem Fall von Beriberi mit deutlicher Lähmung (am 11. XI).

weise ist die Fußsohle fast ausnahmslos leichter affiziert, sehr oft bleibt sie ganz
verschont, während Fußrücken und Unterschenkel schon mäßig ergriffen sind.
Wenn die Sensibilitätsstörung fortschreitet und sich weiter verbreitet, dann
kann die Fußsohle auch affiziert werden, aber in der Regel im leichteren Grade
als auf Fußrücken und Unterschenkel.

Die Hypästhesie an den oberen Extremitäten beginnt in der Regel an den
Fingerspitzen, und zwar an deren Volarseite, und breitet sich über die volare
und dorsale Fläche der Finger sowie der Hand aus. Sie kann den Vorderarm, bei
schweren Fällen auch den Oberarm ergreifen. Die im Unterbauch entstandene
Hypästhesie verbreitet sich nach oben durch das Epigastrium bis zur Brust-

gegend. Auf dem Rumpf werden die Rami cutanei anteriores der abdominalen und thorakalen Nerven stärker als die anderen Äste affiziert, so daß die Vorderseite, und zwar zuerst der Unterbauch allein hypästhetisch, die Lumbalgegend dagegen verschont ist. Wenn die Hypästhesie am Rumpf stärker wird und nach oben sich ausdehnt, dann kann sie auch die Rückenseite ergreifen, doch gelangt sie hier immer weniger hoch als vorn, und ist gleichzeitig von leichterer Intensität. Wenn die Sensibilitätsstörung stark ist und sich weiter verbreitet,

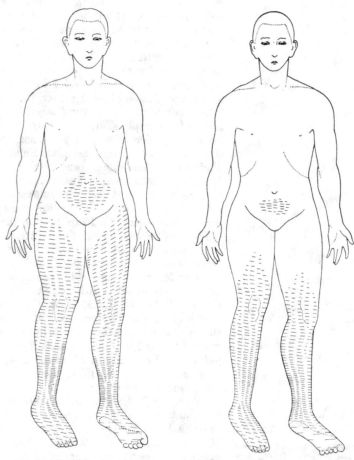

Abb. 27. Derselbe am 30. XI.     Abb. 28. Derselbe am 15. XII.

dann können die hypästhetischen Bezirke des Armes und des Rumpfes am oberen Brustteil unterhalb der Clavicula miteinander konfluieren. Im letzteren Bezirk ist aber die Störung immer noch ganz leicht.

Die Hypästhesie in der Umgebung des Mundes beginnt an der Ober- oder Unterlippe, und zwar im Gebiet der Rami labiales superiores nervi infraorbitalis oder der Rami labiales inferiores nervi mentalis. Das Lippenrot wird ebenso wie die äußere Haut affiziert. Die Hypästhesie in dieser Gegend bleibt gewöhnlich auf einen schmalen Bezirk, d. h. die Umgebung des Mundes beschränkt. Gelegentlich kann bei stärkerer Nervenaffektion die Sensibilitätsstörung in dieser Gegend sich weiter verbreiten, und die Umgebung der Augen,

Stirnhaut, sehr selten auch die Kopfhaut leichte Hypästhesie aufweisen. Zuweilen geht diese nach innen auf die Schleimhaut des Zahnfleisches, der Wangen und des Gaumens über. Der Hals zeigt selten Sensibilitätsstörungen, Shimazono hat nur einige Male leichte Hypästhesie an der vorderen Halsgegend bei den Fällen, welche die stärksten Sensibilitätsstörungen aufwiesen, beobachtet. Noch niemals wurde solche am Nacken nachgewiesen.

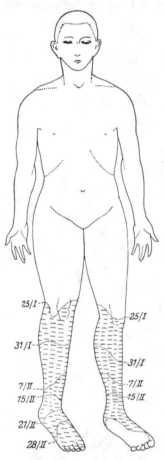

Die Störung der Hautsensibilität weist verschiedene Grade, von ganz leichter bis zu schwerer Abstumpfung der Empfindung auf, sie erreicht aber nicht die totale Anästhesie. In seltenen Fällen, wenn die Nervenaffektion sehr hochgradig ist, findet man beinahe anästhetische Bezirke auf den am schwersten ergriffenen Unterschenkeln oder Fußrücken. Hier kann die Tastempfindung fast total erloschen sein, doch wird ein starker Nadelstich meistens noch etwas empfunden. An den hypästhetischen Stellen werden die verschiedenen Qualitäten der Hautempfindung und manchmal auch die Tiefensensibilität ʲmehr oder weniger ergriffen. Im Anfangsstadium, wenn die Sensibilitätsstörung noch leicht ist, wird zuerst die Herabsetzung der feinen Berührung nachgewiesen, dann erweist sich die Empfindung für Wärme, Kälte und Schmerz ebenfalls gestört. Das Wahrnehmungsvermögen von Druck und Rauheit eines Gegenstandes werden nach K. Miura zwar weniger, doch immerhin deutlich affiziert. Das Vibrationsgefühl auf der Patella, der vorderen Fläche der Tibia, dem Fußrücken usw. erweist sich deutlich herabgesetzt. Die Störung dieses Gefühls kann bei der Rekonvaleszenz am spätesten zurückgehen, so daß das Vibrationsgefühl am Fußrücken noch stumpf ist, während feinste Berührung in dieser Gegend schon gut wahrgenommen wird.

Was die Tiefensensibilität anbetrifft, so ist die Empfindung der passiven Bewegung der verschiedenen Glieder am exaktesten zu prüfen (Goldscheider). Shimazono hat mit einem eigenen Apparat an verschiedenen Gliedern diese Empfindung gemessen. Sie ist sowohl von der Exkursion als auch von der Geschwindigkeit der Bewegung abhängig. Normalerweise ist sie sehr scharf, es genügt ungefähr $1^0$ Drehung der Großzehe, des Fußes, des Unterschenkels usw. am betreffenden Gelenke bei langsamer passiver Beugung oder Streckung, um bei normalen Menschen das Gefühl der Bewegung hervorzurufen. Bei der Beriberi ist diese an Großzehe und Fuß oft deutlich herabgesetzt, und der zum Erkennen der passiven Bewegung nötige Drehungswinkel beträgt $5-10^0$ bei schwereren Sensibilitätsstörungen. Die Bewegungsempfindung des Unterschenkels ist auch oft beeinträchtigt, aber leichter als die des Fußes und der Zehen. Diese Störung wird nur in dem Bezirk

Abb. 29. Derselbe während der Rekonvaleszenz im nächsten Jahre. Die in der Figur eingezeichneten Linien mit der Ziffer wie 25./I, 28/II zeigen die Grenze mit Datum an, an welchem Tage die Sensibilitätsstörung im Verlauf der Ausheilung noch bis dahin vom unteren Körperende übrig geblieben ist.

25/I
31/I
7/II
15/II
21/II
28/II

25/I
31/I
7/II
15/II

nachgewiesen, wo die Herabsetzung der Hautsensibilität einen gewissen Grad erreicht. Daher zeigt sie sich in der Regel an der stark hypästhetischen unteren Extremität besonders deutlich, seltener und im leichteren Grad an Finger und Hand, entsprechend der leichteren Affektion der Hautsensibilität an den letzteren.

Wenn sie noch leichteren Grades ist so verändert die Hypästhesie zuweilen ihre Intensität und Ausbreitung infolge äußerer Einflüsse. Manchmal besteht sie am Bein nur morgens, in anderen Fällen können Körperbewegungen sie verstärken. Zuweilen klagen die Kranken über die Zunahme der Hypästhesie bei kaltem Wetter, wenn die Krankheit in der kälteren Jahreszeit besteht. Weder eine Verlangsamung noch eine Summierung der Empfindungen werden bei der Beriberi beobachtet.

An den hypästhetischen Stellen ist manchmal gleichzeitig Parästhesie nachweisbar, sei es spontan, sei es beim Darüberfahren mit der Hand oder irgend einem Gegenstand. Sie besteht in der Regel aus dem Gefühl von Kriebeln, Taubsein usw., und kommt vorzugsweise am Bein, sowie an den Fingerspitzen, und besonders im Beginn, zuweilen auch in der Rekonvaleszenz der Krankheit vor. Sehr häufig tritt Spannungsgefühl in den Waden auf. Die Hyperästhesie gehört nicht zu den Symptomen der Beriberi, dagegen sind Muskelschmerzen eine sehr häufige Erscheinung. Sie treten nicht spontan, außer dem schon beschriebenen Wadenkrampf, auf. Wenn man die affizierten Muskeln mit dem Finger drückt oder mit dem Hammer beklopft, dann empfindet der Kranke heftige Schmerzen. Der Druckschmerz des Wadenmuskels gehört zu den häufigsten Krankheitserscheinungen der Beriberi. Er tritt schon frühzeitig, häufig am medialen Kopf des Gastrocnemius besonders deutlich auf und stellt ein wichtiges diagnostisches Merkmal dar. Nächst diesem zeigt er sich an den Muskeln des Oberschenkels, dann an denen des Vorder- und Oberarmes, wenn die motorische Störung auch an diesen Muskeln ausgeprägt ist. Zuweilen ist auch die Muskulatur des Rumpfes, besonders des Bauches druckempfindlich. Wenn die motorische Lähmung sehr stark ist und diese längere Zeit besteht, so tritt häufig eine Contractur der gelähmten Muskeln ein, und diese sind dann oft bei der passiven oder forcierten aktiven Bewegung sehr schmerzhaft. Nirgends konstatiert man Schmerzhaftigkeit der Nerven auf Druck; Neuralgie kommt niemals vor.

Die Sensibilitätsstörung tritt in der Regel symmetrisch auf und zwar auf beiden Körperhälften beinahe im gleichen Grade. Wenn man aber genau untersucht, dann ist eine leichte Differenz in der Regel zwischen beiden Seiten zu finden, dann ist die Hypästhesie am Beine und Arm, evtl. auch am Gesicht auf der einen Seite stärker als auf der anderen. Erhebliche Unterschiede der Sensibilitätsstörung zwischen beiden Seiten sind aber eine sehr seltene Ausnahme bei der Beriberi. Die Hypästhesie tritt gewöhnlich am häufigsten und frühesten am Unterschenkel und Fußrücken auf und bleibt an diesen Stellen am ausgeprägtesten während des ganzen Verlaufs. Ausnahmsweise kann die Hypästhesie auch an den Fingerspitzen oder am Unterleib beginnen, worauf Scheube schon aufmerksam gemacht hat. Bei der Besserung der Krankheit verschwinden die Sensibilitätsstörungen meist an denjenigen Stellen am frühesten, wo sie am spätesten erschienen und bleiben dort am längsten bestehen, wo sie zuerst eintraten. Aus diesem Grunde bleibt die Hypästhesie am längsten in der Rekonvaleszenz auf dem gewöhnlich zuerst ergriffenen Unterschenkel und Fuß. Ausnahmsweise ist ein bandförmiges Überbleibsel entlang der medialen Fläche des Ober- und Unterschenkels, oder ein inselförmiges auf dem Unterbauch oder dem Oberschenkel nachweisbar.

Störungen der Motilität. Diese beginnen in der Regel an den Beinen wie die Sensibilitätsstörung und bleiben oft nur auf diesen Teil des Körpers beschränkt, solange die Nervenaffektion leicht ist. Sie können aber auch auf die Arme und andere Körperteile übergreifen, sind am Bein aber in der Regel am ausgeprägtesten. Der Grad der motorischen Störungen ist ein außerordentlich verschiedener, von der leichtesten, nur dem Kranken selbst bemerkbaren Schwäche bis zur vollständigen Paralyse kommen alle Übergänge vor. Die ersten Anzeichen der motorischen Störungen sind Schwere und Schwäche des Beines, besonders des Unterschenkels, sowie das Wackeln des Knies beim Gehen. Die Kranken ermüden rasch beim Stehen und Gehen, sie werden allmählich schwerfälliger im Gang, stolpern, und knicken zuweilen beim Gehen in den Knien ein. In diesem Stadium ist die Bewegung der oberen Extremitäten

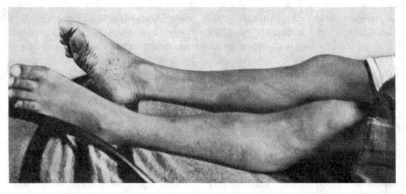

Abb. 30. Starke Lähmung des Beins bei Beriberi (noch frisch), Fuß und Zehen total unbeweglich.

gewöhnlich noch nicht deutlich beeinträchtigt. Wenn die Lähmungen weiter fortschreiten, so wird der schlaffe paretische Gang ausgeprägter und die Kranken bewegen sich langsam mit auseinander gespreizten Beinen, um eine breitere Basis zu erhalten, oder mit Hilfe von Krücken. Dabei sinkt der Fuß der Schwere folgend mit der Spitze nach unten, so daß die Fußspitze immer den Boden berührt. Wer Sandalen an den Füßen trägt, wie die Japaner, verliert dieselben häufig im Gehen und kann sie nicht ohne Hilfe der Hände anziehen. Wenn die motorische Störung des Beines auf solche Weise stärker wird, dann bemerkt man gewöhnlich eine mehr oder weniger deutliche Schwäche oder Störungen auch in der Bewegung von Hand und Fingern. Schreiten die Lähmungen weiter fort, so sind die Kranken außerstande zu stehen und zu gehen, oder ihre Hände unbehindert zu gebrauchen. Beim höchsten Grade der Lähmung endlich ist die Bewegung sowohl der oberen als auch der unteren Glieder nahezu vollständig aufgehoben, so daß die Kranken vollkommen hilflos daliegen, außerstande, die eigene Körperlage zu verändern.

Wie K. Miura bemerkt hat, pflegt die Reihenfolge, in der die Unterschenkelmuskeln von der Lähmung ergriffen werden, in der Regel immer die gleiche zu sein und die Wiederherstellung der Funktion bei der Besserung erfolgt in umgekehrter Reihenfolge. Zuerst wird die Dorsalreflexion des Fußes durch Lähmung der Fußstrecker erschwert und schließlich unmöglich. Wenn die Dorsalflexion des Fußes noch eben ausführbar ist, dann wird der mediale Fußrand gewöhnlich etwas mehr als der laterale gehoben. Bei totaler Aufhebung der Dorsalflexion des Fußes lassen sich immer noch die Zehen etwas dorsalwärts bewegen. Fällt auch dies fort, so ist doch die Plantarflexion des Fußes und der Zehen noch etwas

möglich; die Pronation des Fußes wird gleichzeitig mit der Dorsalflexion aufgehoben, die Supination des Fußes kann dabei noch etwas möglich sein. Endlich
wird die Bewegung der Zehen und des Fußes plantarwärts und die Supination
des Fußes total unausführbar. Es erfolgt totale schlaffe Lähmung des Fußes
und der Zehen, und der Fuß bietet die Equinus- oder Equinovarusstellung dar.
Bei starker Lähmung wird die Bewegung des Unter- und dann des Oberschenkels
auch erheblich beeinträchtigt. Sowohl am Bein als auch am Arm sind in der
Regel die Strecker in höherem Grade gelähmt als die Beuger. Dementsprechend
erfolgt die Streckung meist viel schwerer als die Beugung. Die Lähmung
schreitet von dem distalen Teil des Körpers nach dem proximalen allmählich
fort. Daher ist dann die Beugung und Streckung des ganzen Beins im
Hüftgelenk länger möglich als die des Unterschenkels. Bei den selten vor-

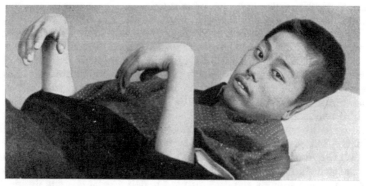

Abb. 31. Starke Lähmung der Hände und der Finger bei Beriberi. (Nach Bälz und K. Miura.)

kommenden schwersten Lähmungen sind die unteren Extremitäten völlig
unbeweglich.

Wenn die Lähmung am Bein bereits deutlich ausgeprägt ist, dann erst greift
der neuritische Prozeß auch auf die obere Extremität über. Nur ausnahmsweise
kommt die Lähmung der oberen Extremitäten früher und deutlicher als die der
Beine zum Vorschein. Hier wird auch die dorsale Flexion der Finger und Hände
zuerst und am schwersten befallen. K. Miura hat treffend ein häufig vorkommen-
des Phänomen in bezug auf die Lähmung von Hand und Fingern folgendermaßen
beschrieben: ,,Bei der schwersten Lähmung können weder die Hand noch die
Finger dorsal flektiert werden, sie hängen schlaff herunter. Alle Finger sind im
Metakarpophalangeal- und Interphalangealgelenk leicht volarwärts flektiert, der
Zeigefinger nimmt die höchste Stelle ein, der Daumen kann nicht abduziert
und gestreckt werden. Bessert sich der Zustand, so wird der Mittelfinger mehr
gestreckt und nimmt nunmehr die höchste Stelle ein. In anderen Fällen sind
von Anfang an nicht alle Finger gleichmäßig gelähmt, vielmehr Mittel- und
Ringfinger volar flektiert, Zeige- und Kleinfinger vermöge ihrer eigenen Extension
noch gestreckt (Stellung der Bleilähmung).'' Die Palmarflexion der Hand und
Beugung der Finger sowie Adduction des Daumens sind bei der oben beschriebenen
Lähmung der Extensoren noch mehr oder weniger ausführbar. Sie erlöschen
aber bei den selten vorkommenden, sehr starken Lähmungen in toto. Dabei kann
die Bewegung des Vorderarms und gelegentlich auch die des ganzen Arms sehr
abgeschwächt oder ganz aufgehoben sein. Erreicht die Lähmung an den Beinen
und Armen einen hohen Grad, so pflegen auch Rumpfmuskeln, namentlich
die des Bauchs, mehr oder weniger betroffen zu sein. So sind die Kranken nicht

imstande, beim Liegen den Oberkörper zu erheben. M. Miura beschrieb vor
vielen Jahren, wie erwähnt, die Zwerchfellähmung bei der Beriberi. K. Kure
und T. Hiramatsu beobachteten später durch Röntgenstrahlen oft die Mangelhaftigkeit der Zwerchfellbewegung bei der Respiration und auch bei elektrischer
Reizung des Nervus phrenicus. Die Lähmung der anderen Atemmuskeln,
wie der Musculi intercostales, ist schwer nachzuweisen. Diese kommt in der
Regel seltener und in leichterem Grad vor, wie es auch aus dem anatomischen
Befund dieser Nerven und Muskeln ersichtlich ist. Wenn die Bauchmuskeln,
Zwerchfell und andere Atemmuskeln ergriffen werden, dann werden die Respiration
und die mit dieser zusammenhängenden Reflexakte, d. h. Husten, Niesen usw.
erschwert. Es kann bei solchen Fällen oft Bronchitis komplizierend dazu-
kommen, dann ist das Aushusten des Sputums gestört und das Leiden kann
leicht zur Bronchopneumonie führen. Zur Erschwerung der Expektoration
kann auch die Stimmbandparese beitragen.

Bewegungsstörungen des Kopfes und Halses wurden niemals beobachtet.
Die Hirnnerven werden außer dem Recurrens und dem schon beschriebenen
sensiblen Ast des Trigeminus ausschließlich bei schwerer Lähmung ergriffen.
Die Kehlkopfmuskeln zeigen oft Lähmungen, die Stimme wird heiser, ja sogar
aphonisch. Nach Aoyama sind meist der M. thyreoarythenoideus internus oder
arythenoideus transversus, manchmal beide gleichzeitig, gelähmt. Auch eine
Posticuslähmung kann vorkommen. Die Parese des Musculus thyreoepiglotticus
wird selten beobachtet, dabei tritt Fehlschlucken leicht auf. Es wurde auch Hypästhesie an der hinteren Fläche der Epiglottis nachgewiesen. Im Kehlkopf kommen
oft katarrhalische Erscheinungen und Hyperämie der Stimmbänder vor. K. Miura
hat auch Ödem in der Plica aryepiglottica und ventricularis nachgewiesen.
Die Recurrenslähmung kann doppelseitig oder linksseitig sein. Nächst den
Kehlkopfmuskeln kommt die Lähmung an den Gesichtsmuskeln noch relativ
häufig, aber immer nur bei der stärksten Nervenaffektion vor. Die Facialislähmung ist gewöhnlich doppelseitig, gelegentlich kann aber auch eine gewisse
Differenz zwischen beiden Seiten bestehen. Vom Facialis werden am häufigsten
und am stärksten die Mundzweige ergriffen, wie dies bereits viele alte Autoren
hervorgehoben haben. Die Schließkraft des Mundes wird zuerst beeinträchtigt,
die Aufblähung der Wange abgeschwächt, dann werden die Augen ebenfalls
schwach und unvollständig geschlossen, Stirnfalten sind leicht abzustreichen.
Die Facialislähmung bei der Beriberi ist gewöhnlich leicht und erreicht nie
einen solchen Grad, wie er bei einer schweren sog. Refrigerationslähmung beobachtet wird, und heilt vollständig aus. Die Parese des Abducens, des Hypoglossus
und des motorischen Astes des Trigeminus kommt sehr selten vor, wobei dann
Doppelsehen, leichte Dysarthrie bzw. Störung des Kauens nachzuweisen sind.

Die motorische Lähmung tritt symmetrisch auf, sie zeigt aber in der Regel
geringe Unterschiede zwischen beiden Körperhälften, wie dies seltener auch
bei der Sensibilitätsstörung der Fall ist. Aber ein so erheblicher Unterschied,
daß die Bewegung mit einem Bein fast gar nicht, mit dem anderen dagegen
leicht auszuführen ist, wird fast niemals bei der Beriberi konstatiert. Man beobachtet auch die stärkere motorische Lähmung meist auf der gleichsinnigen
Seite des Beines, des Arms, evtl. auch des Gesichts im Vergleich mit der anderen
Seite, wie dies in bezug auf die sensible Störung bereits oben beschrieben wurde.
Worauf dieses Phänomen der Gleichseitigkeit beruht, ist eine interessante
Frage, die vorläufig nicht zu beantworten ist.

Über die andere Frage, warum sich bei der Beriberi eine eigentümliche Verteilung im Körper sowohl der sensiblen als auch der motorischen Störung zeigt,
ist folgendes zu sagen: Als Grundsatz gilt es, daß die Nervenfasern desto früher
und stärker affiziert werden, je weiter sie sich von ihrem nutritiven Zentrum

entfernen. Daher erkranken zuerst die längsten Nervenfasern an ihrem distalen Ende. Die von K. Miura angegebenen vier Stellen, wo die Sensibilitätsstörung entsteht, werden von den längsten Nervenfasern in den betreffenden Gegenden versorgt. Da Peroneus und Tibialis die am längsten verlaufenden Nervenfasern im Menschenkörper sind, so bieten der von ihnen versorgte Unterschenkel und Fuß die stärkste sensible sowie motorische Störung dar. Nächst dem Bein finden sich langverlaufende Nervenfasern in Hand und Fingern, welche die in zweiter Linie am stärksten ergriffene Stelle sind. Im Rumpf verlaufen die Nervenfasern des R. anterior der Thorakal- und Abdominalnerven weit länger als die des R. posterior und lateralis. Deswegen kommt die Sensibilitätsstörung des Rumpfes auf der Vorderfläche immer stärker und mehr verbreitet vor. Die R. anteriores, welche den Unterbauch versorgen, haben die längste Bahn unter diesen Nerven. Unter den Trigeminusästen haben die die Umgebung des Mundes versorgenden die längste Bahn, daher muß diese Stelle zuerst ergriffen werden. Der Hals bleibt verschont, weil die Cervicalnerven hier, besonders an der hinteren Fläche, den kürzesten Verlauf darbieten. Der Nervus pudendus stellt ebenfalls einen kurzen Nerven dar, dessen Fasern immer nur leicht oder gar nicht affiziert werden. Nervus recurrens und phrenicus sind zwei langverlaufende Nerven am Hals und in der Brust und gerade diese werden am stärksten in diesen Körperteilen ergriffen. Besonders interessant in diesem Verhältnis sind die Kehlkopfmuskeln. Ungeachtet des allgemeinen Gesetzes bei der Beriberi, daß die Nerven meist symmetrisch ergriffen werden, zeigt der Nervus recurrens nach übereinstimmenden Angaben vieler Forscher auffallend häufig nur linksseitige Lähmung. Aoyama, der die häufige Entstehung der Recurrens- lähmung ausschließlich auf der linken Seite bei Beriberi zuerst bemerkte, suchte ihre Ursache im Druck des erweiterten linken Vorhofes auf den Nervus recurrens derselben Seite. Er beobachtete drei linksseitige Recurrenslähmungen, welche gleichzeitig mit der Beriberi ausheilten. Kanasugi, der zwei doppelseitige und drei linksseitige Recurrenslähmungen bei Beriberi beschrieb, führt deren Entstehung teils auf peripherische Entartung der Nerven und Muskeln des Kehlkopfes, teils ebenfalls auf Druckerscheinungen infolge von Herzdilatation und Hydroperikard zurück. Y. Kubo hat in zwei unter drei untersuchten Fällen und Ohta in den meisten unter 20 von ihm beschriebenen Fällen von Säuglings- beriberi die linksseitige Recurrenslähmung nachgewiesen. Diese auffallende links- seitige Affektion des Recurrens kann u. E. allein schon durch sein anatomisches Verhalten erklärt werden. Der Nervus recurrens zweigt rechts in der Höhe der oberen Thoraxöffnung von Vagus ab, biegt um die untere Fläche der Arteria subclavia dextra und steigt nach oben, während er sich auf der linken Seite erst in der Brusthöhle vom Stamm trennt, sich um den Aortenbogen herumschlingt und ebenfalls zwischen Luft- und Speiseröhre nach oben zieht. Also durch- laufen die Nervenfasern im linken Recurrens eine weitaus längere Bahn als die des rechten. Wir haben bei einer Leiche (Mann, Körperlänge 158,2 cm) die Länge der Nervenfasern des Nervus recurrens auf beiden Seiten gemessen. Diese betrug vom Boden des verlängerten Marks bis zur Verzweigungsstelle vom Vagus rechts 21,5, links 26,6 cm, von dieser Stelle bis zum Kehlkopf rechts 9,3, links 17,0 cm, also die ganze Länge rechts 30,8 und links 43,6 cm. Kein Cerebrospinalnerv im Körper zeigt solch großen Unterschied in seiner Länge zwischen beiden Seiten. Dies ist der Grund, warum der Recurrens entgegen dem allgemeinen Gesetz bei der Beriberi sehr häufig ausschließlich einseitig, und zwar links affiziert wird.

Die einzige Ausnahme von dem Gesetz, daß die längeren Nervenfasern stärker affiziert werden, stellen die die Fußsohle versorgenden Hautnerven dar, welche gewöhnlich trotz ihrem langen Verlauf von den Ganglienzellen aus relativ weniger, wie erwähnt, ergriffen werden. Die auch bei anderen Neuritiden zu beobachtende stärkere Affektion der distalen Abschnitte der Glieder dürfte auf gleiche Weise, und zwar dadurch, daß die längeren Nervenfasern stärker ergriffen werden, zustande kommen.

Die motorischen Störungen bei der Beriberi stellen schlaffe Lähmungen dar, sowohl dem klinischen als auch dem anatomischen Bild der Polyneuritis entsprechend. Die Muskeln zeigen auch deutliche anatomische Veränderungen, wie sie bereits im entsprechenden Abschnitt beschrieben wurden. Die Alteration der Muskeln folgt nicht nur sekundär auf die Nervenlähmungen, sondern sie kann teilweise koordiniert mit der Nervenaffektion auftreten, wie dies auch bei anderen Neuritiden manchmal der Fall ist. So findet man zuweilen histologisch ausgeprägte Degeneration an Skeletmuskeln trotz der sehr leichten Veränderung der zugehörigen Nerven. Die selbständige Affektion der Skeletmuskeln tritt schon im Anfangsstadium deutlich zutage; die infolge der Nervenlähmung hervorgerufene sekundäre Atrophie kommt dagegen im späteren Stadium häufiger vor. Die erstere zeigt sich klinisch fast ausschließlich in der Wadenmuskulatur; diese bietet schon früh, gleichzeitig mit dem Eintritt leichter Hypästhesie und eines leichten Ödems am Unterschenkel, eine deutliche Schwellung dar. Beim Betasten ist sie jetzt derber als in der Norm, und ziemlich stark druckempfindlich. Der Kranke fühlt in diesen Muskeln oft Schmerzen beim Gehen; auch Krampf (Wadenkrampf) kommt, wie erwähnt,

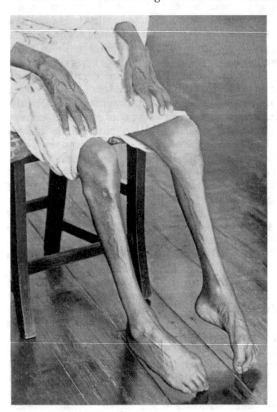

Abb. 32. Starke Atrophie der Beine und der Hände mit Contractur der Füße und der Zehen bei langandauernder Lähmung. (Nach Bälz und K. Miura.)

oft vor. Das Muskelgewebe zeigt in diesem Stadium anatomisch eine ödematöse und parenchymatöse Schwellung.

Die später auftretende Atrophie ist an allen stark gelähmten Muskeln ausgeprägt, so an denen des Unterschenkels und des Fußes, zuweilen des Oberschenkels, des Armes und der Hand. Wenn die starken Lähmungen lange andauern, dann wird die Muskelatrophie sehr deutlich, wie z. B. am Unterschenkel, hier erscheint dann die Gegend des Musculus tibialis anterior und des M. extensor digitorum tief eingezogen. Bei den Fällen, die langdauernde starke Lähmung darbieten, tritt manchmal — wie bereits erwähnt — Contractur an den gelähmten Gliedern auf, gewöhnlich an Füßen und Zehen, besonders der Großzehe, seltener an Fingern und Händen, ausnahmsweise an anderen Gliedern. Der Fuß und die Zehen werden dabei in der plantar-

flektierten Stellung fixiert, ihre aktive und passive Dorsalflexion ist beschränkt, forcierte Dehnung ist für den Kranken äußerst schmerzhaft. Diese
Contractur ist durch Verkürzung der Wadenmuskeln respektiv der Zehen-
flexoren bedingt, und es läßt sich dabei Verhärtung am Gastrocnemius
bzw. an den Muskeln der Fußsohle nachweisen. Die stark gelähmten, atrophischen Muskeln sind in der Regel weich, man fühlt aber an beiden Köpfen des
Gastrocnemius, oft am inneren stärker, ausnahmsweise nur auf den letzteren
beschränkt, eine mehr oder weniger ausgebildete rundliche Verhärtung. Diese
kommt auf der Fußsohle seltener zum Vorschein und bietet eine längliche vier-
eckige Form dar, entsprechend der des Plantarflexors der Zehen. Die Verhärtungen
sind derb wie Schwielen, ziemlich druckempfindlich. Die Contractur des Fußes
und der Zehen stört den Gang. In der Rekonvaleszenz, wo die motorische Kraft
der Muskeln im Bein bereits wiederhergestellt ist, sind die Kranken zuerst noch
nicht imstande zu gehen, da die Füße und die großen, manchmal auch die anderen
Zehen in der plantarflektierten Stellung fixiert sind und beim Stehen die Zehen-
spitzen oder deren dorsale Flächen den Boden berühren. Wenn die Contractur
nicht an den Zehen, sondern nur am Fuß entstanden ist, dann können die
Kranken, besonders nach leichter Besserung des Allgemeinzustandes ziemlich
gut stehen und gehen, aber mit einer charakteristischen Form des Ganges.
Sie bleiben schwerfällig stehen, sie treten nur mit dem Fußballen auf, und
der mittlere und hintere Teil des Fußes berührt den Boden nicht. Die Contractur und die Verhärtung bleiben oft lange Zeit bestehen und behindern dann
den Gang der Kranken oft noch mehrere Jahre hindurch. Sie lösen sich endlich ganz langsam Schritt für Schritt, indem die verkürzten Muskeln durch
die Schwere des Körpers beim Stehen und Gehen sich dehnen, oder — und
diesmal rascher —, wenn sie in passender Weise behandelt werden.

Motorische Reizerscheinungen kommen bei der Beriberi außer dem schon
beschriebenen Wadenkrampf fast gar nicht vor. Zittern der Hände und Beine
zeigt sich manchmal im Anfangsstadium oder bei der Rekonvaleszenz wegen
der Muskelschwäche, daher ist dieses von unregelmäßigem Rhythmus. Die von
älteren Autoren beschriebenen Muskelspasmen, allgemeiner Krampf, abnorme
Bewegungen, fibrilläre Zuckungen usw. gehören nicht zu den eigentlichen
Beriberisymptomen. Nystagmusartige Zuckung wird sehr selten, bei Schwäche
der Augenmuskeln, beobachtet.

Veränderung der elektrischen Erregbarkeit. Ältere Autoren, wie
Scheube und Pekelharing-Winkler, beschrieben schon Herabsetzung
der elektrischen Erregbarkeit und Entartungsreaktion bei der Beriberi. Es
kommen verschiedene Stufen der Veränderung der elektrischen Reaktion vor,
von der einfachen Herabsetzung bis zur kompletten Entartungsreaktion. Bei
der leichten Parese ist sowohl die galvanische als auch die faradische Erregbarkeit einfach herabgesetzt. Wenn die Lähmungen stark sind, dann läßt sich
partielle oder komplette Entartungsreaktion an den gelähmten Muskeln nachweisen. Am häufigsten beobachtet man die Entartungsreaktion an den Muskeln
des Unterschenkels, deren besonders starker Affektion entsprechend. Wenn die
Dorsalflexion von Fuß und Zehen unmöglich ist, dann pflegen Musculus tibialis
anterior, extensor digitorum und extensor hallucis komplette Entartungsreaktion zu zeigen (K. Miura). Hier sollen einige Beispiele von mir elektrisch
geprüfter Fälle mit schwerer Lähmung wiedergegeben werden. Zu dieser
Prüfung wurde der Hirschmannsche Apparat gebraucht und Stintzings
3 qcm-Normalelektrode angewandt. In der Tabelle bezeichnet K KaSZ,
und A AnSZ.

Fall 1. N. M., 24 j. Mann. Am 5. Oktober erkrankte er an Typhus abdominalis und Ende
Dezember wurde in der Rekonvaleszenz Komplikation durch Beriberi bemerkt. Am

Elektrische Reaktion. Fall 1. N. M., 24j. ♂.

| | Rechts | | | Links | | |
|---|---|---|---|---|---|---|
| | Farad.R.A.m.m. | Galv. | M. A. | Farad.R.A.m.m. | Galv. | M. A. |
| N. radialis . . . . . | 76—85 M. triceps, brachioradialis, abd. poll. longus, ext. digit. comm., reagieren; andere auch nicht auf stärkeren Strom | 1,0 | | 8° dadurch M. triceps 70 dadurch M. brachioradial. 27 M. abd. poll. long. reagiert; sonst nicht. | K 1,0 K 1,5 K 1,7 | |
| M. triceps . . . . . | 68 | K 1,6 | A<K schnell | 67 | K 1,6 | A<K schnell |
| M. brachioradialis . | 62 | K 1,2 | A<K schnell | — | K 0,6 | A<K träge |
| M. abd. poll. long. . | 65 | K 0,5 | A=K träge | bei stark. farad. Strom reagiert, aber ermüdet bald und reagiert dann nicht mehr. | K 0,6 | A=K träge |
| Mm. ext. comm. . . | — | K 0,5 | A<K träge | — wie oben leicht ermüdbar. | K 0,5 | A=K träge |
| M. ext. carp. ulnar. | — | K 0,4 | A 0,5 träge | — | K 0,4 | A 0,5 träge |
| M. ext. carp. rad. long. | — | K 0,5 | A<K träge | — | K 0,5 | A<K träge |
| M. ext. carp. rad. brev. | — | K 0,4 | A 0,5 träge | — | K 0,4 | A 0,5 träge |
| M. ext. poll. brev. . . | — | K 0,4 | A<K träge | — | K 0,4 | A 0,5 träge |
| M. ext. poll. long. . | — | K 0,4 | A<K träge | — | K 0,5 | A 0,6 träge |
| M. add. poll. et M. flex. poll. brev. | 80 | K 1,2 | A<K schnell | — — | K 1,0 K 1,0 | A>K unklar |
| M. opponens poll. et M. abd. poll. brev. | 60 | K 0,6 | A=K träge | — | K 1,0 | A>K träge |
| Mm. interossei . . . | 46 | K 0,7 | A<K träge | | | |
| N. medianus . . . . | 80 80 | K 0,7 K 0,7 | | 76 80 | K 0,7 K 0,7 | A<K A<K |
| N. ulnaris . . . . . | alle von diesen Nerven innervierte Muskeln reagieren faradisch und galvanisch prompt und rasch. | | | | | |
| N. peronaeus . . . | — | | | — | | |
| M. tibialis ant. . . | — | K 0,5 A 1,0 träge (K 0,5 A 10), | | — | K 0,5 A 1,0 träge (K 0,5 A 1,0) | |
| M. ext. digit. ped. long. | — | K 0,7 A<K träge | | — | K 0,7 A 1,0 träge | |
| M. peronaeus longus | — | K 0,7 A<K träge | | — | K 1,0 A 1,0 träge | |
| M. peronaeus brevis | — | K 0,7 A=K träge | | — | K 0,8 A 1,0 träge | |
| M. ext. digit. ped. brev. | — | — | | — | — | |
| M. ext. hall. longus. . | — | K 0,5 A<K träge K 3,0 A<K träge | | — | K 0,7 A<K träge K 2,5 A<K träge | |
| N. tibialis . . . . . | M. gastrocnem. allein zuckt kurz und unvollkommen bei stark galvan. Strom und danach nicht mehr. | | | | | |
| M. Gastrocnem. (i. K.) | — | K 0,5 A<K träge | | — | K 0,5 A<K träge | |
| M. gastroc. (äuß. Kopf | — | K 1,2 A<K träge | | — | K 2,0 A<K träge | |
| M. soleus . . . . | — | K 1,2 A 1,3 träge | | — | K 1,0 A<K träge | |
| M. flex. digit. ped. long. | — | K 1,0 A<K träge | | — | K 0,8 A<K träge | |
| M. flex. hall. longus . | — | — | | — | — | |

20. Januar des nächsten Jahres elektrisch untersucht. Damals war die Lähmung wie folgt: Bewegung des Vorderarms in normaler Exkursion ausführbar, Dorsalflexion der Hände total aufgehoben, Palmarflexion derselben gut. Extension der Finger an der Grundphalanx mangelhaft, an der zweiten und dritten Phalanx sowie Ab- und Adduction der Finger etwas besser. Abduction und Opposition des Daumens ungenügend. Flexion des Unterschenkels ist schwach aber in normaler Exkursion auszuführen, Extension desselben völlig unmöglich. Füße sind ganz unbeweglich, Zehen ein wenig plantarwärts flektierbar, aber dorsalwärts gar nicht. Hypästhesie am Unter-, Oberschenkel, Hand und Vorderarm nachweisbar. Elektrische Reaktion dabei wie nebenstehend.

Bei diesem Fall zeigen fast alle Muskeln im Gebiete des Nervus peroneus und tibialis komplette Entartungsreaktion. Es waren einige unvollständige Zuckungen am Wadenmuskel im Anfang des galvanischen Reizes des Nervus tibialis zu sehen, danach war auch durch stärkeren Strom keine Zuckung mehr hervorzurufen. Die elektrische Erregbarkeit der die komplette Entartungsreaktion zeigenden Muskeln ist bei noch relativ frischer Lähmung gesteigert, z. B. tritt die KaSZ des Musculus tibialis anterior schon bei der Stromstärke 0,5 M. A. und die des Musculus peronaeus longus bei 0,7 M. A. ein. Die Muskeln im Gebiet des Nervus radialis zeigen teils komplette, teils partielle Entartungsreaktion. Die im Gebiete des Nervus ulnaris und medianus weisen keine besondere Veränderung in bezug auf die elektrische Reaktion auf. Im nächsten Falle wird ein Beispiel mit starker Lähmung an den oberen Extremitäten angeführt.

Fall 2. A. K., 28jähriger Mann. Zeigt starke Lähmung nicht nur an der unteren, sondern auch an der oberen Extremität. Bewegung des Oberarms mangelhaft, Extension des Vorderarms gar nicht, Flexion desselben etwa bis zu 80° ausführbar. Die Hand ist dorsalwärts nicht, palmarwärts ein wenig flektierbar. Finger sind an der Grund-, zweiten und dritten Phalanx in halbflektierter Stellung, Extension aller Phalangen unmöglich, Flexion, Ab- und Adduction derselben nur wenig erhalten.

Elektrische Reaktion. Fall 2. A. K., 28j. ♂.

| | Rechts | | | Links | | |
|---|---|---|---|---|---|---|
| | Farad.R.A.m.m. | Galv. | M. A. | Farad.R.A.m.m. | Galv. | M. A. |
| N. radialis . . . . . | — | — | — | 4,0 (nur M. ext. carp. rad. long. reagiert | | |
| M.ext.carp.rad.long.. | — | K 1,5 A 1,3 träge | | — | K 1,8 A 1,6 träge | |
| Mm. ext. digit. comm. | — | K 1,5 A 1,4 träge | | — | K 1,6 A 1,4 träge | |
| M. ext. carp. ulnar. | — | K 1,3 A 1,5 träge | | — | K 1,3 A 1,5 träge | |
| M. abd. poll. long. . . | — | K 0,9 A < K träge | | — | K 1,0 A 1,5 träge | |
| M. ext. poll. long. . | — | K 0,8 A < K träge | | — | K 1,0 A < K träge | |
| M. ext. poll. brev. . | — | K 0,6 A < K träge | | — | K 1,0 A 1,6 träge | |
| M. brachioradialis . . | 52 | K 1,2 A 1,4 träge | | — | K 1,3 A 1,1 | |
| N. medianus . . . . | 61 | K 1,7 A 3,5 | | — | K 2,0 A < K | |
| N. ulnaris . . . . . | — | K 1,6 A 5,6 | | — | K 1,5 A < K | |
| M. palmaris long.. . | — | K 1,1 A < K träge | | — | K 1,6 A < K träge | |
| M. flex. carp. ulnar. | — | K 1,5 A < K träge | | — | K 1,4 A 1,3 träge | |
| M. flex. carp. radial. | — | K 2,0 A < K träge | | — | K 2,8 K < A träge | |
| M. flex. poll. long. . | — | K 1,2 A < K träge | | — | K 1,2 A < K nicht träge | |
| M. flex. digit. Subl. . | — | K 1,3 A < K träge | | — | K 1,0 A < K träge | |
| Mm. hypothenar.. . | — | K 1,5 A > K träge | | — | K 1,1 A = K träge | |
| M. opponeus poll. . | — | K 0,6 A 0,5 träge | | — | K 0,8 A 0,7 träge | |
| Mm. interossei et lumbricales (I.) . . . | — | K 1,2 A < K träge | 20 | K 1,2 A < K träge | | |
| (II.) . . . | — | K 0,7 A 0,6 träge | 20 | K 1,0 A < K träge | | |
| (III.) . . | — | K 0,8 A = K träge | | K 1,4 A < K träge | | |
| (IV.) . . | — | K 1,2 A = K träge | | K 1,6 A < K träge | | |
| M. flex. poll. brevis . | — | K 1,5 A < K träge | | — | K 1,0 A 1,5 träge | |
| M. abd. pollicis . . | — | K 1,8 A < K träge | | — | K 1,3 A < K träge | |

Die vom Nervus radialis versorgten Muskeln zeigen in diesem Falle alle komplette und die von Nervus medianus und ulnaris alle partielle Entartungsreaktion. Man beobachtet oft die partielle Entartungsreaktion an den Muskeln der oberen Extremität, besonders im Gebiet des Radialis, aber die komplette, wie in diesem Falle, kommt selten vor. Musculus quadriceps femoris bietet auch selten komplette Entartungsreaktion dar. Es sei noch ein anderer Fall angeführt, bei welchem die Veränderungen der elektrischen Reaktion im Krankheitsverlauf gut verfolgbar waren.

Fall 3. E. D., 24jähriger Mann. Ende August an Beriberi erkrankt, Lähmung im September verstärkt. Am 16. Dezember läßt sich leichte Lähmung an der oberen Extremität nachweisen, die Beugung und Streckung des Unterschenkels schwach, doch in normaler Exkursion ausführbar, Füße und Zehen völlig unbeweglich.

Elektrische Reaktion. Fall 3. E. D., 24j. ♂.

| 16. XII. | Rechts | | | Links | | |
|---|---|---|---|---|---|---|
| | Farad.R.A.m.m. | Galv. | M. A. | Farad.R.A. m.m. | Galv. | M. A. |
| N. peronaeus . . . | — | | | — | | |
| M. tibialis ant. . . | — | K 1,3 A 1,6 träge (K 1,3 A 3,5) | | — | K 1,2 A 1,6 träge (K2,5 A < K) | |
| M.ext.digit. ped. long. | — | K 2,7 A 2,1 träge | | — | K 4,5 A 3,5 träge | |
| M. ext. hall. long. . | — | K 1,4 A 4,0 träge | | — | K 1,5 A 2,4 träge | |
| M. pernaeus long. . | — | K 3,6 A 3,4 träge | | — | K 4,0 A 2,8 träge | |
| N. tibialis . . . . . | — | K 2,2 A < K (nur M. gastroc. kontr.) | | — | | |
| M. gastroc. (inn.Kopf) | — | K 2,4 A < K träge | | — | K 1,0 A < K träge | |
| M.gastroc. (äuß.Kopf) | — | | | — | | |
| M. soleus . . . . | — | K 2,0 A < K träge | | — | K 1,4 A < K träge | |
| M.flex.digit.ped.long. | — | K 2,0 A 2,2 träge | | — | K 1,1 A 2,0 träge | |
| M. flex. hall. long . . | — | K 3,0 A < K träge | | — | A 2,5 K < A träge | |
| 2. III. des nächsten Jahres | | | | | | |
| N. peronaeus . . . | — | | | — | | |
| M. tibialis ant. . . | — | K 3,6 A 3,0 träge (K 2,2 A 5,0) | | — | K 3,0 A 3,2 träge (K 2,3 A 5,4) | |
| M. ext.digit.ped. long. | — | K 6,4 A 3,2 träge (K 4,0 A 7,0) | | — | K 5,2 A 4,8) (K 4,0 A 4,4) | |
| M. ext. hall. long. . | — | K 1,8 A < K träge | | — | K 1,8 A < K träge | |
| M. peronaeus long. . | — | K 3,2 A 4,8 träge | | — | K 2,4 A 2,2 träge | |
| M. peronaeus brev. . | — | K 2,2 A < K träge | | — | K 2,4 A 3,6 träge | |
| N. tibialis . . . . . | — | | | 60 | K 1,8 A < K | |
| M.gastroc.(inn.Kopf) | — | K 1,5 A < K träge | | — | K 1,5 A 1,4 träge | |
| M.gastroc.(äuß.Kopf) | — | | | — | | |
| M.flex.digit.ped.long. | — | K 2,5 A < K träge | | — | K 4,0 A < K träge | |
| M. flex. hall. long. . | — | | | — | | |

An den Unterschenkelmuskeln war elektrisch komplette Entartungsreaktion nachzuweisen, die direkte galvanische Erregbarkeit dieser Muskeln war aber nicht mehr gesteigert, da bei diesem Falle bereits etwa drei Monate nach dem Eintritt der starken Lähmung vergangen waren. Danach hat die Lähmung noch lange bestanden und die Muskelatrophie zugenommen.

Am 2. März war die Lähmung noch fast unverändert, nur war jetzt der Fuß beiderseits ein wenig plantarwärts flektierbar, nach einigen forcierten Bewegungen wurde aber auch dies infolge Ermüdung ganz unmöglich. Die zweite elektrische Prüfung wurde an diesem Tage, also etwa $2^1/_2$ Monate später wie die erste, angestellt. Die Muskeln am Unterschenkel zeigen meist noch komplette Entartungsreaktion wie bei der ersten Untersuchung, aber mit dem Unterschied, daß die elektrische Erregbarkeit bei der zweiten Prüfung im Vergleich mit der ersten stark herabgesetzt ist; z. B. zeigt der Musculus tibialis anterior bei der zweiten Prüfung träge KaSZ, erst mit 3,6 M. A.-Stromstärke durch direkten galvanischen Reiz, während sie bei der ersten 1,3 M. A. war. Diese Herabsetzung kann bei noch länger dauernder Lähmung weiter fortschreiten, bis 7 oder 8 M. A. nötig sind, um eine leichte Zuckung der Muskelfasern des Musculus tibialis anterior oder Musculus extensor digitorum hervorzurufen. Wenn anderseits die starke Lähmung mit kompletter Entartungsreaktion in relativ kurzer Zeit besser wird, dann geht die elektrische Reaktion in partielle Entartungsreaktion über, ohne eine erhebliche Herabsetzung der direkten galvanischen Erregbarkeit zu zeigen, wie es im Gebiet des linken Nervus tibialis bei diesem Fall zu sehen ist.

Musculus tibialis anterior und extensor digitorum longus sind bei der Beriberi, falls sie Entartungsreaktion zeigen, am zweiten Reizpunkt, und zwar an den je etwa 10 cm vom Fußgelenk entfernten Stellen durch galvanischen Reiz leichter erregbar als bei Gesunden. Beide Muskeln sind an diesen Stellen oft durch die gleiche oder noch schwächere Stromstärke als am gewöhnlichen Reizpunkt erregbar. Auch kann sich dabei AnSZ < KaSZ erweisen, während durch Reiz am gewöhnlichen Reizpunkt AnSZ > KaSZ oder AnSZ = KaSZ eintritt. Die Zahl in Klammern in den obigen Tabellen bezeichnet das Ergebnis bei Reizung an diesen Stellen.

Die Zuckungsformel ist bei der Entartungsreaktion nicht immer umgekehrt, es tritt dabei häufig AnSZ durch schwächeren Strom als in der Norm ein. Wenn die Zuckungsformel umgekehrt ist, d. h. AnSZ > KaSZ, dann geht diese bei den Beriberikranken mit der Besserung der Lähmung häufig zuerst zurück. Es stellt sich dann die normale Zuckungsformel wieder ein, allein die Trägheit der Zuckung bleibt einstweilen auch weiter noch bestehen. Bei der Besserung einer starken Lähmung, welche komplette Entartungsreaktion aufwies, tritt in der Regel zuerst die indirekte galvanische, dann indirekte faradische und endlich direkte faradische Zuckung ein. Die träge Zuckung wandelt sich allmählich in die normale rasche um. Nach der Wiederherstellung der normalen elektrischen Reaktion ist die Zuckung bei den vorher stark gelähmten Muskeln oft noch längere Zeit unvollkommen und klein, auch wenn sie bereits rasch und blitzartig erfolgt.

Die mechanische Erregbarkeit der frisch gelähmten Muskeln, z. B. Musculus tibialis anterior und extensor digitorum longus, erweist sich gesteigert, der Steigerung der elektrischen Erregbarkeit bei der Entartungsreaktion entsprechend. Die Zuckung ist dabei groß, erfolgt aber langsam. Bei länger bestehender Lähmung setzt sich die mechanische Erregbarkeit ebenfalls herab. Idiomuskuläre Wulstbildung kommt selten vor.

Ataxie, Rombergsches Phänomen. Das Rombergsche Phänomen wird oft in leichterem Grade bei der Beriberi beobachtet; wenn es deutlicher ist, dann läßt sich gleichzeitig ganz leichte Ataxie am Bein, selten am Arm nachweisen. Dem Auftreten des Rombergschen Phänomens und der motorischen Ataxie liegt die Störung der Tiefensensibilität zugrunde. Die Empfindung der passiven Bewegung ist bei der Beriberi, wie erwähnt, immer Hand in Hand mit der Hautsensibilität gestört; außerdem kommen aber auch die motorische und sensible Störung in der Regel miteinander vergesellschaftet vor. Die starke Sensibilitätsstörung mit der entsprechenden erheblichen Beeinträchtigung der Empfindung der passiven Bewegung tritt also gleichzeitig mit der starken Motilitätsstörung ein. Die durch Störung der Tiefensensibilität verursachte

Ataxie ist dabei oft nicht mehr wahrnehmbar, weil die Glieder wegen der begleitenden motorischen Lähmung nicht mehr bewegt werden können. Ausnahmsweise werden Fälle beobachtet, bei welchen die Motilität relativ verschont, die Sensibilität dagegen schwerer ergriffen ist, und solche zeigen ziemlich deutlich Rombergsches Phänomen, zugleich leichte motorische Ataxie, aber nie in so hohem Grad, wie sie bei der voll entwickelten Tabes dorsalis beobachtet wird. In gewöhnlichen Fällen läßt sich nur leichtes Romberg sches Phänomen, aber keine Ataxie ermitteln. Wenn die Tiefensensibilität herabgesetzt ist, dann muß die Störung der Koordination an dem betreffenden Körperteil mehr oder weniger nachweisbar werden. Diese zeigt sich zuerst durch das Rombergsche Phänomen; die Ataxie ist bei leichter Störung der Koordination

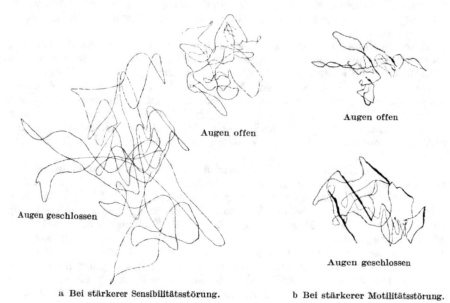

a Bei stärkerer Sensibilitätsstörung.      b Bei stärkerer Motilitätsstörung.

Abb. 33. Schwankungen des Körpers der Beriberikranken beim Stehen.

schwer zu prüfen, weil die Methodik dazu, d. h. der Kniehackenversuch usw. zu grob ist. Wir haben daher einen schmalen Stab am oberen Rand beider Schultern fixiert, ein Ende des Stabes ragt über den lateralen Rand des Körpers hervor, mit einer daran befestigten Feder. Die letztere zeichnet die Körperschwankung auf ein Papier. Einige Kurven sind hier der Größe nach wiedergegeben. In Abb. 33a ist der Unterschied zwischen den Kurven, die beim Kranken mit offenen bzw. geschlossenen Augen aufgenommen worden sind, auffallend. Man sieht eine erheblich größere Schwankung bei geschlossenen Augen (Rombergsches Phänomen). Diese Kurve stammt von einem Beriberikranken mit überwiegender Sensibilitätsstörung. Die Abb. 33b stellt die Kurve eines anderen Beriberikranken mit stärkerer motorischer Störung dar. Man bemerkt darin eine geringere Differenz zwischen den Kurven bei offenen oder geschlossenen Augen; die oft eingezeichneten dicken Linien sind durch die Neigung des Körpers infolge der motorischen Schwäche entstanden.

Selten tritt die motorische Störung allein hervor, mit keiner oder nur ganz leichter Sensibilitätsstörung, welche dann übersehen werden kann. Dies wird bei den Fällen beobachtet, welche durch irgend ein veranlassendes Moment sehr rasch von einer starken Lähmung gewissermaßen überfallen wurden. Im weiteren Verlauf tritt die Sensibilitätsstörung allmählich hinzu. Gewöhnlich wird im Anfangsstadium oder in leichteren Fällen nur die Hypästhesie festgestellt, die motorische Schwäche ist dabei noch schwer nachzuweisen. Im späteren Verlauf der stärkeren Lähmung läßt die sensible Störung in der Regel früher nach, und die motorische bleibt noch mehr oder weniger längere Zeit bestehen. In der Rekonvaleszenz geht die Lähmung in der umgekehrten Reihenfolge zurück, wie sie eintrat. Da die untere Extremität gewöhnlich am frühesten und stärksten ergriffen wird, so bleibt die Lähmung hier am längsten erhalten, und schließlich beherrscht die Störung der Dorsalflexion der Füße und der Zehen das letzte Stadium der Rekonvaleszenz. Dabei wird die letztere meist früher als die erstere wiedergestellt.

Vasomotorische Störungen. Die Haut der Beriberikranken ist blaß und an den gelähmten Körperteilen besonders trocken, die Schweißsekretion ist vermindert. So beobachtete Wernich, daß die Schweißabsonderung an kranken Gliedern nach Pilocarpininjektion in schweren Fällen etwas herabgesetzt ist. Wir haben die Reaktion der Haut auf intracutane Injektion von Adrenalin bei der Beriberi geprüft und dieselbe am gelähmten Bein mit dem normalen Oberarm verglichen. Sie ist am ersteren herabgesetzt; dementsprechend zeigt sich die durch das Adrenalin hervorgebrachte zentrale Abblassung und der umgebende rote Hof schwach entwickelt. Selten wird im Anfangsstadium abnorme Vermehrung der Schweißabsonderung am hypästhetischen Bein konstatiert. Zur Bestimmung der letzteren wurden zwei gleich große Stücke Löschpapier auf die Haut eines Kranken gelegt, eines am normalen Oberarm, das andere am abnorm feuchten Unterschenkel. Beide Papiere wurden gut mit Watte bedeckt und durch Binden befestigt, dann nach zwei Stunden gewogen. Es ergab sich, daß das Papierstück auf dem Bein 0,4 g, das auf dem Arm aber nur 0,1 g an Gewicht zugenommen hatte.

Wenn die sensible Störung bei stark gelähmten Kranken bereits größtenteils zurückgegangen, die motorische aber noch ziemlich ausgeprägt ist, dann tritt zuweilen eine deutliche Rötung der Haut an Fuß und Zehen, eine geringere am Unterschenkel auf. Die Haut ist gleichzeitig dünn, schwitzt reichlich und ähnelt dem sog. ,,glossy skin''. Decubitus kommt selten, nur bei sehr schwer gelähmten und schlecht gepflegten Kranken vor.

Reflexe. Der Patellar- und Achillessehnenreflex sind im Anfang meist mäßig gesteigert, doch kommt es nie zu Fuß- und Patellarklonus, wie es K. Miura hervorgehoben hat. Wenn Klonus vorhanden ist, dann handelt es sich um eine Komplikation mit irgendeiner anderen Krankheit, häufig mit Neurasthenie. Weiterhin schwächt sich zuerst der Achillessehnenreflex ab, bis er endlich nicht mehr auszulösen ist. Dann wird auch der gesteigerte Kniereflex schwächer und verschwindet schließlich ganz. Wenn der Krankheitsprozeß bereits einen mäßigen Grad erreicht hat, dann sind sowohl der Knie- als auch der Achillessehnenreflex gewöhnlich erloschen. Bei ganz leichten Fällen kann oft nur der Achillessehnenreflex erloschen sein und der Kniereflex lange Zeit persistieren, das umgekehrte Verhalten ist sehr selten. Die Sehnenreflexe am Ellbogen und an der Hand verschwinden ebenfalls in schwer gelähmten Fällen, meist sind sie aber erhalten. Der Kieferreflex ist gewöhnlich nicht verändert. Das Fehlen der Sehnenreflexe überdauert die Krankheit oft monatelang; das Wiederauftreten der Reflexe erfolgt in der umgekehrten Reihe, wie sie verloren gingen. Dementsprechend wird der Achillessehnenreflex am spätesten wiederhergestellt. Die Periostreflexe sind gewöhnlich am Bein, manchmal auch am Arm herabgesetzt.

Was die Hautreflexe betrifft, so kann der Bauchdeckenreflex erlöschen, wenn die Hypästhesie hier deutlich wird. Der Kremasterreflex bleibt meistens erhalten, der leichteren Affektion dieser Gegend entsprechend. Der Plantarreflex erlischt, wenn die Sensibilitätsstörung auf der Planta pedis ausgeprägt oder die motorische Schwäche an dieser Gegend schon erheblich ist. Der Pupillenreflex wird nicht beeinflußt.

Die Blasen- und Mastdarmfunktion werden nicht gestört, entsprechend der peripherischen Natur der Nervenlähmung bei der Beriberi. Nur tritt Stuhlverstopfung wegen der Herabsetzung der Darmperistaltik, wie erwähnt, sehr oft ein. Die Funktion der Sphincteren ist nicht beeinträchtigt. Die Harnentleerung wird in der Regel nicht gestört, es tritt selten vorübergehendes, höchstens einige Tage andauerndes Harnverhalten in den Fällen ein, welche sehr rasch ausgedehnte Lähmung an den Extremitäten- und Bauch-Muskeln bekommen haben. Die Kranken werden dabei plötzlich ans Bett gefesselt, und zwar in der zur Entleerung des Harns unbequemen Rückenlage, und die mangelhafte Bauchpresse (wegen der Lähmung der Bauchmuskeln) ist auch ein ursächlicher Faktor für dieses Harnverhalten. Die eigentliche Funktion des Sphincters und Detrusors scheint nicht gestört zu sein. Unwillkürliche Entleerung des Harns kommt niemals vor. Die Geschlechtsfunktion ist in der Regel nicht gestört; es scheint nach M. Miura zuweilen Herabsetzung der Potenz vorzukommen.

Störungen von seiten der Sinnesorgane. Auge. Ältere Autoren beobachteten gelegentlich beträchtliche Abnahme des Sehvermögens oder völlige Blindheit bei der Beriberi, als deren Ursache Ödem, Blutung oder andere verschiedenartige Veränderungen der Netzhaut angegeben wurden. Von seiten der Ophthalmologen haben Kōno, Kōmoto u. a. häufig bei der Beriberi zentrales Skotom konstatiert. In der letzten Zeit stellte Ishizu ein eingehendes Studium über Sehstörungen bei der Beriberi an. Er fand in 65 Fällen unter 1352 Beriberikranken (4,8%) Sehstörung. Diese besteht immer in Amblyopie, nie in Amaurose. Die Amblyopie ist gewöhnlich sehr leicht, so daß die Kranken selbst nicht über Sehstörung klagen und diese erst durch sorgfältige Untersuchung durch Fachärzte bestätigt wird. Nur selten trifft man dabei einen erheblichen Grad der Sehschwäche an; die von Ishizu beobachtete schwerste Amblyopie war V. 0,02. Die Sehschwäche kommt in der Regel doppelseitig vor, wie es bei den anderen Nervensymptomen auch der Fall ist. Dabei wird Nyctalopie ähnlich der Alkohol- und Tabakamblyopie nach Ishizu nachgewiesen; an trüben Tagen und gegen Abend sehen die Kranken besser als an hellen Tagen, bei Sonnenschein sehen sie am schlechtesten. Auch Störung des Farbensinnes kommt bei Beriberi vor, das Erkennen von Rot und Grün wird zuerst gestört, und erst bei stärkerer Affektion tritt die Störung für hell und dunkel in Erscheinung.

Die Beriberiamblyopie kommt durch das zentrale Skotom zustande. Dieses zeigt nach übereinstimmenden Angaben von Kōmoto, Ishizu u. a. ein den Fixierpunkt und den blinden Fleck in sich einschließendes, ein Queroval bildendes Skotom. Es kann ziemlich breit sein und verengert sich allmählich mit der Besserung. Ophthalmoskopisch wurde von Kōmoto u. a. eine Abblassung der temporalen Papillenhälfte beobachtet. Ishizu konstatierte im frischen Stadium eine Hyperämie und Trübung an dieser Partie. Die Abblassung der temporalen Papillenhälfte tritt meist in 1—3 Monaten nach Beginn der Erkrankung ein. Die von einigen älteren Autoren berichtete Netzhautblutung ist ein sehr seltenes Ereignis. Ishizu stellte bei zwei Beriberifällen histologische Untersuchung der Augen an und will einen circumscripten degenerierten Herd in Netzhaut und Nervus opticus gefunden haben.

Die Beriberiamblyopie wird in verschiedenen Stadien der Beriberi, auch bei ganz leichten Fällen beobachtet. Sie entwickelt sich meist langsam, zuweilen aber rasch und geht Hand in Hand mit der Besserung der Beriberi von selbst wieder zurück. Die Prognose dieser Amblyopie ist im allgemeinen gut, sie bildet sich meist in einigen Wochen bis einigen Monaten total zurück, selten dauert sie über ein halbes oder ein Jahr. Selbst wenn ausgeprägte temporale Abblassung der Papille eingetreten ist, kann sie noch in relative Heilung übergehen. Herabsetzung der Tastempfindung an Cornea und Conjunctiva wird selten beobachtet, dabei kann auch der Cornealreflex fehlen. Ob Schwerhörigkeit als eine Teilerscheinung bei Beriberi vorkommen kann, muß noch durch genaue Untersuchungen entschieden werden. Satō hat einen Beriberifall mit deutlicher Gehörstörung genau untersucht. Der Kranke klagte über Schwerhörigkeit und Ohrensausen auf beiden Ohren außer der Lähmung der Extremitäten und der Sehschwäche. Das Trommelfell sah beiderseits ganz normal aus und die Tuba Eustachii war gut durchgängig. Er will diese Acusticusaffektion der Beriberi zuschreiben, weil Schwerhörigkeit und Ohrensausen durch Darreichung von Vitamin B in etwa 40 Tagen zurückgingen.

Geschmacksstörung wird selten beobachtet, so hat K. Miura eine solche in der rechten hinteren Zungenpartie bei einem schweren Fall mit Doppelsehen, Heiserkeit, unvollkommenem Lippenschluß u. dgl. konstatiert. Shimazono hat die Herabsetzung der Geschmacksempfindung diffus auf der ganzen Zungenoberfläche bei einem stark gelähmten Falle nachgewiesen, bei welchem viele Hirnnerven betroffen waren und insbesondere die Tastempfindung der Mundschleimhaut deutlich herabgesetzt war. Über die Störung des Geruchsinns ist nichts berichtet worden.

## Komplikationen.

Die Beriberi tritt häufig zu verschiedenen anderen Krankheiten hinzu, wie bereits in der Symptomatologie gelegentlich erwähnt wurde. Nach den älteren Berichten werden viele Insassen von Irrenanstalten und zahlreiche chronische Nervenkranke usw. in den Siechenhäusern von der Beriberi heimgesucht. Dies dürfte in der Weise gedeutet werden, daß die Nahrung in solchen Anstalten mangelhaft war, nicht aber so, daß Geisteskranke, Nervenkranke usw. für die Beriberi besonders disponiert seien[1]).

Die Beriberi entwickelt sich sehr häufig im Anschluß an akute Magen-Darmkrankheiten oder an akute Infektionskrankheiten, und es scheinen solche Krankheiten bei Personen, die dazu in Bereitschaft sind, die Beriberi sozusagen auszulösen. Wenn Beriberikranke im Verlaufe ihrer Erkrankung akute fieberhafte Krankheiten, wie Typhus abdominalis oder Influenza, bekommen, oder die Beriberi und irgendeine akute Infektionskrankheit gleichzeitig sich entwickeln, dann sind die kardiovasculären Symptome erheblich, manchmal lebensbedrohend. Die Erscheinungen seitens des kardiovasculären Systems, hervorgerufen durch die Beriberi, sind wie erwähnt, denen beim Fieber sehr ähnlich. In solchen Fällen summieren sich dann beide Krankheiten und die Erscheinungen am Herz-Gefäß-System sind infolgedessen unter Umständen sehr heftige. Wenn aber die Beriberi im Verlaufe von akuten Infektionskrankheiten, wie Typhus abdominalis, Influenza, allmählich entsteht, so sind die kardiovasculären Erscheinungen nicht ausgeprägt, die Lähmung ist dagegen hochgradig und schwer heilbar. Die Erklärung ist, daß die vorgenannten Infektionskrankheiten allein schon eine Neuritis hervorrufen können; es treten daher in einem derartigen Falle beide Noxen (Beriberi und Bakterientoxin) zusammen, und stärkere Affektion der peripherischen Nerven ist die Folge.

Beriberi kombiniert sich häufig mit verschiedenen chronisch verlaufenden Krankheiten, die auch sonst oft Ernährungsstörungen verursachen können.

---

[1]) Vgl. auch György über Osteomalacie, Seite 395.

Wenn solche chronischen Krankheiten Neigung zur Ödembildung haben, wie Nierenleiden, Herzinsuffizienz, Anämie oder Kachexie, dann entwickelt sich bei der Komplikation mit Beriberi häufig ein besonders starkes Ödem. Wenn andere chronische Krankheiten, welche allein gelegentlich Neuritis hervorbringen können, wie Tuberkulose, Diabetes mellitus usw., zur Beriberi hinzukommen, dann tritt stärkere Lähmung hervor. Es kann dabei auch Ödem eintreten, aber keine deutlichen kardiovasculären Symptome. Beim Ikterus kommt oft Beriberi ausschließlich mit Hypästhesie am Bein und Verschwinden der Knie- sowie der Achillessehnenreflexe vor. Die Gallensäuren, d. h. Glykochol- und Taurocholsäure, sind starke Nervengifte, die in Kombination mit der Noxe der Beriberi leicht Nervenaffektionen hervorrufen. Auffallend oft tritt die Beriberi zu Schwangerschaft und Wochenbett hinzu; im Wochenbett entwickelt sich dann sehr häufig starke Lähmung, so daß die Kranken mehrere Monate lang ans Bett gefesselt werden. Zum Morbus Basedowii gesellt sich gern leichte Beriberi. Die Stoffwechselstörung des ersteren scheint die Entwicklung der Beriberi zu fördern.

## Diagnose.

Die Diagnose der Beriberi bietet in den meisten Fällen keine Schwierig- keiten. Das Krankheitsbild ist in den typischen Fällen ein so charakte- ristisches und in den Ländern, wo dieselbe herrscht, ein auch den Laien so bekanntes, daß die Kranken gewöhnlich mit der schon selbst erkannten Krankheit den Arzt aufsuchen. In atypisch-rudimentären Fällen oder in sehr frühem Stadium, wo die Symptome noch nicht genug entwickelt sind, kann jedoch die Diagnose schwierig sein. Auch dann ist die Entscheidung zuweilen nicht leicht, wenn die Beriberi sich mit anderen Nervenkrankheiten oder Herz-, Nierenkrankheiten kompliziert. Obwohl verschiedene Symptome an vielen Organen des Körpers bei der Beriberi auftreten können, sind in bezug auf die Differentialdiagnose doch die wichtigsten die von seiten des Zirku- lations- und Nervensystems und das Verhalten des Harns.

Das Beriberiherz zeigt charakteristische Erscheinungen, wie es oben ein- gehend beschrieben wurde. Diese bestehen in der Steigerung der Herzaktion, Verbreitung, Verstärkung und Hebung des Spitzenstoßes, sowie Erweiterung des Herzumfanges nach beiden Seiten, Verstärkung der Herztöne usw. Der erste Spitzenton ist oft unrein, oder kann sich in ein systolisches Geräusch verwandeln. Der Puls ist frequent, groß und celer. Ein bei der Beriberi beson- ders bemerkenswerter Befund am Herzen ist die Akzentuation der Herztöne über dem unteren Teil des Sternums oder entlang des linken Randes desselben, ja oft ist der erste Ton an dieser Stelle stärker als an der Spitze. Man fühlt in dieser Gegend eine deutliche pulsatorische Hebung der Brustwand, der Herzbewegung entsprechend. Der zweite Pulmonalton ist auch akzentuiert. Die epigastrische Pulsation ist dabei deutlich sichtbar, nicht nur in sitzender oder stehender, sondern auch in liegender Lage, hauptsächlich bei schwereren Fällen. Diese Erscheinungen sprechen für die charakteristische Veränderung des Herzens bei der Beriberi, d. h. Hypertrophie und Dilatation des rechten Herzens, und sie sind in typischen Fällen, neben der allgemeinen Steigerung der Herzaktion, ausnahmslos nachweisbar. Ähnliche Steigerungen der Herz- aktion leichteren Grades und das systolische Geräusch auf der Spitze sowie an anderen Stellen können bei Fieber, Morbus Basedowii, Anämie usw. vor- kommen. Die Beriberi läßt sich jedoch von den letzteren durch die hervor- stechenden Symptome seitens des rechten Herzens unterscheiden. Nur die Akzentuation des zweiten Pulmonaltons kann nach unserer Beobachtung auch bei fieberhaften Krankheiten, besonders bei Typhus abdominalis vorkommen.

Typisch für Beriberi ist auch der labile, frequente und dennoch große Puls, sowie die Herabsetzung des minimalen Blutdrucks mit dem spontanen Arterienton, besonders an der Femoralis. Diese Erscheinungen, die teilweise durch die Erschlaffung der peripherischen Gefäße bedingt sind, können auch bei fieberhaften Krankheiten und Morbus Basedowii nachgewiesen werden. Wenn man in Ländern, in denen Beriberi herrscht, wie z. B. in Japan, einen frequenten und zugleich großen Puls bei einem fieberlosen Kranken findet, dann ist zuerst an Beriberi zu denken.

Die Unterscheidung des Beriberiherzens von den Klappenfehlern ist gewöhnlich nicht schwer. Wenn aber das systolische Geräusch bei der Beriberi ausgeprägt ist, dann kann es Mitralinsuffizienz vortäuschen. Besonders ist es manchmal nicht leicht, zu unterscheiden, ob Beriberi allein vorliegt, oder diese mit Mitralinsuffizienz kompliziert ist. Das systolische Geräusch bei der Beriberi ist von muskulärer Natur und im allgemeinen schwächer, dumpfer und besonders nicht klingend. Es ist labil und verändert sich leicht bei Lagewechsel, aber auch je nach dem Verlauf der Krankheit. Es ist oft im akuten Stadium sehr starker Steigerung der Herzaktion weniger stark ausgeprägt, und wird später viel deutlicher bei ruhigerem Herzschlag. Das Verhalten der Herzdämpfung stellt auch ein wichtiges differential-diagnostisches Merkmal dar. Die Stauungsdilatation des Herzens ist beim Mitralfehler leicht veränderlich, aber die kompensatorische Hypertrophie und Dilatation bestehen lange Zeit ohne Alteration, während der Umfang des Beriberiherzens sich leicht verändert, indem er durch Körperbewegung sich rasch vergrößert, in Ruhe dagegen schnell zurückgeht. Der typische Beriberipuls mit Cruralton ist dabei auch vorhanden.

Die zweite wichtige Gruppe von Erscheinungen, die der Nervensymptome, entsprechen ganz und gar denen der Polyneuritis. Die Sensibilität und Motilität werden meist parallel, ungefähr in gleichem Grad, und beiderseits beinahe symmetrisch gestört. Im Anfangsstadium und bei leichter Affektion tritt die Hypästhesie, wie erwähnt, in der Regel mehr in den Vordergrund. Die Lokalisation der Hypästhesie stellt ein wichtiges diagnostisches Merkmal dar. Sie fängt an den vier genannten Stellen an, und die Dammgegend ist fast immer frei. Die Fußsohlen und die Gegend der äußeren Genitalien sind weniger stark befallen. Der Rücken ist ausnahmslos leichter als die vordere Fläche des Rumpfes ergriffen. Die Dissoziation der Sensibilitätsstörung wird nie beobachtet; Tast-, Schmerz-, Temperatursinn und Tiefensensibilität werden fast parallel gestört. Totale Anästhesie kommt nicht vor. Hyperästhesie wurde nie beobachtet, dagegen ist der Druckschmerz der Wadenmuskulatur und anderer Muskeln sehr häufig. Dieses kurz zusammengefaßte typische Verhalten der Sensibilitätsstörung ist sehr wichtig, um Beriberi von anderen Nervenaffektionen zu unterscheiden.

Die Sensibilitätsstörung und die Veränderung der Sehnenreflexe weisen einen parallelen Verlauf auf. Der Achillessehnenreflex erlischt zuerst, darauf folgt das Verschwinden des Kniereflexes. Im Zustand, wo der letztere noch vorhanden ist und nur der erstere fehlt, findet man deutliche Hypästhesie auf dem Fußrücken allein oder gleichzeitig am Unterschenkel, jedoch nicht in den proximalen Teilen. Man bemerkt dabei in diesem Stadium leichtes Ödem an der Tibiakante, Schwellung und Druckschmerz des Wadenmuskels. Es ist dann aus diesen Befunden an den unteren Extremitäten allein die Diagnose fast sicher festzustellen. Bei der Untersuchung der sensiblen Störung am Fuß muß zuerst berücksichtigt werden, daß die mediale und laterale malleolare Gegend, die Mitte des Fußrückens und der beim Gehen den Boden berührende Teil der Fußsohle bereits physiologisch stumpfe Empfindung aufweisen. Der Achillessehnenreflex kann bei Diabetes, starken allgemeinen Ernährungsstörungen, Inanition usw. herabgesetzt sein oder verschwinden. Eine sensible

Störung läßt sich jedoch dabei nicht nachweisen. Von verschiedenen anderen Polyneuritiden ist die Beriberi durch das ätiologische Moment, gleichzeitiges Auftreten der kardiovasculären Symptome, typisches Verhalten der Nervenaffektion und schließlich durch den Erfolg der Darreichung von Vitamin B zu unterscheiden. Wenn die Lähmungen sehr rasch fortschreiten, kann die Beriberi eine Landrysche Paralyse vortäuschen. Auch hier können in der Regel die kardiovasculären Erscheinungen der Beriberi zur Differentialdiagnose mit Erfolg herangezogen werden. Wenn die Lähmungen bei der Beriberi nach oben sich verbreiten, dann zeigen oft auch die Kehlkopfmuskeln, Lippen und Augenlider eine Parese, jedoch ist das Übergreifen derselben auf Zunge, weichen Gaumen, Pharynx usw. äußerst selten.

Die zwei wichtigsten Erscheinungen von seiten des kardiovasculären und des neuromuskulären Systems treten bei den typischen Fällen nebeneinander auf; die Diagnose ist dann daraus leicht zu stellen. Wenn auch gelegentlich die kardiovasculären Erscheinungen überwiegen, so ist doch die neuromuskuläre Affektion schon mehr oder weniger ausgeprägt und an den unteren Extremitäten durch sorgsame Untersuchung leicht zu konstatieren. Es können aber auch die neuromuskulären Erscheinungen allein eintreten, indem die kardiovasculären fast ganz fehlen. Dies stellt die rudimentäre Form dar, welche häufig bei alten Leuten auftritt, oder dann wenn die Beriberi mit den oben beschriebenen verschiedenen anderen Krankheiten kompliziert ist. Zuweilen tritt auch Ödem hinzu. In typischen Fällen finden sich im späteren Verlauf der Krankheit nur noch Lähmungserscheinungen, da die kardiovasculären meist bereits im Frühstadium zurückgehen und dann die Lähmungen allein als Residuum der Krankheit zurückbleiben. Bei solchen Fällen ist die Diagnose ausschließlich auf Grund der eigentümlichen neuromuskulären Erscheinungen zu stellen.

Hier seien noch einige Symptome, welche bei der Beriberi nicht beobachtet werden, zur Hilfe der Differentialdiagnose angeführt:

1. Hyperästhesie, neuralgieartige Schmerzen, Druckschmerz des Nervenstamms (Muskelschmerzen sind vorhanden).

2. Ausgebreitete totale Anästhesie.

3. Hochgradige Ataxie.

4. Erhebliche Differenz der Lähmungen zwischen beiden Seiten.

5. Starke Lähmung der Hirnnerven, wobei die Extremitätennerven verschont bleiben (bei der Säuglingsberiberi ist Beteiligung der Hirnnerven jedoch eine häufige Erscheinung).

6. Störung der Pupillenreaktion.

7. Fuß- und Patellarklonus. (Er kann nur durch Komplikation mit Neurasthenie oder Krankheiten des Zentralnervensystems gelegentlich in leichten Fällen vorkommen.)

8. Blasen-, Mastdarmstörung und sonstige Erscheinungen am Zentralnervensystem.

Wenn Personen, die an leichter Beriberi leiden oder die sich in der Beriberibereitschaft finden, an akuten fieberhaften Krankheiten, insbesondere an Typhus abdominalis oder Influenza erkranken, dann entfalten sich die Beriberisymptome sehr rasch gleichzeitig mit der Fiebersteigerung. Einige ältere Autoren nannten dieses Fieberberiberi, und verstanden darunter eine besondere Form der Beriberi. Die Beriberi zeigt eigentlich kein Fieber, wie erwähnt, ausgenommen den Shôshin-Zustand, bei welchem Fieber bis 39° C für einige Tage auftreten kann. Wenn gewöhnliche Beriberikranke höheres Fieber, bezw. langdauerndes Fieber aufweisen, so handelt es sich wohl um Komplikation mit einer akuten fieberhaften, oder sehr oft mit einer tuberkulösen Erkrankung.

Nun wäre noch der Zusammenhang zwischen Beriberi und Nierenkrankheiten zu besprechen. Es ist nicht schwer, die beiden Krankheiten zu unterscheiden, aber manchmal nicht ganz leicht zu entscheiden, ob das Nierenleiden sich mit Beriberi kompliziert hat. Sowohl die Albuminurie als auch die Störungen der Nierenfunktion sind bei der Beriberi in ganz leichtem Grad vorhanden und zeigen sich ausschließlich im Zustand, wo die kardiovasculären Symptome erheblich sind. Im Shôshin, welches die schwersten Erscheinungen seitens des Herz-Gefäß-Apparates darbietet, kommen ziemlich reichlich Eiweiß, sehr zahlreiche hyaline und spärliche granulierte Zylinder, vermehrte Leukocyten und einige Erythrocyten im Harn vor. Bessert sich der Shôshinzustand, dann gehen Eiweiß und Zylinder im Harn rasch zurück. Wenn Beriberikranke ohne erhebliche kardiovasculäre Erscheinungen mehr oder weniger deutliche Reaktionen auf Eiweiß im Harn zeigen, oder wenn Beriberikranke mit deutlichen kardiovasculären Erscheinungen, aber ohne Symptome von Shôshin, über etwa 1 $^0/_{00}$ Eiweiß im Harn aufweisen, dann wird es sich in den beiden Fällen meist um eine Komplikation mit Brightscher Krankheit handeln. Leichte Funktionsstörung der Nieren kann bei der Beriberi mit erheblichen kardiovasculären Symptomen vorkommen, hochgradige spricht jedoch für eine Komplikation.

Die Vergleichung der Beriberi mit dem in der Kriegszeit in Europa, besonders Deutschland und Österreich, zahlreich beobachteten Kriegsödem dürfte schon aus dem Grunde von Interesse sein, weil beide durch mangelhafte Nahrung hervorgebracht werden [1]). Beide Zustände sind jedoch ganz verschieden. Das Kriegsödem befällt vorzugsweise ältere Personen, die rasch ihr Körpergewicht eingebüßt haben, während die Beriberi meist kräftige, gut ernährte junge Leute ergreift. Das erstere bevorzugt die kältere Jahreszeit, die letztere dagegen die wärmere. Bei dem ersteren kommen nicht die der Beriberi eigentümlichen kardiovasculären und Nervenerscheinungen vor; die Bradykardie ist ein auffallendes und konstantes Symptom, während die typische Beriberi meist Tachykardie aufweist. Das einzige gemeinsame Symptom stellt das Ödem dar, hauptsächlich durch Gewebsveränderung verursacht. Bei der Segelschiffberiberi und auch bei der Beriberi in Gefängnissen tritt das Ödem häufig besonders stark hervor, gleichzeitig sind die Symptome seitens des Herzens meist nur geringfügig. Die Affektion der peripherischen Nerven kann dabei ganz leichten Grades sein, und dazu zuweilen Bradykardie eintreten, so daß es scheint, als ob diese Erkrankungsform ein Bindeglied zwischen der Beriberi und der Ödemkrankheit darstelle.

## Verlauf und Prognose.

Die Beriberi beginnt in der Regel allmählich; die Beriberisymptome können sich jedoch rasch entfalten, wenn die Krankheit durch irgendein gelegentlich eintretendes veranlassendes Moment, wie Diätfehler, heftige Überanstrengung usw. ausgelöst wird. Der ganze Verlauf ist dem schleichenden Beginn entsprechend chronisch, er dauert mehrere Wochen, Monate, sogar über ein Jahr, indem im letzteren Fall gewöhnlich nur die stark ausgeprägte Lähmung längere Zeit besteht. Zuweilen tritt rasche Exazerbation im Verlaufe der Beriberi ein; sie zeigt dann den akuten schweren Zustand, hauptsächlich in bezug auf die kardiovasculären Symptome. Wenn die letzteren sehr heftig sind, dann tritt das Shôshin ein, und der Zustand kann in ein bis drei Tagen tödlich enden. Das Shôshin entsteht in der Regel jedoch nicht plötzlich, wie ältere Autoren gedacht haben, sondern man bemerkt meist schon vorher mehr oder weniger ausgeprägte kardiovasculäre Symptome. Dieses Stadium stellt dann nur eine Exazerbation der schon seit einiger Zeit vorhandenen kardiovasculären Insuffizienz durch irgendeine Veranlassung dar. Das Shôshin wird manchmal auch die akute Beriberi genannt. Gelegentlich kommt auch ein etwas milderer Verlauf dieses Zustandes vor; dieses subakute Shôshin dauert 5, 7 bis 10 Tage, um dann schließlich zum Exitus zu führen, wenn es nicht entsprechend behandelt wird.

---

[1]) Vgl. Seite 738 ff.

Wenn die Beriberi, wie gewöhnlich, allmählich beginnt oder der gelegentlich
vorkommende akute Beginn und die akute Exazerbation stillsteht oder milder
wird, dann verläuft die Krankheit chronisch mit mehr oder weniger ausgeprägten
Lähmungen, kardiovasculären und sonstigen Erscheinungen. Rezidiv kommt oft
vor. So kann sich die im Sommer beginnende Krankheit im August bessern,
um dann im November wieder schlimmer zu werden. Die Beriberikranken leiden
sehr oft mehrere Jahre wiederholt daran, hauptsächlich in den dazu dispo-
nierten Jahreszeiten, d. h. Sommer und Herbst. Die Krankheitssymptome
zeigen sich nach den Jahren in verschiedenem Grad, bald leichter, bald schwerer.
Wenn die Lähmungen stärkere Grade angenommen haben, dann bleiben sie
oft allein übrig, nachdem die anderen Beschwerden schon lange zurückgegangen
sind. Sie stellen das Residuum der Krankheit dar; die Regeneration der
einmal degenerierten Nerven und Muskeln geht nur sehr allmählich vor sich. Bei
starker Lähmung mit kompletter Entartungsreaktion der Extremitätenmuskeln
braucht es wenigstens einige Monate, bis die Funktion dieser Muskeln wieder
hergestellt wird. Atrophieren die Muskeln durch lang dauernde starke Lähmung
hochgradig, so bleiben ihr geringes Volum und ihre Schwäche noch lange Zeit
nach der Wiederherstellung der Funktion bestehen. Die gelegentlich bei schwerer
Parese vorkommende Contractur der Füße und Zehen trotzt lange Zeit der
Behandlung und verhindert das Gehen, obwohl die Funktion der einmal gelähmten Muskeln schon wiederhergestellt ist. Manchmal sind ein paar Jahre
nötig, bis die Contracturen völlig zurückgehen.

Der Tod der Beriberikranken erfolgt bei reinen Fällen fast ausschließlich
durch Shôshin. Wenn das letztere unerwartet eintritt und sehr stürmisch ist, dann
hilft oft auch die Darreichung von Vitaminpräparaten nicht. Es ist sehr wichtig
bei der Behandlung von Beriberikranken den Eintritt des lebensgefährlichen
Shôshin, d. h. der akuten Herzinsuffizienz, vorher zu erkennen und zu verhüten.
Es findet dabei ein Übergang von der relativen Insuffizienz des kardiovasculären Systems, wie erwähnt, in die absolute d. h. in das Shôshin statt. Die relative
Insuffizienz des kardiovasculären Systems zeichnet sich durch Dyspnoë, Übelkeit,
ausgeprägte Tachykardie, Cyanose, Kälte der Extremitätenenden usw. aus,
welche in der Ruhe nicht, erst nach der körperlichen Anstrengung deutlich zum
Vorschein kommen. Eine Pulszahl von über 100 in einer Minute bei Ruhe ist
ein Zeichen der drohenden Insuffizienz des kardiovasculären Systems. Auch die
ausgeprägte Dilatation des Herzens, erhebliche Steigerung der Herzaktion
usw. müssen gleichzeitig beachtet werden. Wenn die Kranken mit relativer
Insuffizienz früh erkannt und richtig behandelt werden, dann kommen sie leicht
zur Genesung.

Es wird auch in der Gegenwart noch im allgemeinen geglaubt, daß die
Beriberikranken im Shôshin meist zum Exitus kommen. Aber das subakute
Shôshin, eine mildere Form der kardiovasculären Insuffizienz, läßt sich durch
richtige Behandlung mit Vitamin B zumeist heilen. Echtes Shôshin, die akuteste
Form, ist der Behandlung schwerer zugänglich, doch ist die Prognose nicht
so absolut ungünstig, wie man früher gedacht hat. In unserem Beobachtungsmaterial starben nur 4 unter 15 Shôshinkranken, welche akuteste bis zu sub-
akuten Fällen umfaßten, bei einer entsprechenden spezifischen Behandlung
mit Vitamin B.

Die selten eintretende starke Parese der Atemmuskeln in Begleitung mit
der Stimmbandlähmung erschwert die Atmung, das Husten und Aushusten
des Sputums, was dann leicht zur Bronchitis und lebensgefährlicher Bronchopneumonie führen kann. Wenn solche Lähmung gleichzeitig mit ausgeprägten
kardiovasculären Symptomen vorkommt, dann ist die Prognose sehr bedenklich.
Die Komplikation der Beriberi mit anderen Krankheiten, besonders mit

Lungentuberkulose, Pleuroperitonitis tuberculosa und Typhus abdominalis erschwert sowohl die Heilung der Beriberi selbst, wie auch die der komplizierenden Krankheiten. Der Zustand der Kranken wird durch solche Komplikationen schlimmer, so daß der Tod dabei viel häufiger als bei der reinen Beriberi erfolgt. Die Mortalität der Beriberi ist nach den Ländern und nach den Statistiken verschieden. Sie hängt sehr viel von der Lebensweise der Kranken und der ärztlichen Behandlung ab. Die Leute setzen häufig ihre Arbeit, trotz der Erkrankung, fort, weil teils diese Krankheit in den Ländern, wo sie vorkommt, zu allgemein bekannt ist, um für eine ernste Krankheit gehalten zu werden, teils die Kranken zur Gewinnung des Lebensunterhalts die Arbeit nicht unterbrechen dürfen. Dieser Umstand führt die Krankheit zum schweren Zustand, ja manchmal zu Shôshin. So wird die Vernachlässigung der Krankheit durch die Kranken selbst, sowie durch die Aufseher und Ärzte der Hauptfaktor der größeren Sterblichkeit. Die gelegentlich beobachtete sehr starke Mortalität unter den Eingeborenen in tropischen Gegenden, in Gefängnissen und in Irrenanstalten — wie 50—70% — wird durch diesen Umstand veranlaßt. Die Mortalität infolge Beriberi unter den japanischen Truppen, die sich in der älteren Friedenszeit auf 2—4% belief, stieg während des japanisch-chinesischen Kriegs im Jahre 1894—1895 auf 9,8%, während dieselbe im japanisch-russischen Kriege nur 2,93% betrug. Die Sterblichkeit scheint in den tropischen Ländern meist größer zu sein, die Zahlen gehen aber nach den Ländern und den Angaben der verschiedenen Autoren sehr stark auseinander. So beträgt sie nach Braddon in den Straits-Settlements und benachbarten Distrikten der Malaiischen Halbinsel etwa 3,2%, während Castellani und Chalmers als allgemeine Mortalität bei Malaien 19,7% angeben.

## Verhütung.

Wie im Kapitel der Ätiologie mehrfach beschrieben wurde, gibt es in der Gegenwart kein Zweifel mehr daran, daß die Unvollständigkeit des Vitamin-B-Gehaltes in der Nahrung die Hauptursache der Erkrankung an Beriberi darstellt. In den asiatischen Ländern, wo die Beriberi hauptsächlich herrscht, wird als alltägliche Hauptnahrung von den Einwohnern fein polierter Reis gegessen, und gerade dieser enthält nur eine ganz minimale Menge von Vitamin B.

In Indien werden zwei Arten von Reis, welcher auch dort im allgemeinen das Hauptnahrungsmittel ist, genossen. Diese zwei Arten unterscheiden sich nur durch ihre Zubereitung und werden „cured rice" respektiv „uncured rice" genannt. Der erstere wird in folgender Weise zubereitet: Paddy, d. h. mit den Spelzen versehener Reis, wird zuerst in Wasser gut durchfeuchtet, dann gedämpft und in der Sonne getrocknet. Der so vorbehandelte Reis wird entweder sofort oder erst kurz vor dem Gebrauch entschält. Als „uncured rice" bezeichnet man den ohne weitere Vorbehandlung durch Maschinen entschälten, von dem Perikarp völlig befreiten Reis. Braddon stellte zuerst fest, daß unter den Tamilen, die sich vorzugsweise von „cured rice" nähren, kein einziger an Beriberi leidet, während die Chinesen, welche von „uncured rice" leben, in 97$\frac{1}{2}$% davon heimgesucht werden. Diese Beobachtung von Braddon wurde von Fletcher, Fraser und Ellis durchaus bestätigt.

In Japan ist es schon seit langen Jahren, wie erwähnt, bekannt, daß eine gemischte Nahrung von Reis und Gerste, oder geschälter aber nicht polierter, oder halbpolierter Reis die Erkrankung an Beriberi verhütet. Shimazono hat durch Experimente an Vögeln, Säugetieren und Menschen nachgewiesen, daß die gewöhnliche Nahrung der Japaner, welche aus einer größeren Menge von fein poliertem Reis und einer geringeren Menge anderer vegetabilischer

sowie tierischer Nahrungsmittel besteht, oft an Vitamin B defizient ist.
Brot und polierte Gerste enthalten etwas mehr Vitamin B als der polierte Reis,
der halb polierte Reis aber weit mehr als die polierte Gerste. Die Mischung von
poliertem Reis und Gerste in gleicher Menge weist durch Tierexperiment noch
einen Mangel an Vitamin B auf, aber in leichterem Grade. Der halb polierte Reis,
der wenigstens 80 % seines Embryos behält, ist eine sehr zweckentsprechende
Nahrung. Er ist leicht verdaulich, wird im Verdauungskanal gut resorbiert und
enthält genügende Mengen von Vitamin B. Da der Embryo einen wichtigeren Bestandteil des Reises darstellt als das Perikarp in Hinsicht der Verdaulichkeit und
des Gehaltes an Vitamin B und sonstigen Nahrungsstoffen, so muß der möglichst
des Embryos nicht beraubte Reis als Nahrung verwendet werden. Der von dem
Perikarp fast völlig befreite Reis enthält als Nahrung eine genügende Menge
von Vitamin-B, wenn er den größten Teil (über 80 %) seines Embryos behält.
    In Ländern, wo die Völker daran gewöhnt sind, gekochten Reis als Haupt-
nahrung zu essen, sollte der sog. „cured rice" oder in passender Weise polierter,
wenigstens noch 80 % von seinem Embryo enthaltender Reis gebraucht werden.
Gut ist auch als Hauptnahrung anzuwenden die Mischung von Reis und Gerste
mit nicht weniger als 40—50 % der letzteren. Solche Hauptnahrung zusammen
mit etwaigen Fleischarten, Vegetabilien, evtl. Früchten stellt eine vollkommene
Nahrung für Vögel, Säugetiere und auch den Menschen in Hinsicht nicht allein
auf die Vitamine, sondern auch auf die anderen wichtigen Nährstoffe wie Eiweiß
und Salze sowie bezüglich der Verdaulichkeit dar. Bei solcher Kost tritt nie
Beriberi oder Vitamin-B-Mangelkrankheit bei Tieren oder bei Menschen auf.
    Die reisessenden Völker ziehen in der Regel den völlig polierten Reis wegen
des besseren Geschmackes vor. Es ist dabei oft schwer, seinen Mangel an Vitamin B durch Zusatz einer genügenden Menge anderer an Vitamin B reichen
Nahrungsmittel vollständig zu ersetzen (Shimazono). Die Leute in Japan
wissen meist, daß sie wegen der Bevorzugung von poliertem Reis als Hauptnahrung an der Beriberi erkranken, und sie verändern ihren Küchenzettel,
indem sie halb polierten Reis oder ein Gemisch von Reis und Gerste essen,
wenn sie im Sommer an der Beriberi leiden. Nach eingetretener Besserung
kehren sie aber bald wieder zum rein polierten Reis zurück und bereiten
so eine nochmalige Erkrankung im nächsten Jahre vor. Es ist daher wichtig,
das Volk über den Zusammenhang zwischen der Nahrung und der Erkrankung
an der Beriberi in noch eingehenderer Weise aufzuklären, besonders die Leute
vom überpolierten Reis abzugewöhnen und die Sitte, den im mäßigen Grad
polierten Reis, der noch über 80 % seines Embryos enthält, zu essen, im allgemeinen gelten zu lassen. Das letztere sollte evtl. durch Staatsgesetz verwirk-
licht werden. Die Reiskörner können von ihrem Perikarp fast völlig befreit
werden und doch mehr als 80 % ihres Embryos noch behalten, wenn man sie
mit dazu passenden Maschinen ohne Anwendung von Sand abschält. Dieser
Reis schmeckt ebensogut wie der gebräuchliche, völlig polierte Reis.
    Es ist, wie erwähnt, noch nicht bekannt, was für andere Faktoren oder
Nebenursachen außer dem Mangel der Nahrung an Vitamin B zur Entwicklung
der wirklichen Beriberi notwendig sein mögen. Indes ist es sichergestellt,
daß die Beriberi nicht entsteht, wenn Vitamin B in der Nahrung in genügender
Menge enthalten ist. Die notwendige Menge an Vitamin B in der menschlichen
Nahrung kann individuell und zeitweise in gewissen Grenzen schwanken.
Dieses muß besonders unter solchen Umständen in genügender Menge ge-
geben werden, wo die Beriberi sich leicht entwickelt, wie Schwangerschaft,
Wochenbett, akute Infektionskrankheiten, nach chirurgischen Operationen
usw. Bei solchen Fällen geben wir oft vorher ein Vitamin-B-Präparat, wenn
Verdacht auf ungenügende Zufuhr von Vitamin B in der Nahrung besteht.

# Behandlung.

Gegenwärtig wird von den Autoren allgemein anerkannt, daß Vitamin B das Specificum gegen die Beriberi darstellt. Es mögen noch andere Hilfsfaktoren als der Mangel des Vitamin B zur Entwicklung der Beriberi notwendig sein, immer aber läßt sich die Beriberi durch die Darreichung von Vitamin B heilen. Leichte Beriberi geht allmählich zurück, wenn die Kranken ihre tägliche Nahrung in eine vitaminreichere umändern oder wenn sie besondere vitaminreiche Nahrungsmittel außer der gewöhnlichen Kost aufnehmen. Es soll „cured rice", halbpolierter Reis, oder mäßig polierter, der noch über $80\,^0/_0$ seines Embryos enthält (manchmal auch unpolierter trotz des schlechten Geschmackes und der schweren Verdaulichkeit), ein Gemisch von poliertem Reis und Gerste mit mehr als $40\,^0/_0$ der letzteren, statt des überpolierten Reises als Hauptnahrung gebraucht werden, wie im Kapitel über die Prophylaxe erwähnt wurde.

Schon die alten Autoren glaubten an den günstigen Einfluß der Reiskleie und der Azuki-(Kadjang-idjoe-)Bohne (Phaseolus radiatus). Die Kranken nehmen oft feine Reiskleie, gekochte Azuki- oder die verwandte Sojabohne mit gutem Erfolg. Sie essen auch gern das Gemisch von Reis und Azukibohnen, wie es Moszkowski empfohlen hat. Seit der Begründung der Vitaminlehre von Funk wurden Vitamin-B-reiche Nahrungsmittel oder unter diesem Gesichtspunkt gewonnene Präparate von vielen Forschern zur Behandlung der Beriberi gebraucht. Auch Hefe wurde als ein besonders vitaminreiches Mittel empfohlen. Funk, Suzuki sowie seine Mitarbeiter haben unabhängig voneinander, fast zur gleichen Zeit (1911—1912) versucht, die wirksame Substanz aus der Reiskleie, der erstere auch aus der Hefe zu isolieren. Sie bekamen eine in ähnlichem Grad gereinigte Substanz und nannten diese Beriberi-Vitamin resp. Oryzanin. Für weitere Einzelheiten in bezug auf diese Studien wird auf den Abschnitt von Stepp [1]) verwiesen. Seitdem wurden verschiedene Vitamin-B-Präparate meist aus der Reiskleie, teilweise aus der Hefe, als Specifica gegen Beriberi in den Handel gebracht. Man weiß aber nicht, wieviel Vitamin B solche Präparate enthalten, manche darunter, besonders Injektionsmittel, sind sehr arm daran.

Fraser und Stanton extrahierten Reiskleie mit verdünntem Alkohol auf folgende Weise: 600 g gesiebte Reiskleie werden mit 1920 ccm destilliertem Wasser, 880 ccm 95%igem Alkohol und zuletzt mit 24 ccm Acid. hydrochlor. pur. gemischt. Die Mischung bleibt eine Woche lang, täglich geschüttelt, stehen und wird dann unter Druck filtriert. Die Menge des Filtrats beträgt durchschnittlich etwa 2000 ccm, welches unter niedrigem Druck bei 75—85° C bis auf etwa 250 ccm eingedampft wird. Dann werden 30 ccm 95%iger Alkohol und die gleiche Menge Wasser hinzugesetzt. Man läßt es einige Tage stehen und filtriert dann. 1 ccm von diesem Extrakt entspricht 2 g nativer Reiskleie, und es wurde eine halbe Unze (etwa 14,2 g) zweimal täglich den Beriberikranken gegeben. Leßler beobachtete genau den Einfluß dieses Präparates auf die Beriberikranken und konstatierte befriedigende Resultate. Irisawa, Tazawa und ihre Mitarbeiter erhielten vorzügliche Resultate mit dem wäßrigen Extrakt der Reiskleie, den sie an sehr vielen Kranken versuchten. Sie haben 600 g feiner Reiskleie 2000 ccm Wasser zugesetzt, im Wasserbad (ungefähr 90° C) etwa 2 Stunden lang erwärmt, dann unter Druck koliert. Es ist daraus 1300—1400 ccm Infus zu bekommen. Sie gaben den Kranken täglich 180—240 bis 450 ccm von diesem Infus. Wir haben gesiebte Reiskleie zuerst mit Äther geschüttelt. Zu 1000 g der entfetteten Reiskleie werden 4000 ccm 85%iger Alkohol mit 10 ccm 1%iger Salzsäurelösung hinzugefügt. Die Mischung wird in einem mit Rückflußkühler versehenen Kolben auf dem Wasserbade bei 80—85° C vier Stunden lang erwärmt, nach der Abkühlung filtriert. Das Filtrat wird im Vakuum bei etwa 40° C destilliert, bis endlich eine sirupartige Substanz übrig bleibt. Das wasserlösliche Vitamin B löst sich gut in verdünntem Alkohol, wenn das Medium sauer ist. Unser Präparat enthält ziemlich reichlich Vitamin B, so daß davon 0,1 bis 0,3 g, also weniger als ein Zehntel des sonst notwendigen Quantums an Reiskleie genügt, um die B-Avitaminosis der Taube zur Heilung zu bringen. Wir haben den obenerwähnten Auszug nach Suzuki und seinen Mitarbeitern weiter behandelt, und zwar diesen in Wasser gelöst, mit Schwefelsäure, bis die Lösung dreiprozentig ist, versetzt und mit $30\,^0/_0$iger Phosphor-

---

[1]) Vgl. S. 103 ff.

Wolframsäure, solange noch eine Fällung eintritt, gefällt. Der Niederschlag wurde mit Baryt versetzt und das erhaltene Filtrat nach Eliminierung des überschüssigen Baryts im Vakuum eingedampft, bis eine schwach sauere, leicht braune sirupartige Substanz übrig bleibt. Suzuki und seine Mitarbeiter nannten dies Roh-Oryzanin I. Es heilt avitaminotische Tauben in Mengen von 0,01—0,03 g prompt, also mit einem Zehntel des Alkoholextrakts. Wir verwandten dieses Präparat per os oder in Injektion. Bei der subcutanen Injektion kann aber zuweilen circumscripte Rötung an der Applikationsstelle mit allgemeinem Fieber eintreten. Bei der intravenösen Injektion kommt niemals Temperatursteigerung vor, aber jedesmal eine vorübergehende rasche Herabsetzung des Blutdrucks, vielleicht durch darin vorhandenes Cholin verursacht. Später bekamen wir das nach Suzuki u. a. durch Fällung des gelösten Roh-Oryzanin I mit Tanninlösung weiter gereinigte Präparat Roh-Oryzanin II von der chemischen Fabrik Sankyo. Dieses ist wirksamer als das Roh-Oryzanin I und verursacht keine Reizerscheinungen bei subcutaner Injektion.

Es ist sehr wichtig bei der Anwendung der Vitaminpräparate ihren Gehalt an Vitamin B zu wissen und genügend wirksame Dosen zu geben. Der Vitamin B-Gehalt wird gewöhnlich durch Fütterungsversuch an Vögeln oder Ratten geprüft; für unseren Zweck ist es bequemer, diesen durch die Wirksamkeit der Präparate an avitaminotischen Tauben zu prüfen. 2 oder 3 g feine Reiskleie per os gegeben, rettet eine avitaminotische Taube. Das Körpergewicht der normalen Tauben beträgt ungefähr 300 g und reduziert sich bei der Erkrankung an der B-Avitaminosis bis zu etwa 200 g. So entspricht die heilende Wirkung von 1 g Reiskleie etwa 100 g Körpergewicht der Taube. Da der obengenannte Alkoholextrakt ungefähr 10—20 mal und Roh-Oryzanin I 100—200 mal stärker als die Reiskleie ist, so beträgt ihre wirksame Dosis 0,05—0,1 g bzw. 0,005 g bis 0,01 g für 100 g Körpergewicht der Taube. Durch weitere Versuche konnte von uns gezeigt werden, daß auch bei Säugetieren und Menschen ungefähr entsprechende Mengen der Vitaminpräparate im Verhältnis des Körpergewichtes nötig sind, um diese von der experimentellen Avitaminosis zu heilen. Dasselbe gilt auch für die Beriberi; man muß dabei ebenfalls die entsprechende Dosis der Vitaminpräparate, nach dem Körpergewicht gerechnet, darreichen, um eine eklatante Wirkung zu erzielen. Wir geben also Beriberikranken mit 50—60 kg Körpergewicht 15—30 g Alkoholextrakt per os, in Wasser gelöst, täglich auf 3 mal verteilt. Es ist empfehlenswert, je 100 ccm dieser wässerigen Lösung noch 1 ccm Acid. hydrochlor. dil. hinzuzufügen. 50 g Alkoholextrakt sind als tägliche Dosis zu groß. Das Roh-Oryzanin wird in Wasser gelöst, mit kohlensaurem Natrium neutralisiert und 0,5—1,0 g subcutan oder intravenös einige Male täglich injiziert. Es kann in gleicher Menge auch per os gegeben werden, die Tagesdosis beträgt 2—3 g. Bei der Rekonvaleszenz geben wir in der Regel 10—15 g Alkoholextrakt per os.

Die älteren Autoren haben den Beriberikranken zu geringe Mengen Vitamin B gegeben; auch viele im Handel angebotene Injektionsmittel genügen bei der für Menschen angegebenen einmaligen Dosis kaum, um eine avitaminotische Taube zu retten. Es ist dann häufig besser für die Kranken, ein Hühnerei zu essen, als mit einer so kleinen Dosis injiziert zu werden. Die obengenannte Dosis von Irisawa, Tazawa und Mitarbeiter ist durchaus genügend, die von Fraser, Stanton und Leßlar ist nicht so groß, aber sie scheint doch wirksam zu sein, wenn sie täglich fortgesetzt gegeben wird.

Nach unseren Erfahrungen bleibt der Erfolg nach Zufuhr von Vitaminpräparaten bei gewöhnlichen Beriberifällen niemals aus, wenn sie nur in genügender Menge gegeben werden. Der deutliche Erfolg tritt aber meist nicht so rasch in Erscheinung, wie man es bei der Vitaminbehandlung der avitaminotischen Vögel zu sehen gewöhnt ist. Bei den ödematösen Kranken setzt die Diurese mit der entsprechenden Abnahme des Hydrops frühestens in 2 oder 3 Tagen, manchmal erst in einer Woche nach Beginn der Vitamintherapie ein. Die kardiovasculären Symptome gehen auch erst allmählich zurück, bis nach einer oder zwei Wochen die Herzaktion endlich ruhig wird. In bezug auf die motorische und sensible Störung tritt die Besserung nicht so eklatant auf, man kann aber meist nach ein paar Wochen der Vitamintherapie eine Wendung zur Besserung der Lähmung bemerken. Eine raschere Wirkung des Vitamin B ist oft bei Shôshin zu konstatieren. Dabei müssen meist gereinigte Vitaminpräparate, wie Roh-Oryzanin injiziert werden, da bei so drohendem Zustande eine möglichst frühe Einwirkung des Vitamins anzustreben ist und es zudem wegen des Erbrechens nur schwer per os gegeben werden kann. Solche Fälle, die früher als absolut ungünstig bezeichnet wurden, werden häufig durch unsere Behandlung gerettet. Wir verordnen subcutane oder intravenöse Injektion des Roh-Oryzanins in der Dosis

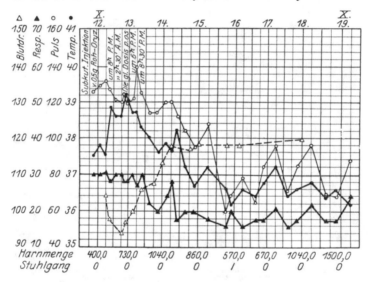

Abb. 34. Rascher Übergang des schweren Shôshinzustandes in Genesung durch Darreichen von Vitamin B.

von 0,5—1,0 g mehrmals täglich, so daß die gesamte Tagesmenge 2—3 g beträgt. Die Kranken fangen an im günstigen Falle schon innerhalb 24 Stunden sich leichter zu fühlen. Die kardiovasculären Störungen werden ebenfalls gebessert, Dyspnoë und Erbrechen gehen zurück; dann geben wir dasselbe Präparat in gleicher Dosis per os. Auffallenderweise beobachtet man oft plötzliches Eintreten einer starken Lähmung an der oberen und unteren Extremität, gleichzeitig mit der Besserung des Shôshinzustandes, als Folge der Vitamin-B-Darreichung. In Abb. 34 ist ein schwerer Shôshinfall angeführt, welcher durch Injektion und darauf folgende Einverleibung per os von Vitamin B rasch in Genesung überging. Dieses ist an den Kurven des Pulses, Blutdrucks und der Respiration in dieser Abbildung gut ersichtlich. Obwohl Vitamin B das Specificum gegen die Beriberi darstellt, gehen doch die Beschwerden der Beriberikranken nach der Anwendung desselben nicht so rasch spurlos zurück. Die Veränderungen der Gewebe und Organe durch Erkrankung an der Beriberi persistieren noch eine Zeitlang selbst bei Zufuhr genügender Mengen von Vitamin B. Beim Shôshin gehen die Kranken manchmal an der kardiovasculären Störung zugrunde, bevor noch das dargereichte Vitamin seine Wirkung zur Genüge entfalten konnte. Bei solchen Fällen ist es besonders wichtig, gleichzeitig geeignete Herzmittel anzuwenden.

Bettruhe ist eine sehr wichtige Maßregel, besonders gegen die Zirkulations-störung, wie das auch bei der Herzinsuffizienz anderen Ursprungs der Fall ist. Manchmal genügt absolute Ruhe allein, um die Zirkulation wieder zu bessern. Die meisten Herzmittel leisten gegen die Zirkulationsstörung bei Beriberi sehr wenig. Campher hat fast keinen Einfluß, Digitalis sowie die verschiedenen Digitalis-Präparate in größerer Dosis gegeben oder Strophantin intravenös injiziert scheinen etwas günstiger zu wirken. Man kann aber bei Shôshin nicht viel von solchen Mitteln erwarten. Auch mit Coffein und dem von Baelz empfohlenen Cocain kann man keine günstige Wirkung feststellen. Adrenalin bringt keinen Nutzen, sondern sehr oft paradoxe Reaktion bei subcutaner Injektion, so daß der Blutdruck und die Pulszahl der Kranken dadurch sinken. Eine starke

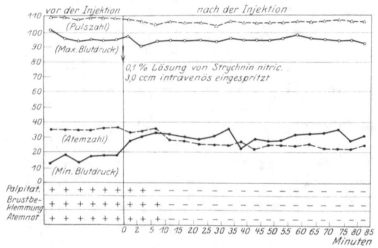

Abb. 35. Einfluß der intravenösen Injektion des Strychninum nitricum auf die Pulszahl, den maximalen und minimalen Blutdruck sowie die Atemfrequenz.

Adrenalinreaktion bietet ähnliche Erscheinungen seitens kardiovasculären Systems dar wie Shôshin. So darf man dieses Mittel nicht gegen die kardiovasculären Störungen der Beriberi anwenden. Die subcutane Injektion von Pituitrin oder Pituglandol steigert den minimalen und maximalen Blutdruck der Beriberi-kranken und scheint dadurch einen guten Einfluß auf die Zirkulation auszuüben. Es bewirkt aber auch zuweilen eine paradoxe Reaktion bei Beriberi wie das Adrenalin, d. h. eine Herabsetzung des Blutdrucks. Thyreoidin hat einen durch-aus schlechten Einfluß auf die Zirkulationsstörung bei Beriberi; die einmal beruhigte Herzaktion beschleunigt sich wieder bei Darreichung einer kleinen Dosis dieses Mittels. Als bestes Arzneimittel gegen die kardiovasculären Störungen hat sich uns das Strychnin erwiesen. Wenn man Strychninum nitricum 0,002—0,003 in Aqua destillata gelöst intravenös injiziert, so zeigt es sofort einen günstigen Einfluß. Der herabgesetzte minimale Blutdruck nimmt auffallend stark zu, während der maximale Blutdruck und die Pulszahl wenig beeinflußt werden. Bei Shôshin verlangsamt und vertieft sich die beschleunigte Atmung, die subjektiven Beschwerden wie Herzklopfen, Dyspnoe und Beklemmungs-gefühl der Brust nehmen rasch ab, und die Kranken fühlen sich erleichtert. In Abb. 35 wird ein Fall von schwerer Beriberi gezeigt, welchem Strychnin intravenös injiziert wurde. Wir injizieren bei Shôshin Strychninum nitricum intravenös in der angegebenen Dosis täglich zwei- oder dreimal neben der oben

beschriebenen Vitamin-B-Darreichung. Es kann auch Injektion von Digi-
folin, Digalen, Pangital, Strophantin usw. damit kombiniert werden.

Beim Shôshin ist der Nachtschlaf fast ausnahmslos wegen der obengenannten
Beschwerden gestört, die Kranken schlafen manchmal die ganze Nacht
hindurch fast gar nicht. M. Miura meinte, die Shôshinkranken könnten gerettet werden, wenn sie in der Nacht schliefen, darum verordnete er solchen
Patienten seinerzeit gern Chloralhydrat. Es ist ohne Zweifel ein Zeichen der
Erleichterung des Shôshinzustandes, wenn die Kranken gut schlafen und anderseits ist es sehr wichtig bei schweren kardiovasculären Störungen den Kranken
genügende Nachtruhe zu verschaffen, wie es auch bei anderen Herzinsuffizienzen
der Fall ist. So verordnen auch wir solchen Kranken abends verschiedene Schlafmittel, wie Veronal, Adalin, Dial usw. Wenn die Kranken durch Strychnin-
injektion von ihren Beschwerden etwas befreit und durch Schlafmittel zum
Schlaf gebracht werden, dann können sie durch die bald eintretende Wirkung
des Vitamin B genesen.

Eisbeutel auf der Herzgegend empfinden die Kranken als angenehm. Die
künstliche Atmung kann bei Lähmung der Atemmuskeln oder des Atemzentrums etwas helfen. Ich erinnere mich eines Schülers in einem Seminar-
Internat, welcher durch die 48 Stunden lang ununterbrochen von seinen zahlreichen Kameraden eifrig durchgeführte künstliche Atmung vom Tode infolge
der Atemlähmung im Shôshin gerettet wurde, da in der Zwischenzeit die Wirkung
des gleichzeitig einverleibten Vitamin B sich entfaltete. Lobelin scheint in
solchen Fällen einen guten Einfluß auf die Atmung zu haben. Sauerstoff-
inhalation macht die Atmung bei Shôshin ruhiger und vermindert die dabei
aufgetretene Cyanose. Sie muß bei Shôshin fortgesetzt gebraucht werden.
Die subcutane oder intravenöse Injektion von physiologischer Kochsalzlösung,
Ringerscher Flüssigkeit, einer isotonischen oder hypertonischen Traubenzucker-
lösung hat nicht nur keinen Erfolg, sondern verschlimmert manchmal die
kardiovasculäre Störung. Dagegen verschafft Aderlaß eine vorübergehende
Erleichterung. Man entzieht aus den Armvenen einige hundert ccm Blut.
Nach M. Miura entzieht man das Blut mittels Schröpfköpfen, gewöhnlich in
2—3 Sitzungen 100—250 ccm, oder setzt ungefähr 100 japanische Blutegel
an die Brust der Kranken. Wir ziehen die Blutegelmethode der Venaesektion
vor, da die erstere in so schwerem Zustand leichter ausführbar ist und die langsame
Blutentziehung durch Saugen der Blutegel besseren Einfluß zu haben scheint.

Das Ödem der Beriberikranken geht zurück nach Darreichung von Vitaminpräparaten. Vitamin B hat eigentlich keine diuretische Wirkung bei normalen
Tieren und Menschen, oder bei Kranken mit durch andere Ursachen hervor-
gerufenem Hydrops. Bei der Beriberi mit Wassersucht tritt deutliche Diurese
meist in 3—7 Tagen der Vitamin-B-Behandlung mit genügender Tagesdosis
ein. Diuretica, wie Liq. kali acetici, Diuretin, Theocin usw. haben sehr wenig
diuretische Wirkung bei Beriberi. Harnstoff zeigt auch eine nur schwache,
Novasurol eine relativ stärkere Wirkung. Durch das letztere vermehrt sich die
Harnmenge fast ausnahmslos, aber meist nicht ausgiebig. Bei Fällen mit stärkerem
Ödem ist es angenehm, passende Diuretica neben Vitamin B zu geben. Bei
solcher Kombination leisten auch Kaliumsalze und Theobrominpräparate gute
Dienste.

In älteren Zeiten waren namentlich zu Beginn der Krankheit Abführmittel sehr gerühmt, und zwar hauptsächlich die salinischen, wie Natrium oder
Magnesium sulfuricum, Karlsbader Salz in großen Gaben. Da die Kranken
besonders im Anfangsstadium über starke Verstopfung und manchmal gleichzeitig über Vollgefühl im Bauch klagen, so ist es sehr angenehm, durch
Abführmittel die Stuhlentleerung zu befördern. Manche Autoren lassen den

Gedanken jetzt noch nicht fallen, daß die Beriberi mit der Fäulnis im Darm, wohl durch Vitaminmangel in der Nahrung verursacht, in irgendeiner Beziehung stehe Ein solcher Gedanke führt auch zum Gebrauch der Abführmittel. Nach unserer Erfahrung hat das Abführen keinen besonders guten Einfluß auf die Beriberi; bei Stuhlverstopfung können jedoch verschiedene Abführmittel in nicht zu großer Dosis gebraucht werden, um den Stuhlgang zu regeln. Dabei sind nicht nur salinische, sondern auch pflanzliche Laxantien anzuwenden, Klistiere sind auch gut. Anderseits wäre es aber nicht richtig, solche Abführmittel in großen Dosen, die zu Diarrhöen führen, langdauernd zu verordnen. Denn darunter leidet dann allmählich der Ernährungszustand der Kranken, und die Heilung wird erschwert. Andere in älterer Zeit gegen die Beriberi gebrauchte Präparate, wie Natrium salicylicum, Pilocarpin, Antipyrin, Atoxyl, Chinin, Kreosot usw. haben keinen besonderen Einfluß auf deren Verlauf.

Gegen die Lähmung entfaltet das Vitamin B seine heilende Wirkung nicht so rasch, ja zuweilen sieht man die Parese der Extremitäten im Beginn der Vitaminbehandlung noch fortschreiten. Wenn die anderen Beschwerden der Beriberi aber durch Verordnung des Vitamin B erleichtert sind, dann werden die gelähmten Nerven und Muskeln auch in nicht langer Zeit allmählich wiederhergestellt. Eine leichte Hypästhesie und geringe Schwäche der Beine heilen in einigen Wochen oder ein paar Monaten aus, parallel mit der Besserung des allgemeinen Zustandes durch Vitamin B, und es ist nicht nötig, bei solchen Fällen eine besondere Behandlung gegen die Lähmung selbst anzuwenden. Die letztere ist aber nötig, wenn die Lähmungen stark ausgeprägt sind. Früher wurde Strychnin dafür von verschiedenen Seiten empfohlen. Wir konnten keine nennenswerte Wirkung desselben auf die Lähmungen konstatieren, wie es auch Scheube schon vor langen Jahren bemerkt hat.

Majekawa hat in unserer Klink über den Einfluß verschiedener Präparate aus den innersekretorischen Organen auf die Regeneration durchschnittener oder gequetschter Nerven eingehende Tierexperimente an Kaninchen angestellt. Wegen der Wichtigkeit der Ergebnisse mit Thyreoidin will ich über diese hier kurz referieren. Degenerationsprodukte des durch Quetschung gelähmten Nervus ischiadicus werden durch Einverleibung relativ größerer Dosen von Thyreoidin rascher als gewöhnlich abgebaut und weggeschafft, die Bildung der neuen Achsencylinder wird jedoch dadurch verzögert. Wenn aber die Tiere eine kleinere, d. h. eine passende Menge von Thyreoidin täglich bekommen, dann konstatiert man eine deutliche Beschleunigung der Regeneration der Nervenfasern. Als Merkmal der geeigneten Dosis scheint die Menge Thyreoidin zu gelten, welche das Körpergewicht der Tiere nicht reduziert. Jodothyrin zeigt eine schwächere Wirkung. Thyreoidin hat aber — wie erwähnt — einen ungünstigen Einfluß auf die kardiovasculären Symptome der Beriberi. Wir verwenden daher dieses Mittel nur in dem Stadium der Beriberi, wo die kardiovasculären Erscheinungen bereits ganz zurückgegangen und die starken Lähmungen allein zurückgeblieben sind. Die geeignete Dosis des Thyreoidins scheint bei der Beriberilähmung des Menschen 0,1—0,2 g pro die zu sein. Wird nun auch in diesem Stadium noch, selbst durch solche kleine Dosen eine Beschleunigung des Pulses und eine Steigerung der Herzaktion ausgelöst, dann setzt man die Thyreoidinmedikation aus. Man konstatiert eine günstige Wirkung dieses Mittels ausschließlich bei den veralteten starken Lähmungen. Jod kann auch gebraucht werden, da es die Funktion der Schilddrüse steigert und eine ähnliche Wirkung wie Thyreoidin entfalten dürfte. Majekawa konnte aber im Tierexperiment keinen sicheren Einfluß dieses Präparates auf die Nervenregeneration nachweisen.

Gegen die Lähmung kommen verschiedene physikalische Heilmethoden in Betracht. Die wichtigste darunter ist die Massage der gelähmten Körperteile mit der unter genügender Aufmerksamkeit ausgeübten passiven Bewegung der Glieder. Die letztere ist besonders wichtig bei den starken hartnäckigen Lähmungen, um dem Eintreten von Contracturen vorzubeugen. Wenn die Contractur des Fußes und auch der Zehen einmal da ist, dann müssen diese täglich mehrmals forciert dorsalwärts flektiert werden. Die Kranken klagen dabei über heftige, oft unerträgliche Schmerzen, und man hört zuweilen gleichzeitig ein knirschendes Geräusch, durch das Zerren der Muskelfasern hervorgerufen. Durch solche energische passive Bewegungen dehnen sich geschrumpfte Muskeln nach und nach, und die Contractur geht allmählich zurück.

Die aktiven Bewegungen der Glieder sind auch wichtig. Wenn die kardiovasculären Erscheinungen ausgeprägt sind, dann müssen die Kranken, wie erwähnt, sich ganz ruhig verhalten. Sind diese jedoch schon zurückgegangen, die Lähmungen etwas gebessert und die Kranken imstande aufzustehen, so lassen wir sie mehrmals täglich mit einer Krücke oder einem Stock, falls es nötig ist, stehen und gehen. Diese Steh- und Gehübungen helfen zugleich die Contractur der Füße und Zehen zu verhindern und schon eingetretene zu lösen. Die Kranken mit schwachen Beinen gehen mit gespreizten Füßen, um die Basis breit zu halten. Diejenigen, die Contracturen haben, gehen mit gespreizten, die Spitze nach außen gedrehten Füßen, um durch eine möglichst breite Fläche der Fußsohle ihren Körper zu stützen.

Warme Umschläge, besonders warme Bäder der Beine, evtl. der Arme, wirken zirkulationsfördernd und schmerzlindernd, auch gegen die Schmerzen, die durch passive Bewegungen usw. hervorgerufen werden. Es ist sehr zweckmäßig, den Patienten zuerst ein warmes Bad zu geben und die gelähmten Extremitäten erst dann massieren zu lassen.

Elektrisieren bringt auch mehr oder weniger Nutzen; sowohl der faradische wie der galvanische Strom werden angewandt. Reagieren die gelähmten Muskeln noch faradisch, so können beide Stromarten gebraucht werden. Bei der kompletten Entartungsreaktion jedoch muß der galvanische verwendet werden. Man beobachtet zuweilen einen guten Einfluß der Faradisation gegen die Hypästhesie.

Die Stauungstherapie zeigt eine nur wenig günstige Wirkung. Wir haben bei vielen Kranken mit starker Lähmung und Atrophie der unteren Extremitäten ein Bein mit einem Band so umschnürt, daß der Arterienstrom dadurch nicht, der Venenstrom dagegen etwas erschwert wurde. Das umschnürte Bein war nach einigen Tagen dicker als das andere frei gelassene. Es war jedoch daran keine Beförderung der Wiederherstellung der Funktion zu konstatieren. Ein ähnlicher Versuch wurde mit Massage angestellt, und es wurde dann beim massierten Bein eine raschere Besserung als beim nicht massierten festgestellt.

Zur Nachkur behufs Beseitigung von Residuen von Lähmungen stehen viele Badeorte in gutem Rufe. Es wurde überhaupt bei der Beriberi Ortswechsel früher viel empfohlen. Man meinte, Beriberikranke sollten sich von den Städten auf das Land zurückziehen. Solcher Ortswechsel bedeutete gleichzeitig Diätwechsel und zeigte oft einen günstigen Einfluß, weil die gröberen Nahrungsmittel auf dem Lande mehr Vitamin enthalten. Andere, z. B. bessere hygienische Verhältnisse auf dem Lande können wohl auch etwas dazu beitragen. Die körperliche Anstrengung beim Ortswechsel ist aber in den Fällen mit ausgeprägten kardiovasculären Störungen manchmal unheilvoll gewesen, indem die Kranken unterwegs oder sofort nach der Ankunft an Shôshin starben. Der Arzt muß das Reisen absolut verbieten, wenn die Beriberikranken mehr oder weniger ausgeprägte kardiovasculäre Erscheinungen zeigen.

Anhang.

## Säuglingsberiberi.

Diese zuerst von Hirota im Jahre 1888 beschriebene Krankheit entsteht bei Säuglingen, die durch beriberikranke Mütter gestillt werden, und bietet sehr ähnliche Erscheinungen wie die Beriberi der Erwachsenen dar. Die Krankheit tritt infolgedessen nur bei Säuglingen ein, die ausschließlich mit Muttermilch, hingegen niemals bei solchen, die durch Kuhmilch ernährt werden. Nicht alle durch beriberikranke Mütter gestillte Kinder erkranken an der Beriberi, sondern nur ein Teil davon. Dieses scheint von der Beschaffenheit der betreffenden Milch und der Disposition der Kinder abhängig zu sein. Es kommen auch Fälle vor, wo die Mutter nur ganz leichte, der Säugling dagegen schwere Krankheitserscheinungen zeigt. Ja, es wird oft angegeben, daß bei der Mutter keine Beriberisymptome nachweisbar waren, während das von ihr gestillte Kind doch von der Krankheit ergriffen wurde. Verfolgt man aber die Fälle weiter, so konstatiert man oft nachträgliche Entwicklung der Beriberi bei der Mutter im Verlaufe einiger Wochen. Dieser scheinbare Widerspruch muß dadurch erklärt werden, daß die Mütter sich wohl in der Beriberibereitschaft, d. h. im latenten Stadium befinden und insuffiziente Milch produzieren, anderseits aber die kleinen Säuglinge auf Vitamin-B-Mangel früher als die Erwachsenen reagieren. Es scheinen jedoch auch Fälle vorzukommen, bei welchen Beriberisymptome bei der Mutter während der ganzen Zeit nicht zu finden sind, obwohl die des Säuglings ausgeprägt sind.

Die Säuglingsberiberi tritt im Sommer und im Anfang Herbst am häufigsten auf, der Häufigkeit der Erkrankung der Erwachsenen entsprechend. Nach der Statistik aus der Kinderklinik der Kaiserlichen Universität zu Tokyo ist ihre Häufigkeit nach den Monaten wie folgt:

| Monat | Zahl der Beriberisäuglinge | Monat | Zahl der Beriberisäuglinge |
|---|---|---|---|
| Januar . . . | 3 | Juli . . . . | 71 |
| Februar . . | 0 | August . . . | 94 |
| März . . . | 5 | September . | 72 |
| April . . . . | 19 | Oktober . . | 55 |
| Mai . . . . | 47 | November . | 7 |
| Juni . . . . | 63 | Dezember . . | 7 |

Es ist schon von allen Autoren anerkannt, daß die Zahl der männlichen Beriberisäuglinge die der weiblichen weit übertrifft, wie es bei der Beriberi der Erwachsenen auch der Fall ist. Das Verhältnis der ersteren zu den letzteren beträgt nach der obengenannten Statistik 1,76 : 1,00. Was das Alter betrifft, so erkranken Brustkinder an dieser Krankheit meist zwischen dem zweiten bis vierten Lebensmonate, das Maximum fällt in den zweiten Lebensmonat und etwa ein Drittel aller Fälle erkranken zu dieser Zeit. Das jüngste war 30 Tage und das älteste 13 Monate alt.

In pathologisch-anatomischer Hinsicht weisen die verschiedenen Organe der Säuglinge die gleichen Alterationen bei der Erkrankung auf wie die der Erwachsenen, besonders sind Hypertrophie und Dilatation des rechten Ventrikels weit über die physiologische Grenze ausgeprägt, worauf M. Miura schon früher aufmerksam gemacht hat. Die Stauung in der Leber, Lunge und in den anderen Organen, die Degeneration der peripherischen Nerven und Muskeln werden ebenfalls nachgewiesen.

Die Symptome der Säuglingsberiberi sind denen der Erwachsenen fast gleich, jedoch mit auffallender quantitativer Verschiedenheit der einzelnen Symptome. Einige treten bei dieser häufiger und hochgradiger, andere seltener und geringfügiger auf. Die frühesten und wichtigen Symptome der Säuglingsberiberi sind Appetitmangel und Erbrechen. Das letztere, welches bei der Beriberi der Erwachsenen ausschließlich nur im Shôshinzustand vorkommt, wird bei Säuglingen sehr oft, und zwar nach Miyake in 44,3%, nach Matsuyama in 80% beobachtet. Die kleinen Kranken erbrechen täglich 3—4, selten 7—8 mal sofort nach der Milchaufnahme oder in der Zwischenzeit. Nach Ohta vermindert sich die Menge der Milch, welche die Kinder auf einmal trinken, sie beträgt nur 20—30 ccm bei schweren Fällen. Oft besteht Obstipation, gelegentlich aber auch Diarrhöe. Die Stimmung der Kinder wird schlechter, die Gesichtsfarbe blaß, die Urinmenge geringer. Puls und Atmung werden labil, frequent. Der Ernährungszustand der Kinder ist je nach dem Verlauf der Krankheit verschieden, man konstatiert bei akut verlaufenden Fällen fast keine Abmagerung, wohl aber bei langsam verlaufenden. Nach Ohta steht das Körpergewicht der Kinder nach der Erkrankung still oder zeigt eine leichte Abnahme.

Die schwersten und typischen Fälle zeigen starke kardiovasculäre Störungen, welche an den Shôshinzustand der Erwachsenen erinnern. Die Puls- und Respirationsfrequenz nimmt stark zu, die erstere kann über 140, die letztere über 40 betragen. Das Verhältnis der Puls- zur Atemzahl ist durchschnittlich 2,5:1,0, die Vermehrung der Atmung übertrifft also die der Pulsfrequenz [1]). Die Atmung wird oberflächlich, dyspnoisch und der Puls schwächer. Blässe der Haut ist ausgeprägt und an den Lippen, Ohren, Extremitätenenden usw. tritt deutliche Cyanose ein. Der kleine Patient schreit und stöhnt mit heiserer und aphonischer Stimme in kurzen Stößen, bewegt die Arme und Füße manchmal krampfhaft und zeigt kalten Schweiß im Gesicht. Er ist dabei fast apathisch, und hat vorübergehend Fieber.

Am Herzen tritt zuerst eine Akzentuation des zweiten Pulmonaltons ein, später wird die Vergrößerung der Herzdämpfung nach rechts deutlich und auch röntgenologisch nachweisbar. Gleichzeitig mit der Beschleunigung des Herzschlages auscultiert man unreinen systolischen Ton oder systolisches Geräusch an der Spitze. Die beiden Herzpausen zeigen dabei gleichlange Dauer und die beiden Töne bieten eine ähnliche Beschaffenheit dar. Der Arterienton, besonders der der Femoralis, ist oft hörbar. Die Leber ist geschwollen und derb, zuweilen ist leichte Schwellung der Milz nachweisbar. Das Ödem ist eines der häufigsten Symptome, wie bei der Beriberi der Erwachsenen; es kann auch ohne ausgeprägte kardiovasculäre Störung auftreten. Es zeigt sich meist in leichterem Grad an Tibiakante, Fußrücken und Gesicht; hochgradiges Ödem ist selten. Die Harnmenge vermindert sich besonders erheblich, wenn Ödem auftritt.

Einen auffälligen Unterschied zwischen der Säuglings- und Erwachsenenberiberi stellt die Lokalisation der Lähmungen dar. Sie befallen bei der ersteren mehr die von den Hirnnerven versorgten Gebiete, bei der letzteren dagegen eher die Extremitäten. Man bemerkt bei Säuglingen schon frühzeitig Ptosis und dadurch zustandegekommene Verengerung der Lidspalte. Die Heiserkeit, verursacht durch Recurrenslähmung, ist das häufigste Symptom der Säuglingsberiberi. Bei der schweren Lähmung wird der kleine Patient ganz aphonisch, man kann das Weinen solcher Säuglinge nur aus den Verzerrungen der Gesichtszüge vermuten. Es wurde auch retrobulbäre Neuritis des Opticus

---

[1]) Vgl. auch S. 415.

nachgewiesen. Die Lähmung der Extremitätenmuskeln ist im allgemeinen nicht deutlich, es scheint aber zuweilen leichte Parese der unteren Extremitäten vorzukommen. Der Kniereflex, welcher bei der Beriberi der Erwachsenen, wenn die Krankheit einen gewissen Grad erreicht, fast ausnahmslos erlischt und ein wichtiges diagnostisches Merkmal darstellt, zeigt bei der Säuglings-beriberi zumeist keine Veränderung. Nach der Statistik von Matsuyama ist der Kniereflex in $25,9\%$ gesteigert, in $74,1\%$ normal oder schwach. Okubo hat in 3 unter 27 Fällen das Erlöschen des Kniereflexes konstatiert. Dies kommt in Fällen mit protrahiertem Verlauf vor. Schwellung des Wadenmuskels wird nicht nachgewiesen.

Die Prognose der Säuglingsberiberi ist meist gut, wenn man frühzeitig die insuffiziente Muttermilch mit der Milch einer gesunden Amme oder mit Kuh-milch vertauscht oder den kranken Kindern Vitamin-B-Präparate gibt. Treten schwere kardiovasculäre Störungen, d. h. der Shôshinzustand ein, dann gehen die Kinder in kurzer Zeit, manchmal innerhalb 24 Stunden zugrunde. Unter 140 in die Kinderklinik der Kaiserlichen Universität zu Tokyo aufgenommenen Fällen endeten 25, d. h. $17,8\%$ in diesem Zustand mit dem Tode.

Über die Ursache der Säuglingsberiberi bestanden früher verschiedene Vermutungen. Viele Autoren strebten vergebens danach, irgendein Toxin in der Muttermilch aufzufinden. Interessant ist der Versuch von Andrews; er hat die Milch der Beriberimutter jungen Hunden verabreicht, und stellte bei ihnen Auftreten von Lähmungen fest. Wir haben mehrfach durch Fütterungs-versuche an Mäusen und Ratten den Vitamin-B-Gehalt der normalen und der Beriberimilch miteinander verglichen. Es gelang uns aber nicht, eine Ver-minderung des Vitamin B in der Beriberimilch sicher nachzuweisen, da der Vitamin-B-Gehalt der Milch normalerweise schon gering ist und dieser je nach dem Zustand der Beriberikranken sich verändern kann. Die Beriberi der Er-wachsenen und der Säuglinge scheinen einen identischen Krankheitszustand dar-zustellen, wie dies auch aus den gleichen Krankheitserscheinungen und aus dem häufigen Zusammenhang der Erkrankung bei Mutter und Säugling zu schließen ist. Da als die Hauptursache der Erwachsenenberiberi der Mangel an Vitamin B in der Nahrung angenommen wird, so muß der Säuglingsberiberi dieselbe Ursache zugrunde liegen. Dabei ist es sehr leicht verständlich, daß die Beriberimutter eine Vitamin-B-arme Milch erzeugt. Andererseits wurde der heilende Einfluß des Vitamin B auch auf die Säuglingsberiberi von vielen Pädiatern festgestellt.

Früher haben Ärzte und Laien zur Verhütung der Beriberi die Säuglinge künstlich ernährt, wenn die Mütter an dieser Krankheit litten. Dies ist indessen nicht notwendig; die erkrankten Mütter müssen nur genügend behandelt und möglichst rasch geheilt werden. Neuerdings wird von vielen Seiten empfohlen, die Ernährung mit Muttermilch und die künstliche Ernährung zu kom-binieren, und zwar bekommen die Säuglinge ein- oder zweimal täglich andere Nahrung, sonst aber Muttermilch. Wenn nun aber der Säugling an schwerer Beriberi bereits erkrankt ist, und die kardiovasculären Störungen bedrohlich werden, dann muß man freilich das Kind sofort abstillen und mit Ammen-milch oder anderer Kindernahrung ernähren. Vitamin B ist auch bei der Säug-lingsberiberi wirksam. Man gibt die Präparate per os oder subcutan bzw. intra-muskulär. Die Krankheit kann so in Heilung übergehen, auch dann, wenn die kleinen Patienten fortgesetzt und ausschließlich mit der Milch der kranken Mutter ernährt werden. Die Besserung des Zustandes erfolgt dabei merkwürdiger-weise oft nicht sehr prompt. Daher scheint es wahrscheinlich, daß die Beriberi-milch nicht nur an Vitamin B insuffizient ist, sondern auch noch irgendwelche andere ungünstige Wirkung auszuüben vermag. So ist es immer noch die sicherste Behandlungsweise, besonders bei den schweren Fällen, die Muttermilch total oder partiell durch eine andere Milch zu ersetzen. Außerdem werden bei schweren kardiovasculären Störungen verschiedene Herzmittel, wie Digitalispräparate, angewandt.

## Literatur.

Albert, Jose: Treatment of infantile beriberi with the extrakt of tikitiki. Philippine journ. of science Vol. 10, p. 81. 1915. — Aoyagi, T.: Beiträge zur pathologischen Anatomie des Nervensystems und der Muskeln der Beriberi. Mitt. a. d. med. Fak. d. Kais. Jap. Univ. zu Tokyo. Bd. 9, Nr. 1, S. 61. 1909. — Baelz, E.: Über die in Japan vorkommenden Infektionskrankheiten. Mitt. d. dtsch. Ges. f. Natur- u. Völkerkunde Ostasiens 1882. H. 27, S. 295. — Derselbe: Über das Verhältnis der multiplen Neuritis zu Beriberi. Zeitschr. f. klin. Med. Bd. 4, S. 616. 1882. — Derselbe: Therapie von Beriberi. Handb. d. spez. Therapie von Penzoldt und Stintzing 1903. — Derselbe und K. Miura: Beriberi. Menses Handb. d. Tropenkrankh. Bd. 3, S. 508. 2. Aufl. — Braddon: The cause and prevention of beriberi. London 1907. — Caspari und Moszkowski: Weiteres zur Beriberifrage. Berlin. klin. Wochenschr. 1913. Nr. 50, S. 1515 und Dtsch. med. Wochenschr. 1913. Nr. 39, S. 1479 u. 1529. — Castellani and Chalmers: Manual of tropical medicin. 3. ed. — Chamberlain, Weston P.: Prevention of beriberi among „Philippine scouts" by means of modification in the diet. Journ. of the Americ. med. assoc. Vol. 64, p. 1215. 1913. — Derselbe, H. D. Blomberg and E. D. Kilbourne: A study on the influence of rice diet and of inanition in the production of multiple neuritis of fowls and the bearing thereof on the etiology of Beriberi. Philippine journ. of science Tom. 6, Nr. 3, p. 178. 1911. — Derselbe and E. Vedder: A contribution to the etiology of Beriberi. Philippine journ. of science Vol. 6, Nr. 3, p. 251. 1911. — Dieselben: A second contribution to the etiology of Beriberi. Philippine journ. of science Sect. B. Philippine journ. of trop. med. Vol. 6, p. 395. 1911. — Dieselben and A. William: A third contribution to the etiology of Beriberi. Philippine journ. of science Sect. B. Philippine journ. of trop. med. Vol. 7, Nr. 1, p. 39. 1912. — Cooper, E. A. and C. Funk: Experiments on the causation of beriberi. Lancet Vol. 181, p. 1266. 1911. — Dürck, H.: Untersuchungen über die pathologische Anatomie der Beriberi. Jena 1908. — Durham, H. E.: Notes on Beriberi in the Malay Peninsula and in Christmas-Island. Journ. of hyg. Vol. 6. Januar 1904. — Eijkman: Eine beriberiähnliche Krankheit der Hühner. Virchows Arch. f. pathol. Anat. u. Physiol. Bd. 148, S. 523. 1897. — Ellis: A contribution to the pathology of beriberi. Lancet 1898. p. 985. — Derselbe: The etiology of beriberi. Brit. med. journ. 1903. p. 1268. — Ellis, W. G.: Uncured rice as a cause of Beriberi. Brit. med. journ. 1909. Nr. 2544, p. 935. — Far Eastern Association of Tropical Medicine. Abstract of the Transaction of the second biennial Congress held in Hongkong 1912. Journ. of trop. med. a. hyg. Vol. 15, p. 309. (Discussion on Beriberi). — Fenton: Etiology of Beriberi. Brit. med. journ. Vol. 6, Nr. 14, p. 2737. 1913. — Fletcher, W.: Rice and Beriberi. Lancet June 29 1907. Nr. 4374, p. 1776. — Derselbe: Rice and Beriberi. Journ. of trop. med. a. hyg. Vol. 12, Nr. 9, p. 127. 1909. — Fraser and Stanton: Collected papers on beriberi. London 1924. — Fukui: On the epigastric pulsation. Acta scholae med. univ. imp. Kioto. Vol. 7, fasc. 1. 1924. — Funk: Die Vitamine, ihre Bedeutung für die Physiologie und Pathologie. 2. Aufl. München und Wiesbaden 1922. — Gauducheau, A.: Le béribéri dans le sud de la Chine. Bull. de la soc. de pathol. exot. Tome 3, p. 544. 1910. — Glogner, M.: Ein weiterer Beitrag zur Ätiologie der multiplen Neuritis in den Tropen. Virchows Arch. f. pathol. Anat. u. Physiol. Bd. 141, p. 401. 1895. — Derselbe: Die Ätiologie der Beriberi und die Stellung dieser Krankheit im nosologischen System. Leipzig 1910. — Grijns, G.: Über Ernährungsneuritis. Arch. f. Hyg. Bd. 62, S. 128. 1907. — Heiser, V. G.: Practical experiences with Beriberi and unpolished Rice in the Philippines. Journ. of the Americ. med. assoc. Vol. 56, Nr. 17, p. 1237. 1911. — Herzog, M.: On beriberi in the Japanese Army during the late war etc. Philippine journ. of science Vol. 1, Nr. 2, p. 169. 1913. — Highet, H. Campbell: Studies on Beriberi and its prevention in Siam: beeing a report upon certain investigations on Beriberi carried out in Siam by the Medical Officers of the Health Department of the Ministry of Local Government. (Amtlicher Bericht.) 1913. — Hirota, Z.: Über die durch die Milch der an Kakke leidenden Frauen verursachte Krankheit der Säuglinge. Zentralbl. f. inn. Med. 1898. S. 385. — Derselbe: Noch einmal zur Kakke der Säuglinge. Zentralbl. f. inn Med. 1900. S. 273. — Honda: Über die pathologisch-histologischen Befunde des Nervensystems usw. Mitt. a. d. med. Fak. d. Kais. Univ. Tokio. Bd. 11, H. 3, S. 319. 1914. — Hopkins, F. G.: Diseases due to deficiencies in diet. Lancet Nov. 8, 1913. — Hulshoff-Pol: Katjang-idjio, un nouveau médicament contre le béribéri. Janus 1902. — Derselbe: Beriberiforschungen in den niederländisch-ostindischen Kolonien usw. Arch. f. Schiffs- u. Tropenhyg. Bd. 14, Beiheft 3. 1910. —

Jeanselme, E.: Le béribéri. Paris 1906. — Kanasugi, E.: Die Kehlkopfstörungen bei Beriberi. Berlin. klin. Wochenschr. 1908. Nr. 23. — Kato, S. and S. Yamada: Arythmia with beriberi. Mitt. a. d. med. Fak. d. kais. Univ. Tokio Vol. 19, p. 229. 1918. — Kitamura und Shimazono: Über das Verhalten des Magensaftes bei Beriberi. Internat. Beitr. z. Physiol. u. Pathol. d. Ernährungsstörung Bd. 4, S. 30. 1912. — Königer: Über epidemisches Auftreten von Beriberi in Manila 1882/83. Dtsch. Arch. f. klin. Med. Bd. 34. 1884. — Küstermann: Zur Pathologie der Beriberi. Münch. med. Wochenschr. 1896. S. 436. — Langen: The significance of the lipoidmetabolism in beriberi. Transact. of the fourth Congress of the far eastern assoc. of trop. med. 1921. — Little: Beriberi caused by white flour. Journ. of the Americ. med. assoc. Vol. 58, p. 2029. 1912. — Luce: Ist Beriberi eine Infektionskrankheit? Arch. f. Schiffs- u. Tropenhyg. Bd. 6, S. 251. 1902. — Mc Carrison: Studies in deficiency disease. London 1921. — Manson: Tropical diseases. 6. edit. London 1917. — Derselbe: The prophylaxis and treatment of beriberi. Brit. med. journ. 1902. p. 830. — Matsuoka: On the pathologic anatomy of the lungs in beriberi. Journ. of pathol. a. bacteriol Vol. 20, p. 191. 1915. — Maurer: Polyneuritis gall. und Beriberi. Arch. f. Schiffs- u. Tropenhyg. 1909. S. 233. — Megaw: The beriberi problem. Transact. of the fifth Congress of the far eastern assoc. of trop. med. 1923. — Miura, K.: Erfahrungen über Beriberi im japanisch-russischen Kriege. Arch. f. Schiffs- u. Tropenhyg. Bd. 10, S. 646. 1906. — Derselbe: Ein Fall von Rekurrenslähmung bei Beriberi mit anatomischem Befunde. Dtsch. med. Wochenschr. 1909. Nr. 30, S. 1311. — Derselbe: Beriberi oder Kakke. Ergebn. d. inn. Med. u. Kinderheilk. Bd. 4, S. 280. 1909. — Derselbe: Beriberi. Supplem. zu Nothnagels Spez. Pathol. u. Therapie 1913. — Miura, M.: Pathologie der Kakke. Virchows Arch. f. pathol. Anat. u. Physiol. Bd. 111, S. 361; Bd. 114, S. 341; Bd. 115, S. 355. 1888. — Derselbe: Zur Pathologie der Kakke. Ebenda Bd. 117, S. 159. 1889. — Derselbe: Nachträge zur Pathologie der Kakke. Ebenda Bd. 123, H. 2. 1891. — Derselbe: Die Blutentziehung bei schweren Kakkepatienten. Ebenda Bd. 124, S. 382. 1891. — Moszkowski: Meine Erfahrungen über die Prophylaxie der Beriberi in Holländisch-Neuguinea. Arch. f. Schiffs- u. Tropenhyg. Bd. 15, S. 653. 1911. — Nagayo, M.: Referat über Beriberi oder Kakke. Separatabdruck aus d. Verhandl. d. japanischen pathol. Ges. 2. Tagung 1912. — Nocht, B.: Realenzyklopädie der gesamten Heilkunde. Beriberi. 4. Aufl. — Derselbe: Über Tropenkrankheiten. Zeitschr. f. ärztl. Fortbild. 1904. Jg. 1, Nr. 21. — Derselbe: Über Segelschiff-Beriberi. Festschr. zum 60. Geburtstage von R. Koch. Jena 1906. S. 203. — Derselbe: Verhandlungen der Deutschen tropenmedizinischen Gesellschaft. 1. Tagung. Arch. f. Schiffs- u. Tropenhyg. 1908, Beiheft 5, S. 15. — Derselbe: Artikel Beriberi in Eulenburgs Realenzyklopädie. 4. Aufl. Bd. 11, S. 429. 1903. — Derselbe: Über den gegenwärtigen Stand der Beriberifrage. Arch. f. Schiffs- u. Tropenkrankh. Bd. 12, Beiheft 5. 1908. — Derselbe: Beriberi. Verhandl. d. internat. Kongr. d. Med. London. Sect. XXI. 1913. — Norman, C.: On beriberi occuring in the temperate climates. Brit. med. journ. Vol. 9, Nr. 24, p. 872. 1898. — Derselbe: The etiology of beriberi. Ebenda Vol. 9, Nr. p. 686. 1899. — Ogata, M.: Untersuchungen über die Ätiologie der Kakke. Ärztl. Intelligenzblatt 1885. Nr. 47, S. 667. 1899. — Okada and Kabeshima: On the basal metabolism in vitamine by starvation and beriberi. Japan med. world Vol. 3, Nr. 5. 1923. — Ogata, Kawakita, Suzuki kaj Kagosima: Pri la rizmalsano de birdoj (dua raporto). Mitt. a. d. med. Fak. d. kais. Univ. Tokio Bd. 32, H. 3. S. 431. 1925. — Pagniez et Vallery-Radot: Béribéri. Ann. de méd. Tom. 4, p. 45. 1917. — Pekelharing und Winkler: Mitteilungen über die Beriberi. Dtsch. med. Wochenschr. 1887. Nr. 39. — Dieselben: Recherches sur la nature et la cause du béribéri et sur les moyens de la combattre. Utrecht 1888. — Riddell, J. D., Chas. H. Smith and P. G. Igravidez: Beriberi at U. S. army base hospital San Juan, Porto Rico. Journ. of the Americ. med. assoc. Vol. 72, p. 569. 1919. — Rodenwald: Pathologisch-anatomische Verhältnisse des Nervensystems bei Beriberi. Münch. med. Wochenschr. Nr. 23. 1908. — Rumpf und Luce: Zur Klinik und pathologischen Anatomie der Beriberikrankheit. Dtsch. Zeitschr. f. Nervenheilk. Bd. 18. 1900. — Sakai und Hiramatsu: Über die vasoconstrictorische Wirkung des Serums von Kakkekranken auf die überlebenden Froschgefäße. Mitt. a. d. med. Fak. d. kais. Univ. Tokio. Bd. 13, H. 1. 1914. — Saleeby, N. M.: Treatment of human beriberi with autolysed yeast extract. Philippine journ. of science Vol. 14, p. 11. 1919. — Saneyoshi, Y.: On kakke. 13. internat. congr. held in Paris. August 1900. — Schaumann: Die Ätiologie der Beriberi unter Berücksichtigung des gesamten Phosphorstoffwechsels. Beihefte z. Arch. f. Schiffs- u. Tropenhyg. Bd. 15, S. 5. 1911. — Derselbe: Beriberi und Nukleinphosphor in der Nahrung. Arch. f. Schiffs- u. Tropenhyg. Bd. 12, Beiheft 5, S. 37. 1908. — Derselbe: Weitere Beiträge zur Ätiologie der Beriberi. Arch. f. Schiffs- und Tropenhyg. Bd. 13, Beiheft 6, S. 82. 1909. — Derselbe: Zu dem Problem der Beriberiätiologie. II. Arch. f. Schiffs- u. Tropenhyg. Juli 1913. — Scheube: Die Krankheiten der warmen Länder. 4. Aufl. 1910. — Derselbe: Die japanische Kakke.

Dtsch. Arch. f. klin. Med. Bd. 31, S. 141. 1882; Bd. 32, S. 83. 1883. — Derselbe: Die Beriberikrankheit. Jena 1894. — Derselbe: Beiträge zur Geschichte der Kakke. Mitt. d. dtsch. Ges. f. Natur- u. Völkerk. Ostasiens 1881. H. 24. — Derselbe: Beriberi. Geneesk. tijdschr. v. Nederlandsch Ind. Vol. 22, H. 3. 1882. — Derselbe: Weitere Beiträge zur pathologischen Anatomie und Histologie der Beriberi. Virchows Arch. f. pathol. Anat. u. Physiol. Bd. 95. 1883. — Schilling: Beriberi in Handb. d. inn. Med. von v. Bergmann und Staehelin Bd. 1, 2. Teil, S. 1393, 2. Aufl. 1925. — Schneider: Beriberi. Geneesk. tijdschr. v. Nederlandsch Ind. Vol. 23, 4. Aufl. 1883. — Schubert, M.: Beriberi und Skorbut. Dtsch. Arch. f. klin. Med. Bd. 86, S. 79. 1906. — Schueffner, W.: Ist Beriberi eine in Europa endemische Krankheit? Münch med. Wochenschr. 1913. Nr. 12. S. 642. — Derselbe: Über den Einfluß der Behandlung des Reises auf die Beriberi usw. Beihefte zum Arch. f. Schiffs- und Tropenhyg. Bd. 16, Beiheft 7. 1912. — Shibayama, Miyamoto und Tsuzuki: Beobachtungen der Beriberi auf der Studienreise nach Holländisch-Ostindien. Tokio 1909. — Shiga: Ein epidemieartiger Kakke-(Beriberi-)Ausbruch in einem Gefängnis in Korea. Arch. f. Schiffs- u. Tropenhyg. Bd. 16, S. 522. 1912. — Derselbe und Kusama: Über die kakke-(beriberi-)ähnliche Krankheit der Tiere (Studien über das Wesen der Kakke). Beiheft 3 zum Arch. f. Schiffs-u. Tropenhyg. Bd. 15, S. 5. 1911. — Shimazono: Über adrenalinähnliche Substanz im Blutserum von Beriberikranken. Dtsch. med. Wochenschr. 1910. Nr. 7. — Derselbe: Über die Veränderungen des Rückenmarkes und der Medulla oblongata bei Beriberi. Mitt. a. d. med. Fak. d. kais. Univ. Tokio Bd. 9, H. 2. 1910. — Shinoda: Experimentelle Untersuchungen über die Beziehungen der Avitaminose bei Hunden und Vögeln zur Menschenberiberi. Zeitschr. f. d. ges. exp. Med. Bd. 40, S. 274. 1924. — Derselbe: Sog. vitaminfreie Ernährung bei gesunden Menschen usw. Zeitschr. f. klin. Med. Bd. 100, S. 151. 1924. — Simon: Beriberi infolge von einseitiger Ernährung mit Kassada (Maniok). Aus dem Gesundheitsbericht Palime 19. Febr. 1913. — Simpson, K.: A note on the environmental factor in the causation of beriberi. Lancet Bd. 127, S. 1027. 1919. — Sprawson, C. A.: Beriberi in Mesopotamian force. Quart. journ. of med. Vol. 13, p. 337. 1920. — Stanton: The control of beriberi in the far east. 5. Congr. of the far eastern assoc. of trop. med. Singapore Sept. 1923. — Strong, Richard P. and B. C. Crowell: The etiology of beriberi. Philippine journ. of science Vol. 7. p. 271. 1912. — Takasu, K.: Über das Blut der an Kakke leidenden Säuglinge und Erwachsenen. Arch. f. Kinderheilk. Bd. 40. 1912. — Tazawa: Experimentelle Polyneuritis, besonders bei Vögeln, im Vergleich zur Beriberi des Menschen. Zeitschr. f. exp. Pathol. u. Therapie Bd. 17, S. 1. 1914. — Derselbe: Segelschiff-Beriberi und Beriberi unter Berücksichtigung der sog. „Avitaminose". Schweiz. Rundschau f. Med. 1916. Nr. 9. — Travers, E. A. O.: The theory of the causation of beriberi etc. Journ. of the trop. med. a. hyg. Vol. 5, p. 231. 1902. — Tsunoda: Über die Veränderungen des Nervensystems bei der Kakkekrankheit in Japan. Zentralbl. f. allg. Pathol. u. pathol. Anat. Bd. 20, S. 337. 1909. — Uchermann: Ist Beriberi ein einheitliches Krankheitsbild? Zentralbl. f. inn. Med. Bd. 25, Nr. 24, S. 617. 1904. — Vorderman, A. G.: Onderzock naar het verband tusschen de aardd., Rijstroeding in de Gevangenissen of Java. Batavia 1897. — Walshe, F. M. R.: "Food deficiency" or „Vitamine" theory in its application to infantile beriberi. Brit. journ. of childr. dis. Vol. 15, p. 258. 1918. — Wernich, A.: Klinische Untersuchungen über die japanische Varietät der Beriberikrankheit. Virchows Arch. f. pathol. Anat. u. Physiol. Bd. 71, S. 290. 1877. — Derselbe: Über die Beziehungen zwischen perniziöser Anämie und Beriberikrankheit. Dtsch. Arch. f. klin. Med. Bd. 21, S. 168. 1878. — Willcox, W. H.: Beriberi with special reference to prophylaxis and treatment. Lancet Vol. 190, p. 553. 1916. — Derselbe: Treatment and management of diseases due to deficiency of diet: scurvy and beriberi. Brit. med. journ. Vol. 1, p. 73. 1920. — Wright, Hamilton: An inquiry into the etiology and pathology of beriberi. Studies from the institute for med. research, Federated Malay States. May 1902. — Derselbe: Changes in the neuronal centres in beriberic neuritis. Brit. med. journ. 1901. p. 1610. — Wydooghe: Beriberi dans la valée de la Lukuga. Bull. de la soc. de pathol exot. Tom. 11, p. 239. 1918. — Yamagiwa, K.: Beiträge zur Kenntnis der Kakke (Beriberi). Virchows Arch. f. pathol. Anat. u. Physiol. Bd. 156, S. 451. 1889. — Derselbe: Über das Wesen der Kakke. Separatdruck aus der Salkowski-Festschrift 1889. — Yoshikawa, Yano and Nemoto: Studies of the blood in beriberi. Arch. internat. of med. Vol. 20, p. 103. 1917.

# Über Segelschiffberiberi.

Von

## B. Nocht-Hamburg.

### Begriffsbestimmung. Vorkommen. Geschichte.

Als Segelschiffberiberi bezeichnen wir eine der Beriberigruppe angehörige
Krankheitsform, die zuerst durch ihr Vorkommen auf Segelschiffen, und zwar
auf solchen mit nicht ostasiatischer, sondern europäischer oder anderweitiger
Bemannung, bei der sonst Beriberi gar nicht oder nur sehr selten beobachtet
wird, die Aufmerksamkeit erregte. Die Krankheit ist aber in ihrem Vorkommen
nicht auf Segelschiffe beschränkt. Es empfiehlt sich, ihr auch die an Land
vorkommenden Beriberiformen mit ähnlichem klinischen und epidemiologischen
Charakter und entsprechender Ätiologie zuzurechnen. Die Krankheit ist anscheinend schon in älterer Zeit bekannt gewesen und auch beschrieben worden,
so z. B. als „bleicher Skorbut", „Marineasthma" und ähnliches. Besondere
Aufmerksamkeit erregte sie aber erst in den 90er Jahren des vorigen Jahrhunderts durch ihr häufigeres Auftreten auf Segelschiffen. Besonders waren es,
der Häufigkeit der Krankheit nach geordnet, norwegische, deutsche und englische
Segelschiffe, auf denen sie sich zeigte.

Auf dem Lande sind u. a. wohl die beriberiartigen Erkrankungen der gefangenen Buren auf St. Helena, die Erkrankungen der Eingeborenen in Rhodesia,
die von Dansauer und von Fischer beschriebenen Beriberiausbrüche bei
Eingeborenen in Deutschsüdwestafrika, ferner die unter der Fischerbevölkerung
Neufundlands beobachteten Fälle und endlich Erkrankungen unter den britischen
— nicht indischen — Truppen in Mesopotamien und den Dardanellen im Welt-
kriege dieser Form zuzurechnen. Auch viele Fälle der in Brasilien beobachteten
Beriberiform, z. B. die beim Bau der Madeira-Mamoré-Bahn beobachteten
Ausbrüche, dürften hierher gehören. Endlich gewisse Erkrankungen auf Polarexpeditionen, so auf der schwedischen und der deutschen Südpolarexpedition,
die teils mit Skorbut verbunden waren, teils allein mit Beriberisymptomen
verliefen.

Das gehäufte Auftreten der Krankheit auf Segelschiffen war nur von kurzer
Dauer. Seit etwa 1914 sind kaum noch Fälle davon auf Segelschiffen bekannt
geworden.

Der Hauptgrund dafür liegt wohl in dem starken Zurückgehen der Segel-
schiffahrt überhaupt. Bei uns hörte ja im Kriege die ganze Handelsschiffahrt
auf und nach dem Kriege mußten wir den größten Teil auch unserer Segelschiff-
flotte abgeben, so daß wir jetzt nur noch etwa 17 gegen 302 Segelschiffe vor
dem Kriege besitzen. Aber auch die Zahl der norwegischen und englischen
Segelschiffe und die Zahl der von ihnen ausgeführten Reisen ist ganz erheblich
zurückgegangen. Dagegen sind nach einer Mitteilung von Axel Holst Fälle
der Krankheit unter den Norwegern, welche auf den Inseln New Georgia und

New Shetland im südlichen Eismeer stationiert sind, nicht selten. Auch kommen hin und wieder Fälle unter den norwegischen Walfängern an der Westküste Afrikas vor.

## Verlauf und Symptome.

Die Krankheit trat an Bord wie an Land nur selten in Einzelfällen, meist in mehr oder weniger gehäufter Zahl auf. Auf Segelschiffen, ganz unabhängig von Klima und vom Reiseweg, in kalten Gegenden wie in den Tropen, aber immer erst dann, wenn die Schiffe lange Seereisen mit ausschließlicher oder vorwiegender Beköstigung mit Dauerproviant hinter sich hatten. So sind auf deutschen Schiffen die häufigsten Ausbrüche in der Fahrt zwischen deutschen Häfen und der Westküste Amerikas (um das Kap Horn) beobachtet worden, und zwar ausschließlich auf der Rückreise, nachdem die Schiffe 5, 8 Monate und länger auf der Reise gewesen waren und nur selten und während der mehrere Monate dauernden Rückreise gar keinen frischen Proviant eingenommen hatten. Dabei waren die Erkrankungen durchaus nicht immer auf die Mannschaften beschränkt, vielmehr wurden der Kapitän, die Steuerleute und oft der Koch, häufig früher und schwerer ergriffen als die Mannschaften. Oft war die ganze Schiffsbesatzung erkrankt.

Ärztlich beobachtet ist im allgemeinen nur die Rekonvaleszenz und das Endstadium der an Bord vorgekommenen Erkrankungen, da ja Segelschiffe niemals Schiffsärzte auf ihren Reisen an Bord haben. Im Endhafen oder in einem angelaufenen Zwischenhafen (Nothafen) kamen keine neuen Fälle mehr vor, der Arzt sah nur noch die schnelle Rekonvaleszenz der noch nicht zu weit vorgeschrittenen Fälle und das Endstadium der verlorenen Fälle. Nach der Beschreibung der Kranken, der in den seeamtlichen Verhandlungen vernommenen Kapitäne usw. und nach sonstigen Äußerungen beginnt die Krankheit, die nie akut verläuft, sondern Wochen und Monate zu ihrer Entwicklung braucht, mit Appetitlosigkeit, Brechreiz, hartnäckiger Verstopfung und dem Gefühle allgemeiner Mattigkeit. Oft wird von dem Auftreten eines Bläschenausschlages im Munde berichtet. Hierzu gesellen sich bald Anschwellungen um die Fußknöchel, die nach oben langsam, aber stetig in der Folge zunehmen und schließlich den Unterleib und die Brust erreichen. Dabei Gefühl von Ameisenkribbeln und leichter Taubheit (Papiersohlengefühl) in den Füßen. Zunehmende Kurzatmigkeit und Herzklopfen. Die Kranken bewegen sich ausnahmslos mit den geschwollenen Beinen noch wochenlang umher; bettlägerig werden sie erst durch die zunehmende Schwellung und die damit verbundene Kurzluftigkeit. Der Tod erfolgt unter den Erscheinungen der Herzschwäche; oft treten gegen das Ende noch einmal starke Magenbeschwerden, Schmerzen, Erbrechen, selbst Blutbrechen auf. Fieber scheint sich nur als Komplikation zu zeigen (dann meist Malariafieber). In sehr vielen Fällen ist die Krankheit mit Hemeralopie verbunden.

Solange sich die Schiffe in See befanden und kein frischer Proviant gegessen wurde, zeigte die Krankheit bei keinem der Befallenen irgendeine Neigung zum Heilen; die Erscheinungen wurden im Gegenteil von Tag zu Tag ernster, und je länger die Reise dauerte, desto mehr Leute wurden von der Krankheit ergriffen. Erst wenn die Schiffe einen Hafen anliefen oder in See von einem vorüberfahrenden Dampfer, was mehrfach berichtet wird, frischen Proviant namentlich frisches Gemüse erhalten hatten, änderte sich das Bild. Todesfälle kamen nur noch in der ersten Zeit danach bei den ganz schweren Fällen vor, die übrigen Kranken erholten sich in der nächsten Zeit schnell und vollständig. In der Tat fanden auch die Ärzte in den Häfen bei den meisten dieser Kranken nach wenigen Tagen nur noch Spuren von Knöchelödem und vielleicht noch

Andeutung von Hemeralopie, keine Herzerscheinungen mehr, keine neuritischen Symptome. Es gab aber auch Ausnahmen. Im Institut für Schiffs- und Tropenkrankheiten sind in der Zeit von 1900—1911 einige 30 Fälle der Krankheit behandelt worden. Der Befund war bei diesen noch mit ausgesprochenen Krankheitserscheinungen eingelieferten und noch nicht in der Rekonvaleszenz befindlichen Fällen ziemlich gleichmäßig folgender: blasses gedunsenes Aussehen, Ödeme der Unterschenkel, oft auch der Oberschenkel, Scrotum und Penis meist frei von Ödemen, in seltenen Fällen Ascites und Hydrothorax, gelegentlich auch tiefe ödematöse Durchtränkung der Arm- und Pectoralismuskulatur. Geringe, in einigen Fällen aber erhebliche Verbreiterung der Herzdämpfung, meist nur nach links, kein Hydroperikard. Mehr oder weniger erhebliche Beschleunigung der Herzaktion, auch im Bett, oft unreine Herztöne, verminderte Urinmenge, die sich aber meist bald, oft schon bei bloßer Bettruhe zu wahren Harnfluten steigern konnte. Urin frei von abnormen Bestandteilen, alle Gelenke frei. Grobe Kraft der Beine allgemein mehr oder weniger herabgesetzt ohne deutliche Bevorzugung bestimmter Muskelgruppen, etwa der Peroneal- oder Tibialis-anticus-Muskulatur. Patellarreflexe in fast allen Fällen fehlend (in einem Falle erhöht). Herabsetzung der Sensibilität der Haut an den Füßen und Unterschenkeln, gelegentlich auch an den Oberschenkeln und oberen Extremitäten, meist symmetrisch und diffus oder im Gebiet einzelner Hautnerven. Druckschmerzhaftigkeit der teigig sich anfühlenden Wadenmuskulatur, Parästhesien in den Füßen und Unterschenkeln. Oft Hemeralopie.

In einigen Fällen traten nach dem Schwinden der Ödeme die nervösen Ausfallerscheinungen deutlicher hervor, nämlich Herabsetzung der Sensibilität, der groben Kraft, der elektrischen Muskelerregbarkeit, und blieben noch längere Zeit bestehen. Hierher gehören auch die von Seiffer beobachteten Fälle. Nach einer brieflichen Mitteilung von Axel Holst sind auf norwegischen Segelschiffen bei den Beriberiausbrüchen die Fälle von Anästhesien, Paralyse und Paresen im Gebiet der Unterschenkelnerven und -muskeln etwas häufiger als bei unseren Fällen, unter denen sich übrigens auch solche von norwegischen Segelschiffen befanden, beobachtet worden. Auch von anderer ärztlicher Seite ist mir über hochgradige Atrophie und Paresen der gesamten Beinmuskulatur, verbunden mit Druckschmerzhaftigkeit, berichtet worden.

### Leichenbefunde.

In den im Institut beobachteten, tödlich verlaufenen Fällen (4 Fälle) handelte es sich um Kranke mit sehr starken und ausgedehnten Ödemen und großer Herzschwäche — kleiner, sehr frequenter Puls, Verbreiterung der Herzdämpfung, besonders nach rechts, anfallsweise gesteigerte, schwere Atemnot. Kurz vor dem Tode z. T. blutiges Sputum — Tod unter zunehmender Dyspnoe. Obduktionsbefund: Außer den allgemeinen Ödemen, starke hydropische Ergüsse in Brust- und Bauchhöhle, Dilatation des Herzens, besonders des rechten Ventrikels, bronchopneumonische Herde, Lungenödem. Die makro- und mikroskopische Untersuchung der nervösen Zentralorgane wie der peripherischen Nerven ergab keine Veränderung. In einem Fall akute parenchymatöse Nephritis.

Bei einem 1909 behandelten und im Institut gestorbenen Kranken, der mit mehreren anderen an Segelschiffberiberi leidenden Matrosen von demselben Schiff zur Aufnahme kam, an starken Ödemen der Extremitäten und des Rumpfes, besonders der Brust, auch der Kopfhaut, ganz geringer Herabsetzung der Sensibilität, geringer, wohl nur auf die Ödeme zurückzuführender Störung der Motilität, Fehlen der wichtigsten Reflexe und sehr stark beschleunigter Herzaktion litt und in einem schweren Anfall von Herzdyspnoe, nachdem schon

mehrere solche Anfälle vorausgegangen waren, starb, fand **Rodenwaldt**
**im Rückenmark dieselben Veränderungen, wie er sie als typisch**
**für echte Beriberi in mehreren Fällen schon früher nachgewiesen**
**und beschrieben hatte.** Im Halsmark einige typisch degenerierte Zellen
in den Seitenhörnern, im Brustmark in den Clarkeschen Säulen vereinzelte
Zellen mit wandständigen Kernen und Lipolyse, im Lendenmark in den seitlichen Vorderhorngruppen stärkste Degeneration (Fischaugenzellen).

Bei den nicht tödlich verlaufenen Fällen trat bei uns meist in kurzer Zeit
Rekonvaleszenz und Heilung ein. Nur die ausgesprochenen nervösen Ausfallserscheinungen brauchten längere Zeit bis zu ihrem Verschwinden. Die Ödeme
und die Herzerscheinungen gingen am schnellsten zurück.

In etwa einem Zehntel der von uns im Krankenhaus beobachteten Fälle
bestanden nebenbei leichte Zeichen von Skorbut (geschwollenes, leicht blutendes
Zahnfleisch, Hautpetechien usw.). Sie gingen noch schneller zurück als die
für unsere Krankheit charakteristischen Symptome, schienen den Angaben der
Kranken nach aber während der Reisen der Schiffe selber etwas häufiger und
schwerer gewesen zu sein. Nach meinen Ermittlungen herrschte auf 34 deutschen
Segelschiffen mit Segelschiffberiberi an Bord auf 12 Schiffen nebenbei noch
Skorbut zu gleicher Zeit. Die norwegische Untersuchungskommission hat diese
Vergesellschaftung beider Krankheiten etwas seltener gefunden.

### Zugehörigkeit der Krankheit zur Beriberi.

Daß die geschilderten Krankheitsbilder klinisch in die Beriberigruppe gehören, daran ist wohl nicht zu zweifeln. Sie entsprechen der sog. ,,feuchten"
Form, dem ödematösen Stadium der Beriberikrankheit, in einer nicht geringen
Zahl von Fällen kombiniert mit mehr oder weniger ausgesprochener Herabsetzung, selbst Schwund der Sensibilität und Motilität der Unter- und Oberschenkel, seltener der oberen Extremitäten.

Die geringen Abweichungen, die darin bestehen, daß das Peroneusgebiet
und das Gebiet des Tibialis anticus nicht mit solcher Vorliebe zuerst befallen
werden als bei der ostasiatischen Beriberi, daß ferner die nervösen Ausfallerscheinungen überhaupt etwas seltener und meist leichter sind und daß endlich die
Krankheit, wo diese Erscheinungen fehlen, unter günstigen Ernährungsbedingungen regelmäßig und sehr schnell völlig heilte, charakterisieren die
Krankheit als eine Varietät der echten Beriberi, sprechen aber in keiner
Weise gegen ihre Zugehörigkeit zur Beriberigruppe.

Vom einfachen Hungerödem (Kriegsödem) unterscheidet sich die Krankheit
ganz deutlich. Beim Hungerödem herrscht meist Bradykardie, bei der Segelschiffberiberi ist beschleunigter Puls — auch im Bett — mit Anfällen von
stärkerem Herzklopfen und Atemnot schon bei geringen Muskelanstrengungen
die Regel. Auch die nervösen Ausfallerscheinungen gehören nicht zum Bilde
des Hungerödems; die in seltenen Fällen auch dort beobachteten Muskelatrophien,
Areflexien und Anästhesien (Schlesinger, Placzek) sind wohl als Mischformen zu betrachten, wie denn auch bei der Segelschiffberiberi gelegentlich
Übergänge und Mischformen mit Hungerödem vorkommen mögen.

Auch spricht gegen das Zusammenbringen der Segelschiffberiberi mit dem
Hungerödem die Beobachtung, daß in vielen Fällen der Kapitän, der eine oder
andere Steuermann, ja auch der Koch zuerst und am schwersten erkrankte.

### Ätiologie.

Zur Annahme einer Infektion als Ursache der Krankheit liegt kein Grund
vor; dagegen spricht alles dafür, daß die Krankheit auf Grund von Ernährungs-

Speiserolle.

| Wöchentliche Ration | Tägliche Ration | | | | Wöchentliche Ration | | | Wöchentliche Ration | Wöchentliche Ration | Tägliche Ration | Allgemeines |
|---|---|---|---|---|---|---|---|---|---|---|---|
| Brot | Rind- oder Schweinefleisch oder Speck oder Fisch | | | | Butter | Schmalz oder Margarine erster Qualität | Baumöl | Kaffee | Tee | Wasser | |
| (Siehe Spalte 12) | Rindfleisch oder | Schweinefleisch oder | Speck oder | Fisch | | | | | | | |
| 1 | 2 | 3 | 4 | 5 | 6 | 7 | 8 | 9 | 10 | 11 | 12 |
| 500 g | 375 g | 250 g | 375 g | 375 g jedoch nur an 2 Tagen der Woche | 500 g | 500 g (Siehe auch die Anmerkung) | 0,5 l | 150 bzw. 225 g roher, oder 120 bzw.180 g gebrannter Kaffee (siehe Spalte 12) | 30 g | 6 l (eine über 10 Köpfe starke Mannschaft erhält noch eine Extraration) | Außerdem erhält jeder Mann wöchentlich 250 g Gemüse (Kartoffeln, Sauerkraut oder sonstige Gemüse), 150 g getrocknete Früchte, an hartem Weizen- oder Roggenbrot und Mehl zusammen 4250 g, 250 g Zucker oder Sirup und 0,25 l Essig. Ferner ist (von dem Heimatshafen ausgehend)für dieMannschaft Bier mitzunehmen, bis zu 50 l für den Mann; wird kein Bier mehr gegeben, so erhält |

oder 375 g in Dosen präserviertes Fleisch, dasselbe ist nach sechswöchentlichem alleinigen Genuß von Salzfleisch an Stelle des gesalzenen Rindfleisches wöchentlich zweimal zu geben

Ist die Mannschaft über 10 Köpfe stark, so erhält sie zusammen noch eine Extraration an Fleisch oder Fisch.

jeder 225 bzw. 180 g Kaffee für die Woche statt 150 bzw. 120 g. — Getrocknete Erbsen, Bohnen, Grütze oder Graupen zur Sättigung. Im Hafen wöchentlich mindestens zweimal frischen Proviant, der nicht allein aus frischem Fleisch und frischen Fischen, sondern, wenn tunlich, auch aus frischer pflanzlicher Kost und frischem Brot zu bestehen hat. 3 Wochen nach der Ausreise sind für den Mann täglich 20 g Citronensaft zu verabreichen, zweckmäßig in Mischung mit 20 g Zucker, etwas Rum und ungefähr $4/10$ l Wasser.

Anmerkung: Butter oder Margarine ist mindestens auf 6 Monate mitzunehmen; als Ersatz für Butter können auch, wenn Schmalz und Baumöl fehlt, für den Mann 250 g Fleisch oder 125 g Speck für den Tag mehr gegeben werden.
Es ist Pflicht des Kapitäns, für guten Proviant und möglichst reines Trinkwasser, sowie für einen hinlänglichen Vorrat an beiden nach Verhältnis der Reise zu sorgen.

störungen entsteht. Die Krankheit ist in der Handelsflotte nur auf Segelschiffen beobachtet worden, auf Dampfern betreffen die dort beobachteten Beriberifälle ausschließlich die ostasiatische Besatzung. Nur Segelschiffe machten in den letzten Jahrzehnten noch Reisen, während derer viele Monate lang keine Häfen angelaufen und kein frischer Proviant eingenommen wurde. Je länger diese Reisen dauerten, desto häufiger waren die Ausbrüche der Krankheit. Mit der Rückkehr zum Ausgangshafen oder nach dem Anlaufen von Zwischenhäfen (oft Nothäfen, da viele Schiffe infolge der Erkrankungen der ganzen oder des größten Teils der Besatzung manöverierunfähig wurden) keine neuen Erkrankungen. Auch die verhältnismäßig häufige Vergesellschaftung mit Skorbut an Bord der Segelschiffe spricht für die ursächliche Bedeutung unzweckmäßiger Ernährung bei der Entstehung der Krankheit.

Wie die nebenstehende Speiserolle für Mannschaften auf deutschen Schiffen zeigt, erhalten die Schiffsleute an Bord eine Verpflegung, deren Caloriengehalt und deren Zusammensetzung aus Eiweiß, Kohlenhydraten und Fetten durchaus genügend erscheint. Ganz ähnlich sind die Speiserollen in der englischen und norwegischen Handelsflotte. Die Erfahrung spricht nun dafür, daß früher auch auf den Segelschiffen, die nur selten in den wenigen von ihnen in sehr langen Zwischenräumen angelaufenen Häfen frischen Proviant einnehmen konnten und in der Hauptsache auf Dauerproviant angewiesen waren, bis etwa Mitte der 90 er Jahre trotz dieser Verpflegung mit Dauerproviant kein wesentlicher Mangel an Vitamin B bestand. Nur die Zufuhr an Vitamin C war nicht ganz gesichert, wie die zwar gegen die älteren Zeiten erheblich zurückgegangene, aber doch noch immer nicht ganz seltene Zahl der Skorbuterkrankungen auf Segelschiffen, von denen bis zum Kriege immer noch hier und da Fälle vorkamen, zeigt. Auf Dampfern ist seit vielen Jahrzehnten kein Fall von Skorbut mehr vorgekommen, ebensowenig Beriberi bei dem europäischen Teil der Besatzung der Dampfer und bei europäischen Passagieren.

Über den Gehalt alten Salzfleisches an Vitamin B liegen nur wenige Untersuchungen vor. Axel Holst konnte durch Fütterung mit Salzfleisch, das $3^1/_2$ Jahre in Lake gelegen hatte und dabei 1 Jahr in den Tropen auf Reisen gewesen war, bei zwei Hühnern keine Beriberierscheinungen hervorrufen; er erhielt aber in einem anderen Versuch mit Salzfleisch, das nur $^3/_4$ Jahr eingepöckelt gewesen war, aber einen ranzigen Geschmack hatte und deshalb von den Tieren nicht gerne gefressen wurde, ein positives Ergebnis. Wir dürfen daher wohl annehmen, daß gutes, unverdorbenes Salzfleisch auch nach langem Lagern in Lake immer noch geringe Mengen von Vitamin B enthalten kann. Trockne Erbsen, Bohnen u. dgl., die einen Hauptbestandteil der Verpflegung an Bord von Segelschiffen ausmachen, enthalten ziemlich viel Vitamin B. Sie werden aber durch langes Lagern sehr oft so hart, daß sie nur durch Sodazusatz weich gekocht und genießbar gemacht werden können. Das ist eine auf Segelschiffen sehr oft geübte Gepflogenheit. Vitamin B ist aber bei höheren Temperaturen gegen Alkali sehr empfindlich.

Getrocknete Gemüse enthalten wenig Vitamin B.

Roggenbrot und Roggenmehl weisen, wie Geflügelversuche genügsam gezeigt haben, einen genügenden Gehalt an Vitamin B auf.

Danach kann man annehmen, daß eine Schiffsverpflegung, die im wesentlichen aus Salzfleisch, Speck, Erbsen, Bohnen, getrocknetem Gemüse und Roggenbrot bestand, eben noch ein Minimum an Vitamin B lieferte, das genügend war, um auch auf langen Reisen an Bord von Segelschiffen den Ausbruch von Beriberi zu verhüten, während sie gegen Skorbut nicht sicherte.

Es ist das Verdienst von Axel Holst, zuerst darauf aufmerksam gemacht zu haben, daß die früher nicht beobachteten, in den 90 er Jahren so häufig gewordenen Ausbrüche der Krankheit mit einer Änderung der Beköstigung zusammenfallen. Diese Änderung bestand einmal darin, daß für die tägliche Fleischration, die früher ausschließlich aus Salzfleisch bestand, mehr und mehr Büchsenfleisch mit hinzugezogen wurde. Für deutsche Schiffe war seit 1888 empfohlen, seit 1898 vorgeschrieben, daß nach mehr als sechswöchiger Reise wenigstens zweimal wöchentlich Büchsenfleisch verausgabt werden mußte. Auf norwegischen Schiffen mußte seit Mitte der 90er Jahre südlich vom 33. Grad wenigstens dreimal wöchentlich Büchsenfleisch an Stelle von Salzfleisch verausgabt werden, auch auf den englischen Schiffen wurde von da an sehr viel öfter als früher Büchsenfleisch gegeben. Büchsenfleisch wird aber längere Zeit im Autoklaven bei einer Temperatur von $110-120^0$ sterilisiert und enthält kein Vitamin B. Die zweite Änderung bestand darin, daß an die Stelle von Roggenbrot und Roggenmehl überwiegend und zuletzt ausschließlich Weizenbrot und Weizenmehl traten. Feines Weizenmehl und daraus hergestelltes Weizenbrot, wenn es hefefrei gebacken ist, enthalten kein Vitamin B. Das an Bord während langer Reisen gebackene Brot wurde aber zum Teil sicher ohne Hefe hergestellt. Es existiert zwar auf Segelschiffen eine von einem Koch zum anderen gegebene Anweisung, um aus alten Bierresten mit Hilfe von Kartoffeln und Zucker eine Flüssigkeit, in der sich reichlich Hefe, aus den Bierresten stammend, entwickelt, und die man zum Backen verwendet, herzustellen. Es scheint mir aber zweifelhaft, ob diese Hefezüchtung immer gelungen sein mag und ob man überhaupt regelmäßig versucht hat, diesen Zusatz herzustellen und beim Brotbacken zu verwenden. Jedenfalls ist es im hohen Grade wahrscheinlich, daß mit der zunehmenden Verwendung von Büchsenfleisch und dem Ersatz von Roggenbrot und Roggenmehl durch Weizenmehl und -brot — auch das an Bord gelieferte Hartbrot besteht seit den 90er Jahren ausschließlich aus Weizenmehl und ist hefefrei hergestellt — die tägliche Beköstigung mit Dauerproviant, die bis dahin ein gerade noch zulässiges Minimum an Vitamin B enthalten hatte, mehr und mehr vitaminfrei wurde. Diese Verhältnisse erklären es meines Erachtens auch, daß auf vielen Schiffen gerade der Kapitän und die Offiziere, in einigen Fällen der Koch zuerst und am schwersten erkrankte, da hier die schmackhaftere Ernährung mit Büchsenkonserven und Weizenmehl und Weizenbrot früher und reichlicher an die Stelle von Salzfleisch, Erbsen usw. treten konnte. Axel Holst schreibt auch für die norwegischen Schiffe der Verminderung der Menge von Erbsen, die wöchentlich verausgabt werden mußten, einen fördernden Einfluß bei dem Auftreten der Segelschiffberiberi zu.

Reis spielte bei der Verpflegung der europäischen Segelschiffbesatzung nie eine Rolle. Er bildete weder einen überwiegenden noch einen wesentlichen Bestandteil der Ernährung.

### Erkrankungen an Land.

Für die Zurechnung gewisser an Land vorgekommener Ausbrüche von Erkrankungen zur Segelschiffberiberi dürfte maßgebend sein:

1. der klinische Charakter der Erkrankung: wenn nämlich dabei wie bei der Segelschiffberiberi die „feuchte Form" bei der Erkrankung durchaus vorherrschte;

2. der epidemiologische Charakter: wenn es sich wie bei der Segelschiffberiberi um Massenerkrankungen bei Leuten mit gemeinschaftlicher oder ziemlich gleichartiger Verpflegung handelte;

3. die Ätiologie: wenn sich mit großer Wahrscheinlichkeit als Ursache der Erkrankungen ein Mangel an Vitamin B in der Kost annehmen läßt, der aber nicht wie bei der ostasiatischen Beriberi durch Überwiegen von Reisnahrung bedingt ist.

Es kann nun hier nur eine kleine Auswahl der in der Literatur veröffentlichten Beriberiausbrüche an Land, die in diese Gruppe gehören könnten, besprochen werden. Zum Teil sind die Angaben auch nicht genügend vollständig.

Von Neufundland z. B. erzählen uns Hill und Wakefield (1911), daß dort neuerdings neben der Tuberkulose die Beriberikrankheit in auffallender Weise zugenommen habe, während sie früher unter der dortigen — rein weißen — Bevölkerung gänzlich unbekannt gewesen sei. Das sei auf Änderungen in der Ernährung der Bevölkerung zurückzuführen, die namentlich bei den an Land bleibenden, nicht an Bord der Fischerfahrzeuge selbst beschäftigten Frauen und Kindern in der Hauptsache aus Weißbrot, Tee, gelegentlich etwas Fisch, Margarine und Melasse bestehe. Wild sei neuerdings sehr rar geworden; das früher ausschließlich zum Brotbacken benutzte dunkle Mehl sei jetzt unbeliebt und durch weißes Mehl ersetzt worden. Im Gegensatz dazu lebten die norwegischen Fischer von dunklem Brot, Salzfleisch, Fisch, Margarine, Bier und Schnaps — wenn sie die Mittel zu diesen Alkoholica hätten — sie seien beriberifrei.

Im Weltkrieg hatten die Engländer unter ihren europäischen Truppen und auf ihren Kriegsschiffen mit europäischer Besatzung Beriberi. Am bekanntesten ist davon der Beriberiausbruch in Kut-al-Amara in Mesopotamien geworden, der auf die englischen Truppen beschränkt blieb, während das indische Kontingent im Gegensatz dazu stark an Skorbut litt. Die englischen Truppen blieben skorbutfrei. 1915 kamen bei ihnen über 300 Beriberifälle, 1916 104, 1917 und 1918 nur noch 84 und 51 Beriberifälle zur Beobachtung. Die Kost der Engländer bestand hauptsächlich aus Büchsenfleisch, weißem Weizenbrot, Marmelade und Tee. Reis spielte dabei gar keine Rolle, später erhielten die Leute mehr frisches Fleisch (Pferdefleisch), dreimal wöchentlich Marmite (ein Hefepräparat) und ein Brot, das aus einer Mischung von weißem Weizenmehl, Gerstenmehl und Atta, einem dunklen Weizenmehl, das noch starke Kleiereste enthielt, hergestellt worden war. Seitdem keine Beriberifälle mehr. Die Inder aßen kein Fleisch, weder Büchsenfleisch noch frisches Fleisch, ihr Brot war aber von vornherein aus Atta gebacken. Daneben bekamen sie Dhall, eine Bohnenart. Ihre Nahrung bestand also, ebenso wie anfänglich die der Engländer, hauptsächlich aus Dauerproviant. Sie enthielt aber (Atta und Dhall) genügend akzessorische, vor Beriberi schützende, dagegen nicht genügend antiskorbutische Ergänzungsstoffe, während bei der Kost der Engländer (Büchsenfleisch und Weizenbrot) hauptsächlich die Beriberischutzstoffe fehlten. Klinisch gehörten die Fälle nach Willcox zur „feuchten Varietät" der Beriberi: außer Ödemen, Muskelschwäche „multiple Neuritis" und Herzerweiterung.

Ein weiteres Beispiel für das Vorkommen von hierher gehörenden Erkrankungen ist der Ausbruch der Krankheit beim Bau der Madeira-Mamoré-Bahn in den brasilianischen Staaten Amazonas und Mattogrosso. Von 5000 Arbeitern und Angestellten am Bahnbau mußten in den Jahren 1910/11 797 Beriberikranke in das Candelaria-Hospital aufgenommen werden, von denen 120 (15,6%) starben. Lovelace, der diesen Ausbruch zuerst beschrieben hat, berichtet, daß die Krankheit, trotzdem alsbald nach ihrem Erscheinen Reis nicht mehr verabreicht wurde, nicht abnahm, sondern weiterwütete. An die Stelle von Reis war aber Makkaroni in die Tageskost gesetzt worden. Sie bestand danach hauptsächlich aus getrocknetem Fleisch, Büchsenfleisch, Stockfisch, Biskuits (Hartbrot), Bohnen und Makkaroni. Von diesen Nahrungsmitteln kommt nur den Bohnen ein höherer Gehalt an Beriberischutzstoffen zu. Nach Rodriguez aber werden die Bohnen im Norden von Brasilien zum Schutz vor Wurmfraß häufig geröstet auf den Markt gebracht. Bei der Temperatur des Röstens (250°) dürften die Schutzstoffe in den Bohnen zerstört worden sein. Lovelace kommt zu dem an sich richtigen und vorsichtigen Schluß, daß bei diesem Beriberiausbruch weder überwiegender Reisgenuß noch Eiweißmangel zu beschuldigen sei. Man erhält aber aus seinen Ausführungen den Eindruck, daß er auch andere Ernährungseinflüsse, obwohl er das nicht genügend untersucht hat, abweisen möchte. Sein Nachfolger Walcott führte nun 1912 für das Candelaria-Hospital (Personal und Kranke) eine an frischen Nahrungsmitteln (Fleisch, Eier, Kartoffeln u. dgl.) reichere Kost ein; für die Angestellten und Arbeiter außerhalb des Krankenhauses konnte er das noch nicht erreichen. Während nun in den 4 Jahren vorher 7 Ärzte, einige Krankenpfleger und Arbeiter im Hospital an Beriberi erkrankt waren, kam in den nächsten 3 Jahren kein Fall mehr unter dem Krankenhauspersonal vor. Von außen gingen nach wie vor Beriberifälle zu, aber ihre Mortalität sank unter der von Walcott eingeführten diätetischen Behandlung auf Null — vorher betrug sie über 15% — und die Kranken konnten nach 6 Tagen bis 4 Wochen wieder geheilt zu ihrer Arbeit zurückkehren, während vorher alle Kranken stromabwärts nach der Küste und nach Hause geschickt wurden.

Im Hamburger Tropeninstitut wurden von Ende 1909 bis Ende 1910 etwa 80 deutsche Arbeiter behandelt, die beim Bau der Madeira-Mamoré-Bahn beschäftigt gewesen waren und krankheitshalber zurückgeschickt werden mußten. Sie kamen alle in sehr elendem Zustande hier an und litten hauptsächlich an schwerer Malaria. Viele davon hatten aber Ödeme, was von den Leuten selbst, so wie sie es drüben gehört hatten, auf eine Erkrankung an Beriberi bezogen wurde. In der Tat unterschieden sich diese Ödeme von den kachektischen Ödemen, die man gelegentlich bei Malaria beobachten kann, durch ihre weit größere Intensität und Extensität und dadurch, daß sie weit häufiger auftraten, als sonst bei Malaria beobachtet wird. Ein Kranker litt dazu noch an Parese der Peronealmuskeln des Tibialis anticus und der Radialismuskulatur. Herabsetzung der Hautsensibilität am linken Unterschenkel und starke Druckschmerzhaftigkeit einzelner Muskelgruppen. Bei ihm konnte man wohl die Diagnose „Beriberi" stellen.

Inwieweit Gelegenheitsursachen für den Ausbruch und den Verlauf der Krankheit von Einfluß sind, ist schwer zu schätzen. Nach meinen Erfahrungen scheint es mir aber, als ob Gelegenheitsursachen bei dieser Form der Beriberi eine geringere Rolle spielen als bei der ostasiatischen Beriberi. Wenigstens wird von plötzlichen Zusammenbrüchen und den bei ostasiatischer Beriberi oft aus anscheinend voller Gesundheit heraus auftretenden Anfällen von „foudroyanter" Beriberi mit lebensbedrohenden Erscheinungen von Atemnot, Herzschwäche usw. nichts berichtet. Das öfter beobachtete Zusammentreffen von Skorbut und Beriberi, das bei der Beriberi der Ostasiaten zu den sehr seltenen Ausnahmen gehört, scheint nur zu einer einfachen Summation, nicht aber zu einer gegenseitigen Beeinflussung und Erschwerung der Krankheitserscheinungen zu führen. Eine Mitwirkung bakterieller Infektionen, insbesondere Darminfektionen, ist nicht so deutlich erkennbar, wie oft bei der Beriberi der Ostasiaten, bei der bekanntlich der Ausbruch manifester Beriberisymptome durch solche Infektionen bei schon bestehender Disposition oder latenter Form der Krankheit sehr beschleunigt werden kann, ebenso wie durch Strapazen, Witterungseinflüsse, Verletzungen, Operationen u. dgl. Wie schon hervorgehoben, fanden wir bei einer Reihe von Seeleuten mit Segelschiffberiberi daneben Malariainfektionen, die zu beträchtlicher Anämie und Verschlimmerung des allgemeinen Zustandes der Kranken geführt hatten.

Der Bernardsche Bacillus asthenogenes ist bisher nur für die Ätiologie der Reisberiberi mitverantwortlich gemacht worden. Es braucht deshalb hier nicht erörtert zu werden, ob und inwieweit das begründet ist.

Wie es kommt, daß bei der Segelschiffberiberi und den ihr verwandten Formen auf dem Lande, also bei reisfreier oder reisarmer Kost sich mit Vorliebe die „feuchte", hydropische Form der Krankheit ausbildet, Lähmungen und sonstige Nervenaffektionen aber sehr viel seltener auftreten als bei der Reisberiberi, ist noch nicht geklärt. Am einfachsten könnte man sich die Sache durch die Annahme zurechtlegen, daß es sich bei dem Vitamin B nicht um einen einzigen Schutzstoff, sondern um eine Mehrheit davon handelt, deren Zusammensetzung nach der Art der Nahrung etwas verschieden ist. So würde es sich also bei den verschiedenen Formen der Beriberi, abgesehen natürlich von der verschiedenen Disposition und Empfindlichkeit der Erkrankten selber um ein Kollektivergebnis handeln, das sich je nach dem mehr oder weniger größeren Manko des einen oder anderen Partialschutzstoffes verschieden gestalten kann und den Typus der Krankheit bedingt, oder man könnte annehmen, daß ein Ausfall des Vitamin B auch eine Veränderung in der Ausnutzung und Aufnahme der Nahrung bedingt und daß dadurch je nach der Zusammensetzung der Nahrung auch die Symptome der Krankheit sich ändern. Ob dabei solche alimentären Schädigungen nicht auch noch zu einer Giftwirkung führen könnten, ist ebenfalls eine Frage, die noch der Untersuchung bedarf.

## Prophylaxe.

Die Verhütung der Krankheit ist nicht schwierig. Praktisch wird diese Frage im allgemeinen nur bei der Ausrüstung für Schiffsreisen, Expeditionen, Bahn- und Hafenbauten und andere Unternehmungen, bei denen Europäer und Weiße überhaupt, also Leute, bei denen eine überwiegende Ernährung mit Reis nicht in Frage kommt, längere Zeit zweckmäßig und ausreichend durch Dauerproviant beköstigt werden müssen. Es kommt dabei darauf an, daß dauernd genügend Vitamin B zugeführt wird. Während man früher annahm, daß ein möglichst weitgehender Ersatz des von alters her auf den langen Reisen der Segelschiffe mitgeführten Dauerproviants (Salzfleisch, Speck, Hülsenfrüchte, Roggenbrot) durch Büchsenkonserven und der Ersatz des Roggenbrotes und Mehles durch feines Weizenbrot und Mehl nur Vorteile für die Ernährung der Schiffsbesatzungen mit sich bringen könnte, haben wir gesehen, daß das nicht zutrifft. Man erzielt dabei allerdings eine größere Abwechslung der Tageskost und die Mahlzeiten werden schmackhafter und werden deshalb vollständiger verzehrt als bei dem ewigen Einerlei von Salzfleisch, Erbsen usw. Diese Speisen werden von den Matrosen oft zum größten Teil über Bord geworfen, statt verzehrt. Es wäre deshalb verfehlt, wegen des durch eine weitergehende Einführung von Büchsenkonserven bedingten Ausfalls von Vitamin B etwa zu der alten Schiffskost zurückkehren zu wollen, man muß diesen Ausfall durch andere Zusätze ausgleichen.

Abgesehen von der möglichst häufigen Heranziehung von frischen Nahrungsmitteln dürfte eine Ergänzung der täglichen Dauerkost unter solchen Verhältnissen durch Hefepräparate besonders zu empfehlen sein. So erhielten die britischen Truppen in Mesopotamien auf Veranlassung von Willcox vom Oktober 1916 ab als Prophylacticum gegen Beriberi einen Hefeextrakt, Marmite genannt, der entweder in warmen Wasser gelöst und verteilt, wie Fleischbrühe oder Bovrie verabreicht oder dem fertigen Essen nach dem Kochen zugesetzt wurde. Ferner empfiehlt sich reichliche Mitnahme von Backhefe und regelmäßiges Backen von frischem Brot aus einer Mischung von Weizen- und Roggenmehl, nicht aus feinem Weizenmehl allein und unter reichlichem Hefezusatz. Auch Malzextrakte dürften sich prophylaktisch wirksam erweisen; Erbsen- und Bohnenvorräte u. dgl. dürfen noch nicht so alt und hart sein, daß sie nicht ohne Sodazusatz in kurzer Zeit weich gekocht werden könnten. Reichliche Mitnahme von frischen und getrockneten Eiern.

## Behandlung.

Auch für die Behandlung der Segelschiffberiberi sind die Richtlinien durch die Ätiologie der Krankheit gegeben. Die Behandlung wird vorzugsweise diätetisch sein müssen, wobei für reichliche Zufuhr von Vitamin B zu sorgen ist — frische Nahrungsmittel aller Art — besonders aber von Milch und Eiern u. dgl. In den meisten Fällen wird Bettruhe und solche Diät genügen, um unter Einsetzen reichlicher Harnfluten die Ödeme in wenigen Tagen völlig zum Schwinden zu bringen und die Herzschwäche zu beseitigen. Nur in ganz schweren Fällen wird neben vitaminhaltiger Diät noch eine medikamentöse Zufuhr von Vitamin B erforderlich sein. Das geschieht am einfachsten durch die Verordnung von Hefeextrakten, entweder von fertigen Präparaten oder von frisch bereiteten Extrakten. In einem schweren Fall von Reisberiberi habe ich mit erstaunlich schnellem Erfolg folgenden Hefeextrakt angewandt: 250 g Preßhefe werden portionsweise mit gereinigtem Seesand in der Reibschale gründlich durchgearbeitet, der erhaltene Brei wurde mit 1 Liter Wasser versetzt und 2 Stunden im Schüttelapparat bearbeitet, dann abzentrifugiert und der so erhaltene trübe Abguß durch einen Faltenfilter gegeben. Der Kranke erhielt dreimal täglich einen Eßlöffel dieses Extraktes. Keinerlei Appetit- und Darmstörungen, schneller Rückgang aller bedrohlichen Symptome.

Soweit es daneben erforderlich erscheint, wird man natürlich auch einzelne Symptome, wie etwa große Herzschwäche, dyspnoische Anfälle symptomatisch behandeln, Diuretica sind meist überflüssig. Am schnellsten gehen die Herzerscheinungen zurück, Lähmungen, Sensibilitätsstörungen, Atrophien der Glied-

maßen bessern sich langsamer, mit der Hebung des allgemeinen Ernährungszustandes und unter elektrischer Behandlung, Massage, Übungstherapie usw.

## Prognose.

Die Prognose ist in allen Fällen, die nicht schon unmittelbar vor dem
Tode stehen, bei geeigneter Diät und Behandlung durchaus günstig zu stellen.

## Literatur.

Bernard, P. Noël: Diagnostic bactériologique de „Bacillus asthenogenes". Cpt.
rend. des séances de la soc. de biol. Tom. 91, Nr. 34, p. 1197. 1924. — Derselbe: Avitaminose
et infection dans la maladie expérimentale du porcelet due à Bacillus asthenogenes. (Recherches sur le béribéri.) Bull. de la soc. de pathol. exot. Tom. 18, Nr. 1, p. 65. 1925. — Derselbe: Recherches nouvelles sur le béribéri. Gaz. hebd. des sciences méd. Bordeaux.
Tom. 45, Nr. 15, p. 228. 1924. — Derselbe: Recherches sur le béribéri. Rev. d'hyg. 1924.
p. 429. — Derselbe et J. Guillerm: Action de Bacillus asthenogenes sur les corps phos-
phorés organiques (Recherches sur le béribéri). Bull. de la soc. de pathol. exot. Tom. 17,
p. 153. 1924. — Dieselben: Fermentation du contenu stomacal dans le béribéri humain
et dans la maladie expérimentale due à Bacillus asthenogenes chez le porcelet. Bull. de
la soc. de pathol. exot. Tom. 17, Nr. 5, p. 382. 1924. — Bullmore, Cecil: Beriberi. Lancet
1900. Sept. 22. p. 873. — Carter, H. J.: Beriberi among the marines of the Indian navy,
on board the H. C. suréying vessels Palinurus and Nurbudda, between November 1844
and June 1846. Transact. physical. med. soc. of Bombay. Vol. 8, p. 78. 1847. — Dansauer:
Über den Nachweis von Beriberi in Deutsch-Südwestafrika. Arch. f. Schiffs- u. Tropenhyg.
Bd. 11, S. 315. 1907. — Ekelöf, E.: Die Gesundheits- und Krankenpflege während der
schwedischen Südpolarexpedition Oktober 1901 bis Januar 1904. — Derselbe: Über
„Präservenkrankheiten". Wissenschaftliche Ergebnisse der Schwedischen Südpolar-
expedition 1901—1903 unter Leitung von Otto Nordenskjöld. Bd. 1. Stockholm 1904.
— Gazert, H.: Proviant und Ernährung der Deutschen Südpolarexpedition 1901—1903.
Deutsche Südpolarexpedition 1901—1903. Herausgegeben v. Erich v. Drygalski. Bd. 7,
H. 1. Berlin: G. Reimer 1906. — Hill, Leonard: The influence of muscular exercise
and open air on the bodily functions. Brit. med. journ. Vol. 2, Sept. 14, p. 599. 1912. —
Holst, Axel: Über die Beriberikrankheit und ihre Ursachen auf norwegischen Schiffen.
Zentralbl. f. Bakteriol., Parasitenk. u. Infektionskrankh., Abt. I, Orig. Bd. 81, S. 56. 1918.
— Derselbe and Theodor Frölich: Experimental studies relating to „Ship-Beri-Beri"
and scurvy. Journ. of hyg. Vol. 7, Nr. 5, p. 619. 1907. — Indstilling fra den ... Komite
for „at tage under Overveielse ... Sygdommen Beri-Beri ombord i norske Skibe ..."
Christiania 1902. — Lind, J.: Abhandlung von Scharbock, aus d. Engl. von J. N. Petzold.
Riga und Leipzig 1775. — Lovelace, Carl: The etiology of beriberi. Journ. of the Americ.
med. assoc. Vol. 59, p. 2134. 1912. Dec. 14. — Nocht, B.: Über Segelschiffberiberi. Fest-
schrift z. 60. Geburtstage von Robert Koch. Jena: G. Fischer. S. 203. — Osborne,
Walter: Über beriberiartige Erkrankungen aus Afrika. Ein Beitrag zur Ätiologie der
Segelschiffberiberi. Berlin: Ledermann 1908. — Placzek, S.: Über Veränderungen des
Nervensystems beim Hungertode. Vierteljahrsschr. f. gerichtl. Med. u. öffentl. Sanitätswesen. 3. Folge. Bd. 17 u. 18, S. 274. — Redpath, William: Some remarks on scurvy.
Lancet 1901. Nov. 23. p. 1444. — Schlesinger, H.: Polyneuritis bei Hungerödem. Med.
Klinik 1919. Nr. 28, S. 701. — Seiffer, W.: Ein Fall von Beriberi. Münch. med. Wochenschrift 1900. Nr. 22, S. 762. — Walcott, Allen M.: Beriberi in the Amazon Basin. Journ.
of the Americ. med. assoc. Vol. 65, p. 2145. 1915. — Wheeler, W. A.: The epidemic of
beri-beri in the Boer Camp at St. Helena. Brit. med. journ. Vol. 2, p. 1258. 1902. — Willcox, William Henry: Beriberi, with special reference to prophylaxis and treatment.
Lancet 1916. March 11. p. 553. — Derselbe: The treatment and management of diseases
due to deficiency of diet: Scurvy and beri-beri. Brit. med. journ. 1920. Jan. 17. p. 73.
— Derselbe: Beriberi. Brit. med. journ. 1920. July 31. p. 158.

# Pellagra[1].

## Von
## C. H. Lavinder-New York.

### Mit 15 Abbildungen.

**Definition.** Pellagra ist eine spezifische Erkrankung, die auf den gewohn-
heitsmäßigen Gebrauch einer fehlerhaften Ernährung zurückzuführen und durch
schwere organische Veränderungen des Zentralnervensystems charakterisiert
ist. Klinisch ist sie durch den chronischen Verlauf mit periodischen akuten
Ausbrüchen, sowohl bezüglich der Erscheinungen am Verdauungstractus und
Nervensystem, als auch hinsichtlich des Auftretens eines auffälligen Erythems
an unbedeckten Körperstellen gekennzeichnet. Sie kann schwere geistige
Störungen zur Folge haben und zu tödlicher Kachexie führen. Ihre häufig
weite Verbreitung und der schwere Charakter geben der Erkrankung eine große
Bedeutung auch vom Standpunkt der Volksgesundheit aus.

**Synonyma.** Von den verschiedenen Bezeichnungen für Pellagra seien nur Maidismus,
Psychoneurosis maidica erwähnt, denn es erscheint zwecklos, alle Synonyma anzuführen,
seit der Name Pellagra allgemein im Spanischen, Deutschen, Italienischen, Englischen und
Französischen (pellagre) gebraucht wird. Der durch Frapolli in die Literatur eingeführte
Name wurde zuerst nur mit einem l geschrieben, Pelagra. Der Name war im Volke ge-
bräuchlich und Frapolli übernahm ihn für seine Beschreibung des Krankheitsbildes.
Es wird behauptet, daß das Wort sich von zwei italienischen Worten ableite, von pelle =
Haut und agra = rauh.

**Einführung und Geschichte.** Ist schon die Geschichte aller Krankheiten wichtig, so
erfordert die Geschichte der Pellagra eine besondere Berücksichtigung, vor allem betreffs
die Theorien der Ätiologie. Es ist anzunehmen, daß der Leser sich viel schwerer würde
orientieren können, wenn er nicht eine allgemeine Kenntnis von der Geschichte dieser
Krankheit besäße.

Die erste Beschreibung der Pellagra durch Gaspar Casal bezog sich auf ihr Auftreten
in Nordspanien; Casal übte seinen Beruf damals in Oviedo aus, einer Stadt in Asturien. In
Anbetracht dessen, daß er als erster das Krankheitsbild beschrieb, klingt es beinahe paradox,
daß seine Arbeit nicht die erste schriftliche Mitteilung darstellt. Sein Werk wurde nämlich
erst 1762 veröffentlicht, kurze Zeit nach seinem Tode. Seine Beobachtungen waren
indes schon früher durch einen französischen Arzt der medizinischen Welt bekannt gegeben
worden, durch Thiéry, der im Gefolge des Gesandten Ludwigs XV. am Hofe Philipps V.
lebte und Casal in Madrid begegnete. Thiéry gab einen kurzen Bericht über die Beobachtungen Casals, mit entsprechender Erwähnung desselben, fügte einige unwesentliche
eigene Beobachtungen hinzu und sandte diese Ausführungen nach Paris, wo sie in der Sitzung
der Medizinischen Akademie verlesen wurden (später veröffentlicht im Jahre 1775). In
der französischen Literatur wurde das Leiden damals Lepra asturiensis genannt.

Casal machte die ersten Beobachtungen 1735 und scheint sie bis 1750 fortgesetzt
zu haben, als er nach Madrid übersiedelte. Seine Beschreibung der Pellagra füllt ein Kapitel
eines Buches, in dem er auch eine Anzahl anderer medizinischer Fragen behandelt. Er
gab der Krankheit den populär gewordenen Namen Mal de la Rosa.

Etwa 20 Jahre nach Casals Beobachtungen beschrieb Antonio Pujati aus der Re-
publik Venedig, unabhängig von ihm, ein gleiches Leiden in dem Gebiet von Feltre in Norditalien unter dem Namen „alpiner Skorbut". 1771 veröffentlichte F. Frappoli in Mailand

---

[1] Für die Herstellung der in dieser Arbeit wiedergegebenen Photographien ist der
Verfasser den Herren Dr. H. J. Baker, George A. Zeller, J. J. Watson, und dem
verstorbenen J. W. Babcock sehr zu Dank verpflichtet.

einen Bericht über ein gleiches Leiden, dem er den im Volke üblichen Namen „Pelagra"
gab. Aus dem Jahre 1776 ist eine Notiz von Jacopo Odoardi über die gleiche Krankheit
bekannt, die er in den Bezirken von Belluno, Friaul und Feltre unter Bezeichnungen wie
Pellarina, Scottatura de sole, Calore de fegato usw. antraf. 1780 veröffentlichte
Gherardini eine ausführliche Mitteilung über dieselbe Krankheit.

Im Jahre 1784 errichtete der Hohe Rat des Herzogtums Mailand unter der Regierung
Joseph II. von Österreich in Lengano ein Hospital zum besonderen Studium dieser Erkrankung und Gaetano Strambio dem Älteren wurde die Leitung übertragen. Von

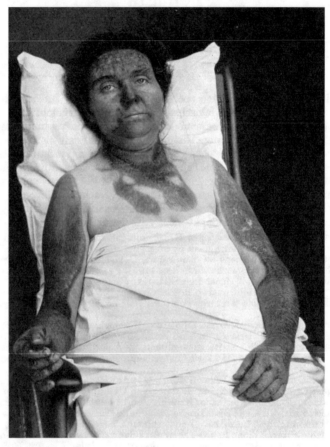

Abb. 1. Ausgedehntes Erythem auf der Höhe des Prozesses. Man beachte die Symmetrie und die
scharfe Begrenzung der Ränder.

dort aus veröffentlichte dieser Forscher die berühmten Beobachtungen, die er im Laufe
von vier Jahren gesammelt hatte.

**Strambios Ansichten.** Dank seiner großen Erfahrung und ausgedehnten Beobachtungen
können wir uns ein sehr klares Bild über das Verhalten der Pellagra zu Beginn des
XIX. Jahrhunderts machen. Mit außerordentlicher Gründlichkeit und nahezu vorbild-
licher Einfachheit der Darstellung schildert Strambio seine Beobachtungen und spricht
seine Ansicht über die Pellagra, deren Krankheitsbild dadurch nahezu endgültig festgelegt wurde, aus.

Er betrachtet die Pellagra als eine bestimmte Krankheitseinheit, als ein Leiden sui
generis, völlig verschieden von einigen anderen Krankheiten, mit denen seine Vorgänger
und Zeitgenossen sie zusammengeworfen hatten. Er betonte, daß sie nicht nur ein Hautleiden sei, sondern eine chronische Allgemeinerkrankung, und daß die Hauterscheinungen
nur Symptome darstellten, die seiner Meinung nach nicht immer aufzutreten brauchen.

Denn er erkannte schon klar eine Pellagra ohne Hautveränderungen, Pellagra sine Pellagra. Die Sonne betrachtete er als äußeren Anlaß der Hautveränderungen, aber er legte großen Nachdruck auf die Tatsache, daß die wesentliche Ursache eine innere Erkrankung sei, ohne welche das Hautleiden nicht auftreten könnte. Er war der Ansicht, daß die Pellagra eine neue Krankheit darstelle, die bis dahin der medizinischen Welt völlig unbekannt gewesen sei.

Die Krankheit ist seiner Meinung nach nicht kontagiös, aber wohl zuweilen vererbbar. Sie tritt in allen Lebensaltern auf, sogar bei Brustkindern. Bei Frauen kommt sie nach einigen Beobachtern möglicherweise etwas häufiger vor; seine eigenen Erfahrungen ließen ihn aber über diesen Punkt noch im Zweifel. Er wies auf die Wichtigkeit der Tatsache hin, daß Pellagra oft sekundär im Anschluß an andere Erkrankungen oder einen anormalen Körperzustand auftreten kann, und betonte den Einfluß der Schwangerschaft und Lactation in diesem Zusammenhang.

In bezug auf die soziale Stellung der von der Krankheit Betroffenen stellte er fest, daß das Leiden unter der armen Landbevölkerung weiter verbreitet sei, betonte aber, daß es auch in Städten vorkomme und unter Leuten, die nicht auf dem Felde arbeiteten, und führt mit sichtlicher Billigung Dalla Bonas Bemerkungen an, daß ,,Pellagra zuweilen auch den Palast nicht verschont''.

Hinsichtlich der geographischen und topographischen Verbreitung beobachtete er deutlich abgegrenzte Distrikte. Er dachte an ein häufigeres Vorkommen in trockenen Landstrichen. Im Herzogtum Mailand kamen die Fälle, seiner eigenen Erfahrung nach, am häufigsten ,,in der großen Ebene im Nordwesten von Mailand, auf den Höhen von Seprio und den Abhängen von Brianza'' vor; aber die Krankheit fehlte keineswegs völlig in anderen Teilen des Herzogtums.

In der Erörterung über die Natur der Pellagra zählt er alle damals wesentlichen Theorien auf, verwirft sie aber durchweg. Er war durch seine pathologisch-anatomischen Beobachtungen überzeugt, ,,daß das Leiden seinen Sitz im Bauche habe'', und daß den Veränderungen, die er in den Baucheingeweiden antraf, eine außerordentliche Bedeutung zukäme. Er schlägt versuchsweise eine humoralpathologische Hypothese vor, um die sehr erheblichen nervösen Symptome, die er stets beobachtete, zu erklären.

Hinsichtlich der Ursache des Leidens glaubte er an die große Bedeutung allgemeiner Armut und vor allem einer schlechten Ernährung; doch war er gleichfalls überzeugt, daß diese Ursachen allein nicht zu einer Erklärung ausreichen. Nach sorgfältiger Berücksichtigung der Beobachtungen anderer Autoren über diesen Gegenstand sagt er: ,,Alle betrachten übereinstimmend schlechte Ernährung als Hauptursache der Krankheit.'' Er fand, daß jeder, entsprechend der Art seiner Untersuchung, andere Dinge beschuldigte: manche ein Zuviel, andere ein Zuwenig an Wein; teilweise hielt man Salz, Mais und andere Nahrungsmittel für die auslösenden Faktoren. ,,Angesichts der Bedeutungslosigkeit dieser Nahrungsstoffe untersuchte ich, ob das von der Landbevölkerung genossene Getreide, nicht irgendwie verändert und von einer neuen Art ,Getreidebrand' befallen sei; aber diese Untersuchung war ergebnislos.''

Er zog den Schluß, daß Armut und vor allem Unterernährung als Haupt-, aber nicht als alleinige Ursache bei der Entstehung der Pellagra in Betracht kämen, und er sprach die Vermutung aus, daß die Pellagra wahrscheinlich auf ein Zusammenwirken verschiedener Ursachen zurückzuführen sei.

**Ansichten anderer Beobachter.** Bis dahin wurde die ,,Pelagra'' im lombardischen und der ,,Skorbut'' im venezianischen Staate nicht für dieselbe Krankheit gehalten. 1789 indes begann sich durch die Veröffentlichungen von Fanzazo, dem späteren Professor an der Universität zu Padua, die Anschauung von einer Identität dieser beiden Erkrankungen allmählich durchzusetzen. Schließlich hielt man auch das Mal de la Rosa für die gleiche Krankheit. Zu Beginn des 19. Jahrhunderts war das Leiden weithin über Norditalien verbreitet. Eine Vorstellung von seiner Häufigkeit und Schwere kann aus den Ergebnissen der Untersuchung von 1804 aus der Provinz Padua gewonnen werden. Es stand fest, daß die Krankheit dort bereits seit langer Zeit unter dem Namen Salso bekannt war; die Ärzte am St. Francis-Hospital zu Padua hatten sie schon seit 1777 beobachtet, und jährlich wurden in das Hospital 60—70 Fälle eingeliefert, von denen 30 starben.

1829 berichtet D. M. Hameau, ein praktischer Arzt in Teste-de-Buch, Frankreich, über ein gleiches Leiden (Maladie de la Teste), welches er seit 1818 unter den armen Bauern des Tales von Arcachon beobachtet hatte.

Diese Übersicht über die Geschichte der Pellagra läßt sich demnach dahin zusammenfassen, daß zur gleichen Zeit in Nordspanien und Norditalien, und etwas später auch in Frankreich, ein schweres Leiden mit auffallenden Symptomen auftauchte, das der Ärzteschaft der damaligen Zeit unbekannt war und über das sich in noch älterer Literatur kein befriedigender Bericht findet, trotzdem es nicht leicht übersehen werden konnte.

Die Krankheit wurde später in Rumänien von Theodori (1858), in Ägypten von Pruner (1847) und in anderen Gebieten Südeuropas und der Mittelmeerküste von zahlreichen weiteren Beobachtern beschrieben.

Die Vereinigten Staaten, vor allem ganz offensichtlich die westliche Hälfte, blieben viele Jahre ganz frei von diesem Leiden. Übereinstimmend berichten alle Autoren, daß die Pellagra nie in den Vereinigten Staaten vorkam. Das Auftreten oder richtiger die Feststellung dieses Leidens in den Vereinigten Staaten im Jahre 1906 und seine bald einsetzende starke Verbreitung ist, wie es nachträglich den Anschein hat, ein Ereignis von erheblicher Bedeutung, nicht nur hinsichtlich der Geschichte der Erkrankung, sondern auch in bezug auf die Erforschung der Natur dieser Krankheit.

**Die Ätiologie in der Geschichte der Pellagra.** Zur Orientierung des Lesers erscheinen einige Vorbemerkungen notwendig, gerade auch im Hinblick auf die Auffassung, daß die Verwendung von Mais oder indischem Korn als Nahrungsmittel von großer Tragweite für die Entstehung der Pellagra sei.

In der einen oder anderen Form herrschte diese Theorie für eine Reihe von Jahren auf dem europäischen Festland vor, und noch heute ist sie bei den meisten europäischen Autoren eine festgewurzelte Doktrin.

Die Annahme eines ursächlichen Zusammenhangs zwischen Pellagra und dem Gebrauch des Mais als Nahrungsmittel ist so alt wie die Krankheit selbst. Bereits Casal bespricht in der Originalbeschreibung der Krankheit diesen Punkt.

Über diese Zusammenhänge sprach man schon seit langer Zeit in weitschweifender und unklarer Weise; eine scharfe Formulierung aber wurde zuerst von Marzari (um 1810) ausgesprochen, der damit den Namen für die sogenannte Schule der Zeïsten schuf (abgeleitet von Zea mais). Marzari meinte, daß Leute, welche von einer Kost lebten, die zum großen Teil aus Mais bestand, infolge Fehlens eines bestimmten nutritiven Prinzips in dieser Getreideart an Pellagra erkrankten. Doch bald wurde diese Vorstellung von Guerreschi (1814) und Balardini (1845) abgelehnt. Der erstere stellte eine Theorie auf, die von letzterem ausgearbeitet wurde und dahin ging, daß die Ursache des Leidens in Veränderungen zu suchen sei, die das Korn dadurch erlitt, daß Schimmelpilze auf ihm wuchsen. Auf Grund der grünen Farbe des Schimmels sprach man von einer ,,Verdet"-Theorie. Die beiden Autoren waren daher die Urheber der wichtigen Theorie, daß Pellagra auf Genuß von schimmeligem (spoiled) oder verdorbenem (damaged) Mais zurückzuführen sei.

Die Entwicklung und Einbürgerung dieser Theorie zu einer weithin anerkannten Lehre ist vor allem der eingehenden Arbeit und der Persönlichkeit Cesare Lombrosos in Italien und Theophile Roussel in Frankreich zu verdanken. Beide waren sie Männer von Initiative und Begabung. Die Motive, die sie zu ihren Untersuchungen über die Pellagra veranlaßten, waren im Grunde sozialer Art. Für sie war es ein Ringen für die Armen gegen die Reichen; sie wollten verhüten, daß die arme Landbevölkerung reich begüterter Grundbesitzer von schimmeligem (spoiled) und verdorbenem (damaged) Mais leben sollte, der nicht nur ungeeignet zur menschlichen Ernährung war, sondern auch die Geißel der Pellagra heraufbeschwor.

Diese Theorie der Pellagraentstehung beruht vor allem auf einem historischen Argument. Als die Ärzte ein neues Leiden mit ziemlich auffälligen Symptomen entdeckt hatten, suchten sie die Krankheit als einem in der letzten Zeit erst aufgetretenen Umstande heraus zu erklären. Ihre Aufmerksamkeit war auf den Mais gerichtet, der, wie überliefert wird, von Amerika nach Europa eingeführt, sofort ziemlich intensiv angepflanzt und als Nahrungsmittel verwendet wurde. Die Pellagra, so glaubte man, folge seiner Spur.

Wenn auch noch manche Widersprüche in bezug auf die Geschichte der Einführung und des Anbaues von Mais in Europa herrschen, halten doch die Zeisten die Ansicht aufrecht, daß die Pellagra schon kurz nach Einführung des Mais in Europa auftrat und dann überall zugleich mit dem Anbau der neuen Getreideart und ihrer Verbreitung als Lebensmittel einsetzte, daß die Pellagra sich endemisch nur in Ländern finde, in denen der Mais in hohem Maße der menschlichen Ernährung diene, und daß die Pellagra zurückgeht oder verschwindet, sobald der Mais aus der Ernährung der Bevölkerung oder der Einzelindividuen ausgeschaltet werde.

Die Zeisten können nur schwer eine einigermaßen befriedigende Erklärung dafür abgeben, warum die Pellagra nicht stets unter einer Bevölkerung um sich greife, deren Ernährung großenteils nur aus Mais besteht, oder warum das Leiden auch unter solchen Leuten auftrete, in deren Ernährung Mais völlig fehlt. Sie sind überzeugt, daß sich entsprechende Gründe finden lassen und daß die Einwände gegen diese Theorie nicht stichhaltig seien; auf einige dieser Gründe kommen wir später zurück. Es ist noch zu erwähnen, daß durch die Bemühungen von Lombroso und seinen Mitarbeitern die Theorie, die den ,,verschimmelten" (spoiled) Mais für die Pellagra verantwortlich macht, in Italien dadurch amtliche Anerkennung fand, daß 1902 ein Gesetz zur Verhütung und Behandlung der Pellagra durchging.

Dieses Gesetz umfaßt die Beaufsichtigung des Anbaues, der Lagerung, des Ausmahlens von Mais usw., die Besichtigung des eingeführten Getreides und seine Vernichtung, falls dies für nötig erachtet wird; auch die Errichtung besonderer Krankenhäuser zur Behandlung der an Pellagra Erkrankten und besonderer Stationen, auf denen die Pellagrakranken auf Staatskosten während einer bestimmten Zeit eine Ernährung erhalten, die ausreichender ist, als die, die sie sich selbst beschaffen können; außerdem wird eine allgemeine Aufklärung der Bevölkerung aller von Pellagra befallenen Distrikte durchgeführt. Daß diese Lehrmeinung über die Ätiologie der Pellagra amtliche Anerkennung gefunden hat, darf von niemandem außer acht gelassen werden, der sich auf die italienische Literatur bezieht.

Wenn auch die Zeïstenschule die Oberhand hatte, so ist damit keineswegs gesagt, daß alle Forscher den gleichen Weg gingen. In Europa bestand stets eine eifrige und streitbare Minderheit von Antizeïsten.

Gründe und Gegengründe wurden Jahre hindurch zwischen den beiden Schulen erörtert; indes muß ein moderner wissenschaftlicher Beweis für die Berechtigung oder Irrigkeit dieser Theorien, der die Ärzteschaft befriedigen könnte, noch erbracht werden.

Die Feststellung der Krankheit in den Vereinigten Staaten im Jahre 1906 und ihr verstärktes Auftreten in der darauf folgenden Zeit hatte wesentliche Bedeutung für die Theorie über ihre Entstehung. Die amerikanischen Ärzte, die zuerst die Pellagra überhaupt nicht kannten und dementsprechend auch nicht die ausländische Literatur, erwarben bald einige Erfahrung, und so entwickelte sich sehr rasch auch in Amerika eine Literatur über dieses Gebiet. In bezug auf die Ätiologie wies diese Literatur schon früh einen gesunden Skeptizismus gegenüber den Maistheorien auf. Man führte die verschiedensten Hypothesen an und äußerte manch kühne Spekulation. Aber unter alledem findet sich auch viel ernste Arbeit; die Lage war auch bedenklich genug, und forderte die größte Aufmerksamkeit; denn die Krankheit nahm an Ausdehnung stets zu und die Mortalität war hoch.

Schließlich lehnten die amerikanischen Gelehrten praktisch die Maistheorie völlig ab und teilten sich in zwei Hauptschulen: Die einen hielten den Gesichtspunkt aufrecht, daß das Leiden infektiös und von Mensch zu Mensch übertragbar sei; die anderen meinten, daß die Krankheit ausschließlich auf die Ernährung zurückzuführen sei, verursacht durch eine fehlerhafte Kostform, wahrscheinlich infolge des Mangels an irgendeinem besonderen Bestandteil. Die meisten der ernsthaften Arbeiten in den Vereinigten Staaten folgen diesen zwei Gesichtspunkten.

Nach diesen mehr allgemeinen und vorläufigen Feststellungen sollen nun die Ätiologie und andere Merkmale der Erkrankung mit größerer Genauigkeit erörtert und einem befriedigenden Ergebnis zugeführt werden.

## Literatur.

Casal, G.: Historia natural y medica del principado de Asturias, Madrid 1762. Artikel über Pellagra: De affectione quae vulgo in hac regione Mal de la Rosa nuncupatur. Eine gute spanische Übersetzung dieses Buches ist 1900 in Oviedo als Gedenkschrift auf Casal veröffentlicht worden. Herausgegeben und kommentiert von Buylla y Alegre und Sarandeses y Alvarez, mit einer biographischen Skizze von Canella y Secades, und einem Vorwort von Pulido y Fernandez. — Roussel, Th.: Traité de la pellagre et des pseudopellagres. Paris 1866. — Strambio, G.: Dissertazioni sulla pellagra. Vol. I und II. Milano 1794. Auch Lettere ad un amico, 1822.

## Epidemiologie.

Seit ihrer Feststellung in den Vereinigten Staaten wurde die Epidemiologie der Krankheit gründlich erforscht, und die Daten, die man aus diesen Studien zusammenstellen konnte, führten zu wichtigen Ergebnissen. In dem Kapitel „Ätiologie" sollen auch die wichtigeren Arbeiten vor allem hinsichtlich Nahrungszufuhr und sozialer Lage berücksichtigt werden. Schließlich mögen dann auch andere epidemiologische Ursachen eine kurze Erwähnung finden.

**Verbreitung und geographische Verteilung.** Die Pellagra ist weithin über die Erdoberfläche verbreitet; aber die Gebiete ihres hauptsächlichen Auftretens sind mehr oder minder umgrenzt. Sie schließen vor allem Norditalien, Osttirol, Ägypten und die Vereinigten Staaten ein; möglicherweise auch einen Teil Westindiens und vielleicht einen Teil von Mexiko. In den meisten dieser

Länder stellt das Leiden ein ärztliches und soziales Problem von großer Bedeutung dar.

Berichte über mehr oder minder sporadisches Auftreten der Pellagra sind aus sehr vielen Orten eingegangen; in den letzten Jahren häuften sich derartige Nachrichten; ob infolge einer weiteren Verbreitung des Leidens oder einer besseren Diagnostik ist schwer zu entscheiden.

Die Krankheit tritt außer an den erwähnten Orten auch in Spanien, Portugal und anderen Staaten Südeuropas, in Kleinasien, Indien, vielleicht auf den Philippinen, in Teilen von Afrika und Süd- und Zentralamerika auf. Schließlich hat man aus Canada, China und sogar aus Berlin, Wien und anderen Orten einzelne Fälle beschrieben. Sambon fand die Pellagra ziemlich häufig auf den britischen Inseln. Die Literatur der Nachkriegszeit berichtet über zahlreiche sporadisch auftretende Fälle aus Orten, an denen die Krankheit früher nicht festgestellt, vielleicht aber auch nicht richtig erkannt worden ist.

Es ist keineswegs leicht, gründliche und zuverlässige Statistiken zu erhalten. Ferner neigt das Leiden dazu, an den Orten früherer starker Verbreitung zurückzugehen, z. B. bemerkenswerterweise in Frankreich und gegenwärtig in Italien, wo es zweifellos im Abnehmen begriffen ist. Das Verschwinden der Krankheit ist gewöhnlich die Folge des Wechsels der sanitären und sozialen Bedingungen, vor allem der letzteren. Das trifft für Frankreich und Italien sicher zu.

Italien litt viele Jahre sehr darunter, und nach amtlichen Berichten traten 1881 gegen 105000 Fälle im gesamten Königreich auf. Diese Zahl nahm dauernd ab und 1923 wurden nach der amtlichen Statistik weniger als etwa 1000 Fälle im ganzen Reiche festgestellt.

Der italienische Generalkonsul in New York hat dem Autor die folgende Tabelle zur Verfügung gestellt:

Mortalität der Pellagra in Italien in den Jahren 1911—1923.

| Jahr | Zahl der Fälle | Zahl der Fälle auf 1 Million Einwohner |
|------|----------------|----------------------------------------|
| 1911 | 1222 | 35 |
| 1912 | 985 | 28 |
| 1913 | 1030 | 29 |
| 1914 | 730 | 20 |
| 1915 | 811 | 22 |
| 1916 | 793 | 22 |
| 1917 | 691 | 19 |
| 1918 | 627 | 18 |
| 1919 | 537 | 15 |
| 1920 | 331 | 9 |
| 1921 | 222 | 6 |
| 1922 | 198 | 5 |
| 1923 | 138 | 4 |

Aus zuverlässigen Informationen geht hervor, daß auch Rumänien sehr unter Pellagra leidet und jährlich etwa 50000 bis 75000 Fälle aufweist.

Die Vereinigten Staaten befinden sich in ähnlicher Lage, obwohl auch die genauen Tabellen noch breiten Spielraum für Schätzung bieten. Seit seiner Feststellung im Jahre 1906 nahm das Leiden schnell an Ausdehnung zu. Im Jahre 1920 schätzte Roberts die Zahl der Fälle für 1906—1920 in den Vereinigten Staaten auf 500000, von denen 50000 tödlich endigten. Er betont, daß 1916 das Leiden an vierter Stelle als Todesursache im Staate Mississippi, an dritter in Alabama und an zweiter Stelle in Südkarolina aufgeführt wurde.

Der Bericht des United States Census gibt folgende Statistik:

Todesfälle an Pellagra.

| Jahr | Zahl der Todesfälle | Anteil auf 100 000 Einwohner |
|------|---------------------|------------------------------|
| 1910 | 368  | 0,7 |
| 1911 | 659  | 1,1 |
| 1912 | 674  | 1,1 |
| 1913 | 1015 | 1,6 |
| 1914 | 1550 | 2,3 |
| 1915 | 2843 | 4,2 |
| 1916 | 2390 | 3,3 |
| 1917 | 3666 | 4,9 |
| 1918 | 3741 | 4,6 |
| 1919 | 2806 | 3,3 |
| 1920 | 2322 | 2,7 |
| 1921 | 2541 | 2,9 |

Diese Zahlen geben kein genaues Bild von der Verbreitung der Krankheit, weil das statistisch erfaßte Gebiet nicht alle Staaten einschließt, in denen das Leiden häufig auftritt, und ferner, weil die Berichte nicht sehr zuverlässig waren. Das Gesundheitsamt der Vereinigten Staaten berichtet 1923 über das Auftreten der Pellagra wie folgt: In 12 Staaten und Porto Rico 7317 Fälle oder 0,2 auf 1000 Einwohner; 30 Staaten führten 3044 Todesfälle auf, oder 0,04 auf 1000.

Der Staat Mississippi hat vielleicht eine sorgfältigere und eingehendere Statistik über Pellagra aufgestellt als andere Staaten der Union. Der Direktor des „Bureau of Vital Statistic" dieses Staates gab folgende Zahlen heraus:

|      | Fälle  | Todesfälle |
|------|--------|------------|
| 1915 | 15831  | 1535 |
| 1916 | 7707   | 840  |
| 1917 | 11635  | 1086 |
| 1918 | 8340   | 746  |
| 1919 | 5856   | 495  |
| 1920 | 5887   | 554  |
| 1921 | 9902   | 684  |
| 1922 | 6057   | 448  |
| 1923 | 5048   | 413  |
| 1924 | 5896   |      |

(Einwohnerzahl von Mississippi nach der Volkszählung von 1920: 1 790 618.)

Es ist schwer, festzustellen, wieviel Pellagrafälle die Vereinigten Staaten im Augenblick aufweisen. Geht die Schätzung von der Annahme einer Sterblichkeit von 10% für 1923 aus, so hätten wir, in runden Zahlen, etwa 30000 anzunehmen. Diese Zahl ist aber als zu gering zu betrachten und sicher kann sie bis zu 50000 Fällen betragen; womöglich ist sie noch höher.

Obwohl das Leiden so weit verbreitet ist und überall in den Tropen und wärmeren Teilen der gemäßigten Zone vorkommt, zeigt uns eine eingehendere Betrachtung, daß die geographische Verteilung oft eigentümlich verläuft und eine fest umschriebene Begrenzung aufweist. Z. B. trat es viele Jahre hindurch sehr stark in Nord- und Mittelitalien auf, verschonte aber Süditalien und die Inseln des Königreiches. Es blieb in Spanien stets mehr oder minder lokalisiert, und das gleiche war in Frankreich der Fall.

Auch in den Vereinigten Staaten verhielt es sich so. Tatsächlich ist das Leiden in einer geringen Zahl von Fällen über die ganzen Vereinigten Staaten verbreitet; die Mehrzahl der Fälle blieb auf die Südstaaten beschränkt. Dieses Überwiegen in bestimmten Bezirken ist eine auffallende Tatsache und nicht leicht zu übersehen. Ihre Beziehung zu den ökonomischen Bedingungen, der Volksernährung und den Sitten der Bevölkerung soll bei der Erörterung der Ätiologie behandelt werden.

**Jahreszeit und Klima.** Obwohl die Krankheit vorwiegend nur in wärmeren Bezirken der Erde vorkommt, ist das Klima nicht als wichtiger Faktor in Erwägung gezogen worden. Die jahreszeitlichen Schwankungen im Auftreten der Krankheit sind eines ihres wesentlichsten Merkmale. Mit großer Regelmäßigkeit kehren die klinischen Erscheinungen der Krankheit stets mit Beginn des warmen Wetters wieder und man trifft die größte Zahl der Patienten im Frühling und Frühsommer an. Diese Erscheinung wird bei Besprechung der Symptomatologie erörtert werden.

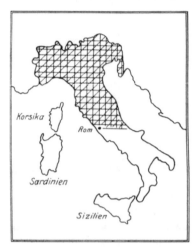

Abb. 2. Diese Karte soll das Hauptgebiet der Pellagra in Italien während der größten Ausbreitung zeigen. Sie griff nicht auf Süditalien und auf die Inseln über.

**Rasse, Alter und Geschlecht.** Die Rasse scheint keinen sichtlichen Einfluß auf das Auftreten der Krankheit zu haben. Der Verfasser hat insgesamt 15 870 Fälle aus den Südstaaten gesammelt, von denen nur 1242 unter Negern aufgetreten waren. Da diese Fälle in einem Gebiet zusammengestellt wurden, in dem die Neger einen großen Teil der Bevölkerung ausmachen, ist dies ein Anhalt dafür, daß die Neger verhältnismäßig wenig empfindlich sind; aber diese Schlußfolgerung darf nur mit Vorbehalt ausgesprochen werden. Die Thompson-Mc Fadden Pellagra Commission machte eine ähnliche Beobachtung. Die Erfahrung anderer Autoren bestätigte

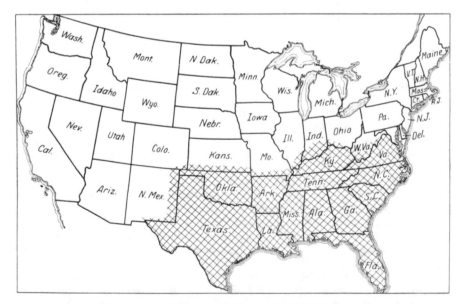

Abb. 3. Die Karte soll nur in großen Zügen das Gebiet der stärksten Verbreitung der Pellagra in den Vereinigten Staaten zeigen (markiert durch gekreuzte Schraffierung). Die Krankheit tritt vereinzelt innerhalb der gesamten Vereinigten Staaten auf; die Gesamtzahl der Einzelfälle hat in einigen kleinen Bezirken in der letzten Zeit außerordentlich zugenommen.

das nicht, und mit Bestimmtheit ist an einigen Stellen der Vereinigten Staaten, besonders in Mississippi, gerade das Gegenteil beobachtet worden. Hinsichtlich Alter und Geschlecht zeigt das Leiden ein besonderes Verhalten, für das wir keine eindeutige Erklärung haben. Vor allem erkranken Personen zwischen 20 und 45 Jahren. Selten tritt die Krankheit im ersten und

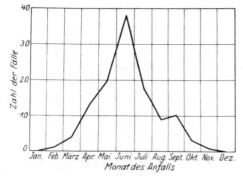

Abb. 4. Jahreszeitliche Verteilung. Eine für die Südstaaten typische Kurve; sie zeigt die größte Zahl der Fälle im Juni und ein zweites Ansteigen im September. (Nach Goldberger, Wheeler und Sydenstricker.)

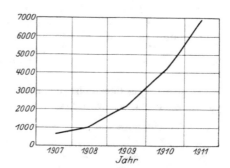

Abb. 5. Die Kurve zeigt das außerordentliche Anwachsen der Pellagra in 8 Südstaaten während der ersten 5 Jahre nach ihrer Feststellung in den Vereinigten Staaten. (Nach Lavinder.)

zweiten Lebensjahre auf; bei Kindern bis zu 10 Jahren ist sie ziemlich häufig; eine deutliche Abnahme zeigt sich im Pubertätsalter, zur höchsten Frequenz steigt sie im Alter zwischen 20 und 45 Jahren an.

Die auffallendste Beobachtung über den Zusammenhang von Alter und Geschlecht ist die Tatsache, daß in der Periode der höchsten Frequenz die

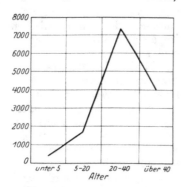

Abb. 6. Die Altersverteilung der in Abb. 5 aufgeführten Fälle bei beiden Geschlechtern. (Nach Lavinder.)

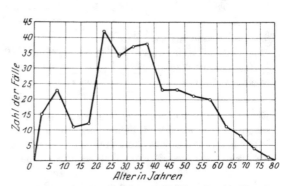

Abb. 7. Die Altersverteilung bei beiden Geschlechtern in Perioden zu je 5 Jahren. Typische Kurve. (Nach Grimm.)

Zahl der Erkrankungen bei Frauen um ein Vielfaches höher ist als bei Männern. Diese Beobachtung bedarf noch der Erklärung.

**Einfluß der Beschäftigung.** In letzter Zeit wurde die Pellagra in Europa stets zu den Erkrankungen der Landbevölkerung gerechnet. Die stärkste Verbreitung in Italien traf man meist unter der Bevölkerung Ackerbau treibender Gegenden an. In Italien tritt die Erkrankung so selten in Städten auf, daß solch ein Vorkommen jedesmal besonders erwähnt wird.

Das trifft auch für die Vereinigten Staaten zu. Das Leiden hat auch dort seine Hauptausbreitung in den Landgemeinden; doch verschont es keineswegs Städte und Dörfer.

Innerhalb ihres größten Verbreitungsgebietes liegen bekanntlich die bedeutendsten Baumwollwebereidörfer der Südstaaten. Aus Italien wurden sogar vereinzelte Fälle aus staatlichen Anstalten, vor allem Irrenhäusern, gemeldet. In den Vereinigten Staaten traten in Irrenanstalten und Waisenhäusern sehr zahlreiche Erkrankungen auf, indes weniger häufig in Armenhäusern und ganz selten in Gefängnissen. In letzter Zeit wurde die Pellagra ziemlich häufig in englischen Irrenanstalten beobachtet.

Solche Vorkommnisse, die vielfach „intra-mural"-Fälle (Hafterkrankungen) genannt wurden, waren schon Gegenstand mancher Behauptungen über die Ätiologie.

**Sanitäre und ökonomische Einflüsse.** Man dachte vielfach, daß die sanitäre sowie soziale Lage der Bewohner von großer Bedeutung hinsichtlich der Entstehung der Krankheit sei, und ausgedehnte Studien, vor allem in den Vereinigten Staaten, haben diese Seite des Problems zum Gegenstand genommen. Doch ist dies Thema ausführlich bei der Erörterung über die Ätiologie behandelt worden.

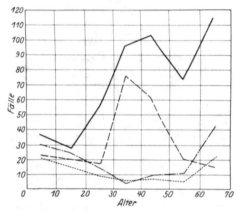

Abb. 8. Verteilung der Pellagra auf Alter und Geschlecht. Epidemie unter armenischen Flüchtlingen im Vergleich mit den Fällen von Spartanburg, die in dem Bericht der Thompson-McFadden-Kommission aufgeführt sind. Armenische Flüchtlinge: Frauen ———, Männer —··—··—. Amerikanische Statistik: Frauen ————, Männer ·········. (Nach Wilson.)

**Übertragbarkeit.** Das Problem der Übertragbarkeit der Pellagra hat die Aufmerksamkeit eines großen Teils der amerikanischen Forscher auf sich gelenkt, obwohl die europäischen Autoren diese Möglichkeit schon längst abgelehnt hatten. In Erörterung dieses Punktes weichen die Anschauungen der amerikanischen und europäischen Literatur deutlich voneinander ab.

Die Tatsache, daß die Krankheit bei Ärzten, Hebammen und anderem Pflegepersonal nicht vorkommt, schien große Bedeutung zu besitzen. Ebenso auffallend war der Umstand, daß die Pellagra weder in der amerikanischen noch in der italienischen Armee und Flotte auftrat. In Amerika betrachten zahlreiche Forscher diese Tatsache keineswegs als unwesentlich, doch soll dies ausführlicher erst bei Besprechung der Ätiologie behandelt werden.

**Epidemisches Auftreten.** In unserer jetzigen Ärztegeneration ist die Vorstellung von einem Entstehen der Krankheiten durch Infektion so überwertig, daß die in der Lehre von den Infektionskrankheiten gebrauchte Terminologie unbewußt auch für andere Krankheiten Verwendung findet. So wird Pellagra eine endemische Erkrankung genannt; sie hat auch Perioden, in denen sie epidemisch auftritt.

Zweifellos war die Krankheit vor 50 oder mehr Jahren in den Vereinigten Staaten verbreitet, ehe sie erkannt wurde; aber es ist wohl nicht anzunehmen, daß sie eine stärkere Verbreitung vor ihrer Feststellung im Jahre 1906 aufwies. Unmittelbar danach nahm sie so außerordentlich schnell an Ausdehnung zu, daß ihre Bezeichnung als Epidemie angebracht erschien. In letzter Zeit ist die Zahl der Fälle wahrscheinlich geringer geworden, doch sind die jährlichen Schwankungen ganz beträchtlich.

## Literatur.

Goldberger, Joseph, G. A. Wheeler, E. Sydenstricker: Eine Studie über die Beziehung der Ernährung zum Auftreten der Pellagra in sieben Gemeinden mit Textilfabriken in Südkarolina im Jahre 1916. Public health reports, Washington, 35, 12, 648. 1920. — Goldberger, Joseph, G. A. Wheeler, E. Sydenstricker: Auftreten der Pellagra in Beziehung zu Geschlecht, Alter, Jahreszeit, Beruf und Dienstunfähigkeit in sieben Baumwollwebereistädten Südkarolinas 1916. Public health reports, Washington, 35, 28, 1650. 1920. — Goldberger, Joseph, G. A. Wheeler, E. Sydenstricker, R. E. Tarbettre: Studie über die Beziehung sanitärer Faktoren zum Auftreten der Pellagra in sieben Baumwollwebereigemeinden Südkarolinas 1916. Public health reports, Washington, 35, 29, 1701. 1920. — Goldberger, Joseph, G. A. Wheeler, E. Sydenstricker: Studie über die Beziehung von Familieneinkommen und anderen ökonomischen Faktoren zum Auftreten der Pellagra in sieben Baumwollwebereistädten Südkarolinas 1916. Public health reports, Washington, 35, 46, 2673. 1920. — Jobling, J. W. and W. F. Peterson: Epidemiologie der Pellagra in Nashville, Tennessee, Journ. of infect. dis. 18, 501. 1916. 21, 109. 1917. — Sambon, L. W.: Weiterer Bericht über die Erforschung der Pellagra. Journ. of Tropical Medicine and Hygiene. XIII, 18, 19, 20 und 21. 1910. — Thompson-Mc Fadden Pellagra Commission and Robert M. Thompson Pellagra Commission (Siler, Garrison et Mac Neal): Progress reports I, II, III, New York Post Graduate Medical School and Hospital, 1913, 1914 und 1917. — Die zahlreichen Abhandlungen, die in diese Berichte einbezogen sind, wurden in medizinischen Zeitschriften veröffentlicht. Eine Zusammenfassung der ersten Berichte über die Forschungen findet man in: Journ. of Americ. med. assoc. LXII, 8. 1914. Eine Zusammenfassung des zweiten Berichtes ebenda, Bd. LXIII, 1090. 1914. Eine Zusammenfassung des dritten Berichtes, Southern med. journ. Vol. II, No. 12. 1918.

## Symptomatologie.

Die Pellagra ist ein chronisches Leiden und hat eine ausgedehnte und wechselvolle Symptomatologie. Es ist nicht ganz leicht, eine klare und kurzgefaßte Schilderung einer Krankheit zu entwerfen, welche in ihrer Erscheinungsform so wechselnd ist. Fast alle Autoren hatten mit dieser Schwierigkeit zu kämpfen. Wir verstehen daher auch Lombrosos Ausspruch „es handelt sich nicht um eine Krankheit, sondern nur um den Kranken". Pellagra ist trotz alledem eine abgegrenzte und einheitliche Krankheit, über die zahlreiche zuverlässige Beschreibungen existieren.

Häufig und seit langer Zeit haben die Autoren die Symptome in Stadien oder Perioden eingeteilt, wie wir das bei der Syphilis tun. Zahlreiche verschiedene Einteilungsarten sind vorgeschlagen worden; aber da alle in hohem Maße willkürlich sind, erscheint keine völlig befriedigend. Vielleicht ist es daher angebracht, die einfachste anzuwenden und einzuteilen in Prodromal-, erstes, zweites und drittes Stadium. Man muß im Auge behalten, daß auch diese Einteilung weitgehend gekünstelt ist, daß sich keine scharfe Trennungslinie zwischen den einzelnen Stadien ziehen läßt, daß damit nichts über den Zeitraum seit Beginn der Krankheit ausgesagt ist und daß die verschiedenen Stadien sich mehr durch den Grad als die Erscheinungsart der Symptome unterscheiden. Die Krankheit ist im wesentlichen chronisch, aber naturgemäß nicht immer einheitlich in der Schnelligkeit ihrer Entwicklung. Häufig ist eine akute oder floride Art der Pellagra beschrieben worden, doch beziehen sich solche Schilderungen sicherlich auf akute Schübe, welche innerhalb des chronischen Ablaufs auftreten. Das soll später erörtert werden. Eine akute Pellagra, ab initio, gibt es wahrscheinlich nicht.

Besonders nachdrücklich muß darauf hingewiesen werden, daß es sich klinisch scheinbar um eine chronische Krankheit handelt. Die Pellagra wird auf mangelhafte Ernährung zurückgeführt; doch trägt vielleicht die fortgesetzte Unterernährung die Hauptschuld daran, daß die Krankheit zu einer chronischen wird. Wenn ernste sekundäre Organveränderungen fehlen, führt Nahrungswechsel bald zu einer entsprechenden Änderung des Krankheitsbildes. Bei der Pellagra handelt es sich also nicht um eine chronische Krankheit im engeren Sinne.

Zusammenfassend kann man sagen, daß das Leiden chronisch ist und eine begrenzte Dauer oder regelmäßige Folge der verschiedenen Stadien nicht besteht, und kann folgende allgemeine Angaben machen:

Das Prodromalstadium zeigt nur unbestimmte Symptome und ein allgemeines Krankheitsgefühl. Das erste Stadium weist hauptsächlich gastro-intestinale und Hautsymptome auf, das zweite Stadium umfaßt die cerebrospinalen und psychischen Symptome. Das dritte Stadium ist als terminales Stadium durch die Kachexie gekennzeichnet. Es sei hier bemerkt, daß die Pellagra in Amerika oft als feucht oder trocken bezeichnet wird. Diese Ausdrücke sind lässig und

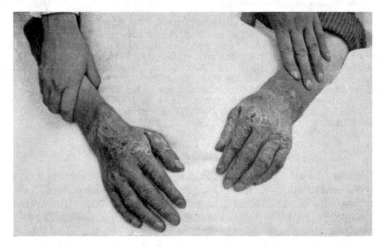

Abb. 9. Abschuppung mit oberflächlicher Ulceration.

unwissenschaftlich und beziehen sich auf die Unterschiede des Erythems. Eine Form bleibt trocken und schuppend, bei einer anderen entwickeln sich Blasen und oft treten schwere allgemeine Störungen auf.

Die Pellagra verläuft in einer Folge von periodisch auftretenden Anfällen mit abwechselnder Besserung und Verschlechterung. Die Verschlimmerung tritt in der Regel im Frühjahr auf, oft auch im Herbst, und geht nach einiger Zeit wieder zurück, doch nur, um im nächsten Jahr von neuem aufzuleben. Nach der etwas unklaren Zeit der Prodromalerscheinungen zeigen sich zunächst gastro-intestinale und nervöse Unstimmigkeiten, zu denen sich gewöhnlich nach kurzer Zeit ein auffallendes Erythem gesellt.

Die Heftigkeit der aufeinanderfolgenden Anfälle zieht auch das Nervensystem in Mitleidenschaft, und gerade durch die regelmäßige jährliche Wiederkehr wird ein tiefer und unauslöschlicher Einfluß auf den nervösen und seelischen Zustand des Befallenen ausgeübt. Im Anfang wurde nachdrücklich betont, daß das Erythem, obwohl es im Vordergrund der Erscheinungen steht, nicht der wesentliche Krankheitsprozeß ist, da dieser das Nervensystem zu ergreifen scheint. Eine solche Auffassung der Krankheit ist sehr wichtig und sollte nicht übersehen werden.

Bevor die Stadien der Krankheit im einzelnen beschrieben werden, muß noch einmal betont werden, daß jede Einteilung eine künstliche ist, und nur durchgeführt werden mußte, um eine logische Gruppierung der wechselvollen Krankheitsbilder zu erreichen. Die Krankheit kann in larvierter Form auftreten, kann sehr mild sein, mäßig oder schwer. Der Leser sei davor gewarnt, jeden Fall gewaltsam in irgend eine Gruppe einordnen zu wollen; er darf nicht vergessen, daß jedes System ein künstliches ist.

**Prodromalstadium.** Das Vorstadium ist bezüglich seiner Dauer und Erscheinungsform nicht genau zu begrenzen. Die Kranken klagen über flüchtige Schmerzen und mannigfache Parästhesien. Neurasthenische Erscheinungen können auftreten, und bei jedem unklaren Krankheitsbild soll man daran denken, daß solche Symptome oft der Vorläufer der Pellagra sind.

Ein brennendes Gefühl in Mund und Magen kann Beschwerden verursachen, zuweilen tritt auch Stomatitis und Speichelfluß auf.

Fortschreitende Schwäche, vor allem der unteren Extremitäten, tritt häufig Wochen und Monate vor dem Erythem auf. Der Appetit läßt nach und ein ausgesprochenes Krankheitsgefühl stellt sich ein. Zuweilen kommt auch Schwindel vor. Allein man sieht das Vorstadium nur selten, denn der Patient zeigt sich dem Arzt in der Regel erst mit dem voll entwickelten Krankheitsbild. In der gemäßigten Zone erscheinen die ausgesprochenen Symptome gewöhnlich im Vorfrühling, zuweilen im Herbst, die Zeit fällt wechselnd je nach dem Wetter auf April bis Juni und September bis Oktober.

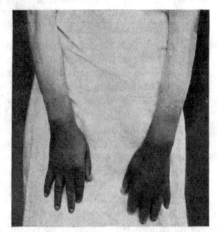

Abb. 10. Sehr ungewöhnliche Pigmentation.

**Erstes Stadium.** Das erste Stadium beginnt in der Regel mit Verdauungsstörungen; Hitzegefühl in Mund und Magen tritt auf, der Geschmack ist verändert; es besteht Speichelfluß; der Appetit ist meist geschwunden; manchmal wird jedoch auch über Heißhunger geklagt.

Die Zunge ist in der Mitte belegt, rot und glatt an der Spitze und den Rändern. Die Papillen treten häufig stärker hervor und sind gerötet; bei Negern sind sie gelegentlich schwärzlich und geben der Zunge ein gesprenkeltes Aussehen. Zuweilen ist aber die Zunge glatt und rot, ihres oberflächlichen Epithels beraubt — eine „kahle" Zunge. Wenn sie sehr rot ist, wird sie „Kardinalzunge" genannt. In anderen Fällen sind die Papillen auf der Oberfläche sehr lang, verursachen einen dicken Belag mit Rissen an Stelle der früheren Fältchen; dann haben wir die „Schachbrett"zunge vor uns. Das Aussehen wechselt sehr, doch ist die Zunge bei Pellagra stets von großer diagnostischer Bedeutung.

Die Untersuchung des Mundes wird oft eine allgemeine Rötung mit Bläschenbildung oder schon mit oberflächlicher Ulceration zeigen. — Man beobachtet dyspeptische Erscheinungen, Blähungen und einen aufgetriebenen Leib, zuweilen auch Leibschmerzen; gelegentlich tritt Erbrechen auf, besonders bei Alkoholikern. Durchfall ist häufig, oft aber auch Verstopfung; sowohl Diarrhöe als auch Erbrechen zeigen in einzelnen Fällen einen krampfartigen Typ. Zuweilen ist das Bild ruhrartig, es treten Koliken und Tenesmen, schleimig-blutige Stühle auf.

Muskelschwäche, vor allem der unteren Extremitäten, stellt sich gewöhnlich sehr früh ein und die Kranken ermüden sehr leicht.

Die Temperatur ist normal, abends kann sie manchmal auch leicht ansteigen. Zeigt sich höheres Fieber, so muß man nach Komplikationen suchen. In der

Regel verläuft die Pellagra unter nur geringen Fiebererscheinungen. Der Puls ist beschleunigt, zeitweise nur in mäßigem Grade. Funktionelle Herzgeräusche können auftreten; sie sollen später besprochen werden.

Häufig stellt sich ein sehr lästiger Schwindel ein; viele Patienten leiden an Kopfschmerz, der, besonders im Hinterkopf, oft sehr stark ist; viele beunruhigt Schlaflosigkeit; mannigfache Neuralgien treten auf; einige Autoren beobachteten das Auftreten von spinalen Neuralgien, die sich mit krampfähnlichen Schmerzen in die Extremitäten erstrecken. Die Kniereflexe sind in diesem Stadium gewöhnlich gesteigert.

Die Intelligenz ist oft schon in diesem frühen Stadium beeinträchtigt, und man beobachtet leichte Geistesschwäche mit Depression. Neurasthenische Erscheinungen sind häufig und wichtig für die Diagnose.

Die Veränderungen in Blut und Urin sollen später beschrieben werden.

Parallel mit diesen Symptomen erscheint das charakteristische Erythem, welches fast stets die unbedeckten Körperteile befällt und symmetrisch verteilt ist. Sein Auftreten wird gewöhnlich durch ein Gefühl der Hitze und Schwellung, unter leichtem Jucken der befallenen Partien, eingeleitet. Ein starkes Jucken des Erythems wurde nie beobachtet.

**Zweites Stadium.** Während Erythem, Verdauungs- und einzelne nervöse Störungen das erste Stadium charakterisieren, ist das zweite Stadium durch eine Verschlimmerung dieser Symptome und das Auftreten neuer und besonders ausgesprochener nervöser Erscheinungen gekennzeichnet, die jetzt im Vordergrund des Krankheitsbildes stehen. Das Charakteristische des zweiten Stadiums sind schwere cerebrospinale Störungen, die sich im großen und ganzen nach Scheubes Beschreibung in folgendem äußern:

Motorische Störungen. — Beachtenswert ist vor allem die Muskelschwäche, vornehmlich der unteren Extremitäten; nicht selten beobachtet man auch partiale Lähmungen. Von motorischen Reizerscheinungen sieht man vor allem Muskelspannungen und tonische Kontraktionen der Extremitäten, die sich zuweilen zu tetanischer Starre steigern. Tremor der Arme, des Kopfes und der Zunge kann auftreten, ebenso krampfartige Anfälle und krampfhafte Bewegungen; ausnahmsweise sind epileptiforme Krämpfe mit Bewußtseinsverlust beobachtet worden.

Der Gang ist paralytisch oder paralytisch-spastisch. Zuweilen ist auch Ataxie beobachtet worden. Partielle Muskelatrophien können auftreten und dadurch das Bild der amyotrophischen Lateralsklerose nachahmen. Die Muskeln zeigen keine starke oder konstante Reaktion auf elektrische Reizung, aber ihre mechanische Reizbarkeit ist erhöht.

Empfindungsstörungen. — Die Hautsensibilität ist verändert. Der Tast- und Temperatursinn bleibt intakt, die Schmerzempfindlichkeit ist zuweilen vermindert. Der Muskelsinn ist normal.

Parästhesien sind häufig und von großer Mannigfaltigkeit. Oft klagen die Kranken über Brennen, vor allem in den Extremitäten; diese Schmerzen sollen in einzelnen Fällen so heftig gewesen sein, daß sie zu Selbstmord führten. Auch Ameisenlaufen, heiße und kalte Wallungen, taubes Gefühl, Brennen der Augen, Ziehen im Nacken, Erstickungsgefühl, Gürtelgefühle, Druck in der Scham- und Uterusgegend, eigentümliche Gefühle im Penis und Druck in der Gegend der Testikel kommen vor.

Neuralgische Schmerzen in Kopf, Nacken und Rücken treten häufig auf. Überempfindlichkeit gegen Druck auf die Wirbel, besonders die der Dorsalregion, ist auch schon beschrieben worden.

Die Hautreflexe sind gewöhnlich normal. Die Sehnenreflexe, vor allem der Patellarreflex, sind in der Regel stark gesteigert, können aber auch schwach sein oder fehlen; oft sind sie auf beiden Seiten verschieden.

**Besondere Störungen der Sinnesorgane.** — Gelegentlich beobachtet man Sehschwäche, Doppelsehen, Lichtscheu und andere Augenstörungen. Die Pupillenreflexe sind oft träge; Erweiterung, seltener Verengerung der Pupillen

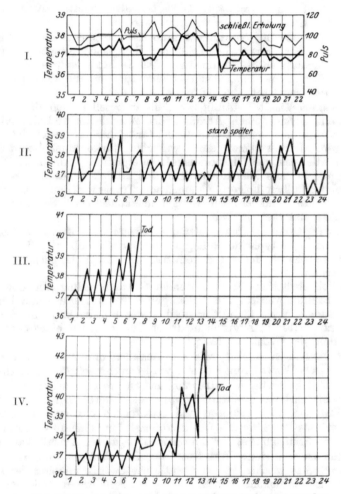

Abb. 11. Temperaturkurven, die bei Pellagra beobachtet wurden.
I. Gewöhnliche Temperaturkurve. II. Erythem von bullösem Typ. III. Typhoide Form der Pellagra. Tetanisches Stadium, früher Tod. IV. Terminales, akutes Delirium mit Hyperpraxie. (Freie Übertragung von Lavinder und Babcock, nach einem Original bei Marie.)

ist beschrieben worden; diese Störungen können auch einseitig sein. Organische Veränderungen können ebenfalls auftreten; zuweilen sieht man Conjunctivitis.

Der Geschmackssinn ist mitunter verändert. Ein salziger Geschmack ist in einigen Teilen Italiens so häufig beobachtet worden, daß man das Leiden im Volke als „Salso" bezeichnet hat.

**Vasomotorische und trophische Veränderungen.** — Man trifft zuweilen eine allgemeine Kontraktion der Hautgefäße mit Kälteempfindung an, manchmal findet man auch eine „Gänsehaut". Während der späteren Stadien können sich neuroparalytische Erweiterungen der Hautgefäße einstellen, evtl. mit Ödem. Der Gesichtsausdruck ist oft der eines Alkoholikers; die Nägel können trophische Störungen zeigen.

Psychische Störungen. — Es ist seit langem bekannt, daß das seelische Verhalten der Kranken oft frühzeitig eine Veränderung erleidet. Später entwickeln sich bestimmte Psychosen. Diese besonders wichtige Krankheitsphase soll an anderer Stelle noch näher erörtert werden.

Drittes Stadium. Das Terminalstadium ist hauptsächlich charakterisiert durch Kachexie. Die bereits beschriebenen Symptome klingen nicht ab; im Gegenteil, sie nehmen an Stärke noch zu. Die Kachexie steht stark im Vordergrund und stellt zusammen mit Demenz, Lähmungen und anderen cerebrospinalen Symptomen das hauptsächliche Krankheitsbild dar.

Der Marasmus schreitet ständig vor; hierzu gesellen sich dann noch eine ausgesprochene Anämie, auch Atrophie der Muskulatur und des subcutanen Fettgewebes und eine verminderte Widerstandsfähigkeit gegen interkurrente Erkrankungen. Dazu kommen dann weiterhin starke Muskelschwäche, evtl. Lähmungen, die auch die Blasenmuskulatur ergreifen können, und nicht zu hemmende, schmerzlose Diarrhöen. Der Tod erfolgt unter den Zeichen der Herzschwäche und ihrer Folgen, Ödemen und Transsudationen. Oder es führt eine interkurrente Krankheit, wie Lungentuberkulose oder Septicämie infolge von Decubitus, das Ende herbei.

Hauptsymptome. — Unkomplizierte Pellagra verläuft meist ohne Fieber. Akute Zustände, wie typhoide Pellagra, zeigen eine Fieberreaktion, die Temperatur ist gewöhnlich hoch und remittierend. Auch Hyperpyrexie ist beobachtet worden.

Gewöhnlich stellt sich ein bedeutender Gewichtsverlust ein, obwohl auch Kranke beobachtet wurden, die einen guten Ernährungszustand bewahrten.

Der Puls zeigt nichts Charakteristisches; der Blutdruck kann niedrig sein. Britische Ärzte haben in Ägypten niedrigen Blutdruck als eines der wichtigen Frühsymptome der Krankheit festgestellt.

Zeichen vorzeitigen Alterns, wie das Ausfallen und Ergrauen der Haare, arteriosklerotische Veränderungen usw. werden nicht selten beschrieben.

Unregelmäßigkeiten der Menstruation und andere Störungen des weiblichen Genitalsystems sind nicht selten. Wenn diese sicheren Anzeichen übersehen werden, führen sie zu zwecklosen und gefährlichen chirurgischen Eingriffen.

Laboratoriums-Befunde. Die Laboratoriumsbefunde sind bei Pellagra mehr als bei anderen Erkrankungen durch ihren meist negativen Ausfall charakterisiert.

Das Blut ist von vielen Forschern sorgfältig studiert worden. Die zahlreichen Ergebnisse weichen in unwesentlichen Details voneinander ab; charakteristisch ist die ziemlich konstante, milde, sekundäre Anämie mit mäßiger Abnahme an roten Blutkörperchen und Hämoglobin. Die Zahl der weißen Blutzellen bleibt bei Fällen ohne Komplikationen in normalen Grenzen, und die Differentialauszählung zeigt keine Veränderung, obwohl einige Beobachter das Vorkommen einer leichten Lymphocytose behaupten.

Parasiten, die für die Ätiologie in Betracht kämen, sind nicht beobachtet worden. Blutkulturen auf Nährböden aller Art und unter den verschiedensten Bedingungen angelegt, blieben steril. Gleicherweise hatte die Übertragung von Blut auf Tiere und ebenso auf Menschen keine sichtbare Wirkung.

Mannigfache Untersuchungen über Eisengehalt, reduzierende Substanzen, Alkalescenz, Isotonie, Fluorescenz, Toxität und andere biologische Eigenschaften blieben ohne Ergebnis.

Die Cerebrospinalflüssigkeit ist sorgfältig untersucht worden, doch mit dem gleichen negativen Resultat. Bei unkomplizierten Fällen kann sie als normal betrachtet werden. Der Druck ist nicht erhöht, die Wassermannsche Reaktion ist negativ; ebenso die kolloidale Goldchloridreaktion. Lymphocytose ist nicht beobachtet worden; der Globulingehalt ist nicht vermehrt.

Auch im Liquor cerebrospinalis sind Parasiten nicht festgestellt worden. Alle Kulturversuche verliefen negativ. Injektion des Liquors blieb bei Tieren resultatlos.

Der Urin zeigt, wenn man von Abweichungen durch Störungen des Stoffwechsels absieht, keine charakteristischen Veränderungen. Einige Autoren haben eine Abnahme der Acidität und Verminderung der Gesamtmenge beschrieben. Das Auftreten von Eiweiß und Formbestandteilen ist oft beobachtet worden. Im allgemeinen kann man wohl sagen, daß die chemische Zusammensetzung des Urins nicht wesentlich von dem abweicht, was man unter gleichen physikalischen Bedingungen von gesunden Personen erwarten könnte. Der auffallendste Befund ist ein sehr hoher Indicangehalt.

Stoffwechsel. — Stoffwechselstudien sind bei dieser Erkrankung sehr wichtig und dementsprechend auch mehr berücksichtigt worden. Im allgemeinen hat man gefunden, daß die praktische Ausnutzung der Nahrung trotz der schweren Diarrhöe normal bleibt. Stickstoffretention ist oft vorhanden, besonders bei einer vorwiegend vegetarischen Kost. Das steht in Übereinstimmung mit der Tatsache, daß Pellagra vielfach bei auffallend gut genährten Individuen auftritt. Sie ist keine Erkrankung infolge Unterernährung im gewöhnlichen Sinne.

Die Sekretion des Digestionstractus zeigt Abweichungen von der Norm. Speichelfluß ist nicht selten.

Die Magensekretion zeigt oft Anacidität und Pepsinmangel. Dies mag auf einer dauernden Schädigung des sekretorischen Apparates beruhen, die entweder unmittelbar oder auf dem Wege über das Nervensystem angreift.

Die Darmsekretion ist gewöhnlich ungestört, auch bei Fällen mit herabgesetzter Magensekretion.

Die Darmfäulnis ist vermehrt und die Faeces enthalten abnorm hohe Mengen von Indol und Scatol.

Der Urin zeigt eine Zunahme von Indican, Hippursäure und Äther-Schwefelsäuren. Der Kreatinin-Koeffizient ist niedrig. Der Purinstoffwechsel ist wahrscheinlich nicht stark verändert. Die Urinbefunde zeigen Störungen im Gastrointestinaltractus an, die mit vermehrter Fäulnis verbunden sind.

An anderer Stelle soll erörtert werden, welchen Einfluß derartige gastrointestinale Fäulnisprozesse hinsichtlich des Abbaues der Eiweißkörper und deren Verlust für das Individuum haben.

## Das Pellagra-Erythem.

Unter den Dermatologen bestanden zeitweise Meinungsverschiedenheiten über die Klassifizierung der Hauterscheinungen bei Pellagra. In der Pellagra-Literatur werden sie teils als Erythem, teils als Dermatitis bezeichnet. Einige amerikanische Dermatologen haben die Ansicht vertreten, daß es eher eine Dermatitis als ein Erythem sei. Majocchi wählte den Ausdruck ,,Pellagraderms''. Die Mehrzahl der Autoren hält das Leiden für ein Erythem im dermatologischen Sinne. Das Erythem ist das charakteristische Symptom der Krankheit. Es tritt gewöhnlich im Frühjahr, zuweilen im Herbst auf. Es erscheint symmetrisch und an den unbedeckten Körperstellen, ergreift zumeist vornehmlich die Streckseiten, den Rücken von Hand und Unterarm, Gesicht, Nacken, den oberen Teil des Thorax und die Dorsalseite der Füße. Später werden die Beugeseiten auch befallen, doch bleiben Palmar- und Plantarflächen häufig frei. In einigen Fällen trat das Erythem an bedeckten Körperstellen und in seltenen Fällen auch generalisiert auf.

Die Beziehungen zwischen Erythem und Sonnenstrahlen sind häufig erörtert worden; doch die am meisten anerkannte Auffassung betrachtet die Sonnenstrahlen nur als eine auslösende Ursache bei bereits erkrankten Personen.

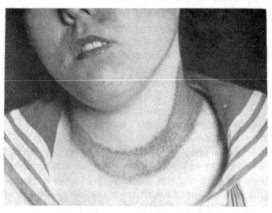

Gewöhnlich treten die ersten Erscheinungen an den Handrücken auf und entwickeln sich erst später an anderen Stellen. Zu Anfang wird die Haut rot, brennt, juckt mäßig, ist leicht gedunsen — alles Zeichen, die sich in ganz ähnlicher Weise bei ausgesprochenem Sonnenbrand einstellen. Die Rötung verschwindet auf Druck, kehrt aber unmittelbar bei Nachlassen des Druckes wieder zurück. Nach einigen Tagen

Abb. 12. Casalscher Kragen oder Halsband.

erscheinen Blasen und diese verschmelzen zu breiten Plaques, die mit seröser oder auch mit serös-eitriger oder sanguinolenter Flüssigkeit gefüllt sind. Das Ödem kann später verschwinden, die Epidermis trocknet aus und zerfällt in kleine graue Schuppen. Das bullöse oder feuchte Erythem sind in den Vereinigten Staaten nicht selten, und in der Regel sind sie von ernsten Allgemeinsymptomen begleitet. Örtlich kommt es zu ausgedehntem Verlust der Epithelschicht der Haut, zu Sekundärinfektionen und ihren unvermeidlichen, quälenden Folgen, die viel Pflege erfordern. Manchmal nimmt die Haut nach der beschriebenen anfänglichen Rötung eine dunkle Farbe an, die man als bräunlich, schwärzlich, schokoladefarben oder als pflaumenfarben beschrieben findet; später wird sie trocken und schuppt, ohne Blasen zu bilden.

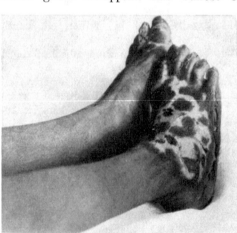

Desquamation ohne Erythem ist auch beobachtet worden, ebenso ein pustulöses Erythem, vornehmlich im Gesicht. Die Schuppung

Abb. 13. Negerin. Abschuppung in großen Fetzen.

kann auch in großen Fetzen erfolgen. Nach dem ersten Anfall bleibt die Haut für einige Zeit pigmentiert; nach wiederholten Anfällen kann sich stufenweise eine chronische Verdickung mit dunkelgelber, gelblich-grüner oder bronzefarbener Pigmentierung ausbilden. Die Haut ist dann induriert, verdickt, hart und rauh. Später verschwindet ihre Elastizität teilweise, die Gelenkfalten werden tiefer; es entwickeln sich schmerzhafte Narben und dicke Krusten, nach der Abschuppung auch kleine Ulcerationen.

Zuweilen stellen sich ekchymotische Flecken ein. Nach wiederholten Anfällen wird die Haut, vor allem die der Hände, atrophisch, dünn und pergamentähnlich, meist unter Verlust der Elastizität, und zeigt weißliche Stellen ähnlich den Striae gravidarum. Sie unterscheidet sich auffallend von der Haut des übrigen Körpers.

Merk hat die charakteristischen Kennzeichen des Erythems folgendermaßen kurz zusammengefaßt:

1. Eine Hautaffektion, die ein Erythem im dermatologischen Sinne ist, vergleichbar dem Erythema exsudativum multiforme Hebrae und auch gewissen toxischen, endemischen Erythemen, etwa der Lupinenerkrankung der Tiere, der sog. Klee-Krankheit, dem Buchweizenerythem (Fagopyrismus), und auch dem Lathyrismus und Ergotismus.

2. Die Eruption erscheint plötzlich, und ihre Genese ist nicht durchaus immer auf atmosphärische oder solare Einflüsse zurückzuführen.

3. Die Begrenzung ist besonders typisch, scharf und rot umrandet; bei der weiteren Entwicklung zeigt sich eine mehr oder weniger breite Zone mit Abschuppung und einem eigentümlichen Kolorit.

4. Die Hautaffektion erreicht in einigen Tagen oder Wochen ihren Höhepunkt und bedarf einer noch längeren Zeit zur Rückbildung (mehrere Wochen). Zuerst verliert sie die rötlichen Ränder, dann blaßt das Zentrum stufenweise ab, während die schuppige, krustige Zone für eine lange Zeit der Sitz des abklingenden Prozesses bleibt. Die Veränderungen der zentralen Zone wechseln ihre Lage, sind aber stets für ein Erythem charakteristisch.

5. Hinsichtlich seiner äußeren Merkmale erinnert das Erythem sehr an die sog. Hyperkeratosis. Doch kann das Erythem, vor allem auf den Dorsalflächen der Hände, enorme Exsudation zeigen.

6. Das Erythem ist nahezu stets auffallend symmetrisch und zeigt bestimmte Prädilektionsstellen; an erster Stelle: die Handrücken („Handschuh"), seltener Fußrücken („Stiefel"), noch seltener das Gesicht („Maske"), und schließlich den Hals (Casals „Halsband" und „Kravatte"); an zweiter Stelle das weibliche Genitale und die Dammgegend. Es wird auch an asymmetrischen, isolierten Stellen beobachtet, z. B. an Ellenbogen, Knien und in der Achselhöhle.

7. Einige Zeit nach seinem Auftreten zeigt das Erythem den typischen dunkel-graubraunen Farbton, besonders bei seiner Umwandlung zur Hyperkeratosis. Gleichzeitig kann das leuchtende Rot des Erythems durchscheinen und gibt dem Ganzen eine Art Bronzekolorit, was vor allem beim Abklingen des Prozesses auffällig ist.

8. Bei einem Individuum erscheint es in der Regel nur einmal im Jahr und zwar im allgemeinen, doch nicht ausnahmslos, im Frühjahr. Im folgenden Jahr kehrt es wieder und hinterläßt schließlich die atrophischen Veränderungen, vor allem auf dem Handrücken.

Es muß besonders bemerkt werden, daß die Hauterscheinungen für Pellagra pathognomonisch sind. Treten sie nicht auf, dann ist die Diagnose schwer zu stellen.

Wichtig ist die Beobachtung, daß keine feste Beziehung zwischen der Schwere der Hauterkrankung und den allgemeinen Erscheinungen zu bestehen scheint. Man kann sagen, daß Fälle mit schweren Allgemeinstörungen gelegentlich nur ein unbedeutendes Erythem aufweisen, oder daß dieses ganz fehlt; und daß anderseits ein weitverbreitetes Erythem überhaupt nicht oder nur von sehr geringen allgemeinen Störungen begleitet ist. Dies letztere ist nicht selten bei Kindern beobachtet worden.

Goldberger und seine Mitarbeiter haben die Frage aufgeworfen, ob dieses Verhalten nicht zwei ganz verschiedenen Zuständen entspricht, die vielleicht durch bestimmte Unterschiede der Kost bedingt werden.

Zahlreiche von der Norm abweichende Hauterscheinungen sind von verschiedenen Beobachtern geschildert worden. Merk beschreibt einen flüchtigen Hautausschlag zu Beginn. Das Erythem kann sich dann in ungewöhnlicher Art entwickeln und nicht selten wird ein sehr schnelles Wiederauftreten beschrieben. So kann die Entwicklung des Erythems einen in jeder Weise atypischen Verlauf nehmen.

Ungewöhnliche Lokalisationen des Erythems sind schon erwähnt worden. Die Entwicklung eines Erythems des Scrotum in Goldbergers experimentellen

Fällen ist beachtenswert. Es ist wahrscheinlich nicht sehr häufig, obwohl man vielleicht nicht so oft daraufhin untersucht hat.

Einige Autoren erwähnen eine ungewöhnliche Trockenheit der Haut in dem Nachbargebiet des Erythems. Auch ist Seborrhöe des Gesichtes oft wahrgenommen worden.

Wie schon gesagt, können die Sonnenstrahlen zuweilen die auslösende Ursache des Erythems bilden, und oft ist beobachtet worden, daß auch andere Formen der Reizung im gleichen Sinne wirken; schildern doch die Kranken nicht selten, daß das Erythem z. B. nach Gebrauch von irgendwelchen Lösungen gegen Sommersprossen oder nach einer Waschung mit stark alkalischer Seife an den Händen aufgetreten sei. Die verschiedensten Arten der Reizung haben die gleiche Wirkung.

Zuweilen ist das Erythem, vor allem bei Brünetten, durch sehr starke Pigmentation, die fast an Schwarzfärbung grenzt, gekennzeichnet. Mehrfach wurde auch eine allgemeine Pigmentation oder Bronzefärbung der Haut beschrieben, wie man sie bei der Addisonschen Krankheit sieht; diese Beobachtung löste eine Reihe von Untersuchungen über pathologische Veränderungen der Nebennieren aus.

**Dauer der Krankheit.** Die Pellagra hat einen im wesentlichen chronischen Verlauf, zeigt aber akute Schübe zu bestimmten Jahreszeiten. Ihre Dauer ist unbestimmt und eine Regelmäßigkeit in der Aufeinanderfolge der verschiedenen Stadien besteht nicht. Ein Pellagrakranker kann in einem Jahre sehr leidend sein, im nächsten aber nur geringfügige Beschwerden haben, oder das Leiden kann für mehrere Jahre auf dem ersten Stadium beharren. Doch kann das zweite oder dritte Stadium auch schon im Laufe von wenigen Monaten oder sogar Wochen erreicht werden.

Die ersten in den Vereinigten Staaten festgestellten Fälle waren durch rasche Entwicklung und frühes Auftreten schwerer Zustände gekennzeichnet. Diese Intensität der Erkrankung in Amerika steht im scharfen Gegensatz zu den jetzt in Italien gemachten Beobachtungen. Die Geschichte der Krankheit zeigt, daß ihr erstes Auftreten in Italien auch mit der gleichen Heftigkeit stattfand, daß häufig bedrohliche Zustände eintraten und hohe Mortalität bestand. Auch in Amerika scheint jetzt die Erkrankung im Abklingen zu sein.

Die Dauer des einzelnen Anfalls ist vergleichsweise kurz und währt nur wenige Wochen. In den Zwischenperioden fühlen die Kranken sich leidlich wohl, abgesehen von den häufigen Rückfällen, mit deren Auftreten ein stetiges Fortschreiten der Krankheit einhergeht.

Seitdem man einen Zusammenhang zwischen Pellagra und Ernährung annimmt, versucht man durch Wechseln der Kost die Krankheitsdauer abzukürzen. Auf die Einzelheiten wird unter anderem auch im Kapitel „Prognose" eingegangen.

**Formen der Pellagra.** Neben den allgemeinen Symptomen, die bisher geschildert worden sind, gibt es noch bestimmte Spezialtypen der Pellagra, die eine besondere Besprechung erfordern. Die häufigste dieser Formen ist die sog. typhoide Pellagra.

Typhoide Pellagra: Dieser auffallende Zustand, der im Verlauf der Pellagra auftreten kann, hat einen recht unglücklichen Namen erhalten. Weder besteht typhoides Fieber, noch auch ein tatsächlich typhöser Zustand im gebräuchlichen Sinne des Wortes. Er stellt nur ein plötzliches Ausbrechen der Krankheit dar, was für Pellagra sehr eigentümlich ist und als Zwischenperiode innerhalb des chronischen Verlaufes des Leidens auftritt. Wir besitzen aus der Feder von Belmondo, der diesem Zustand eine besondere Aufmerksamkeit geschenkt hat, folgende anschauliche Schilderung:

„Selten entwickelt sich eine typhoide Pellagra plötzlich; in der Regel zeigen die gewöhnlichen Symptome der Pellagra eine charakteristische Intensität; sowohl Enteritis und nervöse Erscheinungen (Neurasthenie und Paresen), als auch die allgemeine Schwäche üben einen ungewöhnlichen Einfluß aus; die psychischen Störungen äußern sich in Bewußtseinstrübung, leiser Sprache und Neigung zu Selbstmord.

Die meisten Fälle sind unterernährt und zeitweise sehr abgezehrt; indes gibt es andere, bei denen der Panniculus adiposus sehr üppig ist und die allgemeine Entwicklung der Muskulatur normal bleibt. Oft treten vollständiger Bewußtseinsverlust, zuweilen Verbigeration und Gesichtshalluzinationen sehr erschreckender Art auf.

Die gesamte Muskulatur ist in einem Zustand tonischer Kontraktion; die Rigidität der Extremitäten bei passiven Bewegungen ist sehr deutlich. Unter diesen Erscheinungen nimmt die reflektorische Starre zu und schließlich wird jede passive Bewegung überhaupt unmöglich. Manche Patienten machen von Zeit zu Zeit unkoordinierte Bewegungen, vor allem mit Händen und Armen. Bei diesen offenbar zwangsläufigen Bewegungen tritt häufig Tremor der oberen Extremität mit großen Oszillationen und einem gewissen Grad von Ataxie auf. Die Sprache ist gedehnt, die Stimme zitternd und oft nasal.

Die Gesichtszüge sind starr und verzerrt. In bestimmten zeitlichen Abständen wird die mimische Muskulatur, vor allem die des Mundes, von einem Tremor ergriffen, der von einem Mukelbündel zum anderen übergreift und auch entfernte Muskeln erreicht.

Die unteren Extremitäten sind gewöhnlich in forcierter Streckstellung, die Füße in Plantarflexion. Die Reflexsteigerung nimmt bis zu den letzten Lebensstunden noch zu; hauptsächlich die Kniereflexe sind gesteigert. Auch ist ein deutlicher Fußklonus nicht selten. Bei leichtem Klopfen auf die Sehne des Quadriceps stellt sich oft ein Spasmus der Beine ein, begleitet von krampfartigen Bewegungen des ganzen Körpers. Zuweilen tritt zugleich mit dem Plantarklonus eine paradoxe Kontraktion der Extensoren des Fußes auf; die Hyperästhesie gegen Berührung ist so ausgesprochen, daß ein Lufthauch oder ein Lichtstrahl motorische Störungen oder tonische Krämpfe hervorrufen kann."

Regelmäßig tritt Fieber bei diesem Zustand auf; die Temperaturkurve zeigt eine Continua, oft mit deutlichen Remissionen, und ist gewöhnlich hoch. Roseolen sind nicht zu beobachten. In den meisten Fällen tritt der Tod nach 1—2 Wochen ein.

Auch der Ausdruck „zentrale Neuritis" ist für diese und ähnliche Zustände des Leidens angewandt worden. Wilgus ist wahrscheinlich für diese Bezeichnung verantwortlich, da er die Aufmerksamkeit auf gewisse Beobachtungen von Meyer gelenkt hat, die ähnliche Zustände betreffen bei Patienten, welche bei der Autopsie ausgesprochene Veränderungen an den Betzschen Zellen des Gehirnes aufwiesen. Ähnliche Veränderungen sind dann auch an den Gehirnen von Pellagrakranken beobachtet worden.

**Pellagra sine Pellagra.** Die Pellagra ohne Hautveränderungen ist lange Gegenstand der Forschung gewesen und schon Strambio berichtet über dieses Krankheitsbild. Es ist dies ein wohlbekannter klinischer Befund, und obwohl die Diagnose unter solchen Umständen Schwierigkeiten bieten kann, ist sie doch oft mit Sicherheit gestellt worden. Es ist vielleicht fraglich, ob die Pellagra dann stets in ihrem ganzen Verlauf ohne irgendwelche Hauterscheinungen bleibt. Nichtsdestoweniger ist das Problem für den praktischen Arzt sehr wichtig und zahlreiche Fälle sind beobachtet worden, bei denen die Diagnose „Pellagra" gerechtfertigt war, trotzdem keine Hauterscheinungen auftraten

oder vorher aufgetreten waren. Natürlich sind die charakteristischen Hautveränderungen oder eine gute Anamnese hinsichtlich ihres früheren Auftretens
eine starke Stütze der Diagnose
    Pseudopellagra. Sporadische Pellagra. Pellagra der Alkoholiker.
Pellagra der Geisteskranken. Diese verschiedenen Formen sind nebeneinander gestellt, weil sie hauptsächlich auf Grund ihrer Ätiologie interessieren.
Der Ausdruck Pseudopellagra ist in der Diskussion zwischen Roussel und
gewissen Antizeïsten, vor allem Landouzy, Billod und Bouchard entstanden. Die Frage lautete zu Anfang, ob Pellagra stets ohne Zusammenhang
mit einer Maiskost aufträte. Die Antizeïsten versicherten, daß dies der Fall
sei und führten Fälle zum Beweis dafür an. Roussel weigerte sich, ihre Diagnose anzuerkennen und bezeichnete diese Fälle als Pseudopellagra. Er vertrat den Standpunkt, sie seien nicht als wahre Pellagra zu betrachten, obwohl
sie einige der Symptome des Leidens zeigten. Das gleiche behauptet er für die
Fälle von Pellagra, die unter Geisteskranken und Alkoholikern auftraten, und
die Zeïsten haben aus den gleichen Gründen die Diagnose bei Fällen von sporadi-
scher Pellagra unter Leuten, die nicht von Maiskost leben, in Zweifel gezogen.
    Für den Verfasser haben alle diese Fragen mehr historisches als praktisches
Interesse, und auch in den Vereinigten Staaten mißt man ihnen nur geringen
Wert bei. Jede Pellagra wird als Pellagra bezeichnet, ungeachtet der Bedingungen
unter denen sie auftritt, und dies scheint die zweckmäßigste Einstellung zu
sein. Der Leser wird daher in der amerikanischen Literatur nur eine geringe
Berücksichtigung dieser Fragen finden.

### Psychosen.

    Das Auftreten geistiger Störungen im Verlauf der Pellagra stellt ein wichtiges
Krankheitsstadium dar. Es ist schon lange bekannt, daß das Leiden mit ernsten
geistigen Störungen einhergeht, und im allgemeinen glaubt man an eine direkte
Beziehung im Sinne von Ursache und Wirkung. Man beobachtet bei den meisten
Pellagrakranken schon sehr zeitig Veränderungen des geistigen Verhaltens.
Diese frühen Veränderungen sind gewöhnlich ihrer Natur nach symptomatische
Depressionen oder neurasthenische Erscheinungen. Später entwickeln sich
abgrenzbare Psychosen.
    Das Auftreten bestimmter Psychosen bei den Pellagrakranken ist häufig
festgestellt worden, doch ist es aus vielen Gründen schwer, den Prozentsatz
der Fälle mit schweren geistigen Störungen festzustellen. Auf Grund der
Statistik kann angenommen werden, daß sich etwa bei 5—10% der Fälle eine
ausgesprochene Psychose entwickelt, allem Anschein nach als eine direkte
Folge des Leidens.
    Dieser Punkt ist nicht ganz geklärt und die Autoren stimmen keineswegs
alle überein. Die Meinungsverschiedenheit betrifft mehrere Punkte. Eine
Hauptrichtung neigt dahin, keine Form der Psychosen als einen ausschließlich
bei Pellagra auftretenden Wahnzustand zu bezeichnen, während einige der
älteren Autoren dahin neigen, bestimmte Verwirrtheitszustände als recht kenn-
zeichnend für Pellagrapsychosen zu betrachten.
    Zahlreiche Bemühungen gingen dahin, verschiedene Arten von Psychosen
abzugrenzen, die als mehr oder weniger typisch für Pellagra gelten könnten.
Tatsächlich scheint es keinen psychiatrischen Symptomenkomplex zu geben,
der charakteristisch für Pellagra ist. Offenbar ist das Leiden nur die auslösende
Ursache verschiedener Formen nervöser und geistiger Veränderungen. Die
meisten Autoren ziehen daraus die praktische Folgerung, alle etwa auftretenden
Pellagrapsychosen unter Berücksichtigung ihrer besonderen Merkmale in der
für die übrigen Psychosen geltenden Art einzuteilen.

Sehr umstritten ist die Gruppierung der Pellagrapsychosen hinsichtlich ihrer Ätiologie; einige Autoren stellen sie den infektiösen Erschöpfungszuständen, andere den durch Alkohol oder Morphin verursachten Intoxikationen gleich. Das Problem ist schwierig und ehe die Ätiologie der Pellagra nicht geklärt ist und eine größere Anzahl pathologischer Untersuchungen vorliegen, wird die Frage auch noch ungeklärt bleiben.

Häufig tritt die Pellagra gleichzeitig mit geistigen Störungen auf, welche nicht notwendigerweise in Verbindung mit der Pellagra selbst stehen müssen. In solchen Fällen hat der als Pellagra bezeichnete Krankheitsprozeß keine direkten Beziehungen zu der geistigen Erkrankung, obwohl sie ihren Verlauf beeinflussen kann. In den Vereinigten Staaten ist die Pellagra oft in Irrenhäusern und bei bereits geistig gestörten Personen aufgetreten.

Ernste geistige Störungen entwickeln sich gewöhnlich bei chronischen Fällen von Pellagra, die sich über eine Periode von mehreren Jahren erstrecken, und die im Anfangsstadium des Leidens geistige Störungen leichter Art aufwiesen.

Unter den zahlreichen Autoren, die diese Zustände studiert und versucht haben, eine Klassifikation der verschiedenen Typen der auftretenden geistigen Störungen zu geben, hat die Arbeit von Gregor die allgemeine Aufmerksamkeit auf sich gezogen. Im Jahre 1907 stellte er, nach sorgfältigem Studium der psychotischen Veränderungen bei 72 Fällen, folgende Einteilung auf:

1. Neurasthenie.
2. Akute stupuröse Demenz.
3. Amentia (akuter Verwirrtheitszustand).
4. Akutes Delirium.
5. Katatonie.
6. Angstpsychosen.
7. Manisch-depressives Irresein.

Die erste Gruppe ist vielleicht nicht gerade besonders typisch für Pellagra, stellt aber ein charakteristisches Krankheitsbild dar. Die Symptome sind subjektiv, betreffen Kopfschmerz, Magenbeschwerden, Schwindel, Parästhesien, Mattigkeit, Verstimmung, das Gefühl der Unruhe und Angst, das bis zur Phobie anwachsen kann, körperliche und geistige Schwäche; das Verhalten ist normal, die Intelligenz unverändert. Assoziationsvorgänge sind gestört, oft besteht leichte motorische Unruhe. Solche Symptome werden meist bei den ersten Anfällen der Pellagra beobachtet und gehen der Entwicklung der späteren Pellagrapsychose voraus.

In der zweiten Gruppe treten diese Erscheinungen verstärkt auf, und die Fälle sind charakterisiert durch ausgesprochenen Stupor, tiefe seelische Verstimmung, starkes Insuffizienzgefühl und eigentümliche subjektive Störungen. Auch besteht Neigung zu Selbstmord. Die Patienten sind apathisch und beantworten Fragen nur mühsam. Sie scheinen gut orientiert zu sein. Zuweilen treten Illusionen auf.

Das Gefühl der Insuffizienz kann deutlich den Charakter einer Melancholie annehmen, oder die Kranken zeigen zeitweise katatonische Erscheinungen. Gedächtnisstörungen sind deutlich merkbar.

Entsprechend den körperlichen Erscheinungen schreitet auch die geistige Erkrankung fort. Tanzi legt dar, daß man solche Fälle Amentia nennen sollte und in dieser Gruppe erblickt er die typischen Fälle der geistigen Erkrankung bei Pellagra. Günstige Fälle dauern von 1 bis zu 6 Monaten.

Bei der nächsten Gruppe, die der Verfasser als Amentia bezeichnet, muß. bemerkt werden, daß dieser Ausdruck von den europäischen Autoren nicht in dem gleichen Sinne wie von den amerikanischen gebraucht wird. Beide beurteilen den Geisteszustand als akute Verwirrtheit.

Nach einer längeren Periode, die vor allem die Symptome der ersten Gruppe
zeigt, treten schreckhafte Halluzinationen auf, begleitet von heftiger motorischer
Erregung. Dem Delirium folgt oft Stupor, oder ein schon bestehender Stupor
wird von dem Delirium unterbrochen. Zuweilen kommen traumartige Zustände
vor; auch motorische Erregung mit Halluzinationen. Diese Episoden werden
von mehr oder weniger langen Intervallen gefolgt; während dieser Zeit verhalten sich die Patienten geistig und körperlich ruhig. Später kommen sie
in einen deliriösen Zustand, der dem bei Meningitis oder Typhus ähnlich ist.

Demenz folgt nicht immer schweren initialen Anfällen, entwickelt sich
aber bei chronischen Fällen somatischer und psychischer Pellagra.

Bei der nächsten Gruppe, dem akuten Delirium, unterscheiden sich die
Fälle von denen der dritten Gruppe durch die Intensität der Symptome, schwere
Halluzinationen, starke motorische Erregung und kürzeres Endstadium. Solche
Fälle können ohne körperliche Erscheinungen von Pellagra auftreten.

In der katatonischen Gruppe gehen Halluzinationen dem eigentlichen Zustand voraus. Erregung, Stereotypie, wilde Jactationen und Verbigerationen
sind häufig. Solche Fälle gehen sehr schnell in Demenz über.

Bei der Gruppe der Angstpsychosen haben wir heftige, oft wechselnde Angst-
zustände, motorische Unruhe und Angstvorstellungen. Die Kranken zeigen
ein ausgesprochenes Insuffizienzgefühl und machen in den Zwischenräumen
einen leicht stupurösen Eindruck. Später nimmt die geistige Schwäche zu.
Zeitweilig leiden sie unter Verfolgungswahn.

In der nächsten Gruppe, dem manisch-depressiven Irresein, gibt es zwei
Zustände: bei dem einen entwickelt sich die Manie auf Grund subjektiver
pellagröser Störungen, und bei dem anderen ist die Manie von Stupor gefolgt.

Gregors Einteilung ist nicht ohne Widerspruch geblieben; doch hat sie
viel Beachtung gefunden, weil sie in durchaus ernster Weise versucht, eine
zwanglose Klassifikation der geistigen Störungen bei Pellagra zu schaffen.

Von den amerikanischen Forschern lieferte vor allem Singer einen wertvollen Beitrag. Er griff das Problem von einem praktischen Standpunkt aus an.
Unter 164 wahllos herausgegriffenen Fällen mit psychischen Symptomen fand
er 95%, die als milde Formen zu bezeichnen waren und die Gregor zur Gruppe
der neurasthenischen Erkrankungen zählte. Singer faßt sie unter dem Namen
symptomatische Depression oder Delirium zusammen und glaubt, den Zustand
damit besser gekennzeichnet zu haben. Er hält diese geistigen Störungen nicht
für sehr ernst, und meint, daß sie für die Pellagra dieselbe Bedeutung haben,
die sie für andere Infektionskrankheiten oder Toxikosen hätten, in deren Verlauf sie auftreten würden: sie führen zu keiner dauernden geistigen Zerrüttung.
Singer wollte keine Form des Wahns als besonders typisch für Pellagra
ansehen. Er meinte mit Recht glauben zu dürfen, daß Pellagra wahrscheinlich
hauptsächlich bei Individuen mit labilem Nervensystem auftritt.

Bei seinen Untersuchungen fand er, daß geistige Störungen bei etwa 40%
aller Pellagrafälle vorkommen. Kinder blieben gewöhnlich verschont. Besonders
betroffen waren Männer im Alter von 21—40 Jahren und Frauen zwischen
41—60 Jahren.

Aus praktischen Gründen teilte er die von ihm beobachteten Fälle in drei
Gruppen ein. Zur ersten rechnete er die Störungen, die direkt auf die Pellagra-
toxine zurückzuführen waren. Fälle mit symptomatischen Depressionen und
deliriumähnlichen Erscheinungen schloß er dieser Gruppe an.

Zur zweiten Gruppe rechnete er alle die konstitutionell begründeten Er-
krankungen, alle die anfallsweise auftretenden geistigen Störungen, die durch
Pellagra ausgelöst werden. Hierher rechnet er auch manisch-depressives Irresein,
Hysterie, Psychasthenie, Dementia praecox und Paranoia.

Die dritte Gruppe umschließt alle Krankheiten, die auf deutlichen Gehirnveränderungen beruhen und bei denen die Pellagra lediglich als Komplikation zu betrachten ist. Hierher gehören auch Dementia auf arteriosklerotischer Grundlage, senile Dementia, präsenile Psychosen und allgemeine Paralyse. Eine chronische Geistesstörung, die ausschließlich im Verlauf einer Pellagra auftritt, mag selten sein; auch ist es seiner Meinung nach ausgeschlossen, daß sich eine chronische Nervenkrankheit auf Grund einer Pellagra einstellt.

In der Hauptsache stimmen seine Resultate mit denen Gregors überein. Dem heutigen Stand unserer Wissenschaft entsprechend, folgt er der Anregung Meyers und faßt alle Psychosen, die irgendwelche Beziehungen zur Pellagra zeigen, zusammen als „Pellagra begleitende Psychosen". Diese Gruppe ist dann unterteilt gemäß der allgemein gebräuchlichen Klassifikation nach Kraepelin.

Andere Autoren haben versucht, die Pellagrapsychosen in zwei Hauptgruppen zu teilen: die akuten und die chronischen.

Die gewöhnlichen Symptome bei den akuten Zuständen sind hohe Temperaturen, neuromuskuläre Erregung, Zuckungen, Kontraktionen, Muskelstarre, Reflexsteigerungen, Verwirrung, die periodisch anwächst und ausgesprochene Schlaflosigkeit. Dieser Zustand erscheint oft als akutes Delirium mit Kollaps. Es ist wahrscheinlich daß dies die „typhoide Pellagra" einiger anderer Autoren ist.

Bei den chronischen Fällen zeigen sich Depression, Verwirrung, Parästhesien, Halluzinationen, Illusionen, Gedächtnisstörungen, Reflexsteigerungen und terminale Demenz. Depression und Erregung wechseln ab. Demenz bildet wahrscheinlich das gemeinsame Schlußstadium.

Der verstorbene Babcock, dem der Verfasser sich sehr zu Dank verpflichtet fühlt, hat in seiner Zusammenstellung der geistigen Störungen bei Pellagra festgestellt, daß Stupor und Mutismus während der Depression (Melancholie) die gewöhnlichen psychischen Anzeichen einer Pellagraintoxikation sind, gleichwohl aber auch Erregung (Manie, Exaltation) unter verschiedenen Bedingungen auftreten kann. Diese Erregung kann erstens eine zeitweise auftretende sein, die nur wenige Stunden oder Tage andauert. Zweitens kann sich ein akutes Delirium mit Kollaps in jedem Krankheitsstadium einstellen, das dann gewöhnlich in 1—2 Wochen tödlich endet. Auch initiale Delirien sind beobachtet worden. Eine dritte Form ist die typhoide Pellagra, die in dem Endstadium der chronischen Pellagra auftritt.

Er bemerkt ferner, daß scheinbar kein psychotischer Symptomenkomplex auftritt, der für Pellagra charakteristisch wäre, sondern daß dieses Leiden als auslösende Ursache der verschiedenen geistigen und nervösen Zustände zu betrachten ist. Es kommen in Betracht: Neurasthenie, Polyneuritis, Meningitis, Epilepsie, akuter Verwirrtheitszustand (einschließlich Stupor, Halluzinose, Kollapsdelirium und Katatonie), Angstpsychosen, manisch-depressives Irresein, Pellagro-pseudo-general-paralysis und verschiedene andere Formen von Demenz.

Die Krankheit führt zu kriminellen Handlungen und die Neigung der Kranken zum Selbstmord, vor allem durch Ertränken, ist seit der Zeit Strambios von zahlreichen Autoren und Forschern beobachtet worden. Auch Babcock sagt, die Erfahrung in den Vereinigten Staaten habe gelehrt, daß diese Beobachtung bedauerlicherweise wahr sei.

## Diagnose.

Die Diagnose der Pellagra bietet keine Schwierigkeit bei ausgesprochenen Fällen mit Hauterscheinungen und deutlichen Allgemeinsymptomen, der sog. Pellagra-Trias: Erythem, nervösen und Verdauungsstörungen. Indes ist trotz der auffallenden Kennzeichen die Diagnose für Unerfahrene nicht so einfach, wie es scheinen mag. Nicht nur die theoretische Kenntnis der Hauptsymptome der Krankheit, sondern wirkliche Erfahrung ist für ein richtiges Erkennen erforderlich. Die Diagnose, vor allem die Frühdiagnose, ist in vielen Fällen recht schwierig und in Fällen, die keine Hauterscheinungen bieten — Pellagra sine Pellagra — kann sie oft nur provisorisch gestellt werden. Eine sorgfältige Erforschung der Anamnese des Falles und das Suchen nach Pigmentationen oder anderen Zeichen einer früheren Hauterkrankung wird oft nützlich sein. Das Erythem ist von größter Wichtigkeit für die Diagnose und, wie Merk sagt, besitzt es die gleiche Bedeutung wie das Exanthem für die Diagnose bei Scharlach, Masern, Varicellen und Variola. Es gibt keine Laboratoriumsmethodik oder Methoden anderer Art, um die Diagnose zu stellen, und man ist darin von dem allgemeinen Symptomenkomplex abhängig. Hinsichtlich der Differentialdiagnose sind Ergotismus, Lathyrismus und Akrodynie oft erwähnt worden; auch Skorbut, Lepra und Beri-Beri kämen in Betracht; doch in den meisten Fällen sind sie leicht zu unterscheiden. An tropische Sprue sollte man ebenfalls denken.

Verschiedene Hauterkrankungen, wie Sonnenbrand, Lichen, Ekzem und Erythema multiforme sind wichtig. Die Unterscheidung muß nach Lokalerscheinungen und Allgemeinsymptomen getroffen werden.

Funktionelle Neurosen und neurasthenische Symptome können zu Verwechslungen mit Pellagra Anlaß geben.

Typhoide Pellagra und damit in Verbindung stehende akute Zustände können fälschlicherweise für eine akute Infektionskrankheit gehalten werden, auch für Urämie oder diabetisches Koma. Die Vorgeschichte dieser Fälle ist sehr wichtig; die Temperaturkurve, der Zustand der inneren Organe und die weitere Entwicklung des Zustandes wird die sichere Feststellung ermöglichen.

## Prognosis.

Die Prognose der Pellagra ist ohne Zweifel ernst. Die Mortalität ist wechselnd. Da in den Vereinigten Staaten das Leiden unter sehr schweren Erscheinungen auftritt, ist die Zahl mit tödlichem Ausgang sehr hoch. Es ist unmöglich, mit Bestimmtheit anzugeben, wie groß die Zahl augenblicklich ist; doch beträgt sie wahrscheinlich nicht weniger als $10\%$, was beträchtlich höher ist, als die in Italien beobachtete Zahl.

Einige Erwägungen sind wichtig. Fast allgemein wird anerkannt, daß frische Fälle die größte Aussicht auf Besserung bieten; die Frühdiagnose ist daher von großer Wichtigkeit für die Prognose. Das Leiden ist im wesentlichen chronisch; unbehandelte Fälle verschlimmern sich unaufhaltsam. Wenn schließlich auch das Zentralnervensystem stark ergriffen ist, dann ist die Aussicht auf Besserung sehr gering und zu der schweren körperlichen Erkrankung gesellt sich noch die geistige.

Pellagra ist keine fieberhafte Erkrankung und das Auftreten von Fieber, vor allem wenn es hoch ist oder längere Zeit andauert, muß als ein gefährliches Anzeichen betrachtet werden. Die Art und die Ausdehnung der Hauterscheinungen ist lange Zeit als unwesentlich in bezug auf die allgemeinen Störungen betrachtet worden. Doch Fälle mit bullösem oder feuchtem Typ des Erythems zeigen gewöhnlich schwere Allgemeinsymptome. Die ständig fortschreitende Abzehrung, vor allem wenn sie von einer hartnäckigen Diarrhöe begleitet ist, endet oft tödlich.

Komplikationen sind wichtig, und ihr Vorhandensein sollte bei der Beurteilung der Prognose nicht übersehen werden. Parasiten der Eingeweide,

Nephritis, Bronchitis, Pneumonie, Gangrän durch Decubitus und Tuberkulose sollten stets berücksichtigt werden. Das Auftreten solcher Komplikationen erhöht natürlich den Ernst des Krankheitszustandes.

Die Pellagra ist nicht selten durch ein ganz plötzliches Auftreten akuter Erscheinungen gekennzeichnet, wie typhoide Pellagra und ähnliche Zustände. Diese Fälle sind außerordentlich ernst und führen gewöhnlich zum Tode. Gelegentlich kann aber auch ein plötzlicher Tod bei Fällen auftreten, die mit diesen Zuständen nichts zu tun haben.

Leicht tritt nach auffallender Erholung früher oder später ein Rückfall ein; deshalb sollten alle Kranken für einen längeren Zeitraum unter ärztlicher Aufsicht bleiben.

Pellagra wird durch mangelhafte Ernährung verursacht; lange Dauer der Krankheit führt zu schweren Organveränderungen im Körper. Diätwechsel wird die Symptome nicht modifizieren, die auf Organveränderungen beruhen; in sonstigen Fällen wird die Prognose durchaus von der Art der Ernährung des Kranken abhängig sein.

Bei einer derartigen Erkrankung kann man nicht in jedem Fall eine sofortige, bleibende Besserung als Folge eines Diätwechsels erwarten. Rückfälle werden eintreten, sobald mangelhafte Ernährung Platz greift. Die Hauptbedingung für eine Besserung und dauernde Heilung ist ein Beharren bei einer gut ausgeglichenen Kost.

### Literatur.

Babcock, J. W.: Psychology of Pellagra. Jnl. S. C. Med. Assn. November 1910. — Babes, V. and V. Sion: Die Pellagra. In Nothnagels Spez. Pathol. u. Therap. Wien. Bd. 24, H. 2, Abt. II, III. 1901. — Belmondo, E.: Le alterazioni anat. del midollo spinale nella pellagra. Riv. sperim. di freniatr., arch. ital. per le malatt. nerv. e ment. 1889. p. 266—394; 1890. p. 107. — Gregor, A.: Beiträge zur Kenntnis der pellagrösen Geistesstörungen. Jahrb. f. Psychiatrie u. Neurol. Leipzig u. Wien. Bd. 28, S. 215—309. 1907. — Harris, H. F.: Pellagra. New York 1919. — Lombroso, C.: Trattato profilattico e clinico della Pellagra. Turin 1892. — Marie, A.: Pellagra. Trans. by C. H. Lavinder and J. W. Babcock. Columbia, S. C. 1910. — Merk, L.: Die Hauterscheinungen der Pellagra. Innsbruck 1909. — Roussel, Th.: Op. cit. — Singer, H. D.: Mental and nervous disorders associated with Pellagra. Arch. of internal med. Vol. 15, p. 121—146. 1915.

### Pathologische Anatomie.

Bedeutende Arbeiten sind von verschiedenen Forschern über die pathologische Anatomie der Krankheit geschrieben worden. Die Befunde sind im allgemeinen einheitlich, dagegen nicht immer ihre Auslegung.

Das hängt vielleicht in hohem Maße von der Tatsache ab, daß die Krankheit einen chronischen Verlauf nimmt und nicht selten mit geistigen Störungen verbunden ist. Es trifft sich unglücklich, daß ein großer Teil dieser Arbeiten, vor allem der Forschungen am Zentralnervensystem, Befunde bei chronisch Geisteskranken zum Gegenstand hat. Das Auftreten zahlreicher interkurrenter Erkrankungen und das Vorhandensein vieler nebensächlicher Schädigungen, dazu die Altersveränderungen, machen das Bild oft recht unklar.

Bei einem Leiden, das einen so chronischen Verlauf nimmt, hängt notwendigerweise der pathologische Befund und die Symptomatologie weitgehend von dem Krankheitsstadium ab. Daher würden Beobachtungen im Frühstadium vom pathologisch-anatomischen Gesichtspunkt aus ein ganz anderes Bild bieten, als solche, die von chronischen Fällen mit langer Krankheitsdauer stammen. Auch müssen die Veränderungen berücksichtigt werden, die durch akute Anfälle, welche zuweilen im Verlaufe der Krankheit auftreten, hervorgerufen werden.

Die vorkommenden pathologischen Veränderungen sind weit verbreitet und ausgedehnt, doch sind sie zu einem großen Teil nur mikroskopisch festzustellen, ein Umstand, den frühere Untersucher nicht voll berücksichtigt haben. Die groben Veränderungen, die bei der Autopsie zur Beobachtung kamen, sind weder wichtig noch charakteristisch. Die wichtigsten und kennzeichnendsten Erscheinungen betreffen das Zentralnervensystem.

Systematische Versuche, die krankhaften Veränderungen mit ihren wohlbekannten klinischen Erscheinungen in Beziehung zu setzen, fehlen auffallenderweise; aber es scheint unter den pathologischen Anatomen im allgemeinen der Eindruck vorzuherrschen, daß die Schädigungen durch die Krankheit im wesentlichen das Zentralnervensystem betreffen, und daß die klinischen Erscheinungen vielleicht in weitem Maße von den dort vor sich gehenden Veränderungen abhängen.

Die Pathologen stimmen im allgemeinen darin überein, daß keine der krankhaften Veränderungen darauf hinweist, daß es sich um eine parasitäre Erkrankung handelt. Tatsächlich neigen alle dazu, die Veränderungen als die Wirkung einer schweren Intoxikation zu betrachten, deren Natur noch nicht geklärt ist.

Lombroso war vielleicht einer der ersten Erforscher der Pathologie der Pellagra, der nicht nur zusammenfassende Arbeit leistete, sondern auch die große Bedeutung der mikroskopischen Veränderungen würdigte, vor allem die krankhaften Veränderungen des Zentralnervensystems.

Da seine Beobachtungen mehr oder weniger klassisch sind, so soll im folgenden eine Zusammenfassung der von ihm beobachteten pathologischen Veränderungen bei 113 Sektionen dargelegt werden:

„Gewöhnlich fand sich Entzündung, Exsudation und Hyperämie an den Hirnhäuten, der Milz, der Leber, den Nieren, den distalen Teilen des Darmtraktes und außerdem am Rückenmark und seinen Häuten."

„Es bestand Atrophie zahlreicher Organe, vor allem derjenigen, die vom Vagus innerviert sind — Herz, Nieren, Milz, Leber, Darm, Lungen, auch Rippen und Muskeln. Braune Atrophie des Herzens mit zelliger Infiltration und Gewichtsverminderung wurde zusammen mit Atrophie anderer innerer Organe, häufig selbst bei Fehlen eines allgemeinen Marasmus und bei gut ernährten Individuen beobachtet. Die Brüchigkeit der Knochen ist regelmäßig auf die Rippen beschränkt. Fettige Degeneration der Muskeln ist selten, und dann stets nur bei bestimmten Muskelgruppen."

„Häufig ist fettige Degeneration beobachtet worden an den Nieren, der Leber, zuweilen am Herzen, und, was wichtiger ist, an den Gefäßen des Rückenmarks und des Gehirns."

„Sehr bezeichnend für Pellagra ist die große Häufigkeit von Degeneration mit Pigmentierung. Man findet, wie schon erwähnt, braune Atrophie des Herzens, die als eine Atrophie mit Pigmentation aufzufassen ist, Pigmentation der Leberzellen und zuweilen der Hirngefäße und der Zellen des Rückenmarks und der Ganglien, mit oder ohne fettige Degeneration. In einem Falle sah man allgemeine Pigmentation der Nieren, des Herzens, der Leber und der Hirngefäße (hämolytische zellige Desintegration)."

„Selten sind andere Degenerationsformen, wie kalkige Degeneration der Hirngefäße und zuweilen aneurysmatische Erweiterungen. Diese Veränderungen zusammen mit Verdickungen der Häute des Hirns und seiner Gefäße erklären ausreichend die psychischen Störungen, die häufig mit ihnen zusammen auftreten."

„Schließlich muß noch die Neigung zu frühzeitigem Altern erwähnt werden, das mit Atheromatose, dem Auftreten einer großen Anzahl von Amyloidkörpern im Rückenmark und den sympathischen Ganglien, frühzeitiger Kahlheit, Sklerose und Pigmentation der ektodermalen Gebilde einhergeht."

Harris hat mit Sorgfalt und Sachkenntnis für seine Monographie die gesamte pathologisch-anatomische Literatur ausführlich durchgesehen und mit viel Kritik eine ausgezeichnete Übersicht über alle wichtigen Arbeiten auf diesem Gebiet gegeben. Seiner Arbeit verdankt der Verfasser außerordentlich viel.

Harris bespricht die wichtigen und ausgedehnten pathologischen Veränderungen, die beobachtet wurden, und er bezweifelt, daß es eine einzige Krankheit gäbe, bei der so ausgedehnte Störungen sich fänden. Er weist auf den degenerativen Charakter der Veränderungen hin, im Gegensatz zu den mehr akuten sog. entzündlichen Veränderungen, die dem Eindringen eines tierischen oder pflanzlichen Parasiten in den Körper folgen. Auch äußert er sein Erstaunen über das Fehlen systematischer Versuche, die pathologischen Veränderungen auf die wohlbekannten klinischen Erscheinungen zu beziehen, da die Ärzteschaft scheinbar nicht berücksichtige, daß die periodischen Anfälle, die das Leiden charakterisieren, nur der äußere Ausdruck einer tiefsitzenden inneren Störung seien.

**Nervensystem.** Trotz sonstiger Meinungsverschiedenheiten stimmen die verschiedenen Forscher hinsichtlich der am Nervensystem beobachteten Veränderungen mehr oder minder überein.

Die Dura des Gehirns ist in den meisten Fällen normal; die Pia ist gewöhnlich getrübt, entlang den Blutgefäßen etwas verdickt, aber leicht abziehbar.

Das Gehirn selbst kann ein Ödem aufweisen, verbunden mit allgemeiner Atrophie der Hirnrinde. Die großen Gefäße der Hirnbasis sind in der Regel normal. Sklerose ist überall festzustellen. An der Oberfläche sieht man oft Stauungen („passive Kongestion"), zuweilen mit punktförmigen oder größeren Blutungen. Die Seitenventrikel sind häufig erweitert, das Kleinhirn ist auch sklerosiert und zeigt gelegentlich Blutungen. Die Medulla oblongata zeigt keine ausgesprochenen Veränderungen. Die Nervenzellen sind fast stets mehr oder weniger geschädigt; diese Veränderungen treten in allen Teilen der Gehirnrinde auf, in den Ganglien und den Kernen der Hirnnerven.

Die konstanteste Erscheinung ist die Anhäufung von Pigment in den Zellkörpern, nicht nur im Zentralnervensystem, sondern auch in den Zellen der sympathischen Ganglien; dieser Zustand ist so ausgedehnt, daß er tatsächlich als Degeneration mit Pigmentierung aufzufassen ist. Auch die tigroide Substanz degeneriert und verschwindet aus der Nachbarschaft der Zellkerne; der Zelleib wird homogen und unter Vakuolenbildung mehr oder weniger strukturlos. In einigen Fällen sind auch stärkere Schädigungen der Zellen beobachtet worden. Manche Forscher betrachten diese Veränderungen als die ursprünglichen.

Es tritt Proliferation der Neuroglia auf, auffallende Vermehrung der Gliafaserung, ebenso eine Vermehrung der Gliazellen, die oft Kernteilung aufweisen.

Die Befunde an den Wandungen der Blutgefäße bestehen oft in Schwellung der Intima; seitens der Endothelzellen tritt ein Nachlassen des Farbenbindungsvermögens ein und hyaline Degeneration der Wandungen, auch Schwellung der Endothelzellen der Capillaren. Offenbar trifft man nur bei akuten Fällen eine geringe Zahl von Lymphocyten und Leukocyten in der Nähe der Blutgefäße an; Plasmazellen findet man praktisch fast nie.

Amerikanische Forscher, vor allem Singer und Pollock haben die Aufmerksamkeit auf das Auftreten von Meyers „Zentraler Neuritis" bei akuten Fällen gelenkt. Diese Veränderungen bestehen in sehr schweren Schädigungen der Achsenzylinder, oft betreffen sie alle Betzschen Zellen und viele der großen Pyramidenzellen der Zentralwindungen. Gleiche Veränderungen wurden in den Zellen der großen inneren Ganglien gefunden, und auch die Zellen der Clarkeschen Säule sind stets und außerordentlich weitgehend verändert.

In letzter Zeit hat die „zentrale Neuritis" die Aufmerksamkeit verschiedener Forscher erregt. Der britische Pathologe G. A. Watson hat nach sorgfältiger Beobachtung mehrerer Fälle dem Vorkommen ätiologische Bedeutung beigemessen. Er glaubt, daß ein möglicherweise endogenes Toxin mit im Spiele sei, das auf dem Wege über das endokrine System auf bereits geschwächte Neurone wirkt. Die meisten Forscher sehen die „zentrale Neuritis" als Spätfolge oder terminalen Zustand an; Watson rechnet sie indessen zu den Frühsymptomen, von der dann die späteren Veränderungen abhängen.

Am Rückenmark wurden Trübungen, Verdickungen und Adhäsionen der Häute mit Erweichungen, Sklerose und Atrophie des Marks beobachtet. Asymmetrie des Marks ist oft vorhanden. Diese groben Veränderungen sind verhältnismäßig unwichtig gegenüber den mikroskopischen Veränderungen. Die Ganglienzellen zeigen ausgesprochene Degeneration, Schwellung, Formveränderung und in einzelnen Fällen völlige Zerstörung. Die Kerne sind oft an die Peripherie gedrängt. Häufig enthalten die Zellen homogene, glasige Einschlüsse mit Überresten des Kernes oder der tigroiden Substanz. Selten trifft man typische, akute Meningomyelitis an. Die Markscheiden zeigen oft degenerative Veränderungen. Die Corpora amylacea dehnen sich über graue und weiße Substanz aus.

In der weißen Substanz sind auch degenerative Veränderungen beobachtet worden. Nach einigen Autoren kommen Systemerkrankungen vor, die die Hinter- und Seitenstränge ergreifen und so eine kombinierte Sklerose erzeugen. Andere Autoren konnten solche systematischen Erkrankungen des Rückenmarks nicht finden. Die Erkrankung betrifft in der Regel die Hinter- und Seitenstränge, am stärksten sind aber die Hinterstränge befallen.

Die Spinalganglien zeigen degenerative Veränderungen der Zellen, oft mit starker Pigmentablagerung. Auch die sympathischen Ganglien zeigen Veränderungen, die von einigen Autoren als sehr wichtig betrachtet werden, vor allem hinsichtlich der Symptomatologie des Leidens.

Nach Brugia hängen die Veränderungen der Hals- und Bauchganglien von dem Charakter und dem Stadium des Leidens ab. Am häufigsten ist Wuchern des Bindegewebes, Verdickung der Blutgefäßwände, Verminderung und Atrophie der Zahl der Ganglienzellen, sei es mit oder ohne Pigmentation.

Bei akuten Ausbrüchen beschreibt er trübe Schwellung des Cytoplasmas, zentrale und peripherische Chromatolysis, völligen Pigmentschwund, Kernschädigung und diffuse leukocytäre Infiltration des Bindegewebes, Proliferation der Endothelzellen der Blutgefäße, umschriebene Hämorrhagien und punktförmige oder ausgedehntere Erweichungen.

Die Veränderungen der Bauchganglien sind im allgemeinen ausgeprägter als die der Halsganglien.

An den peripherischen Nerven haben zahlreiche Forscher Veränderungen beobachtet; aber Tuczek warnt davor, zu großes Gewicht auf solche Befunde zu legen, in Anbetracht der Häufigkeit, mit der solche Veränderungen bei anderen chronischen Erkrankungen ebenso wie bei Pellagra auftreten.

**Eingeweide.** In frühen Stadien weist das Herz keine schweren Veränderungen auf. Bei älteren Fällen ist es klein und hat verdünnte Wandungen. Anreicherung des braunen Pigments im Herzmuskel und Vermehrung des Bindegewebes sind beobachtet worden; diese Veränderungen sind vor allem längs der Blutgefäße ausgeprägt. Die Gefäße zeigen keine typische Sklerose. Kozowsky hebt die Veränderungen der kleinen Gefäße hervor, die vor allem in Milz, Nieren, Leber und Nervensystem zu beobachten seien.

Die Lungen zeigen keine charakteristischen Erscheinungen. Begleitende Tuberkulose wurde von verschiedenen Forschern beobachtet, sie kann aber ebensooft fehlen. Die Leber ist häufig erkrankt. Oft ist sie klein, zeigt vermehrte Konsistenz, und nicht selten tritt braune Atrophie auf. Unter dem Mikroskop sieht man Pigmentvermehrung, venöse Stauung, und hier und da Vermehrung des interlobulären Bindegewebes. Die Gallenblase zeigt zuweilen Veränderungen. Die Milz ist häufig klein und weich. Die Trabekel sind verdickt und man sieht Wandveränderungen der Blutgefäße; die Intima ist hyalin und das Gefäßlumen oft obliteriert.

Die Nieren zeigen in der Regel keine bemerkenswerten Veränderungen und es ist erwähnenswert, daß Eiweiß und geformte Bestandteile im Urin der Pellagrakranken nicht häufig beobachtet werden. Die Nebennieren haben die Aufmerksamkeit auf sich gezogen wegen der vermuteten Ähnlichkeit zwischen Pellagra und Addisonscher Krankheit. Zahlreiche Veränderungen der Drüse sind beschrieben worden. Im allgemeinen bestehen capilläre Blutungen, Zellinfiltrationen und -destruktion und fettige Veränderungen der Markzellen. Pigmentvermehrung ist auch beobachtet worden.

Das Pankreas zeigt keine bemerkenswerten Krankheitserscheinungen.

Gastro-Intestinaltractus. — Da die an Pellagra Erkrankten stets Verdauungsstörungen aufweisen, sind die anatomischen Veränderungen wichtig. Zungenveränderungen sind sehr verbreitet und diagnostisch bedeutungsvoll. Das Organ ist oft gerötet und entzündet und schwillt zuweilen allmählich an. In einigen Fällen werden die Veränderungen so schwer, daß sich Ulcerationen bilden. Wiederholt sich das in mehrfachen Anfällen, dann zeigt die Oberfläche der Zunge Hypertrophie und es bildet sich eine Verstärkung der normalen Furchung der Zunge aus. Dauert der Zustand länger, so kann sich Atrophie einstellen und die normalen Papillen verschwinden. Die oberflächliche Lage der Epithelzellen gibt dann der Zunge ein glattes und glänzendes Aussehen und infolge ihrer dünnen Deckschicht erscheint sie röter als normal. Gleiche Veränderungen beobachtet man an der Wangenschleimhaut; auch kann eine schwere allgemeine Stomatitis entstehen. Dieselben Veränderungen weist der Pharynx auf.

Der Magen zeigt keine starken Veränderungen. Affektionen, die an den Därmen auftreten, sind verschiedentlich beschrieben worden. Die Wandungen des Dünndarms sind oft ungewöhnlich dünn, doch ist das nicht regelmäßig beobachtet worden. Man führt dies auf Atrophie der Muskelschicht zurück. Fleckförmige entzündliche Veränderungen und streifenförmige Hyperämien sind auch beschrieben worden, dabei zeigt sich Verlust der Epithelschicht und deutliche Ulceration. Degenerative Veränderungen und solche mit Pigmentbildung sind am Eingeweide-Nervensystem festzustellen. Die mesenterialen Lymphdrüsen sind oft hyperplastisch, gelegentlich finden sich auch tuberkulöse Veränderungen, vor allem bei Kindern. Bei der Mehrzahl der Pellagrakranken ist ein Schwinden des subcutanen Fettes auffällig. Die Muskulatur zeigt gewöhnlich Atrophie. Das Knochenskelet ist rarefiziert und brüchig.

**Die Haut.** Natürlicherweise hat die Haut als Sitz des Erythems die Aufmerksamkeit vieler Autoren erweckt. Versucht man aber die Beobachtungen zusammenzufassen, so findet man nichts Charakteristisches unter den beschriebenen pathologischen Veränderungen.

Diese sind je nach den Krankheitszuständen verschieden. In den Anfangsstadien begegnet man Gefäßinjektionen und Ödem des Coriums, verbunden mit Infiltration durch Wanderzellen. Später tritt Hyperplasie der Rete ein, Hyperkeratosis mit parakeratotischen Flecken, die vor allem in den schwerer ergriffenen Teilen überwiegen. Als schwerste Erscheinungen dieses Stadiums treten Bläschen auf, die durch Sekundärinfektion zu Ulceration führen können. Später stellt sich Hyperpigmentation ein. Die Beziehung zwischen diesen verschiedenen Veränderungen ist sehr wechselnd und hängt von individuellen Eigentümlichkeiten und der Schwere der Hautveränderungen ab.

Später tritt Schuppung auf; die Epidermis ist abnorm dünn; doch es kann völlige Wiederherstellung in wenigen Wochen eintreten. Nach wiederholten Anfällen bleibt die Epidermis aber dauernd dünn und atrophisch.

An den Nerven der Haut, den Haarfollikeln und den Hautdrüsen treten keine charakteristischen Veränderungen auf. Bakterien oder andere in Frage kommende Parasiten sind nicht beobachtet worden.

Wegen der gewöhnlich vorhandenen Symmetrie der Hauterscheinungen neigen manche Autoren dazu, diese nur als Ausdruck von Veränderungen des Nervensystems zu betrachten. Die Haut erscheint ungewöhnlich empfindlich gegenüber äußeren Reizen und durchaus milde Reize lassen oft schon das Erythem hervortreten.

Versucht man die ausgedehnten pathologischen Veränderungen, die man bei Pellagra beobachtet hat, zusammenzufassen, so liegt eine Hauptschwierigkeit darin, zu beurteilen, wieweit diese Veränderungen den Krankheitsursachen, die das Leiden hervorrufen, zuzuschreiben sind, oder inwieweit sie durch einen auf Grund der ersten Veränderungen umgestellten Stoffwechsel veranlaßt werden. Sehr wahrscheinlich sind zahlreiche Veränderungen nur sekundärer Natur.

Die meisten Pathologen neigen dazu, den krankhaften Veränderungen des Zentralnervensystems große Bedeutung zuzuschreiben. Harris, dem Beispiele Kozowskys folgend, hält in gleichem, wenn nicht noch höherem Maße, die Alteration der kleinen Blutgefäße für wichtig.

Einige Autoren bestreiten, daß die krankhaften Erscheinungen charakteristisch seien, und während einzelne erfahrene Forscher versichern, daß die Diagnose an Hand der pathologischen Histologie mit Sicherheit gestellt werden könnte, schließen sich andere mit gleicher Erfahrung dieser Meinung in keiner Weise an. Dem Verfasser erscheint daher nach dem gegenwärtigen Stand unserer Kenntnisse eine pathologisch-anatomische Diagnose nicht völlig zuverlässig.

Zum Schluß muß noch die anregende Arbeit von Sundwall erwähnt werden, der einen sorgfältigen Vergleich anstellt zwischen den krankhaften Gewebsveränderungen bei Pellagra und solchen Veränderungen, die bei Tieren beobachtet wurden, welche im Experiment fehlerhaft ernährt worden waren. Er behauptet, daß die Gewebsveränderungen bei beiden Zuständen sehr ähnlich seien. Der Verfasser ist der Ansicht, daß weitere experimentell-pathologische Untersuchungen dieser Art, die die neuesten Ansichten über die Ätiologie berücksichtigen, zu wichtigen Resultaten führen können.

## Literatur.

Babes, V. and V. Sion: Op. cit. (Babes and co-workers-travaux sur la pellagre, executés sous la direction de V. Babes. Ann. de l'inst. de pathol. et de bacteriol. de Bucarest Tom. 8, p. 3—312. 1923. Dem Verfasser nur im Auszug zugänglich gewesen.) — Belmondo, E.: Op. cit. — Harris, H. F.: Op. cit. — Kozowsky: Die Pellagra. Arch. f. Psychiatrie u. Nervenkrankh. Bd. 49, S. 204—241, 556—613, 873—935. 1912. — Lombroso, C.: Op. cit. — Sundwall, John: Tissue alteration in malnutrition and Pellagra. Bull. No. 106. Hygienic Laboratory. Washington 1917.

# Ätiologie.

**Zeïstische Theorien.** Wenn auch alle Zeïsten von einem ursächlichen Zusammenhang zwischen Mais und Pellagra überzeugt sind, haben sie doch im einzelnen verschiedene Ansichten über die nähere Art dieser Beziehung geäußert. Die Hauptgesichtspunkte sollen in Kürze dargelegt werden.

Die ersten Forscher, die sich mit dieser Krankheit beschäftigten, vermuteten, daß der Zusammenhang zwischen Mais und Pellagra auf dem Fehlen eines bestimmten nutritiven Prinzips im Mais beruhe. Die italienischen Beobachter jener Zeit meinten, daß die Bauernbevölkerung Norditaliens, die hauptsächlich von Mais lebte, wahrscheinlich unzureichend ernährt sei, ohne sich klare Vorstellungen über die Natur des Nahrungsdefizits zu bilden. Für sie war es am ehesten eine unzureichende Quantität und das Leiden deshalb der Ausdruck einer Unterernährung. Es ist klar, daß die damaligen Beobachter mit ihrer Kenntnis der Nahrungsmittel keinen genauen Begriff von dem wirklichen Nährwert des Mais haben konnten, oder von der Wirkung qualitativer Unterernährung.

Diese Erwägungen sind von Interesse angesichts der neuesten Beurteilung der Ätiologie der Pellagra, in einer Zeit, in der die Forscher im Besitze so wesentlich genauerer Daten über die chemischen und anderen Eigenschaften dieser Getreideart und über ihren Wert für die menschliche Ernährung sind. Denn in den letzten Jahren ist die chemische Beschaffenheit des Mais, Veränderungen im Korn, seine Verdaulichkeit und Assimilierbarkeit genau untersucht worden.

Zweifellos zeigt das Korn große Verschiedenheiten, die zurückzuführen sind auf Variationen, auf die Art des Anbaues, die Speicherung und Ausmahlung usw. Der Samen hat oft eine sehr dünne Schale und scheint sich unter dem Einfluß von Bakterien oder Schimmelpilzen, die leicht auf ihm wachsen, zu verändern.

Etwa die Hälfte der Eiweißkörper des Mais besteht aus Zeïn, in welchem einige wichtige Aminosäuren fehlen, so Tryptophan und Lysin, die scheinbar besonders wichtig für die Aufrechterhaltung des Stickstoffgleichgewichtes sind. Arginin und Histidin sind nur in sehr geringen Mengen vorhanden.

In Italien wird der Mais wahrscheinlich von der Bevölkerung, unter welcher Pellagra auftritt, im allgemeinen in einer Art zubereitet, die seine Verdauung und Assimilation erschwert. Er wird als Mehlbrei, den man ,,Polenta" nennt, verzehrt. Das Mehl wird mit Wasser vermengt und in einer Form gekocht; dann zerschnitten und warm oder kalt gegessen. Salz fehlt oft. Diese Polenta wird bisweilen mehrere Tage aufgehoben und ist das wichtigste Nahrungsmittel des Teiles der Bevölkerung, unter dem die Pellagra besonders schwer auftritt.

Verhältnismäßig früh wurde diese Vorstellung von einer unzureichenden Ernährung durch die weit mehr verbreitete Ansicht verdrängt, daß eine bestimmte Beziehung zwischen Mais und Pellagra nicht bei einer Ernährung mit gutem Mais besteht, sondern bei dem Gebrauch von schimmeligem (spoiled) und verdorbenem (damaged) Mais. Diesem Prozeß (,,spoiling") liegt wahrscheinlich ein komplexer biochemischer Vorgang zugrunde, währenddessen eine Schädigung des Korns vor sich geht, die begleitet ist von der Entwicklung zahlreicher Parasiten (es handelt sich sowohl um Bakterien als auch um Schimmelpilze). Der Prozeß ist vielleicht nicht immer der gleiche, und nach der Meinung der Vertreter dieses Standpunktes kann er am Korn selbst oder in den aus dem Korn bereiteten Nahrungsmitteln auftreten. Im Grunde nimmt diese Theorie die Bildung zahlreicher komplexer Giftstoffe im Mais an; der tägliche Konsum ruft dann eine Art chronischer Vergiftung oder Intoxikation, die Pellagra, hervor.

Es gibt viele Abarten dieser Theorie und sie hat eine eingehende Untersuchung aller im Mais gefundenen Schimmelpilze und Bakterien veranlaßt. Bald hat man dem einen, bald dem anderen dieser Parasiten eine größere Bedeutung zugeschrieben; doch in den letzten Jahren hat man die Schimmelpilze der Penicilliumgruppe für wichtiger erachtet als die anderen.

Lombroso arbeitete viele Jahre an der Analyse der Gifte, die mit dem Verderben (spoiling) des Mais in Beziehung stehen. Er beschrieb drei Stoffe, ein rotes Öl, eine hochtoxische Substanz oder pellagrosine und einen harzigen Stoff. Er fand, daß ,,pellagrosine" am meisten toxisch wirke. Wahrscheinlich stellt es keine Reinsubstanz dar. Bei Experimenten mit diesem Stoff an Menschen und einigen niederen Tieren beobachtete er der Pellagra verwandte Erscheinungen, doch ist die Ansicht allgemein verbreitet, daß solche Erscheinungen nicht der menschlichen Pellagra vergleichbar sind.

Arbeiten dieser Art sind von zahlreichen Vertretern dieser Theorie viele Jahre lang ausgeführt worden. Vielleicht erläutert die Arbeit von Gosio diese Zusammenhänge am besten. Er zeigte, daß unter dem Einfluß des Penicillium glaucum die Kohlenhydrate des Mais abgebaut werden, daß als Endprodukte eine Reihe aromatischer Stoffe entstehen, von denen einige toxisch wirken. Aus der Beobachtung, daß toxische Kulturen dieser

Organismen eine intensive blaue Farbe bei Zufügen von Eisenchloridlösung geben, glaubte er die Anwesenheit von Phenolkörpern folgern zu müssen, obwohl die Zuverlässigkeit dieser Reaktion noch fraglich ist. Andere Autoren haben in dieser Hinsicht verschiedenen Schimmelpilzen Bedeutung beigelegt, vor allem einigen Aspergillusarten.

Am meisten verbreitet ist die Ansicht, daß durch das Wuchern von Parasiten in dem Korn ein komplexer chemischer Vorgang mit Bildung toxischer Produkte stattfindet, und daß Leute, die von einer im wesentlichen aus derartig verändertem Mais bestehenden Kost leben, infolge der dauernden Aufnahme dieser Gifte an Pellagra erkranken.

Etwas anderer Ansicht sind Neusser, de Giaxa u. a., die das Leiden als eine Art Autointoxikation infolge gewisser Veränderungen, die der Mais nach seiner Aufnahme in den Körper erleidet, betrachten. Verschiedene Ansichten bestanden über die Form der Autointoxikation und die Vorgänge, welche die Giftbildung aus dem einverleibten Getreide verursachen. Einige Vorstellungen basieren auf der Umwandlung der Darmflora bei Pellagrakranken; hierüber existieren ausgiebige Studien mit dem Ziel, den Organismus zu entdecken, der die Gifte aus dem aufgenommenen Mais produziert, oder der andere wichtige Veränderungen im Stoffwechsel hervorruft.

Ferner besteht die Theorie, daß Pellagra eine spezifische Infektion sei, übertragen durch Mais, der von einem Schimmelpilz, einem Bacterium oder irgendwelchen anderen Organismen befallen ist. Ceni hat im Zusammenhang damit ausführlich über die Bedeutung des Aspergillus fumigatus und Aspergillus flavescens berichtet; er hält die Pellagra für eine echte Aspergillosis. Seiner Ansicht nach war die Infektion wahrscheinlich aber nicht unbedingt durch verschimmelten (spoiled) Mais hervorgerufen.

Tizzoni beschuldigt ein spezifisches Bakterium, das er Streptobacillus pellagrae nennt. Er fand diesen Mikroorganismus sowohl in verschimmeltem Mais als auch im Blut und Liquor von Pellagrakranken.

In neuerer Zeit sprechen Raubitschek und andere Autoren von photodynamischen Vorgängen bei der Entstehung der Pellagra; sie glauben, daß der Mais einige toxische Substanzen enthält, die, im Blutstrom kreisend, ihre zerstörende Wirkung erst entfalten, wenn sie durch die die unbedeckten Körperteile treffenden chemisch wirksamen Strahlen des Sonnenlichtes aktiviert werden. Man hat die Aufmerksamkeit auf die Analogie zum Fagopyrismus bei einigen Tieren gelenkt, die mit Buchweizen gefüttert wurden. Zahlreiche andere Experimente an Tieren und andere Daten hat man zur Stütze dieses Gedankens angeführt.

Es ist interessant, daß Jobling und Arnold in Amerika kürzlich diese photodynamische Theorie wieder aufgestellt haben, ohne sie notwendigerweise in Beziehung zum Mais zu bringen. Sie legten großes Gewicht auf den übermäßigen Anteil von Kohlenhydraten in der Ernährung der Pellagrakranken und auch auf die Veränderungen ihrer Darmflora. Sie suchten einen fluorescierenden Mikroorganismus aus dem Darm zu isolieren und wiesen auf einen Pilz hin, der zur Gruppe Aspergillus glaucus-repens gehört.

Die skizzierten Ansichten stellen die wichtigsten Abarten der Maistheorie dar. Die beiden beachtenswertesten Gesichtspunkte waren, wie gesagt, daß Pellagra durch übermäßige Zufuhr von Mais hervorgerufen wird, weil dann den Forderungen einer zweckmäßigen Ernährung nicht entsprochen wird; und zweitens, daß das Leiden auf einige Giftstoffe zurückzuführen sei, die sich unter dem Einfluß wuchernder Parasiten in dem Getreide entwickelten.

Bei der Abfassung dieser kurzen Erörterung über die zeïstischen Theorien hat der Verfasser die Empfindung, daß eine ausführliche Darstellung mancher Details noch erwartet wird. Angesichts der neueren Arbeiten, vor allem der der amerikanischen Forscher, wird man, wie später ausgeführt werden soll, die verschiedenen Maistheorien als widerlegt betrachten müssen.

Aus dem Folgenden wird sich ergeben, daß, wenn tatsächlich eine Beziehung zwischen Mais und Pellagra besteht, diese nur auf der Tatsache basieren kann, daß die Leute, die sich hauptsächlich von Mais ernähren, nur eine einseitige Ernährung erhalten. Man muß in diesem Zusammenhang Sambons scharfe Kritik an der italienischen Schule erwähnen, die seit langer Zeit nicht mehr die Pellagra, sondern nur noch den Mais studiere.

**Antizeïstische Theorien.** Wendet man sich den Anschauungen der Antizeïsten zu, so findet man noch verwirrendere Meinungsverschiedenheiten, von denen man unmöglich eine vollständige Übersicht geben kann.

In Europa, vor allem in Frankreich, gab es stets eine Gruppe von Autoren, die die Pellagra nicht als eine Krankheitseinheit betrachten wollten. Sie hielten sie nur für einen

Symptomenkomplex, der bei verschiedenen kachektischen Zuständen vorkomme, und vor allem bei Alkoholikern und Geisteskranken, und sie nannten es das Pellagrasyndrom. In den Auseinandersetzungen mit dieser Schule wurde wohl der Name Pseudopellagra geprägt, der später besprochen werden soll. Diese Ansicht fand aber nie stärkere Verbreitung. Es ist schwer verständlich, wie man angesichts der besonderen Merkmale daran zweifeln kann, daß die Pellagra eine Krankheitseinheit sei.

Einige Autoren betrachten die Pellagra als eine Form von Amöbiasis; doch lassen sich die Gründe dafür nicht aufrecht erhalten. Diese eigentümliche Ansicht ist nur eine andere Phase des ununterbrochenen Forschens nach einem Darmbacterium oder Parasiten als Erreger des Leidens. Die auffallenden Darmerscheinungen bei Pellagra mit gleichzeitiger Veränderung der intestinalen Flora legten fast unvermeidbar die Vermutung nahe, dort den ätiologischen Faktor zu suchen; aber selbst die ausgedehntesten Studien waren in dieser Richtung ohne wesentliche Ergebnisse.

Man hat auch angenommen, daß die Pellagra durch eine im Wasser lebende Nematode hervorgerufen würde; gleichfalls hat man dem kolloidalen Silicium, das in einigen Wasserbehältern, besonders Norditaliens, gefunden wurde, Bedeutung zugeschrieben.

Sambon nahm im Jahre 1905 an, die Pellagra würde durch ein blutsaugendes Insekt übertragen. Das ist die wohlbekannte Simuliumtheorie Sambons, auf deren wissenschaftliche Durcharbeitung er viel Arbeit verwendete. Er fand keinen Parasiten bei den Patienten, doch auf Grund ausgedehnter epidemiologischer Studien glaubte er, der Überträger sei eine oder mehrere Arten von Simulium; er stützte seine Ansicht auf die Analogie, die er zwischen Pellagra und anderen von Insekten übertragenen Krankheiten feststellte.

Obwohl man diesen Gesichtspunkt mehr oder minder aufgegeben hat, muß man doch Sambon einen gebührenden Dank aussprechen für den gesunden Skeptizismus, mit dem er alle bestehenden Theorien ablehnte und zur Formulierung einer eigenen Ansicht schritt, wie auch für die außerordentlich zahlreichen wichtigen, von ihm gesammelten epidemiologischen Tatsachen. Seine Schriften sind wertvoll und sollten von jedem, der sich mit Pellagra befaßt, gelesen werden.

Funk erklärte zuerst im Jahre 1914, daß die Pellagra auf den Mangel eines lebenswichtigen Vitamins zurückzuführen sei, und viele Forscher wurden durch diese Theorie veranlaßt, viel Zeit auf deren Bearbeitung zu verwenden. Es schien klar zu sein, daß die Pellagra nicht auf das Fehlen eines der bekannten Vitamine zurückzuführen sei, daß sie aber vielleicht durch einen noch unbekannten oder unrichtig beurteilten akzessorischen Nährstoff verursacht sein konnte.

Wie oben berichtet, veranlaßte die Feststellung der Pellagra in den Vereinigten Staaten eine Folge von Arbeiten verschiedener Forscher, die von höchster Bedeutung hinsichtlich der Aufklärung der Ätiologie waren. Diesen Arbeiten liegen zwei Betrachtungsweisen zugrunde; einerseits daß es sich um eine von Mensch zu Mensch übertragbare Infektionskrankheit handle, die in keiner Beziehung zum Mais stehe; andererseits, daß eine Stoffwechselkrankheit in Betracht komme, die durch fehlerhafte Ernährung verursacht ist, aber in keiner Weise vom Mais als solchem abhängig sei. Die amerikanische Schule gehört daher der antizeïstischen Richtung an.

**Amerikanische Ansichten und Arbeiten.** Die amerikanische Literatur, die seit der Feststellung der Pellagra in den Vereinigten Staaten erschienen ist, wuchs ungeheuer an und ist jetzt sehr groß. Nur ein kleiner Teil dieser Arbeiten beschäftigte sich mit der Ätiologie. Einzelne bedeutende Arbeiten sind darunter, die etwas zur Aufklärung der Ursachen beitrugen.

Die ausgedehntesten und wichtigsten Arbeiten stammen von der Thompson-Mc Fadden-Pellagra-Commission (später Robert M. Thompson-Pellagra-Commission), unter der Leitung von Siler, Mac Neal und Garrison; sie haben viel zur Kenntnis des Leidens beigetragen.

Die Arbeit dieser Kommission, die etwa 1912 begann und sich durch mehrere Jahre hinzog, ist in drei fortlaufenden Berichten niedergelegt. In diesen Studien wird die Krankheit von zahlreichen wichtigen Gesichtspunkten aus besprochen.

Große Aufmerksamkeit wurde der Beurteilung der Ernährung in ätiologischer Hinsicht gewidmet; ebenso der Möglichkeit einer spezifischen Infektion.

Diese Untersuchungen wurden in und bei Spartanburg, Süd-Carolina, angestellt, wo sich damals ein bedeutendes Zentrum der Pellagra befand. Dort liegen eine Anzahl Baumwollwebereidörfer, in denen die Pellagra stets ungewöhnlich verbreitet war. Überhaupt haben die Baumwollwebereidörfer der Südstaaten schwer unter der Pellagra gelitten.

Die Kommission kam im ganzen zu dem Ergebnis, daß die Pellagra eine spezifische Infektionskrankheit sei, die auf irgendeinem Wege von Mensch zu Mensch übertragen werde. Aus ihren Berichten geht aber auch hervor, daß die Forscher die Tragweite fehlerhafter Ernährung für das Auftreten der Pellagra keineswegs verkennen. Ihre Ansicht geht anscheinend dahin, daß eine fehlerhafte Kost in hohem Maße die Empfänglichkeit für Pellagra steigert, daß aber die wesentliche Ursache in einer spezifischen Infektion zu suchen sei.

Sie fassen das Ergebnis ihres ersten Berichtes in folgenden Worten zusammen: „Die Annahme, daß die Beköstigung mit gutem oder verdorbenem Mais die wesentliche Ursache der Pellagra ist, wird durch unsere Studien nicht gestützt.

Pellagra ist aller Wahrscheinlichkeit nach eine spezifische Infektionskrankheit, die von Mensch zu Mensch auf eine bis jetzt noch unbekannte Weise übertragen wird.

Wir konnten keinen Beweis für die Übertragung der Pellagra durch Mücken der Gattung Simulium finden, haben aber festgestellt, daß sie allgemein über das ganze untersuchte Gebiet verbreitet ist. Falls die Pellagra durch ein blutsaugendes Insekt verbreitet wird, so würde am ehesten Stomoxys calcitrans als Überträger in Frage kommen.

Wir möchten annehmen, daß die Krankheit durch die innige Berührung innerhalb des Hauses und die Verunreinigung der Nahrungsmittel mit Excreten der Pellagrakranken verbreitet wird.

Eine spezifische Ursache für die Pellagra ließ sich nicht feststellen."

Aus der Zusammenfassung des zweiten Berichts sollen nur folgende Punkte erwähnt werden:

„Die stärksten Pellagraherde im Gebiet von Spartanburg wurden in und nahe bei den größeren Bevölkerungszentren festgestellt, vor allem in den Baumwollwebereidörfern.

Eine endgültige Beziehung zwischen der Beschäftigung und dem Auftreten der Pellagra fand sich nicht, obwohl die hohe Morbidität an Pellagra unter Frauen und Kindern darauf hindeutet, daß man sich für gewöhnlich die Krankheit innerhalb der Häuser zuzieht.

Bei einer Gruppe besonders sorgfältig erforschter Fälle zeigte sich in mehr als 80% eine enge Beziehung zu schon vorher bestehenden Fällen.

Eine Untersuchung der Wohnungen von über 5000 Leuten, die in sechs Bezirken mit endemischer Pellagra wohnten, zeigte keine bestimmte Beziehung des Leidens zu irgendeiner der Lebensbedingungen. In den sechs untersuchten Dörfern traten frische Pellagrafälle fast ausschließlich in Häusern auf, in denen schon ein Pellagrapatient lebte, oder aber im nächst benachbarten Hause, was die Annahme nahelegte, daß die Krankheit sich von alten Herden aus weiter verbreite.

Soweit wir beobachten konnten, dehnte sie sich am schnellsten in Bezirken mit unhygienischer Abwässerentfernung aus.

Zur Widerlegung der Ansicht, daß Mücken der Gattung Simulium etwas mit der Pellagra zu tun hätten, wurde weiteres Beweismaterial geliefert.

Übertragungen auf Tiere und experimentelle Untersuchungen der Darmbakterien haben keine Ergebnisse gezeigt."

Der dritte Bericht bringt kein wesentlich neues Material gegenüber den früheren Ergebnissen, mit der einen Ausnahme, daß die Mitglieder der Kommission ihre Studien über die Berührungsmöglichkeiten zwischen Kranken und Gesunden weiter ausgedehnt haben; und aus einem Baumwollwebereidorf bringen sie den experimentellen Beweis für den Zusammenhang zwischen den Abwässerungsmaßnahmen und der Verbreitung der Pellagra.

Nach ihrer Ansicht bekräftigen diese Studien ihr früheres Urteil, und sie schrieben: „Diese Arbeiten bestätigen unsere früheren Ergebnisse, daß Pellagra eine Infektionskrankheit sei, die sich langsam ausbreitet und sich nur auf eine geringe Anzahl von Menschen, die in unmittelbarer Nachbarschaft wohnen, überträgt; sie beweisen ferner, daß ihre Verbreitung vor allem durch unhygienische Beseitigung der menschlichen Abwässer begünstigt werde."

Hinsichtlich der Abwässerentfernung berichten sie, daß die Verbreitung der Pellagra nach Einführung der Wasserspülung in einem der Baumwollwebereidörfer unmittelbar zurückging, und sie empfehlen die Einrichtung eines hygienischen Abwässerungssystems als Maßregel zur Eindämmung der Pellagra.

Ähnliche, zwar nicht so ausgedehnte, in mancher Hinsicht aber wichtige Untersuchungen sind auch durch Jobling und Peterson in Nashville, Tennessee, und Umgebung angestellt worden. Diese Studien wurden 1915 und 1916 ausgeführt, hauptsächlich in der Stadt Nashville, die selbst 115 000 Einwohner zählt.

Ihr Unternehmen war sorgfältig angelegt und wurde von vielen Ärzten unterstützt. Die Untersuchungen betrafen die epidemiologischen Eigentümlichkeiten, recht eingehend die Ernährung, die Abwässerverhältnisse, Kontaktmöglichkeiten u. a.

Ihre allgemeinen Schlußfolgerungen waren sehr ähnlich denen der Thompson - Mc Fadden Pellagra Commission. Sie teilen die Tatsache mit, daß die Pellagra in Nashville schon 20 Jahre oder mehr vor Beginn ihrer Untersuchungen angetroffen wurde, daß jedoch die Verbreitung erst seit 1908, aber dann in hohem Maße, zugenommen und ihren Höhepunkt 1914/15 erreicht hätte. Nach ihrem Urteil zeigen Ernährungsstörungen nicht solch plötzlich gesteigerte Verbreitung, außer bei einem entsprechenden Ernährungswechsel, den sie aber nicht feststellen konnten. Überdies erfolgte ihrer Ansicht nach die Veränderung in bezug auf die Erkrankungsziffern weit schneller als man es sonst bei einem Kostwechsel anzutreffen gewöhnt ist.

Sie stellten auch fest, daß man Pellagra sich bei Personen entwickeln sah, die eine reichhaltige und richtig zusammengesetzte Ernährung erhielten, und sie beobachteten das Leiden auch bei Brustkindern. Anderseits fanden sie die Krankheit bei Personen, die von eiweißarmer, kohlenhydratreicher und dabei einförmiger Kost lebten.

Wie die anderen Autoren meinten auch sie, daß die Pellagra bis zu einem gewissen Grade von der Diät beeinflußt wird; doch betrachten sie diese nur als prädisponierenden Faktor.

Ihre Beobachtungen über das Wachstum pellagrakranker Kinder im Vergleich mit gesunden Kindern stützen ebensowenig die Ernährungstheorie.

Alle Anzeichen deuteten auf eine spezifische Infektion hin, die sich auf irgendeine Weise vom Kranken auf den Gesunden übertrage; und sie fanden das Leiden vorwiegend in nicht kanalisierten Bezirken verbreitet. Sie stellten fest, daß das Auftreten von Typhus dem der Pellagra entsprach.

Einen ursächlichen Zusammenhang zwischen Pellagra und Maiskonsum konnten sie nicht finden.

Ihre Beobachtungen stützten sich im ganzen auf 1600 Fälle; bei etwa 1000 Fällen konnten sie genaue Tatsachen feststellen. 68,8% gaben an, daß sie bis zu 40 g Eiweiß pro Tag konsumierten. Sie fanden Anzeichen für Kontakt mit älteren Fällen in 78%.

Die Ergebnisse dieser zwei Beobachtungsreihen, die von fähigen und gewissenhaften Forschern angestellt wurden, sind einer ernsten Beachtung wert, obwohl ihre Schlußfolgerungen und Auslegungen keineswegs allgemein anerkannt wurden.

Die Ansicht, daß die Pellagra eine übertragbare Infektionskrankheit sei, erregte seit ihrer Feststellung die Aufmerksamkeit vieler amerikanischer Forscher, und man bemühte sich sehr um Aufklärung dieses Problems wegen der großen Unruhe unter der Bevölkerung über die Frage der Übertragbarkeit.

Seit Bestehen der Pellagra wurden viele Versuche gemacht, um ihre infektiöse Natur zu beweisen. Verschiedenartigste Tierversuche und Kulturen von totem wie lebendem Material sind von zahlreichen Untersuchern unter wechselnden Bedingungen angestellt worden. Doch bis heute konnte noch niemand weder allgemein anerkannte Ergebnisse vorweisen, noch bei niederen Tieren einen Zustand erzeugen, der mit Sicherheit als eine zur menschlichen Pellagra in Beziehung stehende Erkrankung betrachtet werden konnte.

Es mag hier erwähnt werden, daß man mehr oder weniger schnell bei Hunden, die man auf knapper Kost hielt, einen Zustand entwickeln konnte, der der menschlichen Pellagra sehr ähnlich ist.

1917 berichteten Chittenden und Underhill über Versuche, in denen sie bei Hunden durch Fütterung mit einer Kost aus gekochten Erbsen, Zwieback und Baumwollsamenöl einen pathologischen Zustand erzeugten, den sie als der menschlichen Pellagra sehr nahe verwandt betrachteten.

Sogleich wandten Goldberger und seine Mitarbeiter ihre Aufmerksamkeit auf die große Ähnlichkeit zwischen diesem Zustand und einem Leiden, welches unter natürlichen Bedingungen unter Hunden auftritt und „schwarze Zunge" genannt wird. Diese Frage ist sehr wichtig und interessant. Kürzlich berichteten Goldberger und Lillie über die Erzeugung einer pellagraähnlichen Erscheinung an weißen Ratten durch eine bestimmte Kostform.

1916 versuchten Goldberger und 15 seiner Mitarbeiter, auf verschiedene Weise Pellagra auf sich selbt zu übertragen, um eine Entscheidung über ihre infektiöse oder nichtinfektiöse Natur zu erbringen. Das benutzte Material stammte von 17 Pellagrafällen und bestand aus Blut, Nasen-Rachensekret, Epidermisschuppen der pellagrösen Haut, Urin und Faeces. Das Blut wurde intramuskulär oder subcutan gegeben, die Sekrete wurden auf die Schleimhäute der Nase und des Nasenrachenraums gebracht, Schuppen und Excrete wurden per os verabfolgt.

Die verschiedenen Leute wurden mehrere Monate hindurch beobachtet, ohne daß sich Symptome entwickelten.

Einige Zeit vorher hatte Goldberger, unter dem Eindruck der Tatsache, daß, soweit man zurückblickt, von den meisten Autoren eine Beziehung zu Diätfehlern oder zu einer unzureichenden Kost angenommen wurde, seine Aufmerksamkeit vor allem auf den auffallenden Befund gelenkt, daß nie Ärzte, Schwestern oder Pflegepersonal in diesen Häusern, soweit bekannt, erkrankten, obwohl die Pellagra in ausgedehntem Maße in bestimmten Instituten der Vereinigten Staaten vorkam und in Italien besondere Krankenhäuser für Pellagrafälle errichtet werden mußten. Ihm war dieses eigentümliche Verschontbleiben unvereinbar mit dem Gedanken, daß das Leiden direkt oder indirekt übertragbar sei.

Er betonte das vorwiegende Auftreten der Krankheit in italienischen Landgemeinden und den großen Unterschied, der zwischen der Ernährung der Land- und Stadtbevölkerung bestehe. Auch das völlige Fehlen der Pellagra in Armee und Flotte, sowohl in Italien wie in den Vereinigten Staaten ist eine weitere wichtige Beobachtung.

Er gab der Meinung Ausdruck, daß der Konsum von Mais oder Maisprodukten nicht die wesentliche Ursache des Leidens zu sein scheine, obwohl er zugab, daß sie doch in Betracht kämen, wenn sie allein oder in Verbindung mit anderen Getreidearten oder Gemüsen den Hauptanteil an der Ernährung haben.

Auf diesen allgemeinen Erwägungen aufbauend, unternahmen er und seine Mitarbeiter eine Folge von Experimenten vom Standpunkt der Ernährungslehre aus, mit der Absicht, die Krankheit zu verhüten. Die Studien beschränkten sich nicht ausschließlich auf die Ätiologie.

Zusammen mit Waring und Willetts nahm er Untersuchungen mit bestimmter Ernährung in zwei Waisenhäusern auf, die stark von Pellagra heimgesucht waren, und in einigen Heimen des Georgia-Stats-Sanitarium, wo er die gleichen Verhältnisse antraf. Diese Experimente erstreckten sich über eine Periode von 3 Jahren und bestanden in Veränderungen der vorgeschriebenen Diät durch Verminderung des Maisanteils und Vermehrung des frischen tierischen Eiweißes — Fleisch, Milch (in den Waisenhäusern Zufuhr von Eiern) — und Gemüse.

Alle anderen Bedingungen, hygienische und sanitäre, einschließlich des Besuches durch schon Erkrankte, was von Zeit zu Zeit erlaubt war, blieben unverändert. Die Zahl der unter Beobachtung stehenden Individuen betrug insgesamt 702, von denen 414 pellagrakrank, 288 nicht an Pellagra erkrankt waren. Unter den Pellagrakranken beobachtete man während des ersten Jahres nach der Diätveränderung einen einzelnen rückfälligen Patienten, keinen während des zweiten oder dritten Jahres. Unter den nicht Pellagrakranken trat kein Fall auf.

Die Rückkehr zur gewöhnlichen, vorgeschriebenen Kostform, unmittelbar nach der Unterbrechung der Untersuchungen an einem der Institute, war in Kürze von einem Aufflackern der Pellagra gefolgt, schätzungsweise 40% der betreffenden Gruppe erkrankten. Wiedereinführung der veränderten Kost ließ in einer Beobachtungszeit von 14 Monaten die Krankheit völlig schwinden. Während dieser Untersuchungen blieb die Verbreitung der Pellagra außerhalb dieser Anstalten die gleiche.

Auf Grund dieser Untersuchungen liegt der Schluß nahe, daß die Pellagra durch Diät völlig verhindert werden kann. Außerdem stützen diese Untersuchungen nicht die Ansicht, daß die Pellagra eine übertragbare Krankheit sei.

1920 veröffentlichte Goldberger mit seinen Mitarbeitern eine Reihe epidemiologischer Studien in 7 Textilwebereigemeinden in Südcarolina aus dem Jahre 1916, die den Untersuchungen des Thompson-Mc Fadden-Pellagra Commission sehr ähnlich waren und unter ziemlich gleichen Bedingungen angestellt wurden.

Diese Studien betrafen die Beziehung von Auftreten der Pellagra zu bestimmten Faktoren, wie Ernährung, hygienische Maßnahmen, Familieneinkommen, Geschlecht, Alter, Jahreszeit, Beschäftigung und „Arbeitsunfähigkeit".

Im ganzen konnten diese Beobachtungen keinen Zusammenhang zwischen der Verbreitung der Pellagra und den in hygienischer Hinsicht wichtigen Faktoren zeigen, und sie legten auch nicht die Annahme nahe, daß Pellagra eine Darminfektion sei, die in ähnlicher Weise wie Typhus übertragen werde.

Auch stützten die Ergebnisse in keiner Weise eine zeïstische Theorie. Alle Daten wiesen auf eine Beziehung zwischen Ernährung und Krankheit hin, und umfangreiche Statistiken zeigen, daß Pellagra sich unter einseitig und eiweißarm ernährten Menschen entwickelt.

Nachdem Goldberger sich davon überzeugt hatte, daß die Pellagra aller Wahrscheinlichkeit nach auf einer falschen Diät beruhe, versuchte er, zusammen mit Wheeler, in weiteren Experimenten Pellagra bei vorher gesunden Leuten dadurch zu erzeugen, daß er eine einseitige monotone, vorwiegend mehlhaltige Kost zuführte, dieselbe Art der Ernährung, die im Gebiet der höchsten Verbreitung der Pellagra angetroffen worden war.

Diese Untersuchungen wurden auf der Rankin-Farm des Zuchthauses des Staates Missisippi ausgeführt. Die Versuchspersonen waren weiße, männliche Gefangene, die sich gegen das Versprechen ihrer Freilassung nach Beendigung des Versuches freiwillig zur Verfügung gestellt hatten.

Der Versuch wurde am 19. April 1915 begonnen und Ende November 1915 beendet, also nach etwa 6½ Monaten.

Zuerst waren es 12 Versuchspersonen, von denen später einer ausschied, so daß zum Schluß noch 11 übrig blieben.

Zur Kontrolle dienten die anderen Gefangenen, die Gefängnisbeamten und deren Familien. Unter 108 Gefangenen, die zur Kontrolle dienten, waren 30 von Anfang bis

Tabelle 1. Ungefähre Zusammensetzung der Nahrung einer Gruppe von Kontrollgefangenen (34 Mann) während der Woche, die am 26. Juli 1915 endete.

| Art des Nahrungsmittels | Quantität verzehrte Menge in Pfd.[1]) | Eiweiß Pfd. | Fett Pfd. | Kohlenhydrate Pfd. |
|---|---|---|---|---|
| Biskuit . . . . . . . . . . | 197,62 | 17,19 | 5,14 | 109,28 |
| Biskuitpudding . . . . . . . | 57,00 | 4,96 | 1,03 | 20,58 |
| Weizenmehlkuchen . . . . . . | 13,25 | 1,15 | 0,34 | 1,31 |
| Maisbrot . . . . . . . . . . | 73,44 | 3,78 | 2,35 | 30,33 |
| Grütze . . . . . . . . . . | 16,25 | 0,27 | 0,03 | 2,45 |
| Reis . . . . . . . . . . . | 23,19 | 0,41 | 0,02 | 5,66 |
| Butter . . . . . . . . . . | 6,19 | 0,06 | 5,26 | — |
| Milch, abgerahmt . . . . . . | 264,94 | 9,00 | 0,69 | 13,51 |
| Eier . . . . . . . . . . . | 2,37 | 0,31 | 0,22 | — |
| Braune Sauce . . . . . . . | 8,19 | 0,11 | 0,03 | 0,09 |
| Rindfleischsauce . . . . . . | 5,31 | 0,23 | 0,02 | 0,06 |
| Gehacktes Rindfleisch . . . . . | 27,56 | 5,90 | 14,25 | — |
| Rindsleber . . . . . . . . . | 1,75 | 0,36 | 0,08 | 0,03 |
| Gebratenes Rindfleisch . . . . | 13,12 | 2,92 | 3,75 | — |
| Eingesalzenes Schweinefleisch . | 47,12 | 3,96 | 34,26 | — |
| Gemüsesuppe . . . . . . . | 50,62 | 1,47 | 0,10 | 0,25 |
| Irische Kartoffeln . . . . . . | 127,12 | 3,17 | 0,13 | 26,57 |
| Kopfkohl . . . . . . . . . | 15,00 | 0,15 | 0,05 | 0,84 |
| Maiskolben . . . . . . . . . | 12,75 | 0,39 | 0,05 | 0,98 |
| Gurken . . . . . . . . . . | 6,52 | 0,07 | 0,01 | 0,17 |
| Eibisch . . . . . . . . . . | 22,12 | 0,15 | 0,24 | 0,71 |
| Rohe Zwiebeln . . . . . . . | 2,86 | 0,05 | 0,01 | 0,28 |
| Pfeffer, grün . . . . . . . . | 4,94 | 0,36 | 0,21 | 1,52 |
| Tomaten . . . . . . . . . . | 17,62 | 0,21 | 0,07 | 0,69 |
| Apfeltorte . . . . . . . . . | 17,50 | 0,54 | 1,72 | 7,49 |
| Äpfel, gebacken . . . . . . | 0,37 | — | — | 0,04 |
| Äpfel, gedämpft . . . . . . | 21,75 | 0,07 | 0,07 | 2,35 |
| Zucker . . . . . . . . . . | 34,75 | — | — | 34,75 |
| Rohrzuckersirup . . . . . . | 48,75 | 0,23 | | 36,85 |
| Total . . . . . . . . | — | 57,47 | 70,13 | 296,79 |
| Pro Mann und Tag (g) . | — | 110 | 134 | 566 |

(Nach Goldberger und Wheeler.)

[1]) Englische Pfd. = 453 g.

Tabelle 2. Annähernde Zusammenfassung der durchschnittlichen Zusammensetzung der Nahrung einiger Kontrollgefangener, pro Mann und Tag während der eigentlichen Probeperiode.

| Probeperiode beendet am | Eiweiß | | | Fett g | Kohlenhydrat g | Calorien | Prozentualer Anteil an der Gesamtcalorienmenge, berechnet für Eiweiß |
|---|---|---|---|---|---|---|---|
| | Gesamtmenge g | aus tierisch. Material | | | | | |
| | | g | % der Gesamtmenge | | | | |
| 6. Juni . . | 88 | 29 | 33 | 97 | 568 | 3,590 | 10 |
| 29. Juni . . | 97 | 35 | 35 | 117 | 539 | 3,698 | 11 |
| 26. Juli . . | 110 | 32 | 29 | 134 | 566 | 4,020 | 11 |
| 21. Oktob. . | 92 | 18 | 20 | 96 | 579 | 3,645 | 10 |

(Nach Goldberger und Wheeler.)

Tabelle 3. Annähernde Zusammensetzung der Nahrung der Versuchspersonen während der Woche, die am 9. August 1915 beendet war. Durchschnitt pro Mann und Tag.

| Nahrungsmittel | Quantität g | Eiweiß g | Fett g | Kohlenhydrate g | Mineralien (g) [1] | | | | | | | |
|---|---|---|---|---|---|---|---|---|---|---|---|---|
| | | | | | Ca | Mg | K | Na | P | Cl⁻ | S | Fe |
| Maismehl . . | 176,4 | 16,23 | 3,35 | 133,01 | 0,032 | 0,148 | 0,376 | 0,069 | 0,335 | 0,258 | 0,196 | 0,0016 |
| Grütze . . . | 35,1 | 3,30 | 0,25 | 27,59 | 0,004 | 0,020 | 0,061 | 0,007 | 0,051 | 0,016 | 0,048 | 0,0003 |
| Weizenmehl . | 166,9 | 18,03 | 1,84 | 124,84 | 0,033 | 0,030 | 0,192 | 0,100 | 0,154 | 0,124 | 0,295 | 0,0017 |
| Reis . . . . | 30,0 | 2,40 | 0,09 | 23,70 | 0,003 | 0,010 | 0,021 | 0,008 | 0,029 | 0,016 | 0,035 | 0,0003 |
| Rohrzuckersirup . . | 35,1 | 0,16 | 0,00 | 26,53 | — | — | — | — | — | — | — | — |
| Rohrzucker . | 72,5 | 0,00 | 0,00 | 72,50 | — | — | — | — | — | — | — | — |
| Bataten . . | 163,1 | 2,94 | 1,14 | 44,69 | 0,031 | 0,046 | 0,648 | 0,064 | 0,073 | 0,153 | 0,039 | 0,0008 |
| Kopfkohl . . | 15,6 | 0,25 | 0,05 | 0,87 | 0,007 | 0,002 | 0,039 | 0,004 | 0,005 | 0,004 | 0,010 | 0,0002 |
| Grüner Kohl | 58,9 | 2,65 | 0,35 | 3,71 | 0,062 | 0,018 | 0,302 | 0,015 | 0,058 | 0,102 | 0,102 | 0,0011 |
| Schweinefett | 105,9 | 0,10 | 105,65 | 0,00 | — | — | — | — | — | — | — | — |
| Total [2] . | 859,0 | 46,00 | 113,00 | 457,00 | 0,170 | 0,270 | 1,640 | 0,270 | 0,710 | 0,610 | 0,730 | 0,0060 |

(Nach Goldberger und Wheeler.)

Tabelle 4. Zusammenfassung der durchschnittlichen Zusammensetzung der Nahrung der Versuchspersonen während der eigentlichen Probezeit (pro Tag).

| Versuchsperiode Dauer bis | Eiweiß g | Fett g | Kohlenhydrate g | Gesamtcalorien | Calorien pro kg | Proz. Anteil an der Ges.-Cal.-Menge, berechnet für Eiweiß |
|---|---|---|---|---|---|---|
| 27. Mai . . . . . . . . | 54 | 134 | 513 | 3,570 | 54 | 6 |
| 21. Juni . . . . . . . . | 41 | 99 | 426 | 2,835 | 45 | 6 |
| 12. Juli . . . . . . . . | 41 | 91 | 387 | 2,600 | 40 | 6 |
| 9. August . . . . . . . | 46 | 113 | 457 | 3,115 | 49 | 6 |
| 29. August . . . . . . | 46 | 117 | 479 | 3,240 | 51 | 6 |
| 13. September . . . . | 47 | 119 | 481 | 3,265 | 52 | 6 |
| 20. September . . . . | 44 | 114 | 459 | 3,125 | 50 | 6 |
| 6. Oktober . . . . . | 44 | 105 | 479 | 3,120 | 51 | 6 |

(Nach Goldberger und Wheeler.)

---

[1] Exklusive Tafelsalz und Backpulver.
[2] Gesamtcalorien 3115.

Ende unter Beobachtung, andere kamen erst oder wurden zu verschiedenen Zeiten entlassen, so daß praktisch nur eine Kontrollgruppe von 35 in Betracht kommt, im Alter von 19—51 Jahren.

Von anderen Leuten, die auf der Farm wohnten, waren 12 während der ganzen Versuchsdauer anwesend, 6 erwachsene Männer, 4 erwachsene Frauen und 2 Kinder, eines von 12 und das andere von 2 Jahren.

Die Bedingungen für Wasserzufuhr und Entwässerung waren im wesentlichen die gleichen für alle Bewohner der Farm. In der Gemeinde war Pellagra recht häufig, doch war sie auf der Farm noch nie beobachtet worden. Das Lager war gesund angelegt, der Schutz gegen Fluchtversuche war stets mangelhaft, die Verbindung mit der Außenwelt eher frei, außer für die Versuchspersonen, die abgesondert waren und unter besonderer Aufsicht standen. Die allgemeinen hygienischen Zustände waren gut. Während der Versuchszeit arbeiteten die Freiwilligen auch ein wenig.

Die Ernährung der Kontrollpersonen änderte sich etwa von Woche zu Woche. Ihre allgemeine Zusammensetzung kann man aus den untenstehenden Tabellen ersehen.

„Auf Grund der Beurteilung einer Probeperiode von 4 Wochen entsprach diese Kostform, obwohl sie einen etwas hohen Fettgehalt aufwies, ziemlich gut den bekannten Grundsätzen. Der Energiegehalt schwankte zwischen 3500 und 4000 Calorien; die Zufuhr von Eiweiß etwa zwischen 90 und 118 g, die von Kohlenhydraten zwischen 540 und 580 g, die von Fett zwischen 95 und 135 g. Annähernd 20—35 g, oder etwa 20—35% der Eiweißkörper stammten von tierischem Material."

Die Kost der Versuchspersonen bestand, wie die Tabellen zeigen, aus feinem weißem Weizenmehl, Maismehl, Maisbreigrütze, Maisstärke, weißem Reis, gekörntem Rohrzucker, Sirup aus Zucker, Bataten, Schweinefett, Kopfkohl, grünem Kohl, Rüben, Kohlrabi und Kaffee. Alle Bestandteile waren von guter Qualität und besondere Sorgfalt wurde darauf verwandt, möglichst gute Maisprodukte zu erhalten. Die Kost war nicht völlig gleichförmig während der Versuchsdauer, und selbstverständlich wurde sie, je nach Appetit, im einzelnen abgeändert.

Die Kost enthielt schätzungsweise zwischen 2500 und 3500 Calorien, oder zwischen 40 und 45 Calorien pro Kilogramm des Durchschnittsgewichtes der Versuchspersonen. Der Anteil an Eiweiß schwankte zwischen annähernd 41 und 54 g, an Fett zwischen 91 und 134 g, an Kohlenhydraten zwischen 387 und 513 g. 80—97% des in der Nahrung enthaltenen Eiweißes stammten von pflanzlichen Nahrungsmitteln, praktisch nichts stammte aus tierischem Material.

„Ein Vergleich zeigt, daß die Kost der Versuchspersonen und die der Kontrollen sehr ähnlich waren hinsichtlich des Gehaltes an Kohlenhydrat und Fett, und wenn man den Unterschied der Arbeitsleistung beider Gruppen in Betracht zieht, auch in Hinsicht auf den Brennwert.

Betreffs der Eiweißkörper bestehen ausgesprochene Unterschiede zwischen beiden Gruppen. Der Eiweißgehalt der Nahrung der Kontrollgefangenen war etwa zweimal so hoch wie derjenige der Freiwilligen, und während 20—35% des der ersten Gruppe zugeführten Eiweißes tierischen Ursprungs waren, enthielt die Kost der zweiten Gruppe nichts davon."

Hinsichtlich Mineralbestandteilen und Vitaminen war die Kost der Versuchspersonen befriedigender zusammengesetzt und enthielt fettlösliches und antineuritisches Vitamin.

Tabelle 5. Herkunft des Eiweißes in der Kost der Versuchspersonen während der eigentlichen Probezeit (pro Tag).

| Versuchsperiode Dauer bis | Gesamt g | tierisches Eiweiß | | pflanzliches Eiweiß | | von anderer Herkunft | |
|---|---|---|---|---|---|---|---|
| | | g | % der Gesamtmenge | g | % der Gesamtmenge | g | % der Gesamtmenge |
| 27. Mai . . . . | 54 | 1,5 | 3,0 | 44,0 | 81,0 | 8,0 | 16 |
| 21. Juni . . . | 41 | 1,4 | 3,4 | 33,0 | 80,5 | 6,6 | 16 |
| 12. Juli . . . . | 41 | 0,9 | 2,0 | 37,0 | 90,0 | 3,0 | 8 |
| 9. August . . | 46 | 0,1 | 0,3 | 40,0 | 87,0 | 5,8 | 13 |
| 29. August . . | 46 | 0,1 | 0,3 | 42,5 | 92,0 | 3,4 | 8 |
| 13. September . | 47 | 0,1 | 0,3 | 43,8 | 93,0 | 3,3 | 7 |
| 20. September . | 44 | 0,1 | 0,3 | 40,5 | 92,0 | 3,0 | 7 |
| 6. Oktober . . | 44 | 0,1 | 0,3 | 40,0 | 91,0 | 3,8 | 9 |

(Nach Goldberger und Wheeler.)

Die Wirkung zeigte sich zuerst Mitte Mai, und Mitte Juni klagten schon die meisten der Versuchspersonen. Ihre Symptome waren Schwäche, Bauchbeschwerden, Verdauungsstörungen und Kopfweh. Alle verloren an Gewicht und zeigten eine Herabsetzung von Kraft und Energie. Parästhesien und seelische Depression stellten sich auch ein.

Am 12. September, oder etwa gegen Ende des fünften Monats dieser Kostform, begannen krankhafte Veränderungen der Scrotalhaut einzusetzen, die sich langsam entwickelten und alle Charakteristica der Pellagra aufwiesen, auch die Symmetrie. Bei drei von ihnen erschienen Hautveränderungen auch an anderen Stellen; einer hatte ein leichtes Erythem an beiden Händen, ein anderer eine klassische, symmetrische Veränderung auf beiden Handrücken, und der dritte ein Erythem am Halse.

Erfahrene Dermatologen sahen diese Patienten und stimmten in der Diagnose überein. Es schien sich in der Tat in allen Fällen allmählich Pellagra zu entwickeln, obwohl nur 6 Personen Hautveränderungen zeigten. Bei der Darstellung ihrer Ergebnisse äußern die Autoren die Vermutung, daß eine initiale Scrotalaffektion häufiger, als man nach der Literatur schließen kann, vorkommen mag. Sie geben zu, daß das Auftreten dieser Symptome bei allen Fällen einzig in der Art sei, und sind zu der Annahme geneigt, es als spezifische Reaktion auf einen besonderen Faktor in der Ernährung zu betrachten.

Die Autoren schließen aus diesen Versuchen, daß als ursächlich in Frage kommen: 1. Aminosäurendefizit, 2. fehlerhafte oder ungenügende Zufuhr von Mineralbestandteilen, und vielleicht 3. ein noch unbekannter Faktor (Vitamin?).

Da Goldberger und seine Mitarbeiter ihr Werk lediglich unter dem Gesichtspunkt aufnahmen, die Krankheit durch Änderung der Ernährung zu verhüten, setzten sie ihre experimentelle Arbeit noch einige Jahre fort. Sie arbeiten noch immer in dieser Richtung und haben sich zuletzt auf Versuche beschränkt, in denen sie genauer erforschen wollen, worin der Diätfehler läge. Da sie überzeugt waren, daß die Pellagra nur auf Kostfehlern beruhe, suchten sie möglichst genau deren Art zu ergründen.

Auf Grund ihrer ausgedehnten Erfahrungen über Ernährung von Menschen unter verschiedenen Bedingungen waren sie nach ihrer Ansicht in der Lage, die als fehlend festgestellten Bestandteile, die man für pathogenetisch erachtet hatte, aus dem Kreis der Betrachtungen auszuschalten. Durch Auswechslung der zahlreichen Bestandteile der Kost kamen sie mehr und mehr einer endgültigen Lösung ihres Problems näher, das die Bestimmung der in Frage kommenden Kost oder Kostbestandteile zum Ziele hatte. In ihrer letzten Arbeit geben sie uns eine anregende Studie über das Vorgehen zur Verhütung der Pellagra mittels Brauereihefe.

Sie prüfen sorgfältig die verschiedenen Komponenten der veränderten Kostformen aus ihrer früheren Arbeit und berichten über andere Untersuchungen, die den wesentlichen Ernährungsfaktor betreffen.

Durch Verabfolgung getrockneter Brauereihefe an 26 Patienten während einer gewissen Zeitperiode kamen sie zu dem Ergebnis, daß dieser Stoff stark pellagraverhütend wirke. Sie wurde in täglichen Dosen von 50 g an frische Fälle verabfolgt. Als Erholung eingetreten war, wurde die Dosis auf 30 g vermindert. Die Hefe wurde eine Zeitlang mit dem Essen zu gleichen Teilen bei zwei Mahlzeiten gegeben, und später der Bequemlichkeit halber auf einmal, meist in Rohrzuckersirup.

Sie äußern auf Grund ihrer Untersuchungen die Vermutung, daß getrocknete Brauereihefe einen bis jetzt noch unbekannten oder nicht erwarteten, pellagraverhütenden Faktor enthielte, den sie als Faktor P-P (pellagra-preventive) bezeichneten. Sie sind der Meinung daß geringe Mengen dieses Stoffes die Pellagra verhüten können, wenn gleichzeitig Eiweißernährung einsetzt. Sie äußern sich darüber folgendermaßen:

„Eine freie Zufuhr von Eiweiß von mutmaßlich guter biologischer Qualität verhütet die Pellagra noch nicht völlig, obwohl sie das klinische Bild verändert, indem sie die Entwicklung einer deutlichen Dermatitis merklich verzögert oder hintanhält. Diese Wirkung kann indirekt, durch Einsparung erfolgen.

Bei der Verhütung (und wahrscheinlich auch der Veranlassung) der Pellagra kommt ein bisher noch unerforschter Diätfaktor hinzu, den wir als Faktor P-P bezeichnen. Er wird wohl wirksam sein, vielleicht bis zu einem gewissen Grade mit, vielleicht auch ganz ohne Beziehung zu den Eiweißbestandteilen.

Der Faktor P-P ist in Brauereihefe, Milch und (auf Grund unserer Untersuchungen mit frischem Fleisch) in magerem Rindfleisch enthalten. Er ist sehr wenig oder gar nicht enthalten in trockenen Sojabohnen, trockenen Pferdebohnen, Butter, Lebertran und eingemachten Tomaten."

In einer kürzlich erschienenen Notiz haben Goldberger und seine Mitarbeiter über die weitere Verwendung der Brauereihefe bei der Behandlung und der Verhütung der Pellagra berichtet und sie betonen wieder den Wert derselben.

Sie weisen auf den Gebrauch getrockneter Brauereihefe hin und bemerken, es sei nicht unwahrscheinlich, daß reine getrocknete Bäckereihefe in gleicher Weise wirksam sein könnte.

Sie stellen fest, daß der Versuch mit Hefe durch die günstigen Anzeichen veranlaßt worden sei, welche Versuche mit dieser Behandlung bei der experimentellen „Schwarzzunge" der Hunde geliefert hatten.

Die Arbeit Voegtlins über die Beziehung der Pellagra zur Ernährung verdient Berücksichtigung. In einer Reihe wichtiger Fütterungsversuche, die auch an Pellagrakranken stattfanden, erhielt er interessante Ergebnisse durch Veränderungen der Diät und machte ausgedehnte Untersuchungen über den Stoffwechsel bei Pellagra; er stellte fest, daß derselbe bestimmte Abweichungen von der Norm zeigte, und wies auf die verminderte Darmsekretion und vermehrte Darmfäulnis hin. Es gelang ihm nicht, das Fehlen eines bestimmten Nahrungsbestandteiles nachzuweisen und er kam zu dem Schluß, daß zwar die Natur des mangelnden Nahrungsstoffes oder des Ernährungsfehlers nicht aufgedeckt sei, daß aber bestimmte Beobachtungen auf ein gleichzeitiges Fehlen einiger der wohlbekannten Nahrungsstoffe hindeuteten, wodurch die Pellagra zustande käme.

Mc Collum hat kürzlich über alle oben erwähnten amerikanischen Untersuchungen einen ausführlichen Bericht gegeben und bespricht vor allem die Frage nach einer fehlerhaften Kost und der Art dieses möglichen Fehlers. Außerdem berichtete er über einige Fütterungsversuche an Tieren, die aber zu keinem bestimmten Ergebnis führten.

Er erörterte die sich widersprechenden Zeugnisse, die in der ausgedehnten Literatur vorliegen, und äußerte, daß man durchaus nicht allen Berichten vertrauen könne, die aus zuverlässiger Quelle stammten und er genauen Beobachtungen abgeleitet zu sein schienen. Der augenblickliche Stand der Frage ließ keine befriedigende Formulierung einer Theorie über die Ätiologie der Krankheit zu. Er fügte hinzu, daß vom Standpunkt der Prophylaxe diese Untersuchungen sehr wichtig seien und sagte, es sei jetzt vielfältig erwiesen, daß Pellagra irgendwie durch fehlerhafte Ernährung verursacht sei.

Seiner Ansicht nach wird es durch viele Fälle nahegelegt, daß Milch einen sehr wirksamen therapeutischen Faktor darstelle, und daß die Einbeziehung einer beliebigen Menge Milch in die Kost zusammen mit Fleisch und Blattgemüsen die Erkrankung verhüte. Die Kenntnis der Methode zur Ausrottung der Pellagra ist nach seiner Ansicht völlig ausreichend und braucht nur noch praktisch durchgeführt zu werden.

**Auftreten im Weltkrieg.** Ehe ein zusammenfassendes Urteil über die Ätiologie der Pellagra gegeben werden kann, müssen noch einige wichtige Arbeiten erwähnt werden, die sich mit ihrem Auftreten während des Weltkrieges befassen. Einige Autoren haben die Punkte dargelegt, auf welche sie das auffällige Ausbleiben der weiteren Verbreitung der Pellagra während des Krieges zurückführen; vor allem kritisieren sie die Ernährungshypothese. Man muß aber wohl dagegen den Einwand erheben, daß diese Kritik nicht gut begründet ist, und daß während des Krieges zwar kein ausgedehntes Auftreten der Pellagra, aber auch keine Zunahme des Skorbut zu beobachten war, die man aus den gleichen Gründen auch hätte erwarten können.

Unter den türkischen Kriegsgefangenen in Ägypten und in dem armenischen Flüchtlingslager, nahe Port Said, trat eine Zeitlang eine große Zahl von Erkrankungen an Pellagra auf. Diese Krankheitsherde wurden sorgfältig überwacht, und unter den Forschern befand sich glücklicherweise auch ein Physiologe, Wilson. Er untersuchte die Nahrung und die gesamten Lebensbedingungen auf das genaueste. Die Kost der in Frage kommenden Leute wurde nach seinen Erwägungen abgeändert und die Pellagra verschwand endgültig. Das armenische Flüchtlingslager umfaßte 5000 Leute; die Zahl der Kriegsgefangenen war sehr hoch; im eigentlichen Lager waren annähernd insgesamt mehr als 100 000 Gefangene. Diese Gefangenen waren einige Zeit vor ihrer Gefangennahme schon unterernährt, und die armenischen Flüchtlinge hatten manche Unbill erlitten. Betreffs Einzelheiten sei der Leser auf den Originalbericht verwiesen.

Alle Untersucher, mit Ausnahme eines einzigen, erkannten die falsche Zusammensetzung der Diät an. Auf Grund des Auftretens einiger Pellagrafälle unter deutschen Kriegsgefangenen in der Zeit nach der amtlichen Untersuchung wich Enright in seinem Bericht von der Meinung der anderen ab. Doch zeigte sich, daß die Einwände Enrights auf falschen Voraussetzungen beruhten; er bezog seine Informationen aus einer ihm glaubwürdig erscheinenden Quelle, die sich bald als aller Wahrscheinlichkeit nach unzuverlässig erwies.

Wilson unterwirft in einem kürzlich erschienenen Aufsatz ziemlich weitläufig die ganze Frage des Ernährungsfaktors bei Pellagra einer kritischen Erörterung. Seine Erfahrung legt ihm die Ansicht nahe, daß die Hauptursache der Pellagra ein Proteinmangel sei, der sich am besten durch Prüfung des biologischen Wertes der Eiweißkörper, nach der Methode von K. Thomas, bestimmen ließ.

Thomas stellte eine physiologische Skala auf, um die Verdaulichkeit und Assimilierbarkeit verschiedener Eiweißkörper zu veranschaulichen; die Zahlen geben die Menge von Körperstickstoff an, die durch 100 Einheiten eines bestimmten stickstoffhaltigen Nahrungsstoffes ersetzt werden kann. Er rechnete alle Eiweißwerte auf einen Hauptnenner um, um sie nach ihrem physiologischen Werte einzuschätzen.

Diese physiologische Skala wurde auf tierisches Eiweiß als Einheit berechnet; die folgenden Werte wurden durch Experimente erhalten:

| Eiweißquelle | Geringste Menge, die einen Mann von 70 kg vor Verlust von Körpereiweiß bewahrt | Biologischer Wert |
|---|---|---|
| Fleisch . . . . . . . . . . . | 30 g pro Tag | 1,000 |
| Milch . . . . . . . . . . . . | 31 ,, ,, ,, | 0,965 |
| Reis . . . . . . . . . . . . | 34 ,, ,, ,, | 0,880 |
| Bohnen . . . . . . . . . . . | 50 ,, ,, ,, | 0,600 |
| Brot . . . . . . . . . . . . | 76 ,, ,, ,, | 0,395 |
| Mais . . . . . . . . . . . . | 102 ,, ,, ,, | 0,293 |

Seinem Urteil nach hängt der Unterschied des biologischen Wertes der Eiweißkörper verschiedener Herkunft von dem Unterschied des Verhältnisses der verschiedenen Aminosäuren, die das Eiweißmolekül zusammensetzen, ab; einige unter ihnen sind sowohl zum Unterhalt als auch zum Wachstum wichtiger als andere. Je mehr ein Eiweiß in seiner Zusammensetzung der des Körpereiweißes nahe kommt, desto weniger wird, seiner Meinung nach, davon zur Ernährung erforderlich sein.

Entsprechend dieser Ansicht schätzt nun Wilson, daß das Eiweißminimum für einen Mann von 70 kg unter den günstigsten Bedingungen für tierisches Eiweiß 30 g täglich, für Proteine aus Reis 34 g, aus Kartoffeln 38 g, aus Weizenmehlprodukten 76 g, aus Mais 102 g betrage.

Er glaubt, daß Mais an sich in keinem ursächlichen Zusammenhang zur Pellagra stehe, betont seinen niedrigen Eiweißwert, und weist vor allem darauf hin, daß eine in der Hauptsache aus dieser Getreideart bestehende Kost in ungeheuren Mengen erforderlich sei, wollte man aus ihr eine Eiweißmenge von gleichem biologischem Werte entnehmen.

Aus seiner Berechnung geht klar hervor, daß eine Kost, die den scheinbar ausreichenden Bruttowert an Eiweißkörpern enthält, auf Grund der Analyse physiologisch unzureichend sei. Er rät, den gesamten Brennwert der Kost in Erwägung zu ziehen, was vor allem bei arbeitenden Personen wichtig ist.

Er warnt auch vor einer Minimalkost, da unter einer Bevölkerung, die von einem Eiweißminimum lebe, stets sporadische Fälle von Pellagra auftreten, die einer individuellen Überempfindlichkeit oder auch Faktoren, die den Magen-Darmkanal schädigen, zuzuschreiben seien, u. a. m.

Über die Pellagra teilt er einige wichtige Tatsachen mit. Er weist darauf hin, daß Pellagra und Verhungern keine vergleichbaren Bezeichnungen seien. Es ist sehr leicht möglich, sich eine chronische Unterernährung bei ausreichender Eiweißzufuhr vorzustellen, ohne daß Pellagra auftritt; dagegen kann Pellagra zweifellos auch Leute, die im übrigen gut ernährt sind, befallen.

Die Indicanurie ist seiner Ansicht nach ein wichtiges Zeichen, da sie eine Zerstörung von Eiweißkörpern der Nahrung anzeigt, die dem Körper verloren gehen. Indol und Skatol, die man in Faeces und Urin der Pellagrakranken findet, stellen einen weiteren Proteinverlust dar. Achlorhydrie, ein konstanter Befund, und ihre Beziehung zur Indicanurie und den Verdauungsprozessen überhaupt trägt zur Verminderung der Eiweißassimilation bei und macht solche Personen für die Entwicklung der Pellagra empfindlicher, wenn man ihnen nicht viel Eiweiß zuführt, um sie im voraus zu schützen.

Das Eiweißminimum soll im allgemeinen für die Bevölkerung 40 g betragen, umgerechnet auf den biologischen Wert, für Schwerarbeiter etwa 50 g und für Leute mit chronischen Darmbeschwerden bis zu 60 g.

Unten folgt die Tabelle, die nach der Berechnung Wilsons die Zusammensetzung der durch Goldberger auf der Rankin-Farm verabfolgten Kost angibt. Außerdem untersucht er die verschiedenen Kostformen, die in einer von Pellagra befallenen und einer nicht davon heimgesuchten Gegend gebräuchlich waren. Er bespricht kurz die akzessorischen Nährstoffe, Fette und andere Nahrungsbestandteile und legt dar, daß sich durch diese Untersuchungen in keiner Weise eine Infektionstheorie stützen ließe, wenn auch eine ausgedehnte Literatur die entgegengesetzte Ansicht vertrete. Er kommt zu dem Schlusse, daß Pellagra das Ergebnis einer in bezug auf den biologischen Wert ungenügenden Eiweißzufuhr sei.

Tabelle 6. Durchschnittliche Zusammensetzung der Kostform 10. Untersuchungen auf der Rankin-Farm. Darstellung des biologischen Wertes des Eiweißes in der Probekost der Gefangenen (nach Wilson).

| Nahrungsmittel[1]) | tägl. Menge in g | Eiweiß Bruttomenge | Nutzbares Eiweiß[2]) | Biolog. Wert d. Eiweiß[3]) | Fett Gesamt- Menge | Kohlenhydrate |
|---|---|---|---|---|---|---|
| Buttermilch | 10,2 | 0,306 | 0,306 | 0,306 | 0,05 | 0,49 |
| Maismehl | 212,0 | 19,5 | 15,6 | 4,6 | 4,0 | 160,0 |
| Grütze | 35,3 | 3,3 | 2,7 | 0,8 | 0,25 | 28,0 |
| Maisstärke | 19,7 | — | — | — | — | 17,7 |
| Weizenmehl | 134,2 | 14,5 | 11,5 | 4,6 | 1,47 | 100,0 |
| Reis | 22,9 | 1,83 | 1,5 | 1,4 | 0,06 | 18,0 |
| Rohrzuckersirup | 37,3 | 0,18 | 0,17 | 0,8 | — | 28,2 |
| Rohrzucker | 62,4 | — | — | — | — | 62,4 |
| Bataten | 97,3 | 1,75 | 1,4 | 1,1 | 0,68 | 26,6 |
| Rüben | 6,3 | 0,08 | 0,06 | 0,03 | 0,01 | 0,51 |
| Kohlrabi | 22,3 | 0,94 | 0,7 | 0,35 | 0,13 | 1,4 |
| Kohl | 34,3 | 0,54 | 0,4 | 0,2 | 0,1 | 1,9 |
| Grüner Kohl | 17,8 | 0,8 | 0,6 | 0,3 | 0,1 | 1,1 |
| Schweinefett | 101,4 | 0,09 | 0,09 | 0,09 | 101,2 | — |
| | 813,4 | 43,82 | 35,0 | 14,6 | 108,0 | 446,3 |

Gesamtcalorienmenge 3014; nutzbare Calorien (Fett und Kohlenhydrate —5%) 2836.

Das Auftreten der Pellagra im Kriege in dem armenischen Flüchtlingslager und unter den türkischen Kriegsgefangenen in Ägypten stellt ein Experiment am Menschen in größtem Maßstabe dar. Das trifft besonders zu für die Ausbreitung unter den Armeniern, die von White studiert wurde.

Die unter den Gefangenen aufgetretenen Fälle wurden von den Mitgliedern einer britischen Untersuchungskommission erforscht, der Lelean, Roaf, Ferguson, Campbell, Paton und Wilson angehörten. Sie beschränkten sich nicht auf die Untersuchung der zugeführten Nahrungsmittel, sondern dehnten ihre gründlichen Forschungen auf alle Äußerungen der Krankheit aus.

Die Hauptergebnisse dieser Arbeiten des Komitees sind kurz folgende:
Es handelt sich um echte Pellagra.
Die beobachteten Fälle litten im allgemeinen schon vor ihrer Gefangennahme an Pellagra.
Nichts wies auf eine Infektion von Fall zu Fall hin; weder die Lage noch die örtlichen Bedingungen spielten für die Ätiologie eine Rolle.
Gemessen am Standard, wies die Ernährung der Gefangenen einen großen Überschuß gegenüber dem Bedarf eines gesunden Mannes auf und zeigte ein günstiges Verhältnis der wichtigsten Nahrungsbestandteile; doch der biologische Wert der Eiweißkörper blieb

---

[1]) Die mittlere Tagesmenge ist berechnet auf Grund der Tabellen 18—24 aus dem eingehenden Bericht über die Untersuchungen auf der Rankin-Farm durch Goldberger und Wheeler (1920); der Bruttonährwert wird angegeben laut der Tabelle über Nahrungszusammensetzung (Appendix C, p. 92). Die Zahlen stimmen nahezu überein mit denen in Goldbergers und Wheelers Tabelle 25 (S. 29).

[2]) Berechnet nach Rubners (1912) Zahlen über die Aufnahme gleichartiger Nahrungsstoffe.

[3]) Nach K. Thomas Zahlen: Eiweißgehalt der Maisprodukte $\frac{1}{3,4}$, Weizen $\frac{1}{2,5}$, Reis $\frac{1}{1,1}$, Kartoffeln $\frac{1}{1,26}$, tierisches Eiweiß $\frac{1}{1}$, anderes Eiweiß $\frac{1}{2}$.

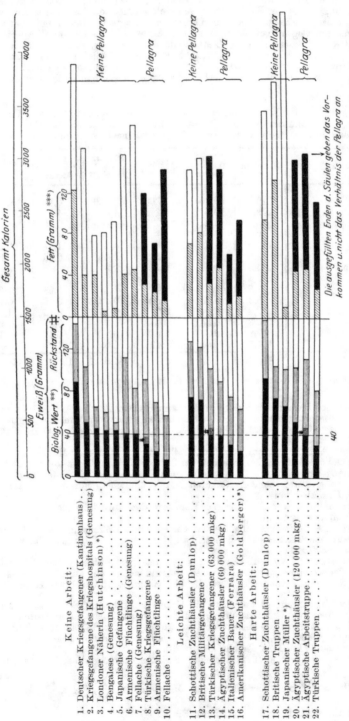

Abb. 14. Analyse zahlreicher Kostformen in ihrer Beziehung zur biologischen Wertigkeit der Eiweißkörper und dem Auftreten der Pellagra. (Nach dem Bericht des britischen Untersuchungskomitees.)

Bemerkungen: Alle Werte sind auf den Standard für Männer von 70 kg umgerechnet. *) Gesamtcalorien 56 weniger als notwendig für die Schwerstarbeiterklasse. **) Biologische Werte geschätzt nach den am meisten bekannten Grundsätzen und Lebensgewohnheiten. ***) Fett, geschätzt in % in Armeezwieback. ⋕ Biologischer Wert korrigiert hinsichtlich Nichtaufnahme.

zurück hinter der Menge, die von dem Komitee als neues Standardminimum zur Pellagra-prophylaxe angegeben worden war.

Das Anwachsen der Pellagra konnte nur auf die allgemeinen Bedingungen zurückgeführt werden, die mit der ganzen Lage zusammenhingen, der einförmigen Haft in einem fremden, heißen und trockenen Lande, ohne die Reizmittel, die die unvermeidliche Herabsetzung der physiologischen Widerstandsfähigkeit aufhalten.

Kein Anzeichen fand sich für eine ursächliche Bedeutung von Bakterien, Protozoen, Blutzusammensetzung oder Bluterkrankung.

Hinsichtlich der Ernährung offenbarte eine sorgfältige Untersuchung eine so konstante Beziehung zwischen dem biologischen Wert der Eiweißkörper und dem Auftreten der Pellagra, daß das Komitee annehmen mußte, daß ein diesbezüglicher Mangel in ätiologischer Beziehung zur Pellagra stehe. Es war der Ansicht, daß es sich entweder um einen absoluten Mangel, gemessen am Standard für Normalpersonen, handele, oder um ein relatives Defizit,

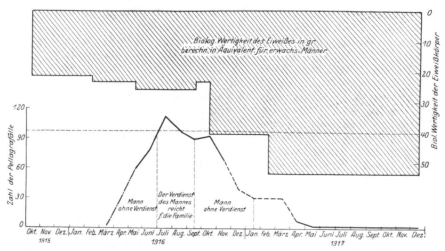

Abb. 15. Kurve über die Häufigkeit der Pellagra unter armenischen Flüchtlingen in Beziehung zur biologischen Wertigkeit der Eiweißkörper. (Nach einem Bericht des britischen Untersuchungs-komitees.) ⸺ Neue Fälle (wie besonders bemerkt). ‒ ‒ ‒ ‒ Rückfälle (in den Berichten nicht differenziert). ⸺·‒·‒ Ausbruch der Diarrhöe und Stomatitis, mit Hautausschlag während des April. Pellagra endgültig im Mai diagnostiziert.

gemessen an der individuellen Beziehung zwischen Nahrungsassimilation und Energie-verbrauch, und daß es grundsätzlich verschieden sei bei gesunden, kranken oder besonders empfindlichen Personen.

Bei dem Versuche, die Ätiologie der Pellagra in einem verhältnismäßig kurzen Artikel zu besprechen, ist es nicht möglich, noch näher auf Details ein-zugehen. Die Verbreitung in den Vereinigten Staaten und das Auftreten im Weltkrieg erscheint dem Autor eine außerordentliche Bedeutung zu besitzen. Die Leser seien zu besonderem Studium auf die Originalabhandlungen verwiesen, da diese Darstellung bei dem begrenzten Raum nicht ausführlicher sein konnte.

Zusammenfassung. Versucht man die gegenwärtige Auffassung in bezug auf die Ätiologie der Pellagra in kurzen Worten wiederzugeben, so sieht man sich einer großen Zahl voneinander abweichender Ansichten gegenüber. Es ist nicht leicht, den Wert der verschiedenen Meinungen richtig einzuschätzen.

Indes hat ein vorurteilsfreier Beobachter den Eindruck, daß die Theorie, der Mais an sich verursache die Pellagra, nicht länger haltbar sei. Es ist wohl auch ausführlich genug dargelegt worden, daß durch Kostveränderung allein die Pellagra verhütet werden kann; mit noch größerem Recht kann behauptet werden, daß die Krankheit durch bloßen Diätwechsel zu heilen sei.

Sowohl die ernsthaften Untersuchungen, die noch auf der Maistheorie basieren, als auch die, die für die infektiöse Natur der Krankheit eintreten, wurden gebührend berücksichtigt. Alle diese Arbeiten sind außerordentlich wichtig und sollten nicht achtlos beiseite gelegt werden.

Dem Verfasser scheinen die Beobachtungen von Goldberger und seinen Mitarbeitern, sowie die wichtigen Untersuchungen aus Ägypten während des Weltkrieges am beachtenswertesten zu sein.

Diese Arbeiten, vor allem die Studien über die Kost, sind gründlicher und klarer als alle Untersuchungen, die von den Vertretern der Infektionstheorie angestellt wurden. Man sei hier an einen Ausspruch von White erinnert: „Nur wenn genügend zuverlässige Daten gesammelt sind, die uns erlauben, durch eine graphische Darstellung des Calorienwertes und der wichtigsten Nahrungsbestandteile die jeweilige Beziehung der Kostform zum Auftreten der Pellagra zu veranschaulichen, wird die volle Bedeutung dieses Faktors (biologischer Wert der Eiweißkörper) erst ersichtlich."

In allen Arbeiten wies Goldberger darauf hin, daß allgemeine Ernährungsstudien wenig Wert haben. Man müsse feststellen, daß bindende Schlüsse aus Gruppenuntersuchungen über die Ernährung nicht gezogen werden könnten, weil individuelle Besonderheiten in Hinsicht der Nahrungsverwertung bestehen. Er betonte, daß die Angabe, eine Familie oder eine Gruppe von Menschen verzehre die gleichen Kostmengen, weil man das gleiche dargeboten hat, oft für die eine oder andere Person zu falschen Ergebnissen führe.

Er und seine Mitarbeiter waren in diagnostischer Hinsicht sehr vorsichtig; sie legten stets Gewicht darauf, daß bestimmte Kriterien für die Klarstellung der Diagnose vorhanden seien, und die Beweiskräftigkeit ihrer Diagnose ließ sich nie anzweifeln.

Berücksichtigt wurde ferner die Auffassung, welche die Vertreter der Infektionstheorie aus ihren Forschungsergebnissen ableiteten. Bei der Besprechung der Arbeit der Thompson-Mc Fadden-Pellagra-Commission legt Vedder ausdrücklich dar, daß viele der Beweise, die man für die Infektionstheorie der Pellagra vorgebracht hat, recht gut die Ansicht von einer ungenügenden Zufuhr von Nahrungsstoffen stützen, und er fügt hinzu, daß ein Nahrungsdefizit in der Kost der meisten Pellagrakranken vorhanden sei.

Er weist auf die Ähnlichkeit der anatomisch-pathologischen Veränderung bei Pellagra und bei Beri-Beri hin und bemerkt, daß der Liquor cerebrospinalis bei Pellagra normal ist, was eher auf eine mangelhafte Ernährung hindeute, da es unwahrscheinlich sei, daß ausgedehnte Rückenmarksveränderungen als Folge einer Infektion ohne entsprechende Veränderungen der Spinalflüssigkeiten auftreten sollten.

Es sei bemerkt, daß die statistische Auslegung eines ausgedehnten epidemiologischen Materials recht schwierig ist und leicht zu Irrtümern führt. Goldberger und seine Mitarbeiter waren in der besonders günstigen Lage, in Sydenstricker einen sehr erfahrenen und umsichtigen Medizinalstatistiker zur Seite zu haben.

Trotz gebührender Bewertung aller dargelegten Untersuchungen hat der Verfasser die feste Überzeugung, daß die letzte Ursache der Pellagra in einer andauernd fehlerhaften Ernährung zu suchen sei. Dies schließt nicht aus, daß noch andere wichtige Faktoren ebenfalls zum Entstehen der Pellagra beitragen. Eine Anzahl akzidenteller und sekundärer Bedingungen können die Auswirkung der Hauptursache verstärken oder begünstigen; doch können sich ohne diese grundlegenden Kostfehler die anderen Momente nicht geltend machen.

Es liegt auf der Hand, daß die Natur des mangelnden Faktors noch festzustellen bleibt. Anscheinend kann die Ernährung in vielfacher Hinsicht unzulänglich sein.

Falls das Defizit auf etwas anderem als der Wertigkeit des Eiweißes (Aminosäuren) beruht, so handelt es sich sicher um einen bisher noch unbekannten, jedoch eng an die Eiweißkomponente geknüpften Faktor.

Goldbergers Versuche mit Brauereihefe lassen vermuten, daß das Defizit tatsächlich auf einem bisher unbekannten oder nicht vermuteten Faktor basiere, der in Beziehung zur Zusammensetzung des Eiweißes steht und vielleicht mit diesem zusammenwirkt. Zukünftige Untersuchungen versprechen bestimmtere und befriedigendere Ergebnisse.

### Literatur.

Goldberger, Joseph: Die Übertragbarkeit der Pellagra. (Experimental attempts at transmission to the human subject.) Public health reports, Washington. Nov. 17. 1916. — Goldberger, Joseph und R. D. Lillie: Experimentelle pellagraähnliche Erscheinung an weißen Ratten. Public health reports, Washington. May 28. 1926. — Goldberger, Joseph und G. 'A. Wheeler: Experimentelle Erzeugung der Pellagra bei Menschen durch Kost. Bull. Nr. 120. Hyg. lab. Washington 1920. — Goldberger, J., C. H. Waring und W. F. Tanner: Pellagraverhütung durch Kost an Institutsinsassen. Public health reports, Washington. Oct. 12. 1923. — Goldberger, J. und W. F. Tanner: Studie über die Prophylaxe der Pellagra durch getrocknete Bohnen, Casein, Trockenmilch und Brauereihefe. Public health reports, Washington. Jan. 9. 1925. — Goldberger, J., G. A. Wheeler und W. F. Tanner: Hefe als Diet für die Therapie der Pellagra und der Schwarzzunge. Public health reports, Washington. May 8. 1925. — Gosio, B.: Sul problema etiologica della pellagra. Atti del terzo cong. pel. ital. Udine 1907. — Lombroso, C.: Trattato profilattico e clinico della pellagra. Turin 1892. — Mc Collum, E. V. und N. Simmonds: Neuere Forschungen über Ernährung. 3. Aufl. New York 1925 (vgl. auch 2. rev. Aufl. von Mc Collum, New York 1922.). — Neusser, E.: Die Pellagra in Österreich und Rumänien. Wien. med. Presse. 1887. Nr. 4, S. 146. — Nicolas, J. et A. Jambon: Contribution a l'étude de la pellagre et du syndrome pellagreux. Ann. de dermatol. et de syphiligr. 4. Ser. Tom. 9, p. 385—480. Paris 1908. Bericht eines Untersuchungskomitees über das Auftreten der Pellagra unter türkischen Kriegsgefangenen. Journ. of the roy. army med. corps London. Vol. 33, p. 426—447, 508—527. 1919; Vol. 34, p. 70—79, 173—184, 272—292. 1920. — Sydenstricker, Edgar: Das Auftreten der Pellagra. (Ihre mögliche Beziehung zum Reis in der Ernährung.) Public health reports, Washington. Oct. 22. 1915. — Voegtlin, Carl: Neue Arbeiten über Pellagra. Public health reports, Washington. June 18. 1920. — Wheeler, G. A., Joseph Goldberger und M. R. Blackstock: Über die wahrscheinliche Ähnlichkeit des Chittenden-Underhill-Pellagrasyndroms bei Kindern und der „Schwarzzunge". Public health reports, Washington. May 5. 1922. — White, R. G.: Bericht über das Ausbrechen der Pellagra unter armenischen Flüchtlingen in Port Said, 1916—1917. Reports and notes of the public health labor. Govt. press, Cairo, Egypt. 1919. Nr. 2, p. 1—46. — Wilson, W. H.: Der Kostfaktor bei Pellagra. Journ. of hyg. Vol. 20, Nr. 1, p. 1—59. 1921. — Vergleiche auch die unter „Epidemiologie" angeführte Literatur.

### Behandlung.

Eine Besprechung der Therapie der Pellagra gliedert sich in eine Betrachtung über Prophylaxe, Behandlung der Anfälle und Pflege der Patienten im anfallsfreien Intervall.

**Prophylaxe.** Die Prophylaxe der Pellagra kann in ein Wort zusammengefaßt werden, und dieses Wort heißt „Ernährung". Es steht außer Zweifel, daß das Leiden durch eine richtige Kost leicht verhütet werden kann, doch die Schwierigkeiten, die einer Verabreichung dieses Heilmittels entgegenstehen, sind bekannt.

Bisher hatten wir keine genaue Kenntnis der zur Prophylaxe erforderlichen Nahrung oder Nahrungsbestandteile, und bei der Aufstellung der entsprechenden Kostform mußten wir noch auf eine nur nach allgemeinen Prinzipien gut ausbalancierte Ernährung zurückgreifen. Das aber erfordert nicht nur ernste ökonomische Erwägungen, sondern auch eine Änderung der Volksgewohnheiten, zwei Schwierigkeiten, die keineswegs leicht zu überwinden sind.

Auf Grund unserer Kenntnisse müssen wir bei der Zusammenstellung der Präventivdiät vor allem auf den Gehalt an genügenden Mengen von Eiweißkörpern Wert legen, und der genaueste Maßstab, den wir besitzen, erlaubt uns, nur zu sagen, daß es nicht weniger als 40 g pro Tag sein dürfen, berechnet nach seinem biologischen Wert. Bei arbeitenden Leuten sollte diese Menge auf 50 g und unter Umständen auf 60 g pro Tag erhöht werden. Die Gefahren einer Minimalkost sind erörtert worden; der Eiweißgehalt der Nahrung müsse nicht nur gerade ausreichen, sondern es sollte ein Überschuß an Eiweiß zugeführt werden.

Wo dies durchführbar ist, ist die Verabreichung von Milch anzuraten, da man eine erhebliche vorbeugende Wirkung dieses Nahrungsmittels beobachtet hat. Die Zufuhr kann erfolgen in Form von süßer Milch oder von Buttermilch. Auch Magermilch hat eine stark prophylaktische Wirkung. Vegetabilische Eiweißkörper besitzen einen geringeren Wert, können aber zur Ergänzung der tierischen Proteine dienen. Die anderen Nährstoffe sollten nach den bekannten Grundsätzen ausgewählt werden; vor allem aber muß man auf eine ausreichende Calorienmenge achten.

Die geringe Erfahrung mit getrockneter Brauereihefe erlaubt uns vorläufig noch nicht, uns zu sehr auf ihre prophylaktische Wirkung zu verlassen, und sie in ausgedehntem Maße anzuwenden. Augenblicklich ist sie wertvoller bei der Behandlung als bei der Prophylaxe der Krankheit.

Der Wert des indischen Korns oder Mais als Nahrungsmittel ist besprochen worden. Seiner Verwendung steht nichts im Wege, solange er nicht einen zu großen Teil der Ernährung ausmacht. Sein Wert als Nahrungsstoff hat bestimmte Grenzen, die beachtet werden müssen. Es ist wohl überflüssig zu erwähnen, daß verschimmelter (spoiled) Mais nicht verwendet werden sollte, da ein Teil seiner Eiweißkörper zerstört ist und er wahrscheinlich auch schädliche Stoffe enthält.

Es ist bedauerlich, daß der augenblickliche Stand unserer Kenntnisse uns nicht gestattet, eine zweckmäßige Diät aufzubauen, die das Leiden verhüten und deren Anwendung in großem Maßstabe empfohlen werden könnte. Die Kostformen, die in Italien und anderswo zur Prophylaxe gebräuchlich sind, bieten keine Besonderheiten. Sie stellen nur eine Ernährung dar, die quantitativ wie qualitativ ausreichend, zuweilen sogar ganz außerordentlich hochwertig ist.

**Behandlung der Patienten.** Bei dem Versuch, einen Pellagrakranken zu behandeln, ist es gut, sich die wichtigsten pathologischen Zustände, an denen er leidet, zu vergegenwärtigen. Wenn wir die tiefgehenden Veränderungen des Zentralnervensystems und wichtiger Eingeweide, die Störungen im Gastrointestinaltractus und an der Haut betrachten, die das Leiden begleiten, so bietet sich uns ein keineswegs leicht zu lösendes Problem. Bei der Behandlung der Krankheit wie bei ihrer Prophylaxe ist die erste Bedingung eine gute Ernährung. Da wir kein Specificum für ihre Behandlung besitzen, bleibt zur Therapie nur der Gebrauch symptomatischer Heilmittel und allgemeiner Maßnahmen übrig.

**Diätetische Behandlung.** — Schon in den frühesten Zeiten des Auftretens der Pellagra hat man festgestellt, daß die Basis der ganzen Behandlung in der Verabreichung einer geeigneten Kost bestehe. Casal selbst, der die Krankheit zuerst beschrieben hat, riet eine reichliche Ernährung an, und bis heute haben alle Autoren sich dieser Meinung angeschlossen. Gleichfalls hat man erkannt, daß die Kost dieser Kranken überwiegend tierisches Eiweiß enthalten soll.

Der Zustand der Patienten mit Magendarmstörungen und nervösen Erscheinungen bereitet oft der Verabreichung von genügenden Mengen geeigneter Kost erhebliche Schwierigkeiten. Stoffwechseluntersuchungen haben indes gezeigt, daß die Patienten auch bei Störungen des Gastrointestinaltractus gewöhnlich eine ausreichende Menge von Nahrungsmitteln verdauen und assimilieren können. Eine leichte Diarrhöe sollte daher nicht eine Kontraindikation für Nahrungszufuhr sein, obgleich oft viel Scharfsinn dazu gehört, die Aufnahme einer ausreichenden Nahrungsmenge zu erzielen. Die Nahrungsmittel müssen mit Sorgfalt ausgewählt und zubereitet werden. Natürlich muß die Kost leicht assimilierbar sein und möglichst hohen Nährwert besitzen, vor allem hinsichtlich ihres Eiweißgehaltes. An erste Stelle ist Milch zu setzen, sowohl süße Milch als auch Buttermilch. Die Annahme ist gut begründet, daß Milch vielleicht der wirksamste Nahrungsbestandteil bei der Behandlung der Pellagra ist. Die Milch kann in verschiedener Weise verarbeitet werden und Molkereiprodukte sind sehr zu empfehlen. Buttermilch hat nicht in gleicher Weise Verbreitung gefunden; aber die verschiedenen Arten künstlich hergestellter saurer Milch sind oft gut vertragen worden. Zartes Rindfleisch, Lamm, Geflügel oder anderes sorgfältig gekochtes Fleisch, das wenn nötig auch zerhackt oder geschabt wird, sollten versucht werden. Suppe, Fleischbrühe, Fleischgelee und andere ähnliche Produkte können verabreicht werden.

Die zahlreichen pflanzlichen Nahrungsmittel, Kartoffeln, süße und andere Sorten, Hülsenfrüchte, Obst, Blattgemüse sollten, wenn möglich, von vornherein in die Nahrung einbezogen werden, obwohl manche Autoren den Eintritt der Rekonvaleszenz abwarten wollen.

Der wichtigste Nahrungsbestandteil sind die Eiweißkörper; sie müssen bei der Krankenernährung stets berücksichtigt werden. Solange es dem Patienten schlecht geht, muß man die Kost möglichst den Verhältnissen anzupassen suchen; doch sobald eine Besserung eintritt, soll man eine ausgiebigere und abwechslungsreichere Kost bieten.

Es ist die Ansicht vieler Autoren, daß Alkohol von Pellagrakranken nicht vertragen wird, und daß man bei seiner Verabreichung sehr vorsichtig sein sollte.

Bei der Zusammensetzung der Ernährung sollte die Möglichkeit der Entstehung einer Acidosis nicht übersehen werden; um sie zu vermeiden, wird man eine ausreichende Menge Kohlenhydrate und, wenn nötig, Alkali verabfolgen.

Den Körper trotz der Krankheit noch leistungsfähig zu erhalten, ist das wichtigste Problem, und von Anfang an sollte man daran denken, weil von seiner glücklichen Lösung Erfolg oder Mißerfolg abhängen.

Getrocknete Brauerei- oder Bäckereihefe sollte angewandt werden, hauptsächlich in akuten oder ernsten Fällen. Jedenfalls lohnt es sich, den Versuch zu machen. Doch in keiner Weise sollte das eine ausgiebige Beköstigung im oben dargelegten Sinne ersetzen. Die getrocknete Hefe kann in Dosen von 15—30 g (etwa 2 gestrichene Teelöffel voll) 3—6 mal täglich verabreicht werden. Es kann dies auf verschiedene Weise geschehen, in gewöhnlichem Tafelsirup, in Milch, oder mit etwas anderem gemischt. Bessert sich der Zustand, so kann man die Dosis herabsetzen. Wenn sie als unschmackhaft empfunden wird, dann gibt man etwas weniger.

Medikamentöse Therapie. — Arzneimittel können diese Krankheit nicht heilen, aber ihre Anwendung trägt zur Besserung und Linderung mancher Erscheinungen bei. Häufig werden einige unangenehme Symptome durch Arzneimittel beseitigt; durch solche Medikamente kann auch ein Versuch, ausreichende Nahrungsmengen zuzuführen, wesentlich unterstützt werden.

Für wunde Stellen im Mund und auf der Zunge sind verschiedene Mundwässer empfohlen worden, die mild sind und reinigend wirken. Silbersalze, vor allem das Nitrat in $5\,^0/_0$iger Lösung, sind zu lokaler Anwendung, besonders bei kleinen Ulcerationen, zu empfehlen. Gegen Speichelfluß kann man gelegentlich vorsichtige Dosen von Atropin geben. Sind Mund und Rachen sehr trocken, dann wirkt Öl, auch als Spray, sehr angenehm.

Fehlt die Salzsäure des Magens oder ist sie vermindert, dann führt man etwa $^1/_2$ Stunde nach dem Essen 10—12 Tropfen verdünnter Salzsäure in viel Wasser zu, was oft die Verdauung sehr gut unterstützt.

Gegen den Durchfall sind zahlreiche adstringierende Präparate empfohlen worden; Wismut in jeder Form ist sehr beliebt. Koloneinläufe sind auch vorgeschlagen worden, sind aber zu einer allgemeinen Verwendung keineswegs geeignet.

Gegen die Parästhesien und die schmerzhaften und quälenden Sensationen, die sehr häufig vorkommen, kann man kein sicher wirkendes Mittel empfehlen. Sie erschöpfen die Hilfsquellen des Arztes bald. Man kann verschiedentlich lokale Applikationen anwenden, heiß oder kalt. Oft werden Massage oder andere physiotherapeutische Maßnahmen sehr angenehm empfunden. Die milden schmerzlindernden Mittel wie Phenacetin oder Acetylsalicylsäure können in Dosen zu 0,35 oder 0,65 g angewandt werden.

Gegen die hartnäckige Schlaflosigkeit, die oft auftritt, kann man die bekannten Hypnotica anwenden, wie Chloral, Trional oder Veronal. Der Gebrauch von Opium und seinen Erzeugnissen ist zu mißbilligen.

Den leichten geistigen Störungen soll man mit allgemeinen Maßnahmen entgegentreten. Die Kranken sind der Suggestion leicht zugänglich und eine heitere Umgebung ist oft wichtig. Unglücklicherweise haben viele das Gefühl, daß sie an einer beschämenden Erkrankung litten; man muß versuchen, diesen Eindruck zu beseitigen. An die Möglichkeit des Selbstmordes sollte man immer denken. Für die ernsten geistigen Erkrankungen ist Anstaltsbehandlung erforderlich.

Das Erythem verlangt in vielen Fällen praktisch keine Behandlung. Die Hauterscheinungen sind abgegrenzt und müssen einen bestimmten Prozeß durchlaufen, den man weder beschleunigen noch aufhalten kann.

Man kann viel für die Bequemlichkeit der Kranken tun. Tägliche Reinigung in den meisten Fällen mit warmem Wasser und Seife ist anzuraten. Wo nötig, soll man milde Salben, wie Goldcreme oder Borsalbe, anwenden; nach Applikation kann man die Stelle mit reizlosem Puder, etwa mit Talcum bestreuen. Eine milde Zinkspatlösung ist manchmal von Nutzen.

Bei ausgeprägt entzündlichen Veränderungen empfiehlt Merk Kompressen, die mit einer Lösung von 1 %igem Aluminiumacetat gesättigt sind. Die Kompressen werden mit geölter Seide oder anderen wasserdichten Tüchern bedeckt und 2—3 mal täglich gewechselt. Oft sind kalte Umschläge nützlich.

Wenn die Eruption bullös wird oder ulceriert, muß man zu den bekannten chirurgischen Maßnahmen greifen.

Zahlreiche Tonica sind empfohlen worden, auch Eisen- und Arsenpräparate, per os oder subcutan anzuwenden. Unter Umständen können sie gute Dienste leisten. Natriumkakodylat und Fowlersche Lösung sind sehr beliebt. Lombroso hat das Arsenik zur Behandlung der Pellagra außerordentlich empfohlen. Es mag als Tonicum nützen, heilt aber nicht die Pellagra.

Wenn die Rekonvaleszenz sich einstellt, soll man mit der Verabreichung zahlreicher Bittermittel, wie Tinctura nucis vomicae, beginnen, um den Appetit anzuregen. Lebertran vom Stockfisch, Olivenöl und unterphosphorigsaure Salze können zur Unterstützung dienen.

Die intravenöse Verabreichung von Salzlösungen ist oft wohltuend und sollte in Betracht gezogen werden, vor allem bei akuten Zuständen. Auch Bluttransfusionen sind angewandt worden, zuweilen mit wirklichem Erfolg.

Allgemeine Maßnahmen. — Unter die allgemeinen Maßnahmen fällt die Schaffung einer angenehmen hygienischen Umgebung, Zufuhr frischer Luft, sorgfältig geregelte Ruhe, Hydrotherapie und zuweilen, wenn möglich, Klimawechsel.

Die wohltuende Wirkung einer hygienischen Umgebung und frischer Luft sind offensichtlich. Ruhe ist sehr wichtig, und Patienten mit Symptomen bleiben besser im Bett. Einen Teil des Tages sollten sie mindestens im Bett verbringen. Die sorgfältige Einhaltung einer ausreichenden Ruhezeit während der Genesung und zwischen den Anfällen ist sehr wichtig.

Lombroso hat die hydrotherapeutischen Maßnahmen sehr gerühmt; oft helfen sie auch recht gut. Man kann verschiedene Arten der Hydrotherapie versuchen. Bei geistigen Störungen ist diese Behandlungsweise natürlich besonders angezeigt. Die Übersiedlung eines Patienten in ein kühleres Klima mit angenehmer Umgebung kann von Nutzen sein; doch ist sie keineswegs notwendig. Ein derartiger Rat darf auch nur mit Vorsicht gegeben werden; viele der Pellagrakranken sind zu arm, um einen anderen Aufenthaltsort zu wählen; anderen ist ein Wechsel während der Wiederherstellungszeit nicht anzuraten.

Komplikationen sind bedeutungsvoll und stehen häufig im Vordergrunde des Krankheitsbildes. Das ist bei einem so chronischen Leiden mit so vielseitigen Erscheinungen zu erwarten. Besonders beachtenswert sind Lungenkomplikationen, Malaria, Parasiten der Eingeweide, Nieren- und Herzkrankheiten. An Unterleibserkrankungen sollte man bei Frauen stets denken.

Bei einem Leiden mit so ausgedehnten und mannigfachen Erscheinungen kann man unmöglich hinreichende Verhaltungsmaßregeln für alle Erfordernisse geben. Die Behandlung dieser Kranken ist oft schwer und erfordert von dem ärztlichen Beobachter viel Sorgfalt und Geduld. Doch der behandelnde Arzt, der in dieser Hinsicht Ausdauer bewährt, wird sich oft durch die Genesung des Kranken belohnt sehen.

Typhoide Pellagra. — Typhoide Pellagra und ähnliche Zustände bieten für keine Art der Behandlung eine gute Aussicht. In der Regel gehen sie bald tödlich aus. Man hat die intravenöse Anwendung von Salzlösungen empfohlen, und vielleicht soll man in einigen Fällen eine Bluttransfusion versuchen. Auch ist getrocknete Brauereihefe von großem Nutzen und wirkt manchmal sehr schnell. Dieses Hilfsmittel sollte nicht unversucht bleiben.

Pflege der Kranken zwischen den Anfällen. In der Zeit zwischen den Anfällen wird man die Patienten unter ärztlicher Aufsicht lassen. Sie müssen ein vorsichtiges und gut geregeltes Leben führen und alle Exzesse vermeiden, sollen so viel wie möglich schlafen, sich vor Überanstrengungen hüten und Körperarbeit vermeiden, bei der sie dem Sonnenlicht ausgesetzt sind, vor allem im Frühjahr. Sie sollen unbedingt eine einfache, doch hochwertige Kost erhalten, die beim Herannahen des Frühlings eine besondere Aufmerksamkeit erfordert.

Man wird die Kranken gründlich über die Natur ihres Leidens aufklären und sie auf die Notwendigkeit hinweisen, ihrerseits alles zu tun, um Rückfälle zu vermeiden, die eintreten können, auch wenn vorbeugende Maßregeln getroffen worden sind. Ihre bewußte Mitarbeit sollte stets beansprucht werden.

Der behandelnde Arzt muß eine klare Vorstellung von dem Allgemeinbefinden des Kranken haben, vor allem hinsichtlich der Stoffwechselstörungen. Fehlerhafte Gewohnheiten in der Ernährung sollten beseitigt werden, und man wird die Kranken dazu anhalten, sich auf die bestmöglichste Weise zu ernähren.

All diese Ratschläge lassen sich dahin zusammenfassen, daß der Patient vor allen Dingen passend ernährt werden muß; alles andere ist von untergeordneter Bedeutung. Eine richtige Ernährung stellt nicht nur die Gesundheit wieder her, sondern erhält auch gesund.

## Literatur.

Man berücksichtige die Literatur, die unter dem Kapitel Symptomatologie aufgeführt ist.

# Ödemkrankheit.

Von

**A. Schittenhelm** - Kiel.

Mit 4 Abbildungen.

## Begriffsbestimmung.

Die Ödemkrankheit ist charakterisiert durch ihr hervorstechendstes Symptom einer mehr oder weniger hochgradigen allgemeinen Wassersucht bei gleichzeitiger Polyurie, für welche weder eine renale noch eine kardio-vasculäre Ursache vorliegt, welche vielmehr einer pathologischen Abänderung der Zusammensetzung des Gewebes und der Gewebssäfte ihre Entstehung verdankt, die sich infolge einer chronischen Nahrungsinsuffizienz von ganz bestimmtem Charakter bei Zufuhr von reichlich Wasser und Salz allmählich entwickelt.

## Geschichte und Vorkommen.

Das gehäufte Auftreten der Ödemkrankheit bei den eingeschlossenen und von der Nahrungseinfuhr abgesperrten Mittelmächten Europas hat die Aufmerksamkeit auf diese Krankheit gelenkt und zu einem genauen Studium geführt, so daß heute ihre Kenntnis bis zu einem gewissen Grade als abgeschlossen gelten kann. An sich ist die Ödemkrankheit nichts Neues. Wo immer die Nahrungsaufnahme durch Hungersnot bei Mißernten und sozialem Tiefstand infolge verheerender Kriege u. a. oder bei Ernährungsschwierigkeiten großer Heere früherer Zeiten oder infolge Unkenntnis der Folgen (Gefängnisernährung usw.) einseitig und zu knapp war, wurde über gehäuftes Auftreten von Ödemen berichtet. Dabei ist es aber natürlich heute nicht mehr mit Sicherheit zu entscheiden, ob es sich damals stets um die „echte" Ödemkrankheit gehandelt hat.

So berichtete J. Pringle, der Freund van Swietens und A. v. Hallers, über ödematöse Zustände bei Ruhrerkrankungen, welche während des niederländischen Feldzugs im Jahre 1742 in der britischen Armee auftraten.

Holzhausen erwähnt nach Aufzeichnungen des württembergischen Stabsarztes Köllreuter das gehäufte epidemieartige Auftreten von Ödemen im russischen Feldzug des Jahres 1812 unter den Truppen Napoleons bereits während des Vormarschs, in besonders großer Zahl aber beim Rückzug des geschlagenen Heeres. Aus dem russisch-türkischen Krieg des Jahres 1879 spricht Erismann von den „Wassermenschen" in Gegenden Rußlands, die von Hungersnot heimgesucht wurden. Unter dem Namen „Epidemic dropsy" erwähnen Mac Lead, Lovall und Davidson und ebenso Manson eine in Kalkutta und Mauritius beobachtete mit Ödemen einhergehende Krankheit, welche später auch Greig beschreibt, nach dem in der Hälfte der Fälle Fieber bestand, in $2-3\%$ gastrointestinale Erscheinungen auftraten und die Dauer der Erkrankung in $40,4\%$ der Fälle $3-4$ Monate betrug. Das Nervensystem war in der Regel intakt.

Nach Weld und nach Kißkalt ist früher Wassersucht in Gefängnissen als Todesursache außerordentlich häufig gewesen. Während die Beschreibungen früherer Zeiten, wie bemerkt, nicht immer eine Sicherheit gaben, ob es sich um einheitliche Zustände handelte, ist in den Kriegsjahren 1914—1918 ein großes klinisches Beobachtungsmaterial zusammengetragen worden, das zum Teil auch wissenschaftlich aufs beste durchforscht wurde. Die große Ausbreitung der Krankheit besonders in dem sog. „Rübenwinter" 1916/17 gab den Ärzten der Mittelmächte Europas die unerwünschte Gelegenheit zu ausgiebigen Studien. Um das Heer bei den an sich knappen Nahrungsmittelbeständen ausreichend ernähren zu können, wurden die wertvolleren Nahrungsstoffe, Fleisch, Fettwaren, Mehl usw. in großen Mengen gebraucht und so mußten gewisse Bevölkerungsschichten zeitweise zu kurz kommen, vor allem die zahlreichen Gefangenen, die Bevölkerung besetzter Gebiete, aber auch die Zivilbevölkerung der Mittelmächte selbst, besonders die ärmeren Schichten der Großstädte, während sich das Land als Eigenproduzent ausgiebig ernähren konnte. So kam es, daß die ersten Beobachtungen vom Auftreten der Ödemkrankheit vor allem unter der enormen Zahl der Gefangenen gemacht wurde, welche in der Heimat und in den besetzten Gebieten, sowie hinter der Front in Lagern konzentriert waren und zu allerhand Diensten herangezogen wurden, dabei aber unter dauernder ärztlicher Überwachung standen. Hier hatte auch ich reichlich Gelegenheit, Erfahrungen zu sammeln und Studien zu machen.

Da die übergroße Gefangenenmenge der ersten Kriegszeit die verschiedensten epidemischen Krankheiten wie Fleckfieber, Ruhr, Malaria und Recurrens in die Gefangenenlager einschleppte, so suchte man zunächst Beziehungen zwischen den Ödemen und den Infektionskrankheiten zu konstruieren (Rumpel, Knack). Aber bald erkannte man, daß die Mangelhaftigkeit der Ernährungsverhältnisse die Schuld an den Ödemen trug und die Infektionskrankheiten nur zufällige Komplikationen darstellten, welche durch ihre an sich konsumptiven Wirkungen das Auftreten von Ödemen beförderten.

Die ersten eingehenden klinischen Schilderungen der Ödemkrankheit im Weltkrieg wurden im Jahre 1915 von Budczinski und Chelchowski nach Beobachtungen an Bewohnern des galizischen Ortes Zaglebie Dabrowskie und von Strauß nach Beobachtungen an der Zivilbevölkerung des besetzten Polens gegeben, wobei der letztere von „Hungerkrankheit" spricht und die ersteren erwähnen, daß die galizische Bevölkerung den Ausdruck „geschwollen vor Hunger" benutzte. Die weiteren Beobachtungen von Rumpel, Knack, Weltmann, Beitzke u. a. betreffen vor allem das Auftreten der Ödemkrankheit in Gefangenenlagern und Gefängnissen, bis im „Rübenwinter" 1916/17 mit dem Höhepunkt in den Monaten Dezember 1916 bis Mai 1917 die Ödemkrankheit auch in ausgiebigem Maße unter der Bevölkerung Deutschlands, speziell in Großstädten und Industriezentren wie dem Ruhrgebiet auftrat. Aus Berlin, Hamburg, München, Halle, Duisburg und Wien liegen Schilderungen vor und ebenso aus allen Teilen Österreichs mit Ausnahme Ungarns. Über ein besonders großes Material von 22 842 Kranken mit 1028 Todesfällen berichtet v. Jaksch. Die große Mehrzahl (18 651 Kranke mit 1026 Todesfällen) stammte aus den böhmischen Industriebezirken, welche im Frieden die Lebensmittel vom Ausland bezogen und nunmehr Mangel litten; der Rest (3191 Kranke und 2 Todesfälle) stammte aus tschechischen Industriezentren (z. B. Nachod). Die vorwiegend landwirtschaftlichen Bezirke waren ähnlich wie in Deutschland von Erkrankungen dieser Art fast völlig verschont.

In Wien zeigten sich die ersten zunächst vereinzelten Fälle im Beginn des Jahres 1917. Im März stieg die Zahl an, bis es dann im April und Mai zu einer explosionsartigen, geradezu epidemischen Ausbreitung der Ödemkrankheit kam. Über den Verlauf gibt Schiff nähere Mitteilungen. Von den 824 Fällen wurden gemeldet:

15. Mai bis Ende Mai . . . 152 Fälle.
Juni . . . . . . . . . . . 180 „
Juli . . . . . . . . . . . 220 „
August . . . . . . . . . 222 „
September . . . . . . . . 76 „
1. Oktober bis 15. Oktober . 24 „

Man sieht hier den Einfluß, den die zur Verfügung kommende, neue Ernte des Herbstes 1917 auf die Erkrankungszahl ausübte.

In geschlossenen Anstalten (Gefängnissen, Irrenanstalten usw.), bei denen die Verpflegungsverhältnisse öfters besonders ungenügend waren, fanden sich entsprechend hohe Erkrankungszahlen. F. Meyer gibt für eine Provinzial-irrenanstalt Schleswig-Holsteins beispielsweise folgende Zahlen:

|  | Bestand | Todesfälle insgesamt | Todesfälle mit enteritischen Erscheinungen | mit Ödemen |
|---|---|---|---|---|
| 1915 | 1312 | 118 | 20 | 14 |
| 1916 | 1292 | 150 | 46 | 24 |
| 1917 | 1145 | 359 | 104 | 112 |

Auch Weigandt berichtet aus einer Hamburger Irrenanstalt über zahlreiche Ödemkranke. Moritz stellte im Winter 1916/17 in einem deutschen Gefängnis mit einer Belegzahl von 250—270 Gefangenen im ganzen 130 Fälle von Ödemkrankheit fest. Weitere ähnliche Angaben könnten noch angeführt werden (z. B. Döllner). Immer zeigt sich der Winter 1916/17 als besonders gefährlich.

Im Felde konnte ich selbst an der russischen Front die ersten Ödemkranken Mitte Januar 1917 während einer starken Kälteperiode (18—33° C und mehr) beobachten. Es handelte sich durchweg um gefangene Russen, welche körperliche Arbeiten (Eisenbahn- und Forstarbeiten) zu leisten hatten. In den folgenden Monaten (besonders März und April) häuften sich die Erkrankungen stark, bis sich im Sommer die Ernährungsverhältnisse durch Zustrom geeigneter Nahrungsmittel wieder hoben. Auch später habe ich besonders an der westlichen Kriegsfront bei Arbeitergefangenenbataillonen öfters das Auftreten der Ödemkrankheit beobachtet. Stets waren mangelhafte Ernährungsverhältnisse im Spiele, nach deren Abstellung die Ödemkrankheit verschwand. Mitteilungen von Bürger über seine Felderfahrungen stehen im Einklang mit den meinigen.

Bei der Zivilbevölkerung wurde vor allem die arbeitende männliche Bevölkerung betroffen, während ödemkranke Frauen und Kinder meist an Zahl zurücktraten. Was das Lebensalter anbelangt, so scheint das höhere Alter zwischen 50 und 70 Jahren besonders bevorzugt gewesen zu sein (Maase und Zondeck, Knack und Neumann). Budczynski und Chelchowski geben an, daß bei ihrem Beobachtungsmaterial das Kindesalter bis zum 10. Lebensjahr mit etwa 50% vertreten war und geben als Grund dafür an, daß in Polen die Kinder besonders lange gestillt würden und dann der Übergang zu anderer Ernährung infolge Mangel an Kuhmilch besonders gefährlich wurde. Jansen sah in München alle Lebensalter gleichmäßig beteiligt.

Im allgemeinen konnte man immer die Beobachtung machen, daß die soziale Lage einerseits und damit die Güte der Ernährungsmöglichkeit und das Maß der körperlichen Betätigung andererseits maßgebend für die Erkrankungshäufigkeit waren. Je ungenügender die Ernährungsverhältnisse und je größer die körperliche Betätigung, desto häufiger die Ödemkrankheit. Neben der arbeitenden Bevölkerung waren der Mittelstand und besonders die „verschämten Armen" dieses Standes von Ödemen betroffen. Ich könnte dafür aus der Literatur und der eigenen Praxis mancherlei Beispiele anführen. Von einzelnen Autoren, J. B. Hülse, wurde die Frage erörtert, ob nicht vielleicht konstitutionelle Rasseeigentümlichkeiten eine gewisse Rolle spielten. Ein strikter Beweis ist dafür nicht zu erbringen. Man müßte in den einzelnen Fällen die Kost, wie sie lange vor Auftreten der Ödeme reichlich genossen wurde, genau kennen, um beurteilen zu können, ob nicht vielleicht die Verschiedenheit der Nahrungsaufnahme in quantitativer und qualitativer Hinsicht, wie sie in der Krankheitsperiode und deren unmittelbarer Vorperiode stattfand, die eigentliche Ursache war. Für mich ist diese Erklärung wahrscheinlicher.

Was die Mortalität anbelangt, so schwankt sie nach Bürgers Zusammenstellung zwischen 0,7 und 13%. Maßgebend für sie war im einzelnen Fall zweifellos der Umstand, ob die Erkrankung rechtzeitig festgestellt wurde und zweckmäßig behandelt werden konnte (mit gebesserter Ernährung und körperlicher Ruhe) und ob evtl. Krankheiten der verschiedensten Art (vor allem Ruhr usw.) die Mortalität in die Höhe trieben.

## Klinik und Symptomatologie.

Das sichtbare, auch dem Laien auffallende Zeichen der Erkrankung, welches die Benennung „Ödemkrankheit" und „Hungerödem" veranlaßte, ist die mehr oder weniger hochgradige ödematöse Schwellung der Haut, welche gleichzeitig einhergeht mit einer Polyurie und Pollakisurie, mit Bradykardie und Hypotonie.

Diesem ausgebildeten Symptomenkomplex geht aber ein Vorstadium von verschieden langer Dauer voraus, in welchem die einzelnen Symptome sich allmählich ausbilden und dieses sich schließlich so weit entwickeln kann, daß alle Erscheinungen mit Ausnahme des sichtbaren Ödems vorhanden sind, welch letzteres sich plötzlich einstellen kann, nicht selten ausgelöst durch irgendeine Gelegenheitsursache, wie eine intensivere körperliche Anstrengung, die Einwirkung einer großen Kälte, eine interkurrente Erkrankung, vor allem eine diarrhoische Darmstörung, eine Bronchitis und ähnliches. Es bestand also sichtlich ein Präödem, welches oft geeignet war, einen besseren Ernährungszustand vorzutäuschen, als er tatsächlich vorlag, weil eben der abnorme Wasserreichtum der Gewebe die Täuschung veranlaßte.

In diesem Prodromalstadium verhielten sich die einzelnen Individuen ganz verschieden. Während die einen keine besonderen Klagen vorbrachten und erst beim Auftreten sichtbarer Ödeme in Behandlung kamen, hatten andere über allgemeine Mattigkeit, leichte Ermüdbarkeit und Kraftlosigkeit zu klagen. Ihre körperliche Arbeitsfähigkeit ging mehr und mehr zurück, sie wurden apathisch, die Hautfarbe wurde fahl und blaß, es stellte sich ein größeres Wärmebedürfnis ein. Oft wurden Klagen über Schmerzen in den Beinen, namentlich in den Unterschenkeln, speziell der Wadengegend, angegeben. Zuweilen wurden auch Schmerzen in anderen Gliedern, häufig Kopfschmerzen verspürt. Der Gang war öfter müde und schleppend. Das Sensorium war stets frei, Herzbeschwerden und Kurzatmigkeit wurden nie geklagt, der Schlaf war, abgesehen von den Störungen durch häufiges Urinieren, gut. Der Appetit fehlte nicht, es wurden vielmehr besonders von den Gefangenenarbeitern gewaltige Mengen der zur Verfügung stehenden minderwertigen Nahrung vertilgt.

Die objektive Untersuchung ergab stets eine starke Herabsetzung des allgemeinen Ernährungszustandes, welche im Laufe kürzerer oder längerer Zeit auftrat und bei den Kranken, an welchen die Untersuchungen von Schlecht und mir angestellt wurden, meist zwischen 10 und 30 Kilo schwankte, zuweilen auch noch höhere Werte erreichte. Auch Maase und Zondek weisen bei den Kranken der Berliner Zivilbevölkerung auf die regelmäßige Gewichtsabnahme hin, die wenigstens 20—30 Pfund betrug und ähnliches berichten alle, die über Ödemkrankheit schreiben (Pollag, Jansen, Bürger u. a.). Dabei konnten die Ödeme völlig fehlen, obwohl, wie Schlecht und ich an Reihenuntersuchungen zeigten, der ganze übrige Symptomenkomplex vorhanden war, die Polyurie und Pollakisurie, die Bradykardie, die Hypotonie, niedriger Serumeiweißindex usw. Es bestand, was auch Schiff erwähnt, gewissermaßen eine „Ödemkrankheit ohne Ödeme". Maase und Zondek sprechen von „abortivem Hungerödem". Wurden solche Leute auf ihren Wasser- und Salzstoffwechsel untersucht, so konnte man bereits charakteristische Veränderungen gegenüber der Norm finden, welche in weiterer Steigerung zur Ödemkrankheit zwangsläufig führten (Schittenhelm und Schlecht). Diese Leute befanden sich im präödematösen Zustand. Wurden sie länger beobachtet, so stellte sich bei Fortsetzung der Tätigkeit eines Tags das Ödem bei einem Teil der Leute auch wirklich ein.

Die Wasseransammlung kann zunächst zuweilen einen besseren Ernährungszustand vortäuschen; nach Weggang des Wassers aber zeigt sich die ganze Stärke der Abmagerung. Die Haut ist schlaff, dünn und trocken und läßt sich in großen Falten abheben. Am Brustkorb sieht man fast alle Rippen unter der Haut scharf abgezeichnet, die Intercostalräume sinken ein, die Schlüsselbeine springen weit vor. Die Haut ist blaß, die sichtbaren Schleimhäute zuweilen gleichfalls, meist aber sind die letzteren normal injiziert. Nicht selten findet sich eine ausgebreitete Furunculose. Die Fettschicht des Unterhautzellgewebes fehlt völlig. Die Muskulatur ist bei manchen Arbeitern noch in leidlichem Zustand, bei vielen exquisit atrophisch. Der allgemeine Kräftezustand entspricht dem Grade der Abmagerung. In den schwersten Fällen können sich die Leute kaum mehr auf den Beinen halten. Die Körpertemperatur war meist normal, häufig bestanden bei der Aufnahme Untertemperaturen, besonders wenn gleichzeitig Durchfälle vorlagen. Fiebersteigerungen wurden auch bei Komplikationen wie Bronchitiden usw. nicht beobachtet und Bürger nimmt deshalb an, daß die chemische, vielleicht auch die physikalische Wärmeregulation gestört sei.

Die Angaben über das Auftreten der Ödeme, welche ich mit Schlecht von unseren Kranken erhielt, betonten in vielen Fällen ihr plötzliches Einsetzen, worüber auch Pollag berichtet. Bei anderen stellten sie sich allmählich ein. Meist waren zunächst die Beine geschwollen, öfters auch das Gesicht vornehmlich in der Umgebung der Augen. Viele unserer Kranken arbeiteten zunächst trotz der Schwellungen weiter und bemerkten, daß diese von selbst wieder verschwanden, um zu anderer Zeit wieder aufzutreten. Erst bei höheren Graden meldeten sie sich krank. Die oben erwähnten allgemeinen Krankheitsbeschwerden traten eben nur bei einem Teil der Leute in stärkerem Maße in Erscheinung, ein klarer Beweis dafür, daß trotz der Ödemneigung die Organe sonst gut funktionierten.

Die Lokalisation der Ödeme war häufiger wie beim dekompensierten Herzkranken, bald wie beim akuten Nephritiker. Die Beine, besonders die Knöchelgegend und die Unterschenkel, waren hochgradig ödematös. Die Augen waren verschwollen, das Gesicht nahm ein gedunsenes Aussehen an. Bei den schwereren Fällen bestand auch Ödem der Oberschenkel, des Scrotums und Penis, des Rückens, vor allem in den unteren Partien, und der Bauchdecken. Seltener waren auch die Brustpartien betroffen. Gelegentlich zeigte sich Ödem der Hände. Bei einem kleinen Teil der Kranken ·fand sich Höhlenhydrops, vor allem ein kleiner Ascites, nur ganz selten ein hochgradigerer. Hydroperikard fanden wir nie, Hydrothorax selten und nur geringfügig. Mit diesen Beobach-

tungen decken sich andere, wie sie Bürger, Jansen, Maase und Zondek u. a.
machten und zusammenstellten. Es mag erwähnt sein, daß Pollag meint,
daß meist, wenn Hydrops auftritt, mehrere Körperhöhlen betroffen wären.
In der Regel bestehe dann Ascites und beiderseitiger Hydrothorax. Auch er
gibt an, daß im Perikard klinisch sich nur ganz selten Hydrops nachweisen ließ,

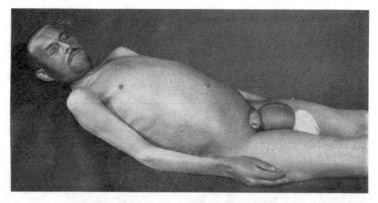

Abb. 1. Russischer Kriegsgefangener. Ödemkrankheit. Transsudat in Bauch- und Brusthöhlen,
Scrotum; Penisödem; Gesichtsödem. Nieren o. B.

erwähnt aber einen Fall von komplizierender Herzbeutelwassersucht. Eine
wässerige Ansammlung im Cerebrospinalsystem bestehe aber nie, was auch durch
Lumbalpunktionen bewiesen wurde. Die charakteristischen Photographien
verdanke ich Herrn Dr. Salle.

Die Ödeme waren hartnäckig oder flüchtig. Manchmal genügten einige
Tage Bettruhe, um sie zum Verschwinden zu bringen. Bei Wiederaufnahme

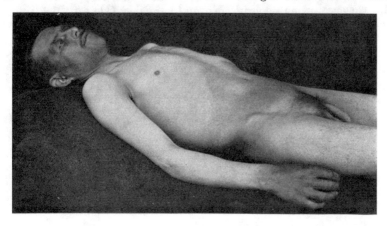

Abb. 2. Derselbe Fall wie Abb. 1. Ödemkrankheit geheilt.

der Betätigung stellten sie sich aber rasch wieder ein. Überhaupt zeigte sich
immer wieder, daß die Symptome der allgemeinen Körperschwäche und die
Ödembereitschaft außerordentlich hartnäckig waren. Schlecht und ich sahen
Fälle, welche nach 2—3 monatiger Lazarettbehandlung in scheinbar gutem
Zustand zur Arbeit entlassen wurden und schon nach wenigen Tagen mit Ödemen
erneut sich krank meldeten. Überhaupt ist, worauf auch besonders Maase

und Zondek hinweisen, der intermittierende Charakter des weichen und leicht modellierbaren Ödems besonders bezeichnend.

Das Einsetzen des Ödems ist, wie Pollag mit Recht hervorhebt, der Schlußstein einer langen Entwicklungsreihe, welche in einem sukzessiven Abbau des Körpergewebes und einer Abänderung der Gewebssäfte der verschiedensten

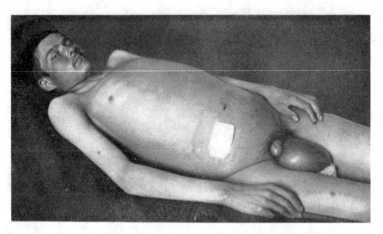

Abb. 3. Russischer Kriegsgefangener. Ödemkrankheit. Stärkere Ödeme an den Beinen. ScrotumWassersucht. Nieren o. B. — Während zweimonatiger falscher Behandlung und Ernährung wurden in zwölfmaliger Punktion aus dem Bauche 73750 ccm (sic!) entleert: aus der Brusthöhle 5000 ccm in dreimaliger Punktion. Spez. Eiw. 1009/1011. Nach reichlicher Ernährung Abfall des Körpergewichts von 71 kg auf 53 kg in drei Wochen. Ausgang in arbeitsfähige Heilung.

Art und der Gewebsdepots besteht, zu abnormer Durchlässigkeit der Gefäße für Wasser und Salze, zu Präödem und Ödem führt.

Im Gegensatz zum nephritischen und kardialen Ödem ist das Hungerödem begleitet von einer charakteristischen Polyurie, welche bereits lange vor Ein-

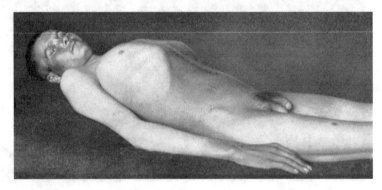

Abb. 4. Derselbe Fall wie Abb. 3. Geheilt.

setzen des Ödems vorhanden ist und zu einer lästigen Nykturie Veranlassung gibt. In der Zivilbevölkerung und in der Feldtruppe hat es im zweiten Teil des Kriegs, als die Ernährungsverhältnisse ganz allgemein sich verschlechterten, viele gegeben, welche daran litten. Dabei brauchte keinerlei Ödem oder auffallende Ödembereitschaft zu bestehen. Es lag vielmehr ein „abortives Hungerödem", wie Maase und Zondek es benannten, vor. Häufig kombinierte sich

dazu eine Pollakisurie und eine hartnäckige Enuresis nocturna besonders
bei solchen Leuten, die in der früheren Jugend daran gelitten hatten. Im Jahre
1918 waren z. B. hinter der Front zahlreiche dichtbelegte Krankenabteilungen
speziell für diese Kranken eingerichtet. Auch Pollag macht ausführlich auf
die Beziehungen dieser Erscheinungen zum Hungerödem aufmerksam. Die
Polyurie ist am stärksten, je entwickelter die Ödemkrankheit ist und es ist eine
eigenartige Erscheinung, daß die hochgradige ödematöse Anschwellung trotz
der großen Urinmengen zustande kommt. Mengen von 6—7 Litern Urin im
Tag sind nichts Besonderes. Dabei ist das spezifische Gewicht des Urins nicht
besonders niedrig.

Die fast regelmäßig vorhandene Bradykardie und die sehr häufig gleichzeitig zu beobachtende erhebliche Herabsetzung des Blutdrucks sind
charakteristische Erscheinungen am Zirkulationssystem, welche besonders eingehend von mir in Gemeinschaft mit Schlecht untersucht, aber auch von
allen anderen Beobachtern festgestellt wurden. Zusammen mit der meist kardial
angeordneten Ödemlokalisation erweckten sie zunächst naturgemäß den Verdacht einer latenten Herzinsufficienz. Es zeigte sich aber bei der weiteren
Untersuchung, daß diese nicht die Ursache der Ödeme sein kann.

Die folgende Tabelle, welche einer Arbeit von Schlecht und mir entstammt,
gibt einen Einblick in die Beziehungen zwischen Pulszahl und Blutdruck bei
Kranken mit Ödem und bei solchen im Präödem:

| Name | Puls | Blutdruck | Ödem | Name | Puls | Blutdruck | Ödem |
|------|------|-----------|------|------|------|-----------|------|
| S. | 48 | 70 : 90 | + | D. | 48 | 100 : 120 | ++ |
| M. | 42 | 50 : 70 | ++ | D. | 44 | 100 : 115 | + |
| B. | 52 | 50 : 70 | + | R. | 48 | 50 : 70 | ++ |
| Sch. | 52 | 60 : 80 | ++ | P. | 58 | 80 : 105 | Keines |
| Sch. | 48 | 70 : 80 | ++ | T. | 42 | 70 : 95 | ,, |
| N. | 40 | 50 : 70 | ++ | J. | 44 | 75 : 100 | ,, |
| T. | 44 | 60 : 75 | ++ | M. | — | 85 : 96 | ,, |
| T. | 55 | 80 : 100 | ++ | C. | — | 50 : 70 | ,, |
| W. | 48 | 70 : 85 | ++ | Ch. | 46 | 50 : 70 | ,, |
| P. | 36 | 80 : 105 | +++ | P. | 56 | 60 : 80 | ,, |
| Sch. | 66 | 70 : 90 | + | L. | 48 | 60 : 80 | ,, |
| A. | 40 | 55 : 80 | +++ | J. | 48 | 60 : 80 | ,, |
| P. | 52 | 70 : 90 | + | P. | 36 | 90 : 115 | ,, |
| M. | 50 | 80 : 105 | + | O. | 44 | 100 : 115 | Spuren |
| P. | 50 | 100 : 120 | +++ | T. | 52 | 50 : 65 | Spuren |
| Sch. | 54 | 90 : 115 | ++ | | | | |

Was zunächst die Bradykardie anbelangt, so läßt sie sich besonders regelmäßig feststellen. Noch keine 10% unserer Fälle zeigten einen Puls mit über
60 Schlägen in der Minute, die meisten zeigten 40—50, viele nur 32—36 Schläge
pro Minute. Das Elektrokardiogramm ist, wie Pollag anführt, normal mit
etwas verlängerter Überleitungszeit. Versuche von Schlecht und mir, durch
subcutane Atropininjektionen (1 mg) eine Pulsbeschleunigung zu erreichen,
ergaben ein negatives Resultat, die Pulszahl blieb sich völlig gleich. Wenn
Schiff zu einem anderen Resultat kam und bei jedem Fall eine Beschleunigung
nach Atropin gesehen haben will, so dürfte daran vielleicht die Ungleichheit
der Versuchspersonen die Schuld tragen. Es muß ferner erwähnt werden,
daß der Rhythmus der Bradykardie ein völlig gleichmäßiger ist, der sich weder
respiratorisch, noch durch den Vagusdruckversuch, noch durch das Aschnersche
Phänomen beeinflussen läßt. Es besteht auch fast bei allen Autoren Einigkeit
darüber, daß es sich nicht um eine Vagusbradykardie handeln kann. Auch
zentral nervöse Einflüsse können ausgeschlossen werden, da sich keinerlei

Veränderungen am Nervensystem finden lassen und da auch die Annahme eines
Hirndrucks durch Vermehrung des Liquors und Hirnödems infolge der Feststellung normaler Druckverhältnisse im Liquor abzulehnen ist. Man muß daher
die Ursache für die Pulsverlangsamung im Herzen selbst suchen.
Da sich Überleitungsstörungen als Ursache ausschließen lassen, so muß der
Bradykardie eine veränderte Reizbildung von seiten der intrakardialen Zentren
zugrunde liegen, wie man sie auch sonst bei Inanitionszuständen und im Hunger
findet, wie sie im Alter und nach lokaler Applikation von Kälte auf die Gegend
des Sinusknotens beobachtet wird. Als Ursache für diese echte Sinusbradykardie kann vielleicht eine Ernährungsstörung des Reizbildungs-
zentrums durch die mangelhafte Nahrungszufuhr angesehen werden. Auch
Winterberg und Pollag nehmen das Vorliegen einer Sinusbradykardie an.
Die Bradykardie ist nur in der Ruhe mit Sicherheit zu konstatieren. Läßt man
die Kranken aufstehen, so geht sie oft schnell in eine ausgesprochene Tachykardie über, einige Kniebeugen erhöhen die Pulszahl noch weiter und es treten
nicht selten Dyspnoe und Cyanose dabei auf, ein Zeichen, daß die Blutzirkulation
und ihre Regulation nicht auf der Höhe ist.

Die Herabsetzung des Blutdrucks auf ausgesprochen niedrige Werte
— wir fanden den systolischen Blutdruck bis auf 65 mm Hg herabgesetzt —
ist ein weiterer Beweis der gestörten Blutzirkulation. Während die Bradykardie bereits frühzeitig eintritt und daher ein regelmäßiges Symptom darstellt, ist die Hypotonie nur den schwereren Fällen eigen. Die leichteren können
normale Blutdruckwerte zeigen. Gemeinsam mit Schlecht habe ich bei einer
Anzahl Ödemkranker die Einwirkung von Adrenalin auf den Blutdruck festgestellt. Bei subcutaner Applikation von 1 mg Adrenalin reagierten von 11 Fällen
nur 3 mit einer leichten Steigerung des Blutdrucks, die übrigen 8 Fälle zeigten
keinerlei Beeinflussung. Auch Körperbewegung hatte keinen wesentlichen
Einfluß auf den Blutdruck. Diese Beobachtungen stehen gut im Einklang
mit Untersuchungsresultaten von Kanewskaja, welche experimentell an
hungernden Kaninchen gewonnen und zur Klärung der Pathogenese von Hungerödemen angestellt wurden. Es zeigte sich, daß Adrenalin in einer Konzentration, welche an den Gefäßen des normalen Organs eine prägnante Reaktion
im Sinne einer Verengerung hervorruft, am Organ des Hungertiers eine bedeutend
abgeschwächte Wirkung ausübte, während die gefäßerweiternde Funktion
(Coffeinwirkung) erhalten bleibt und sich sogar vergrößert. Berücksichtigt
man endlich, daß beim ödemkranken Menschen Digitalis- und Strophantus-
präparate so gut wie effektlos sind, daß auch Coffein keinerlei Wirkungen auslöst,
so kommt man zu der folgerichtigen Erklärung, daß die Ursache der Hypotonie in einer primären Gefäßschädigung zu suchen ist. Die Gefäße
sprechen auf Reize der verschiedensten Art nicht mehr in normaler Weise an, die
Regulation ist gestört wie etwa bei der peritonitischen Blutdrucksenkung oder
bei infektiös-toxischen Hypotonien. Es kommt zu einer Ausweitung des ganzen
peripherischen Stromgebietes, welche die Störungsgeschwindigkeit des Blutes
herabsetzt und dazu führt, daß die Hauptmasse des Blutes in den arteriellen
und venösen Capillaren liegen bleibt. Die Tonusverminderung und die mangelnde
Ansprechbarkeit zusammen müssen bei Ansprüchen, die an die Zirkulation gestellt
werden, zu einer fühlbaren Minderfunktion führen und so erklärt sich die
Unfähigkeit vieler Kranken zu körperlicher Betätigung auch schon leichterer Art.

Das Herz selbst hat sich, wie alle Autoren übereinstimmend erklären, so
gut wie nie verändert gezeigt. Nur Maase und Zondek berichten über Herz-
erweiterungen. Ich selbst konnte bei einer großen Zahl Ödemkranker feststellen, daß die Größenverhältnisse des Herzens keine Änderungen erfuhren,
daß sie perkutorisch und röntgenologisch sogar häufig eher klein erschienen,

eine Beobachtung, welche sich mit den pathologisch-anatomischen Feststellungen deckte. Vergrößerte Herzen fanden sich nur bei Komplikationen (Pneumonien usw.). Auch die Auscultation ergab nichts Pathologisches. Das kardiale Moment spielte also bei den Zirkulationsstörungen auch keine wesentliche Rolle. Die Respirationsorgane sind unbeteiligt. Gelegentlich vorhandene Bronchitiden und Pneumonien sind als Komplikationen aufzufassen, zu denen allerdings der durch das Hungerödem geschwächte Körper besonders disponiert ist. Auch andere Infekte (Erysipele, Furunkel, Abscesse usw.) kommen häufig vor.

An den Bauchorganen läßt sich außer dem bereits erwähnten, gelegentlich vorhandenen Ascites kein krankhafter Befund erheben. Leber und Milz sind nicht vergrößert und nicht schmerzhaft. Nirgends Druckempfindlichkeit. Die Stuhlentleerung ist in vielen Fällen normal; nicht selten bestehen Durchfälle und es werden dann hellgelbe dünne Stühle ohne Schleim und ohne Blutbeimengung abgesetzt, deren bakteriologische Untersuchung nichts Besonderes ergibt. In der Hälfte der Fälle handelt es sich um Gärungsstühle (Gerhartz). Die große Häufigkeit der intestinalen Gärungsdyspepsie bei Ödemkranken betont besonders Bürger.

So finden sich nach ihm in einem Gefangenenlager unter den gesunden Leuten 22%, unter den Ödemkranken dagegen 77% mit sauren Gärungsstühlen. Der Leib dieser Kranken ist von Gasen oft monströs aufgetrieben. Man hört ein dauerndes Gurren und Kollern in den Därmen. Unverdaute Kohlenhydratreste sind in den Stühlen reichlich vorhanden. In allen diesen Fällen läßt sich mit Jod Stärke resp. Erythrodextrin in großer Menge nachweisen. Die blasendurchsetzten Schaumstühle entwickelten bei der Brutschrankprobe reichlich Gas. Diese Gärungserscheinungen führten in nicht seltenen Fällen zu schweren Katarrhen. Die katarrhalischen Erscheinungen bleiben oft nicht auf den Dünndarm beschränkt, sondern greifen auf den Dickdarm über. Es kommt zur Absonderung von manchmal blutig tingiertem Dickdarmschleim, der in kleineren und größeren Fetzen den sehr voluminösen Kotmassen aufgelagert ist. Bakteriologische und serologische Untersuchungen verliefen ergebnislos, insofern als einer der bekannten Erreger sich nicht finden ließ und die Sera keinen der bekannten Laboratoriumsstämme, vor allem keinen Ruhrstamm agglutinierten.

Ich stimme der Auffassung Bürgers vollkommen bei, zumal die Kost der damaligen Zeit besonders geeignet war, Gärungsdyspepsien hervorzurufen. Unterstützend wirkte in dieser Hinsicht die mangelhafte Abscheidung der Verdauungssäfte. Es ist wohl anzunehmen, daß auch bei den Fällen der anderen Autoren, welche Durchfälle usw. anführen (Jansen, Maase und Zondek, Kestner und Rennen, Rumpel und Knack, Greig u. a.), es sich um gleichartige Störungen handelte. Wo echte Dysenterie oder andersartige Darmaffektionen vorlagen, handelte es sich stets um zufällige Komplikationen.

Erscheinungen von seiten des Nervensystems spielen im Krankheitsbild des Hungerödems eine untergeordnete Rolle. Die Reflexe verhalten sich meist normal, vereinzelt sind die Patellarreflexe abgeschwächt oder fehlen ganz. Die Sensibilität ist immer intakt, ebenso die Motilität. Vereinzelte Befunde von Polyneuritis (Maase und Zondek, Jansen) sind als Nebenbefund zu werten.

Ein Teil der von Schlecht und mir beobachteten Kranken litt an ausgesprochener Nachtblindheit, welche viele Wochen bestehen blieb. Auch andere erwähnen das Vorkommen der Hemeralopie und es wird ferner über das Auftreten von Ulcera der Bindehaut und der Hornhaut in schwereren Fällen berichtet (Jeß u. a.). Wenn man berücksichtigt, daß Hemeralopie und Xerophthalmie in engster Beziehung zu Ernährungsschäden stehen (s. bei György S. 187 dieses Buches), so ist ihr gelegentliches Auftreten bei den Ödemkranken durchaus verständlich.

Das Blut zeigt in den unkomplizierten Fällen von Ödemkrankheit, besonders auch in der Zeit stärkerer Ödeme, meist normale oder wenig erniedrigte, vereinzelt sogar übernormale Hämoglobinwerte. Stark erniedrigte Werte

finden sich nur bei gleichzeitigen fieberhaften Komplikationen wie Tuberkulose,
septischen Prozessen usw. Auch die **Gesamtzahl der Erythrocyten** erwies
sich häufig als **übernormal.** Es wurden bis zu $6^1/_2$ Millionen Rote gezählt.
Die zahlenmäßigen Verhältnisse der roten Blutkörperchen waren weit weniger
konstant, wie die Hämoglobinwerte. Bald fanden sich normale oder übernormale, bald unternormale Werte. Dabei bewegten sich die niedersten Werte
in den Untersuchungsreihen von Schlecht und mir um $3^1/_2$ Millionen Rote.
Andere berichten über hochgradigere Anämien. Ich möchte aber meinen,
daß diesen andere Ursachen zugrunde lagen und daß sie nicht zum eigentlichen Krankheitsbild des Hungerödems gehören. Die folgenden Tabellen von
Schlecht und mir mögen die Verhältnisse illustrieren:

| Name | % Hämoglobin korrig. Werte | Erythrocytenzahl | Färbeindex | Leukocytenzahl | Bemerkungen |
|---|---|---|---|---|---|
| M. | 80 | 5 170 000 | 0,8 | 8300 | Ödeme |
| B. | 100 | 6 470 000 | 0,9 | 7850 | ,, |
| L. | 96 | 4 150 000 | 1,1 | 6050 | keine Ödeme |
| K. | 100 | 4 320 000 | 1,1 | 5400 | Ödeme |
| Sch. | 100 | 4 400 000 | 1,1 | 5100 | ,, |
| M. | 95 | 3 980 000 | 1,2 | 8050 | ,, |
| P. | 105 | 4 850 000 | 1,1 | 8700 | keine Ödeme |
| L. | 98 | 4 350 000 | 1,1 | 9200 | Ödeme |
| P. | 81 | 3 770 000 | 1,1 | 3800 | ,, |
| S. | 100 | 5 180 000 | 1,0 | 8600 | ,, |
| B. | 97 | 4 370 000 | 1,1 | 5400 | ,, |
| F. | 85 | 4 230 000 | 1,0 | 6800 | ,, |
| B. | 93 | 4 280 000 | 1,1 | 4350 | starke Ödeme |
| D. | 100 | 5 750 000 | 0,8 | 8050 | Ödeme |
| C. | 97 | 4 250 000 | 1,1 | 5600 | ,, |
| S. | 100 | 5 090 000 | 1,0 | 4600 | ,, |
| S. | 93 | 6 240 000 | 0,7 | 4000 | starke Ödeme |
| F. | 100 | 5 240 000 | 0,9 | 3900 | Ödeme |
| T. | 100 | 5 980 000 | 0,86 | 7050 | ,, |

Die folgende Zusammenstellung läßt erkennen, wie sich die Werte im
ödematösen Stadium und nach Ausscheidung der Ödeme bei demselben Kranken
verhalten. Es zeigt sich, daß nicht selten die Zahl der Erythrocyten im
Ödemstadium höher wie im postödematösen ist.

| Name | Ödemstadium | | | Postödematöses Stadium | | |
|---|---|---|---|---|---|---|
| | % Hämoglobin korr. | Erythrocyten | Farbeindex | % Hämoglobin | Erythrocyten | Farbeindex |
| S. | 100 | 3 480 000 | 1,4 | 93 | 4 400 000 | 1,0 |
| K. | 100 | 4 300 000 | 1,16 | 93 | 4 800 000 | 0,9 |
| F. | 85 | 4 230 000 | 1,0 | 87 | 3 510 000 | 1,2 |
| B. | 94 | 4 980 000 | 0,98 | 80 | 4 370 000 | 0,92 |
| P. | 83 | 3 770 000 | 1,12 | 76 | 3 800 000 | 1,0 |
| S. | 100 | 5 180 000 | 0,94 | 83 | 4 460 000 | 0,93 |

Ähnliche Beobachtungen wie Schlecht und ich haben auch Hülse und
Lippmann gemacht. Der erstere findet in der Mehrzahl Werte von 5—5,2 Millionen Rote und einen Färbeindex, der meist zwischen 0,8 und 1,0, vereinzelt
über 1,0 gelegen ist. Auch Jansen hebt den erhöhten Hämoglobingehalt und
Färbeindex ausdrücklich hervor. Lippmann spricht von einem **paradoxen**

Blutbild, indem im Stadium der Ödeme hohe, nach Ausschwemmung niedrigere Hämoglobinwerte vorlagen. Nach Pollag findet sich gerade im Ödemstadium stärkere Hyperglobulie mit Werten bis gegen 7 000 000 Erythrocyten und eine Heraufsetzung des Hämoglobingehaltes bis auf 120% und er sieht darin mit Recht einen paradoxen, auf stärkste Bluteindickung hinweisenden Befund. Es entspricht dieses Bild den Beobachtungen Volhards bei der in vieler Beziehung der Ödemkrankheit nahe verwandten Nephrose im Stadium höchster Ödembereitschaft als Zeichen starker Gefäßdurchlässigkeit. Die Differenzen der einzelnen Untersucher und der einzelnen Untersuchungen an denselben Patienten erklären sich leicht aus den wechselnden Verhältnissen des Wassergehaltes. Der zuweilen erhöhte Färbeindex deutet vielleicht auf eine pathologisch gesteigerte Zellbildung hin. Wir fanden allerdings keine entsprechenden morphologischen Änderungen des roten Blutbildes. Rumpel, Weltmann, Boenheim, Gerhartz und Hülse berichten aber über Polychromatophilie und Anisocytose, Hülse und Weltmann über basophile Körnelung, Budzynski und Chelchowski über das relativ häufige Auftreten von kernhaltigen roten Blutkörperchen. Jansen bezeichnet die roten Blutkörperchen als stark tingiert und vermerkt, daß sie ihre Dellenform vielfach vermissen lassen; wohl der Ausdruck einer geringen Formvergrößerung und Hämoglobinanreicherung. Auch Pollag erwähnt Zeichen reger Blutneubildung.

Die Zahl der weißen Blutkörperchen schwankt zwischen unternormalen und normalen Werten. Leukopenien sind relativ häufig. (Eigene Untersuchungen s. Tabelle, Gerhartz, Hülse, Lippmann, Maase und Zondek u. a.). Die Auszählung des weißen Blutbildes ergibt eine relative Lymphocytose, sonst nichts Charakteristisches. Die Blutplättchenzahl erfährt keine bemerkenswerte Änderung.

Blutungen gehören nicht zum Krankheitsbild der Ödemkrankheit, worüber Einstimmigkeit herrscht.

Von Jansen wird die Häufigkeit der Schilddrüsenatrophie hervorgehoben, die in jenen Fällen am deutlichsten war, in denen vorher eine nachweisbare Struma bestand. Pollag berichtet über den Ausfall der Abderhaldenschen Reaktion auf Abwehrfermente, die mit dem Serum Ödemkranker im physiologischen Institut Abderhaldens angestellt wurden. Es ließ sich kein charakteristischer Befund aufdecken. Es wurden vereinzelt Schilddrüse, in anderen Fällen Niere, in einem Fall Hypophyse abgebaut. Sichere Schlüsse lassen sich aus diesen Einzelbefunden jedoch nicht ableiten.

Am Knochensystem werden keinerlei Änderungen festgestellt.

Der Urin, ist zucker- und eiweißfrei. Ebensowenig wurde Aceton und Acetessigsäure gefunden. Die Mengen sind meist sehr große, bis zu 7 Liter und mehr bei relativ hohem spezifischen Gewicht. Besonders auffallend ist der hohe Kochsalzgehalt, welcher 30—50 g täglich ausmachte. Lichtwitz beobachtete sogar 150 g tägliche Ausscheidung. Die Farbe ist hellgelb, ein Sediment findet sich nicht.

## Ernährung und Stoffwechsel.

Es ist eine allgemein anerkannte Tatsache, daß die Ödemkrankheit in engster Abhängigkeit von der Minderwertigkeit der Ernährung und den dadurch hervorgerufenen abwegigen Stoffwechselvorgängen steht. Es ist daher ein möglichst tiefer und klarer Einblick in diese wichtigen Grundlagen für das Verständnis der Ödemkrankheit besonders nötig.

Was zunächst die Ernährung anbelangt, so ist es allgemein bekannt, daß die Abdrosselung der Einfuhr von Nahrungsstoffen durch die feindliche Blockade bei den Mittelmächten, deren Eigenproduktion nicht voll ausreichte, zu einer

immer fühlbarer gewordenen Verknappung der wichtigsten Nahrungsstoffe
führte, so daß endlich eine Rationierung nötig wurde, durch welche verschiedene
Kategorien von Ernährungstypen entstanden. Die Verteilung der vorhandenen
Nahrungsstoffe geschah derart, daß die volle Ernährung für alle diejenigen
gesichert war, von deren Tätigkeit in erster Linie der Verlauf des Krieges abhängig schien. Dahin gehörten alle Angehörigen des Heeres und der Kriegs-
industrie im weitesten Sinne des Wortes und die Produzenten mit ihren Arbeitern,
also die gesamte Landbevölkerung, welche sich ihren Bedarf von vornherein
einbehielt und den Überschuß für die Allgemeinheit ablieferte. Bei dieser
ersten Gruppe kam es naturgemäß zu keiner Ödemkrankheit.

Die große Masse der Zivilbevölkerung gehörte zu der zweiten Gruppe,
welche von den Lebensmitteln sich ernährte, welche ihnen die Rationierung
zugestand, soweit sie nicht in der Lage war, durch auf Schleichwegen erworbene
Nahrungsstoffe diese zu verbessern. Das Auftreten der Ödemkrankheit unter
dieser Gruppe besonders im „Rübenwinter" 1916/17 zeigt, daß die Ernährung
keine ausreichende war. Es liegen zahlreiche Untersuchungen darüber vor
(Rubner, Loewy und Brahm, R. O. Neumann, Jansen u. a.). Auf Veranlassung von Fr. v. Müller hat Blum in Weiden (Bayern) Ermittlungen
über die Ernährungsverhältnisse an 570 Personen im Jahre 1917 angestellt
und bei 97 von diesen die 24stündige Stickstoffausscheidung bestimmt. Nach
Blum nahmen die Selbstversorger (Bauern) 3194 Calorien und 100,7 g
Eiweiß pro die auf, also eine durchaus genügende Nahrung. Die wohlhabenden
Nichtselbstversorger lebten von einer Nahrung, die 2280 Calorien und 75,6 g
Eiweiß enthielt, für die minderbemittelten (Arbeiter) berechnete er die
Nahrung auf 2243 Calorien mit 54,4 g Eiweiß. Das Verhalten des Körpergewichtes, welches durch Gegenüberstellung desjenigen vor dem Krieg
bzw. im ersten Kriegsjahr mit dem vom Jahre 1917 ermittelt wurde, zeigte
für 80 Selbstversorger (Bauern) männlichen Geschlechtes eine Gewichtsabnahme von im Mittel nur um 0,97 % (von 73,6 auf 73 kg), bei 70 weiblichen
Geschlechts von im Mittel um 0,3 % (von 56,7 auf 56,6 kg). Bei 250 erwachsenen
männlichen Nichtselbstversorgern war eine Gewichtsabnahme von durchschnittlich 12,2 % (von 74,2 auf 65,2 kg), bei 170 weiblichen Personen um 6,3 %
(von 57,2 auf 53,3 kg) eingetreten. Bei bessersituierten männlichen Personen
dieser Gruppe (Kaufleute, Ärzte usw.) hatte dabei das Gewicht um 15,3 %,
bei weiblichen um 8,22 %, bei minderbemittelten männlichen nur um 7,7 %,
bei weiblichen nur um 4,9 % abgenommen.

Dieses Beispiel von Blum erscheint für die damalige Ernährungslage noch
ein recht günstiges zu sein. Seine Werte überschreiten die in der „rationierten"
Nahrung enthaltenen um ein Beträchtliches. Hierfür geben Loewy und Brahm
folgenden Überblick:

## Rationierte Nahrung.

| Jahr | Ort | Eiweiß in g | Calorien |
|------|-----|-------------|----------|
| 1916 | Berlin | 36,3 | 1312 |
| 1917 | Berlin | 33,2 | 1200 |
| 1917 | München | 45,9 | 1709 |
| 1916 | Wiesbaden | 27,2 | 1207 |
| 1916 | Göttingen | 32,2 | 1398 |
| 1917 | Bonn | 58—67 | an internierten Kranken |
| 1917 | Breslau | 31,0 | 1161 |
| 1917 | Gießen | 49,97 | 1328 wahrscheinlich zu hohe Werte |
| 1917 | Dresden | — | 1200 |
| 1917 | Hamburg | 25,2 | 1185 |

Diese rationierte Nahrung wurde durch Zulage von nichtrationierten Nahrungsmitteln (Gemüse usw.) ergänzt, soweit die Möglichkeit dafür bestand. So kam eine Kostform zustande, die bei relativ günstig liegenden Verhältnissen die obigen Resultate Blums ergaben. Die dritte Gruppe war am schlechtesten daran. Zu ihr gehören die ärmere Bevölkerung besonders der Großstädte, welche sich nicht genügend gehaltvolle Nahrungsstoffe kaufen konnte, und die Kategorien von Menschen, denen die Nahrung vorgesetzt wurde, ohne daß sie auf deren Zusammensetzung Einfluß hatten: Insassen von Gefängnissen und Gefangenenlagern. Wenn auch dafür gesorgt wurde, daß die letzteren, soweit es möglich war, eine ausreichende Kost erhielten, so zwang doch der allgemeine Nahrungsmangel besonders im Rübenwinter dazu, zuerst die Ernährung der Gesamtbevölkerung einigermaßen sicherzustellen. So kam es, daß diese letzte Gruppe das Hauptkontingent für die Ödemkrankheit stellte.

Loewy und Brahm ermittelten die Nahrung von 9 Angehörigen der Berliner Armenbevölkerung und fanden eine Eiweißaufnahme von 25—50 g, eine Zufuhr von Wärmewerten von 1400—1800 Calorien. Bei einer Person wurden sogar nur 880—1228 Calorien pro die eingeführt. Die Ernährung war also calorisch ungenügend und der Eiweißgehalt lag nur wenig über dem Minimum oder darunter. Das Körpergewicht sank dauernd und war bei allen untersuchten Personen unter 50 kg heruntergesunken. Die Stickstoffbilanz war bei vier stark negativ, bei vier anderen annähernd im Gleichgewicht.

Der wesentliche Teil der Nahrung dieser Armenbevölkerung, der die prozentisch meist überwiegende Menge an Eiweiß und Calorien lieferte, bestand aus Brot und Kartoffeln. Das Überwiegen dieser Nahrungsmittel in damaliger Zeit zeigt folgende Tabelle von Loewy und Brahm.

Anteil von Brot und Kartoffeln an der Gesamtnahrung.

| Versuchs-person Nr. | Tag 1 Brot und Kartoffeln liefern | | Tag 2 Brot und Kartoffeln liefern | | Tag 3 Brot und Kartoffeln liefern | | Bemerkungen |
|---|---|---|---|---|---|---|---|
| | von Gesamt-eiweiß % | von Gesamt-calorien % | von Gesamt-eiweiß % | von Gesamt-calorien % | von Gesamt-eiweiß % | von Gesamt-calorien % | |
| 1. K. | 56 | 75 | 51 | 71 | 57 | 63 | Wenig Buttermilch |
| 2. S. | 73 | 77 | 61 | 75 | 61 | 75 | |
| 3. E. | 67 | 65 | — | — | — | — | — |
| 4. M. | 88 | 87 | 70 | 71 | 51 [1] | 50 [1] | [1] Fleischtage |
| 5. B. | 84 | 94 | 45 [1] | 70 [1] | 48 [1] | 76 [1] | [1] Fleischtage |
| 6. W. | 62 [1] | 73 [1] | 37 [1] | 50 [1] | 45 [1] | 40 [1] | [1] Fleischtage |
| 7. Ko. | 44 [1] | 56 [1] | 48 [2] | 51 [2] | 62 [2] | 67 [2] | [1] Fleisch und Milch [2] Milch |
| 8. H. | 74 | 80 | 75 | 73 | 75 | 73 | — |
| 9. Sch. | 84 | 77 | 100 | 87 | 84 | 80 | — |

Der Anteil, den Kartoffeln und Brot zum Nahrungseiweiß lieferten, lag mit Ausnahme von Person 7, die an Milch- und Fleischtagen unter 50% herunterging, bei 50% oder höher bis 100%. Für die Brennwertversorgung ergeben sich als Anteil aus Kartoffeln und Brot noch höhere Prozentwerte. Daneben kamen als Hauptnahrung nur selten Teigwaren und Mehl in Suppenform, gewöhnlich nur Gemüse, aber in unzureichenden Mengen in Betracht. **Fette fehlten meist ganz**, vereinzelt wurde Zucker in kleinen Quantitäten oder etwas Obst genossen. Die eiweißarme, calorisch minderwertige Nahrung hatte also den weiteren Mangel des Fettes und der einförmigen Zusammensetzung aus Kohlenhydratspendern; nur die Aufnahme verschiedener Gemüse gab etwas Abwechslung.

Einen weiteren sehr guten Einblick ergeben Untersuchungen von **Jansen**, die er auf Anregung von **Fr. v. Müller** an **Ödemkranken in einer Irrenanstalt und in einer Strafanstalt** anstellte. Die Nahrung wurde zwecks Erzielung eines besseren Füllungszustandes im Magen in Suppenform gereicht, woraus sich ein großes Volum ergibt, das, ohne Mitrechnung der freigewählten Mengen Wassers zum Trinken, $2^1/_2-3^1/_2$ Liter pro Tag ausmachte. Diesem großen Volum entsprach nur ein Trockengehalt von 269 g resp. 491 g, das sind 12 bis 13%. Der Hauptanteil ist Wasser, und zwar 88 resp. 87%. Die Nahrung zeigte also ein **Mißverhältnis zwischen Wasser und Trockensubstanz**, sie bestand **zu gut $^1/_{10}$ aus Trockensubstanz, zu etwa $^9/_{10}$ aus Wasser.** Der Calorienwert erwies sich ferner als durchaus ungenügend und **Jansen** errechnete ein **Caloriendefizit von 50%** gegenüber dem Calorienbedarf bei der entsprechenden Körperleistung.

Die folgende Tabelle gibt die Verhältnisse wieder:

### Gruppe A (herumgehende Nichtarbeiter).

| Datum Mai 1917 | Nahrung pro Tag | | | |
|---|---|---|---|---|
| | Volum in g | Wassergehalt | Trockensubstanz | Rohcalorien |
| 19. | 2200 [1]) | 1956 | 244 | 1042 |
| 20. | 2180 | 1919 | 261 | 1085 |
| 21. | 2220 | 1927 | 293 | 1294 |
| 22. | 2200 | 1923 | 277 | 1132 |
| 23. | 2400 | 2128 | 272 | 1122 |
| 24. | 2460 | 2194 | 266 | 1082 |
| Mittel pro Tag | 2277 | 2008 | 269 | 1126 |

### Gruppe B (Werkstattarbeiter).

| Datum August 1917 | Nahrung pro Tag | | | |
|---|---|---|---|---|
| | Volum in g | Wassergehalt | Trockensubstanz | Rohcalorien |
| 3. | 3470 [2]) | 2980 | 490 | 1909 |
| 4. | 3915 | 3395 | 520 | 1767 |
| 5. | 3875 | 3364 | 511 | 1852 |
| 6. | 3510 | 3044 | 466 | 1683 |
| 7. | 3710 | 3178 | 532 | 1881 |
| 8. | 3535 | 3105 | 430 | 1483 |
| Mittel pro Tag | 3669 | 3178 | 491 | 1762 |

**Jansen** stellt seine Resultate Werten von **Durig** gegenüber, woraus sich die Höhe des Caloriendefizits anschaulich ergibt:

|  | Debet: | Habet: |
|---|---|---|
| Herumgehende Nichtarbeiter . . . . . . . . | 2400 Calorien | 1126 Calorien |
| Leichte Werkstattarbeiter, Laufburschen . . . | 3200 „ | 1762 „ |

---

[1]) Ausschließlich freigewählten Wassers zum Trinken.
[2]) Daneben kein freigewähltes Getränk mehr.

Die Feststellungen von Jansen decken sich in weitem Maße mit meinen Aufzeichnungen über die Ernährung von Kriegsgefangenen-Arbeiterbataillonen im Jahre 1916 und 1917 im Osten, bei denen besonders gehäuft Ödemkrankheit auftrat. Aus einem Nachweis des Kriegs-Arbeiterbataillons 24 geht z. B. hervor, daß im Monat Juni 1917 von 237 Krankheitsfällen 145, also 61 % wegen Ödemen und Körperschwäche dem Lazarett überwiesen werden mußten (104 Ödeme, 30 Körperschwäche, 11 Kachexie). Einige Beispiele aus meinen Kriegsaufzeichnungen sollen einen Einblick in die Ernährungsweise geben:

Tägliche Beköstigung für Gefangene vom 17. 1. bis 23. 1. 17:

Brot: 550 g Gefangenenbrot und 20 g Dörrgemüsezulage.
Fleisch: 3mal in der Woche 100 g ohne Knochen.
Fisch: 1—2mal in der Woche 150 g Salzheringe.
Gemüse: 125 g Graupen, oder
    125 g Grieß, oder
    125 g Grütze, oder
    125 g Gerstenflocken, oder
    60 g Dörrgemüse, oder
    500 g Kartoffeln.
Marmelade: wöchentlich 2mal 125 g.
Getränke: täglich 2 Portionen Kaffee oder Tee;
    1 Kaffeeportion: 15 g Kaffee und 6 g Zichorie,
    1 Teeportion: 2 g Tee und 17 g Zucker.
Salz: 25 g. Gewürz: 0,8 g.

Daraus berechnen sich folgende Werte:

| | Eiweiß | Fett | Kohlenhydrat | Calorien |
|---|---|---|---|---|
| 3 Tage der Woche . . . . . . . . . . | 71,0 | 6,15 | 289,9 | 1556,5 |
| 2 ,, ,, ,, . . . . . . . . . | 67,0 | 14,90 | 308,4 | 1620,9 |
| 2 ,, ,, ,, . . . . . . . . . | 53,6 | 6,40 | 368,9 | 1712,0 |
| Täglicher Durchschnitt . . . . . . . . | 64,9 | 8,72 | 317,8 | 1649,8 |

Im Februar 1917 bekamen die Leichtarbeiter 400 g Brot, die Schwerarbeiter 600 g Brot bei gleicher Grundkost, welche der obigen sehr ähnlich war. Meine Berechnungen ergeben die folgenden Werte:

Leichtarbeiter:

| | Eiweiß | Fett | Kohlenhydrat | Calorien |
|---|---|---|---|---|
| 4 Tage der Woche . . . . . . . . . . | 51,5 | 44,6 | 234,7 | 1631,0 |
| 1 Tag ,, ,, . . . . . . . . . . | 70,2 | 17,2 | 265,7 | 1495,7 |
| 2 Tage ,, ,, . . . . . . . . . . | 32,4 | 3,2 | 328,2 | 1439,0 |
| Täglicher Durchschnitt für Leichtarbeiter . . . . . . . . . . . | 48,7 | 28,9 | 266,8 | 1557,3 |
| Täglicher Durchschnitt für Schwerarbeiter (+ 200 g Brot) . . . . . . | 62,9 | 30,3 | 330,0 | 1893,0 |

Vom 17. 4. 1917 ab bekam der Schwerarbeiter nurmehr 500 g Brot, wodurch sich die Zahlen noch weiter erniedrigten.

Über das Brot muß ich noch einige besondere Bemerkungen machen. Es änderte seine Beschaffenheit und damit seinen Nährwert und seine Bekömmlichkeit. Ich habe darüber folgende Notizen gemacht: Mitte Juni 1916 wurde das Gefangenenbrot eingeführt, bestehend aus 4 Teilen Getreidemehl und 3 Teilen gekochter und gequetschter Kartoffeln. Von diesem Brot empfingen die Gefangenen 750 g täglich bis zum 11. August 1916, an welchem Tage die Herstellung wegen Mangel an Kartoffeln eingestellt werden mußte. Den Gefangenen wurde dann für die nächsten 10 Tage je 500 g Brot aus reinem Mehl verabreicht. Am 20. August treten an deren Stelle 400 g Brot. Der Ausfall an Brot wurde durch Erhöhung der Gemüseportion um $1/_3$ ausgeglichen. Am 7. Februar 1917 mußte der Not gehorchend ein neues Gefangenenbrot eingeführt werden, aus einem Zusatz von Rüben, Kleie oder Spelzstreumehl bestehend.

Ende März 1917 machte Dr. Brahm im Zuntzschen Institut auf meinen Wunsch Analysen von Broten aus drei verschiedenen Etappenbezirken des östlichen Kriegsschauplatzes. Die Analysen ergaben folgende Werte:

### Analysen von Kriegsbroten.

| Bezeichnung der Brote | Wasser % | Roh-protein % | Rohfett % | Roh-faser % | N-freie Extrak-tivstoffe (Kh) % | Asche % | Säure-gehalt: 100 g ver-brauchen ccm $\frac{n}{1}$ NaOH | Calorien |
|---|---|---|---|---|---|---|---|---|
| Gefangenenbrot aus Pruzana vom 30. 3. 17 | 43,21 | 6,78 | 0,41 | 4,41 | 42,34 | 2,25 darin NaCl 0,66 | 9,75 | 205,08 |
| Gefangenenbrot aus Kobryn vom 30. 3. 17 | 41,71 | 8,80 | 1,11 | 5,55 | 30,42 | 2,41 darin NaCl 0,877 | 11,12 | 170,90 |
| Gefangenenbrot aus Fronolow vom 30. 3. 17 | 62,01 | 5,70 | 0,54 | 4,73 | 25,68 | 1,34 darin NaCl 0,468 | 10,87 | 133,51 |
| Durchschnittswert | 58,98 | 7,09 | 0,69 | 4,89 | 32,81 | 2,0 | 10,58 | 167,83 |

Alle drei Brote, deren schlechtestes das von Fronolow ist, sind von sehr minderwertiger Qualität. Sie erwiesen sich als hergestellt aus schlecht gereinigtem und schlecht geschrotenem Getreide unter Beimischung von Spelzmehl. Infolge der schlechten Reinigung finden sich auch gröbere Strohteile und Unkrautsamen, z. B. Kornrade, Wicken, Kornblumen in den Broten. Wenn auch wohl kaum eine Giftwirkung, die z. B. von der Kornrade zuweilen behauptet wurde, in Betracht kommt, so muß man doch nach allem annehmen, daß die Calorien- usw.-Werte, welche ich nach der Brahmschen Analysenzahl errechnete, problematisch sind und daß der wirkliche Nährwert der Brote infolge der Un- resp. Schwerverdaulichkeit eines Teils ihrer Bestandteile und infolge ihrer darmschädigenden Wirkung tatsächlich viel niedriger ist. Diese Tatsache fällt ungemein ins Gewicht, da der Anteil des Brotes an dem Gesamt-calorienwert der Kost ein sehr großer ist. Er berechnet sich z. B. in der Februar-kost für Leichtarbeiter auf 43,1%, für Schwerarbeiter aber auf 64,3% der Calorienmenge der Gesamtkost. Diese an sich schon knappe und ungenügende Kost verliert daher noch mehr an Wert.

Auch Bürger bringt vom westlichen Kriegsschauplatz eine ausführliche Beschreibung nebst Berechnung ihres Caloriengehaltes, ihres Gehaltes an Eiweiß, Fett und Kohlenhydrat für die an den einzelnen Mann des Arbeiterbataillons A vom 17. 10. 1916 bis 15. 1. 1917 verteilten Nahrungsmittel. Es geht daraus klar hervor, wie sich die Kost allmählich verschlechterte und im Januar 1917 Werte erreichte, die sich mit den meinigen sehr gut decken. Die tägliche Calorien-menge schwankt vom 31. 12. 1916 bis zum 15. 1. 1917 zwischen 1260 und 1723, der Eiweißgehalt zwischen 35 und 55 g, das Fett zwischen 8 und 37 g, die Kohlen-hydrate zwischen 248 und 383 g.

Allen diesen Kostberechnungen ist die Feststellung der absoluten calorischen Minderwertigkeit gemeinsam, die bei den Arbeitergefangenen ein Caloriendefizit von 50% gegenüber der normalen Kost bei entsprechender Körperleistung oft nicht unerheblich überschritten haben dürfte, wenn man auch noch ihre qualitative Minderwertigkeit in Betracht zieht, die zu noch größeren Verlusten geführt haben muß, als sie Jansen für seine Untersuchungen angibt (Verlust von 11,6 resp. 17,5% der zugeführten Rohcalorien durch den Kot).

Es ist sehr bedauerlich, daß Untersuchungen über den Gesamtstoffwechsel mit Hilfe des Respirationsversuchs bei der Ödemkrankheit nicht vorliegen. Ein großer Teil der Untersuchungen wurde im Felde durchgeführt, wo sich eine derartige Anordnung nicht ermöglichen ließ. Man darf aber als sicher annehmen, daß der Gesamtstoffwechsel der Ödemkranken in weitestem Maße demjenigen der chronisch Unterernährten überhaupt gleicht, wie er von Zuntz und Loewy und von Loewy allein durchgeführt wurde und wie er von Benedikt mit seinen Mitarbeitern ermittelt ist. Danach führt die chronische Unterernährung zunächst zu einer Verminderung der Verbrennungen und des Umsatzes, ein Ausdruck für eine Anpassung der Zelle an die fortschreitende Unterernährung resp. an das vermindert zuströmende Nährmaterial. Die Einschränkung des Stoffwechsels ist stärker als der Abfall des Körpergewichts, was Loewy als Beweis für die Eiweißverarmung des Körpers ansieht. Aber die Abnahme des Umsatzes hat eine untere Begrenzung, deren Überschreitung schließlich wieder zu einer Steigerung der Verbrennungen mit einem Anstieg des Eiweißumsatzes führt (Loewy).

## Eiweißstoffwechsel.

Berücksichtigt man die Feststellung, daß eine an Eiweiß ausreichende, sogar eine eiweißreiche Kost, die aber calorisch minderwertig ist, den Körper

### Serumeiweißwerte der Kranken mit Ödemen.

| Nr. | Name | Serumeiweiß % | Nr. | Name | Serumeiweiß % |
|---|---|---|---|---|---|
| 1 | Ber. | 5,97 | 25 | Kop. | 3,94 |
| 2 | Ab. | 5,47 | 26 | Must. | 4,10 |
| 3 | Bor. | 7,04 | 27 | Al. | 6,34 |
| 4 | Pon. | 5,20 | 28 | Cost. | 7,24 |
| 5 | Lu. | 6,06 | 29 | Scha. | 5,81 |
| 6 | Swan. | 5,20 | 30 | Gol. | 6,25 |
| 7 | Kond. | 7,59 | 31 | Gon. | 5,90 |
| 8 | Zub. | 5,18 | 32 | Bol. | 5,29 |
| 9 | Kort. | 4,20 | 33 | Mur. | 4,60 |
| 10 | Rut. | 6,08 | 34 | Mesch. | 6,81 |
| 11 | Lor. | 6,94 | 35 | Per. | 4,08 |
| 12 | Wen. | 4,90 | 36 | La. | 7,09 |
| 13 | Sin. | 5,56 | 37 | Rus. | 5,64 |
| 14 | Du. | 6,45 | 38 | Ro. | 6,98 |
| 15 | Eug. | 5,72 | 39 | On. | 7,63 |
| 16 | Dol. | 7,29 | 40 | Schma. | 5,03 |
| 17 | Mat. | 4,81 | 41 | Schka. | 6,77 |
| 18 | Rom. | 5,68 | 42 | Ant. | 6,08 |
| 19 | Rev. | 5,91 | 43 | Mur. II | 4,81 |
| 20 | Rob. | 6,34 | 44 | Deg. | 6,81 |
| 21 | Rot. | 7,15 | 45 | Do. | 6,66 |
| 22 | Pach. | 5,77 | 46 | F. | 5,23 |
| 23 | Storr. | 5,47 | 47 | L. | 4,90 |
| 24 | Sch. | 5,36 | 48 | B. | 4,80 |

vor Eiweißverlusten nicht schützt, was besonders deutlich aus den Stoffwechselversuchen von Jansen hervorgeht, so ist es klar, daß die angeführten Kostformen allmählich zu schweren Verlusten an Körpereiweiß führen
mußten. Dafür finden sich klare Anhaltspunkte einmal in der hochgradigen
Abmagerung und in dem Schwund der Muskulatur der beobachteten
Kranken, wie sie besonders nach Ablaufen der Ödeme zutage trat, an dem
enormen Eiweißhunger, der sich bei Umstellung der Ernährung auf eine ausreichende Normalkost im Stoffwechselversuch an dem enormen Eiweißansatz
kundgibt (Schittenhelm und Schlecht, Jansen u. a.) und an der Analyse
des Blutes, welche eine hochgradige Hypalbuminose erkennen läßt.

Diese Hypalbuminose des Blutes ist ein besonders wichtiges Symptom der Ödemkranken. Mit Schlecht habe ich eingehende Feststellungen
darüber gemacht. Die Tabelle auf S. 755 gibt eine Übersicht über die von
uns gefundenen Werte.

In der folgenden Tabelle sind einige Beispiele zusammengestellt von Ödemkranken ohne Ödem, die ebenfalls niedrige Serumeiweißwerte zeigen. Immerhin sinken die Werte, wie wir an einer großen Anzahl derartiger Kranker feststellen konnten, nicht auf die tiefen Werte herab, welche die Kranken mit
Ödemen aufweisen.

Serumeiweißwerte der Kranken ohne Ödem.

| Nr. | Name | Serumeiweiß % | Nr. | Name | Serumeiweiß % |
|-----|------|---------------|-----|------|---------------|
| 1 | Mosch. | 5,47 | 6 | Mal. | 5,47 |
| 2 | C. | 5,18 | 7 | Pi. | 6,10 |
| 3 | Cem. | 5,93 | 8 | Ser. | 5,34 |
| 4 | Lup. | 6,94 | 9 | Pup. | 5,81 |
| 5 | Bu. | 4,85 | 10 | Iw. | 6,10 |

Es findet sich also regelmäßig eine Herabsetzung des Eiweißgehaltes vom
Blutserum. Anstatt 7—9% fanden sich bei den Ödemkranken im ödematösen,
präödematösen und noch lange ins postödematöse Stadium hinein erniedrigte
Werte von 5—7%, häufig sogar noch unter 5 bis zu 4% und darunter. Der
niedrigste Wert betrug 3,94%. Auch Knack und Neumann, Lippmann,
Jansen u. a. haben eine Verminderung des Serumeiweißes festgestellt. Es hat
sich bei Untersuchung ödemloser Ödemkranker ferner gezeigt, daß der Eiweißgehalt des Serums mit dem Körpergewicht parallel geht und mit diesem absinkt
resp. bei gebesserten Ernährungsbedingungen und steigendem Körpergewicht
wieder ansteigt.

Alle Untersucher (Maase und Zondek, Feigl, Knack und Neumann,
Jansen u. a.) nehmen mit uns eine Hydrämie an, bei der der Wassergehalt
um 5—10% erhöht ist. Daß diese Hydrämie bei der Ödemkrankheit mindestens
zu einem guten Teil auf die Abnahme des Eiweißgehaltes und nicht auf eine
Zunahme des Wassergehalts zurückzuführen, also im wesentlichen eine relative
ist, beweisen die hohen Hämoglobinwerte, welche mit einer einfachen Ver-
wässerung des Blutes nicht zu erklären wären, da sie sich dabei verkleinern
müßten.

Die folgende Zusammenstellung (S. 757) soll diese Verhältnisse illustrieren.

Ich erinnere ferner an die vorne gebrachten Resultate der Blutuntersuchung,
welche zeigten, daß die Zahl der roten Blutkörperchen nicht selten im Ödemstadium abnorm hohe sind und daß diese Polyglobulie, welche neben der Hypalbuminose einhergeht, beim Ausschwemmen der Ödeme zurückgeht. Es

## Kranke mit Ödemen.

| Name | Hämoglobin korr. %/% | Serum-index %/% | Ödeme | Name | Hämoglobin korr. %/% | Serum-index %/% | Ödeme |
|------|------|------|-------|------|------|------|-------|
| C. | 100 | 5,36 | stark | S. | 100 | 4,87 | stark |
| S. | 100 | 3,94 | ,, | F. | 93 | 4,59 | ,, |
| M. | 95 | 4,10 | ,, | B. | 97 | 4,45 | ,, |
| L. | 98 | 6,06 | ,, | F. | 100 | 5,36 | ,, |

## Ödemkranke ohne Ödem.

| Name | Hämoglobin korr. %/% | Serumindex %/% | Name | Hämoglobin korr. %/% | Serumindex %/% |
|------|------|------|------|------|------|
| C. | 98 | 5,95 | R. | 100 | 6,49 |
| W. | 95 | 6,08 | P. | 100 | 5,95 |
| M. | 100 | 6,25 | D. | 81 | 5,72 |
| O. | 100 | 6,23 | P. | 97 | 5,47 |
| R. | 100 | 6,27 | A. | 100 | 5,47 |
| S. | 100 | 6,19 | K. | 100 | 6,49 |
| S. | 100 | 6,04 | J. | 100 | 5,60 |
| S. | 87 | 6,49 | K. | 92 | 5,18 |
| R. | 93 | 5,36 | | | |

bestand hier also vielleicht sogar eine gewisse Eindickung infolge Undichtigkeit der Gefäße im Ödemstadium. Endlich ist darauf hinzuweisen, daß der Färbe-index, ohne daß eine perniziöse Anämie vorlag, oftmals größer als 1 war, eine Tatsache, auf die von den verschiedensten Seiten hingewiesen wurde. Jansen verweist mit Recht darauf, daß eine Wasseranreicherung des Blutes eine gleich-mäßige Verminderung der in der Raumeinheit befindlichen Hämoglobin- und Erythrocytenwerte führen müßte, wodurch der vorhandene Färbeindex unver-ändert bliebe, sich aber auf keinen Fall erhöhen würde.

So spricht alles dafür, daß die Hypalbuminose des Blutes eine echte ist und als Teilerscheinung der allgemeinen Verarmung an Körper-eiweiß angesehen werden muß. Es liegt also hier eine Bestätigung der kli-nischen Erfahrung vor, daß die Hypalbuminose in ihrer Intensität dem all-gemeinen Ernährungszustand der Kranken parallel geht und daß der Eiweiß-verlust die Zellen und die Gewebsflüssigkeiten betroffen hat.

Eine Beteiligung der roten Blutkörperchen in dem Ausmaße, wie es Jansen angibt, der mehrfach eine Anämie mit Werten von 1,5—3,0 Millionen Erythrocyten bei 60—75 Hämoglobin und einem Färbeindex von 1,3—1,9 fest-stellte und darin einen Beweis mangelnder Degeneration der lebenden Eiweiß-substanz im speziellen des Regenerationsvermögens der Blutzellen sieht, konnten Schlecht und ich an unserem großen Material an Gefangenen nicht finden. Der Grund dafür liegt vielleicht in der Verschiedenheit der beobachteten Kranken überhaupt.

Die starke Einschränkung des Eiweißumsatzes, wie er in Stoff-wechselversuchen von Loewy, Jansen, Schlecht und mir, Kestner u. a. festgestellt wurde, ist ein Beweis für die Fähigkeit des menschlichen Organismus, seinen Eiweißumsatz in weiten Grenzen der Eiweißzufuhr anzupassen, wobei jedoch bedacht werden muß, daß dieses Gleichgewicht erst eintritt, nachdem viele Monate lang Körpereiweiß, also stickstoffhaltige Bestandteile des lebenden Protoplasmas neben großen Mengen von Fett und Kohlenhydraten verloren gingen und das Körpergewicht auf einen pathologischen Stand herabsank.

Daß zunächst die Stickstoffausscheidung die Stickstoffeinnahme lange Zeit übersteigt, zeigen vor allem Jansens Untersuchungen, der bei seinen Kranken ein tägliches Stickstoffdefizit von durchschnittlich 0,14—3,4 g errechnet. Sobald die Kost geändert und sie calorisch und in ihrer Zusammenstellung günstig wird, macht sich der Stickstoffhunger der Gewebe dadurch geltend, daß der Körper große Mengen von Stickstoff der Nahrung zurückbehält und die Bilanz außergewöhnlich stark positiv wird, so daß in einem Versuch von Schlecht und mir bei 21,4 g N-Zufuhr eine positive Bilanz von 16 g N erreicht wird. Auch Loewy und Brahm, Jansen, Kestner u. a. führen derartige Beobachtungen an.

Pathologische Vorgänge im Eiweißstoffwechsel anderer Art sind nicht vorhanden. Zwar wird von einigen angegeben, daß der Rest-N des Blutes abnorm erhöht sei (Maase und Zondek). Andere fanden normale Werte (Jansen, Lichtwitz), wieder andere bald normale, bald erhöhte (Schittenhelm und Schlecht, Feigl u. a.). Es mag ferner erwähnt sein, daß Jansen in der Mehrzahl der Fälle einen normalen Harnsäurespiegel des Blutes fand und daß Knack und Neumann, sowie Feigl in $^1/_3$ der Fälle eine Erhöhung des Kreatins feststellten.

### Fett- und Kohlenhydratstoffwechsel.

Es wurde bereits eingehend erörtert, daß die Ernährung der Kranken im ödematösen und präödematösen Stadium durch lange Zeit hindurch qualitativ und quantitativ ungenügend war. Es bleibt noch übrig, kurz die allgemeine Zusammensetzung der Nahrung zu erörtern, die am besten aus der folgenden Übersicht zu ersehen ist, welche die Beköstigung der Gefangenen-Arbeiter-Abteilungen zergliedert, denen die von Schlecht und mir untersuchten und beobachteten Kranken entstammten:

### Übersicht über die absoluten Werte der Hauptnährstoffe.

|  | Eiweiß | Fett | Kohlenhydrat |
|---|---|---|---|
| **Januar 1917:** | | | |
| Durchschnitt von 7 Tagen . . . . . | 64,9 | 8,7 | 317,8 |
| **Februar 1917:** | | | |
| Durchschnitt von 7 Tagen | | | |
| Leichtarbeiter . . . . . . . . . | 48,7 | 28,9 | 265,8 |
| Schwerarbeiter . . . . . . . | 62,9 | 30,3 | 331,4 |
| **März 1917:** | | | |
| Durchschnitt von 3 Tagen | | | |
| Leichtarbeiter . . . . . . . . . | 47,7 | 14,9 | 249,3 |
| Schwerarbeiter . . . . . . . | 55,9 | 15,7 | 327,5 |

### Übersicht über die Calorienwerte dieser Kost.

|  | Eiweißcalorien | Fettcalorien | Kohlenhydratcalorien | Gesamtcalorien |
|---|---|---|---|---|
| Januar 1917 . . . | 266,1 | 81,1 | 1302,6 | 1649,8 |
| **Februar 1917:** | | | | |
| Leichtarbeiter . . | 199,7 | 268,9 | 1089,8 | 1558,2 |
| Schwerarbeiter . . | 257,9 | 281,8 | 1358,7 | 1898,4 |
| **März 1917:** | | | | |
| Leichtarbeiter . . | 195,6 | 138,6 | 1022,1 | 1356,3 |
| Schwerarbeiter . . | 229,2 | 146,0 | 1342,8 | 1717,9 |

Die Zahlen beweisen nochmals die enorme Mangelhaftigkeit der Ernährungsverhältnisse, die vor allem immer wieder in dem Gesamtbrennwert zum Ausdruck kommt. Auffallend ist ferner der niedere Fett- und Eiweißgehalt der Nahrung, welche beide noch erheblich geringer einzuschätzen sind, wenn man bedenkt, daß bei der vorwiegend aus Brot einerseits, Kartoffeln und anderen vegetabilischen Stoffen andererseits bestehenden

Kost der Verlust mit dem Kot ein besonders großer war, zumal nicht selten resorptionshemmende Verdauungsstörungen (Sekretionsstörungen der Verdauungssäfte, Gärungsdyspepsie, Durchfälle usw.) vorlagen. Aus Berichten von Rubner, Thomas, Zuntz und Brahm und von der Heide ist bekannt, daß der Verlust an unausgenutztem Brotstickstoff mit dem Kot bis zu 35 und mehr % betragen kann, was bei der schlechten Beschaffenheit des Gefangenenbrotes sicher der Fall gewesen sein dürfte, wenn auch betreffs der Ausnutzungsverbesserung mit einer Anpassung und Gewöhnung gerechnet werden kann (Versuche von Zuntz, Brahm und von der Heide). Auch der Fettverlust darf als hoch angenommen werden. Jansen berechnete in seinen Untersuchungen den Fettverlust im Kot auf 14—15% der Fettaufnahme, bei einzelnen Personen noch höher bis 22,8%. Dadurch verkleinern sich die an sich niedrigen Fettwerte der Nahrung noch mehr und werden z. B. in der Kost vom Januar 1917 meiner obigen Tabelle äußerst niedrig, nahezu verschwindend. Zur Deckung des calorischen Defizits sind die verabreichten Kohlenhydratmengen viel zu niedrig, um so weniger als bei der Art der Kohlenhydratträger mit einem großen Verlust durch ihren Gehalt an unverdaulichen Cellulosebestandteilen gerechnet werden muß.

Berechnet man den prozentualen calorischen Anteil der einzelnen Hauptnährstoffe an dem Gesamtumsatz, so ergeben sich folgende Zahlen:

| | Eiweiß | Fett | Kohlenhydrat |
|---|---|---|---|
| Eigene Beobachtungen (Ödemkranke): | | | |
| Januar 1917 . . . . . . . . . . . . . . . . . | 16,2 | 4,9 | 78,9 |
| Februar 1917: Leichtarbeiter . . . . . . . . | 12,9 | 17,3 | 69,9 |
| Schwerarbeiter . . . . . . . . | 13,6 | 14,8 | 71,6 |
| März 1917: Leichtarbeiter . . . . . . . . | 14,4 | 10,8 | 75,4 |
| Schwerarbeiter . . . . . . . . | 13,4 | 8,5 | 78,1 |
| Beobachtung von Loewy im 3. Kriegsjahr. . . | 12,0 | 17,0 | 71,0 |
| Beobachtung von Jansen (Ödemkranke) . . . . | 18,4 | 11,8 | 69,8 |
| | 21,9 | 21,1 | 57,0 |
| Friedenswerte . . . . . . . . . . . . . . . . . | 12—15 | 20—25 | etwa 64 |

Man sieht, daß im allgemeinen eine gewisse Verschiebung der Werte nach der Seite der Kohlenhydrate eingetreten ist, die aber keine konstante ist und z. B. von der zweiten Beobachtung Jansens durchbrochen wird. Es geben also derartige Berechnungen keine entscheidendem Einblicke in die Entstehungsursache der Ödemkrankheit.

Die Untersuchung intermediärer Vorgänge hat einige Besonderheiten ergeben. Was zunächst den Fettstoffwechsel anbelangt, so hat Feigl gefunden, daß allgemein in von den Grundlagen der Norm erheblich abweichenden Graden eine Verarmung der Blutflüssigkeit — vorwiegend des Plasmas — an Fettsäuren herrscht. Diese setzt sich zusammen aus Fehlbeträgen auf seiten des vorwiegend unveresterten Cholesterins, auf seiten des zurückgegangenen Lecithins, sowie an zumeist durchaus fehlendem Neutralfett. Dem Serum fehlten im Durchschnitt für 100 ccm berechnet rund 0,2 g Fettsäuren, mithin in der Gesamtmenge Serum des erwachsenen Menschen allein rund 5,0 g Fettsäuren. Dieses Defizit ist nicht einseitiger Art, sondern eine Summe von vielartigen Mängeln an heterogenen, sonst der Esterbindung mit Fettsäure teilhaftigen Substanzen. Allgemein von den Werten der Norm weit abstehend ist nach Feigl ferner ein Rückgang in dem Bestande von Lecithin (bzw. von lipoidgebundenem Phosphor) zu verzeichnen. Dieser ist früher bereits mit dem Fehlen des Fettsäurepaarlings in ursächlichen Zusammenhang gesetzt worden. Das Defizit gegen die Norm beträgt nach Feigls Annahme in der Gesamtserummenge rund 3,0 g. Andererseits findet sich nach Feigl

fast allgemein relative Vermehrung des Cholesterins. Dieses ist zu
abnorm geringen Beträgen im veresterten Zustande vorhanden und kann absolut
absinken. Wenn auch Jansen im Sinne Bangs die von Feigl benutzte Methodik
bemängelt, so muß doch auch er zugeben, daß eine Verarmung des Blutes an
Lipoiden und Fett nicht bestritten werden kann. Wie die Eiweißarmut des
Blutes, so ist auch diese Verarmung an Fett- und Lipoidmaterial eine Teilerscheinung der den ganzen Körper betreffenden Störung, wie er sich besonders
bei der histologischen Untersuchung der Organe offenbart. Von allen Untersuchern (Schittenhelm und Schlecht, Hülse, Paltauf und Oberndorfer,
Prym u. a.) wird der völlige oder fast völlige Schwund des Fettgewebes
im Unterhautzellgewebe und in anderen Fettdepots (pararenales, mesenteriales
und epikardiales Fett usw.) hervorgehoben; dasselbe gilt für das Fett der inneren
Organe (Leber, Muskeln usw.), in denen mit der Sudanfärbung keinerlei oder nur
Spuren Fett nachgewiesen werden konnten.

Auch der intermediäre Kohlenhydratstoffwechsel weist Störungen
auf. Feigl und Jansen finden häufig Hypoglykämien. Nach Feigl spielen
in rund $33^0/_0$ der Fälle Fehlbeträge von $25-30^0/_0$ (Blutzucker) eine Rolle.
Jansen findet in der Hälfte seiner Fälle eine ausgesprochene bzw. extreme
Senkung des Blutzuckerspiegels auf 70—31 mg in 100 ccm Blutserum, in $33^0/_0$
waren sie subnormal (zwischen 70 und 80 mg), in $8^0/_0$ normal und in weiteren
$8^0/_0$ übernormal (119—173 mg). Maase und Zondek, Falta und Quittner
finden normale Blutzuckerwerte, Knack und Neumann finden sie im Ödemstadium vermindert, bei der Ausscheidung vermehrt. Schittenhelm und
Schlecht haben bei Ödemkranken nach Ausscheidung der Ödeme normale
und übernormale Werte gefunden (bis 0,2 mg und darüber). Die Resultate der
einzelnen Untersucher gehen also stark auseinander. Es mögen diese Differenzen in der Verschiedenheit der untersuchten Kranken (Ödemstadium, Aus-
schwemmungsstadium, verschiedenes Alter, verschiedener Ernährungszustand,
verschiedener Zustand der endokrinen Organe, verschiedene Versuchsbedingungen usw.) ursächlich begründet sein. Jedenfalls zeigen sie aber, daß erhebliche Abweichungen von der Norm bestehen. Dieser Ausdruck für eine Störung
des intermediären Kohlenhydratstoffwechsels findet einen weiteren Beleg in
der Tatsache, daß Glykogen mit der Bestschen Methode in Leber und Muskel
nicht nachgewiesen werden konnte (Schittenhelm und Schlecht, Jansen,
Pollag). Auch hier findet sich also eine Verarmung an normalen Körperbestandteilen, ähnlich wie wir sie im Hunger und bei Unterernährung überhaupt
finden können.

### Ergänzungsstoffe.

Wie schon eingehend auseinandergesetzt wurde, liegen zwar viele Feststellungen über die allgemeinen Ernährungsmöglichkeiten für die Zeiten vor,
in denen sich die Ödemkrankheit am meisten häufte und es wurde daran deren
qualitative und quantitative Minderwertigkeit und die aus ihr zwingend sich
ergebende Unterernährung übereinstimmend erwiesen. Die Frage, ob die Ödemkranken eine Kost bekamen, welche genügend Vitamine der verschiedenen
Art enthielt, ist aber damit noch nicht völlig geklärt. Allgemeine Betrachtungen
über die Ernährungsmöglichkeiten geben keine sichere Antwort, weil jede
Küche, speziell auch Massenküche, ihre eigene Kochmethode hatte und die
individuelle Einstellung der Verbraucher qualitativ und quantitativ in Erscheinung treten mußte (Geschmacksrichtung des einzelnen, Appetit, Zustand des
Magen-Darmkanals, Gesundheitszustand usw.). So konnte evtl. eine Kost,
welche bei dem einen Menschen genügend Vitamine in den intermediären Stoffwechsel brachte, beim anderen einen Mangel des einen oder anderen Vitamins

veranlassen, zumal in der Kost gewisse Vitaminarten, wie z. B. die fettlöslichen, sicherlich in sehr geringer Menge vorhanden waren.

Man muß also, um zu der Frage, ob Vitaminmangel bei der Ödemkrankheit oder bei einzelnen ihrer Symptome eine Rolle spielen konnte, Stellung nehmen zu können, die wahre Kost kennen, die der einzelne zu sich genommen hat, lange bevor die Krankheitserscheinungen sich zeigten. Denn heute weiß man, daß die Speicherung von Vitaminen eine große Rolle spielt und darum der Ausbruch der Krankheit auch von der Vitaminmenge abhängig ist, welche der einzelne vorrätig mit sich führt. Dieser Vorrat kann auch bei minderwertiger Kost evtl. lange reichen, kann aber auch unter gewissen Bedingungen schnell aufgebraucht werden (Krankheiten, speziell Infektionskrankheiten usw.). Manche Verschiedenheiten in der Krankheitssymptomatologie der einzelnen Autoren mögen hierin ihre Erklärung finden. Es muß daher nochmals die Kostform in den einzelnen Fällen eine Überprüfung erfahren.

Ich beginne mit meinen eigenen Aufzeichnungen über die Ernährung von Gefangenenarbeitern in der besonders kritischen Zeit bei dem Feldheere. Ich habe bereits vorne (S. 783) eine Übersicht über die tägliche Beköstigungsportion gegeben, wie sie Ende Januar 1917 angeordnet wurde. Zu dieser Zeit herrschte bei den Mittelmächten immer mehr zunehmender Nahrungsmangel. Die schlechte Ernte führte auch zu einem Mangel an Kartoffeln, welche in dem strengen Winter 1916/1917 auch noch unter der Kälte zu leiden hatten. Graupen waren die wesentlichste Gemüsekost. Grieß, Grütze und Gerstenflocken gab es nur selten oder nie. Das Fleisch war Gefrierfleisch, nur selten frisches. Der Klippfisch war getrocknet. Fett gab es zeitweise keines. An seiner Stelle wurde Marmelade (aus eingekochten Rüben u. a.) gegeben.

Vom Februar 1917 an waren folgende Portionssätze vorgeschrieben:

Brot: 400 g für Leichtarbeitende,
600 g für Schwerarbeitende (im April nur noch 500 g).
Fleisch: An 5 Tagen in der Woche für Kopf und Tag:
100 g frisches, gesalzenes oder gefrorenes Fleisch, oder
80 g geräuchertes Fleisch oder Dauerwurst, oder
150 g Salzheringe, oder
120 g Klippfische.
Zwei Tage in der Woche sind fleischlos zu halten.
Gemüse: 250 g Maismehl oder Maisgrieß,
125 g Graupe, Reis, Grütze,
250 g Hülsenfrüchte, oder
60 g Dörrgemüse, oder
100 g Dörrkartoffeln, oder
80 g Kartoffelflocken, oder
1200 g Speiserüben (wozu auch Wruken rechnen),
450 g Sauerkohl ohne Salzlake, oder
250 g gesalzene Schnittbohnen (in Fässern) ohne Salzlake.
Teure Gemüsesorten, Hülsenfrüchte, Reis usw. sind, wenn irgend möglich, nicht zu verwenden. In erster Linie sind die für Kriegsgefangenenverpflegung besonders zu beziehenden Gemüsesorten, wie Maismehl, Runkelrübenschnitzel usw. zu verwenden.
Salz: 25 g.
Kaffee: 11 g Malz- oder Gerstenkaffee nebst 4 g Zichorie.
Zucker: 17 g.
Fett: 40 g Schmalz oder Schmalzersatz (= Margarine oder eine Mischung von Rindertalg und Schweineschmalz) an 15 Tagen (später nur an 10 Tagen),
100 g Wurstkonserven an 10 Tagen,
100 g Marmelade an 5 bzw. 6 Tagen des Monats (später an 10—11 Tagen als Fettersatz).

Diesen Befehl ergänzte der Zusatz: „Die Bewertung der Portion ist unter dem Gesichtspunkt erfolgt, daß die heimische Bevölkerung, auch die schwerarbeitende, sich in der Verpflegung die fühlbarsten Einschränkungen auferlegen muß und daß es nicht angängig ist, die Kriegsgefangenen besser zu ernähren, als unsere in der Heimat schwer arbeitende Bevölkerung. Durch geeignete, den verschiedenen Geschmacksrichtungen Rechnung tragende Zusammensetzung der Portionen wird es auch bei Einschränkung einzelner Portionssätze möglich sein, eine Sättigung der Gefangenen zu erzielen. Für Kriegsgefangene wird in den Etappenbäckereien ein besonderes Brot mit Zusatz von Rüben, Kleie und Spelzstreumehl hergestellt und ausgegeben.'' — Die Folgen der Absperrung jeglicher Nahrungszufuhr vom Ausland durch die feindlichen Mächte und ihre energisch befolgte Aushungerungspolitik mußten naturgemäß auch deren gefangene Volksgenossen am eigenen Leibe erfahren. Sobald die Möglichkeit besserer Ernährung wieder vorlag, wurde mit der heimischen Ernährung auch die der Gefangenen sofort gebessert.

Für den März 1917 verfüge ich über die Nachweisung betreffend die Verpflegung der Kriegsgefangenenarbeiter des Kriegsgefangenen-Arbeiter-Bataillons 24 für die Zeit vom 11.—20. März:

| Datum | Morgen-kost | Mittagkost | Abend-kost | Brot | Bemerkungen |
|---|---|---|---|---|---|
| 11. März | Kaffee | Graupen 125 g, Büchsenfleisch 80 g | Kaffee | 600 g | Marmelade für 2 Tage |
| 12. „ | „ | Nudeln 150 g, Backobst 31 g | „ | „ | — |
| 13. „ | „ | Graupen 125 g, Klippfisch 120 g | „ | „ | Schmalzersatz für 2 Tage |
| 14. „ | „ | Nudeln 200 g, frisches Fleisch 100 g | „ | „ | — |
| 15. „ | „ | Bohnen 250 g, Büchsenfleisch 80 g | „ | „ | Marmelade für 2 Tage |
| 16. „ | „ | Reis 100 g, Backobst 25 g | „ | „ | — |
| 17. „ | „ | Graupen 125 g, Büchsenfleisch 80 g | „ | „ | Schmalzersatz für 2 Tage |
| 18. „ | „ | Bohnen 250 g, Büchsenfleisch 80 g | „ | „ | — |
| 19. „ | „ | Nudeln 150 g, Backobst 31 g | „ | „ | Marmelade für 2 Tage |
| 20. „ | „ | Graupen 125 g, frisches Fleisch 100 g | „ | „ | — |

Bemerkung des Lagerkommandanten: Die Zubereitung des Essens war nach persönlicher Feststellung gut. Seitens der Gefangenen wurden Klagen über die Beschaffenheit des Essens nicht vorgebracht.

Von einem anderen Kommando lautete die Übersicht folgendermaßen:

| Datum | Morgen-kost | Mittagkost | Abend-kost | Gefangenen-brot |
|---|---|---|---|---|
| 11. März | Tee | 80 g Pöckelfleisch und 125 g Graupen, Gerstenflocken und Grütze gemischt | Schmalz-ersatz | 600 g |
| 12. „ | „ | 125 g Graupe, Gerstenflocken und Grütze gemischt | — | „ |
| 13. „ | „ | 80 g Pöckelfleisch und 125 g Graupen, Grütze und Gerstenflocken gemischt | Marme-lade | „ |
| 14. „ | „ | 80 g Pöckelfleisch und 125 g Graupen, Grütze und Gerstenflocken gemischt | — | „ |

| Datum | Morgen-kost | Mittagkost | Abend-kost | Gefangenen-brot |
|---|---|---|---|---|
| 15. März | Tee | 120 g Fische (Klippfisch, Salzfisch usw.) und 125 g Graupen, Grütze und Gerstenflocken gemischt | — | 600 g |
| 16. ,, | ,, | 125 g Graupen, Grütze und Gerstenflocken gemischt | Schmalz-ersatz | ,, |
| 17. ,, | ,, | 100 g frisches Fleisch, 125 g Graupen, Grütze und Gerstenflocken gemischt | — | ,, |
| 18. ,, | Kaffee | Dasselbe | Marme-lade | ,, |
| 19. ,, | Tee | Dasselbe | Schmalz-ersatz | ,, |
| 20. ,, | ,, | Dasselbe | Marme-lade | ,, |

Bemerkung: Essen gut zubereitet, keine Klagen.

Ich könnte noch einige solche Originalberichte aus dieser Zeit bringen, welche genau dasselbe Bild ergeben und zeigen, daß die Beschaffung einer Abwechslung äußerst schwierig war und daß daher eine einförmige Kost resultierte. In praxi konnte häufig genug die von oben angeordnete Verpflegung wegen Materialmangel nicht voll durchgeführt werden.

Unter der Einwirkung der neuen guten Ernte des Sommers 1917 wird vom Herbst ab die Verpflegung allseitig, auch der Gefangenen, wieder wesentlich besser. Es gab wieder Kartoffeln und besseres Brot, sowie nach Möglichkeit Frischgemüse.

Aus derselben Zeit bringt Bürger über den Zeitraum vom 17. 10. 1916 bis 15. 1. 1917 eine tabellarische Kostübersicht eines Gefangenen-Arbeiter-Bataillons des westlichen Feldheeres, die sich im großen Ganzen mit meinen Beispielen deckt. Auch sie zeigt, wie vom Dezember 1916 ab die Verpflegung schwieriger und monotoner wird. Es gibt wochenlang nur wenig Pöckelfleisch (80 g täglich) oder Salzfisch, die Kartoffeln fallen weg. Dafür gibt es im Westen Rüben (300 bis 700 g täglich), die im Osten nicht vorrätig waren.

Es ist darauf hinzuweisen, daß diese Art von Kost dadurch, daß zur Erweichung der Graupen usw. eine sehr lange Kochdauer nötig war, also durch die Zubereitung noch ärmer an Ersatzstoffen wurde, die ja gegen längeres Kochen besonders empfindlich sind.

Das Vitamin B war zweifellos in der Kost genügend vorhanden. Dafür garantierte bereits das Brot, wenn es auch schlecht war.

Das Vitamin C ist wenig vorhanden. Aber die geringen hin und wieder verabreichten Mengen frischen Fleisches genügten wohl, um Schädigungen zu verhüten.

Das Vitamin A und D dürfte in der Kost häufig und für längere Zeit gefehlt haben oder mindestens in sehr geringer Menge vorhanden gewesen sein. Die Fettarten, welche gereicht wurden, kommen als Träger dieser Vitamine nicht in Betracht und die anderen Nahrungsbestandteile sind meist in gleichem Sinne zu werten. Man kann also nicht sagen, daß die Gefangenenarbeiterkost des Winters 1916/1917 und des Frühjahrs 1917 den Anforderungen vom Standpunkte der Vitaminlehre genügt hätte.

Eine tabellarische Übersicht möge einen Einblick in den Vitamingehalt der verabreichten Speisen, wie er nach unseren heutigen Kenntnissen gewesen sein wird, veranschaulichen, wobei aber berücksichtigt werden muß, daß die Art der Zubereitung der Speisen (langes Kochen usw.) sicher noch zu starken Vitaminverlusten geführt haben muß.

Vitamingehalt der verwendeten Nahrungsmittel und Speisen.

| Speise | Vitamin A | Vitamin B | Vitamin C | Vitamin D |
|---|---|---|---|---|
| Gefrierfleisch | wenig bis Spur | wenig bis Spur | wenig bis Spur | — |
| Büchsenfleisch | — bis Spur | Spur | Spur | — |
| Pöckelfleisch | — | — | — | — |
| Frisches Fleisch | + | + | + | — |
| Salzheringe | — | — | — | — |
| Klippfisch | + | + | — | — |
| Graupen | + ? | + (wenig) | Spur | — |
| Gerstenflocken | + ? | + (wenig) | Spur | — |
| Grütze | + ? | + (wenig) | Spur | — |
| Nudeln | + ? | + (wenig) | ? | — |
| Schnittbohnen (eingesalzen konserviert) gekocht | — | + | — | — |
| Dörrgemüse (gekocht 1 Stunde) | — | + | + | — |
| Grieß | — bis wenig | + | — bis wenig | — |
| Maismehl | — | + | — | — |
| Sauerkohl (in Salz konserviert) | — | — | — | — |
| Speiserüben (alte gekocht) | — | — | + | — |
| Kartoffelflocken | — | je nach der Temperatur beim Trocknen + | je nach der Herstellung + (?) | — |
| Dörrkartoffeln | — | je nach der Dörrtemperatur + | wahrscheinlich — bis + (?) | — |
| Kartoffeln gekocht 1 Stde. | — | + | + | — |
| Dörrobst | — | je nach der Dörrtemperatur + | wahrscheinlich — bis + (?) | — |
| Marmelade (aus Rüben, Äpfel usw.) | — | + | — | — |
| Margarine | — | — | — | — |
| Schweineschmalz | — bis + (?) | — | — | — |
| Rindertalg | — bis + (?) | — | — | — |
| Gefangenenbrot (Roggen usw.) | wenig | wenig | ? | — |

Wesentlich besser nach dieser Richtung zu beurteilen ist die Kost, welche Jansen mitteilt. Er hat zwei Gruppen von Ödemkranken untersucht, eine Gruppe A, welche sich aus Insassen einer Irrenanstalt zusammensetzte, und eine Gruppe B, welche einer Strafanstalt angehörte. Die Ernährung der beiden Gruppen, ihren Vitamingehalt betreffend, gestaltete sich nach den Jansenschen Speisezetteln folgendermaßen:

| Speisen | Vitamin A | Vitamin B | Vitamin C | Vitamin D |
|---|---|---|---|---|
| **Kost A:** | | | | |
| Milch | + | + | + | (+) |
| Ochsenfleisch | + | + | + | — |
| Preßsack | + ? | + | ? | — |
| Leoniwurst | ? | + | ? | — |
| Stockfisch | + ? | + | — | + ? |
| Limburger Käse } wahrscheinlich | — | + | — | — |
| Schweizerkäse } sehr fettarm | — | + | — | — |
| Backsteinkäse } oder fettfrei | — | + | — | — |
| Graupen | + (?) | + (wenig) | Spur | — |
| Kartoffel gekocht (1 Stunde) | — | + | + | — |
| Grieß gekocht | — bis wenig | + | — bis wenig | — |

| Speisen | Vitamin A | Vitamin B | Vitamin C | Vitamin D |
|---|---|---|---|---|
| Brot gekocht (als Suppe) . . . . . . | — | + (wenig) | — | — |
| Spinat . . . . . . . . . . . . . . | ++ | ++ | — | — |
| Rüben (alte gekocht) . . . . . . . . | — | — | + | — |
| Sauerkraut . . . . . . . . . . . . | — | — | — | — |
| Brot . . . . . . . . . . . . . . | + | + | ? | — |
| **Kost B:** | | | | |
| Schweinefleisch . . . . . . . . . | + | + | + | — |
| Kalbfleisch . . . . . . . . . . . | + | + | + | — |
| Rindfleisch . . . . . . . . . . . | + | + | + | — |
| Sülze . . . . . . . . . . . . . . | ? | + | ? | — |
| Fischrogen . . . . . . . . . . . | — | + | — | ? |
| Kriegswurst (Zusammensetzung unbe-kannt) . . . . . . . . . . . . | ? | + | ? | — |
| Grieß (Suppe) . . . . . . . . . . | — | + | — | — |
| Mehl (Suppe) . . . . . . . . . . | — | + | — | — |
| Rüben (Suppe) . . . . . . . . . . | — | — | — | — |
| Bohnen (Suppe) . . . . . . . . . | + ? | + | — | — |
| Kohlrabi (Suppe) . . . . . . . . | + ? | + | + ? | — |
| Sauerkraut . . . . . . . . . . . | — | — | — | — |
| Käse . . . . . . . . . . . . . . | — | + | — | — |
| Milch . . . . . . . . . . . . . . | + | + | + | (+) |
| Nährhefe . . . . . . . . . . . . | — | + | — | — |
| Fett (vermutlich Margarine oder Schmalz) . . . . . . . . . . . | — | — | — | — |
| Butter (8 g einmal) . . . . . . . . | + | — | — | Spur |
| Kakao . . . . . . . . . . . . . | ? | ? | ? | — |

Es geht aus der Zusammenstellung hervor, daß die beiden Kostzettel Jansens, welche nach seiner Angabe, abgesehen von ihrer quantitativen Insuffizienz, hinsichtlich ihrer Zusammensetzung und Abwechslung sonst den ernährungsphysiologischen Anforderungen entsprachen, jede Einseitigkeit zu vermeiden suchten und besonders Vegetabilien in genügender Menge enthielten, zweifellos gegenüber den von mir aus dem Felde mitgebrachten Kostzetteln wesentlich zweckmäßiger zusammengestellt waren. Es fehlt aber auch hier frisches Obst, Salate usw., was zu berücksichtigen ist, da die Zubereitung der Speisen im Dampftopf unter $1/2$ Atm. Druck resp. auf offenem Feuer vorgenommen wurde und das längere Kochen sicher nicht ohne Einfluß auf den Vitamingehalt blieb, besonders nicht auf die geringen Mengen Vitamin A und C. Vitaminhaltiges Fett fehlte in der Kost gleichfalls fast ganz. Man kann also auch diese Kost vom Standpunkt der heutigen Vitaminlehre aus nicht als völlig einwandfrei bezeichnen.

Ich bin überzeugt, daß eine ähnliche Betrachtung der Kost überall da zu ungefähr gleichartigen Resultaten führen wird, wo Ödemkrankheit vorkam. Je nach der Jahreszeit wird sie mehr oder weniger frische Vegetabilien enthalten und damit einen wechselnden Gehalt an Vitamin B und C. Der Gehalt an übrigen Vitaminen wird immer niedrig gewesen sein resp. einzelne werden zeitweise gefehlt haben. Die Ernährungslage in Hungersnot muß dazu führen, daß wichtige Stoffe der alltäglichen Ernährung verknappen und für einen wesentlichen Teil der Bevölkerung unerreichbar werden und gerade diese sind oft die Träger wichtigster Eigenschaften.

## Wasser und Kochsalz.

Die Kost der Ödemkranken war zweifellos, was ihren Wasser- und Mineralstoffgehalt anbelangt, anders zusammengesetzt wie die Friedenskost. Sie war

wasserreich. Der Wasserreichtum war gegeben durch die Art der Nahrungsmittel (meist vegetabilischer Herkunft), welche in der Regel in Suppen- oder
Breiform verabreicht wurde (feldküchenmäßige Herstellung usw.). Sie wurde
durch mehr oder weniger große Mengen von Kaffee und Tee usw. ergänzt.
Die Kost war ferner reich an Kochsalz. Nach meinen Notizen waren
25 g Kochsalz täglich für den Mann vorgesehen, die wohl zum größten Teil auch
für die Zubereitung der Kost verwendet wurden, um deren Schmackhaftigkeit
einigermaßen zu verbessern, wozu es sonst an Gewürzen fehlte. Dazu kommt
noch der natürliche Kochsalzgehalt der verwendeten Nahrungsmittel. Mengen
von 3—4 Litern Flüssigkeit und 30—40 g Kochsalz pro Tag dürften
also nichts Außergewöhnliches gewesen sein. Daß es auch in den Massenküchen
der Gefängnisse und Irrenanstalten ähnlich war, zeigen die Berechnungen
Jansens, wonach er aus den Wirtschaftsbüchern einen täglichen Kochsalz-
verbrauch von ungefähr 35—45 g pro Kopf und Tag feststellte. Bei normal
ernährten gesunden Menschen würde eine derartige Belastung wohl keinerlei
Folgen haben, auch wenn sie lange Zeit hindurch fortgesetzt würde. Es fragt
sich aber, wie die Krankheitsgruppe darauf reagiert, mit der wir es hier zu
tun haben.

Im Hinblick auf das hervorstechendste Symptom, das Ödem, interessiert
zunächst am meisten der Wasser- und Salzstoffwechsel, der durch Schlecht
und mich eine eingehende Untersuchung fand. Im Volhardschen Wasserversuch ergab sich, daß der Ödemkranke ein gutes Ausscheidungsvermögen
für Wasser und Kochsalz hat, das dem Normalen nicht nachsteht, vielmehr
zuweilen zu starkem Überschuß führt. Die folgende Tabelle zeigt die Wasserausscheidung.

### Wasserversuch.

Es werden morgens nüchtern 1500 ccm Wasser getrunken. Danach keine weitere
Flüssigkeitszufuhr. Geringe Menge Trockenkost.

| Name | Zufuhr | Ausfuhr | Differenz | Ausscheidung in % | Bemerkungen |
|------|--------|---------|-----------|-------------------|-------------|
| 4-Stunden-Ausscheidung. | | | | | |
| Schl. | 1500 | 1420 | — 80 | 94,6 | Normale Versuchsperson unter Feldkosternährung |
| Da. | 1500 | 1220 | —280 | 81,3 | ,, |
| Cem. | 1500 | 1385 | —115 | 92,3 | Ödemkranker |
| Sim. | 1500 | 1575 | + 75 | 105,0 | ,, |
| Fed. | 1500 | 1193 | —307 | 79,5 | ,, |
| Pi. | 1500 | 1338 | —162 | 89,2 | ,, |
| 12-Stunden-Ausscheidung. | | | | | |
| Schl. | 1500 | 1879 | +379 | 123,3 | Normale Versuchsperson, Feldkost |
| Da. | 1500 | 1457 | — 43 | 97,1 | ,, |
| Cem. | 1500 | 2151 | +651 | 143,0 | Ödemkranker |
| Sim. | 1500 | 2449 | +949 | 163,0 | ,, |
| Fed. | 1500 | 1688 | +188 | 112,0 | ,, |
| Pi. | 1500 | 1684 | +184 | 112,0 | ,, |

Im Kochsalztrockenversuch wurde die Kochsalzausscheidung untersucht. Es ergab sich, daß keinerlei prinzipielle Unterschiede zwischen dem
normalen und dem ödemkranken Menschen bestehen. Die folgende Tabelle
zeigt die Kochsalzausscheidung.

## Kochsalztrockenversuch.

Morgens nüchtern 20 g Kochsalz in 400 ccm Wasser. Kost wie oben.

| Name | Zufuhr | Ausfuhr | Bilanz | Ausscheidung in % | Zufuhr | Ausfuhr | Bilanz | Ausscheidung in % | Bemerkungen |
|---|---|---|---|---|---|---|---|---|---|
| | | | | **4-Stunden-Ausscheidung.** | | | | | |
| Schi. | 400 | 422 | + 22 | 105,0 | 20 | 6,70 | —13,30 | 33,5 | Normale Versuchsperson, Feldkost |
| Schn. | 400 | 290 | —110 | 72,5 | 20 | 3,94 | —16,06 | 19,7 | Normale Versuchsperson, Heimatkost |
| Pr. | 400 | 237 | —163 | 57,5 | 20 | 3,52 | —16,48 | 17,6 | |
| Ce. | 400 | 325 | — 75 | 81,2 | 20 | 3,25 | —16,75 | 16,25 | Ödemkranker |
| Sim. | 400 | 697 | +297 | 174,2 | 20 | 10,57 | — 9,43 | 52,9 | ,, |
| Fe. | 400 | 314 | — 86 | 78,6 | 20 | 4,66 | —15,34 | 23,3 | ,, |
| Pi. | 400 | 275 | —125 | 68,7 | 20 | 6,81 | —13,19 | 34,0 | ,, |
| | | | | **12-Stunden-Ausscheidung.** | | | | | |
| Schi. | 400 | 1117 | +717 | 279,0 | 20 | 19,47 | — 0,53 | 97,3 | Normale Versuchsperson, Feldkost |
| Schn. | 400 | 730 | +330 | 182,5 | 20 | 11,17 | — 8,83 | 55,9 | Normale Versuchsperson, Heimatkost |
| Pr. | 400 | 722 | +332 | 180,5 | 20 | 10,48 | — 9,52 | 52,4 | ,, |
| Ce. | 400 | 737 | +337 | 184,2 | 20 | 9,37 | —10,63 | 46,8 | Ödemkranker |
| Sim. | 400 | 1380 | +980 | 345,0 | 20 | 22,17 | + 2,17 | 110,8 | ,, |
| Fe. | 400 | 579 | +179 | 119,7 | 20 | 9,06 | —10,94 | 45,3 | ,, |
| Pi. | 400 | 482 | —482 | 120,5 | 20 | 10,20 | — 9,80 | 51,0 | ,, |

Durch den Wasser- und den Kochsalztrockenversuch war also einwandfrei klargestellt, daß keine merklichen Differenzen im Ausscheidungsvermögen für Wasser und Salz beim Ödemkranken im Vergleich zum Normalen, einerlei ob der letztere unter Feld- oder Heimatkost stand, gefunden wurde. Da aber in früheren Versuchen Kochsalzzulage ohne Einschränkung der Flüssigkeitszufuhr bei den Ödemkranken eine deutliche Retention von Kochsalz gezeigt hatten, so prüften wir, wie die Ausscheidung vor sich geht, wenn Wasser- und Kochsalzversuch kombiniert werden. Wir untersuchten das Verhalten normaler Personen bei Feldkost, welche in jeder Beziehung vollwertig war, normale Personen bei Heimatkost, welche entsprechend der damaligen Zeit nicht als vollwertig bezeichnet werden mußte, und Ödemkranke, welche unter noch schlechterer Gefangenenbeköstigung standen.

Die folgende Tabelle (S. 768) gibt die Resultate wieder.

Das Resultat dieser Untersuchungsreihe ist für die Entstehung des Hungerödems sehr wichtig. Während die unter vollwertiger und ausreichender Feldkost stehenden Versuchspersonen eine Kochsalzausscheidung zeigten, welche der im Kochsalztrockenversuch sehr nahe kommt, findet sich bei den unter minderwertiger Heimatkost stehenden Versuchspersonen die Kochsalzausscheidung wesentlich verschlechtert und in die Länge gezogen. Sie zeigen eine deutliche Neigung zu Retention. Bei den Ödemkranken mit der minderwertigsten Ernährung ist die Kochsalzausscheidung am stärksten beeinträchtigt, beim einen etwas mehr, beim anderen weniger, aber die verzögerte Ausscheidung und die Retention übersteigen weit die letzte Kategorie. Man sieht also, daß die unter Heimatkost stehenden Versuchspersonen zwischen den Normalen und den Ödemkranken stehen und zu diesen hinüberleiten, so daß sie bereits Störungen der Ausscheidung zeigen, die evtl. mit der Zeit zu eklatanter Ödemkrankheit führen würden. Die Wasser-

## Kombinierter Wasser- und Kochsalzversuch.

Morgens nüchtern 20 g Kochsalz und 1500 ccm Wasser. Kost wie oben.

| Name | Zu-fuhr | Aus-fuhr | Bilanz | Aus-schei-dung in % | Zu-fuhr | Aus-fuhr | Bilanz | Aus-schei-dung in % | Bemerkungen |
|---|---|---|---|---|---|---|---|---|---|
| | | | | 4-Stund | en-Ausscheidung. | | | | |
| Schl. | 1400 | 695 | — 704 | 49,6 | 20 | 11,38 | — 8,62 | 56,9 | Normale Versuchsperson, Feldkost |
| Da. | 1500 | 889 | — 611 | 59,3 | 20 | 14,51 | — 5,49 | 72,6 | ,, |
| Ev. | 1700 | 335 | —1365 | 19,7 | 20 | 3,72 | —16,28 | 18,6 | Normale Versuchsperson, Heimatkost |
| Lor. | 1500 | 295 | —1205 | 19,7 | 20 | 3,11 | —16,89 | 15,5 | ,, |
| Ce. | 1500 | 691 | — 809 | 46,1 | 20 | 3,24 | —16,79 | 16,2 | Ödemkranker |
| Sim. | 1500 | 603 | — 897 | 40,2 | 20 | 6,88 | —13,12 | 34,4 | ,, |
| Fed. | 1500 | 784 | — 716 | 52,3 | 20 | 2,21 | —17,79 | 11,1 | ,, |
| Pin. | 1500 | 363 | —1137 | 24,2 | 20 | 1,40 | —18,60 | 7,9 | ,, |
| | | | | 12-Stund | en-Ausscheidung. | | | | |
| Schl. | 1500 | 1704 | + 204 | 113,6 | 20 | 25,54 | + 5,54 | 127,7 | Normale Versuchsperson, Feldkost |
| Da. | 1500 | 1523 | + 23 | 101,8 | 20 | 25,77 | + 5,77 | 128,9 | ,, |
| Ev. | 1700 | 1290 | — 410 | 75,9 | 20 | 17,26 | — 2,74 | 86,3 | Normale Versuchsperson, Heimatkost |
| Lor. | 1500 | 1082 | — 418 | 67,2 | 20 | 13,01 | — 6,99 | 65,0 | ,, |
| Ce. | 1500 | 1169 | — 331 | 77,9 | 20 | 12,08 | — 7,92 | 60,4 | Ödemkranker |
| Sim. | 1500 | 1590 | + 90 | 106,0 | 20 | 22,32 | + 2,32 | 111,6 | ,, |
| Fed. | 1500 | 1252 | — 248 | 83,4 | 20 | 9,42 | —10,58 | 47,1 | ,, |
| Pin. | 1500 | 593 | — 907 | 39,3 | 20 | 4,19 | —15,83 | 20,8 | ,, |

ausscheidung entspricht völlig der Kochsalzausscheidung. Besonders charakteristisch sind die Unterschiede im Vierstundenversuch, wo durchweg für normale Versuchspersonen mit Heimatkost und für Ödemkranke im Gegensatz zu den normalen Versuchspersonen mit Feldkost die Wasser- und Kochsalzausscheidung bei der kombinierten Anordnung ganz erheblich niedriger ausfällt. Jansens Versuche mit einfacher Wasserzufuhr und andererseits mit Zufuhr von Wasser plus Salz decken sich in ihren Resultaten vorzüglich mit den unserigen.

Mit anderen Untersuchern (Gerhartz, Lange, Falta, Knack und Neumann, Maase und Zondek) konnten wir feststellen, daß die Nieren der Ödemkranken funktionell intakt sind und daß sie imstande sind, eine normale Konzentrations- und Verdünnungsarbeit zu leisten. Die starke Retention von Wasser und Kochsalz, wie sie beim Ödemkranken allgemein gefunden wurde (Schittenhelm und Schlecht, Lichtwitz, Schiff, Lippmann, Maase und Zondek u. a.), ist also sicher nicht renal bedingt und der volle Beweis dafür ist ganz besonders durch die Feststellung erbracht, daß Wasser allein und Kochsalz allein vom Ödemkranken wie vom Normalen ausgeschieden wird. Wenn auch bei einem Teil der schwereren Fälle von Ödemkrankheit die Insuffizienz des Kreislaufs (Senkung des Blutdrucks, akute Zirkulationsschwäche bei geringer körperlicher Anstrengung usw.) bei der Ödementstehung mitspricht — diese Leute schieden dann eine verminderte Menge hochkonzentrierten Urins aus —, so steht doch bei dem größten Teil der Kranken die Kreislaufsschwäche nicht so im Vordergrund, daß sie eine Erklärung für die Ödementstehung abgeben könnte. Alles spricht dafür, die Ursache für das Ödem extrarenal zu suchen, in Veränderungen des Gewebes selbst, der

Capillaren und der chemischen und physiko-chemischen Zusammensetzung der Blut- und Gewebsflüssigkeit.

Der Kochsalzgehalt des Blutes verhält sich nach Jansen ganz verschieden. Er macht folgende Angaben:

| Es fanden sich: | NaCl in mg% im Serum | Beurteilung |
|---|---|---|
| In 13 Fällen . . . . . . | 500—600 | = normal |
| In 5 ,, . . . . . . | 370—540 | = erniedrigt |
| In 9 ,, . . . . . . | 600—700 | = erhöht |

Diese Verschiedenartigkeit des Blutkochsalzgehaltes erklärt sich aus den verschiedenen Ödemstadien, in denen gerade die Anlayse ausgeführt wurde. Bei der Ödementstehung wird das Kochsalz in den Geweben, besonders in der Haut deponiert und das Blut ist daher kochsalzarm, im Stadium der Ödemstarre steigt der Kochsalzgehalt des Blutes. Jansen konnte ferner feststellen, daß das Ödem an Kochsalz reicher ist wie das Blut, ein Resultat, das durchaus im Einklang steht mit früheren Feststellungen von Strauß und Halpern, nach denen der Unterschied etwa 5—7% betragen soll. Es zeigt sich also, daß die Untersuchung der Ödemkranken in dieser Hinsicht nichts Charakteristisches erkennen läßt.

### Andere Mineralstoffe.

Dadurch, daß der Hauptbestandteil der täglichen Nahrung der Ödemkranken aus Vegetabilien aller Art (bei den Gefangenen häufig wesentlich Brot und Getreidefabrikate wie Graupen, Grieß, Grütze u. a. m., bei den heimischen Kranken auch grünes Gemüse, Rüben usw.) bestand, war sie von vornherein sehr reich an Kalium, während Calcium stark zurücktrat. Ragnar Berg meint, daß dieser Kaliumreichtum der Rohkost nicht zur Auswirkung kam, da die Gemüse, z. B. die Kohlrüben, mehrfach abgebrüht und das Brühwasser mitsamt den darin gelösten Kaliumsalzen weggeschüttet worden sei. Das trifft für die Ernährung der Gefangenenarbeiter nicht zu, die ja im Osten überhaupt wenig Rübennahrung erhielten. Wir müssen in diesen Fällen vielmehr damit rechnen, daß der gesamte Basenbestand der Nahrungsmittel aufgenommen wurde und daß damit reichliche Mengen Kalium und Natrium zugeführt wurden.

Leider liegen für die gesamten Basen keine eingehenden Untersuchungen vor. Nur der Kalkstoffwechsel hat eine größere Beachtung gefunden und es sind dabei bemerkenswerte Resultate zutage gefördert worden.

Den wichtigsten Beitrag hat Jansen geliefert, der an seinen Kranken genaue Untersuchungen über den Kalk- und Phosphorsäurestoffwechsel anstellte, sowohl in Form von Bilanzversuchen wie durch Ermittlung des Blutkalkspiegels. Die tägliche Aufnahme mit der Nahrung schwankte zwischen 0,64 und 4,13 g CaO pro Kopf und Tag, im Mittel betrug sie 1,45 g CaO, eine Menge, welche als ausreichend zur Deckung des Kalkbedarfs vom Erwachsenen zu bezeichnen ist. Trotzdem war die Kalkabgabe durch Harn und Kot bei den Ödemkranken eine größere und schwankte zwischen 0,9 und 2,41 g CaO; sie betrug im Mittel 1,52 g CaO. In der Mehrzahl der Fälle fand also Jansen eine negative Kalkbilanz, die zwischen 0,07 und 0,96 schwankt, in einem Fall Kalkgleichgewicht und in zwei Fällen eine positive Kalkbilanz von + 0,18 und + 0,55 im Mittel. Der Kalkstoffwechsel kann sich also bei verschiedenen Versuchspersonen wahrscheinlich je nach der Schwere der Krankheit auf ein verschieden hohes

Niveau einstellen. Die Neigung zur negativen Kalkbilanz und damit zur allmählichen Kalkverarmung überwiegt. Auch Maase und Zondek haben in Stoffwechseluntersuchungen die erhöhte Kalkabgabe festgestellt.

Die negative Kalkbilanz macht sich auch in der Höhe des Blutkalkspiegels bemerkbar. Schon Feigl fand bei der Blutaschenanalyse des Ödemkranken in 40% der Fälle eine Absenkung um 30%, bei der Mehrzahl aber etwas erhöhte Werte (um etwa $^1/_5$). Jansen stellt seine Ergebnisse der Blutkalkbestimmungen in einer Tabelle zusammen:

| Es fanden sich: | CaO in mg% des Gesamtblutes | Beurteilung |
|---|---|---|
| In 3 Fällen . . . . . . . . . | 10,0—11,0 | = tief normal |
| In 5 „ . . . . . . . . . | 9,0— 9,8 | = erniedrigt |
| In 7 „ . . . . . . . . | 7,0— 8,9 | = stark erniedrigt |

Nimmt man den mittleren Blutkalkgehalt des Menschen in mittleren Lebensjahren mit Jansen zu 11,5—12,0 mg CaO, was auch meinen Erfahrungen durchaus entspricht, so erscheint der Blutkalkspiegel der Ödemkranken deutlich erniedrigt.

Wegen der nahen Beziehungen des Calciums zum Phosphorstoffwechsel hat Jansen auch diesem seine Aufmerksamkeit geschenkt und gefunden, daß ein direkter Mangel an Phosphorsäure in der Nahrung und eine daraus resultierende negative Phosphorsäurebilanz als Ausdruck für ein ungedecktes Phosphorbedürfnis im Organismus nicht vorliege.

Der Kaliumstoffwechsel und insbesondere auch der Kaliumgehalt des Blutes sind bedauerlicherweise nicht eingehend untersucht. Feigl fand die Kaliumausfuhr mit dem Harn anfänglich erhöht (5,0—5,6 pro Tag anstatt 3—4 g normal) und Maase und Zondek stellten bei zwei Ödemkranken Werte wie Feigl, bei zwei anderen wesentlich höhere (bis zu 18,3 g K₂O) fest. Feigl fand ferner bei der Blutaschenanalyse den Gehalt an Kalium um rund 18% (extrem 35%) herabgesetzt (0,324 %₀ bzw. 0,268%₀ K₂O).

Der Magnesiumstoffwechsel zeigt nach Maase und Zondek beim Ödemkranken keine Besonderheiten.

Man muß also nach allem feststellen, daß die Calciumausfuhr trotz geringer Zufuhr erhöht ist. Eine starke Steigerung der Abgabe ist auch für das Kalium erwiesen, wo aber die Zufuhr eine besonders große ist. Die gesteigerte Ausfuhr spiegelt sich in dem Blutkalkgehalt wieder, der mehr oder weniger unter das normale Niveau absinkt. Der Blutkaliumgehalt erwies sich gleichfalls als erniedrigt, so daß eine schwere Störung des Verhältnisses Ca : K für das Blut vermieden zu werden scheint. Immerhin liegen nicht genügend umfangreiche Untersuchungen vor, um völlig klar zu sehen, was im Hinblick auf die neueren Erkenntnisse über die wichtige Stellung des Elektrolythaushalts für die gesamten Lebensvorgänge an und in den Zellen wünschenswert wäre. Wichtig ist die Feststellung, daß der Phosphorstoffwechsel keine Besonderheiten der allgemeinen Bilanz zeigt. Dagegen tritt nach Feigl, worauf bereits vorne kurz hingewiesen wurde, eine Verschiebung der zwei hauptsächlichsten Bindungsanteile des Phosphors im Blute des organisch gebundenen und des anorganischen Phosphors auf. Der organisch gebundene Phosphor, wie er vor allem dem Lipoid, in geringem Maße dem Nuclein zukommt, sank stark unter die normale Grenze ab. Der normale Tiefstand reicht bis 5 mg P, der normale Höchststand bis 13 mg P für 100 ccm

Serum, der große normale Durchschnitt liegt um rund 10 mg%; bei Ödemkranken betragen die Werte immer unter 5,0 mg%, im Durchschnitt 2,5 mg%; bei einer größeren Anzahl sinken sie sogar unter 2,0 mg% herab. Der anorganische Phosphorgehalt des Blutes ist dagegen stark erhöht. Während er nach Feigl bei nüchternen gesunden Männern in 92% noch unter 4,0 mg% Phosphor, in 64% unter 3,0 mg% fällt, liegen bei 66% der untersuchten Ödemkranken die Werte über 4,0 mg P, bei 58% über 5 mg P für 100 ccm Serum.

Zweifellos bestehen enge Beziehungen zwischen dem Calcium- und Phosphorstoffwechsel der verschiedensten Art. Es sei hier nur auf die Untersuchungen hingewiesen, welche zur Klärung der Rachitis angestellt wurden und andererseits auf die Beziehungen des Kalkstoffwechsels zu der Tetanie. Bei der ersteren ist der Kalkgehalt des Blutes normal oder nur wenig verringert, dagegen besteht eine Hypophosphatämie (anorganischer Phosphor), bei der letzteren ist der Blutkalkspiegel erniedrigt, aber der Phosphatgehalt normal, oft sogar leicht erhöht, auch in bezug auf seine Verteilung auf organischen und anorganischen Anteil. Der Quotient $\frac{Ca}{P}$ nimmt bei der Tetanie gegen die Norm ab (von 1,95 auf 1,2), bei florider Rachitis dagegen deutlich zu. Bei der Ödemkrankheit scheinen ähnliche Verhältnisse wie bei der Tetanie zu bestehen, jedoch ist die Phosphorfraktion durch die Abnahme des lipoidgebundenen Phosphors in sich verschoben. Über die Alkalireserve des Blutes liegen, soviel ich sehe, keine exakten Bestimmungen vor. Feigl hat mit Hilfe titrimetrischer Methodik der Alkalescenzbestimmung nach A. Loewy und anderen Methoden ein Absinken des Alkalescenzgrades um rund 66% der Normalwerte mit weitgehender Konstanz im Blute und Serum festgestellt und damit eine nicht unbeträchtliche „Säuerung" erwiesen. Hierin läge dann ein Unterschied gegenüber der Tetanie, bei der ja bekanntlich eine alkalotische „Stoffwechselrichtung", d. h. mindestens eine kompensierte Alkalose besteht. Weitere Erörterungen daran zu knüpfen, ist wegen der schwachen Unterlagen zwecklos. Ich werde im übrigen bei der Besprechung der Pathogenese nochmals auf diese Dinge kurz zurückkommen.

## Pathologisch-anatomischer Befund.

Die auffallendsten Erscheinungen bei der Sektion von an Ödemkrankheit gestorbenen Menschen sind nach allseitiger Angabe neben den Ödemen die allgemeine hochgradige Atrophie und der weitgehende Schwund des Fettgewebes.

An den äußeren Bedeckungen finden sich nur noch geringe Reste oder überhaupt kein Fettgewebe mehr. Besonders auffallend ist aber sein Schwund im Körperinnern. Das Netz ist äußerst fettarm und zeigt nur noch vereinzelt spärliche Fetttröpfchen. Das perirenale Fettgewebe, das epi- und perikardiale Fettgewebe fehlen völlig. Als besonders bemerkenswerten Befund erwähnt Prym eine eigentümliche Aufquellung resp. ödematöse Durchtränkung des restlichen Fettgewebes, die er als „gallertige Atrophie" bezeichnet. Am deutlichsten ist davon das epikardiale Fettgewebe betroffen, das fast ohne Ausnahme als dickes ödematöses Polster oft auch nur in geringer Menge entlang der rechten Kranzader angetroffen wird. In manchen Fällen kommt dazu ein Fettgewebsödem der Nierenkapsel, des Netzes, des Mesenteriums, der Appendices epiploicae, des vorderen Mediastinums, des Zellgewebes um die Nebennieren, des prävesicalen Zellgewebes. Überall da, wo bei gutgenährten Leuten Fettgewebe im Körperinnern vorhanden war, kann man nach Prym diese eigentümliche gallertige Atrophie auffinden. Dazu kommen natürlich das mehr oder weniger ausgedehnte und hochgradige Ödem der Haut und des

Unterhautzellgewebes, der wässerige Erguß in die Bauchhöhle (bis zu 2 Liter)
und vermehrte Flüssigkeitsansammlungen in der Brusthöhle und im Peri-
kardialraum, deren Umfang im allgemeinen gering sind.

Das Blut erscheint nach Paltauf und Prym meist etwas eingedickt, nicht
plethorisch. Zeichen von Anämie traten nicht hervor. Von Budzinsky und
Chelchowsky wird das Vorhandensein einer echten Oligämie hervorgehoben;
man kann, abgesehen von Herz und Milz, die ganze Obduktion vornehmen ohne
daß der Obduzent sich die Finger mit Blut bespritzt.

Die Atrophie betrifft Haut und Muskulatur, aber auch die parenchymatösen
Organe, deren Gewicht stark herabgesetzt ist. Nach Prym hat die Milz am
meisten, etwa ein Drittel ihres Gewichts, verloren, das Herz etwa $1/5$, die Leber
etwa $1/8$. Diese Atrophie der inneren Organe fiel überall auf (Schlecht und
Schittenhelm, Maase und Zondek, Jansen, Paltauf u. a.). Sie war
zweifellos in vielen Fällen sehr viel größer als sie Prym angibt. So fanden
Schittenhelm und Schlecht ein Lebergewicht von 1025 g, Jansen von
700—900 g (normal etwa 1600 g), Schittenhelm und Schlecht ein Herzgewicht von 220 g, Hülse von 145 g (normal 250 g) usw. Die Schilddrüse
wird vor allem von Oberndorfer und Jansen als atrophisch hervorgehoben.
Auch Prym erwähnt, daß sie meist klein ist. Die Hoden sind atrophisch. Histologisch zeigt nach Oberndorfer die Schilddrüse vielfach verkleinerte Follikel,
stark eingedicktes Kolloid, Erscheinungen, die auf Sekretionsverminderung
hindeuten. Die übrigen Organe ergeben keinen Gewichtsverlust. Die Nebennieren stellen sich sogar öfter als auffallend groß dar.

Das Herz zeigt häufig das Bild der braunen Atrophie, dasselbe gilt von der
Leber. Die Nieren sind völlig normal, Milz und Lungen sowie die übrigen
Organe bieten nichts Besonderes.

Die mikroskopische Untersuchung der Organe förderte als wichtigsten
Befund die Glykogenarmut resp. Glykogenfreiheit von Leber und Muskul-
latur (Schittenhelm und Schlecht, Jansen, Oberndorfer u. a.) zutage,
sowie das völlige Fehlen oder den hochgradigen Schwund von Fett in den
Organen und im interstitiellen Gewebe (Sudanfärbung). Auch die Lipoid-
färbung fiel negativ aus. Ebenso wie Jansen sahen auch wir auffallende
Schmalheit der Leberzellbalken und Weite der Interstitien. Die Nieren waren
völlig intakt sowohl der Epithel- wie der Gefäßapparat. Die hochgradige,
überall anzutreffende Capillarfüllung hält Oberndorfer für einen besonders
charakteristischen Befund bei der Ödemkrankheit. Jansen erwähnt die Follikel-
armut der Milz und Hülse die Intaktheit der Nerven. Schilddrüse, Hypophyse,
Pankreas, Hoden zeigten nach Prym mäßige Mengen Fett im Parenchym,
sonst nichts Besonderes, die Nebennieren hatten wechselnden Lipoidgehalt.
Er meint, daß die Fälle sich mit Ausnahme der Ödeme pathologisch-anatomisch
in nichts von der gewöhnlichen allgemeinen Atrophie durch Hunger oder konsu-
mierende Krankheiten unterscheide.

### Pathogenese und Ätiologie.

Es unterliegt heute keinem Zweifel, daß die Ödemkrankheit als die Folge
einer qualitativ und quantitativ unzureichenden Ernährung anzusehen ist. Die Nahrung stellt sich als arm an Eiweiß und besonders Fett
dar. Der Eiweißgehalt wechselt, bald liegt er mehr oder weniger über dem
Eiweißminimum, bald erreicht er dieses kaum. Der Fettgehalt ist immer ein
äußerst niedriger und stellt sich nicht selten nur auf einige Gramm. Der Hauptbestandteil der Nahrung sind also Kohlenhydrate, die aber auch nicht
in einer Menge und Form vertreten sind, daß sie die Kost auf eine

ausreichende Höhe bringen. Die Kost ist also calorisch unterwertig. Die calorische Minderwertigkeit führt zu dauerndem Eiweißverlust, einerlei ob der Eiweißgehalt noch als genügend angesehen werden kann oder nicht. Das Fettpolster schwindet mehr und mehr. Der Körper verarmt an Lipoidsubstanz. Es tritt langsam eine zunehmende allgemeine Atrophie ein, wie sie sich bei den Autopsien klar herausstellte.

Die Nahrung war aber auch vitaminarm. Einzelne Vitamine fehlten zeitweise völlig, in erster Linie das antirachitische und das antixerophthalmische Vitamin. Gewisse Erscheinungen von seiten der Augen, welche häufiger beobachtet wurden und die ich selbst nicht selten bei Ödemkranken fand, wie die Nachtblindheit, Xerosis conjunctivae und Hornhautgeschwüre (letztere von Budzinsky und Chelchowsky angeführt), dürften wohl darauf zurückzuführen sein. Auch die osteomalacieähnlichen und spätrachitischen Osteopathien, wie sie gelegentlich als Komplikation der Ödemkrankheit festgestellt wurden und im Jahr 1919 und 1920 in Deutschland und Österreich epidemisch vorkamen (Edelmann, Schiff, Schlesinger, Wenkebach, Porges und Wagner, Bittorf, Fromme, Alwens u. a.), hängen ursächlich mit diesem Vitaminmangel zusammen. Daß sie erst so spät beobachtet wurden und nicht viel öfter mit der Ödemkrankheit zusammen auftraten, hängt wohl damit zusammen, daß der erwachsene Mensch über einen großen Vorrat an fettlöslichen Vitaminen verfügt, den er aufgespeichert hat (Abderhalden) und von dem er lange Zeit leben kann.

Das Vitamin B ist im allgemeinen genügend, wenn auch oft nicht besonders reichlich vertreten; vielleicht deuten die vereinzelt gemeldeten Komplikationen mit neuritischen Symptomen (z. B. auch der von Maase und Zondek mitgeteilte Fall von polyneuritischer Komplikation) doch darauf hin, daß gelegentlich Mangel eintrat. Es handelt sich aber um seltene Ausnahmefälle.

Das Vitamin C hat niemals völlig gefehlt. Es wird auch berichtet, daß ausgesprochene Skorbutsymptome als Begleiterscheinung der Ödemkrankheit nicht gesehen wurden. Es geht daraus hervor, daß die Kost nach dieser Richtung hin auch in den schlimmsten Zeiten meist ausreichend war. Nur Salle und Rosenberg berichten, daß sie an einer großen Anzahl von Kranken die Vergesellschaftung von Skorbut mit Ödemkrankheit beobachteten bei einer Kost, die calorisch ungenügend aus Maisbrot und Bohnen bestand. Die Entwicklung der Ödemkrankheit ging dabei meist der hämorrhagischen Diathese voraus (s. vorne S. 476).

Der Vitaminmangel der Nahrung vermag also einzelne hin und wieder auftretende Komplikationen zu erklären, kann aber nicht als Grund für das volle Krankheitsbild der Ödemkrankheit angesehen werden. Sie unterscheidet sich von den typischen Bildern der bekannten Avitaminosen, die aber andererseits manche Symptome aufweisen können, welche auch der Ödemkrankheit eigen sind.

Zu diesen gehört das Ödem. In seiner Darstellung der Beriberi schreibt Shimazono, daß zu den fast konstanten Krankheitserscheinungen im frischen Stadium der Beriberi die Hautwassersucht gehöre (s. S. 600 dieses Buches), wobei hervorgehoben werden soll, daß es auch eine trockene Form gibt. Die weitere Beschreibung erinnert durchaus an die Anordnung des Ödems beim Hungerödem, zu dem es auch in seinen tieferen Ursachen Beziehung zu haben scheint, da es weder als renal noch als rein kardial bedingt angesehen werden kann, vielmehr nach K. Miura eine abnorme Durchlässigkeit der Endothelien durch Gefäßalteration und Parese der Vasoconstrictoren oder eine Änderung der physikalischen Eigenschaften des umgebenden Gewebes angenommen werden muß (s. b. Shimazono S. 615).

Eine genaue Begründung dieser Hypothese gibt er freilich nicht. Die Blut-analyse zeigt bei Beriberi eine Herabsetzung des Fett- und Lipoid-gehaltes (auch des Cholesterins) wie bei der Ödemkrankheit, während aber der Fettsäuregehalt im Gegensatz zur letzteren erhöht ist (S. 607). Dasselbe gilt für den Calciumgehalt des Blutes. Der Blutzucker ist oft vermehrt und es besteht Neigung zu Acidose. Der intermediäre Chemismus hat also einzelnes mit der Ödemkrankheit gemein, in anderen Punkten unterscheidet er sich scharf. Das gilt auch vom klinischen Bilde, in dem die polyneuritischen und die kardiovasculären Symptome (der frequente Puls, die verstärkte Herz-aktion, das vergrößerte Herz) zum Krankheitsbild der Ödemkrankheit kon-trastieren. Aber auch diese Differenzpunkte müssen eine Einschränkung erfahren. Der Blutdruck zeigt eine gewisse Ähnlichkeit. Zwar ist der maximale Blutdruck gewöhnlich nicht verändert, aber bei Fällen schwerer Art erniedrigt er sich doch bis auf 70—80 mm Hg (Riva-Rocci) und der minimale Blutdruck ist fast immer herabgesetzt, ein Zeichen für den verminderten Tonus des Gefäß-systems, das übrigens ähnlich wie bei der Ödemkrankheit wenig oder gar nicht auf Adrenalin anspricht (s. S. 594). Interessant ist ferner die Beobachtung von R. Inada und K. Miura, daß bei Beriberi zuweilen der vagotonische Zustand vorkommt, der sich äußert in einer respiratorischen Arhythmie und in einer Bradykardie; diese Vagotonie (deutliche Reaktion auf Atropin und Pilocarpin) zeigt sich im Anfangsstadium und in der Besserungsperiode, niemals aber auf der Acme der Krankheit. Die Bradykardie ist also der bei der Ödem-krankheit vorkommenden nicht ohne weiteres gleichzusetzen, deren Analyse zur Annahme eines sinusoidalen Rhythmus führte. Es ist sicher auffallend, wie weitgehend die Ödemkrankheit und die Beriberi — dasselbe gilt erst recht von der Segelschiffberiberi — sich oftmals zu ähneln scheinen, wobei aber trotzdem wichtige klinische Unterschiede und solche im Ablauf des Stoffwechsels und der vegetativ-neurotischen Einstellung bestehen bleiben. Die Krankheitsbilder decken sich also nicht. Man muß aber doch annehmen, daß der Entstehungsmechanismus mancher gemeinsamen Symptome und Störungen im Grunde genommen der gleiche sein wird.

Sehen wir uns den Speisenzettel des Kosthauses der Spinnerei A an, wie ihn Shimazono als typisches Beispiel einer gemischten, falsch zu-sammengesetzten und daher beriberierzeugenden Kost anführt (s. S. 549), so hat er entschieden große Ähnlichkeit mit der Kost unserer Ödem-kranken, die sich vor allem äußert im Durchschnitt der täglichen Kostelemente: Eiweiß 61 g, Fett 5 g, Kohlenhydrat 457 g. Der Gesamtbrennwert der Nahrung, der mit 2160 Calorien berechnet wird, ist vielleicht eben genügend. Auffallend ist aber der relativ niedrige Eiweiß-, der sehr niedrige Fett- und der weit überwiegende Kohlenhydratgehalt der beriberimachenden Kost. Die Kost reicht völlig aus, um den Ernährungszustand des Menschen zu erhalten. Denn die Beriberi befällt ja Leute in gutem Ernährungszustand. Die Kost ist aber arm an Vitamin B und darin sieht Shimazono die Haupt-ursache der durch sie hervorgerufenen Erkrankung. Ob nicht vielleicht doch die Eigenheit der Kostzusammensetzung eine gewisse Rolle dabei spielt, so vielleicht daß bei ihr das Vitamindefizit leichter seine klinische Auswirkung entfalten kann? Der B-Vitamingehalt der Menschen, die ödemkrank werden, ist nach meinen Kochzettelbeispielen zwar nicht hoch, aber doch bis zu einem gewissen Grade ausreichend. Immerhin könnte man sich doch fragen, ob nicht vielleicht eine gewisse Insuffizienz in Form einer Forme fruste vorliegen könnte, bei der gewisse Erscheinungen der Avitaminose zum Vorschein kommen, ähnlich wie etwa der Hypothyreoidismus die verschiedenen Formen des

Hertogheschen Myxödemoids auslösen kann. Die Versuche, die Ödemkrankheit durch vitaminreiche Kost allein heilen zu wollen, scheinen dagegen zu sprechen. Jedoch scheinen mir diese Versuche nicht einwandfrei durchgeführt zu sein deshalb, weil, wie z. B. in den von Schlecht und mir angestellten, der Versuch nicht lange genug und vielleicht auch mit einem ungeeigneten Präparat angestellt wurde, wobei zu berücksichtigen ist, daß auch bei der echten Beriberi die Auswirkung der Koständerung mehr oder weniger lange Zeit benötigt, und ferner deshalb, weil eben bei den meisten Ödemkranken der sehr stark herabgesetzte Ernährungszustand einen sicher wichtigen, in ihren Folgen mit zu berücksichtigenden Hauptfaktor darstellt. Es müssen also neue Versuche einsetzen, um eine sichere Entscheidung zu ermöglichen. Auch die Ausführungen von Ragnar Berg betonen die nahen Beziehungen der beiden Krankheiten. Er geht meines Erachtens in deren Identifizierung zu weit und zieht zu wenig die sicher vorhandenen Differenzpunkte in Rücksicht. Die völlig ablehnende Haltung aber gegenüber jeder Beziehung der beiden Krankheiten zueinander, die ich selbst früher mit Schlecht eingenommen habe und die auch Jansen, Maase und Zondek, Pollag u. a. einnahmen, bedarf doch wohl einer Korrektur.

Das Ödem ist übrigens auch bei anderen Avitaminosen beobachtet worden. Salle und Rosenberg beschreiben das Zusammentreffen von Skorbut und Ödemkrankheit, sowie ihr Nacheinandereinsetzen, so daß die Ödeme den skorbutischen Erscheinungen vorausgingen. Dabei war ätiologisch bemerkenswert, daß die Ernährung der an Skorbut und Ödemkrankheit Erkrankten in gleicher Weise wie bei nur Skorbutkranken in der Hauptsache aus Mehl und Hülsenfrüchten bestand, sich aber von der Ernährung der letzteren durch das Fehlen von Fleisch und Fett unterschied und quantitativ stets unzureichend war. Dem entsprach auch der Ernährungszustand der Kranken. Die Entstehung eines aus Ödemen, Hydrops einerseits und skorbutischen Hämorrhagien andererseits kombinierten Krankheitsbildes wäre somit nach Salle und Rosenberg auf eine calorisch ungenügende, kohlenhydratreiche sowie durch das Fehlen frischer Gemüse charakterisierte Ernährung zurückzuführen. Auch Hemeralopie ist als Komplikation des Skorbuts häufig beobachtet worden (s. b. Salle S. 476). Körner- und Hülsenfrüchte (Weizen-, Roggen-, Maismehl und -brot, Graupen, Bohnen, Erbsen), auch Dörrgemüse, ferner Fleisch meist in Konservenform, aber auch als frisches Fleisch, Schmalz und „Schmalzersatz" waren der Hauptbestandteil der Ernährung dieser Kranken gewesen. Vollkommen fehlten Kartoffeln, frische Gemüse und Obst. Nicht selten scheint ein Überhitzen der Nahrung resp. deren Behandlung durch unzweckmäßig lange Siedetemperaturen gewesen zu sein. Die partielle Unterernährung dauerte in 90% 4—9 Monate lang, bis die Krankheitserscheinungen ausbrachen (Speicherung der Vitamine!). Ich habe diese Ernährungsverhältnisse etwas eingehender berücksichtigt, um zu zeigen, wie dicht beieinander diese verschiedenen Krankheitszustände liegen und wie leicht ein Zusammentreffen zustande kommen kann.

Eine besonders nahe Verwandtschaft zu der Ödemkrankheit hat der Mehlnährschaden der Säuglinge, der infolge einer exquisit einseitigen Kohlenhydratnahrung (Mehl-Schleimdiät usw.) zustande kommt. Ich habe mit Schlecht von Anfang an auf diese Verwandtschaft hingewiesen, die sich auch anderen aufdrängte (Maase und Zondek, Jansen, Pollag, Bürger u. a.). Die Schilderung, welche György in diesem Buche gibt (s. S. 534 u. ff.) bestätigt diese Anschauung aufs neue. Sie verläuft in zwei Hauptformen, der pastös-hydropischen mit ausgesprochenen allgemeinen Ödemen und der atrophisch-hypertonischen Form, bei der die Ödeme fehlen und dafür die schwere Dystrophie und die

allgemeine Muskelhypertonie im Vordergrund stehen. Die erste und die zweite
Form verbindet sich oft mit Tetanie, die erste häufig auch mit Rachitis. Bradykardie, Hypothermie und Hydrämie sind weitere Begleitmerkmale. György
bezeichnet die einseitige Mehl- (Kohlenhydrat-) Diät als quantitativ
durchaus insuffiziente Ernährungsweise, bei der das Calorienangebot
in der Regel erheblich unter dem notwendigen Minimum bleibt.
Dadurch muß es zu einer Wachstumshemmung kommen und weiterhin zu einer
Reduktion der Körperbestände, letzten Endes sogar der Gewebe. Dazu
kommt die qualitative Unausgeglichenheit der Nahrung, welche vitaminarm ist — es fehlt nach György Vitamin A regelmäßig, Vitamin B und C
halten sich unterhalb der Norm — und neben stark vermindertem Eiweiß-
und Mineral- ein übermäßiges Kohlenhydratangebot hat. Diese
Charakteristik der Diät beim Mehlnährschaden deckt sich im weitesten Maße
mit meinen Ausführungen über die Ernährungsverhältnisse bei der Ödemkrankheit (mit und ohne Ödem). Ragnar Berg weist mit Recht darauf hin,
daß bei der Ödemkrankheit im allgemeinen nervöse Erscheinungen fehlen,
während der Mehlnährschaden die charakteristische Übererregbarkeit zeigt.
Er meint, daß, wenn auch die Kost beider Krankheiten große Ähnlichkeit
hat, doch Unterschiede vorliegen: die Nahrung bei Ödemkrankheit weise
allgemeinen Mineralstoffmangel, besonders Mangel an Kalk und Kali neben
einem gewaltigen Überschuß von Kochsalz, also von Natrium und Chlorionen
auf, die Nahrung des Mehlnährschadens weist eine stärkere Zufuhr von Mineralstoffen, ganz besonders von Kalium und geringere Zufuhr von Kochsalz auf;
beiden Kostformen gemeinsam sei ein großer Überschuß an Säuren und von
Phosphorverbindungen. Auch nach anderer Richtung sieht Berg die Kost
als insuffizient an (Vitaminarmut, Mangel an Eiweiß und speziell an hoch-
wertigem Eiweiß, Mangel an Basen). Im großen Ganzen stimme ich Berg bei.
Nur glaube ich, daß der Gehalt an Kalium kein so scharfes Unterscheidungsmerkmal der beiden Diätformen ist. Daß andererseits die Übererregbarkeit
auf eine verschlechterte Calciumionisation zurückzuführen ist, dürfte durchaus
stimmen, ebenso wie die Möglichkeit einer Verschiebung des Quotienten $K:Ca$
im Blut und Gewebe zuzugeben ist. Leider liegen hierüber scheinbar keine
genaueren Untersuchungen vor.

Hierher gehört auch das Ödem, das man bei Diabetikern im Verlauf länger
durchgeführter Haferkuren beobachtet und auf das v. Noorden zuerst die
Aufmerksamkeit lenkte. Besonders leicht und hochgradig treten diese Ödeme
bei Kranken auf, denen neben der Haferkur noch mehr oder weniger große
Mengen von Natrium bicarbonicum zur Bekämpfung der Acidose gereicht werden.
Auch hier eine eiweißarme, kohlenhydrat-, salz- und wasserreiche Kostform,
die aber große Fettmengen (120—150 g Butter) enthält.

In der Tiermedizin gibt es Krankheitszustände, welche gleichfalls in diese
Gruppe hineinzugehören scheinen. Hutyra und Marek beschreiben in dem
Kapitel „Blutarmut" bei Schafen ein Krankheitsbild, das als sog. Bleich-
sucht, Fäule, Inanitionswassersucht, Cachexia aquosa bezeichnet
wird und zur Beobachtung kommt nach dauerndem Aufenthalt auf sumpfigen,
moorigen Weiden oder bei Fütterung mit gehaltlosen Stoffen, Rüben-
blättern, Rübenschnitzeln und besonders Rüben (Stoppelrüben), nach vorausgegangenen Mißjahren oder bei Fütterungsnot im Kriege (s. auch Oppermann). Auch bei Rindern kann die fortgesetzte Fütterung gehaltloser Stoffe
einen ähnlichen Krankheitszustand hervorrufen, namentlich bei Rindern in
Spiritusbrennereien und Zuckerfabriken, wo das Futter hauptsächlich aus der
sehr wasserreichen Schlempe, aus Rübenschnitzeln oder Melasse
besteht. Die Verfasser ziehen selbst die Ödemkrankheit des Menschen zum

Vergleich heran. Die Symptome bestehen in Mattigkeit und Teilnahmslosigkeit, Beschleunigung der Herzstöße und Pulsschwäche, reduziertem Ernährungszustand, Anämie wechselnden Grades, selten in hämorrhagischer Diathese, später in wassersüchtigen Anschwellungen am Unterbauch, an der Unterbrust, im Kehlgange und an den unteren Teilen der Gliedmaßen, ferner in hydropischen Ergüssen in den Körperhöhlen; auch die Augenlider können kissenartig anschwellen. Besonders umfangreich sind diese Ödeme bei der Anämie der Rinder in Zuckerfabriken, wo sie unter Umständen die Bewegung ganz unmöglich machen. Solche Tiere leiden meist an Durchfall. Jost, Hildebrandt und Moussu beobachteten bei dieser „Hydrämie der Rinder" in Zuckerfabriken unter Umständen auch plötzliches Zusammenstürzen beim Gehen, unerwarteten Tod wie im Schlaganfall nach einem kurzen, einige Tage dauerndem Unwohlsein. Inwieweit Mangel an Vitaminen in Frage kommt, lassen Hutyra und Marek unentschieden.

Ich habe nun eine ganze Reihe von Krankheitszuständen bei Mensch und Tier angeführt, welche bei manchen Verschiedenheiten des klinischen Bildes doch andererseits gewisse Symptome, besonders die Ödemneigung und das Ödem, gemeinsam haben und auch sonst gleichartige Züge erkennen lassen, die in erster Linie in gewissen Eigentümlichkeiten der Ernährung zu suchen sind. Es bleibt nun übrig, zu untersuchen, wie die Entstehung der Ödeme sich erklären läßt.

Inanition und Kachexie als solche sind sehr wohl imstande, einen Zustand zu schaffen, welche die Entstehung von Ödem ermöglicht. Widal, Lemierre und Cotini zeigten, daß Salzzulage bei Kachektischen Ödem bedingen kann. Wichtige Versuche hat Jansen an einer Frau angestellt, die infolge einer carcinomatösen Oesophagusstenose in einen schweren Inanitionszustand versetzt war. Es zeigte sich, daß es gelang, bei einer calorienarmen Kost, die aus Milch, Butter und Cakes bestand und etwa 1000—1100 Calorien enthielt, durch Zulage von Wasser und Kochsalz in Mengen, wie diese Stoffe in der Nahrung Ödemkranker vorhanden sind (30 g Kochsalz und 4500 ccm Flüssigkeit), ansteigende Ödeme zu erzeugen, wobei nach 3 Tagen Lidödem, nach 5 Tagen Gesichtsödem, nach 7 Tagen Knöchel-Fußrückenödem, nach 9 Tagen Unterschenkel- und Unterarmödem auftraten. Die Ödeme traten also etwa in derselben Reihenfolge auf, wie beim Kriegsödem und schließlich kann es zu einem Zustand der Ödemstarre mit Polyurie und reichlicher Kochsalzausscheidung genau wie beim Ödemkranken.

Auch beim ödemfreien Ödemkranken läßt sich, wie ich mit Schlecht zeigen konnte, durch Zulage von Kochsalz und Wasser beliebig Ödem hervorrufen, vorausgesetzt, daß die ödemerzeugende Massenkost weitergegessen wurde, während dieser Versuch bei ausgiebiger eiweiß- und fettreicher Kost im postödematösen Stadium der Krankheit mißlang. Die Art der Ernährung scheint also doch beim Ödemkranken von Bedeutung für die Entstehung der Ödeme zu sein und daraus könnte gefolgert werden, daß der Ödemkranke und dessen Ödementstehung nicht vollkommen auf eine Stufe mit der Kachexie überhaupt und deren Ödemneigung gestellt werden darf. Damit stimmt auch unsere Beobachtung überein, daß nicht alle Ödemkranken in schwerer Unterernährung sich befinden. Bei der Verteilung einer Massenkost kommt ja häufig der eine besser weg wie der andere und so war auch der Ernährungszustand kein völlig gleichartiger. Die individuellen Verhältnisse des Verdauungsapparates und anderes mehr spielen eine große Rolle und es ist ferner sicher, daß beim einen das Ödem früher, beim anderen später auftrat. Auch die einzelnen Völker haben sich in dieser Beziehung unterschieden. Die rumänischen Gefangenen bekamen rascher und schwerer die Ödemkrankheit wie z. B. die russischen und auch bei der heimischen Bevölkerung wurden derartige Unterschiede wahrgenommen. Man könnte hier vielerlei Gründe für dieses Verhalten anführen.

Wenn ich die Ansicht äußere, daß die Inanition allein nicht genügt, um das Entstehen der Ödeme bei den Ödemkranken restlos zu erklären, so sage ich damit gleichzeitig, daß auch die eventuell durch die Unterernährung herbeigeführte Atrophie endokriner Organe, vor allem der Schilddrüse, nicht die wesentliche Ursache dafür sein kann. Denn wenn auch Oberndörfer u. a. diese Atrophie feststellten und wenn auch Schlecht und ich zeigen konnten, daß Verabreichung von Thyreoidin einen beschleunigenden Einfluß auf die Ausschwemmung der Ödeme hervorriefen, so dürfte doch der Schilddrüsenatrophie und einer evtl. dadurch hervorgerufenen Unterfunktion der Drüse höchstens eine unterstützende Bedeutung beizulegen sein, zumal sie wohl auch nicht durchgehend in ausgiebigem Maße vorhanden war, besonders nicht da, wo hochgradige Inanition trotz der Ödeme gar nicht vorhanden war. Dasselbe gilt für das übrige endokrine System, soweit es auf den Wasser-Salzhaushalt von Einfluß sein kann.

Vermag nun die Einseitigkeit der Kost bei Ödemkranken die Ursache für das Ödem abzugeben? Man hat sowohl der Armut der Kost an Eiweiß und Fett, wie der dauernden übermäßigen einseitigen Kohlenhydratzufuhr die Schuld zugesprochen. Die Armut an Eiweiß und Fett hat natürlich insofern große Bedeutung gehabt, als die Kost, da die Kohlenhydratzufuhr nicht entsprechend hochgeschraubt werden konnte, calorisch unterwertig war und dadurch allmählich eine Reduktion der Fett-, Lipoid- und Eiweißbestände des Körpers und schließlich bei vielen ein Inanitionszustand herbeigeführt wurde. Andere aber, welche sich größere Mengen Kohlenhydrate zuführen konnten, nahmen nicht so sehr an Körperbestand ab, bekamen aber doch ihre Ödeme. Ich habe solche Patienten sowohl in den Kriegsjahren im Felde, wie auch 1919 und 1920 gelegentlich noch in Deutschland in bürgerlichen Kreisen gefunden. Sie waren nicht in der Lage, sich ausreichende Eiweiß- und Fettmengen zu verschaffen und mußten sich einseitig mit großen Kohlenhydratmengen (Kartoffeln, Brot, Kohl usw.) ernähren. Es macht beinahe den Eindruck, als ob die hydropigene Eigenschaft der Kohlenhydrate durch Eiweißzufuhr gedämpft würde, indem vielleicht die kolloidalen Eigenschaften der Gewebe eine Änderung erfahren. Daß auch das Fett antagonistisch wirken kann, werden wir im weiteren erkennen.

Kann bei gleichzeitiger Eiweiß- und Fettarmut die einseitig betonte Kohlenhydratkost die Grundlagen zur Ödembildung abgeben? Grafe hat die Wirkung einer längeren überreichlichen Kohlenhydratkost ohne Eiweiß auf den Stoffwechsel von Menschen und Tieren (Schweinen und Hunden) untersucht und festgestellt, daß trotz langdauernder, außerordentlich intensiver Überernährung oft nicht nur kein Gewichtsansatz, sondern manchmal sogar Gewichtssturz eintrat. Dieses Verhalten des Gewichts war in erster Linie durch starke Wasserabgaben seitens des Körpers bedingt, zu der in allen Fällen eine recht erhebliche Steigerung der Verbrennungen kam. Zulagen von Eiweiß zu den großen Kohlenhydratmengen verwandelte die stark negative Wasserbilanz in eine deutlich positive. Die Versuche an Menschen waren allerdings sehr kurzdauernd und können daher nur schwer für unsere Fragestellung verwertet werden. Die Kost war calorienreich, zwischen 1950 und 3160 Calorien, und enthielt vor allem Stärke (bis zu 100 g Rohstärke) und Zucker (520 g Rohzucker an einem Versuchstag, an anderen weniger), Fett war nur an einem Tag in Form von Fett gereicht, die Flüssigkeitsmenge war beschränkt zwischen 1500 und 2950 ccm, keine Salzzufuhr. Bei den Tieren bestand die Kohlenhydratzufuhr gleichfalls vornehmlich aus Stärke und Zucker, dazu etwas Butter; kleine Mengen Reis ergänzten sie. Wasserzufuhr war begrenzt, Salz wurde wenig gereicht. Die Eiweißzulage in den späteren Versuchsperioden bestanden aus Fleisch. Die Tierversuche wurden über einen Monat und darüber durchgeführt. Man sieht jedenfalls, daß in dieser Zeit die einseitige Kohlenhydratüberernährung in der hier durchgeführten Form zu keiner Ödembildung führte. Es fehlt freilich die Feststellung, wie sich die Verhältnisse gestaltet hätten, wenn auf der Höhe der Versuche Wasser und Salz in überschüssiger Menge zugeführt worden wären.

Im Hofmeisterschen Laboratorium hat Tachau unter anderen Versuchsbedingungen gezeigt, daß es gelingt, bei Mäusen, welche mit feuchtem frischen Kommißbrot und Salzen (Chlornatrium, Natriumphosphat, Natriumlactat) gefüttert werden, also eine wasser- und salz- sowie kohlenhydratreiche Kost erhielten, Ödem zu erzeugen. Ältere Versuche von Weigert erwiesen, daß Kohlenhydratüberfütterung junger Hunde mit Wasserspeicherung einhergeht. Dem entsprechen die klinischen Erfahrungen der Kinderärzte. Eckstein und Rominger geben über den heutigen Stand der Kenntnisse folgende Zusammenfassung: Die über längere Zeit fortgesetzte Überfütterung mit kohlenhydratreichen Mischungen führt, insofern dabei nicht gleichzeitig ein Überangebot an Mineralien, Eiweiß, Fett oder Vitaminen vorliegt, zu chronischen Schädigungen, die auf der hydropigenen Wirkung der Kohlenhydrate beruhen. Die Folge einer solchen Ernährungsweise ist eine abnorme Wasserretention. Den Beweis, daß es sich um pathologische, nämlich lockere Wasserbindung handelt, liefern die nach geringfügigen Störungen, nämlich parenteralen Infekten eintretenden Gewichtsstürze. Daß es gerade oft Infekte sind, die den Zustand der abnormen Wasserretention entschleiern, beruht darauf, daß Kohlenhydratmast die Immunität herabsetzt. Für den Grad der Schädigung ist einerseits die Art der im Überschuß gereichten Kohlenhydrate maßgebend und andererseits das Verhältnis des Fettes zum Kohlenhydrat. In einer nichtinsuffizienten kohlenhydratreichen Nahrung besitzt das Fett hinsichtlich der Wasserbindung eine in gewissem Grade antagonistische Wirkung. Die klinische Beobachtung zeigt, daß eine bestimmte Gruppe von Säuglingen besonders leicht bei kohlenhydratreichen Nahrungen pathologische Wasserretentionen aufweist. Diese Bereitschaft gilt als Zeichen der sog. „hydropischen resp. hydrolabilen Konstitution". Diese Kinder zeigen ein schlaffes, blasses, pastöses Aussehen, während andererseits die normale Konstitution eine festere Wasserbindung zeigt, die Belastungsproben eher standhält und nicht so schnell zu Gewichtsstürzen führt. Solche Kinder mit prallem Gewebsturgor zeigen ein straffes und kerniges Aussehen und rosige Gesichtsfarbe.

Auch Salze, vor allem Kochsalz, haben beim Säugling eine hydropigene Wirkung. Die Beziehungen der Salze aber zum Wasserhaushalt scheinen trotz vieler Untersuchungen immer noch unübersichtlich und verwickelt zu sein. Beim gesunden Säugling gehen nach den Untersuchungen von H. Meyer und Rominger Salze und Wasser durchaus verschiedene Wege. Es gibt nach ihnen beim Kinde Salzdepots. Dabei hängt die Salzretention des gesunden Kindes, die nichts mit Präödem zu tun hat, vom jeweiligen Salzangebot in der Nahrung ab. Im Vergleich zum salzarm ernährten, gut gedeihlichen Brustkind erleidet das salzreich ernährte gut gedeihliche Kuhmilchkind eine gewisse Supermineralisation, die aber keine pathologische Bedeutung hat. Im Augenblick der Abstillung und damit der salzreicheren Ernährung füllt auch das Brustkind seine trockenen Salzdepots auf. Beim Erwachsenen

sind diese Salzdepots durch die Untersuchungen von Magnus, Strauß u. a.
längst bekannt und werden in die Haut lokalisiert. Von französischen Kinderärzten wurde zuerst die Aufmerksamkeit auf den Zusammenhang zwischen Ödem und Salzgehalt der Nahrung beim ödembereiten Kinde gelenkt (Hutinel und seine Schüler: Oedeme d'origine alimentaire). Man erkannte, daß diese hydropigene Wirkung des Kochsalzes keine absolut gesetzmäßige Reaktion auf die Darreichung von Kochsalz bei jedem Säugling ist, auch dann nicht, wenn eine Salzwasserlösung die alleinige Nahrung des Kindes ist. Berend und Tetzner sahen z. B. bei Verabreichung von 500—700 ccm Heim-Johnscher Lösung (5 g Natr. chlorat., 5 g Natr. bicarbon. auf 1000 g Wasser) in 24 Stunden nur in der Hälfte ihrer Fälle den Eintritt der Wassersucht. Wenn aber die gleiche Salz-Wassermenge einmal Ödem erzeugt, das andere Mal nur eine, sich lediglich in der Gewichtszunahme ausdrückende Hydratation, und wenn auch diese unter Umständen ausbleiben kann, dann muß, wie L. F. Meyer mit Recht angibt, noch ein zweiter Faktor am Werke sein, der die Ödembereitschaft des Kindes bedingt. Als dieser zweite Faktor darf nach Meyer eine angeborene oder erworbene Änderung der Körperbeschaffenheit angesprochen werden. Erst die Summierung von Nahrungsreiz und erhöhter Vulnerabilität des Gewebes erzeugt im allgemeinen Ödem. Zweifellos ist der Säugling ein besonders dankbares, aber auch interessantes Objekt für das Studium des Wasserhaushaltes, der sich durch seine ausgesprochene Labilität auszeichnet (rasche Speicherung durch Wasserbindung an die Gewebskolloide, andererseits eminent rasche Wasserabgabe bei toxischen Einflüssen usw. durch schnellste Entquellung der Kolloide, die bedrohlich werden kann). Ich kann auf diese interessanten Verhältnisse, welche den Säugling und das junge wachsende Kind vom älteren Kind und vom Erwachsenen unterscheiden, nicht weiter eingehen und muß auf die wichtigen Zusammenfassungen von Rominger, L. F. Meyer u. a. verweisen. Sie zeigen auch, wie sehr die zuerst größere Durchlässigkeit des Darms, die zunächst schlechter funktionierende zentrale Regulation und andere Einflüsse beim Säugling den Wasserstoffwechsel abändern.

Wichtig für unsere Fragestellung ist, wie bereits bemerkt, die Betrachtung des der Ödemkrankheit nahestehenden Mehlnährschadens der Säuglinge. Man hat als Erklärung dieses alimentären Ödems früher die wasserspeichernde Wirkung von Kohlenhydraten und Salzen angesehen. Heute sieht man die Mehlnahrung nicht nur als eine einseitig überwiegende Kohlenhydratkost an, sondern auch als eine Kost, welche eiweiß-, fett- und vitamin-, evtl. auch salzarm ist und darum zu einer partiellen Inanition führt. Diese wird als wesentlichstes Moment in der Entstehung der Ödeme angesehen. Erst unter ihrem Einfluß kann Wasserüberfluß und Supermineralisation zu Ödem führen. Wären Kohlenhydratmast, Supermineralisation und Wasserüberangebot die drei Grundbedingungen des alimentären Ödems, dann müßte der größte Teil der Flaschenkinder daran erkranken (Rominger). Es zeigt sich also, daß das Ödem auch beim jungen Säugling eine Gewebsschädigung voraussetzt, die es durch sein Entstehen offenbart.

Was die Bedeutung der Salzzufuhr anbelangt, so kommt nach L. F. Meyer und Cohn außer dem NaCl noch einer Reihe anderer Natriumsalze ein hydropigener Effekt zu, und zwar in aufsteigender Reihe: $NaJ$, $NaBr$, $Na_2HPO_4$ und $NaHCO_3$; das Kochsalz bleibt aber das wasserspeicherndste Salz, dessen sichere und intensive Wirkung von keinem anderen Salz erreicht wird. Kalium- und Calciumverbindungen lassen die tägliche Gewichtskurve des Säuglings entweder fast unverändert oder sie veranlassen in den meisten Fällen — insbesondere $CaCl_2$ — Gewichtsabnahme, also Wasserausscheidung (Entquellung).

Einzelheiten der Salzwirkungen, wobei auch auf evtl. antagonistische Wirkungen, deren Berücksichtigung in Anbetracht der neueren Erkenntnisse nötig erscheint, zu achten wäre, sind nur wenig für den normalen, noch weniger für den pathologischen ödembereiten Organismus studiert. Bei allen diesen Erkrankungsformen wird man aber auch mit einer Änderung der Elektrolytkombinationen und deren weittragenden Folgen rechnen müssen (s. bei Fr. Kraus). Es scheint so, als ob die einzelnen Ionen, deren Einfluß auf Wasserretention und -abgabe, wie aus den obigen Ausführungen hervorgeht, ein verschiedener ist, nicht immer die gleiche Wirkung ausüben, diese vielmehr durch die mannigfachen Verschiebungen der Stoffwechsellage unter dem Einfluß der Ernährung u. a., überhaupt unter physiologischen, erst recht aber pathologischen Vorgängen sich ändern könnte. Bei Nephritikern konnten Kempmann und Menschel zeigen, daß unter der Einwirkung des Natriumions reichlich Wasser im Gewebe gespeichert wird zugunsten des Wasserhaushalts im Blute, sowie der Urinmenge (Zunahme der Konzentration des Blutes und des Urins). Dabei wird die saure Stoffwechsellage auffallend spät und erst auf große Dosen Alkali ausgeglichen. Die Wirkung des Kaliumiones auf den ödematösen Organismus ist eine dem Natriumion geradezu entgegengesetzte. Gegenüber der wassereinsparenden Fähigkeit des Natriumions macht das Kaliumion einen Wasserzustrom zur Niere erkennbar an der Zunahme der Harnmenge. Kalium wirkt also beim nephritischen Ödem wie im normalen Wasserhaushalt. Calciumsalze machen beim Gesunden Bluteindickung und Diurese (Lévy, Falta u. a.). Für die kranke Niere findet Eisner keinen besonderen Einfluß auf die Diurese, im Gegenteil Calcium hemmte die Ausscheidung von Salzen und Wasser. Kempmann und Menschel fanden, daß der Volhardsche Wasserversuch nach Calciumgabe bei Ödemneigung (Nephritis) die Wasserausfuhr geringer und den Urin konzentrierter gestaltete als ohne Calcium. Auffallend war die besonders starke Eindickung des Urins in der nachfolgenden Durstperiode. Französische Autoren konnten eine gute Entwässerung mit größeren Mengen $CaCl_2$ beim nephritischen Ödem feststellen. Diese wenigen Beispiele mögen die Unklarheit der Verhältnisse illustrieren. Es wird hier noch zahlreicher Untersuchungen bedürfen, um einen besseren Einblick in die Wirkung der Mineralstoffe auf die Ausscheidungsverhältnisse unter verschiedenen Bedingungen zu erhalten.

Eine gewisse Ähnlichkeit mit den Mehlnährschäden der Kinder hat das Haferödem der Diabetiker, auf das zuerst v. Noorden aufmerksam machte. v. Noorden lehnt es aber scharf ab, daß es durch einseitige Kohlenhydraternährung bedingt sei. Haferkuren werden immer mit Kohlenhydratmengen ausgeführt, die hinter dem Durchschnittsverzehr der Gesunden zurückbleiben und in der Regel werden bei ihnen ansehnliche Mengen von Fett evtl. auch Pflanzeneiweiß neben Hafer gegeben. Das Haferödem setzt ferner, wenn es überhaupt dazu kommt, meist schon einen Tag, zuweilen schon 10—12 Stunden nach beginnender Haferkur ein, also so frühzeitig, daß ein Nährschaden durch einseitige insuffiziente Kost noch gar nicht in Betracht kommen kann. Vorbedingung für ihr Zustandekommen sind große Kochsalzvorräte, reichliche Verabreichung von Kochsalz oder Natrium bicarbonicum. Auch Weizenmehl und andere Mehlsorten können in ähnlicher, wenn auch weniger prompter Weise ödemerzeugend wirken. v. Noorden erwähnt verschiedene Fälle, wo unter sonst gleichen Verhältnissen (gleiche Zufuhr von Natr. bicarbon.) die Patienten unter antidiabetischer strenger Normalkost mit 15—20 g täglicher Kochsalzaufnahme ödemfrei bleiben, aber sofort Ödeme bekommen, wenn sie einige Tage Gemüse oder Haferkost mit 8—10 g Kochsalz erhielten. Sie blieben aber auch unter diesen Verhältnissen ödemfrei, wenn man das Natriumbicarbonat größtenteils durch Kalium bicarbonicum ersetzte. Die

Hydrophilie der Gewebe mancher Diabetiker, wie sie gerade bei Haferkuren gelegentlich zum Vorschein kommt, ist etwas ganz Erstaunliches. Mit enormer Schnelligkeit kommt es zu einem evtl. äußerst hochgradigen Ödem des ganzen Körpers, das dann aber bei geeigneter Behandlung ebenso rasch wieder verschwinden kann.

Oehme verweist darauf, daß auf konstanten Stoffwechsel eingestellte Diabetiker mit Acidose von einem Tag zum anderen durch kleine Fleischzulagen, welche die Acidose bereits steigern, 1—2 kg ab-, umgekehrt durch Hafer- und Brotzulagen unter Absinken der Acidose ebenso zunehmen; am Diabetiker ohne Acidose ist eine derartige Beobachtung nicht möglich. Die Wasserretention und damit die Ödembildung scheint also an die acidotische Stoffwechsellage gebunden zu sein, nicht im Sinne der Quellungstheorie von Fischer, sondern in dem Sinne, daß die Rückkehr zur normalen Reaktionslage des Stoffwechsels, also die Retention von Na, die Alkalose mit Wasserretention einhergeht. Daher kommt es auch, daß größere Gaben von Alkali mit und ohne Kohlenhydrat besonders leicht und intensiv Ödeme herbeiführen, wobei reichlicher Kochsalzgehalt der Kost und hohe Kochsalzreserven im Körper Voraussetzung sind (Oehme). Kochsalzentzug bringt die Ödeme wieder zum Schwinden (Bönheim). Ob die im Hafer nachgewiesenen insulinartigen Stoffe eine ödemfördernde Wirkung haben können (wie die Insulinödeme!), ist möglich, wenn auch nicht sehr wahrscheinlich.

Wie beim Diabetiker, beim Beriberikranken, beim Skorbut, bei der Kindertetanie und auch bei einer Anzahl von echten Ödemkranken die Annahme einer Inanition als Ursache des Ödems nicht zutrifft oder mindestens nicht befriedigt, so gibt es auch bei Säuglingen extrarenale Hydropsien, die mit der Inanitionstheorie nicht erklärbar sind. Hierher gehören nach Rominger das Ödem bei exsudativer Diathese Czernys, bei hydropischer Konstitution und endlich das Sklerödem der Neugeborenen.

Als Ursache des Ödems bei exsudativer Diathese und hydropischer Konstitution (s. oben) wurde von Czerny ein Defekt in der Zusammensetzung des Körpers und der Gewebe angenommen, eine Hypothese, welche zwar bis jetzt nicht durch sichere Beweise belegt werden konnte, für deren Richtigkeit aber die klinische Erfahrung der verschiedenen Mastfähigkeit solcher Kinder spricht. Bei Säuglingen mit sog. hydropischer Konstitution sehen wir nach Rominger Wassereinlagerungen und -ausschwemmungen schnell vor sich gehen, ohne daß die Art und Menge der zugeführten Nahrung dafür verantwortlich gemacht werden kann. Während aber ein großer Teil dieser Säuglinge ohne sichtbares Ödem große Wassermengen zu stapeln vermag, tritt bei einem kleinen Teil ein generalisiertes Ödem auf, das sich durch sein Verhalten bei salz- und wasserreicher Fütterung als identisch mit dem Ödem der Mehlkinder erweist. Es handelt sich hier nach Rominger offenbar nur um verschiedene Grade einer „Polyhydrie".

Beim Sklerödem der Neugeborenen handelt es sich um eine Schwellung der Haut, welche eine eigentümlich teigige knetbare Beschaffenheit und die für das Ödem charakteristische Dellenbildung bei Druck zeigt, aber trotz der Nachgiebigkeit von härterer Konsistenz ist. Die Prädilektionsstellen sind die unteren Extremitäten, besonders die Fußrücken und Waden, aber auch die Oberschenkel, sowie der Mons Veneris. Es können aber auch alle Körpergegenden inklusive Handteller und Fußsohlen ergriffen sein. Es scheint während der kälteren Jahreszeit häufiger aufzutreten wie im Sommer. Das Ödem stellt sich bei den verschiedenartigsten Erkrankungen, aber auch scheinbar ohne solche ein. Luithlen lehnt daher die Auffassung des Sklerödems als eigene Krankheit ab und sieht die wichtigste Ursache für seine Entstehung in der mangelhaften Entwicklung des Kindes, in der eigentümlichen Beschaffenheit des Gewebes, insbesondere der Gefäße, welche eine Transsudation aus denselben erleichtert. Die histologische Untersuchung der Haut weist auch Defekte auf, Unterentwicklung (Luithlen) und Atrophie (Mensi). Finkelstein fand bei der Obduktion keine helle eiweißarme Ödemflüssigkeit, sondern bernstein- gelbes, bei der Erwärmung gelatinisierendes Serum in den Geweben und einen Erguß derselben Flüssigkeit in den Bauchfellraum; die Muskulatur ließ histo- logisch Querstreifung vermissen und um die Capillaren sah er eine leichte zellige Infiltration. Er meint, daß durch lange Unterkühlung eine Schädigung der Gefäßendothelien und schließlich eine Art kongelatives Ödem hervorgerufen wird. v. Reuß bezeichnet das Sklerödem als Ödem, das wahrscheinlich wie jedes andere zustande kommen kann, bei dem aber ätiologische Momente, einerseits Kälte, andererseits die besondere Beschaffenheit des kindlichen Fettgewebes und der Haut überhaupt hinzukommen. Deshalb kommen fließende Übergänge vom gewöhnlichen weichen Ödem zum Sklerödem vor. Auch bei etwas älteren kranken Säuglingen können nach ihm die Ödeme zuweilen an das Sklerödem erinnern. Rominger lehnt die Infektschädigung ab und hebt hervor, daß neuerdings die besondere Durchlässigkeit der Lymphgefäße und Capillaren als ursächliches pathogenetisches Moment in den Vordergrund gerückt werde. Vermehrter Durchtritt von Eiweiß durch die Capillaren fehlt nach ihm und ist so gering wie beim Ödem der Nephrosen. Rominger betrachtet daher die Durchlässigkeit der Gefäße nicht als ausreichenden Grund zur Erklärung des Sklerödems. Er steht vielmehr auf dem Standpunkt, daß bei ihm eine lokale Gewebsalteration im Spiele sei, die wohl in der Zirkulationsschwäche, vielfach zugleich durch Abkühlung der befallenen Teile zu suchen sei. Er betrachtet also einen Nährschaden der Gewebe als Grundlage des Sklerödems, wobei aber gleichzeitig die Capillarschädigung eine wichtige unter- stützende Rolle spielt.

Er nähert sich damit sehr der Auffassung, welche man von der Entstehung der Ödeme bei der echten Ödemkrankheit hat und welche von Schlecht und mir eingehend erörtert wurde, wobei auch die Kombination Gewebsnährschaden und Angiodystrophie im Vordergrund steht.

Ich habe hier eine ausführliche Darstellung aller klinisch in Beobachtung kommenden Ödemzustände gegeben, welche mit der Ernährung überhaupt in mehr oder weniger enger Beziehung stehen und eine Gruppe extrarenaler Ödeme bedeutet, die in ihrer Entstehungsart sicherlich vieles Gemeinsame haben. Je mehr man aber dieses hochinteressante Gebiet überblickt, desto klarer erkennt man, wie kompliziert der Mechanismus der Wasser- und Salz- bewegung im intermediären Stoffhaushalt ist und wie mannigfach die Ursachen sein können, welche seine Störungen herbeiführen. Normalerweise erfährt der Wasser- und Salzstoffwechsel eine genau abgestellte Regulation, die bei hydro- pischer Wasseransammlung an irgendeiner Stelle Not leidet. Einflüsse des vegetativen Nervensystems und deren übergeordnete Zentren (neurotische Ödeme Quinckes), Reaktionsänderungen an den Zellmembranen und im Gewebe durch Verschiebungen des Elektrolytgemisches (Fr. Kraus), hormonale Einflüsse, welche in ähnlichem Sinne wirken können (Insulin, Thyreoidin, Hypophysin resp. deren Ausfall), können zweifellos eine wichtige Rolle spielen. Änderungen chemischer oder physiko-chemischer Art, sei es, daß sie histologisch- anatomisch klar zutage liegen oder nicht, die sich an den verschiedensten Orten abspielen können, am Blut und den Gewebssäften, an den Geweben (Binde- gewebe, Gefäße, Niere usw.), müssen in Betracht gezogen werden.

Kehren wir zur Ödemkrankheit zurück, so haben wir bei ihr festgestellt, daß umwälzende Änderungen des Stoffwechsels in seiner Gesamtheit durch die

nach vielen Richtungen hin insuffiziente Ernährung eintreten müssen, welche die
Stoffwechselrichtung sowohl wie auch die Zusammensetzung des Körpers in
seinen einzelnen Teilen ganz erheblich abändern und zu einer Gewebsdystrophie
und oft auch -atrophie führen müssen, die bei langer Fortdauer der fehlerhaften
Ernährungsweise, welche neben der Eiweiß-, Fett- und Lipoidarmut und der
relativen Kohlenhydratüberladung in Form von hydropigenen Mehlsorten usw.,
neben der Vitaminarmut, neben ihrem oft einschneidenden Caloriendefizit
einen Reichtum an Wasser und Kochsalz, vielleicht auch Kalium enthält, an
anderen Mineralien (Calcium) aber arm ist, sich allenthalben fühlbar machen muß.
So entsteht als weitere Folge die Ödembereitschaft, die bei dem großen
Angebot von Wasser und Natriumionen zu Ödemen führen muß, um so eher
als nicht selten Krankheitserscheinungen anderer Art (Ruhr und ruhrartige
Erkrankungen, Fleckfieber, Tuberkulose, Pneumonie u. a. mehr) hinzutreten,
welche als Infektion für sich schon eine Wasserretention veranlassen, eine Tatsache, die aus Untersuchungen von v. Leyden, v. Behring, Staehelin,
v. Hoesslin, Schwenkenbecher und Inagaki, Meyer-Bisch u. a. klar
hervorgeht.

Die Gewebszellen, die einen rascher, die anderen langsamer, können durch
das pathologisch veränderte Angebot, das ihnen minderwertiges, wichtige
Bausteine entbehrendes Material zuführt, in einen veränderten kolloidalen
Zustand versetzt und gezwungen werden, in einer veränderten Umgebung
zu arbeiten (abgeänderter Elektrolytbestand der Gewebsflüssigkeit usw.) Ihre
Eiweißkomponente verändert sich quantitativ, vielleicht auch qualitativ (Abartung), es kommt zu Störungen des cellulären Fettstoffwechsels, zu einer
Dezimierung der lipoiden Wandbestandteile, zu einer Änderung des Kohlen-
hydratbestandes, zu einer Umwälzung des Mineralstoffgehaltes u. a. m. So
setzt sich die Schädigung der Gewebe aus den verschiedensten
Komponenten zusammen, die jede für sich vielleicht schon die Möglichkeit in sich birgt, eine Wasserretention von pathologischem Ausmaß zu veranlassen, wobei das Wasser keine feste Bindung mehr hat,
sondern eine pathologisch verringerte und schließlich sammelt sich freies Wasser
in den Gewebsspalten an. Es kommt zu einer Störung der normalen
Regulierung des Salz-Wasseraustausches zwischen Zelle und
Umgebung, wobei der celluläre und intercelluläre Wasser- und Ionen-
bestand eine unzweckmäßige Richtung erfährt. Daß es bei einseitiger Fett-
und Zuckerzufuhr unter Salzverabreichung zu einer Wasserverschiebung in
den Geweben ohne Erhöhung des gesamten Wasserbestandes kommen kann,
zeigen die Versuche von Tachau an weißen Mäusen, bei denen ein deutlich
sichtbares Ödem am Halse als Ausdruck von osmoregulatorischen Vorgängen
zustande kommt.

Die Beteiligung des Fettstoffwechsels, speziell auch des Lipoid- und
Cholesteringehaltes an der Destruktion ist für den Wasserhaushalt von Wichtigkeit. Mayer und Schaeffer betonen die große Bedeutung des richtigen Verhältnisses von Cholesterin zu Fettsäuren für die Wasserbindung an die Zell-
kolloide und bezeichnen dieses Verhältnis als lipocytischen Koeffizient, der
eine große Konstanz besitzt, wovon nur die Muskulatur eine Ausnahme macht.
Eine Funktion dieses Koeffizienten ist die Wasseraufnahme aus Salzlösungen
von verschiedenen Konzentrationen. Calcium äußert seine quellungshemmende
Eigenschaft um so mehr, je reicher das Gewebe an Fettsäuren, je kleiner also
das Verhältnis Fettsäure:Cholesterin ist. Die Durchlässigkeit der Zellmembranen
und die Wasserbindung überhaupt in Geweben ändern sich demnach zwangsweise,
wenn durch irgendwelche Einflüsse eine Verschiebung der drei ineinander-
greifenden Faktoren eintritt. Schon normalerweise beruht auf solchen Ver-

schiedenheiten die Verschiedenheit von Ionenwirkungen (Alkali- und Erd-
alkalichloride) an verschiedenen Organen. Erhöhte Bedeutung müssen diese
Verhältnisse bei Dystrophien oder Atrophien gewinnen.

Bei der Ödemkrankheit ist dieser Fall eingetreten. Eine starke
Verarmung an Fett- und Lipoidstoffen herrscht in den Geweben und im
Blut, in welch letzterem Feigl eine relative Erhöhung des Cholesteringehaltes,
welcher evtl. wasseranreichernd wirkt, festgestellt haben will. Eine Calcium-
verarmung ist sicher konstatiert und auch die Kaliumwerte scheinen gesunken
zu sein. Rechnet man die Eiweißverarmung hinzu, so findet sich also eine
schwere Dekompensation des ganzen Apparates, der die normale
Wasser-Salzbindung sichert und den Austausch zu einem ge-
regelten gestaltet. Dabei liegen die Verhältnisse für das Blut nicht anders
wie sie soeben für die Gewebszellen, zu denen auch die Gefäßendothelien zählen,
entwickelt wurden. Und führt man die Betrachtung noch weiter, so könnte
man sich fragen, ob nicht unter diesen Umständen auch die Nierenfunktion,
da es sich ja auch hier um Endothelfunktionen im Sinne der Capillarendo-
thelien handelt, gewisse Abänderungen erfahren kann.

Die Bedeutung des fehlerhaften Ionenverhältnisses bei der Ödemkrankheit
und der Verschiebung der Ionen aus ihrer Gleichgewichtslage hat auch Ragnar
Berg mit Recht scharf betont und er legt weiter Wert auf ein fehlerhaftes
Äquivalentverhältnis. Er verweist auf die bereits erwähnte Speicherung
von Salzmengen, die großen Umfang annehmen kann. Reicht das Fassungs-
vermögen des Körpers nicht mehr aus, dann kann bei anscheinend gesunden
Menschen Neigung zu Ödemen bestehen. Im allgemeinen besteht keine Ödembereitschaft, solange der Mineralstoffwechsel nicht gestört ist. Sobald aber eine
stark einseitige Zufuhr von einem Ion bei Mangel an anderen Ionen und gleichzeitig Basenmangel herrscht, so entsteht eine physiologische Schwäche der
Gewebe, die sie ödembereit macht. Es sind also von Berg Ideen geäußert,
welche an die Erklärung des Haferödems von Oehme anschließen und die
zweifellos auch für die Betrachtung der alimentären Ödeme überhaupt, besonders
der Ödemkrankheit Geltung haben dürften. Die vorliegenden, zum Teil leider
recht dürftigen Analysen sprechen in der angenommenen Richtung.

Inwieweit eine defekte Durchlässigkeit der Capillaren im Sinne Cohn-
heims und Lichtheims vorliegt, läßt sich schlecht erweisen. Sie wurde von
vielen Autoren angenommen (Schittenhelm und Schlecht, Maase und
Zondek, Bürger u. a.). Eine histologisch nachweisbare Capillarläsion ließ
sich aber nicht finden. Bei den Ödemkranken, bei denen eine hochgradige
Inanition, eine starke Verarmung an Eiweiß und Lipoid vorliegt, könnte man,
wie es besonders auch Bürger tut, daran denken, daß diese Schädigung auch die
Endothelien von Blut- und Lymphgefäßen in ihrer kolloidalen Struktur verändert. Man kann aber auch den geschilderten Abänderungen des Stoffwechsels
die Hauptrolle zuschreiben, aus der sich zwangsweise die Modifikation der Strö-
mungsverhältnisse durch die Capillarwandungen ergibt. Die Ödemflüssigkeit
bei der Ödemkrankheit ist eiweißarm und stellt sich in dieser Beziehung in
Parallele zu dem Ödem bei Nephrosen. Die Untersuchungen Beckmanns
haben die Eiweißarmut dieser Ödemformen im Gegensatz zu dem Eiweiß-
reichtum der Ödeme bei Glomerulonephritis erwiesen und diese Feststellung
ist seither allgemein bestätigt worden. Schade und Claussen weisen mit
Recht darauf hin, daß das Fehlen der Eiweißdurchlässigkeit bei den Nephrosen
gegen eine pathologisch erhöhte Wanddurchlässigkeit der Gefäßwand spreche,
während die eiweißreicheren nephritischen Ödeme wohl mit einer solchen einhergehen können. Da aber die Capillarwand bereits normalerweise für Wasser

und Salze sehr leicht durchgängig ist, so daß der Durchtritt fast momentan
erfolgt, so könnte eine abnorme Gefäßdurchlässigkeit am Austausch von Wasser
und Salzen nicht viel .ändern. Art und Richtung der Gefälle der treibenden
Energien erscheint als die wichtigste Ursache der Ödembildung. Für die Ödementstehung sind tierexperimentelle Untersuchungen von Starling u. a. wichtig,
wonach Durchspülung der Gefäße mit eiweißarmen Lösungen eine ödemähnliche
Transsudation in die Gewebe veranlassen. Die Erklärung für diese Wasser-
auswanderung sehen Starling, Ellinger u. a. darin, daß das Gewebe in aus-
gleichender Mehrquellung das Wasser zu sich herüberzöge. Auf die alimentären
Ödeme, besonders die der Ödemkrankheit, können diese Feststellungen nicht
ohne weiteres übertragen werden, weil bei ihnen ja die Zusammensetzung des
Gewebes eine starke Abänderung erfahren hat, die unbedingt in Rechnung
gestellt werden muß, die aber wohl dahin gewertet werden kann, daß sie den
Abstrom des Wassers nach den Geweben erleichtert, wobei man auch daran
denken kann, daß durch den Ernährungsdefekt ein Vakuum geschaffen wird,
das mit Wasser sich füllt. Schade und Claussen nehmen an, daß die „aus-
gleichende Gewebsquellung" für die Ödementstehung bei Nierenkranken keine
gültige Erklärung gibt, da die von ihnen gefundene ganz außerordentliche
Hypoonkie des freien Gewebssaftes, also dessen niedriger Quellungsdruck
— er ist praktisch gleich Null —, gegen diese Auffassung spricht. Die Erklärung
für die renalen Ödeme sehen die beiden Autoren in der herabgesetzten Wasser-
anziehung der Kolloide des Blutplasmas. Die normale Niere hat die Funktion,
den Quellungsdruck des Blutplasmas (= onkotischer Druck) dadurch auf eine
bestimmte recht konstante Höhe von etwa 2,5 ccm Hg zu regulieren, daß sie
eine entsprechende Menge Wassers jeweils abpreßt (Schade und Meuschel).
Ist diese Partialfunktion der Niere gestört, dann bleibt das Blut in einem höheren
Grade seiner Quellungssättigung, der Druck, mit dem das Blutplasma von außen
heranzieht resp. gegenüber einer entziehenden Wirkung festzuhalten vermag,
ist verringert (= Hypoonkie). Die Mehrquellung der normalen Gewebskolloide
ist zu gering, um die Ödementstehung erklären zu können. Nur bei Berücksichtigung des Zusammenwirkens mit den mechanischen Kräften des Capillar-
stromes gewinnt die Hypoonkie des Blutplasmas in stark vergrößertem Maße
Bedeutung. Das normal bestehende Gleichgewicht zwischen Flüssigkeits-
ausstrom aus den Capillaren in die Gewebe und Flüssigkeitseinstrom aus den
Geweben ins Blut wird durch die Hypoonkie stark zugunsten des Ausstroms
verschoben. Steigend mit dem Grade der Hypoonkie wird sozusgaen mehr
und mehr Flüssigkeit in die Gewebe durch die Capillarwand ausgepumpt, einerlei
ob die Möglichkeit der kolloiden Bindung für die austretende Flüssigkeit besteht
oder nicht. Die Gewebsspannung ist die wichtigste Gegenwirkung, daher die
Entstehung der Ödeme an den Orten der geringsten Gewebsspannung (Gesicht,
Hände usw.). Bemerkenswert auch für die Auffassung der alimentären Ödeme
ist die weitere Feststellung von Schade und Claussen, daß Kolloidstörungen
im Eiweißbestand des Blutplasmas keinen Einfluß betreffs Ödembildung haben,
da im zirkulierenden Blut des Körpers nicht die Größe des jeweiligen Wasser-
bindungsvermögens der Blutkolloide, sondern der Grad der Wasserabpressung
seitens der Niere das Entscheidende für den onkotischen Druck ist. Wenn also
die Bluteiweiße durch irgendwelche chemische oder physikalische Abartung,
z. B. ein Viertel ihres Bindungsvermögens für Wasser eingebüßt hätten, so würde
die gesunde Niere sofort ein Viertel mehr Wasser abpressen und zur Ausscheidung bringen. Schwankungen im Wasserbindungsvermögen der Bluteiweiß-
körper werden also nach Schade und Claussen ebenso wie die Schwankungen
im Wasserhaushalt des Blutes überhaupt ihren Ausgleich durch die Funktion
der Niere finden, solange diese normal ist.

Bei der Ödemkrankheit und anderen alimentären Ödemen, z. B. Beriberi, ist aber, wie die Prüfungen zeigen, die Nierenfunktion als normal anzusehen. Es müssen also hier für die Entstehung der Ödeme noch andere Faktoren in Betracht kommen, wie sie bereits vielfach aufgezählt wurden und wie sie unter dem Einfluß tiefgreifender Änderungen des Stoffwechsels am Blute sowohl wie am Gewebe zutage treten (echte Hypalbuminose des Plasmas und des Gewebes, Änderungen der Fettfraktionen im Blut und Gewebe, Fett- und Lipoidschwund, absolute oder relative Hypercholesterinämie usw.). Man könnte noch mancherlei Einzelbeispiele, die eine Parallele zu den Verhältnissen des Kriegsödems erlauben, aufzählen. Dabei ist es aber noch völlig unklar, welcher der einzelnen möglichen Ursachen die größte Bedeutung zukommt.

## Diagnose, Prognose, Therapie.

Die Diagnose der Ödemkrankheit braucht nach allen meinen Ausführungen keine eingehendere Besprechung mehr. Auch die Abgrenzung nach den anderen alimentären Ödembildungen und Schädigungen würde nur eine unnötige Wiederholung bedeuten. Die Differentialdiagnose dürfte keine Schwierigkeiten machen.

Die Prognose ergibt sich von selbst. Bei Fortbestehen der fehlerhaften Ernährung entwickelt sich eine immer tiefgreifendere Störung, deren Schwere die plötzlichen Todesfälle bei geringer Mehranforderung (leichte körperliche Leistung) und die herabgesetzte Resistenz gegen gewisse Infektionen (Tuberkulose, Pneumonien, Ruhr u. a.) anzeigen. Zweckmäßige Änderung der Ernährungsverhältnisse schafft rasche Besserung und Wiederherstellung.

Damit ist auch die Therapie bereits angegeben, welche darin zu bestehen hat, alle Fehler der zur Ödemkrankheit und ihren Begleiterscheinungen (Nachtblindheit, Ulcus corneae, Osteopathie, Skorbut usw.) führenden Ernährung möglichst vollkommen abzustellen. Es kommt dann zu einer raschen Restitution, die man an dem enormen Eiweißansatz, der Besserung des Fett- und Lipoidbestands, der Erhöhung des Calciumspiegels vom Blute u. a. verfolgen kann. Schon einseitige Zulagen von geeignetem Eiweiß (frisches Fleisch) oder Fett (z. B. Lebertran) unter gleichzeitiger Hebung der Gesamtcalorienmenge über den Normalbedarf vermögen die Krankheit zur Heilung zu bringen. Es gilt vor allem die Unterernährung zu beheben, sodann aber auch die evtl. miteinbegriffene avitaminotische Komponente und den Mangel an bestimmten Mineralstoffen auszugleichen.

## Literatur.

Albu und Neuberg: Physiologie und Pathologie des Mineralstoffwechsels. Berlin: Julius Springer 1906. — Alwens: Hungerosteopathien. Handbuch der inneren Medizin. IV. Band. I. Teil. S. 671. Berlin 1926. — Beckmann, K.: Ödemstudien. Dtsch. Arch. f. klin. Med. Bd. 135. 1921. — Berg, Ragnar: Die Vitamine. 2. Auflage. Leipzig: S. Hirzel 1927. — Boenheim: Beiträge zur Frage der Kriegsnährschäden. Münch. med. Wochenschr. 1917. Nr. 27. — Brugsch: Der Stoffwechsel bei Hunger und Unterernährung. Handbuch der Biochemie. 2. Auflage. Bd. 7. Jena: G. Fischer 1925. — Budzinsky und Chelchowski: Przeglad lekarski. Bd. 54. 1915 (s. b. Knack: Über Hungerödeme. Zentralbl. f. inn. Med. 1916. Nr. 43). — Bürger, M.: Epidemisches Ödem und Enterokolitis. Zeitschr. f. d. ges. exp. Med. Bd. 8. 1919. — Derselbe: Die Ödemkrankheit. Ergebn. d. inn. Med. u. Kinderheilk. Bd. 18. 1920. — Dietrich: Gewebsquellung und Ödem in morphologischer Betrachtung. Virchows Arch. f. pathol. Anat. u. Physiol. Bd. 251. 1924. — Döllner: Münch. med. Wochenschr. 1917. Nr. 20, S. 640. — Durig: Mitt. d. deutsch-österreichischen Staatsamtes f. Volksgesundheit. 5. Stück. 24. 1. 1919. Wien. — Eckstein und Rominger: Physiologie und Pathologie der Ernährungs- und Verdauungsvorgänge im frühen Kindesalter. Handb. d. normal. u. pathol. Physiol. Bd. 3. Berlin: Julius Springer 1927. — Erdmann: Desinfektionsarbeiten auf dem Kriegsschauplatz der europäischen Türkei während des russisch-türkischen Feldzuges 1879. München. — Falta:

Wien. klin. Wochenschr. 1917. Nr. 38 und Nr. 52, S. 1638. — Derselbe und Quittner:
Ebenda. 1917. Nr. 38, S. 1189. — Feigl: Biochem. Zeitschr. Bd. 85, S. 365. 1918. —
Fischer, Martin A.: Kolloidchemie der Wasserbindung. Bd. I: Wasserbindung in
Ödemen. Dresden und Leipzig 1927. — Fodor und Fischer: Zeitschr. f. d. ges. exp.
Med. Bd. 29. 1922. — Funk, C.: Die Vitamine. München: J. F. Bergmann 1924. —
Gerhartz: Das bradykardische Ödem. Dtsch. med. Wochenschr. 1917. — Derselbe:
Dtsch. med. Wochenschr. 1917. Nr. 17, S. 514; Nr. 29, S. 922. — Gollwitzer, Kl.-Meier:
Zur Ödempathogenese. Zeitschr. f. d. ges. exp. Med. Bd. 46. 1925. — Grafe: Dtsch.
Arch. f. klin. Med. Bd. 113, S. 1. 1914. — Derselbe: Die pathologische Physiologie
des Gesamtstoff- und Kraftwechsels bei der Ernährung des Menschen. München: J. F.
Bergmann 1923. — Greig: Scientific Memoirs by officers of the medical and sanitary
Departements of the Governements of India. Calcutta 1912. — Hoeber: Physikalische
Chemie der Zelle und Gewebe. 5. Aufl. Leipzig: Wilhelm Engelmann 1924. — Holzhausen:
Die Deutschen in Rußland 1912. — Hülse: Münch. med. Wochenschr. 1917. Nr. 28, S. 921;
Wien. klin. Wochenschr. 1918. Nr. 1, S. 7; Virchows Arch. f. pathol. Anat. u. Physiol.
Bd. 225. 1918. — Hutyra - Marek: Spezielle Pathologie und Therapie der Haustiere.
6. Aufl. Bd. 3, S. 74. Jena: G. Fischer 1922. — Jaksch, V.: Hungerödem. Wien. med.
Wochenschr. 1918. Nr. 23. — Jansen, W. H.: Die Ödemkrankheit. Studien über die
Physiologie der Unterernährung und der Ödempathogenese. Habilitationsschrift. Leipzig:
Vogel 1920. — Jeß: Zur Ätiologie der Nachtblindheit. Dtsch. med. Wochenschr. 1917.
Nr. 22, S. 6. — Jost, Hildebrandt, Moussu: Zitiert nach Hutyra - Marek s. o. —
Kanewskaja, E. J.: Zur Pathogenese von Hungerödemen. Zeitschr. f. d. ges. exp. Med.
Bd. 36, S. 63. 1923. — Kempm ann und Meuschel: Die Bedeutung der Kationen Natrium,
Kalium, Calcium für die Entstehung und Behandlung des nephritischen Ödems. Zeitschr.
f. d. ges. exp. Med. Bd. 46. 1925. — Kißkalt: Handbuch der Hygiene von Gruber, Rubner
und Fischer. 1912. April. — König, J.: Nahrung und Ernährung des Menschen. Berlin:
Julius Springer 1926. — Kraus, F.: Experimentelle und klinische Betrachtungen über
die Gleichförmigkeit von Nerven-, Hormon-, Gift- und Ionenwirkung auf die Wasser-
bewegung im Organismus. Wien: Urban u. Schwarzenberg 1927. — Langstein und Meyer:
Säuglingsernährung und Säuglingsstoffwechsel. Wiesbaden: J. F. Bergmann 1910. —
Lippmann: Über die Ödemkrankheit. Zeitschr. f. ärztl. Fortbild. 1917. Nr. 18. —
Loewy und Brahm: Zeitschr. f. physikal. u. diätet. Therapie. Bd. 33, S. 169. 1919. —
Loewy, A. und H. Strauß: Ergebnisse der Kriegserfahrungen für die Physiologie der
Ernährung und für die Diätetik. Dtsch. med. Wochenschr. 1919. Nr. 14. — Lubarsch:
Beitr. z. pathol. Anat. u. z. allg. Pathol. Bd. 69, S. 242. 1921. — Maase und Zondek: Das
Hungerödem. Leipzig: Thieme 1920. — Mac Leod, Lovall und Davidson, sowie Marson
bei Belz und Miura in Menses Handbuch der Tropenkrankheiten. Bd. 2, S. 158. 1905. —
Meyer, F.: Dissertation. Kiel 1919. — Meyer, L. F.: Idiopathische Ödeme im Säuglingsalter. Ergebn. d. inn. Med. u. Kinderheilk. Bd. 17. 1919. — Moritz: Vortrag in d.
wissenschaftl. Gesellsch. an der Kölner Akad. f. prakt. Med. am 14. Mai 1917. Ref. Münch.
med. Wochenschr. 1919. Nr. 30, S. 852. — Nonnenbruch: Ergebn. d. inn. Med. u. Kinderheilk. Bd. 26. 1924. — v. Noorden und S. Isaak: Die Zuckerkrankheit und ihre Behandlung. Berlin: Julius Springer 1927. — v. Noorden und Salomon: Handbuch der Ernährungslehre. Bd. 1. Berlin: Julius Springer 1920. — Oberndorfer: Münch. med.
Wochenschr. 1918. Nr. 43, S. 1189 und 1919. Nr. 7, S. 196. — Oehme: Grundzüge der
Ödempathogenese mit besonderer Berücksichtigung der neueren Arbeiten. Ergebn. d. inn.
Med. u. Kinderheilk. Bd. 30. 1926. — Oppermann: Dtsch. tierärztl. Wochenschr. 1918.
Nr. 73. — Paltauf: Wien. klin. Wochenschr. 1917. Nr. 46. — Pollag, S.: Die Ödemkrankheit. Berlin: August Hirschwald 1920. — Pringle, J.: Observations on the diseases
of an army, in camp and in garnison. London 1752, zuletzt London 1810. — Prym, P.:
Allgemeine Atrophie, Ödemkrankheit und Ruhr. Frankfurt. Zeitschr. f. Pathol. Bd. 22,
H. 1. — Derselbe: Die Ödemkrankheit. Münch. med. Wochenschr. 1921. Nr. 3. —
v. Reuß: Die Erkrankungen des Neugeborenen. Berlin: Julius Springer 1914. — Rominger: Zeitschr. f. Kinderheilk. Bd. 26. 1920. — Derselbe und Meyer: Monatsschrift
f. Kinderheilk. Bd. 34. 1926, Orig. und Arch. f. Kinderheilk. Bd. 80. 1927. — Rominger, E.:
Über die Besonderheiten des Wasserhaushaltes im frühen Kindesalter. Klin. Wochenschr.
1927. — Rubner: Die Beziehung des Kolloidzustandes der Gewebe für den Ablauf des
Wachstums. 14. Juni 1923. Sitzungsber. d. preuß. Akad., phys.-math. Kl. — Rumpel:
Zur Ätiologie der Ödemkrankheit aus russischen Gefangenenlagern. Münch. med.
Wochenschr. 1915. Nr. 30 und Berlin. klin. Wochenschr. 1916. Nr. 18. — Derselbe und
Knack: Dysenterieartige Darmerkrankungen und Ödeme. Dtsch. med. Wochenschr. 1916.
Nr. 44—48. — Salle und Rosenberg: Über Skorbut. Ergebn. d. inn. Med. u. Kinderheilk.
Bd. 19. 1921. — Schade, H.: Wasserstoffwechsel. Handbuch der Biochemie. Jena 1925.
— Schade und Claussen: Zeitschr. f. klin. Med. Bd. 100. 1924. — Schade und Meuschel:
Zeitschr. f. klin. Med. Bd. 96. 1927. — Schiff: Wien. med. Wochenschr. 1917. Nr. 22 u. 48.
— Schittenhelm und Schlecht: Die Ödemkrankheit. [Sonderausgabe aus der Zeitschr.

f. d. ges. exp. Med. Bd. 9.] Berlin: Julius Springer 1919. — Sittmann und Siegert: Zur Frage des gehäuften Auftretens von Wassersucht bei Soldaten. Münch. med. Wochenschr. 1916. Nr. 31. — Stepp: Über Vitamine und Avitaminosen. Ergebn. d. inn. Med. u. Kinderheilk. Bd. 23. 1923. — Strauß: Med. Klinik. 1915. Nr. 39. — Tachau, P.: Versuche über einseitige Ernährung. I. Mitt. Biochem. Zeitschr. Bd. 65. 1914; II. Mitt. ebenda. Bd. 66. 1914. — Veil: Die Physiologie und Pathologie des Wasserhaushaltes. Ergebn. d. inn. Med. u. Kinderheilk. Bd. 23. 1923. — Weigert: Jahrb. f. Kinderheilk. Bd. 61, S. 256. 1905. — Weitzel, W.: Die neuentdeckten lebenswichtigen Nährstoffe (Vitamine) und die Folgen einseitiger Ernährung, Fehlnährschäden. München: O. Gmelin 1926. — Weld: Vierteljahrsschr. f. gerichtl. Med. u. öffentl. Sanitätswesen. 1857. Nr. 9. — Weltmann: Zur Klinik der sog. Ödemkrankheit. Wien. klin. Wochenschr. 1916. Nr. 28. — Weygandt: Diskussionsbemerkungen. Ref. Münch. med. Wochenschr. 1917. S. 983. — Widal, Lemierre et Cotini: Semaine méd. 1911. 28. — Winterberg: K. u. K. Gesellsch. d. Ärzte in Wien. 26. Okt. und 2. Nov. 1917. Zit. nach Falta. — Zuntz, Brahm und von der Heide: Verhandl. d. physiol. Ges. zu Berlin. Berlin. klin. Wochenschr. 1914.

Die übrige Literatur findet sich in den angeführten zusammenfassenden Darstellungen von Schittenhelm und Schlecht, Bürger, Maase und Zondek, Jansen, Pollag, Veil, Oehme, Eckstein und Rominger, L. F. Meyer u. a.

# Spru.

Von

**Walther Fischer** - Rostock.

### Begriffsbestimmung.

Unter Spru verstehen wir eine meist schleichend sich entwickelnde Affektion des Verdauungskanals. Sie ist gekennzeichnet durch das Auftreten von diarrhoischen, hellfarbigen, meist sauren, gärenden Entleerungen. In der Regel sind hiermit verbunden entzündliche Veränderungen an der Zunge, in der Mundhöhle und in der Speiseröhre. Die Krankheit führt zu schwerer Anämie, Kachexie, hochgradiger Abmagerung und zum Tode. Die Krankheit hat verschiedene Bezeichnungen erhalten, von denen allerdings die der Spru (engl. Sprue, holl. spruw), die üblichste ist. Andere Namen sind: Aphthae tropicae; ferner: Psilosis linguae et intestinorum, ferner Diarrhoea alba. Unter der Bezeichnung: hill diarrhoea, und auch zum Teil unter der: Cochinchinadiarrhöe, sind mindestens früher auch manche Fälle geführt worden, die heute wohl als Spru zu gelten hätten.

### Geschichte.

Die Krankheit ist nach van der Scheer schon zu Ausgang des 17. Jahrhunderts von einem holländischen Forscher erwähnt, Mitte des 18. Jahrhunderts von Hillary für Barbados und Westindien nachgewiesen. Spätere Mitteilungen stammen vor allem aus dem Sundaarchipel, von holländischen Forschern, und eine größere zusammenfassende Darstellung stammt aus Batavia, von van der Burg (1880). Dann ist die Spru in Indien und Ostasien weiterhin erforscht worden (Manson), und insbesondere neuerdings hat man der Ätiologie der Spru näher nachgeforscht: es seien hier die Namen: le Dantec, Bahr, Ashford, Dold und Scott genannt. Auch die pathologisch-anatomische Erforschung stammt wesentlich erst aus den letzten 15 Jahren (Arbeiten von van der Scheer, Justi-Beneke, W. Fischer und Hecker, Manson-Bahr).

### Geographische Verbreitung der Spru.

Die Spru ist eine Erkrankung, die ganz vorzugsweise in den warmen Ländern angetroffen wird, und bei uns in Europa nur ausnahmsweise vorkommt. Der Name: indische Spru, sagt schon, daß Indien eines der Länder ist, wo die Krankheit häufig zur Beobachtung kommt, sowohl in Vorder- als in Hinterindien, auch auf Ceylon, dann im malayischen Archipel, in den Straits, in Indochina, in China bis hinauf nach Korea, ferner (selten) in Japan. Über Vorkommen im Westen Asiens ist mir nichts bekannt. In Amerika wird Spru besonders im westindischen Archipel beobachtet (Portorico, z. B. Ashford, und Cuba, Bastedo), ferner in den südlichen Staaten der nordamerikanischen Union, auch in Südamerika, doch soll Brasilien nach Ashford eine Ausnahme machen. Auch aus Afrika liegen vereinzelte Mitteilungen über Sprufälle vor, vor allem aus Zentralafrika, während an der Westküste die Spru selten sein soll. Aus Australien wird sie für Nordqueensland bezeugt (Lambert). In Europa sind

vereinzelte endemische, d. h. nicht aus den Tropen eingeschleppte Fälle mitgeteilt, so aus Italien, aus Holland; auch aus Deutschland (z. B. Schäfer).
Seit neuerdings die Spru etwas mehr erforscht und bekannt geworden ist, mehren
sich auch die Beobachtungen aus Gegenden, wo man die Krankheit früher nicht
kannte, so z. B. auch aus den nördlichen Staaten der Union. Man wird allerdings nicht behaupten dürfen, die Spru hätte neuerdings weitere Verbreitung
erfahren als früher; vielmehr erklärt sich die häufigere Beobachtung wohl ungezwungen aus der besseren Kenntnis der Krankheit.

## Disposition, Alter und Geschlecht.

Es ist bemerkenswert, daß in den warmen Ländern die Sprufälle in der ganz
überwiegenden Mehrzahl bei Europäern gesehen wurden, und die Eingeborenen
viel seltener davon befallen sind. Holländische Autoren finden, z. B. daß Europäer 7 bis 33 mal so häufig erkranken als Malayen. Ähnlich lauten die Berichte
aus Indien, auch die aus China, und für dies eben genannte Land kann ich das
durchaus bestätigen. Ähnliches gilt auch für Westindien, doch scheint dort der
Unterschied nicht so groß zu sein. Ashford findet z. B. ein Verhältnis von
55 Weißen auf 13 Mulatten. Man wird sich nun aber hüten müssen, aus solchen
Beobachtungen etwa eine besondere Rassenempfänglichkeit des Europäers
entnehmen zu wollen. Vielmehr liegt sehr nahe, die Unterschiede in der Empfänglichkeit einfach in den großen Unterschieden der üblichen Diät zu suchen.
Nach übereinstimmenden Angaben erkranken Leute in höherer sozialer
Stellung häufiger als die niedriger Klassen; Powell gibt das z. B. für die Polizei-
beamten in Bombay an.
Die beiden Geschlechter scheinen im ganzen gleich häufig betroffen zu sein.
Man findet zwar vielfach die Angabe, das weibliche Geschlecht erkranke häufiger;
auch Ashford findet etwa 58 % der Fälle beim weiblichen Geschlecht. Anderseits machen holländische Autoren die umgekehrte Angabe, wonach Männer
sogar doppelt so oft erkranken sollen. Da wäre allerdings noch zu berücksichtigen, daß in der europäischen Klientel in den warmen Ländern das männliche
Geschlecht überhaupt überwiegt. Jedenfalls, wesentliche Unterschiede
bestehen zwischen den Geschlechtern hinsichtlich der Spruerkrankungen nicht.
Die Spru ist eine Erkrankung vorzugsweise des mittleren Lebensalters, oder
beginnt wenigstens in diesem Alter in Erscheinung zu treten. In seinem sehr
großen Material hat Ashford unter 720 Fällen nur 87 unter 10 Jahren; andere
Autoren haben typische Spru bei Kindern überhaupt nie gesehen, so z. B. auch
ich selbst. 70 % der Fälle Ashfords liegen im Alter von 20—60 Jahren.
In der Regel entwickelt sich die Spru bei Europäern erst nach längerem
Aufenthalt in den warmen Ländern, meist erst nach recht langem; und gar nicht
so selten ereignet es sich, daß die Spru erst Jahre nach dem Verlassen der Tropen
im gemäßigten Klima in Erscheinung tritt. Eine solche lange ,,Inkubation",
von sogar 17 Jahren, ist von Bahr gesehen worden (zit. bei Bovaird).

## Symptomatologie.

Unter den Krankheitssymptomen stehen die von seiten des Verdauungskanals ganz im
Vordergrunde. Jedoch ist damit nicht gesagt, daß diese auch immer diejenigen sind, die
zuerst klinisch in Erscheinung treten. Vielmehr können die ersten subjektiven Beschwerden
der Kranken äußerst mannigfach sein, und es kann vollkommen unmöglich sein, zu sagen,
wann etwa die Krankheit ihren Anfang genommen habe. Ebenso ist es häufig unmöglich
zu sagen, von wann an die typischen Krankheitssymptome einsetzend: da so häufig
das Krankheitsbild der Spru sich aus Beschwerden entwickelt, die nach einer überstandenen
schweren Darmaffektion, wie etwa einer Amöbenruhr, zurückgeblieben sind. Sie können
sich ganz allmählich aus solchen heraus bilden, in anderen Fällen scheinbar viel unver-
mittelter: aus anscheinend guter Gesundheit heraus treten plötzlich die eigenartigen
Durchfälle oder die Zungensymptome auf. Häufig ist der Hergang der, daß die Krankheit

zunächst als eine chronische Ruhr (insbesondere Amöbenruhr) erscheint und behandelt wird, und erst die erfolglose Behandlung auf die allmählich immer typischer werdenden Sprusymptome aufmerksam macht. Es gibt aber auch Fälle, die ziemlich akut einsetzen, und bei Leuten, die angeblich nicht die geringste Darmkrankheit vorher durchgemacht haben. Le Dantec berichtet von Europäern, die eben erst in die Tropen gekommen sind, und nun ganz plötzlich an „typischer" Spru erkranken. Von solchen Fällen habe ich nie etwas gesehen oder gehört und möchte bezweifeln, daß hier die Diagnose „Spru" stimmte.

In einem typischen Fall von Spru ist der Verlauf etwa dieser: Leute mittleren Alters, die schon jahrelang in warmen Ländern leben, fühlen sich allmählich nicht mehr so frisch, klagen über allerhand Verdauungsstörungen, die zunächst meist auf eine früher überstandene schwerere Darmaffektion bezogen werden. Sie können manche Speisen nicht mehr so recht vertragen, sie klagen über Beschwerden im Magen, etwa Aufstoßen, Sodbrennen und, was die Hauptsache ist, über Diarrhöen. Deretwegen begeben sie sich dann auch meist in die ärztliche Behandlung. Diese Diarrhöen pflegen recht massig zu sein; zunächst sind es noch mehr breiige, aber voluminöse, später immer dünnere, gärende Stühle. Der Patient wacht morgens früh wegen des Stuhldrangs auf, ohne indes eigentliche Leibschmerzen zu haben. Er hat etwa die Empfindung eines etwas aufgetriebenen Leibes, verspürt vielleicht auch etwas Kollern. Nach dem Stuhlgang ist er bisweilen ordentlich ermattet. In den Morgenstunden werden etwa 2 oder 3 Stühle abgesetzt, dann erfolgt meist keiner mehr. Tenesmus besteht nicht. Der Kranke, der in den Tropen in der Regel seine Entleerung ziemlich kritisch zu betrachten pflegt, stellt zunächst nicht sehr viel Abnormes daran fest, Blut und Eiter ist nicht vorhanden. Aber mit der Zeit fällt doch auf, daß die Stuhlgänge eigenartig leicht sind, daß sie eine merkwürdig blasse, gräuliche Farbe haben, daß sie sauer riechen und der eigentliche Fäkalgeruch ganz zurücktritt. Der Befund bleibt mit einigen Schwankungen so ziemlich der gleiche, trotz aller Medikamente. Der Patient magert ab, er fühlt sich matt. Und früher oder später kommen nun recht belästigende Symptome hinzu: nämlich ein Brennen, ein Gefühl des Wundseins der Zunge oder der Mundhöhle überhaupt, selbst der Speiseröhre; und bei jeder Nahrungsaufnahme, bei manchen Speisen in sehr erhöhtem Maße, steigern sich diese Beschwerden. Es kann sogar Brechreiz eintreten. Die Nahrungsaufnahme leidet, der Mund und Schlund fühlen sich trocken an. Diese Zungen- und Mundbeschwerden können dann lange bestehen, sich bessern und wieder verschlimmern, auch manchmal ganz unversehens schwinden. Sie treten manchmal auch schon recht früh auf, ehe eigentliche Diarrhöen bestehen; selten sogar, ohne daß solche da sind. Anderseits gibt es auch Sprufälle, bei denen diese Zungensymptome ganz und gar fehlen und nie auftreten.

Im Verlaufe der Erkrankung, die mit solchen Beschwerden monate- und jahrelang sich hinziehen kann, tritt nun noch eine Fülle weiterer Symptome auf. Bei vielen Patienten stehen dann im Vordergrunde nervöse Beschwerden, „Nervosität", Vergeßlichkeit, Depression; es kommen da und dort Schmerzen vor, die als rheumatische und neuralgische bezeichnet werden, bisweilen auch Schmerzen im After (Cantlie). Gar nicht so selten sind auch Muskelkrämpfe, und endlich, neuerdings häufiger beobachtet, Symptome von Tetanie.

Die Ernährung der Kranken leidet immer mehr, sie magern später zusehends ab. Ihre Farbe wird blaß und etwas schmutzig, fahl, manchmal geradezu grau oder graubraun. In der Haut, besonders des Gesichtes, an der Stirn, vor den Ohren, bisweilen am Rumpfe, können bräunliche, meist symmetrische Pigmentierungen auftreten, auch an der Mundschleimhaut in der Gegend der Molaren. Die Schleimhäute werden immer anämischer und die Anämie gleicht schließlich aufs Verwechseln einer Biermerschen Anämie.

Das psychische Verhalten ist sehr wechselnd; eigentliche Psychosen sind selten einmal beobachtet. In den späten Stadien ist nicht selten eine gewisse Euphorie, ein Optimismus vorhanden, der sehr im Gegensatz zu dem traurigen objektiven Befund steht.

Fieber ist in der Regel nicht vorhanden, kommt aber im terminalen Stadium bisweilen vor (Cantlie). Nach einem langen Leiden erlöst schließlich der Tod die oft wirklich bis zum Skelett abgemagerten, kachektischen und asthenischen Kranken: die Krankheitsdauer kann viele Jahre betragen.

## Objektiver Befund.

Wir haben nun kurz das Wesentlichste der objektiven Befunde zu schildern. Die Zungenveränderungen sitzen mit Vorliebe an den Rändern und an der Spitze: erst kleine hyperämische Herdchen, auf denen dann ein grauer oder grauweißer Belag auftritt; oder aber, es bildet sich ein kleines Bläschen. Die Umgebung ist hyperämisch. Ähnliche Hyperämien und kleine Erosionen sind auch sonst in der Mundschleimhaut, etwa auch am Gaumen und im Schlund vorhanden. Das objektive Bild kann sehr rasch wechseln. Stärkere und ausgedehnte Beläge treten nicht auf. Aber schließlich kommt es an den ergriffenen Stellen zu Atrophien, mit Schwund der Papillen, die Zunge wird dünner, sieht eigenartig rot und glatt aus, „wie gefirnißt". Übrigens ist gar nicht so selten objektiv kaum etwas wahrzunehmen, obschon schwere subjektive Beschwerden bestanden hatten. Die Zungen- und Mundbeschwerden können auch sehr rasch verschwinden, meist dann, wenn auch sonst eine Besserung im Befinden eintritt. In den späten Stadien der Erkrankung treten sie ganz zurück. Die Zunge ist dann allerdings meist doch erheblich verändert, die Papillen atrophisch; oft ist sie eigenartig gefurcht. Der Speichel pflegt alkalisch zu reagieren.

Die am Magen objektiv nachweisbaren Veränderungen betreffen vorzugsweise seine Sekretionsverhältnisse. In einem Teil der Fälle ist die Magensekretion durchaus normal; in einem Teil der Fälle findet sich Subacidität oder Anacidität. Bovaird fand z. B. bei 12 Fällen 6 mal völliges Fehlen freier Salzsäure, und 5 mal praktisch normale Verhältnisse. Brown hat in fünf Sechsteln Achylia gastrica gefunden. van der Scheer findet in 33 Fällen 12 mal normale Acidität, 14 mal Subacidität, 6 mal Anacidität, 1 mal erhöhte Salzsäurewerte. Ähnliches finden auch andere Untersucher. Also im ganzen häufiger Herabsetzung der Säurewerte; aber auch Superacidität kommt vor. Die motorische Funktion des Magens wurde allgemein unverändert gefunden. Pepsin wurde von van der Scheer nur in den Fällen mit totaler Achlorhydrie vermißt.

Das tryptische Ferment fand Bovaird 3 mal normal, 1 mal vermindert, 4 mal fehlend; Bastedo in 4 von 7 Fällen stark vermehrt, nur 2 mal vermindert oder fehlend. Eine Regel läßt sich nicht aufstellen. Silverman ist der Ansicht, jeder Fall sei für sich zu bewerten. Es wäre auch nötig, fortlaufende Untersuchungen bei einem Patienten darüber anzustellen. Das haben Silverman und Denis getan: sie fanden anfangs (mittels Duodenalsondierung) die Pankreasfermente vermindert, bei Rekonvaleszenz auf normaler Höhe. Thomson fand ebenfalls keine Anhaltspunkte für Pankreasinsuffizienz. Jedenfalls ist so viel sicher, daß auch bei schwerer Sprue die Pankreasfunktion gar nicht immer geschädigt zu sein braucht.

Besonders wichtig ist es nun, ein Urteil über die Darmfunktion zu gewinnen. Die massigen und diarrhoischen Entleerungen deuten ja auf eine veränderte Darmtätigkeit hin. Das oft sehr große Volumen der Entleerungen ist einmal bedingt durch den großen Wassergehalt, anderseits auch durch die oft sehr starke Gärung. Das Gewicht der Faeces innerhalb von 24 Stunden ist bis zu 1200 g gefunden worden. Die eigenartig blasse, oft grauweiße Farbe der Entleerungen deutet auf eine mangelhafte Ausnutzung der Fette hin. Das bestätigt die mikroskopische und die chemische Untersuchung ohne weiteres. Mikroskopisch ist sehr typisch der oft sehr erhebliche Gehalt an Fettsäurenadeln; und gleiches ergibt eine chemische Analyse. So fand z. B. Ashford bei einer täglichen Zufuhr von 80 Unzen (etwas über $2^1/_4$ Liter) Milch einen Totalfettgehalt des Stuhles von 53 g. Der prozentuale Gehalt der Faeces an Fett kann sehr erheblich sein: bis zu $55^0/_0$ sind gefunden worden, Werte von $30^0/_0$ sind ganz gewöhnlich, statt normalen Werten von $20^0/_0$. In der Regel (siehe Tabellen bei van der

Scheer) sind etwa zwei Drittel des Kotfettes, oder noch mehr, gespalten. In der Norm ist das Verhältnis von Neutralfett : Fettsäuren wie 1:2; bei schwerster Spru kann es werden wie 1:9. Thomson hatte in seinen Fällen ein Verhältnis von 1:4—5, maximal von 1:8. In einem Falle von v. Hößlin fand sich z. B. 14—19, 5% Neutralfett, 26—59% Fettsäuren, 21—54% Seifen. Also, die Ausnutzung des Fettes ist meist sehr erheblich beeinträchtigt. Die des Eiweißes ist ebenfalls beeinträchtigt, doch lange nicht so erheblich; auch durch die mikroskopische Untersuchung läßt sich das zeigen. Die Ausnutzung der Kohlenhydrate hingegen scheint, nach kritischer Bewertung der darüber vorliegenden Daten, kaum oder gar nicht beeinträchtigt zu sein. Daß übermäßige Gärungsvorgänge im Darm sich abspielen, dafür gibt schon die Inspektion des typischen Sprustuhls einen Anhaltspunkt, und es ist wohl nicht daran zu zweifeln, stimmt auch durchaus zu den diätetischen Erfahrungen bei diesen Kranken, daß diese abnorme Gärung auf eine Vergärung der Kohlenhydrate zu beziehen ist. Wichtig ist zu erwähnen, daß im typischen Sprustuhl weder Blut noch Eiter gefunden wird, auch keine abnormen Mikroorganismen (etwa Protozoen oder Würmer). Von den Monilien und verwandten Keimen hingegen wird später ausführlicher zu berichten sein.

Am Kreislaufsystem sind keine Veränderungen wahrzunehmen, die etwa für die Spru charakteristisch wären; auch nicht an Respirationstractus. Auch an den Nieren läßt sich nichts Krankhaftes nachweisen, der Urin ist frei von Eiweiß. Indican ist oftmals vermehrt. Am Genitale findet sich nichts Abnormes.

Die Leber ist in den typischen Fällen klinisch immer verkleinert gefunden worden, mit scharfem Rand. Irgendwelche Zeichen einer mangelnden Leberfunktion sind bis jetzt meines Wissens noch nicht nachgewiesen worden.

Über den Blutbefund ist zu sagen: in allen Fällen länger dauernder Spru findet sich eine erhebliche, und oft eine sehr schwere Anämie. Die Werte der roten Blutkörperchen sind ganz gewöhnlich um 3 Millionen herum, aber oft noch erheblich niedriger (Olpp sah bis zu 922000). Der Hämoglobingehalt ist nicht ganz entsprechend vermindert, demnach der Färbeindex erhöht. Werte bis 1,3 sind nicht selten, ich sah in einem Falle 1,4. Die Zahl der weißen Blutzellen ist nicht vermehrt, bisweilen leicht vermindert. Das Blutbild ist etwas verändert, in der Regel sind die Lymphocyten relativ vermehrt, die neutrophilen etwas vermindert. Eosinophile manchmal etwas vermehrt. Sehr charakteristisch pflegt die sehr starke Segmentierung der Kerne der Neutrophilen zu sein. Von abnormen Zellformen pflegt man immer einzelne Myelocyten zu finden, auch einzelne kernhaltige rote Blutzellen. Anisocytose ist gewöhnlich. Megalocyten und Megaloblasten scheinen nur ganz ausnahmsweise vorzukommen (so in einem Falle von Olpp); ich selbst habe solche nie gefunden.

Nach dem Gesagten kann also der Blutbefund dem bei einer Biermerschen Anämie so weitgehend gleichen, daß man aus dem Blutbefund allein bisweilen die Diagnose auf perniziöse Anämie stellen könnte (vgl. Beobachtungen von Olpp, Tidy, Priston).

### Differentialdiagnose.

Bei einem ausgesprochenen Fall von Spru, zumal in den späteren Stadien der Krankheit, ist die Diagnose unschwer zu stellen. Ganz anders aber steht es bei den recht häufigen Fällen, wo die klinischen Symptome recht wechselnd sind, bei den „inkompletten" Fällen, bei beginnenden Fällen. Hier kann die Differentialdiagnose äußerst schwierig sein. Vor allem die Abgrenzung gegen etwas atypisch verlaufende chronische Ruhrfälle, wobei vorzugsweise Amöbenruhr in Frage kommt. Entscheidend kann hier nur sein der Nachweis eines spezifischen Erregers, also etwa der Ruhramöbe, und solche Fälle müssen dann zunächst immer als atypische Ruhrfälle angesehen und behandelt werden, ehe man die ja auch vorhandene Möglichkeit annimmt, es liege eine Kombination zweier Krankheiten vor.

Die Zungen- und Mundsymptome bei der Spru werden ja auch genau in der gleichen Weise bei einer anderen Krankheit angetroffen, der perniziösen Anämie. Da nun die Blutveränderungen bei beiden Krankheiten durchaus ähnlich sind, und Verdauungsstörungen bei beiden vorkommen, so kann die Differentialdiagnose recht schwierig sein. Gegen Spru wird im allgemeinen der Nachweis von Megaloblasten sprechen, wenn auch wohl nicht unbedingt, ferner wird eine vorhandene normale Acidität des Magensaftes oder gar eine Superacidität mit großer Wahrscheinlichkeit für Spru, und gegen perniziöse Anämie sprechen (vgl. van der Scheer). Der günstige Erfolg einer HCl-Verabreichung bei bestehender Diarrhöe soll nach Johns für perniziöse Anämie und gegen Spru sprechen. Spinale Affektionen, die bei perniziöser Anämie ja häufig sind, hat man meines Wissens bei Spru noch nicht beobachtet.

Zungen- und Darmsymptome, ebenso die bei Spru ja häufiger zu beobachtenden Pigmentierungen können sehr große Ähnlichkeit haben mit dem, was man auch bei Pellagra sieht. Es ist wohl kein Zweifel, daß vor allem in den Südstaaten der Union, wo Pellagra heimisch ist, manche Sprufälle als Pellagra diagnostiziert worden sind (Priston, Wood). Ashford hat gezeigt, daß eine nicht zweckmäßig gewählte und monotone Kost in warmen Ländern leicht auch zu schwereren Allgemeinstörungen, Verdauungsstörungen, zu Asthenie, Nervosität usw. führen kann und zeigt, wie solche Befunde denen bei Spru recht ähnlich sehen können. Sie können von eigentlicher Spru nach ihm mit voller Sicherheit nur dadurch abgegrenzt werden, daß bei Spru die von Ashford als typisch angesehenen Monilien im Stuhl eigentlich nie fehlen; die positive serologische Reaktion (mittels Komplementbindungsverfahren) für die Monilia psilosis würde dann für Spru sprechen. Ein stärkeres und öfteres Schwanken der klinischen Symptome wäre ebenfalls für Spru charakteristisch.

## Pathologische Anatomie.

Die pathologische Anatomie der Spru ist im ganzen noch wenig erforscht. Manche Arbeiten aus früherer Zeit sind deshalb nicht wohl verwertbar, weil da nicht immer reine, sondern durch anderweitige Affektionen komplizierte Sprufälle vorlagen, so z. B. in dem sonst sehr genau untersuchten Falle von Justi-Beneke (Amöbenruhr!). Ferner sind vielfach für charakteristische Spruveränderungen Befunde gehalten worden, die tatsächlich nichts anderes waren als Leichenveränderungen.

Das Hauptinteresse wendet sich natürlich den Befunden am Darmkanal zu. An der Zunge fanden sich bei den zur Sektion gelangten Fällen nur selten noch frische entzündliche aphthöse Veränderungen, sondern meist nur noch deren Residuen: also mehr oder weniger ausgesprochene „chronisch entzündliche" Veränderungen, vor allem auch Atrophie der Papillen, etwas Pigmentierung, oft aber auch nur recht geringfügige Veränderungen. Ähnliches gilt für die übrige Mundhöhle und die Speiseröhre. Ganz selten hat man in dieser ganz oberflächliche, histologisch weiter nicht charakteristische Geschwüre gefunden, und in den Geschwüren bisweilen Hefen oder Oidien.

Die Befunde am Magen sind fast bei allen einwandfrei untersuchten Fällen recht geringfügig gewesen: etwa kleine Ekchymosen, manchmal etwas vermehrte Zahl von Lymphocyten und Plasmazellen in der Mucosa und Submucosa, bei gut erhaltener Schleimhaut. Ferner wurde etwas abnorme Pigmentierung (Hämosiderinablagerung daselbst) gesehen (ein eigener Fall). Fast noch geringer waren die Befunde in einem jüngst von Pütz genau untersuchten Falle. Im Darm hat man in typischen, und nicht anderweitig komplizierten Sprufällen vielfach recht wenig Veränderungen angetroffen. So z. B. geringfügige chronisch entzündliche Prozesse, die histologisch weiter nicht charakteristisch waren, vorzugsweise im Dünndarm. Man findet auch manchmal kleine Erosionen (im ganzen Darmtrakt bis zum Rectum, Manson), kleine, meist oberflächliche, und makroskopisch ebenfalls weiter nicht typische Geschwüre im Dünndarm, und zwar im Jejunum und Ileum, oder nur im Ileum (so in einigen eigenen Beobachtungen); auch im Dickdarm hat man dies gesehen (Ashford). Darmgeschwüre werden auch von Faber und von Manson-Bahr erwähnt. Die Darmschleimhaut weist, abgesehen von solchen Geschwüren, oft eine diffusere entzündliche Veränderung auf (z. B. Manson-Bahr, Pütz). Der lymphatische Apparat des Darmes ist in einigen Fällen etwas atrophisch gefunden worden, in anderen erwies er sich als ganz gut erhalten.

In der Literatur wird als ein für Spru typischer Befund eine bisweilen sehr hochgradige Atrophie des Darmes, zumal des Dickdarmes, angegeben, die so sein kann, daß der Darm papierdünn aussehe. Ich habe in den selbst sezierten Fällen das nie gefunden, auch mikroskopisch keine irgendwie beträchtlichen atrophischen Prozesse am Darm gesehen. Es sei nicht bestritten, daß eine stärkere Atrophie des Darmes vorkommt; ob sie aber für Spru charakteristisch ist? Sicher sind oft 2 Dinge verkannt worden: nämlich eine starke Dehnung des Darms (durch Gas!), und zweitens Folgezustände von früher überstandenen Dysenterien, die bisweilen zu hochgradiger Verdünnung und an diesen Stellen auch zu Überdehnung des Darmes führen. Die mesenterialen Lymphknoten haben in den genauer untersuchten

Fällen höchstens etwas Sinuskatarrh und stärkere Ablagerung von Blutpigment aufgewiesen. Die Milz find sich in der Regel recht wenig verändert, etwas atrophisch und fibrös,
mit erheblicher Ablagerung von Hämosiderin (so z. B. eigene Fälle, Manson-Bahr). Die
in einigen Fällen beschriebene Gefäßsklerose hat mit der Spru gar nichts zu tun.
   Das Knochenmark ist nur in wenigen Fällen genau untersucht worden. Ich fand in
einem Falle (Fischer- v. Hecker) starke Hämosiderose, etwas Zurücktreten der Hämatopoese gegenüber der Leukopoese, die eosinophilen Myelocyten waren vermehrt, die Knochen-
marksriesenzellen vermindert. Justi fand ebenfalls Hämosiderose, und keine bemerkenswerten Regenerationsvorgänge. In der Leber ist eigentlich regelmäßig eine sehr erhebliche
Atrophie, unter dem Bilde der braunen Atrophie, gesehen worden, ferner eine Hämosiderose.
Die Atrophie hat in einem Falle Olpps das Lebergewicht bis auf 400 g (gegenüber 1600 g
der Norm) bei einem Körpergewicht von 33 Kilo vermindert. Cirrhotische Veränderungen,
die von manchen gesehen wurden, haben offenbar mit der Spru nichts zu tun. Der Fettgehalt der Leberzellen ist, soweit darauf geachtet wurde, sehr gering gewesen, oder es konnte
sogar morphologisch überhaupt kein Fett in den Leberzellen nachgewiesen werden.
   Am Pankreas sind typische Veränderungen meines Erachtens bis jetzt nicht bekannt.
In einer Anzahl von Fällen war es makroskopisch und mikroskopisch ganz normal. Ob
die von Manson erwähnte fettige oder granuläre Degeneration der Zellen, Erweichung
isolierter Acini und leichte Infiltration des Bindegewebes mit der Spru etwas zu tun hat,
möchte ich nicht entscheiden. Möglich wäre es, aber es bestehen Zweifel, ob die Deutung
richtig war.
   Typische Nierenveränderungen bei der Spru gibt es offenbar nicht. Ich habe in einem
Falle eine sehr ausgesprochene vakuoläre Degeneration der Epithelien der Hauptstücke
gesehen, wie das auch bei chronischer Ruhr gesehen worden ist. Auch am Herz und am
Gefäßapparat kennen wir keine charakteristischen Befunde. Das gleiche gilt für das Nerven-
system; hier liegen allerdings wohl nicht genügend Untersuchungen vor, und eine mikro-
skopische Untersuchung möchte in künftigen Fällen doch vielleicht manches ergeben.
Die Muskeln sind, so viel ich sehe, nur in einem Fall von Muir [1] genau untersucht worden.
Da fand sich eine gewisse Atrophie, degenerative Prozesse an den Fasern, Wucherung der
Sarkolemmkerne, keine Lipomatose. Die peripherischen Nerven waren histologisch intakt.
Das Skelettsystem ist noch nie eingehender untersucht. Es ist wohl mit Sicherheit anzu-
nehmen, daß sich da ebenfalls atrophische Veränderungen (Osteoporose?) finden würden.

## Experimentelles.

   Versuche, experimentell ein der Spru möglichst ähnliches Krankheitsbild
beim Tier zu erzeugen, sind von den Forschern angestellt worden, die von Sprufällen solche Mikroorganismen isoliert haben, denen sie eine pathogene Bedeutung
glaubten zuschreiben zu dürfen.
   Ashford (und ebenso Baumgartner und Smith) schreibt den von ihm
isolierten Monilien, und zwar der „Monilia psilosis" eine pathogene Bedeutung
zu. Er hat Kulturen dieser Monilie an Meerschweinchen und Affen verfüttert,
und bisweilen Stomatitis und Diarrhöen erzeugt. Subcutane Injektionen führten
zu mykotischer Septikämie. Bei Kaninchen, Meerschweinchen und Affen entstanden nach Verfütterung Diarrhöen mit starker Gasbildung. Ältere Kulturen
dieser Monilie machen mykotische Abscesse, was „wilde" Hefen nicht tun
(Hines). Auch intraperitoneal sind diese Monilien auf Meerschweinchen verimpft worden; die Tiere gehen dann in 8 Tagen zugrunde, aus den Organen
können die Erreger weiter gezüchtet werden (Oliver). Beim Schwein erzielten
Hannibal und Boyd durch Monilienverfütterung bisweilen Darmkatarrh.
Jüngst hat Smith viele Monilienstämme genauer geprüft. Auch er findet, daß
Ashfords Monilia psilosis, intraperitoneal verimpft pathogen, wirkt (mykotische
Abscesse). Versuche an Affen ergaben teils ganz negative Resultate, in einem
Falle aber bei oraler Verabreichung der Kulturen Diarrhöe und Amagerung und
automatisch mäßige Entzündung der Darmschleimhaut mit kleinen Geschwüren.
Bei Meerschweinchen wurden bisweilen aphthöse Zungenprozesse, entzündliche
Veränderung im Dünndarm und im Dickdarm, mit kleinen Ulcera erzielt. Noch
eindrucksvoller sind die Resultate gewesen, wenn die Tiere vor der Verfütterung

---

[1] Zit. bei Bramwell.

der Monilien auf eine an Vitamin C arme Diät gesetzt wurden. Die Darmveränderungen, mit starker Dehnung des Darmes, mit kleinen Geschwüren, und die Zungenveränderungen waren denen der menschlichen Spru vergleichbar.

In eigenen Versuchen haben Dold und ich 1918 Keime (Blastomyceten und Oidien), die aus dem Stuhl von Sprufällen gewonnen waren, an Mäuse und Affen verfüttert. Das Ergebnis war: voluminöse, mit Gasblasen durchsetzte entfärbte Stühle, bei den Affen Abmagerung, Diarrhöe; kurzum Befunde, die mit denen bei menschlicher Spru gut vergleichbar waren. Das Blut dieser Affen wies nur unwesentliche Veränderungen auf. Indes hat neuerdings Wood gezeigt, daß durch Verfütterung von Monilien auf Meerschweinchen auch hämolytische Anämien zu erzielen sind; intravenöse Einverleibung von Filtraten der Monilia psilosis bei Kaninchen ergaben ebenfalls hämolytische Blutveränderungen.

## Pathogenese.

Die Spru wird heute von fast allen Forschern als eine selbständige und wohl charakterisierte Krankheit angesehen; und dementsprechend wird auch versucht, eine einheitliche Ätiologie dieser Erkrankung anzunehmen. Aber in Hinsicht auf das ätiologische Agens sind die Ansichten der verschiedenen Forscher allerdings sehr weit verschieden.

Für eine infektiöse Ätiologie haben sich wohl die meisten Forscher ausgesprochen. Wir wollen nur kurz über solche Erreger berichten, die wenigstens zeitweise als die Erreger der Spru angesprochen wurden, ohne daß aber dafür irgendwie zwingende Beweise erbracht worden wären. Man hat beschuldigt: das Bact. coli, den Bac. pyocyaneus, den Bac. Friedländer, ferner Streptokokken, diphtheroide Stäbchen und noch manches andere. Castellani hat wenigstens früher die Spru für eine Krankheit wahrscheinlich protozoer Natur erklärt; nach Birt wäre die Spru lediglich eine sekundäre Erscheinung der Amöbenruhr. Auch Würmer hat man als Erreger der Spru angesprochen. Schon vor Jahren hat le Dantec Blastomyceten als Spruerreger gefunden, dann wurde von Bahr die Monilia albicans, also der Soorpilz, ätiologisch verantwortlich gemacht. In besonders zahlreichen Arbeiten hat dann Ashford seit 1914 den Nachweis zu führen versucht, daß eine besondere Monilienart, die von ihm Monilia psilosis genannte Monilie, der wesentliche Faktor in der Ätiologie der Spru sei. Und Dold hat, zum Teil in Mitarbeit mit mir, auf die Rolle der Oidien und Blastomyceten bei der Spru hingewiesen.

Die Dinge liegen heute so, daß nur noch Keime dieser Art, nämlich Blastomyceten und Oidien, ernsthaft als Erreger der Spru diskutiert werden, sofern man überhaupt Mikroorganismen bei dieser Krankheit eine Rolle zuschreibt. Die weitere Frage ist dann: ob solche Keime allein das Krankheitsbild der Spru hervorzurufen vermögen, oder ob sie es nur unter bestimmten Voraussetzungen tun können: also, ob eine primäre Infektion, oder vielleicht eine sekundäre Infektion nach voraufgegangener anderweitiger Affektion statthabe. Diese Fragen sind hier ganz kurz zu erörtern.

Es ist von keiner Seite bestritten, daß in Sprufällen häufig, und bei wiederholter Untersuchung fast immer, Blastomyceten oder Oidien im Stuhl zu finden sind. So findet z. B. Ashford bei Sprukranken Monilien in etwa $85\%$, während nur etwa $1\%$ Gesunder Träger solcher Keime sind. Dold fand in Shanghai in Sprustühlen oder verdächtigen Stühlen in $92\%$ Oidien und Blastomyceten, bei Normalen nur in $7,5\%$. Es sei bemerkt, daß man bei Sprukranken nicht in allen Phasen der Krankheit positive Befunde erheben muß. Es kommt vor, daß die Monilien im Stuhl verschwinden (Ashford u. a.). Positive Befunde bei Nichtsprukranken sind offenbar in verschiedenen Gegenden verschieden häufig. In Texas fanden z. B. Hannibal und Boyd positive Befunde bei etwa der Hälfte der Kontrollfälle.

Ashford ist der Ansicht, daß nicht Monilien überhaupt (z. B. die Monilia albicans, der Soorpilz, wie dies Ansicht Bahrs ist) als Erreger in Frage kämen, sondern eben nur eine bestimmte Spezies, die er nach verschiedenen kulturellen Kriterien von anderen abgrenzt, als Erreger der Spru in Frage käme: die Monilia psilosis. Dafür sprächen auch die Resultate der experimentellen Forschung und serologische Ergebnisse. Es ist sehr schwierig, sich hier ein sicheres Urteil zu bilden: denn die Kenntnisse über Oidien und Blastomyceten, und über ihre kulturelle Abgrenzung usw. sind im ganzen noch etwas mangelhaft, die Ansichten der Forscher hier auch vielfach nicht übereinstimmend. Nach den Nachuntersuchungen von Hines wäre es bis jetzt noch nicht berechtigt, diese Monilia als besondere Spezies abzugrenzen, wenngleich auch Hines zugeben muß, daß solche aus Sprufällen gezüchtete Stämme sich etwas anders verhalten als andere Monilienstämme, und nach Tierpassage pathogener wirken. Smith hat dann jüngst sehr umfangreiche Untersuchungen über die fraglichen Monilien angestellt und kommt zu dem Schlusse, daß Monilia psilosis nach ihrem kulturellen Verhalten, wie Hannibal und Boyd gefunden hatten, 3 Typen aufweisen kann; daß diese Monilia psilosis experimentell sich von anderen Monilien unterscheidet, daß sie zwar nur wenig pathogen ist, daß aber unter besonderen Bedingungen (vielleicht bei Avitaminosen, oder Calciumdefizit, oder anderen Stoffwechselstörungen) eine Infektion mit diesen Monilien statthat, die zu dem Effekt der Spru führt.

Dold hat nach seinen Untersuchungen weniger Wert darauf gelegt, daß es eine bestimmte Spezies von Blastomyceten oder Oidien sein müsse, die für die Spru in Frage käme; sondern daß nicht bloß die Anwesenheit dieser Keime überhaupt, sondern sehr wesentlich quantitative Verhältnisse, ihr Überwuchern, vielleicht sogar in Zusammenarbeit mit anderen Keimen, wichtig seien. Es handelt sich um eine abnorme Vermehrung von Gärungserregern, die schon normalerweise in der Darmflora vorhanden sein können; die Fäulniserreger werden durch sie überwuchert.

Die weitere Frage ist nun: können solche Erreger allein für sich Spru machen, oder nur unter besonderen Bedingungen?

Eine Reihe von Autoren sieht die Monilieninfektion oder Invasion als einen sekundären Prozeß an (so Elders, Bovaird, Brown, Castellani, Heaton, Bastedo u. a.). Auch Ashford teilt diese Meinung insofern, als er annimmt, es müsse eine gewisse Insuffizienz des Verdauungskanals oder des Stoffwechsels gegeben sein, ähnlich, wie etwa Soor sich nur unter bestimmten Ernährungsbedingungen, z. B. bei Säuglingen, ansiedle. Demnach ist also hier die Theorie der sekundären Invasion eines spezifischen Erregers vertreten. Andere, wie Rogers und Nicholls, haben ähnliche Ansicht: nach ihnen liegt eine sekundäre Infektion mit Streptokokken vor, und Manson spricht allgemein von einer spezifischen Infektion eines geschädigten Darmkanals. Nach anderen wiederum braucht auch diese sekundäre Infektion nicht spezifisch zu sein: so z. B. nach Bastedo.

Diese Frage ist sehr schwer zu entscheiden. Denn, wie vor allem Ashford gezeigt hat, sind die Erreger (Monilien) ja manchmal schon lange vorher nachweisbar, ehe sich die typischen klinischen Symptome zeigen: danach wäre also doch recht wohl möglich, daß gerade diese Keime für die allmählich auftretende Schädigung des Verdauungstrakts verantwortlich wären. Auch Dold vertritt diese Ansicht: die Oidien und Blastomyceten können sehr wohl die primär schuldigen Agenzien sein und veranlassen die abnormen Gärungsprozesse im Darm. Die übermäßige Zerlegung der Kohlenhydrate in Gas und Säure muß ja nun Störungen bewirken. Die übermäßige Säurebildung wirkt wieder ungünstig ein auf die Fettverdauung, denn die Lipase wird bei stärker saurer Reaktion in ihrer Wirkung beeinträchtigt. Aber auch die übermäßig saure Reaktion als solche kann wohl schon als schädigender Reiz auf die Darmschleimhaut wirken, weiterhin auch auf die zugehörigen Verdauungsdrüsen, vielleicht auch auf innersekretorische Drüsen: und es könnten die bei Spru beobachteten Veränderungen so sehr wohl auf diese primäre Wirkung genannter Gärungserreger bezogen werden.

Die Forscher, die die Rolle der Monilien und verwandter Keime nur als eine sekundäre anerkennen, oder sie ganz ablehnen, müssen nun besonderen Nachdruck auf die Störungen des Verdauungstrakts legen, und zwar suchen sie deren Entstehung im wesentlichen in einer fehlerhaften Diät wurzelnd. So hat Scott die Ansicht, am ganzen sei schuld ein Übermaß von Fett und Eiweiß in der Diät: das führe dann zur Acidose. Ein gleiches könne aber auch durch eine Monotonie der Diät hervorgerufen werden, wie solche ja in den Tropen beim Europäer, der etwa sehr stark auf Konserven in seiner Diät angewiesen ist, leicht passiere. Ähnliche Ansichten vertreten auch de Lue und Smith. Ashford glaubt hingegen, daß ein zu geringer Konsum von Fleisch, ein Mangel an Vitamin B, ein Überwiegen der Ernährung mit Brot (so besonders in den Städten, weniger auf dem Lande) wichtige Faktoren seien. Aber er führt auch aus, daß die Arbeiterbevölkerung in Portorico, die immer mehr und mehr einseitig von Reis sich nähre, und in ihrer Diät sicher einen gewissen Mangel an Vitamin A, und jedenfalls keinen Überfluß an Vitamin B habe, in erheblicher Menge an zum Teil schweren Verdauungsstörungen leide, und spruartige Symptome bei ihnen sehr häufig auftreten, aber eigentliche Spru bei ihnen doch recht selten sei, während sie ebendort beim Amerikaner mit seiner doch wesentlich abweichenden Ernährungsweise viel häufiger sei. Elders hat die Diät der Europäer in dem Land, in dem die Spru ja gewissermaßen klassisch ist, in Holländisch-Indien, näher analysiert; er findet, sie sei dort arm an Vitamin A, auch an Vitamin B. Er macht diese fehlerhafte Diät, speziell ein Defizit an Aminosäuren, auch für die Spru verantwortlich, ebenso wie er das für die Entstehung der perniziösen Anämie tut. Mac Carrison spricht ebenfalls von fehlerhaft zusammengesetzter Diät, der notwendige Stoffe fehlen, und vergleicht die Wirkung dieser Avitaminose mit den Befunden bei Spru. Rogers stellt sich vor, daß die Resorption der Vitamine durch den Darmkanal mangelhaft sei, weil der Darmkanal so atrophisch ist — also umgekehrt eine sekundäre Avitaminose.

Manche Autoren suchen die grundlegende Schädigung in genauer bezeichneten Organen: So spricht Agramonte von einer Insuffizienz der endokrinen Drüsen überhaupt. Ashford beschuldigt wesentlich die Darmdrüsen und das Pankreas, an anderer Stelle spricht er von Drüseninsuffizienz überhaupt, an anderer von Nebenniereninsuffizienz.

Eine spezifische Schädigung des Kalkstoffwechsels und des ihn regulierenden Organs, der Parathyreoidea, nimmt Scott, und mit ihm auch Priston und Rosenfeld, an.

Sind nun aber die Theorien, wonach ein Mangel bestimmter Stoffe in der Nahrung, insbesondere ein Vitaminmangel, wesentlich sei für das Entstehen der Spru, auch tatsächlich hinreichend begründet?

Es muß eigentlich befremden, daß hier verschiedene Forscher das Fehlen verschiedener Vitamine beschuldigen: der eine Vitamin A, der andere B, ein dritter auch Vitamin C. Untersuchungen über den Vitamingehalt der Nahrung bei Sprukranken sind anscheinend bis jetzt nur von Elders ausgeführt worden.

Man weist gerne auf die Tatsache hin, bei Europäern in den warmen Ländern sei die Kost häufig sehr einseitig. Das stimmt doch nur zu geringem Grade — etwa da, wo man aus irgendwelchen Gründen gezwungen ist, sich vorzugsweise von Konserven zu nähren. Aber im großen und ganzen stimmt das gar nicht. Und jedenfalls, da wo die Kost sehr einseitig ist, wo insbesondere etwa frische Gemüse mangeln: da würde das gleiche in verstärktem Maße auch für die Eingeborenen der betreffenden Gegend gelten: warum aber erkranken dann die so sehr selten an Spru, wo sie sicher viel eher einem Vitaminmangel ausgesetzt sind? Man vergleiche, was oben von Ashford über die Verhältnisse auf Portorico ausgeführt ist. Es mag zugegeben werden, daß es da und dort einmal vorkommt, daß ein Europäer vitaminärmere Kost genießt, als der Eingeborene; die Regel ist das sicher nicht. Und für die Fälle mindestens, die ich in Asien gesehen habe, gilt das schon gar nicht. Da war die Ernährung in jeder Hinsicht genügend, wenn auch sicher oft unzweckmäßig: in Ostasien pflegt der Europäer im Zweifelsfalle immer viel zu viel zu essen! Ich muß mich Dolds Kritik an den Anschauungen Elders durchaus anschließen.

Viel eher begründet erscheint auf den ersten Anblick die Ansicht von Scott, wonach für die Ätiologie der Spru Exzesse in der Diät eine Rolle spielen, insbesondere ein übermäßiger Genuß von Eiweiß und Fett.

Scott macht diesen Exzeß verantwortlich für die erhöhte Acidität im Darm und Magen, auf was dann schließlich alles hinausläuft. Stimmte diese Ansicht aber nun vollkommen, so wäre doch eigentlich zu erwarten, daß die Sprukranken dann zunächst einmal eine Superacidität des Magens aufweisen müßten, was, wie wir oben gesehen haben, nur ausnahmsweise zutrifft; in der Regel ist ja das Umgekehrte festzustellen. Auch müßte man dann wohl erwarten, daß, mindestens zunächst, auch Magensymptome das klinische Bild beherrschten, was ebenfalls nicht zutrifft. Ferner wäre es nach Scotts Theorie recht schwer zu erklären, wenn bei einem Patienten, was doch gar nicht so selten beobachtet wird, die Spru erst längere Zeit nach dem Verlassen der Tropen in Erscheinung tritt.

Nach all dem Gesagten scheint es uns bis jetzt noch keineswegs einwandfrei dargetan zu sein, daß ein Mangel ganz bestimmter, womöglich schon als Vitamin A oder B oder C zu bezeichnender Stoffe, als wesentliches Moment bei der Spru angesprochen werden dürfte. Es scheint uns auch bis jetzt noch von niemanden gezeigt zu sein, daß etwa bei Tieren eine Ernährung mit Fehlen bestimmter Vitamine imstande wäre, einen Symptomenkomplex hervorzurufen, der auch nur einigermaßen dem der Spru gliche. Dagegen gelingt dies wenigstens einigermaßen experimentell bei den Verfütterungen von Monilien und verwandten Keimen, wie das oben auseinandergesetzt worden ist. Es kommt darauf an, daß gärungsfähige Mikroorganismen quantitativ im Magendarmtrakt die Oberhand gewinnen, und es scheint uns unwahrscheinlich, daß nur ein einziger Mikroorganismus, etwa Ashfords Monilia psilosis, dazu imstande sein soll. Demnach handelte es sich nicht um eine ganz spezifische Infektion. Und um eine eigentliche Infektion des Gesamtorganismus handelt es sich auch nicht; es genügt die Ansiedelung oder das Überwuchern der gärungserregenden Keime auf der Schleimhaut des Magendarmtrakts; ein Eindringen in andere Organe kommt nach dem Ergebnis der histologischen Untersuchungen nur ausnahmsweise vor.

Wir möchten mit Dold annehmen, daß also das Primäre bei der Spru das Überwuchern der Gärungserreger ist, die somit dann Störungen der verschiedensten Art in der Funktion des Darmes hervorrufen. Aber wir möchten auch die Möglichkeit nicht ausschließen, daß zuerst irgendwelche Störungen der

Darmtätigkeit da sind, die es nun diesen Keimen gestatten, zu überwuchern. Aber wir wissen leider noch gar nichts Sicheres darüber, warum bei der weiten Verbreitung solcher Keime diese in der Regel eben nicht überwuchern. Allgemein wird man sagen dürfen, daß eine schwerere Schädigung des Darmtrakts recht wohl eine solche „Disposition" hiezu abzugeben vermag. Denn es ist doch sehr auffallend, daß in der Regel nur die erkranken, die schon jahrelang in den warmen Ländern lebten — und das ist praktisch ziemlich gleichbedeutend mit dem Überstehen einer oder der anderen schweren Darmaffektion (Amöbenruhr, Bacillenruhr, Typhus, Paratyphus). Nur wissen wir im einzelnen nicht, wie genannte Krankheiten den Boden schaffen. An der Tatsache wird man kaum zweifeln können, denn erfahrungsgemäß behalten die meisten nach solchen Krankheiten irgend eine „Schwäche" des Magens oder des Darmes zurück. Wir wissen zweitens noch gar nicht, warum nur die Europäer so besonders häufig diese Krankheit erwerben. Man wird da nicht ohne weiteres von einer Rassenempfänglichkeit sprechen dürfen, vielmehr zu forschen haben, welche äußeren Einflüsse hier im Spiele sein könnten. Und da wird man doch wiederum als auf den wahrscheinlichsten Faktor, auf die Ernährung sein Augenmerk richten müssen. Wir haben gesehen, noch ist es nicht möglich, da ganz bestimmte Dinge als die wesentlichen zu bezeichnen. Ist es ein Plus, ist es ein Minus? Wir glauben nur sagen zu können: irgendwie ist offenbar doch die Ernährung des Eingeborenen besser den Verhältnissen angepaßt als die des Europäers. Oder sollte sich der Eingeborene etwa in früher Kindheit immunisieren? Das ist auch schon erwogen worden (Ashford); aber es scheint das keineswegs bewiesen zu sein. Man würde dann erwarten müssen, daß dann gerade bei den Eingeborenen, etwa in Portorico, serologische Reaktionen mit der Ashfordschen Monilie häufig ein positives Resultat ergeben mußten, genau so, wie bei den europäischen Sprukranken — aber dies ist meines Wissens bis jetzt noch nicht nachgewiesen.

Man wird ferner ganz allgemein sagen müssen, daß irgendwelche klimatische Faktoren mitspielen, denen der Europäer nicht so angepaßt ist wie der Eingeborene. Welche, wissen wir nicht. Aber sie sind sicher vorhanden. Sonst wäre schwer zu verstehen, warum mancher Europäer mit Spru, ohne Änderung seiner Diät, mit dem Verlassen der warmen Länder rasch sich bessert.

Es wäre denkbar, daß es ebenfalls an irgendwelchen klimatischen Faktoren liegt, warum in manchen Ländern (bei sonst für den Europäer gleichen Bedingungen) Spru häufig ist, in anderen anscheinend gar nicht beobachtet wird (wie z. B. für manche Teile Afrikas angegeben wird). Es ist nicht wahrscheinlich, daß es sich da um mangelhafte ärztliche Beobachtung handelt.

Bei der oben erörterten Annahme über die Entstehung der Spru durch die Überwucherung von gärungsfähigen Keimen sind auch unschwer die seltenen Fälle zu erklären, die in den gemäßigten Zonen beobachtet werden. Auch solche Beobachtungen werden uns dann verständlich wie die von Rogers: er fand bei sich selbst ganz ähnliche Organismen, wie bei 5 Sprupatienten in dem Hause, in dem er selbst jahrelang lebte.

## Behandlung.

Die kausale Therapie der Spru ist natürlich ganz von der Theorie abhängig, die sich der einzelne von der Ätiologie und Pathogenese der Spru gemacht hat. Sieht man in einem Überwuchern der Gärungserreger das Hauptübel, so wird man bestrebt sein, diese Flora umzustimmen — eine mit unseren heutigen Mitteln noch nicht mit Sicherheit zu lösende Aufgabe. Beschuldigt man einen ganz spezifischen Erreger, so wird man versuchen, durch eine spezifische Vaccine etwas zu erreichen: Ashford berichtet über gute Erfolge mit einer Vaccine aus seiner Monilia psilosis. Die Zeit bis zur völligen Kur war bei Vaccinebehandlung um gut ein Drittel kürzer (40 gegen 68 Tage) als bei bloß diätetischer Behandlung. Gute Erfolge berichtet auch Krauß und Vaughan.

Der Nachdruck der Behandlung aber liegt vorerst immer noch auf einer diätetischen Behandlung. Hier sind einige allgemeine Regeln von allen anerkannt.

Bei den übermäßigen Gärungsprozessen wird es vor allem darauf ankommen, die Quelle der Gärung zu verstopfen: demnach die Zufuhr der gärungsfähigen Kohlenhydrate möglichst einzuschränken. Der Kranke wird daher auf eine Diät gesetzt, die viel Eiweiß, aber auch Fett enthält. Ashford empfiehlt z. B. Fleisch bis zu 2 Pfund pro Tag, halbroh, gehackt; auch Huhn und Fisch. Frisches Fleisch lobt auch Elders.

Die meisten Ärzte pflegen Milch in größeren Quantitäten zu verordnen. Milch wird auch meistens gut vertragen, am besten ungekochte Milch. Es empfiehlt sich, sie kalt, und in kleinen Dosen zu geben, und sie langsam trinken zu lassen. Ashford empfiehlt etwa alle 2 Stunden (9 mal am Tag) 8 Unzen (nicht ganz ein Viertelliter). Der Milch kann je nachdem etwas Natronbicarbonat zugegeben werden; Zucker ist zunächst zu vermeiden. Dann wird allgemein großer Wert darauf gelegt, in der Kost es nicht an frischen Gemüsen und an Obst fehlen zu lassen. Von den Obstsorten werden besonders Erdbeeren als beinahe spezifisch wirksam gerühmt; indes haben viele Autoren damit keine wesentlichen Erfolge erzielt. Orangen, auch Bananen, werden als wirksam gerühmt. Vor Ananas und Trauben wird gewarnt (hoher Zuckergehalt!).

Es kommt meist darauf an, im Anfang der Behandlung recht genaue und strenge Diätvorschriften zu geben, insbesondere auch die Einschränkung der Kohlenhydrate streng durchzuführen; erst ganz allmählich sollen kleine Zulagen gemacht werden (Zucker, etwas Brot). Indes ist es bei der Behandlung der Spru, wie bei so vielen chronischen Darmaffektionen, kaum möglich, eine allgemeine Regel zu geben; es muß eben tatsächlich ausprobiert werden, wie es im betreffenden Fall am besten geht. Manche Autoren haben da, wo sie eine Unterfunktion des Pankreas annehmen zu müssen glaubten, mit Verabreichung von Pankreaspräparaten gute Erfolge gehabt (Lambert, Schäfer). Nach Scott muß man vorzugsweise die Störung des Kalkstoffwechsels behandeln und zur Deckung des Defizits Kalkpräparate geben (Calciumlactat, in Verbindung mit Parathyreoidextrakt), oder man gibt Nebenschilddrüsenpräparate (so Bramwell, Cousland, Cornelius, Rosenfeld, Shepard und Fleming.

Die früher viel gegebenen Mittel: gelbes Santonin, auch neuerdings Emetin, haben auf die Spru selbst keinen Einfluß.

Wenn es nur irgend möglich ist, sollte ein Patient mit ausgesprochener Spru die warmen Länder verlassen und in ein gemäßigtes Klima zurückkehren. Es ist manchmal erstaunlich, wie rasch und günstig ein solcher Klimawechsel bei einem Falle wirkt, der in den Tropen vergeblich behandelt wurde.

Dann gilt auch, wie sonst: je früher ein Fall in Behandlung kommt, desto günstiger ist die Prognose. Aber leider kommt das gar nicht so oft vor, wie man vielleicht erwarten möchte. Denn die Anfangssymptome der Spru sind so oft gar nicht so typisch, und wenn der Patient dann eine Zeitlang behandelt wird, und etwas Besserung erfolgt, so wird dann meist die alte unzuträgliche Lebensweise und Diät wieder eingehalten, und bald erfolgt wieder ein Rückfall. Ashford ist zwar der Ansicht, eine zeitig behandelte Spru sei nicht so notwendig gefährlich. Die Hauptsache liege am Patienten, ob er die Vorschriften befolgt oder nicht. Aber nicht alle Tropenärzte stellen die Prognose so günstig. Und viele sind der Ansicht, daß bei einem Fall mit allen klassischen Symptomen die Prognose meist absolut ungünstig sei, besonders, wenn die typischen Zungenerscheinungen vorhanden sind (Bovaird). Ebenso gilt sie als absolut schlecht bei Personen von über 50 Jahren (Manson). Immerhin lassen sich bei geeigneter Therapie auch recht schwere Fälle selbst in den warmen Ländern oft für lange Zeit erheblich bessern, wenn auch nicht heilen. Es scheint auch, daß die Prognose in den einzelnen Gegenden verschieden zu stellen ist; die ostasiatischen Fälle scheinen da ungünstiger zu sein als die amerikanischen.

Über die Prophylaxe läßt sich wenig sagen. Grundregel wird sein müssen, in den warmen Ländern jede Verdauungsstörung nicht leicht zu nehmen; und jegliche Infektionskrankheit, wie Typhus, Paratyphus, und vor allem Amöbenruhr recht gründlich zu behandeln. Es wird zwecklos sein, prophylaktisch Diätregeln anzugeben: sie würden doch nicht eingehalten. Aber es ist sicher, daß Exzesse durchaus zu vermeiden sind. Es ist wünschenswert, daß sich die Diät in den warmen Ländern einigermaßen den Verhältnissen des Landes anpasse. Der übermäßige Genuß von Fleisch in warmen Ländern ist sicher unzweckmäßig; und im ganzen kann man ruhig von der Diät der Eingeborenen etwas lernen. Sich dieser einigermaßen anzupassen, wird vermutlich die beste prophylaktische Maßregel sein.

## Literatur.

Eine zusammenfassende Bearbeitung der Spru findet sich bei Dold: Die Spru. Handb. d. Tropenkrankheiten. 3. Aufl. Bd. 2. 1924.

Im Text zitiert sind folgende Autoren: Agramonte: Ref. The Journ. of the Americ. med. assoc. Vol. 83, p. 1361. 1924. — Ashford: Zahlreiche Arbeiten. Zusammenfassend in: The Oxford Medicine, Artikel Spru (1921?).

Ferner: Arbeiten in Americ. journ. of the med. sciences. Vol. 150, 151, 154, 165; ferner in Americ. journ. of trop. dis. Vol. 3. Ferner The Americ. journ. of trop. med. Vol. 2. — The Journ. of the Americ. med. assoc. Vol. 64, p. 810; Vol. 83, p. 1361ff.; Vol. 80, p. 1027; Vol. 83, p. 1362.

Bahr: Brit. med. journ. 25. Juli 1914. — Bastedo and Famulener: Tropical spru. The Journ. of the Americ. med. assoc. Vol. 81, p. 2102. 1923. — Baumgarten and Smith: The monilia psilosis as a cause of tropical Sprue. The Americ. journ. of trop. med. Vol. 6, p. 433. 1926. — Beneke: Über die Sprewkrankheit. Verhandl. d. dtsch. pathol. Ges. 1910. S. 152. — Birt: Amöben und Spru. Arch. f. Schiffs- u. Tropenhyg. Bd. 25. 1921. — Derselbe: Beitrag zur Klinik der Spru. Dtsch. Arch. f. klin. Med. Bd. 120. 1916. — Bovaird: A study of tropical sprue, or psilosis. The Journ. of the Americ. med. assoc. Vol. 77, p. 753. 1921. — Boyd: Ref. ebenda Vol. 74. 1920. — Bramwell: Sprue and pernicious anaemia. The British med. journ. 1. März 1924. — Brown: Diskussionsbemerkung. The Journ. of the Americ. med. assoc. Vol. 77. 1921. — Cantlie: Ref. Münch. med. Wochenschr. 1913. S. 2023. — Castellani: Ref. The Journ. of the Americ. med. assoc. Vol. 83, p. 1362. 1924. — Castellani - Chalmers: Manual of trop. med. 2. Aufl. 1913. — Cornelius: Ref. Trop. dis. bull. 1924. p. 363. — Cousland: Ref. Ebenda. Tome 21. p. 44. 1924. — Le Dantec: Précis de pathol. exot. 4. Aufl. 1924. — Deeks: Ref. The Journ. of the Americ. med. assoc. Vol. 83, p. 1362. 1924. — Dold: Über die Ätiologie der Spru. Arch. f. Schiffs- u. Tropenhyg. Bd. 21, S. 1. 1917. — Derselbe: Weitere Studien über die Ätiologie der Spru. Arch. f. Schiffs- u. Tropenhyg. Bd. 23, S. 461. 1919. — Dold und W. Fischer: Anatomical findings in experimental sprue. China med. journ. 1918. — Duran: Some observations on sprue in Costa Rica. The Americ. journ. of trop. med. Vol. 4, p. 393. 1924. — Elders: Tropical sprue and pernicious anaemia. Lancet 10. Jan. 1925. — Derselbe: Ref. Trop. dis. bull. Mai 1923; ferner: ebenda. Vol. 21, p. 705. 1924 und Journ. Americ of the med. assoc. Vol. 23, p. 431. 1919. — Fischer, W. und von Hecker: Virchows Arch. f. pathol. Anat. u. Physiol. Bd. 237. 1922. — Hannibal and Boyd: The Monilias of the gastrointestinal tract in relation to sprue. Americ. journ. of trop. med. Vol. 1, p. 165. 1921. — Heaton: Ref. The Journ. of the Americ. med. assoc. Vol. 76, p. 70. 1921. — Hines: Identification of monilia psilosis. The Journ. of infect. dis. Vol. 34, p. 529. 1924. — v. Hößlin und Kashiwado: Untersuchungen über Fettstühle. Dtsch. Arch. f. klin. Med. Bd. 105, S. 576. 1912. — Johns: Ref. The Journ. of the Americ. med. assoc. Vol. 83, p. 1361. 1924. — Justi: Münch. med. Wochenschr. 1913. S. 2755. — Krauß: Studies of monilia in connection with sprue. The Americ. journ. of trop. med. Vol. 1, p. 119. 1921. — Lambert: A personal experiences with sprue. The Journ. of the Americ. med. assoc. Vol. 80. 1923. — De Lue: Ref. Ebenda. Vol. 77, p. 758. 1921. — Manson: Trop. dis. 6. Aufl. 1918. — Manson-Bahr: The morbid anatomy and pathology of sprue. Lancet 7. VI. 1924. — Oliver: Ref. Kongreßzentralbl. Bd. 12, S. 428. 1920. — Olpp: Münch. med. Wochenschr. 1918. S. 1417. — Powell: Ref. Trop. dis. bull. Vol. 20, p. 416. 1923. — Priston: The tongue in Addisons anaemia. Brit. med. journ. 2. Febr. 1924. — Pütz: Über einen Fall von Spru. Inaug.-Diss. Rostock 1924. — Reed and Wyckoff: The common picture of sprue, pernicious anaemia and combined regeneration. The Americ. journ. of trop. med. Vol. 6, p. 221. 1926. — Rogers: Ref. The Journ. of the Americ. med. assoc. Vol. 83, p. 1361. 1924. — Derselbe: Ref. trop. dis. bull. 1924. p. 361. — Derselbe: Dysenteries, their differentiation and treatment. London 1913. — Rosenfeld: Ref. The Journ. of the Americ. med. assoc. Vol. 82, p. 1732. 1924. — Schäfer: Ein Fall von nichttropischer Spru. Klin. Wochenschr. 1923. S. 1121. — Van der Scheer: Ref. The Journ. of the Americ. med. assoc. Vol. 83, p. 1548. 1924. — Schilling: Spru. In Kraus-Brugsch spez. Pathol. u. Therapie. 2. Bd. 1919. — Derselbe: In Menses Handbuch der Tropenkrankheiten. 2. Aufl. 2. Bd. — Schmidt - von Noorden: Klinik der Darmkrankheiten. 2. Aufl. 1921. — Scott: A new theory as to the causation of sprue etc. Transactions of the royal society of trop. med. Vol. 16. 1923. — Derselbe: Ref. Kongreß-zentralbl. 1924. S. 142. — Derselbe: The treatment of sprue. The Lancet 20. Oct. 1923. — Derselbe: Ref. The Journ. of the Americ. med. assoc. Vol. 81, p. 1051. — Derselbe: Ref. Trop. dis. bull. 1923. S. 733 und 1924. S. 361. — Shepard and Fleming: Sprue treated by calcium lactate and parathyroid extracts. The Americ. journ. of trop. med. Vol. 6, p. 443. 1926. — Silverman und Denis: Tropical sprue etc. Ref. Kongreßzentralbl. Bd. 31, S. 49. 1924. — Smith: The role of monilia psilosis in experimental sprue. The Journ. of the Americ. med. assoc. Vol. 83. 1924. — Stephens: Ref. Ebenda. Vol. 83, p. 1361. 1924. — Tidy: Trop. dis. bull. 1923. p. 735. — Thomson, J. D.: Some analyses of materials obtained from sprue cases. Transact. of the royal society of trop. med. and hyg. Vol. 18, Nr. 7. 1925. — Ungermann: Über Spru. Münch. med. Wochenschr. 1914. S. 99. — Vaughan: Epidemiology and public health. Vol. 2. London 1923. — Wood: Ref. Zentralbl. f. Pathol. Bd. 27, S. 363. 1916. — Wood, E. J.: Ref. The Journ. of the Americ. med. assoc. Vol. 84, p. 847. 1925.; ferner: Americ. Journ. of the med. sciences. Jan. 1925.

# Nachtrag

zu dem Abschnitt „Die experimentellen Grundlagen der Vitaminlehre"
(Kapitel über die chemische Natur des Vitamins B, Seite 83):

## Die Isolierung des B-Vitamins.

### Von Professor Dr. W. Stepp-Breslau.

Nach Fertigstellung des Druckes erschien eine Arbeit von B. C. P. Jansen und W. F. Donath betitelt „Isolation of Anti-beriberi-vitamin" (Reprint from the Mededeelingen van den Dienst der Volksgezondheid in Ned. Indie Anno 1927, Part 1; G. Kolff u. Co., Weltevreden, Batavia), deren Inhalt uns so bemerkenswert erschien, daß wir ihre wichtigsten Ergebnisse in einem besonderen Nachtrag bringen zu sollen glaubten. Die ersten Anfänge der von den Autoren unternommenen Versuche, das B-Vitamin rein darzustellen, liegen fast 9 Jahre zurück. Als sehr zweckmäßig für die biologische Prüfung der jeweils erhaltenen Extrakte und Fraktionen erwies sich die Benutzung eines kleinen Vogels, in englisch „Nun" oder „Bondol" (Munia maja) genannt, der etwa die Größe unseres Sperlings hat; ebenso geeignet schien eine andere Vogelart, die sog. „Emprits". Diese Tiere, die in genügender Zahl zu erhalten sind, wurden mit poliertem, während 48 Stunden in fließendem Wasser gewaschenen Reis ernährt, dem ein Salzgemisch (ähnlich dem bekannten von Osborne und Mendel) in einer Menge von $2^0/_0$ und Lebertran in einer Menge von $^1/_4^0/_0$ zugegeben waren; durch die Zusätze waren die infolge des Schälens und Waschens des Reises eingetretenen Verluste bis auf das B-Vitamin einigermaßen ausgeglichen.

Bei dieser Nahrung, von der ein Vogel im Tag ungefähr 2 g verzehrt, zeigen die Tiere etwa nach 9—12 Tagen die ersten Erscheinungen von Beriberi. Durch Zusatz von $5—7^0/_0$ Reisschalen läßt sich der Beginn der Erkrankung auf 15—23 Tage hinausschieben. Die Autoren gingen nun so vor, daß sie bei Verfütterung von Extrakten und Fraktionen festzustellen suchten, wieviel davon notwendig war, um die Erkrankung im Durchschnitt erst nach 15—23 Tagen eintreten zu lassen.

In bezug auf die Extraktion des B-Vitamins aus den Reisschalen sei nur erwähnt, daß ganz verdünnte Schwefelsäure ($p_H = 4,5$) mit Zusatz von Alkohol verwendet wurde. Das Vitamin wurde dann an eine Art von Lloyds Reagens (Fullers Erde) adsorbiert, das Ganze mit Baryt behandelt und das Vitamin mit verdünnter Schwefelsäure wieder herausgelöst. Der Extrakt wurde sodann eingeengt und in ihm mit Silbersulfat oder -nitrat ein Niederschlag erzeugt. Die weitere Verarbeitung der Silberfraktionen, auf die hier nicht weiter eingegangen werden kann, ergab nun hochwirksame Extrakte. Die reinste Substanz, die auf dem Wege über ein Platinchloridsalz erhalten wurde und zur Verfütterung gelangte, erwies sich wirksam in einer Menge von 0,002 mg $= 2\,\gamma$

pro Tag und Tier, um das Auftreten der Beriberi auf 15—23 Tage hinaus-
zuschieben. Eine weitere Erhöhung der täglichen Dosis auf 3—4 $\gamma$ des salz-
sauren Salzes bewirkte sogar eine volle Prophylaxe: die Tiere zeigten nach
Ablauf von mehreren Wochen keine polyneuritischen Symptome. Nach diesen
Versuchsergebnissen dürfte somit die Präventivdosis bei der menschlichen
Beriberi etwa 1 mg pro die betragen.

Es gelang dann das salzsaure Salz, ferner ein Goldchloridsalz und ein
Pikrolonat in prachtvollen Krystallen zu erhalten. Die krystallinische Substanz,
die auf dem Umweg über das Pikrolonat gereinigt war, zeigte einen korrigierten
Schmelzpunkt von 250$^0$. Die mehrfachen Analysen des salzsauren und des
Doppelgoldsalzes führten zu der Aufstellung der folgenden Formel für das reine
Vitamin:

$$C_6H_{10}ON_2.$$

Die Erwägung, daß der Stickstoff höchstwahrscheinlich in Ringform auftritt,
läßt die beiden Autoren annehmen, daß das Vitamin entweder einen Imid-
azol- oder einen Pyrimidinring enthält. Sie hoffen in Kürze darüber
bündigen Aufschluß geben zu können.

# Sachverzeichnis.

Verlag von Julius Springer in Berlin W 9

# Die Ernährung des Menschen

Nahrungsbedarf · Erfordernisse der Nahrung · Nahrungsmittel
Kostberechnung

Von

### Prof. Dr. O. Kestner und Dr. H. W. Knipping

Direktor        früheren Assistenten
des Physiologischen Instituts an der Universität Hamburg

in Gemeinschaft

mit dem **Reichsgesundheitsamt** Berlin

Zweite Auflage

Mit zahlreichen Nahrungsmitteltabellen und 8 Abbildungen

VI, 140 Seiten. 1926. RM 5.70

---

**Handbuch der Ernährungslehre.** Bearbeitet von C. von Noorden, H. Salomon,
L. Langstein (Enzyklopädie der Klinischen Medizin, Allgemeiner Teil) in drei Bänden.

Erster Band: **Allgemeine Diätetik.** Nährstoffe und Nahrungsmittel, allgemeine
Ernährungskurven. Von Dr. **Carl von Noorden**, Geheimer Medizinalrat und Pro-
fessor in Frankfurt a. M., und Dr. **Hugo Salomon**, Professor in Buenos Aires.
XXXIV, 1237 Seiten. 1920.                 RM 38.—

Zweiter Band: **Spezielle Diätetik innerer Krankheiten.** Von Dr. **Carl von
Noorden**, Geheimer Medizinalrat und Professor in Frankfurt a. M., und Dr. **Hugo
Salomon**, Professor in Buenos Aires.            In Vorbereitung.

Der dritte Band wird **die Ernährung des gesunden und kranken Kindes**
behandeln.

---

**Nahrung und Ernährung des Menschen.** Kurzes Lehrbuch. Von **J. König**,
Dr. phil., Dr.-Ing. h. c., Dr. ph. nat. h. c., Geh. Regierungsrat, o. Professor an der
Westf. Wilhelms-Universität Münster i. W. Gleichzeitig zwölfte Auflage der „Nähr-
werttafel". VIII, 214 Seiten. 1926.        RM 10.50; gebunden RM 12.—

---

**Anleitung zur Untersuchung der Lebensmittel.** Von Dr. **J. Großfeld**,
Nahrungsmittelchemiker am Untersuchungsamte in Recklinghausen. Mit 26 Abbildungen. XII, 409 Seiten. 1927.        RM 22.50; gebunden RM 24.—

Aus den Besprechungen:

Es gibt viele und auch ausgezeichnete Werke, die der Untersuchung der Lebensmittel dienen, von denen das große Werk von König das umfangreichste und auch wohl
das bekannteste ist. Da diese drei Bände mit einer Reihe von Ergänzungsbänden aber
für manchen kleineren Betrieb zu kostspielig sind, andererseits auch nicht in jedem
Jahr eine neue Auflage erfolgen kann, so ist auf Anregung von König selbst der Verfasser an die Ausarbeitung eines handlichen Werkes herangetreten, das ganz im Sinne
des Ursprungswerkes gehalten ist. Großfeld, der selbst an den Nachträgen vom „König"
sehr wesentlich mitgearbeitet hat und auf allen Gebieten der Lebensmitteluntersuchung
ausgezeichnete Erfahrungen besitzt, wird sich mit der Herausgabe des neuen Buches
den Dank aller erwerben, die in diesem Fache praktisch tätig sind. Die „Anleitung"
bringt nicht nur sämtliche Untersuchungsverfahren, die wir im „König" finden, sondern
ergänzt das alte Werk durch Einbeziehung der bis in die neueste Zeit ausgearbeiteten
Methoden. Neben vielen neuen Bestimmungen findet sich eine sehr große Reihe von
Hilfstabellen, die die praktische Benutzung des Buches wesentlich erhöhen.

Alle Methoden sind so beschrieben, daß danach, ohne andere Lehrbücher zu Rate
ziehen zu müssen, gearbeitet werden kann. Das Buch hat allen Anspruch darauf und
Aussicht, eines der begehrtesten Laboratoriumsbücher zu werden.

*„Klinische Wochenschrift".*

Verlag von Julius Springer in Berlin und Wien

**Die quantitative organische Mikroanalyse.** Von Dr. med. und Dr. phil.
h. c. **Fritz Pregl,** o. ö. Professor der medizinischen Chemie und Vorstand des
Medizinisch-Chemischen Instituts an der Universität Graz, korrespondierendes Mitglied
der Akademie der Wissenschaften in Wien. Zweite, durchgesehene und vermehrte
Auflage. Mit 42 Textabbildungen. VIII, 218 Seiten. 1923.    Gebunden RM 12.—

**Praktikum der physikalischen Chemie** insbesondere der **Kolloidchemie
für Mediziner und Biologen.** Von Dr. med. **Leonor Michaelis,** a. o. Professor an
der Universität Berlin, z. Z. Professor für Biochemie an der Universität Nagoya,
Japan. Dritte, verbesserte Auflage. Mit 42 Abbildungen. VIII, 198 Seiten. 1926.
RM 7.50

**Praktikum der physiologischen Chemie.** Von Peter Rona.
Erster Teil: **Fermentmethoden.** Mit 73 Textabbildungen. XII, 332 Seiten. 1926.
RM 15.—
Dritter Teil: **Stoff und Energiewechsel.** Von Dr. **Peter Rona,** Professor der
Universität Berlin, und Privatdozent Dr. **H. W. Knipping,** Direktorialabteilung
des Krankenhauses Eppendorf, Hamburg. Mit etwa 90 Textabbildungen.
Erscheint in Kürze.
Zweiter Teil: **Blut, Harn, Körperflüssigkeiten.**    In Vorbereitung.

---

Verlag von J. F. Bergmann in München

# Die Vitamine
## Ihre Bedeutung für die Physiologie und Pathologie

Von

### Casimir Funk
Associate in Biological Chemistry, College of Physicians and Surgeons,
Columbia University, New York City
Vorstand der Biochemischen Abteilung Staatliche Hygieneschule, Warschau

Dritte, vollständig umgearbeitete Auflage.    Mit 93 Abbildungen im Text
VIII, 522 Seiten.    1924.    RM 27.—; gebunden RM 29.40

Aus dem Inhalt:

I. Der Vitaminbedarf der Pflanzen und Tiere. — II. Die Chemie, Physiologie und
Pharmakologie der Vitamine. — III. Die menschlichen Avitaminosen. (Die menschlichen
Avitaminosen sowie Zustände, bei welchen die Vitamine eine Rolle spielen.) — Ernährungs-
krankheiten bei Kindern vom Avitaminosentypus. — Die Ernährung des Menschen. (Eine
Anleitung zum Studium von Pellagra und Hungerödem.)

**Lehrbuch der Mikrochemie.** Von Dr. phil. h. c. Dr.-Ing. e. h. **Friedrich
Emich,** o. Professor an der Technischen Hochschule Graz, korrespondierendes Mitglied
der Akademie der Wissenschaften, Wien. Zweite, gänzlich umgearbeitete Auflage.
Mit 83 Textabbildungen. XI, 273 Seiten. 1926.    RM 16.50; gebunden RM 18.60

**Mikrochemisches Praktikum.** Eine Anleitung zur Ausführung der wichtigsten
mikrochemischen Handgriffe, Reaktionen und Bestimmungen mit Ausnahme der
quantitativen organischen Mikroanalyse. Von **Friedrich Emich,** o. Professor an der
Technischen Hochschule Graz, korrespondierendes Mitglied der Akademie der Wissenschaften, Wien. Mit 77 Abbildungen. XIII, 174 Seiten. 1924.    RM 6.60

Printed in the United States
By Bookmasters